HANDBUCH DER EXPERIMENTELLEN PHARMAKOLOGIE

BEARBEITET VON

B. BEHRENS - BERLIN · W. BLUME - BONN · J. C. BOCK - KOPENHAGEN · R. BOEHM †-
LEIPZIG · E. BÜRGI - BERN · M. CREMER - BERLIN · A. R. CUSHNY † - EDINBURGH
W. E. DIXON † - CAMBRIDGE · F. EICHHOLTZ - HEIDELBERG · O. EICHLER - GIESSEN
A. ELLINGER †-FRANKFURT A. M. · PH. ELLINGER-DÜSSELDORF · E. ST. FAUST †-BASEL
F. FLURY-WÜRZBURG · A. W. FORST-MÜNCHEN · H. FÜHNER-BONN · R. GOTTLIEB †-
HEIDELBERG · F. HAFFNER-TÜBINGEN · G. HECHT-ELBERFELD · A. HEFFTER †-BERLIN
F. HENDRYCH - PRAG · E. HESSE - BRESLAU · W. HEUBNER - BERLIN · P. HEYMANN-
ESSEN · R. HÖBER-PLYMOUTH · REID HUNT-CAMBRIDGE (U.S.A.) · M. JACOBY-BERLIN
G. JOACHIMOGLU - ATHEN · A. JODLBAUER - MÜNCHEN · E. KEESER - HAMBURG
R. KOBERT †-ROSTOCK · M. KOCHMANN-HALLE A. S. · J. M. KOLTHOFF-MINNEAPOLIS
H. LANGECKER-PRAG · L. LENDLE-LEIPZIG · A. LOEWY-DAVOS · R. MAGNUS †-UTRECHT
J. POHL-HAMBURG · E. POULSSON-OSLO · P. PULEWKA-TÜBINGEN · F. RANSOM-
CAMBRIDGE · E. ROHDE †-HEIDELBERG · E. ROST-BERLIN · E. RUICKOLDT-ROSTOCK
A. SCHNABEL †-BERLIN · H. SCHLOSSMANN-DÜSSELDORF · K. SCHÜBEL - ERLANGEN
R. W. SEUFFERT - ANKARA · E. SIEBURG - HAMBURG · E. STARKENSTEIN - PRAG
H. STEIDLE-WÜRZBURG · W. STRAUB - MÜNCHEN · P. TRENDELENBURG †-BERLIN
H. WEDEN-PRAG · H. WIELAND †-HEIDELBERG · K. ZIPF-KÖNIGSBERG I. PR.

HERAUSGEGEBEN VON

A. HEFFTER †

EHEM. PROFESSOR DER PHARMAKOLOGIE AN DER UNIVERSITÄT BERLIN

FORTGEFÜHRT VON

W. HEUBNER

PROFESSOR DER PHARMAKOLOGIE AN DER UNIVERSITÄT BERLIN

DRITTER BAND

2. TEIL

ALLGEMEINES ZUR PHARMAKOLOGIE DER METALLE

EISEN — MANGAN — KOBALT — NICKEL

MIT 66 ABBILDUNGEN

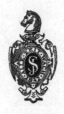

Springer-Verlag Berlin Heidelberg GmbH
1934

ISBN 978-3-642-51955-0   ISBN 978-3-642-52017-4 (eBook)
DOI 10.1007/978-3-642-52017-4

Vorwort.

Wiederum ist eine längere Reihe von Jahren verflossen, seitdem der vorige Teil des Handbuchs, die erste „Hälfte" des 3. Bandes, herauskam. Die weitere Entwicklung hat gezeigt, daß die ursprüngliche Schätzung von Heffter über die Verteilung des Gesamtmaterials insofern nicht ganz zutreffend war, als die Pharmakologie der anorganischen Stoffe ein ungeahnt großes Gebiet von Befunden und Problemen, daher auch entsprechender Literatur umfaßt; insonderheit gilt dies für die schweren Metalle. Dies hat einmal zur Folge gehabt, daß die Bearbeitung dieses Gebietes von den anfangs dazu in Aussicht genommenen und bereiten Autoren sehr bald als eine ungewöhnlich große Aufgabe erkannt wurde, die lange Zeit in Anspruch nahm, auch zwangsläufig eine immer weitere Verteilung des gesamten Stoffes notwendig machte, daß aber zweitens der Umfang der Manuskripte zum Teil gewaltige Ausmaße annahm. Es wurde zur Unmöglichkeit, eine zweite „Hälfte" des 3. Bandes herauszugeben: sie würde unförmlich erscheinen. Vielmehr mußte eine weitere Unterteilung erfolgen. Als zweite Abteilung des 3. Bandes erscheint somit nun neben einem allgemeinen Aufsatz die Bearbeitung der Eisengruppe. Für die übrigen Metalle liegen die Manuskripte zum größten Teil bereits im Satz vor, der Rest ist ebenfalls weitgehend gefördert. Ich glaube, die Herausgabe der (voraussichtlich zwei) weiteren Abteilungen des 3. Bandes in kurzen Abständen vollziehen zu können. Dann wird auch das Register für das ganze Hefftersche Handbuch erscheinen, mit dem ein sehr sachverständiger Bearbeiter betraut ist.

Wer die einzelnen Artikel — auch im Vergleich zu den früheren und künftigen Bänden — betrachtet, wird notwendigerweise finden, daß sie je nach der Wesensart des Autors verschieden ausgefallen sind, und vielleicht mit keinem völlig zufrieden sein. Wo entsprechend dem eigentlichen Sinn des Handbuchs eine vollständige Übersicht über die Angaben der Weltliteratur erstrebt wurde, wird vielleicht über Weitschweifigkeit zu klagen sein, wo andererseits eine Auswahl aus der Fülle des Materials zu genügen schien, wird der Vorwurf der Subjektivität erhoben werden können. Übrigens muß ich bemerken, daß ich mit Rücksicht auf die Benutzbarkeit und Bezahlbarkeit des Handbuchs — wie auch auf das Tempo seiner Fortführung und Vollendung — eine wirklich absolute Vollständigkeit der Angaben gar nicht zulassen durfte.

Als Herausgeber kenne ich kein probates Mittel, Fachgenossen zu finden oder zu erzeugen, deren Darstellungsweise so einheitlich wäre, wie es das Optimum eines Handbuchs verlangen würde. Ich bin bereit, alle Vorwürfe wegen etwa empfundener Mängel auf mich zu nehmen, wenn ich solche dadurch von den Verfassern ablenken kann. Denn diesen gegenüber empfinde ich nichts als eine tiefe Dankbarkeit für die Opferwilligkeit, mit der sie sich in den Dienst des Handbuchs gestellt und um eine Befolgung der ausgesprochenen Wünsche bemüht haben.

Selbstverständlich bin ich mir in Gemeinschaft mit dem Verlage bewußt, daß das Handbuch in manchen Kapiteln seiner früheren Bände bereits merklich zu veralten beginnt. Um jedoch die darin investierten Mühen und Kosten in möglichst lohnender Form nutzbar zu erhalten, sind „Ergänzungsbände" für das Handbuch in Vorbereitung, wie bereits früher angekündigt wurde; darin soll unter Voraussetzung des in früheren Artikeln niedergelegten Materials — an dieses anknüpfend — der inzwischen errungene Stand unserer Kenntnisse dargestellt werden, natürlich unter Festhaltung der allgemeinen Anordnung. Überdies soll es mein Bestreben sein, besonders in den ersten Ergänzungsbänden auch für Ausfüllung der im Handbuch an verschiedenen Stellen nachweisbaren Lücken Sorge zu tragen. Soweit ich zu urteilen wagen darf, besteht begründete Hoffnung, daß alle diese Versprechungen sich in einem wesentlich kürzeren Zeitraum erfüllen werden, als die Zeitspanne zwischen dem Erscheinen des letzten und des neuen Teilbandes befürchten lassen könnte.

Berlin, im März 1934.   **Wolfgang Heubner.**

Inhaltsverzeichnis.

Inhalt der Bände III/3 und 4.

Allgemeines zur Pharmakologie der Metalle[1].

Von

Wolfgang Heubner-Berlin.

Mit 13 Abbildungen.

Die Wirkungen der Schwermetalle sind sehr mannigfaltig, obwohl gewisse gemeinsame Züge bei vielen, wenn nicht bei allen Metallen wiederkehren, und obwohl der elementare Vorgang, der das Wesen der Wirkung ausmacht, vielleicht sehr oft prinzipiell der gleiche ist. Beim Zusammentreffen lebendiger Substanz mit Schwermetallverbindungen kommt eine ganze Reihe verschiedener Möglichkeiten gegenseitiger Einwirkung in Betracht, die durch die chemische Natur der Metalle und des lebendigen Materials gegeben sind.

1. Metallsalze.

a) Struktur.

Die einfachsten Verbindungen der Schwermetalle sind ihre Salze mit den gewöhnlichen Säuren wie Silbernitrat, Zinkchlorid, Aluminiumsulfat usw. Als Salze haben diese Substanzen Elektrolytnatur, d. h. sie sind in wäßriger Lösung zum Teil in Form von Ionen vorhanden.

Die ältere Vorstellung über die Natur dieser Ionen, nach der es sich einfach um positiv geladene, also um ein oder mehrere Elektronen verarmte Metallatome handelt, hat heute nur noch in beschränktem Umfang Geltung. Vielmehr tritt die Betrachtung der „Komplexverbindungen" im Sinne von Alfred Werner mehr als irgendwo sonst bei den Metallsalzen in ihr Recht, von denen sie ja auch ihren Ausgang genommen hat; wenn Verbindungen vom Typus der Eisencyanide, Kobaltiake usw. längere Zeit als Sonderfälle angesehen wurden, hat die Entwicklung der Koordinationslehre und das sorgfältige Studium aller physikalisch-chemischen Eigenschaften der Metallsalzlösungen dahin geführt, auch in den „einfachen" Lösungen den Stoffteilchen komplexere Natur zuzuschreiben, weil schon das Wasser an ihrer Bildung beteiligt ist. Freilich gibt es Anlagerungen von Wasser vielleicht in verschiedener Form: einmal durch quantitativ (bis heute) nicht definierte Anziehung der als „Dipol" aufzufassenden Wassermoleküle durch Vermittlung ihrer entgegengesetzt geladenen Anteile, zweitens aber in den eigentlichen „Komplexen" durch Bindung an „Nebenvalenzen" in stöchiometrisch definierten Proportionen. So denkt man sich z. B. in einer Lösung von Zinkchlorid zwei Wassermoleküle mit einem Zinkatom zu dem Kation $[Zn(H_2O)_2]''$ vereinigt, also dem Ion eines Aquosalzes. Quecksilberchlorid, Eisenchlorid, Zinnchlorid u. a. sind im

---

[1] Der Aufsatz wurde 1931 abgefaßt, 1933 durch einige Nachträge ergänzt. — Einzelne Kapitel wurden abgekürzt erörtert in einem Referat vor der Deutschen Gesellschaft für innere Medizin, Wiesbaden 1933, vgl. Verhandlungen derselben **45**, 254.

Prinzip keine Elektrolyte und lösen sich gut in organischen Lösungsmitteln. Bei ihrer Lösung in Wasser bilden sich Komplexverbindungen verschiedener Art, unter denen die Produkte der ,,Hydrolyse'' bei dem Eisensalz sehr schnell, bei dem Zinnsalz allmählich, bei dem Quecksilbersalz überhaupt nur in minimalem Ausmaß auftreten. Diese Produkte sind bei den erstgenannten Salzen neben Salzsäure zusammengesetzte Komplexe, an denen wiederum Wassermoleküle beteiligt sind. Der lehrreiche Fall des Zinnchlorids ist von P. Pfeiffer[1] soweit aufgeklärt, daß man folgende Reaktionsfolge als erwiesen ansehen kann:

$$\left[Sn \begin{matrix} Cl_4 \\ (H_2O)_2 \end{matrix} \right] + 4\,H_2O \;\rightarrow\; \left[Sn \begin{matrix} Cl_3 \\ OH \\ H_2O \end{matrix} \right] + HCl + 4\,H_2O \;\rightarrow$$

$$\rightarrow \left[Sn \begin{matrix} Cl_3 \\ OH \\ (H_2O)_2 \end{matrix} \right] + HCl + 3\,H_2O \;\rightarrow\; \left[Sn \begin{matrix} Cl_2 \\ (OH)_2 \\ H_2O \end{matrix} \right] + 2\,HCl + 3\,H_2O \;\rightarrow$$

$$\rightarrow \left[Sn \begin{matrix} Cl_2 \\ (OH)_2 \\ (H_2O)_2 \end{matrix} \right] + 2\,HCl + 2\,H_2O \;\rightarrow\; usw.\ bis\; \left[Sn \begin{matrix} (OH)_4 \\ (H_2O)_2 \end{matrix} \right] + 4\,HCl.$$

Niemals tritt hierbei das Metall in Ionenform auf, vielmehr vollziehen sich alle Reaktionen im Inneren eines elektroneutralen Komplexes. In gleicher Weise aber reagieren elektrisch geladene Komplexionen, deren Ladung durch entsprechende außerhalb des Komplexes befindliche Ionen kompensiert wird. Klare Beispiele liefern blaues Hexaquocuprinitrat $[Cu(H_2O)_6]\ddot{\,} \cdot (NO_3)_2''$ oder violettes Hexaquochromichlorid $[Cr(H_2O)_6]\dddot{\,} \cdot Cl_3'''$. Demgegenüber sind in einer Lösung von Eisenchlorid Chlorobisaquoionen

$$\left[Fe \begin{matrix} (H_4O_2)_5 \\ Cl \end{matrix} \right], \qquad \left[Fe \begin{matrix} (H_4O_2)_4 \\ Cl_2 \end{matrix} \right]$$

enthalten[2], die zugleich Beispiele für Übergänge zwischen verschiedenen Ladungsstufen komplexer Ionen liefern (wobei natürlich die Zahl der innerhalb des Komplexes gebundenen Gruppen, die auch ionogen auftreten können, wie OH oder Cl, sich ändert). Der berühmteste Fall dieser Art ist der Übergang des grünen ,,Chromichlorids'' in das violette (oder des Dichlorotetraquochromichlorids in das Hexachromichlorid)

$$\left[Cr \begin{matrix} Cl_2 \\ (H_2O)_4 \end{matrix} \right]\dot{\,} + Cl' + 2\,H_2O \;\rightarrow\; [Cr(H_2O)_6]\dddot{\,} + 3\,Cl'.$$

Die Reaktion der Metallsalze mit Wasser ist etwas Grundsätzliches, nicht etwas Beiläufiges oder Akzessorisches. Sie ermöglicht vielmehr erst die Entbindung der koordinativ (komplex) gebundenen Anionenbildner als freie Ionen durch ihren Ersatz innerhalb des Komplexes[3]. Dennoch gilt natürlich auch für die Aquokationen die beherrschende Regel des Massenwirkungsgesetzes, nach der sich jedes komplexe Ion mit seinen Komponenten entsprechend seiner Komplexkonstanten (vgl. S. 623f.) ins Gleichgewicht setzt; neben den Aquoionen sind also stets, wenn auch oft in äußerst geringer Menge, ,,freie'' Ionen vorhanden. Das Gleichgewicht zwischen beiden Ionenarten pflegt sich so rasch einzustellen, daß die Reaktion der freien Ionen, z. B. bei der Potentiometrie, auch von der Konzentration der Aquoionen mitbestimmt ist.

---

[1] Pfeiffer, P.: Z. anal. Chem. 87, 235 (1914). — Nach R. Weinland: Einführung in die Chemie der Komplexverbindungen, 2. Aufl., S. 524. Stuttgart 1924. — [2] Vgl. Weinland, S. 100f.: Zit. unter Fußnote 1. — [3] Vgl. dazu den zusammenfassenden Vortrag von F. Foerster: Z. angew. Chem. 41, 1013 (1928).

Es ist längst bekannt, daß Metalle auch in negativ geladenen komplexen Ionen auftreten können wie im Ferri- und Ferrocyankalium (Kalium-Hexacyano-ferriat und -ferroat) oder im Silberthiosulfat [AgS$_2$O$_3$]'Na'. Besonders elegant läßt sich der Übergang von basischen zu sauren Komplexionen in der Reihe der Verbindungen des zweiwertigen Platins mit der Koordinationszahl 4 demonstrieren; folgende Verbindungen sind genau bekannt[1]:

$$
\left.
\begin{array}{ll}
[\text{Pt}(\text{NH}_3)_4 \cdot \text{Cl}_2] & \text{mit hoher Leitfähigkeit} \\[4pt]
\left[\text{Pt}\,{\textstyle (\text{NH}_3)_3 \atop \text{Cl}}\right] \cdot \text{Cl} & \text{mit geringer Leitfähigkeit} \\[8pt]
\left[\text{Pt}\,{\textstyle (\text{NH}_3)_2 \atop \text{Cl}_2}\right] & \text{elektroneutral, nicht leitend} \\[8pt]
\left|\text{Pt}\,{\textstyle (\text{NH}_3) \atop \text{Cl}_3}\right| \cdot \text{K} & \text{mit mäßiger Leitfähigkeit} \\[8pt]
[\text{PtCl}_4] \cdot \text{K}_2 & \text{mit hoher Leitfähigkeit}
\end{array}
\right\}\ \text{in wäßriger Lösung.}
$$

So ist es natürlich auch möglich, daß dasselbe Metall in einem Salz sowohl im Anion wie im Kation vorkommt[2], wie

$$[\text{Pt}(\text{NH}_3)_4] \cdot [\text{PtCl}_4] \quad \text{oder} \quad [\text{Co}(\text{NH}_3)_6] \cdot [\text{Co}(\text{NO}_2)_6].$$

Der Zusammenhalt innerhalb des Komplexes kann also sehr fest sein, wie der stabile „Ferrocyanwasserstoff" [Fe(CN)$_6$] · H$_4$ schon lange gelehrt hat.

Dennoch bestehen wichtige Unterschiede in dieser Beziehung. Die Neigung zur Komplexbildung ist schon bei den verschiedenen Metallen sehr abgestuft: sie häuft sich besonders in bestimmten Gruppen des periodischen Systems an[3]. Außerdem aber ist natürlich für jeden einzelnen Komplex seine Beständigkeit sehr abhängig von der Natur seiner sonstigen Komponenten: z. B. sind für die Bildung von Kationen Ammoniak, Äthylendiamin („en"), Pyridin in ziemlich großer Reichweite geeignet, während andere Molekül- oder Ionenarten zurückstehen. Daher gibt es auch festere und weniger feste Komplexe: die einen behalten ihren Zusammenhang unter sehr stark wechselnden äußeren Bedingungen, andere sind an ganz enge Schranken gebunden. Prinzipiell sind alle zusammengesetzten Verbindungen — auch alle Komplexe bis in ihre letzten Komponenten aufteilbar; unter diesen kann natürlich auch das Metall in molekularer Form und mindestens intermediär als „reines" Ion auftreten: Diese Wandlungen gehören zu den wichtigsten Problemen der Elektrochemie[4].

Die verschiedene Festigkeit im Zusammenhalt eines Komplexes erfordert einen Maßbegriff, den bereits Bodländer[5] als „Beständigkeitskonstante" eingeführt, Bjerrum[6] als „Komplexitätskonstante" bezeichnet hat[7]. Diese Zahl gibt, entsprechend den allgemeinen Regeln der physikalischen Chemie, das Verhältnis der Konzentration eines Komplexes zu dem Produkt seiner Komponenten in molaren Größen an; es ist selbstverständlich, daß jeder Zerfallsstufe höherer Komplexe ihre besondere Komplexitätskonstante (oder einfacher „Komplexkonstante") zukommt. Welche Unterschiede sich in der

---

[1] Vgl. Weinland, S. 208/9: Zit. S. 622. — [2] Vgl. Weinland, S. 193, 208, 328: Zit. S. 622. — [3] Vgl. z. B. M. Trautz: Lehrb. der Chemie 1, Tafel auf S. 294. Berlin u. Leipzig 1922. — [4] Vgl. z. B. Fritz Foerster: Elektrochemie wässeriger Lösungen, S. 182 ff., 297 ff. Leipzig 1922. — [5] Bodländer: Ber. dtsch. chem. Ges. 36, 3933 (1893). — Vgl. auch Riesenfeld: Anorg. chem. Praktikum. Leipzig 1925. — [6] Bjerrum (1914); Bjerrum u. Kirschner (1918): Chem. Zbl. 1920 I, 414/5. — Nach Weinland, S. 222: Zit. S. 622. — Vgl. auch Kolthoff: Maßanalyse 1 (Anhang). — [7] K. v. Neergaard bezeichnet [Aepp. 107, 334 (1925)] den reziproken Wert, also die „Zerfallskonstante" des Komplexes, als „Komplexkonstante", was wohl nicht üblich und nicht zweckmäßig ist.

Beständigkeit gut definierter Komplexionen ermitteln lassen, mögen folgende Zahlen für die Komplexkonstanten aus Bodländers Arbeit beleuchten:

$$[Zn(C_2O_4)_2]'' \quad 1,9 \cdot 10^3 \qquad [Ag(SCN)_4]''' \quad 1,5 \cdot 10^{11},$$
$$[Zn(CN)_4]'' \quad 5,7 \cdot 10^8 \qquad [Ag(S_2O_3)_2]''' \quad 9,8 \cdot 10^{12},$$
$$[Hg(CN)_4]'' \quad 5,0 \cdot 10^{20} \qquad [AgJ_4]''' \quad 7,7 \cdot 10^{13},$$
$$[Au(CN)_2]' > 2,5 \cdot 10^{29} \qquad [Ag(CN)_2]' \quad 1,1 \cdot 10^{21}.$$

Der Begriff der Komplexkonstanten liefert zugleich ein Maß für die „Bildungsenergie" von Komplexen[1], wenn auch diese Größe selbst definitionsgemäß eine andere Dimension besitzt. Um die Unterschiede zu kennzeichnen, die sich in der Intensität der Komplexbildung und in der Beständigkeit der Komplexe zeigen, wenn man verschiedene Komponenten miteinander vergleicht, wurde schon der Ausdruck „Komplexaffinität" gebraucht[2]. Solche Unterschiede der Komplexaffinitäten kommen auch in Frage, wenn z. B. bei verschieden-artigem Verhalten in reinem Wasser ein äußerst ähnliches beobachtet wird, sobald außer dem Lösungsmittel noch andere Lösungsgenossen reagieren können: während Cuprichlorid in reiner Lösung Ionen etwa in gleichem Ausmaß liefert wie Erdalkalichlorid, Mercurichlorid jedoch im Gegensatz dazu fast ausschließlich apolare Moleküle aufweist, bilden sie bei Gegenwart von Alkalichlorid in etwa übereinstimmendem Ausmaß komplexe Anionen $[CuCl_4]''$ und $[HgCl_4]''$. In solchen „Komplexreaktionen" können sich die Unterschiede der „Grundaffinitäten" (die zur Bildung der Verbindungen erster Ordnung zwischen den Elementen führen) ganz verwischen, z. B. analoge Verbindungen mit Kernatomen aus der Reihe der Metalle und Metalloide auftreten. Während Magnesiumfluorid (ein Salz) und Siliciumfluorid (ein Gas) ganz anderen chemischen Charakter haben, sind die komplexen Salze $[MgF_4]Na_2$ und $[SiF_6]Na_2$ sehr ähnlich[3]; auch Chromsäure und Schwefelsäure lassen sich in analoger Weise betrachten.

Der allgemeine Überblick über den heutigen Stand der Kenntnisse und Auffassungen über die Bedeutung der Komplexe im Bereich der Metallverbindungen konnte nur sehr kursorisch gegeben werden; vor allem konnten nur einige ausgewählte Beispiele aus dem überreich vorhandenen experimentellen Material zur Erläuterung dienen; sie können keinen Begriff davon geben, wie zahlreich die tatsächlichen Belege für die heute geltenden Auffassungen sind[4].

Immerhin mag dieser Überblick ausreichen, um klarzumachen, daß diese Komplexe und ihre Bildung von größter Wichtigkeit für die Vorstellungen sind, die man sich über die pharmakologischen Wirkungen der „Metalle" zu machen hat. Zunächst ist überhaupt davon auszugehen, welche Form des Metalls im Einzelfall bei Zufuhr einer Lösung überhaupt zur Anwendung kommt: oft genug werden es komplexe Ionen oder nicht geladene Komplexe (wie Quecksilbersublimat) sein, die allein oder neben anderen Formen ins Auge zu fassen sind. Zweitens aber ist bei der Berührung mit lebendiger Substanz, Körpersäften usw. regelmäßig die Gelegenheit zur Bildung von Komplexen gegeben, da es darin von geeigneten Komplexkomponenten geradezu wimmelt. Jedermann kennt die violetten Komplexe des Eisens mit Phenolen (auch

[1] Vgl. A. Magnus: Z. angew. Chem. **124**, 289 (1922). — Nach Weinland, S. 477: Zit. S. 622. — [2] Heubner, W.: Biochem. Z. **145**, 431 (1924). — [3] Vgl. dazu F. Foerster: Z. angew. Chem. **41**, 1019 (1928). — [4] Vgl. dazu Alfred Werner: Neuere Anschauungen auf dem Gebiete der anorganischen Chemie, 1. Aufl. Braunschweig 1905. — Weinland, R.: Zit. S. 622. — Pfeiffer, P.: Organische Molekülverbindungen. Stuttgart 1922.

Salicylsäure), die roten mit Antipyrin usw., die blauen Komplexe des Kupfers mit Ammoniak, Aminen, Aminosäuren oder gar mit der Weinsäure der Fehlingschen Lösung und dem Zucker des Diabetikerharns; auch die Reaktion des Silbers mit Thiosulfat beim Fixieren photographischer Platten gehört zu den Banalitäten. Also Hydroxyl-, Thiol- und Aminogruppen treten als Komplexkomponenten sinnfällig in Erscheinung, gerade solche Gruppen, die in Eiweißstoffen, Lipoiden und Kohlehydraten wie ihren vielfältigen Spaltprodukten überall vorhanden sind. Hier liegen allenthalben Möglichkeiten zu Reaktionen der Metallverbindung mit einem Bestandteil des Körpers, je nachdem wieweit die „Komplexaffinität" des Metalls bereits „abgesättigt" ist oder nicht, je nachdem wie groß die Komplexkonstante des neu zu bildenden Komplexes im Verhältnis zu der des etwa bereits bestehenden ist usw.

Unabhängig von der Art und Beständigkeit der entstehenden (Aquo-) Komplexe oder wenigstens ohne einen durchweg gesetzmäßigen formulierbaren Zusammenhang damit kann man die Stärke der (primären) elektrolytischen Dissoziation eines einfachen Metallsalzes in wäßriger Lösung betrachten; maßgebend für sie sind die Haupt- oder Elektrovalenzen des Metalls. Natürlich ist sie zugleich Ausdruck für die „Stärke" der basischen Natur des dem Salz entsprechenden Metallhydroxyds; im allgemeinen nimmt sie ab mit zunehmender Wertigkeit des Metalls oder der „Oxydationsstufe". Je niedriger diese ist, um so mehr nähert sich das Metallsalz den Alkalisalzen, und um so größere Ähnlichkeit wird seine Lösung zu den „einfachen" Salzlösungen aufweisen; daher ist die elektrische Dissoziation bei Silber- oder Thallonitrat am größten. Hier ist auch mit der Gegenwart von „Metallionen" im eigentlichen Sinne am ehesten zu rechnen. In der Reihe der zweiwertigen Metallsalze finden sich sehr große Unterschiede des Dissoziationsgrades, von sozusagen „normalen" über verschiedene Übergänge bis zu dem fast gar nicht dissoziierten Quecksilberchlorid. Viele Lösungen zweiwertiger Metallsalze reagieren bereits deutlich sauer und beweisen damit die hydrolytische Dissoziation; sie führt zur Bildung von Wasserstoffionen, die im Elektrogleichgewicht mit den Anionen des Salzes sind, während die äquivalente Menge von Hydroxylionen im Kationkomplex gebunden wird und damit dessen positive Ladung vermindert. Dieser Prozeß verschärft sich in den Lösungen dreiwertiger Metallsalze, die stark sauer reagieren, und den metallischen Anteil in Form von Komplexen verschiedener und verwickelter Zusammensetzung enthalten, die sich dem „Hydroxyl" in kolloidalem Zustand annähern; man kann fast sagen, daß man in solchen Lösungen eine Säure und ein kolloidales Hydroxyd — mindestens virtuell — nebeneinander hat[1]. Insonderheit ist klar, daß die Beseitigung der Säure das Hydroxyd fast „rein" übrigläßt, wie es z. B. bei der Dialyse von Eisenchlorid, aber ebenso auch bei Bindung der Säure durch Puffersubstanzen in gelöstem oder gallertigem Zustand, also bei der Berührung der Metallsalzlösung mit lebendem Gewebe der Fall ist.

Neben den aus der Betätigung von Nebenvalenzen herrührenden Reaktionen, die zum Eintritt von Stoffen des lebendigen Organismus in Komplexe

---

[1] Vgl. Wilhelm Biltz: Ber. dtsch. chem. Ges. **37 I**, 1095 (1904). — Eine ganz analoge Erscheinung — nämlich eine Überschneidung von Komplexbildung mit der Bildung kolloidal gelöster Teilchen — hat K. v. Neergaard beschrieben: Bei allmählichem Zusatz von Silbernitrat zu einer Chloridlösung zeigte das Nephelometer bereits etwas früher eine Ausscheidung unlöslichen Chlorsilbers an als das Potentiometer das Maximum der Komplexbildung [Aepp. **107**, 340 (1925)].

führen, können natürlich alle Formen komplexer Ionen auch als solche (also salzbildend) reagieren; außer ihnen kommen aber infolge der verschiedenen Formen von Dissoziationsvorgängen als reagierende Stoffteilchen in Metallsalzlösungen in Betracht:

„einfache" Metallionen — Wasserstoffionen — Metallhydroxyd in kolloidalen Dispersionsgraden.

Es ist ganz sicher falsch, „Metallwirkungen" ohne weiteres und ausschließlich als Reaktionen von „Metallionen" anzusehen, wie es lange Jahrzehnte üblich war. Diese Auffassung war einmal historisch berechtigt, läßt sich aber gegenüber der fortschreitenden Erkenntnis nicht aufrechterhalten. Die Eigentümlichkeit der Reaktion eines Metallions im gewöhnlichen Sinne gegenüber anderen Reaktionsformen des gleichen Metalls ist ja durch seine positive Ladung bedingt, die sich mit einem neuen Anion als dem bisherigen ins Gleichgewicht setzt; immer bleibt den „Ionenreaktionen" der Charakter des Salzes (einschließlich Hydroxyd) für das Reaktionsprodukt gewahrt. Dies gilt im Prinzip auch noch dort, wo das neu gebildete Salz nicht klar zu erkennen oder gar zu isolieren ist, wenn nämlich das Metallion mit negativen Ladungen an Oberflächen in Beziehung tritt, wie sich z. B. an der Entladung von Kolloiden unter der Beobachtung der Kataphorese demonstrieren läßt. (Bei der „Umladung" solcher Kolloide tritt wahrscheinlich wieder die Bildung von Komplexionen in Funktion.)

Es bedarf kaum nochmaliger Erwähnung, daß solche durch die Ladung bedingten „Ionenreaktionen" von Metallen unabhängig davon sind, in welchem Ausmaß die Metalle dabei in Form „reiner" Ionen oder, wie es tatsächlich überwiegend der Fall ist, als Ionenhydrate oder besser „Aquosalzionen" auftreten, denn beide sind ja eng aneinander gebunden (vgl. dazu S. 622). Wie groß der Anteil von „Ionenreaktionen" bei der Einwirkung von Metallsalzlösungen auf lebende Organismen ist, kann schwer abgeschätzt werden; in einem gewissen Umfang kann auch die Frage als müßig betrachtet werden, ob „Metallionen" das eigentlich wirksame Agens sind, soweit nämlich diejenigen Reaktionen, die zur Bildung von Ionen aus ihren Vorstufen führen, eine gleiche oder größere Reaktionsgeschwindigkeit haben als diejenigen Reaktionen, durch die Ionen mit „lebendiger Substanz" in stofflichen Kontakt treten und gewissermaßen „weggefangen" werden. Die Ionen wären dann sehr wichtige Zwischenprodukte der mit der „Metallwirkung" verknüpften Reaktion, ohne daß aber ihre mengenmäßige Konzentration für den Effekt, den Wirkungsgrad usw. eine Bedeutung hätte. Sicherlich liegen in dieser Beziehung die Verhältnisse von Metall zu Metall recht verschieden.

So viel aber ist gewiß, daß von einer bestimmten Menge Metall in der lebenden Substanz gewöhnlich ein viel größerer Anteil in Form von komplexen, oft negativ geladenen, als in Form einfacher (positiv geladener) Ionen vorhanden ist; ganz abgesehen von den organischen Substanzen reichen für viele Fälle bereits die Salze der Gewebsflüssigkeiten zur Bildung komplexer Anionen aus.

Sogar für das einwertige Silber hat K. v. Neergaard[1] gezeigt, daß es in einer physiologischen Salzlösung (nach Fleisch) keine höhere Konzentration an Ionen als etwa 10^{-9} erreichen kann und daß es dazu einer 10000 mal höheren Gesamtkonzentration an Silber bedarf, während im Blutserum die Gesamtkonzentration 5 Millionen mal höher sein muß, um die gleiche Maximalkonzentration an Ionen herbeizuführen. Im Organismus des Warmblüters z. B.

---

[1] Neergaard, K. v.: Aepp. **107**, 316, 328; **108**, 295, 297 (1925).

könnte man am ehesten noch eine relativ hohe Ionenkonzentration im Kammerwasser und dergleichen eiweißfreien Flüssigkeiten erwarten, obwohl ihre Zusammensetzung natürlich bereits komplizierter ist als die einer physiologischen Salzlösung nach Fleisch usw.

Die Reaktion einfacher Metallionen wird also bestenfalls neben anderen Reaktionsformen auftreten; sie kann auch keineswegs von vornherein als die wichtigste für „die Wirkungen" betrachtet werden, wenn es auch wohl einzelne Wirkungen einzelner Metalle gibt, wo dies zutrifft.

Geht man über das Gebiet der „gewöhnlichen" Metallsalze hinaus, so sind fernerhin noch Wirkungen zu berücksichtigen, die komplizierteren Ionen an sich zukommen, bei denen noch irgendwelche besondere Reaktionsweisen mitsprechen. Beispiele dafür wären die curareartige Wirkung des Hexamminkobalti- oder -platechlorids, die Wirkung des Ferrocyanids, Chromats, Permanganats als Oxydationsmittel. Es ist wohl nicht ausgeschlossen, daß metallhaltige Anionen mit irgendwelcher Eigenwirksamkeit auch während der Wanderung eines Metalls durch den Organismus hindurch entstehen können. In solchen sehr „festen" Komplexverbindungen ist die eigentliche „Metallwirkung" oft nicht mehr zu erkennen. Diese hängt stets zusammen mit der Fähigkeit des Metalls, unter den gegebenen Bedingungen seine Affinitäten gegenüber Bestandteilen der lebendigen Substanz zu betätigen. Sind diese jedoch bereits in Verbindungen mit hoher Komplexkonstante festgelegt, so können solche Reaktionen nicht mehr eintreten. Da das Auftreten von Metallionen in seinem Ausmaß vollkommen von den in einem gegebenen System vorhandenen Möglichkeiten zur Absättigung der Nebenvalenzen in komplexen Bindungen abhängt, also auch von den in Betracht kommenden Komplexkonstanten, so besteht in der Tat ein Parallelismus zwischen der Intensität der „Metallwirkungen" und der „Ionisierbarkeit" bei Vergleich verschiedener Verbindungen desselben Metalls. Man kann Grade der Wirkung bei gleicher Gesamtmenge an Metall abstufen, wie wenn man von der „lockersten" Verbindung verschiedene Dosierungen anwendet. Dies hat zuerst Dreser[1] am Beispiel des Quecksilbers gefunden und in seinem Wesen richtig erkannt. Seitdem ist dieser Parallelismus sehr häufig bestätigt worden. Trotzdem folgt daraus nicht die landläufige Vorstellung, daß nur die Metallionen selbst es wären, die in den lebendigen Organismen in Reaktion treten und wirken, etwa in analoger Weise, wie es für das Wasserstoffion gilt. Vielmehr kann das Metall als Zentralatom eines Komplexes, dessen relativ „lockere" Natur das Auftreten einer bestimmten Ionenkonzentration (gewöhnlich unter anderen äußeren Bedingungen!!) anzeigt, mit Substanzen der lebendigen Organismen reagieren, ohne selbst aus dem Komplex auszutreten; die sonstigen, nichtmetallischen Komponenten des Komplexes können ja ebensogut in Anstauschreaktion treten, wobei sich natürlich die „spezifischen" Affinitäten jedes Metalls ebenfalls zur Geltung bringen, also je nachdem bestimmte chemische Produkte bevorzugt in den Komplex hineinziehen werden usw.

Wo aber wirklich frei werdende Ionen der Metalle unmittelbar in die Reaktion eintreten, muß man sich darüber klar sein, daß auch dann die Ionen meist nur als intermediär, zeitweilig auftretende Zwischenstufen der Reaktion bedeutsam sind, nicht in ihrer aktuellen Konzentration, auf die wir z. B. beim Wasserstoffion alle Aufmerksamkeit zu richten pflegen (vgl. dazu auch oben S. 626). Die Möglichkeit dieser Form der Reaktion ist, wie

---

[1] Dreser: Aepp. **32**, 456 (1893).

erwähnt, um so wahrscheinlicher, je stärker die basische Natur des betreffenden Metallhydroxyds ist.

Relativ stark basisch unter den Hydroxyden der Schwermetalle ist das
des einwertigen Silbers. Gerade aber für Silber hat v. Neergaard[1] einwandfrei gezeigt, daß seine Ionen zur Abtötung von Bakterien in reinem Wasser in
mindestens 100mal höherer Aktivität (Konzentration) vorhanden sein müssen,
als sie in einem Nährboden wegen der hier vorhandenen Komplexbildner jemals
haben können; trotzdem erfolgt auch in diesem Milieu bei ausreichender
Gesamtkonzentration an Silber die Abtötung, weil eben das komplex gebundene,
nichtionisierte Metall mit in die Reaktion eintritt.

Es ist klar, daß bei Applikation von komplexen Metallverbindungen aller
Art eine ganze Skala von Kombinationen der eigentlichen „Metallwirkungen" mit „Sonderwirkungen" fester Komplexe zu erwarten sind. Sind solche
Sonderwirkungen minimal oder gar nicht vorhanden, so hat man einfach die
quantitative Abstufung von starken zu schwachen Metallwirkungen wie an
den von Dreser studierten Quecksilberverbindungen. Sonst werden beide
Wirkungen nebeneinander möglich sein bis zu dem Fall, daß die Metallwirkung
überhaupt nicht mehr zu erkennen ist und ausschließlich eine „Sonderwirkung"
des Komplexes übrigbleibt.

b) Metallsalzlösungen und Eiweiß.

Unter dem komplizierten Gemenge von Molekülgattungen, die in den
lebendigen Organismen enthalten sind, wäre eine ganze Reihe namhaft zu
machen, die mit Metallsalzen in Reaktion treten kann. An Bedeutung
ragt über alle jedoch das Eiweiß hervor, das einmal quantitativ stark im
Vordergrunde steht, dann aber auch besonders starke „Affinitäten" zu
Metallen aufweist. Alle überhaupt vorkommenden Typen von Metallverbindungen biologisch wichtiger Substanzen dürften an Eiweißkörpern reali-
siert sein.

Die Reaktionen zwischen Eiweißkörpern und Metallsalzen in wäßriger
Lösung erfordern eine Betrachtung nach zwei Richtungen: nach der chemischen und kolloid-chemischen. Allerdings ist von vornherein zu sagen,
daß gerade bei diesen Reaktionen die Entscheidung darüber oft unmöglich
bleibt, welche Phase eines bestimmten Vorgangs „rein chemischer" oder
„kolloid-chemischer" Natur sei. Die Grenze zwischen den echten chemischen
Verbindungen und den „Adsorptionsverbindungen" ist ja in den Erscheinungen durchaus unscharf, so exakt sich auch beide Verbindungstypen be-
grifflich scheiden lassen; die Metalleiweißverbindungen fallen gerade in das
umstrittene Grenzgebiet. Streng theoretisch ist es übrigens fraglich, ob
nicht in letzter Linie die chemischen Affinitäten und die Oberflächenkräfte
Äußerungen derselben Elementarkraft sind. Immerhin nötigt die Art der
in Reaktion tretenden Stoffe a priori zu der Unterscheidung zwischen chemischer und kolloid-chemischer Betrachtungsweise. Eiweißkörper sind chemische Moleküle mit den Eigenschaften der Polypeptide, sie können also ähnlich wie Aminosäuren reagieren, unter Umständen auch mit endständigen
Aminogruppen oder mit einer Hydroxyl-, einer Phenol-, einer Thiolgruppe
usw. in die Reaktion eintreten. Sie unterscheiden sich jedoch von den Aminosäuren und den einfachen Polypeptiden durch ihre Zugehörigkeit zu den hydrophilen Kolloiden. Der Ausdruck besagt, daß sie in Gemeinschaft mit Wasser

---

[1] Neergaard, K. v.: Aepp. **109**, 143 (1925).

heterogene Systeme bilden, in denen Grenzflächen von Micellen auftreten, die im Verhältnis zu der Größe „echt gelöster" Moleküle und Ionen eine beträchtliche Ausdehnung besitzen. Solche Grenzflächen können gerade bei der angegebenen Größenordnung auch gegenüber echt gelösten Massenteilchen, erst recht aber gegenüber anderen Kolloiden besondere Anziehungskräfte zur Geltung bringen.

α) **Eiweiß als Kolloid reagierend.** Leicht erkennbar sind an Eiweißlösungen Veränderungen des kolloid-chemischen Zustandes an den optischen Erscheinungen der Trübung und Flockung in vorher klaren (höchstens ultramikroskopisch inhomogenen) Lösungen. Deshalb sind seit langer Zeit diese Koagulationserscheinungen durch Metallsalze vielfach beschrieben und oft zum Mittelpunkt aller Vorstellungen über die Metallwirkungen gemacht worden. In Deutschland haben Rose[1], Mitscherlich[2], Lieberkühn[3], Diakonow[4], Fuchs[5], Harnack[6], Loew[7], Siegfried[8] und manche andere Untersuchungen über die sog. „Metallalbuminate" angestellt, wobei es sich im wesentlichen um Analysen des im Niederschlag vorhandenen Metalls handelte. Auch Lassaigne[9] verdient genannt zu werden. Eine Zusammenstellung der älteren Befunde findet sich bei Fr. N. Schulz[10]. Galeotti[11] unternahm eine etwas systematischere Untersuchung, indem er nach eingetretener Fällung ohne „Auswaschen" die Zusammensetzung von Niederschlag und überstehender Lösung ermittelte, also das „Gleichgewicht" zu definieren suchte; auch begann er, mit gereinigten Eiweißstoffen zu arbeiten. Eigentliche Fortschritte unserer Einsicht datieren jedoch erst von den Arbeiten Wolfgang Paulis[12] und seiner Schule an. Er suchte nach einer Erklärung des grundsätzlichen, bereits von Lassaigne[9] hervorgehobenen Unterschieds zwischen der Wirkung der Neutralsalze, die nur in hoher, und der Schwermetallsalze, die bereits in viel geringerer Konzentration eiweißfällend wirken, und verknüpfte diese Erscheinung mit der bei einer Reihe von Metallsalzen anzutreffenden Eigentümlichkeit von zwei Fällungszonen im Bereiche wachsender Konzentrationen, die durch eine Zone ausbleibender Koagulation getrennt sind. Pauli übertrug die von Wilhelm Biltz[13] an anorganischen Hydrosolen gewonnene Erkenntnis auf die Eiweißkörper, daß nämlich an den Flockungen die in der Lösung der Metallsalze enthaltenen Hydroxyde beteiligt sind, weil bei etwa gleicher Metallkonzentration Hydrosole der Hydroxyde annähernd denselben Effekt auslösen können wie die entsprechenden Salzlösungen. Es handelt sich also dann um Kolloid-Kolloidflockung durch Zusammentreten und dadurch bedingte Vergrößerung der Teilchen, die sich dabei überdies in der Regel entladen wie die (gewöhnlich) anodischen Eiweißmicellen und die Micellen des Metallhydroxyds. Die **chemische Natur** der in den Micellen enthaltenen Stoffe spielt nur indirekt eine Rolle, denn anorganische Kolloide, wie etwa Arsensulfid, verhalten sich in dieser Beziehung wie Eiweißstoffe[14].

---

[1] Rose: Poggendorffs Ann. **28**, 132 (1833). — [2] Mitscherlich: Arch. f. Anat. **1837**, 91. — [3] Lieberkühn: Poggendorffs Ann. **86** (162), 117, 298 (1852). — [4] Diakonow: Hoppe-Seylers medizinische Untersuchungen **1867**, 228. — [5] Fuchs: Liebigs Ann. **151**, 372 (1869). — [6] Harnack: Hoppe-Seylers Z. **5**, 198 (1881). — [7] Loew: Pflügers Arch. **31**, 393 (1883). — [8] Siegfried: Arch. f. Physiol. **1894**, 401. — [9] Lassaigne: C. r. Acad. Sci. Paris **10**, 494 (1840) — J. de chim. méd., de pharmac. et de toxicol., II. s. **6**, 121, 297 (1840). — [10] Schulz, Fr. N.: Die Größe des Eiweißmoleküls. Jena: Gustav Fischer 1903. — Vgl. auch Galeotti: Siehe folgendes Zitat. — [11] Galeotti: Hoppe-Seylers Z. **40**, 492, 498 (1904). — [12] Pauli, W.: Hofmeisters Beitr. **6**, 233 (1905). — [13] Biltz, W.: Ber. dtsch. chem. Ges. **37**, 1095 (1904). — [14] Vgl. auch Zsigmondy: Kolloidchemie, Kapitel 24, 25, 29, 30, S. 48ff., 56ff., 76ff. Leipzig 1912.

An elektrolytfrei dialysiertem (und globinarmem) Serum haben Pauli und Flecker[1] für Eisenchlorid in geringer Konzentration Analogien zu Eisenhydroxydsol aufgezeigt; in beiden Fällen wird die Entstehung eines Niederschlags durch Elektrolytzusatz gleichsinnig beeinflußt; der Niederschlag ist in größeren Mengen Wasser oder Überschuß des Proteins nicht löslich; das Eisen der Eisenchloridfällung wird adialysabel, während Chloridionen in reichlicher Menge durch die Dialysiermembran wandern. Wie schon Michaelis und Rona[2] ermittelten, läßt sich bei geeigneter Dosierung das gesamte Eiweiß aus seinen Lösungen durch Eisenoxydhydrosol ausfällen. Genauere Untersuchungen über die Beziehungen zwischen Eisenhydroxydsol und verschiedenen Eiweißkörpern stellte Freundlich mit Brossa[3] und Lindau[4] an. J. Neumann[5] verwandte zur vollständigen Ausfällung von Ovomucoid (und anderen Eiweißsubstanzen) Zink-, Kupfer-, Eisen- oder Aluminiumchlorid, auch Kalialaun, aus denen er durch sehr vorsichtigen Zusatz von Alkali bis zu neutraler Reaktion die Hydroxyde abschied. Pauli und Flecker beschrieben ferner Flockungen von Eiweißlösungen durch Sole von Chromhydroxyd, Arsensulfid, Antimonsulfid, Kupfersulfid, Cadmiumsulfid, Kieselsäure, Molybdänsäure, Wolframsäure und metallisches Gold. Auch bei der Bildung unlöslicher Metallsalzfällungen, wie Chlorsilber, Bleiphosphat u. dgl., können daher Kolloid-Kolloidflockungen von Eiweißstoffen in Frage kommen. So hat z. B. Heard[6] darauf aufmerksam gemacht, daß die Flockung von nichtdialysiertem, „suspensoidem" (globulinartigem) Eiweiß in der Reihe der zweiwertigen Ionen Zink, Eisen, Cadmium, Quecksilber, Kupfer und Blei ihrer Fällbarkeit durch Carbonat parallel läuft. Ähnlich fand Schorn[7] die Niederschlagsbildung in Eieralbumin durch Eisenchlorid abhängig vom Aschegehalt des Albumins.

β) **Eiweiß als Polypeptid reagierend.** Nach H. Ley[8] können Aminosäuren mit Schwermetallen kaum ionisierte Komplexsalze bilden. Z. B. erhält man aus Kobaltoxyd oder Kupferhydroxyd mit wäßriger Glycinlösung wohlcharakterisierte, beständige Verbindungen der Konstitution:

$$(NH_2 \cdot CH_2 \cdot COO)_3 \cdot Co + H_2O \quad \text{oder} \quad (NH_2 \cdot CH_2 \cdot COO)_2 \cdot Cu,$$

die in Lösung den elektrischen Strom äußerst schlecht leiten, normale Gefrierpunktserniedrigung und besondere Färbung aufweisen. Auch mit dreiwertigem Chrom sowie Zink, Nickel und zweiwertigem Platin sind entsprechende Verbindungen erhalten worden. Ihre Eigenschaften sind kaum anders zu erklären als durch die Annahme einer Bindung des Metalls mit der Hauptvalenz an die Carboxyl- und einer Nebenvalenz an die Aminogruppe

$$\left(R\!\!<\!\!\begin{array}{c} COO \\ NH_2 \end{array}\!\!>\!\!Me \right).$$

Daß außerdem noch andere Formen von Komplexverbindungen vorkommen, ist wohl nicht zu bezweifeln. Als Argumente dafür darf man u. a. die Existenz wohldefinierter, nach stöchiometrischen Verhältnissen zusammengesetzter Verbindungen von Aminosäuren oder einfacheren Peptiden mit Alkali-, Erdalkali-

[1] Pauli u. Flecker: Biochem. Z. **41**, 461 (1912). — [2] Michaelis u. Rona: Biochem. Z. **15**, 196 (1908). — [3] Freundlich u. Brossa: Z. physik. Chem. **89**, 306 (1915). — [4] Lindau: Biochem. Z. **208**, 91 (1929). — [5] Neumann, J.: Hoppe-Seylers Z. **89**, 149 (1914). — [6] Heard: J. of Physiol. **46**, 104 (1913). — [7] Schorn: Biochem. Z. **199**, 459 (1928). — [8] Ley, H.: Z. Elektrochem. **1904**, 954 — Ber. dtsch. chem. Ges. **42**, 354, 365 (1909); **45**, 372, 377 (1911); **46**, 4042 (1913); **50**, 1123 (1917).

und Erdmetall- (Lanthan-) Halogeniden ansehen, wie sie Paul Pfeiffer[1] mit verschiedenen Mitarbeitern dargestellt hat; die meisten von ihnen enthalten überdies ein oder mehrere Moleküle Wasser. Das Verhältnis der Mole des anorganischen Salzes zur Aminosäure kann variieren z. B. bei den Halogeniden der zweiwertigen Erdalkalien von 1 : 1 bis 1 : 4 usw. Die chemische Natur dieser Verbindungen kann wohl noch nicht als ausreichend klargestellt angesehen werden, obwohl natürlich niemand daran zweifelt, daß die chemisch aktiven Gruppen, also die Carboxyl- und die Aminogruppe, die Träger der „Bindung" an die anorganischen Salzionen sind. Daß entgegengesetzt geladene Pole sich anziehen werden, ist selbstverständlich; Pfeiffer schreibt daher den äquimolekularen Verbindungen dieser Art den Strukturtypus zu, in dem die Aminosäure als Dipol auftritt:

$$Cl - \overset{+}{(NH_3} \cdot CH_2 \cdot \overset{-}{COO}) \cdot Me^+ \quad (,,Amphisalz").$$

Doch können auch Formeln des Typus:

$$ClMe..O = C \cdot CH_2NH_3 \quad \text{oder} \quad [Me.O = C \cdot CH_2 \cdot NH_3] \cdot Cl$$

nicht ausgeschlossen werden.

Daß in Analogie zu diesen Verbindungen der Neutralsalze prinzipiell gleich gebaute der Schwermetallsalze vorkommen, mindestens unter den Schwermetallverbindungen der Aminosäuren alle Übergänge zu ihnen, wird wohl ziemlich allgemein angenommen. Immerhin muß man sagen, daß schon für die relativ einfach gebauten Aminosäuren ihre Reaktionsweise mit Metallsalzen noch längst nicht erschöpfend aufgeklärt ist.

Für die Eiweißkörper hat man seit langer Zeit die Frage diskutiert, in welcher Weise sie Verbindungen mit Metallen eingehen; der primitive Begriff des „Metallalbuminats", d. h. eines Salzes von Eiweißsäure mit der metallischen Base hat jahrzentelang befriedigt, obwohl es schon sehr früh, z. B. Lassaigne[2] bekannt war, daß in den durch Metallsalz erzeugten Eiweißniederschlägen auch der Säurerest des Metallsalzes in schwer auswaschbarer Form enthalten ist; immerhin bot die ebenfalls früh erkannte Tatsache, daß der Säurerest vielfach doch noch leichter durch Auswaschen zu beseitigen ist als das Metall, dem Begriff des Metallalbuminats eine Stütze. Unvollkommene Methodik veranlaßte auch die zwar verständliche, doch nicht richtige Auffassung, daß nur ein Niederschlag Beweis für eine chemische Reaktion zwischen Metallsalz und Eiweiß sei. Heute ist es klar, daß eine Flockung zwar irgendeine stoffliche Veränderung anzeigt, daß diese aber in ihrem chemischen Wesen sehr verschiedenartig sein kann, und daß andererseits auch ohne groboptisch erkennbare Erscheinungen chemische Bindungen an Eiweiß eintreten können.

Die meisten Sachverständigen erkennen wohl heute an, daß viele Eiweißstoffe im natürlichen wie im gereinigten Zustande ein wenig anodisch aufgeladen sind, also prinzipiell „Salze" mit Kationen bilden können. Diese Eigenschaft ist vermutlich von sehr großer Wichtigkeit für den Quellungs- (Hydratations-) Zustand usw. Sofern diese (nicht unbestrittene) Meinung zu Recht besteht,

---

[1] Pfeiffer, P.: Hoppe-Seylers Z. **81**, 329 (1912); **85**, 1 (1913); **97**, 128 (1916) — Ber. dtsch. chem. Ges. **48**, 1041, 1289, 1938 (1915); **55**, 1762 (1922) — Z. angew. Chem. **36**, 137 (1923) — Organische Molekülverbindungen. Stuttgart 1922. — [2] Lassaigne: Zit. unter Fußnote 9, S. 629.

gilt für solche „Eiweißsäuren" wie für andere schwache Säuren die gleiche
Gesetzmäßigkeit wie sie die Dissoziationskonstante und deren Abhängigkeit
von den Lösungsgenossen ausdrückt. Man sollte also denken, daß die Aktivität metalltragender Ionen die „Eiweißionen" beeinflussen wird.

Diese gewissermaßen a priori gebildete Meinung dürfte jedoch den tatsächlichen Vorgängen unter den gewöhnlichen „natürlichen" Verhältnissen nur
ausnahmsweise entsprechen. Viel wahrscheinlicher ist es, daß hydrolytisch abgespaltene Säure mit dem „Eiweißsalz" reagiert und wiederum das Hydroxyd
statt des Ions die Erscheinungsform des Metalls darstellt. Dafür sprechen
u. a. die Befunde von Lorber[1] an gewöhnlichem Menschenserum bei der Einwirkung von Zinksulfat, Kupfersulfat, Kupferchlorid, Bleinitrat und Aluminiumsulfat; alle diese Salze erreichen bei Anwendung steigender Konzentrationen das Maximum der Flockung an dem gleichen Punkte, nämlich ziemlich genau bei 0,03 Millival (= Milligramm-Äquivalent) je ccm (mehrfach verdünnten) Serums; und dieselbe Menge war es auch, die bei Anwendung freier
Säuren verschiedener Stärke (Salzsäure, Schwefelsäure, Oxalsäure, Milchsäure,
Essigsäure) stets übereinstimmend das Maximum von Flockung bewirkte.
Lorber schließt aus seinen Beobachtungsdaten, daß die Neutralisation des
Alkalis auch bei der Einwirkung der Metallsalze der wesentliche Vorgang ist,
der die Entladung und Flockung des isoelektrischen Eiweißes wie des Metall-
hydroxyds zur Folge hat. Die Menge des Bicarbonats (+ Carbonats?) in 1 ccm
Serum entspricht in der Tat ebenfalls annähernd 0,03 Millival. Lorbers Be-
obachtungen gehören also wohl ihrem Wesen nach mehr an die Seite der von
Neumann, Heard u. a. beschriebenen Erscheinungen (vgl. oben S. 630).

Sicherlich wird aber das Eiweiß immer (mindestens nahezu immer) gleichzeitig auch als Polypeptid seine Fähigkeit zu komplexen Bindungen bestätigen.
Natürlich sind entsprechend seinem Aufbau die Möglichkeiten dazu noch
mannigfaltiger als bei Aminosäuren oder den niederen Peptiden. Die Gegenwart
von stärker basischen Gruppen (Guanidin-, Imidazolrest) neben den endständigen und als Amid gebundenen Aminogruppen, weiterhin von Alkohol-,
Phenol- und Thiolgruppen gibt den Valenzen der Metallatome vielfache Angriffs-
punkte, läßt aber auch von vornherein bei verschiedenen Eiweißstoffen
ein wechselvolles Verhalten erwarten, wie es tatsächlich zutrifft. Die Frage
nach der chemischen Natur der Metalleiweißverbindungen ist naturgemäß von
den ältesten Autoren an entsprechend dem jeweiligen Stande der Beobachtungs-
methoden und der allgemeinen chemischen Theorien behandelt worden[2]. Besonders wertvoll sind die an scharf dialysiertem Eiweiß mit guten physikalisch-
chemischen Methoden vorgenommenen Untersuchungen über die Reaktion mit
Eisenchlorid von Pauli und Flecker[3], mit Silbernitrat von Pauli und Matula[4], mit Zinkchlorid von Pauli und Margarete Schön[5].

Pauli und Flecker verfolgten am elektrolytfrei und globulinarm dialysierten Rinderserum das Phänomen der Wiederauflösung des durch kleinste, etwa
0,0001—0,001 normale Konzentrationen Metallsalz erzeugten Niederschlags bei
wachsendem Zusatz von Metallsalz und die bei noch höherem, z. B. 100fachen

[1] Lorber: Biochem. Z. **183**, 16 (1927). — [2] Vgl. u. a. die oben S. 629 genannten
Autoren. — Ferner Paal: Ber. dtsch. chem. Ges. **35 II**, 2195, 2206 (1902). — Fano u.
Enriques: Atti Accad. naz. Lincei **12**, 491 (1903). — Bonamartini u. Lombardi:
Hoppe-Seylers Z. **58**, 165 (1908). — Lippich: Ebenda **74**, 361 (1911). — Robertson,
T. B.: Physikalische Chemie der Proteine. Übersetzt von F. A. Wyncken. S. 22, 115f.
Dresden: Theodor Steinkopf 1912. — [3] Pauli u. Flecker: Biochem. Z. **41**, 461 (1912).
— [4] Pauli u. Matula: Biochem. Z. **80**, 187 (1917). — [5] Schön: Biochem. Z. **153**, 253
(1924).

Zusatz eintretende zweite Fällung. Das Phänomen selbst war bereits bekannt (vgl. oben S. 629) und von Bechhold[1] sowie Neisser und Friedemann[2] außer an Eiweiß auch an Mastixemulsion beschrieben worden. Einer neueren Arbeit von Geill[3] aus Paulis Institut sind folgende Daten für weitgehend durch Elektrodialyse gereinigtes Serumalbumin und Pseudoglobulin zu entnehmen (s. Tab. 1).

Man sieht, wie sowohl die Natur des Salzes als auch die des Proteins für Existenz und Breite zweier Fällungszonen bestimmend ist.

In den durch Eisenchlorid erhaltenen Lösungen lassen sich mit wachsender Salzkonzentration bis zu einem bestimmten Maximum folgende Änderungen nachweisen: Ansteigen der Viscosität, Erhöhung der elektrischen Leitfähigkeit, Verminderung der Alkoholfällbarkeit. Jenseits des Maximums ändern sich die genannten Größen wieder in umgekehrtem Sinne, gleichzeitig treten mit dem Wendepunkt der Kurve Eisenkationen in dialysabler und durch Ionenreaktionen (Rhodanat, Phenol, Ferrocyanid) nachweisbarer Form auf. Bei etwa hundertmal höherer Konzentration an Eisenchlorid, als dem Maximum der verschiedenen genannten Eigenschaften entspricht, tritt nun die zweite Flockung des elektrolytfreien Albumins auf. Sie bleibt bei weiterem Überschuß des Metallsalzes dauernd unlöslich und verhält sich auch gegen Verdünnen mit Wasser als irreversibel. Der Wendepunkt entspricht bei etwa 1% „Serumalbumin" einer 0,013 normalen Eisenchloridkonzentration[4].

Die Formulierung des Vorgangs wird von Pauli und Flecker folgendermaßen beschrieben:

$$[x\,Fe(OH)_3 \cdot \text{Protein}] + y\,FeCl_3 = [x\,Fe(OH)_3 \cdot \text{Protein}] \cdot y\,Fe^{\cdots} + 3y\,Cl'$$

Das erwähnte Maximum entspricht der maximalen Konzentration an den auf der rechten Seite der Gleichung stehenden Ionen; die zweite Flockung kommt nach Pauli durch „Verdrängung" von neutralen Eisen-Eiweißteilchen aus der Lösung bei Eisenchloridüberschuß zustande.

Pauli und Schön studierten die Reaktion zwischen sorgfältig auf Reinheit geprüftem, in Lösung kaum hydrolytisch gespaltenem Zinkchlorid und einem durch Elektrodialyse absolut salz- und globulinfrei gemachten Pferdeserum (mit 1,6% Trockensubstanz). Die Konzentration der Wasserstoffionen in den angewandten Lösungen wie in ihren Mischungen bewegte sich in der

---

[1] Bechhold: Z. physik. Chem. 48, 385 (1904). — [2] Neisser u. Friedemann: Münch. med. Wschr. 1904, 465, 827. — Friedemann: Arch. f. Hyg. 55, 361 (1906). — [3] Geill: Biochem. Z. 216, 165 (1929). — [4] Auf S. 491 der Arbeit von Pauli und Flecker findet sich infolge eines Druckfehlers statt 0,0133 n die Zahl 0,0183 n angegeben, ferner auf Fig. 1, S. 492, statt 0,01 und 0,013 die Zahlen 0,001 und 0,0013.

Tabelle 1.

Metallsalz (in Normalität)	Albumin 0,5%			Pseudoglobulin 0,5%		
	fällende Konzentration	keine Fällung	fällende Konzentration	fällende Konzentration	keine Fällung	fällende Konzentration
$AgNO_3$	—	10^{-9} bis $5 \cdot 10^{-9}$	1 bis $5 \cdot 10^{-1}$	$5 \cdot 10^{-5}$ bis 10^{-1}	$2 \cdot 10^{-3}$ bis $2 \cdot 10^{-2}$	$3 \cdot 10^{-3}$ bis $5 \cdot 10^{-1}$
$CuSO_4$	10^{-4} bis 10^{-3}	$2 \cdot 10^{-3}$ bis 10^{-2}	$2 \cdot 10^{-2}$ bis $3 \cdot 10^{-1}$	10^{-4} bis $3 \cdot 10^{-1}$	$4 \cdot 10^{-4}$ bis $5 \cdot 10^{-1}$	—
$(MgSO_4, Na_2SO_4)$		10^{-2} bis $5 \cdot 10^{-1}$	—	—	10^{-2} bis $5 \cdot 10^{-1}$	—
$CuCl_2$	$5 \cdot 10^{-5}$ bis $5 \cdot 10^{-4}$	10^{-3} bis $5 \cdot 10^{-1}$	—	$5 \cdot 10^{-5}$ bis $3 \cdot 10^{-4}$	$4 \cdot 10^{-4}$ bis $5 \cdot 10^{-1}$	—
$HgCl_2$	10^{-4} bis $2 \cdot 10^{-3}$	$3 \cdot 10^{-3}$ bis $5 \cdot 10^{-2}$		10^{-4} bis $5 \cdot 10^{-4}$	10^{-3} bis $5 \cdot 10^{-2}$	

Größenordnung von 10^{-6}. Potentiometrische Messungen der Chloridionen ergab mit wachsender Metallsalzkonzentration eine zunehmende Verminderung der Aktivität (Bindung des Salzes an Eiweiß), die einem Maximum von $3,7 \cdot 10^{-4}$ n ($=0,37$ Millival) Chlorid je g Eiweiß zustrebte (Die von Lorber für das Fällungsmaximum salzhaltigen nativen Serums angegebene Zahl von 0,03 Millival je ccm Serum, vgl. oben S. 632, entspricht auch ungefähr 0,4 Millival Metallsalz je g Eiweiß. Doch schließt diese quantitative Übereinstimmung natürlich nicht aus, daß die beiden Zahlen in ihrem Wesen ganz verschieden sein können.)

Die Leitfähigkeit der Lösungen sank jedoch nicht so weit, wie nach dem Verschwinden der Chloridionen zu erwarten gewesen wäre; ihrer Verminderung entsprach nur 0,24 Millival Metallsalz. Die Wanderung des Eiweißes im elektrischen Strom war hauptsächlich kathodisch, während ein kleiner Anteil sich stets auch gegen die Anode zu bewegte; dieser stieg verhältnismäßig an mit sinkender Metallsalzkonzentration; ein Minimum der Wanderung war bei 17 millinormaler Konzentration des Zinksalzes zu erkennen. Ebenda lag auch ein Minimum für die Flockung des Eiweißes durch Hitze oder Alkohol, das sich bei sinkender Eiweißkonzentration über größere Konzentrationsbereiche des Zinksalzes ausbreitete. (In wäßriger Lösung bei Zimmertemperatur tritt Flockung erst oberhalb 0,1 normaler Konzentration auf.)

Ziemlich ähnlich verhielt sich gegenüber dem Zinkchlorid gereinigtes Glutin in bezug auf Leitfähigkeit und Chloridionenverminderung; nur war beides quantitativ geringer (0,24 und 0,1 Millival je g Eiweiß). Dagegen war bei elektrodialysiertem Eierklar (Ovalbumin) eine deutlich abweichende Reaktionsart festzustellen: Die Leitfähigkeitsabnahme stieg mit wachsender Salzkonzentration linear an, die Messung der Chloridionen zeigte sogar eine über die Proportionalität hinausgehende Verminderung. Dementsprechend wanderte das metallsalztragende Eiweiß ganz vorwiegend zur Anode. Für die Hitze- oder Alkoholkoagulation wurde kein hemmender Bereich der Salzkonzentrationen gefunden; zur Flockung bei Zimmertemperatur war mindestens normale Konzentration erforderlich.

Selbst bei vorsichtigster Bewertung der elektrometrischen Aktivitäts- und der Leitfähigkeitsmessungen mit ihrer theoretischen Ausdeutung[1] wird man Pauli und Schön darin folgen müssen, daß ihre Befunde eine Bindung des Metallsalzes an die Eiweißkörper dartun, und zwar sowohl für die positiv wie die negativ geladenen Anteile des Salzes; beide gehen jedoch gewissermaßen ihren eignen Weg und werden von Fall zu Fall je nach der chemischen Struktur der einzelnen Proteine in verschiedenem Ausmaße nichtionogen gebunden: sonst würde die höchst auffällige Verschiedenheit des Serum- und Ovalbumins bei der elektrischen Kataphorese nicht verständlich sein. Pauli und Schön erörtern Verbindungsformen nach den Typen:

$$\left[Zn \underset{OCO \cdot R \cdot NH_3}{\overset{OCO \cdot R \cdot NH_3}{<}} \right]^{\cdot\cdot} 2\,Cl',$$

$$\left[Zn \underset{O \cdot CO \cdot R \cdot NH_3}{\overset{O \cdot CO \cdot R \cdot NH_3}{<}} \right]^{\cdot\cdot} 2\,[NH_3 \cdot Cl \cdot R \cdot COO]',$$

$$\left[Zn \underset{O \cdot CO \cdot R \cdot NH_3 \cdot Cl}{\overset{O \cdot CO \cdot R \cdot NH_3 \cdot Cl}{<}} \right].$$

[1] Vgl. dazu u. a. v. Neergaard: Verh. dtsch. pharmak. Ges. (Münster) **9** (1929) — Aepp. **147**, 81.

Die prinzipiell gegebene Möglichkeit der Bildung anodischer Komplexionen des Metalls ist dabei außer Betracht gelassen.

Die Zinksalz-Eiweißverbindungen sind völlig reversibel und in ihrem ganzen Verhalten den Alkalisalz-Eiweiß-, ja prinzipiell auch den Säure-Eiweißverbindungen gleichzusetzen [1,2].

Oryng und Pauli[2] beobachteten bei Berührung von chlorfrei dialysiertem Rinderserum mit einer Kalomelelektrode eine merkliche Abnahme der elektromotorischen Kraft gegenüber reinem Wasser. Aus dieser Erscheinung folgerten sie auf eine Bildung von Chloridionen durch Auflösung und komplexe Bindung von Mercurochlorid in der Eiweißlösung; die Menge an neu auftretenden Chloridionen, also auch an gebundenem Quecksilber, entsprach 0,028 Millival je g Eiweiß.

Pauli und Matula untersuchten die Reaktion von Silbernitrat mit salzfrei dialysiertem Serumalbumin vom Rind, Glutin und aschefreiem Casein (Merck), das durch Schütteln zu einer semikolloiden Dispersion in Wasser verteilt wurde; als wesentliches methodisches Hilfsmittel benutzten sie die potentiometrische Bestimmung der Silberionenaktivität. Diese sank in allen 3 Fällen mit wachsendem Metallzusatz bis zu einem bestimmten Maximum unter die Aktivität in der reinen Metallsalzlösung. Die maximale Differenz entsprach bei Serumalbumin 0,5, bei Glutin 0,23 Millival Ag je g Eiweiß; beim Casein lag der Wert noch höher als beim Albumin. Auch die Leitfähigkeit erniedrigte sich durch die Eiweißstoffe etwa im gleichen Sinne. Bei der elektrischen Überführung wanderte das silberhaltige Albumin ebenso wie das Glutin nahezu rein anodisch, hatte also seinen Ladungssinn nicht verändert. Beim Albumin, das allein durch das Silbersalz ausgeflockt wird, lag der Flockungsbeginn nahe bei der Silberkonzentration, die dem Maximum der relativen Leitfähigkeits- und Aktivitätserniedrigung entsprach. An dem Glutin konnte festgestellt werden, daß durch Auswaschen mit Wasser das Silber wieder völlig beseitigt werden kann und ein reines Glutin mit völlig unveränderten Eigenschaften zurückgewonnen wird, und daß Zusatz von Alkali- oder Erdalkalisalz (Nitrat) die Bindung des Silbers am Eiweiß lockert, d. h. die elektrometrische Aktivität der Silberionen gegenüber den aus eiweiß- und salzfreien Lösungen sonst gleicher Zusammensetzung berechneten Werten erhöht. Dies spricht wiederum für prinzipielle gleichartige Bindungsweise der konkurrierenden Salze (Metall- und Alkalisalz), was durch weitere Argumente zu stützen ist: wachsende Konzentrationen von Glutin vermindern bei geringer Salzkonzentration relativ ebenso die Aktivität der Silberionen wie die der Chlorionen in Alkalisalz-Eiweißlösungen; die maximale Aktivitätsverminderung der Chloridionen entsprach nach Pauli und Oryng[2] für Kaliumchlorid-glutin 0,22 Millival, bei Kaliumchloridalbumin 0,5 Millival je g Eiweiß (also ebensoviel wie bei Silber, vgl. oben[3]). Durch solche Feststellungen wird immer wieder verständlich, warum Neutralsalze auf alle Reaktionen zwischen Metallsalzen und Eiweiß — wie von Säuren und Eiweiß — Einfluß haben. Beispiele dafür bietet die Literatur in hoher Zahl, darunter auch aus Paulis Beobachtungsmaterial[4].

---

[1] Vgl. Pauli u. Handovsky: Biochem. Z. 18, 340 (1910); 24, 239 (1911). — Manabe u. Matula: Ber. dtsch. chem. Ges. 52, 369 (1913). — [2] Oryng u. Pauli: Biochem. Z. 70, 368 (1915). — [3] Mit anderen Methoden kamen Pauli und Flecker (Zit. S. 632) zu einer dreifach höheren Zahl der Bindung des Eisens an Albumin. In der Arbeit von Pauli und Matula (S. 208) steht fälschlicherweise „dreißigfach". — [4] Vgl. u. a. Pauli u. Flecker: Zit. S. 632. — Geill: Zit. S. 633.

Die Untersuchung der Silbereiweißreaktion führte in summa also zu der Auffassung, daß das Salz im ganzen, d. h. mit dem elektropositiven und dem elektronegativen Anteil in gleichem Umfang an das Eiweiß gebunden wird.

H. Schorn[1] untersuchte Metallsalz-Eiweißverbindungen nach einer von Bechhold und Rosenberg[2] angegebenen Elektro-Ultrafiltrations-methode, einer Kombination von Ultrafiltration und Elektrophorese. Im Filterrückstand aus Mischungen von Ovalbumin mit Erdalkalisalzen, Nickel-oder Kobaltchlorid fand sich nach dem Auswaschen kein Metall, dagegen nach Zusatz von Silbernitrat, Zinkchlorid, Chromichlorid oder Aluminium-chlorid stets ziemlich genau 0,2 Millival des betreffenden Metalls auf 1 g Eiweiß, nach Zusatz von Eisenchlorid jedoch 5mal soviel. Heymann und Oppen-heimer[3] analysierten im gleichen Institut die mit der gleichen Methode ge-wonnenen Ultrafiltrate von klaren Mischungen aus Metallsalz und Eieralbumin (mit etwas Ovoglobulin und Ovomucoid). Die Flockungsgrenze lag für Silber bei 0,03 normaler Konzentration. Die aus den Analysen des Ultrafiltrats be-rechnete maximale Bindung betrug 0,45 Millival $AgNO_3$ je g Eiweiß; eine Änderung der Wasserstoffzahl im Ultrafiltrat trat nicht auf, also war das Salz als Ganzes gebunden. Auch für das Eisenchlorid lieferte die Untersuchung prinzipiell gleiche Ergebnisse, wie sie Pauli und Mitarbeiter erhalten hatten: höhere (etwa doppelte) maximale Bindung je g Eiweiß und bei niedrigen Kon-zentrationen eine stärkere Bindung von Eisen als von Chlorid, also ,,Adsorp-tion'' von Eisenhydroxyd. In dieser Beziehung verhielt sich braunes Gold-chlorid ebenso; die Salzsäure war völlig auswaschbar, während das Metall-hydroxyd am Eiweiß haften blieb.

Die Beobachtungen bilden wegen ihrer andersartigen Methodik eine wert-volle Bestätigung der durch Pauli und seine Schüler ermittelten Befunde; daß noch nicht alle methodischen Schwierigkeiten überwunden sind, zeigt die deutliche Abweichung der beiden Werte für die Bindung des Silbers, die aus der Berechnung der Analyse des Filterrückstandes und des Ultrafiltrats ge-wonnen wurden.

Mit dem Problem der Konkurrenz der Affinitäten in einem System aus Neutralsalz, Eiweiß und Metallsalz befaßten sich Untersuchungen v. Neer-gaards[4]. Er verwandte ebenfalls die potentiometrische Bestimmung von Silberionen und verglich deren Aktivität bei wechselnden Konzentrationen der Komponenten in reiner Chloridlösung (Nährlösung nach Fleisch) mit der in einer Eiweiß und Chlorid enthaltenden Lösung. In rein anorganischen Mi-schungen, auch Kochsalzlösungen verschiedener Konzentration, fand er für Ag-Ionen maximale Werte von etwa 10^{-9} Val im Liter, während die entsprechende Zahl für gesättigte Silberchloridlösung in reinem Wasser etwa 10^{-5} beträgt; die für den Quotienten $\dfrac{AgCl_2'}{Ag \cdot (Cl')^2}$ berechneten Werte fand er nicht völlig konstant, sondern mit anwachsender Alkalichloridkonzentration steigend, was für eine zunehmende Bildung des weiteren Komplexes $[AgCl_3]''$ sprechen dürfte; die Zahlen für die ,,Komplexkonstante'' bewegten sich zwischen 2 und $40 \cdot 10^5$ (nach Umrechnung aus v. Neergaards reziproken Werten). Der maximale Wert der Silberionen wird in der Nährlösung nach Fleisch bereits unterhalb einer 10^{-5} normalen Konzentration an Gesamtsilber erreicht. Bei Gegenwart

---

[1] Schorn, H.: Biochem. Z. **199**, 459 (1928). — Vgl. auch Bechhold: Ebenda **199**, 451 (1928). — [2] Bechhold u. Rosenberg: Biochem. Z. **157**, 85 (1925). — [3] Heymann u. Oppenheimer: Biochem. Z. **199**, 468 (1928). — [4] v. Neergaard: Aepp. **100**, 316; **108**, 295 (1925).

von etwa 5% Serumalbumin vom Pferd oder Kalb wurde etwa der gleiche, ja sogar ein etwas höherer Endwert an Silberionen gefunden wie in der reinen Chloridlösung, jedoch erst bei Zusatz einer viel (etwa 50 mal) größeren Menge von Silbersalz. In den darunterliegenden Konzentrationen, also bis etwa $5 \cdot 10^{-4}$ Val Silber im Liter ($=5$ mg% Ag) wird das Verhältnis des gebundenen zum ionisierten Silber vorwiegend von dem Albumin beherrscht. Interessanterweise war bei entsprechenden Versuchen mit etwa $2^{1}/_{2}$% Globulin gleicher Herkunft keine Spur einer Abweichung der Silberionenkurve gegenüber der reinen (anorganischen) Nährlösung zu finden. Dagegen war im Blut und Serum die Aktivitätsverminderung („Bindung") der Silberionen noch etwa 10 mal größer als in der reinen Albumin-Salzlösung, so daß erst bei etwa $5 \cdot 10^{-3}$ Val Silber im Liter (50 mg% Ag) der Sättigungswert erreicht wurde.

Anders als Pauli vertritt v. Neergaard auf Grund der formalen Analyse seiner Kurven die Meinung, daß es sich bei der Bindung des Silbers an Eiweiß um „Adsorption" handle, freilich unter Anerkennung der neueren Anschauungen, nach denen „zwischen chemischer Reaktion und Adsorption nicht mehr ein so scharfer Unterschied gemacht werden darf wie früher"[1]. Auch schenkt er dabei der wichtigen Tatsache keine rechte Beachtung, daß von der „Adsorption" durch das Globulin nichts zu bemerken ist, obwohl er es selbst als wenig wahrscheinlich bezeichnet, daß der „Unterschied zwischen Albumin und Globulin nur die Folge eines verschiedenen Dispersitätsgrades einer an sich gleichartigen Grundsubstanz darstellt"[2]. Hier wird also eine chemische Differenz als maßgebend angesehen, während der Ausdruck „Adsorption" doch gerade die substantiellen Unterschiede gegenüber der Oberflächenentwicklung zurückdrängt. Wichtig ist jedoch die Vorstellung, die v. Neergaard über den „Gleichgewichtszustand zwischen Kräften" entwickelt, „von denen die eine die freien Silberionen an das Eiweiß zu binden versucht, die andere die Silberionen komplex an das Chlor zu binden sich bestrebt"[3]. Das Maß der beiden Kräfte sieht v. Neergaard einerseits in der Komplexkonstanten, andererseits in der Adsorptionsisotherme. Aber natürlich wird im Prinzip an dem „Kräftegleichgewicht" nichts geändert, wenn man an Stelle der Adsorptionsisotherme eine andere „Komplexkonstante" gesetzt denkt.

Unabhängig von der Art der beteiligten chemischen Kräfte muß man nach den in einfachen Systemen erhaltenen Ergebnissen damit rechnen, daß im Bereich der lebendigen Organismen stets Metallsalz, Eiweiß und Neutralsalze miteinander konkurrieren werden: faßt man das Eiweiß als Konstante ins Auge, so kann man den Wettbewerb um seine Affinitäten zwischen Neutralsalz und Schwermetallsalz konstatieren, faßt man andererseits das Metall als Konstante ins Auge, so erkennt man einen Wettbewerb zwischen Eiweiß und Neutralsalz, sich mit ihm zu verbinden. Bedenkt man weiter, wie zahlreiche sonstige Substanzen, etwa solche mit Thiolgruppen, sonst noch als Konkurrenten auftreten, wofür die gewaltige Differenz zwischen der Silberaktivität im Serum und reiner Salzeiweißlösung ja ein Beispiel liefert, und erinnert sich der höchst bemerkenswerten Unterschiede, die nach den angeführten Untersuchungen verschiedene Eiweißstoffe in ihrer Reaktion mit dem gleichen Metall erkennen lassen, so gewinnt man ein Verständnis für die Mannigfaltigkeit der Metallwirkungen und ihrer zuweilen scharf hervortretenden Spezifität.

[1] v. Neergaard: Aepp. **108**, 308. — [2] v. Neergaard: Aepp. **108**, 304. — [3] v. Neergaard: Aepp. **108**, 311.

Für die Auffassung von Metallwirkungen als Folge einer Metalleiweißbindung ist noch folgende Vorstellung förderlich: Wenn eine Metall-Eiweißverbindung gebildet ist, so kann diese offenbar selbst sich gegenüber neuem, noch nicht mit Metall vorhandenem Eiweiß verhalten wie eine beliebige komplexe Verbindung. Das heißt, es kann ein Teil des Metalls seine Verbindung mit Eiweiß allmählich wieder lösen, um entsprechend dem Gleichgewicht aller vorhandenen Affinitäten auch das frische Eiweiß anzugreifen. Offenbar geschehen Reaktionen dieser Art sehr häufig in den Fällen, wo Metall in den eiweißhaltigen Säften eines Organismus kreist und von da aus auf das Protoplasma von sessilen Zellen einwirkt.

Einen experimentellen Beweis für die prinzipielle Richtigkeit dieser Auffassung haben Almqvist und Troili-Petersson[1] erbracht: Nach Abtötung von Typhusbacillen mit minimalen Mengen von Metallsalz und Absitzen der Bacillen war das überstehende Wasser nicht mehr bactericid; mit dem Bodensatz zusammen wirkte es jedoch wieder abtötend auf neue lebendige Bacillen.

Eine besondere Beachtung erfordert bei den komplexen Metallverbindungen neben dem Grad der komplexen Bindung, d. h. neben der relativen Zahl der im Gleichgewicht vorhandenen Metallionen, vielleicht noch die Reaktionsgeschwindigkeit, d. h. die Zeit, in der sich das Gleichgewicht von neuem einstellt, wenn es durch irgendeine Reaktion der vorhandenen Metallionen oder -komplexe gestört worden ist. Denn wenn auch diese Zeit oft eine sehr kleine ist, so ist sie doch von endlichem Wert und tritt in Konkurrenz mit anderen Zeiten von ähnlicher Größenordnung.

Sichere Beobachtungen darüber, daß die Lieferung von Metallionen aus komplexen Verbindungen meßbare Zeit erfordert, sind beim Studium der Elektrolyse gemacht worden, in erster Linie von Caspari und Le Blanc. Dieser konnte an einer umgekehrten Reaktion sogar zahlenmäßig angeben, daß die Bildung des Kupfercyanidkomplexes nach $^1/_{80\,000}$ Minute noch nicht meßbar, nach $^1/_{1000}$ Minute aber praktisch beendet ist[2]. In verschiedenen der früher genannten Arbeiten finden sich Hinweise auf langsame Einstellung von Gleichgewichten, nicht nur bei potentiometrischen Messungen, sondern auch bei chemisch-analytischer Methodik[3]. Ob dies trotz einer stark abweichenden Größenordnung des Zeitmaßes analoge Vorgänge andeutet oder ganz andersartige Zusammenhänge, ist zur Zeit wohl kaum zu entscheiden.

Von der Geschwindigkeit der Lösung des Metalls aus seiner vorherigen Bindung kann natürlich die Menge von etwa in Reaktion tretendem Eiweiß in der Zeiteinheit abhängig sein. An sich ist die Geschwindigkeit der Reaktion zwischen Metall und Eiweiß unabhängig von der Geschwindigkeit der „Nachlieferungsreaktion"; ist sie geringer als diese, so bleibt die Kuppelung beider Reaktionen ohne Einfluß auf die Quantität der angegriffenen Eiweißsubstanz; ist sie aber größer, so wird das Endresultat von der Geschwindigkeit der „Nachlieferungsreaktion" bestimmt.

Die Einführung der Reaktionsgeschwindigkeit, die natürlich in gleicher Weise für Reaktionen in Frage kommt, die unter Mitwirkung aktiver Ionen oder ohne diese erfolgen, ist notwendig, wenn man in einem abgeschlossenen System von Lebewesen, etwa einer Bakterienkultur, die Wirkung eines Metalls unter Berücksichtigung des Zeitfaktors analysieren will. Sie ist aber gleichfalls wichtig, wenn es sich um lebendige Gebilde in einem Konzentrationsgefälle handelt, wie es im großen und ganzen wohl die Zellelemente eines höheren Organismus sind: in den Einzelzellen unserer Gewebe erfolgt ja zweifellos nicht nur ein Austausch mit der vorüberströmenden

---

[1] Almqvist u. Troili-Petersson: Zbl. Bakter. **39** I, 477 (1905). — [2] Zitiert nach A. Coehn, in Müller-Pouillets Lehrb. der Physik u. Meteorologie, 10. Aufl., **4** I, 5. Buch, § 191, S. 621/22. Herausgegeben von L. Pfaundler. — Ferner F. Foerster: Elektrochemie wäßriger Lösungen, 3. Aufl., S. 297. Leipzig 1922. — [3] Vgl. Heymann u. Oppenheimer: Zit. S. 636.

Blutflüssigkeit, ein Hin und Her, sondern auch ein gerichteter Flüssigkeitsstrom aus dem Blut durch die Zelle in die Lymphe oder auch spezifische Drüsensekrete; der Lymphstrom dient — soviel wir wissen — nur der Ableitung von den hochorganisierten Gewebselementen weg. Man kann sich etwa folgendes denken: Wenn eine reaktionsfähige Form von Metall in bestimmter, sehr niedriger Konzentration im Blute kreist und an eine Zelle herantritt, so wird diese nach erfolgter Reaktion die Möglichkeit haben, durch irgendwelche Prozesse ihres Stoff- und Flüssigkeitswechsels das ihr zugeführte fremde, schädliche Material wieder abzustoßen, und zwar dahin, wo eine niedrige Konzentration an Metall herrscht, also etwa in die Lymphe. Diese reaktiven Prozesse der „Lebenstätigkeit" werden mit dem „Endziel" einer völligen Restitution der Zelle in ihren ursprünglichen Zustand ebenfalls ganz bestimmte Zeiten brauchen. Es ist nun klar, daß für das schließliche Schicksal der Zelle das Verhältnis der Geschwindigkeit dieser reaktiven Lebensprozesse zu der Geschwindigkeit der Regeneration der im Blute möglichen Konzentration der reaktionsfähigen Form des Metalls von ausschlaggebender Bedeutung ist.

c) Metallsalze und Nichteiweißstoffe.

Außer den Eiweißkörpern sind sicherlich noch viele andere Substanzen, die in lebendigen Organismen vorkommen, fähig, mit Metallverbindungen zu reagieren. Zunächst seien die Lipoide erwähnt, da sie offenbar am Aufbau von Protoplasma ähnlich hervorragenden Anteil nehmen wie die Eiweißkörper, ihnen auch durch ihre Zugehörigkeit zu den Kolloiden nahestehen; chemisch ist vielen Lipoiden auch der Gehalt an Stickstoff, also basischen Gruppen, mit den Eiweißkörpern gemein; auch saure Reste fehlen bei den Fettsäureestern nicht, ganz abgesehen von der Phosphorsäure in den Phosphatiden. Es sind also im großen und ganzen die Bedingungen dafür gegeben, daß ähnliche Reaktionen wie zwischen Metall und Eiweiß auch zwischen Metall und Lipoid vor sich gehen können; in organischen Lösungsmitteln treten Fällungserscheinungen zwischen Phosphatiden und Metallen vielfach auf. Seit langer Zeit (ca. 1860) dienen ja die Anlagerungsverbindungen mit Platinchlorid oder Cadmiumchlorid als methodisches Hilfsmittel zur Isolierung des Lecithins und anderer Phosphatide. Auch in ihrem natürlichen, wäßrig-gequollenen Zustande können die Lipoide durch Metalle Zustandsänderungen erleiden. An einem nach Hansteen Cranner aus Erbsen dargestellten wasserlöslichen Phosphatid prüfte M. Gutstein[1] die Fällbarkeit durch Metallsalze: während Kupfersulfat nur bis zu 25 millimolarer, Zinksulfat bis 10 millimolarer Konzentration herab eine spärliche Fällung der 0,7proz. Phosphatidlösung bewirkten, lag die Grenze für Silbernitrat bei 5 Millimol, für Sublimat bei 1 Millimol; überdies war der durch die beiden letztgenannten Metallsalze, besonders des Sublimats, erzeugte Niederschlag wesentlich reichlicher.

Für die Bildung komplexer Metallverbindungen durch rein chemische Verknüpfung kommen ferner noch Kohlehydrate und Oxysäuren wie Milchsäure in Frage. Denn schon im Reagensglas kann man beobachten, daß solche mehrfach hydroxylhaltigen Verbindungen die Ausfällung eines Metallhydroxyds durch Alkali verhindern, unter bestimmten Bedingungen auch andere Ionenreaktionen zum Verschwinden bringen. In einer neueren Studie hat Weden[2] systematisch solche Verbindungstypen an Eisensalzen geprüft. Auch an die schwefelhaltigen Verbindungen muß immer besonders gedacht werden.

[1] Gutstein, M.: Zbl. Bakter. I Orig. 124, 572 (1932). — [2] Weden: Aepp. 150, 332 (1930).

2. Metallorganische Verbindungen.

Von den eigentlichen komplexen Salzen und anelektrolytischen Verbindungen, in denen die Metalle allerlei Moleküle oder Reste koordinativ zu binden vermögen, während ihre Hauptvalenzen durch einen deutlich negativen Rest oft ionogen abgesättigt werden, sind deutlich zu unterscheiden solche Verbindungen, in denen die Haupt- oder Elektrovalenzen der Metalle unmittelbar an Kohlenstoff gebunden sind. Dies können aliphatische Reste sein, wie etwa in Tetraäthylblei $Pb(C_2H_5)_4$, oder aromatische, wie z. B. in dem bekannten

Produkt Salicylquecksilber, besser Mercurisalicylsäure $\overset{\displaystyle\bigcirc}{\underset{Hg}{}}\overset{CO}{\underset{O}{OH}}$. Die Lösung

des Metalls aus diesen Bindungen erfolgt mehr oder weniger schwer, am schwersten, wenn sämtliche Elektrovalenzen des Metalls an Kohlenstoff gebunden sind, wie etwa im Tetraäthylblei oder im mercuridibenzoesauren Natrium:

$$Na \cdot COO\langle\underset{}{\bigcirc}\rangle Hg\langle\underset{}{\bigcirc}\rangle COO \cdot Na .$$

Die ungespaltenen organischen Verbindungen können eine eigene, sehr bedeutende Giftwirkung besitzen wie wiederum das Tetraäthylblei oder ziemlich harmlos sein wie die letztgenannte Quecksilberverbindung. Andere vermögen ihr Metall leichter abzugeben, wie etwa an der Reaktion mit Schwefelwasserstoff zu erkennen ist, und diese üben dann die „typischen" Metallwirkungen aus.

Auch in dieser Klasse von Verbindungen finden sich also alle Übergänge und im Prinzip die gleichen Vorbedingungen für die Reaktion mit dem Substrat lebendiger Organismen wie bei den komplexen Koordinationsverbindungen (vgl. dazu oben S. 624 ff.).

3. Kolloidale Metalle.

Eine weitere Form, in der Metalle auf lebende Gebilde einwirken können, sind die metallischen Elemente in Form kolloidaler Lösungen. Besonders leicht lassen sich die Edelmetalle in diese Form überführen, entweder durch vorsichtige Anwendung von Reduktionsmitteln auf Lösungen ihrer Salze oder durch elektrische Zerstäubung nach Bredig[1]: durch Annäherung von Elektroden aus reinem Metall mit hoher entgegengesetzter Ladung unter Wasser wird ein Lichtbogen erzeugt, der Metall in sehr feiner Verteilung von den Elektroden losreißt.

Diese Metallhydrosole gehören zu den irreversiblen Kolloiden, die also eine Änderung ihres Zustandes nur in der einen Richtung leicht erfahren, nämlich im Sinne einer Verminderung des Dispersionsgrades. Bei Zusammentreffen mit Kolloiden der lebenden Materie treten sie zu diesen in Beziehung, indem sich die Einzelteilchen beider Kolloide miteinander vereinigen, gegenseitig „adsorbieren". Die Folgen dieser Vereinigung können je nach Menge und Art der in Reaktion tretenden Kolloide verschieden sein. An den roten Goldhydrosolen, die von Zsigmondy genauer studiert und in ihrem Wesen erkannt wurden[2], kann man z. B. durch manche Eiweißarten den Farbumschlag erzielen, der für eine Vergröberung der Goldteilchen durch Zusammenballung charakteristisch ist[3], während die meisten Eiweißarten im Gegenteil „schützend" gegen Elektrolytzusatz wirken, d. h. die Zusammen-

---

[1] Bredig: Z. Elektrochem. **4**, 514 (1898) — Z. angew. Chem. **1898**, 951 — Anorgan. Fermente, S. 24. Leipzig 1901. — [2] Zsigmondy: Liebigs Ann. **301**, 30 (1898) — Z. anal. Chem. **40**, 711 (1901). — [3] Vgl. dazu Schulz u. Zsigmondy: Hofmeisters Beitr. **3**, 137 (1902). — Heubner u. Jakobs: Biochem. Z. **58**, 352 (1914). — Reitstötter: Kolloid-Z. **28**, 20 (1921) — Z. Immun.forsch. **I 30**, 468 (1920).

ballung der Goldteilchen verhindern[1]. Zsigmondy und Joel[2] erklären diese
Erscheinungen durch die — auf manche Weise gestützte — Annahme, daß die
Vereinigung eines Goldteilchens mit viel Eiweiß Schutz, die Vereinigung eines
Eiweißteilchens mit viel Gold und die dadurch bedingte Annäherung einer
Anzahl von Goldteilchen Verfärbung und schließlich Ausflockung bedinge.
Neureiter und Pauli[3] stellten fest, daß Gold- oder Silbersol durch absolut
elektrolytfreies Albumin nicht geschützt, sondern gefällt wird, und schlossen
daraus, daß die nur bei ionisiertem Eiweiß anzunehmende Hydrathülle bei der
„Schutzwirkung" von Eiweißstoffen eine wesentliche Rolle spielt.

Die Frage der „Schutzkolloide" ist für die biologische Betrachtung und
Bewertung der kolloidalen Metalle von grundsätzlicher Bedeutung, da nur
gut geschützte Metallsole Aussicht haben, in den Nähr- oder Leibesflüssigkeiten
der lebenden Organismen eine gewisse Zeit zu existieren. Schon in rein anorganischen Metallsolen, mögen sie auf welche Weise auch immer bereitet sein, finden
sich kleine, doch meßbare Mengen von Elektrolyten, die für die Ladung der
Metallteilchen und damit die (relative) Stabilität der Sole wichtig sind[4]. Für
Silbersol aus Chlorsilber nehmen z. B. Neureiter und Pauli[3] auf Grund ihrer
Analysen als Konstitution der Ultramikronen an:

$$x\,Ag + y\,AgCl + AgCl_2' \qquad \text{mit den Gegenionen } Ag(NH_3)_2'.$$

Und selbst in den viel reineren, aus Silberoxyd durch Wasserstoff hergestellten
Solen fanden Erlach und Pauli[5] je nach dem Aufwand an Reinigungsprozeduren Silbersulfid, Silberionen, Silberoxyd oder Wasserstoffionen. Um wieviel
komplizierter zusammengesetzt und wieviel schlechter definiert sind die durch
organische Lyokolloide geschützten Metallsole!

Von vornherein kann man den Schluß ziehen, daß kolloidale Metalle, die
bereits vor ihrer Einführung in den Körper durch Zusatz eines hydrophilen
Kolloids geschützt sind, gegenüber den Eiweißkolloiden der Körpersäfte ein
etwas anderes Verhalten zeigen werden als ungeschützte. Besonders für den
Fall des praktisch viel gebrauchten kolloiden Silbers wurde mehrfach darauf
hingewiesen.

Recht bemerkenswert sind in dieser Beziehung Untersuchungen von Olga
von Plotho[6] an Schimmelpilzen (besonders Aspergillus- und Penicilliumarten):
Sie fand aus ungeschützten Goldsolen reichliche Aufnahme von Goldteilchen in
die Membran der Pilzzellen, die jedoch in den gleichen, durch Gelatine geschützten Goldsolen völlig ausblieb, ebenso in Silbersolen, die nur in geschütztem
Zustand (als „Kollargol", „Elektrokollargol" und „Fulmargin") untersucht
wurden; allerdings trat in den Silbersolen auch stets eine Hemmung der Keimung auf, die in den Goldsolen durchaus fehlte. Immerhin ließ sich auch in
Silbersolen eine allmähliche Aufnahme von Metallteilchen durch die Pilze
herbeiführen, wenn sie so weit verdünnt wurden, daß ihr Gehalt an organischen
Schutzstoffen nicht mehr als 0,05% betrug. Die Mycelien sahen dann anfangs
gelb, später schön braun aus, während sie im Gold eine rote bis blauviolette

---

[1] Dieser Gegensatz ist u. a. ein Beispiel dafür, daß bei gegenseitiger Fällung von Kolloiden der Ausgleich elektr. Spannung nicht immer allein im Spiele ist. — [2] Zsigmondy
u. Joel: Z. physik. Chem. **113**, 299 (1924). — Joel: Das kolloidale Gold in Biologie
und Medizin. Leipzig 1925. — [3] Neureiter u. Pauli: Kolloid-Z. **33**, 67 (1923). —
[4] Vgl. Th. Svedberg: Die Methoden zur Herstellung kolloidaler Lösungen anorganischer
Stoffe. Dresden 1909. — Zsigmondy u. Thiessen: Das kolloidale Gold. Leipzig 1926.
— Voigt, J.: Das kolloidale Silber. Leipzig 1929. — [5] Erlach u. Pauli: Kolloid-Z.
34, 823 (1924). — [6] Plotho, Olga v.: Biochem. Z. **110**, 1, 33, 35f., 52f. (1920).

Färbung annahmen; auch in ausreichend verdünnter, kolloidaler Kupferlösung erfolgte Aufnahme von Metall unter Braunfärbung.

Wenn kolloidale Metalle in den Säften eines höheren Organismus, etwa in der Blutbahn, zur Ausfällung kommen, so ist es wahrscheinlich, daß die gröberen Metallteilchen als Fremdkörper wirken und einen mechanischen Reiz aus- üben. Dies wird besonders die Elemente betreffen, die in hohem Maße darauf angepaßt sind, Fremdkörper zu eliminieren, wie die Leukocyten und die Reticulo- cyten. Tatsächlich steigt nach Einführung kolloidaler Metalle in die Blutbahn stets die Zahl der Leukocyten im Blute[1]; natürlich ist dies kein Beweis dafür, daß dies eine Folge mechanischer Reizung durch die Metallpartikelchen ist. Ein Argument für diese Annahme mag jedoch darin erblickt werden, daß andere corpusculäre Elemente, die chemisch ganz indifferent sind, wie Paraf- finteilchen[2], nach Einspritzen ins Blut den gleichen Effekt auslösen.

Die Makrophagen des reticuloendothelialen Systems nehmen mit großer Geschwindigkeit alle corpusculären Partikelchen aus der Blutbahn auf, also auch kolloidale Metalle (und Metalloxyde); die Kupfferschen Sternzellen der Leber und die entsprechenden Formen in Milz, Knochenmark, Lunge usw. lassen sich überhaupt kaum besser zur Darstellung bringen als durch intra- venöse Injektion kolloidaler Metalle an einem lebenden Tier, dessen Organe dann zur histologischen Betrachtung hergerichtet werden[3]. Der analytische Befund weist dementsprechend ebenfalls in Leber, Milz, Knochenmark und Lunge die Hauptmenge des in kolloidaler Form injizierten Metalls nach[4].

Eine charakteristische, mindestens recht häufige Folgeerscheinung der Injektion kolloidaler Metalle ist Erhöhung der Körpertemperatur[5]. Dabei könnten natürlich chemische Einwirkungen durch das Metall oder durch die fast regelmäßig mitinjizierten Schutzkolloide mit im Spiele sein; daß aber auch bei dieser Wirkung die Korpuskeln als solche in Betracht kommen — vielleicht durch Auslösung der Reaktion der reticuloendothelialen Zellen —, dafür spricht wiederum die analoge Erzeugung von Fiebertemperaturen durch Paraffinsuspensionen[6].

Wenig durchsichtig sind bisher Änderungen in der Antikörperbildung u. dgl., wie sie nach Injektion kolloidaler Metalle studiert wurden[7]. An erkrankten Tieren und Menschen führt die eintretende Reaktion auch zu einem beträcht-

---

[1] Brunner: Fortschr. Med. 20 (1900). — Bamberger: Berl. klin. Wschr. 1903, 41. — Vriesendorp, J.: De physiologische en therapeutische Werking van het colloidale Zilver. Diss. Leiden 1904. — Charrin: C. r. Soc. Biol. Paris 62, 83. — Achard u. Weil: Ebenda 62, 93. — Iscovesco: Ebenda 62, 493 (1907). — Gros, O., u. O'Connor: Aepp. 64, 456 (1911) und viele andere. — Aus neuerer Zeit s. Lo Cascio: Boll. Soc. Biol. sper. 4, 617 (1929), nach Ronas Berichten 53, 418. — [2] Bock, A.: Arch. f. exper. Path. 68, 1 (1912). — Schönfeld, F.: Ebenda 84, 88 (1918). — Vgl. auch Siebel: Virchows Arch. 104, 514 (1886). — [3] Cohn, E.: Zbl. Bakter. I 32, 732 (1902) — Beitr. path. Anat. 36, 152 (1904). — Schilling, V.: Virchows Arch. 196, 1 (1908) und viele spätere. — Vgl. z. B. Ep- pinger u. Stöhr: Klin. Wschr. 1922, 1543. — Jancsó, ebenda 1931, 537; Z. ges. exp. Med. 64, 256 (1929). — [4] Vgl. für Silber: Vriesendorp, Zit. unter Fußnote 1. — Voigt, J.: Biochem. Z. 63, 409 (1914). — Für Gold: Heubner: Klin. Wschr. 1929, 393. — [5] Henri, Victor, u. Gompel: C. r. Soc. Biol. Paris 61, 363 (1906). — Iscovesco, Zit. unter Fußnote 1. — Foa u. Aggazzotti: Giorn. Accad. Med. Torino 70, 201, 207 (1907). — Bourguignon, Jeanne u. George: C. r. Soc. Biol. Paris 64, 1090 (1908). — Bour- guignon, Jeanne: De L'Argent colloidal. Thèse de Paris 1908 und andere. Dagegen Ascoli u. Izar: Biochem. Z. 5, 400 (1907). — Le Fèvre de Arric: Bull. Soc. roy. Sci. méd. nat. de Bruxelles 70, 372 (1913). — [6] Vgl. Bock usw. Zit. unter Fußnote 2. — [7] Vgl. z. B. Le Fèvre de Arric: Zit. unter Fußnote 5. — Pacheco: Nem. do inst. Oswaldo Cruz: 18, 119 (1925). — Pfanner: Haematologica (Palermo) 8, 177 (1927). — Silber u. Friese: Z. eksper. Biol. i. Med. 11, 129 (1929), (nach Ronas Berichten 38, 741; 41, 602; 52, 658).

lichen Anstoß des allgemeinen Stoffumsatzes, die an einer Vermehrung der Stoffwechselendprodukte in den Ausscheidungen erkennbar ist[1].

Verhalten sich die kolloidalen Metalle in der besprochenen Richtung im wesentlichen als Korpuskeln, also prinzipiell gleich wie Paraffinkügelchen, wie organische Farbstoffe in kolloidaler Dispersion, wie Bakterien usw., so sind sie weiterhin in ihrer Eigenschaft als chemische Reagenzien ins Auge zu fassen. Obwohl die Hauptmasse der Ultramikronen in den Metallsolen „kompaktes" elementares Metall ist, also eine an sich wenig reaktionsfähige Form, so wird dies doch zum Teil durch die gewaltige Oberflächenentwicklung wieder ausgeglichen. Sie bietet dem Angriff aller Substanzen, die mit dem elementaren Metall zu reagieren vermögen, großen Spielraum, in erster Linie dem Sauerstoff. Natürlich ist hier entscheidend, wie edel ein Metall ist, und man hat unter den für Organismen notwendigen äußeren Bedingungen alle Abstufungen von vorübergehender und geringfügiger bis zu umfangreicher und endgültiger Oxydation, z. B. in der Reihe Gold, Platin, Palladium, Silber, Quecksilber und noch unedelerer Metalle. Mit solchen Reaktionen hängen aufs innigste die katalytischen Wirkungen zusammen, die nicht nur bei den verschiedensten Metallverbindungen, sondern auch bei den kolloidal verteilten Elementen (samt Oxydations- oder sonstigen Reaktionsprodukten) sehr ausgeprägt sind. Konnte doch Bredig den Ausdruck „anorganische Fermente" eben für die Metallsole prägen[2], die ja in der präparativen Chemie große Bedeutung gewonnen haben. Die Möglichkeit der „Vergiftung" der „Fermentwirkung" durch Substanzen wie Schwefelwasserstoff, Blausäure, Kohlenoxyd, Jod deutet auf Bindung (wiederum zum Teil komplexe Bindung) von in Lösung gehendem oder lösungsbereitem Metalloxyd. Andererseits ist es von großer Wichtigkeit, daß „Schutzkolloide" die fermentartigen Wirkungen der kolloiddispersen Metalle keineswegs beeinträchtigen. wie z. B. die vorzügliche technische Brauchbarkeit der von Paal[3] mit Hilfe von Albumosen hergestellten Metallkolloide beweist. Der prinzipielle Unterschied zwischen kolloidchemischer, d. h. nur von dem Dispersionsgrad und der Oberflächenentwicklung abhängiger, und molekularchemischer Reaktionsweise tritt hier deutlich in Erscheinung.

Daß man die im Reagensglas erkennbaren „katalytischen" Wirkungen von Metallen auch mit den „Metallwirkungen" in Zusammenhang gebracht hat, ist wohl verständlich[4]. Doch ist hier ein prinzipieller Unterschied zwischen kolloid gelösten Metallen in elementarer Form und Metallverbindungen der verschiedensten Art nicht zu machen; diese Frage gehört also zu den Problemen der Metallwirkungen überhaupt, nicht eigentlich oder gar ausschließlich zum Gebiete der kolloidalen Metalle. Viel mehr als die äußere Erscheinung des Metalls spielt seine besondere chemische Natur dabei eine Rolle.

Zahlreiche Argumente, die besonders die zielbewußten und erfolgreichen Arbeiten von Otto Warburg zusammengetragen haben, sprechen dafür, daß auch in den Fermenten der lebendigen Organismen Schwermetalle (Eisen, Kupfer u. a.) ihre katalytische Funktion zur Geltung bringen.

Es bedarf kaum einer besonderen Betonung, daß wie die Sole der reinen (oder nahezu reinen) Edelmetalle auch Sole von Metalloxyden oder schwer

---

[1] Robin u. Bardet, C. r. Acad. Sci. Paris **138 I**, 783 (1904) und viele spätere. — [2] Bredig: Anorganische Fermente. Leipzig 1901. — Vgl. Freundlich: Capillarchemie S. 380ff. Leipzig 1909. — [3] Paal: Ber. dtsch. chem. Ges. **35 II**, 2206 (1902). — Paal u. Amberger: Ebenda **38 I**, 1406, 2414 (1905). — [4] Vgl. z. B. H. Schade: Die elektrokatalytische Kraft der Metalle. Leipzig 1904.

löslichen Salzen (z. B. Silberhalogeniden[1]) durch ihre corpusculären Teilchen wirken und reagieren können. Kolloidales Eisenhydroxyd wird von den Reticulozellen ebensogut gespeichert wie kolloidales Silber. Von der Kolloid-Kolloidflockung durch Eisenoxydhydrosole war früher bereits die Rede, ebenso von der Beteiligung des gleichen Vorgangs bei Anwendung von Eisenchlorid (vgl. oben S. 629f.). Vom reinen Eisenoxydsol über den durch etwas Salzsäure stabilisierten ("peptisierten") "Liquor ferri oxychlorati" bis zum "reinen" Salz Eisenchlorid verläuft eine kontinuierliche Reihe, der eine genau parallellaufende Reihe beim Aluminium entspricht: der "Liquor Aluminii subacetici" ist besser nicht als "basisches Salz", sondern als kolloidale Lösung eines durch etwas Essigsäure peptisierten Aluminiumhydroxyds aufzufassen[2]. So schließt sich die Kette von den kolloiden (oft durch etwas Oxyd verunreinigten) Metallen über die kolloiden Oxyde und Hydroxyde zu den echten Metallsalzen entsprechend der Regel, daß es in der Natur unvermittelte Übergänge nicht gibt.

4. Metallproteine.

Gewisse Beziehungen zu den kolloiden Metallen einerseits, den Eiweißmetallverbindungen andererseits weisen die Produkte auf, die Benedicenti mit seinen Schülern durch Schütteln von Metallpulvern mit Eiweiß erzeugte und studierte. Er stellte mit Rebello-Alves fest[3], daß Blutserum oder Eieralbumin, auch nach Dialyse und Entfernung der Kohlensäure durch Evakuieren, bei Schütteln mit fein gepulvertem Kupfer, Eisen, Kobalt, Nickel, Blei oder Aluminium das Metall in Lösung brachte. Bei der Kataphorese wanderte Eiweiß und Metall (primär) anodisch. Nach Ariola[4] wird das Eiweiß dabei hitze- und fäulnisbeständig sowie giftig für Protozoen oder Würmer (Kupfer, Kobalt, Eisen). Lio[5] beobachtete eine Hemmungswirkung solcher Produkte (aus Silber, Kupfer, Kobalt, Nickel) an Blutkatalase.

Über die Natur der entstehenden Produkte suchte Roncato[6] Aufschluß mit Hilfe des Ultraviolettspektrums zu erhalten; er fand das Spektrum des Proteins nach Schütteln mit Eisenpulver unverändert, während eine Spur von Eisensalz sehr deutliche Änderungen setzte, und glaubt deshalb eine chemische Bindung von Eisen an das Eiweiß ausschließen zu können. Bonino und Garello[7] fanden Anstieg der Leitfähigkeit nach Behandeln von dialysiertem Eieralbumin mit Kobaltpulver[8].

Nach all diesen Mitteilungen kann man sie nur als eine Bestätigung der prinzipiell alten, z. B. für Quecksilber längst beschriebenen Erfahrung ansehen, daß die Gegenwart von Eiweiß den Prozeß der Oxydation und Hydratation von Metall bei Wasser- und Sauerstoffgegenwart beschleunigt; wahrscheinlich kann dabei das gebildete Metallhydroxyd je nachdem entweder nur "peptisiert", d. h. im Wasser aufgeteilt, oder komplex gebunden werden.

5. Oligodynamische Wirkung[9].

Ein eigentlich chemisches Problem und kein biologisches ist die Frage der sog. "oligodynamischen" Wirkung. Der Ausdruck ist überflüssig, überlebt und eigentlich irreführend, ist aber trotzdem gerade im Laufe der letzten $1^1/_2$ Jahrzehnte vielfach wieder gebraucht worden. Er ist nach unserer heutigen

---

[1] Vgl. O. Gros: Aepp. 70, 375 (1912). — Voigt, J.: Biochem. Z. 89, 220 (1918). — [2] Vgl. z. B. Oberhard: Pharmazeutische Zeitung 1931, 1048. — Dagegen Sabalitschka u. Reichel: Arb. pharmaz. Inst. Berl. 13, 503 (1927). Herausgegeben von Thoms. — [3] Rebello-Alves: Biochem. Z. 65, 107 (1914) — Arch. internat. Pharmacodynamie 26, 297 (1922). — [4] Ariola: Arch. Farmacol. sper. 32, 31, 33 (1921); nach Ronas Berichten 12, 423. — [5] Lio: Arch. Farmacol. sper. 42, 218 (1927); nach Ronas Berichten 46, 422 — [6] Roncato: Arch. di Sci. biol. 6, 263 (1924); nach Ronas Berichten 31, 329. [7] Bonino u. Garello: Arch. di Sci. biol. 11, 212 (1928); nach Ronas Berichten 47, 538 (1929). — [8] Vgl. auch Benedicent u. Bonino: Arch. di Sci. biol. 8, 241 (1926). — Bonino u. Grandi: Ebenda 8, 258, 277, 289 (1926). — Bonino u. Garello: Ebenda 11, 212, 217 (1928) — Arch. di Biol. 4, 51 (1927). — Garello u. Grandi: Ebenda 4, 57 (1927). — [9] Neuere zusammenfassende Besprechungen: P. Saxl: Abhandl. aus dem Gesamtgebiet der Medizin. Von Kyrle-Hryntschak. Wien: Julius Springer 1924. — Neisser, M., u. Eichbaum: Erg. Hyg. 13, 170 (1932).

Kenntnis nichts weiter als eine Folge der banalen Tatsache, daß biologische Reaktionen oft eine niedrigere Empfindlichkeitsschwelle haben als chemische Reagensglasproben, wie auf dem Gebiete der organischen Gifte sogar die Praxis der toxikologischen Experten längst anerkannt hat: der Atropinnachweis an der Pupille z. B. ist für kleinste Mengen jederzeit ein wertvolleres Erkennungszeichen gewesen als die Farbreaktionen des Analytikers, von Hormonen und Vitaminen ganz zu schweigen. Schon K. Spiro[1] hat darauf hingewiesen, daß die oligodynamische Wirkung nicht rätselhafter ist als z. B. die des Adrenalins. Überdies muß man nach unserer heutigen Kenntnis[2] die volle Berechtigung der von G. Tammann und Rienäcker[3] ausgesprochenen Sätze anerkennen: ,,Man hat wohl die Empfindlichkeit von Bakterien und Algen gegenüber gelösten Metallen sehr überschätzt, da man die Metallkonzentrationen, die sich um ein Kupfer- oder Silberstück in der Nährflüssigkeit bilden, sehr unterschätzt hat. Würde man die von Bakterien aus einer Metallösung der ihr Wachstum hemmenden Konzentration aufgenommenen Metallmengen bestimmen und diese Menge auf 1 kg Körpergewicht wie bei höheren Tieren beziehen, so würde man wahrscheinlich zu dem Resultat kommen, daß die Bakterien gegen Metall viel unempfindlicher sind als die höheren Tiere.''

In einer Zeitperiode, als die biologisch höchst wirksamen Substanzen erst in geringer Zahl bekannt und die analytischen Methoden weniger fein waren als heute, beobachtete der Botaniker C. v. Nägeli[4] die Abtötung oder Schädigung von Algenzellen (Spirogyren) noch bei Verdünnungen von Metallsalzen, die ihm höchst erstaunlich erschienen, z. B. 1:3 Milliarden Silberoxyd $(3 \cdot 10^{-10}$ $Ag_2O)$, ja zuweilen noch bei einer 100mal geringeren Konzentration. Er glaubte Grund zu der Annahme zu haben, daß diese Wirkung von der ,,chemischgiftigen'' verschieden sei, weil er bei dieser histologisch gröbere Veränderungen, z. B. Schrumpfungsvorgänge an den betroffenen Zellen, wahrnahm, während in den sehr verdünnten Lösungen sich zunächst nur die Chlorophyllbänder von den Wänden der Algenzellen ablösten und zusammenballten. v. Nägeli fand auch die Tatsache, daß blankes Metall, besonders Kupfer, aber auch Silber, ausreicht, um reines Wasser zu vergiften und sogar den Glasgefäßen so viel schädliche Wirkung zu übermitteln, daß mit frischem Wasser eingefüllte Algen absterben. Spätere Untersuchungen mit prinzipiell gleichem Erfolg an anderen Lebewesen führten Locke[5], O. Israel (und Klingmann)[6], M. Ficker[7], Thiele und Wolf[8], Bullot[9] und viele andere aus. Ficker fand schon, daß die Gegenwart von Sauerstoff die Wirksamkeit des metallischen Kupfers erhöht. Neuerdings bestimmte Hocs[10] für Spirogyra folgende tödlichen Grenzwerte: Silbernitrat 10^{-6} bis 10^{-8}; Quecksilberchlorid 10^{-6} bis 10^{-7}; Kupfersulfat 10^{-3} bis 10^{-6} Val im Liter.

Übrigens war bereits vor der Veröffentlichung v. Nägelis und vor dem Gebrauch des Ausdrucks ,,Oligodynamie'' an Bakterien auf festen Nährböden

---

[1] Spiro, K.: Münch. med. Wschr. **1915**, 1604. — Vgl. auch Degkwitz: Klin. Wschr. **1929**, 343. — [2] Vgl. Freundlich u. Söllner: Zit. S. 647, Fußnote 1. — W, Heubner: Süddeutsche Monatshefte **1932**, 368. — [3] Tammann, G., u. Rienäcker: Nachr. Ges. Wiss. Göttingen, Math.-naturwiss. Kl. **1927**, 170. — [4] Nägeli, C. v.: Über oligodynamische Erscheinungen in lebenden Zellen. Neue Denkschriften d. allgemeinen schweizerischen Ges. für die gesamte Naturwissenschaft **33** (1893). [5] Locke: J. of Physiol. **18**, 319 (1895). — [6] Israel, O. (u. Klingmann): Virchows Arch. **147**, 293 (1897). — [7] Ficker, M.: Z. Hyg. **29**, 1 (1898). — [8] Thiele u. Wolf: Arch. f. Hyg. **34**, 43 (1899). — [9] Bullot: Univ. California Publ. **1**, 199 (1904). — Zit. nach Spiro: Biochem. Z. **74**, 265 (1916). — [10] Hocs: Helvet. chim. Acta **13**, 153 (1930); nach Ronas Berichten **56**, 608.

die starke Wirkung kleiner Metallmengen erkannt worden: Miller[1] und Behring[2] fanden beim Auflegen von Gold- oder Silberfolie auf später beimpfte Gelatineplatten „keimfreie Höfe" um die Metallstückchen herum. Daß sich das Metall in dem Substrat des Nährbodens (besonders bei Mitwirkung der Stoffwechselprodukte der Bakterien) auflöste, erkannte Behring an der bräunlichen Verfärbung der vom Silber bedeckten Stelle im Licht. Demzufolge blieb auch eine Platte nach Entfernung der Metallstückchen in diesem Bereich bei Beimpfung steril. Über ähnliche Erfahrungen mit Kupfer und anderen Metallen berichteten u. a. M. Bolton[3], H. Bohtz[4], später Th. Messerschmidt[5]. Nach diesen Untersuchungen kann als sicher gelten, daß außer der Giftigkeit des Metalls an sich seine Lösungsgeschwindigkeit für den Effekt maßgebend ist, so daß z. B. Zink als ziemlich stark bakterienfeindlich erscheint. Ohne Wirkung bleiben stets reines Gold, Platin, Zinn und Aluminium.

Zweifel an der einfachen Deutung der „oligodynamischen" Wirkung als Ausdruck einer Reaktion mit geringen Konzentrationen gelösten Metallsalzes oder Metalloxyds wurden von Saxl[6] geäußert. Dabei stützte er sich anfangs auf Gründe, die später als nicht stichhaltig erwiesen wurden, wie den fehlenden Nachweis der Auflösung metallischen Silbers in Wasser, die „Aktivierung" von Glaswänden durch Metallsalzlösungen, die Passage der Wirkung durch Gummimembranen u. a. Er glaubte zunächst an eine nicht definierbare „Fernwirkung". Nach Widerlegung der Richtigkeit oder der Beweiskraft dieser Argumente führte er zur Aufrechterhaltung seiner Meinung neue Befunde an: die Aufhebung oder Verminderung der Wirksamkeit durch Glühen von (gewalztem oder gerecktem) Metall[7], Inaktivierung und Regeneration der Wirkung durch Behandlung des Metalls mit Schwefelwasserstoff oder Cyanid und folgendes Liegenlassen, auseinandergehende analytische Befunde bei gleich starker biologischer Wirkung; insonderheit erhielt er in einem durch blankes Silber bactericid gemachten Wasser auch nach dem Eindampfen keine Chlorsilberreaktion, während sie in gleich wirksamer Silberoxydlösung gelang usw. mehr.

Saxls Auffassung ist von der Majorität der übrigen Forscher abgelehnt worden[8]. Mag man selbst annehmen, daß einige Beobachtungen noch nicht völlig durchsichtig sind, so muß man doch alles Wesentliche bei der „oligodynamischen" Wirkung als aufgeklärt anerkennen; manches Weitere dürfte sich auf Grund der den Chemikern vertrauten Unterschiede des Verhaltens von Metalloberflächen je nach der Vorbehandlung des Metalls verstehen lassen. Deren Art, z. B. Glühen oder mechanische Dehnung, ist fast immer entscheidend für Form und Größe der entstehenden Krystalle und diese wiederum von Einfluß auf die Löslichkeit des Metalls und die Angreifbarkeit seiner Oberfläche. Molekulare Oberflächenschichten (von Oxyden, Sulfiden u. dgl.) können weitere Verschiedenheiten bedingen. Andererseits können anfänglich oberflächlich eintretende Reaktionen sich mit der Zeit in die Tiefe des

---

[1] Miller: Verh. dtsch. odontolog. Ges. 1, 100 (1889/90). — [2] Vgl. Behring: Z. Hyg. 9, 395, 432 (1890) — Infektion und Desinfektion, Leipzig 1896. S. 70ff. — [3] Bolton, M.: Trans. Assoc. amer. Physicians (Philadelphia) 9, 174 (1894). — [4] Bohtz, H.: Untersuchungen über die Einwirkung von Metallpulvern auf Bakterien. Inaug.-Diss. veterin. Gießen 1904. — [5] Messerschmidt, Th.: Z. Hyg. 82, 289 (1916). — [6] Saxl: Wien. klin. Wschr. 1917, 714, 965, 1426; 1919, 975 — Med. Klin. 1917, 965; 1921, 1299; 1923, 59. — Ferner Paul Saxl: Die oligodynamische Wirkung der Metalle und Metallsalze. Wien 1924. — [7] Vgl. schon Miller: Zit. unter Fußnote 1. — [8] Vgl. u. a. Pfeiffer u. Kadlatz: Wien. klin. Wschr. 1917, 997, 1221. — Baumgarten u. Luger: Ebenda 1917, 1222, 1224, 1259, 1260; 1918, 188; 1920, 833.

Metalls hin ausbreiten, wodurch sich eine neue Oberfläche regeneriert. Auch das Glas reagiert als Permutit mit gelöstem Metall, wobei die zunächst oberflächlich „adsorbierten" Metallionen in die Tiefe dringen, während die Oberfläche immer neues Metall an sich zieht; so kann eine größere Menge Metall von Glas aufgenommen und allmählich wieder an frisches Wasser usw. abgegeben werden, ohne daß der analytische Nachweis in einem Tropfen eingedampfter Flüssigkeit mit den gewöhnlichen Methoden gelingt. Diese Erscheinung erklärt manche Mißerfolge in dieser Hinsicht. Mit der sehr feinen „mikrodokimastischen" Methode von Haber fanden Freundlich und Söllner nach Eindampfen von 250 ccm wäßriger Lösung mit 5 γ Ag im Quarzgefäß 3,2 γ (= 64%), im Glasgefäß jedoch nur 0,15 γ (= 3%) zurück[1].

Als feststehend anzusehen ist (und auch von Saxl anerkannt), daß alle oligodynamisch wirksamen Metalle unter den gewöhnlichen Bedingungen in Wasser gelöst werden, d. h. unter gleichzeitiger Oxydation. Sobald elementares Metall zu „Metallion" wird, ist ja das Oxydationspotential, d. h. der Verlust einer oder mehrerer Elektronen, gegeben. Für Silber führte zuerst Acél[2] auf chemischem Wege den qualitativen Nachweis der Auflösung: er fand Färbung des Eindampfrückstandes von Wasser, das mit Silbermetall behandelt war, nach Zusatz von Schwefelammon oder Kaliumchromat. Quantitativ bestimmte v. Neergaard[3] das in einem solchen Wasser gelöste Silber durch elektrometrische Titration mit 0,001 normaler Kaliumjodidlösung zu 0,55 mg Ag im Liter (= $5 \cdot 10^{-7}$) und die gelösten Silberionen durch Potentialmessung zu 0,43 mg Ag im Liter. Leitner[4] fand mit dem gleichen potentiometrischen Verfahren in seinem „Silberwasser" nur $3 \cdot 10^{-8}$ Val Ag im Liter, also 100 mal weniger: 0,003 mg Ag im Liter. Dieses „Silberwasser" stand bei bestimmtem Verfahren an der Grenze der Wirksamkeit gegenüber Colibacillen; eine analoge Messung in gleich wirksamer Chlorsilberlösung führte zu dem gleichen Wert von $3 \cdot 10^{-8}$ Val im Liter: hier wurde also für gleiche „oligodynamische" Wirksamkeit die gleiche substantielle Konzentration an Ionen dargetan. Wernicke und Modern[5] setzten „Silberwasser" in geeigneter Form einer Elektrolyse aus, wobei es seine „oligodynamischen" Eigenschaften verlor und an die Kathode Silber abgab, das als Chlorsilber nachgewiesen und zu etwa 0,05 mg im Liter bestimmt wurde; diese Zahl liegt also zwischen der höheren v. Neergaards und der kleineren Leitners. Endlich konnten Freundlich und Söllner[6] mit Hilfe der mikrodokimastischen Methode sogar das aus „Silberwasser" niedergeschlagene und isolierte Silber in reiner Form unter dem Mikroskop zur Anschauung bringen; sie fanden etwa 0,02 mg Ag im Liter, also einen sehr ähnlichen Wert wie Wernicke und Modern. Auch Freundlich und Söllner fanden gegen Spirogyren die gleiche Wirkungsintensität an Silbernitratlösungen gleicher Konzentration.

Wie sich die „oligodynamische" Wirkung blanker Metalle im praktischen Leben äußern kann, mögen zwei Beispiele beleuchten: Pfab[7] berichtete über gute klinische Erfolge bei der Bäderbehandlung torpider Eiterungen, wenn die Wannen aus Kupfer, Zink oder Blei waren; in solchen Wannen war bakterienhaltiges Wasser nach etwa 20 Stunden steril. Emslander[8] schilderte weiß leuchtende Streifen auf den gefärbten Dächern in Eichstädt an der Altmühl, die genau dem Verlauf der darübergespannten kupfernen

[1] Freundlich u. Söllner: Biochem. Z. **203**, 1 (1928). — [2] Acél: Biochem. Z. **112**, 23 (1920). — [3] v. Neergaard: Aepp. **109**, 164 (1925). — [4] Leitner: Klin. Wschr. **1929**, 1952. — [5] Wernicke u. Modern: C. r. Soc. Biol. Paris **99**, 1519 (1928) — Rev. Inst. bacter. Buenos Aires **5**, 504 (1928); nach Ronas Berichten **55**, 541. — [6] Freundlich u. Söllner: Biochem. Z. **203**, 3 (1928). — [7] Pfab: Mitt. Grenzgeb. Med. u. Chir. **38**, 575 (1925); nach Ronas Berichten **35**, 177. — [8] Emslander: Kolloid-Z. **27**, 254 (1920).

Telephondrähte entsprachen: die Dächer sind mit Plattenkalk gedeckt, der durch Wachstum von Moos und Flechten verschiedenartige Färbung erhält; wo das kupferhaltige Regenwasser abtropft, wächst keine Pflanze und der nackte Kalk leuchtet weiß hervor.

Neben dem Nachweis der Auflösung von Metall überhaupt ist wichtig die Feststellung, daß die „oligodynamische" Wirkung der blanken Metalle von den gleichen allgemein-chemischen Bedingungen abhängt wie die Auflösung der Metalle, nämlich von der Gegenwart von Sauerstoff und Säure (z. B. CO_2), und daß umgekehrt solche Einflüsse, die der Bildung eines löslichen Salzes entgegenwirken, auch die „oligodynamische" Wirkung abschwächen. Die schon früher, z. B. von Ficker (vgl. S. 645), erkannte Begünstigung der Wirkung durch Sauerstoff ließ zeitweilig auch die Meinung aufkommen, die Wirkung auf die Organismen sei überhaupt keine Metall-, sondern eine Wirkung des durch Metall aktivierten Sauerstoffs[1]. Doch ist diese Ansicht durch Süpfle[2] widerlegt worden, der von einem aerob und anaerob gleich gut wachsenden Bakterienstamm (B. pneumoniae Friedländer) Kulturen mit variierendem Sauerstoffgehalt ansetzte, und zwar unter Zugabe von kolloidem Silber oder Gold einerseits, Silbernitrat oder Goldchlorid andererseits. Bei Sauerstoffausschluß war die Wirkung der elementaren Metalle gleich Null oder minimal; sie wuchs proportional dem Sauerstoffzutritt. Bei den Salzen, also den bereits oxydierten Formen der Metalle, war auch bei Sauerstoffausschluß die Wirkung quantitativ gleich wie in Luft. Wernicke fand mit Sordelli, Dortzenbasch, de la Barrera und Modern[3] metallisches Kupfer oder Silber bei langdauernder Berührung mit Wasser unter Wasserstoff ganz unwirksam gegenüber Paratyphusbacillen, während dieselben Metalle bei Gegenwart kohlensäurehaltiger Luft das Wasser stark giftig machten; reiner Sauerstoff ohne jede Kohlensäure richtete nichts aus; auch er fand Silbersalz trotz Wasserstoffatmosphäre wirksam. Buschke, Jakobsohn und Klopstock[4] prüften auf Agarnährböden unter strengem Ausschluß von Sauerstoff die Wirkung blanker, von Oxyden befreiter Stücke von Thallium, Silber, Kupfer, Quecksilber und Wismut auf Colibacillen und fanden sie wirkungslos, während Sauerstoffzutritt die Wirkung gegenüber Bakterien (und Niederschlagsbildung im Nährboden) herbeiführte. An kolloidem Silber zeigten in analoger Weise Doerr und Berger[5], an kolloidem Silber und Kupfer Kusunoki[6] die Bedeutung des Luftzutritts für die bactericide Wirkung. Auch die von Doerr[7] hervorgehobene Tatsache, daß die säurebildenden Colibacillen unter sonst gleichen Bedingungen durch blankes Metall leichter geschädigt werden als Typhus- oder Paratyphusbacillen, gehört in diesen Zusammenhang. Daß die Größe der gebotenen Metalloberfläche die Geschwindigkeit der Metallauflösung beherrscht, ist leicht verständlich[8].

Bei Silber scheint man nach verschiedenen Befunden von Doerr[7] und Kurokawa[9] zwei Stufen unterscheiden zu müssen: erstens die Auflösung des auf der Oberfläche des Metalls gebildeten Oxyds und Carbonats, wenn es längere Zeit an der Luft gelegen hat, zweitens die Neuoxydation des reinen

---

[1] Vgl. Herzberg: Berliner mikrobiol. Ges., Klin. Wschr. 1923, 101 — Zbl. Bakter. 90, 113 (1923). — [2] Klin. Wschr. 1929, 1899. — [3] Sordelli u. Wernicke: C. r. Soc. Biol. Paris 85, 317 (1921) — Wernicke, Dortzenbasch u. de la Barrera: 96, 896 (1927) — Wernicke u. Modern: Biochem. Z. 214, 187 (1929). — [4] Buschke, Jakobsohn u. Klopstock: Dtsch. med. Wschr. 51, 595 (1925). — [5] Doerr u. Berger: Biochem. Z. 131, 351 (1922). — [6] Kusunoki: Jap. J. med. Sci., Trans. II Biochem. 1, 387 (1922); 3, 1 (1923). — [7] Doerr: Biochem. Z. 106, 110; 107, 207 (1920); 113, 58 (1921). — [8] Vgl. z. B. Degkwitz: Klin. Wschr. 1929, 342. — [9] Kurokawa: Z. Immun.forsch. 44, 127 (1925).

Metalls; dabei mögen auch Unterschiede der Struktur der Metalloberfläche
für deren Angreifbarkeit vor und nach längerem Auswaschen eine Rolle spielen
(vgl. oben S. 646). Tammann und Rienäcker[1] fanden aus demselben Grunde
„Doppelhöfe" auf Bakterienplattenkulturen nach Auflegen von metallischem
Kupfer, Nickel oder Kobalt: Nach ihrer Ansicht entsprach der innere ganz
keimfreie Hof dem aufgelösten Oxyd, der konzentrische äußere sehr keim-
arme Hof dem neu oxydierten Metall; doch ist es wohl wahrscheinlicher,
daß das rasch gelöste Oxyd weiter in die Umgebung gedrungen war, so daß
eher der innere Hof eine Kombination ursprünglich vorhandenen und nachträglich gebildeten Metalloxyds enthielt.

Die Vorgänge der Lösung ionisierter Verbindungen und der Oxydation
des Metalls können also unter Umständen verschieden schnell verlaufen;
doch wird das allgemeine Prinzip dadurch nicht erschüttert, daß die Wirkung
durch Vermittlung wasserlöslicher Verbindungen zustande kommt. Weitere
Argumente dafür sind die Einflüsse, die gleichsinnig wie die oligodynamische
Wirkung die Konzentration gelösten Metallsalzes vermindern, z. B. Schwefelwasserstoff (Kusunoki[2], Süpfle[3], Laubenheimer[4]), Rhotdanid (Spiro[5])
oder Cyanid (Doerr und Berger[6]) oder solche, die die Reaktionsfähigkeit der Metallsalze durch Komplexbildung oder Adsorption abschwächen,
z. B. Halogenide, Eiweiß (Leitner[7], Doerr[8], Kurokawa[9]), Graphit,
Papier, Seide, Wolle, Stärke, Leim, Gummi usw. (v. Nägeli[10], Leitner[7]). Auch die Abschwächung der Wirkung durch größere Mengen von
Organismen gehört hierher, wie sie v. Nägeli[10] sowie Voegtlin, Johnson
und Dyer[11] an Algen, Süpfle[3], Degkwitz[12] u. a. an Bakterien[13], Löhner und
Markovits[14] an Paramäcien, Hess und Reitler an Blutkörperchen[15], Anna
Drzewina und Bohn[16] an Seeigelsperma und Froschlarven beobachtet haben.
Bechhold[17] fand beim Auftragen verschiedener schwer löslicher Silbersalze
auf Agarnährböden die nach der Beimpfung mit Staphylokokken entstehenden
keimfreien Höfe einigermaßen proportional ihrer Wasserlöslichkeit, d. h. keinen
Hof bei Sulfid (mit einer Löslichkeit von 10^{-17}), einen schmalen Hof bei Jodid
(10^{-8}), breitere bei Bromid und Chlorid (10^{-7} und 10^{-5}), die breitesten bei Carbonat, Oxalat, Chromat und Oxyd (sämtlich 10^{-4}). Tammann und Rie-
näcker[18] bestätigten diese Befunde im Prinzip, hoben jedoch die große Schwankungsbreite in der Empfindlichkeit von Bakterien auch des gleichen Stammes
hervor. Sie fanden für Bacterium Brassicae und Essigbildner Wachstumshemmung zwischen 10^{-5} und 10^{-8} normaler Konzentration an Silber. Löhner[19]
beobachtete ebenfalls bei Silber zuweilen vereinzelte Kolonien innerhalb des
„keimfreien Hofes", die sich bei der Weiterzüchtung dauernd als abnorm

---

[1] Tammann u. Rienäcker: Nachr. Ges. Wiss. Göttingen, Math.-nat. Kl. 1927,
158, 162. — [2] Kusunoki: Jap. J. med. Sci., Trans. II Biochem. 3, 1 (1923). — [3] Süpfle:
Münch. med. Wschr. 1920, 1166. — [4] Laubenheimer: Z. Hyg. 92, 78 (1921). — [5] Spiro:
Biochem. Z. 74, 265 (1926). — [6] Doerr u. Berger: Biochem. Z. 131, 351 (1923). —
[7] Leitner: Zbl. Bakter. I 112, 368 (1929) — Klin. Wschr. 1929, 1952. — [8] Doerr:
Biochem. Z. 106, 110 (1920). — [9] Kurokawa: Zit. S. 648. — [10] v. Nägeli: Zit. S. 645.
— [11] Voegtlin, Johnson u. Dyer: Proc. nat. Acad. Sci. U. S. A. 11, 344 (1925); nach
Ronas Berichten 33, 224. — [12] Degkwitz: Klin. Wschr. 1929, 342. — [13] Vgl. auch das
Problem der „Bakteriendichte", z. B. H. Reichenbach: Zbl. Bakter. I 89, 15, 65 (1922).
— Fleischer u. Amster: Z. Hyg. 99, 209 (1923). — Liese u. Mendel: Ebenda 100, 454
(1923). — [14] Löhner u. Markovits: Pflügers Arch. 195, 417 (1922). — [15] Hess u.
Reitler: Med. Klin. 1920, 982. — [16] Drzewina, Anna, u. Bohn: C. r. Acad. Sci. Paris
172, 779 (1921); 182, 1651 (1926). — [17] Bechhold: Kolloid-Z. 25, 158 (1919). — [18] Tam-
mann u. Rienäcker: Zit. unter Fußnote 1. — [19] Löhner: Medizin. Fachblätter der
X. Armee v. 9. X. 1917 — Zbl. Physiol. 33, 161.

restistent gegen Metallwirkung erwiesen. Tammann und Rienäcker beobachteten sowohl Gewöhnung wie Empfindlicherwerden bei verschiedenen Bakterienstämmen; daher erzielten sie auch kein zahlenmäßig befriedigendes Ergebnis bei der Prüfung von Kupfer-Gold-Legierungen auf antibakterielle Wirkung im Plattenversuch; immerhin bestätigten ihre Versuche wiederum, daß die Hemmung der Reaktionsfähigkeit des Kupfers durch die Legierung mit Gold auch die oligodynamische Wirksamkeit abschwächte oder aufhob, wenn auch nicht scharf bei der Grenze für verschiedene rein chemische Reaktionen (0,25 Mol Gold).

Den endgültigen Beweis für die banale stoffliche Natur der „oligodynamischen" Wirkung erbrachten die Analysen von Freundlich und Söllner[1]: sie benutzten sorgfältig gereinigtes Silberband, das 3 Tage in Leitungswasser hing, und Spirogyrafäden, die 1 Tag in dieses Wasser gebracht wurden; dabei betrug das Trockengewicht der Algen etwa 40 mg, die Wassermenge etwa 150 ccm. Zur Analyse kam sowohl das Wasser vor und nach der Einwirkung auf die Algen wie die Algen selbst nach Abtropfen des Wassers. Es zeigte sich regelmäßig eine Abnahme der Konzentration des Silbers im Wasser (von rund 20 auf rund 3 γ Ag im Liter), während die Algen 50—70 γ Ag auf das g (50—70 mg Ag je kg) Trockensubstanz aufnahmen. Wenn Silberblech zugleich mit den Algen mit dem Wasser in Berührung blieb, stieg der Silbergehalt der Algen auf 80 mg je kg Trockensubstanz. Aus verdünnter 0,1—0,3 mikronormaler (= millionstel normaler) Silbernitratlösung nahmen die Algen die gleiche Größenordnung Silber auf. Die absolute Menge des aus der Lösung verschwindenden Silbers entsprach — in Anbetracht der Methodik — immer sehr gut der in den Algen wiedergefundenen Menge, z. B. 2,0 statt 2,0; 1,9 statt 2,6; 1,4 statt 1,6; 3,3 statt 4,7 γ. Endlich wiesen die genannten Autoren auch noch den Silbergehalt von Algen nach, die 3 Tage mit Wasser in Glasgefäßen gehalten wurden, nachdem diese vorher einige Tage mit 0,3 mikronormaler Silbernitratlösung behandelt, danach abgerieben und sorgfältig mit Wasser ausgewaschen worden waren: sie fanden 10—20 mg Ag je kg Trockengewicht.

Die Zahlen von Freundlich und Söllner bedeuten eine Anreicherung des in der Lösung verteilten Silbers auf ungefähr das 500-fache im gleichen Volumen der feuchten Leibessubstanz der Algen, wenn man 85% Feuchtigkeit rechnet. Nach der Geschwindigkeit zu urteilen, mit der die Verfärbung der Algen ihre Vergiftung anzeigt, erfolgt diese Speicherung ziemlich schnell. Bezogen auf das Gleichgewicht am Ende des Versuchs war die Speicherung sogar 3000-fach.

Einen qualitativen Nachweis für die Aufnahme von Kupfer durch Paramaecien aus „gekupfertem" Wasser haben Löhner und Markovits[2] darin gefunden, daß solche Organismen mit der gegen Kupfer besonders empfindlichen Fuchsinsulfitlösung nach Pfeiffer-Kadletz[3] stark gerötet wurden, während Kontrollen nach Abtötung durch Hitze ungefärbt blieben.

Nach allen diesen Ergebnissen kann nunmehr das Kapitel der „oligodynamischen" Wirkung in der Wissenschaft als abgeschlossen gelten. Es ist fernerhin nicht mehr berechtigt, zwischen der Wirkung höherer und geringer Metallsalzmengen prinzipiell zu unterscheiden oder gar die Wirkung von „Metall" oder „aktiviertem" Wasser oder Glas in anderem Sinne zu verstehen als die Wirkung von Metallsalz.

[1] Freundlich u. Söllner: Zit. S. 647. — [2] Löhner u. Markovits: Pflügers Arch. **195**, 417 (1922). — [3] Pfeiffer-Kadletz: Wien. klin. Wschr. **1917**, 997.

6. Metallwirkungen auf Fermente u. dgl.

Das heute über anorganische und organische Katalysatoren vorliegende wissenschaftliche Material ist bereits so groß, daß es eigene mehrbändige Handbücher füllt. Nur andeutungsweise kann hier das Wichtigste behandelt werden, was zur Bildung von Vorstellungen über die Metallwirkungen erforderlich ist, die dem heutigen Stand unseres Wissens gerecht werden. Durch Otto Warburgs[1] jahrzehntelange Arbeit hat die Auffassung eine gesicherte Unterlage erhalten, daß das Eisen — wenn auch in besonderen Komplexverbindungen — einer der wichtigsten Katalysatoren bei den oxydativen Vorgängen, d. h. beim Sauerstoffverbrauch, bei der „Atmung" in den Zellen der Organismen ist. Das in den Organismen ebenfalls reichlich vorhandene und ebenfalls katalytisch stark wirksame Kupfer scheint nach Hecht und Eichholtz[2] bei der Glykolyse ausschlaggebend beteiligt zu sein. Nach Rona, Parfentjev und Lippmann[3] spielt es auch eine wesentliche Rolle bei der Atmung von Insekten. Bertrand[4] u. a. sahen Mangan, Henze[5] Vanadium als lebenswichtige „Sauerstoffüberträger" bei Pflanzen und gewissen Tieren an. Bertrand und Mâcheboeuf[6] haben Argumente für eine Beteiligung von Nickel oder Kobalt an der Insulinwirkung beigebracht. An der prinzipiellen Bedeutung von Metallen für fermentative Reaktionen wird natürlich nichts dadurch geändert, daß vielfach auch Metall in Organismen angetroffen wird, das nicht katalytisch aktiv ist, z. B. in der menschlichen Leber nach Hilde Turnwald und Haurowitz[7].

Man hat also bei der Betrachtung von Fermentwirkungen oft mit dem Effekt von Schwermetallen zu rechnen, bereits ehe solche von außen dazu gebracht werden. Denkbar sind deshalb a priori die Möglichkeiten, daß Zusatz von Schwermetall irgendwelche fermentativen Vorgänge zu steigern vermag oder daß fermentative Vorgänge gestört werden. Beides kommt in der Tat vor. Eines der ersten Argumente Otto Warburgs für den Eisengehalt des Atmungsfermentes war ja die Beobachtung einer Atmungssteigerung am Seeigelei bei Zusatz von Eisen in Form des Mohrschen Salzes[8]. Er fand die ausschlaggebende Bedeutung der Gegenwart von Eisen für die „Autooxydation" des Cysteins[9] sowie die analoge Funktion des Kupfers[10], nachdem bereits Thunberg[11] an der Thioglykol- und Thiomilchsäure die Beschleunigung der Oxydation durch Mangan, Eisen, Kupfer und andere Metalle gezeigt hatte. Krebs erwies die „Autooxydation" von Schwefelwasserstoff als Metallkatalyse[12]. Vermehrte Zersetzung von Traubenzucker in Alkali sahen Jean und Marguerite Goffin[13] bei Zusatz von kolloidalem Platin, Palladium, Rhodium, Gold, Eisen oder Mangan.

[1] Vgl. Warburgs Zusammenfassungen: Über die katalytischen Wirkungen der lebendigen Substanz. Berlin: Julius Springer 1928 — Naturwiss. 16, 345 (1928). — [2] Hecht u. Eichholtz: Biochem. Z. 206, 282 (1929). — [3] Rona, Parfentjev u. Lippmann: Biochem. Z. 223, 205 (1930). — [4] Bertrand: C. r. Acad. Sci. Paris 124, 1032, 1355 (1897). — [5] Henze: Hoppe-Seylers Z. 72, 494; 79, 215 (1911/12). — [6] Bertrand u. Mâcheboeuf: C. r. Acad. Sci. Paris 182, 1305, 1504; 183, 257 (1926). — Vgl. auch Tkachenko: J. of orient. Med. 7, 223; 8, 49 (1927/8); nach Ronas Berichten 43, 273; 46, 276. — [7] Turnwald, Hilde, u. Haurowitz: Hoppe-Seylers Z. 181, 176 (1929). — [8] Warburg, Otto: Hoppe-Seylers Z. 92, 231, 237f. (1914). — Vgl. dagegen die negativen Befunde an Warmblütergewebe von Rosenthal u. Voegtlin: U. S. Publ. Health Rep. 46, 521 (1931). — [9] Warburg, Otto: Biochem. Z. 152, 480 (1924). — [10] Warburg, Otto: Klin. Wschr. 1927, 1094 — Biochem. Z. 187, 255; 190, 143 (1927). — [11] Thunberg: Skand. Arch. Physiol. (Berl. u. Lpz.) 30, 285 (1907). — [12] Krebs: Biochem. Z. 204, 343 (1929). — [13] Goffin, Jean u. Marguerite: C. r. Soc. Biol. Paris 86, 283 (1922); nach Ronas Berichten 12, 333.

Krebs[1] berichtete über die Steigerung der Oxydation von Fructose (in ammoniakalischer Lösung und bei Gegenwart von Calciumchlorid) durch Eisen, Mangan und Kupfer. Natürlich sind solche Befunde nur neue Beispiele für die sehr alte Erfahrung, daß Oxydationen durch verschiedene Schwermetalle beschleunigt werden[2].

L. J. Harris[3] studierte die Gleichgewichte zwischen Cystein und Eisen, Mangan, Kupfer und Quecksilber in den höheren Oxydationsstufen einerseits, Cystin und den niederen Oxydationsstufen der gleichen Metalle andererseits in ihrer Abhängigkeit von Wasserstoffzahl und Sauerstoffkonzentration.

Leonor Michaelis[4] konnte mit mehreren Mitarbeitern gut definierte Komplexverbindungen des Kobalts ermitteln, an denen der Gang der katalytischen Umsetzung verfolgt werden konnte; in reduzierter Form gibt das Metall des Komplexes eine Ladung ab und mobilisiert damit ein Wasserstoffatom der Thiolgruppe innerhalb des Komplexes; die Stufen laufen etwa vom Kobaltotricysteïn $Co^{II}(SR)_3H_4$ über Kobaltitricysteïn $Co^{III}(SR)_3H_3$ zum Kobaltocysteïn-cystin $Co^{II}(S_2R_2)SRH_2$ [dabei ist $R = (CH_2 \cdot CHNH_2 \cdot COO)$].

Bei Studien an der Muskelkatalase fand Santesson[5] — wie früher schon Favre[6] wenigstens andeutungsweise an der Blutkatalase —, daß die Hemmung des Ferments durch Metall und die eigene katalytische Metallwirkung sich bei wachsender Konzentration des Metalls überschneiden kann (z. B. bei Zink, Kupfer, Eisen, auch noch Mangan), so daß die Kurve der Sauerstoffentwicklung aus Wasserstoffperoxyd durch ein Minimum geht. Charles Richet[7] beschrieb Beschleunigung der Milchsäuregärung durch Salze des Silbers, Platins, Rhodiums, Mangans, Kobalts und Vanadiums in hoher Verdünnung (etwa γ je Liter). Die Leberautolyse wird nach Izar[8] durch kleine Mengen Silbersalz, nach Preti[9] durch Blei-, Eisen-, Mangan-, Kobalt-, Aluminium- und Platinsalze, nach Ascoli und Izar[10] durch verschiedene Metall- und Metalloxydhydrosole beschleunigt. Walbum und Berthelsen[11] untersuchten Pferdeserum auf Lipase durch Zusatz von Tributyrin und colorimetrische Bestimmung der auftretenden Wasserstoffzahl (p_H) in „wenig gepufferter" Lösung; sie fanden bei Zusatz kleiner Mengen vieler Leicht- und Schwermetallsalze — besonders in 9 millimolarer Konzentration — höhere Säuregrade als in den Kontrollproben und schlossen daraus auf Aktivierung des Ferments durch die Metalle; besonders ausgesprochen war der Effekt bei Kobalt, Nickel, Mangan (p_H 6,5—6,6 gegen den Ausgangswert 7,3 und 7,0 in der Kontrollprobe), während dreiwertiges Eisen, Aluminium, Platin, Osmium unwirksam waren ($p_H = 6,9 - 7,2$); Kupfer, Silber, Gold waren infolge Reduktion nicht zu brauchen; Zink, Cadmium, Quecksilber, Chrom ließen eine geringe Stimulationswirkung erkennen.

[1] Krebs: Biochem. Z. **180**, 377 (1927). — Vgl. auch Spoehr: J. amer. chem. Soc. **46**, 1424 (1924); **48**, 107, 236 (1926). — [2] Von Untersuchungen biologischer Tendenz vgl. z. B. H. Schade: Die elektrokatalytische Kraft der Metalle. Leipzig: Vogel 1904. — Aggazzotti: Giorn. Accad. Med. Torino **70**, 216 (1907); nach Malys Jahresbericht **37**, 793. — Cervello u. Vavaro: Aepp. **68**, 318 (1912). — [3] Harris, L. J.: Biochemic. J. **16**, 739 (1922). — [4] Michaelis u. Barron: J. of biol Chem. **83**, 191; **84**, 777 (1929). — Michaelis u. Yamaguchi: ebenda **83**, 367 (1929). — Michaelis u. Schubert: J. amer. chem. Soc. **52**, 4418 (1930). — [5] Santesson: Skand. Arch. Physiol. (Berl. u. Lpz.) **83**, 97 (1915). — [6] Favre: Biochem. Z. **33**, 32 (1911). — Vgl. auch Takayama: Acta Scholae med. Kioto **8**, 425 (1926); nach Ronas Berichten **40**, 830. — [7] Richet, Charles: Biochem. Z. **11**, 273 (1908). — [8] Izar: Biochem. Z. **20**, 249 (1909). — [9] Preti: Hoppe-Seylers Z. **58**, 539; **60**, 317 (1909). — [10] Ascoli u. Izar: Biochem. Z. **6**, 192; **7**, 142 (1907); **17**, 361 (1909) — Berl. klin. Wschr. **1907**, 96, 659. — [11] Walbum u. Berthelsen: Z. Immun.forsch. **42**, 467 (1925).

Für die hemmende (paralysierende) Wirkung auf Fermente ist vor allem eine Feststellung von grundlegender Bedeutung, nämlich ihre Reversibilität. Urease aus Sojabohnen konnte Martin Jakoby[1] durch kleine Mengen Sublimat (0,1—0,3 mg%) oder Nickelhydroxydul (Schütteln mit Nickeloxydul) ganz unwirksam machen, die Wirksamkeit aber durch Behandeln mit Cyankalium wiederherstellen. Diese Restitution gelang noch nach längerer Zeit, z. B. 24 Stunden, und ließ stöchiometrische Verhältnisse des Enzyms zu Gift und Entgiftungsmittel erkennen. (An harnstoffspaltenden Bakterien gelang die Restitution nicht, da Cyankalium allein bereits deren harnstoffspaltende Funktion — vor Abtötung der Organismen — lähmte.) Mit Shimizu fand Jakoby[2] auch Kobalt, Kupfer und Zink gegen Urease wirksam, dagegen nicht Eisen. Demgegenüber war Takadiastase gegen diese Metalle unempfindlich, während sie Sublimat inaktivierte; Cyanid hob auch hier die Metallwirkung auf. Ebenfalls an Diastase, doch auch an Trypsin, beobachteten Baumgarten und Luger[3] Hemmungen durch „oligodynamische" Konzentrationen von Silber und Kupfer, also durch Wasser und Glas, die durch die Metalle „aktiviert" waren, ebenso natürlich auch durch entsprechende Konzentrationen der Salze.

Besonders wertvoll sind die Ergebnisse an hochgradig gereinigter, sehr aktiver Saccharase durch H. v. Euler und seine Schüler. v. Euler und Svanberg[4] vernichteten große, je nach den Bedingungen wechselnde Anteile der Enzymaktivität durch Quecksilberchlorid oder Silbernitrat in der mittleren Größenordnung von Milligrammprozenten, regenerierten sie aber vollständig durch Behandeln mit Schwefelwasserstoff. Übrigens wurde die Aktivität des Enzyms auch durch hohe Metallkonzentration niemals vollständig vernichtet. Erwähnt sei ferner die Feststellung v. Eulers und Svanbergs, daß das Potential der Silberionen durch Zusatz ihrer Enzymlösung auf einen sehr kleinen Bruchteil seines Wertes (in reiner Silbernitratlösung) sank. Reduktion des Silbers erfolgte dabei nicht.

Welcher Anteil des gebundenen Silbers auf Rechnung des eigentlichen Enzyms kommt, hat Myrbäck[5, 6] zu erforschen gesucht; durch Messung der Wasserstoffionenabhängigkeit der Rohrzuckerinvertierung bei Gegenwart verschiedener Silberkonzentrationen kam er zu der Vorstellung, daß eine saure Gruppe des Enzyms (vielleicht —SH) an Stelle eines für die Wirkung erforderlichen Wasserstoffatoms ein Silberatom aufnimmt unter Bildung eines „schwach dissoziierenden Silbersalzes". Die Kurven der Aktivitätsverminderung nach der Wasserstoffzahl verliefen für jede (10^{-6} bis 10^{-4} normale) Silberkonzentration parallel der Aktivitätskurve des unvergifteten Enzyms[7]. Als Dissoziationskonstante der „Silberenzymverbindung" ließ sich — unter Voraussetzung verschiedener plausibler Annahmen — der Wert $10^{-7,4}$ berechnen. Von anderen Metallen verhielten sich Kupfer, Cadmium, Zink und Blei prinzipiell analog dem Silber, nur war die „Dissoziationskonstante" einige tausendmal größer. Zweiwertiges Nickel, Kobalt, Mangan sowie dreiwertiges Eisen, Chrom, Aluminium waren sehr schwach wirksam; werden doch Hydroxyde dieser drei-

[1] Jakoby, Martin: Biochem. Z. 76, 275 (1916). — [2] Shimizu u. Jakoby: Biochem. Z. 128, 89, 95 (1922). — [3] Baumgarten u. Luger: Wien. klin. Wschr. 1917, 1222, 1224. — [4] v. Euler u. Svanberg: Hoppe-Seylers Z. 107, 269, 302 (1919) — Fermentforsch. 3, 330; 4, 29 (1920/21) — Ark. Kemi, Min. o. Geol. 1920, zit. nach Naturwiss. 8, 664 (1920). — [5] Euler, H. v., u. Myrbäck: Hoppe-Seylers Z. 121, 177 (1922). — [6] Myrbäck: Hoppe-Seylers Z. 158, 160; 159, 1 (1926) — Sv. Ark. Kemi, Min. o. Geol. 8 u. 9 (1923/24). — [7] Vgl. H. v. Euler, Josephson u. Myrbäck: Hoppe-Seylers Z. 134, 39 (1924).

wertigen Metalle sogar als vorzügliche Adsorptionsmittel bei der präparativen Reinigung von Fermenten, auch der Saccharase verwandt. Mit Silber reversibel vergiftetes Enzym wurde ebenfalls durch Aluminiumoxyd adsorbiert.

Besonders bemerkenswert war das abweichende Verhalten des Quecksilbers, das schon v. Euler und Svanberg beobachtet hatten. Seine Wirkung auf die Aktivität des Enzyms war nämlich zum Unterschied von der des Silbers stark abhängig von der Konzentration des Substrats (Rohrzucker), und zwar gegenläufig. Myrbäck schließt daraus auf eine Bindung des Quecksilbers an die „substratbindende" Gruppe des Enzyms, die er als basisch, etwa $-NH_2$, ansieht; dieser Vermutung konnte er dadurch eine starke Stütze verleihen, daß er die Wirkung salpetriger Säure auf das freie und mit Metall vorbehandelte Enzym verglich, wobei zur Beseitigung der Metalle nicht Schwefelwasserstoff, sondern Cyanid diente: in der Tat schützte Quecksilber die Saccharase partiell vor der Inaktivierung durch salpetrige Säure, während Silber den gleichen Effekt nicht ausübte. — Zwischen Mercurichlorid und Mercuronitrat war ein sicherer Unterschied nicht erkennbar.

Von Interesse sind weiter Beobachtungen über „selbsttätige" Regeneration der quecksilbervergifteten Saccharase, sobald sie noch etwas größere Mengen Begleitstoffe enthielt oder wenn reineren Präparaten absichtlich solche, z. B. Gelatine, zugemischt wurden[1]. Es zeigte sich eine in ziemlich langer Zeit, z. B. einer Stunde, verlaufende „Erholung" des Ferments, die höchstwahrscheinlich durch ein Abwandern des gebundenen Metalls auf andere Moleküle zustande kam. Selbst bei Zusatz von Cyanid erfolgte die Regeneration der Aktivität nicht rasch, sondern in auffallend langer Zeit.

Goldchlorid fanden v. Euler und Svanberg an der Saccharase ebenso wirksam wie Sublimat, Kupfer dagegen viel weniger, Cadmiumsulfat, Thoriumsulfat und Uranylnitrat gar nicht wirksam.

An Amylasen studierten Olsson[2] und wiederum Myrbäck[3] die Wirkung von Metallsalzen. An Malzamylase wirkte Silbernitrat zwischen 0,001 und 0,01 mg% ziemlich linear hemmend bis zur völligen Inaktivierung, analog auch Chlorsilber; die Erscheinung der Selbstregeneration war vorhanden. Sublimat, Kalomel und Mercuronitrat waren ebenfalls sehr rasch und intensiv wirksam, Kupfersulfat schwächer und langsamer. An Speichelamylse war die Hemmung bei fehlendem Neutralsalz maximal mit $4 \cdot 10^{-4}$ n-Kupfer oder Silber und 10^{-5} n-Quecksilber. Unter Aktivierung des Enzyms durch 0,02 n-Natriumchlorid wurden geprüft Kupfer, Quecksilber, Blei, Kobalt, Nickel, Mangan, Cadmium; bei $p_H = 6,8$ und 0,002 normaler Konzentration war die Geschwindigkeit der Verzuckerung in Proz. der Wirkung unvergifteten Enzyms für

$CuSO_4$: 0	$NiSO_4$: 47	$MnSO_4$: 71	$PbAc_2$: 57
$HgCl_2$: 0	$CoSO_4$: 65	$CdSO_4$: 51	

An mehreren Beispielen legte Myrbäck die Abhängigkeit von der Wasserstoffzahl fest, die auch hier wieder im gleichen Sinne zu deuten war wie bei der Saccharase, nämlich als Ausdruck einer Salzbildung des Metalls mit der „Enzymsäure". Auch die Prüfung von Pankreasamylase mit Sublimat führte zu dem gleichen Ergebnis.

Mit der Hemmungswirkung von Metallen auf Fermente hängt die Möglichkeit einer „Aktivierung" ihrer Funktion durch Substanzen, wie Blausäure,

---

[1] Vgl. v. Euler u. Svanberg: Zit. S. 653. — v. Euler u. Myrbäck: Z. cxper. Med. **33**, 483 (1923). — Myrbäck: Zit. S. 653. — [2] Olsson: Hoppe-Seylers Z. **114**, 51; **117**, 91 (1921); **126**, 29 (1923). — [3] Myrbäck: Hoppe-Seylers Z. **159**, 1 (1926).

zusammen, die an sich als „Fermentgifte" gelten. In entsprechend geringen Mengen können sie offenbar durch Bildung fester Komplexe mit den störenden metallischen Verunreinigungen eines Enzyms dieses von einer Hemmung befreien[1].

Recht eindrucksvoll sind für die Frage der Stimulation oder Hemmung enzymatischer Reaktionen durch Metalle die Befunde von Michaelis und Stern[2] an dem proteolytischen Ferment Kathepsin: Sie prüften den Effekt einer Reihe einfacher und komplexer Eisenverbindungen, indem sie stets die gleiche Menge Metall in das System brachten; dabei stellte sich heraus, daß diese gleiche Menge Eisen auf das gleiche Ferment entweder stimulierend oder hemmend oder endlich gar nicht wirkte, je nachdem, in welcher Bindung es vorlag. Ferrichlorid, Kaliumferricyanid, Ferrooxalat und Pentocyanoaquoferroat waren ohne Effekt, während Kaliumferrocyanid, Acetylacetonferriat und Ferritartrat die Fermentwirkung zunehmend störten, umgekehrt aber Petocyanoaquoferriat, Ferrosulfat, Nitroprussidnatrium, Ferriammoniumsulfat und Tridipyridylferrosulfat sie zunehmend, und zwar bis zur doppelten Aktivität steigerten.

Nach den heute bereits ermittelten Tatsachen über den Einfluß von Metallen auf Fermente darf man behaupten, daß vom Beginn eines Einblicks in den eigentlichen Wirkungsmechanismus der allgemeinen Zellwirkungen der Metalle heute schon gesprochen werden kann.

Eine gewisse Verwandtschaft zu der Einwirkung auf Fermente darf man vielleicht in den Störungen sehen, die die für Immunitätsreaktionen wichtigen Substanzen (Komplement, Amboceptor, bactericide Stoffe) durch Metall erfahren können[3].

7. Metallwirkungen an Einzelzellen und einfachen Organismen.

Aus der Reaktionsfähigkeit der Metalle mit Eiweiß und anderen biologischen Baustoffen im allgemeinen, den Fermenten im besonderen, leitet sich leicht ihr Einfluß auf „Lebensfunktionen" im ganzen ab. Von solchen Einflüssen ist lange bekannt und vieltausendfach studiert die Schädigung — Entwicklungshemmung bis Abtötung — der Bakterien. Da diese jedoch besonders widerstandsfähige Formen belebter Materie darzustellen pflegen, so gilt erst recht für empfindlichere Zellformen, daß sie durch Metalle leicht geschädigt, unter Umständen abgetötet werden: viele Metallverbindungen haben den typischen Charakter von „Protoplasmagiften".

Seit Robert Koch[4] mit seinen Schülern, darunter Emil Behring[5], die ersten Versuche zur Abwehr der damals neu entdeckten Krankheitserreger unternahm, ist die intensive Wirkung einiger Metalle auf Bakterien bekannt, und das Quecksilbersublimat ist seit diesen Versuchen zu Desinfektionszwecken in Aufnahme gekommen. Die Arbeiten über die bactericide und entwicklungshemmende Wirkung von Metallsalzen zählen nach Legionen[6]; hier kann nur in Kürze einiges Grundsätzliche besprochen werden.

---

[1] Jacoby, Martin: Biochem. Z. 181, 194 (1927). — Krebs: ebenda 220. 289 — Naturwiss. 18, 736 (1930). — Graßmann, v. Schoenebeck u. Eibeler: Hoppe-Seylers Z. 194, 124 (1931). — [2] Michaelis, Leonor, u. Kurt G. Stern: Biochem. Z. 240, 192 (1931). — [3] Vgl. z. B. Hess u. Reitler: Biochem. Z. 123 51 (1931). — [4] Koch, Robert: Mitt. Kaiserl. Gesundheitsamt 1, 234 (1881). — [5] Behring: Z. Hyg. 9, 395 (1890). — [6] Vgl. z. B. das umfassende Werk von Hailer über Desinfektion: Weyls Handb. der Hygiene, 2. Aufl., 8, 861 (1922). Hrsgeg. von Gärtner.

a) Spezifität der Metallwirkungen.

Dazu gehört in erster Linie die Bemerkung, daß die Empfindlichkeit gegen verschiedene Metalle — wohl auch gegen Metalle überhaupt — in sehr weiten Grenzen variiert. Besonders auffällig ist dies bei Kupfer, das für viele Organismen ein recht starkes Gift ist, so daß z. B. Spirogyren in größeren Wassermengen mit millionstel Prozent des Metalls absterben, während es andere gibt, die normalerweise auf einer festen Kupferlegierung leben: es sind die Erreger der gefürchteten Bronzepest (Bronzeflechte), die das Auftreten häßlicher, hellgrüner Flecken und Efflorescenzen (aus Malachit: $Cu_2(OH)_2CO_3$) auf Münzen, Statuetten und ähnlichen Gegenständen von künstlerischem oder historischem Wert erzeugen[1]; das gebildete Kupfersalz (Malachit, Patina) zerfällt an diesen Stellen zu Pulver und bröckelt ab, so daß die Oberfläche unregelmäßig wird und kleinere Objekte, wie Münzen, schließlich ganz zerfressen werden können. Diese „Erkrankung" der Bronzen ist „ansteckend", d. h. sie breitet sich von einem Stück der Sammlung auf andere aus, mit denen es in Berührung kommt; sie kann „geheilt" werden durch viertelstündiges Erhitzen der Bronzen auf $120-150°$. In den „erkrankten" Stellen findet man Bakterien sowie eine Hyphomycete, Cladosporium aeris[1].

Entsprechend diesem Extrem zeigen sich an vielen anderen Bakterien usw. Unterschiede der Empfindlichkeit gegen ein Metall und natürlich auch Unterschiede der Empfindlichkeit eines Organismus gegenüber verschiedenen Metallen. Eine gewisse Illustration dazu liefern die von Tammann und Rienäcker[2] gefundenen Unterschiede der Empfindlichkeit verschiedener Bakterienarten gegen verschiedene reine Metalle, wie sie sich jeweils aus einer größeren Zahl gleichartiger Versuche über die Breite der sterilen Höfe auf Plattenkulturen ergaben; Tabellen 2 und 3 geben eine Übersicht.

Tabelle 2. Mittlere Breite der „sterilen Höfe" in mm um Plättchen aus reinem Metall.

Metall	Bacterium coli commune	Sarcina agilis	Bacterium gossypii	Bacterium Brassicae
Pt . .	0		0	
Au . .	0	0	0	0
Ag . .	4—5	3	2	4—6
Hg . .	12		18	20

Für Schimmelpilze hatte schon vor langer Zeit O. Loew[3] ihre relative Unempfindlichkeit gegen Blei und Kupfer hervorgehoben. Er unterschied unter den Metallen allgemeine (Protoplasma-) Gifte, zu denen er Silber und Quecksilber rechnete, und spezielle Gifte (für bestimmte — im wesentlichen pflanzliche — Organismen).

Wegen der Differenzen in der Empfindlichkeit der Organismen lassen sich schwer allgemeingültige Gesetzmäßigkeiten für die Giftigkeit der Metalle

Tabelle 3. Mittlere Breite der „sterilen Höfe" in mm um Plättchen aus reinem Metall.

Metall	Bacterium coli commune	Bacterium gossypii	Metall	Bacterium coli commune	Metall	Bacterium gossypii
Mn . . .	0	0—1	Fe . . .	0	Sn . . .	0
Zn . . .	8	0—2	Pb . . .	1	Al . . .	0—1
Co . . .	7	9	Sb . . .	14	Bi . . .	0—1
Ni . . .	10	14			Cr . . .	2
					Cd . . .	8—10

---

[1] Cuboni: Boll. Soc. bot. Ital. **1892**, 287. — Mond, Ludwig, u. Cuboni: Atti Accad. naz. Lincei Roma, Cl. Sci. fisiche etc. **2**, 498 (1893). — [2] Tammann, G., u. Rienäcker, Zit. S. 649. — Vgl. auch Doerr: Biochem. Z. **106**, 110 (1920). — [3] Loew, O.: Pflügers Arch. **40**, 437 (1887).

aufstellen, wie es z. B. Kuroya[1] versucht hat, der die wachstumhemmende Wirkung einer Reihe von Metallchloriden gegenüber Paratyphusbacillen herausgriff und mit der elektrolytischen Lösungstension der Metalle verglich; im großen und ganzen fand er einen — freilich nicht strengen — Parallelismus in dem Sinne, wie er in großen Zügen seit den frühesten Beobachtungen bekannt war und aus der Fülle der späteren Versuche immer wieder hervorging: daß nämlich die edleren Metalle, insonderheit Silber, Quecksilber, Kupfer, die stärksten Wirkungen ausüben. Seine Zahlen sind[1]:

Tabelle 4.

Metallsalz	Wachstums-hemmung bei molarer Konzentration von	Elektrolytische Lösungstension in Volt	Metallsalz	Wachstums-hemmung bei molarer Konzentration von	Elektrolytische Lösungstension in Volt
AgCl	0,0001	−0,77	$Pt(NO_3)_2$ . . .	0,05	+0,15
$HgCl_2$	0,0001	−0,75	$MnCl_2$	0,05	+0,11
$CdCl_2$	0,0002	+0,40	$AlCl_3$	0,05	+1,28
$CoCl_2$	0,002	+0,23	$MgCl_2$	0,2	+1,55
$CuCl_2$	0,005	−0,33	$BaCl_2$	0,5	+2,8
$NiCl_2$	0,005	+0,23	$LiCl_2$	0,5	+3,0
$FeCl_3$	0,02	+0,43	KCl	1,0	+2,9
$ZnCl_2$	0,02	+0,77	NaCl	2,0	+2,7

Auch Meneghetti[2] sah Beziehungen zwischen der (hämolytischen und fixierenden) Wirkung von Metallsalzen auf Blutkörperchen, Kahho[3] solche zwischen ihrer plasmolysierenden Wirkung auf Pflanzenzellen und der elektrolytischen Lösungstension der Metalle. Friedenthal[4] suchte Beziehungen zwischen der Desinfektionskraft der Metalle und ihrer Stellung im periodischen System der Elemente aufzufinden.

Im allgemeinen kann man sagen, daß die Giftigkeit der Metalle eine Funktion sowohl ihrer Stellung in der Spannungsreihe wie ihrer Wertigkeit, und zwar der jeweils niedrigsten Wertigkeit ist, in der sie auftreten können; dennoch sind, wie erwähnt, bei jedem einzelnen Organismus, ja jeder einzelnen Lebensfunktion Abweichungen möglich. Die charakteristischen Unterschiede, die schon verschiedene Eiweißkörper, verschiedene Fermente in ihrer Reaktion mit Metallsalzen erkennen lassen, müssen ja solche Differenzen der lebenden Organismen bedingen.

b) Wirkungsmechanismus.

Über den Mechanismus der Metallwirkung auf Mikroorganismen und andere Einzelzellen, wie Blutkörperchen, ist viel gearbeitet worden, wenn auch die gewonnenen Ergebnisse noch keinen vollkommenen Einblick gewähren. Vielfach bestätigt ist die Tatsache, daß die wirksamen Metalle aus den Lösungen ihrer Salze auf den Zellen niedergeschlagen werden[5], und zwar anfangs und bei geringeren Dosen überhaupt nur auf der Oberfläche. Damit hängt eine Änderung der Oberflächeneigenschaften zusammen, die sich u. a. in einer Agglutination von Bakteriensuspensionen äußern kann, wie sie von Bechhold[5],

---

[1] Kuroya: Sci. Rep. Gov. Inst. inf. Dis. Tokyo 4, 107 (1925); nach Ronas Berichten 38, 749. — [2] Meneghetti: Arch. di Sci. biol. 2, 285 (1921) — Biochem. Z. 131, 38 (1922). — [3] Kahho: Biochem. Z. 122, 39 (1921). — [4] Friedenthal: Biochem. Z. 94, 47 (1919). — [5] Vgl. z. B. Bechhold: Z. physik. Chem. 48, 385 (1904). — Euler, H. v., u. Walles: Silber an Hefe. Hoppe-Seylers Z. 132, 167 (1924). — Schamberg, Frank u. Brown: J. Labor. a. clin. Med. 11, 636 (1926); nach Ronas Berichten 36, 699.

Neisser und Friedemann[1] an Typhusbacillen studiert und mit analogen Flockungen in Mastixemulsionen verglichen wurde.

Die primäre Bindung von Metall auf der Oberfläche nennt man oft Adsorption, um so mehr, als man bei der Betrachtung der aus der Lösung verschwindenden Menge bei wachsender Anfangskonzentration die Regel der Adsorptionsisotherme

$$\frac{x}{m} = \alpha \cdot c^{1/n} \quad \text{und} \quad \log\frac{x}{m} = \frac{1}{n} \cdot \log c + \log\alpha$$

erfüllt finden kann.

$x =$ adsorbierte Menge in Molen;

$c =$ molare Konzentration im Gleichgewicht;

$m =$ Adsorbens in Grammen;

α und $n =$ Konstanten.

So untersuchte z. B. Hugo Morawitz[2] die Adsorption verschiedener Metallsalze an Tierkohle und entwickelte auf Grund der experimentellen Befunde von Paul und Krönig[3] mit Sublimat an Milzbrandsporen und deren mathematischer Bearbeitung durch Ikeda[4] eine ,,Adsorptionshypothese der Giftwirkung". Auch an Blutkörperchen in Kochsalzlösung fand Morawitz[5] die Aufnahme des Sublimats entsprechend einer Adsorptionsgleichung. Dagegen konnte er an Colibacillen und Hefe ein Gleiches nicht reproduzieren. Demgegenüber haben R. O. Herzog und Betzel[6] auch für Hefe und Sublimat wie auch Silbernitrat eine Adsorptionsformel aufstellen können. Andere Ergebnisse hatten Pichler und Wöber[7]; sie benutzten Maisbrandsporen (Ustilago Maydis), die sie in der Menge von 1% in 0,1proz. (also ziemlich konzentrierte) Kupferlösung brachten, und fanden sofort eine beträchtliche Aufnahme von Kupfer (und Schwefelsäure), die sich jedoch im Laufe längerer Zeit noch wesentlich vermehrte, und zwar für Kupfer stärker als für Schwefelsäure. Durch Hitze abgetötete Sporen nahmen mehr Kupfer auf als lebende. Bei der Prüfung wachsender Konzentrationen ergab sich jedoch keine Ähnlichkeit mit einer Adsorptionskurve. Quecksilberchlorid wurde etwa ebenso wie das Kupfersalz, Silbernitrat noch stärker angezogen. Interessanterweise wurde aus Kupferoxydammoniak mit größter Geschwindigkeit die Gesamtmenge des Kupfers aufgenommen, während Quecksilberchlorid bei Gegenwart von Alkalichlorid weniger gut aufgenommen wurde. Süpfle und Alfred Müller[8] haben die Auffassung der Metallbindung als eines Adsorptionsvorgangs dadurch zu stützen gesucht, daß sie sublimatvergiftete Milzbrandsporen oder Staphylokokken mit Tierkohle schüttelten und deren Entwicklungsfähigkeit kulturell nachwiesen; sie fanden noch weiterwachsende Kulturen von Staphylokokken nach 2stündiger Vorbehandlung mit 0,1%, von Milzbrand nach 40tägiger Vorbehandlung mit 1—2% oder 11tägiger mit 5% Sublimat; ihre Schlußfolgerung lautet, daß das Metallsalz nur auf der Oberfläche der Keime haften könne, von der es leicht auf andere Adsorbenzien übergehe.

Gutstein[9] ist auf Grund von Färbemethoden (vor allem Hämatoxylin) an Hefezellen und Bakterien zu der Auffassung gekommen, daß einwirkende Metallsalze auf der Außenmembran, dem Ektoplasma der Zellen, aufgespeichert

---

[1] Neisser u. Friedemann: Münch. med. Wschr. 1904, 465, 827. — [2] Morawitz, Hugo: Kolloid-Beih. 1, 301 (1910). — [3] Paul u. Krönig: Z. physik. Chem. 21, 421 (1896). — [4] Ikeda: Z. Hyg. 25, 1 (1897). — [5] Morawitz: Kolloid-Z. 6, 259 (1910). — [6] Herzog, R. O., u. Betzel: Hoppe-Seylers Z. 67, 309; 74, 221 (1910/11). — [7] Pichler u. Wöber: Biochem. Z. 132, 420 (1922). — [8] Süpfle u. Alfred Müller: Arch. f. Hyg. 87, 351 (1920). — [9] Gutstein: Zbl. Bakter. I 104, 410 (1927); nach Ronas Berichten 44, 462.

werden; nach primärer Adsorption hält er eine Bindung an die Lipoide des Ektoplasmas für wahrscheinlich. J. Schumacher[1] hat jedoch ebenfalls mit mikrochemischen Methoden nach Abtötung von Bakterien und besonders Hefezellen Befunde erhoben, die er als Beweis einer besonders festen Bindung von Metall (Silber oder Quecksilber) an die Nucleinsäure der Kernsubstanz bewertet: z. B. war auch nach dem Auswaschen silberbehandelter Hefe Bräunung der Kerne durch Pyrogallol festzustellen.

Es ist von vornherein selbstverständlich, daß die in einer Lösung befindlichen Metallsalzmoleküle oder deren einfache oder mehr oder weniger komplexe Ionen zuerst mit der Oberfläche belebter Einzelzellen in Berührung kommen, ganz gleichgültig, wieweit man auf diese „Oberfläche" die Eigenschaften einer echten Phasengrenzfläche der Physiker übertragen darf. Es ist auch leichtverständlich, daß die an der Oberfläche liegende Substanz der Zelle allein an der Bindung des Metallsalzes beteiligt ist und bleibt, wenn dessen in der Lösung vorhandene Gesamtmenge nicht größer ist, als die Oberfläche aller vorhandenen Zellen zu binden vermag. Auch die Rolle des Zeitfaktors bei den Desinfektionsversuchen an Bakterien ist völlig durchsichtig: geht man zunächst wenig über die Minimalmenge des Metallsalzes hinaus, die rasch an der Oberfläche der Organismen gebunden wird, so wird sich die zunächst gebundene Menge mit dem sonstigen Material der Zelle ins Gleichgewicht setzen, also die erste Bindung wieder lösen, um eine zweite mehr in der Tiefe des Zellkörpers einzugehen usf. Nach unseren tatsächlichen Kenntnissen über die Bindung von Metall an Eiweiß (vgl. oben S. 630ff.), die zum Teil auch auf Lipoide übertragen werden dürften, kann der Vorgang kaum anders sein, mindestens solange die Struktur des Zellkörpers einigermaßen erhalten bleibt.

Nach den obenerwähnten, positiv festgestellten Erkenntnissen wird man aber auch der Vorstellung einer oberflächlichen „Adsorption" von Metall an Zellen einen bestimmten Inhalt geben müssen. Einmal wird man nicht einseitig, mindestens nicht für alle Fälle, eine „Adsorption" von „Metallionen" annehmen dürfen, sondern in der Regel mit einer Aufnahme des Metallsalzes im ganzen zu rechnen haben. Zweitens müssen natürlich auch an ganzen Zellen die Gesetzmäßigkeiten gelten, die für einzelne ihrer wesentlichen Inhaltsstoffe ermittelt worden sind: d. h. es werden sich echte, nach stöchiometrischen Verhältnissen zu definierende Verbindungen des Metallsalzes mit Eiweißstoffen, Fermenten u. dgl. bilden. Die Reversibilität der Bindung kleinster Metallmengen, über die sich alle Untersucher einig sind, stellt keinen Gegenbeweis für die — allein in Frage kommenden — Verbindungsformen nach dem Typus höherer Komplexe dar; auch die Tatsache, daß Adsorptionsmittel das Gleichgewicht zu Ungunsten der Bindung des Metalls in der Zelloberfläche verschieben, liegt völlig im Rahmen dieser Vorstellung. Wenn ein Ferment durch Verbindung mit einem Metall reversibel ausgeschaltet wird, so ist es leicht begreiflich, daß etwas Analoges mit oberflächlich gelegenen Substanzen oder gar mit der „Hülle" einer lebenden Zelle geschehen kann.

Bei widerstandsfähigen „Dauerformen" belebter Organismen kann eine solche oberflächliche Metallbindung erstaunlich lange ohne Aufhebung der Lebensfähigkeit ertragen werden; daß die Entwicklung, d. h. die Teilungsfähigkeit der Zellen gehemmt wird, ist nicht erstaunlich; denn an der Zellteilung ist ja gerade die Oberfläche in wesentlicher Funktion mitbeteiligt.

---

[1] Schumacher, J.: Med. Klin. **1922**, 159.

Alfred Müller[1] behandelte Milzbrandsporen mit Sublimat und wusch sie nach verschiedenen Einwirkungszeiten unter vorsichtig dosiertem Zusatz von Schwefelwasserstoff zwecks Entgiftung des aufgenommenen Quecksilbers.

Tabelle 5. Überleben von Milzbrandsporen in Sublimatlösung.

Bei Zimmertemperatur		Bei Bruttemperatur		
HgCl₂	lebend nach Einwirkungszeit in Tagen	HgCl₂	lebend	tot
‰		‰	nach Einwirkungszeit in Tagen	
4–5	21	5	5	6
3	60	3 4	6	7
0,1 3	55	2	7	9 12
0,1 2	88	1	7–9	9 12
		0,1	15–20	?

Danach fanden sich noch keimfähige Sporen nach den in Tabelle 5 angegebenen Einwirkungszeiten.

v. Euler und Walles[2] fanden völlige Wiederherstellung der Rohrzuckerinvertierung durch lebende Hefezellen nach Vorbehandlung mit Silber und Einwirkung von Schwefelwasserstoff. (Genauere Daten siehe unten, S. 668 9.)

Sehr wichtige Aufschlüsse über das Verhalten einer Zellstruktur bei der Einwirkung wachsender Metallsalzmengen wurden an Blutkörperchen gewonnen. so von Bechhold[3], vor allem aber von Meneghetti[4]. Bechhold studierte die bereits von Paul Ehrlich[5] ermittelte Tatsache genauer, daß rote Blut-

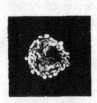

Abb. 1. Ultramikroskopisches Bild eines sublimatgehärteten Erythrocyten. (Nach Bechhold u. Kraus.)

zellen durch eine geringe Konzentration Sublimat aufgelöst. durch höhere gehärtet werden. Die Härtung (Koagulation) glaubte er auf Grund vergleichender Untersuchungen mit verschiedenen Quecksilberverbindungen vom Quecksilberion abhängig. obwohl er andererseits ihre relative Unabhängigkeit von der Konzentration an Sublimat und ihre Abhängigkeit von dessen Gesamtmenge im Verhältnis zur Blutkörperchenmenge erkannte. (Beides widerspricht sich einigermaßen.) Die Hämolyse betrachtete Bechhold als eine Funktion des lipoidlöslichen Sublimatmoleküls. nachdem schon Eisenberg[6] die Bedeutung der Lipoidlöslichkeit ins Auge gefaßt hatte.

Über die ultramikroskopischen Strukturen der Blutzellen (vom Hammel) unter Sublimatwirkung gaben Bechhold und Kraus[7] folgendes an: Bei der irreversiblen Fällung (Härtung) treten im Zellinneren hellglänzende Körnungen auf, die als Eiweißkoagula gedeutet werden (vgl. Abb. 1). In dem hämolytisch wirkenden Konzentrationsbereich sieht man schlauchförmige und blasige Austreibungen von der Oberfläche der Zelle ausgehen. die als aufquellende Lipoide angesehen werden (vgl. Abb. 2 und 3): außerdem treten im Inneren der Zellen feinkörnige. zäh-bewegliche Abscheidungen auf, die später die Zellen verlassen (vgl. Abb. 4 und 5).

Die sublimatgehärteten Blutzellen lösen sich bei Behandeln mit Eiweißlösungen auf. weil ihnen dann das Quecksilber entzogen wird. ihre Struktur aber zerstört bleibt[8].

[1] Müller, Alfred: Arch. f. Hyg. **89**, 363, 368 ff. (1920). [2] v. Euler u. Walles: Hoppe-Seylers Z. **132**, 167 (1924). — [3] Bechhold: Arb. Inst. exper. Ther. Frankf. **11**, 27 (1920); nach Ronas Berichten **6**, 580. [4] Meneghetti: Arch. di Sci. biol. **2**, 285 (1921) — Biochem. Z. **131**, 38 (1922). [5] Ehrlich, Paul: Charité-Ann. **10**, 136 (1885). [6] Eisenberg: Zbl. Bakter. I **69**, 173 (1913). — [7] Bechhold u. Kraus: Biochem. Z. **109**, 226 (1920). Vgl. auch Hattori: Ebenda **119**, 45. (1921). — [8] Sachs, Hans: Münch. med. Wschr. **1902**, 189. — Vgl. auch Matthes: Ebenda **1902**, 8. — Sachs, Hans: Wien. klin. Wschr. **1905**, 901.

Waterman[1] ermittelte einen bemerkenswerten Unterschied zwischen den Chloriden des Quecksilbers einerseits, denen des Zinks, Kupfers und Cadmiums andererseits bezüglich ihres Einflusses auf die Hämolyse (von 10% Pferdeblutkörperchen) durch Äther: die drei letztgenannten verhinderten bis herab zu Konzentrationen von 0.01% die Hämolyse, während von Sublimat 25mal soviel notwendig war und die geringeren Konzentrationen die Hämolyse verstärkten.

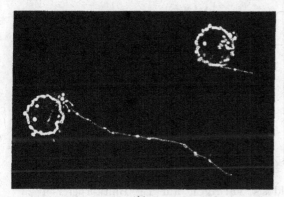

Abb. 2.   Abb. 3.

Blutkörperchen im Vorstadium der Hämolyse durch Sublimat; ultramikroskopisches Bild.
(Nach Bechhold u. Kraus.)

Meneghetti machte sich in systematischer Weise die Möglichkeit zunutze, die Blutkörperchen auszuzählen, und konnte daher die angewandten Metallsalzmengen auf die Einheit der Blutzelle reduzieren; da nach allen Erfahrungen aus verdünnten Metallsalzlösungen bei weitem die Hauptmenge sehr rasch auf Zellmaterial u. dgl. niedergeschlagen wird[2], so entspricht die nach der Berechnung auf eine Zelle entfallende Metallsalzmenge auch nahezu der von der Zelle aufgenommenen Menge. Dabei bleibt allerdings ein Faktor außer Betracht, der noch der Korrektur bedürfte, nämlich die von der Glaswand der Gefäße aufgenommene Metallmenge. Immerhin können mit diesem Vorbehalt die Zahlen Meneghettis einen angenäherten Begriff von der Metallmenge geben, die bei Vergiftungen von einer Zelle aufgenommen wird. Die angewandten

Abb. 4.   Abb. 5.

Blutkörperchen im Vorstadium der Hämolyse durch Sublimat; ultramikroskopisches Bild.
(Nach Bechhold u. Kraus.)

Blutzellen stammten vom Kaninchen, hatten also nach Bürker[3] im getrockneten Zustand eine Oberfläche von $68.4\ \mu^2$ (10^{-8} qcm).

Für die hämolytische Wirkung ermittelte Meneghetti die in der Tabelle 6 Spalte 5 verzeichneten unteren Grenzwerte, sie sind abgerundet wiedergegeben. Er kam für Silber und Quecksilber zu dem Ergebnis, daß in der Größenordnung von 10^{-15} Val Metall je Einzelzelle die Hämolyse beginnt und bis zu etwa 100mal größerer Menge rein bestehen bleibt (vgl. Tabelle 7 und 8). Das bedeutet rund 1—100 Millionen Moleküle je Erythrocyt und etwa 10000 bis 1 Million Moleküle des Metallsalzes auf $1\ \mu^2$ der Blutzellenoberfläche (oder 1—100 Billionen Moleküle je qcm). Aus dem von Meneghetti selbst zu etwa $7 \cdot 10^{-11}$ g ermittelten Gewicht des Kaninchenblutkörperchens berechnet

[1] Waterman: Biochem. Z. **116**, 165 (1921). — [2] Vgl. u. a. Eisenberg: Zit. S. 660. — Morawitz, H.: Zit. S. 658. — [3] Bürker: Vgl. Handb. d. normalen und pathol. Physiol. **6 I**, 17. Hrsgeg. von Bethe usw.

Tabelle 6. Hämolytische Wirkung von Metallsalzen an Blutkörperchen von Kaninchen nach Meneghetti[1] (Val = Grammäquivalent).

Metallsalz	In isotonischer Lösung von	Zahl der Erythrocyten in Millionen je ccm	Hämolytische Grenzen			
			untere Schwelle		obere Schwelle	
			Konzentration in Normalität	Val Metallsalz je Erythrocyt $\cdot 10^{17}$	Konzentration in Normalität	Val Metallsalz je Erythrocyt
$AgNO_3$	KNO_3	50	$5 \cdot 10^{-7}$	1	$>10^{-5}$	$>2 \cdot 10^{-16}$
,,	,,	29	$5 \cdot 10^{-7}$	$1^1/_2$	$3 \cdot 10^{-4}$	$1 \cdot 10^{-14}$
,,	$NaCl$	50	$2 \cdot 10^{-6}$	5	$>10^{-5}$	$>2 \cdot 10^{-16}$
,,	$Na_2S_2O_3$	29	$1 \cdot 10^{-4}$	45	$>2 \cdot 10^{-3}$	$>6 \cdot 10^{-11}$
,,	Saccharose	29	$2 \cdot 10^{-6}$	$(9)^2$	$2 \cdot 10^{-3}$	$(5 \cdot 10^{-14})$
$HgCl_2$	$NaCl$	70	$3 \cdot 10^{-6}$	5	$5 \cdot 10^{-3}$	$7 \cdot 10^{-14}$
,,	,,	39	$2 \cdot 10^{-6}$	4	$8 \cdot 10^{-3}$	$2 \cdot 10^{-14}$
,,	$NaBr$	70	$5 \cdot 10^{-6}$	$7^1/_2$	$7 \cdot 10^{-2}$	$1 \cdot 10^{-13}$
,,	NaJ	70	$2 \cdot 10^{-5}$	25	$>7 \cdot 10^{-2}$	$>10^{-13}$
,,	$Na_2S_2O_3$	39	$2 \cdot 10^{-5}$	50	$>8 \cdot 10^{-3}$	$>2 \cdot 10^{-14}$

sich die hämolytische Minimaldosis Val $HgCl_2$ auf 1 g Blutkörperchen zu $7 \cdot 10^{-7}$ oder 0,2 g $HgCl_2$ je kg Blutkörperchen und analog 25 mg $AgNO_3$ je kg in Salpeterlösung[3].

Bemerkenswert ist die Übereinstimmung der Minimal-Grenzzahlen für die Hämolyse bei Silbernitrat und Quecksilberchlorid in Kochsalzlösung wie in Thiosulfat. (Da die „Lipoidlöslichkeit" des Chlorsilbers mit der des Sublimats kaum übereinstimmen dürfte und Silbernitrat sogar noch wirksamer ist, entfällt Bechholds Vermutung über die Bedeutung dieser physikalischen Eigenschaft für die hämolytische Wirksamkeit.)

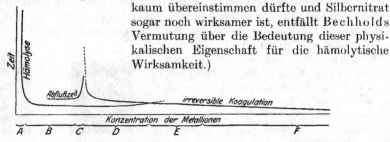

Abb. 6. A = keine wahrnehmbare Veränderung. B = Hämolyse. C = Hämolyse; höhere Viscosität als bei B. D = Auflösung und Koagulation. E = Koagulation und gute Konservierung. F = Koagulation und Deformation (nach Meneghetti).

Die Differenzen der Wirkung bei reichlicher Gegenwart der verschiedenen Komplexbildner (Halogenide, Thiosulfat, Zucker) hat Meneghetti zur Stütze seiner Annahme herangezogen, daß die Metallionen die allein wirksamen Stoffelemente seien. Der Schluß ist nicht zwingend, weil die abgestufte Absättigung der Komplexaffinitäten allein genügen kann, um die Differenzen verständlich zu machen (vgl. oben S. 627). Bei Blutkörperchen wäre auch zu bedenken, ob kolloidchemische Einflüsse der verschiedenen Anionen (und Zuckerarten) wie bei anderen Formen von Hämolyse — also unabhängig von der Gegenwart eines Metalls — mitsprechen[4], ob also die Werte Meneghettis durch lyotrope Einflüsse „verfälscht" sind, wenn auch an der ausschlaggebenden

[1] Meneghetti: Zusammengestellt nach Biochem. Z. **131**, 38ff. — [2] Partielle Reduktion des Silbersalzes! — [3] Vgl. auch Sabbatani: Arch. di Sci. biol. **2**, 161 (1922), zit. nach Meneghetti. — [4] Vgl. dazu Höber: Physikal. Chemie der Zelle, 5. Aufl., S. 588. 1922. — Handovsky: Pflügers Arch. **190**, 173 (1921); **195**, 253 (1922). — Rhode, H.: Biochem. Z. **131**, 560 (1922). — Laves, O.: Ebenda **161**, 416 (1925) u. a.

Tabelle 7. Wirkung wachsender Silbermengen auf Blutkörperchen nach Meneghetti[1].

Silbernitrat in isotonischer Salpeterlösung mit 41 Millionen Erythrocyten im ccm. — „Irreversibel" heißt: durch Wasser nicht auflösbar.

Silber-konzentration Normalität · 10^4	Val $AgNO_3$ je Erythro-cyt · 10^{15}	Erscheinungen nach	
		1 Stunde	24 Stunden
0,9	2	sofort reine Hämolyse	—
1,7	4	„ „ „	—
3,5	8	Hämolyse nach 2 Minuten, entwickelt sich fast vollkommen. Sofort danach Trübung und Flocken	partielle Hämolyse, partiell irreversible Koagulation. Mikroskopisch formlose Massen und Blutkörperchenschatten
6,9	17	keine Hämolyse mehr	irreversible Koagulation; mikroskopisch dasselbe wie vorher
13,8	33	„ „ „	irreversible Koagulation; mikroskopisch nur wenig formlose Massen und Blutkörperchenschatten, dagegen zahlreiche erhaltene Blutkörperchen
17,3	41	„ „ „	irreversible Koagulation. Mikroskopisch gut erhaltene Blutkörperchen

Rolle der Komplexbildung kein Zweifel sein kann. Die Frage kann als irrelevant angesehen werden, weil bei der koagulierenden Wirkung der höheren Metallkonzentrationen ein gegensinniger Effekt erwartet werden müßte, der nicht erkennbar war.

Schon in demjenigen Konzentrationsbereich, der der oberen Grenzschwelle der reinen Hämolyse nahe kam, stieg die Viscosität der hämolytischen Flüssigkeit deutlich an (vgl. Abb. 6). Die koagulierende Wirkung setzte ein bei der Größenordnung 10^{-1} normaler Metallkonzentration und 10^{-14} Val Metallsalz je Erythrocyt für die wirksamste Kombination (Silbernitrat in Salpeter) und erst bei noch höheren für stärker komplex gebundenes Metall. Die Wirkung

Tabelle 8. Verstärkung der koagulierenden Silberwirkung auf Blutkörperchen mit der Zeit nach Meneghetti[2].

$7 \cdot 10^{-4}$ normale Silbernitratkonzentration in isotonischer Salpeterlösung mit 41 Millionen Blutkörperchen im ccm. — Nach verschiedenen Zeiten Zusatz des 4fachen Volumens von destilliertem Wasser: Beobachtung der Hämolyse.

Beobachtung nach	Wasserhämolyse nach Einwirkungszeit von Minuten			
	1	15	60	180
5 Minuten	+ + + +	+	0	0
45 „	+ + + +	+ + +	0	0
24 Stunden . . .	+ + + +	+ + + +	+	0

äußerte sich je nach Dosis etwas verschiedenartig (vgl. auch Tabelle 7): anfangs blieb die Hämolyse noch bestehen, und die Ausflockung der Blutkörperchensubstanz erfolgte erst nach vollendeter Hämolyse; weiterhin gingen partielle Hämolyse und partielle Flockung nebeneinander her, so daß die Form der Blutkörperchen weder ganz zerstört wurde noch ganz erhalten blieb (vgl. Abb. 7); dann folgte ein Bereich, in dem die Blutzellen in ihrer Form wohl erhalten wurden, jedoch ihre Hämolysierbarkeit durch Wasser ganz verloren

---

[1] Meneghetti, S. 62, Tab. 10: Zit. S. 662. — [2] Meneghetti, S. 64—65.

hatten (vgl. Abb. 8); bei den höchsten Konzentrationen wurden die „fixierten"
Blutkörperchen auch in ihrer Gestalt etwas deformiert (vgl. Abb. 9). Abb. 7
bis 9 entsprechen der Einwirkung verschiedener Konzentrationen von Palladiumchlorür, Tabelle 7 von Silbernitrat.

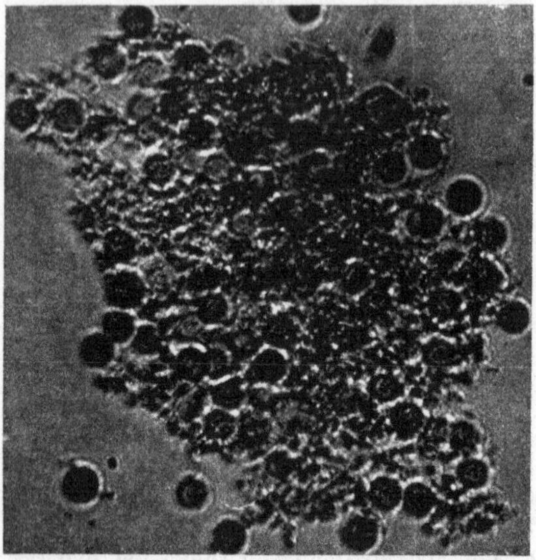

Die Reaktion, die zur Fixierung der Blutzellen führte, verlief langsam: Tabelle 8 zeigt als Beispiel den fortschreitenden Effekt an silberbehandelten Blutkörperchen, deren Hämolysierbarkeit nach verschiedenen Einwirkungszeiten geprüft wurde. Man ist wohl versucht, den Zeitaufwand vor allem auf das Vordringen des Metallsalzes von der Oberfläche der Zellen durch ihre ganze Masse zu beziehen.

Wurden sublimatfixierte Blutkörperchen vorsichtig mit Schwefelwasserstoff behandelt, so lösten sie sich in Wasser oder Kochsalzlösung sofort auf. Bei Silber konnte nur die Hämolysierbarkeit durch Wasser, nicht durch Silber (in Kochsalzlösung) wiederhergestellt werden.

Es kann nach diesen Befunden kaum ein Zweifel sein, daß die Auflösung und Fixierung der Blutkörperchen zwei verschiedene Vorgänge darstellen, ohne daß jedoch heute schon zu sagen wäre, ob es sich dabei — wie man glauben könnte — um die Bindung des Metalls an chemisch verschiedene Bestandteile der Zelleiber handelt oder nur um eine andere Form der Bindung an gleichartige Bestandteile. Daß irgendwelche spezifischen stofflichen Be-

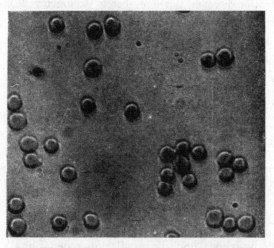

Abb. 7. Blutkörperchen nach Behandlung mit Palladiumchlorür:
partielle Auflösung und gleichzeitige Koagulation.

Abb. 8. Blutkörperchen nach Behandlung mit höherer Konzentration Palladiumchlorür als in dem Versuch der Abb. 7:
Koagulation und gute Konservierung (nach Meneghetti).

ziehungen eine Rolle spielen, dafür sprechen Meneghettis Beobachtungen über
das verschiedenartige Aussehen der fixierten Blutzellen nach Einwirkung verschiedener Metalle. So behielten die durch Palladiumchlorür $PdCl_2$ (Abb. 8)
oder Sublimat $HgCl_2$ (Abb. 10) in Kochsalzlösung fixierten Blutkörperchen
eine glatte Oberfläche, während die durch Platinchlorwasserstoffsäure H_2PtCl_4

oder H_2PtCl_6* (Abb. 11) oder Kupfersulfat $CuSO_4$ (Abb. 12) fixierten eine körnige (höckerige) Oberfläche aufwiesen. Wie die letztgenannten verhielten sich auch die Salze von Silber, Gold, Nickel, Kobalt, Eisen und Blei.

Bemerkenswert waren auch die Unterschiede der Färbung fixierter Blutzellen, die auf eine Ausfällung von Metallhydroxyd oder -oxyd in oder auf der Blutkörperchensubstanz deuteten: die Färbung war nach Fixation mit einem Salz des Zinks unverändert, des Eisens gelbrot, des Kobalts oder Nickels „bernsteingrau", des Bleis oder Quecksilbers grau, des Kupfers dunkelgrün, des Silbers schwarzgrau, des Platins dunkelrot, des Palladiums dunkelbraun, des Goldes schwarz.

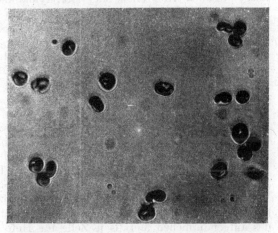

Abb. 9. Blutkörperchen nach Behandlung mit noch höherer Konzentration von Palladiumchlorür als im Versuch der Abb. 8: Koagulation und Deformation (nach Meneghetti).

Hämolyse beobachtete Meneghetti[1] außer bei Silber und Quecksilber noch bei Kupfer, Blei, Gold, Platin und Palladium. Nickel, Kobalt und Eisen bewirkten in den unterhalb der Fixationswirkung liegenden Konzentrationen nur partielle Zellschädigungen; Zink bewirkte in entsprechenden Dosen ausschließlich Fixation.

Die Blutkörperchen sind gegenüber der Metallwirkung viel empfindlicher als etwa Bakterien — wie leicht begreiflich ist. Deshalb

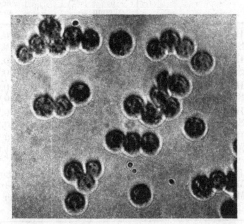

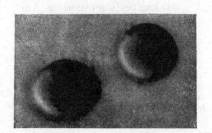

Abb. 10. Blutkörperchen, durch Sublimat fixiert.

Abb. 11. Blutkörperchen, durch Platinchlorid fixiert.

ist es auch selbstverständlich, daß die („oligodynamische") Wirkung sehr kleiner Metallmengen, die ja schon an Bakterien erkennbar ist, auch an der Hämolyse von Blutzellen zum Ausdruck kommt[2].

---

* Bei Meneghetti (Biochem. Z. **131**, 70) steht H_2PtCl_2!? — [1] Meneghetti: Arch. di Sci. biol. **2**, 285 (1921). — [2] Vgl. Doerr: Biochem. Z. **107**, 207 (1920). — Hausmann u. Kerl: Ebenda **112**, 122 (1920). — Hess u. Reitler: Med. Klin. **1920**, 982. — Luger: Ebenda **1920**, 1239. — Kurokawa: Z. Immun.forsch. **44**, 127 (1925).

Von den viel studierten zahlenmäßigen Beziehungen zwischen Bakterien und Metallen seien die folgenden erwähnt:

Liese und Mendel[1] ließen Silbernitrat auf ausgezählte Suspensionen von ausgemessenen Hefezellen oder Staphylokokken einwirken und berechneten aus Analysen der abzentrifugierten Flüssigkeit die je Zelle und Einheit der Zelloberfläche aufgenommene Metallmenge; nach 63 und nach 90 Minuten waren die Zahlen gleich. Das wichtige Hauptergebnis war die Abhängigkeit der aufgenommenen Silbermenge von der gebotenen Gesamtoberfläche, nicht von der Zahl der Zellindividuen. Tabellen 9 und 10 geben Belege dafür.

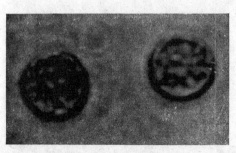

Abb. 12. Blutkörperchen, durch Kupfersulfat fixiert.

Die Zahlen bewegen sich in der Größenordnung von 10^{-15} bis 10^{-16} Val (also rund 100 Millionen Molekülen) Silbersalz je μ^2 Oberfläche; die Hefezellen hatten rund 50, die Kokken rund $2\,\mu^2$ Oberfläche, woraus sich leicht die Menge des aufgenommenen Metalls je Zelle für Hefe zu etwa 10^{-14} Val, für Kokken 25—30 mal weniger ergibt (vgl. dazu oben S. 661, 663 die Zahlen für Blutzellen). — Bemerkenswert ist in diesen Versuchen die relativ geringe Menge, die die Organismen von dem gesamten Silberangebot aufnehmen. Wahrscheinlich war ihr Aufnahmevermögen bereits abgesättigt, wofür die relativ zum Angebot sinkende Aufnahme bei wachsendem Angebot spricht. Bei wesentlich geringerem Silberangebot je Gewichtseinheit Hefe fanden v. Euler und Walles (zit. S. 660, 668) relativ viel höhere Silberaufnahme.

Die Prüfung auf die Wirkung des aufgenommenen Metalls durch Liese und Mendel ergab im Entwicklungshemmungsversuch (ohne Entfernung des Metalls) bei 100 oder 250 qcm Oberfläche in 10 ccm und 70 Minuten Einwirkungs-

Tabelle 9. Parallelversuch mit abgestuften Mengen Hefe und Staphylokokken. Je 10 ccm Mischung mit 0,14 % AgNO₃. — Durchmesser der Hefe ca. 4, der Staphylokokken ca. 0,8 μ.

	Zellenzahl in 0,01 cmm	Oberfläche der Zellen im ganzen qcm	Auf- genommen mg Ag
Hefe	40	20	0,20
Staphylokokken . .	1380	25	0,23
Hefe	85	46	0,45
Staphylokokken . .	2700	45	0,49
Hefe	200	98	0,69
Staphylokokken . .	4600	92	0,68
Hefe	424	212	0,94
Staphylokokken . .	11480	230	0,98
Hefe	900	450	0,99
Staphylokokken . .	22760	455	1,05

Tabelle 10. Parallelversuch mit abgestuften Mengen Hefe und Staphylokokken. Je 10 ccm Mischung mit 0,21 % AgNO₃. — Durchmesser der Hefe ca. 4, der Staphylokokken ca. 0,8 μ.

	Zahl der Zellen in 0,01 cmm etwa	Oberfläche der Zellen im ganzen etwa qcm	Auf- genommen mg Ag
Hefe	100	50	0,55
Staphylokokken . .	3000	60	0,56
Hefe	200	100	0,80
Staphylokokken . .	6000	120	0,88
Hefe	400	200	1,10
Staphylokokken . .	12000	240	1,12
Hefe	800	400	1,14

[1] Liese u. Mendel: Z. Hyg. **100**, 454 (1923).

zeit als Grenzwert 0,017% $AgNO_3$, während bei 0,009% $AgNO_3$ noch Wachstum eintrat. Bei 400 qcm Oberfläche lag der Grenzwert bei 0,035—0,07% $AgNO_3$. Die Zahlen waren für Hefe, Staphylo- und Streptokokken übereinstimmend. Im Abtötungsversuch (unter Entfernung des Metalls durch Auswaschen) lag die Grenze für 250 qcm bis 0,07%, für 400 qcm bei 0,14. Geringere Konzentrationen ließen noch Wachstum zu, wenn es auch in der Nähe der Grenzdosis erst nach Tagen erkennbar wurde. Interessant war z. B. die Beobachtung an Hefe mit 250 qcm Oberfläche in 10 ccm nach Einwirkung von 0,035% $AgNO_3$ während 70 Minuten und Auswaschen; nach 2 Tagen war

noch kein Wachstum eingetreten, jedoch nach 10 Tagen; diese Hefe hatte ihr Gärvermögen verloren! Leitner[1] gab für die abtötende molare Minimalkonzentration gegenüber Colibacillen folgende

Tabelle 11.

Metallsalz	Einsaat je ccm	Einwirkungszeit in Stunden	Molare tötende Minimalkonzentration	Val Metallsalz je Bacillus
$AgNO_3$ . . .	$3 \cdot 10^5$	15	$20 \cdot 10^{-6}$	$7 \cdot 10^{-14}$
$HgCl_2$ . . .	$5 \cdot 10^5$	15	$37 \cdot 10^{-8}$	$7 \cdot 10^{-16}$
$CuSO_4$ . . .	$7{,}5 \cdot 10^5$	10	$16 \cdot 10^{-5}$	$2 \cdot 10^{-13}$

Zahlen an (Tab. 11, Spalte 4), aus denen sich für die wirksame Dosis je Keim die Zahlen der Spalte 5 berechnen.

c) Einzeldaten über Zellschädigung durch Metalle.

Uramoto[2] fand an Spermatozoen weißer Ratten in physiologischer Kochsalzlösung Sublimat, Kupfer-, Zink-, Ferrosulfat und Alaun bis hinauf zu Konzentrationen von 1 : 100000 bis 1 : 25000 ohne Einfluß auf die Beweglichkeit. Als Grenze für vollständige Hemmung der Wanderung von Leukocyten wie des Wachstums von Fibroblasten des Huhns in der Gewebskultur ermittelte Rolf Meier[3] übereinstimmend die Konzentration von 10^{-4} Sublimat, also rund 0,4 Millimol. An Leukocyten hörte bei 10^{-5}, an Fibroblasten bei 10^{-5} bis 10^{-6} jeder erkennbare Einfluß auf.

Paramaecia aurelia wurde in Versuchen von Dorothy Dale[4] durch 0,4 Millimol Kupfersulfat binnen 11 Minuten unbeweglich, durch 50 Millimol momentan; komplexe Kobaltisalze waren weniger wirksam. An Sporen von Gloeosporidien sah Hawkins[5] zwischen ungiftigen und entwicklungshemmenden Dosen von Kupfer-, Blei-, Aluminium-, Zink- und Nickelsalz den Effekt eines Wachstums unter Bildung ungewöhnlicher und abnormer Formen; die genannte Reihenfolge entspricht der beobachteten Intensität der Giftigkeit.

d) Zellstoffwechsel.

Wie an den allgemeinen Erscheinungen des Wachsens oder Sterbens lassen sich auch an einzelnen Stoffwechselfunktionen die protoplasmafeindlichen Wirkungen höherer Metalldosen, unter Umständen auch eine fördernde (katalytische) Wirkung kleiner Dosen (vgl. oben S. 652 und 655) beobachten. Es ist wohl nicht richtig, „Zellstoffwechsel" und Zellvermehrung (Wachstum), d. h. „Zellteilung" gleichzusetzen oder zu analogisieren, d. h. von dem einen auf das andere zu schließen. Natürlich ist eine Zellvermehrung merklichen Ausmaßes durchaus abhängig von guten Ernährungsbedingungen, also auch

[1] Leitner: Klin. Wschr. **1929**, 1952. — [2] Uramoto: Acta Scholae med. Kioto **5**, 33 (1921). — [3] Meier, Rolf: Z. exper. Med. **87**, 283 (1933). — [4] Dale, Dorothy: J. of Physiol. **46**, 129 (1913). — [5] Hawkins: Physiologic. res., premilinary abstracts **1**, 57 (1923).

mit einem gesteigerten Stoffwechsel verbunden; aber prinzipiell hat die Zellteilung den Charakter einer Unterbrechung des ruhigen Flusses des gewöhnlichen Stoffwechsels, sie bedeutet die Auslösung eines besonderen Mechanismus, muß also in gewissem Umfang eigenen Gesetzen folgen[1]. Diese begriffliche Trennung behält ihr Recht, obwohl es im praktischen Versuch an Zellkulturen oft schwer genug ist, den „Ruhestoffwechsel" der Einzelzelle von Zellteilungsvorgängen zu scheiden.

Sehr viel studiert ist die leicht zugängliche Kohlensäureproduktion der Hefe bei der alkoholischen Vergärung von Traubenzucker, deren Schädigung durch hohe, angebliche Beschleunigung durch kleine Dosen Sublimat eine der experimentellen Stützen für die Verteidigung des sog. „biologischen Grundgesetzes" durch Hugo Schulz[2] war. Die Versuche bewiesen nicht, was Hugo Schulz aus ihnen ablesen wollte[3], wurden auch von späteren Experimentatoren[4] in bezug auf die Gärungsbeschleunigung kleiner Dosen nicht bestätigt. Zeller fand (unter nicht sehr strengen Bedingungen) in langdauernden Versuchen mit Sublimat und Kupfersulfat bei vorsichtiger Dosierung eine anfängliche Abschwächung der Gärung mit späterer Erholung, ja mit späterer Einholung der Kontrollproben durch zeitweilig erhöhte Kohlensäureproduktion. Joachimoglu[4] fand mit Sublimat, ebenfalls in Tagesversuchen, bei keiner Konzentration eine Steigerung der Gärung, ebensowenig Rolf Meier[5] unter sorgfältig definierten Versuchsbedingungen in Stundenversuchen, also unter Bedingungen, wo eine Vermehrung der Zellen während des Versuchs nur unbedeutend sein konnte. Dieser bestimmte überdies parallel zur Kohlensäureproduktion den Sauerstoffverbrauch verschiedener rein gezüchteter Hefen und fand bei Brennereihefe eine Verminderung der Kohlensäureproduktion bereits durch niedrigere (halb so große) Sublimatkonzentrationen, als zur Verminderung der Sauerstoffaufnahme erforderlich waren; die Schwelle lag unter seinen Versuchsbedingungen in der Größenordnung von 10^{-6} bis 10^{-5} g $HgCl_2$. Noch auffälliger war der Unterschied der Empfindlichkeit für die beiden Phasen des Stoffwechsels bei der Einwirkung von Bichromat, wo die Schwellenkonzentrationen der Schädigung um etwa 2 Dezimalen auseinander lagen. An dem gleichen Organismus begann Silberphosphat in derselben Konzentration (oberhalb 10^{-5} g) auf Sauerstoffverbrauch und Kohlensäureproduktion zu wirken. An anderen Hefearten verschoben sich die spezifischen Wirkungen: An Torula wirkte Sublimat, an untergäriger Bierhefe Bichromat gleichförmig auf „Atmung" und „Gärung", während jeweils das andere dieser beiden Metalle wenigstens in abgeschwächtem Grade die bevorzugte Hemmung der „Gärung" erkennen ließ. In diesen Versuchen trat also eine recht fein differenzierte Empfindlichkeit nahe verwandter Organismen und ihrer einzelnen Stoffwechselphasen gegen die geprüften Metalle auf. Im ganzen scheint es, als ob die zur Entwicklung der Gärungskohlensäure führenden Prozesse, d. h. wohl ihre Katalysatoren (Decarboxylase?), gegen Metalle ziemlich hoch empfindlich sind.

Damit stimmt der Befund überein, den v. Euler und Walles[6] bei ihren Saccharasestudien an lebender Hefe (Brennerei-Oberhefe) erhoben: stets war

---

[1] Vgl. dazu auch W. Heubner: Klin. Wschr. 1926, 1 — Münch. med. Wschr. 1927, 1162 — Dtsch. med. Wschr. 1933, 39. — [2] Schulz, Hugo: Pflügers Arch. 42, 517 (1888); 120, 51 (1907); vgl. auch Fußnote 3. — [3] Vgl. Zeller: Biochem. Z. 171, 43 (1926). — Meier, Rolf: Ebenda 174, 384 (1926). — Dazu Hugo Schulz: Ebenda 181, 192 (1927). — Heubner, W.: Ebenda 184, 189 (1927). — [4] Joachimoglu: Biochem. Z. 79, 144 (1917); 130, 239 (1922). — Zeller: Ebenda 171, 43 (1926). — [5] Meier, Rolf: Verh. dtsch. pharmak. Ges. 6, 72 (1926) — Biochem. Z. 174, 384 (1926) — Aepp. 122, 129 (1927). — [6] v. Euler u. Walles: Hoppe-Seylers Z. 132, 167 (1924).

die Cymase durch viel kleinere Silbermengen inaktiviert als Saccharase. Für diese fanden sie bei 11--13 mg% AgNO$_3$ die Grenze deutlicher Inaktivierung, die durch Schwefelwasserstoff reversibel war; die Erscheinung der „Selbstregeneration" war stark ausgesprochen. Die Aufnahme des Silbers in den Zellen war dabei sehr reichlich; sie betrug bis 4% des Trockengewichts; zur Inaktivierung der Saccharase war etwa 200 mal soviel Silber erforderlich wie für das isolierte Ferment. Auch eine interessante Form von „Stimulation" deckten diese Forscher auf: nach mehrstündiger bis tagelanger Einwirkung von etwa 7 mg% AgNO$_3$ bei $p_H = 4,5$ auf die Hefe war deren Vergärungswirkung auf Traubenzucker verschwunden, der invertierende Effekt auf Rohrzucker aber gesteigert; diese Steigerung blieb auch nach Ausschaltung des Silbers durch Schwefelwasserstoff bestehen, so daß die Verfasser glauben, ihn auf Neubildung von Saccharase zurückführen zu sollen.

In eine Reihe mit den besprochenen Versuchen über die Gärung der Hefe stellen sich die von Hüne[1] mit Colibacillen auf Traubenzucker, an denen er eine vermehrte Kohlensäureentwicklung unter der Wirkung kleiner Sublimatmengen beobachtete. An Aspergillus niger in Zuckerlösung beobachtete S. F. Cook[2] durch Kupfer-, Quecksilber- und Silbersalz eine Verminderung der Kohlensäureproduktion; sie trat bei Kupfer erst nach einer Latenzzeit, bei Silber nach vorhergehender Steigerung ein. Die Untersuchung der quantitativen Verhältnisse und des Temperaturkoeffizienten für das Kupfer sprachen für eine reversible chemische Reaktion zwischen dem Metall und Substanzen der Zelle.

Tanaka[3] beschrieb gesteigerte Atmung bei der Grünalge Chlorella bei Gegenwart kleiner Kupfermengen; weniger wirksam waren Eisen und Zink, kaum noch Mangan oder Nickel. Otsuka[4] sah einen beschleunigten Abbau von Tyrosin zu p-Oxyphenylmilchsäure durch Proteusbakterien bei Zusatz von etwa 0,05% Metallsalzen zur Nährlösung; Kupfer und Quecksilber wirkten umgekehrt, d. h. sie verschlechterten die Ausbeute an Säure, während sie sonst auf das Doppelte bis 6fache der Kontrollprobe stieg, und zwar entsprechend der Reihenfolge Wismut, Zinn, Silber, Nickel, Kobalt, Blei, Mangan, Zink, Chrom, Eisen, Uran, Aluminium. Bei Gegenwart von reichlich Milchzucker war der Effekt aufgehoben, dagegen bewirkte Quecksilbersalz die Bildung von p-Oxyphenylessigsäure. Es ist nach allem leichtverständlich, daß auch die Bildung spezifischer Zellprodukte durch Metalle beeinflußt wird: Laubenheimer[5] beschrieb die Abschwächung der Giftigkeit von Tetanus- und Diphtherietoxin sowie des Endotoxins des Shiga-Kruse-Bacillus durch Kupfer; auch Silber zeigte einen analogen Effekt gegenüber den Toxinen des Tetanus- und des Typhusbacillus, nicht des Shiga-Kruse-Ruhrbacillus. Dabei blieb die immunisierende Fähigkeit der Toxine erhalten. In Übereinstimmung damit fanden Ditthorn und Schultz[6] an Gonokokkenextrakten und sonstigem artfremdem Eiweiß, daß die durch Metallsalz gefällten Niederschläge ihren „biologischen" Charakter beibehielten. Walbum[7] konnte die Hämolysinbildung von Staphylokokken durch Salze des Mangans, Nickels, Cadmiums, Goldes und Platins beschleunigen.

[1] Hüne: Zbl. Bakter. I 43, 135 (1908). — [2] Cook, S. F.: J. gen. Physiol. 9, 63, 575 (1926); nach Ronas Berichten 40, 138 und Péterfis Berichten 1, 610; 3, 595. — [3] Tanaka: J. of orient. Med. 4, 11 (1925); nach Ronas Berichten 36, 378. — [4] Otsuka, Jchiro: Biochem. Z. 114, 81 (1921). — [5] Laubenheimer: Z. Hyg. 92, 78 (1921); nach Ronas Berichten 12, 34. — [6] Ditthorn u. Schultz: Z. Immun.forsch. 14 I, 103 (1912). — [7] Walbum: C. r. Soc. Biol. Paris 85, 376 (1921); nach Ronas Berichten 9, 463.

8. „Reizwirkung" kleinster Metalldosen.

Verschiedene Beobachtungen (vgl. z. B. oben S. 652, 655, 669) machen es erforderlich, von den „Reizerscheinungen", die man unter der Einwirkung kleiner Mengen von „Giftstoffen", also auch von Metallen beobachten kann, besonders zu sprechen. Bekanntlich haben Hugo Schulz[1] und Rudolf Arndt[2] ein sog. „biologisches Grundgesetz" aufgestellt[2], nach dem ganz allgemein „schwache Reize die Lebenstätigkeit anfachen, mittelstarke sie fördern, starke sie hemmen und stärkste sie aufheben". Hueppe[3] schloß sich ebenfalls dieser Anschauung insonderheit für chemische Einwirkungen an, indem er jedem Stoff, der Protoplasma vernichtet, die Fähigkeit zuschrieb, in geringen Mengen — jenseits eines „Indifferenzpunktes" in der Reihe der Konzentrationen — als „Reiz" zu wirken und die „Lebenseigenschaften" zu erhöhen.

Die Frage ist an sich unabhängig davon, ob die protoplasmaschädigenden oder -„reizenden" Substanzen Metallverbindungen sind oder nicht. Sie ist im Laufe von Jahrzehnten vielfach diskutiert, öfter allerdings zitiert als nachgeprüft worden. Man kann heute wohl eine ziemliche Übereinstimmung darüber annehmen, daß der durch das „biologische Grundgesetz" ausgesagte Tatbestand zwar zu beobachten ist, daß aber von einer allgemeinen, dem Lebendigen an sich innewohnenden strengen Gesetzmäßigkeit nicht gesprochen werden kann. Nicht jede Reaktion auf Umwelteinflüsse jeder beliebigen Art folgt dem Arndt-Schulzschen Gesetz[4]. Wo man etwas wahrnimmt, was als gesteigerte „Lebenstätigkeit" gedeutet werden kann, ist immer ernsthaft zu prüfen, ob diese Deutung berechtigt ist. Weiterhin bleibt es eine Aufgabe für den Einzelfall, die Bedingungen zu ergründen, unter denen der Reizeffekt kleiner Dosen eines Protoplasmagiftes eintritt. Unter übersehbaren Bedingungen und bei sorgsamer statistischer Auswertung ausreichenden Materials war an Fibroblastenkulturen ein Stimulationseffekt durch chemische Mittel nicht nachzuweisen[5].

In diesen größeren Rahmen ordnen sich Metallverbindungen deshalb ein, weil sie im allgemeinen die Eigenschaften von „Zell-" oder „Protoplasmagiften" besitzen (vgl. oben S. 655) und weil daher manche der Beobachtungen über die „Reizwirkung" kleiner Dosen an Metallen gewonnen wurden. Auch dürften die Metalle insofern in einem besonderen Lichte stehen, als sie — allgemein chemisch gesprochen — zu den wirksamsten Katalysatoren gehören, also zu solchen Stoffen, die chemische Umsetzungen beschleunigen können. Es lassen sich daher mit ihnen von vornherein Vorstellungen verknüpfen, die z. B. eine vermehrte Ausnutzung von Nährmaterial und damit rascheres Wachstum naturwissenschaftlich verständlich machen würden (vgl. oben S. 651 ff.).

Wenig Bedeutung haben Beobachtungen der Art, daß Paramäcien vor der Abtötung durch Kupfer ein Stadium beschleunigten Cilienschlags („Erregung") erkennen lassen[6] u. dgl. m. Dies sind allgemein-biologische Absterbeerscheinungen, die man wohl kaum berechtigterweise als „Anfachung der Lebenstätigkeit" bezeichnen kann.

---

[1] Schulz, Hugo: Virchows Arch. 108, 427 (1877) — Pflügers Arch. 42, 517 (1888); 120, 51 (1907). — [2] Arndt, Rudolf: Biologische Studien. I. Das biologische Grundgesetz. Greifswald 1892. — [3] Hueppe: Naturwissenschaftliche Einführung in die Bakteriologie. S. 55. Wiesbaden: Kreidels Verlag 1896. — [4] Vgl. Süpfle: Münch. med. Wschr. 1922, 920. — Niethammer, Anneliese: Biochem. Z. 184, 370 (1927). — Heubner, W.: Klin. Wschr. 1922, 1350; 1925, 1385, 1433 — Dtsch. med. Wschr. 1927, 1667; 1933, 39. — [5] Orzechowski, G. (Pharmakol. Institut Berlin): Noch nicht veröffentlichte Versuche. — [6] Löhner u. Markovits: Pflügers Arch. 195, 417 (1922).

Viel wichtiger sind Erscheinungen des Wachstums, also der Vermehrung der lebenden Masse im Laufe längerer Zeit und für längere Dauer. So fanden übereinstimmend Hüne[1] und Fred[2] Kupfersulfat in den Größenordnungen 10^{-5} bis 10^{-7} als wirksam im Sinne einer beschleunigten Zellvermehrung an Bakterien (Colibacillen, Pyocyaneus, Azotobakter u. a.), die im flüssigen Nährboden 4 Stunden bei $37°$ gehalten wurden; das gleiche beschrieb Hüne für Sublimat, Fred für Kaliumbichromat. Hefe wuchs bei Gegenwart von 10^{-4} bis 10^{-6} Kupfersulfat beschleunigt (Fred). Leitner[3] beschrieb eine starke Vermehrung von Colibacillen in einer Lösung von Kupferhydroxyd gegenüber einer Kontrollprobe in reinem Wasser; er fand bei gleicher Einsaat im ccm nach 18stündiger Bebrütung:

$$
\text{in „Kupferoxyd-lösung"}
\left\{
\begin{array}{llll}
\text{gesättigt} & . & . & . & 10 \\
1/_2 & ,, & . & . & . & 5 \\
1/_4 & ,, & . & . & . & 1{,}8 \\
1/_8 & ,, & . & . & . & 1{,}0 \\
\text{in Wasser} & . & . & . & . & 0{,}2
\end{array}
\right\}
\begin{array}{l}
\text{Millionen} \\
\text{Keime}
\end{array}
$$

Beschleunigte Sporenbildung sah Olga v. Plotho[4] an jungen Stäbchen von Bacillus megatherium nach Einbringen in Hefewasser mit 2,5 mg% „Elektrokollargol" ($= 0{,}15$ mg kolloiddispersem Silber im Liter); bei 40mal höherer Konzentration war die Sporulation des gleichen Organismus vermindert, bei 100facher aufgehoben.

K. A. Jensen[5] betrachtete unmittelbar unter dem Mikroskop im Nährboden die Teilungsgeschwindigkeit von Bakterien (Coli-, Typhus- und Tuberkelbacillen) und fand eine Erhöhung des Keimungsprozentsatzes bei Zusatz kleiner Mengen von Mangan, Kupfer, Silber, Gold und Platin. Auch das Angehen auf weniger geeigneten Nährböden wurde erleichtert, die Latenzzeit bei Laboratoriumsstämmen des Tuberkelbacillus verkürzt — doch interessanterweise nicht bei frisch aus dem Lebenden gezüchteten Stämmen!

Auf festen Nährböden wurde sehr häufig die Beobachtung wiederholt, daß bei Auflegen eines Metallstückchens oder schwer löslichen Metallsalzes auf eine beimpfte Bakterienkulturplatte ein sog. „Randwulst" auftrat, d. h. an der Grenze des durch Lösung und entwicklungshemmende Wirkung des Metalls entstehenden „keimfreien Hofes" (vgl. oben S. 646ff.) eine Zone zu erkennen war, in der die Kulturen des Organismus besonders üppig gewachsen waren, während peripher davon Kulturen geringeren Ausmaßes und in geringerer Dichte die Platte gleichmäßig überzogen. Ganz analoge Befunde hatte Gassner[6] auf Nährböden aus Ackererde, die mit Brandpilzsporen (vor allem Tilletia tritici) besät und mit schwer löslichen Quecksilberverbindungen belegt wurden. Seit langer Zeit hat man die Erklärung dieser Erscheinung darin gesucht, daß man den kleinsten eben noch wirksamen Metallkonzentrationen, wie sie ja am Rande der Zone unveränderten Wachstums anzunehmen sind, im Gegensatz zu den höheren, wachstumhemmenden Konzentrationen eine Stimulationswirkung zuschrieb[7]. Die Erscheinung galt und gilt als einer der Belege für die Arndt-Schulzsche Regel.

[1] Hüne: Zbl. Bakter. I, Orig. 48, 135 (1909). — [2] Fred: Zbl. Bakter. II, 31, 185 (1911). — [3] Leitner: Klin. Wschr. 1929, 1952, 1955. — [4] Plotho, Olga v.: Biochem. Z. 110, 33, 55 (1920). — [5] Jensen, K. A.: Z. Immun.forsch. 46, 59 (1926); nach Ronas Berichten 35, 894. — [6] Gassner: Zellstimulat.forsch. 1, 467 (1925). — [7] Bolton: Trans. Assoc. amer. Physicians 9, 174 (1894). — Von neueren Arbeiten vgl. Löhner: Wien. klin. Wschr. 32, 911 (1919). — Doerr: Biochem. Z. 107, 207 (1921). — Seiffert: Ebenda 129, 50 (1922).

Gegen die Beweiskraft der Randwülste zu Gunsten einer Stimulation haben Cobet und van der Reis[1] Einwände erhoben. Sie betonten vor allem, daß die Kulturen in der Randpartie in bezug auf die Ausnutzung des Nährbodens bevorzugt seien. Doch ist Wachstumsvermehrung auch beobachtet worden, wenn der ganze Nährboden gleichmäßig mit geeigneten Giftkonzentrationen getränkt war, wenn also ein „Rand" gegen den freien Nährboden hin gar nicht vorhanden war: Süpfle[2] und Paul Hofmann[3] sahen bei sorgfältiger Zählung und Messung eine Vermehrung und Vergrößerung der Kulturen (auf Nähragarplatten) um rund 100% gegenüber metallfreien Kontrollproben bei 0,7 mg% $AgNO_3$, 0,2 mg% $HgCl_2$ oder 2 mg% $ZnCl_2$ an Mäusetyphus; 2 mg% $CuCl_2$ oder 0,1 mg% $HgCl_2$ an Micrococcus pyogenes.

Für die richtige Beurteilung solcher Metallwirkungen ist es allerdings notwendig, sich vor Augen zu halten, daß wenigstens einige Metalle „lebenswichtig", d. h. also Nahrungsstoffe für manche Organismen sind, ohne die sie bestimmte Funktionen nicht erfüllen können. So fand Bortels[4] in sorgfältigen Versuchen, daß Hefe in ihrem Nährboden Zink braucht, Aspergillus niger Zink, Eisen und Kupfer, davon das Kupfer speziell zur Bildung des ihm eigentümlichen schwarzen Farbstoffes; Bacillus prodigiosus bedarf des Eisens zur Erzeugung seines schönen Farbstoffes, im übrigen noch Zink. Die Bedeutung des Zinks für solche Organismen wurde bereits von Raulin[5] erkannt. (Anneliese Niethammer[6] beschrieb jedoch eine Stimulation von Aspergillus auch durch Silber- und Chromsalz.)

Ein besonderes Problem bildet die Frage der „Stimulation" des Wachstums höherer Pflanzen durch Behandlung der Samen oder des Bodens mit kleinen Metallmengen; sie ist in der landwirtschaftlich-phytochemischen Literatur vielfach behandelt worden, jedoch mit recht widerspruchsvollen Ergebnissen[7]. Soviel scheint heute gewiß zu sein, daß von einer allgemeinen Stimulationswirkung zahlreicher Substanzen, darunter Mangan-, Eisen- und Quecksilbersalzen, wie sie z. B. B. Popoff[8] behauptete, nicht die Rede sein kann[9], und daß sie die von ihm und anderen erhoffte Bedeutung in der landwirtschaftlichen Praxis nicht erlangt hat. Dennoch ist nicht zu verkennen, daß unter gewissen Bedingungen nach Einwirkung von Metallverbindungen (besonders des Quecksilbers und des Kupfers) eine Steigerung des Ertrags erzielt wird. Ein einfacher und klarer Fall dieser Art liegt vor, wenn auf der Oberfläche von Samen angesiedelte pathologische, für die Wirtspflanze schädliche Keime niederer Organismen abgetötet werden, so daß das auskeimende Pflänzchen von vornherein bessere Entwicklungsbedingungen bekommt[10]. So gingen z. B. in einem von Heubner[10] beobachteten Fall von pilzbefallenen Weizenkörnern

[1] Cobet u. van der Reis: Biochem. Z. 129, 73; 133, 49 (1922). — Vgl. dazu Seiffert: Ebenda 133, 46 (1922). — [2] Süpfle: Münch. med. Wschr. 1922, 920. — [3] Hofmann, Paul: Arch. f. Hyg. 91, 231 (1922). — [4] Bortels: Biochem. Z. 182, 301 (1927). — [5] Raulin: Études chimiques sur la végétation. Thèse des Paris 1870. — Annalen der Landwirtschaft in den kgl. preuß. Staaten 1873, 93. — [6] Niethammer, Anneliese: Biochem. Z. 184, 370 (1927). — [7] Vgl. z. B. Micheels: C. r. Acad. Sci. Paris 143 II, 1181 (1906): Versuche mit Weizen und Zinn, Zink und Blei. — Siehe ferner Fred: Zit. S. 671. — [8] Popoff: Dtsch. med. Wschr. 1915, 1253 — Naturwiss. 1922, 1128 — Biol. Zbl. 1922, 395; 1923, 244. — Vgl. ferner zahlreiche Arbeiten in der von Popoff und Gleisberg herausgegebenen Zeitschrift „Zellstimulationsforschungen" 1925—1929 — Berl. med. Ges. Dez. 1926; Klin. Wschr. 1927, 185 usw. — Die Zellstimulation. Berlin: Paul Parey 1931. — [9] Vgl. u. a. Gassner: Ber. dtsch. bot. Ges. 44, 341 (1926). — Referat über Popoffs Buch von Czaja: Klin. Wschr. 1931, 1729. — [10] Vgl. Gassner: Arb. biol. Reichsanst. Land- u. Forstw. 11, 339 (1922). — Gassner u. Ilse Esdorn: Ebenda 3,3. — Heubner, W.: Z. physik. Chem. A, Haber-Bd. 198 (1928). — Niethammer, Anneliese: Zellstimulat.-forsch. 3, 201, 223 (1929).

ohne Behandlung nur 48% auf, nach Quecksilberbehandlung jedoch bis zu 92% ; dabei war das Durchschnittsgewicht des einzelnen Pflänzchens geringer als in den Kontrollen, die gesamte „Ernte" aber natürlich viel größer. Aber auch sonstige nicht immer definierbare Störungen oder Unvollkommenheiten der Entwicklung scheinen eine Disposition für einen Stimulationseffekt zu schaffen. Rasch und reichlich auskeimende Pflanzen lassen keine oder höchstens eine zweifelhafte Stimulation erkennen[1]. Solche Unterschiede machen die Widersprüche zwischen verschiedenen Beobachtern einigermaßen verständlich, ohne jedoch bereits eine Aufklärung für diejenigen Fälle zu geben, in denen der stimulierende Effekt deutlich war, oder die Bedingungen zu umgrenzen, die für den Effekt erforderlich sind. Schoeller[2] u. a. beschrieben rascheres Wachstum von jungen Pflänzchen nach Behandeln der Samen mit organischen Quecksilberverbindungen, Noeldechen[3] Analoges bei Gerste nach Einwirkung von Mangan-, Zink-, Kupfer-, Quecksilber-, Silber- und Bleisalzen, Densch[4] Ertragssteigerung bei Gerste und Bohnen nach Versetzen des Ackerbodens mit Kupfersulfat. Dabei war in den aufgegangenen Pflanzen Kupfer nachzuweisen, ebenso wie Quecksilber bei entsprechender Vorbehandlung (Heubner[5], Stock[6]). Anneliese Niethammer[7] beschrieb am Markparenchym von Kartoffelknollen (Solanum tuberosum) eine Beschleunigung der Zellteilung durch Behandeln der Schnitte mit Zinksulfat. Zahlreiche sonstige Mitteilungen über wirkliche oder scheinbare Stimulation an höheren Pflanzen seien übergangen, weil sie nichts prinzipiell Neues und keine Aufklärung des Sachverhalts bringen.

Die Stimulation von Pflanzen durch Metallsalze ist kein abgegrenztes Problem für sich, sondern ordnet sich dem viel größeren Problem der Stimulation durch Chemikalien, Strahlungen oder andere Einwirkungen überhaupt ein[8].

9. Metallwirkungen an Metazoen.

a) Pflanzen.

Auf höhere Pflanzen wirken Metallsalze (z. B. in der Nährlösung) oberhalb gewisser Konzentrationen natürlich schädlich ein, wie schon sehr lange bekannt ist[9]. Coupin[10] fand für junge Getreidepflänzchen als wachstumsverhindernde (nicht aufhebende) Grenzkonzentrationen:

Kupfersulfat . . . . . . 1:30 Millionen	Palladiumchlorür 1:500000
Sublimat . . . . 1:30 „	Bleinitrat 1:100000
Cadmiumchlorid . . . . . 1:10 „	Aluminiumsulfat 1: 50000
Silbersulfat . . . . 1: 2 „	Zinksulfat 1: 40000
Silbernitrat . . . . 1: 1 Million	Mangannitrat(chlorid) 1: 10000
	Aluminiumchlorid 1: 10000

[1] Niethammer, Anneliese, S. 229: Zit. S. 672, Fußnote 10. — Gerlach und Seidel: Landw. Jb. 62, 161 (1925). — [2] Schoeller: Naturwiss. 10, 1071 (1922). — [3] Noeldechen: Kühn-Arch. 9, 264 (1925), zit. nach Zellstimulat.forsch. 2, 202. — [4] Densch: Landw. Jb. 60, 130 (1924). — Ferner Densch u. Hunnius: Z. Pflanzenernährung u. Düngung 3 A, 369 (1924). — [5] Heubner: Verh. dtsch. pharmakol. Ges. 5, 41 (1925) — Haber-Festschrift: Zit. S. 672 — S. auch Rektoratsrede in den Mitteilungen des Universitätsbundes Göttingen 10, H. 1, S. 1, 6 (1928). — [6] Stock u. Zimmermann: Z. angew. Chem. 41, 1336 (1928) — Z. Getreidewes. 16, 6 (1929). — Vgl. aber auch Stock u. Lux: Z. angew. Chem. 44, 200 (1931). — Stock: Naturwiss. 19, 499 (1931) — Klin. Wschr. 1931, 454. — Borinski: Klin. Wschr. 1931, 149 — Dtsch. med. Wschr. 1931, 1060. — [7] Niethammer, Anneliese: Protoplasma (Berl.) 2, 392 (1927). — [8] Historisches zu dieser Frage s. u. a. bei Carette: J. Pharmacie 6, 151 (1927); nach Ronas Berichten: 43, 549. — Ferner E. Hiltner: Prakt. Bl. Pflanzenbau 2, 197, 221 (1924/5). — [9] Vgl. u. a. Nobbe, Baessler u. Will: Landw. Versuchsstat. 37, 381 (1884). — Knop: Bot. Zbl. 22, 35 (1885). — [10] Coupin: C. r. Acad. Sci. Paris 132, 645 (1901).

Unter geeigneten Versuchsbedingungen kann man die von den pflanz-lichen Geweben aufgenommenen Metalle durch Reagenzien als Niederschlag auf der Zellwand nachweisen (z. B. Kupfer, Blei, Silber, Cadmium, Eisen, Nickel, Kobalt)[1].

Über „Stimulation" des Pflanzenwachstums durch Metalle vgl. oben S. 672f.

b) Tiere.

An Fischen (kleinen Forellen, Salvelinus fontinalis) untersuchten Kahlen-berg und Mehl[2] die Giftwirkung verschiedener Metallsalze, indem sie die Zeit maßen, bis die Tiere — gewöhnlich nach vorhergehenden heftigen Bewegungen — die Bauchseite nach oben kehrten, was den bald eintretenden Tod anzeigte. In 0,01 normalen Lösungen der Sulfate trat der Effekt ein bei Zink nach 80, bei Nickel nach 70, bei Cadmium nach 45, bei Kupfer nach 26 Minuten; in 0,002 n-Kupfersulfat nach 40 Minuten. Die Kiemen waren nach der Einwirkung von Zink und Cadmium grau, von Nickel braun, von Kupfer bläulich gefärbt; der Körper der Tiere färbte sich durch Nickel und Kupfer etwas dunkel.

Für den Warmblüter lassen sich — unbeschadet der Besonderheiten jedes Metalles — doch einige allgemeinere Aussagen machen, die für alle oder wenig-stens für viele Metalle Gültigkeit haben. Die chemische Natur der meisten Metallsalze und die Reaktion zwischen ihnen und Eiweißstoffen (vgl. oben S. 628ff.) bedingen es notwendigerweise, daß am Orte der Berührung von Metall-salz in irgend erheblicher Konzentration mit lebenden Zellen, z. B. auf einer Schleimhautoberfläche, Ätzungen gesetzt werden, also rasche Abtötung der betroffenen Bezirke mit folgenden Substanzverlusten (Geschwüren), reaktiver Entzündung der Umgebung usw. Die entstehenden Ätzschorfe sind gewöhnlich dicht und relativ entquollen, natürlich unter Umständen mit der für die ein-wirkenden Metalle charakteristischen Farbe imprägniert, z. B. bläulich bei Kupfer, gelblich bei Eisen usw.

Die resorptiven Wirkungen können in 3 Gruppen geteilt werden, vornehmlich unter Berücksichtigung der Geschwindigkeit, mit der die Ausbildung der Symptome erfolgt: Die akute Wirkung läßt ihre charakteristischen Funktionsstörungen Minuten oder Stunden nach einmaliger Giftzufuhr, die subakute im Laufe von Tagen erkennen, während eine chronische Wirkung die häufig wiederholte Zufuhr kleinerer Giftdosen während längerer Zeit voraussetzt; erst nach Monaten oder Jahren zeigen sich die charakteristischen Symptome. Chronische Vergiftungen lassen sich natürlich auch durch einmalige Deponierung einer größeren Menge sehr schwer löslicher Metallverbindungen erzeugen. „Sub-chronische" Vergiftungen sind sehr langsam einsetzende, evtl. auch mehrfach wiederholte subakute Vergiftungen. Eine ganz scharfe Grenze läßt sich natur-gemäß nicht ziehen, da die Symptome vielfach dieselben sind und die zeit-liche Einteilung, die ursprünglich aus praktischen Gesichtspunkten vorgenom-men wurde, streng wissenschaftlich betrachtet mehr oder weniger willkürlich erscheinen muß.

Auch in den resorptiven Wirkungen der Metalle kommt natürlich ihre Reaktionsfähigkeit mit Eiweiß und anderen überall verbreiteten Zellbau-steinen, mit Fermenten u. dgl. zur Geltung; nur die Konkurrenz verschie-dener Zellformen sowie der außerhalb der Zellen zirkulierenden Eiweißstoffe usw. bedingt eine gewisse Differenzierung. Von vornherein wird man erwarten müssen, was sich auch vielfach bestätigt, daß der ganze Organismus, sein

---

[1] Devaux: C. r. Acad. Sci. Paris 133, 50 (1901). — [2] Kahlenberg u. Mehl: J. physic. Chem. 5, 113 (1901).

„Tonus", sein Stoffumsatz, seine Zellregeneration usw. von der Metallwirkung betroffen werden kann. Weiterhin ist leichtverständlich, daß ähnlich wie die Stätten der lokalen Metallwirkung auch diejenigen Gebilde des Organismus, in denen sich während der Ausscheidung relativ große Mengen des Metalls auf beschränktem Raume wieder sammeln, seiner protoplasmaschädigenden Einwirkung besonders stark ausgesetzt sind. Dies gilt in erster Linie für die Niere, ferner aber auch für den Verdauungstractus, besonders Mundhöhle und Dickdarm; auch die Leber kann in gewissem Sinne als Ausscheidungsorgan betrachtet werden.

Weiteres darüber zu sagen, was allgemein Gültigkeit hätte, ist jedoch nicht möglich, weil verschiedene Metalle im einzelnen durchaus ihre Eigentümlichkeiten haben. So verschiebt sich z. B. das Ausmaß, in dem Darm (+ Leber) und Niere für die Ausscheidung in Anspruch genommen werden, bei den verschiedenen Metalle beträchtlich: Almkvist[1] fand an Kaninchen bei Vergleich von Quecksilber, Wismut und Blei, daß die beiden erstgenannten etwa zu $^7/_{10}$ im Harn, zu $^3/_{10}$ im Kot ausgeschieden werden, Blei dagegen zu etwa $^4/_{10}$ im Harn und zu $^6/_{10}$ im Kot. Aber auch innerhalb des einzelnen Ausscheidungsapparates gibt es Differenzen: O. Suzuki[2] zeigte, daß von Chromat, Uran und Quecksilber jedes seine eigene Prädilektionsstelle im Verlaufe der Harnkanälchen hat, insofern sie in der genannten Reihenfolge mehr den proximalen, medialen oder terminalen Abschnitt der Hauptstücke schädigen (Schleifenschenkel und Schaltstücke sind nach Suzuki stets weniger ergriffen als die Hauptstücke).

Für das Wandern des aufgenommenen und noch nicht ausgeschiedenen Metalls im Körper hat W. Straub[3] den Ausdruck „Strom" gebraucht und vom Beispiel des Bleis ausgehend den Metallstrom als charakteristische Voraussetzung für die Entstehung chronischer Metallvergiftungen angesehen. In den Versuchen von Erlenmeyer wurde ein Depot von Bleicarbonat unter der Haut angelegt, von dem der „Bleistrom" durch den Körper ausging. Ähnlich verfuhr Komiyama[4] mit Depots von Bleicarbonat, Wismutsubnitrat, Kalomel u. dgl., während er gleichzeitig an anderer Stelle frisch gefällten Schwefel injizierte; nach 12—24 Stunden färbte sich dieser durch Metallsulfid dunkel, einen Tag später trat dasselbe am Depot des Metallsalzes auf; Komiyama hielt den gleichmäßigen „Metallstrom" für bedeutsam in therapeutischer Hinsicht, z. B. bei der Schmierkur. Eine besondere Aufklärung kann in der Betonung des Ausdrucks „Metallstrom" nicht gesehen werden, auch gibt er den allgemein geläufigen und selbstverständlichen Vorstellungen kaum einen neuen Inhalt; denn das „Vorüberfließen" irgendeiner Substanz an den funktionierenden Gebilden der Organismen kann keinen Einfluß auf die Funktion haben, wenn nicht irgend einmal ein substantieller, molekular- oder micellar-chemischer Kontakt mit dem Material der belebten Systeme erfolgt. Die Annahme einer mangelnden „Retention", auf die sich Straub und seine Schüler stützen, könnte also nur eine quantitative Bedeutung in bezug auf Grad und Dauer des Kontaktes haben; damit würden sich die chronischen Metallvergiftungen doch mehr formal von anderen Wirkungsmechanismen absetzen; daraus auf eine

[1] Almkvist: Biochemic. J. 18, 693 (1924). — [2] Suzuki, O.: Zur Morphologie der Nierensekretion. Jena: Gustav Fischer 1912. — [3] Straub, W.: Münch. med. Wschr. 1910, 1363; 1914, 5 — Dtsch. med. Wschr. 1911, 1469. — Erlenmeyer, Ernst: Blei und Eisenbilanz bei exper. chron. Bleivergiftung. Inaug.-Diss. Freiburg 1911 — Verh. d. Kongr. inn. Med. 30, 455 (1913) — Z. exper. Path. u. Ther. 14, 310 (1913). — [4] Komiyama: Klin. Wschr. 1925, 2012.

prinzipielle, qualitative Verschiedenheit zu schließen, wie Straub wohl im Sinne hatte, wäre schon rein logisch schwer zu begründen. Überdies können aber die tatsächlichen Befunde, auf die sich Straub gestützt hatte, heute kaum mehr als stichhaltig, mindestens nicht als allgemeingültig angesehen werden: Behrens und Elisabeth Fees[1] ermittelten mit verbesserter Methodik eine recht beträchtliche Retention von Blei bei Mäusen, das sich allerdings vor allem in den Knochen ablagert[2].

Daß in der Leber Metalle leicht gestapelt werden, wie ihre Stellung als hinter den Darm geschaltetes Filter wie auch als Ausscheidungsorgan für die Galle leicht verständlich macht, ist längst bekannt und von praktischer Wichtigkeit bei der analytischen Expertise von metallischen Vergiftungen. Nach spektralanalytischen Untersuchungen von Hilde Turnwald und Haurowitz[3] enthalten normale menschliche Lebern stets auch Zinn; für Eisen, Kupfer, Zink und Mangan haben dies ältere chemische Analysen schon häufig festgelegt. Beträchtliche Fortschritte in der Ermittelung von Metallspuren und in der richtigen Beurteilung der erhaltenen Befunde sind durch die Arbeiten von Walther und Werner Gerlach[4] bereits erzielt und weiterhin zu erwarten.

Anzeichen für eine allgemeine Gewebswirkung vieler Metalle finden sich in großer Zahl: Abmagerung und Störungen der Blutregeneration sind wohl am leichtesten erkennbar. Die in der Pathologie und Diagnostik der menschlichen Bleivergiftung so wichtige „basophile Körnung" der roten Blutzellen beschrieb Papsdorf[5] an Meerschweinchen auch nach Zufuhr von Zink oder Silber, Verschiebungen des Blutbildes an Kaninchen und Meerschweinchen Bianchini[6] nach langdauernder Behandlung mit Blei, Kupfer oder Quecksilber; Sabatini[7] sah am Menschen eine Vermehrung aller Formelemente in der Volumeneinheit Blut nach intravenöser Injektion von 0,5—1 mg der Chloride des Zinks, Kupfers oder Quecksilbers.

Hand in Hand mit dem Gewichtsverlust ging in Versuchen von Neščadimenko[8] an Kaninchen der Gehalt des Blutes an Katalase und Protease herab, während die Lipase anstieg.

Walbum kam auf Grund umfassender Untersuchungen[9] zu der Überzeugung, daß richtig gewählte, wiederholte kleine Dosen von Metallsalzen imstande seien, die Empfindlichkeit von Versuchstieren gegen Infektionen zu vermindern, und zwar durch Anregung einer vermehrten Antikörperbildung. Dementsprechend vermochte er auch durch Kombination einer Behandlung mit Metallsalz und Antiserum bei infizierten Versuchstieren experimentell-therapeutische Erfolge zu erzielen. Eine Übersicht systematischer Durchprüfung zahlreicher Metalle gibt Abb. 13 wieder. Lyding[10] erlebte bei einer Nachprüfung der Angaben Walbums vielfache Fehlschläge; jedoch bestätigte

[1] Fees, Elisabeth: Acpp. **165**, 583 (1932). — [2] Vgl. dazu z. B. Behrens u. Anny Baumann: Z. exper. Med. **92**, 241, 251 (1933). — [3] Turnwald, Hilde, u. Haurowitz: Hoppe-Seylers Z. **181**, 176 (1929). — [4] Gerlach, Walther und Werner: Die chemische Emissions-Spektralanalyse, II. Teil, besonders S. 79 ff. Leipzig: Voss 1933. — [5] Papsdorf: Fol. haemat. (Lpz.) **40**, 387 (1930); nach Ronas Berichten **56**, 725. — [6] Bianchini: Haematologica (Pavia) **10**, 33 (1929); nach Ronas Berichten **49**, 832. — [7] Sabatini: Policlinico sez. med. **36**, 281 (1929); nach Ronas Berichten **52**, 821. — [8] Neščadimenko: Ukraïn. med. Visti **1927**, 69; nach Ronas Berichten **44**, 547. — [9] Walbum: C. r. Soc. Biol. Paris **85**, 761 (1921) — Acta path. scand. (Københ.) **1**, 378 (1924); **3**, 449 (1926) — Skand. Arch. Physiol. (Berl. u. Lpz.) **46**, 340 (1925) — Z. Immun.forsch. **43**, 433 (1925); **49**, 538 (1927) — Verh. dtsch. pharmak. Ges. (Münster) **9**, 45, Aepp. **147**, 45 (1930). — Walbum u. Schmidt: Z. Immun.-forsch. **42**, 32 (1925). — Schmidt, S.: Ebenda **45**, 305 (1925); vgl. Ronas Berichte **10**, 551; **32**, 832; **33**, 472; **34**, 108; **35**, 165; **39**, 142; **42**, 32, 170. — [10] Lyding: Klin. Wschr. **1929**, 553.

auch er, daß Vergiftungen mit Tetanus- oder Diphtherietoxin (an Meer-schweinchen) durch Manganochlorid gemildert wurden.

Das Schwinden bösartiger Tumoren bei Mäusen, Ratten und Hunden, wenn sie mit Verbindungen verschiedener Metalle (Silber, Kupfer, Kobalt,

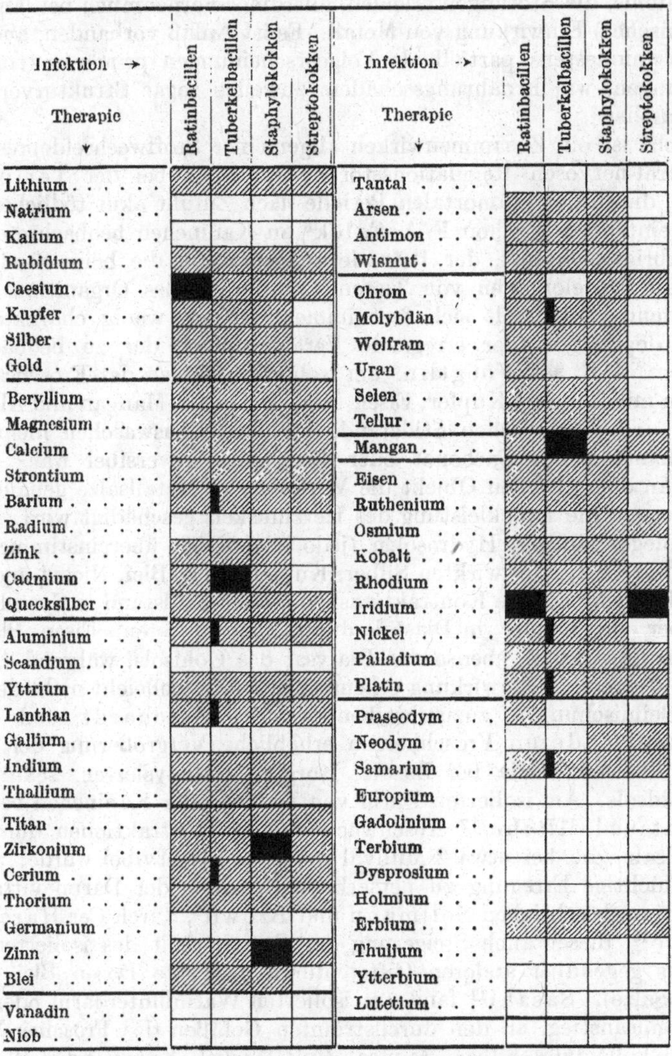

Infektion → Therapie ↓	Ratinbacillen	Tuberkelbacillen	Staphylokokken	Streptokokken	Infektion → Therapie ↓	Ratinbacillen	Tuberkelbacillen	Staphylokokken	Streptokokken
Lithium					Tantal				
Natrium					Arsen				
Kalium					Antimon				
Rubidium					Wismut				
Caesium					Chrom				
Kupfer					Molybdän				
Silber					Wolfram				
Gold					Uran				
Beryllium					Selen				
Magnesium					Tellur				
Calcium					Mangan				
Strontium					Eisen				
Barium					Ruthenium				
Radium					Osmium				
Zink					Kobalt				
Cadmium					Rhodium				
Quecksilber					Iridium				
Aluminium					Nickel				
Scandium					Palladium				
Yttrium					Platin				
Lanthan					Praseodym				
Gallium					Neodym				
Indium					Samarium				
Thallium					Europium				
Titan					Gadolinium				
Zirkonium					Terbium				
Cerium					Dysprosium				
Thorium					Holmium				
Germanium					Erbium				
Zinn					Thulium				
Blei					Ytterbium				
Vanadin					Lutetium				
Niob									

Abb. 13. Therapeutische Versuche an infizierten Nagetieren.
Weiße Felder: nicht untersucht; schraffierte Felder: kein Erfolg der Therapie; schwarz: Umfang der erzielten Heilwirkung (nach Walbum).

Platin, Zinn) in geeigneter Dosierung behandelt wurden, haben Neuberg, Caspari und Löhe[1] beschrieben; bei den experimentell-therapeutischen Be-strebungen zur Bekämpfung des Krebses sind Metalle häufig versucht worden. An teerkrebstragenden Mäusen glaubte z. B. auch Walbum durch Metallsalz, insonderheit Silbernitrat, therapeutische Erfolge erzielt zu haben. Koch-

[1] Neuberg, Caspari u. Löhe: Berl. klin. Wschr. 1912, 1405.

mann[1] kam bei ähnlichen Versuchen (mit Ilse Paetau) zu keinem bejahenden Ergebnis mit Zink-, Quecksilber- und Goldpräparaten, zu einem zweifelhaften mit Blei.

Neben den allgemeinen Stoffwechselfunktionen sind es häufig solche des Nervensystems, die Störungen erleiden, allerdings vornehmlich bei langdauernder (chronischer) Einwirkung von Metall. Es ist Anlaß vorhanden, auch solche Störungen mindestens partiell als Folgeerscheinungen primärer stofflicher Veränderungen, wie Ernährungsschäden, zuweilen sogar Strukturvernichtung usw., anzusehen[2].

Vielleicht ist ein Zusammenwirken allgemeiner Stoffwechseldepression mit einer zentral-nervösen Regulationsstörung im Spiel bei der Temperatursenkung, die in der prämortalen Periode nach Zufuhr akut tödlicher Metallsalzdosen eintritt, wie schon F. A. Falck[3] an Kaninchen beobachtete.

Es erübrigt sich fast, der Befunde zu gedenken, die beim Studium von Metallen an Einzelorganen von Tieren außerhalb des Organismus erhoben wurden; denn es handelt sich fast immer nur um wenig charakteristische allgemein depressive oder erregende Veränderungen der zu beobachtenden Funktionen. Z. B. sah Voegtlin[4] am isolierten Herzen des Frosches bei Zufügung von milchsaurem Kupfer, Eisen, Nickel, Kobalt, Mangan und Aluminium Herzblock und diastolischen Stillstand, der durch Auswaschen nicht, jedoch durch Behandeln mit Carbonat oder Bicarbonat reversibel war. Sasaki[5] definierte an dem gleichen Objekt die Wirkung der Metallsalze genauer dahin, daß vorwiegend die Druckleistung des Herzmuskels geschädigt wird. In Form von gelatinegeschützten Hydrosolen (jedoch ziemlich übereinstimmend auch in Form ihrer Dialysate) wirkten Silber, Kupfer, Zink, Blei, Nickel und Kobalt ebenfalls depressiv auf die Kontraktionshöhe; auch Stillstand in Systole konnte durch Silber oder Kupfer, in Diastole durch Zink eintreten. Eisen, Platin und Zinn waren unwirksam, ebenso das Dialysat des Goldsols, während dieses Sol selbst eine depressive Einwirkung erkennen ließ (die vielleicht nicht dem Gold, sondern Beimischungen zuzuschreiben war?). Weichardt und Unger[6] fanden am ermüdeten Froschherzen erhebliche Vergrößerung der (an sich niedrigen) Pulsamplitude bei Zusatz „sorgfältig dialysierten, schutzkolloidfreien" Goldsols. Am isolierten Darm von Katzen oder Kaninchen beobachteten Salant und Mitchell[7] Abschwächung der Kontraktionen durch Zink- und Nickelsalz, die bei etwa 2 Millival im Liter irreservibel wurde; gelegentlich war flüchtige Erregung zu bemerken. Erregung der Darmkontraktionen durch Thorium beschrieben Sollmann und Brown[8], durch Cer Hara[9], durch Blei Wolpe[10], dieser auch Steigerung der Erregbarkeit des isolierten Darms und Uterus gegenüber anderen Giften durch geringste Dosen Blei (stets in Form der Salze). Sasaki[11] fand am isolierten Warmblüterdarm oder Gefäßstreifen Tonusanstieg, an den durchströmten Gefäßen des Frosches Verengerung durch kolloidales Silber, Kupfer, Zink, Nickel, Kobalt oder Blei; Zink-

---

[1] Kochmann: Klin. Wschr. 1928, 1646. — [2] Vgl. dazu z. B. W. Straub: Münch. med. Wschr. 1914, 5. — [3] Falck, F. A.: Virchows Arch. 51, 519 (1870). — [4] Voegtlin: J. of Pharmacol. 6, 602 (1915). — [5] Sasaki: Acta Scholae med. Kioto 11, 335, 349, 359 — Fol. jap. pharmacol. 8, 1 (1929); nach Ronas Berichten 50, 284, 835. — [6] Weichardt u. Unger: Z. exper. Med. 67, 746 (1929). — [7] Salant u. Mitchell: Proc. Soc. exper. Biol. a. Med. New York 13, 15 (1915) — Biochem. Zbl. 18, 720. — [8] Sollmann u. Brown: Amer. J. Physiol. 18, 444 (1907). — [9] Hara: Aepp. 100, 217 (1923). — [10] Wolpe: Aepp. 117, 306 (1926). — [11] Sasaki: Acta Scholae med. Kioto 11, 335, 349, 359 — Fol. jap. pharmacol. 8, 1 (1929); nach Ronas Berichten 50, 284, 835.

salz erweiterte dagegen die Gefäße. An Froschgefäßen fand Grumach[1] Kontraktion durch Kupfersalz, am Kaninchenohr Tscherkess[2] durch Bleisalz, Taubmann[3] durch Kupfer- oder Silbersalz (aber nicht durch Bleisalz). Wieweit bei den kolloidalen Metallen Nebenumstände (Schutzkolloide) im Spiele waren, ist schwer zu entscheiden; auf jeden Fall hat es den Anschein, daß kleinste Metallmengen imstande sind, die Funktion contractiler Gebilde zu verstärken. Wichtig ist in dieser Beziehung die ausführliche Studie von Schwarze[4] an der Blutegelmuskulatur, in denen er eine Steigerung der Empfindlichkeit gegenüber unwirksamen Dosen Bariumchlorid durch gleichfalls allein unwirksame Dosen verschiedener Metallsalze feststellen konnte: seine Befunde waren positiv bei Platin, Blei, Wismut, Cadmium, Thallium und Cer; unregelmäßig bei Thorium, Aluminium und Zink; negativ bei verschiedenen anderen, oft auch nahe verwandten Metallen.

Soweit genauere Analyse der Wirkungsweise in solchen Versuchen angestrebt wurde, sprachen die Ergebnisse für einen Angriffspunkt der Metalle in der Muskelsubstanz selbst.

Von den Sinnesorganen sind es natürlich die chemischen, Geschmack und Geruch, die bei der Einwirkung von Metallen in Frage kommen. Der „metallische Geschmack" ist eine alltägliche Erfahrung und spielt auch bei der Diagnose metallischer Vergiftungen eine Rolle. Er wurde vor allem durch Max v. Frey[5] und Herlitzka[6] einer sorgfältigen Untersuchung unterzogen. v. Frey erkannte, daß im metallischen Geschmack ein Faktor mitspricht, der auch dem „laugigen Geschmack" zukommt und auf eine Geruchsempfindung infolge Entbindung flüchtiger Basen aus der Mundschleimhaut durch das Metallhydroxyd zurückzuführen ist. Herlitzka bestätigte die Beteiligung des Geruchssinnes und suchte eine saubere Abtrennung des eigentlichen „metallischen Geschmacks" von der Empfindung der „Adstringierung" (Adstriktion) zu erreichen; diese Empfindung haftet zeitlich viel kürzere Zeit, besitzt eine höhere Konzentrationsschwelle als der eigentliche Metallgeschmack und kommt ohne Beteiligung des Geruchs zustande; sie wird in gleicher Weise auch durch Tannin ausgelöst. Auch die Geschmacksqualitäten von sauer, süß oder bitter kommen im Bereich der Metallsalze vor und treten mit dem „metallischen" Geschmack in Konkurrenz. Die Mundschleimhaut scheint bei der Entstehung des metallischen Geschmacks eine besondere Rolle zu spielen; Herlitzka verglich das Betupfen der Nasenschleimhaut mit dem der Lippenschleimhaut und prüfte die Geruchsempfindung von Speichel oder Hühnereiweißlösung nach Zusatz von Metallsalz: ausschließlich die Berührung der Mundschleimhaut mit dem Metallsalz oder mit der ausgewaschenen Metall-Eiweißfällung erzeugte den „Metallgeschmack", der dann aber lange haften blieb und trotz Ausspülens noch nach Stunden auch von einer zweiten Person zu riechen war. Der Metallgeruch konnte noch in zwei verschiedene Qualitäten geteilt werden, die Herlitzka als „Kupfergeruch" und „Ferrogeruch" unterscheidet. Nur der erste entspricht dem typischen „Metallgeschmack", der zweite ähnelt mehr dem Tintengeruch. Ferrisalz erzeugt den typischen (Kupfer-) Geruch, unterscheidet sich also auch darin vom Ferrosalz. Eigentlicher Metallgeschmack wurde beobachtet bei: Kupfersulfat und -acetat, Silbernitrat und -acetat, Goldchlorid, Zink- und Cadmiumsulfat und

---

[1] Grumach: Aepp. **98**, 125 (1923). — [2] Tscherkess: Acpp. **108**, 220 (1925). — [3] Taubmann: Aepp. **118**, 121 (1926). — [4] Schwarze: Aepp. **152**, 91 (1930). — [5] Frey, Max v.: Verh. dtsch. Ges. Naturf. u. Ärzte Kassel **75**, 409 (1903) — Pflügers Arch. **136**, 275 (1910). — [6] Herlitzka: Arch. di Fisiol. **5**, 217 (1908).

-acetat, Mercuri- und Mercuronitrat und -acetat, Thalliumtrichlorid, Zinnchlorür, Vanadiumtetrachlorid, Molybdändichlorid (schwach), Ferrosulfat und -lactat, Ferrisulfat, Platintetrachlorid (sehr schwach), Palladiumnitrat (desgleichen); unsichere Empfindung bei Iridiumtrichlorid.

Kolloidale, auf elektrischem Wege hergestellte Metallösungen von Silber, Gold, Platin, Wismut, Mangan waren geschmacklos mit Ausnahme einer bitteren Empfindung bei Silber vermutlich infolge Verunreinigung.

Zur Bestimmung des Schwellenwertes für den metallischen Geruch wurden je 5 ccm einer Lösung einige Zeit im Munde gehalten, dann ausgespuckt, worauf durch die Nase ausgeatmet wurde. Die dabei gefundenen Werte für die Konzentration der eben noch wirksamen Lösung lagen nahe oder jenseits der Grenze des analytischen Nachweises der Metalle. Tabelle 12 gibt eine Zusammenstellung.

Zahlreiche Beobachtungen Herlitzkas über die bei verschiedenen Metallsalzen auftretenden Geschmacksqualitäten gibt Tabelle 13 wieder.

Tabelle 12. Untere Grenzwerte für die Empfindung des „metallischen Geschmacks" (Geruchs) nach Herlitzka.

Metallsalz	Millival im Liter	Metallsalz	Millival im Liter
Kupfersulfat . . .	0,05	Mercuronitrat . . .	0,10
Kupferacetat . . .	0,11	Mercuroacetat . . .	0,10
Silbernitrat	0,04	Ferrosulfat	0,02
Silberacetat	0,10	Ferroacetat	0,03
Goldchlorid	0,11		

Tabelle 13.

Metallsalz	Normalität	Geschmack auf der Zunge			Empfindung der Adstriktion	„Metallischer" Geruch	Fällung in verdünntem Eierklar
		Spitze	Rand	Grund			
Kupfersulfat	0,01	süß	bitter	süß	+	+	+
Kupferacetat.	0,01	„	bittersüß	„	+	+	+
Feuchtes Kupferhydroxyd		θ	θ	θ	θ	+	θ
Silberacetat	0,006	bitter	bitter	bitter	±	+	+
Silbernitrat	0,003	„	„	„	+	+	+
Goldchlorid	0,005	sauer	θ	θ	++	+	+
Zinksulfat		salzig und sauer	θ	süß	+	+	+
Zinkacetat		salzig und sauer	θ	„	+	+	+
Cadmiumsulfat		sauer	schwach-süß	schwach-süß	+	+	+
Cadmiumacetat	0,10	„	sauer	süßsauer	+	+	+
Mercuroacetat	gesättigt	süßsauer	süßsauer	„	+	+	+
Mercuronitrat	0.004	geschmacklos	geschmacklos	geschmacklos	±	+	+
Mercuriacetat	0 006	sauer	„	„	+	+	+
Mercurinitrat	0,003	θ	bitter	θ	±	+	+
Aluminiumacetat . . . (Ph. G.)	10 %	süßsauer	süßsauer	süßsauer	+	θ	+
Aluminiumsulfat	0,01	„	sauer	süß	+	θ	+
Yttriumnitrat	0,01	süß	süß	„	+	θ	+
Yttriumacetat	0,01	süßsauer	süßsauer	süßsauer	+	θ	+
Lanthannitrat	0,01	süß	süß	süß	+	θ	+
Thalliumsulfat	0,04	salzig	salzig	salzig	?		
Thalliumchlorid		sehr schwach salzig	sehr schwach salzig	bitter	+	+	+
Titanchlorid	0,01	sauer	sauer	sauer	+	θ	θ

Tabelle 13 (Fortsetzung).

Metallsalz	Normalität	Geschmack auf der Zunge			Empfindung der Adstriktion	„Metallischer" Geruch	Fällung in verdünntem Eierklar
		Spitze	Rand	Grund			
Titannitrat	0,02	sauer	sauer	sauer	+	θ	θ
ZrOCl₄	0,02 u. 0,04	süßsauer-salzig	,,	,,	+	θ	+
Zirkonnitrat	0,02	sauer	,,	,,	+	θ	+
Zinnchlorür	0,05	süßsauer	bitter-sauer	bitter-sauer	+	+	+
Ceriumchlorid	0,02	süß	süß	bittersüß	+	θ	÷
Ceriumpropionat . . .	0,028	süßsauer	süßsauer	süßsauer	?	θ	θ
Bleinitrat	0,025	sehr süß	sehr süß	sehr süß	+	θ	÷
Bleiacetat neutral . . .	0,031	,,	,,	,,	+	θ	÷
Thoriumnitrat	0,02	schwach-süß u. bitter	schwach-süß u. bitter	schwach-süß u. bitter	+	θ	+
Vanadinchlorid		süß	süß	süß	++	++	+
Natriumvanadinat . . .	gesättigt	salzig	bitter	bitter	θ	θ	θ
Niobiumchlorid		sauer	sauer	sauer	+	θ	θ
Chromchlorür	0,02	schwach-sauer u. süß	bitter	schwach-sauer u. süß	+	θ	÷
Chrominitrat	0,02	süß-schwach-sauer	süß-schwach-sauer	süß-schwach-sauer	+	θ	θ
Kaliumchromat . . .	0,04	θ	bitter	bitter	θ	θ	θ
Kaliumbichromat . . .	0,014	θ	,,	,,	±	θ	+
Ammoniummolybdat . .		süßsalzig-sauer	,,	,,	+	θ	+
Molybdänsulfat		sauer	sauer	sauer	+	θ	+
Molybdänchlorür . . .		,,	,,	,,	+	±	+
Uranchlorür	0,01	,,	,,	,,	+	θ	+
Uranylnitrat		schwach-sauer	schwach-sauer	süß-schwach-sauer	+	θ	+
Uranylacetat		θ	sauer	sauer	+	θ	+
Manganchlorür		salzig?	bitter	allmählich bitter	θ	θ	θ
Manganoacetat		,,	,,	allmählich bitter	θ	θ	θ
Ferrosulfat	0,125	süß	,,	bitter	+	+	+
Ferrolactat	gesättigt	allmählich süß	θ	θ	+	+	+
Ferrisulfat	0,025 u. 0,05	sauer	bitter-sauer	bitter-sauer	+	+	+
Ferriacetat		ge-schmack-los	ge-schmack-los	ge-schmack-los	0	0	0
Nickelochlorid	0,33	schwach-süßsalzig	bitter-salzig	süßsalzig	0	0	0
Nickeloacetat	0,11	süß	süß	süß	0	0	0
Kobaltochlorid	0,17	salzig	bitter	bitter	+	0	+
Rutheniumchlorid . . .	0,024	sauer	,,	,,	+	0	+
Palladiumchlorwasser-stoffsäure	0,008	,,	sauer	sauer	+	θ	+
Palladiumoxydulnitrat .		,,	,,	,,	+	±	+
Iridiumchlorid (IrCl₃) . .	0,03	,,	bitter-sauer	bitter-sauer	+	±	+
Platinchlorid	0,03 u. 0,06	,,	,,	,,	+	±	+

Eisen.

Von

Emil Starkenstein-Prag.

Mit 40 Abbildungen.

I. Geschichtliches.

„Erkenntnis und Irrtum" geben die Berechtigung, auch bei der zusammenfassenden Darstellung des gesamten gegenwärtigen Tatsachenmaterials[1] auf einem Gebiete der experimentellen Pharmakologie durch einen historischen Rückblick Beobachtungen, Tatsachen und Anschauungen der Vergangenheit kennenzulernen; dies nicht zuletzt aus dem Grunde, um dessentwillen man die Geschichte eines jeden wissenschaftlichen Fachgebietes studiert: um aus der Wellenbewegung des „Für" und „Wider" zu erfahren, was eine Anschauung begründete und was sie wiederum zu Fall brachte. Mehr als auf allen anderen Gebieten erweist sich eine solche historische Betrachtung beim Studium jener Stoffe notwendig, die als Bestandteile unseres Arzneischatzes ihre Aufnahme in diesen teils objektiver Beobachtung und Erfahrung, teils rein spekulativer Denkweise verdanken, für die aber erst experimentelle Forschung und auf ihr beruhende Reproduzierbarkeit des Tatsachenmaterials jene Bedingungen schufen, die als objektive Kriterien für die Erkenntnis einer Wirkung einen bleibenden, von bloßer „Meinung" unabhängigen Wert begründeten.

Es ist vielleicht nicht ohne Bedeutung, darauf hinzuweisen, daß gerade für das Eisen schon vor 130 Jahren die Forderung aufgestellt wurde, aus seiner Geschichte kennenzulernen, „wieweit die Erfahrung der Vorzeit unserer ‚jetzigen' (1805!) entspricht, wie das Mittel zubereitet und angewendet wurde, ob es als spezifisches Mittel wirke, ob es nachteilige Folgen hervorgebracht habe, ob man bei seiner Anwendung von bestimmten klaren Begriffen ausging und wodurch es in besonderen Ruf und dann wieder in Verfall geriet. Durch eigene Ansicht, Versuche und Erfahrungen sollte dann durch den Vergleich mit der Vorzeit das reine Resultat ohne Vorliebe für diese oder jene Theorie erhalten werden".

Seit Aufstellung dieser Forderungen durch A. F. Marcus in seiner Abhandlung über die Anwendung des Eisens in der Medizin[2] hat die Eisenfrage vorerst eine Entwicklung genommen, die keineswegs den Beweis dafür erbringen kann, daß die von Marcus aufgestellte Forderung erfüllt worden wäre. Die Geschichte hat aber auch gezeigt, daß Marcus selbst durch seine Denkweise, die der Schellingschen naturphilosophisch-spekulativen entsprach,

---

[1] Bei der Abfassung dieses Beitrags und bei der pharmakologischen Bearbeitung verschiedener Kapitel der Eisenfrage hat mich mein Assistent Dr. Hans Weden in dankenswerter Weise unterstützt.

[2] Marcus, A. Fr.: Über die Anwendung des Eisens in der der Medizin. Jahrbücher der Medizin als Wissenschaft, herausg. von F. W. J. Schelling, 1, H. 2, 58. Tübingen 1806.

das Problem nicht nur nicht gefördert, sondern für eine lange Zeit hindurch direkt gehemmt hat. Heute steht zu dieser „Forschungsrichtung" die experimentelle Arbeitsweise in einem direkten Gegensatz, und eben aus diesem Grunde ist vielleicht jetzt zu erwarten, daß aus der Geschichte des Eisens für die Scheidung der Tatsachen von Hypothesen und dadurch für das Erkennen von Irrtümern mehr gelernt werden kann, als dies früher möglich war. Die geschichtliche Darlegung, die uns die Gegenüberstellung von spekulativ erdachten und experimentell gewonnenen Erfahrungen ermöglicht, wird aber vielleicht auch hemmend auf jene Richtung wirken können, die von der experimentellen Forschung weg wiederum in das Gebiet rein spekulativer Denkweise zu führen droht.

Eisen wird als Arzneimittel bereits im ältesten Buche über die Heilkunde, dem Papyros Ebers[1] erwähnt. In der biblischen Medizin soll Eisen an sich selbst bei langwierigen Milzkrankheiten und bei Bleichsucht angewendet worden sein[2]. Auffallend ist nur, daß bei Hippokrates (460—377 v. Chr.) das Eisen überhaupt nicht zu finden ist. Plinius[3] (gest. 70 n. Chr.) berichtet über Verwendung des Eisens als Arzneimittel zum Schutz gegen Zauberei, gegen nächtliche Erscheinungen, gegen Seiten- und Brustschmerzen, gegen Bisse toller Hunde und besonders gegen Dysenterie. „Gegen die erstgenannten Krankheiten steche man behutsam mit einer Eisenspitze, womit ein Mensch verwundet wurde, gegen die letzteren verwende man Wasser, welches durch glühendes Eisen heiß gemacht ist, als Getränk." Auch der Rost wird als besonderes Heilmittel angeführt: „Er wirkt bindend, trocknend, anhaltend und ruft auf Glatzen wieder Haarwuchs hervor und heilt mit Wachs und Myrtenöl Rauheit der Wangen, Blattern usw." Eisenhammerschlag wird ähnlich wie Eisenrost gegen Augenentzündungen und zur Blutstillung verwendet.

Galenus[4] (130—201 n. Chr.) rühmt den Eisenrost (ferrugo) bei „luxurierenden Geschwüren" sowie auch das Wasser der Schmiede, worin glühendes Eisen abgelöscht wurde.

Celsus[5] (erste Hälfte des 1. Jahrh. n. Chr.) erwähnt das Eisen gleichfalls unter den Mitteln, die bei den Krankheiten der Milz anzuwenden seien. Es wird in Form von Wasser gegeben, in dem die Eisenarbeiter von Zeit zu Zeit glühendes Eisen abgelöscht haben. Diese Anwendung erfolgt auf Grund der Beobachtung, daß Tiere, die von solchen Arbeitern (Schmiede) aufgezogen wurden, eine kleine Milz hatten. Weiter führte Celsus den Eisenhammerschlag unter den blutstillenden Mitteln an.

Dioscorides[6] (zweite Hälfte des 1. Jahrh. n. Chr.) empfiehlt Eisenrost als Adstringens, dann bei innerlicher Anwendung zur Verhütung der Empfängnis, zur Förderung des Haarwuchses, bei Alopecia und gleichfalls Wasser oder

---

[1] Papyros Ebers. Das älteste Buch über die Heilkunde. Aus dem Ägyptischen zum erstenmal vollständig übersetzt von H. Joachim. S. 90 u. 168. Berlin 1890. — [2] Reich, Jo. Jac. (1743—1782): Anweisung zur Gesundheit, S. 107. Zitiert nach Johann Jakob Schmidt: Biblischer Medicus, S. 710. Züllichau 1743. — [3] Plinius: Historia naturalis. Venetia 1469. — Die Naturgeschichte des Cajus Plinius Secundus. Ins Deutsche übersetzt von G. C. Wittstein, Buch 34, Kap. 44—46. Leipzig 1881. — [4] Galenus: De simplicium medicamentorum facultatibus libri XI. Venetiis apud Juntas 1555. — [5] Celsus, Aurelius Cornelius: Medicinae libri VIII. Venetiis Aldus 1528. — Über die Arzneiwissenschaft. Herausg. von Frieboes, Buch IV, Kap. 9; Buch V, Kap. 1. Braunschweig 1906. — [6] Dioscorides, Pedacius: Opera. Venedig, Aldus 1499. Erste griechische Ausgabe; Wechel (Frankfurt a. M.) 1598, griechisch-lateinische Ausgabe, Buch V, Kap. 93.

Wein, worin glühendes Eisen abgelöscht wurde, als gutes Mittel bei Unterleibsleiden, Dysenterie, Milzsucht, Cholera u. ä. Diese Wirkung des sog. Stahlwassers, das durch Ablöschen weißglühenden Eisens (Ferrum candens) erhalten wurde, erwähnt auch Scribonius Largus[1] (um die Mitte des 1. Jahrh. n. Chr.) als Mittel gegen Milz- und Blasenleiden (Kap. 132 und 146), während er Eisenschlacke (Ferri stercus) gegen Aconitumvergiftung als wirksam angibt (Kap. 188).

Diese Angaben werden dann weiter von Oribasius[2] (325 bis Anf. d. 5. Jahrh.) übernommen, welcher im Kapitel 3 das ,,Aerugo`` behandelt, ferner von Aetius (Anf. d. 6. Jahrh.), von Alexander v. Tralles[3] (6. Jahrh.), von Paulus v. Aegina[4] (Anf. d. 7. Jahrh.) und von den Arabern Rhazes (850—923), Serapion[5] (2. Hälfte d. 9. Jahrh.) und Avicenna (980—1037), welche sie alle durch ihre eigenen Erfahrungen ergänzten. Auf verschiedentlich beobachtete Nebenwirkungen, die wahrscheinlich beim innerlichen Gebrauche der Ferrisalze auftraten, deutet eine Stelle bei Avicenna[6] hin, ,,es möge zur Vermeidung schädlicher Folgen auf das Eisen etwas Magnet genommen werden, damit dieses die Eisenschlacke abziehe, sich mit ihr verbinde und auf diese Weise unschädlich mache``. Auch in der späteren Literatur findet sich dann noch die Angabe[7], daß Avicenna das Eisen zu den Giften gezählt hat.

Im Zusammenhange damit sei Cesalpinus (1519—1603) erwähnt, der den Eisenrost als tödlich wirkendes Gift erwähnt, eine Vorstellung, die sich bis zur Gegenwart erhalten hat und nach welcher eine Verletzung mit einem rostigen Eisen für besonders gefährlich gehalten wird. Inwieweit vielleicht allfällige Embolien durch Eindringen des unlöslichen Eisenoxyds in die Blutbahn zum plötzlichen Tode geführt haben und dadurch diese Vorstellung von der starken Giftwirkung des Eisenrostes bedingten, dafür liegen keinerlei Anhaltspunkte vor. Naheliegender ist wohl, gleichzeitige Infektion (Tetanus!) als Grundlage dieser Behauptung anzunehmen, die in Unkenntnis der wirklichen Ursache dem Rost zugeschrieben wurde.

Daß das Eisen seit seiner Einführung in die Medizin aus dem Arzneischatze nicht mehr verschwunden ist, das beweist selbst die verhältnismäßig spärliche Literatur am Ende des ersten und zu Beginn des zweiten Jahrtausends, die als Werk der Laien- oder auch Klostermedizin bezeichnet wird und die, soweit sie sich nicht ausschließlich auf pflanzliche Arzneimittel bezieht, wie der Hortulus des Strabo oder der Macer Floridus Odos v. Meung, stets auch das Eisen als Arzneimittel anführt. So finden wir in der Physica der Heiligen Hildegard[8] (1098—1179) im 21. Kapitel eine Abhandlung über das Eisen, dessen ,,Wirkungsstärke für sehr vieles als besonders nützlich`` empfohlen wird, insbesondere ad frigiditatem stomachi.

Eine ausführliche Behandlung findet das Eisen auch bei den Salernitanern, von denen das Liber de simplici medicina des Matthäus Platearius[9], das nach seinen einleitenden Worten in der Literatur als ,,Circa instans`` bekannte Werk aus der Mitte des 12. Jahrhunderts erwähnt sei. Auch die volkstümlichen Kompilationen, wie besonders das Buch der Natur Conrad v. Megen-

---

[1] Scribonius Largus: De compositione medicamentorum. Basel 1529. — [2] Oribasius. Straßburg: J. Schott 1533. — [3] Alexander Trallianus: Libri duodecim. Basel 1556. — [4] Pauli Aeginetae Medicinae totius Enchiridion. Basel 1546. — [5] Serapion. Lyon 1525. — [6] Avicenna: Canon. Patavia 1479. — [7] Sennert: Opera 3, 502; zitiert nach Marcus. — [8] Physica St. Hildegardis. Straßburg: J. Schott 1533. — [9] Platearius de simplici Medicina (Circa instans). Pergamenthandschrift aus dem Ende des 12. Jahrh., f. 35r, sowie Leyden: J. Jac. Myt 1525, f. 236v.

bergs[1] (1309—1374), der die erste deutsche Naturgeschichte schrieb, eine Bearbeitung der Werke des Thomas v. Cantimpré, eines Schülers von Albertus Magnus, enthalten in dem Kapitel über das „Eisen" Bemerkungen über dessen therapeutischen Wert: „Das Eisen wirkt kühlend und lösend und ist als Eisenfeile, das ist das beim Feilen entstehende gepulverte Eisen, für den Magen gut. Seine Schlacke heißt lateinisch Scoria, deutsch Sinter und wirkt zerteilend auf Abscesse".

In der Literatur der nächsten Jahrhunderte finden wir das Eisen verhältnismäßig wenig als Arzneimittel erwähnt, woraus wohl geschlossen werden darf, daß seine Anwendung vielfach vernachlässigt wurde. Erst im 16. und insbesondere vom 17. Jahrhundert an erscheint es wieder häufiger in der medizinischen Literatur.

Hier ist vor allem Theophrast v. Hohenheim (Paracelsus)[2] (1493—1541) zu erwähnen, der im 4. Buch der Archidoxen „Über die Quinta Essentia" diese auch aus dem Eisen extrahieren läßt. Diese Quinta Essentia ist der eigentlich wirkende Anteil aller Gewächse und alles Wirksamen überhaupt, sie ist der eigentliche Lebensgeist des Dinges, und sie ist es, die heilt und gesund macht. Diese Quinta Essentia kann auch aus den Metallen extrahiert werden. „Als Quinta Essentia des Eisens wurde Eisenrost angesehen, was nicht richtig ist, sondern des Eisens Quintessenz ist der Crocus Martis, das Oleum Martis." Das erste Buch „De Praeparationibus" enthält dann weiter die genauen Vorschriften über die Bereitung des Eisens, das als Stipticum constructivum und exsiccativum verwendet wird. Alle 3 Bereitungen gehen von der Limatura Ferri aus.

Auch die Nachfolger des Paracelsus haben dann die Anwendung des Eisens vielfach empfohlen. Unter diesen seien erwähnt Mercatus (1541—1593), der es gegen Verhärtung der Milz und der Gebärmutter empfiehlt, Sennert[3] (1572—1637), der es als Stahl bei Hypochondrie verordnet; weiter sei hier im besonderen hervorgehoben, daß diese genannten Autoren gegenüber der früheren Verordnungsweise das Eisen in größeren Dosen anwenden, und zwar in Mengen von 2 Scrupel und ebenso vielen Drachmen pro dosi (= 2,5 bis 7,5 g!), eine Verordnungsweise, die gerade in der Gegenwart mit Rücksicht auf die neuerliche Empfehlung großer Dosen von besonderer Bedeutung erscheint. Ferner finden wir Eisen bei den Anhängern des Paracelsus, bei Libavius (gest. 1616) und dann bei Franz de la Boe Sylvius (gest. 1672), dem Begründer der Iatrochemie.

Am Ende des 17. Jahrhunderts erscheint die Eisenwirkung besonders bei Sydenham (1624—1689) hinsichtlich ihres therapeutischen Effektes hervorgehoben, der Eisenfeile in einer Menge von wenigstens 8 Gran und $1/2$ Scrupel (= 1,1 g) empfiehlt und, was weiter für die Beurteilung des Eisens in der Gegenwart besonders hervorgehoben werden muß, das Eisen am besten in Substanz verwendet. Er ist weiter der Ansicht, daß das Eisen als Mineral, wie es aus der Erde kommt, wirksamer sei als jenes, das das Feuer passierte und durch Gießen gereinigt werde.

In einer Dissertation De Marte lobt Thomson diese Empfehlung des Eisens durch Sydenham und bestätigt dessen Erfolge. Hartmann hat „trotz seiner großen Kenntnisse in der Chemie" sehr selten ein anderes Eisenpräparat an-

---

[1] Megenberg, Conrad v.: Das Buch der Natur. Handschrift aus der Mitte des 15. Jahrh. sowie in neuhochdeutscher Sprache bearbeitet von Hugo Schulz, S. 411. Greifswald 1897. — [2] Paracelsus. Husersche Gesamtausgabe. Basel 1589. — [3] Sennert: Opera omnia. Venedig 1641.

gewendet als das einfache, das der Simplizität der Natur angemessen ist. Weiter finden wir die Eisenfeile bei Lentilius (1651—1733) und Werlhof[1] (1699 bis 1767).

Mit der zunehmenden Entwicklung der Chemie und mit der dauernden Entdeckung neuer Verbindungen des Eisens nimmt auch die Zahl der als Arzneimittel verwendeten Eisenpräparate immer mehr zu. Es darf hier schon betont werden, daß parallelgehend mit der Zahl der Eisenverbindungen sich auch die Widersprüche über ihre Wirkung häufen. Darauf dürfte es auch zurückzuführen sein, daß einer der bedeutendsten unter den Eklektikern des 18. Jahrhunderts, Georg Ernst Stahl[2] (1660—1734) in dem Kapitel über Eisen- und Stahlarzneien sagt, „daß man bei beiden keine so große Anzahl derselben nötig habe, als man insgemein in Apotheken verfüget". Auch der andere große Vertreter der Gruppe der Eklektiker, Hermann Boerhave (1668—1738), schloß sich in seiner Beurteilung von Arzneimitteln im allgemeinen und im besonderen der des Eisens vielfach Sydenham an. So wie dieser dem Eisenmineral in der Form, wie es aus der Erde kommt, eine größere Wirksamkeit zuschrieb als dem präparierten, so finden wir auch bei Boerhave das natürliche, in Form des Mineralwassers aus der Erde kommende Eisen höher gewertet als die künstlichen Eisenpräparate: „Numquam praeparata ferri artificialia id operantur, quod acidulae martiales."

Ungefähr zur gleichen Zeit hat auch Brandis[3] (1762—1845) der Wirkung der Eisenwässer besondere Bedeutung beigemessen und diese nicht nur bei Bleichsucht, sondern bei einer großen Reihe kachektischer Erkrankungen, zu denen allerdings die verschiedenen Gesundheitsstörungen gerechnet wurden, empfohlen.

Von weiteren Arbeiten, die sich im besonderen mit der Wirkung des Eisens befassen, sind noch die unten angeführten zu erwähnen[4].

---

[1] Observationes de Febribus, S. 142. Hannover 1732. — [2] Stahl, Georg Ernst: Materia Medica D. i. Zubereitung, Krafft und Würkung derer sonderlich durch Chymische Kunst erfundenen Artzneyen, S. 71. Dresden 1728. — [3] Brandis: Erfahrungen über die Wirkungen der Eisenmittel im allgemeinen und des Driburger Bades insbesondere. Hannover 1803. — [4] Nebel (Wepfer): Diss. de medic. chalybeatis. Heidelberg 1711 in Halleri disp. path. T. VII, Nr 235. — Stahl: De solutione martis in puro Alcali. Hal. 1712. — Vogel: De martial. natura, usu et abusu. Erfurt 1713. — Eisenmann (Henninger): De medicamentis martialibus. Arg. 1715. — Findeisen (Alberti): Diss. de Ferro. Hal. 1738. — Weber: De remedior. martial. interno usu. 1748. — Büchner: De viribus et usu ferri. Hal. 1749. — Wepfer: De medicamentis chalybeatis. Heidelberg 1751. — Wright: De Ferri historia natur. praep. et usu med. Edinburg 1753. — Köhler: Diss. de Ferro ejusque praec. praeparat. — Luboschütz: De aperitiva martial. virtute. Hal. 1773. — Weinlig, C. G.: Abhandlung von Eisen. Berlin-Leipzig 1778. — Nebel (Virmond): Diss. de Ferro. Hild. 1780. — Labe u. Hartmann: Diss. de Marte, in Schlegel Thes. T. III, Nr 11, 12. — Bergmann: De analysi ferri. Leipzig 1781. — Diersch (Leonhardi): Animad. chem. therap. de Ferro. Vint. 1785. — Zwierling: Abhandl. über die Gesundbrunnen zu Brückenau. Fulda 1785. — Heinecke: Diss. primae lineae historiae martial. medicae. Hal. 1791. — Marcard: Beschreibung von Pyrmont 1784—85, dessen kurze Anweisung zum innerlichen Gebrauch des Pyrmont-Brunnens. Pyrmont 1792. — Forke (Gruner): Diss. de mart. transitu in sanguinem ejusque virt. med. Jena 1793. — Kapp: Diss. inaug. de marte phosphorico. Erl. 1801. — Zwierlein: Neueste Nachrichten vom Bade zu Brückenau. Frankfurt a. M. 1811. — Stiemsten: Diss. pharmaceutico-medica de Ferro ejusque praeparatis, et corum in med. usu. Grön. 1816. — Menke: Pyrmont 1818. — Spindler: Bocklet und seine Heilquellen. Würzbg. 1818. — Maas: Kissingen und seine Heilquellen. Würzbg. 1820. — Zwierlein: Mineralquellen zu Kaiser Franzensbad bei Eger, histor.-med. dargestellt von Osann und phys.-chem. untersucht von Trommsdorff. Berlin 1822. — Kästler: Med. Abh. über die egerische Salzquelle. Wien 1826. — Suadicani: Über die Heilkraft der Driburg Mineralwasser. In Hufelands J. 14, St. 2, S. 5. — Ficker: Über die Heilkraft der Driburg. Mineralw. in d. versch. Krankh.

Das, was uns die geschichtliche Betrachtung der Verwendung des Eisens durch fast zwei Jahrtausende hindurch zeigt, ist die Tatsache, daß in diesem ganzen Zeitraume fast durchwegs das metallische Eisen oder seine direkten Zubereitungen Anwendung gefunden hatten, daß aber kaum jemals eine genauere Analyse der Wirkung zur Grundlage seiner Anwendung genommen wurde. Als Beleg hierfür sei insbesondere die ausführliche Behandlung der ganzen einschlägigen Materie durch G. A. Richter[1] angeführt, die auch ausführliche Literaturangaben enthält. Die immer breiter werdende Indikation des Eisens darf als Beweis dafür angesehen werden, daß auch die richtige Beobachtung am Krankenbette, die eine schärfere Umschreibung der Wirkung hätte ergeben müssen, immer mehr verlorengegangen ist.

Die Entwicklung, die das Eisen als Arzneimittel weiterhin nahm, ging parallel mit der Entwicklung der Chemie. Die Herstellung neuer Eisenverbindungen gab begreiflicherweise die Anregung, auch diese neuen Verbindungen in die Therapie einzuführen, und das, was das 18. Jahrhundert in dieser Beziehung nicht vollendete, blieb dem 19. vorbehalten. Dem „Eisen" früherer Jahrhunderte standen nunmehr einige hundert „Eisenpräparate" gegenüber.

Daß der Begriff „Eisen" pharmakologisch, unbekümmert um Bindungsart und Oxydationsstufe, für metallisches Eisen ebenso wie für die verschiedenen Eisenverbindungen verwendet wurde, das zeigt am besten die Reihenfolge, in der die „Eisenpräparate der Chemie" in den Arzneischatz Aufnahme fanden. Aus der Fülle des hierhergehörigen Materials seien nur einige Beispiele angeführt:

Die Solutio Ferri chlorati spirituoso-aetherea ist nicht nur ein interessantes Beispiel eines „neuen Eisenpräparates", sondern auch das eines „neuen Arzneimittels" seiner Zeit[2]. Dieses Präparat erscheint unter den verschiedensten Namen im Arzneischatze: eisenhaltiger Schwefeläthergeist, Liquor anodynus martialis, schmerzstillender Eisenliquor, eisenhaltige süße Schwefelsäure, Bestuscheffsche Nerventinktur, la Mottesche Goldtropfen, Spiritus sulphurico-aethereus martiatus, Alcohol sulphurico-aethereus ferri, Aether sulphurico-alcoholicus oxydulato-ferrarius, Spiritus aetheris ferratus, Tinctura aetherea alcoholica de Muriate ferri, Spiritus sulphurico-aethereus ferraginosus s. martiatus, Tinctura tonico-nervina Bestuscheffii, Tinctura aurea nervinotonica de la Mottii.

Als weitere Beispiele aus dem 19. Jahrhundert seien angeführt:

1831 die Einführung des Ferrocarbonats durch Blaud[3] und die Verwendung des Eisenjodürs als Arzneimittel durch Pierquin, aus dem 1837 Frederking den Syrupus ferri jodati bereitet und zum Arzneimittel macht.

1837 erhält Vallet das Ferrum carbonicum saccharatum durch Fällung oxydfreien Eisensulfats mit Natriumcarbonat und Zusatz von Honig und verleibt es gleich dem Arzneischatze ein. Im selben Jahre stellt Friedrich Wöhler vollkommen reines Eisen (Ferrum hydrogenio reductum) durch Erhitzen von Eisenoxyd, das er durch Glühen von Eisenvitriol und Kochsalz erhält, im

---

In Hufelands J. **49**, St. 4, S. 66; **52**, St. 2, S. 91; St. 4, S. 3. — Curtze: Ideen, Bemerk. u. Erf. üb. d. Wirk. d. Eisenbäder auf d. menschl. Organe m. bes. Rücks. auf d. Wirk. d. Alexisbades. In Hufelands J. **48**, St. 4, S. 46. — Kreisig: Über den Gebrauch der künstl. und natürl. Mineralwässer usw. 2. Aufl. Leipzig 1829.
[1] Richter, G. A.: Ausführl. Arzneimittellehre **5**, 7—104; **6**, 544—555. Wien 1832. — [2] Vgl. hierzu die Geschichte dieses Präparates bei Trommsdorf, Handb. d. Pharmakol., 3. Aufl., S. 526. — [3] Vgl. hierzu Humphrey: The Origin of Blaudi Pills. Pharmaceutic. J., May 1903.

Wasserstoffstrome her. Auch durch Reduktion von erhitztem Eisenchlorür im Wasserstoffstrome läßt sich dieses Produkt herstellen. 1840 führen Gélis und Conté milchsaures Eisen (Ferrum lacticum) in den Arzneischatz ein, und von Quevenne wird das reduzierte Eisen zum Arzneimittel gemacht. 1854 erwähnt Vincenz Kletzinsky den Unterschied des in den Nahrungsmitteln enthaltenen organischen Nahrungseisens und der gewöhnlichen Eisensalze. 1866 wird von Hans Hermann Hager das Ferrum oxydatum saccharatum bereitet, das rasch ein beliebtes Arzneimittel wird. 1867 wird vom Apotheker Wagner das Ferrum hydrooxydatum dialysatum in den Arzneischatz einge-führt, das 1861 von Graham durch Dialyse hergestellt worden war. 1877 wurde von Friese der Liquor Ferri albuminati empfohlen, der nach weiteren Verbesserungen durch Drees, Pizzalla u. a. die meisten anderen Eisen-präparate aus dem Arzneischatze vorübergehend verdrängt. 1885 versuchte Gustav v. Bunge eine Verbindung, die organisches Nahrungseisen enthält, aus dem Eidotter zu isolieren und gab diesem 0,29proz. Eisen enthaltenden Präparate den Namen Hämatogen. Dieser Name wird später von Hommel einem aus Tierblut hergestellten, in der Hauptsache Hämoglobin enthaltenden Präparate gegeben, wie überhaupt die Bungesche Arbeit Veranlassung zur Herstellung einer ganzen Anzahl ähnlicher Präparate wurde, wie Hämol, Hä-matol, Hämogalol, Sanguinal, Ferratin usw.

Diese Richtung in der Entwicklung der Pharmakologie des Eisens dauerte fast unverändert bis in den Anfang des 20. Jahrhunderts fort.

In der Geschichte des Eisens spielt die Frage nach der Wirkungsweise dieses Metalls eine besondere Rolle[1].

Für den Erklärungsversuch, wie das Eisen seine Wirkungen im Organismus entfalte, und mehr noch für die schärfere Umschreibung der Indikationsstellung war die Entdeckung von weittragender Bedeutung, daß das Eisen ein normaler Bestandteil des tierischen Organismus ist.

Im Jahre 1713 hatten Lemery und Geoffroy Eisen in der Asche tierischer Gewebe gefunden. Einige Jahre später konnte von Josef Anton Badia[2] nachgewiesen werden, daß das normale Blut Eisen enthält. Diese Befunde wurden schon 1743 von Thomas Schwencke[3], einem Arzte im Haag, in einer ziemlich vollständigen Monographie des Blutes zusammengefaßt. 2 Jahre später (1745) hat Vinzenz Menghini[4] den Nachweis geführt, daß das Eisen im Blute an die roten Blutkörperchen gebunden sei (,,in sola sanguinis parte globulari"). Er hat sich dann weiterhin mit der Frage befaßt, wie das Eisen ins Blut gelange[5]. Haller und Bercelius hatten später gegenüber verschie-denen Einwänden mit aller Sicherheit den Nachweis des Vorhandenseins von Eisen im Blute erbringen können und im Jahre 1825 hat dann Johann Fried-rich Engelhard nachgewiesen, daß das Eisen an den Blutfarbstoff gebun-den sei und daraus durch Chlor verdrängt werden könne.

Verhältnismäßig frühzeitig suchte man auch die quantitativen Verhältnisse hinsichtlich des Eisengehaltes des Blutes zu erforschen, was begreiflicherweise mangels ausreichender quantitativer Methoden zu vielen Irrtümern führen

---

[1] Auf die mehr spekulativen, naturphilosophischen Erklärungsversuche der Eisen-wirkung sei hier nur verwiesen. Vgl. u. a. Markus, zit. auf S. 682. — [2] Badia: Opusc. scientific. 18, 242. — [3] Schwenke, Thomas: Haematologia seu sanguinis Historia. Hag. Comit. 1743. — [4] Menghini, Vinzenz: Comment. Acad. Bonon. 2 II, 244—266. [5] Menghini, Vinzenz: De ferrearum particularum progressu ad sanguinem. Comment. Acad. Bonon. 2 III, 475—520.

mußte. So gab schon Domin. Gusmann Galeazzo[1], der das Eisen in der
Pflanzenasche nachgewiesen hatte, an, daß in der Asche der Vögel und Frösche
zumindest 6mal mehr Eisen vorhanden sei als in der Asche von Schafen und
Hasen. Menghini wiederum fand den Eisengehalt des Blutes der Tiere verschieden, und zwar geringer im Blute der Vögel als in dem Blute der Säugetiere.
Jacob Rhades[2] hat den Eisengehalt des Blutes im Verhältnis zur ganzen
Blutmasse wie 1:503 angegeben. Er stellte das Eisen auch als Berlinerblau aus
dem Blute her. Der Nachweis des Eisens im Blute hat mit Rücksicht auf die
rötliche Farbe des Eisenoxyds zu der Annahme geführt, daß auch die Farbe
des Blutes vom Eisen herrühre. Diese Annahme führte zu verschiedenen diesbezüglichen Untersuchungen[3].

In den nachfolgenden Jahren wurde die Behauptung, daß Eisen im Blute
enthalten sei, wiederum mehrfach bezweifelt und von verschiedenen Autoren
Gründe dafür und dagegen angeführt. Vgl. hierzu Brandis[4].

Trotz der festgestellten Wirkung des „Eisens" auf die Blutbildung schien
aber nicht allen Forschern der Beweis dafür erbracht, daß das Eisen wirklich
ins Blut übergehe. Für die Versuche, die zum Beweis und zum Gegenbeweis
hierfür ausgeführt wurden, gilt dasselbe, was schon oben zur Beurteilung
der damals angewendeten Methodik gesagt worden ist. So erhielt in Versuchen von Wright[5] ein Hund, der 36 Stunden gehungert hatte, 1 Pfund Blut
und Milch zu fressen, mit dem vorher $1^1/_2$ Unzen Eisenvitriol vermischt
worden waren. Nach einer Stunde wurde aus dem Ductus thoracicus Lymphe
entnommen, welche „durch Hineinträpfeln von Galläpfeltinktur keine Änderung der Farbe zeigte, während bei direktem Auflösen von $^1/_4$ Gran Eisenvitriol in der Lymphe sofort nach Galläpfeltinktur-Zusatz eine dunkle, purpur-
rote Färbung auftrat". Aus diesen Versuchen wollte nun Wright den Beweis
ableiten, daß die Eisenteile nicht in das Blut übergehen. Hingegen hat Percival[6] behauptet, daß dieser Versuch Wrights nichts anderes beweise, als
daß das Eisen eben nicht bzw. nicht als Eisenvitriol in der Lymphe vorhanden
sei, da es in Form einer anderen Eisenverbindung vorliegen könnte, die eben
nicht mit der Galläpfeltinktur reagiert. Diese Untersuchungen und viele andere,
die nun folgten, beziehen sich vorwiegend auf die Frage, auf welchem Wege
das Eisen ins Blut gelange.

Als dann später durch Födisch (1832) der Nachweis erbracht wurde, daß
das Eisen im Blute der Chlorotischen vermindert sei und daß es, wie Andral
Gavaret und Delafond (1842) nachgewiesen hatten, nach Eisenzufuhr in
den Organismus zu einer Vermehrung der Erythrocyten komme, da setzte
sich allmählich doch die Überzeugung durch, daß das Eisen seine therapeutische
bzw. pharmakologische Wirkung dadurch entfalte, daß es in die Blutbahn
gelange und dort am Aufbau des Blutes teilnehme[7]. Seine spätere Erforschung
über die quantitativen Verhältnisse des Eisens im Hämoglobin und seine biologische Bedeutung unterstützen diese Anschauung.

---

[1] Galeazzo, Domin. Gusmann: Comment. Acad. Bonon. **2 II**, 33. — [2] Rhades,
Jacob: Diss. de ferro sanguinis. Gotting. 1753. — [3] Kerem, Bonaventure Henrici:
Diss. de elemento sanguinis a quo color ejus ruber praecipue dependet. Prag 1771. —
[4] Brandis: Erfahrungen über die Wirkungen der Eisenmittel im allgemeinen und des
Driburger Bades insbesondere. Hannover 1803. — [5] Wright: Philosophic. Trans. **1 II**,
295. — [6] Percival: Memoirs of the literary and philosophical society of Manchester **3**.
— [7] Die Mitteilung von Gonzalès (Le fer dans le sang n'a jamais existé. Paris 1927),
die somit in dem Jahre erschienen ist, in welchem die Konstitution des Hämatins ihre Aufklärung gefunden hat, möge hier — im historischen Teile dieser Monographie — ihre Erwähnung finden.

Aus allen diesen Forschungen wurde dann der Schluß gezogen, daß die Aufgabe der Eisentherapie darin bestehe, dem Organismus die notwendige Eisenmenge zuzuführen, die er zum Aufbau des Hämoglobins benötigt. Seit dieser Zeit ging eigentlich die Erforschung der Wirkung des Eisens mit der Fragestellung nach der Bedeutung des Eisens für den Hämoglobinaufbau parallel.

In den folgenden Jahrzehnten wurde daher die ganze Eisenfrage lediglich von diesem Gesichtspunkte aus beurteilt, und demgemäß erfolgte die Bewertung der Eisenpräparate nur nach ihrem Eisengehalt[1]. Für einzelne Forscher war das Eisen lediglich ein physiologischer Bestandteil des Blutes, der in entsprechender Menge dem Körper zugeführt werden müsse, für andere Forscher dagegen ein therapeutisch wirkendes Agens[2] und für weitere, wie z. B. für Schmiedeberg[3], kommt anderseits eine eigentliche Eisenwirkung in therapeutischer Beziehung nicht in Betracht. Eisen habe nur die Bedeutung eines Nährstoffes, sei aber kein eigentliches Arzneimittel. „... Es muß dem Organismus in der nötigen Menge zugeführt werden, aber von einer besonderen anderweitigen heilsamen Wirkung desselben wissen wir nichts." Demgegenüber wurde wiederum von anderen Pharmakologen die pharmakologische Wirkung des Eisens als Grundlage seines therapeutischen Effektes in einer spezifisch anregenden Wirkung auf die blutbildenden Organe gesehen. Daraus ergab sich, ähnlich wie es schon von Binz geäußert wurde, eine Beurteilung des Eisens nach zweierlei Richtung hin: einerseits hinsichtlich seiner Verwendung als Baustein für das Hämoglobin, anderseits hinsichtlich seiner Bedeutung als spezifisch anregendes Pharmakon[4].

In der Geschichte der Pharmakologie des Eisens muß der Entdeckung, daß dieses Metall nicht nur ein normaler Bestandteil des Blutes bzw. des Hämoglobins, sondern ein Bestandteil aller Zellen des Organismus ist, heute epochale Bedeutung zugeschrieben werden; denn an diese Entdeckung knüpfen jene großen Untersuchungsreihen an, welche die katalytische Bedeutung des Eisens im normalen Leben der Zelle erschlossen haben[5].

Eine große Erweiterung in der Erkenntnis der Bedeutung der Katalyse für die Biologie erfolgte durch die Erforschung der Fermentreaktionen und insbesondere durch den Nachweis, daß mit diesen katalytische Reaktionen der Schwermetalle im lebenden Gewebe im engsten Zusammenhang stehen. Unter den Metallen, denen solche katalytische Wirkungen zukommen, wurde denn bald das Eisen entdeckt, und die bereits erwähnte Feststellung, daß dieses Metall als normaler Bestandteil aller Zellen im Organismus vorkomme, führte bald zur Fragestellung, ob nicht auch dem Eisen im lebenden Gewebe die Bedeutung eines Zellkatalysators zukomme.

Schon gegen Ende des 19. und zu Anfang des 20. Jahrhunderts wurden gewisse Oxydationsvorgänge auf Eisen in einer besonderen Bindung in den Nucleoproteiden zurückgeführt. (Vgl. hierzu Spitzer[6] und besonders Sacharoff[7].)

---

[1] Vgl. Binz: Pharmakologie. 1884. — [2] Ebenda 1891. — [3] Schmiedeberg, O.: Grundriß der Arzneimittellehre, 1. Aufl., S. 224. Leipzig 1883; 5. Aufl., S. 489. 1906; 8. Aufl., S. 48. 1921. — [4] Vgl. hierzu H. H. Meyer u. R. Gottlieb: Experimentelle Pharmakologie. Berlin-Wien, 1. Aufl. 1910 bis 7. Aufl. 1925. — [5] Hinsichtlich der einschlägigen grundlegenden Arbeiten von Kirchhoff (1811), Davy (1817), Bercelius (1835), Friedel u. Crafft (1877), Arrhenius (1884), R. Schneider (1890), Ostwald (1901/2) sei auf die betreffenden Spezialwerke verwiesen. — [6] Spitzer: Die Bedeutung gewisser Nucleoproteine für die oxydative Leistung der Zelle. Pflügers Arch. 67, 615 (1897). — [7] Sacharoff, N.: Das Eisen als das tätige Prinzip der Enzyme und der lebenden Substanz. Ins Deutsche übersetzt von M. Rechtsamer. Jena 1902.

In ausgedehnten systematischen Untersuchungen hat dann aber erst Otto Warburg[1] diese Frage neuerlich mit exakter Methodik behandelt und erfolgreich weitergeführt. Er hat das Eisen als den Sauerstoff übertragenden Bestandteil des Atmungsferments hinsichtlich seiner Lebenswichtigkeit für alle biologischen Vorgänge scharf charakterisieren können. (Vgl. hierzu den Abschnitt über die katalytische Wirkung des Eisens auf S. 737 u. 1130.)

Für die Pharmakologie des Eisens bedeutete es einen Wendepunkt, als durch die theoretische Erforschung der Bedeutung der Bindungsart und der Oxydationsstufe des Eisens im Hämoglobin die Aufmerksamkeit auch auf die Wertigkeit dieses Metalls im Hämoglobin gelenkt wurde.

Von der Überlegung ausgehend, daß das Eisen vom Organismus in die Ferroform übergeführt werden müsse, um als Baustein für das Hämoglobin verwertet werden zu können, hat W. Heubner 1912 die Forderung aufgestellt, dem Organismus bei Anämien zweiwertiges Eisen an Stelle des dreiwertigen zuzuführen, in der Annahme, daß der anämische Organismus vielleicht nicht imstande sei, das dreiwertige zu zweiwertigem zu reduzieren, daß er dagegen das zweiwertige verwenden könne, wenn es ihm direkt zugeführt würde.

Wenn auch die von Heubner aufgestellte Hypothese dieser gegebenen Voraussetzung nicht in allen Teilen den später gefundenen Tatsachen entsprach, so war doch Heubner der erste, der auch vom pharmakotherapeutischen Standpunkte aus die Aufmerksamkeit auf die Wertigkeit des Eisens lenkte, folglich auf ein Kriterium, das gerade in jener Zeit keine Beachtung gefunden hatte, in der unbekümmert um Bindungsart und Oxydationsstufe immer mehr Eisenpräparate für die Eisentherapie empfohlen worden waren.

Es wurde schon oben darauf hingewiesen, daß gerade in jenen Jahren, in denen die Eisentherapie — lediglich auf Grund der Erfahrungen am Krankenbett — begründet wurde, stets das metallische Eisen Anwendung gefunden hatte. Bereits im Jahre 1832 weist Richter[2] in seiner Arzneimittellehre darauf hin, daß das Eisen um so kräftiger wirke, je weniger es oxydiert sei, und daß das Eisenpulver daher zum inneren Gebrauch ein besonders gutes Präparat darstelle.

Bisher war die Zahl der auf Erforschung der pharmakologischen Eisenwirkung gerichteten Untersuchungen eine sehr geringe. Das, was über die Wirkung des Eisens bekannt wurde, basiert lediglich auf klinischen Beobachtungen oder auf physiologisch-chemischen Analysen über den Eisengehalt des Blutes und der verschiedenen Organe und auf dessen Vermehrung und Verminderung unter pathologischen Bedingungen und nach Zufuhr verschiedener Eisenverbindungen.

Im letzten Jahrzehnt wurde von Starkenstein und seinen Mitarbeitern die pharmakologische Wirkung des Eisens einer eingehenden systematischen Untersuchung unterzogen, was auch eine genauere Analyse der Wirkung dieses Metalls auf den ganzen Organismus sowie auf einzelne Organe ermöglichte. Die Differenzierung der verschiedenen Eisenverbindungen hinsichtlich Bindungsart und Oxydationsstufe bildete die Grundlage für das Erkennen der Abhängigkeit der pharmakologischen Wirkung von der Konstitution. Dies ermöglichte auch die Verfolgung des Schicksals des Eisens im Organismus, das durch die Arbeiten von Starkenstein und Weden weitgehend erschlossen wurde und dessen Kenntnis sich auch für die Pharmakologie des Eisens als sehr wichtig erwies.

---

[1] Warburg, O.: s. Literaturangaben S. 738ff. und 1130ff. — [2] Richter, G. A.: Zit. S. 687.

Genau messende klinische Untersuchungen, die sich an diese pharmakologischen Arbeiten anschlossen, zeigten vollkommene Übereinstimmung zwischen pharmakologischer und therapeutischer Eisenwirkung und ermöglichten es so, das experimentell pharmakologisch gewonnene Tatsachenmaterial zu einer objektiveren Grundlage der klinischen Eisentherapie zu nehmen, als es bisher nöglich war.

Die Belege hierfür sollen die folgenden Ausführungen bringen.

II. Allgemeine Grundsätze zur Abgrenzung der Begriffe „Physiologie" und „Pharmakologie" des Eisens.

Wie uns die Geschichte des Eisens lehrt, ist dieses Metall in die Therapie als ein Stoff eingeführt worden, der entsprechend der Definition für pharmakotherapeutisch wirksame Stoffe die Fähigkeit haben sollte, pathologisch veränderte Organfunktionen zur Norm zurückzuführen.

Mehrere tausend Jahre später wurde erst die Entdeckung gemacht, daß das Eisen ein physiologischer Bestandteil des Organismus sei, und nun erst wurde die pharmako-therapeutische Bedeutung des Eisens zu seiner physiologischen in Beziehung gebracht; schließlich wurde der Wert der Eisenzufuhr nur darin gesehen, daß der Organismus das Eisen erhalte, das er für seine physiologischen Bedürfnisse benötigt.

Den Stoffen von „nur physiologischer Bedeutung" steht eine große Zahl solcher gegenüber, die „nur pharmakologische Bedeutung" haben. Wenn auch manche von diesen bei den Analysen der Körperflüssigkeiten und Aschen als fast stets in der Norm vorkommende Stoffe nachgewiesen werden können, so ist damit doch noch keineswegs ihre physiologische Bedeutung sichergestellt, da viele von diesen mit der Nahrung aufgenommen, im Körper inert verschieden lange Zeit zurückbehalten und schließlich wiederum — sei es durch den Darm, sei es durch die Niere — zur Ausscheidung kommen können. Der Nachweis pharmakologisch wichtiger Stoffe im normalen Organismus ist somit noch keineswegs ein Beweis für dessen physiologische Bedeutung. Dies dürfte z. B. für das Aluminium gelten, das Gonnermann[1] wegen des konstanten Nachweises in den Körperaschen als physiologisch lebenswichtig angesehen hatte. Auch für das Kupfer wird gegenwärtig Ähnliches angenommen, doch scheint mir auch hier der sichere Beweis für solche Behauptungen noch nicht erbracht.

In die Gruppe von Stoffen, denen zweifellos als körpereigene Stoffe eine lebenswichtige physiologische und pharmakologische Bedeutung zukommt, gehört das Eisen.

Bei der Beurteilung experimenteller Forschungsergebnisse für die Erkenntnis der physiologischen und pharmakologischen Bedeutung des Eisens wurde mit Recht betont, daß die pharmakologischen Wirkungen unter Bedingungen ablaufen, die nichts mit den physiologischen zu tun haben müssen und die daher zu Schlußfolgerungen führen können, die auf die physiologischen Reaktionen nicht ohne weiteres übertragbar seien. Diese Einschränkung der Verwertung pharmakologischer Untersuchungsergebnisse für physiologische Fragestellungen ist grundsätzlich wohl berechtigt; denn die Verwertbarkeit experi-

---

[1] Gonnermann: Zur Kenntnis der Biologie der Kieselsäure, Tonerde und des Eisens. Hoppe-Seylers Z. **111**, 32 (1920).

mentell gewonnener Erfahrungen für die Erforschung der physiologischen Bedeutung des Eisens wird immer von der angewandten Methodik abhängen.

Welche Methoden stehen nun der Physiologie für ihre Zwecke zur Verfügung? In erster Linie sind es die analytischen; diese sind jedoch auch nur
bedingt verwertbar, da sie zwar in quantitativer Beziehung — ausreichende
Empfindlichkeit vorausgesetzt — alles das aussagen, was wir über die Menge
des Eisens im Gesamtorganismus sowie in den einzelnen Organen und Organteilen erfahren können, doch geben sie keinen Aufschluß über den Zustand,
d. h. über die Bindungsart, die Oxydationsstufe usw., die das physiologisch
im Körper vorhandene Eisen besitzt. Hierzu bedurfte es besonderer Methoden,
und der lange und schwierige Weg, der zur Lösung solcher Fragen gegangen
werden mußte, zeigt sich am besten in der zeitlichen Entfernung zwischen der
Entdeckung des Eisens im Körper, im Blute, in den Blutkörperchen und im
Blutfarbstoff einerseits und der Ermittlung der Konstitution des Hämatins
sowie in der Erkenntnis der Bedeutung des Eisens für die Atmungsfermente
andererseits.

Als eine weitere Methode zur Erforschung der Physiologie des Eisenhaushaltes wurde der Bilanzversuch herangezogen, auf dessen Verwertbarkeit für
die Erforschung der Physiologie und Pharmakologie wir später noch ausführlich zurückkommen (s. S. 849).

Zu den wichtigsten Fragen, die sich mit den Unterschieden zwischen
physiologischer und pharmakologischer Eisenwirkung befassen, gehören jene,
die sich auf das intermediäre und auf das terminale Schicksal des Eisens
im Organismus beziehen. Die im Körper kreisenden Mengen des nicht
als Hämoglobin vorhandenen Eisens sind unter physiologischen Bedingungen
derart gering, daß sie zwar quantitativ, kaum aber qualitativ hinsichtlich
Oxydationsstufe, Bindungsart usw. mit ausreichender Genauigkeit bestimmt
werden können. Um somit über das Schicksal des Eisens etwas aussagen zu können, ist es nötig, dieses nach Zufuhr größerer Mengen zu
verfolgen. Da ergibt sich nun die wichtige Frage, ob die dabei erhaltenen
Resultate, die so gewissermaßen aus pharmakologischen Untersuchungen gewonnen werden, auch eine Übertragung auf die Physiologie des Eisens im
Organismus gestatten. Gewiß ist dies nicht in allen Fällen berechtigt; denn
wenn solche Eisenverbindungen, die an sich körperfremd sind und sich
auch grundsätzlich vom Nahrungseisen unterscheiden, auf einem nichtphysiologischen Wege (parenteral) in den Organismus gebracht werden, sind die dabei
erhaltenen Resultate hinsichtlich Verteilung, Schicksal und Wirkung sicherlich
nicht auf die physiologischen Verhältnisse übertragbar. Auf diese Weise treten
zweifellos scharfe Gegensätze zwischen einer Physiologie des Eisenhaushaltes
und einer Pharmakologie des Eisens zutage. Diese Unterschiede werden aber
um so geringer sein, je mehr die beim pharmakologischen Experimente verwendete Methodik physiologischen Bedingungen entspricht. Dies wird meistens
für das oral verabreichte Eisen gelten können, und zwar bei Verabreichung
jener Eisenverbindungen, die innerhalb des Magen-Darmtraktes solche Um-
wandlungsbedingungen vorfinden, wie sie auch für das Nahrungseisen nachgewiesen werden konnten. Wenn dann auch größere Mengen solcher, gewissermaßen physiologischer Eisenverbindungen resorbiert werden, dann können
diese zwar als quantitativ vom physiologischen Eisen verschieden, qualitativ
dagegen diesem gleichartig angesehn werden, und sie ermöglichen es daher
auch, methodisch ihr Schicksal und die gewonnenen Resultate auf die Physiologie des Eisenhaushaltes zu übertragen; denn es ist durch nichts begründet,

anzunehmen, daß größere Mengen der gleichen (physiologischen) Eisenverbindung andere Resorptionsbedingungen, eine andere Verteilung im Organismus und hier ein anderes Schicksal haben müssen als die kleinen Mengen der gleichen Art.

Gänzlich zu trennen von der Eisenphysiologie ist die Eisenpharmakologie jener Richtung, welche von Anfang an auf die Prüfung der Wirkung der Eisenverbindungen hinzielt. Hier ist die Feststellung der toxischen und letalen Dosis des Eisens in seiner Abhängigkeit von Oxydationsstufe, Bindungsart und Menge der eigentliche Zweck der Untersuchungen, die zur Eisenphysiologie in keiner Beziehung stehen. Wenn bei der Kritik solcher pharmakologischer Untersuchungen z. B. behauptet wird, daß bei den toxischen Dosen einer Eisenverbindung andere, unphysiologische Resorptionsbedingungen herrschen, bedingt durch eine pathologische Reaktion der Darmwand, so liegt dieser Behauptung eine ganz willkürliche und unbewiesene Annahme zugrunde, die das Problem in keiner Weise fördert und die Vielseitigkeit der Ursachen der „Giftigkeit" durch eine einzige, nämlich durch eine pathologisch veränderte Resorption ohne zureichenden Grund zu erklären sucht.

Gerade für die Erforschung der Pharmakologie des Eisens ist es von größter Wichtigkeit, pharmakologische Eisenwirkungen von physiologischen zu trennen, ebenso wie es für die Physiologie des Eisens von größter Bedeutung ist, daß für diese nicht pharmakologische Erfahrungen zur Deutung herangezogen werden, die in keiner Weise den normalen Bedingungen der Eisenaufnahme und des Eisenstoffwechsels entsprechen. Eben darum ist es nötig, Physiologie und Pharmakologie des Eisens scharf auseinanderzuhalten und die Berechtigung der wechselseitigen Nichtübertragbarkeit der auf den einzelnen Forschungsgebieten gewonnenen Erfahrungen ausreichend zu begründen, andererseits aber den Wert des pharmakologischen Experimentes für die Förderung der Erkenntnisse auf dem Gebiete der Eisenphysiologie ebenso anzuerkennen wie umgekehrt auch den Wert physiologischer Untersuchungen für die Pharmakologie. Daß eine solche scharfe Scheidung der beiden Forschungsgebiete nicht stets glücklich war und daß die Übertragungen aus dem einen Forschungsgebiete auf das andere bisweilen wechselseitig Widerspruch erweckte, dafür darf wohl als bestes Beispiel das Urteil angeführt werden, das einerseits O. Schmiedeberg, der Pharmakologe, und andererseits E. Abderhalden, der Physiologe über die Bedeutung des Eisens abgaben: Für Schmiedeberg hat das Eisen überhaupt nur die Bedeutung eines Nährstoffs, der dem Körper in der nötigen Menge zugeführt werden müsse . . .[1]. Dagegen sagt Abderhalden[2]: „Ohne Zweifel spielt das Eisen im tierischen Organismus eine mannigfaltige Rolle; die Eisenfrage ist aber bei weitem mit der Beteiligung des Eisens am Aufbau des Hämoglobins nicht erschöpft. Jede einzelne Körperzelle enthält Eisen . . . Aus Eisen allein kann natürlich keine Zelle Blutfarbstoff bereiten. Dazu sind Pyrrolkerne notwendig, dazu Tryptophan . . . Der Erforschung der Pathologie des Blutes und speziell der Hämoglobinbildung ist nie ein schlechterer Dienst erwiesen worden als durch die einseitige Betrachtung der ganz sicher außerordentlich mannigfaltigen Probleme von der sog. Eisenfrage aus . . ."

Nach diesen beiden Richtungen hin muß in der folgenden Darstellung das Material abgegrenzt werden; denn selten hat ein einziger Stoff eine so umfangreiche physiologische und klinische und zum kleinsten Teile pharmakologische Behandlung gefunden wie das Eisen. Aber in den Grenzfragen der Pharma-

---

[1] Schmiedeberg: Zit. S. 690. — [2] Abderhalden, E.: Physiol. Chemie, 5. Aufl., S. 29—31. 1923.

kologie des Eisens, die sich ebenso auf die Physiologie wie auf die therapeutische Wirkung des Eisens beziehen, sind derart viele Probleme behandelt worden, welche die Pharmakologie des Eisens betreffen, daß es unsere Aufgabe ist, für die monographische Behandlung der Pharmakologie des Eisens in gleicher Weise die physiologische und physiologisch-chemische, teilweise auch die klinische, nicht minder aber auch die einschlägige pflanzenphysiologische Literatur heranzuziehen und schließlich auch dabei allgemein-biologische Grenzfragen mit zu berücksichtigen.

Daraus ergibt sich der Plan, welcher der folgenden Darstellung zugrunde gelegt wurde.

III. Versuch einer Erklärung der besonderen Stellung des Eisens unter den Metallen als Baustein der lebenden Substanz.

Die Tatsache, daß ein in der Natur weitverbreitetes Metall von der lebenden Substanz als einer ihrer wichtigsten Bestandteile aufgenommen wurde, ja umgekehrt vielleicht erst deren Lebensmöglichkeit schafft, regt zum Nachdenken darüber an, ob quantitative Verhältnisse in der anorganischen Umwelt ein solches Inbeziehungtreten von Eiweiß und Schwermetall erklärlich erscheinen lassen, oder ob nicht etwa besondere Eigenschaften gerade dieses Schwermetalls die Voraussetzungen für seine Eignung sind, biologisch wichtiger Zellenbestandteil zu werden. Solche Überlegungen müssen somit, wenn sie irgendeiner Beantwortung zugeführt werden sollen, einerseits von der Betrachtung der absoluten und relativen Mengenverhältnisse des Eisens in unserer anorganischen Umwelt ausgehen, andererseits von bestimmten Eigenschaften der Metalle in ihren Wechselbeziehungen zum Eiweiß[1].

Es ist selbstverständlich, daß die Mengenverhältnisse des Eisens in der anorganischen Umwelt allein für dessen Eignung, Elementarbestandteil der lebenden Substanz zu werden, nicht ausschließlich entscheidend sein können, daß vielmehr Löslichkeit und Anpassungsfähigkeit an ein kolloides Milieu hierfür größere Bedeutung haben müssen. In diesem Zusammenhange gewinnen aber doch die Mengenverhältnisse des Eisens im Verhältnis zu den anderen Elementen in unserer Umwelt Bedeutung. Diesbezüglich sei auf die Monographie von Berg[2] verwiesen.

Die größte Bedeutung für die Biologie des Eisens hat begreiflicherweise dessen Vorkommen in der Hydrosphäre, die zu 96% aus Wasser und zu 4% aus den im Wasser gelösten Stoffen besteht. Im Wasser der Ozeane spielt das Eisen keine Rolle. Damit scheidet schon ein ganz gewaltiger Teil der Erdoberfläche aus der Betrachtung hinsichtlich der Beziehungen des Eisens zu den biologischen Vorgängen aus; denn das Meer bedeckt 72,7% der Erdoberfläche. Sein Kubikinhalt wird mit $1,3 \times 10^9$ Kubikkilometer, das Gewicht seiner Wassermassen bei einem Gewichte von 1,03 mit $1,4 \times 10^{18}$ t angegeben. Demgegenüber macht das Süßwasser auf dem Lande nur $^1/_{300}$ der gesamten Hydrosphäre aus, und zwar entfallen $^5/_6$ auf die Eis- und Schneemassen der Polargebiete und Hochgebirge und nur $^1/_6$, also $^1/_{1800}$ der Gesamtwassermasse, auf die Flüsse und Binnenseen. Spuren von Eisen, die im Meerwasser vorkommen, sind sicherlich nicht ionendispers gelöst. Im Flußwasser wurden bis 15,78% des Lösungsverhältnisses an Fe_2O_3 als Maximum, vielfach 0,0 als Minimum gefunden.

---

[1] Vgl. hierzu E. Starkenstein: Der Kreislauf des Eisens im Organismus. Naturwiss. 18, 879 (1930). — [2] Berg, Georg: Das Vorkommen der chemischen Elemente auf der Erde. Leipzig 1932.

Im folgenden sei eine Übersicht über die Zusammensetzung der Erdrinde und der Gesamterde in Atomprozenten wiedergegeben:

Tabelle 1.
Zusammensetzung der Erdrinde und der Gesamterde in Atomprozenten[1].

	Erdrinde	Gesamterde		Erdrinde	Gesamterde
O	54,4	49,2	Ba	0,006	0,0025
Si.	17,1	14,1	Mn	0,026	0,067
Al	4,75	2,98	Sr	0,0034	—
Fe	1,49	17,8	Cl	0,095	0,024
Ca	1,49	2,01	F	0,025	—
Mg	1,41	7,44	Zn	0,0044	0,003
Na	2,03	1,05	Ni	0,0055	1,35
K	1,08	0,20	V	0,0055	—
H	15,5	2,39	N.	0,037	—
C	0,13	0,13	Li	0,013	—
Ti	0,21	0,30	Co	—	0,083
S	0,026	0,62	Cr	—	0,067
P	0,069	0,13	Cu	—	0,0046

Diese Zusammenstellung zeigt, daß das Eisen an vierter Stelle steht, und wir können daraus schon ableiten, daß nicht die quantitativen Verhältnisse für die Aufnahme des Eisens als lebenswichtiger Bestandteil in die lebende Substanz aus der anorganischen Umwelt maßgebend waren. Wir müssen somit nach bestimmten anderen Eigenschaften suchen, die insbesondere dem weitverbreiteten Aluminium gegenüber für das Eisen die Eignung schufen, die es zum anorganischen Grundstoff der wichtigsten biologischen Vorgänge macht.

Wie in den folgenden Darstellungen noch näher ausgeführt werden wird, sind es namentlich die katalytischen Fähigkeiten des Eisens, die seine Lebenswichtigkeit bedingen. Diese katalytischen Eigenschaften beruhen auf der Fähigkeit des Metalls, aus der dreiwertigen Form durch Sauerstoffabgabe in die zweiwertige und durch neuerliche Sauerstoffaufnahme wieder in die dreiwertige Form überzugehen. Es scheint somit die Fähigkeit zum Wechsel der Oxydationsstufe eine der wichtigsten Voraussetzungen für die biologische Eignung eines Metalls zu sein.

Wir wissen heute wohl, daß auch eine Reihe anderer Elemente die Fähigkeit besitzt, als Katalysatoren wirksam zu sein, so das Aluminium, das Kupfer, das Mangan u. a. Gerade diesen Stoffen gegenüber läßt sich der Vergleich mit dem Eisen vom Gesichtspunkte der Fragestellung aus behandeln, welche von diesen Katalysatoren die beste Eignung besitzen, Biokatalysatoren zu werden. Die katalytische Wirkung des Aluminiums ist sicherlich eine ganz andere als die der anderen genannten Metalle. Wie später noch näher ausgeführt werden wird (s. S. 737 u. 1130), kommt es bei den Biokatalysatoren vor allem darauf an, so leicht als möglich aus der niedrigen Oxydationsstufe in die höhere und dann leicht wieder in die niedrigere überzugehen. Schon innerhalb der Eisen-Mangan-Gruppe bestehen nach der Richtung hin weitgehende Unterschiede. Die Oxydation des zweiwertigen Eisens zu dreiwertigem geht außerordentlich leicht vor sich, so leicht, daß wir die Ferroverbindungen als die labile Form bezeichnen können. Dies gilt nicht nur außerhalb des Körpers, sondern in gleicher Weise auch für die Verhältnisse, die im Organismus selbst herrschen. Ebenso gelingt es, die Ferriverbindungen leicht zu Ferroverbindungen zu reduzieren.

---

[1] Berg, Georg: Zit. S. 695.

Vergleichen wir dagegen die ähnlichen Verhältnisse beim Mangan, so ergibt sich, daß dort die Manganoform die stabile ist und nur außerordentlich schwer durch Oxydation in die Manganiform überführt werden kann, derart schwer, daß dies im Organismus überhaupt nicht möglich ist. Ähnliches gilt für Nickel und Kobalt. Wir sehen schon daraus, daß Mangan und Eisen trotz ihrer Zugehörigkeit zu einer chemischen Gruppe und trotz vielen inneren Verwandtschaftsbeziehungen sich gerade in dem wichtigsten Punkte unterscheiden, der die Grundlage für die Eignung bildet, Biokatalysatoren zu sein. Diese Eignung des Eisens einerseits und die Nichteignung des Mangans andererseits läßt sich durch ein einfaches Experiment anschaulich zeigen. Versetzt man frisches, defibriniertes Blut mit einer Ferrichloridlösung, so wird die Lösung zunehmend dunkler und schließlich schwarzbraun, was einerseits mit der Umwandlung des Ferroeisens in eine Ferriverbindung, andererseits mit der gleichzeitig vor sich gehenden Reduktion und Umwandlung des Hämoglobins zum Teile zu Methämoglobin zusammenhängt[1]. Macht man den gleichen Versuch mit einer äquivalenten Manganochloridlösung, dann zeigt das Blut stunden-, bisweilen sogar tagelang überhaupt keine Veränderung der Farbe. Dieser Farbenumschlag im Eisenblute einerseits und das Fehlen eines Farbenumschlages im Manganblute andererseits ist der Indicator für das grundsätzlich verschiedene Verhalten der beiden Metalle hinsichtlich ihrer Oxydierbarkeit[2]. Wie oben ausgeführt wurde, hängt aber die Eignung nicht nur von der qualitativen Veränderungsmöglichkeit des Katalysators ab, sondern auch von der Leichtigkeit und Schnelligkeit, mit der dieser Prozeß vor sich geht. Gerade in dieser Beziehung nimmt das Eisen eine Sonderstellung ein.

Schließlich spielt für die Eignung eines Stoffes, Biokatalysator zu sein, noch eine andere Eigenschaft eine Rolle, die eben die Biokatalysatoren von den in der Technik verwendbaren grundsätzlich unterscheidet. Der Katalysator darf in jener Bindungsart, in der er katalytisch wirksam ist, ebensowenig wie in jener, in welcher er während des katalytischen Prozesses allfällig umgewandelt werden kann, mit den übrigen am Prozeß beteiligten Stoffen gar nicht reagieren oder aber nur so weit, daß eine Änderung der am Prozeß beteiligten Stoffe nicht erfolgt. Von den bei den biologischen Prozessen beteiligten Stoffen gilt dies in erster Linie für das Eiweiß, welches vor allem durch den Katalysator nicht gefällt oder sonst irgendwie denaturiert werden darf.

Für das Eisen wird später noch ausführlich gezeigt werden (s. S. 903), daß es wegen seiner leichten Umwandlungsfähigkeit aus einer Oxydationsstufe in die andere vom Organismus in eine solche Verbindung überführt wird, welche das Eiweiß in keiner Weise alteriert, so daß es, in einer solchen Form im Körper kreisend, der Zelle zugeführt werden kann. Dies gilt nicht von den gleichfalls für katalytische Zwecke geeigneten Kupferverbindungen, welche sowohl in der niedrigen als auch in der höheren Oxydationsstufe eiweißfällend sind und daher aus diesem Grunde nicht die Eignung für Biokatalysatoren besitzen, wenigstens nicht unter den bei Warmblütlern herrschenden Bedingungen. Inwieweit solche Eignungen bei gewissen Seetieren vorhanden sind, bei denen Kupfer anscheinend zu den lebenswichtigen anorganischen Bestandteilen der lebenden Substanzen gehört, darüber fehlen uns derzeit noch nähere Anhaltspunkte.

---

[1] Näheres über diesen Prozeß, der für das Zustandekommen einer pharmakologischen Eisenvergiftung von grundlegender Bedeutung ist, s. S. 904. — [2] Starkenstein, E.: Über die Substituierbarkeit lebenswichtiger anorganischer Stoffe durch andere der gleichen chemischen Gruppe. Med. Klin. **1932.**

Andere Schwermetalle, die ebenfalls in zwei Oxydationsstufen auftreten, wie z. B. das Quecksilber, kommen aus dem gleichen Grunde für die lebende Substanz nicht in Betracht, weil sie in jeder Form eiweißdenaturierend wirken, worauf zumindest ein Teil ihrer allgemeinen Toxizität zurückzuführen ist. Ähnliches gilt auch für die Verbindungen des Chroms.

Überblicken wir alles das, was uns zur Beantwortung der oben gestellten Fragen dienen kann, wodurch die besondere Eignung des Eisens als Biokatalysator bedingt sein könnte, so ergibt sich, daß entwicklungsgeschichtlich das Zusammenwirken dieses Metalls mit der in Entwicklung befindlichen lebenden Substanz nicht von den quantitativen Vorkommen des Metalls in der anorganischen Umwelt abhängen konnte, sondern daß hier die Anpassung auf folgenden Eigenschaften beruhen dürfte:

1. Wasserlöslichkeit,

2. Möglichkeit einer Verbindung des Eisens mit dem Eiweiß unter Bildung kolloider Verbindungen ohne wechselseitige Denaturierung von Eiweiß und Eisen,

3. leichte Oxydierbarkeit des zweiwertigen Eisens zu dreiwertigem,

4. leichte Reduzierbarkeit des dreiwertigen Eisens zu zweiwertigem,

5. Unterschied in der pharmakologischen Wirkung der beiden Oxydationsstufen, von denen die eine unwirksam Passageform sein kann, die andere die Wirksamkeit in der Zelle ermöglicht.

Kein anderes Element unserer anorganischen Umwelt hat alle diese Eigenschaften. Selbstverständlich haben andere Elemente auch Eigenschaften, die sie für die Beteiligung an biologischen Vorgängen geeignet machen, doch ist deren Wirkungsweise im Organismus ganz anderer Art als die des Eisens. Ich erwähne nur den Schwefel in seiner Bedeutung für das Eiweiß, den Phosphor für die Lipoide, schließlich Calciumsalze und andere Mineralstoffe. Andererseits eignen sich viele von den anderen Elementen zwar technisch ähnlich wie das Eisen für katalytische Prozesse, nicht dagegen für biologische, und eben wegen der Vereinigung aller dieser angeführten Eigenschaften in einem einzigen Metall, dem Eisen, nimmt dieses hinsichtlich seiner Eignung, lebenswichtiger Bestandteil der lebenden Substanz zu sein, eine Sonderstellung ein.

IV. Eigenschaften des Eisens und seiner Verbindungen, die für die Pharmakologie und Physiologie von Bedeutung sind.

1. Löslichkeit.

Der Satz „Corpora non agunt nisi soluta, seu solubilia" bezieht sich naturgemäß als erste Voraussetzung für das Zustandekommen einer jeden biologischen Reaktion nicht nur auf die Wasserlöslichkeit, sondern auch auf die, biologisch zumindest nicht weniger wichtige Lipoidlöslichkeit der Eisenverbindungen; daneben ist aber auch die Löslichkeit in Säuren die Voraussetzung für die Möglichkeit der Umwandlung wasserunlöslicher Verbindungen in lösliche (Magen und Dünndarm), während andererseits durch Alkalien gewisse Eisenverbindungen im Darm in Lösung gebracht, andere dagegen hier in schwer lösliche oder unlösliche umgewandelt werden können.

Reines Eisen ist in reinem Wasser theoretisch unlöslich; denn das Potential der Reaktion $Fe + 2F \rightleftharpoons Fe^{..}$ ist unter diesen Bedingungen kleiner als das der Reaktion $2H^{.} - 2F \rightleftharpoons H_2$, wenn man die Überspannung des Wasserstoffs an einer Eisenelektrode mit in Rechnung setzt[1]. (F in obiger Formel bedeutet Valenzladung.)

Praktisch findet man aber, daß Eisen in gasfreiem Wasser doch immer spurenweise löslich ist, und zwar bildet sich dabei $Fe(OH)_2$ [2]. Bei Anwesenheit von Sauerstoff im Wasser wird dieses Ferrohydroxyd zu Ferrihydroxyd oxydiert, und die Lösung des Eisens zu Ferrohydroxyd schreitet weiter. Es bildet sich Rost.

Durch Kochsalz wird die Löslichkeit des Eisens im Wasser nicht beeinflußt[3], ebensowenig durch andere Neutralsalze der Alkali- und Erdalkalimetalle[4]. Die sauren Salze dagegen sowie die Salze der Schwermetalle wirken lösend auf das Eisen, und zwar werden nicht nur jene Schwermetalle durch Eisen verdrängt, die edler sind, sondern auch Zink- und Cadmiumsalze bringen merkliche Mengen Eisen in Lösung[4]. Soweit sie sauer reagieren, lösen auch Ammonium- und Magnesiumsalze Eisen auf.

Das Maßgebende dafür ist also das Wasserstoffion dieser Lösungen. Wasserstoff besitzt ein edleres Potential als Eisen, muß also aus seinen Verbindungen durch metallisches Eisen verdrängt werden. Die Lösungsgeschwindigkeit ist dabei abhängig von der Konzentration der Wasserstoffionen. Am schnellsten lösen daher die starken Säuren das Eisen auf; es geht die Lösungsgeschwindigkeit bei geringen Konzentrationen der Konzentration parallel, während sie bei höheren Konzentrationen rascher ansteigt[5]. Die Reaktion verläuft demnach bei niedrigen Konzentrationen, die ja biologisch allein von Wichtigkeit sind, bimolekular.

Der Einfluß, den das Anion auf die Lösungsgeschwindigkeit des Eisens ausübt, geht nach Bauer[6] nicht der Dissoziation der betreffenden Säure parallel, vielmehr löst die Schwefelsäure Eisen kaum langsamer als Salzsäure, und die schwach dissoziierten organischen Säuren entwickeln gegenüber dem Eisen eine viel höhere Lösungsgeschwindigkeit, als es ihrer geringeren H-Ionenkonzentration entspricht. Dies ist für die Lösung von Eisen im Magen von besonderer Bedeutung, da auch bei Abwesenheit von freier Salzsäure beträchtliche Mengen von Eisen in Lösung gehen können. Es wirken dabei vielleicht nicht nur organische Säuren mit, sondern auch saure Salze können, wie oben erwähnt, dabei eine Rolle spielen sowie die Kohlensäure, die unter geeigneten Bedingungen recht beträchtliche Eisenmengen in Lösung bringen kann.

Wasser, das mit Kohlensäure von 1 Atmosphäre gesättigt ist, löst mehr als 1 g Eisen pro Liter als Ferrobicarbonat. Bei längerer Einwirkung überschüssigen Eisens kann sich allerdings wieder unlösliches Eisencarbonat bilden, so daß dann der Eisengehalt der Lösung zurückgeht[7]. Serum löst je nach

---

[1] Palmaer: Korrosion Metallschutz 2, 58 (1926). — [2] Walker, W. H., A. M. Cederholm u. L. N. Bent: J. amer. chem. Soc. 29, 1251 (1907). — Cushman, A.: Elektrochem. met. Ind. 5, 257, 365 (1907). — Heyn, E., u. O. Bauer: Mitt. Mat.prüfsamt Großlichterfelde-West 28, 62 (1910). — Andström, V.: Z. anorg. Chem. 69, 15 (1911). — Shipley, W., u. I. R. McHaffie: Canad. chem. Metallurg. 8, 121 (1924). — Inamura, K.: Sci. Rep. Tôhoku Univ. 16, 981 (1927). — [3] Sabelin, Wassilewsk: Der Einfluß des Kochsalzes auf die Assimilation des metallischen Eisens. Med. Wjestuk 1867, Nr 63 (zit. nach Tartakowski). — [4] Raikow, P. N., u. O. Goboruchin-Georgiew: Über das Verhalten von Salzen in wäßriger Lösung gegen Eisenpulver. Chem.-Ztg 27, 1192 (1903). — [5] Hemptinne, A. v.: Z. physik. Chem. 26, 736 (1898). — Conroy, J. T.: J. Soc. chem. Ind. 20, 316 (1901). — Sieverts, A., u. P. Lueg: Z. anorg. Chem. 126, 224 (1923). — [6] Bauer, F.: Über die Löslichkeitsbedingungen des Eisens in Säuren als Grundlage für die Eisenresorption im Organismus. Arch. f. exper. Path. 161, 400 (1931). — [7] Moodry, G. T.: J. chem. Soc. Lond. 89, 727 (1906).

seinem CO_2-Gehalte mehr oder weniger große Mengen Fe[1]. Auch aus Ferrohydroxyd und Ferrocarbonat bildet sich unter dem Einflusse kohlensäurehaltigen Wassers Eisenbicarbonat, das in Lösung geht[2].

Salzsäure löst diese Ferroverbindungen natürlich ebenfalls, ebenso bringt sie Ferrooxyd im allgemeinen leicht in Lösung. Nur das durch Zusammenschmelzen von Fe_3O_4 und Fe gewonnene, das besonders hohen Temperaturen ausgesetzt war, geht im allgemeinen nur langsam in Lösung. Auch Fe_3O_4 selbst ist in Säure schwer löslich, in organischen Säuren ganz unlöslich. Beim Ferrioxyd ist für die Löslichkeit seine Darstellungsweise und Vorbehandlung von größter Bedeutung. Etwas leichter löslich ist nach Bauer[3] ein von Baudisch durch Reduktion von Fe_3O_4 unter besonderen Bedingungen gewonnenes Eisenoxyd (s. S. 821).

Über die Lipoidlöslichkeit der Eisensalze ist wenig bekannt; wir können annehmen, daß die Löslichkeit in den Lipoiden im großen und ganzen parallel geht ihrer Löslichkeit in organischen Lösungsmitteln. Es sei hier kurz über die Löslichkeit in Alkohol und Äther berichtet:

Von den Ferrosalzen lösen sich im Alkohol lediglich die Halogenverbindungen[4] sowie die Ferrocyanwasserstoffsäure[5], in Äther sind die Halogenverbindungen ebenfalls bis zu einem gewissen Grade löslich[4]. $FeCl_2$ ist an sich schwer löslich, doch bleibt es gelöst, wenn man es durch Reduktion von $FeCl_3$ in ätherischer Lösung darstellt. Da hier überschüssige Salzsäure vorhanden ist, bildet sich vielleicht die Ferrochlorwasserstoffsäure[6].

Die Löslichkeit der Ferrisalze in den organischen Lösungsmitteln ist beträchtlich größer als die der Verbindungen des zweiwertigen Eisens. Die Halogensalze lösen sich in sehr großer Menge und lassen sich sogar aus der wäßrigen Lösung durch Äther ausschütteln, wenn man durch hohe Säurekonzentration dafür sorgt, daß die Konzentration an ungespaltenen Molekülen nicht zu klein ist[7]. Das gleiche gilt bekanntlich für das Ferrirhodanid[8]. Sogar das wasserfreie Sulfat löst sich allmählich in Alkohol[9]. Ferner sind einzelne Komplexsalze des dreiwertigen Eisens mit organischen Säuren in Alkohol und teilweise auch in Äther löslich, und zwar vor allem die der aromatischen Säuren, der Benzoesäure, der Salicylsäure sowie des Brenzcatechins[10]. Die der aliphatischen Säuren sind weder in Alkohol noch in Äther löslich. Die Löslichkeit des Ferrochlorids in Öl ist sehr gering. Dagegen ist die Öllöslichkeit des Ferrichlorids eine unvergleichlich größere[11].

[1] Benedicendi, A., u. S. Rebello-Alves: Biochem. Z. 65, 107 (1914). — [2] Süllmann, H.: Zur Frage der Eisenresorption. Biochem. Z. 234, 241 (1931). — [3] Bauer, F.: Über die Löslichkeitsbedingungen des Eisens in Säuren als Grundlage für die Eisenresorption im Organismus. Arch. f. exper. Path. 161, 400 (1931). — [4] Jahn, F.: Liebigs Ann. 19, 322 (1836). — Thomas, V.: Ann. chim. phys. (7) 13, 212 (1898). — Job, A., u. R. Reich: C. r. Acad. Sci. Paris 174, 1360 (1922). — [5] Robiquet: Ann. chim. phys. (2) 12, 287 (1819) — Schweiggers J. Chem. u. Physik 28, 113 (1820). — Šafařik, A.: J. prakt. Chem. 90, 18 (1863). — [6] Gehlen, A. F.: J. Chem., Phys. u. Min. von A. F. Gehlen 7, 689 (1808). — [7] Lloyd, Brown, Bonnell u. Johnes: J. chem. Soc. Lond. 1928, 664. — Scheufelen, A.: Liebigs Ann. 231, 157 (1885). — Schaer, E.: Arch. Pharmaz. 239, 271, 344 (1901). — Nicklès, J.: Ann. chim. phys. (4) 5, 172 (1865); 10, 321 (1867). — [8] Claus, C.: Liebigs Ann. 99, 50 (1856). — Zimmermann, C.: Liebigs Ann. 199, 3 (1879). — [9] Recoura, A.: C. r. Acad. Sci. Paris 141, 110 (1905); 144, 1429 (1907). — [10] Saenger, R.: Jena. Z. Naturwiss. (2) 6, 48 (1879). — Hampshire u. Pratt: Pharmaceutic. J. (4) 37, 139 (1913). — Weinland u. Herz: Ber. dtsch. chem. Ges. 45, 2662 (1912). — Weinland u. Binder: Ebenda 46, 878 (1913). — Hopfgartner: Mh. Chem. 29, 696 (1908). — [11] Starkenstein, E.: Arch. f. exper. Path. 127, 112 (1927).

2. Oxydationsstufe.

Das Eisen verhält sich in seinen Verbindungen im allgemeinen zwei- und dreiwertig. Die unter bestimmten Umständen entstehenden anderen Oxydationsstufen (1—6—8wertig) haben weder physiologische Bedeutung, noch ist über ihre pharmakologische Wirkung etwas bekannt geworden, so daß wir sie hier übergehen können.

Ob zwei- oder dreiwertiges Eisen vorliegt, ist nicht nur insofern von Bedeutung, als die Verbindungen der verschiedenen Oxydationsstufen in ihren chemischen Eigenschaften voneinander abweichen, sondern es ist dabei auch die Möglichkeit des Übergangs der einen Oxydationsstufe in die andere zu berücksichtigen, der sich im Organismus abspielen und dadurch zu mannigfachen Reaktionen Anlaß geben kann.

Das Potential der Reaktion $Fe^{..} + F \rightleftharpoons Fe^{...}$ ist im wesentlichen abhängig von der Konzentration der Ferro- und Ferriionen. Bei hoher Ferroionenkonzentration wird folglich die Reaktion von links nach rechts verlaufen, wobei die dazu benötigte Ladung durch Vorgänge geliefert wird, die ein höheres Oxydationspotential besitzen. Bei hoher $Fe^{...}$-Konzentration ist dagegen das Oxydationspotential weit höher, es kann also eine Ladung auf Stoffe übertragen werden, deren Oxydationspotential niedriger ist.

Die Oxydation der Ferrosalze erfolgt bereits durch den Sauerstoff der Luft. In festem Zustande sind die Ferrosalze ziemlich beständig, da ja hier keine Ionen vorliegen; nur jene Salze, die an der Luft zerfließen, können sich oxydieren. Es sind dies besonders $FeCl_2$, $FeBr_2$, FeJ_2, Ferroacetat. Wasserfreies Ferrochlorid ist nicht hygroskopisch und ebenso beständig wie Ferrosulfat und Ferrooxalat.

In Lösung ist die Oxydationsgeschwindigkeit der Ferrosalze abhängig vom Anion der Ferroverbindung. Fe^{II}-Acetat oxydiert sich zehnmal so rasch als Ferrosulfat und dieses wieder zehnmal rascher als Ferrochlorid[1]. Am sauerstoffempfindlichsten ist nach Simon und Kötschau[2] das Ferrobicarbonat. Starkenstein und Neiger[3] führen den Einfluß der Säure darauf zurück, daß sie die Konzentration der Ferro-, insbesondere aber der Ferriionen in verschiedener Weise beeinflussen. Je stärker eine Säure ist, um so weniger ist ihr Ferrisalz hydrolysiert, desto höher wird also die Ferriionenkonzentration sein. Das Ferricarbonat ist vollständig hydrolytisch gespalten; die Ferriionenkonzentration daher eine ganz minimale. Eine andere Möglichkeit der Verringerung der Ferriionenkonzentration ist dadurch gegeben, daß gewisse Säuren mit den Ferriionen Komplexe bilden; daher ist auch beim Ferrocitrat die Oxydationsgeschwindigkeit eine ziemlich beträchtliche. Starkenstein und Neiger ordnen die von ihnen untersuchten Salze nach der Oxydationsgeschwindigkeit in folgender Reihe an: Ferrochlorid, -sulfat, -acetat, -citrat, -bicarbonat.

Soweit nicht Komplexbildung vorliegt, bildet sich bei der Oxydation basisches Ferrisalz, das in Wasser unlöslich ist und ausfällt[4]. Bei den Salzen der komplexbildenden Säuren bleibt das dreiwertige Eisen zwar in Lösung, doch ist es in einer Weise gebunden, daß es sich an dem Oxydationsgleichgewicht nicht beteiligen kann. Das gleiche kann man auch erzielen, wenn man zu Ferrosalzen anderer Säuren komplexbildende Substanzen zusetzt.

[1] Ennos, F. R.: Die Oxydation von Ferrosalzen. Proc. Cambridge philos. Soc. 17, 182 (1912). — [2] Simon, A., u. K. Kötschau: Über „Aktivität" der bekanntesten Eisenquellen. Z. anorg. Chem. 168, 130 (1927). — [3] Starkenstein, E., u. R. Neiger: Über die Autoxydation von Ferrosalzlösungen. Arch. f. exper. Path. 172, 104 (1933). — [4] Pascal, P.: Ann. chim. phys. (8) 16, 521 (1909).

Manchot und Herzog[1] haben daher beobachtet, daß auch nach Zusatz von Oxalat, Citrat und Tartrat Ferrosulfat viel rascher oxydiert wird als ohne diese Zusätze. Auch das Ferrooxalat oxydiert sich nach Pascal[2] schneller als Ferrosulfat. Besonders rasch verläuft die Oxydation der komplexen Ferrosalze der organischen Säuren bei alkalischer Reaktion; denn die entstehenden Fe^{III}-Salze enthalten das Eisen sehr stark komplex gebunden, so daß hier die Ferriionenkonzentration ganz besonders niedrig ist.

Umgekehrt kann man durch Bildung von Ferrokomplexen die Oxydationsgeschwindigkeit verlangsamen. Ein solcher Fall ist gegeben beim Ferroammonsulfat, das nach Peters[3] außerordentlich stabil ist, sich in neutraler Lösung niedriger Konzentration aber nicht anders verhält als eine äquivalente Ferrosulfatlösung (Starkenstein und Neiger).

Einen anderen Verlauf als in rein wäßriger Lösung nimmt die Oxydation der Ferrosalze bei Zusatz von überschüssiger Säure. Durch Säure wird nämlich die Dissoziation der Ferrisalze zurückgedrängt, das Ausfallen des dreiwertigen Eisens aus der Lösung ist nicht möglich, die Konzentration an Ferriionen also bedeutend höher. Daher geht die Oxydation in saurer Lösung sehr langsam vor sich und hört schon bei geringem Ferrigehalt vollständig auf. Eine angesäuerte $FeCl_2$-Lösung, die 5% Fe^{III} enthält, oxydiert sich nicht weiter[4]. Bei stark salzsauren Eisenlösungen ist die Oxydation überhaupt nur ganz gering[5]. Noch langsamer oxydiert sich Sulfatlösung bei saurer Reaktion. Warynski[6] fand nach 4 Monate dauerndem Stehen an der Luft in einer schwach sauren Ferrosulfatlösung nur 1—1,4% oxydiert. Bei starkem Salzsäuregehalt fand er dagegen die Reaktion beschleunigt, vermutlich weil sich das weniger beständige Ferrochlorid gebildet hatte. Die Oxydationsgeschwindigkeit ist nach McBain[7] in verdünnten Lösungen der Konzentration des Ferrosalzes proportional, in konzentrierten Lösungen steigt sie rascher. Im Gegensatz dazu fand Siboni[8] konzentrierte Ferrosalzlösungen sehr stabil.

Temperatursteigerung um 150° erhöht nach McBain die Reaktionsgeschwindigkeit um das Drei- bis Vierfache. Nach Ennos[9] verläuft die Reaktion bei einer um 10° höheren Temperatur doppelt so rasch.

Durch Licht wird die Reaktion im allgemeinen beschleunigt; sie verläuft bei rotem Licht schneller als bei grünem und violettem und schneller als im Dunkeln[10]. Thomas[11] findet dagegen, daß sie durch grüne Strahlen beschleunigt, durch rote verzögert wird. Licht einer Quarzlampe[12] sowie Röntgenlicht[13] beschleunigen die Oxydation von $FeSO_4$ unabhängig von der Wellenlänge. Auf eine Oxydation ist es wohl auch zurückzuführen, wenn Suski[14] eine Änderung im Aussehen und Geschmack des Ferrosulfats nach Bestrahlung mit ultraviolettem Licht festgestellt hat.

---

[1] Manchot u. Herzog: Z. anorg. Chem. **27**, 404 (1901). — [2] Pascal, P.: Zit. S. 701. — [3] Peters, C. A., u. S. E. Moody: Amer. J. Sci. (4) **12**, 369 (1901). — [4] Fredenhagen, C.: Z. anorg. Chem. **29**, 406 (1902). — [5] Schröder, K.: Z. öff. Chem. **14**, 483 (1908). — [6] Warynski, T.: Ann. Chim. analyt. **14**, 45 (1909). — [7] McBain, J. W.: J. physic. Chem. **5**, 631 (1901). — [8] Siboni, G.: Ferro- und Ferrisalze. Boll. chim. Farm. **46**, 57 (1907). — [9] Ennos, F. R.: Die Oxydation von Ferrosalzen. Proc. Cambridge philos. Soc. **17**, 182 (1912). — [10] Chastaing, P.: Ann. chim. phys. (5) **11**, 163 (1877). — [11] Thomas, F.: Diss. Freiburg i. Br. 1908. — [12] Winther, Ch.: Z. wiss. Photogr. **9**, 230 (1911); **11**, 60 (1913). — [13] Fricke, H., u. St. Morsc: Chemische, kolloidale und biologische Wirkungen von Röntgenstrahlen verschiedener Wellenlänge in ihrem Verhältnis zur Ionisation in Luft. II. Ferrosulfat in wäßriger Lösung. Strahlenther. **26**, 749 (1927). — [14] Suski, P. M.: Kann durch Ultraviolettlichtbestrahlung der wachstumfördernde Einfluß des Eisens verstärkt werden? Biochem. Z. **199**, 69 (1928).

Wie oben gesagt wurde, verläuft in verdünnten Lösungen die Oxydation des Ferroions bimolekular, es reagiert also ein Molekül Sauerstoff mit einem Ferroion. Da aber zur Oxydation nur eine von den vier Wertigkeiten des Sauerstoffs verbraucht wird, so können die drei anderen bei Anwesenheit oxydabler Stoffe auf diese einwirken. Sie werden aktiviert.

Bei Gegenwart von arseniger Säure ist die Oxydation von Eisen erst dann vollständig, wenn die doppelte Menge Sauerstoff verbraucht ist[1]. Bei Autoxydation von Oxalat wird ebenfalls ein Äquivalent Sauerstoff aktiviert[2]. Auch citrathaltige Lösungen zeigen starke Mehradsorption von Sauerstoff, als für die Oxydation des Eisens benötigt wird. Manchot nimmt an, daß sich dabei intermediär ein Peroxyd FeO_2 bildet, das dann seinerseits den überschüssigen Sauerstoff auf den Acceptor überträgt[3].

Bei Autoxydation von Ferrobicarbonat werden auf ein Atom Eisen drei Äquivalente Sauerstoff aktiviert. Just[4] nimmt deshalb die Bildung eines intermediären „Moloxyds" $\begin{matrix} O \\ | \\ O \end{matrix}\!\!\!>\!Fe(OH)_2$ mit vierwertigem Eisen an. Eine ähnliche Verbindung, jedoch mit koordinativ gebundenem Sauerstoff, nimmt Baudisch[5] an, der festgestellt hat, daß bei der Oxydation von Eisenbicarbonat gleichzeitig Pyrimidine, Stärke, Alkohole, Zucker, Milchsäure, Harnsäure oxydiert werden können.

Nach Warburg tritt auch bei der Atmung intermediär ein Eisenperoxyd auf. Es wird davon noch später die Rede sein.

Durch die Oxydation von frisch gefälltem Ferrohydroxyd kann nach Mittra und Dhar[6] die Oxydation einer ganzen Reihe von Stoffen induziert werden, und zwar gehören hierher Natriumacetat, Natriumsuccinat, Natriumbenzoat, Harnstoff, Chloralhydrat, Glycerin, Traubenzucker, Rohrzucker, Stärke, Gummi arabicum, Phenolphthalein und Chininsulfat.

Nach Wieland und Franke[7] wird auch Hypophosphit bei Anwesenheit von Fe^{II} durch Sauerstoff oxydiert. Es besteht dabei keine strenge Proportionalität zwischen Eisenkonzentration und Aktivierungsgrad, vielmehr geht auch nach vollständiger Oxydation des Eisens die Oxydation des Hypophosphits noch langsam weiter. Durch Zusatz geringer Mengen gewisser organischer Säuren kann die Oxydation gesteigert werden, sie nimmt dann einen ausgesprochen katalytischen Charakter an.

Der hohe Aktivierungsgrad des Sauerstoffs bei Anwesenheit von Hypophosphit findet durch die Peroxydtheorie keine Erklärung. Wieland nimmt daher an, daß der Oxydationsprozeß in der Weise vor sich geht, daß zunächst das zweiwertige Eisen mit dem Substrat eine komplexe Bindung eingeht, in der es gegen den Angriff des molekularen Sauerstoffs zunächst geschützt ist. Unter dem Einfluß dieses komplex gebundenen Eisens spaltet dann

[1] Manchot, W., u. F. Glaser: Z. anorg. Chem. 27, 421 (1901). — [2] Manchot, W., u. J. Herzog: Z. anorg. Chem. 27, 405 (1901) — Verh. physik.-med. Ges. Würzburg (2) 39, 226 (1908). — [3] Manchot, W., u. O. Wilhelms: Liebigs Ann. 325, 116 (1902). — [4] Just, G.: Kinetische Untersuchungen der Autoxydation des in Wasser gelösten Ferrobicarbonats. Ber. dtsch. chem. Ges. 40, 3695 (1907). — [5] Johnson, T. B., u. O. Baudisch: J. amer. chem. Soc. 43, 2670 (1921) — Ber. dtsch. chem. Ges. 55, 18 (1922). — Baudisch, O.: Ebenda 54, 410 (1921). — Deuel, H. J., u. O. Baudisch: J. amer. chem. Soc. 44, 1581 (1922). — Pfaltz, M H., u. O. Baudisch: Ebenda 45, 2972 (1923). — Baudisch, O., u. L. W. Bass: Ebenda 46, 185 (1924). — Bass, L. W.: Ebenda 46, 190 (1924). — Baudisch, O.: J. of biol. Chem. 60, 155 (1924). — [6] Mittra, N. N., u. N. R. Dhar: Z. anorg. Chem. 122, 147 (1922) — J. physic. Chem. 29, 376 (1925). — [7] Wieland, H., u. W. Franke: Liebigs Ann. 464, 111 (1928); 473, 290 (1929); 475, 19 (1929).

das Substrat Wasserstoff ab, der durch den molekularen Sauerstoff zu H_2O_2 gebunden wird; doch läßt sich das Wasserstoffsuperoxyd nicht nachweisen, da es viel rascher mit dem Eisen reagiert, als es gebildet werden kann.

Außer dem molekularen Sauerstoff können auch andere Stoffe mit hohem Oxydationspotential Fe^{II}-Salze oxydieren; genau wie dort ist auch hier der Verlauf der Reaktion nicht allein von dem Oxydationsmittel abhängig, sondern auch vom Potential der Reaktion $Fe\cdot\cdot + F \rightleftharpoons Fe\cdot\cdot\cdot$, das durch Veränderung der Ionenkonzentrationen weitgehend variiert werden kann[1].

Auch bei diesen Oxydationsprozessen wird wiederum Sauerstoff für andere Reaktionen aktiviert. Durch den aktivierten Sauerstoff kann die Oxydation von Jodkalium durch Wasserstoffsuperoxyd in neutraler Lösung induziert werden[2]. In saurer Lösung kann das System wiederum katalytischen Charakter annehmen (Manchot und Lehmann[3]; Wieland und Franke).

Bei Anwesenheit von Arsenit, Phosphit, Hypophosphit, Ameisensäure, Milchsäure usw. konnten Wieland und Franke zu Beginn der Oxydation des Fe^{II} durch Wasserstoffsuperoxyd einen ganz besonders hohen Aktivierungsgrad feststellen. Durch gewisse Zusätze kann die Reaktion in eine katalytische übergehen. Deshalb nimmt Wieland auch hier Bildung eines lockeren Komplexes des Fe^{II} an, in dem das Eisen die oxydable Substanz aktivieren kann, ohne sogleich selbst oxydiert zu werden.

Als Acceptoren bei diesen Oxydationsprozessen können auch verschiedene Alkohole und Zuckerarten[4] sowie höhere Kohlehydrate[5] und viele andere Substanzen dienen.

Hinsichtlich des Einflusses von Konzentrationen, p_H, Temperatur, Licht usw. gelten natürlich bei der Oxydation des Eisens durch andere Substanzen dieselben Regeln, die oben für die Autoxydation angegeben worden sind, doch liegen hier die Verhältnisse so unübersichtlich, daß hier nicht näher darauf eingegangen werden kann.

Von diesen Umständen hängt indessen natürlich das Schicksal des Eisens im Organismus weitgehend ab. Je nachdem, ob die Bildung stabiler Ferrikomplexe möglich ist, sowie ob das dreiwertige Eisen die Bedingungen findet, in Lösung zu bleiben, wird die Oxydationskraft verschiedener Organe sich in größerem oder geringerem Maße gegenüber dem Eisen auswirken. Doch sind wir heute nicht in der Lage, zu unterscheiden, inwiefern diese Umstände sowie die Anwesenheit mehr oder weniger kräftiger Oxydationsmittel zur Oxydation des Fe^{II} im Organismus beitragen.

Der Verlauf der Reaktionen in den verschiedenen tierischen Organen an sich ist von Starkenstein und Weden[6] untersucht. (Näheres hierüber s. im Abschnitte über das Schicksal des Eisens im Organismus S. 961 f.)

Ferriform. Der der Oxydation der Ferrosalze entgegengesetzte Vorgang, die Reduktion von Ferrisalzen, verläuft dann, wenn eine Substanz vorhanden ist, die geeignet ist, die dabei frei werdende Ladung aufzunehmen. Es muß also das Reduktionspotential dieser Substanz größer sein, als das des Vorganges $Fe\cdot\cdot\cdot \rightleftharpoons Fe\cdot\cdot + F$ unter den gegebenen Bedingungen.

---

[1] Müller, Erich: Über die reduzierende und oxydierende Kraft von Eisensalzen. Z. Elektrochem. 14, 76 (1908). — [2] Schönbein, C. F.: J. prakt. Chem. 75, 79 (1858); 79, 66 (1860). — [3] Manchot, W., u. G. Lehmann: Liebigs Ann. 460, 175 (1928). — [4] Fenton, H. J. H., u. H. Jackson: J. chem. Soc. Lond. 75, 1 (1899) — Proc. chem. Soc. Lond. 14, 240 (1898) — Chem. News 78, 187 (1898). — [5] Cross, C. F., E. J. Bevan u. Cl. Smith: J. chem. Soc. Lond. 73, 466 (1898). — [6] Starkenstein, E., u. H. Weden: Über das Schicksal des anorganischen Eisens in überlebenden Organen. Arch. f. exper. Path. 134, 288 (1928).

Eine **Autoreduktion** erleiden viele organische Ferrisalze im Licht. Dabei wirkt aber die organische Säure als Reduktionsmittel, so daß dieser Fall gemeinsam mit der Reduktion unter sekundären Einflüssen behandelt werden kann.

Übergang von Fe^{III} in Fe^{II} bei Abwesenheit von Reduktionsmitteln unter Abspaltung molekularen Sauerstoffs ist möglich in Gegenwart von Stoffen mit großer absorbierender Oberfläche, die den frei werdenden Sauerstoff aufnehmen können. So stellt sich z. B. das Verhältnis Ferricyankalium : Ferrocyankalium bei Gegenwart von Tierkohle in alkalischem und neutralem Milieu so ein, daß das Potential der Sauerstoffelektrode entspricht, gleichgültig, ob man vom Ferricyankalium oder vom Ferrocyankalium ausgeht[1]. Entsprechend dem hohen Potential der Sauerstoffelektrode im neutralen Gebiete tritt hier ausschließlich Oxydation durch den in der Kohle gelösten Sauerstoff ein, während bei dem niedrigen Potential im alkalischen Gebiete Ferricyankalium reduziert wird. Bei saurer Reaktion ist stets mehr Ferrocyankalium vorhanden, als dem Potential der Sauerstoffelektrode entspricht.

Als **Reduktionsmittel** gegenüber Ferrisalzen wirken Hg, H_2S, H_2SO_3, Zn, $TiCl_3$, $SnCl_2$ und viele organische Substanzen. Oxalsäure reduziert Eisen in der Kälte nicht, wohl aber in der Hitze[2] sowie im Sonnenlicht[3]. Dabei handelt es sich nicht um Beseitigung von Reaktionswiderständen durch das Licht, sondern das Potential der Reaktion selbst steigt an und fällt im Dunkeln wieder auf den Anfangswert zurück[4]. Die Zersetzung des Oxalats ist der Lichtstärke proportional[5]. Bei mäßiger Lichtstärke kommt die Reaktion bald zum Stillstand, während sie bei hinreichend starker Bestrahlung quantitativ verlaufen kann[6]. Am wirksamsten ist der Wellenlängenbereich im Indigoblau[7]. Gelb, Orange und Rot sind unwirksam[8].

Eine Lösung von $FeCl_3$ in Alkohol-Äther wird im Licht ebenfalls reduziert[9]. Auch hier ist das violette Licht stärker wirksam als gelbes oder rotes[10]. Methylalkohol wird im Licht durch $FeCl_3$ zu Formaldehyd, Äthylalkohol zu Acetaldehyd und Äthylchlorid oxydiert[11]. Milchsäure wird unter Bildung von Acetaldehyd und CO_2 zersetzt[12], Äpfelsäure, Weinsäure, Citronensäure erfahren ebenfalls in Licht eine Oxydation durch $FeCl_3$[11, 12, 13]. Das aus Ferricitrat in Licht entstehende Ferrosalz geht aber nach **Starkenstein** und **Neiger**[14] bald wieder in ein Ferrisalz über, das dann weiterhin beständig ist. Es handelt sich also offenbar hier um ein anderes komplexes Ferrisalz, in dem das Eisen schwerer abspaltbar ist als in dem ursprünglichen Ferricitrat. An Stelle des

---

[1] Johne u. Weden: Die Beeinflussung von Oxydations-Reduktionsvorgängen durch Tierkohle. (unveröff.) — [2] Lemoine, G.: Bull. Soc. chim. Paris (2) **46**, 289 (1886) — C. r. Acad. Sci. Paris **112**, 1124 (1891). — [3] Döbereiner, J. W.: Schweiggers J. Chem. u. Physik **62**, 90 (1831). — [4] Schiller, H.: Z. physik. Chem. **80**, 641 (1912). — [5] Lemoine, G.: C. r. Acad. Sci. Paris **120**, 441 (1895); **121**, 817 (1895) — Ann. chim. phys. (7) **6**, 433 (1895). — [6] Baur, E.: Z. physik. Chem. **63**, 683 (1908). — Schaper, C.: Z. physik. Chem. **72**, 318 (1910). — [7] Traper, J. W.: Philosophic. Mag. (4) **14**, 163 (1857). — [8] Fiedler, J.: Diss. Breslau 1835. — [9] Gehlen, A. F.: J. Chem., Phys. u. Min. von A. F. Gehlen **3**, 566 (1804). — [10] Chastaing, P.: Ann. chim. phys. (5) **11**, 201 (1877). — [11] Benrath, A.: J. prakt. Chem. (2) **72**, 220 (1905); **80**, 283 (1909); **86**, 326 (1912) — Liebigs Ann. **382**, 225 (1911). — [12] Benrath, A.: Hoppe-Seylers Z. **74**, 115 (1910). — Neuberg, C., u. W. H. Peterson: Biochem. Z. **67**, 68 (1904). — [13] Vries, H. de: Rec. Trav. chim. Pays-Bas **3**, 367 (1884). — Eder, J. M.: Sitzgsber. Akad. Wiss. Wien, Math.-naturwiss. Kl. **82 II**, 606 (1880). — Eder, J. M., u. E. Valenta: Beitr. z. Photochem. u. Spekrealanal., T. II, 16. Wien 1904. — [14] Starkenstein, E., u. R. Neiger: Zit. S. 701.

Sonnenlichtes kann man auch durch Bestrahlen mit einer Quarz-Quecksilberlampe die gleichen Wirkungen erzielen[1].

Die komplexen Ferrisalze von Formaldoxim, Brenzcatechin, Resorcin und Phloroglucin gehen beim Stehen an der Luft ohne weiteres in Fe^{II} über; die des Äthylacetons, Acetessigesters, Salicylaldehyds, der Salicylsäure und der Brenzcatechin-o-carbonsäure werden nur bei Bestrahlung mit Quecksilber- oder Sonnenlicht reduziert. Dimethylglyoxim wird nicht verändert. Der Verlauf der Reaktion ist vom p_H der Lösung weitgehend abhängig[2].

Nach E. Pinoff[3] reduzieren Rohrzucker und Raffinose $FeCl_3$ in der Kälte nicht, wohl aber bei Wasserbadtemperatur. Dagegen hat Süllmann[4] gezeigt, daß das Brot Eisen schon bei gewöhnlicher Temperatur reduzieren kann, wenn es mit Säure vorher hydrolysiert wurde. Er nimmt an, daß dabei gewisse Spaltungsprodukte von Eiweißkörpern beteiligt sind. Mit Casein und Gelatine konnte er ebenfalls Reduktion dreiwertigen Eisens erreichen. Bei der Hefe, die ebenfalls stark reduzierend wirkt, ist es wohl die Sulfhydrilgruppe des Glutathions, die diese Wirkung hervorruft. Diese Versuche sind natürlich für die Resorption des mit der Nahrung zugeführten Eisens aus dem Magendarmkanal von allergrößter Bedeutung.

Das Reduktionsvermögen tierischer Organe wurde von Amatsu[5] sowie von Starkenstein und Weden untersucht. Hierüber wird im Abschnitte über das Schicksal des Eisens im Organismus berichtet werden (s. S. 961f).

3. Bindungsart.

Bei den Oxydations- und Reduktionsprozessen wurde gezeigt, daß sie in vitro nicht bei allen Eisenverbindungen gleich rasch und in gleichem Sinne verlaufen, sondern daß es wesentlich darauf ankommt, mit welchen Gruppen das Eisen verbunden ist. Es ist klar, daß auch bei den im Organismus sich abspielenden Reduktions- und Oxydationsvorgängen diese Wirkung der an das Eisen geknüpften Gruppen hervortreten muß. Aber nicht nur für diese Prozesse, sondern auch für alle anderen Reaktionen ist es von ausschlaggebender Bedeutung, an welche negativen Gruppen das Eisen gebunden ist.

Einfache anorganische Eisenbindung. Die einfachen Eisensalze enthalten das Eisen in ionisierbarer Form, sie geben daher eine gewisse Anzahl von Reaktionen in ganz gleicher Weise, obwohl es sich um verschiedene Verbindungen handelt. Es sind das Reaktionen, die dem Eisenion zukommen und die also höchstens mehr oder weniger verzögert sein können, je nachdem, ob die betreffende Verbindung mehr oder weniger stark dissoziiert ist. Es handelt sich dabei entweder um die Bildung schwerlöslicher Körper oder um die Bildung schwer dissoziierbarer intensiv gefärbter löslicher oder unlöslicher Verbindungen. Von den Fällungsreaktionen sind die gebräuchlichsten die Reaktion mit Hydroxylionen, die nicht nur mit Hilfe von Natronlauge oder Ammoniak hervorgerufen werden kann, sondern die auch bei Zusatz von Carbonat und Phosphat eintritt, ferner die Reaktion mit Schwefelwasserstoff, die in alkalischem Milieu zur Bildung von schwarzem unlöslichem Eisensulfid führt, während im sauren Gebiet der umgekehrte Vorgang, Lösung des Sulfids, ablaufen

[1] Winther, Ch., u. H. Oxholt-Hewe: Z. wiss. Photogr. **14**, 202 (1915). — [2] Baudisch, O.: Zur Kenntnis komplexer Eisensalze. I. Biochem. Z. **92**, 189 (1918). — [3] Pinoff, E.: Über einige Farben- und Spektralreaktionen der wichtigsten Zuckerarten. Ber. dtsch. chem. Ges. **38**, 3308 (1905). — [4] Süllmann, H.: Zur Frage der Eisenresorption. Biochem. Z. **234**, 241 (1931). — [5] Amatsu, H.: Arch. internat. Pharmacodynamie **23**, 325 (1913).

kann. Man benützt also für diese Reaktion beim Eisen Schwefelammonium oder Schwefelnatrium, nicht Schwefelwasserstoff. Von Farbreaktionen sind insbesondere die Berlinerblau-Reaktion mit Ferrocyankalium auf Ferriionen und mit Ferricyankalium auf Ferroionen, ferner mit Rhodankalium auf Ferriionen, die zur Bildung eines intensiv roten Fe^{III}-Rhodanids führt, empfindlich.

Komplexe anorganische Eisenbindung. Unter dem Einfluß gewisser Substanzen, insbesondere organischer Anionen, können nun diese Ionenreaktionen des Eisens ganz oder teilweise unterdrückt werden. Verbindungen dieser Art enthalten also das Eisenion nur in ganz geringer Menge, das Eisen ist ganz oder teilweise maskiert. Nach Werner[1] ist in diesen Verbindungen das Schwermetall auf eine ganz bestimmte nicht ionogene Weise gebunden. Jedes Schwermetall hat die Möglichkeit, eine ganz bestimmte Anzahl von Molekülen oder Atomgruppen in dieser Weise zu binden, es hat eine bestimmte Anzahl von Nebenvalenzen. Beim Eisen ist diese Zahl 6, in manchen Fällen 4. In den einfachen Verbindungen sind die Nebenvalenzen durch Wasser abgesättigt. Wenigstens in Lösung liegen immer Hydrate der Eisensalze vor. Dieses Wasser kann nun ganz oder teilweise durch andere Gruppen ersetzt werden. Es verschwinden dann die Reaktionen des Eisenions; der so gebildete Komplex zeigt eigene Reaktionen, die je nach der Art der Gruppen verschieden sind.

Von wesentlicher Bedeutung für die Eigenschaften dieser Eisenkomplexe sind vor allem die Ladungen der an das Eisen gebundenen Gruppen. Handelt es sich um positive oder neutrale Gruppen, so ist natürlich der ganze Komplex positiv geladen, wandert also kathodisch. Durch saure Gruppen dagegen werden die positiven Ladungen des Eisens abgesättigt, und wenn ihre Zahl die Wertigkeit des Eisens überschreitet, so wandert der ganze Komplex anodisch.

Alle Komplexe sind mehr oder weniger hydrolytisch gespalten. Es besteht also ein Gleichgewicht mit den Metallionen und über dieselben auch mit den Hydroxyden. Dieses Gleichgewicht ist natürlich abhängig von der Konzentration des Komplexbildners und vom p_H der Lösung. Franke[2] hat auf colorimetrischem Wege festgestellt, daß im allgemeinen mit steigendem p_H die Komplexbildung zunimmt, und zwar war dies sowohl bei Essigsäure als auch bei Brenztraubensäure der Fall. Bei der Gluconsäure dagegen besteht ein Maximum der Färbung bei p_H 1,5, bei der Weinsäure zwischen 4,5 und 6,5. Es hat sich indessen gezeigt, daß die Färbung bei höherem p_H deshalb abnimmt, weil andere weniger gefärbte Komplexe entstehen. Auch bei saurer Reaktion bildet sich ein schwachgefärbter Weinsäurekomplex. Potentialmessungen haben ergeben, daß der alkalischere Komplex stabiler ist, d. h. weniger Ferriionen enthält als der intensiv gefärbte, während der bei stark saurer Reaktion entstehende weniger stabil ist. Auch mit Hilfe der Rhodanreaktion gelangt man zum gleichen Ergebnis. Der Komplex des zweiwertigen Eisens mit Weinsäure ist dagegen sehr labil, er bildet sich nur bei großem Tartratüberschuß, wie durch Ermittlung der Erhöhung der Löslichkeit von Ferrotartrat durch Alkalitartrat festgestellt werden konnte.

Überhaupt hat dreiwertiges Eisen eine viel größere Neigung zur Komplexbildung als das zweiwertige. Durch Zusatz einer komplex-

---

[1] Werner, A.: Untersuchungen über anorg. Konstitutions- und Konfigurationsfragen. Ber. dtsch. chem. Ges. **40**, 15 (1907) u. a. — [2] Franke, W.: Über die Festigkeit von Eisenkomplexen. Liebigs Ann. **475**, 37 (1929) — Über die Eisenkomplexe der Weinsäure. Ebenda **486**, 242 (1931).

bildenden Säure zu einem Gemisch von Ferri- und Ferrosalzen kann man daher das Verhältnis Fe''' zu Fe'' verkleinern, da von den Ferriionen ein viel größerer Anteil komplex gebunden wird. Auf Grund dieser Tatsache hat van Eweyk[1] durch Messungen des Oxydationspotentials einen Einblick über die Größe der Komplexbildung durch verschiedene Anionen gewonnen. Er konnte so feststellen, daß schwache Komplexe, z. B. die der Essigsäure, stark vom p_H abhängig sind. Der Ferrikomplex der Essigsäure ist bei p_H 1 zur Gänze gespalten. Stark komplexe Verbindungen sind dagegen selbst gegen die stärksten Säuren weitgehend unempfindlich. Dies gilt besonders für die Eisenkomplexe der Cyanwasserstoffsäure, bei denen aus noch zu erörternden Gründen das Eisen besonders fest gebunden ist.

Michaelis und Friedheim[2] haben diese Methode weiter ausgearbeitet. Aus der Differenz der Oxydationspotentiale der freien Ionen einerseits und andererseits nach Zusatz eines Komplexbildners kann man das Verhältnis der Komplexität des Ferrisalzes zu der des Ferrosalzes berechnen. Für starke Komplexbildner liegen die Potentiale im allgemeinen sehr tief, da das Ferriion in weit stärkerem Maße gebunden wird. Für schwache nähern sie sich dem Oxydationspotential der freien Ionen. Nur die ersteren sind im alkalischen Milieu beständig, weil sie weniger Eisenionen bilden, als dem Löslichkeitsprodukt der Eisenhydroxyde entspricht. Dazu gehören in erster Linie die Pyrophosphat- und die Oxalatkomplexe. Bei saurer Reaktion tritt bei ihnen wie bei allen anderen teilweise Spaltung in Eisenionen und freie Säure ein. Eine Ausnahme machen wieder die Cyanidkomplexe, deren Potential sich mit dem p_H nicht wesentlich ändert.

Da die Komplexität in saurem Gebiet geringer wird, so kann man annehmen, daß im allgemeinen Substanzen, die schon im alkalischen Gebiet nachweisbare Eisenionenmengen abdissoziieren, im sauren Gebiet auch keine stabilen Eisenkomplexe zu bilden vermögen. Von diesem Gesichtspunkte aus ist also die Prüfung auf Fällbarkeit mit Alkalien ein Maßstab dafür, ob eine Substanz imstande ist, stabile Komplexe zu bilden. Roszkowski[3] hat untersucht, welche organische Substanzen Ferro- und Ferrieisen gegen Alkalien maskieren. Die von ihm gefundenen Komplexe zählen also schon zu den stabilen. Substanzen, die instabile Komplexe geben, wurden von ihm nicht berücksichtigt. Unter einer sehr großen Zahl von untersuchten Verbindungen fand er 25 komplexbildende, von denen aber nur ein kleiner Teil auch Ferroeisen gegen Alkali maskiert. Komplexe mit zwei- und dreiwertigem Eisen geben folgende Verbindungen: Oxyhydrochinon, Glycerinsäure, Saccharinsäure, Protocatechusäure, Gallussäure, Pyrogallolcarbonsäure, Weinsäure, Äthylenweinsäure, Weinsäureäthylester, Traubensäure, Zuckersäure, Schleimsäure; außerdem geben noch Komplexe mit dreiwertigem Eisen Glykol, Glycerin, Erytrith, Mannit, Glykolsäure, Milchsäure, Äpfelsäure, Citronensäure, Desoxalsäure, Traubenzucker, Rohrzucker, Glykokoll, Asparaginsäure.

In ähnlicher Weise haben Smyth und Schmidt[4] mit der nur in saurem Milieu verlaufenden Rhodanidreaktion Komplexbildung festgestellt. Durch colorimetrischen Vergleich der auftretenden Färbung gewannen sie gleichzeitig ein Maß für die Größe der Komplexbildung. Sie fanden, daß die Rhodanid-

[1] Eweyk, C. van: Über Eisenkomplexe. Virchows Arch. **275**, 867 (1930). — [2] Michaelis, L., u. E. Friedheim: Über potentiometrische Messungen an komplexen Eisensystemen. J. of biol. Chem. **91**, 343 (1931). — [3] Roszkowski: Z. anorg. Chem. **14**, 1 (1897). — [4] Smith, C. V., u. C. L. A. Schmidt: Studies on the combination of iron with certain proteins, amino acids and related compounds. Proc. Soc. exper. Biol. a. Med. **27**, 271 (1930) — Studies on the Mode of combination of iron with certain proteins amino acids and related compounds. J. of biol. Chem. **88**, 1 (1930).

reaktion um so mehr abgeschwächt wird, je näher die negativen Gruppen der Säuren beieinanderstehen. So fand Komplexbildung statt mit Milchsäure, α-Oxybuttersäure und Mandelsäure, die in den der Carbonsäure benachbarten Gruppen ein Hydroxyl enthalten. Nicht abgeschwächt wurde die Rhodanreaktion dagegen durch Phenylessigsäure und Paraoxyphenylessigsäure. Von den Bicarbonsäuren war am wirksamsten die Oxalsäure und die Malonsäure, weniger wirksam die Maleinsäure, noch weniger Bernsteinsäure und Glutarsäure, während Adipinsäure keinen Einfluß auf die Reaktion ausübte. Sehr stark komplexbildend waren Citronensäure, Äpfelsäure, Weinsäure, Zuckersäure, etwas schwächer Gluconsäure. Alle diese Säuren enthalten neben Carboxylgruppen auch Hydroxylgruppen in mehr oder weniger großer Anzahl. Unmittelbar benachbart ist ferner eine größere Zahl von Hydroxylgruppen in der Orthophosphorsäure, Glycerophosphorsäure, Pyrophosphorsäure und Arsensäure, die deshalb auch die Reaktion mit Rhodankalium stark herabsetzen, während die Metaphosphorsäure und besonders die Schwefelsäure kaum eine Wirkung ausüben. Als unwirksam erwiesen sich ferner die Aminosäuren, soweit sie keine Hydroxylgruppen enthalten. Es wurde also keine Komplexbildung konstatiert mit Glycin, Alanin, δ-Aminovaleriansäure, Tyrosin, Oxyprolin, Lysin, Arginin, Histidin, Tryptophan; Bildung labiler Komplexe mit Serin, Asparagin, Kreatin, stabiler Komplexe mit Asparaginsäure, Glutaminsäure, β-Oxyglutaminsäure; ferner gaben Komplexe: das Casein, die Gelatine, Protamin, Nucleinsäure. Die Komplexe der Essigsäure, Orthophosphorsäure und Glutaminsäure wandern immer kathodisch, die anderen bei hohem p_H anodisch.

Auch mit einer ganzen Reihe von Phosphorsäureestern gibt das Ferrieisen komplexe Verbindungen, wie Zetsche und Nachmann[1] gefunden haben. Eisenhaltige Pyrophosphatverbindungen kommen nach Meyerhof und Lohmann[2] in den Muskeln vor.

Im Organismus können natürlich nur jene Komplexverbindungen ihre eigenen Reaktionen zeigen, die auch beim p_H des Blutes beständig sind. Verbindungen, die beim p_H des Blutes mehr oder weniger hohe Konzentrationen an Eisenionen enthalten, wirken entweder eiweißfällend, oder sie ändern wenigstens, indem sie sich an Eiweiß binden, ihre Wanderungsrichtung im elektrischen Gefälle. Deshalb hat Weden[3] nicht nur die Fällungsreaktionen der Verbindungen mit $NaOH$, Na_2CO_3, $(NH_4)_2S$, Na_2HPO_4 untersucht, sondern auch ihr Eiweißfällungsvermögen sowie die Kataphorese in wäßriger Lösung sowie nach dem Zusatz zu Blut.

Es ergab sich dabei, daß die kathodischen Komplexverbindungen alle Eisenionenreaktionen geben, so z. B. der Hexaacetato-Triferrikomplex und das Tetrapyridino-Ferrichlorid. Eine Ausnahme bildet vielleicht nur das Tri-α-α'-Dipyridil-Ferrosulfat[4], dessen Eisen nach Michaelis und Stern[5] sehr fest gebunden ist. Viele kathodische Eisenkomplexe werden indessen schon durch Wasser zersetzt, wie das von Hauser[6] dargestellte Ammoniumeisencarbonat, das nur bei einem Überschuß von Alkalisalz in Lösung beständig ist.

[1] Zetsche, F., u. M. Nachmann: Untersuchungen über organische Phosphorverbindungen. III. Eine Eisenbestimmungsmethode. I. Helvet. chim. Acta 9, 420 (1926). — [2] Meyerhof u. Lohmann: Notiz über die Extraktion von eisenhaltigem Pyrophosphat aus der Muskulatur. Biochem. Z. 203, 208 (1928). — [3] Weden, H.: Definition und Wirkung komplexer Schwermetallverbindungen. Arch. f. exper. Path. 150, 332 (1930). — [4] Blau, F.: Mh. Chem. 19, 650 (1898). — [5] Michaelis, L., u. K. G. Stern: Über den Einfluß von Schwermetallen und Metallkomplexen auf proteolytische Vorgänge. Biochem. Z. 240, 192 (1931). — [6] Hauser, O.: Über eine neue Klasse von Eisenverbindungen. Ber. dtsch. chem. Ges. 38, 2707 (1905).

Auch die anionischen Komplexe der anorganischen Säuren sind im Wasser größtenteils stark hydrolytisch gespalten. So gibt z. B. die Tetrachloro-Diaquo-Ferrisäure von Sabatier[1] alle Ferriionenreaktionen. Dagegen sind die von Pascal[2] dargestellten Komplexe der Pyrophosphorsäure sehr stabil.

Von organischen Säuren geben nach Weden Verbindungen mit einer COOH-Gruppe (Essigsäure) oder einer OH-Gruppe (Äthylalkohol) keine anionischen Komplexverbindungen. Säuren mit mehreren COOH-Gruppen (Oxalsäure) geben unbeständige Ferrikomplexe, die nur bei Überschuß des Natriumsalzes längere Zeit haltbar sind und mit Blut ausflocken. Mehrere OH-Gruppen (Polyalkohole, Zucker) führen zur Bildung von Komplexen, die nur bei stark alkalischer Reaktion beständig sind. Die größte Menge des Eisens liegt dabei als Ferrihydroxyd vor, das an die komplexen Ionen angelagert ist. Im Blut erfolgt sofort Umladung zu einer positiv geladenen Verbindung. Verbindungen mit einer COOH- und einer OH-Gruppe (Milchsäure) bilden unbeschränkt haltbare Ferrikomplexe, die, obwohl gegen Lauge äußerst empfindlich, im Blute doch stabil sind. Säuren mit mehreren COOH- und einer OH-Gruppe (Äpfelsäure, Citronensäure) bilden sowohl mit Fe^{II} als auch mit Fe^{III} in wäßriger Lösung und im Blute stabile Komplexe, die durch Lauge fällbar, durch Carbonat aber nicht mehr fällbar sind. Die Komplexe der Säuren mit mehreren OH- und COOH-Gruppen schließlich sind in neutralem und alkalischem Milieu, also auch im Blute unbeschränkt haltbar. Aromatische Verbindungen verhalten sich ähnlich wie die aliphatischen. Die Ferrikomplexverbindung des Brenzcatechins ist daher im Blute nicht beständig, doch ist sie im Gegensatze zu denen der Polyalkohole nicht durch Carbonat und Phosphat fällbar. Die Salicylsäure verhält sich gegen das Ferrieisen genau wie die Milchsäure, Gelatine, Protalbinsäure, Pepton, Eiweiß, geben Eisenkomplexe, die wie die der Polyalkohole den größten Teil des Eisens kolloidal gelöst enthalten. Sie sind weder gegen Alkali noch gegen Carbonat beständig.

Die Konstitution der Eisenkomplexe organischer Säuren wurde insbesondere von Weinland[3] aufgeklärt, der auch eine größere Anzahl von ihnen neu dargestellt hat.

Die Eisenkomplexe der Aminoverbindungen wurden von Flögel[4] untersucht. Er fand, daß außer der NH_2-Gruppe und einer stark sauren Gruppe (COOH, SO_2H) noch eine andere saure Gruppe zur Bildung anionischer Komplexe notwendig ist. Diese kann sein: —SH (Cystein), —COOH (Asparaginsäure, Glutaminsäure), $—CONH_2$ (Asparagin, Glutamin), —OH (Serin). Doch sind alle diese Komplexe bis auf den des Serins auch nicht sehr stabil. Der Komplex des Serins verhält sich ähnlich dem Milchsäurekomplex. Es dürfte also in erster Linie die OH-Gruppe an der Komplexbildung beteiligt sein. Bei aromatischen Verbindungen ist die Bildung anionischer Komplexe nicht möglich, wenn die zweite saure Gruppe im Kern steht, während die erste sowie die Aminogruppe sich in der Seitenkette befinden. Wohl aber bilden Verbindungen, die alle Gruppen im Kern enthalten, anionische Komplexe (Aminosalicylsäure, 1-Aminonaphtolsulfosäure).

---

[1] Sabatier, P.: C. r. Acad. Sci. Paris 93, 58 (1881); 104, 149 (1887). — [2] Pascal, P.: Über einige komplexe Eisensalze, in denen das Eisen maskiert ist. C. r. Acad. Sci. Paris 146, 231 (1908). — [3] Weinland, R. F.: Einführung in die Chemie der Komplexverbindungen. 2. Aufl. Stuttgart 1924. — [4] Flögel, E. H.: Über komplexe Eisenaminosäureverbindungen. Diss. Deutsche Univ. Prag 1931 — Arb. d. pharmakol. Instituts (unveröffentl.).

Die Komplexe des Cysteins sind von Michaelis und Barron[1] eingehend studiert worden. Der Ferrokomplex des Cysteins ist farblos. In alkalischer Lösung findet Oxydation zu violettem bis tief indigoblauem Ferrikomplex statt. Auch aus Ferrichlorid und Cystein erhält man diese Verbindung. Sie ist aber sehr labil und zerfällt in Cystin und Fe^{II}. Dieses verbindet sich neuerlich mit Cystein und katalysiert so die Oxydation zu Cystin.

Eine besondere Bedeutung kommt den Aminosäuren für die Komplexbildung der Eiweißkörper zu. Hühneralbumin gibt mit Ferrisulfat einen Niederschlag, der sich in verdünnten Alkalien, auch schon in Kaliumacetat wieder löst[2]. Diese Lösung ist nur bei ganz bestimmtem p_H beständig. Weder in neutralem noch gar in saurem noch in stark alkalischem Gebiet bleibt das Eisen gelöst. So kann man durch Einleiten von Kohlensäure Fällung hervorrufen. Diese Verbindungen verhalten sich also ähnlich wie die Komplexe des Peptons, der Protalbinsäure und der Gelatine. In gewisser Hinsicht zeigen sie also auch ähnliche Eigenschaften wie die Polyalkohole.

Gewisse Eiseneiweißverbindungen enthalten jedoch das Eisen in festerer Bindung, insbesondere sind sie auch in stark alkalischem Milieu beständig. Dazu gehört das von Bunge[3] dargestellte Hämatogen, das aus Eidotter durch Extraktion mit Alkohol und Äther und Verdauung des Rückstandes mit künstlichem Magensaft gewonnen wird. Es löst sich in Alkali mit grüner Farbe und scheidet erst nach Tagen $Fe(OH)_3$ ab. Auch die Reaktion mit Ammonsulfid wird stark verzögert. An alkoholische Salzsäure gibt es kein Eisen ab. Bunge nahm deshalb an, daß das Eisen sich hier in organischer Bindung befindet. Es soll der Baustein für das Hämoglobin sein. In Milch und in den Pflanzen sei das Eisen in ähnlicher Bindung enthalten.

Eine Eisenverbindung mit Eiweiß, die das Eisen ebenfalls in organischer Bindung enthalten soll, liegt nach Schmiedeberg[4] in Leber, Milz und Knochenmark vor. Man erhält sie am besten aus Schweineleber durch Auskochen mit Wasser und Fällen mit Weinsäure. Diese Substanz, die den Namen Ferratin erhalten hat, enthält weit mehr Eisen als das Hämatogen, ist in Alkalien löslich, mit Säuren wieder fällbar und reagiert mit Sulfid nur allmählich. Auch Schmiedeberg betrachtet sein Ferratin als Baustein für das Hämoglobin. Eine Eisennucleoverbindung aus der Leber wurde übrigens schon vorher von Zaleski[5] durch Extraktion und künstliche Verdauung gewonnen (Hepatin).

Eine Verbindung, die sich ähnlich wie das Ferratin verhielt, stellte Marfori[6] künstlich dar. Er kochte zu diesem Zweck Ferritartrat und Natriumalbuminat und fällte dann mit Essigsäure aus. Die so erhaltene Ferrialbuminsäure enthielt 0,7% Eisen, eine von Marfori und Schmiedeberg durch Erhitzen alkalischer Albuminatlösung erhaltene 4—8% Fe. Diese Substanzen reagieren ebenso wie das natürliche Ferratin nur langsam mit Sulfid, sie geben ferner nicht die Reaktion mit Hämatoxylin. Doch hat Marfori später festgestellt,

---

[1] Michaelis, L., u. E. S. G. Barron: Oxidation-reduction systems of biological significance. IV. Comparative study of the complexes of cysteine with the metals of the iron group. J. of biol. Chem. **83**, 191 (1929). — Michaelis, L.: Complexes compounds of cysteine with the metals of the iron group. Amer. J. Physiol. **90**, 450 (1929). — [2] Lassaigne, J. L.: J. Chim. med. II **6**, 308 (1840); II 8, 261, 413. — [3] Bunge, G. v.: Über die Assimilation des Eisens. Hoppe-Seylers Z. **9**, 49 (1885). — [4] Schmiedeberg, O.: Über das Ferratin und seine diätetische und therapeutische Anwendung. Arch. f. exper. Path. **33**, 101 (1894) — Grundriß der Arzneimittellehre. Leipzig 1895. — [5] Zaleski, St. S.: Studien über die Leber. I. Eisengehalt der Leber. Hoppe-Seylers Z. **10**, 453 (1886). — [6] Marfori, P.: Über die künstliche Darstellung einer resorbierenden Eisen-Albuminat-Verbindung. Arch. f. exper. Path. **29**, 212 (1892).

daß auch das dialysierte Eisenhydroxyd diese Reaktion nicht gibt und als einziges Charakteristikum der organischen Bindung das biologische Verhalten bezeichnet[1]. Auch aus der Milz konnten ähnliche „organische Eisenverbindungen" gewonnen werden, so das Spleniferrin[2] und verschiedene Phosphatide mit 0,41% Fe in „organischer" Bindung[3].

Gola[4] fand, daß auch die Albuminate die Hämatoxylinreaktion nicht geben, ebenso konnte $FeCl_3$ durch künstliche Verdauung bei Anwesenheit von Albumin gegen diese Reaktion maskiert werden. Nach Marfori[5] bilden sich dabei aber unlösliche Verbindungen des Eisens mit Proteinstoffen, organische Bindung tritt dabei nicht ein; das Eisen sei deshalb nicht resorbierbar.

Die Eisenverbindung einer aus der Hefe gewonnenen Nucleinsäure, der Plasminsäure, verhält sich so wie die von Schmiedeberg dargestellten organischen Verbindungen. Ascoli[6] hat indessen wahrscheinlich gemacht, daß das Eisen hier am Phosphor gebunden ist, da Metaphosphorsäure das Eisen in derselben Weise maskiert. Ein eisenhaltiges Paranuclein wurde ferner von Lübavin[7] aus der Milch gewonnen, ein eisenhaltiges Nucleoproteid von Hammarsten aus dem Pankreas[8]. (Vgl. dazu auch Umber[9], Gilson[10].) Eisenhaltige Eiweißverbindungen aus Blut, Milz und Harn erhielt ferner Monier[11] durch Fällung mit Gerbsäure.

Nach Beccari[12] ist das natürliche und künstliche Ferratin nicht identisch. Das natürliche ist ein Nucleoproteid. Zu derselben Auffassung kam auch Salkowski[13] auf Grund von Versuchen mit Scaffidi[14], die deshalb die Bezeichnung Ferratin für das natürliche Produkt ablehnen. Die Bindung des Eisens im künstlichen Ferratin ist nach Salkowski ziemlich locker. Resorption findet erst nach Ionisierung des Eisens statt. Auch die eisenhaltigen Proteide, die Takahata[15] aus Pankreas, Leber und Milz durch Extraktion und Fällung mit Essigsäure und Alkohol gewonnen hat, enthalten das Eisen nicht in organischer Bindung, denn während Hämoglobin in salzsaurer Lösung keine Eisenionen abspaltet, ist das gesamte Eisen dieser Verbindungen unter denselben Bedingungen vollständig ionisiert. Wahrscheinlich handelt es sich um Eisensalze der Nucleinsäuren.

---

[1] Marfori, P.: Über eine neue Reaktion zur Unterscheidung der organischen von den anorganischen Eisenverbindungen, speziell mit Bezug auf das Ferratin. Ann. Farmacotherapia etc. **1898**, 10. — [2] Silberstein, J.: Inwiefern ist die Anwendung von Milzeisen (Spleniferrin) bei anämischen Zuständen theoretisch und praktisch begründet? Zbl. Stoffwechs. u. Verdauungskrkh. **6**, 497. — [3] Burow, R.: Über das Vorkommen eisenhaltiger Lipoide in der Milz. Biochem. Z. **25**, 165 (1910). — [4] Gola, G.: Über das Verhalten einiger Eisenverbindungen bei der künstlichen Verdauung. Giorn. R. Accad. med. Torino **62**, 199 (1899). — [5] Marfori, P.: Beitrag zur Kenntnis der Eisenabsorption im Verdauungskanal. Ann. Farmacother. e chim. Biol. **1900 I**. — [6] Ascoli, A.: Über die Plasminsäure. Hoppe-Seylers Z. **28**, 437 (1899). — [7] Lübavin: Sitzung d. russ. chem. Ges., 1./13. Dez. 1877; ref. Ber. dtsch. chem. Ges. **10**, 2237. — [8] Hammarsten, O.: Zur Kenntnis der Nucleoproteide. Hoppe-Seylers Z. **19**, 19 (1894). — [9] Umber, F.: Das Nucleoproteid des Pankreas. Z. klin. Med. **40**, 464 (1900). — [10] Gilson, G.: On the affinity of nuclein for iron and other substances. Rep. brit. Assoc. adv. Sci. **1892**, 778. — [11] Monier, M.: Chemische und physiologische Untersuchungen über das durch die Nieren ausgeschiedene Eisen. J. Pharmac. d'Anvers **62**, 561 — Chemische Untersuchungen über einige organische Verbindungen des Eisens mit der Gerbsäure. Ebenda **67**, 321. — [12] Beccari, L.: Über organische Eisenverbindungen in der Leber. Sperimentale **56**, 412 — Arch. ital. Biol. **38**, 117 (1902). — [13] Salkowski, E.: Über das Ferratin Schmiedebergs. Hoppe-Seylers Z. **58**, 282 (1909). — [14] Scaffidi, V.: Über die Verteilung des Eisens in der Leber. Hoppe-Seylers Z. **54**, 448 (1908) — Über das Nucleoproteid der Schweinsleber. Ebenda **58**, 272 (1908). — [15] Takahata, T.: Über den Eisengehalt der Nucleoproteide. Hoppe-Seylers Z. **136**, 214 (1924).

Nach Sabbatani[1] liegt sowohl im Ferratin als auch in anderen ähnlichen Eisenpräparaten, z. B. im Protoferrin, das Eisen nicht in organischer Bindung, sondern als kolloidales Eisenhydroxyd vor; denn auch das kolloidale Eisenhydroxyd enthält nur eine geringe Anzahl von Ferriionen, gibt also auch jene Reaktionen nicht, deren Ausbleiben von Schmiedeberg als charakteristisch für die organische Eisenbindung bezeichnet wurde. Gegen eine organische Bindung des Eisens spricht auch der hohe Eisengehalt, der in keinem stöchiometrischen Verhältnis zur Eiweißkomponente steht. Bei subcutaner und intramuskulärer Injektion, wo also ein Abbau der Verbindung nicht möglich ist, findet deshalb auch keine Resorption statt. Marfori und Chistoni[2] bestreiten dies.

Auch der Eisenzucker, der ja in seinen Reaktionen den Eiseneiweißverbindungen nahesteht und von vielen als organische Eisenverbindung betrachtet wurde, enthält nach Mannich und Rojahn[3] vorwiegend kolloidales Ferrihydroxyd. Das Eisen ist daher nicht dialysabel und ultrafiltrierbar und nimmt bei der Kataphorese nur einen kleinen Teil des Zuckers mit sich. Zucker und Alkali sind daher nicht gebunden, sondern nur vom Eisenhydroxyd adsorbiert. Zum gleichen Ergebnis kam auch Hoffmann[4].

Trotz diesen Befunden wurden auch weiterhin von vielen die Verbindungen des Eisens mit organischen Substanzen speziell mit Eiweiß und Zucker als eine besondere Art von Eisenverbindungen betrachtet, die das Eisen in organischer Bindung enthalten sollen, so von Trebing[5], von Baumgarten[6] und von Stephan[7]. Heubner[8] sah sich dadurch veranlaßt, die verschiedenen Verbindungen des Eisens mit Eiweiß und Zucker auf ihr Verhalten gegen $n/_{10}$-Salzsäure zu prüfen. Er kam unter Berücksichtigung ihres Verhaltens bei Dialyse, Ultrafiltration, Kataphorese sowie ihrer optischen Eigenschaften ebenfalls zu dem Ergebnis, daß es sich um kolloides Eisenhydroxyd handelt, das durch die verschiedenen Substanzen in Lösung gehalten wird.

Auch dialysiertes Eisenhydroxyd gibt die Eisenionenreaktion teils stark verzögert, teils überhaupt nicht. Übrigens ist die kolloide Natur des Eisenzuckers auch schon von den älteren Kolloidchemikern erkannt worden[9]. Das in den Pflanzen enthaltene Eisen — untersucht wurde der Spinat — fand Heubner dagegen nicht so leicht mit verdünnter Salzsäure abspaltbar. Es ist also vermutlich anders gebunden als das des Eisenzuckers und der Eiseneiweißverbindungen, was, wie später noch ausgeführt werden wird, für die Ausnutzbarkeit als Nahrungseisen von Bedeutung ist (s. S. 831).

---

[1] Sabbatani, L.: Ricerche farmacologiche sul ferro. IX. La protoferrina o ferratina e sostanzialmente dell'ossido idrato ferrico. Biochimica e Ter. sper. 12, 339 (1926) — Ricerche farmacologiche sul ferro. X. Indirizzi e metodi di studio. Ebenda 12, 10 (1926). — [2] Marfori, P., u. A. Chistoni: Intorno al saggio biologico dei preparati di ferro proposto dal prof. Sabbatani. Risposta. Biochimica e Ter. sper. 13, 335 (1926). — [3] Mannich, C., u. C. A. Rojahn: Über die kolloide Natur des Eisenzuckers. Ber. dtsch. pharmaz. Ges. 32, 158 (1922). — [4] Hoffmann, E.: Untersuchungen über die chemische Natur des Ferrum saccharatum solubile. Diss. Erlangen 1904, S. 32. — [5] Trebing, J.: Beitrag zur Eisenwirkung. Ein Versuch, die Unterschiede in der Wirkung der Eisenpräparate zu erklären. Z. f. exper. Path. u. Ther. 16, 10 (1914). — [6] Baumgarten, O.: Zur Eisenfrage. Verh. dtsch. Ges. inn. Med. 1924, 61 — Beitrag zur Eisenfrage. Münch. med. Wschr. 1924, 938 — Organisches oder anorganisches Eisen? Dtsch. med. Wschr. 52, 1037 (1926). — [7] Stephan: Dtsch. med. Wschr. 1925, 476, 1365. — [8] Heubner, W.: Über organische Eisenpräparate. Klin. Wschr. 5, 588 (1926) — Weiteres über organische Eisenpräparate. Ebenda 5, Nr 29 (1926). — [9] Graham, Th.: Liebigs Ann. 121, 51 (1862). — Grimaux, E.: C. r. Acad. Sci. Paris 98, 1485 (1884).

Starkenstein[1] kam ebenfalls zu dem Ergebnis, daß im Eisenzucker und den Eiseneiweißverbindungen geschütztes kolloides Eisenhydroxyd vorliegt, da sich diese Verbindungen nicht nur hinsichtlich der Dialyse, sondern auch in ihren Wirkungen gegenüber dem Organismus wie dieses verhalten.

Der Eisenzucker unterscheidet sich indessen vom kolloidalen Ferrihydroxyd durch seine anodische Wanderung. Es muß daher das Eisenhydroxyd hier mit anodisch geladenen Ionen verknüpft sein. Während es dort Ferriionen sind, die den Eisenhydroxydteilchen ihre Ladung erteilen, sind es hier anodisch geladene komplexe eisenhaltige Ionen.

Nach Weden[2] kann man sich die Bildung komplexer Anionen bei den Polyalkoholen so vorstellen, daß diese bei hoher OH-Ionenkonzentration Wasserstoffionen abspalten, also sich wie Säuren verhalten. Natürlich ist diese Dissoziation sehr unvollständig, so daß nur ein geringer Teil des Eisens gebunden werden kann. Der Rest lagert sich als Hydroxyd an das komplex gebundene Eisen an, wie man das auch bei anderen Komplexsalzen beobachten kann. Natriumtartratoferriat z. B. kann sehr große Mengen von Eisenhydroxyd auflösen. Die Teilchen werden dabei immer größer, bis schließlich der Tyndalleffekt auftritt und die Lösung nicht mehr ultrafiltrierbar ist. Bei den Eisenverbindungen der Polyalkohole, speziell beim Eisenzucker, müssen wir annehmen, daß das Eisen größtenteils als Eisenhydroxyd vorliegt, das an die komplexen Eisenanionen angelagert ist. Diese Verbindungen zeigen daher die Eigenschaften kolloidaler Lösungen, auch wenn die einzelnen Komponenten aus kleinen Molekülen bestehen (Glycerin). Im elektrischen Gefälle wird das Eisenhydroxyd durch die Anionen, an die es gebunden ist, mit zum positiven Pol geschleppt. Für die Eisenverbindungen der Eiweißkörper ergibt sich aus ihrem dem Eisenzucker ähnlichen Verhalten, daß auch bei ihnen keine oder nur wenig COOH-Gruppen an der Bindung des Eisens beteiligt sind. Neben Hydroxylgruppen spielen vielleicht die Gruppen $CONH_2$ eine Rolle. Die Hauptvalenzen des Eisens sind daher auch hier nur zum geringsten Teile durch Säure abgesättigt.

Hinsichtlich des Eisenkomplexes des Glycerins kam schon vorher H. W. Fischer[3] zu einer ähnlichen Auffassung. Nach der Farbe der Lösungen schloß er, daß in der Nähe des Neutralpunktes das Hydroxyd, bei stark alkalischer Reaktion der Komplex überwiegt, wie es nach dem oben Ausgeführten von der Theorie gefordert wird.

Da gewisse Eiseneiweißverbindungen, wie das Hämatogen und das aus der Leber gewonnene Ferratin, eine größere Stabilität gegenüber Hydroxyl- und Wasserstoffionen aufweisen als andere, kann man annehmen, daß in diesen Fällen auch teilweise mehr oder weniger große Mengen von Carboxylgruppen an der Eisenbindung beteiligt sind.

Eine rein komplexe Eiseneiweißverbindung konnten Starkenstein und Weden[4] erhalten, wenn sie Ferrosalze zu Blut zusetzten. Da auch nach der Resorption alle Ferroverbindungen im Blute diese Verbindung ergeben und sie im Organismus ziemlich beständig ist, ist sie wahrscheinlich identisch mit dem auch normalerweise im Blut in geringer Menge enthaltenen Eisenkomplex.

---

[1] Starkenstein, E.: Beiträge zur Pharmakologie des Eisens. Arch. f. exper. Path. **118**, 131 (1926). — [2] Weden, H.: Zit. S. 709. — [3] Fischer, H. W.: Das negative Eisenhydroxyd. I. Die Darstellung und die Eigenschaften von negativem Eisenhydroxyd. Biochem. Z. **27**, 223 (1910). — [4] Starkenstein, E., u. H. Weden: Zit. S. 704.

Nach Starkenstein und Harvalik[1] ist die Darstellung dieser Verbindung nur durch Oxydation des Ferroeisens mittels Blutkörperchen bei Anwesenheit von Serum möglich. Durch Aussalzen und Dialyse konnte sie in ziemlich reinem Zustand erhalten werden. Das Eisen ist hier an Globuline gebunden. Der Eisengehalt wurde in allen Fällen gleich zu 8,7% gefunden. Der Stickstoffgehalt ist 10,5%. Entsprechend ihrer komplexen Natur ist diese Verbindung im Blut unbeschränkt haltbar. Beim Stehen an der Luft, rascher nach Zusatz von Säure oder Alkali, wird die Verbindung denaturiert und gibt dann bei einer bestimmten H·-Konzentration eine Fällung.

Eine Eisenverbindung des Lecithins konnte Glikin aus dem Knochenmark[2] und aus der Milch[3] darstellen. Das Eisen liegt hier in besonders leicht lipoidlöslicher Form vor. Ebenfalls lipoidlöslich ist das Eisen in der von Carison[4] dargestellten Ölsäureverbindung, die sich in jedem Verhältnis mit Lebertran mischt. Ein großer Teil des Eisens liegt in kolloider Form vor.

Komplexe organische Eisenbindung. Die bisher besprochenen Komplexverbindungen stehen alle im Gleichgewicht mit den Ionen und dem Hydroxyd des Metalls. Die Ionenreaktionen sind daher teilweise erhalten. Alle diese Komplexe reagieren mit Ammonsulfid und Hämatoxylin. Alle sind bei saurer Reaktion weniger komplex als bei alkalischer. Eine gewisse Gruppe von Komplexverbindungen spaltet aber überhaupt keine Eisenionen ab, gibt also gar keine Ionenreaktion, und das Oxydationspotential erweist sich als weitgehend unabhängig von der Wasserstoffionenkonzentration. Wir haben oben schon gesehen, daß dazu die Eisencyanwasserstoffsäuren gehören. Ferner verhalten sich so das Hämin und seine Derivate.

Wiechowski[5] hat diese Verbindungen unter dem Namen der metallorganischen zusammengefaßt. Er hat gezeigt, daß es nur jene Verbindungen sind, bei denen das Eisen direkt an Kohlenstoff oder durch Vermittlung von Stickstoff an Kohlenstoff gebunden ist. Die Bindung an Sauerstoff ist bei allen organischen Verbindungen prinzipiell hydrolytisch spaltbar. Dagegen sind Bindungen an Kohlenstoff oder Stickstoff im allgemeinen außerordentlich stabil. Auch in ihrem biologischen Verhalten sind diese Verbindungen nach Starkenstein[6] von den übrigen Komplexverbindungen verschieden. Sie zeigen nämlich keinerlei pharmakodynamische Wirkungen.

Besonders auffallend ist die Ungiftigkeit der organischen Eisenverbindungen bei den Eisencyanwasserstoffsäuren; denn hier kommt ja nicht nur eine Giftwirkung des Eisens, sondern auch eine des viel stärker wirksamen Cyanidions in Frage. Daß die Konzentration der abdissoziierenden Cyanidionen zu einer Giftwirkung nicht ausreicht, hat schon Authenrieth[7]

---

[1] Starkenstein, E., u. Z. Harvalik: Die chemische Charakterisierung einer im intermediären Stoffwechsel entstehenden Eiseneiweißverbindung. Arch. f. exper. Path. **172**, 75 (1933). — [2] Glikin, W.: Über den Eisengehalt der Fette, Lipoide und Wachsarten. Ber. dtsch. chem. Ges. **41**, 910 (1908). — [3] Glikin, W.: Zur biologischen Bedeutung des Lecithins. Biochem. Z. **19**, 270; **21**, 348; **22**, 461 (1909). — [4] Carison, C. E.: Eine neue Eisenverbindung zur Darstellung des Eisenlebertrans. Klin.-ther. Wschr. **22**, 531 (1916). — [5] Wiechowski, W.: Mineralstoffwechsel und Ionentherapie. Verh. dtsch. Ges. inn. Med., Kissingen 1924. — [6] Starkenstein, E.: Beiträge zur Pharmakologie des Eisens. Arch. f. exper. Path. **118**, 131 (1926). — [7] Autenrieth: Zur Kenntnis des gelben Blutlaugensalzes und über den Nachweis von Blausäure neben Ferrocyaniden. Arch. Pharmaz. **231**, 104 (1893).

gezeigt. Für die minimale Konzentration an Eisenionen bzw. ihr vollständiges Fehlen ist besonders die Messung des Oxydationspotentials illustrativ. Es wurde oben schon ausgeführt, daß es nur wenig vom p_H abhängig ist, also nicht von der Anwesenheit freier Eisenionen bestimmt wird. Nach E. Müller[1] ist es lediglich von der Konzentration der komplexen Ionen $[Fe(CN)_6]''''$ und $[Fe(CN)_6]'''$ abhängig und wird von Säuren und Alkalisalzen nur dadurch beeinflußt, daß die Dissoziation der Eisencyanwasserstoffsäure bzw. der Alkalisalze zurückgedrängt wird. In Übereinstimmung mit diesem Potential wurde von Johne und Weden[2] das Gleichgewicht der beiden Blutlaugensalze bei neutraler und alkalischer Reaktion in Anwesenheit von Tierkohle gefunden. Bei saurer Reaktion ist dagegen stets mehr Ferrocyankalium festgestellt worden.

Bei Belichtung spalten die Eisencyanwasserstoffsäuren nach Haber[3] nachweisbare Mengen von Eisenionen ab. Ebenso findet beim Erhitzen mit Säuren Zersetzung statt, während in der Kälte selbst die stärksten Säuren nicht Cyanwasserstoff abspalten können, wie schon Berthollet[4] 1795 festgestellt hat. Nach Hedrich[5] handelt es sich bei der Abspaltung von HCN durch Säuren um Verschiebung des Dissoziationsgleichgewichts $[Fe(CN)_6]''''$ $\rightleftharpoons Fe^{..} + 6 CN'$ nach rechts infolge Bildung undissoziierter Blausäure. Kolthoff[6] hat jedoch darauf hingewiesen, daß größere Mengen von Blausäure nicht nachgewiesen sind, daß also wahrscheinlich keine direkte Dissoziation, sondern andere Reaktionen zur Zerstörung des Komplexes führen. Ein CN kann indessen nach Schwarzkopf[7] aus Ferrocyanwasserstoffsäure abgespalten werden und durch andere Gruppen ersetzt werden. Dasselbe gilt nach Iimori[8] auch für die Ferricyanwasserstoffsäure.

Diese durch Ersatz einer CN-Gruppe aus den Eisencyanwasserstoffsäuren entstehenden Verbindungen führen den Namen der Prussidverbindungen. Die neu eingeführte Gruppe kann sein: NO, H_2O, NH_3, N_2H_4, NOS, SO_3, AsO_2, CO oder organische Stoffe. Die Prussidverbindungen sind insbesondere von K. A. Hofmann[9] eingehend studiert worden. Sie sind durch Alkalien und Sulfide nicht fällbar, enthalten also das Eisen ebenfalls in organischer Bindung. Beim Versetzen mit Alkalien oder Sulfiden können aber die anorganischen Gruppen der Prussidverbindungen ganz oder teilweise reagieren. Das Trinatrium-Ferro-Pentacyan-Amin $Na_3[Fe(CN)_5NH_2] + 6 H_2O$ zeichnet sich dadurch aus, daß es Kohlenoxyd sowie Stickstoffmonoxyd binden kann[10]. Die Pentacyanoaquosalze zeigen besondere katalytische Eigenschaften, auf die unten noch näher eingegangen werden soll.

Organisch gebundenes Eisen enthalten ferner das Hämoglobin und die sich davon ableitenden Eisenverbindungen. Der Blutfarbstoff ist ein Protein, dessen Eiweißkomponente ein bei verschiedenen Tierarten verschiedenes Globin darstellt, während die prosthetische Gruppe (Farbstoffkomponente) bei allen Tieren gleich befunden wurde.

Der prosthetischen Gruppe liegt der Porphinring zugrunde, der aus

---

[1] Müller, E.: Z. physik. Chem. **88**, 46 (1914). — [2] Johne u. Weden: Zit. S. 705. — [3] Haber, F.: Nachweis und Fällung der Ferroionen in der wäßrigen Lösung des Ferrocyankaliums. Z. Elektrochem. **11**, 846 (1905). — [4] Berthollet, C. L.: Chem. Ann. von Crell **1**, 85. Helmstedt u. Leipzig 1795. — [5] Hedrich, G.: Diss. Dresden (Techn. Hochsch.) 1919. — [6] Kolthoff, I. M.: Pharmaceut. Weekbl. **16**, 1622 (1919). — [7] Schwarzkopf, P.: Abh. dtsch. naturwiss.-med. Ver. Lotos, Böhmen **3**, 1 (1911). — [8] Iimori, S.: Z. anorg. Chem. **167**, 168 (1927). — [9] Hofmann, K. A.: Liebigs Ann. **312**, 1 (1900). — [10] Manchot, W., u. J. Haas: Über Kohlenoxyd bindende Eisensalze. Ber. dtsch. chem. Ges. **45**, 2869 (1912).

4 Pyrrolringen und 4 Methingruppen aufgebaut ist (Küster[1]). H. Fischer[2] erteilt ihm folgende Konstitution (I):

Die beiden Doppelbindungen der oberen Pyridinringe sind hier nicht in konjugierter Stellung. Da aber das Porphin sich vollkommen gesättigt verhält, nimmt Haurowitz[3] eine Formel an, in der alle Doppelbindungen sich in einer konjugierten Reihe befinden (II). Sie enthält 2 Wasserstoffatome mehr, doch läßt sich durch die Analyse keine Entscheidung fällen. Durch Substitution der Stellen 1 bis 8 im Porphinring erhält man die Porphyrine. In neuerer Zeit wurde insbesondere von Fischer eine große Anzahl dargestellt und ihre Konstitution ermittelt. Auch Schumm[4] hat eine ganze Reihe von Porphyrinen synthetisiert. Das dem Blutfarbstoff zugrunde liegende Porphyrin, das Protoporphyrin, ist nach Fischer und Stangler[5] 1, 3, 5, 8-Tetramethyl-2, 4-Divinyl-6, 7-Dipropionsäureporphin. Die Synthese gelang Fischer 2 Jahre später gemeinsam mit Zeile[6]. Im Gegensatz zu anderen Porphyrinen stellt das Protoporphyrin einen sehr labilen Körper dar, da die Vinylgruppen leicht Wasser anlagern unter Bildung von Hämatoporphyrin.

Das Komplexsalz des Protoporphyrins mit dreiwertigem Eisen ist das Protohämin, das auch aus Blutfarbstoff durch Einwirkung von Säure unter dem Namen Hämin erhalten wurde. Unter Zugrundelegung der Haurowitzschen Porphinformel kommt ihm folgende Konstitution zu (I). Zum Vergleich ist hier die später noch zu besprechende Chlorophyllformel angeführt (II).

Die Hämine im allgemeinen — also die Ferrikomplexe der Porphyrine — sind sehr beständige krystallisierende Verbindungen. Das Eisen ist mit 2 Wertigkeiten an Stickstoffatome gebunden, während die dritte Valenz durch negative Reste (OH, Cl, Br, CNS) abgesättigt ist. Danach unterscheidet man Oxyhämin, Chlorhämin usw. Nach Küster[7] hat das Eisen in diesen Verbindungen noch 6 Nebenvalenzen, von denen 4 an Stickstoff und 2 an Carboxylgruppen gebunden sind. Das Protooxyhämin ist infolge seiner Vinylgruppen ziemlich unbeständig und geht leicht in Hämatin über, das in verdünnter Sodalösung unlöslich, in organischen Solvenzien aber leicht löslich ist und mit Salzsäure keine Teichmannschen Krystalle (Chlorhämin) bildet[8]. Küster hält das Hämatin für ein Gemisch verschiedener Oxyhämine (β, ψ), die sich von der natürlichen Form dem α-Oxyhämin oder Protooxyhämin durch Veränderungen in den Vinylgruppen unterscheiden.

[1] Küster, W.: Hoppe-Seylers Z. 1899—1929. — [2] Fischer, H.: Ber. dtsch. chem. Ges. 60, 2611 (1927) — Liebigs Ann. 1927—1932. — [3] Haurowitz, F., u. K. Zirm: Ber. dtsch. chem. Ges. 62, 163 (1929). — [4] Schumm, O.: Hoppe-Seylers Z. 1915—1929. — [5] Fischer, H., u. G. Stangler: Synthese des Mesoporphyrins, Mesohämins und über die Konstitution des Hämins. Liebigs Ann. 459, 53 (1927). — [6] Fischer, H., u. K. Zeile: Liebigs Ann. 468, 98 (1929). — [7] Küster, W.: Hoppe-Seylers Z. 1899—1929. — [8] Hamsik, A.: Über die Modifikationen des Oxyhämins. Hoppe-Seylers Z. 178, 67 (1928).

I. Hämin.

II. Chlorophyll a.

Das Eisen liegt in den Häminen in dreiwertiger Form vor. Trotzdem gelingt die Darstellung am einfachsten aus Ferrosalzen und Porphyrinen durch nachträgliche Oxydation, eine Methode, die schon Zaleski[1] angewendet hat; vgl. hierzu[2]. In dieser Darstellungsweise liegt eine Parallele zur Bildung des Starkensteinschen Ferriglobulinkomplexes sowie des Ferricyankaliums.

Fischer, Treibs und Zeile[3] haben festgestellt, daß aus Porphyrin und Fe''-Salzen zuerst Häme entstehen, labile Ferroverbindungen, die sehr leicht oxydabel sind und durch Mineralsäuren hydrolysiert werden können. In den Hämen ist also das Eisen offenbar noch nicht organisch gebunden.

Häme haben die Fähigkeit, Pyridin, Cyanid, CO usw. komplex zu binden. Es entstehen so die sog. Hämochromogene, die man auch leicht durch Reduktion der Hämine bei Gegenwart der entsprechenden komplexbildenden Gruppen darstellen kann[3,4].

An Stelle des Pyridins kann auch Globin treten. Diese Verbindung des Protohämins mit Globin ist nach Fischer, Treibs und Zeile[3] das Hämo-

[1] Zaleski, J.: Über die Verbindungen des Mesoporphyrins mit Eisen und Mangan. Hoppe-Seylers Z. **43**, 11 1904/05). — [2] Haurowitz, F.: Zur Chemie des Blutfarbstoffs. VI. Über die Beziehungen zwischen Hämin, Hämochromogen und Porphyrin. Hoppe-Seylers Z. **169**, 91 (1927). — [3] Fischer, H., A. Treibs u. K. Zeile: Hoppe-Seylers Z. **195**, 1 (1931). — [4] Hill: Proc. roy. Soc. Lond. B **105**, 112 (1930).

globin[1]. Die Bindung des Globins wird nach Haurowitz und Waelsch[2] durch das Eisenatom vermittelt.

Mit gasförmigem Sauerstoff bildet Hämoglobin eine Additionsverbindung, in der das Eisen zweiwertig bleibt (Küster). Der Sauerstoff wird also nur koordinativ gebunden und kann leicht wieder abgegeben werden. Auch Kohlenoxyd und Stickoxyd können in gleicher reversibler Weise addiert werden.

Durch Oxydationsmittel wird das Eisen in die dreiwertige Stufe übergeführt. Es entsteht das Methämoglobin. Nach Conant[3] sowie Meier[4] wird dabei ein OH aufgenommen. Das Methämoglobin ist also eine Verbindung aus Protooxyhämin und Globin (Küster, Fischer, Treibs und Zeile).

Die prosthetische Gruppe ist, wie bereits gesagt, bei allen Tieren dieselbe, während nach Möllenhof[5] das daran geknüpfte Globin verschieden sein kann. Auch Verbindungen anderer Gruppen mit dem Protohäm sind in der Natur gefunden worden, so das Cytochrom von Keilin und Hill[6]. Das Myohämoglobin enthält nach Schönheimer[7] ebenfalls die gleiche prosthetische Gruppe, jedoch eine andere Eiweißkomponente.

Ebenso ist das von Warburg[8] in allen lebenden Zellen gefundene Atmungsferment ein Häminderivat. Der Beweis dafür war in diesem Falle nicht einfach zu erbringen, da die Substanz in so minimalen Mengen in den Zellen enthalten ist, daß an eine Isolierung zunächst nicht zu denken war. Entscheidend für die Annahme, daß es sich um ein Hämin handelt, war die Beobachtung, daß die Wirkung des Atmungsferments durch Kohlenoxyd in reversibler Weise gehemmt wird und daß zwischen Kohlenoxyd und Sauerstoff ein ähnliches

---

[1] Nach den neueren Untersuchungen von Herzog: Biochem. Z. **260**, 213 (1933); **264**, 412 u. 431 (1933); **267**, 48 (1933) enthält das Protoporhyprin jedoch auf Grund der Elementaranalysen eine Methylgruppe weniger (die von Fischer und Stangler an das 3. C-Atom lokalisierte). Ebenso soll die prosthetische Gruppe des Blutfarbstoffs, von Herzog Hämatoprosthetin genannt, nur 33 Kohlenstoffatome enthalten, und nicht 34, wie es von den anderen Autoren angegeben wurde. Im Hämin und seinen Derivaten ist allerdings eine Methylgruppe mehr vorhanden, sie soll aber nicht an das C-Atom 3 gebunden und im Hämoglobin noch nicht vorhanden sein, sondern erst bei der Darstellung des Hämins aus dem Eisessig auf ein Stickstoffatom übertragen werden. Die dritte Valenz des Eisens im Hämin soll ebenfalls an Stickstoff gebunden sein, ebenso auch die OH- und Cl-Gruppe des Oxy- bzw. Chlorhämins. Auch die Hämatinformel würde dadurch eine entsprechende Umänderung erfahren. Für die Bindung des Globins, sowie des Sauerstoffs im Oxyhämoglobin an Eisen findet Herzog keinen Anhaltspunkt. Diese Bindung soll ebenfalls durch Stickstoff und nicht durch Fe erfolgen. — [2] Haurowitz, F., u. H. Waelsch: Zur Chemie des Blutfarbstoffs. IX. Über die Bindung zwischen Eiweiß und prosthetischer Gruppe im Hämoglobin. Hoppe-Seylers Z. **182**, 82 (1929). — [3] Conant: J. of biol. Chem. **62**, 595, 623 (1925). — [4] Meier, R.: Studien über Methämoglobinbildung. Arch. f. exper. Path. **108**, 280 (1925). — [5] Möllenhof, E.: Untersuchungen über Hämoglobinkrystalle von Säugetieren. Z. Biol. **79**, 93 (1923). — [6] Keilin, D., u. R. Hill: Proc. roy. Soc. Lond. B **98**, 312 (1925); **107**, 286 (1930). — [7] Schönheimer, R.: Über den roten Farbstoff der Herz- und Skeletmuskulatur. Hoppe-Seylers Z. **180**, 144 (1929). — [8] Warburg, O., u. E. Negelein: Über den Einfluß der Wellenlänge auf die Verteilung des Atmungsferments. Biochem. Z. **193**, 339 (1928) — Über die photochemische Dissoziation von Eisencarbonylverbindungen und das photochemische Äquivalentgesetz. Ebenda **200**, 414 (1928) — Absolutes Absorptionsspektrum des Atmungsferments. Ebenda **204**, 495 (1929) — Über das Absorptionsspektrum des Atmungsferments. Ebenda **214**, 64 (1929) — Über die photochemische Spaltung einer Eisencarbonylverbindung und das photochemische Äquivalentgesetz. Naturwiss. **16**, 387 (1928). — Warburg, O.: Wie viele Atmungsfermente gibt es? Biochem. Z. **201**, 481 (1928) — Atmungsferment und Oxydasen. Ebenda **214**, 1 (1929) — Über die chemische Konstitution des Atmungsferments. Naturwiss. **16**, 20 (1928).

Verteilungsgewicht herrscht, wie es beim Hämoglobin der Fall ist. Die Dissoziation der Kohlenoxydverbindung ist zudem von der Belichtung abhängig. Verschiedene Lichtarten beeinflussen sie in verschiedener Weise, so daß die Atmung durch eine gleiche Kohlenoxydkonzentration bei verschiedenem Licht verschieden stark gehemmt wird. Warburg und Negelein haben gezeigt, daß nur jene Lichtarten eine Wirkung ausüben können, die von der betreffenden Substanz absorbiert werden. So war es möglich, das Absorptionsspektrum des Atmungsferments zu bestimmen. Das Spektrum ist dem der Kohlenoxydverbindung des Hämins weitgehend ähnlich. Es ist lediglich der Hauptabsorptionsstreifen im Blau von $408\ \mu\mu$ auf $436\ \mu\mu$ nach dem roten Ende des Spektrums verschoben.

Da die Kohlenoxydhemmung unabhängig ist von der oxydierten Substanz und da sie ferner kontinuierlich mit steigender Kohlenoxydkonzentration fortschreitet, so kann man annehmen, daß das Atmungsferment einheitlich zusammengesetzt ist. Auch in verschiedenen Zellen wurde bis jetzt ungefähr die gleiche Empfindlichkeit gegenüber Kohlenoxyd im Dunkeln und unter dem Einflusse verschiedener Lichtarten gefunden. Man darf also annehmen, daß auch das Atmungsferment verschiedener Zellen — es wurden untersucht Hefen, Kokken, pflanzliche Samen, Zellen von Leber, Chorion, Embryo, Netzhaut, Rattentumoren, ferner Leukocyten und Blutplättchen — im wesentlichen gleich ist; doch können immerhin ähnliche Unterschiede wie beim Hämoglobin vorkommen.

Auch in pflanzlichen Zellen wurden Hämine gefunden[1]. So hat Schumm aus Hafer und Hefe dasselbe Hämin erhalten, das auch in den tierischen Zellen enthalten ist. Häminderivate sind ferner die Peroxydase aus Meerrettich[2] sowie die Katalase aus Kürbiskeimlingen und Pferdeleber[3].

Mit Rücksicht auf die Funktion des Hämoglobins im Blute und den tierischen Zellen ist es nicht uninteressant, daß auch der Katalysator der Bildung der Kohlehydrate aus Kohlensäure und Wasser in den Pflanzen, das Chlorophyll eine ähnliche Konstitution hat, wie die Untersuchungen Willstätters[4] ergeben haben. Nach H. Fischer[5] besitzt das aus Chlorophyll A durch Magnesiumabspaltung gewonnene Phäophytin A ebenfalls 4 Pyrrolringe, die durch Kohlenstoffatome verknüpft sind. Auch den Substituenten liegt das gleiche Kohlenstoffskelett zugrunde, nur die an sie geknüpften Sauerstoff- und Wasserstoffatome sind anders angeordnet als dort. Oben wurde die Konstitutionsformel des Chlorophylls (II) der des Hämins gegenübergestellt, so daß die Gleichheit des Kohlenstoffskeletts zu erkennen ist. Ein genetischer Zusammenhang zwischen den beiden Verbindungen ist also wohl keinesfalls auszuschließen. Von physiologischer Bedeutung ist das Fehlen von Fe im Chlorophyll und sein Ersatz durch Mg. Hierauf wird später noch näher eingegangen werden.

[1] Schumm, O.: Zur Kenntnis des Hämatins, des pflanzlichen Eisenporphyratins und ihrer Porphyrine. Hoppe-Seylers Z. **166**, 1 (1927). — Fischer, H., u. F. Schwerdtel: Zur Kenntnis der natürlichen Porphyrine. XII. Ebenda **175**, 248 (1928). — Mayer, R. M.: Über den Porphyrin- und Blutfarbstoffwechsel der Hefezelle. Ebenda **177**, 47 (1928). — [2] Kuhn, R.: Über die Natur der Peroxydase. Naturwiss **19**, 771 — Hoppe-Seylers Z. **201**, 255 (1931) — Über die Abhängigkeit der katalatischen und oxydatischen Wirkung des Eisens von seinem Absorptionszustand. Ber. dtsch. chem. Ges. **61**, 1550 (1928). — [3] Zeile, K, u. H. Hellström: Über die aktive Gruppe der Leberkatalase. Hoppe-Seylers Z. **192**, 171 (1930). — Zeile, K.: Über die aktive Gruppe der Katalase. II. Ebenda **195**, 39 (1931). — Euler, H. v.: Über Katalase. I. Liebigs Ann. **452**, 158 (1927). — [4] Willstätter, R.: Über die Bindung des Eisens im Blutfarbstoff. Ber. dtsch. chem. Ges. **42**, 3985 (1909). — [5] Fischer, H.: Liebigs Ann. **486**, 107; **490**, 13, 38 (1931).

Die von Kunz, Morneweg und Müller[1] dargestellten Eisenkomplexe des Phäophytins ähneln in gewisser Hinsicht den Hämochromogenen. Aus dem aus Chlorophyll B gewonnenen Porphyrin erhielt Warburg[2] durch Einführung von Eisen ebenfalls das entsprechende Hämin, das Phäohämin B.

Diese Untersuchungen ermöglichen es somit, auch den Begriff der komplexen Eisenverbindungen anders zu fassen, als es bisher geschehen war; denn während früher der Begriff der komplexen Eisenverbindungen mit dem der organischen eigentlich zusammenfiel, sind wir jetzt imstande, durch Berücksichtigung der Eisenbindung Komplexverbindungen mit anorganisch gebundenem Eisen von jenen zu unterscheiden, die das Eisen komplex organisch gebunden enthalten.

Alle diese Unterscheidungsmöglichkeiten sind nicht allein vom chemischen Gesichtspunkte aus von großer Wichtigkeit, sondern in unserem Falle mehr noch vom biologischen Gesichtspunkte aus, weil, wie wir später noch sehen werden, eine ganze Reihe von biologischen Reaktionen, insbesondere Resorption, Ausscheidung, Schicksal und Wirkung des Eisens, von solchen Eigenschaften der Eisenverbindungen abhängt.

Schon früher hatte man innerhalb der komplexen Eisenverbindungen wohl erkannt, daß die einzelnen komplexen Eisenverbindungen nicht gleiche Reaktionen zeigen, und dies hatte dazu geführt, innerhalb der Gruppe der komplexen Eisenverbindungen graduelle Unterschiede und darauf beruhende Übergänge anzunehmen. So wurden z. B. Komplexe vom Typus des Ferricitratnatriums als lockere, die vom Typus des Ferricyannatriums dagegen als festere Komplexe, andererseits Verbindungen von der Art des Ferrum albuminatum als organische Eisenverbindungen mit halb maskiertem, jene vom Typus des Hämatins mit ganz maskiertem Eisen bezeichnet. Es war richtig erfaßt worden, daß zwischen diesen einzelnen Gruppen reaktionelle Unterschiede bestehen, doch waren die Ursachen dieser Unterschiede auf qualitativ gleiche, quantitativ verschiedene Momente zurückgeführt worden.

Das genaue Studium der Reaktionen, das im vorhergehenden ausführlich behandelt wurde, ermöglichte es, die Ursachen des verschiedenen reaktionellen Verhaltens dieser Verbindungen zu erkennen und eben innerhalb der Komplexe die mit anorganisch gebundenem Eisen von jenen mit organisch gebundenem zu trennen, und die komplexen Verbindungen wiederum scharf von den einfachen anorganischen zu scheiden. Wie wir im folgenden sehen werden, bieten gerade diese analytischen Erkenntnisse die beste Grundlage für eine rationelle Einteilung der Eisenverbindungen, welche ebenso den pharmakologischen Eigenschaften der Eisenverbindungen wie den chemischen entsprechen und, was für eine Einteilung biologisch wichtiger Substanzen von besonderem Werte ist, eine vollkommene Abhängigkeit der pharmakologischen Wirkung vom chemischen Aufbau der Verbindungen erkennen läßt.

Gegen die Richtigkeit einer solchen Einteilung hat W. Lintzel[3] Bedenken geäußert. Er hält weiter an einer Unterscheidung der gegen Säuren vollkommen refraktären Komplexe von den weniger stabilen Komplexen fest und glaubt, daß die auf Grund der Untersuchungen von Weden gegebene Einteilung der Eisenkomplexe nicht besonders gut fundiert sei, da auf Grund seiner Untersuchungen der Blutfarbstoff in Gegenwart von Reduktionsmitteln mit Säuren

---

[1] Kunz, K., W. Morneweg u. H. Müller: Über Eisenverbindungen der Chlorophyllreihe mit blutfarbstoffähnlichen Eigenschaften. Hoppe-Seylers Z. **199**, 93 (1931). — [2] Warburg, O.: Über Phäohämin B. Biochem. Z. **234**, 240 (1931). — [3] Lintzel, W.: Neuere Ergebnisse der Erforschung des Eisenstoffwechsels. Erg. Physiol. **31**, 853 (1931).

außerordentlich leicht ionisiertes Eisen abgebe, sich also ebenso wie die übrigen Eisenkomplexe verhalte, während bei den Ferricyankomplexen eine entsprechende Reaktion nicht bekannt sei. Lintzel rechnet also das Hämoglobin mit den Komplexen vom Typus des Ferricitratnatriums in eine Gruppe (weniger stabiler Komplexe) und stellt dieser die Komplexe vom Typus des Ferri- bzw. Ferrocyankaliums als stabile Komplexe gegenüber.

Weden und Starkenstein betonen den prinzipiellen Unterschied, der zwischen Hämoglobin und Ferrocyankalium einerseits und den einfachen anorganischen sowie den komplexen Verbindungen mit anorganisch gebundenem Eisen andererseits darin besteht, daß die anorganischen Verbindungen und die Komplexverbindungen mit anorganisch gebundenem Eisen schon bei der Hydrolyse bzw. beim Behandeln mit Säuren (schon in der Kälte) Eisenionen abspalten, während die metallorganischen Verbindungen hierbei keine Eisenionen in Lösung gehen lassen, sondern erst bei der Oxydation. In Übereinstimmung damit gibt Lintzel[1] an, daß Hämoglobin unter Umständen leicht oxydativ zerstört wird und sein Eisen in ionisierter Form abgibt. Als Beleg hierfür führt er einen von ihm durchgeführten Versuch an[2], der ergab, daß Schwefelwasserstoff und andere leicht oxydable Substanzen in Gegenwart von Luft Hämoglobin unter Entfärbung rasch bis zum Freiwerden von Eisen abbauen. Dieser Versuch würde somit zeigen, daß nicht bei der Oxydation, sondern bei der Reduktion des Hämoglobins Eisen aus dem Hämoglobin frei gemacht werden kann.

Es ist bekannt, daß reduziertes Hämoglobin leichter, wenn auch keineswegs leicht, Eisen abspalten läßt. Der Versuch von Lintzel, auf den er seine Einwände gegen die von Weden und Starkenstein getroffene Einteilung der Eisenpräparate aufbaut, kann aber auch nicht als ein einfacher Reduktionsversuch des Hämoglobins angesehen werden. Selbst als solcher würde er keine Gegenargumente gegen das getroffene Einteilungsprinzip enthalten, weil ja dort von hydrolytischen und nicht von reduzierenden Vorgängen als Unterscheidungskriterium die Rede ist. Es liegt aber hier nicht ein bloßer Reduktionsversuch des Hämoglobins vor, da ja Lintzel die Abspaltung von Eisen aus dem Hämoglobin nicht durch reduzierende Stoffe erreicht, sondern dadurch, daß er zum Blute Schwefelwasserstoff und molekularen Sauerstoff bringt, ferner durch Zusatz von Hydroxylamin, Hydrazinhydrat, Acetaldehyd und Benzaldehyd.

Daß selbst die einfache Reduktion des Hämoglobins durch nascierenden Wasserstoff nicht so außerordentlich leicht zur Abspaltung ionisierten Eisens führt, wie Lintzel angibt, konnte Weden[3] zeigen. Versetzt man Hämoglobin mit Zink und Schwefelsäure, dann bewirkt weder die Säure noch die gleichzeitige Wasserstoffbildung eine nennenswerte Abspaltung von Eisen aus dem Hämoglobinkomplex. Bei den Versuchen Lintzels handelt es sich aber nicht einmal um derartige Reduktionsvorgänge, sondern er benützt fast durchwegs Stoffe, die schwere Blutgifte darstellen und bei deren Einwirkung auf das Hämoglobin ganz andere Ursachen zur Eisenabspaltung führen. Lintzel verändert das Hämoglobin bei seinen Versuchen derart weitgehend, daß weder Oxyhämoglobin noch reduziertes Hämoglobin vorliegt, sondern veränderte Abbauprodukte des Hämoglobins. Diesbezüglich sei auf die Untersuchungen von

[1] Lintzel, W.: Erg. Physiol. **31**, 882 (1931). — [2] Lintzel, W.: Beobachtungen bei katalytischen Reaktionen des Blutfarbstoffes. Physiologenkongreß Kiel 1929 — Ber. Physiol. **50**, 316 (1929). — [3] Weden, H.: Unveröffentlichte Versuche aus dem Pharmakologischen Institut der Deutschen Universität in Prag.

Fischer, Treibs und Zeile sowie auf die von Haurowitz[1] verwiesen, die sich insbesondere auf die Eigenschaften von Eisenkomplexverbindungen beziehen, die bei der Synthese des Hämoglobins erhalten werden, die begreiflicherweise auch beim Hämoglobinabbau entstehen können und in denen das Eisen zum Unterschiede vom Oxyhämoglobin leichter abspaltbar ist.

Es sind somit in den Versuchen Lintzels ganz andere Verhältnisse gegeben, als sie beim bloßen Digerieren des Hämoglobins mit Säuren vorliegen, und aus diesem Grunde kann dem von Lintzel angeführten Versuche nicht die Bedeutung eines Gegenarguments gegen die obenerwähnte Einteilung der komplexen Eisenverbindungen zuerkannt werden.

4. Dissoziation.

Alle Eisensalze mit anorganisch gebundenem Eisen sind in wäßriger Lösung elektrolytisch gespalten.

Die einfachen Ferriverbindungen dissoziieren nach der Gleichung: $FeX_3 \rightarrow Fe^{...} + 3 X'$. Der Dissoziationsgrad ist abhängig von der Natur der Säure. Salze starker Säuren sind stärker elektrolytisch dissoziiert. Ebenso nimmt die Dissoziation mit steigender Verdünnung zu. Es gilt dabei das Massenwirkungsgesetz. Durch Überschuß des betreffenden Anions, sei es durch Zusatz von Säure oder Alkalisalz, kann daher die Dissoziation zurückgedrängt werden[2].

Die Ferriionen reagieren weiter mit den Hydroxylionen des Wassers[3]: $Fe^{...} + 3 OH' \rightarrow Fe(OH)_3$. Die Reaktion verläuft in zwei Stufen. Die sehr rasch verlaufende momentane Hydrolyse führt zu mehr oder weniger stark basischen Chloriden, die noch ultrafiltrierbar sind. Diese Hydrolysenprodukte sind wenig gefärbt. Daß aber trotzdem eine hydrolytische Dissoziation eingetreten ist, erkennt man daran, daß die Leitfähigkeit infolge von Bildung von H-Ionen weit höher ist, als es der elektrolytischen Dissoziation entspricht. Außerdem reagiert die Lösung stark sauer (Heymann[4]). Der erste Hydrolysengrad beginnt nach Goodwin[5] bei einer Konzentration von 0,1 bis 0,05 Mol $FeCl_3$ pro Liter. Bei 0,0005 Mol pro Liter ist er vollständig. Bei größerer Verdünnung setzt sofort die zweite Stufe ein, die sog. zeitliche Hydrolyse, die nur allmählich zur Bildung eines stabilen Gleichgewichts führt. Es bilden sich allmählich wachsende Micellen von $Fe(OH)_3$ und $FeCl_3$, die ihrerseits Chlorionen abdissoziieren. Da so das erste Dissoziationsprodukt verschwindet, schreitet die Dissoziation von $FeCl_3$ auch weiter, bis schließlich nach langer Zeit ein Gleichgewicht erreicht wird. Die Farbe des zweiten Dissoziationsproduktes ist braun.

Ferrisalze reagieren infolge ihrer hydrolytischen Spaltung immer sauer, da dabei die Hydroxylionen des Wassers gebunden werden. Die hydrolytische Dissoziation ist, im Gegensatz zur elektrolytischen, bei Salzen schwacher Säuren stärker; denn die Ionen der schwachen Säuren vereinigen sich teilweise mit den Wasserstoffionen zu undissoziierten Säuremolekülen, so daß Hydroxylionen zur Bildung von Ferrihydroxyd in reichlicherem Maße zur Verfügung stehen. Ein Ferrisalz der schwachen Kohlensäure kann deshalb in wäßriger Lösung überhaupt nicht existieren, da es vollständig hydrolytisch gespalten

---

[1] Haurowitz, F.: Zit. S. 718. — [2] Lorenz, R.: Z. anorg. Chem. **106**, 62 (1919). — Sasaki, N.: Ebenda **139**, 387 (1924); **144**, 114 (1925). — [3] Krecke, F. W.: J. prakt. Chem. (2) **3**, 286 (1871) — Arch. néerl. Sci. exact. et nat. **6**, 193 (1871). — Stirnemann, E.: Neues Jb. Min., Beilagebd A **52**, 337 (1925). — [4] Heymann, E.: Z. anorg. Chem. **171**, 29 (1928). — [5] Goodwin, H. M.: Z. physik. Chem. **21**, 1 (1896).

wird[1]. Bei höherem p_H können die Ferrisalze auch der stärksten Säuren nicht existieren. Eine Lösung eines Ferrisalzes wird daher bei Alkalizusatz erst dann neutral, wenn auch der letzte Rest des Eisens ausgefällt ist. Umgekehrt wird durch hohe Säurekonzentration die Hydrolyse verringert, da die OH'-Konzentration auf ein Minimum herabgesetzt wird. Die Wirkung der Säure ist also in erster Linie eine H'-Wirkung. Bei großer Verdünnung macht sich indessen auch bei gleicher Wasserstoffionenkonzentration ein Einfluß des Anions auf die Hydrolyse bemerkbar. Es handelt sich dabei um die Bildung komplexer Eisenverbindungen. Komplexbildende Säuren, Phosphorsäure, Oxalsäure, wirken stark verzögernd auf die Hydrolyse[2].

Die komplexen Verbindungen dissoziieren elektrolytisch in Kationen und eisenhaltige Anionen, z. B.[3]: $K_3[Fe(C_2O_4)_3] = 3 K^{\cdot} + [Fe(C_2O_4)_3]'''$. Das Anion ist in geringem Grade weiter dissoziiert: $[Fe(C_2O_4)_3]''' = Fe^{\cdots} + 3 C_2O_4''$. Die Ferriionenkonzentration ist in vielen Komplexsalzen so gering, daß sie nicht durch alle Reaktionen nachweisbar ist. Inwieweit die elektrometrische Bestimmung des Oxydationspotentials darüber Aufschluß geben kann, wurde oben schon ausgeführt. Das Kaliumtartratoferriat z. B. fällt mit Alkalien nicht aus[4]. Auch mit Ferrocyanwasserstoffsäure gibt es keine Reaktion[5]. Dagegen wird durch Natriumsulfid sofort ein Niederschlag von schwarzem Eisensulfid abgeschieden[6].

Trotz der geringen Konzentration an Ferriionen ist bei hoher OH'-Konzentration eine hydrolytische Spaltung möglich. Daher sind alle Komplexverbindungen in alkalischem Milieu schwach kolloid[4]. Die Komplexsalze schwacher Säuren können in alkalischem Milieu sogar sehr stark hydrolytisch gespalten sein. Die Komplexe der Polyalkohole z. B. enthalten weitaus den größten Teil des Eisens als kolloides Eisenhydroxyd.

In den Fe^{II}-Salzen zeigt das Eisen, da es hier nur zwei Ladungen besitzt wie alle zweiwertigen Metalle, eine geringere Affinität zu den negativen Gruppen. Sie sind daher stärker elektrolytisch dissoziiert[7]. Infolgedessen sind sie auch weniger lipoidlöslich. Das Ionenprodukt des Ferrohydroxyds ist somit ebenfalls größer als das des Ferrihydroxyds[8]. Deshalb sind die Ferrosalze nur wenig hydrolytisch gespalten[9], reagieren nur schwach sauer[10], zeigen nur geringe Neigung zur Komplexbildung, und auch die Komplexsalze sind stärker elektrolytisch dissoziiert als die des dreiwertigen Eisens. Welche Bedeutung dieser Umstand für die Oxydationsprozesse hat, wurde oben schon ausgeführt. Schließlich ist noch zu erwähnen, daß auch das Carbonat des zweiwertigen Eisens eine durchaus stabile Verbindung darstellt.

5. Dialysierbarkeit.

Die bei der hydrolytischen Dissoziation entstehenden Hydroxyde setzen sich nicht als Niederschlag zu Boden, sondern lagern sich an die in der Lösung befindlichen Ionen an unter Bildung kolloider Lösungen. Die so

---

[1] Raikow, P. N.: Chem.-Ztg **31**, 89 (1907). — Cameron, F. K., u. W. O. Robinson: J. physic. Chem. **12**, 571 (1908). — [2] Malfitano, G., u. L. Michel: C. r. Acad. Sci. Paris **146**, 338 (1908). — Malfitano, G.: Ann. chim. phys. (8) **25**, 212 (1912). — [3] Rieger, E.: Z. Elektrochem. **7**, 876 (1901). — Dhar, N.: Z. anorg. Chem. **80**, 50 (1913). — [4] Grimaux, E.: C. r. Acad. Sci. Paris **98**, 1540 (1884). — [5] Cowley, R. C.: Pharmaceut. J. a. Trans. Lond. (4) **32**, 132 (1911). — [6] Jellinek, K., u. H. Gordon: Z. physik. Chem. **112**, 243 (1914). — [7] Peters, R.: Z. physik. Chem. **26**, 223 (1898). — [8] Müller, E.: Das Eisen und seine Verbindungen, S. 199 u. 281. Dresden-Leipzig 1917. — [9] Long, J. H.: J. amer. chem. Soc. **18**, 717 (1896). — [10] Jahn, F.: Liebigs Ann. **19**, 316 (1836). — Ahlum, C. C.: J. chem. Soc. Lond. **89**, 471 (1906).

entstehenden mehr oder weniger großen Micellen sind schließlich nicht mehr imstande, die Poren pflanzlicher oder tierischer Membranen zu durchdringen. **Die Dialyse ist daher ein Maß für den Grad der hydrolytischen Dissoziation**, somit nicht ein Maß für die Größe des Moleküls allein.

Da große Molekülgruppen natürlich auch die Membranen des Organismus nicht durchdringen können[1], kann das Ergebnis des Dialyseversuches auch zum Probleme der Resorption und Diffusion, der Ausscheidung sowie der Ablagerungsmöglichkeit in verschiedenen Organen, kurz zu den Fragen nach dem Schicksal der betreffenden Verbindung im Organismus, soweit keine Veränderungen der Verbindung vor sich gehen, in Beziehung gebracht werden:

Einfache Ferrosalze diffundieren leicht durch pflanzliche und tierische Membranen[2]. Das Ende der Dialyse ist erreicht, wenn der Schlauch kein Ferroeisen, sondern nur noch durch Oxydation entstandenes basisches Ferrisalz enthält[3]. Bei Dialyse unter Luftabschluß passiert das gesamte Eisen den Schlauch. Die Hydrolyse kann also nur minimal sein[4].

Einfache Ferrisalze ($FeCl_3$) sind nach Graham[5] nicht dialysabel. Kossel[6] und ebenso Nicolardot[7] kamen zu demselben Ergebnis. Dagegen fand Redwood[8], daß sie leicht diffusibel sind. Der Grund für diese verschiedenen Befunde dürfte wohl darin zu suchen sein, daß verschieden stark hydrolysierte Verbindungen untersucht wurden und daß speziell Redwood die Dialyse nicht bis zu ihrem Ende verfolgt hat. Im allgemeinen wird der Verlauf also ein derartiger sein, wie ihn Starkenstein beobachtet hat[3]: Zunächst **dialysiert teilweise Ferriion durch die Membran.** Die durch Hydrolyse entstandene **Salzsäure dialysiert jedoch weit schneller**, so daß die Hydrolyse weiter fortschreiten kann und schließlich **nur noch Ferrihydroxyd im Schlauch zurückbleibt.** Bei der Dialyse von $FeCl_3$ und $Fe_2(SO_4)_3$ fällt das nicht dialysable Fe als Gel aus, während Nitrat, Lactat, Acetat kolloid in Lösung bleibt.

Ferrisalze, bei denen die Hydrolyse infolge Komplexbildung gering ist, dialysieren vollständig. Es gehören dazu insbesondere die Salze der Oxypolycarbonsäuren (Starkenstein). Ihre **neutralen Komplexsalze** sind infolge der hohen OH-Ionenkonzentration stärker hydrolysiert. Sie dialysieren daher nach Starkenstein nur durch die großporigen pflanzlichen Membranen (Celluloseesterhaut), während sie tierische Membranen (Goldschlägerhaut) nicht durchdringen. Redwood hat bei der Dialyse von Kaliumtartratoferriat eine Anreicherung von Ferrihydroxyd im Dialysator beobachtet.

Gar nicht dialysabel sind die fast ganz aus Eisenhydroxyd bestehenden Komplexverbindungen der **Polyalkohole** (Grimaux[9], Heubner[10], Starkenstein)[3]. Selbstverständlich können auch alle jene Verbindungen nicht dialysieren, deren organischer Bestandteil an sich adialysabel ist, wie Ferri-

---

[1] Möllendorf: Die Ausscheidung von sauren Farbstoffen durch die Leber. Z. allg. Physiol. **17**, 125 (1918). — Tada: Exkretion von Farben durch normale Leber und Niere. I. Ihre Beziehungen zur Diffusibilität. Acta Scholae med. Kioto **11**, 139; ref. Ber. Physiol. **51**, 259 (1929). — [2] Redwood: Pharmaceut. J. a. Trans. Lond. (3) **10**, 711 (1879/80). — [3] Starkenstein, E.: Zit. S. 714. — [4] Deiss, E., u. G. Schikorr: Z. anorg. Chem. **172**, 33 (1928). — [5] Graham, Th.: Philos. Trans. roy. Soc. Lond. **151**, 208 (1861) — J. chem. Soc. Lond. **15**, 249 (1862) — Liebigs Ann. **121**, 45 (1862). — [6] Kossel, A.: Hoppe-Seylers Z. **2**, 163 (1878/79). — [7] Nicolardot: Ann. chim. phys. (8) **6**, 368 (1905). — [8] Redwood: Pharmaceut. J. a. Trans. Lond. (3) **10**, 711 (1879/80). — [9] Grimaux, E.: Zit. S. 713. — [10] Heubner, W.: Über organische Eisenpräparate. Klin. Wschr. **5**, 588 (1926).

albuminat, dann der von Starkenstein und Weden im Blute festgestellte Ferriglobulinkomplex sowie das Hämoglobin.

Die Blutlaugensalze, die nicht hydrolytisch gespalten sind, da sich das Eisen hier in organischer Bindung befindet, sind infolgedessen dialysabel[1].

Eine Übersicht über die Dialysierbarkeit der Eisenverbindungen enthält die folgende Tabelle (Starkenstein)[2]:

Tabelle 2. Dialyse.

Eisenverbindung	Dialysemembran	
	tierisch (Goldschlägerhaut)	pflanzlich (Celluloseester)
Ferrum oxydatum saccharatum und ähnliche	dialysiert nicht	
Ferrichlorid Ferrisulfat	dialysieren teilweise bis zum Ausfallen von Hydroxyd. Damit kommt die Dialyse zum Stillstand	
Ferrinitrat Ferrilactat Ferriacetat	dialysieren teilweise bis zum Kolloidwerden des Hydroxyds; damit Stillstand der Dialyse	
Ferrimalat Ferritartrat Ferricitrat	langsame | rasche vollständige Dialyse	
Ferrosulfat Ferrochlorid usw.	teilweise Dialyse bis zum Ausfallen von Ferrihydroxyd, vollständige Dialyse bei Sauerstoffabwesenheit.	
Ferromalat usw.	dialysiert	
Ferrimalat-Natrium Ferritartrat-Natrium Ferricitrat-Natrium Ferripyrophosphat-Natrium	dialysieren nicht	langsame, aber vollständige Dialyse
Ferro- } cyanwasserstoffsaure Ferri- } Salze	dialysieren	
Hämatin	dialysiert nicht	

6. Neigung zur Kolloidität.

Von den in Wasser unlöslichen Eisenverbindungen hat insbesondere das Ferrihydroxyd die Fähigkeit, sich an lösliche Stoffe, speziell an eisenhaltige Ionen, anzulagern. Deshalb fällt bei der hydrolytischen Dissoziation entstehendes Ferrihydroxyd nicht aus, sondern bleibt als Sol in kolloider Lösung. Bei der zeitlichen Hydrolyse von Ferrisalzlösungen entstehen vorwiegend Ferrihydroxydsole neben freier Säure. Man kann also durch Alterung, rascher durch Erwärmen von Ferrisalzlösungen Eisenhydroxydsole bequem darstellen[3]. Durch Dialyse kann man die freie Säure sowie andere Krystalloide

---

[1] Mestrezat, W., u. Y. Garreau: C. r. Acad. Sci. Paris 180, 1069 (1925). — Bartell, F. E., u. D. C. Carpenter: J. physic. Chem. 27, 101 (1923). — [2] Starkenstein, E.: Zit. S. 714. — [3] Péan de Saint-Gilles, L.: C. r. Acad. Sci. Paris 40, 568 (1855) — Ann. chim. phys. (3) 46, 55 (1856) — J. prakt. Chem. 66, 137 (1855). — Reinitzer, B.: Sitzgsber. Akad. Wiss. Wien, Math.-naturwiss. Kl. 85 II, 817 (1882) — Mh. Chem. 3, 258 (1883). — Schönbein, C. F.: Ann. Physik u. Chem. v. Poggendorf 39, 142 (1836). — Hausmann, S.: Liebigs Ann. 89, 111 (1854).

entfernen und so das Sol in einem verhältnismäßig reinen Zustand erhalten[1,2]. Auch durch Dialyse von Ferrisalzen ohne vorhergehendes Erhitzen erhält man Eisenoxydsole[3]. Die Säure kann auch durch Abdestillieren mittels Wasserdampf entfernt werden, wenn sie leicht flüchtig ist. So haben Pope und Haines[2] ein Eisenoxydsol aus ameisensaurem Eisen dargestellt.

Eine andere Darstellungsmethode kolloider Eisenoxydsole ist die Peptisation des Eisenhydroxydgels. Man verfährt dabei nach Graham entweder, indem man Ferrisalzlösung mit so viel Ammoncarbonat oder Ammoniak oder auch Kaliumhydroxyd versetzt, daß sich der Niederschlag eben noch wieder löst, und reinigt die Lösung dann durch Dialyse[4], oder man bringt bereits gefälltes Hydroxyd durch geeignete Peptisationsmittel wieder in Lösung. Als solche können dienen: $FeCl_3$[5], HCl[6], Kieselsäuresol[7], protalbinsaures oder lysalbinsaures Natrium[8]. Durch Oxydation von Ferrobicarbonat bei Gegenwart von Peptisatoren hat Gawrilow[9] ebenfalls ein Eisenoxydsol dargestellt.

Bei Anwendung komplexbildender Säuren als Peptisationsmittel erhält man negativ geladene Sole. Als solche können dienen: Glycerin bei Gegenwart von Natronlauge[10], Saccharose und Maltose[11], ebenfalls in alkalischem Milieu, ferner Natriumarsenit, -tartrat, -citrat[12]. Ferner kann man negative Sole darstellen durch anodische Zerstäubung von Eisendrähten unter Gelatinelösung, die dabei als Schutzkolloid wirkt[13], durch Eingießen von Ferriäthylat in Wasser[14] sowie durch Umladung des positiven Sols durch Eingießen

[1] Scheurer-Kestner, A.: C. r. Acad. Sci. Paris 54, 616 (1862) — Ann. chim. phys. (3) 65, 114 (1862). — Biltz, W.: Ber. dtsch. chem. Ges. 35, 4431 (1902). — Wintgen, R.: Kolloidchem. Beih. 7, 253 (1915). — Derbray, H.: C. r. Acad. Sci. Paris 68, 914 (1869) — Bull. Soc. chim. France (2) 12, 347 (1869) — J. Pharmacie (4) 10, 185 (1869) — Ber. dtsch. chem. Ges. 2, 190 (1869). — Krecke, F. W.: J. prakt. Chem. (2) 3, 286 (1871) — Arch. néerl. Sci. exact. et nat. 6, 193 (1871). — [2] Pope, W. J., u. R. Haines: A comparison of various forms of colloidal ferric hydroxide. Brit. med. J. 3293, 233 (1924). — [3] Bemmelen, J. M. v.: Z. anorg. Chem. 36, 382 (1903). — Kuriloff, B.: Ebenda 79, 91 (1913). — Thomas, A. W., u. I. D. Garard: J. amer. chem. Soc. 40, 102 (1918). — [4] Graham, Th.: J. chem. Soc. Lond. 15, 249 (1862) — Philos. Trans. roy. Soc. Lond. 151, 208 (1861) — Liebigs Ann. 121, 45 (1862) — Ann. chim. phys. (3) 65, 177 (1862). — Browne, F. L., u. J. H. Mathews: J. amer. chem. Soc. 43, 2339 (1921). — Wobbe, W.: Pharmaz. Zentralh. 40, 794 (1899). — Thomas, A. W., u. I. D. Garard: J. amer. chem. Soc. 40, 102 (1918). — Thomas, A. W., u. L. Johnson: Ebenda 45, 2532 (1923). — Thomas, A. W., u. A. Frieden: Ferric salt as the "solution link" in the stability of ferric oxide hydrosol. Ebenda 45, 2522 (1923). — Neidle, M., u. J. Barab: Ebenda 39, 79 (1917). — Müller, A.: Z. anorg. Chem. 57, 316 (1908). — [5] Graham, Th.: Zit. unter Fußnote 4. — Picton, H., u. S. E. Linder: J. chem. Soc. Lond. 61, 152 (1892). — Schmatolla, A.: Chem.-Ztg 49, 530 (1925). — Thomas, A. W., u. A. Frieden: Zit. unter Fußnote 4. — Browne, F. L.: Ebenda 45, 298 (1923). — Oberhard, J. G.: Pharmaz. Ztg 73, 1263 (1928). — [6] Müller, A.: Z. anorg. Chem. 57, 316 (1908). — Thomas, A. W., u. A. Frieden: Zit. unter Fußnote 4. — [7] Fodor, A., u. A. Reifenberg: Vergleichende Untersuchungen von Solen, die durch Peptisation verschiedener Sauerstoffverbindungen des Eisens mit Hilfe kolloiden Kieselsäuresols als Peptisator gebildet wurden. Kolloid-Z. 45, 22 (1928). — [8] Paal, C., u. W. Hartmann: Ber. dtsch. chem. Ges. 51, 897 (1918). — Kalle & Co., A.-G.: DRP. 180729 (1901). — [9] Gawrilow, N.: Herstellung kolloider Eisenhydroxydlösungen durch Oxydation des Eisenoxydulbicarbonats. Kolloid-Z. 37, 46 (1925). — Stadnikoff, G., u. N. Gawrilow: Methode zur technischen Herstellung kolloider Eisenhydroxydlösungen. Ebenda 37, 40 (1925). — [10] Fischer, H. W.: Das negative Eisenhydroxydsol. I. Die Darstellung und die Eigenschaften von negativem Eisenhydroxyd. Biochem. Z. 27, 223 (1910). — [11] Evers, F.: Über Verbindungen von Zuckerarten mit Eisen. Ber. dtsch. chem. Ges. 27, 474 (1894). — [12] Sen, K. C., P. B. Ganguly u. N. R. Dhar: J. physic. Chem. 28, 314 (1924). — [13] Schmauss, A.: Physik. Z. 6, 506 (1905). — [14] Grimaux, E.: C. r. Acad. Sci. Paris 98, 105 (1884) — Bull. Soc. chim. France (2) 41, 157 (1884). — Vorländer, D.: Ber. dtsch. chem. Ges. 46, 191 (1913).

in NaOH[1] oder durch Schütteln mit sekundärem Natriumphosphat[1] sowie durch Behandeln mit Natriumcitrat[2] oder Ferrocyankalium[3].

Das Sol enthält also stets neben Ferrihydroxyd und Wasser einfaches oder komplexes Ferrisalz. Nach Ansicht älterer Kolloidchemiker liegt das Ferrihydroxyd dabei in einer allotropen löslichen Modifikation vor, die das Salz als Verunreinigung adsorbiert enthält[4]. Indessen sind die Ionen sicherlich ein wesentlicher Bestandteil des Sols, gleichgültig, ob man nun annimmt, daß es sich überhaupt nur um sehr stark basische Salze handelt[5] oder das $(FeOH)_3$ und das die Ladung tragende Ion in den Teilchen nebeneinander vorhanden sind und durch irgendwelche Kräfte miteinander verknüpft werden. Thomas und Frieden[6] sowie Rabinowitsch und Kargin[7] nehmen an, daß es sich dabei um Adsorptionskräfte handelt, während Malfitano[8] der Ansicht ist, daß das Eisenhydroxyd durch Nebenvalenzen an Ferrichlorid gebunden ist. Nach Pauli enthalten indessen die Teilchen des Sols nicht $FeCl_3$, sondern FeOCl komplex an Eisenhydroxyd gebunden[9]. Ganz abgesehen von dem Feinbau und den im Innern der Teilchen wirkenden Kräfte ist es aber jedenfalls Tatsache, daß im Eisenoxydsol ultramikroskopisch sichtbare Teilchen (Micellen) vorliegen, die aus Ferrihydroxyd, Wasser und Chlor aufgebaut sind. Sie dissoziieren Chlorionen ab, so daß der ganze Komplex positiv aufgeladen ist. Diese Ladung ist für die Eigenschaften des Sols von allergrößter Wichtigkeit, da durch sie eine Vereinigung der Teilchen und Ausflockung des Sols unmöglich ist. Andererseits werden durch die Ladung die an der Oberfläche des Teilchens wirkenden Kräfte in entscheidender Weise beeinflußt. Es besteht an der Oberfläche eine elektrische Doppelschicht, die die verschiedenartigsten Stoffe in sich hineinziehen und festhalten kann[10].

Vorgänge, die geeignet sind, die Teilchen zu entladen, fällen demnach das Sol aus. So findet Entladung an der Kathode eines elektrolytischen Troges statt[11]. Die Ladung kann ferner auf ein Minimum herabgedrückt werden durch Zurückdrängen der Dissoziation bei Zusatz einwertiger Anionen. Durch Ersatz des Chlorions durch andere Anionen, deren Eisensalze schwerer dissoziierbar sind, wird ebenfalls die Ladung verringert. Die Teilchen vereinigen

[1] Powis, F.: J. chem. Soc. Lond. 107, 820 (1915). — Kruyt, H. R., u. J. van der Spek: Kolloid-Z. 25, 16 (1919). — [2] Rona, P., u. F. Lipmann: Biochem. Z. 147, 164 (1924). — [3] Mayanagi, H.: Kolloid-Z. 39, 321 (1926). — [4] Péan de Saint-Gilles, L.: Zit. S. 726. — Graham, Th.: Zit. S. 727. — Debray, H.: Zit. S. 727. — Magnier de la Source, L.: C. r. Acad. Sci. Paris 90, 1353 (1880). — [5] Béchamp, A.: Ann. chim. phys. (3) 56, 307 (1859); 57, 304 (1859). — Neidle, M.: J. amer. chem. Soc. 39, 2345 (1917). — Heymann, E.: Zit. S. 723. — [6] Thomas, A. W., u. A. Frieden: Ferric salt as the "solution link" in the stability of ferric oxide hydrosol. J. amer. chem. Soc. 45, 2522 (1923). — [7] Rabinowitsch, A. J., u. V. A. Kargin: Z. physik. Chem. 133, 231 (1928). — [8] Malfitano, G.: C. r. Acad. Sci. Paris 148, 1047 (1909) — Kolloidchem. Beih. 2, 193 (1910/11) — Z. physik. Chem. 68, 236 (1910) — Ann. chim. phys. (8) 24, 529 (1911); 25, 182 (1912) — J. Chim. physique 19, 33 (1921). — Malfitano, G., u. M. Sigaud: Ebenda 24, 104 (1927). — [9] Pauli, W.: Naturwiss. 12, 425 (1924) — Kolloid-Z. 28, 49 (1921). — Pauli, W., u. J. Matula: Ebenda 21, 61 (1917). — Pauli, W., u. G. Walter: Kolloidchem. Beih. 17, 257 (1923). — Pauli, W., u. F. Rogan: Kolloid-Z. 35, 131 (1924). — Kühnl, N., u. W. Pauli: Ebenda 20, 319 (1925). — Pauli, W., u. E. Valko: Z. physik. Chem. 121, 161 (1926). — [10] Zsigmondy, R.: Z. physik. Chem. 124, 149 (1926). — Duclaux, J.: C. r. Acad. Sci. Paris 143, 297 (1906) — J. Chim. physique 5, 30 (1907). — Wintgen, R., u. M. Biltz: Z. physik. Chem. 107, 415 (1923). — Wintgen, R., u. O. Kühn: Ebenda 138, 151 (1928). — Wintgen, R., u. Löwenthal: Ebenda 109, 386 (1924). — [11] Biltz, W.: Ber. dtsch. chem. Ges. 37, 1100 (1904). — Linder, E., u. H. Picton: J. chem. Soc. Lond. 87, 1925 (1905).

sich unter diesen Umständen zu größeren Micellen und fallen schließlich, wenn sie eine gewisse Größe erreicht haben, als Gel aus. Je nach dem Dissoziationsgrad der Salze des Eisens mit den verschiedenen Anionen ist demnach der Koagulationswert für verschiedene Anionen verschieden. Besonders niedrig ist er für solche Anionen, deren Eisensalze unlöslich oder komplex sind[1].

Auch entgegengesetzt geladene Sole sind imstande, einander auszuflocken, indem sich die Teilchen mit entgegengesetzter Ladung zu neutralen oder wenigstens schwach geladenen Gebilden zusammenschließen. Die Flockung ist dabei innerhalb gewisser Grenzen nur dann vollständig, wenn die beiden Sole in ungefähr äquivalenter Menge gemischt wurden. Sonst bleibt das eine Sol teilweise in Lösung[2]. Eine praktische Anwendung findet die gegenseitige Flockung entgegengesetzt geladener Sole bei der Enteiweißung organischer Flüssigkeiten durch positives Eisenoxydsol[3].

Es ist selbstverständlich, daß bei der Koagulation des Eisenhydroxydsols auch wieder die Konzentration sowie das p_H von größtem Einfluß sind. Eine große Rolle spielt ferner auch die Anwesenheit verschiedener Substanzen, die das Sol infolge ihrer Capillaraktivität sensibilisieren[4]. Stark sensibilisierend wirken Albuminlösungen, vielleicht weil durch Anlagerung der negatven Teilchen teilweise Entladung stattfindet. Schwächer wirken Paraglobulinlösungen, während Hämoglobin und Globinlösung eine Schutzwirkung ausüben[5]. Nach Reitstötter[6] wirken Paraglobuline aus antitoxischen Seren stärker als die aus normalen.

Bei der Koagulation des Eisenoxydsols werden die koagulierenden Stoffe von den Micellen teilweise aufgenommen und verschwinden

[1] Freundlich, H., u. Mitarbeiter: Capillarchemie. 3. Aufl. Leipzig 1923 — Z. physik. Chem. **44**, 151 (1903); **89**, 314 (1915); **114**, 81 (1925); **129**, 316 (1927) — Kolloid-Z. **33**, 225 (1923); **41**, 38 (1927); **44**, 198 (1928) — Kolloidchem. Beih. **22**, 99 (1926). — Weitz, E., u. H. Stamm: Ber. dtsch. chem. Ges. **61**, 1151 (1928). — Kruyt, H. R., u. J. van der Spek: Zit. S. 728. — Rona, P., u. F. Lipmann: Zit. S. 728. — Ghosh, S., u. N. R. Dhar: Kolloid-Z. **44**, 152 (1928) — J. physic. Chem. **30**, 1566 (1926). — Pappadá, N.: Z. Chem. u. Ind. d. Kolloide **9**, 233 (1911) — Gazz. chim. ital. **41 II**, 480 (1911). — Boutaric, A., u. Mitarbeiter: C. r. Acad. Sci. Paris **184**, 326, 815 (1927); **191**, 613 (1930) — Rev. gén. Colloides **5**, 589 (1927) — J. Chim. physique **24**, 498 (1927). — Fodor, A., u. R. Riwlin: Kolloid-Z. **44**, 69 (1928). — Pauli, W., u. Mitarbeiter: Zit. S. 728. — Weiser, H. B.: J. physic. Chem. **35**, 1 (1931). — Takamatsu, T.: Kolloid-Z. **38**, 229 (1926). — [2] Lottermoser, A.: Z. Chem. u. Ind. d. Kolloide **6**, 78 (1910). — Biltz, W.: Ber. dtsch. chem Ges. **37**, 1102 (1904). — Thomas, A. W., u. L. Johnson: Zit. S. 727. — Wintgen, R., u. L. Löwenthal: Z. physik. Chem. **109**, 386 (1924). — Graham, Th.: Zit. S. 727. — Udluft, H.: Kolloid-Z. **34**, 234 (1924). — Rabinerson, A.: Ebenda **39**, 112 (1926). — Deiss, E., u. G. Schikorr: Z. anorg. Chem. **172**, 38 (1928). — Simakov, W.: Kolloid-Z. **45**, 207 (1928). — Wintgen, R., u. E. Meyer: Ebenda Erg.-Bd. **36**, 369 (1925); **40**, 136 (1926). — Wintgen, R., u. M. Vöhl: Ebenda **42**, 140 (1927). — Freundlich, H., u. G. Lindau: Biochem. Z. **208**, 95 (1929). — Ellis, R.: Z. physik. Chem. **89**, 145 (1914). — Schneider, E. A.: Ber. dtsch. chem. Ges. **24**, 2243 (1891). — [3] Wunschendorf, H.: Bull. Soc. Chim. biol. Paris **7**, 768, 778 (1925); **8**, 184, 192 (1926). — [4] Freundlich, H., u. P. Rona: Biochem. Z. **81**, 105 (1917). — Matsuno, Y.: Ebenda **150**, 161 (1924). — Kruyt, H. R., u. C. F. v. Duin: Kolloidchem. Beih. **5**, 289 (1913). — Janek, A., u. G. Jirgensons: Kolloid-Z. **41**, 40 (1927). — Beck, W.: Biochem. Z. **156**, 473 (1925). — Chaudhury, S. G., u. A. Ganguli: J. physic. Chem. **32**, 1872 (1928). — Judd, R. C., u. C. H. Sorum: J. amer. chem. Soc. **52**, 2598 (1930). — Hazel, F., u. C. H. Sorum: Ebenda **53**, 49 (1931). — [5] Pauli, W., u. L. Flecker: Biochem. Z. **41**, 470 (1912). — [6] Reitstötter, J.: Sensibilisierung von Ferrihydroxydsolen durch elektrolytfreie Eiweißfraktionen aus normalen und Immunseris. Z. Immun.-forsch. **30 I**, 507 (1920).

aus der Lösung. Sie werden adsorbiert. Die Adsorption muß nicht immer bis zur Neutralisation des Ferrihydroxyds führen, die Teilchen bleiben dann in Lösung. Umgekehrt kann auch das Gel noch weiter adsorbieren. Es stellt sich eben in allen Fällen ein Gleichgewicht der an die Micellen adsorbierten Stoffe untereinander sowie mit den in der Lösung befindlichen Substanzen ein.

Die Adsorption durch Eisenoxydgel findet Anwendung beim Antidotum Arsenici von Bunsen und Berthold[1]. Bunsen war der Meinung, daß sich dabei ein basisches Ferriarsenit $4 Fe_2O_3 \cdot As_2O_3 \cdot 5 H_2O$ bildet, das er auch durch Mischen einer Lösung von Ferrihydroxyd in Essigsäure mit arseniger Säure dargestellt hat. Guibourt[2] erhielt einen Niederschlag, in dem das Verhältnis von Eisen und Arsen etwas anders war und den er für ein basisches Salz anderer Zusammensetzung hielt. W. Biltz[3] hat indessen gezeigt, das das Gleichgewicht der arsenigen Säure in der Lösung und im Gel eine kontinuierliche Kurve ergibt, die keinen Anhaltspunkt für das Bestehen bestimmter Verbindungen bietet. Auch um ein Hydrolysengleichgewicht kann es sich nicht handeln, da dann die Verbindung sehr stark dissoziiert sein müßte. Das ist aber mit der Beobachtung, daß Essigsäure das Gleichgewicht kaum beeinflußt, nicht in Einklang zu bringen. Es handelt sich also nur um Adsorption der arsenigen Säure an das Eisenoxydgel. (Vgl. hierzu auch Rakusin[4] und Sen[5].)

Das Eisenhydroxydsol adsorbiert, entsprechend seiner positiven Ladung, vorwiegend negative Stoffe. Eine Ausnahme macht das H-Ion, das nach Ghosh und Dhar[6] gut adsorbiert wird, doch handelt es sich dabei wahrscheinlich um Bildung von Wasser mit dem Hydroxyl des Eisenhydroxyds unter Bildung von Ferriionen. Die Adsorption von Säuren, Alkalien und Salzen wurde von Sen[7] eingehend studiert. Capillaraktive Stoffe nimmt das Eisenhydroxydsol nicht auf[8]; dagegen wurde die Adsorption folgender Anionen beobachtet: Chlorion[9], Oxalation[10], ferner in absteigender Reihenfolge Phosphat, Citrat, Tartrat, Oxalat, Sulfat, Jodat, Bichromat[11]. Nach Haber[12] adsorbiert das Sol Eosinkalium, Kaliumferricyanid, Kaliumcuprocyanid. Von Farbstoffen werden nach Matsuno nur saure adsorbiert, und zwar adsorbieren die bei der Koagulation entstehenden Flocken Farbstoffe in höherem Maße als die Solmicellen. Freundlich und Rawitzer[13] haben die Adsorption von Tyrosin, Rona und Michaelis[14] die von Eiweiß nachgewiesen. Traubenzucker wird dagegen nicht adsorbiert. Von Wichtigkeit ist ferner die von Pincussen[15] beobachtete Adsorption von Fermenten, da sie bei deren Reinigung eine Rolle spielt.

[1] Bunsen, R. W., u. A. A. Berthold: Das Eisenoxydhydrat, ein Gegengift der arsenigen Säure. Göttingen 1834. — [2] Guibourt: Arch. Pharmaz. (2) **23**, 69 (1840). — [3] Biltz, W.: Über die Einwirkung arseniger Säure auf frisch gefälltes Eisenhydroxyd. Ber. dtsch. chem. Ges. **37**, 3138 (1904) — Notiz über das System Eisenoxydhydrat — arsenige Säure. Kolloid-Z. **26**, 179. — [4] Rakusin: Über das Verhalten von Eisen- und Tonerdehydrat gegen arsenige und Arsensäure. Münch. med. Wschr. **75**, 421 (1928). — [5] Sen, K. C.: J. physic. Chem. **31**, 419 (1927). — [6] Ghosh, H. S., u. N. Dhar: J. physic. Chem. **30**, 834 (1926). — [7] Sen, K. C.: J. physic. Chem. **31**, 525, 1840 (1927). — [8] Matsuno, Y.: Biochem. Z. **150**, 160 (1924). — [9] Lottermoser, A., u. P. Maffia: Ber. dtsch. chem. Ges. **43**, 3616 (1910). — Maffia, P.: Kolloidchem. Beih. **3**, 85 (1912) — Diss. Dresden (Techn. Hochsch.) 1911. — [10] Weiser, H. B., u. E. P. Porter: J. physic. Chem. **31**, 1393 (1927). — [11] Weiser, H. B., u. E. B. Middleton: J. physic. Chem. **24**, 53 (1920). — [12] Haber, H.: Diss. Berlin 1925. — [13] Freundlich, H., u. W. Rawitzer: Kolloidchem. Beih. **25**, 241 (1927). — [14] Rona, P., u. L. Michaelis: Biochem. Z. **7**, 331 (1908). — [15] Pincussen, L.: Über den Einfluß von Kolloiden auf Fermente. I. Biochem. Z. **142**, 212 (1923).

Die Adsorption eines Stoffes kann durch andere adsorbierbare Stoffe zurückgedrängt werden. Es stellt sich dabei ein Gleichgewicht zwischen den beiden Stoffen ein, das von ihrer Konzentration und von ihrer spezifischen Adsorbierbarkeit abhängig ist[1]. Die Eigenschaften der Sole erfahren im Laufe der Zeit Änderungen; besonders stark dialysierte Sole zeigen einen Anstieg ihrer Leitfähigkeit, wie Handovsky[2] nachgewiesen hat. Eine gleichartige Alterung findet auch bei den Gelen statt, wobei ihre Adsorptionskraft allmählich sinkt[3].

Ein Eisenoxydulsol konnte von Deiss und Schikorr[4] aus Ferrochlorid und Ammoniak unter einer Wasserstoffatmosphäre erhalten werden, indem sie den entstandenen Niederschlag von Ferrohydroxyd auf der Zentrifuge mit Wasser wuschen. Das Hydroxyd geht unter diesen Bedingungen als Sol in Lösung. Nach seinem Verhalten gegenüber Elektrolyten ist es positiv geladen.

Kolloide Lösungen von Eisensulfid konnte ferner Sabattani[5] erhalten, indem er Ferrosulfat mit Ammonsulfid bei Gegenwart von Zucker bzw. Gelatine ausfällte.

7. Eiweißfällung.

Ferrisalze geben mit Eiweiß bei niedriger Konzentration Niederschläge. Bei höherer Konzentration an Ferrisalz findet Lösung dieser Niederschläge statt, während bei weiterer Steigerung der Konzentration eine zweite Fällung auftritt.

Schon Mitcherlich untersuchte die Niederschläge, die bei Zusatz von Eiweißlösung zu schwefelsaurem Eisenoxyd erhalten wurden, und fand die Schwefelsäure im gleichen Verhältnis zu Eisenoxyd wie im neutralen Salze, in einem anderen, durch Hinzufügen von neutralem schwefelsaurem Eisenoxyd zur Eiweißlösung gewonnenen Niederschlage dagegen in dem Verhältnis eines basischen Oxydsalzes. R. Buchheim[6] meint jedoch, daß nach Analogie der übrigen mit Eiweißlösung und Metallsalzen erhaltenen Niederschläge es wahrscheinlich sei, daß das Eisenoxyd in diesem nicht mit der Schwefelsäure, sondern mit dem Eiweiß verbunden ist und daß die Schwefelsäure durch Auswaschen vollständig entfernt werden könne.

W. Pauli[7] kam auf Grund von Messungen der Viscosität der Fällbarkeit durch Alkohol, der Leitfähigkeit, der Kataphorese und der Ferriionenreaktionen zu der Anschauung, daß im löslichen Anteile ein positiv geladener Eiseneiweißkomplex vorliegt, der bei höherer Konzentration an Eisen deshalb ausfällt, weil die Dissoziation zurückgedrängt wird. Thomas und Norris[8] erklären dagegen das In-Lösung-Gehen des Niederschlages damit, daß bei höherer $FeCl_3$-Konzentration das p_H niedriger wird, so daß schließlich der isoelektrische Punkt des Eiweißes überschritten wird und das nunmehr als Kation vorliegende Eiweißmolekül durch das ebenfalls kathodisch wandernde Ferriion nicht mehr gefällt werden kann. Nach Bechhold[9] liegt indessen doch eine Adsorptions-

[1] Ghosh, S., u. N. R. Dhar: Kolloid-Z. 41, 223 (1927). — Fodor, A.: Kolloidchem. Beih. 18, 77 (1923). — [2] Handovsky, H.: Z. physik. Chem. 117, 432 (1925). — [3] Hahn, O., u. G. Graue: Z. physik. Chem., Erg.-Bd., Bodensteinfestband 1931, 608. — Graue, G.: Kolloidchem. Beih. 32, 403 (1931). — [4] Deiss, E., u. G. Schikorr: Über das Ferrohydroxyd. Z. anorg. Chem. 172, 32 (1928). — [5] Sabattani, L.: Atti Accad. naz. Linc., Rend. V. s. 32, 326 (1923); 33, 122, 223 (1924). — [6] Buchheim, R.: Lehrb. d. Arzneimittellehre. 2. Aufl. S. 213. 1859. — [7] Pauli, W.: Hofmeisters Beitr. 7, 233 (1905). — [8] Thomas, A. W., u. E. R. Norris: Irregular series in Protein precipitation. Proc. Soc. exper. Biol. a. Med. 21, 173 (1924). — [9] Bechhold, H.: Albuminmetallsalze. Biochem. Z. 199, 451 (1928).

bindung vor, wenn auch Fällung nur dann eintreten kann, wenn das Eiweiß negativ geladen ist. $FeCl_3$ und durch Hydrolyse entstandenes $Fe(OH)_3$ werden je nach den Bedingungen in verschiedenem Maße aufgenommen und wieder abgespalten[1]. Durch Auswaschen des Niederschlages erhält man eine Substanz, deren Micellen außer Albumin und Wasser nur Eisenhydroxyd enthalten[2]. Bei ganz reinem Albumin bleibt die erste Flockungszone aus (vgl. hierzu ferner Buchner[3] sowie Brossa und Freundlich[4]). Salzfreie Hämoglobin-lösung wird durch Ferrichlorid überhaupt nicht koaguliert[5], wohl aber bei Anwesenheit von Kochsalz.

Auch dialysiertes Hühnereiweiß ist durch Ferrisalze nicht fällbar, erlangt aber diese Fällbarkeit wieder, wenn es durch Salzzusatz wiederum auf einen Salzgehalt von ungefähr 6—8% NaCl gebracht wird[6]. Ebenso erwiesen sich Leimlösungen gegenüber Eisensalzen weitgehend indifferent, so daß sich eine 2proz. Gelatinelösung als noch nicht fällbar erwiesen hatte. Blutserum wird dagegen schon bei ganz niedrigen Konzentrationen gefällt, ebenso natürlich lebendes Protoplasma.

Dieses verschiedene Verhalten von Eiweißlösungen verschiedener Zusammensetzung gegenüber Eisensalzen, namentlich der deutliche Unterschied zwischen Leimlösungen und Proteinen, ist für die Beurteilung der später noch zu besprechenden adstringierenden Wirkung von Bedeutung (vgl. hierzu S. 1083).

Um eine Reaktion des Eiweißes des Protoplasmas handelt es sich wohl auch bei der Bindung von Ferrichlorid durch Sporen[7] (Maisbrand). Dasselbe gilt auch für die Adsorption des $FeCl_3$ durch Hautpulver, von dem bei niedrigen Konzentrationen mehr Säure, bei höheren mehr Eisen gebunden wird[8].

Wäscht man ein durch Ferrichlorid gefälltes Serumeiweiß auf der Zentrifuge mehrmals hintereinander mit destilliertem Wasser, dann erfolgt Aufquellen der Eiweißkörper, die dann rasch in Lösung gehen. Dieses gelöste Ferrialbuminat kann durch Zusatz von Salzen sofort wieder ausgeflockt werden[9].

Mehrfach untersucht wurde die Frage, worauf die eiweißfällende Wirkung der Ferrisalze beruht. Da die eiweißfällenden Lösungen der Ferrisalze weitgehend hydrolytisch gespalten sind, könnte sowohl die Säure, als auch das Ferriion als Ursache in Betracht kommen. Da, wie die Versuche von Starkenstein[6] ergeben haben, weder Salze noch Schwefelsäure in den in Betracht kommenden Verdünnungen auch nur die geringste Trübung im Blutserum hervorrufen, müssen die Ferriionen, die mit den Eiweißkörpern unlösliche Verbindungen eingehen, für die Eiweißfällung verantwortlich gemacht werden. Die Salze der organischen Säuren, die nur eine geringe Konzentration an Ferriionen aufweisen, wirken infolgedessen schwächer eiweißfällend. Das

[1] Heymann, E., u. F. Oppenheimer: Gleichgewicht zwischen Albumin und Metallsalzen. Biochem. Z. 199, 468 (1928). — [2] Schorn, H.: Untersuchung von Metallsalzalbuminlösungen mittels der Auswaschmethode. Biochem. Z. 199, 464 (1928). — [3] Buchner, G.: Arch. Pharmaz. 217, 417 (1882). — [4] Brossa, A., u. H. Freundlich: Z. physik. Chem. 89, 308 (1915). — [5] Freundlich, H., u. G. Lindau: Über die Einwirkung von Eiweißstoffen auf Eisenhydroxydsol. Biochem. Z. 208, 91 (1929). — [6] Starkenstein, E.: Arch. f. exper. Path. 118, 131 (1926). — [7] Pichler, Fr., u. A. Wöber: Biologische Studien über die Adsorption aus verschiedenen Metallsalzlösungen. Biochem. Z. 132, 420 (1922). — [8] Kubelka, Köhler u. Berka: Die Haut als Adsorbens. III. Über die Adsorption von Eisen- und Aluminiumchlorid durch Hautpulver. Kolloid-Z. 34, 48 (1924). — [9] Starkenstein, E., u. Z. Harvalik: Arch. f. exper. Path. 172, 75 (1933).

Eiweißfällungsvermögen der Eisensalze organischer Säuren ist stark vom p_H abhängig. Es nimmt mit der Verminderung der Wasserstoffionenkonzentration ab.

Auf der gegenseitigen Reaktion der Ferriionen mit Eiweiß beruhen auch die obenerwähnten Quellungserscheinungen von Ferrialbuminat. Das Ferrialbuminat entsteht, wie oben ausgeführt wurde, durch Ausfällen des Eiweißes mit freien Ferriionen bei einer genügenden H-Ionenkonzentration und bei Anwesenheit genügender Mengen von Elektrolyten. Werden durch das Waschen die Elektrolyten beseitigt, dann kann das Albumin in Lösung gehen, welches selbst wieder das als Hydroxyd vorhandene Eisen als Schutzkolloid in Lösung zu halten vermag. Versetzt man diese Lösung nun mit Salzen, so bringt man das Eisen mit dem Eiweiß zur Fällung, weil die Ferrihydroxydmicellen, um in Lösung zu bleiben, entweder negativ oder positiv geladene Teilchen brauchen, an die sie sich anlegen können. Beim isoelektrischen Punkte besitzen die Eiweißteilchen keine bestimmte Ladung, und daher erfolgt hier auch das Ausfallen des Ferrialbuminats[1].

Ferroionen sind dagegen nicht eiweißfällend.

Schon R. Buchheim[2] gibt an, daß beim Zusammenbringen einer Eiweißlösung mit einem Eisenoxydulsalze die Mischung klar bleibt und eine etwas gelbliche Färbung annimmt. Später haben auch Pauli und Flecker[3] sowie W. Heubner[4] darauf hingewiesen, daß Ferrosalze kein Eiweißfällungsvermögen haben. Auffallenderweise blieb dieser prinzipielle Unterschied zwischen den Ferro- und Ferrisalzen lange Zeit unbeachtet; im Gegenteil, es wurden auch die Ferrosalze in Unkenntnis dieser bereits mehrfach betonten Unterschiede in die Gruppe der eiweißfällenden Schwermetalle einbezogen und meist nur als weniger eiweißfällend als die Ferrisalze bezeichnet. Das Fehlen des Eiweißfällungsvermögens durch Ferrosalze ist aber einerseits für die lokale Wirkung der Ferrosalze, andererseits für ihr Verhalten im Blut und im Kreislauf von entscheidender Bedeutung. Ob Ferrosalze mit Eiweißlösungen direkt Verbindungen eingehen, die leicht reversibel sind, ist nicht mit Sicherheit zu sagen; doch haben Versuche von Starkenstein und Weden gezeigt, daß Ferroverbindungen bei ihrer Oxydation mit den Eiweißkörpern des Serums Komplexverbindungen bilden, die später von Starkenstein und Harvalik genauer untersucht und auch hinsichtlich ihrer pharmakologischen Bedeutung im intermediären Eisenstoffwechsel eingehend beschrieben wurden. Diesbezüglich sei auf den Abschnitt über das Schicksal des Eisens im Organismus (S. 903) verwiesen.

Ebenso wie die Ferrosalze wirken auch die neutralen komplexen Eisensalze, in denen sich das Eisen im Anion befindet, nicht eiweißfällend, und auch das negative, durch Polyalkoholkomplexe geschützte Ferrihydroxyd fällt Eiweiß nicht, während positives Hydroxydsol, wie schon oben ausgeführt wurde, mit Eiweiß ausflockt. Die kationischen Eisenkomplexe wirken alle eiweißfällend, doch ist noch nicht entschieden, ob dabei abdissoziierende Ferriionen die Wirkung ausüben oder ob die positiven Ionen als Ganzes mit den negativen Eiweißmolekülen reagieren. Sicher ist dies bei den Eisencyan-

---

[1] Starkenstein, E., u. Z. Harvalik: Zit. S. 732. — [2] Buchheim, R.: Lehrb. d. Arzneimittellehre. 2. Aufl., S. 212. 1859. — [3] Pauli, W., u. L. Flecker: Untersuchungen über physikalische Zustandsänderungen der Kolloide. XIII. Die Beziehungen von Eiweiß zu anorganischen Kolloiden und Schwermetallen. Biochem. Z. 41, 461 (1912). — [4] Heubner, W.: Ther. Mh. 27, 44 (1912).

wasserstoffsäuren der Fall[1], deren neutrale Salze indessen keine Reaktionen geben.

Die Untersuchungen Wedens[2] führten ebenfalls zu dem Ergebnis, daß neutrale und alkalische Komplexe Eiweiß nicht fällen; im Blut sind jedoch nur die Komplexe jener Säuren beständig, die sowohl Hydroxyl- als auch Carboxylgruppen enthalten, sowie einige anorganische (Pyrophosphorsäure) und die mit organisch gebundenem Eisen (Blutlaugensalze). Die Komplexe der Oxalsäure, der Polyalkohole und Phenole dagegen, also von Verbindungen, die entweder ausschließlich Carboxyl- oder ausschließlich Hydroxylgruppen enthalten, werden im Blute umgeladen und flocken teilweise aus.

8. Agglutination.

In einem kausalen Zusammenhange mit dem Eiweißfällungsvermögen der Eisensalze steht auch deren Fähigkeit, rote Blutkörperchen zu agglutinieren.

R. Kobert[3] benützte die Methode zur Bestimmung der Adstrinktionswirkung verschiedener Stoffe, die einer Suspension gewaschener roter Blutkörperchen in physiologischer Kochsalzlösung zugesetzt wurden. Durch Bestimmung der Konzentrationsgrenze, bei der die Agglutination der roten Blutkörperchen erfolgt, die sich flockig zu Boden setzen und filtrierbar werden, wurde ein quantitativer Vergleich des Agglutinationsvermögens verschiedener Stoffe möglich. Kobert hatte auch Eisensalze in diese Untersuchung einbezogen und gefunden, daß Ferrosulfat überhaupt nicht adstringierend auf die roten Blutkörperchen wirkt, was somit mit dem festgestellten Unvermögen, Eiweißkörper zu fällen, parallel geht. Hingegen tritt die agglutinierende Wirkung von Ferrisulfat noch in einer Verdünnung von 1:266403 ein. Bei der Prüfung des Agglutinationsvermögens anderer Eisensalze konnte Starkenstein[4] auch ein vollkommenes Parallelgehen von Eiweißfällungsvermögen und Agglutinationsfähigkeit feststellen insofern, als sämtliche geprüften Ferrosalze nicht agglutinierten, wohl aber die Ferrisalze entsprechend ihrer Dissoziationskonstante.

Die folgende Tabelle gibt das Verhalten verschiedener Eisenverbindungen in Normallösungen geprüft, einerseits gegenüber Eiweißlösungen, andererseits gegenüber roten Blutkörperchen wieder.

In quantitativer Beziehung besteht ein deutlicher Unterschied zwischen dem Eiweißfällungs- und Agglutinationsvermögen der einzelnen geprüften Ferrisalze. Die Ferrisalze der Mineralsäuren wirken deutlich stärker agglutinierend als die der organisch aliphatischen Säuren. Die Ferrisalze der Oxypolycarbonsäure zeigen wiederum ein starkes Eiweißfällungs- und Agglutinationsvermögen, das aber von der Wasserstoffionenkonzentration der Lösung abhängig ist und daher durch Neutralisation vollkommen aufgehoben werden kann.

Nach Dunin-Borowski[5] wirkt auch Ferrochlorid agglutinierend, ohne indessen adsorbiert zu werden, ein Befund, der jedoch von Starkenstein bei Einhaltung der Kobertschen Versuchsanordnung nicht erhoben werden konnte.

---

[1] Justin-Mueller, E.: Bull. Sci. pharmacol. **24**, 29 (1917). — [2] Weden, H.: Definition und Wirkung komplexer Schwermetallverbindungen. Arch. f. exper. Path. **150**, 332 (1930). — [3] Kobert, R.: Abderhaldens Handb. d. biochem. Arbeitsmethoden **9**, 24 (1919). — [4] Starkenstein, E.: Arch. f. exper. Path. **118**, 131 (1926). — [5] Dunin-Borowski, J.: Anz. Akad. Wiss. Krakau B **1910**, 613.

Tabelle 3. Verhalten löslicher Eisenverbindungen (in n-Lösungen) zu Serum und Erythrocyten.

Verbindung	Verhalten zu Serum	Verhalten zu Erythrocyten	
		I.[3]	II.[4]
Ferrochlorid[1]	⊘	⊘	⊘
Ferrosulfat[1]	⊘	⊘	⊘
Ferronitrat[1]	⊘	⊘	⊘
Ferroacetat[1]	⊘	⊘	⊘
Ferrolactat[1]	⊘	⊘	⊘
Ferromalat[2]	⊘	⊘	⊘
Ferrotartrat[2]	⊘	⊘	⊘
Ferrocitrat[2]	⊘	⊘	⊘
Hämoglobin	⊘	⊘	⊘

Verbindung	Verhalten zu Serum	Verhalten zu Erythrocyten	
		I.[3]	II.[4]
Ferrichlorid	starke Fällung	starke Agglutination	Hämolyse
Ferrisulfat	,,	,,	,,
Ferrinitrat	,,	,,	,,
Ferriacetat	schwache ,,	schwache ,,	schwache Hämolyse
Ferrilactat	,,	,,	starke ,,
Ferrimalat[5]	,,	,, Agglutination	,,
Ferritartrat[5]	,, Fällung	,,	,,
Ferricitrat[5]	⊘	⊘	⊘
Ferripyrophosphat gelöst in Natrium pyrophosphat.	⊘	⊘	⊘
Ferr. hydrooxyd. dialys.	Flockung	Flockung	Flockung
,, glycerinatum[6]	⊘	⊘	⊘
,, mannitatum[6]	⊘	⊘	⊘
,, oxydat. saccharat.[6] . .	⊘	⊘	⊘
,, albuminatum[6]	⊘	⊘	⊘
,, peptonatum[6]	⊘	⊘	⊘

[1] Hergestellt durch doppelte Umsetzung von Ferrosulfat und dem entsprechenden Bariumsalz.

[2] Hergestellt durch Auflösen von Ferr. reduct. in Lösungen der betreffenden Säure bis zum Aufhören der H-Entwicklung bei überschüssigem Fe.

[3] Agglutination.   [4] Hämolyse.

[5] Reagieren sauer. Sind zu betrachten als ferrioxypolycarbonsaure Salze, die bei Alkalizusatz und auch beim p_H des Organismus in Eiweiß nicht fällende Komplexe übergehen.

[6] Pharmazeutische Bezeichnung für kolloide Ferrihydroxydlösungen, die durch Glycerin, Zucker, Eiweißabbauprodukte usw. und Alkali vor der Ausflockung geschützt sind.

9. Hämolyse.

Wie zwischen Agglutination und Eiweißfällung scheinen auch gewisse Beziehungen zwischen Hämolyse und Agglutination zu bestehen, so daß sich letzten Endes ein innerer Zusammenhang auch zwischen Hämolyse und Eiweißfällung oder mindestens Eiweißdegeneration durch Eisensalze ergibt; denn bei bestimmten Konzentrationen agglutinierender und eiweißfällender Eisensalze tritt Hämolyse ein. Bei den Ferrisalzen ist ein solches gleichzeitiges Vorkommen der Eiweißfällung sowie der beiden Wirkungen auf die roten Blutkörperchen anscheinend gesetzmäßig. Unter Umständen kann eben wegen der eintretenden Fällung die Hämolyse ganz unbemerkt bleiben, wenn nämlich der gelöste Farbstoff durch die Eisenverbindung niedergeschlagen wird.

Die Ergebnisse solcher Untersuchungen von Starkenstein[1] sind in der oben mitgeteilten Tabelle enthalten. Diese zeigt, daß die verschiedenen Eisensalze, ebenso wie sie in verschiedenem Ausmaße agglutinieren, auch verschieden hämolysierend wirken. Die stärkste Wirkung haben auch hier die anorganischen Salze, während die organischen ebenso wie hinsichtlich Eiweißfällung auch weniger stark hämolytisch wirksam sind. Unter ihnen wirken die Ferrisalze der Oxypolycarbonsäuren am stärksten, und die Hämolyse ist hier sogar stärker als bei den anorganischen Salzen.

Das bereits erwähnte geringere Eiweißfällungsvermögen der organischen Ferrisalze und ihr geringes Agglutinationsvermögen spricht für einen Mangel an Ferriionen gegenüber den anorganischen Ferrisalzen, und dies kommt nicht allein schon in der dunkelbraunen Farbe, sondern auch in ihrem Verhalten bei der Dialyse (s. oben) zum Ausdruck. Auch hierfür scheint das p_H der betreffenden Lösung maßgebend zu sein. Ob die bis zu einem gewissen Grade nachweisbare Gegensätzlichkeit zwischen Eiweißfällung und Hämolyse darauf beruht, daß vielleicht durch stärkere Adstrinktion der Blutkörperchenmembran ein Eindringen des Eisens oder der Austritt des Hämoglobins verhindert wird, so daß bei den schwächer eiweißfällenden die Hämolyse um so stärker zum Ausdruck kommen müßte, darüber liegen entscheidende Versuche noch nicht vor.

Auch die hämolytische Fähigkeit der hydrolytisch abgespaltenen freien Säuren muß bei der Beurteilung der verschiedenen Ferrisalze mit verschiedenem Anion in Betracht gezogen werden. Diesbezüglich sei auf die Untersuchungen von S. Hermann und P. Neuschul[2] verwiesen.

Die Untersuchungen, die in der obigen Tabelle zusammengefaßt sind zeigen weiter, daß die Ferrosalze ebensowenig hämolytisch wie agglutinierend auf die roten Blutkörperchen einwirken. Demgegenüber hat Messini[3] gefunden, daß der Nichteintritt der Hämolyse der roten Blutkörperchen in diesen Versuchen nur von der angewendeten Temperatur abhängig ist. Er hat mit isotonischer Natriumsulfatlösung hergestellte starke Verdünnung von gereinigtem Ferrosulfat zu gleich gemessenen Mengen gewaschene Rinderblutkörperchen zugesetzt. Die Beobachtung der so hergestellten und bei verschiedenen konstanten Temperaturen gehaltenen Mischungen ergaben bei einer Versuchsdauer von 24 Stunden, daß unter 17° hohe Ferrosulfatdosen eine fixierende

---

[1] Starkenstein, E.: Arch. f. exper. Path. **118**, 131 (1926). — [2] Hermann, S., u. P. Neuschul: Zur Pharmakologie der Gluconsäure. Ein Beitrag zum Problem der Wirkung freier Säuren im Organismus (Hämatinbildung in defibriniertem Blut in der Abhängigkeit von der Eindringungsfähigkeit der Säure in die roten Blutkörperchen). Arch. f. exp. Path. **154**, 161 (1930). — [3] Messini, M.: Azione emolitica del solfato ferroso in funzione della temperatura. Arch. internat. Pharmacodynamie **34**, 278 (1928) — Boll. Soc. ital. Biol. sper. **2**, 1043 (1928).

Wirkung auf die Blutkörperchen ausüben, niedrigere die Erythrocytenstruktur verändern, und zwar in der Weise, daß die Körperchen eine Fragmentation zeigen, ohne daß dabei Hämoglobin austritt. Bei Temperaturen über 22° hat dagegen auch das Ferrosulfat eine hämolytische Wirkung, wobei bei steigender Temperatur die zur Erzielung der Hämolyse nötige Minimaldosis ab-, die Maximaldosis dagegen, bei der alle Körperchen hämolysiert werden, zunimmt. Die Höhe der bei einer bestimmten Temperatur hämolytischen Dosis ändert sich nicht, wenn die Mischung von Ferrosulfat und Blutkörperchen bei Luftabschluß erfolgt.

Die Geschwindigkeit des Eintrittes der Hämolyse wächst bei gleicher Ferrosulfatdosis bei einer Temperaturerhöhung um 10°, zwischen 22 und 37° um ungefähr das Doppelte ($Q_{10} = 2$). Diese Ergebnisse erklären das Auftreten von Hämolyse in vivo nach Injektion von Ferrosulfat beim Warmblütler und ihr Fehlen bei Versuchen in vitro bei niedriger Temperatur.

10. Katalytische Wirkungen.

Alle Schwermetalle haben ganz allgemein die Fähigkeit, die verschiedensten Reaktionen beschleunigen oder überhaupt erst in Gang bringen zu können. Beim Eisen sind es dank seiner Fähigkeit, leicht aus der zwei- in die dreiwertige Stufe und umgekehrt übergehen zu können, insbesondere Oxydationen, die es katalytisch zu beeinflussen vermag; doch lassen sich auch andere Reaktionen unter dem Einfluß von Eisensalzen herbeiführen.

Z. B. kann man an Stelle des Aluminiumchlorids bei der Friedl-Crafftsschen Reaktion Ferrichlorid verwenden. Bei den gebräuchlichen Reaktionen erhält man so allerdings geringere Ausbeuten, doch hat sich das Ferrichlorid für die Synthese gewisser Verbindungen durchaus bewährt. Nach Hamonet[1] lassen sich Ketonsäureester aus Ketonen und Säurechloriden mit Ferrichlorid als Katalysator besonders leicht darstellen. Auch für die Synthese von Oxyketonen in der aromatischen Reihe hat es Nencki[2] mit Vorteil verwendet. Der Reaktionsverlauf ist dabei derart, daß sich zuerst eine Additionsverbindung mit dem Säurechlorid bildet, die dann unter Austritt von Salzsäure mit der aromatischen Komponente reagiert und durch Wasser unter Abspaltung von Ferrichlorid das Reaktionsprodukt liefert.

Die katalytische Wirkung des Eisens bei Oxydationsprozessen wurde schon im Kapitel „Oxydationsstufe" erwähnt.

Jodkalium wird bei Anwesenheit von Eisen durch Wasserstoffsuperoxyd oxydiert. Der Chemismus der Reaktion ist folgender: $2 HJ + 2 FeCl_3 = J_2 + 2 HCl + 2 FeCl_2$. $FeCl_2$ wird durch H_2O_2 wiederum oxydiert. Es besteht also hier kein Unterschied zwischen Fe^{II} und Fe^{III}[3], d. h. man kann bei dieser Versuchsanordnung beide Oxydationsstufen verwenden. Auch die Oxydation von Hypophosphit kann bei Anwesenheit von Dioxymaleinsäure durch Ferrosalz katalysiert werden. Ferner kann eine ganze Reihe von organischen Substanzen bei Anwesenheit von Eisen oxydiert werden. Insbesondere Fenton[4] hat viele derartige Prozesse gefunden. Das Wesentliche bei allen derartigen

[1] Hamonet, J.: Neues Verfahren zur Darstellung der β-Acetonsäureester aus der Fettreihe. Ber. dtsch. chem. Ges. **22**, 766 (1889). — [2] Nencki, M.: Über organische Synthesen durch Abspaltung von Halogenwasserstoff mittels Ferrichlorid. Ber. dtsch. chem. Ges. **30**, 1766 (1897); **32**, 2414 (1899). — [3] Manchot, W., u. G. Lehmann: Zit. S. 704. — Wieland, H., u. W. Franke: Zit. S. 703. — [4] Fenton, H. J. H., u. Mitarbeiter: J. chem. Soc. Lond. **65**, 899 (1894); **69**, 546 (1896); **75**, 1 (1899); **77**, 69 (1900) — Proc. chem. Soc. Lond. **14**, 240 (1898) — Chem. News **33**, 190 (1876); **43**, 110 (1881); **78**, 187 (1898).

Katalysen ist, daß das Ferrisalz mit der betreffenden Substanz zu Ferrosalz reduziert werden kann. Bei Anwendung von Weinsäure wird Fe^{III} durch die bei der Oxydation entstehende Dioxymaleinsäure reduziert. Ferrisalz kann die Oxydation daher nur dann katalysieren, wenn man von vornherein eine Spur Dioxymaleinsäure zusetzt. Bei Anwendung von Ferrosalz ist das indessen nicht notwendig, da bei der Oxydation des Ferrosalzes in der oben angegebenen ausgeführten Weise Sauerstoff aktiviert und auf die Weinsäure übertragen wird. Es erfolgt daher in den ersten Sekunden bei allen diesen Reaktionen ein Oxydationsstoß, der sog. Primäreffekt, während die Reaktion dann nur langsam weiterläuft, genau so wie bei Anwesenheit von Ferrisalz. Nach Wieland und Franke entsteht als Zwischenprodukt ein Weinsäurekomplex, in dem das Ferroeisen längere Zeit gegen Oxydation geschützt ist. Der Ablauf der Reaktion ist daher stark vom p_H der Lösung beeinflußt. Das Maximum liegt zwischen p_H 2,4 und 5,8. Ganz ähnliche Verhältnisse liegen bei der Oxydation der Glykolsäure vor, wo das dreiwertige Eisen durch die Glyoxylsäure reduziert wird. In anderen Fällen, so bei der Brenztraubensäure, dem Paraphenylendiamin, dem Hydrochinon und dem Brenzkatechin, spielt es keine Rolle, ob man zwei- oder dreiwertiges Eisen zusetzt. Hier wirkt also schon das Ausgangsmaterial reduzierend auf das Fe^{III}. Dagegen findet die Reaktion beim Phosphit, der Ameisensäure, der Milchsäure und der Apfelsäure mit der Oxydation des Fe^{II} ihr Ende. Es tritt hier also lediglich ein Primärstoß auf.

Ähnliche Verhältnisse wie bei der Oxydation dieser Substanzen mit Oxydationsmitteln liegen auch bei der Oxydation mit molekularem Sauerstoff vor. Nach Fenton wirkt Sauerstoff + Ferroionen im Licht genau so wie Wasserstoffsuperoxyd + Ferroionen. Nach Warburg[1] wird Weinsäure auch im Dunkeln bei Anwesenheit von Ferrosalzen oxydiert, doch wird der Katalysator rasch verbraucht. Der Chemismus der Reaktion ist nach Warburg ähnlich, wie ihn Manchot für die induzierte Oxydation angenommen hat. Es bildet sich also ein intermediäres Peroxyd, das seinen Sauerstoff auf die Weinsäure überträgt und wieder in zweiwertiges Eisen übergeht. Teilweise findet dabei aber nur Reduktion bis zur dreiwertigen Oxydationsstufe statt. Wenn das gesamte zweiwertige Eisen in dreiwertiges übergegangen ist, findet die Katalyse ihr Ende. Auch Goldschmidt, Askenasi und Pierros[2] nehmen bei der Katalyse der Glykolsäureoxydation ein Peroxyd des zweiwertigen Eisens als Zwischenprodukt an. Im Gegensatz dazu betrachtet Wieland auch hier das zweiwertige Eisen durch seine komplexe Bindung an das Substrat zunächst vor Oxydation geschützt. Die Wirkung des Eisens besteht dann in einer Aktivierung des Substrats in der Weise, daß es befähigt ist, Wasserstoff abzugeben, der sich mit dem atmosphärischen Sauerstoff vereinigt.

Die Autoxydation von Ameisensäure und Milchsäure sowie von Hypophosphit nimmt wiederum so wie die Oxydation mit Oxydationsmitteln nur bei Gegenwart gewisser organischer Substanzen katalytischen Charakter an, während die Weinsäure auch hier unter geeigneten Bedingungen schon an sich katalytisch oxydiert wird. Günstig wirkt dabei insbesondere stark saure Reaktion. Natürlich ist auch hier wieder das Entstehen der Dioxy-

---

[1] Warburg, O.: Über die Rolle des Eisens bei der Atmung des Seeigeleies nebst Bemerkungen über einige durch Eisen beschleunigte Oxydationen. Hoppe-Seylers Z. **92**, 231 (1914). — [2] Goldschmidt, St., P. Askenasi u. Sp. Pierros: Ber. dtsch. chem. Ges. **61**, 223 (1928).

maleinsäure für die Reaktion von Bedeutung. Der eigentliche beschleunigend wirkende Faktor ist indessen nicht die Dioxymaleinsäure selbst, sondern deren Oxydationsprodukt, die Dioxyweinsäure. Bei Dioxyweinsäure und Dioxymaleinsäure wirken Ferro- und Ferrisalze ganz gleichartig auf die Oxydation ein. Dasselbe gilt auch für die Oxydation von Phenolen.

Die Autoxydation der verschiedensten Stoffe verläuft ebenfalls nur bei Anwesenheit von Eisensalzen. So haben Kuhn und Meyer[1] gezeigt, daß Benzaldehyd bei vollkommener Abwesenheit von Eisen an der Luft beständig ist. Die normalerweise beobachtete Autoxydation ist auf Verunreinigung mit Spuren von Eisensalzen zurückzuführen. 1 Mol Ferrichlorid genügt nämlich schon, um 1200 Mole Benzaldehyd zu oxydieren. Ferrochlorid erweist sich sogar noch 15 mal wirksamer, während Hämin sogar 40 mal stärker wirkt als Ferrochlorid.

Auch bei der Autoxydation des Cysteins konnten Matthews und Walker[2] zeigen, daß sie durch Blausäure gehemmt wird, daß also eine Metallkatalyse vorliegt. Warburg und Sakuma[3] ist es gelungen, ein reines, nicht autoxydables Cystein zu erhalten, das nach Zusatz von Spuren von Eisen durch Sauerstoff zu Cystin oxydiert wird. Der Chemismus dieses Vorganges ist von Michaelis erforscht worden und bereits im Kapitel „Bindungsart" dargestellt. Nach Meyerhof[4] ist auch für die Autoxydation des von Warburg und Yabusoe[5] gefundenen Systems aus Fructose und Natriumphosphat eine Spur Eisen verantwortlich. Durch Pyrophosphat oder Blausäure kann die Autoxydation infolgedessen gehemmt werden.

Oxydation von Aminosäuren durch Luftsauerstoff konnte Warburg mit Hilfe von Kohlen erzielen, die sowohl Stickstoff als Eisen enthielten[6]. Aus Zucker bei Anwesenheit von Silicat hergestellte Kohle ist nicht wirksam, obwohl sie gut adsorbiert. Die viel schwächer adsorbierende Häminkohle oxydiert dagegen Aminosäuren sehr kräftig. Auch aus anderen stickstoffhaltigen Substanzen, z. B. gewissen Farbstoffen, konnten sehr wirksame Kohlen erhalten werden, wenn sie Spuren von Eisen enthielten. Eisenfreie Kohlen konnten durch nachträgliches Glühen mit Eisenlösungen aktiviert werden. Eine Aktivierung war indessen unmöglich, wenn stickstoffhaltige Kohlen mit anderen Metallen oder stickstofffreie mit Eisen geglüht wurden. Katalytisch wirksam ist hier also an Stickstoff gebundenes Eisen. Durch Blausäure wird die Katalyse gehemmt, da sie das Eisen unter Bildung eines Komplexsalzes bindet. Oxydation von Aminosäuren durch Luftsauerstoff gelang Handovsky[7] auch bei Anwesenheit von mit Wasserstoff reduziertem Eisen. Der Chemismus der Reaktion soll dabei folgender sein: Der im Eisen gelöste Wasserstoff bildet mit dem Luftsauerstoff Wasserstoffsuperoxyd, das oxydierend wirkt. In gleicher Weise soll auch bei den aktiven Kohlen Warburgs Wasserstoff gelöst sein. Warburg[8] lehnt dies indessen auf Grund der Darstellungsweise seiner Kohlen

[1] Kuhn, R., u. K. Meyer: Zitiert nach R. Willstätter. — [2] Mathews u. Walker: J. of biol. Chem. 6, 21, 29 (1906). — [3] Warburg, O., u. S. Sakuma: Pflügers Arch. 200, 203 (1923). — Sakuma, S.: Über die sog. Autoxydation des Cysteins. Biochem. Z. 142, 68 (1923). — [4] Meyerhof, O., u. K. Matsuoka: Über den Mechanismus der Fructoseoxydation in Phosphatlösung. Biochem. Z. 150, 1 (1924). — [5] Warburg, O., u. M. Yabusoe: Über die Oxydation von Fructose in Phosphatlösungen. Biochem. Z. 146, 380 (1924). — [6] Warburg, O., u. W. Brefeld: Über die Aktivierung stickstoffhaltiger Kohlen durch Eisen. Biochem. Z. 145, 461 (1924). — [7] Handovsky, H.: Über die oxydationskatalytische Wirkung des Eisens. Hoppe-Seylers Z. 176, 79 (1928). — [8] Warburg, O.: Über die oxydationskatalytische Wirkung des Eisens nach Handovsky. Biochem. Z. 198, 241 (1928).

ab und weist gleichzeitig darauf hin, daß die Wasserstoffmenge, die dazu notwendig wäre, eine ungeheuer große sein müßte, und daß schließlich der Häminkohle die Fähigkeit, Wasserstoff auf Sauerstoff zu übertragen, gar nicht innewohnt.

Nach Warburg[1] ist auch die Oxydation der organischen Substanzen in lebenden Zellen, also die innere Atmung, eine Eisenkatalyse. Die aus Seeigeleiern gewonnene atmende Flüssigkeit verbraucht daher mehr Sauerstoff, wenn man kleine Eisenmengen zusetzt. Auch normalerweise ist in atmenden Zellen immer Eisen vorhanden. Es gelingt indessen nicht, die Atmung lebender Zellen durch Eisenzusatz zu steigern, wie Harpuder[2] durch Versuche mit Hefe nachgewiesen hat. Lediglich die Gärung wird bei entsprechender Konzentration gesteigert, während höhere Eisenkonzentrationen Gärung und Atmung hemmen.

Durch Blausäure wird die Atmung ebenfalls gehemmt, wie überhaupt alle Vorgänge, bei denen Bindung und Übertragung von Sauerstoff eine Rolle spielt, so die Kohlensäureassimilation[3], die Nitratassimilation[4] und die Wasserstoffusperoxydspaltung[5]. Die Hemmung der Atmung erfolgt bei Blausäurekonzentrationen, die zwischen $^n/_{10\,000}$ bis $^n/_{100\,000}$ liegen. Die dabei vom Atmungsferment aufgenommene Blausäuremenge ist ungeheuer gering. Wenn man also annimmt, daß die Hemmung in der Weise zustande kommt, daß das Eisen mit der Blausäure eine komplexe Bindung eingeht, so muß die Konzentration des Atmungsferments eine ganz minimale sein[6]. Auch mit Kohlenoxyd und anderen Verbindungen, die geeignet sind, sich an Eisenverbindungen anzulagern, tritt Hemmung der Atmung ein. Schon im Kapitel „Bindungsart" wurde dargelegt, wie aus dem Dissoziationsgleichgewicht der Kohlenoxydverbindung des Atmungsferments bei verschiedener Belichtung das Absorptionsspektrum des Atmungsferments ermittelt wurde. Es wurde dadurch wahrscheinlich gemacht, daß das Atmungsferment ein Häminderivat darstellt. Der Chemismus der Atmung ist nach Warburg[7] folgender: $Fe^{II} + O_2 = Fe$ höherwertig. Fe höherwertig $+$ organische Substanz $= Fe^{II}$. Der Vorgang soll also ähnlich verlaufen, wie Warburg für die Oxydation auch außerhalb des Organismus annimmt. Es ist dabei auch daran zu denken, daß der Sauerstoff wie vom Hämoglobin als ganzes Molekül gebunden werden könnte.

Dagegen nimmt Wieland[8] auch bei der Atmung Aktivierung des Substrats durch Komplexbildung mit Fe^{II} an, wobei dann wiederum Wasserstoff abgespalten wird, der mit Sauerstoff H_2O_2 bildet, das durch Katalase in Wasserstoff und Sauerstoff gespalten wird.

---

[1] Warburg, O.: Zit. S. 738. — [2] Harpuder, K.: Beiträge zur allgemeinen Biochemie komplizierter Salzlösungen. II. Untersuchungen über die biologischen Wirkungen des Wiesbadener Thermalwassers. Einfluß von Ferro- und Manganoionen auf Atmung und Gärung der Hefe. Biochem. Z. **183**, 58 (1927). — [3] Warburg, O.: Über die Geschwindigkeit der photochemischen Kohlensäurezersetzung in lebenden Zellen. Biochem. Z. **100**, 230 (1919). — [4] Warburg, O., u. E. Negelein: Über die Reduktion der Salpetersäure in grünen Zellen. Biochem. Z. **110**, 66 (1920). — [5] Warburg, O., u. T. Uyesuki: Über die Blackmansche Reaktion. Biochem. Z. **146**, 486 (1924). — [6] Warburg, O.: Über die Beeinflussung der Sauerstoffatmung. Hoppe-Seylers Z. **71**, 479 (1912). — Warburg, O., u. Shigeru: Über die antikatalytische Wirkung der Blausäure. Naturwiss. **13**, 442 (1925). — [7] Warburg, O.: Über den Sauerstoff übertragenden Bestandteil des Atmungsferments. Biochem. Z. **152**, 479 (1924) — Ber. dtsch. chem. Ges. **58**, 1001 (1925). — [8] Wieland, H.: Über den Verlauf der Oxydationsvorgänge. Ber. dtsch. chem. Ges. **55**, 3639 (1922) — Erg. Physiol. **20**, 477 (1922) — Oppenheimers Handb. d. Biochemie. 2. Aufl. **2**, 252 (1923).

Auch andere Fermente haben sich als Eisenverbindungen erwiesen. So konnte Kuhn[1] zeigen, daß die Peroxydase aus Meerrettich höchstwahrscheinlich ein Derivat desselben Hämins ist, das auch im Hämoglobin vorliegt. Auch das Hämoglobin sowie das freie Hämin haben peroxydatische Eigenschaften, d. h. sie haben die Fähigkeit, Sauerstoff aus Peroxyden auf oxydierbare Substanzen zu übertragen. Die Wirkung reiner Peroxydasepräparate ist aber bei weitem größer. Der spezifische Einbau des Hämins in das Enzymmolekül bewirkt also eine außerordentlich große Änderung in der enzymatischen Aktivität.

Ähnlich liegen die Verhältnisse auch bei einem anderen Ferment, der Katalase, die, wie im Abschnitt „Bindungsart" ausgeführt, ebenfalls eine Häminverbindung darstellt. Die Fähigkeit, Wasserstoffsuperoxyd zu zersetzen, kommt in geringem Grade auch dem Hämin zu. Nach Euler[2] beruht die höhere Reaktionsfähigkeit der Katalase nicht auf größerer Affinität des Wasserstoffsuperoxyds zum Katalysator, sondern auf höherer Zerfallsgeschwindigkeit des Enzymsubstratkomplexes.

Wir sehen also, daß die katalytische Wirksamkeit des Eisens weitgehend von der Art seiner Bindung abhängt. Insbesondere zeigen die im Organismus vorkommenden Häminverbindungen außerordentlich starke katalytische Fähigkeiten. Es ist daher das Bestreben begreiflich, ähnlich stark wirksame Eisenverbindungen darzustellen, um dadurch gleichzeitig Anhaltspunkte zu gewinnen für die Ursache der besonderen Wirksamkeit der Häminverbindungen. Bei diesen Untersuchungen mußte sich natürlich herausstellen, daß auch unter den Verbindungen mit anorganisch gebundenem Eisen Abstufungen in der Wirksamkeit vorhanden sind. Es wurde schon oben an mehreren Beispielen gezeigt, daß in manchen Fällen Ferrosalze katalytisch wirken, während Ferrisalze sich als unwirksam erweisen. Aber auch innerhalb der gleichen Oxydationsstufe haben nicht alle Eisenverbindungen die gleiche Möglichkeit, abwechselnd in die zwei- und eine höherwertige Stufe überzugehen, was ja die Voraussetzung für die Katalyse von Oxydationsprozessen ist.

Baudisch teilt deshalb die Eisenverbindungen ein in aktive und inaktive. Als besonders wirksam erwies sich für viele Reaktionen das Eisencarbonat. Nach Baudisch ist dafür die Bildung eines intermediären Ferrohydratperoxyds von besonderer Konstitution maßgebend. Dieses Peroxyd entwickelt einen hohen Sauerstoffdruck und kann daher unter Abspaltung von O_2 Nitrate zu Nitriten reduzieren, während Ferrohydroxyd bei Abwesenheit von Sauerstoff dies nicht vermag. Auch metallisches Eisen reduziert Nitrate nur bei Anwesenheit von Sauerstoff. Ebenso auch komplexe Ferroverbindungen. Nitrit dagegen wird durch Ferrohydroxyd auch an und für sich reduziert.

Andererseits kann Ferrohydroxyd + Sauerstoff Zucker, Stärke und Alkohol oxydieren. Baudisch bringt diese Wirkung in Zusammenhang mit dem Magnetismus, den die Oxydationsprodukte von Ferrohydroxyd aufweisen. Maßgebend dafür soll eine besondere Art der Anordnung der Atome

[1] Kuhn, R.: Abhängigkeit der katalatischen und peroxydatischen Wirkung des Eisens von seiner Bindungsweise. Ber. dtsch. chem. Ges. 59, 2370 (1926). — [2] Euler, H. v.: Zur Kenntnis der Wirksamkeit organisch gebundenen Eisens. Ark. Kemi, Min. och Geol. 10 B, Nr 5 (1929) — Katalytische Wirkung einiger eisenhaltiger Verbindungen. Svensk. kem. Tidskr. 41, 85 (1929) — Über Katalase. I. Liebigs Ann. 452, 158 (1927).

sein[1]. In Abwesenheit von Luft dargestelltes Ferrohydroxyd reduziert Nitrat nicht, auch wenn nachträglich Luft zugeführt wird. Es hat dann die Fähigkeit zur Bildung des Peroxyds verloren.

Ähnliche Verhältnisse liegen in den Mineralwässern vor. Frisches Mineralwasser (Franzensbader Glauberquelle III [2], Saratogaquelle[3]) sind durch folgende Reaktionen charakterisiert: Übertragung von Sauerstoff aus Wasserstoffsuperoxyd auf verschiedene Substanzen, z. B. Benzidin unter Bildung blauer Oxydationsprodukte. Ebenso wird Guajactinktur unter Oxydation blau gefärbt; reduziertes Phenolphthalein dagegen wird regeneriert und färbt sich dann mit Alkalien rot. Diese sauerstoffübertragende Wirkung wird zusammengefaßt unter dem Namen Peroxydasewirkung. Ferner haben die frischen Mineralwässer die Fähigkeit, molekularen Sauerstoff zu absorbieren (Oxydasewirkung). Eine weitere Reaktion besteht in der Zerlegung von Wasserstoffsuperoxyd unter Bindung von Sauerstoff (Katalasewirkung). Schließlich setzt sich aus diesen verschiedenen Reaktionen die biologische Wirkung zusammen, die z. B. an der Förderung des Bakterienwachstums gemessen werden kann. Baudisch hat zu diesen Versuchen das Bacterium lepisepticum verwendet.

Diese Wirkungen nehmen mit der Zeit ab. Das Eisen wird also inaktiv. Es muß somit in den frischen Mineralwässern in einer besonderen Art der Bindung vorliegen. Besonders rasch geht die Zersetzung des aktiven Eisens bei Belichtung vor sich. Es bildet sich dabei ein inaktives Ferrihydroxyd, das als Niederschlag ausfällt. Da die Leitfähigkeit des Wassers bei dieser Reaktion nicht abnimmt, ist nach Baudisch das Eisen im frischen Mineralwasser komplex gebunden. Diesem Komplex kommt die Formel $[Fe(HCO_3)_5H_2O]Na_3$ zu. In dieser Verbindung ist das Eisen also in ganz ähnlicher Weise gebunden wie in Pentacyano-Aquo-Ferroat, das auch die gleichen katalytischen Wirkungen aufweist[4]. Die Reaktion mit Guajac-Harz und mit Benzidin gibt auch das Pentacyanoaquoferriat, da diese Substanzen das Eisen unter den Bedingungen der Reaktion zu Fe^{II} reduzieren. Dagegen kann die Ferriverbindung die Reaktion mit 5-Aminouracyl nicht geben, die in einer Rotfärbung unter Bildung eines Oxydationsproduktes besteht. Das Ferroat gibt auch die Oxydasewirkung. Es geht aber dabei nicht in das Ferriat über, sondern flockt unter Bildung von Ferrihydroxyd aus. Auch hierin liege wieder ein Parallelismus mit den Mineralwässern[5].

Das durch Oxydation von Ferrohydroxyd durch Luftsauerstoff entstehende Ferrioxyd hat die gleichen katalytischen Wirkungen. Gegenüber gewöhnlichem Ferrioxyd ist es außerdem durch seinen Magnetismus ausgezeichnet.

[1] Baudisch, O.: Zur Kenntnis der besonderen chemischen und physikalischen Eigenschaften des Ferrohydratperoxyds. Ber. dtsch. chem. Ges. **54**, 406 (1921). — Baudisch, O., u. L. A. Welo: On the aging of ferrous hydroxide and ferrous carbonate. J. of biol. Chem. **64**, 3, 753 (1925). — Baudisch, O.: Über die Wirkung verschiedener Zustandsformen des Eisens auf chemisches Verhalten. Naturwiss. **16**, 542 (1928). — [2] Baudisch, O., u. L. A. Welo: On the aging of natural mineralwaters. J. of biol. Chem. **64**, 771 (1925). — [3] Baudisch, O.: Zur Kenntnis der besonderen Zustandsformen des Eisens in Mineralwässern. Z. wiss. Bäderkde **3**, 517 (1929). — Baudisch, O., u. D. Davidson: Natural mineralwaters in the light of modern research. The katalytic action of Saratoga springs. Arch. int. Med. **40**, 496 (1927). — [4] Baudisch, O., u. D. Davidson: Katalytische Oxydationen durch Eisensäuren. J. of biol. Chem. **71**, 501 (1927). — Baudisch, O.: Über den Einfluß koordinat v gebundener Gruppen auf die Eigenschaften des zentralen Eisenatoms in Eisencyanverbindungen. Biochem. Z. **232**, 35 (1931). — [5] Baudisch, O.: Die Bedeutung von Austausch und Verdrängungsreaktionen bei katalytischen Vorgängen. Ber. dtsch. chem. Ges. **62**, 2699 (1929).

Ein magnetisches Eisenoxyd erhält man auch durch vorsichtiges Glühen von Magnetit; ein solches Eisenoxyd besitzt eine andere Struktur als das gewöhnliche inaktive Fe_2O_3. Durch geeignete Methoden gelingt die Darstellung verschieden wirksamer Eisenoxyde. Sie geben entweder alle oben als charakteristisch für aktive Eisenverbindungen angeführten Reaktionen, oder es kann die Benzidinreaktion fehlen, oder es fehlen sämtliche Peroxydasewirkungen, während die Katalasewirkung erhalten ist. Oxydasewirkung tritt natürlich beim Eisenoxyd nie auf[1].

Das Hämoglobin gibt alle diese Reaktionen in noch höherem Maße. Die aktiven Eisenverbindungen stellen also nach Baudischs Ansicht ein Mittelding zwischen den inaktiven und dem Hämoglobin dar. Auch in einfachen biologischen Versuchen läßt sich das Hämoglobin bis zu einem gewissen Grade durch aktive Eisenverbindungen ersetzen. So kann man hämophile Bakterien durch Zusatz von Pentacyanoaquoferroat zu den Nährböden am Leben erhalten, während sie sonst bei Abwesenheit von Blut zugrunde gehen[2]. Aktives Eisenoxyd übt dieselbe Wirkung aus. Maßgebend dafür soll die Katalaseaktivität sein, da sich an der Oberfläche der Nährlösung Peroxyde bilden, die die Lebensfähigkeit der Pneumokokken vermindern. Verschiedene Eisenoxyde haben einen verschieden starken Einfluß. Am wirksamsten ist ein aus Eisenpentacarbonyl dargestelltes Oxyd[3].

Einen weiteren physikalischen Unterschied des aktiven Eisenoxyds gegenüber dem gewöhnlichen hat Schwarz[4] in seiner höheren lichtelektrischen Empfindlichkeit gefunden. Auch das Röntgenspektrum ist nach Wolf und Zeglin[5] verschieden von dem des inaktiven Eisens. Dagegen konnte hinsichtlich der Adsorptionskraft gegen Radiumemanation kein bedeutender Unterschied festgestellt werden.

Bickel und seine Mitarbeiter[6] haben die Wirkung des aktiven Eisens auf höhere Organismen studiert. Sie glaubten gefunden zu haben, daß frisches Mineralwasser, und zwar von der Moritzquelle in Bad Elster sowie vom Hauptbrunnen in Pyrmont den Kohlenstoffstickstoffquotienten C:N im Harn erhöhe. Beim Stehen an der Luft verschwindet diese biologische Wirkung gleichzeitig mit der Peroxydase und Katalasewirkung. Dagegen sei die Aktivität des Eisenoxyds gegen Benzidin ebenso beständig wie der Magnetismus. Damit Hand in Hand gehe nach Wada[7] auch hier die Stabilität der Wirkung auf den Kohlenstoffstickstoffquotienten. Nach Rosenkranz[8] sowie nach

[1] Baudisch, O., u. L. A. Welo: On the katalytically active and inactive forms of ferricoxide. J. of biol. Chem. **65**, 215 (1925) — Science (N. Y.) **52**, 311 (1925) — Nature (Lond.) **116**, 606 (1925) — Naturwiss. **13**, 749 (1925); **14**, 1006 (1926) — Philosophic. Mag. (6) **50**, 399 (1925); (7) **3**, 396 (1927). — [2] Webster u. Baudisch: J. of exper. Med. **42**, 473 (1925). — [3] Baudisch, O.: Über den Einfluß von Eisenoxyden und Eisenoxydhydraten auf das Wachstum von Bakterien. Biochem. Z. **245**, 265 (1932). — Baudisch, O., u. R. Dubos: Über Katalasewirkung von Eisenverbindungen in Kulturmedien. Ebenda **245**, 278 (1932). — [4] Schwarz, Th.: Lichtelektrische Erscheinungen an biologisch aktiven Eisenpräparaten. Klin. Wschr. **1929** I, 923. — [5] Wolff, P. M., u. H. Zeglin: Physikalisch-chemische Untersuchungen über Siderac. Ein Beitrag von der Bedeutung des Röntgenspektrums für die Charakterisierung pharmazeutischer Präparate. Dtsch. med. Wschr. **1929** I, 989. — [6] Bickel, A.: Klin. Wschr. **5**, Nr 43 (1926); **7**, 217 (1928). — Bickel, A., u. C. v. Eweyk: Über die Eigenschaften aktiver Eisenverbindungen. Biochem. Z. **186**, 178 (1927). — Bickel, A., F. Gleichmann u. Th. Taslakowa: Z. exper. Med. **54**, 87 (1927). — Bickel, A.: Ebenda **55**, 303 (1927) — Med. Klin. **1927**, Nr 3 — Z. wiss. Bäderkde **1928**, H. 6 u. 7 — Med. Welt **1928**, Nr 3 u. 4 — Dtsch. med. Wschr. **1928**, Nr 38. — [7] Wada, H. H.: Biochem. Z. **175**, 62 (1926). — [8] Rosenkranz, E.: Biochem. Z. **185**, 320 (1927).

Remesow[1] soll die Steigerung des Kohlenstoffstickstoffquotienten dadurch zustande kommen, daß Stickstoff in erhöhtem Maße retiniert wird, bedingt durch eine Verminderung des Eiweißabbaues. Goldbloom[2] hat die Wirkung des Siderac am Menschen studiert und ist zu den gleichen Ergebnissen gekommen. Andere Wirkungen, z. B. eine wachstumsfördernde[3] sowie eine Wirkung auf die Avitaminose von Reistauben[4], konnten beim Siderac nicht konstatiert werden.

Rosenfeld[5] konnte weder mit einem Ferroferrihydroxyd nach van Eweyk und Tennenbaum, das benzidinaktiv, aber unmagnetisch war, noch mit einem Ferrioxyd, das magnetische Eigenschaften, aber keine Benzidinaktivität zeigte, eine Wirkung auf den Kohlenstoffstickstoffquotienten konstatieren. Bickel[6] fand auch ein anderes Eisenoxyd, das sowohl benzidinaktiv und magnetisch, jedoch aus einem anderen Magnetit erhalten worden war wie das Baudischsche, als unwirksam. Ein Zusammenhang zwischen Benzidinaktivität und Magnetismus einerseits und biologische Wirkung andererseits besteht also nicht. Die biologische Wirkung sei durch chemische und physikalische Eigenschaften besonderer Art bedingt. Nur komplexe Verbindungen seien aktiv. Es liege sowohl im Mineralwasser als auch im Baudischschen Ferrioxyd eine komplexe Eisenverbindung vor[7].

Nach Schwarz[8] wird durch intravenöse Injektion einer kolloiden Lösung von Siderac die magnetische Suszeptibilität des Blutes erhöht. Das soll ein Maß für die Bildung von Hämoglobin sein.

Die von Baudisch festgestellten katalytischen Wirkungen gewisser Eisenverbindungen sind zweifellos von größter Wichtigkeit. Dagegen ist die Erklärung, daß in allen diesen Fällen Bildung komplexer Eisenverbindungen vorliegt, wohl kaum haltbar. Insbesondere bei den Mineralwässern haben sich bald Stimmen geltend gemacht, die dafür eintraten, daß das Mineralwasser lediglich durch seinen Ferrobicarbonatgehalt katalytisch wirkt und daß für die Wirkung des Ferrobicarbonats wiederum nur der Gehalt an Ferroionen maßgebend ist.

Fresenius, Lederer und Eichler[9] sowie Fresenius und Harpuder[10] haben gezeigt, daß die Katalasewirkung des Wiesbadener Kochbrunnens auch mit einer künstlich hergestellten Lösung von gleichem Salzgehalt erzielt werden kann. Ebenso konnten Schoeller und Rothe[11] zeigen, daß das Wasser des Karlsbader Mühlbrunns die gleiche Wirkung hat wie ein künstliches Karlsbader Wasser. Der Verlust der Aktivität beim Altern des Mineralwassers beruht nach ihrer Ansicht auf Oxydation durch Luftsauerstoff. Zur gleichen Schlußfolgerung kam auch Heubner[12] auf Grund von

[1] Remesow, I.: Biochem. Z. **186**, 64 (1927). — [2] Goldbloom, A. A.: Z. exper. Med. **59**, H. 3 u. 4 (1928) — Dtsch. med. Wschr. **1928**, Nr 11 — Biochem. Z. **192**, 250 (1928). — [3] Remesow, I.: Ž. eksper. Biol. i Med. **12**, 262; deutsche Zusammenfassung 272 (1929). — [4] Suski, P. M.: Biochem. Z. **188**, 459 (1927) — Fol. haemat. (Lpz.) **40**, 427 (1930). — [5] Rosenfeld, L.: Biochem. Z. **190**, 17 (1927). — [6] Bickel, A.: Biochem. Z. **199**, 60 (1928). — [7] Eweyk, C. v.: Münch. med. Wschr. **75**, 122, 350 (1928). — [8] Schwarz, Th.: Die magnetische Suszeptibilität von Körperflüssigkeiten, ein neues Kriterium für die hämatopoetische Wirkung von Antianaemica. Z. exper. Med. **76**, 99 (1931). — [9] Fresenius, Lederer u. Eichler: Z. anorg. Chem. **160**, 273 (1927). — [10] Fresenius, L., u. K. Harpuder: Über die Wirkung der Mineralquellen. Klin. Wschr. **5**, 2304 (1926). — [11] Schoeller, W., u. G. Rothe: Über die Bedingungen der katalytischen Aktivität natürlicher und künstlicher eisenhaltiger Mineralwässer. Klin. Wschr. **6**, 348 (1927). — [12] Heubner, W.: Über den lichtempfindlichen Katalysator in den Pyrmonter Stahlquellen. Z. wiss. Bäderkde **1926**, H. 2 — Über Baudischs Befunde an der Franzensbader Glauberquelle und ihre Bedeutung. Med. Klin. **1927**, Nr 47.

Versuchen mit Pyrmonter sowie mit Franzensbader Mineralwasser, desgleichen Hediger[1], der mit Wasser von St. Moritz gearbeitet hat.

Ein gründliches Studium der Wirkungen aktiver Eisenverbindungen wurde von Simon und Kötschau vorgenommen. Diese untersuchten jede einzelne der von Baudisch angegebenen Wirkungen der aktiven Eisenverbindungen. Die Benzidinreaktion ist, wenn sie nur qualitativ ausgeführt wird, keineswegs für aktive Eisenverbindungen spezifisch. Schon Schlenk[2] hat festgestellt, daß auch Ferriverbindungen Benzidin bei Abwesenheit von Wasserstoffsuperoxyd oxydieren. Kolthoff[3] hat gezeigt, daß auch andere Oxydationsmittel diese Reaktion geben. Maßgebend für den Eintritt und die Intensität der Reaktion ist dabei lediglich das Oxydationspotential, das, wie oben ausgeführt wurde, von dem Verhältnis der oxydierenden Substanz und ihrem Reduktionsprodukt wesentlich abhängt. Wasserstoffsuperoxyd, das an sich Benzidin nicht oxydiert, kann durch Hämoglobin übertragen werden, und zwar genügt eine kleine Menge Hämoglobin, um eine große Menge Benzidin zu oxydieren, während bei der Oxydation durch Ferrichlorid die äquivalente Menge notwendig ist[4]. Ob aktive Eisenverbindungen ebenso wie das Hämoglobin ein Vielfaches der ihnen äquivalenten Menge Sauerstoff übertragen können, kann also nur durch quantitative Bestimmung festgestellt werden. Petow und Kosterlitz[5] fanden, daß Ferrosalze den 7fachen Umsatz geben, während Pentacyanoaquoferroat und -ferriat die 27fache, Hämoglobin die 490-fache Menge oxydieren. Mineralwässer verhalten sich wie Ferrosalze.

Simon und Reetz[6] haben nun die Benzidinreaktion unter den verschiedensten Bedingungen untersucht und die günstigsten Verhältnisse für ihren Ablauf festgestellt. Sie fanden, daß Ferro- und Ferrisalze bei Anwesenheit von Wasserstoffsuperoxyd gleich stark wirken. Ferrisalze allein werden durch Benzidin reduziert, wobei das Benzidin ein niedrigeres Oxydationsprodukt gibt als bei der Oxydation mit Ferrosalz und Wasserstoffsuperoxyd. Ferrobicarbonat sowie Mineralwasser verhalten sich wie Ferrochlorid. Pentacyanoaquoferriat und -ferroat verhalten sich gleich, und zwar reagieren sie zunächst langsamer als die freien Ionen, aber ihre Wirkung hält längere Zeit an, so daß der Gesamtumsatz ein weit höherer sein kann. Die Hämoglobinwirkung ist von einer viel höheren Größenordnung. Die Wirkung der Ferrosalze ist darauf zurückzuführen, daß bei ihrer Oxydation die Oxydation des Benzidins induziert wird. Ferrisalze wirken nach ihrer Reduktion zu Fe^{II} in der gleichen Weise.

Ähnliche Verhältnisse gelten nach Simon und Kötschau[7] auch für die

[1] Hediger, St.: Über die Eisentherapie und die Aktivität der Eisenquellen von St. Moritz. Schweiz. med. Wschr. 58, 377 (1928). — [2] Schlenk: Liebigs Ann. 363, 313 (1908). — [3] Kolthoff, J. M.: Über die Verwendung des Benzidins als Reagens und zu gleicher Zeit als Indicator für ein bestimmtes Oxydationspotential. Chem. Weekbl. 21, 2 (1924). — [4] Madelung, W.: Über die Beziehungen der Hämoglobinderivate und Peroxydasen zu anorganischen Katalysatoren. Hoppe-Seylers Z. 71, 204 (1911). — [5] Petow, H., u. H. Kosterlitz: Zur Frage des aktiven Eisens. I. Seine Charakterisierung durch die Benzidinreaktion. Z. exper. Med. 65, 807 (1929). — [6] Simon, A., u. Th. Reetz: Zur Frage der Eisenaktivität. V. Die Benzidinreaktion. Z. anorg. Chem. 194, 89 (1930) — Über aktives Eisen. VI. Seine Charakterisierung durch Benzidinperoxydase und Katalase. Liebigs Ann. 485, 73 (1931). — [7] Simon, A., u. K. Kötschau: Über aktives Eisen. Z. anorg. Chem. 164, 101 (1927). — Kötschau, K.: Über die Frage des aktiven Eisens. Verh. dtsch. Ges. inn. Med. 1927, 398. — Kötschau, K., u. A. Simon: Zur Frage der Eisenaktivität und ihrer praktischen Bedeutung. I. Allgemeines über die Beziehungen des Fe-Ions zur katalytischen Eisenaktivität. Münch. med. Wschr. 75, 122 (1928). — Simon, A., u. K. Kötschau: Über Aktivität der bekanntesten Eisenquellen. Z. anorg. Chem. 168, 129 (1927) — Zur Frage der Eisenaktivität. IV. Süddtsch. Apothekerztg 1929, 1.

Guajacreaktion. Beim Altern von Bicarbonatlösung verschwindet die Wirkung, gleichzeitig aber auch die Isonitroacetophenonreaktion nach Kröhnke, die für freie Ferroionen charakteristisch ist. Auch die Katalasewirkung wurde von Simon und Reetz messend verfolgt. Auch hier ergaben sich die gleichen Verhältnisse wie für die Benzidinaktivität.

Für das aktive Eisenoxyd liegen die Verhältnisse so, daß es, wie Bauer gezeigt hat, leichter löslich ist als das inaktive. Es kann also die Peroxydasereaktion in saurer Lösung bis zu einem gewissen Grade auftreten. Beim Glühen wird die Substanz nach Budnikoff und Krause[1] dichter, und ihre Löslichkeit in Salzsäure nimmt ab. Daher verschwindet auch die Benzidinaktivität. Oxyde, die nicht auf besonders schonende Weise aus Magnetit hergestellt worden sind, sind daher von vornherein inaktiv.

Ganz unabhängig davon verschwindet beim Glühen des aktiven Eisens auch der Magnetismus. Nach Hilpert[2] sind nur Verbindungen des Eisenoxyds mit Basen magnetisch; während FeO und Fe_2O_3 unmagnetisch sind, ist Fe_3O_4 als Ferrit des zweiwertigen Eisens $Fe(FeO_2)_2$ aufzufassen und verhält sich daher stets magnetisch. Bei vorsichtiger Oxydation von Fe_3O_4 oder bei langsamer Oxydation von $FeOH_2$ wobei Fe_3O_4 als Zwischenprodukt entsteht, bleibt aber die Konstitution erhalten und man erhält auf diese Weise magnetische Eisenoxyde. Eine Eigenschaft komplexer Verbindungen kann der Magnetismus wohl kaum sein, da im allgemeinen ionisiertes Eisen sich stärker paramagnetisch verhält als komplex gebundenes. Ferrocyankalium z. B. ist diamagnetisch, und auch Ferricyankalium ist verhältnismäßig schwach paramagnetisch[3]. Nach Benedicenti[4] verliert Ferrichlorid den Paramagnetismus, wenn es an Eiweiß gebunden wird, wobei es offen bleibt, ob es sich dabei um Adsorption oder chemische Bindung handelt. Bei den Kobaltsalzen hat Pascal[5] gezeigt, daß die wenig komplexen ammoniakalischen Lösungen von Kobaltochlorid paramagnetisch, das stark komplexe Luteokobaltchlorid $[Co(NH_3)_6]Cl_3$ dagegen diamagnetisch ist.

Der Zusammenhang zwischen Magnetismus, komplexer Bindung und biologischer Aktivität muß also sehr problematisch erscheinen, was ja Bickel in seinen Tierversuchen schließlich selbst zugibt. Was aber diese Tierversuche betrifft, so hat Starkenstein[6] darauf hingewiesen, daß die Wirkung, wenn überhaupt eine solche da ist, durch Fe^{II} hervorgerufen wird, da die Sideractabletten beim Extrahieren mit Salzsäure reichliche Mengen von Ferrochlorid geben. Baudisch[7] sowie Wolff und Zeglin[8] haben zwar gezeigt, daß die Substanz selbst kein Ferroeisen enthält, sondern daß durch das Tablettenmaterial (Stärke!) bei der Extraktion mit Salzsäure Fe^{III} reduziert wird. Wie später noch im Abschnitte über die Eisenwirkungen ausgeführt werden wird, kann eine allfällige Wirkung der Ferrioxyde in welcher Form immer nur der Menge gebildeter Ferroionen parallel gehen.

[1] Budnikoff, P. P., u. K. E. Krause: Zur Frage der Änderung der Beschaffenheit von Oxyden von Eisen, Aluminium und Brom in Abhängigkeit von deren Glühtemperatur. Kolloid-Z. 55, 330 (1931). — [2] Hilpert, S.: Genetische und konstitutive Zusammenhänge in den magnetischen Eigenschaften bei Ferriten und Eisenoxyden. Ber. dtsch. chem. Ges. 42, 2248 (1910). — [3] Wiesner, J.: Sitzgsber. Akad. Wiss. Wien, Math.-naturwiss. Kl. 46 II, 178 (1863) — Ann. Physik u. Chem. v. Poggendorf 119, 336 (1863). — [4] Benedicenti, A.: Über die Verbindungen der Proteine mit Metallsalzen. Biochem. Z. 63, 276 (1914). — [5] Pascal, P.: Ann. chim. phys. (8) 16 (1909/10). — [6] Starkenstein, E.: Die biologische Aktivität des Eisens ist lediglich eine Funktion der Ferroionen. Klin. Wschr. 7, 846 (1928) — Erwiderung (in der Eisenfrage). Ebenda S. 2297. — [7] Baudisch, O.: Klin. Wschr. 7, 2297 (1928). — [8] Wolff, P. M., u. H. Zeglin: Zit. S. 743.

Nach Fresenius und Harpuder[1] ist indessen eine Wirkung des Siderac auf den Kohlenstoffstickstoffquotienten gar nicht zu konstatieren; die von Bickel und Mitarbeitern gefundenen Werte reichen nicht aus, um daraus irgendwelche Schlüsse ziehen zu können. (S. hierüber ausführlichere Angaben im Abschnitt über die Wirkung des Eisens auf den Stoffwechsel.)

Die katalytischen Wirkungen des Eisens können durch Zusätze verschiedener Art erhöht werden. Es handelt sich dabei nicht um bloße Addition der Wirkungen der verschiedenen Substanzen, sondern die Eigenschaften des Eisens erleiden gewisse Veränderungen. Auch andere Eigenschaften des Eisens können durch kleine Beimengungen sprunghaft verändert werden. Es sei hier nur auf die Erhöhung der Widerstandsfähigkeit des Stahls durch kleine Mengen von Kupfer hingewiesen, ganz abgesehen von den Wirkungen, die der Kohlenstoff auf die Eigenschaften des Eisens ausübt. Auch andere Metalle beeinflussen die Härte, Löslichkeit, Oxydierbarkeit und Magnetisierbarkeit in der mannigfaltigsten Weise. Es genügt eine Spur Kupfer, um die katalytische Oxydation von Jodkalium durch Persulfat[2] oder durch Wasserstoffsuperoxyd[3] bei Anwesenheit von Eisen recht beträchtlich zu steigern.

Umgekehrt steigert das Eisen katalytische Wirkungen der andern Metalle. So wird die Oxydation von Jodkalium durch Wasserstoffsuperoxyd bei Anwesenheit von Kupfer durch Zusatz einer Spur Ferrosalz ebenfalls erheblich beschleunigt. Andere katalytische Wirkungen, z. B. Fermentwirkungen, können ebenfalls durch Eisen beeinflußt werden. Es wurde schon oben ausgeführt[4], in welch verschiedener Weise die verschiedenen komplexen Eisenverbindungen auf die Aktivität des Kalbsmilzkathepsins bei der Spaltung von Eiweiß aus Kalbsmilz einwirken. Während Acetylacetonferriat sowie Ferritartrat das Ferment vollkommen inaktivieren, kann mit Tridipyridyl-Ferrosulfat und Ferriammonsulfat eine Förderung bis zu 100% erzielt werden. Es ist also hier weder die Oxydationsstufe noch der Grad der Komplexität maßgebend. Ganz ähnliche Verhältnisse gelten auch für den Abbau der Gelatine durch Trypsin.

Die Peroxydase und Oxydasewirkung des Serums läßt sich nach Harpuder[5] durch Dialyse gegen Wiesbadener Thermalwasser verstärken, während die Katalasewirkung sowie die Methylenblaureduktion dadurch gehemmt wird. Da der Eisengehalt des Blutes gleichzeitig ansteigt, ist die fördernde Wirkung wohl verständlich, nicht dagegen die Hemmung der Katalasewirkung. Die Oxydation von Aminosäure an Kohle wird durch Behandeln mit Thermalwasser nicht beeinflußt.

V. Pharmakologische Gruppierung der Eisenverbindungen.

Alle Schwierigkeiten, denen man bei einem Versuche der Einteilung einer bestimmten Materie immer begegnet, gelten im besonderen für eine Einteilung der Eisenverbindungen. Es ist selbstverständlich, daß die allgemeinen Gesichtspunkte, die für eine jede logische Einteilung gefordert werden müssen,

[1] Fresenius, L., u. K. Harpuder: Untersuchungen zur biologischen Wirkung des aktiven Eisenpräparats Siderac. Klin. Wschr. 1929 I, 69. — [2] Price, Th. S.: Z. physik. Chem. 27, 475 (1898). — [3] Brode: Z. physik. Chem. 37, 273 (1901). — [4] Michaelis, L., u. K. G. Stern: Über den Einfluß von Schwermetallen und Metallkomplexen auf proteolytische Vorgänge. Biochem. Z. 240, 192 (1931). — [5] Harpuder, K.: Untersuchungen über die biologische Bedeutung katalytischer Schwermetallwirkungen. III. Über die biologischen Wirkungen des Wiesbadener Thermalwassers. Biochem. Z. 193, 372 (1928).

auch bei einer Einteilung der Eisenpräparate Anwendung zu finden haben und
daß der Einteilungsgrund durch die bestimmbaren Merkmale genügend scharf
umschrieben wird. Dies gilt in meist ausreichendem Maße für die Einteilung,
die für die Eisenverbindungen in den chemischen Lehrbüchern gegeben wird.

Bei einem Versuche, die Eisenverbindungen nach pharmakologischen Gesichtspunkten einzuteilen, begegnet man in dieser Beziehung vielfach größten
Schwierigkeiten; denn es ist eine berechtigte Grundforderung einer jeden Einteilung, daß ihre einzelnen Glieder sich untereinander ausschließen und nicht
ineinander übergreifen und daß ferner die Unterschiede der einzelnen Glieder
womöglich gleichmäßige Abstufung zeigen, damit keine sprunghafte Einteilung
zustande komme. Da der Einteilungsgrund von dem Zwecke der Einteilung
abhängig ist sowie von den Merkmalen, nach welchen man gruppieren will,
gelangt man bei den Eisenverbindungen selbstverständlich bei Berücksichtigung
aller Merkmale zu keiner befriedigenden Einteilung. Die Schwierigkeiten, die
sich bei solchen Einteilungsversuchen ergeben, gehen schon aus dem, was im
Kapitel über die Eigenschaften der Eisenverbindungen, die für die
Biologie von Bedeutung sind, gesagt wurde, hervor. Versucht man die
Einteilung in anorganische und organische, oder in einfache und komplexe
Eisensalze richtig zu beurteilen, so stößt man schon insofern auf Schwierigkeiten,
als verschiedene Autoren diese Begriffe wie anorganisch und organisch, einfach
und komplex u. ä. ganz verschiedenartig auffassen und daher in eine äußerlich
gleich bezeichnete Gruppe ganz verschiedene Glieder der einzuteilenden Materie
aufnehmen. Bei einer pharmakologischen Einteilung der Eisenpräparate ergeben sich aber noch weitere Schwierigkeiten: da nämlich für eine biologische
bzw. pharmakologische Einteilung nicht nur die Merkmale der einzelnen Verbindungen entscheidend bleiben können, sondern auch deren Wechselwirkungen
mit der lebenden Substanz als Einteilungsgrund größte Bedeutung erlangen,
kann vielfach den Forderungen nach gegenseitiger Ausschließung der einzelnen
Glieder der Einteilung nicht mehr vollkommen entsprochen werden. Es dürfte
daher wohl kein Versuch, eine Einteilung der Eisenpräparate vorzunehmen, zu
vollkommen befriedigenden Resultaten führen, und die Einteilungen selbst
werden gerade für diese Materie wohl besser als Klassifizierungen denn als
wirklich erschöpfende Einteilungen zu bewerten sein.

Aus diesen angeführten Gründen erfüllen die meisten der bisher gegebenen
Einteilungen zwar nach bestimmten Richtungen hin den Zweck, für den sie
gedacht sind, sie versagen jedoch andererseits vielfach, weil sie meist nur
chemische Eigenschaften als Einteilungsgrund heranziehen und dabei außer-
acht lassen, daß die gleiche biologische bzw. pharmakologische Wirkung von
verschiedenen Gliedern einer chemischen Einteilung hervorgerufen werden und
umgekehrt eine solche Wirkung bei einzelnen Gliedern einer gleichen Gruppe
ausbleiben kann. Eine Einteilung bzw. Klassifizierung der Eisenverbindungen
wird daher von allem Anfang an nur dann zweckentsprechend sein, d. h. Gleich-
artiges in einer Gruppe zusammenfassen können, wenn sie nicht nur chemische
Eigenschaften oder nur pharmakologische Wirkungen zur Grundlage des Ein-
teilungsprinzips wählt, sondern die wechselseitigen inneren Beziehungen dieser
beiden Einteilungsprinzipien berücksichtigt.

Im folgenden sollen die wichtigsten in der letzten Zeit gemachten Einteilungsversuche wiedergegeben werden unter besonderer Betonung des gewählten
Einteilungsgrundes und unter Anführung der wichtigsten Eisenverbindungen,
die in die einzelnen Gruppen dieser Einteilung eingereiht wurden.

In einem Gutachten, das Morawitz[1] für die Deutsche allgemeine Arznei-mittelkommission über Eisen- und Arsenpräparate abgegeben hat, gelangt er zur folgenden

Einteilung der Eisenpräparate nach Morawitz.

I. Präparate, die Eisen in leicht abspaltbarer Form enthalten. Hierher gehört:

1. das metallische Eisen, Ferr. hydrogenio reductum,

2. anorganische und organische Eisenoxydul- und Eisenoxydsalze, Pilulae ferri carbonici, Ferrum oxydatum saccharatum, Tinctura ferri compos. Athen-städt, Tinct. ferri pomati,

3. gewisse Eisenalbuminate und Peptonatverbindungen wie Liquor ferri albuminati, Ferrum peptonatum, Liquor ferro-mangani peptonati et saccharati.

II. Präparate, die Eisen in schwer abspaltbarer Form enthalten: Ferratin, Ferratose, Triferrin, Triferrol, Metaferrin, Fersan, Eisentropon. Hämoglobin-präparate wie Bioferrin, Hämalbumin, Hämatogen, Hämatopan, Sanguinal, Chlorosan.

Diese Präparate enthalten Eisen in ähnlicher Bindung wie eisenhaltige Nahrungsmittel. Es wird daher behauptet, daß sie als Eisenpräparate wenig wirksam oder unwirksam sind. Außerdem wird die Durchschnittsdosis von 0,1 g Fe bei Anwendung dieser Mittel fast nie erreicht. Trotzdem glaubt Morawitz, daß diese Mittel, deren Prototyp das Hämoglobin darstellt, doch gewisse Wirkungen besonders auf die Blutbildung haben. Diese Effekte seien wahrscheinlich nicht lediglich als Eisenwirkung anzusehen, sondern an andere Gruppen des Präparates gebunden. Man kann aber diese Präparate nicht emp-fehlen, wenn man schnelle kräftige Eisenwirkungen haben will. In der Behand-lung der Chlorose sind sie dem Ferrum reductum oder anderen Präparaten der Gruppe I unterlegen. Für die allgemein tonisierende Wirkung, die den Hämo-globinpräparaten zugeschrieben wird, fehlt ein brauchbarer Maßstab.

III. Stahlquellen.

Davon gibt es zwei Typen: solche, die doppelkohlensaures Eisen und CO_2, und solche, die schwefelsaures Eisen enthalten.

IV. Parenterale Eisentherapie. Elektroferrol, kolloidales Eisen.

Die Wirkung bei parenteraler Injektion wird einer Proteinkörperwirkung (Fieber) zugeschrieben.

Wie aus obiger Einteilung hervorgeht, ist der hauptsächlichste Einteilungs-grund, den Morawitz für seine Einteilung der Eisenpräparate nimmt, die leichtere oder schwerere Abspaltbarkeit des Eisens. Dieser Einteilungsgrund wurde deshalb gewählt, weil nach der klinischen Erfahrung für die Wirkung bestimmter Eisenverbindungen bei bestimmten Formen von Anämien ein ge-wisser Zusammenhang zwischen der leichteren oder schwereren Abspaltbarkeit des Eisens der betreffenden Verbindungen im Magensaft zu bestehen schien. Dieser Einteilung lagen jedoch in erster Linie klinische Beobachtungen zugrunde. Verschiedentliche, erst später durchgeführte Analysen der in diese Einteilung aufgenommenen Verbindungen führten allerdings zu Resultaten, die das Zu-sammenfassen bestimmter Präparate in eine Gruppe nicht mehr rechtfertigen. So werden z. B. Ferratin und ähnlich zusammengesetzte Eisenpräparate hier mit den Hämoglobinpräparaten in eine Gruppe gebracht, von denen sie sich,

---

[1] Morawitz: Über Eisen- und Arsenpräparate. Dtsch. med. Wschr. **50**, 1238 (1924) — Med. Klin. **1924**, 1407, 1437 — Ther. Gegenw. **1924**, 391.

wie im vorhergehenden Kapitel ausführlich dargelegt wurde, in chemischer Hinsicht grundsätzlich insofern unterscheiden, als das Ferratin, das Triferrol u. ä. nur kolloidgeschütztes Ferrihydroxyd darstellt, während die Hämoglobinpräparate zu den Eisenverbindungen mit organisch gebundenem Fe gerechnet werden müssen. Weiter finden wir in der zweiten Gruppe dieser Einteilung als organische Eisenverbindungen noch solche bezeichnet, die nach den oben gegebenen Definitionen (s. S. 715) kein Eisen in organischer Bindung enthalten, sondern nur als organische Verbindungen mit anorganisch gebundenem Eisen anzusehen sind. Mit Recht werden zwar die Eisenoxydulsalze von den Eisenoxydsalzen getrennt, andererseits jedoch in die gleiche Wirkungsgruppe zusammengefaßt, was, wie noch ausführlich dargelegt werden wird, auf Grund pharmakologischer Untersuchungen nicht möglich ist. Auch die Angabe, daß ein Unterschied zwischen Oxydulsalzen und Oxydsalzen des Eisens hinsichtlich der Beeinflussung der Magenschleimhaut nicht erheblich sei, trifft zwar für einige Präparate dieser Gruppe, wie z. B. für das Ferrocarbonat einerseits und das Ferrisaccharat andererseits, zu, verträgt jedoch keine Verallgemeinerung für alle Oxyd- und Oxydulsalze.

Eine andere Einteilung der Eisenverbindungen versuchten F. Fischler und Th. Paul[1] zu geben:

Einteilung der Eisenpräparate nach Fischler und Paul.

A. Elementares Eisen.
1. Metallisches Eisen, z. B. Ferrum reductum.
2. Kolloides Eisen.

B. Reichlich Eisenion (Fe''- und Fe'''-Ion) bildende Präparate.
1. Einfache Eisensalze:
    a) Ferrosalze, z. B. Ferrochlorid,
    b) Ferrisalze, z. B. Ferrichlorid,
    c) Ferro-ferrisalze, z. B. Tinct. ferrichlorati aetherea,
    d) eisenhaltige Mineralwässer.
2. Eisendoppelsalze, z. B. Ammonium chloratum ferratum.

C. Wenig Eisenion bildende Präparate.
1. Schwach komplexe Eisensalze, z. B. Jodeisensirup, Ferrum lacticum.
2. Komplexe Eisensalze, z. B. Eisenzucker.
3. Kolloide Eisenverbindungen, z. B. Liquor ferri oxychlorati dialysati.
4. Eisenorganische Verbindungen, z. B. Liquor ferri albuminati, Bluteisenpräparate.

Wie die obige Übersicht zeigt, wird von Fischler und Paul als Kriterium der Einteilung die Dissoziation der verschiedenen Eisenverbindungen gewählt, d. h. ihre Fähigkeit, reichlich Eisenionen zu bilden. Diesen beiden Gruppen stellten Fischler und Paul das elementare Eisen voran, das jedoch insofern in die Gruppe der Ferrosalze zu rechnen gewesen wäre, als sich ja im Magen aus diesem Ferrochlorid bildet. Die Hineinbeziehung des kolloidalen Eisens in die Gruppe des metallischen ist vollkommen unberechtigt, da das kolloidale Eisen im Organismus überhaupt keine Eisenionen bildet und sich in jeder Richtung hin ganz anders als das metallische Eisen verhält. Die Unterteilung der Gruppen jener Eisenverbindungen, die wenig Eisenionen bilden, in schwach komplexe, komplexe, kolloide und eisenorganische Verbindungen entsprechen gleichfalls nicht der chemischen Charakterisierung, die diese Ver-

[1] Fischler, F., u. Theodor Paul: Z. klin. Med. 99, 447 (1924) — Verh. dtsch. Ges. inn. Med., 36. Kongreß in Kissingen 1924.

bindungen erfahren müssen. Es ist somit auch über die Einteilung von Fischler und Paul zu sagen, daß sie chemische bzw. physikalisch-chemische Kriterien für die Einteilung wählt, von denen — ohne darauf gerichtete Untersuchungen — angenommen wurde, daß sie für das Zustandekommen einer pharmakologischen Wirkung von entscheidender Bedeutung seien. Wie die späteren Kapitel ausführlich beweisen werden, trifft dies jedoch in keiner Weise zu.

Eine dritte Einteilung der Eisenpräparate hat W. Heubner[1] gegeben:

Einteilung der Eisenverbindungen nach W. Heubner.

A. Ferroionen liefernde Präparate.

1. Metallisches Eisen, z. B. Ferrum reductum.
2. Ferrosalze:
   a) trocken, z. B. Ferrum carbonicum saccharatum,
   b) in Lösung, z. B. Sirupus ferri jodati.

B. Ferrihydroxyd liefernde Präparate.

1. Ätzende Ferrisalze, z. B. Eisenchlorid.
2. Kolloides Eisenoxydhydrat
   a) mit Rest von Eisenchlorid: Liquor oxychlorati dialysati,
   b) mit Zusatz von Zucker: Eisenzucker,
   c) mit Zusatz von Eiweiß, z. B. Liquor ferri albuminati, ferner Eisentropon und sicher viele andere Eiseneiweißpräparate des Handels.

C. Komplexe Verbindungen.

1. Ferrocyankalium u. dgl.
2. Hämatinhaltige Substanzen (Hämoglobin usw.).

D. „Aktive" Formen.
Beispiel: Stahlquellen.

E. Mischungen und Zwischenstufen.

1. Gemische von Ferro- und Ferriverbindungen, z. B. Tinct. ferri aetherea.
2. Halbkomplexe Verbindungen, z. B. Eisenalaune.

Die Einteilung Heubners stellt den Forderungen gegenüber, die an eine pharmakologische Einteilung gestellt werden müssen, allen bisherigen gegenüber einen erheblichen Fortschritt dar. Dies gilt insbesondere von dem Einteilungsprogramm, das in der Charakterisierung der einzelnen Gruppen als Ferroionen- und Ferrihydroxyd liefernde Eisenverbindung seinen Ausdruck findet. Zu dieser Einteilung war Heubner durch eine Reihe von Untersuchungen[2] gelangt, die ihn zu der Schlußfolgerung geführt hatten, daß nur Ferroverbindungen ausreichend resorbiert und für die Blutbildung verwertet werden können. Ebenso stellt die gesonderte Klassifizierung der komplexen Verbindungen einen Fortschritt dar. Von größter Bedeutung ist es besonders, daß Heubner unter Zugrundelegung eigener Untersuchungen die Erfahrungen von Grimaux (s. S. 713) zur Grundlage seiner Einteilung nimmt und zahlreiche Eisenpräparate, die nichts anderes als Ferrihydroxyd in verschiedener Form sind, in eine Gruppe vereinigt. So finden wir hier zum ersten Male Ferrichlorid, kolloides Eisenhydroxyd, Eisenzucker und Ferrum albuminatum sachgemäß in einer Gruppe. Daß die Einteilung nicht restlos der chemischen Charakterisierung der einzelnen Eisenverbindungen gerecht wird, ist ebenso wie bezüglich

---

[1] Heubner, W.: Klin. Wschr. **5**, 592 (1926). — [2] Heubner, W.: Ther. Mh. **1912**, 44 — Z. klin. Med. **100**, 675 (1924).

Tabelle 4. Einteilung der Eisenverbindungen nach Starkenste[in]

Eisenbind[...]

Einfache Eisenverbindungen (Fe = Kation)

Ferroverbindungen			Ferriverbindungen		
Namen	Formel	Be-merkung	Namen	Formel	Be-merkun[g]
Ferrum reductum . Ferrum pulveratum	} Fe	Wird von HCl gelöst zu $FeCl_2$			
Ferrum chloratum . Ferrum jodatum . . Ferrum sulfuricum (oxydulatum). . . Ferrum nitricum (oxydulatum). . . Ferrum aceticum (oxydulatum). . . Ferrum lacticum (oxydulatum). . .	$FeCl_2$ FeJ_2 $FeSO_4$ $Fe(NO_3)_2$ $Fe(CH_3COO)_2$ $Fe(CH_3 \cdot CH \cdot OH \cdot COO)_2$	Gehen im Blute über in eine			
Ferrum carbonicum	$FeCO_3$	Wird von HCl gelöst zu $FeCl_2$			
			Ferrum oxydatum Ferrum hydrooxy-datum dialysat. . Ferrum sesquichlo-ratum . . . . . . Ferrum sulfuricum (oxydatum) . . . Ferrum nitricum (oxydatum) . . . Ferrum aceticum (oxydatum) . . .	Fe_2O_3 $Fe(OH)_3$ $FeCl_3$ $Fe_2(SO_4)_3$ $Fe(NO_3)_3$ $Fe(CH_3COO)_3$	Wird v[on] HCl ge[löst] zu Fe[...] Fällen Organ[is-]mus un[d] Denat[u-]rierun[g der] Eiwei[ß]
			Ferrum lacticum (oxydatum) . . .	$Fe(CH_3CH \cdot OH \cdot COO)_3$	Bildet mit sech[s] Molekül[en] Natriu[m]lacticum
Ferrum gluconicum oxydulatum . . . Ferrum malatum oxydulatum . . . Ferrum tartaricum oxydulatum . . . Ferrum citricum oxydulatum . . .	$Fe[COO \cdot (CH \cdot OH)_4 \cdot CH_2 \cdot OH]_2$ $Fe[COO \cdot CH \cdot OH \cdot CH_2COO]$ $Fe[COO(CH \cdot OH)_2 \cdot COO]$ $Fe[(COO)_2(CH_2)_2COH \cdot COOH]$	Werden rasch oxydiert zu	Ferrum gluconicum oxydatum . . . . Ferrum malatum oxydatum . . . . Ferrum tartaricum oxydatum . . . . Ferrum citricum oxydatum	$Fe[COO(CH \cdot OH)_4CH_2 \cdot OH]_3$ $Fe_2[COO \cdot CH \cdot OH \cdot CH_2 \cdot COO]_3$ $Fe_2[COO(CH \cdot OH)_2COO]_3$ $Fe[(COO)_2(CH_2)_2COH \cdot COO]$	Gehe[n] beim N[eu-]tralisier[en] mit Na[...] über [...]

e in Blockschrift gesetzten sind pharmakodynamisch wirksam.)

rganisch					**Eisenbindung organisch**
Komplexe Eisenverbindungen (Fe im Anion)			**Im Organismus beständig bzw. hier bildungsfähig**		
Bei neutraler oder alkalischer Reaktion, nie bei saurer, in vitro beständig					
Namen	Formel	Bemerkung	Art der Verbindung	Eisencyanwasserstoffsäuren	Hämatin und Derivate
				Ferrocyanwasserstoffsaure Salze	Hämoglobin, Hämatin
			➤ Ferri-Globulinverbindung, die im Plasma gelöst bleibt	Ferricyanwasserstoffsaure Salze	
trium-Ferri-lactat	$Na_6\left[\begin{array}{l}(CH_3 \cdot CH \cdot O \cdot COO)_3 \\ (CH_3 \cdot CH \cdot OH \cdot COO)_3\end{array} Fe\right]$		Natrium-Ferri-lactat Im Organismus als Komplex beständig, solange die Milchsäure nicht verbrannt ist		
trium-Ferri-pyrophosphat . . .	$Na_6[(P_2O_7)_3Fe_2]$		Natrium-Ferri-pyrophosphat		
rrum oxydatum saccharatum . . rrum oxydatum glycerinatum . . rrum oxydatum albuminatum . . rrum oxydatum peptonatum . . .	Eisenhydroxyd mit Polyalkoholen und Alkaliüberschuß	Verhalten sich im Serum und im Organismus bei dessen p_H wie Ferrihydroxyd			
trium-Ferrigluconat	$Na_3[\{COO(CH \cdot O)_2(CH \cdot OH)_2 CH_2OH\}_3 Fe_2]$	Sind als solche im Organismus beständig und können hier auch direkt aus den entsprechenden einfachen Ferro- oder Ferriverbindungen gebildet werden		Natrium-Ferrigluconat	
trium-Ferrimalat	$Na_3[(COO \cdot CH_2 \cdot CH \cdot O \cdot COO)_3 Fe_2]$			Natrium-Ferrimalat	
trium-Ferritartrat	$Na[\{COO(CH \cdot O)_2 COO\}Fe]$			Natrium-Ferritartrat	
trium-Ferricitrat	$Na_6[\{(COO)_2(CH_2)_2 CH \cdot O \cdot COO\}_3 Fe_2]$			Natrium-Ferricitrat	

der Einteilung von Morawitz darauf zurückzuführen, daß diese genauen
Charakterisierungen erst später erfolgten, so daß die Charakterisierung der
komplexen Eisenverbindungen gegenüber den organischen, die in der Einteilung
von Heubner unter die Komplexe aufgenommen wurden, hier noch unberücksichtigt bleiben mußten.

Das, was alle bisherigen Einteilungen gemeinsam haben, ist das Bestreben,
die bei der klinischen Anwendung der Eisenpräparate gewonnenen Erfahrungen
zu den physikalisch-chemischen Eigenschaften der Eisenverbindungen in Beziehung zu bringen. Die noch später bei den Wirkungen der Eisenverbindungen
genauer zu behandelnden Schwierigkeiten, die sich vielfach bei der klinischen
Bewertung der Eisenpräparate ergeben haben, bringen es mit sich, daß hier
vielfach eine Unbekannte zur Grundlage der Charakterisierung einer anderen
herangezogen wurde, wodurch sich notwendigerweise Irrtümer ergeben mußten.
Für den Begriff der „Wirkung" fehlte ein absolut objektives Kriterium, da
Wirkung und therapeutischer Effekt gleichgesetzt wurden. Auch das, was
über die Wirkung im Tierexperiment über die Eisenverbindungen bekannt
war, war bisher für Einteilungszwecke nicht herangezogen worden, weil vielfach zur Prüfung der pharmakologischen Wirkung solche Eisenverbindungen
benützt wurden, denen, wie sich später herausstellte, eine Wirkung überhaupt
nicht zukam. Da aber andererseits behauptet wurde, daß auch solchen pharmakologisch unwirksamen Eisenverbindungen therapeutische Wirkungen zukommen können, so mußte notwendigerweise in den Begriff der „Wirkung" eine
arge Verwirrung kommen, der, wie die meisten Einteilungsversuche zeigen, zu
einer nicht vollkommen haltbaren Klassifizierung führte.

Im Anschluß an Untersuchungen über die Pharmakologie der Calciumsalze[1], bei denen sich ergeben hatte, daß die pharmakologische Wirkung nicht
allein von der Menge des Stoffes, sondern weitaus mehr vom Schicksale des
Ca im Organismus und dieses wiederum vielfach vom Anion des Salzes abhängt,
hat Starkenstein auch die pharmakologische Wirkung der Eisenverbindungen
im Tierversuche einer systematischen Untersuchung unterzogen[2] und dabei
feststellen können, daß die pharmakologischen Wirkungen von den verschiedensten Faktoren abhängig sind. Unter diesen spielen namentlich die Oxydationsstufe, die Bindungsart und, durch diese beiden Faktoren bedingt,
das Schicksal der betreffenden Eisenverbindung eine entscheidende
Rolle.

Während somit für frühere Einteilungsprinzipien die Gegenüberstellung
von therapeutischer Wirkung und chemischen bzw. physikalischen Eigenschaften benützt wurde, war es jetzt möglich, experimentell pharmakologische
Wirkungen und chemische bzw. physikalisch-chemische Eigenschaften der
verschiedensten Eisenverbindungen hinsichtlich ihrer gegenseitigen Abhängigkeit zu studieren und den Versuch zu machen, diese als Grundlage für eine Einteilung zu verwerten. Bei diesen Untersuchungen ergab sich, daß in der Tat
chemische Konstitution und pharmakologische Wirkung auch bei
den Eisenpräparaten in weitgehendem Abhängigkeitsverhältnis zueinander stehen. Auf diesen Erfahrungen aufbauend hat dann Starkenstein[3]

---

[1] Starkenstein: Die physiologischen und pharmakologischen Grundlagen der Calciumtherapie. Ther. Halbmh. **1921**, 596. — [2] Starkenstein: Neue pharmakologische
Richtlinien für die Eisentherapie. Verh. dtsch. pharmak. Ges. **1922**. — [3] Starkenstein: Beiträge zur Pharmakologie des Eisens. Arch. f. exper. Path. **118**, 131 (1926) —
Klin. Wschr. **7**, 217, 267 (1928) — Ther. Gegenw. **9** (1928) — Erg. Med. **14**, 566 (1930).

eine pharmakologische Gruppierung der Eisenverbindungen durchgeführt, die in der vorstehenden Tabelle auf S. 752/753 enthalten ist.

Diese Einteilung basiert somit auf den bereits ausführlich behandelten Eigenschaften der Eisenverbindungen, die für die Biologie von Bedeutung sind (s. S. 698 ff.), sowie auf Untersuchungsergebnissen, die erst in folgenden Abschnitten über die Wirkung der Eisenverbindungen behandelt werden und die folglich für die hier getroffene Einteilung vorweg genommen werden müssen. Vor allem ist dieser Einteilung die bereits im vorstehenden gegebene Charakterisierung zugrunde gelegt, die nicht von anorganischen und organischen Eisenverbindungen, sondern von Verbindungen mit anorganisch bzw. organisch gebundenem Eisen spricht. Weiter sind von den einfachen Eisenverbindungen, welche das Eisen als Kation enthalten, die komplexen Eisenverbindungen geschieden, bei denen sich das Eisen im Anion befindet, und von diesen wiederum die ebenfalls komplexen Eisenverbindungen, deren Eisen organisch, d. h. an Kohlenstoff oder an Stickstoff gebunden ist. Innerhalb der einzelnen Gruppen werden die Ferroverbindungen von den Ferriverbindungen gesondert. Schließlich kommt in dieser Einteilung auch zum Ausdruck, daß nicht allein der chemische bzw. physikalisch-chemische Zustand einer Eisenverbindung an sich für die Wirkung maßgebend ist, sondern der Zustand, in dem die betreffende Verbindung in den Organismus übergeht.

Die Wirkung selbst bleibt also das letzte Kriterium für die Einteilung, und der Zweck der Einteilung ist es, schon aus der Zugehörigkeit zu einer bestimmten Gruppe die Wirkung bzw. Wirkungslosigkeit ableiten zu dürfen. Durch die Hervorhebung der pharmakodynamisch wirksamen Eisenverbindungen durch auffallenden Druck wird dieses Kriterium anschaulich zur Darstellung gebracht.

Aus dieser Tabelle geht somit hervor, daß gewisse konstitutive Eigenschaften der Eisenverbindungen deren Zusammenfassung zu einheitlichen chemischen Gruppen rechtfertigen und daß eben diese Eigenschaften letzten Endes pharmakologische Wirksamkeit bzw. Unwirksamkeit bedingen.

In der Tabelle 4 konnten begreiflicherweise nur einige Eisenverbindungen aufgenommen werden, die als Beispiele die betreffenden Gruppen charakterisieren. Für die Pharmakologie des Eisens und darüber hinaus für die gesamte Biologie des Eisens ist es jedoch von großer Wichtigkeit, die chemische Zusammensetzung, Bindungsart und Oxydationsstufe der wichtigsten in der Natur vorkommenden Eisenverbindungen sowie der künstlich hergestellten und schließlich vom medizinisch-klinischen Standpunkte aus auch der als therapeutische Eisenpräparate verwendeten Eisenverbindungen zu kennen; dies insbesondere aus dem Grunde, weil ja, wie eben ausgeführt wurde und wie aus den späteren Ausführungen über die pharmakologische Eisenwirkung noch genauer hervorgehen wird, von diesen Kriterien die eigentliche „Wirkung" abhängig ist.

Aus diesem Grunde soll im folgenden eine Übersicht über die Eisenverbindungen der genannten Gruppen gegeben werden. Den von H. Weden zusammengestellten Übersichtstabellen ist obige chemisch-pharmakologische Einteilung zugrunde gelegt.

VI. Tabellen über Zusammensetzung und Eigenschaften der Eisenverbindungen.

(Zusammengestellt von H. Weden.)

Name chemischer	Name pharmazeutischer	Formel	Eisengehalt %	Löslichkeit	Bemerkung

A. Metallisches Eisen.

Name chemischer	Name pharmazeutischer	Formel	Eisengehalt %	Löslichkeit	Bemerkung
Elektrolyteisen		Fe	99,9	in Säure löslich	
ReduziertesEisen	Ferrum reductum, Ferrum hydrogenio reductum	Fe, (FeO)	ca. 96	in Säure löslich	ca. 90% metallisches Eisen
Schweißeisen	Ferrum in filis, Ferrum pulveratum	Fe(C,P,Si,Mn,S)	99,5	in Säure löslich	0,2% C
Kolloides Eisen		Fe + H$_2$O		kolloide wäßrige Lösung, gibt mit Säure echte Lösungen von Ferrosalzen	

B. Verbindungen mit anorganisch gebundenem zweiwertigen Eisen.

1. Einfache Ferroverbindungen (bilden in Lösung Kationen, die außer Fe^{II} nur Wassermoleküle enthalten).

Name chemischer	Name pharmazeutischer	Formel	Eisengehalt %	Löslichkeit	Bemerkung
Ferrooxyd	Ferrum oxydulatum	FeO	77,7	in Säure löslich	
Ferrohydroxyd	Ferrum oxydulatum hydricum	Fe(OH)$_2$	62,1	löslich in Säuren und Ammonsalzlösungen	oxydiert sich rasch an der Luft
Ferrochlorid krystallisiert	Ferrum chloratum crystallisatum	FeCl$_2$ · 4 H$_2$O	20,0	38% bei 20°	oxydiert sich an der Luft
Ferrochlorid wasserfrei	Ferrum chloratum siccum	FeCl$_2$	44,1	löst sich in Wasser unter Hydratbildung	an trockener Luft beständig
Ferrojodid krystallisiert	Ferrum jodatum crystallisatum	FeJ$_2$ · 4 H$_2$O	14,2	in Wasser leicht löslich	oxydiert sich rasch an der Luft
Ferrosulfid	Ferrum sulfuratum	FeS	63,5	in Säure löslich	an trockener Luft beständig
Ferrosulfat krystallisiert	Ferrum sulfuricum oxydulatum crystallisatum	FeSO$_4$ · 7 H$_2$O	20,0	20% bei 20°	Eisenvitriol; verwittert an der Luft. Oxydation in reinem Zustand gering
Ferrosulfat wasserfrei	Ferrum sulfuricum oxydulatum siccum	FeSO$_4$	36,8	löst sich in Wasser unter Hydratbildung	luftbeständig
Ferroammoniumsulfat	Ferrum sulfuricum oxydulatum ammoniatum	Fe(SO$_4$)$_2$(NH$_4$)$_2$ · 6 H$_2$O	14,2	in Wasser löslich	Mohrsches Salz; luftbeständig
Ferronitrat	Ferrum nitricum oxydulatum	Fe(NO$_3$)$_2$ · 6 H$_2$O	19,4	46% bei 20°	oxydiert sich an der Luft rasch
Ferrophosphat	Ferrum phosphoricum oxydulatum	Fe$_3$(PO$_4$)$_2$ · 8 H$_2$O	33,4	in Säure löslich	oxydiert sich in frisch gefälltem Zustand an der Luft
Ferrocarbonat	Ferrum carbonicum	FeCO$_3$	43,8	in Säure löslich	gefälltes Ferrocarbonat oxydiert sich an der Luft

Zusammensetzung und Eigenschaften der Eisenverbindungen (Fortsetzung).

Name chemischer	Name pharmazeutischer	Formel	Eisengehalt %	Löslichkeit	Bemerkung
Ferrobicarbonat	Ferrum bicarbonicum	$Fe(HCO_3)_2$	31,4	in Wasser löslich	nur in Lösung bekannt, oxydiert sich an der Luft sehr rasch
Ferroacetat	Ferrum aceticum oxydulatum	$Fe(CH_3CO_2)_2 \cdot 4\,H_2O$	22,7	in Wasser sehr leicht löslich	oxydiert sich an der Luft
Ferrolactat	Ferrum lacticum	$Fe(CH_3CHOH \cdot CO_2)_2 \cdot 3\,H_2O$	19,4	in Wasser löslich	oxydiert sich an der Luft
Ferrooxalat	Ferrum oxalicum oxydulatum	$FeC_2O_4 \cdot 2\,H_2O$	31,0	in Wasser unlöslich	luftbeständig
Ferromalat	Ferrum malicum oxydulatum	$Fe[C_2H_3OH \cdot (CO_2)_2]$	29,7	in Wasser leicht löslich	oxydiert sich an der Luft
Ferrotartrat	Ferrum tartaricum oxydulatum	$Fe[(CHOH)_2 \cdot (CO_2)_2]$	27,4	in Wasser schwer, in Mineralsäure leicht löslich	ziemlich luftbeständig
Ferrocitrat	Ferrum citricum oxydulatum	$Fe_2[(CH_2)_2 \cdot CO \cdot (CO_2)_3]$	37,2	in Wasser schwer, in Mineralsäure leicht löslich	oxydiert sich an der Luft
Ferrobenzoat	Ferrum benzoicum oxydulatum	$Fe(C_6H_5CO_2)_2 \cdot 3\,H_2O$	15,8	in Wasser schwer löslich	
Ferrosalicylat	Ferrum salicylicum oxydulatum	$Fe(C_6H_4OH \cdot CO_2)_2 \cdot 2\,H_2O$	15,9	in kaltem Wasser schwer löslich	in trockenem Zustand luftbeständig

2. Komplexe Ferroverbindungen mit anorganisch gebundenem Eisen.

(Das Eisen ist Bestandteil eines außer Wasser noch andere Bestandteile enthaltenden Kations oder Anions.)

Tri-ᴧ-ᴧ'-Dipyridylferrochlorid		$[Fe(C_{12}H_8N_2)_3]Cl_2$	8,4	in Wasser leicht löslich	Fe im Kation
Natriumditartratoferroat		$Na_2[Fe(C_4H_4O_6)_2]$	14,0	in Wasser löslich	nur in Lösung bekannt; Fe im Anion; oxydieren sich sehr rasch a. d. Luft
Natriumdicitratoferroat		$Na_2[Fe(C_6H_5O_7)_2]$	24,7	in Wasser löslich	

C. Verbindungen mit anorganisch gebundenem zwei- und dreiwertigen Eisen.

Ferroferrioxyd	Ferrum oxydulatum oxydatum	Fe_3O_4	72,3	in Säure schwer löslich	wahrscheinlich Ferroferrit: $Fe^{II}[Fe_2^{III}O_4]$
Ferroferrihydroxyd		$Fe_3O_4 \cdot x\,H_2O$		in Säure löslich	

D. Verbindungen mit anorganisch gebundenem dreiwertigen Eisen.
1. Einfache Ferriverbindungen.

Ferrioxyd	Ferrum oxydatum	Fe_2O_3	70,0	in Säure mehr oder weniger leicht löslich	
Ferrihydroxydgel	Ferrum oxydatum hydricum	$F_2O_3 \cdot x\,H_2O$		in Säure mehr oder weniger leicht löslich	

Zusammensetzung und Eigenschaften der Eisenverbindungen (Fortsetzung).

Name		Formel	Eisen-gehalt %	Löslichkeit	Bemerkung
chemischer	pharmazeutischer				
Positives Ferri-hydroxydsol	Ferrum oxydatum dialysatum, Ferrum peptonatum	$Fe_2O_3 \cdot x\,H_2O$ $+$ Spur $FeCl_3$		kolloide wäßrige Lösungen; geben mit Säuren echte Lösungen von Ferrisalzen	einfach-anorganische $Fe(OH)_3$-Moleküle komplex an die Ferrionen gebunden.
Negatives Ferri-hydroxydsol	Ferrum oxydatum saccharatum, Ferrum albuminatum	$Fe_2O_3 \cdot x\,H_2O$			einfach-anorganische $Fe(OH)_3$-Moleküle komplex an Anionen gebunden [1]
Ferrichlorid krystallisiert	Ferrum sesqui-chloratum crystallisatum	$FeCl_3 \cdot 6\,H_2O$	20,6	74,9% bei 20°	
Ferrichlorid wasserfrei	Ferrum sesqui-chloratum sublimatum	$FeCl_3$	34,4	in Wasser unter Hydratbildung löslich	
Ferrioxychlorid	Ferrum oxychloratum	$FeOCl$	52,0	in Wasser löslich	
Ferrisulfat krystallisiert	Ferrum sulfuricum oxydatum crystallisatum	$Fe_2(SO_4)_3 \cdot 9\,H_2O$	19,9	löst sich in Wasser sehr leicht	
Ferrisulfat wasserfrei	Ferrum sulfuricum oxydatum siccum	$Fe_2(SO_4)_3$	28,0	unter Hydratbildung in Wasser löslich	
Ferriammonium-sulfat	Ferrum sulfuricum oxydatum ammoniatum	$Fe(SO_4)_2NH_4$ $\cdot 12\,H_2O$	9,6	25% bei 15°	Ammoniak-Eisenalaun
Ferrinitrat	Ferrum nitricum oxydatum	$Fe(NO_3)_3 \cdot 9\,H_2O$	13,8	46% bei 20°	
Ferriphosphat	Ferrum phosphoricum oxydatum	$FePO_4 \cdot 4\,H_2O$	25,0	in Wasser unlöslich	
Ferripyrophosphat	Ferrum pyrophosphoricum oxydatum	$Fe_4(P_2O_7)_3 \cdot 9\,H_2O$	24,6	in Wasser schwer löslich	
Ferriarsenat	Ferrum arsenicicum oxydatum	$FeAsO_4 \cdot 2\,H_2O$	24,1	in Säure löslich	
Ferrirhodanid	Ferrum rhodanatum crystallisatum	$Fe(SCN)_3 \cdot 3\,H_2O$	13,3	in Wasser löslich	ein Teil des Eisens komplex gebunden: $Fe[Fe(CNS)_6]$
Ferrioxalat	Ferrum oxalicum oxydatum	$Fe_2(C_2O_4)_3$ $\cdot 5\,H_2O$	24,0	in Wasser löslich	
Ferriglycerin-phosphat	Ferrum glycerinophosphoricum	$Fe_2(C_3H_7O_3$ $\cdot PO_3)_3 \cdot 2\,H_2O$	18,0	9% bei 20°	
Ferrikakodylat	Ferrum kakodylicum	$Fe[(CH_3)_2AsO_2]_3$	11,9	in Wasser löslich	

2. Komplexe Ferriverbindungen mit anorganisch gebundenem Eisen.

a) Ferrikomplexe mit kathodisch wanderndem Eisen.

Hexaformiato-dihydroxo-triferriformiat	Ferrum formicicum oxydatum	$[Fe_3(HCO_2)_6$ $\cdot (OH)_2]HCO_2$ $\cdot 4\,H_2O$	28,2	in Wasser löslich	gewöhnliches Ferriformiat

[1] Näheres über diese Verbindung siehe S. 711 f.

Zusammenzetzung und Eigenschaften der Eisenverbindungen (Fortsetzung).

Name		Formel	Eisen-gehalt %	Löslichkeit	Bemerkung
chemischer	pharmazeutischer				
Hexacetato-triferriacetat	Ferrum aceticum	$[Fe_3(CH_3CO_2)_6]$ $\cdot (CH_3CO_2)_3$	26,6	in Wasser löslich	gewöhnliches Ferriacetat
Dicitratodiaquo-triferricitrat	Ferrum citricum oxydatum	$[Fe_3(C_6H_5O_7)_2$ $\cdot (OH)_2 \cdot (H_2O)_2]$ $\cdot C_6H_5O_7 \cdot 18H_2O$	14,8	in Wasser löslich	gewöhnliches Ferricitrat
Hexabenzoato-triferri-benzoat	Ferrum benzoicum oxydatum	$[Fe_3(C_6H_5CO_2)_6]$ $(C_6H_5CO_2)_3$	13,3	in Wasser unlöslich	gewöhnliches Ferribenzoat
Hexasalicylato-triferrisalicylat	Ferrum salicylicum oxydatum	$[Fe_3(C_6H_4OHCO_2)_6]$ $\cdot (OH)_2]C_6H_4OH \cdot CO_2$	14,4	in Wasser unlöslich	gewöhnliches Ferrisalicylat

b) Ferrikomplexe mit anodisch wanderndem Eisen.

Natriumtripyro-phosphato-diferriat	Natrium pyrophos-phoricum ferratum	$Na_6[Fe_2(P_2O_7)_3]$ $\cdot 7H_2O$	12,4	in Wasser löslich	
Diglykolatoferri-säure		$H[Fe(CH_2OCO_2)_2]$	27,2	in Wasser unlöslich, löslich in Alkalien	Salze dieser Säu-re von: Na, Li, K, NH_4, Anilin
Natriumdilacta-toferriat		$Na[(CH_3CHO \cdot CO_2)_2$ $Fe] \cdot 2H_2O$	19,1	in Wasser unlöslich	
Tartratoferri-säure	Ferrum tartaricum oxydatum	$H[Fe(C_4H_2O_6)]$	27,5	in Wasser unlöslich, löslich in Alkalien	neutrales Ferri-tartrat; Salze von Na und K
Natriumtricitra-todiferriat		$Na_6[Fe_2(C_6H_7O_7)_3]$	13,7	in Wasser löslich	nur in Lösung, ebenso NH_4-Salz
Natriumdisalicy-latoferriat		$Na[Fe(C_6H_4O \cdot CO_2)_2]$ $\cdot 3H_2O$	13,7	in Wasser löslich	auch andere Salze, sowie die freie Säure
Dibrenzcatechin-ferrisäure		$H[Fe(C_6H_4O_2)_2 \cdot H_2O]$ $\cdot H_2O$	18,0	in Wasser schwer löslich	Salze des Na, K, NH_4

E. Verbindungen mit organisch gebundenem Eisen.

(Das Eisen ist direkt an C oder durch Vermittlung von N an C gebunden. Es kann Bestandteil eines komplexen Ions sein, ist aber so fest gebunden, daß auch bei saurer Reaktion keine Eisenionenreaktionen vorhanden sind.)

Kaliumferrocya-nid	Kalium ferrocyanatum	$K_4[Fe(CN)_6]$ $\cdot 3H_2O$	13,2	20% bei 15°	auch Salze an-derer Metalle
Kaliumferricya-nid	Kalium ferricyanatum	$K_3[Fe(CN)_6]$	16,9	30% bei 15°	sowie die freien Säuren
Nitroprussid-natrium		$Na_2[Fe(CN)_5 \cdot NO]$	21,3	30% bei 15°	auch Salze anderer Metalle; an Stelle des NO auch andere Gruppen
Hämin		$C_{33}H_{32}O_4N_4FeCl$	8,7	in Wasser löslich	Näheres sowie Derivate siehe S. 716

Bezüglich der Zusammensetzung und der Eigenschaften der Eisenmineralien muß auf die einschlägigen Handbücher verwiesen werden.

VII. Die Methodik der Eisenanalyse.

Allgemeines. Die Analyse verfolgt im biologischen Material zur Lösung biologischer Fragen folgende Zwecke:

I. Nachweis des betreffenden Stoffes überhaupt.
    a) Seine Lokalisierung in bestimmten Organen und Organteilen.
    b) Bestimmung seiner Menge unter normalen und veränderten Bedingungen.
    c) Seine Wanderung im Körper und sein Schicksal.
II. Untersuchung der Form, in der der Stoff vorhanden ist.
    a) Differenzierung extra corpus hinsichtlich: Bindungsart — Oxydationsstufe.
    b) Im Organismus bzw. im organisierten Material.

Viele dieser Fragen lassen sich durch eine Methode allein überhaupt nicht lösen, sondern erst durch das Zusammenwirken verschiedener Arten von Untersuchungsmethoden lassen sich Schlüsse auf die tatsächlich herrschenden Verhältnisse ziehen. Insbesondere ist es die Bestimmung der Bindungsart und der Oxydationsstufe, die natürlich ein viel schonenderes Vorgehen erfordert als die bloße zahlenmäßige Bestimmung des Gesamteisengehaltes; denn während dort das organische Material als störende Beimengung einfach entfernt werden kann, müssen hier Methoden angewendet werden, die die Bestimmung bei Anwesenheit fremder Substanzen ermöglichen oder wenigstens Rückschlüsse auf die bei Anwendung der Methode vor sich gehenden Veränderungen der Bindungsart gestatten.

Diese Schwierigkeiten bestimmten die Entwicklung der analytischen Methodik im allgemeinen und beim Eisen im besonderen. Zeitlich lassen sich in der Eisenanalyse folgende Etappen unterscheiden:

1. Nachweis des Eisens in der Asche des gesamten Organismus.
2. Nachweis des Eisens im Blut.
3. Nachweis des Eisens in den Blutkörperchen.
4. Nachweis des Eisens in allen Zellen.
5. Erkenntnis, daß das Eisen teilweise in organischer Bindung vorliegt („maskiert" ist).
6. Studium des Wechsels der Bindungsart.
7. Studium des Wechsels der Oxydationsstufe des Eisens im Organismus.

Bestimmung des Gesamteisengehalts. Die Bestimmung des Gesamteisengehalts erfordert, daß das Eisen jeder Bindungsart und Oxydationsstufe in eine Form übergeführt wird, die man dann durch eine der zahlreichen Eisenreaktionen nachweisen und zahlenmäßig erfassen kann. Da bei Anwesenheit organischen Materials gewöhnlich ein Teil des Eisens in organisch- oder anorganisch-komplexer Form vorliegt, zerstört man zweckmäßig die organischen Substanzen in ihrer Gesamtheit durch Veraschung.

Methoden der Veraschung. Es sind vor allem zwei prinzipiell verschiedene Methoden zur Zerstörung des organischen Materials im Gebrauch. Die eine arbeitet bei hoher Temperatur (Rotglut) unter Luftzutritt. Die Oxydation der Substanzen erfolgt im wesentlichen durch den Luftsauerstoff, obwohl teilweise auch Oxydationsmittel zugesetzt werden. Bei der anderen Methode, der sog. nassen Veraschung, wird die Oxydation in Lösung gewöhnlich in Schwefelsäure vorgenommen. Der Luftzutritt ist hier behindert, der Zusatz von Oxydationsmittel daher unerläßlich. Die Temperatur ist natürlich wesentlich niedriger. Der Vorteil der Methode besteht darin, daß die zu bestimmenden Substanzen sich in Lösung befinden, während die trockene Veraschung erst einen Aufschluß der zurückbleibenden Asche erfordert.

Die Veraschung durch Glühen dagegen gestattet gleichzeitig eine Bestimmung der Gesamtasche und kann leicht an Trockensubstanzbestimmungen angeschlossen werden.

Die Operation wird in der Weise vorgenommen, daß das Material zunächst sorgfältig getrocknet und dann in einer Schale oder in einem Tiegel bei Rotglut unter Luftzutritt verbrannt wird. Eine Schwierigkeit besteht darin, daß die anwesenden Salze größere Mengen von unverbrannter Substanz einhüllen können, die dann nur verkohlen, aber nicht vollständig verbrennen können. Man muß dann das Glühen unterbrechen und mit heißem Wasser extrahieren, dann kann man die Veraschung fortsetzen[1]. Weniger gut ist die Extraktion mit Salzsäure, die von manchen Untersuchern zu demselben Zweck vorgeschlagen wurde[2]. Es entsteht dabei nämlich Ferrichlorid, das sich bei weiterem Glühen teilweise verflüchtigen kann. Um das zu vermeiden, muß man nach Hamburger[3] vor dem weiteren Veraschen eine kleine Menge Schwefelsäure zusetzen und sorgfältig abrauchen. Das Eisen wird dadurch in nichtflüchtiges Sulfat übergeführt.

Ferrichlorid kann aber auch schon beim bloßen Glühen des organischen Materials entstehen, da ja Chloride stets in großer Menge vorhanden sind[4,5]. Durch Zusatz von Ammoniak[4] oder Natr. carb. (Bunge) oder durch abrauchen mit Schwefelsäure[6] kann man Verluste durch Verdampfen des $FeCl_3$ vermeiden.

Durch Zusatz von Oxydationsmitteln läßt sich die Veraschung wesentlich beschleunigen. Man verwendet zu diesem Zweck insbesondere die Salpetersäure[7], wobei man nach Fontès und Thivolle[8] durch Zusatz von Wasserstoffsuperoxyd das Schäumen vermindern kann, ferner den Salpeter[9], das Ammo-

---

[1] Bunge, G. v.: Der Kali-, Natron- und Chlorgehalt der Milch, verglichen mit dem anderer Nahrungsmittel und des Gesamtorganismus der Säugetiere. Z. Biol. 10, 295 (1874). — Hoffmann, P.: Über Bestimmung des Eisens in normalem und pathologischem Menschenharn. Z. anal. Chem. 40, 73 (1901). — Nottbohm, F. E.. u. W. Weisswange: Verfahren zur Eisenbestimmung in Milch. Z. Unters. Nahrgsmitt. usw. 23, 514 (1912). — [2] Damaskin, N.: Zur Bestimmung des Eisengehaltes des normalen und pathologischen Menschenharns. Dorpater pharmakol. Arb. 7, 40 (1891). — Murray, M. M.: Ein Verfahren zur Eisenbestimmung in kleinen Mengen biologischer Substanzen. Biochemic. J. 18, 852 (1924). — Forbes, E. B., u. R. W. Swift: Der Eisengehalt verschiedener Fleischarten. J. of biol. Chem. 67, 517 (1926). — [3] Hamburger, E. W.: Über die Aufnahme und Ausscheidung des Eisens. Hoppe-Seylers Z. 2, 191 (1878); 4, 249 (1880). — [4] Mislowitzer, E., u. W. Schäfer: Die Elektrotitration in physiologischen Flüssigkeiten. II. Die Bestimmung von Eisen. Biochem. Z. 168, 203 (1926). — [5] King, J. F., u. F. H. Howard: Die elektrometrische Bestimmung des Eisens im Blut. J. of biol. Chem. 75, 27 (1927). — [6] Mouneyrat, A.: Methode zum Nachweis von Eisen in den lebenden Geweben. C. r. Acad. Sci. Paris 142, 1572 (1906). — Henriques, V., u. A. Roche: Sur le fer du serum sanguin de diverses espèces animales. Bull. Soc. Chim. biol. Paris 9, 501, 527 (1927). — Dominici, G.: La determinazione quantitativa del ferro nella bile, ottenuta col sondaggio duodenale, in condizioni normali e patologiche. Arch. Sci. med. 53, 390 (1929) — Boll. Soc. ital. sper. 3, 1047 (1928). — Fowweather, F. S.: Die Bestimmung des Eisens im Blut, Gewebe und Urin. Biochemic. J. 20, 93 (1926). — [7] Jolles, A.: Über eine quantitative Methode zur Bestimmung des Bluteisens zu klinischen Zwecken. Mh. Chem. 17, 677. — Hoffmann, P.: Über Bestimmung des Eisens in normalem und pathologischem Menschenharn. Z. anal. Chem. 40, 73 (1901). — Wolter, O.: Über das Harneisen. I. Dei Bestimmung des Eisens im Harn. Biochem. Z. 24, 108 (1910). — [8] Fontès, G., u. L. Thivolle: Neue Methode der vollständigen Veraschung und der Mikrobestimmung des Eisens in den Geweben auf molybdomanganimetrischem Wege. C. r. Soc. Biol. Paris 89, 587 (1923). — [9] Moreau, B.: Über die Bestimmung des Eisens im Blut und den Eisengehalt des Blutes Neugeborener. Thèse de Lyon 1902. — Salkowski, E.: Zur Bestimmung des Eisens in Gegenwart organischer Substanzen. Hoppe-Seylers Z. 83, 159 (1913).

niumnitrat[1] und das Magnesiumnitrat[2]. Die Veraschung geht dann schon bei
niedriger Temperatur vor sich. Fontès und Thivolle erhitzen deshalb nicht
über freier Flamme, sondern auf einem Metallbad von Blei und Zinn, das eine
Temperatur von 300—350° hat.

Das Eisen hinterbleibt bei der trockenen Veraschung als Oxyd.
Beim Lösen in Wasser findet es sich also im unlöslichen Rückstand. Viele
Analytiker benützen diesen Umstand, um das Eisen so von einem großen Teil
der Salze zu befreien. Es ist dann notwendig, vor der Veraschung Natriumcarbonat oder Calciumcarbonat zuzusetzen, um die Bildung löslicher Eisensalze
mit Sicherheit auszuschließen. Bei Abwesenheit von Calcium- und Magnesiumphosphat kann man nach Salkowski[3] das Eisenoxyd nach dem Auslaugen
mit Ammoniumnitratlösung und neuerlichem Glühen unmittelbar zur Wägung
bringen. Anspruch auf große Genauigkeit kann man indessen wohl bei dieser
Methode, zumal bei kleinen Eisenmengen, nicht erheben.

Besser ist es, das Eisen nun in Lösung zu bringen und nach einer der
weiter unten angeführten Methoden zu bestimmen. Man kann dabei den Rückstand von der Veraschung ohne vorhergehende Wasserextraktion auch direkt
mit Säure aufnehmen. Die meisten Autoren (Bunge, Damaskin, Hoffmann, Wolter, Moreau, Mouneyrat, Nottbohm und Weisswange,
Murray, Fleury) benützen dazu die Salzsäure, die aber stark geglühtes
Eisenoxyd nur schwer löst. Es ist daher nach Nottbohm und Weisswange
mehrmaliges Abrauchen mit konzentrierter Salzsäure notwendig, während
Fleury durch Zusatz von Magnesiumnitrat vor der Veraschung eine Auflockerung des Eisenoxyds bewirkt, so daß die Lösung dann leichter vonstatten geht.
Etwas besser löst sich das Eisenoxyd in Schwefelsäure, die von Hamburger
benützt wird. Die Schwefelsäure ist auch für einige der später behandelten
Eisenbestimmungsmethoden zweckmäßiger als die Salzsäure, weshalb Murray
nach der Aufnahme der Asche mit Salzsäure nochmals mit Schwefelsäure ab-
raucht, um so daß Eisen in Sulfat überzuführen. Dasselbe erzielen Jolles[4]
sowie nach ihm Oerum[5] durch Schmelzen des Veraschungsrückstandes mit
Kaliumbisulfat. Besonders leicht löslich ist das Eisenoxyd nach Fleury in
sirupöser Phosphorsäure.

Bei der nassen Veraschung werden die Schwierigkeiten des Inlösung-
bringens des gesamten Eisens vermieden. Das Material wird hier gleich von
Anfang an gelöst und bleibt in diesem Zustand während der ganzen Operation.
Als Lösungsmittel hat sich besonders die Schwefelsäure gut bewährt, weil sie
immerhin verhältnismäßig hohe Temperaturen zu erreichen gestattet und außerdem auf das organische Material verkohlend wirkt. Ihre oxydierende Wirkung
ist wohl nicht sehr hoch anzuschlagen. Bei Verwendung von Salpetersäure als
Oxydationsmittel verhindert sie aber die Dissoziation der Säure, so daß diese
ihre Oxydationskraft voll entfalten kann.

Die ersten Anfänge der nassen Veraschung gehen deshalb auch von diesen
beiden Substanzen aus, und erst später wurden den verschiedenen Bedürfnissen

---

[1] Murray, M. M.: Ein Verfahren zur Eisenbestimmung in kleinen Mengen biologischer
Substanzen. Biochemic. J. 18, 852 (1924). — Denigès: Bull. Soc. Pharmac. Bordeaux
67, 81 (1929). — [2] Fleury, P.: Methodik der Eisenbestimmung im Blut. J. Pharmac.
9, 561 (1929). — Fleury, P., u. J. Marque: Verbesserung der Methode zur Eisenbestimmung im Blut nach Fleury. Ebenda 9, 568 (1929). — [3] Salkowski, E: Zit. S. 761. —
[4] Jolles, A.: Über eine quantitative Methode zur Bestimmung des Bluteisens zu klinischen Zwecken. Mh. Chem. 17, 677. — [5] Oerum, H. P. T.: Colorimetrische Eisenbestimmung im Blute mit Meislings Universalcolorimeter. Z. anal. Chem. 43, 147
(1904).

entsprechend auch andere Oxydationsmittel verwendet. Der erste, der die Veraschung mit Schwefelsäure und Salpetersäure benützt hat, war wohl Lapicque[1]; er führte die Operation so durch, daß er die Substanz in einem Kolben aus böhmischen Glas zunächst 24 Stunden in Schwefelsäure stehen ließ und dann so lange Salpetersäure zusetzte und erhitzte, bis der Kolbeninhalt sich nicht mehr dunkel färbte. Rasche Verbreitung fand die Methode aber erst in der Form von Neumann[2], der Rundkolben aus Jenaer Glas mit langem Hals (Kjeldahlkolben) anwendete und, da ein Verspritzen aus diesen fast unmöglich ist, viel rascher operieren konnte. Nach ihm versetzt man die Substanz mit einem Gemisch aus gleichen Teilen Schwefelsäure und Salpetersäure und erhitzt auf freier Flamme zum Sieden. Man setzt dann weiter so lange tropfenweise Säuregemisch zu, bis nach Unterbrechung des Zusatzes der Kolbeninhalt sich nicht mehr braun färbt.

Die Säuregemischveraschung wird von vielen Autoren in dieser Form benützt, so von Mislowitzer und Schäfer[3] sowie von Lorber[4]. Sie hat jedoch den Nachteil, daß eine sehr große Menge Schwefelsäure in die Lösung kommt, die sich nur schwer entfernen läßt. Die beim Neutralisieren entstehenden Salze wirken auf den weiteren Gang der Analyse störend. Neumann sah sich deshalb gezwungen, das Eisen zunächst auf eine unten noch zu beschreibende Weise auszufällen, bevor es bestimmt werden konnte. Man kann indessen diese große Menge Schwefelsäure vermeiden, indem man nur zu Beginn der Operation Schwefelsäure zusetzt und dann, wie dies schon Lapicque getan hat, nur noch Salpetersäure nach Bedarf zuführt. Am besten setzt man die Salpetersäure tropfenweise zu der heißen Lösung und kocht dann bis zur Braunfärbung. Dies setzt man so lange fort, bis Schwefelsäurenebel auftreten, ohne daß die Lösung sich dunkel färbt. Nun fügt man Wasser zu der heißen Lösung, um die gebildete Nitrosylschwefelsäure zu zerstören, und raucht neuerdings ab. Bei sorgfältiger Ausführung dieser Operation ist die Lösung dann ganz frei von Salpetersäure und kann unmittelbar zur Eisenbestimmung verwendet werden (Starkenstein und Weden, Donath[5]).

Ganz vermeiden kann man die Anwendung der Schwefelsäure, wenn man nach Roncato[6] verfährt. Dieser erhitzt die Substanz, speziell Blut, mit Salpetersäure auf dem Wasserbade, bis die heftige Reaktion zu Ende ist, und leitet dann NO_2 ein. Es soll so vollständige Oxydation stattfinden. Die überschüssige Säure ist natürlich leicht durch Eindampfen zu entfernen.

An Stelle der Salpetersäure können auch andere Oxydationsmittel

[1] Lapicque, L.: Über die colorimetrische Bestimmung des Eisens. Bull. Soc. chim. (3) 7, 113 — Schnelle Bestimmung des Eisens im Blut. C. r. Soc. Biol. Paris 41, 167 (1889); 42, 669 (1890) — Bemerkungen und Untersuchungen über die Wanderungen des Eisens bei den Vertebraten. Thèse de Paris 1897. — [2] Neumann, A.: Einfache Veraschungsmethode (Säuregemischveraschung) und vereinfachte Bestimmung von Eisen, Phosphorsäure, Salzsäure und anderen Aschenbestandteilen unter Benutzung dieser Säuregemischveraschung. Hoppe-Seylers Z. 37, 115 (1902). — [3] Mislowitzer, E., u. W. Schäfer: Die Elektrotitration in physiologischen Flüssigkeiten. II. Die Bestimmung von Eisen. Biochem. Z. 168, 203 (1926). — [4] Lorber, L.: Einfache mikro-colorimetrische Eisenbestimmungsmethode. Biochem. Z. 181, 391 (1927). — [5] Starkenstein u. Weden: Über das anorganische Eisen des Organismus. Arch. f. exper. Path. 134, 274 (1928). — Donath, W. F.: Chemische Analyse in Organen. Meded. Dienst Volksgezdh. Nederl.-Indie Nr 3, 184 (1926) — Chemische Eisenanalyse des Blutes verschiedener Menschenrassen und einige Analysen pathologischen Blutes. Ebenda S. 261. — Mengert-Presser, H., u. W. F. Donath: Über Hämoglobin- und Eisenbestimmungen im Blut der in den Tropen lebenden Menschen. Trans. 6. congr. far Eastern assoc. trop. med. Tokio 1925, 1, 537 (1926). — [6] Roncato, A.: Dosamento del ferro nel sangue. Arch. Sci. di biol. 6, 278 (1924).

verwendet werden. Wong[1] sowie Reis und Chakmakjian[2] nehmen dazu Kaliumchlorat, Dupray[3] Perchlorsäure. Henriques und Roland[4] veraschen ebenfalls mit Schwefelsäure und Perchlorsäure bis zur Entfärbung der Flüssigkeit. Dann setzen sie 30 ccm Bromwasser zu, rauchen dieses sowie den größten Teil der Schwefelsäure ab und nehmen den Rückstand mit Wasser auf.

Wasserstoffsuperoxyd als Oxydationsmittel verwenden Fowweather[5] sowie Dominici[6]. Das Reaktionsgemisch soll nach Fowweather weit weniger stoßen und schäumen als bei Anwendung von Chlorat. Auch ist das überschüssige Oxydationsmittel besonders leicht zu zerstören, und es hinterläßt keine Salze als Rückstand, die unter Umständen lästig sein könnten. Briggs[7] schließt deshalb auch an die Salpetersäureveraschung eine Zersetzung mit Wasserstoffsuperoxyd an. Noch ruhiger als bei Verwendung von H_2O_2 siedet das Reaktionsgemisch nach Smirk[8] bei Anwendung von Ammoniumpersulfat und Salpetersäure ohne Schwefelsäure.

Schließlich seien noch einige Methoden erwähnt, bei denen nicht die gesamte organische Substanz zerstört, sondern auf andere Weise vom Eisen getrennt wird. So kann man nach Zickgraf[9] im Harn das Eisen in der Weise niederschlagen, daß man eine Eiweißlösung zusetzt und diese dann mit Essigsäure in der Wärme koaguliert. Der Niederschlag, der alles Eisen enthalten soll, wird dann nach Jolles verascht. Da das Eiweiß selbst Eisen enthält, das bei der Bestimmung abgezogen werden muß, ist die Methode wohl kaum zu empfehlen.

Andere Methoden zielen dahin, das komplex gebundene Eisen zu ionisieren und dann durch Ausfällen von der organischen Substanz zu befreien, ohne daß diese vollständig zerstört werden muß. Im allgemeinen handelt es sich dabei um Eisenbestimmungen im Blut, wo das Eisen des Hämoglobins in Freiheit gesetzt werden muß. Pekár[10] raucht das Blut zu diesem Zweck mehrmals mit Königswasser ab. Der Rückstand wird dann mit Ammoniumsulfid aufgenommen, wobei das Eisen als FeS ungelöst bleibt und abfiltriert werden kann. Durch Salzsäure wird es dann in Lösung gebracht. Bermann[11] zersetzt das Hämoglobin durch Erhitzen mit konzentriertem Bromwasserstoff und Kaliumpermanganat, Brown[12] durch kurzes Erhitzen mit konzentrierter Salzsäure und Kaliumchlorat in siedendem Wasserbad. Nach Kugelmass[13] kann man statt des Kaliumchlorats auch Wasserstoffsuperoxyd nehmen. Man

[1] Wong, S. Y.: Die colorimetrische Bestimmung von Eisen und Hämoglobin im Blut. J. of biol. Chem. 55, 421 (1923); 77, 409 (1928). — [2] Reis, F., u. H. H. Chakmakjian: Colorimetrische Methode zur quantitativen Bestimmung des Eisens im Blute in Form des dispersen Preußischblau. J. of biol. Chem. 92, 59 (1931). — [3] Dupray, M.: Ein colorimetrisches Verfahren zur Bestimmung von Eisen und Hämoglobin im Blut. J. Labor. a. clin. Med. 12, 917 (1927). — [4] Henriques, V., u. H. Roland: Zur Frage des Eisenstoffwechsels. Biochem. Z. 201, 479 (1928). — [5] Fowweather, F. S.: Die Bestimmung des Eisens im Blut, Gewebe und Urin. Biochemic. J. 20, 93 (1926). — [6] Dominici, G.: Über die Bestimmung des Eisens. Fol. clin. chim. et microsc. (Bologna) 3, 65 (1928). — [7] Briggs, W. P.: Gehaltsbestimmung einiger offizineller Eisenpräparate, die organische Substanzen enthalten. J. amer. pharmaceut. Assoc. 19, 1191 (1930); T. 1931 I, 1953. — [8] Smirk, F. H.: Die Mikrobestimmung des Eisens im Blut. Biochemic. J. 21, 36 (1927). — [9] Zickgraf: Über eine neue Bestimmung des Eisens im Harn. Z. anal. Chem. 41 (1902). — [10] Pekár, M.: Über die Bestimmung des Eisengehaltes im Blut. Orv. Hetil. (ung.) 1903, Nr 44; Ref. Jber. Tierchem. 33, 241. — [11] Bermann, D.: Schnellmethode zur Eisenbestimmung in kleinen Blutmengen. J. of biol. Chem. 35, 231. — [12] Brown, A. L.: Ein neues Verfahren zur quantitativen Bestimmung des Eisens im Blut. J. amer. chem. Soc. 44, 423 (1922). — [13] Kugelmass, N.: Ein Verfahren zur Mikrobestimmung des Eisens in kolloidalen Lösungen. Bull. Soc. Chim. biol. Paris 4, 577 (1922).

erwärmt, bis Lösung und Niederschlag farblos geworden sind, und filtriert dann vom Eiweißniederschlag ab. Für gewisse Methoden der Eisenbestimmung ist sogar das Filtrieren entbehrlich. Nach Asher und Tominaga[1] ist diese Methode auch zur Eisenbestimmung in anderen Organen brauchbar. Bei allen diesen Methoden muß das Reaktionsgemisch erwärmt werden, so daß die Konzentration der zugesetzten Säure sich in unkontrollierbarer Weise verändert.

Da für die colorimetrische Eisenbestimmung genaue Einhaltung der Wasserstoffionenkonzentration notwendig ist, hat Wong[2] eine Methode ausgearbeitet, die die Abspaltung des Eisens schon in der Kälte gestattet. Er schüttelt zu diesem Zweck das Blut mit Schwefelsäure und Kaliumpersulfat und fällt dann die Eiweißstoffe mit Natriumwolframat aus.

Nachweis und Bestimmung des Eisens in der Aschelösung. In der Aschelösung liegt das Eisen ausschließlich in ionisierter dreiwertiger Form vor. Alle Reaktionen des Ferriions, die deutlich sichtbar verfolgt werden können, sind also zum Nachweis und, wenn sie vollständig verlaufen, auch zur Bestimmung des Eisens geeignet. Viele Methoden ziehen es aber vor, das Eisen zunächst zu reduzieren und dann erst der Bestimmung zuzuführen. Deshalb müssen auch die Reaktionen der Ferroionen angeführt werden, um so mehr, da sie für den im folgenden Abschnitt zu besprechenden Nachweis der Oxydationsstufe des Eisens in biologischem Material eine Rolle spielen.

Reaktionen der Eisenionen. Ferroionen geben mit Alkalien einen grünlichweißen Niederschlag von Ferrohydroxyd, der sich an der Luft rasch unter Oxydation zu Ferrihydroxyd schwärzt und dann braun färbt. Ebenso wird das mit Alkalicarbonat gebildete weiße Ferrocarbonat rasch zu Ferrihydroxyd oxydiert. Schwefelwasserstoff erzeugt in Ferrosalzlösungen keinen Niederschlag, wohl aber seine Salze. Das gebildete Schwefeleisen ist in Säuren unter Schwefelwasserstoffentwicklung leicht löslich. Ferricyankalium erzeugt in neutraler oder saurer Lösung eine dunkelblaue Fällung von Ferro-Ferricyanid (Turnbullsblau). Bei kleinen Eisenmengen entsteht nur eine blaue Färbung, kein Niederschlag. Ferrocyankalium gibt mit Ferrosalzlösungen zum Unterschied von Ferrisalzlösungen nur eine uncharakteristische weiße Fällung von Ferro-Kalium-Ferrocyanid. Von diesen Niederschlagsreaktionen ist zur quantitativen Bestimmung des Eisens keine brauchbar, weil die entstandenen Niederschläge nicht quantitativ und auch nicht beständig sind.

Dagegen finden jene Reaktionen weitgehend Verwendung in der quantitativen Analyse, die auf dem Übergang in die dreiwertige Oxydationsstufe beruhen. Zahlreiche Oxydationsmittel sind geeignet, das Ferroeisen quantitativ zu oxydieren. Aus Gründen, die unten noch zu erörtern sind, haben sich in erster Linie das Kaliumpermanganat, ferner das Kaliumbichromat und das Kaliumbromat bewährt.

Sehr groß ist ferner die Zahl der Reagenzien, die mit Ferroionen Färbungen geben und die deswegen zum Nachweis derselben verwendet werden können. Diese Reaktionen beruhen im allgemeinen auf der Bildung gefärbter Komplexsalze. Die Färbung mancher dieser Salze ist außerordentlich intensiv und ermöglicht so den Nachweis von ganz geringen Eisenmengen. Die folgenden Angaben über diese Reaktion sind einem Sammelreferat von Heller[3] in der

---

[1] Asher, L., u. Yuzuru Tominaga: Beiträge zur Physiologie der Drüsen. 75. Untersuchungen über den Eisenstoffwechsel in seiner Abhängigkeit von Milz und Ovarien. Biochem. Z. **156**, 418 (1925). — [2] Wong, S. Y.: Die colorimetrische Bestimmung von Eisen und Hämoglobin im Blut. J. of biol. Chem. **55**, 421 (1923); **77**, 409 (1928). — [3] Heller, K.: Sammelreferat. Aluminium, Chrom, Eisen, Titan, Uran. Mikrochem. **12**, 327 (1933).

„Mikrochemie" entnommen: Das Nickelreagens Dimethylglyloxim gibt mit Ferroionen eine rosarote Färbung[1], die nach K. Nagaseko[2] noch bei einer Eisenmenge von 0,05 γ in 1 ccm sichtbar sein soll, wenn die Probelösung mit Schwefelwasserstoff behandelt und mit Ammoniak neutralisiert wurde. Nach László-
Ekkert[3] kann man in ammoniakalischer Lösung mit alkoholischer Dimethylglyoximlösung 1 γ Eisen (2) nachweisen. Wein- oder Citronensäure stören
nicht, so daß Ferriionen als Komplexsalze in Lösung gehalten werden können.
Nach Feigl[4] werden noch 0,04 γ Eisen auf der Tüpfelplatte mit 1 proz. alkoholischer Dimethylglyoximlösung nachgewiesen. Kupfer und Kobaltsalze in
größeren Mengen stören nicht, da sie braune Komplexverbindungen mit dem
Reagens geben[5].

Die bekannte Turnbullblaureaktion wird mikrochemisch von Tananaeff[6]
ausgewertet. Auf einem mit Kaliumferricyanid imprägnierten Filtrierpapier
läßt sich noch 1 γ Fe durch eine Tüpfelreaktion erkennen. Die Reduktion des
Eisens wird zweckmäßig mit 1 proz. Lösungen von Kaliumjodid und Natriumthiosulfat durchgeführt, wobei Störungen durch gegebenenfalls anwesendes
Kupfer vermieden werden. Feigl[7] erreicht so auf der Tüpfelplatte eine Erfassungsgrenze von 0,7 γ Eisen bei Verwendung von 1 proz. Kaliumferricyanidlösung. Szebellédy[8] zeigt, daß die Blaufärbung mit Kaliumferricyanid bei
Anwesenheit von 5 ccm 0,02 n-Ferrosulfatlösung ausbleibt, wenn die Probelösung 0,06 g Ammonfluorid enthält.

Organische Verbindungen, welche die Eisen II-spezifische Atomgruppe
$= C \quad C$ enthalten[9], liefern in mit Natriumacetat gepufferten Lösungen

OH NOH

blaue Ferrosalze. Küster[10] erkennt zweiwertiges Eisen noch in einer 0,0075 proz.
Ferrosulfatlösung nach Zugabe einiger Tropfen Ammoniak oder Natriumacetat
mittels Isonitrosoacetylaceton. Kröhnke[11] kann nach Ausschütteln mit 1 ccm
isonitroacetophenonhaltiger Chloroformlösung (1,4 g auf 100 ccm Chloroform)
noch 0,06 γ Eisen erkennen, wenn die saure Lösung unter Schütteln allmählich
mit Ammoniak- oder Dinatriumphosphatlösung alkalisch gemacht wird. Eisen
geht als blaue Komplexverbindung quantitativ in das Chloroform. Der Ausführung des Nachweises muß eine Reduktion zu zweiwertigem Eisen durch
Kochen mit Hydrazinsulfat in alkalischer Lösung vorausgehen. Dubsky und
Kuraš[12] haben das wasserlösliche Diisonitrosoaceton als empfindliches Reagens
für zweiwertiges Eisen erprobt. Zu 8 ccm Probelösung gibt man 1 ccm 1 proz.
alkoholische Reagenslösung, neutralisiert mit etwas Ammonacetat und erhält
bei Gegenwart von Ferroeisen eine intensiv blaue, bei Spuren (bis zu 0,5 γ)
erst nach einigen Minuten eine schwach rötlichviolette Färbung. Mangan stört
wenig, Nickel und Kobalt ziemlich stark.

Feigl und Hamburg[13] untersuchen die von Blau[14] beobachtete blutrote

[1] Kraus, J.: Z. anal. Chem. 71, 189 (1927). — [2] Nagaseko, K.: Mem. Coll. Sci.
Kyoto Imp. Univ., s. A 11, 109, 113, durch Chem. Zbl. 1928 II, 275. — [3] Laszlo-Ekkert:
Magy. Gyogysz. Tarsas. Ert. 7, 231 (1931), durch Chem. Zbl. 1931 II, 280. —[4] Feigl,
F.: Qualitative Analyse mit Hilfe von Tüpfelreaktionen, S. 204. Leipzig: Akad. Ver-
lagsges. 1931. — [5] Weeldenburg, G. A.: Durch Chem. Zbl. 1924 II, 513. — [6] Tananaeff: Z. anorg. Chem. 140, 324 (1924). — [7] Feigl, F.: Qualitative Analyse mit Hilfe
von Tüpfelreaktionen, S. 202. Leipzig: Akad. Verlagsges. 1931. — [8] Szebellédy, L.:
Z. anal. Chem. 75, 165 (1928). — [9] Näheres s. F. Feigl: Qualitative Analyse usw.,
S. 74 ff. — [10] Küster, W.: Hoppe-Seylers Z. 155, 165 (1927). — [11] Kröhnke, F.: Ber.
dtsch. chem. Ges. 60, 527 (1927). — [12] Dubsky, J., u. M. Kuraš: Chem. Listy 23,
496 (1929). — [13] Feigl, F., u. H. Hamburg: Z. anal. Chem. 86, 1 (1931). — [14] Blau,
F.: Mh. Chem. 19, 647 (1898).

Färbung von α-α'-Dipyridyl mit Ferrosalzen auf ihre Empfindlichkeit. 1 ccm der schwach saueren Probelösung gibt noch bei einem Eisen(2)gehalt von 0,1 γ mit einigen Tropfen der 2proz. salzsauren Reagenslösung eine Rosafärbung. Auf der Tüpfelplatte lassen sich 0,03 γ Eisen(2) in 1 Tropfen mit 1 Tropfen Reagenslösung nachweisen. Ein geeignetes Tüpfelpapier erhält man durch Imprägnieren von Filtrierpapier (Schleicher-Schüll Nr. 589) mit einer alkoholischen Reagenslösung. Zum Nachweis von Eisen(3)spuren wird die Reduktion in 1 ccm saurer Probelösung durch einige Krystalle Natriumsulfit unter Erwärmen bei Anwesenheit des α-α'-Dipyridyls vorgenommen. Nach dem Erkalten tritt die Rosafärbung noch bei Anwesenheit von 0,2 γ Eisen auf.

Die Thioglykolsäurereaktion auf Eisen von Andreasch[1] empfiehlt neuerdings Lyons[2]. Die Anwendung der Thioglykolsäure hat den Vorteil, daß die Reduktion zu Ferrosalzen und deren Nachweis durch das gleiche Reagens erfolgt. 1 Tropfen dieser Säure zu 5 ccm der neutralen oder schwach sauren Probelösung gebracht, reduziert Ferrisalze zu Ferroverbindungen und gibt dann mit diesen noch bei Verdünnungen von 1:5 000 000 auf Zugabe von 0,5 ccm konzentrierter Ammoniaklösung sofort eine Purpur- bzw. Rotfärbung, welche Verfasser auf die Entstehung des gefärbten Anions Fe(S·CH$_2$COO)$_2''$ zurückführt. Bei größeren Verdünnungen (1:10^7) tritt die Rotfärbung erst nach 5 Minuten ein.

Eine von Richaud und Bidot[3] angegebene Reaktion — Blaufärbung eines Gemisches von Ferrosalz und Phosphorwolframsäure beim Versetzen mit Alkali — erwies sich als nicht spezifisch für Eisensalze. Sie wird nach Popesco[4] von vielen anderen reduzierenden Substanzen gegeben.

Für die quantitative Bestimmung des Eisens haben sich von diesen Reaktionen nur die mit Dimethylglyoxim, mit Isonitrosoacetophenon mit Thioglykolsäure und besonders die Bildung des sehr beständigen Komplexes mit α-α'-Dipyridyl bewährt.

Ferriionen geben sowohl mit Alkalien als auch mit Alkalicarbonaten einen Niederschlag von braunem Eisenhydroxyd, eine Reaktion, die unter Umständen vollständig verläuft und daher zur quantitativen Bestimmung verwendet werden kann. Mit Natriumphosphat fällt gelblichweißes Ferriphosphat, das in Essigsäure unlöslich, in Mineralsäuren leicht löslich ist. Schwefelammonium erzeugt eine schwarze Fällung von Ferrisulfid, löslich in Säuren unter Reduktion des Eisens. Ferrocyankalium fällt aus neutralen und sauren Lösungen Ferrieisen als Berlinerblau (Ferri-Ferrocyanid), während Ferricyankalium zum Unterschied von den Ferrosalzlösungen in Ferrisalzlösungen nur eine Braunfärbung hervorruft. Ferner wird zum Nachweis und zur Bestimmung des Eisens die Fällung mit Nitroso-β-Naphthol nach Ilinski und Knorre verwendet. Martini[5] benützt die Fällung mit Urotropinsulfat und Ammoniumrhodanid zum Eisennachweis, die aber von Korenman[6] als wenig empfindlich

[1] Andreasch, R.: Sitzgsber. Akad. Wiss. Wien, Math.-naturwiss. Kl. **1879**, 133. — [2] Lyons, E.: Thioglykolsäure als ein Farbreagens für Eisen. J. amer. chem. Soc. **49**, 1916 (1927). — [3] Richaud, A., u. Bidot: Über eine neue Farbreaktion der Ferrosalze und einige ihrer Anwendungen. J. Pharmac. Chim. (6) **29**, 230 (1909). — [4] Popesco, A.: Über den Nachweis der Eisenoxydulsalze in den Körperflüssigkeiten mit Hilfe des Phosphorwolframsäureagens. Bul. de Chim. **18**, 3; Ref. Chem. Zbl. **1916 II**, 427. — [5] Martini, A.: Beiträge zur Spezialmikrochemie. I. Das Urotropinsulfat als neues mikrochemisches Reagens. Mikrochem. **6**, 28 (1927). — [6] Korenman, J. M.: Weitere Mitteilungen über Anwendung der mikrochemischen Analyse. Pharmazeut. Zentralh. **70**, 709 (1929).

bezeichnet wird. Doch hat Korenman an Stelle der vorgeschriebenen gesättigten Lösungen nur 10proz. verwendet. Er empfiehlt statt dessen das Chinolin als gutes Reagens auf Ferrisalze[1].

Der Übergang des dreiwertigen in zweiwertiges Eisen kann durch geeignete Reduktionsmittel quantitativ gestaltet werden und dann zur quantitativen Bestimmung dienen. In erster Linie verwendet man hier die Reaktionen mit Jodwasserstoffsäure, mit Zinnchlorür und mit Titanochlorid.

Auch für die qualitative und quantitative Bestimmung der Ferriionen finden verschiedene Farbreaktionen Anwendung. Die älteste und am meisten gebräuchliche ist wohl die Reaktion mit Rhodankalium, die zur Bildung eines intensiv roten Ferrirhodanidkomplexes führt. Ferroionen geben diese Reaktion nicht. Heller und Krumholz[2] weisen mit 1proz. Kaliumrhodanidlösung auf der Tüpfelplatte noch 0,25 γ Eisen nach. Bei Anwesenheit der 460fachen Menge Kupfer oder Nickel gelingt der Nachweis von 0,63 γ Eisen, und neben der 320fachen Menge Kobalt oder Chrom lassen sich noch 1,25 γ Eisen bei Vergleich mit entsprechenden Leerversuchen erkennen. Die Rotfärbung unterbleibt, wenn Stoffe anwesend sind, die mit Ferriionen stabile Komplexverbindungen liefern oder wenn die Rhodanionen durch Bildung des wenig dissoziierten Mercurirhodanids verbraucht werden. Eine Rotfärbung kann durch Nitrite vorgetäuscht werden. Ferner gibt das dreiwertige Eisen mit einer ganzen Reihe organischer Oxyverbindungen intensiv gefärbte Komplexsalze, die zum Nachweis herangezogen werden können. Am intensivsten und daher am gebräuchlichsten sind die Reaktionen mit Phenolen und Phenolsäuren, mit der Protocatechusäure[3], dem Tannin, der Mekkonsäure, dem Alizarin und vielen anderen.

Eine Zusammenstellung der neueren Arbeiten über andere Farbreaktionen des Ferrieisens entnehmen wir wiederum dem Sammelreferat von Heller: Gutzeit[4] zieht folgende Färbungen zum Tüpfelnachweis von Eisen heran: Mit Dinitrosoresorcin hellgrün, mit 1-, 2-, 5-Sulfosalicylsäure violett und mit Chromotrorsäure wird ein dunkelgrüner Niederschlag erhalten. Empfindlichkeitsangaben fehlen. Gutzeit empfiehlt auch die bekannte Berlinerblaureaktion mittels Kaliumferrocyanid in Form einer Tüpfelreaktion. Feigl[5] findet auf Filtrierpapier eine Erfassungsgrenze von 0,1 γ und auf der Tüpfelplatte eine solche von 0,05 γ Eisen. Nagaseko[6] macht einige Angaben über den Einfluß des Säuregrades auf die Empfindlichkeit der Reaktion. Szebellédy[7] berichtet über das Ausbleiben der Berlinerblaureaktion bei Anwesenheit von viel Fluorionen. Beachtenswert für die Anwendung der Berlinerblaureaktion im biologischen Material ist die Beobachtung, daß Oxydationsfermente mit Ferrocyankalium Blaufärbung geben[8].

Denigès[9] verwendet frisch bereitete Alloxantinlösung (0,1 g in 10 ccm n-Natronlauge) zum Nachweis von Ferrisalzen. Eine Blaufärbung tritt noch bei Konzentrationen von 1 mg Eisen im Liter deutlich hervor. Die Reaktion gelingt auch mit Ferrikomplexverbindungen; Kaliumferritartrat und -citrat geben Blaufärbung. Wenn die Alloxantinlösung rosa gefärbt ist, muß bis zum

[1] Korenman, J. M.: Chinolin als mikrochemisches Reagens auf einige Schwermetalle. Pharmazeut. Zentralh. 71, 769 (1930). — [2] Heller, K., u. P. Krumholz: Mikrochem. 7, 221 (1929). — [3] Lutz, O.: Über eine neue Eisenreaktion. Chem.-Ztg 31, 570 (1907). — [4] Gutzeit, G.: Helvet. chim. Acta 12, 840 (1929). — [5] Feigl, F.: Quantitative Analyse mit Hilfe von Tüpfelreaktionen, S. 201. Leipzig: Akad. Verlagsges. 1931. — [6] Nagaseko, K.: Mem. Coll. Sci. Kyoto. Imp. Univ., s. A, 11, 109, 113, durch Chem. Zbl. 1928 II, 275. — [7] Szebellédy, L.: Z. anal. Chem. 75, 165 (1928). — [8] Schneider, R.: Chem. Zbl. 1927 I, 1872. — [9] Denigès, G.: C. r. Acad. Sci. Paris 180, 519.

Verschwinden dieser Färbung gekocht und dann rasch abgekühlt werden. Van Urk[1] macht auf die Verwendung von Pyramidon als Eisenreagens aufmerksam; es gibt intensive Blaufärbung in saurer Lösung. Nach Agnew[2] ist die Grenzkonzentration bei der Salicylsäurereaktion 1:2500000.

Von diesen angeführten Reaktionen ist die Rhodanidreaktion die Grundlage für die heute weitaus am häufigsten verwendete Eisenbestimmungsmethode. Auch von den anderen Reaktionen wird die eine oder die andere zur quantitativen Analyse empfohlen.

Einige Reaktionen werden von allen ionisierbaren Eisenverbindungen gegeben, gleichgültig, ob sie das Eisen in der zwei- oder dreiwertigen Stufe enthalten. Hierher gehört in erster Linie die Hämatoxylinreaktion von Macallum[3]. Eine 0,5proz. Lösung von Hämatoxylin in Wasser gibt mit Spuren von Eisen schon eine intensiv blauschwarze Färbung. Diese Reaktion geben nicht nur einfache Eisensalze, sondern auch anorganische komplexe Verbindungen, während die organischen Eisenverbindungen nicht reagieren. Es ist nicht bekannt, ob zweiwertiges Eisen bei dieser Reaktion zu dreiwertigem oxydiert wird und als solches reagiert, oder ob es sich, wie in den folgenden Fällen, nicht um Komplexbildung, sondern um katalytische Wirkungen des Eisens handelt. Besonders zwei von Simon angegebene Methoden beruhen auf diesem Prinzip. Sie sind im Kapitel ,,Katalytische Wirkungen des Eisens" eingehend behandelt (s. S. 745). Hier sei nur erwähnt, daß Eisensalze die Oxydation von Benzidin bzw. Guajacol durch Wasserstoffsuperoxyd katalysieren und so zu blau gefärbten Oxydationsprodukten führen. Eine andere katalytische Wirkung des Eisens, die Beschleunigung der Oxydation des Cysteins durch Sauerstoff, wurde von Warburg zu einer quantitativen Methode ausgearbeitet (s. unten).

Je nach der Art der Reaktion, die zur Bestimmung der Eisenmenge verwendet wird, lassen sich die Methoden in 4 Gruppen einteilen.

1. Die gravimetrischen Methoden, die das Gewicht eines Niederschlags von bekannter Zusammensetzung ermitteln und daraus das Eisen berechnen.

2. Die maßanalytischen Methoden, die die Menge Reagens feststellen, die zur Oxydation bzw. Reduktion des gesamten Eisens notwendig ist.

3. Die colorimetrischen Methoden, die auf der Bildung komplexer Eisensalze beruhen, deren Farbintensität mit der einer Komplexsalzlösung von bekanntem Eisengehalt verglichen wird.

4. Die Methoden, die die katalytische Wirksamkeit des zu analysierenden Materials messen und mit der bekannter Eisenmengen vergleichen.

Gravimetrische Eisenbestimmungsmethoden. Die gravimetrischen Methoden der Eisenbestimmung sind heute fast vollkommen verlassen. Der Grund dafür ist nicht allein die Notwendigkeit einer oder mehrerer Wägungen für jede einzelne Analyse, sondern mehr noch die Notwendigkeit, das Eisen erst von allen anderen Metallen zu trennen. Sie werden deshalb in erster Linie nur noch dort angewendet, wo von Anfang an ein reines Material vorliegt.

Salkowski[4] hat, wie oben schon erwähnt wurde, bei Abwesenheit von Calcium und Magnesiumphosphat und anderer in Natriumcarbonat unlöslicher

---

[1] Urk, H. W. van: Die Ferrichloridreaktionen auf Codein, Antipyrin und Pyramidon. Pharmazeut. Weekbl. **63**, 1078 (1926); Ref. Chem. Zbl. **1926 II**, 1996. — [2] Agnew, W. J.: Analyst **53**, 30 (1928), durch Chem. Zbl. **1928 I**, 1794. — [3] Macallum: On a new method of distinguishing between organic and inorganic compounds of iron. J. of Physiol. **22**, 92 (1897). — [4] Salkowski, E.: Zur Bestimmung des Eisens in Gegenwart organischer Substanzen. Hoppe-Seylers Z. **83**, 159 (1913).

Verbindungen einfach die Asche des organischen Materials mit Ammonium-nitratlösung ausgelaugt und den unlöslichen Rückstand nach dem Trocknen und Glühen als Fe_2O_3 gewogen. Einwandfrei ist ein solches Verfahren natürlich nur bei Substanzen, die außer dem Eisen keine anorganischen Stoffe enthalten, wie Hämoglobin, Hämin u. dgl. Zur Kontrolle kann man dann bei Rotglut das Oxyd mit Wasserstoff reduzieren. Es entsteht metallisches Eisen, dessen Gewicht dem des Oxyds äquivalent sein muß (Nicloux und Welter[1]).

Die Bestimmung des Eisens durch Fällung aus seinen Lösungen mit Ammoniak und Wägung als Fe_2O_3 wird kaum noch ausgeführt. Die Fällung wird höchstens zur Reinigung benützt, doch ist dabei das schwierige Auswaschen des Niederschlags lästig. Dagegen wird eine andere Fällungsmethode von Zeit zu Zeit wieder empfohlen. Es ist die Fällung mit Nitroso-β-Naphthol, die zuerst von G. v. Knorre[2] angegeben wurde. Nach Jolles[3] verfährt man so, daß man die schwach salzsaure Aschelösung mit einer Lösung von 1,2% Nitroso-β-Naphthol in 50proz. Essigsäure versetzt. Es scheidet sich dann ein unlösliches Ferrisalz aus. Nach Svedenius[4], der eine 4proz. Lösung in Eisessig verwendet, dauert es ziemlich lange, bis der Niederschlag vollkommen ausgefallen ist. Man soll erst nach 40 Stunden filtrieren, dann wird der Niederschlag verascht, geglüht und als Fe_2O_3 gewogen.

Maßanalytische Eisenbestimmungsmethoden. Die am meisten verwendete und wohl auch die älteste maßanalytische Methode der Eisenbestimmung ist die 1846 von Margueritte[5] angegebene Titration mit Kaliumpermanganat. Sie beruht darauf, daß zweiwertiges Eisen durch Permanganat zu dreiwertigem oxydiert wird. Die Reaktion verläuft in saurer Lösung so, daß 1 Mol Permanganat 5 Äquivalente Sauerstoff liefert, also 5 Mol Eisenchlorür oxydiert. Sie geht sehr rasch vor sich und verläuft vollständig. Sobald alles Eisen oxydiert ist, reagiert der nächste Tropfen nicht mehr, und die rote Farbe des Permanganats bleibt bestehen. Bedingung für die Methode ist die Abwesenheit aller oxydierbaren Substanzen, insbesondere also allen organischen Materials. Auch Salzsäure wird oxydiert unter Bildung von Chlor[6]. Zimmermann[7] konnte indessen zeigen, daß Salzsäure durch Permanganat in Abwesenheit von Eisen nicht oxydiert wird, daß der Sauerstoff also wahrscheinlich durch ein intermediäres Peroxyd des Eisens übertragen wird, wie es die neueren Untersuchungen Manchots[8] ja auch wahrscheinlich gemacht haben (s. Abschnitt „Oxydationsstufe"). Durch Zusatz großer Mengen von Mangansalzen läßt sich nach Zimmermann die Reaktion auf einen anderen Weg leiten (intermediäre Bildung von MnO_2) und so die Oxydation der Salzsäure vermeiden. Störend wirkt ferner bei Anwesenheit von Salzsäure die braune Farbe des sich bildenden Ferrichlorids auf die Erkennung des Endpunktes der Titration. Man setzt deshalb nach Reinhardt[9] zweckmäßigerweise etwas Phosphorsäure zu. Die Farbe verschwindet dann vollständig, und die Titration gibt auch bei Anwesenheit von Salzsäure sehr verläßliche Resultate.

---

[1] Nicloux, M., u. G. Welter: Bull. Soc. Chim. biol. Paris **3**, 170 (1921). — [2] Knorre, G. v.: Über die Verwendbarkeit des Nitroso-β-Naphthols in der quantitativen Analyse. Ber. dtsch. chem. Ges. **20**, 283 (1887) — Z. anal. Chem. **28**, 234. — [3] Jolles, A.: Beiträge zur quantitativen Bestimmung des Eisens im Harn. Z. anal. Chem. **36**, 149. — [4] Svedenius, G.: Gravimetrisches Verfahren zur Bestimmung des Eisens in organischen Substanzen. Acta paediatr. (Stockh.) **9**, 1 (1929). — [5] Margueritte: Ann. chim. phys. (3) **18**, 244 (1846). — [6] Löwenthal u. Lenssen: Z. anal. Chem. **1863**, 329. — [7] Zimmermann, Cl.: Ber. dtsch. chem. Ges. **14**, 779 (1881) — Liebigs Ann. **213**, 302 (1882). — [8] Manchot: Liebigs Ann. **325**, 105 (1902). — [9] Reinhardt, C.: Stahl u. Eisen **4**, 709 (1884) — Chem.-Ztg. **13**, 323 (1889).

Da bei der Veraschung organischen Materials stets dreiwertiges Eisen entsteht, muß dieses zunächst reduziert werden. Der Überschuß des Reduktionsmittels darf aber seinerseits nicht mit Permanganat reagieren. Es sind dazu verschiedene Methoden in Gebrauch. Am gebräuchlichsten ist wohl die Reduktion mit metallischem Zink. An Stelle des Zinks werden auch andere Metalle zur Reduktion des Eisens empfohlen, so Cadmium[1], Quecksilber[2] sowie Kupfer in Form von mit Salpetersäure angeätzten Spänen[3]. Das Kupfer hat den Vorteil, daß es sehr rein zu haben ist und daß sich nur die dem Eisen äquivalente Menge Kupfer löst.

Hamburger[4] reduziert mit schwefliger Säure bei schwach saurer Reaktion. Der Überschuß wird durch Kochen unter Durchleiten von CO_2 entfernt. Der von Jacobj[5] gegen das Verfahren erhobene Einwand, daß sich die schweflige Säure nicht vollständig vertreiben läßt, ist nach Huppert[6] bei genauer Beobachtung der Vorschrift nicht stichhaltig.

Malkow[7] reduziert in schwefelsaurer Lösung mit Cuprooxyd, hergestellt durch Reduktion von Fehlingscher Lösung mit Zucker. Das überschüssige Cu_2O wird abfiltriert, das Filtrat nach Margueritte titriert.

Schließlich sei noch die historische Reduktionsmethode von Zimmermann und Reinhardt[8] erwähnt, die in neuerer Zeit durch Benedetti-Pichler[9] auch für Mikrobestimmungen Verwendung gefunden hat. Das Ferrichlorid wird mit Zinnchlorür in der Wärme reduziert und der Überschuß des Reduktionsmittels mit Quecksilberchlorid wieder weggenommen. Es bildet sich dabei HgCl, das bei der Titration, die hier natürlich unter Zusatz von Mangansulfat und Phosphorsäure durchgeführt werden muß, nicht stört.

Für Mikroanalysen hat die Permanganattitration den Nachteil, daß die Farbintensität verdünnter Permanganatlösungen nicht stark genug ist, so daß man den Endpunkt der Titration nur schwer erkennen kann. Besser gelingt dies, wenn man nach Fontès und Thivolle[10, 11] verfährt. Sie versetzten nämlich die zu titrierende Lösung mit einer Lösung von Phosphormolybdänsäure, die eine Spur Kupfer enthält. Das Molybdän wird dabei zu einem intensiv blauen Salz einer niederen Oxydationsstufe reduziert, das dann auch mit sehr verdünnter Permanganatlösung titriert werden kann. Bezüglich der Einzelheiten vgl. Fleury[2].

Eine andere Möglichkeit, den Umschlag bei der Permanganattitration zu verschärfen, besteht in der potentiometrischen Verfolgung der ganzen Reaktion. Während nämlich zu Beginn der Reaktion durch den Zusatz von

---

[1] Helvet. chim. Acta 4, 551 (1921); zit. nach Treadwell: Lehrb. d. analyt. Chemie 2, 524. Leipzig u. Wien 1927. — [2] Fleury, P., u. J. Marque: Zit. S. 762. — [3] Fontès, G., u. L. Thivolle: Die Molybdomanganimetrie und ihre Anwendungen. Mikrobestimmung des Eisens. Anwendung auf die Eisenbestimmung im Blut. Bull. Soc. Chim. biol. Paris 5, 325 (1923). — [4] Hamburger, E. W.: Zit. S. 761. — [5] Jakobj, J. C.: Über Eisenausscheidung aus dem Tierkörper nach subcutaner und intravenöser Injektion. Diss. Straßburg 1887. — [6] Huppert: Über die Bestimmung kleiner Mengen Eisen nach Hamburger. Hoppe-Seylers Z. 17, 87 (1893). — [7] Malkow, A. M.: Schnellmethode zur Eisenbestimmung. J. chem. Ind. 1931, 8, 70; T. 1931 II, 280. — [8] Zimmermann, Cl.: Ber. dtsch. chem. Ges. 14, 779 (1881) — Liebigs Ann. 213, 302 (1882). —Reinhardt, C.: Stahl u. Eisen 4, 709 (1884) — Chem.-Ztg 13, 323 (1889). — [9] Benedetti-Pichler, A. Z. anal. Chem. 73, 200 (1928). — [10] Fontès, G., u. L. Thivolle: Die Molybdomanganimetrie und ihre Anwendungen. Mikrobestimmung des Eisens. Anwendung auf die Eisenbestimmung im Blut. Bull. Soc. Chim. biol. Paris 5, 325 (1923). — [11] Fontès, G., u. L. Thivolle: Mikrobestimmung des Eisens in 1 ccm Blut mit Hilfe einer Molybdän-Manganmethode. C. r. Soc. Biol. Paris 88, 752 (1923) — Die Molybdomanganimetrie und ihre Anwendungen. II. Mikrobestimmung des Eisens in den Geweben: Bull. Soc. Chim. biol. Paris 5, 782 (1923).

$KMnO_4$, also die Bildung von Ferriionen, das Potential nur allmählich steigt, wird es am Ende der Reaktion in dem Moment, wo alle Ferroionen verschwunden sind, einen raschen Anstieg erleiden. Eine praktische Verbesserung dieser Methode beschreibt Heczko[1].

Diesen Sprung der Potentialdifferenz kann man statt elektrometrisch auch durch Verwendung gewisser Indicatoren messen, die dabei ihre Farbe ändern. Knop und Kubelková[2] verwenden dazu das Erioglaucin-A, das unter den Bedingungen der Permanganattitration von Grün in Grau, fast farblos, umschlägt und beim Übertitrieren einen bläulichvioletten Ton annimmt, sowie das Eriogrün-B, dessen Umschlag von Gelb nach Orange allerdings weniger deutlich ist. Nach Core[3] kann auch das bei der Titration mit Kaliumbichromat gebrauchte Diphenylamin bei der Permanganattitration mit Vorteil angewendet werden, da es auch in salzsaurer Lösung einen deutlichen Umschlag gibt.

Die Kaliumbichromatmethode hat in ihrer ursprünglichen Form nach Penny und Schabus[4] den Nachteil, daß der Endpunkt der Reaktion durch Tüpfeln festgestellt werden muß. Das Prinzip der Reaktion ist das gleiche wie bei der Permanganattitration, wobei 1 Mol Kaliumbichromat 6 Äquivalente Sauerstoff liefert. Da aber die Bichromatlösung verhältnismäßig schwach gefärbt ist und andererseits bei der Reaktion grünes Chromisalz entsteht, läßt sich der Endpunkt nicht unmittelbar erkennen. Man nimmt deshalb von Zeit zu Zeit einen Tropfen aus dem Reaktionsgemisch und vermischt ihn auf einer Porzellanplatte mit 1 Tropfen Ferricyankalium. Die Reaktion ist beendet, wenn keine Blaufärbung infolge Bildung von Berlinerblau mehr auftritt.

Die Reduktion von Ferrisalzen, die mit Bichromat titriert werden sollen, erfolgt auf dieselbe Weise wie bei der Permanganattitration. Nach Jones[5] ist es zweckmäßig, die Reduktion durch 5 Minuten langes Kochen mit Analysenblei vorzunehmen. Man filtriert und setzt dann noch 2 Tropfen Zinnchlorür zu. Nach dem Abkühlen oxydiert man das überschüssige Zinnchlorür mit Sublimatlösung und titriert.

Brauchbar wurde die Bichromatmethode nach Einführung der potentiometrischen Messung[6]. Auch hier kann man den beim Umschlagspunkt erfolgenden Potentialsprung statt durch Verfolgung des Potentials mit dem Elektrometer wiederum durch Indicatoren sichtbar machen. Als solcher wird in erster Linie das von Knop[7] angegebene Diphenylamin verwendet.

Eine andere Methode der Titration von Ferroionen ist überhaupt nur bei Messung des elektrischen Potentials verwendbar. Es ist dies die Bestimmung mit Bromat, auf die zuerst Kolthoff aufmerksam gemacht hat. Collenberg und Sandved[8] reduzieren das Eisen mit einem geringen Überschuß von Zinnchlorür und titrieren dann mit Kaliumbromat in salzsaurer Lösung. Es lassen sich zwei Potentialsprünge beobachten, von denen der eine am Ende der Oxydation des Zinnchlorürs, der andere nach Oxydation des Eisens auftritt.

[1] Heczko, Th.: Die potentiometrische Bestimmung von Eisen mit Permanganat nach einer neuen Methode. Z. anal. Chem. **73**, 404 (1928). — [2] Knop, J., u. O. Kubelková: Z. anal. Chem. **77**, 128 (1929). — [3] Core, C. B.: Diphenylamin als innerer Indicator bei der Bestimmung von Eisen. Chem. Analyst **1931**, 20, Nr 3; T. **1931 II**, 1322. — [4] Penny u. Schabus: Zit. nach Treadwell S. 545. — [5] Jones, H. W.: Fehler bei der Eisenbestimmung mit Bichromat. Chem. Analyst **18**, 11 (1929). — [6] Hostetter, J. C., u. H. S. Roberts: J. amer. chem. Soc. **41**, 1337 (1919). — Treadwell, W. D., u. L. Weiss: Helvet. chim. Acta **2**, 680 (1919). — [7] Knop, J.: J. amer. chem. Soc. **46**, 263 (1924). — [8] Collenberg, O., u. K. Sandved: Die elektrometrische Bestimmung von Eisen mit Bromat. Z. anorg. Chem. **141**, 191 (1925).

Die zwischen beiden Sprüngen verbrauchte Bromatmenge ist der Eisenmenge äquivalent. Nach Kolthoff und Vleeschhouwer[1] liegt das Umschlagspotential des Eisens gegenüber dem der Kalomelelektrode bei 0,7 V. Bei Anwesenheit von 1% Sublimat und Erwärmen auf 50° verläuft die Titration bedeutend schneller. Mislowitzer und Schäfer[2] verwenden zur Reduktion des Eisens Titanchlorid. Es ist so möglich, durch Kombination mit der noch unten zu besprechenden Titanchloridmethode Ferri- neben Ferroeisen zu bestimmen.

Von maßanalytischen Eisenbestimmungsmethoden, die auf dem Übergang von der zwei- in die dreiwertige Stufe beruhen, ist hier noch das interessante Verfahren von Rupp[3] zu erwähnen, das auch für die Theorie der im folgenden zu behandelnden jodometrischen Bestimmung von Ferrieisen von größtem Interesse ist. Die Reaktion $2 FeCl_2 + J_2 + 2 HCl \rightleftharpoons 2 FeCl_3 + 2 HJ$ ist natürlich stark von der Konzentration an Jodwasserstoff abhängig. Während das Gleichgewicht bei Anwesenheit von viel Jodwasserstoff fast ganz auf der Seite des Ferroeisens liegt, verschiebt es sich mit steigendem p_H infolge Bildung von Jodid, das sich an der Reaktion nicht beteiligt, sehr stark nach rechts. Rupp setzt nun der zu bestimmenden Eisenlösung Jod in Überschuß sowie eine größere Menge Natriumkaliumtartrat zu. Dadurch wird das p_H hochgehalten und andererseits das Ausfallen des Eisens verhindert, da Ferri- wie Ferroionen von der Weinsäure komplex gebunden werden. Der Umstand, daß Ferrieisen viel stärker komplexbildend ist, fördert noch den Verlauf der Reaktion. Das Jod setzt sich also mit dem Ferrosalz quantitativ um, und nach längerem Stehen kann der Überschuß an Jod mit Thiosulfat zurücktitriert werden. Romijn[4] verwendet statt des Tartrats Natriumpyrophosphat. Die Reaktion ist dann schon nach 5 Minuten beendet.

Der umgekehrte Vorgang, die Reduktion des Ferrieisens durch freie Jodwasserstoffsäure ist schon seit längerer Zeit als maßanalytische Methode für die titrimetrische Bestimmung der Ferriionen in Verwendung. Sie wurde von Mohr[5] zuerst angegeben. Entsprechend der oben aufgestellten Gleichung verläuft die Reaktion nur bei einem großen Überschuß an Jodwasserstoffsäure vollständig. Da es keine Ionenreaktion ist, geht sie mit endlicher Geschwindigkeit vor sich, es ist jedoch nicht zweckmäßig, zur Beschleunigung der Reaktion nach Ripper[6] auf 50—60° zu erwärmen, weil dabei einerseits Verluste durch Verdampfen von Jod eintreten können, andererseits der Jodwasserstoff bei hoher Temperatur auch ohne Oxydationsmittel Jod abspalten kann. Besser ist es, 20 Minuten unter Kohlensäure stehenzulassen und dann das ausgeschiedene Jod mit Thiosulfat zu titrieren. Den Endpunkt der Reaktion erkennt man am Verschwinden der gelben Farbe des Jods. Deutlicher kann man ihn machen, wenn man eine Stärkelösung zusetzt, die mit freiem Jod eine sehr intensiv blaue Adsorptionsverbindung gibt.

Für biologische Eisenbestimmungen wird die jodometrische Methode seit Neumann[7] mit Vorliebe verwendet. Da nach der Säuregemischveraschung jedoch eine sehr salzreiche Lösung vorliegt, hat Neumann empfohlen, das

[1] Kolthoff, J. M., u. J. J. Vleeschhouwer: Die potentiometrische Ferro- und Ferrocyanidbestimmung mit Kaliumbromat. Rec. Trav. chim. Pays-Bas **45**, 923 (1926). [2] Mislowitzer, E., u. W. Schäfer: Zit. S. 763. — [3] Rupp, E.: Die Jodometrie von Ferrosalzen. Ber. dtsch. chem. Ges. **36**, 164 (1903). — [4] Romijn, G.: Die Bestimmung des Ferroions mit Jod. Chem.-Ztg **35**, 1300 (1911). — [5] Mohr, K.: Liebigs Ann. **105**, 53. — [6] Ripper, M.: Die Bestimmung des Eisengehaltes in Pflanzen- und Tieraschen. Chem.-Ztg **18**, 133. — [7] Neumann, A.: Zit. S. 763.

Eisen zunächst durch Erzeugung eines Zinkammoniumphosphatniederschlags auszufällen. Der Niederschlag wird dann in Salzsäure gelöst und nach Mohr titriert. Kleine Eisenmengen werden beim Ausfällen des Niederschlags aber nicht vollständig erfaßt. Daher ist es in diesem Falle notwendig, vor der Fällung einen genau bekannten Zusatz von Eisen zu machen. Darin liegt die hauptsächlichste Schwäche der Neumannschen Methode. Weiter wird ihr der Vorwurf gemacht, daß bei kleinen Eisenmengen die Reaktion mit dem Jodwasserstoff sehr stark von der Konzentration des Eisens und des Jodkaliums, vom p_H und von der Temperatur abhängig ist, so daß exakte Resultate nicht erzielt werden können[1].

Hanslian[2] schlägt deshalb vor, bei Titerstellung und Titration genau die gleichen Bedingungen einzuhalten. Lintzel[3] konnte zeigen, daß besonders die Verdrängung der Luft von größter Wichtigkeit ist.

Dem anderen Übelstand — Zusatz von Eisen vor dem Ausfällen mit Zinkammoniumphosphat — kann man abhelfen, indem man nach Wallgren[4] das Eisen nicht als Phosphat, sondern als Ferronitroso-β-Naphthol ausfällt. Die Fällung kann direkt in Salzsäure gelöst und zur Titration verwendet werden. Man kann aber die Fällung überhaupt vermeiden, wenn man, wie Starkenstein und Weden[5] sowie Donath[5], die Veraschung mit einmaligem geringen Schwefelsäurezusatz ausführt. Bei sorgfältiger Arbeit, Einhaltung der richtigen Acidität, Anwendung eines großen Überschusses von Jodkalium, das natürlich vollkommen rein sein muß, und bei sorgfältiger Verdrängung der Luft durch Kohlensäure lassen sich nach Starkenstein und Weden[5] selbst bei kleinen Eisenmengen (0,2 mg) richtige Resultate erzielen. Da die Bestimmung sehr rasch auszuführen ist, ist sie besonders für Serienanalysen recht geeignet.

Neuerdings empfiehlt Rupp[6], das Eisen zunächst in Ferricyankalium überzuführen und dann Zinksulfat und Kaliumjodid zuzusetzen. Das Ferricyankalium reagiert rascher, und die Umsetzung erfolgt vollständig, so daß kein so großer Überschuß an Jodkalium notwendig ist. Schon nach 3 Minuten kann man titrieren.

Nach Fresenius[7] kann man Ferrieisen durch Titration mit Zinnchlorür bestimmen. Man titriert die salzsaure $FeCl_3$-Lösung in der Hitze mit einer eingestellten Zinnchlorürlösung, wobei 1 Mol $SnCl_2$ 2 Mole $FeCl_3$ reduziert. Die Reaktion verläuft auch in der Hitze ziemlich langsam. Man setzt deshalb einen kleinen Überschuß an Zinnchlorür zu, den man dann mit Jodlösung zurücktitriert. Elektrometrisch läßt sich der Endpunkt der Titration auch direkt bestimmen.

---

[1] Butterfield, E. E.: Über die Lichtextinktion, das Gasbindungsvermögen und den Eisengehalt des menschlichen Blutfarbstoffs in normalen und krankhaften Zuständen. Hoppe-Seylers Z. **62**, 173 (1909). — Fendler, G.: Kritische Bemerkungen zu der Eisenbestimmung nach Neumann. Ebenda **89**, 279 (1914). — Lintzel, W.: Zur Frage des Eisenstoffwechsels. I. Das Verhalten des Blutfarbstoffes bei künstlicher Verdauung. Z. Biol. **83**, 289 (1925). — [2] Hanslian: Die Bestimmung des Eisens in einer Säuregemischasche. Aberhaldens Handb. d. biochem. Arbeitsmeth. **6**, 376 (1912). — [3] Lintzel, W.: Zur Frage des Eisenstoffwechsels. IV. Über das Harneisen. Z. Biol. **87**, 157 (1928) — Zur Frage des Eisenstoffwechsels. V. Über den Eisenbedarf des Menschen. Ebenda **89**, 350 (1929). — [4] Wallgren, A.: Methode zur Bestimmung kleiner Eisenmengen in organischen Substanzen. Upsala Läk.för. Förh., N. F. **36**, 329 (1931); Ref. Ber. Physiol. **64**, 228 (1932). [5] Starkenstein, E., u. H. Weden sowie Donath, W. F.: Zit. S. 763. — [6] Rupp, E.: Über eine neue jodometrische Bestimmungsweise für Ferrisalze. Z. anal. Chem. **86**, 217 (1931). — [7] Fresenius: Z. anal. Chem. **1**, 26 — Lehrb. d. anal. Chemie. 6. Aufl. **2**, 288.

Ein stärkeres Reduktionsmittel als das Zinnchlorür ist das Titanchlorid, mit dem man deshalb die Bestimmung in der Kälte ausführen kann[1]. Die Reaktion verläuft nach der Gleichung $FeCl_3 + TiCl_3 = TiCl_4 + FeCl_2$, erfordert also auf 1 Mol $FeCl_3$ 1 Mol Titanochlorid. Infolge seiner großen Reduktionskraft ist das Titanochlorid an der Luft außerordentlich unbeständig. Man bewahrt die Lösung unter Wasserstoff- oder Kohlensäure auf, indem man die Vorratsflasche dauernd mit einem Kippschen Apparat in Verbindung läßt. Um den Endpunkt der Reaktion zu erkennen, setzt man gegen Ende der Titration einen Tropfen Rhodankalium zu und titriert bis zur Entfärbung. Die Methode arbeitet außerordentlich exakt und ist von der Säurekonzentration weitgehend unabhängig. Deshalb läßt sie sich nach Jahn[2] ohne weiteres an die Säuregemischveraschung nach Neumann anschließen.

Das Verfahren wurde in neuerer Zeit von verschiedenen Autoren benützt und weiter ausgebaut. Insbesondere die Apparatur wurde in vielfacher Hinsicht verbessert, um die Berührung der Lösung mit der Luft nach Möglichkeit zu vermeiden und so auch die Anwendung verdünnter Lösungen zu ermöglichen[3]. Die zu titrierende Lösung muß bei genauen Bestimmungen kleiner Eisenmengen nach Henriques und Roland[4] ebenfalls durch Kohlensäure sorgfältig von Sauerstoff befreit werden. Es ist dazu $^1/_2$stündiges Durchleiten notwendig. Bezüglich weiterer Verbesserungen vgl. Henriques und Roland[4] und Kolthoff[5].

King und Washburne[6] titrieren unter CO_2 oder H_2 in stark saurer Lösung (20% H_2SO_4) bei Siedehitze unter Anwendung sehr dünner Platindrähte als Elektroden. Es gelingt so, $0,3-0,5$ mg Eisen mit einer Genauigkeit von 1% zu bestimmen. Nach King und Howard[7] ist die Methode für Blut ohne weiteres brauchbar. Sie hat den Vorteil, daß die Schwefelsäure nach der Veraschung nicht neutralisiert oder entfernt werden muß.

Nach den Untersuchungen von Laszlo[8] ergibt das Titanverfahren nur bei der Analyse reiner Eisenverbindungen, z. B. Hämoglobin, richtige Resultate, während es bei der Analyse vom Blut stets zu niedrige Werte ergibt. Die Ursache dafür wurde von ihm nicht ermittelt. Ist aber wohl in der Anwesenheit verschiedener Substanzen zu suchen, die man durch eine der Titration vorangehende Fällung sicherlich entfernen kann. Von den meisten Untersuchern wird das Verfahren als außerordentlich zuverlässig empfohlen.

Die Reduktion des dreiwertigen Eisens durch Natriumthiosulfat nach der Gleichung $2\,Fe^{\cdots} + 2\,S_2O_3{}'' = 2\,Fe^{\cdot\cdot} + S_4O_6{}'''$ (Tetrathionat) hat Mika[9] zu einer Eisenbestimmungsmethode verwendet. Die Reaktion verläuft rasch, besonders in schwach saurer Lösung (bei höherer Säurekonzentration scheidet sich

---

[1] Knecht, K., u. E. Hibbert: Ber. dtsch. chem. Ges. **36**, 1551 (1903). — [2] Jahn, F.: Zur Kenntnis des Eisenstoffwechsels. Hoppe-Seylers Z. **75**, 308 (1911). — [3] Bruckl, A.: Die mikromaßanalytische Bestimmung des Arsens, Antimons und Eisens. Mikrochem. **1**, 54 (1923). — Henriques, V., u. A. Roche: Recherches sur la teneur en fer du muscle dans la série animale. Application aux tissus de la méthode de dosage du fer dans les solutions au moyen du chlorure de titane. Bull. Soc. Chim. biol. Paris **9**, 527 (1927). — [4] Henriques, V., u. H. Roland: Zit. S. 764. — [5] Kolthoff, J. M.: The titration of ferric and cupric salts separately and in the presence of one another, also in the presence of antimony, by means of titanous chloride. Rec. Trav. chim. Pays-Bas **43**, 816 (1924). — [6] King, J. F., u. R. N. Washburne: Die elektrometrische Bestimmung kleiner Ferriionen. J. physic. Chem. **30**, 1688 (1926). — [7] King, J. F., u. F. H. Howard: Die elektrometrische Bestimmung des Eisens im Blut. J. of biol. Chem. **75**, 27 (1927). — [8] Laszlo, T.: Über Eisenbestimmung im Blute. I. Biochem. Z. **237**, 483 (1931). — [9] Mika, J.: Eine potentiometrische Methode zur Bestimmung des Eisens. Z. Elektrochemie **34**, 84 (1928).

Schwefel aus), bei Zusatz von etwas Kupfersulfat und Erwärmen auf 50°. Der Umschlagspunkt ist sehr scharf und wird potentiometrisch festgestellt.

Colorimetrische Methoden der Eisenbestimmung. Colorimetrische Methoden haben vor der Titration im allgemeinen den Vorteil, daß sie viel spezifischer für die betreffenden Substanzen sind. Während bei der Eisentitration auch andere Oxydations- bzw. Reduktionsmittel erfaßt werden können, ist bei den meisten colorimetrischen Methoden alles, was gefunden wird, auch wirklich Eisen. Andere Metalle geben im allgemeinen nicht die gleichen Färbungen; doch besteht die Gefahr, daß durch Verunreinigungen ein Teil des Eisens maskiert wird und so der Bestimmung entgeht. Hat man sich überzeugt, daß keine derartigen Stoffe vorliegen, so sind die colorimetrischen Methoden speziell für Reihenversuche außerordentlich brauchbar, wenn sie auch die Genauigkeit der Titration nie erreichen können; denn immer ist es natürlich schwerer, zwei Farben auf gleiche Intensität einzustellen, als einen Umschlag von einer Farbe in die andere oder der gefärbten Lösung in die ungefärbte zu beobachten.

Von den Reaktionen der Ferrosalze sind mehrere für die Colorimetrie vorgeschlagen worden. Doch ist ihre Anwendung bis jetzt ziemlich beschränkt geblieben. Eine der ersten angegebenen Methoden ist die von Pekár[1]. Sie beruht darauf, daß Schwefeleisen in starker Verdünnung unter entsprechenden Bedingungen kolloidal in Lösung bleibt. Man fällt zunächst aus den Lösungen, die nur ionisiertes Eisen enthalten dürfen, das Eisen als Sulfid aus, löst es dann in schwefelwasserstoffhaltiger Salzsäure, verdünnt stark und versetzt mit Ammoniak. Die entstehende dunkelbraune Lösung wird mit einer gleichen von bekanntem Eisengehalt verglichen. Etwas anders verfährt Mouneyrat[2]. Er versetzt die Aschelösung zuerst mit Ammoniak und leitet dann Schwefelwasserstoff ein. Nach diesem Vorgehen muß hauptsächlich oder ausschließlich Fe_2S_3 vorliegen. Die Lösung ist schön grün gefärbt.

Von den Substanzen, die mit Ferroionen Komplexsalze bilden, schlug Tschugajew[3] das Dimethylglyoxim zur Eisenbestimmung vor. Man erhitzt die zu prüfende Flüssigkeit mit Dimethylglyoxim, wobei man zur Reduktion des dreiwertigen Eisens Hydrazinsulfat zusetzt. Die auftretende Rosafärbung wird schon mit ganz kleinen Eisenmengen erzielt und eignet sich zur Colorimetrie. Nach Schwarz[4] stören Calcium, Magnesium und Phosphorsäure erst in hoher Konzentration. Nagaseko[5] reduziert mit Schwefelwasserstoff in saurer Lösung und neutralisiert dann mit Ammoniak. Es lassen sich so 0,1—0,03 mg Eisen in 50 ccm bestimmen.

Die Reaktion des Ferroeisens mit Isonitrosoacetophenon benützt Kröhnke[6] zur Eisenbestimmung im Trink- und Brauchwasser. Nach Reduktion mit Hydrazinsulfat wird mit der Lösung des Reagens in Chloroform unterschichtet und mit Ammoniak so lange geschüttelt, bis etwa $p_H = 8,0$ erreicht ist. Die Chloroformlösung wird dann colorimetriert. Kupfer, Nickel, Kobalt müssen entfernt werden; Mangan stört auch in großer Menge nicht.

Weniger durch andere Salze beeinflußt ist die von Lyons[7] vorgeschlagene Bestimmung mit Thioglykolsäure. Ferricisen wird durch die Säure selbst

---

[1] Pekár, M.: Über die Bestimmung des Eisengehalts im Blute. Orv. Hetil. (ung.) **1903**, Nr 44; Ref. Jber. Tierchem. **33**, 241. — [2] Mouneyrat, A.: Zit. S. 761. — [3] Tschugajew, L., u. B. Orelkin: Über eine empfindliche Eisenreaktion und über eine Methode zur colorimetrischen Eisenbestimmung. Z. anorg. Chem. **89**, 401. — [4] Schwarz, G.: Zur Eisenbestimmung in Butter. Milchwirtsch. Forsch. **3**, 468 (1926). — [5] Nagaseko, K.: Zit. S. 766. — [6] Kröhnke, F.: Gas- u. Wasserfach **70**, 510 (1927); ref. nach K. Heller. Zit. S. 765. — [7] Lyons, E.: Zit. S. 767.

reduziert, nachdem vorübergehend Bildung eines blauen Komplexes aufgetreten ist. Zusatz eines Reduktionsmittels ist also nicht nötig. Störend wirken auf die Reaktion lediglich Oxydationsmittel, die zur Bildung von Dithioglykolsäure führen. Bei saurer Reaktion ist die Lösung farblos. Erst bei alkalischer bildet sich das tiefrot gefärbte Thioglykolatoferriion.

Besondere Vorzüge besitzt die von Hill[1] angegebene Methode mit $\alpha\alpha'$-Dipyridyl. Der intensiv rote Ferrokomplex ist nämlich außerordentlich stabil. Er ist von der Acidität der Lösung nahezu unabhängig und selbst bei Luftzutritt beliebig lange haltbar. Die Reduktion des dreiwertigen Eisens nimmt Hill mit Natriumhydrosulfit oder mit Hydrazinhydrat vor.

Von den Farbreaktionen des dreiwertigen Eisens ist in erster Linie die Rhodanidreaktion zur quantitativen Eisenbestimmung in Gebrauch. Die ihr ursprünglich anhaftenden Mängel sind durch den Ausbau der Methodik heute so gut wie vollkommen beseitigt, und die Rhodanidmethode ist heute bei weitem die in der Biologie am meisten gebrauchte Methode der Eisenbestimmung. In die Biologie eingeführt wurde sie 1889 durch Lapicque[2]. Sehr bald wurde gegen sie von Krüss und Morath[3] sowie von Riban[4] der Einwand erhoben, daß die Farbintensität nicht proportional der Eisenmenge gehe, sondern mit steigender Verdünnung stärker abnehme. Demgegenüber betont Lapicque, daß die Färbungen sehr wohl vergleichbar seien, wenn man immer die gleichen Mengen Rhodansalz verwendet. Nur bei Anwesenheit großer Mengen Phosphorsäure versage die Reaktion.

Jolles[5] gab später eine einfache Apparatur, das „Ferrometer", an, in der mit ganz geringen Blutmengen in rascher, für den klinischen Gebrauch geeigneter Weise der Eisengehalt des Blutes bestimmt werden konnte. Die zu bestimmende Lösung und die Vergleichslösung befanden sich in 2 Zylindern, die es gestatteten, die Schichthöhe so zu variieren, daß gleiche Farbintensität erzielt werden konnte. Die Zusammensetzung der Lösung mußte natürlich peinlich genau eingehalten werden, zumal die verhältnismäßig verdünnten Lösungen, die zur Verwendung kamen, ziemlich empfindlich gegen geringe Änderungen in der Zusammensetzung sind. Die damit erzielten Resultate waren daher auch recht verschieden, so daß sich ein heftiger Streit über die Brauchbarkeit der Methode entwickelte.

Schwenkenbecher[6] sowie Plesch[7] fanden die Methode unbrauchbar, weil die Färbung nicht nur von den schon von Krüss und Morath angegebenen Umständen abhängt, sondern auch beim Stehen allmählich zurückgeht. Dagegen betont Jolles[8], daß bei richtiger Handhabung der Methode einwandfreie Resultate erzielt werden können. Auch viele andere Untersucher fanden sie durch-

[1] Hill, R.: Eine Methode zur Berechnung von Eisen im biologischen Material. Proc. roy. Soc. Lond. **107**, 205 (1930). — [2] Lapicque, L.: Zit. S. 763. — Ferner Bull. Soc. chim. France (3) **2**, 774 (1889). — [3] Krüss, G., u. H. Morath: Zur spektrocolorimetrischen Eisen- bzw. Rhodanbestimmung. Ber. dtsch. chem. Ges. **22**, 2054 (1891). — [4] Riban, J.: Die colorimetrische Bestimmung des Eisens als Sulfocyanat oder anderen Verbindungen. Bull. Soc. chim. France (3) **6**, 916; **7**, 199. — [5] Jolles, A.: Über eine quantitative Methode zur Bestimmung des Bluteisens zu klinischen Zwecken. Mh. Chem. **17**, 677 — Klinisches Ferrometer. Münch. med. Wschr. **1901**, 342. — [6] Schwenkenbecher: Über die colorimetrische Bestimmung des Eisens. Dtsch. Arch. klin. Med. **75**, 480. — [7] Plesch, J.: In Brugsch-Schittenhelm, Handb. d. Technik d. spez. klin. Untersuchungsmethoden. — [8] Jolles, A.: Zur colorimetrischen Eisenbestimmung im Blute. Dtsch. Arch. klin. Med. **76**, 501; **82**, 601; **100**, 421 — Über die colorimetrische Eisenbestimmung im Blute. Z. anal. Chem. **43**, 537 (1904) — Zur quantitativen Eisenbestimmung im Blute mittels des Ferrometers. Ebenda **44**, 6 — Zur Methodik der Eisenbestimmung im Blute. Zbl. inn. Med. **37**, 1.

aus brauchbar (Boetzelen[1], Bathias[2], Oerum[3], Charnass[4]). Immerhin erschien aber die Methode noch sehr unsicher, und bis in die neueste Zeit haben sich Stimmen gefunden, die ihre Brauchbarkeit anzweifeln[5]. Bei Berücksichtigung der inzwischen gemachten Erkenntnisse über den Verlauf der Reaktion und über die Vermeidung der Störungen und bei Verwendung der heute gebräuchlichen Colorimeter ist indessen die Methode heute vollkommen zuverlässig.

Die Abhängigkeit der Farbe von der Konzentration kann man berücksichtigen, indem man nach Roncato[6] eine Kurve des Extinktionskoeffizienten für steigende Konzentrationen aufnimmt. Man muß dabei unter denselben Bedingungen arbeiten wie bei der Herstellung der zu analysierenden Lösung. Nach Willstätter[7] ist indessen die Färbung bei hohen Konzentrationen an Rhodanid dem Eisengehalt nahezu proportional. Es genügt also, einen großen Überschuß an Rhodanid anzuwenden (10% KCNS oder noch besser 40% NH_4CNS). Außerdem ist so die Intensität der Färbung weit größer. Die Vergleichslösung muß natürlich jedesmal frisch hergestellt werden. Noch weiter kann die Empfindlichkeit der Reaktion gesteigert werden, wenn man nach dem Vorschlag von Marriott und Wolf[8] der Lösung Aceton zusetzt. In Acetonlösung ist nämlich das Eisenrhodanid weit weniger dissoziiert. Gleichzeitig wird dadurch natürlich auch die Abhängigkeit von der Konzentration vermindert. Besonders für Mikrobestimmungen hat sich daher dieser Acetonzusatz sehr gut bewährt[9]. Nach van der Vlugt[10] sowie Wong[11] muß sorgfältig auf die Säurekonzentration geachtet werden. Die Veraschungsmethode von Wong vermeidet jedes Erhitzen, so daß die Säurekonzentration genau bekannt ist.

Den Rückgang der Färbung, der von einer Reduktion des Eisens durch das Rhodanid herrührt, kann man für eine gewisse Zeit verhindern, wenn man Oxydationsmittel zusetzt. Am geeignetsten dazu ist wohl das von Stokes und Coin[12] empfohlene Persulfat, weil der Überschuß nicht mit dem Rhodanid reagiert. Dupray[13] empfiehlt statt dessen Salpetersäure, Nachtigall[14] Wasserstoffsuperoxyd. Ein großer Überschuß ist dabei zu vermeiden, weil sonst das Rhodanid zerstört wird. Die Vergleichslösung ist natürlich auch unter diesen Umständen nicht haltbar und muß jedesmal erneuert werden. Smirk[9] empfiehlt deshalb, statt einer Ferrirhodanidlösung von bekanntem Gehalt eine haltbare

[1] Boetzelen, E.: Über das Jollessche klinische Ferrometer. Münch. med. Wschr. 49, 366. — [2] Bathias, H.: Über die quantitative Bestimmung des Eisens im Blute. Technik. Ergebnisse. Thèse de Lyon 1903. — [3] Oerum: Colorimetrische Eisenbestimmung im Blute mit Meisslings Universalcolorimeter. Z. anal. Chem. 43, 147 (1904). — [4] Charnass, D.: Zur Methodik der Eisenbestimmungen im Blute. Biochem. Z. 25, 339 (1910). — [5] Laszlo, T.: Über Eisenbestimmung im Blute. I. Biochem. Z. 237, 483 (1931). — Klein, L.: Über Eisenbestimmungen im Blute. II. Ebenda 237, 492 (1931). — [6] Roncato, A.: Zit. S. 763. — [7] Willstätter, R.: Bestimmung kleiner Eisenmengen als Rhodanid. Ber. dtsch. chem. Ges. 53, 1152 (1920). — [8] Marriott, W. M., u. C. G. Wolf: Bestimmung kleiner Mengen Eisen. J. of biol. Chem. 1, 451 (1906). — [9] Bermann, L.: Schnellmethode zur Eisenbestimmung in kleinen Blutmengen. J. of biol. Chem. 35, 231 (1918). — Fowweather, F. S.: Die Bestimmung von Eisen im Blut, Gewebe und Urin. Biochemic. J. 20, 93 (1926). — Smirk, F. H.: Die Mikrobestimmung des Eisens im Blut. Ebenda 21, 36 (1927) — Eine genaue Mikrobestimmung von Chlorid und Eisen im Blut und anderen Flüssigkeiten. Ebenda 22, 201 (1928). — Dominici, G.: Über die Bestimmung des Eisens. Fol. clin. chim. et microsc. (Bologna) 3, 65 (1928). — [10] Vlugt, L. S. van der: Die colorimetrische Eisenbestimmung mittels Kaliumsulfocyanid. Chem. Weekbl. 25, 495 (1928); Ref. Ber. Physiol. 48, 732. — [11] Wong, S. Y.: Zit. S. 764. — [12] Stokes, H. N., u. J. R. Coin: J. amer. chem. Soc. 29, 409 (1907). — [13] Dupray, M.: Zit. S. 764. — [14] Nachtigall, G., u. M. Bayer: Arch. f. Hyg. 100, 35 (1928).

Farbstofflösung von ähnlicher Farbe zu verwenden, die man einmal gegen Eisenrhodanidlösung geeicht hat.

Störend für die Reaktion ist ferner die Anwesenheit verschiedener Substanzen in der zu analysierenden Lösung. Hierher gehört in erster Linie die salpetrige Säure, die bei der Veraschung mit Schwefel- und Salpetersäure als Nitrosylschwefelsäure häufig in der Lösung bleibt und ihrerseits mit Rhodanwasserstoffsäure eine Rotfärbung hervorruft. Man kann sie jedoch leicht entfernen, wenn man die Lösung nach der Veraschung noch heiß mit Wasser versetzt und noch einmal bis zum Auftreten von Schwefelsäurenebeln eindampft. Walker[1] zerstört sie nach der Veraschung durch Zusatz von Wasserstoffsuperoxyd. Ähnlich verfährt auch Briggs[2]. Willstätter und Pollinger[3] empfehlen statt dessen einen kleinen Zusatz von Harnstoff, der die salpetrige Säure zu Stickstoff reduziert. Während durch salpetrige Säure ein zu hoher Eisengehalt vorgetäuscht wird, ist das Umgekehrte der Fall bei Anwesenheit von Stoffen, die entweder das Eisen oder das Rhodanid komplex binden und so der Reaktion entziehen. Hierher gehört in erster Linie die Phosphorsäure, die fast in jedem biologischen Material vorhanden ist. In noch höherem Grade aber stört die Pyrophosphorsäure die Reaktion, die sich aus der Phosphorsäure beim Veraschen durch Glühen bilden kann. Nach Deseö[4] genügt es, die Lösung mit einer 1,5—2,5 n-HCl aufzukochen, um die komplexen Phosphate zu zerstören. Besser aber ist es wohl, die Phosphorsäure ganz zu entfernen. Elvehjem und Hart[5] schlagen eine Fällung der Phosphorsäure mit Ammoniummolybdat vor. Pyrophosphat muß zuerst durch Kochen mit NaOH[6] oder durch vorsichtiges Eindampfen mit HCl[7] in Othophosphat übergeführt werden.

Anstatt die Phosphorsäure zu entfernen, kann man auch das Eisen ausfällen und es so gleichzeitig von anderen störenden Elementen (Ag, Cu, Hg, Co) trennen. Lintzel[8] fällt das Eisen als Sulfid bei neutraler Reaktion aus. Ein Zusatz von Kadmiumchlorid nach Kugelmass[9] bedingt dabei eine bessere Filtrierbarkeit und quantitative Fällung des Eisens. Die von Horsters[10] empfohlene Fällung als Eisenoxydzinkphosphat-Doppelsalz nach Neumann bedingt nur eine Befreiung von den anderen Verunreinigungen, während gerade die stark störende Phosphorsäure der Lösung noch zugesetzt wird. Sie ist also für die Rhodanidmethode keinesfalls ein Vorteil.

Sehr zweckmäßig sind dagegen jene Methoden, die das Fe in Verbindungen überführen, die in organischen Lösungsmitteln löslich sind und es dann durch Ausschütteln von den anderen Bestandteilen trennen. Nottbohm und Weisswange[11] setzen zu diesem Zweck das Ammoniumsalz des Nitrosophenylhydroxylamins (Kupferon) zu, dessen Komplexsalz mit Eisen in Chloroform leicht löslich ist. Man schüttelt aus, verdampft das Chloroform und verascht den Rückstand. Das nunmehr reine Eisen kann mit der Rhodanidmethode ganz genau bestimmt werden.

---

[1] Walker, W. B.: Analyst **50**, 279 (1925). — [2] Briggs, W. P.: Zit. S. 764. — [3] Willstätter, R., u. A. Pollinger: Über die peroxydatische Wirkung der Oxyhämoglobine. Hoppe-Seylers Z. **130**, 281 (1923). — [4] Deseö, D. v.: Beitrag zur colorimetrischen Eisenbestimmung. Biochem. Z. **146**, 323 (1924). — [5] Elvejhem, C. A., u. E. H. Hart: Eisen in der Nahrung. II. Quantitative Methoden zur Bestimmung des Eisens in biologischem Material. J. of biol. Chem. **67**, 43 (1926). — [6] Elvejhem, C. A.: J. of biol. Chem. **86**, 463 (1930). — [7] Warburg, O.: Methode zur Bestimmung von Kupfer und Eisen und über den Kupfergehalt des Blutserums. Biochem. Z. **187**, 255 (1927). — [8] Lintzel, W.: Zur Frage des Eisenstoffwechsels. IV. Über das Harneisen. Z. Biol. **87**, 157 (1928). — [9] Kugelmass, J. N.: Zit. S. 764. — [10] Horsters, H.: Zur Frage der quantitativen Eisenbestimmung in Organen und Körperflüssigkeiten. Biochem. Z. **232**, 469 (1931). — [11] Nottbohm, F. E., u. W. Weisswange: Zit. S. 761.

Das nochmalige Veraschen wird vermieden, wenn man in der Lösung das Ferrirhodanid herstellt und dieses ausschüttelt. Nach Urk[1] sind dazu Äther und Amylalkohol geeignet. Da das Ferrirhodanid in ätherischer Lösung nicht dissoziiert ist, ist nicht nur die Farbe intensiver, sondern es wird nach Lachs und Friedenthal[2] das gesamte Eisen selbst bei Anwesenheit von Phosphorsäure und anderen komplexbildenden Stoffen der Lösung entzogen. Die Reaktion wird dadurch besonders empfindlich. Besser als der Äther ist nach Kennedy[3] der Amylalkohol geeignet, weil er nicht verdunstet, also zur colorimetrischen Bestimmung besser auf ein bestimmtes Volumen eingestellt werden kann. Schon einmaliges Ausschütteln mit Amylalkohol soll das Eisen quantitativ erfassen. Konzentration, p_H u. dgl. spielen bei dieser Reaktion keine Rolle (Kugelmass[4]). Es ist deshalb weder bei der Bestimmung des Eisens im Blute noch in den Geweben vollständige Veraschung notwendig; es genügt, das Eisen in Freiheit gesetzt zu haben[5]. Schönheimer und Oshima[6] empfehlen zum Ausschütteln des Ferrirhodanids den Essigester.

Gegenüber der großen Bedeutung, die die Rhodanidreaktion für die Eisenbestimmung gewonnen hat, treten die anderen colorimetrischen Methoden ganz in den Hintergrund, obwohl sie teilweise auch recht gute Resultate liefern. Insbesondere sind einige von ihnen weniger störenden Einflüssen ausgesetzt als die Rhodanidreaktion; ihre Farbintensität ist jedoch im allgemeinen eine geringere.

Das gilt insbesondere für die Berlinerblaureaktion, die von Zangenmeister[7] in die biologische Analyse eingeführt wurde. Man versetzt hier die saure Lösung mit einer Kaliumferrocyanidlösung. Das Ausfallen des Niederschlages wird durch einen Zusatz von Gummi vermieden. Die Reaktion ist weitgehend unabhängig von der Konzentration der Säure und des Ferrocyankaliums und geht der Eisenkonzentration parallel. Organische Verbindungen werden dabei nach Urk[1] am besten durch Ammoniumpersulfat zerstört. Dabei ist es nach Mummery[8] nicht gleichgültig, ob man die Aschelösung mit Salpetersäure oder mit Salzsäure aufnimmt. In letzterem Falle erzielt man höhere Werte. Nach Reis und Chakmakijan[9] ist vollständige Veraschung nicht notwendig. Es genügt, das organisch gebundene Eisen durch Erhitzen mit Schwefelsäure und Kaliumchlorat aufzuschließen. Ein Nachteil der Methode liegt in der starken Eigenfarbe des Ferrocyankaliums, das zur Erzielung der löslichen Modifikation des Berlinerblaus in großem Überschuß angewendet werden muß und besonders bei der Bestimmung kleiner Eisenmengen die Färbung beeinträchtigt. Die Zersetzung des Ferrocyankaliums durch das Licht

[1] Urk, H. W.: Über die colorimetrische Bestimmung des Ferri-Ions. Zu gleicher Zeit einige Bemerkungen über bekannte Reaktionen. Pharmazeut. Weekbl. 63, 1101 (1926). — [2] Lachs, H., u. H. Friedenthal: Die Bestimmung des Eisens auf colorimetrischem Wege (Eisengehalt der Kuhmilch). Biochem. Z. 32, 130 (1911). — [3] Kennedy, R. P.: Die quantitative Bestimmung des Eisens in Geweben. J. of biol. Chem. 74, 385 (1927). — [4] Kugelmass, N.: Zit. S. 764. — [5] Asher, L., u. Yuzuru Tominaga: Zit. S. 765. — [6] Schönheimer, R., u. F. Oshima: Der Kupfergehalt normaler und pathologischer Organe. Hoppe-Seylers Z. 180, 249 (1929), (Fußnote S. 254). — [7] Zangenmeister, W.: Ein Apparat für colorimetrische Messungen, insbesondere für quantitative Hämoglobinbestimmungen. Z. Biol. 33, 72 (1896). — [8] Mummery, W. R.: Analyst 51, 511 (1926); zit. nach K. Heller: Sammelreferat. Aluminium, Chrom, Eisen, Titan, Uran. Mikrochem. 12, 349 (1933). — [9] Reis, F., u. H. H. Chakmakijan: Colorimetrische Methode zur quantitativen Bestimmung des Eisens im Blute in Form des dispersen Preußischblau. J. of biol. Chem. 92, 59 (1913).

geht dagegen zu langsam vor sich, um zu meßbaren Fehlern Anlaß geben zu können[1].

Eine sehr brauchbare Methode der colorimetrischen Eisenbestimmung hat Lorber[2] angegeben. Er versetzt die Eisenlösung mit Sulfosalicylsäure und macht dann mit Ammoniak alkalisch. Die anfangs auftretende Rotfärbung schlägt bei ammoniakalischer Reaktion in ein ziemlich intensives Gelb um, dessen Intensität weitgehend von äußeren Einflüssen unabhängig ist. Die Methode ist von Paviot, Chevalier und Revol[3] zur Eisenbestimmung im Sputum, von Starkenstein und Weden[4] zur Bestimmung von anorganischem Eisen in unveraschten Organextrakten neben Ferrocyankalium verwendet und einwandfrei gefunden worden.

Weniger gut für biologische Zwecke sind wohl die Eisenbestimmungen mit Salicylsäure von Ssagaidatschni und Rawitsch[5] sowie mit Brenzcatechin nach Bernoulli[6], weil bei ihnen die Abhängigkeit der Färbung von der Säurekonzentration recht beträchtlich ist. Dasselbe gilt auch für die von Urk[7] angegebene Reaktion mit Pyramidon, bei der die entstehende Färbung nur innerhalb eines gewissen Konzentrationsbereichs an Säure ($^n/_{10}$ bis $^n/_5$) der Eisenkonzentration parallel geht. Vereinzelt wurden ferner auch noch andere Methoden angewendet, so das Verfahren von Denigès[8], das auf der starken Färbung der Eisenchlorwasserstoffsäure, H_2FeCl_5, beruht.

Bestimmung des Eisens durch Messung seiner katalytischen Wirksamkeit. Eine ganz eigenartige Methode der Eisenbestimmung ist in neuerer Zeit durch Warburg[9] eingeführt worden. Die Methode beruht darauf, daß Cystein in Gegenwart von gewissen Schwermetallen durch Sauerstoff zu Cystin oxydiert wird. Die Geschwindigkeit der Oxydation geht der Schwermetallmenge parallel. Durch eine passende Apparatur wird nun die Sauerstoffmenge, die in einer bestimmten Zeit verbraucht wird, manometrisch gemessen. Der Vorteil, aber auch der Nachteil der Methode liegt in ihrer außerordentlichen Empfindlichkeit. Die Eisenmengen, die so bestimmt werden können, bewegen sich in der Größenordnung von 0,1 Mikrogramm. Die gemessene Sauerstoffmenge ist ein Vielfaches der äquivalenten, so daß die Genauigkeit der Ablesung sehr stark vergrößert ist. Umgekehrt erfordert die Methode peinliche Reinhaltung der Apparatur und der Reagenzien von allen Spuren von Eisen; insbesondere muß das Cystein vollkommen eisenfrei sein, da es schon bei Gegenwart von minimalen Spuren autoxydabel ist. Ferner muß die Temperatur sowie die Reaktion der Lösung konstant gehalten werden. Das letztere erzielt man durch Zusatz einer alkalischen Pufferlösung. Ein Leerversuch ist für die Bestimmung natürlich unerläßlich.

Andere Schwermetallsalze, besonders Cu, haben dieselbe Wirkung wie das Eisen; umgekehrt wird die Reaktion durch komplexbildende Substanzen (Pyro-

---

[1] Porlezza, C.: Ann. Chim. applic. **13**, 48 (1923). — Nagaseko, R.: Mem. Coll. Sci. Kyoto Imp. Univ., s. A, **11**, 95 (1928). Beide zit. nach Zd. Stary: Sammelreferat. Mikrobestimmungen des Eisens in biologischem Material. Mikrochem. **12**, 355 (1933). — [2] Lorber, L.: Zit. S. 763. — [3] Paviot, J., R. Chevalier u. L. Revol: Neues colorimetrisches Verfahren zur Bestimmung kleinster Eisenmengen. C. r. Soc. Biol. Paris **99**, 1749 (1928). — [4] Starkenstein, E., u. H. Weden: Zit. S. 763. — [5] Ssagaidatschni, A., u. M. Rawitsch: J. russ. physik.-chem. Ges. **58**, 1018 (1926); zit. nach Heller S. 349. — [6] Bernoulli, A. L.: Helvet. chim. Acta **9**, 835 (1926). — [7] Urk, H. W. v.: Eine auch in stark saurer Lösung quantitative colorimetrische Bestimmung des Ferri-Ions. Pharmazeut. Weckbl. **63**, 1120 (1926). — [8] Denigès, G.: Zit. S. 762. — [9] Warburg, O.: Methode zur Bestimmung von Kupfer und Eisen und über den Kupfergehalt des Blutserums. Biochem. Z. **187**, 255 (1927). — Warburg, O., u. H. A. Krebs: Über locker gebundenes Kupfer und Eisen im Blutserum. Ebenda **190**, 143 (1927).

phosphat) gehemmt. Dieses muß daher bei einer Gesamteisenbestimmung erst entfernt werden. Bei Anwesenheit von Cu verfährt man so, daß man in einer Probe den Gehalt an Fe und Cu zusammen bestimmt, während man einer anderen Probe Pyrophosphat zusetzt und so die Eisenwirkung hemmt. Die Wirkung des Kupfers wird dadurch nicht beeinflußt und kann nun für sich allein bestimmt werden. Die Differenz ergibt den Eisengehalt.

Bestimmung des Eisens in biologischem Material ohne Veraschung. Die unter Zerstörung der organischen Substanz durchgeführten Eisenbestimmungen geben uns wohl den Gesamteisengehalt des zu analysierenden Organs an, sie sagen aber nichts aus über die Form, in der das Eisen vorliegt. Um diese festzustellen, ist es notwendig, Reaktionen anzuwenden, die entweder das ganze Untersuchungsmaterial unverändert lassen wie gewisse physikalische Methoden oder die nur gewisse Eisenverbindungen erfassen, während sie andere nicht beeinflussen.

Bestimmung der Bindungsart. Da die oben angeführten Reaktionen zum großen Teil Ionenreaktionen sind, scheint es auf den ersten Blick leicht, durch sie den ionisierten Anteil des Eisens zu bestimmen. Sie sind aber fast durchwegs nur unter ganz bestimmten Bedingungen durchführbar, und unter diesen veränderten Verhältnissen kann die Ionisierung eine ganz andere sein als unter normalen Bedingungen. Außerdem werden durch die Reaktionen die Ionen dem in biologischem Milieu herrschenden Gleichgewicht der Eisenverbindungen entzogen, und das hat zur Folge, daß die komplexen Verbindungen teilweise weiter dissoziieren und neue Ionen liefern. Da uns die Größe dieses dissoziierenden Anteils aber nicht bekannt ist, sind solche Ionenreaktionen zur Bestimmung der Eisenionenkonzentration nicht geeignet; wohl aber geben sie uns die Möglichkeit, qualitativ die Anwesenheit nicht oder nur unvollständig ionisierter Eisenverbindungen zu erkennen und auch in grober Weise abzuschätzen, ob ein mehr oder weniger großer Anteil des Eisens in dieser Form vorliegt.

Bunge[1] hat zu diesem Zweck das Ammonsulfid sowie salzsaures Ferrocyankalium empfohlen. Molisch[2] verwendet ebenfalls die Blutlaugensalze in salzsaurer Lösung zum Nachweis ionisierten Eisens in mikroskopischen Schnitten, während sich komplex gebundenes Eisen erst nach Aufschluß mit KOH oder besser nach Richter[3] mit NH_3 nachweisen lassen soll. Macallum[4] empfiehlt als Reagens das Hämatoxylin. Es ist im Kapitel „Chemische Eigenschaften" im Abschnitt über die Bindungsart ausgeführt, daß komplexe Verbindungen mit anorganisch gebundenem Eisen alle diese Reaktionen mehr oder weniger stark verzögert und abgeschwächt geben. Ebenso verhält sich aber auch das kolloidale Eisenhydroxyd, ob es nun durch Eisenkationen oder durch anodisch wandernde Stoffe wie Zucker oder Eiweiß in Lösung gehalten wird. Von den obengenannten Autoren sowie auch von vielen anderen wurden gewisse Verbindungen, die auch alle diese Reaktionen überhaupt nicht oder nur verzögert geben, für organische Eisenverbindungen erklärt. Es soll hier noch einmal mit allem Nachdruck darauf hingewiesen sein, daß die Reaktionen zwar geeignet sind, qualitativ die Anwesenheit von nichtionisiertem Eisen anzuzeigen, daß sie aber weder über die Menge dieser Eisen-

[1] Bunge, G. v.: Über die Assimilation des Eisens. Hoppe-Seylers Z. **9**, 49 (1884). — [2] Molisch: Die Pflanze in ihren Beziehungen zum Eisen. Jena 1892 — Bemerkungen über den Nachweis von maskiertem Eisen. Ber. dtsch. bot. Ges. **11**, 73 (1893). — [3] Richter, O.: Beiträge zur mikrochemischen Eisenprobe. Z. wiss. Mikrosk. **39**, 1 (1922). — [4] Macallum: On a new methode of distinguishing between Organic and Inorganic Compounds of Iron. J. of Physiol. **22**, 92 (1897) — Erg. Physiol. **1908**, 565.

verbindungen etwas auszusagen gestatten, noch auch darüber, ob es sich um komplexe oder aus einem anderen Grunde nicht ionisierte Verbindungen handelt. Es ist also unzureichend, auf Grund des Ausbleibens der einen oder anderen Reaktion allein von organischen Eisenverbindungen zu sprechen. Vielmehr ist dafür eine Reihe anderer Momente maßgebend, die im Abschnitt „Bindungsart" näher besprochen worden sind.

Dagegen gestattet das Auftreten oder Ausbleiben der Reaktionen einen Schluß auf den Ionisationsgrad der betreffenden Verbindungen. Je weniger eine Verbindung ionisiert ist, desto weniger der obengenannten Eisenionenreaktionen werden auf sie ansprechen. Alle diese Reaktionen versagen aber nur bei einer kleinen Gruppe von Verbindungen, die sich auch durch andere Eigenschaften vor den übrigen auszeichnen. Es sind dies die Verbindungen mit organisch gebundenem Eisen.

Zweifellos ist die universellste Eisenreaktion die Hämatoxylinreaktion von Macallum, welche nur von jenen Eisenverbindungen nicht gegeben wird, die das Eisen in organischer Bindung enthalten. Bei der Beurteilung der bei der Reaktion entstehenden Fällung ist natürlich zu berücksichtigen, daß die Art des Farbumschlages auch durch das p_H beeinflußt ist, weshalb nur bei schwach saurer Reaktion das Hämatoxylin das Vorhandensein von anorganischem Eisen beweist.

Am nächsten kommt dieser Reaktion die mit Schwefelammon, die ebenfalls bei allen bisher untersuchten Eisenpräparaten positiv ausfällt, mit Ausnahme beim Hämoglobin und bei der Ferro- und Ferricyanwasserstoffsäure. Unterschiede finden sich bei dieser Reaktion hinsichtlich der Schnelligkeit des Eintritts der Reaktion und der Beschaffenheit bzw. Umwandlung des entstandenen Sulfids. So zeigen die komplexen Eisenanionen, namentlich in verdünnter Lösung, zunächst bloß eine Verfärbung mit Schwefelammon, welche sichtlich zunimmt und schließlich zu einer völligen Ausfällung führt, was durch Erhitzen gefördert werden kann. Man wird daher wohl annehmen müssen, daß auch die das Eisen im komplexen Anion enthaltenden Verbindungen von vornherein geringe Mengen von Eisenionen enthalten und daß die sekundäre Dissoziation des primär ungespaltenen komplexen Anions, welche zum Auftreten der Eisenionen führt, durch den Schwefelwasserstoff und die Hitze stark beschleunigt wird.

Schließlich ist noch die Rhodanreaktion zu erwähnen, die aber nur von anorganischen Ferriverbindungen gegeben wird.

Ähnlich verhalten sich auch die Präparate vom Typus des Eisensaccharats, nur dauert die Flockung des anfänglich kolloiden Sulfids länger und ist nicht immer vollständig. Daß das in diesen Verbindungen vorliegende (kolloide) Ferrihydroxyd Eisenionen abdissoziiert, ist selbstverständlich. Im Gegensatz zu diesen Verbindungen flockt das ungeschützte (dialysierte) kolloide Eisenhydroxyd mit Ammonsulfid zuerst aus und wird dann erst geschwärzt. Das elektrisch zerstäubte Eisenmetall jedoch (Elektroferrol) zeigt keine der beiden Reaktionen. Hier lassen sich überhaupt keine Eisenionen reaktionell nachweisen.

Man muß daher schließen, daß in allen bisher erwähnten Eisenpräparaten, mit Ausnahme der genannten organischen und des kolloiden metallischen Eisens, das Eisen als Ferro- oder Ferriion in toto abspaltbar ist.

Eine quantitative Bestimmung nach einer dieser Methoden, wie sie von Kugelmass[1] mit Hilfe der Rhodanreaktion bei kolloidalen Eisenhydr-

---

[1] Kugelmass, J. N.: Zit. S. 764.

oxydlösungen versucht wurde, muß daher stets ganz ungenau sein und weitgehend von der herrschenden Reaktion abhängen.

Auch die Messung des Oxydationspotentials, die bei reinen Salzen unter Umständen eine Bestimmung der Größe der Ionisation ermöglicht[1], muß im organischen Milieu versagen. Sie beruht darauf, daß unter bestimmten Bedingungen (p_H, Temperatur) jedem Verhältnis „Ferroionen : Ferriionen" ein bestimmtes Potential entspricht. Bei Stoffen, die mit Ferroionen keine komplexen Verbindungen geben, ergibt sich also aus der Messung des Potentials und der Bestimmung der Konzentration des zweiwertigen Eisens die Konzentration an Ferriionen. Das Verhältnis von Ferri- und Ferroionen läßt sich auch in biologischem Material auf dieselbe Weise bestimmen. Andere Stoffe können dabei nicht stören, da sie sich mit diesem Potential im Gleichgewicht befinden müssen. Es ist jedoch unmöglich, festzustellen, ob alles Ferroeisen in ionisierter Form vorliegt. Ganz abgesehen davon, daß auch die Bestimmung der beiden Oxydationsstufen noch keineswegs die gewünschte Genauigkeit erreicht hat.

Eine Möglichkeit der Bestimmung des tatsächlich vorhandenen ionisierten Anteils an Eisen liegt vielleicht in der Messung der katalytischen Fähigkeiten nach Warburg[2]. Wir wissen, daß z. B. das Komplexsalz des Eisens mit Pyrophosphat keine katalytischen Wirkungen ausübt. Inwieweit aber komplex gebundenes Fe überhaupt die Reaktion beeinflußt, ist erst noch zu untersuchen.

Während also das ionisierte Eisen und das anorganisch komplex gebundene auch nicht einmal annähernd genau bestimmt werden können, ist die Unterscheidung von organisch gebundenem vollkommen exakt möglich. Da kein Gleichgewicht zwischen anorganischem und organischem Eisen besteht, ist es möglich, durch Aufspaltung der anorganischen Verbindungen durch Säure nur diesen Teil des Eisens in ionisierte Form überzuführen und so die Bestimmung mit Hilfe der oben angegebenen Ionenreaktionen auszuführen. Im Blut hat dies zuerst Barkan[3] getan, der das Blut 24 Stunden im Brutschrank mit verdünnter Salzsäure, Pepsin und Pankreatin behandelte und dann ultrafiltrierte. Das nicht organisch als Hämoglobin gebundene Eisen, „das leicht abspaltbare Bluteisen", ging dabei in eine ionisierte ultrafiltrierbare Form über. Starkenstein und Weden[4] bringen das anorganische Eisen durch kurzes Aufkochen mit Salzsäure in ionisierte Form. Für manche Organe ist dazu sehr starke Säure (5 n) notwendig, um die unlöslichen anorganischen Eisenverbindungen restlos aufzuschließen. Hämineisen wird unter diesen Bedingungen nicht gespalten. Man fällt dann am besten durch Trichloressigsäure zusammen mit den Eiweißkörpern aus. Das Filtrat wird verascht und in der Aschelösung das Eisen jodometrisch bestimmt. Die Blutlaugensalze geben in reiner Lösung wohl auch nur wenig Eisen an die

---

[1] Eweyk, C. v.: Über Eisenkomplexe. Virchows Arch. **275**, 867 (1930). — Michaelis, L., u. E. Friedheim: Über potentiometrische Messungen an komplexen Eisensystemen. J. of biol. Chem. **91**, 343 (1931). — [2] Warburg, O.: Methode zur Bestimmung von Kupfer und Eisen und über den Kupfergehalt des Blutserums. Biochem. Z. **187**, 255 (1927). — Warburg, O., u. H. A. Krebs: Über locker gebundenes Kupfer und Eisen im Blutserum. Ebenda **190**, 143 (1927). — [3] Barkan, G.: Eisenstudien. I. Zur Frage der Einwirkung von Verdauungsfermenten auf das Hämoglobineisen. Hoppe-Seylers Z. **148**, 124 (1925) — Eisenstudien. II. Über das leicht abspaltbare Bluteisen und sein Verhältnis zum Hämoglobin. Ebenda **171**, 179 (1930) — Eisenstudien. III. Die Verteilung des leicht abspaltbaren Eisens zwischen Blutkörperchen und Plasma und sein Verhalten unter experimentellen Bedingungen. Ebenda **171**, 194 (1930). — [4] Starkenstein, E., u. H. Weden: Über das anorganische Eisen des Organismus. Arch. f. exper. Path. **134**, 274 (1928).

kochende starke Salzsäure ab; bei Anwesenheit kolloiden Materials kann aber diese Reaktion vielleicht beschleunigt werden. Jedenfalls ist bei Gegenwart der Blutlaugensalze Vorsicht geboten.

Im Blut ist eine so hohe Säurekonzentration nicht notwendig. Nach Dominici[1] genügt hier das Aufkochen mit $^n/_5$-Schwefelsäure, um das Eisen quantitativ in Lösung zu bringen. Er fällt dann ebenfalls mit Trichloressigsäure, verascht und bestimmt das Eisen nach Lachs und Friedenthal.

Pincussen und Roman[2] verreiben Blut oder mit Sand zerriebene Organe mit 20proz. Schwefelsäure. Nach mehrstündigem Stehen wird von koaguliertem Eiweiß abzentrifugiert und im Zentrifugat der Eisengehalt bestimmt.

Warburg[3] macht bei seinen Bestimmungen des anorganischen Eisens im Serum die Lösung mit Salzsäure eben kongosauer und bestimmt das ionisierbare Eisen dann durch Messung seiner katalytischen Wirkung auf die Cysteinoxydation.

Gegenüber den Bestimmungen des Gesamteisens in den Organen hat die Bestimmung des anorganischen Eisens den Vorteil, daß die Organe nicht vollkommen blutfrei gewaschen werden müssen. Bei der Veraschung bestimmt man ja den Eisengehalt des im Organ enthaltenen Blutes mit, der unter Umständen weit größer sein kann als der Eisengehalt des Organs. Der Blutgehalt der Gewebe wechselt natürlich sehr stark, so daß die Ergebnisse der Gesamteisenbestimmung nach Veraschung vollkommen unsicher sind. Im Tierversuch läßt sich die Fehlerquelle einigermaßen durch Spülung der Blutgefäße mit Ringerlösung vermeiden, wie sie von Zaleski[4] sowie von Yabusoe[5] ausgeführt worden ist. Vollkommen läßt sich das Blut auch wohl nur dann entfernen, wenn die Spülung am lebenden Tier vorgenommen wird. Henriques und Roche[6] injizieren deshalb Ringerlösung in die Vena jugularis der lebenden Tiere, während gleichzeitig aus der Carotis eine entsprechende Menge Blut abgelassen wird. Man spült, bis die ablaufende Flüssigkeit farblos geworden ist. Das nach der Veraschung der ausgespülten Organe bestimmte Eisen entspricht dem Gehalt der Organe an anorganischem Eisen und Muskelhämineisen.

Das Nichthämoglobineisen allein ergibt sich außer durch direkte Bestimmung auch aus der Differenz vom Gesamteisen und Hämoglobineisen. Da im menschlichen und tierischen Organismus, abgesehen vom Hämoglobin, keine organischen Eisenverbindungen bekannt sind, ist es also dem anorganischen Eisen gleichzusetzen. Dieser Weg wurde eingeschlagen von Fontès und Thivolle[7] sowie von Henriques und Roche. Yabusoe sowie auch Henriques und Roche verfahren bei Bestimmung des Hämoglobineisens folgendermaßen: Blut oder mit Sand zerriebener Gewebsbrei wird mit Salzsäure und der mehrfachen Menge Methylalkohol wiederholt verrieben. Man läßt die Flüssigkeit mehrere Stunden einwirken und behandelt dann mit Magnesium-

[1] Dominici, G.: Die quantitative Bestimmung des anorganischen Eisens im Blut. Arch. Sci. med. **53**, 538 (1929). — [2] Pincussen, L., u. W. Roman: Methodische Mitteilungen. XIII. Eine Methode zur Bestimmung von Ferri-Ionen, Ferro-Ionen und organisch gebundenem Eisen in biologischem Material. Biochem. Z. **231**, 54 (1931). — [3] Warburg, O.: Methode zur Bestimmung von Kupfer und Eisen und über den Kupfergehalt des Blutserums. Biochem. Z. **187**, 255 (1927). — Warburg, O., u. H. A. Krebs: Über locker gebundenes Kupfer und Eisen im Blutserum. Ebenda **190**, 143 (1927). — [4] Zaleski, S.: Über den Gehalt von Eisen und Hämoglobin im blutfreien Muskel. Wratsch **1886**, 924. — [5] Yabusoe, M.: Über Eisen- und Blutfarbstoffbestimmungen in normalem Gewebe und in Tumorgewebe. Biochem. Z. **157**, 388 (1925). — [6] Henriques, V., u. A. Roche: Zit. S. 761. — [7] Fontès, G., u. L. Thivolle: Sur la teneur du sérum en fer hémoglobinique et sur la diminution au cours de l'anémie expérimentale. C. r. Soc. Biol. Paris **93**, 687 (1925).

sulfat. Dann wird zentrifugiert und die klare Lösung gegen eine Häminlösung bekannter Konzentration colorimetriert.

Was die Blutlaugensalze betrifft, so kommen sie ja im biologischen Material von Natur aus nicht vor, wohl aber kann sich bei pharmakologischen Versuchen die Notwendigkeit der Bestimmung zugeführten Ferro- oder Ferricyanids ergeben. Man kann sie dann nach ihrer Abtrennung von anorganisch gebundenem Eisen veraschen und auf die gewöhnliche Weise bestimmen, oder man titriert sie auch direkt, z. B. nach den von Kolthoff angegebenen potentiometrischen Methoden entweder mit Kaliumpermanganat[1] oder mit Kaliumbromat[2].

Bestimmung der Oxydationsstufe. Zur qualitativen Bestimmung der Oxydationsstufe eignen sich die meisten der oben angeführten Farbreaktionen; insbesondere die Berlinerblau-Reaktionen sind dazu häufig verwendet worden, weil sie gestatten, die beiden Oxydationsstufen mengenmäßig unmittelbar zu vergleichen. Auch in biologischem Material sind die Methoden prinzipiell brauchbar und für qualitative Zwecke, wo es nicht darauf ankommt, die ganze vorhandene Eisenmenge zu erfassen, ohne weiteres zu verwenden. Davon wurde vor allem bei histochemischen Methoden (Näheres siehe dort) Gebrauch gemacht, wo es möglich ist, durch Einlegen der Schnitte in salzsaure Ferri- bzw. Ferrocyankalium-Lösung Ferro- bzw. Ferrieisen nebeneinander nachzuweisen.

Wesentlich schwieriger ist es, die vorhandenen Mengen an zwei- und dreiwertigem Eisen auch quantitativ zu erfassen. Hier ist wieder eine der Schwierigkeiten die, das komplex gebundene Eisen in Freiheit zu setzen, ohne daß seine Oxydationsstufe dabei verändert wird. Starkenstein und Weden[3] haben zu diesem Zwecke das Material mit 5n-HCl gekocht und dann mit Trichloressigsäure enteiweißt. Im Blut und in der Milz gelingt es so, das Eisen in unveränderter Oxydationsstufe in Lösung zu bekommen. Dagegen konnten Starkenstein und Johne[4] zeigen, daß in der Leber unter diesen Umständen Reduktion des dreiwertigen Eisens eintritt. Es gelang ihnen indessen auch hier, zu einer brauchbaren Methode zu kommen. Sie extrahierten die Leber zuerst mit kaltem, dann mit heißem Wasser, dann mit kalter und schließlich mit kochender Salzsäure. Durch die ersten Extraktionen werden die reduzierenden Stoffe — es handelt sich bei der Leber vor allem um Glykogen — unter schonenden Bedingungen aus dem Organ entfernt, so daß dann bei der Extraktion des Hauptteils des Eisens mit Salzsäure kaum noch lösliche, reduzierend wirkende, organische Substanzen vorhanden sind. In dieser Form ist die Methode wohl für alle Organe brauchbar.

Die Bestimmung selbst wurde von Starkenstein, Weden und Johne im allgemeinen nicht quantitativ durchgeführt, sondern in Ermangelung einer einwandfreien Methode wurde das Eisen nur geschätzt. Sie versetzten die saure, mit Trichloressigsäure enteiweißte klare Lösung zunächst mit Rhodankalium und bezeichneten die entstandenen Färbungen je nach ihrer Intensität mit einer zunehmenden Anzahl von +. Nach Zusatz von H_2O_2 wurde

[1] Kolthoff, J. M.: Potentiometrische Titration von Kaliumferrocyanid und potentiometrische Titration mit Hilfe von Ferrocyanid. I. Titration von Ferrocyanid mittels Permanganat. Rec. Trav. chim. Pays-Bas 41, 343 (1922). — [2] Kolthoff, J. M.: Die potentiometrische Ferro- und Ferrocyanidbestimmung mit Kaliumbromat. Rec. Trav. chim. Pays-Bas 45, 923 (1926). — [3] Starkenstein, E., u. H. Weden: Über das anorganische Eisen des Organismus. Arch. f. exper. Path. 134, 274 (1928). — [4] Starkenstein u. Johne: Über Oxydation und Reduktion des Eisens in den Organen. Arch. f. exper. Path. 172, 93 (1933).

die Färbung wieder abgeschätzt und die Zunahme auf Oxydation des zweiwertigen Eisens bezogen. In Anbetracht der vielen unkontrollierbaren Fehlerquellen wurde von einer Messung abgesehen.

Nach Barkan[1] kann man nach Zusatz des Rhodankaliums das Eisen in einer Probe mit Narkoseäther, in einer anderen Probe mit „Peroxydäther" ausschütteln. Bei kleinen Eisenmengen genügt die Peroxydmenge eines solchen künstlich mit Spuren von Peroxyd versetzten Äthers vollkommen, um das gesamte zweiwertige Eisen in die dreiwertige Stufe überzuführen. Die erste Probe ergibt dann also das Ferrieisen der betreffenden Lösung, die zweite Probe das gesamte Eisen. Die Lösungen lassen sich colorimetrisch vergleichen und so der Gehalt an zwei- und dreiwertigem Eisen mit befriedigender Genauigkeit feststellen.

Hill[2] verwendet zur Bestimmung von Ferroeisen neben Ferrieisen in organischen Substanzen das $\alpha\text{-}\alpha'$-Dipyridyl. Es ist innerhalb eines p_H-Bereichs von $3,5-8,5$ zu gebrauchen und reagiert erst bei sehr hohen Konzentrationen auch mit Ferri- oder anderen Schwermetallionen. Nach Reduktion mit Natriumhydrosulfit oder Hydrazinhydrat kann auch das dreiwertige Eisen bestimmt werden. Das Komplexsalz wird zwar von Eiweißstoffen und anderen Kolloiden des tierischen Gewebes adsorbiert, man kann es aber durch 30proz. Alkohol sowie durch Acetat und schweflige Säure bei $p_H = 4$ wieder extrahieren.

Zur Titration der beiden Oxydationsstufen lassen sich nur jene Methoden anwenden, die das organische Material nicht oder nur wenig angreifen. Es sind dies natürlich gerade jene, welche auch auf das Eisen verhältnismäßig langsam einwirken. Andere Reagenzien, z. B. Permanganat, reagieren mit der organischen Substanz so rasch, daß eine Titration des Eisens überhaupt unmöglich ist. Starkenstein und Weden haben daher zu einigen Bestimmungen des Verlaufs der Oxydation und Reduktion des zum Blut zugesetzten Eisens zunächst zur jodometrischen Methode gegriffen. In einer Probe wurde so die in Freiheit gesetzte Menge Jod vor der Veraschung, in einer zweiten nach der Veraschung, also nach der Oxydation auch des zweiwertigen Eisens, bestimmt. Eine dritte Probe ergab die Menge Jod, die ohne Eisenzusatz durch die organischen Materialien selbst in Freiheit gesetzt wird. Die Differenz entspricht dem Gehalt an Ferri- bzw. Ferroeisen. Die Methode erhebt keineswegs Anspruch auf große Genauigkeit, ist aber für Serienversuche, bei denen es sich nicht um absolute Zahlen, sondern um Vergleichswerte handelt, recht brauchbar.

Exakte Resultate gibt die Methode von Pincussen und Roman[3]. Sie schließen das Eisen durch mehrstündiges Stehenlassen der zerkleinerten Organe mit 20proz. Schwefelsäure unter einer Paraffinschicht auf. Hämoglobineisen geht dabei in den Eiweißniederschlag. Das dreiwertige Eisen wird dann mit Titanchlorür titriert. Das organische Material wird dabei gar nicht angegriffen. Eine zweite Probe wird nach der Extraktion mit Schwefelsäure verascht und das gesamte anorganische Eisen bestimmt. In einer dritten Probe bestimmt man, ohne die Eiweißstoffe auszufällen, organisches und anorganisches Eisen gemeinsam.

---

[1] Barkan, G.: Zur colorimetrischen Mikrobestimmung des leicht abspaltbaren Bluteisens. Klin. Wschr. **11**, 598 (1932). Siehe auch Zit. S. 784. — [2] Hill, R.: Zit. S. 777. — [3] Pincussen, L., u. W. Roman: Methodische Mitteilungen. XIII. Eine Methode zur Bestimmung von Ferri-Ionen, Ferro-Ionen und organisch gebundenem Eisen in biologischem Material. Biochem. Z. **231**, 54 (1931).

Hier seien schließlich noch die Methoden erwähnt, die der Bestimmung von **metallischem Eisen neben den Oxyden** dienen. Dieser Fall kann z. B. bei der Analyse von Ferrum reductum eintreten. Wilner[1] sowie Merck[2] behandeln die Substanz mit $HgCl_2$. Das Eisen verdrängt die äquivalente Menge Quecksilber aus dem Salz unter Bildung von Ferrochlorid, das mit Permanganat titriert wird. Die Oxyde werden dabei nicht angegriffen. Christensen[3] nimmt statt dessen Ferrichlorid. Es löst sich dabei Eisen nach der Gleichung $Fe + 2\,FeCl_3 = 3\,FeCl_2$. Der dritte Teil des durch Titration gefundenen Ferrochlorids entspricht dem metallischen Eisen. Ähnlich wie Quecksilber wird auch Kupfer durch Eisen aus seinen Salzen verdrängt. Darauf beruht die Methode von Cheesbrough[4], der die Substanz mit Kupfersulfatlösung behandelt. Im Rückstand wird dann Eisenoxydul durch Auflösen in kalter Schwefelsäure und Titration mit Kaliumpermanganat bestimmt. Eisenoxyduloxyd wird durch einen kräftigen Magneten aus dem gut zerriebenen Gemisch entfernt. Die Differenz zwischen metallischem Eisen, Eisenoxydul und Eisenoxyduloxyd einerseits und Gesamteisen andererseits gibt die Menge des als Eisenoxyd vorhandenen Eisens.

Mit Hilfe eines Magneten haben Folkmar und Ulrich[5] auch das metallische Eisen bestimmt, das nach Verabreichung von Ferrum reductum unverändert im Kot erschien. Eine andere physikalische Methode des Nachweises verabreichter Eisenpräparate sei hier im Anschluß erwähnt. Reimann und Fritsch[6] verfolgen nämlich den Verlauf der Auflösung von Eisenpräparaten auf röntgenographischem Wege. Das verabreichte Präparat gibt im Magen einen deutlichen Schatten, der allmählich in den Darm wandert und dabei immer mehr an Intensität verliert. Resorption muß dabei nicht unbedingt stattfinden, aber wenigstens eine innige Vermischung mit dem Darminhalt. Präparate, die sich bis in den Dickdarm verfolgen lassen, sind zur Verabreichung nicht geeignet, da ihre Resorption sicherlich ungenügend ist.

Histochemische Methoden des Eisennachweises. Die bisher behandelten Methoden ergeben nur den Eisengehalt als Durchschnittswert mehr oder weniger großer Stücke von Organen, ohne daß es mit ihrer Hilfe möglich wäre, zu unterscheiden, welche **Zellen eines Organs oder gar welche Zellteile das Eisen führen.** Dies ist indessen möglich, wenn man die unversehrten Organe mit geeigneten Eisenreagenzien behandelt und sie dann der mikroskopischen Betrachtung unterzieht. Natürlich sind hier auch wieder dieselben Schwierigkeiten zu überwinden wie beim Nachweis des Eisens in den Aschelösungen oder Organextrakten. Insbesondere ist wiederum zu berücksichtigen, daß Bindungsart und Oxydationsstufe sich bei der Behandlung der Organe ändern können und daß sich das Eisen infolge seiner besonderen Bindungsart dem Nachweis vollkommen entziehen kann. Schließlich kommt aber noch eine neue Fehlerquelle hinzu, da ja das Eisen nur reagiert, wenn es in Lösung gebracht wird, andererseits aber seine Lage nicht unbedingt beibehalten muß.

[1] Wilner: Farm. Tidskr. **1880**, 225. — [2] Merck: Z. anal. Chem. **41**, 710 (1902). — [3] Christensen: Z. anal. Chem. **44**, 535 (1905). — [4] Cheesbrough, E. W.: Bestimmung von Fe_2O_3 und Fe_3O_4 in Gegenwart von Fe und FeO. Chem. Analyst **20**, 14 (1931). — [5] Folkmar, E. O., u. Ulrich: Untersuchungen über die Ausscheidung des per os gegebenen Ferrum reductum in unverändertem Zustand mit dem Stuhl. Ugeskr. Laeg. **85**, 957 (1923); Ref. Zbl. inn. Med. **34**, 69. — [6] Reimann u. Fritsch: Nach persönlicher Mitteilung.

Der erste, der eine histochemische Methode anwendete, war A. Mayer[1]. Er behandelte den Darm mit verdünnter Ammoniumsulfidlösung und schloß aus der mehr oder weniger starken Grünfärbung auf den Eisengehalt der Darmschleimhaut.

In dieser Form wird die Methode wohl auch heute noch zur raschen Orientierung angewendet. Einen wirklichen diagnostischen Wert gewann sie aber erst durch die Anwendung auf mikroskopische Schnitte. Perls[2], der sie in dieser Weise zum erstenmal verwendete, brachte die Präparate in eine Lösung von Ferrocyankalium und Salzsäure, um so das Eisen als Berlinerblau sichtbar zu machen.

Wesentlich ausgebaut wurde die Methode durch die Arbeiten Quinckes[3]. Er legte die frischen mikroskopischen Schnitte einige Minuten in die salzsaure $^1/_2$proz. Ferrocyankaliumlösung, wusch dann mit angesäuertem Wasser aus und schloß in Glycerin oder Canadabalsam ein. Versuche, die Schnitte zuerst mit Blutlaugensalz und dann mit Salzsäure zu behandeln sowie zu lange Behandlung mit der salzsauren Ferrocyankaliumlösung führten zu diffusen Färbungen. Härtung der Präparate mit Sublimat oder Salpetersäure ist zu vermeiden. Empfindlicher als die Berlinerblau-Reaktion ist nach Quincke die Reaktion mit Schwefelammonium. Er verfährt dabei so, daß er die Schnitte bis zu einer Stunde in mehr oder weniger verdünnter Schwefelammoniumlösung liegenläßt und sie dann oberflächlich mit Wasser abspült und in Glycerin bringt. Zu hohe Konzentrationen von Ammoniumsulfid sowie zu langes Spülen können zur Ausscheidung von Schwefel führen, wodurch die Präparate milchig getrübt werden. Die Ammoniumsulfidlösung soll nicht ganz frisch sein, gelb gewordene Lösung ist vorzuziehen, während zu alte Lösungen zur Ausscheidung von Schwefel führen können. Das Schneiden der Präparate erfolgt mit blanken Stahlinstrumenten (Messer, Nadeln). Etwa dadurch in die Präparate gelangendes Eisen ist zwar störend, wird aber ohne weiteres als Fremdkörper erkannt. In der ammoniumsulfidhaltigen Flüssigkeit selbst sind natürlich nur Glasnadeln und Platininstrumente zu verwenden.

Härtung der Präparate vor der Behandlung lehnt Quincke ab. Bei der Härtung mit chromsaurem Kali wird die Reaktion mit Ammoniumsulfid sehr verlangsamt. Vossius[4] empfiehlt, die Präparate dann 2—4 Tage in der Sulfidlösung liegenzulassen. Hall[5] empfiehlt die Härtung in Alkohol; um aber zu vermeiden, daß Eisensalze dabei in Lösung gehen, setzt er von vornherein 5—30% Ammoniumsulfidlösung zu. Das Eisen wird dadurch niedergeschlagen und dann bei der histochemischen Reaktion mit erfaßt.

Auch Zaleski[6] wendet die Alkoholhärtung an. Er untersuchte auch andere Eisenreagenzien auf ihre Brauchbarkeit für den histochemischen Nachweis des Metalls und fand außer dem Ammoniumsulfid und dem gelben Blutlaugensalz auch noch das Rhodankalium brauchbar, während rotes Blutlaugensalz

[1] Mayer, A.: De ratione qua ferrum mutetur in corpore. Dorpat 1850. Zit. nach Quincke. — [2] Perls: Nachweis von Eisenoxyd in verschiedenen Pigmenten. Virchows Arch. **39**, 42 (1867). — [3] Quincke, H.: Über das Verhalten der Eisensalze im Tierkörper. Arch. f. Anat. **1868**, 757 — Über Siderosis. Festschr. für A. v. Haller, S. 57. Bern 1878 — Zur Physiologie und Pathologie des Blutes. Dtsch. Arch. klin. Med. **33**, 22 (1883) — Über Eisentherapie. Volkmanns Slg. klin. Vortr. N. F. **129**, 2 (1895) — Über direkte Eisenreaktion in tierischen Geweben. Arch. f. exper. Path. **37**, 183 (1896). — [4] Vossius: Graefes Arch. **31**, 172. — [5] Hall, W. S.: Über das Verhalten des Eisens im tierischen Organismus. Arch. f. Anat. u. Physiol. (Physiol. Abt.) **1896**, 55. — [6] Zaleski, S.: Zur Pathologie der Zuckerharnruhr (Diabetes mellitus) und zur Eisenfrage. Virchows Arch. **104**, 91 (1886) — Die Vereinfachung von makro- und mikrochemischen Eisenreaktionen. Hoppe-Seylers Z. **14**, 274 (1891).

sowie Tannin und Natriumsalicylat keine deutliche Reaktion geben. Die von ihm beobachteten Färbungen waren ausschließlich diffus und gleichmäßig auf das ganze Gewebe verteilt. Da wir aber wissen, daß die Hauptmenge des Eisens in den von Zaleski untersuchten Geweben in unlöslicher Form vorliegt, ist wohl kaum anzunehmen, daß seine Methode das Eisen in seiner natürlichen Lage erfaßt hat. Es ergibt sich daher die Notwendigkeit der Einhaltung aller Vorsichtsmaßregeln, wie sie schon von Quincke betont wurden. Insbesondere kann auch die Verwendung von Rhodankalium keinesfalls richtige Resultate ergeben, da es sich hier ja um Bildung eines löslichen Salzes handelt, das natürlich keinesfalls an der Stelle seiner Bildung liegenbleibt. Sowohl Quincke als auch Molisch sowie die meisten späteren Untersucher lehnen deshalb die Verwendung des Rhodankaliums für histochemische Zwecke ab.

Im Gegensatz zu Quincke empfiehlt aber Molisch[1] die Blutlaugensalze zum Eisennachweis. Er versuchte zum erstenmal, die Eisenverbindungen in den mikroskopischen Präparaten durch ihre Reaktionen zu differenzieren. Ferroverbindungen sucht er durch Verwendung von rotem Blutlaugensalz von den Ferriverbindungen zu unterscheiden, die nur bei Verwendung des gelben Blutlaugensalzes Berlinerblau bilden. Abgesehen von den im Abschnitt „Bindungsart" dargelegten Schwierigkeiten kommt hier aber noch eine neue Fehlerquelle hinzu. In den dünnen Schnitten ist natürlich die Möglichkeit der Oxydation zweiwertigen Eisens durch Luftsauerstoff nicht auszuschließen. Die Versuche, die Oxydationsstufe im histochemischen Präparate nachzuweisen, sind daher bis in die jüngste Zeit noch nicht in einwandfreier Weise gelungen. Was die Bindungsart betrifft, so machte Molisch den Versuch, das maskierte Eisen durch Behandeln der Präparate mit Kalilauge aufzuschließen und es dann durch Blutlaugensalz nachzuweisen. Es wird noch im Abschnitte „Eisen im Pflanzenreich" (S. 795) ausgeführt werden, welcher Irrtum ihm dabei unterlief.

Es ist oben schon dargelegt worden, daß alle Niederschlags- und Farbreaktionen nicht geeignet sind, Eisenionen und organisch-komplex gebundenes Eisen voneinander quantitativ zu unterscheiden. Die zahlreichen histochemischen Methoden, die darauf hinzielen, sind also nicht geeignet, ein klares Bild über die wirklich herrschenden Verhältnisse zu geben. Wohl aber ist es so gelungen, durch entsprechende Änderungen der Versuchsbedingungen komplexe Verbindungen mehr oder minder vollständig aufzuschließen und so die durch die Reaktionen erfaßte Eisenmenge zu erhöhen, den Nachweis also empfindlicher zu gestalten. Ein Fortschritt in dieser Hinsicht war schon das Verfahren von Macallum[2], das Eisen zunächst durch Behandlung mit alkoholischer Salzsäure (Bungescher Flüssigkeit) aufzuschließen, dann mit Ammoniumsulfid zu fällen und nachher mit Ferricyankalium und Salzsäure in Berlinerblau überzuführen. Die Methode erfaßt weit mehr komplex gebundenes Eisen als die direkte Fällung mit Ferrocyankalium, während die nachträgliche Überführung in Berlinerblau das Bild viel klarer erscheinen läßt. Noch empfindlicher als die Reaktion mit Schwefelammonium ist die von Macallum zum Nachweis des maskierten Eisens empfohlene Hämatoxylinreaktion. Auch sie erfaßt freilich keineswegs das komplex gebundene anorganische Eisen quantitativ. Für histochemische Zwecke hat sie nach Tunmann[3] noch den Nachteil, nur unklare Präparate zu liefern.

---

[1] Molisch, H.: Zit. S. 782. — [2] Macallum, A. B.: On the cytology of nonnucleated organisms. Trans. Canadian Inst. 6, 439 (1899) — Z. Mikrosk. 9, 337 (1892). — [3] Tunmann: In Pflanzenmikrochemie von O. Tunmann u. L. Rosenthaler. 2. Aufl., S. 199. Berlin 1931.

A. Wiener[1] behauptet, daß die Sulfidmethode von Macallum nur locker gebundenes Eisen anzeige und daß die von Macallum gefundenen Färbungen durch das Eisen der Reagenzien und des Alkohols hervorgerufen worden waren. Er geht mit dieser Behauptung wohl viel zu weit. Daß die Pflanzen viel Eisen in komplexer Form oder als kolloides Hydroxyd enthalten und daß diese Verbindungen, wenn auch langsam, mit Schwefelammonium reagieren, läßt sich wohl nicht bestreiten und ist ja inzwischen auch mit anderen Methoden einwandfrei festgestellt worden.

Ein Nachteil der Methoden von Macallum ist dagegen, daß jene Zellen, deren Eisen weniger stark komplex gebunden bzw. leichter löslich ist, ihre Eisenreaktion einbüßen, wie Prenant[2] zuerst gezeigt hat. Das Eisen wird aus diesen Zellen durch den sauren Alkohol vollkommen extrahiert. Und auch sonst erscheint das Eisen so wie bei den Arbeiten Zaleskis stets diffus.

Dagegen hat sich der zweite Teil der Methode Macallums, nämlich die Behandlung der Präparate mit Ammoniumsulfid und nachherige Überführung des Eisens in Berlinerblau, gut bewährt. Tirmann und Schmelzer[3] gehen dabei so vor, daß sie die frischen Gewebe mit Ammoniumsulfid behandeln und sie dann in salzsaure Ferricyankaliumlösung übertragen. Dreiwertiges Eisen wird dabei zu zweiwertigem reduziert. Es werden also beide Oxydationsstufen in gleicher Weise erfaßt. Die „Turnbull-Methode" ist zwar nicht empfindlicher als die Methode von Quincke, doch ist die blaue Farbe besser zu unterscheiden. Hueck[4] hat 1912 die Histochemie des Eisens einer eingehenden Kritik unterzogen und die Methode von Tirmann und Schmelzer als die einzige zuverlässige gefunden. Neuerdings haben Henriques und Okkels[5] sie wieder verwendet. Sie fixierten die Organe in Alkohol und legten dann die 3 Mikron dicken Schnitte 6—8 Stunden in konzentrierte Ammoniumsulfidlösung. Dann wird gründlich gewässert und durch 10 Minuten langes Behandeln mit einer Mischung aus gleichen Teilen von 20proz. Kaliumferricyanidlösung und 1proz. Salzsäure das Eisen in Berlinerblau übergeführt. Zur besseren Differenzierung färben sie dann die Zellkerne nach Okkels[6] mit Safranin.

Auch die alte Methode Molischs, die das Eisen durch Alkali in Lösung bringt, ist in den letzten Jahren in verbesserter Form wieder zu Ehren gekommen. Richter[7] benützt an Stelle der Kalilauge Ammoniak. Dadurch wird die Möglichkeit, daß Eisen aus dem Glas in die Präparate gelangen könnte, was in den Versuchen von Molisch der Fall war, ausgeschaltet. Das Material — es handelt sich um Pflanzenteile — wird durch kurzes Aufkochen mit Ammoniak aufgeschlossen. Die komplexen Eisensalze gehen dabei in Lösung und sind nun der Umsetzung mit Kaliumferrocyanid und Salzsäure leichter zugänglich. Freilich ist die Lokalisation des Eisens wohl nicht so exakt wie bei der direkten Behandlung mit Schwefelammonium.

Durch lange Einwirkung des Ferrocyankaliums bei neutraler Reaktion sucht Schneider[8] das Eisen aufzuschließen. Nachbehandlung mit sehr verdünnter Salzsäure führt dann zur Bildung von Berlinerblau.

[1] Wiener, A.: Beitrag zum mikrochemischen Nachweis des Eisens in der Pflanze, insbesondere des maskierten. Biochem. Z. 77, 27 (1916). — [2] Prenant, M.: Archives Anat. microsc. 24, 1 (1929). Zit. nach Henriques u. Okkels. — [3] Tirmann u. Schmelzer: Zit. nach Henriques u. Okkels. — [4] Hueck, W.: Beitr. path. Anat. 54, 68 (1912). — [5] Henriques, V., u. H. Okkels: Histochemische Untersuchungen über das Verhalten verschiedener Eisenverbindungen innerhalb des Organismus. Biochem. Z. 210, 198 (1929). — [6] Okkels, H.: Die Nachfärbung von Turnbullblau-Präparaten. Z. Mikrosk. 47, 69 (1930). — [7] Richter, O.: Zit. S. 782. — [8] Schneider, R.: Verfahren bei den Eisennachweisen an und im Tierkörper. Sitzgsber. Ges. naturforsch. Freunde Berl. 1923, 88, 1925.

Auch eine ganze Reihe von anderen Reaktionen, die schon längst als unbrauchbar erkannt worden sind, hat vor kurzem D'Amico[1] wieder in Anwendung gebracht. Neben dem Kaliumferrocyanid und Ammoniumsulfid benützt er zum Eisennachweis in mikroskopischen Schnitten Ferricyankalium, Rhodankalium, Hämatoxylin, Gerbsäure und Ammoniak. Komplexes Eisen wird durch Behandeln mit salzsaurem Alkohol aufgeschlossen.

Die bisher behandelten Methoden ermöglichen es, das organische Material zu schonen, um so das Eisen genau lokalisieren zu können. Sie verzichten dabei auf die Erfassung des gesamten Eisens. Insbesondere Eisenverbindungen mit organisch gebundenem Eisen entgehen ihnen. Beim Versuch, dieses in Freiheit zu setzen, muß natürlich die Struktur der Präparate teilweise Schaden nehmen. Da es indessen keine Methode gibt, um beide Mißstände zu vermeiden, haben einige Autoren dennoch zu diesem Mittel gegriffen. So hat Brown[2] versucht, Hämoglobin und seine Derivate in den Präparaten durch Wasserstoffsuperoxyd zu zerstören. Nach verschieden langer Einwirkung konnte er so in vielen Zellen Reaktionen mit Ammoniumsulfid und Ferrocyankalium erzielen, in denen das Eisen sonst nicht nachzuweisen war. Ziegenspeck[3] verfährt ähnlich bei pflanzlichen Präparaten, doch schaltet er zwischen die Behandlung mit Wasserstoffsuperoxyd und mit salzsaurem Kaliumferrocyanid noch eine Maceration mit Natronlauge ein.

Am radikalsten geht indessen Policard[4] vor. Er verascht die Schnitte vollständig. Das Eisen wird dabei zu Ferrioxyd oxydiert, bleibt aber an derselben Stelle lokalisiert, in der es sich vorher in komplexer Form befand. Nach der Färbung des gelblich bis rot erscheinenden Oxyds kann man sogar einen Schluß auf die vorhandene Eisenmenge ziehen. Man vergleicht zu diesem Zwecke mit ebenso behandelten Präparaten aus Eiseneiweißlösungen von bekanntem Eisengehalt.

VIII. Eisen im Pflanzenreich.

Die Aufnahme des Eisens durch die Pflanzen. Eisen ist ein lebenswichtiger Bestandteil jeder pflanzlichen Zelle; alle pflanzlichen Gewebe enthalten mehr oder weniger große Mengen von Eisen; auf die verschiedenen Funktionen, die es zu erfüllen hat, soll später noch genau eingegangen werden. Es läßt sich zeigen, daß keine Pflanze in absolut eisenfreier Nährlösung sich zu entwickeln vermag, sobald ihr anfangs vorhandener Eisenvorrat aufgezehrt ist.

Die Form, in der das Eisen aufgenommen wird, kann sehr verschieden sein. So ziemlich alle Eisensalze, sofern sie nur wasserlöslich sind, sind dazu geeignet. Doch haben Gile und Carrero[5] gezeigt, daß $FeCl_3$ weniger rasch in die Organe gelangt als $FeSO_4$. Kolloides Eisenhydroxyd wird nach ihrer Angabe von Oryza sativa nicht aufgenommen. Dagegen können die komplexen Salze, sogar auch die mit organisch gebundenem Eisen, als Eisenquellen dienen[6].

[1] D'Amico, D.: Die histochemischen Methoden zur Erkennung des Elementes Fe in den tierischen Geweben. Pathologica 18, 542 (1926). — [2] Brown, H. W.: Der Wert des Wasserstoffsuperoxyds beim mikrochemischen Eisennachweis. J. of exper. Med. 13, 477. — [3] Ziegenspeck: Über die Rolle des Kasparyschen Streifens der Endodermis und analoge Bildungen. Ber. dtsch. bot. Ges. 39, 302 (1921). — [4] Policard, A.: Die Aufdeckung des totalen Eisengehaltes der Gewebe mittels des Einäscherungsverfahrens. C. r. Acad. Sci. Paris 176, 1187 (1923). — [5] Gile, P. L., u. J. O. Carrero: Assimilation of colloidal iron by rice. J. agricult. Res. 3, 205 (1914); 7, 83, 503 (1916). — [6] Marsh, R. P., u. J. W. Shive: Die genaue Bestimmung der Eisengaben, die von Sojabohnen in Wasserkulturen benötigt werden. Bot. Gaz, 79, 1 (1925). — Deuber, C. G.: Ferrocyankalium und Ferriferrocyanid (Berlinerblau) als Eisenquellen für die Pflanzen. Soil Sci. 21, 23 (1926).

Ob die Pflanzen diese Verbindungen als solche aufnehmen oder ob aus den komplexen Verbindungen Eisenionen abgespalten und resorbiert werden, ist nicht bekannt. Speziell bei den Verbindungen mit organisch gebundenem Eisen wäre dazu eine Zerstörung der ganzen Verbindung notwendig, die aber natürlich erst nach der Resorption in den Organen der Pflanze erfolgen kann. Vielleicht ist aber die ganze Wirkung der Blutlaugensalze überhaupt nicht auf diese, sondern nur auf die Anwesenheit von Spuren anderer Eisensalze zurückzuführen.

Von größter Wichtigkeit für die Aufnahme der verschiedenen Eisenverbindungen ist die Wasserstoffionenkonzentration der Lösung. Einfache Ferrisalze sind nur bei stark saurer Reaktion beständig, und auch die Ferroverbindungen erfordern ein p_H unter 7. Bei den einfachen Eisenverbindungen ist daher die Ausnützung des Eisens durch die Reaktion der Kulturlösung bestimmt. Bei niedriger Wasserstoffionenkonzentration kann selbst bei Anwesenheit von viel Eisen infolge Eisenmangels in den Blättern Chlorose auftreten[1]. Eine Nährlösung, die den Stickstoff in Form von Ammoniumsulfat enthält, braucht infolgedessen, wie Jones und Shive[2] gezeigt haben, weit weniger Eisen als eine nitrathaltige Lösung; denn sie wird im Lauf der Entwicklung der Pflanzen sauer, während die nitrathaltige alkalische Reaktion annimmt. Es sind daher in der nitrathaltigen Lösung 0,25—0,5 mg $FeSO_4$ pro Liter zur Ernährung von Sojabohnen notwendig, eine Menge, die in ammonsulfathaltiger Lösung schon ausgesprochen toxisch wirkt.

Bei alkalischer Reaktion ist die Aufnahme des Eisens außerordentlich erschwert. Nach Gile und Carrero[3] liefert in alkalischer Lösung nur das Tartrat genügend Eisen, um eine Reiskultur zur Entwicklung zu bringen. Im Gegensatz dazu haben Reed und Haas[4] gefunden, daß weinsaures Eisen in Nährlösungen in eine unlösliche Verbindung übergeht, und zwar um so rascher, je höher das p_H ist. Vom chemischen Standpunkt aus erscheint dies indessen nicht recht verständlich.

Alle diese Umstände spielen natürlich eine große Rolle bei der Aufnahme des Eisens aus dem Boden. Vaubel[5] ist der Ansicht, daß das Eisen mit dem durch Bakterientätigkeit in allen Böden entstehenden Ammoniumnitrat einen äußerst labilen Komplex bildet und in dieser Form resorbiert wird. Das Eisen ist im Boden meist in dreiwertiger Form vorhanden und kann in dieser nur bei einem p_H in Lösung gehen, das kleiner als 6 ist. Durch Komplexbildung kann es zwar auch bei niedrigerer Wasserstoffionenkonzentration in Lösung bleiben, doch ist ein Komplex, wie ihn Vaubel annimmt, falls er überhaupt existiert, sicherlich so stark dissoziiert, daß die Lösungsbedingungen kaum wesentlich günstiger liegen als für die einfachen Ferrisalze.

Daß gleichwohl unlösliche Ferriverbindungen aufgeschlossen und resorbiert werden können, beweisen Versuche von Brioux[6], der die aus Eisenphosphat

[1] Barnette, R. M., u. J. W. Shive: Über den Einfluß des Lösungsvolumens auf das Pflanzenwachstum in Beziehung zum Reaktionswechsel und dem Vorhandensein von Eisen in Kulturlösungen. Soil Sci. 15, 413 (1923). — [2] Jones, L. H., u. J. W. Shive: Einfluß des Ammoniumsulfats auf das Pflanzenwachstum in Nährlösungen und seine Wirkung auf die Wasserstoffionenkonzentration und Eisenausnutzung. Ann. of Bot. 37, 355 (1923). — [3] Gile, P. L., u. J. O. Carrero: Assimilation of colloidal iron by rice. J. agricult. Res. 3, 205 (1914); 7, 83, 503 (1916). — [4] Reed, H., u. Haas: Der Eisenvorrat im Nährmedium. Bot. Gaz. 77, 290 (1924). — [5] Vaubel, W.: Die Aufnahme des Eisens durch die Pflanzen. Chem.-Ztg 37, 737 (1913). — [6] Brioux, Ch.: Vergleich der Assimilierbarkeit des Tricalciumphosphats und des Aluminium- und Eisenphosphats. C. r. Acad. Sci. Paris 175, 1096 (1922).

in Lösung gebrachte und von der Pflanze aufgenommene Phosphorsäure in der Pflanze nachgewiesen hat, ferner die Versuche von Picado[1], bei denen die verschiedensten Pflanzen bei Anwendung eines unlöslichen Eisen-Mangandüngers in ihrem Wachstum gefördert werden konnten. Brewer und Carr[2] haben die näheren Umstände studiert, unter denen das Eisen des Bodens in Lösung gehen kann. Sie fanden, daß bei Anwesenheit von Stalldünger Reduktion zu zweiwertigem Eisen eintritt. In diesem Falle genügt dann schon eine verhältnismäßig geringe Acidität, um das Eisen in Lösung zu halten und zur Resorption gelangen zu lassen.

Ganz besonders ungünstig liegen die Resorptionsbedingungen bei kalkhaltigen Böden. Monnier und Kuczynski[3] haben darauf aufmerksam gemacht, daß Calciumcarbonat, aber auch Magnesiumcarbonat Eisen sowohl in der drei-, als auch in der zweiwertigen Form ausfällen. Durch Zusatz dieser Carbonate zu einem Boden kann man daher die Menge des wasserlöslichen Eisens sehr stark vermindern. Hortensien, die auf eisenhaltigem Boden wachsen, bringen blaue Blüten hervor, auf kalkhaltigem Boden werden die Blüten jedoch nicht blau. Nach Johnson[4] bewirkt Braunstein ebenfalls eine Abnahme des resorbierbaren Eisens, die sich z. B. bei Ananas in schlechtem Wachstum bemerkbar macht.

Gilbert, McLean und Hardin[5] vertreten die Ansicht, daß für die auf zu kalkreichem Boden eintretenden Schädigungen nicht der Eisenmangel maßgebend ist, da der Eisengehalt solcher Pflanzen nicht kleiner ist als der normaler. Die unter solchen Umständen auftretende Chlorose läßt sich auch nicht durch Eisenzufuhr heilen, wohl aber durch Zufuhr geringer Mengen von Mangan. Indessen sind in neuester Zeit Godden und Grimmet[6] zur entgegengesetzten Ansicht gelangt. Sie fanden, daß Kalkung die Aufnahme sowohl von Eisen als auch von Mangan herabsetzt, und die mit derartigen Pflanzen ernährten Tiere sollen angeblich an hochgradiger Anämie erkranken. Eine Rolle spielt dabei auch die Wasserableitung, ein Umstand, auf den schon vorher Greaves und Nelson[7] hingewiesen haben, ohne daß man indessen diesen Einfluß näher kennen würde.

Die Verteilung des Eisens in den Pflanzen und pflanzlichen Organen. Die Menge des von den Pflanzen aufgenommenen Eisens hängt im wesentlichen von äußeren Umständen ab. Der Eisengehalt des Bodens, die anderen im Boden vorhandenen Substanzen, die zur Verfügung stehende Menge Wasser und dessen Acidität sind dabei von ausschlaggebender Bedeutung. Der Einfluß, den die Pflanze selbst ausüben kann, ist recht beschränkt. Im Gegensatz dazu hat das Tier normalerweise die Möglichkeit, sich seine Nahrung seinen Bedürfnissen entsprechend auszuwählen. Während man daher bei den Tieren und ihren Organen einen ziemlich konstanten Eisengehalt findet, um so kon-

[1] Picado, V.: Untersuchungen über die in der Natur vorkommenden Eisen-Manganverbindungen als katalytisch wirksamer Dünger. Ann. Inst. Pasteur **37**, 10, 891 (1923). — [2] Brewer, P. H., u. R. H. Carr: Fruchtbarkeit eines Bodens in Beziehung zu den Formen seines Eisens und Mangans. Soil Sci. **23**, 165 (1927). — [3] Monnier, A., u. L. Kuczynski: Contribution à l'étude agrologique du fer. C. r. Soc. Genève **63**, 60 (1917). — [4] Johnson, M. O.: J. Ind. a. Eng. Chem. **9**, 47 (1917); Ref. Chem. Zbl. **1918 I**, 280. — [5] Gilbert, B. E., F. T. McLean u. L. J. Hardin: Das Verhalten von Mangan und Eisen zu einer durch Kalk hervorgerufenen Chlorose. Soil Sci. **22**, 437 (1926). — [6] Godden, W., u. R. E. R. Grimmet: Faktoren, die den Eisen- und Mangangehalt von Pflanzen beeinflussen, im Hinblick auf die „pining" und „bush-sickness" verursachenden Weiden. J. agricult. Sci. **18**, 363 (1928). — [7] Greaves, J. E., u. D. H. Nelson: Der Eisen-, Chlor- und Schwefelgehalt von Getreidekörnern und der Einfluß der gebotenen Wassermenge auf dieselben. Soil Sci. **19**, 325 (1925).

stanter, je höher entwickelt das betreffende Individuum ist, so findet man bei den Pflanzen die verschiedensten Eisenmengen sowohl bei verschiedenen Individuen derselben Art als auch in den verschiedenen Organen desselben Individuums. Die im folgenden mitgeteilten Tabellen enthalten eine Übersicht über den Eisengehalt von Pflanzen und Pflanzenteilen. Im allgemeinen handelt es sich um Gesamteisenbestimmungen in der Aschelösung. Lediglich die von Maquenne und Cerighelli angeführten Werte sind ohne Zerstörung des organischen Materials durch colorimetrische Bestimmung mittels der Berlinerblau-Reaktion ausgeführt. Es geht aus den Tabellen hervor, daß in der Tat der Eisengehalt der Pflanzen beinahe unbegrenzten Schwankungen unterworfen ist, daß aber innerhalb des Organismus selbst die Verteilung des Eisens weitgehend reguliert werden kann.

Dies bestätigen auch die zahlreichen histochemischen Untersuchungen, durch die die Verteilung des Eisens nicht nur auf die verschiedenen Organe, sondern auch innerhalb dieser nachgewiesen werden kann. Die ersten Untersuchungen in dieser Hinsicht stammen von Weiss und Wiesner[1]. Sie legten mikroskopische Schnitte in eine angesäuerte Lösung von Rhodankalium und beobachteten das Auftreten einer Rotfärbung. In anderen Fällen behandelten sie zuerst die Schnitte mit Salpetersäure oder Chlorwasser, um das zweiwertige Eisen zu oxydieren und dann ebenfalls mit Rhodankalium nachweisen zu können. Doch ist dabei natürlich die Möglichkeit vorhanden, daß die von ihnen beobachtete Zunahme der Färbung nicht von zweiwertigem Eisen, sondern von komplexen Eisenverbindungen herrührt, die durch Behandlung mit Oxydationsmitteln zerstört werden. Sie fanden das Eisen ausschließlich in älteren Geweben, während jugendliche Zellen, z. B. die Vegetationsspitzen, stets frei von abgelagertem Eisen waren. Der Zellinhalt, auch der älterer Zellen ist im allgemeinen ebenfalls frei von größeren Eisenmengen. Das Metall findet sich stets in den Zellmembranen.

Zu ähnlichen Ergebnissen kam Molisch[2], der statt des Rhodankaliums rotes und gelbes Blutlaugensalz zum Nachweis des zwei- bzw. dreiwertigen Eisens verwendete. Da viele Pflanzen, deren Asche eisenreich ist, mit Blutlaugensalzen und HCl keine oder nur schwache Färbung gaben, nahm Molisch an, daß hier das Eisen in organischer Bindung vorliegt. Nach Maceration in KOH gaben auch diese Pflanzen die Berlinerblau-Reaktion, und Molisch unterschied so locker gebundenes von dem „maskierten" Eisen. Es stellte sich indessen später heraus, daß pflanzliche Stoffe befähigt sind, unter diesen Bedingungen die geringsten Spuren von Eisen aus der Kalilauge an sich zu ziehen[3]. Nach C. Müller[4] stammt dieses Eisen nicht aus Verunreinigungen der Kalilauge, sondern aus dem Glas, in welchem die Maceration vorgenommen wurde. Kalilauge ist nämlich imstande, bei längerer Berührung mit Glas diesem Spuren von Eisen zu entziehen.

Später hat jedoch O. Richter[5] die Methodik Molischs wieder aufgegriffen und durch Anwendung von Ammoniak an Stelle von Kalilauge die Möglichkeit der Einwanderung von Eisen in die Präparate ausgeschlossen. Außerdem

[1] Weiss, A., u. J. Wiesner: Vorläufige Notiz über die direkte Nachweisung des Eisens in den Zellen der Pflanzen. Sitzgsber. Akad. Wiss. Wien, Math.-naturwiss. Kl. 40, 276 (1860). — [2] Molisch, H.: Die Pflanze in ihren Beziehungen zum Eisen. Jena 1892. — [3] Molisch, H.: Bemerkungen über den Nachweis von maskiertem Eisen. Ber. dtsch. bot. Ges. 11, 73 (1893). — [4] Müller, C.: Kritische Untersuchungen über den Nachweis maskierten Eisens in der Pflanze und den angeblichen Eisengehalt des Kaliumhydroxyds. Ber. dtsch. bot. Ges. 11, 252 (1893). — [5] Richter, O.: Beiträge zur mikrochemischen Eisenprobe. Z. Mikrosk. 39, 1 (1922).

wurden histochemische Eisenbestimmungen in pflanzlichen Organen noch von
Jones[1] ausgeführt, der mit Hilfe der Ammoniumsulfidfärbung, der Ferro-
cyanidmethode von Molisch und des Hämatoxylinverfahrens von Macallum
ohne Vorbehandlung nur den Teil des Eisens erfaßte, der leicht reagiert.

Diese histochemischen Untersuchungen haben übereinstimmend ergeben,
daß das leicht nachweisbare Eisen sich insbesondere bei niederen Pflanzen
findet. Bei Algen überzieht es die Membran in Form von mehr oder minder
großen rostroten Körnchen, die zuweilen bei Fadenalgen (Confervaceen), sowie
bei Oedogonium- und Cladophora-Arten stellenweise um die Membran eine
ziemlich dicke Kruste bilden, und zwar kommt das Eisen hier in beiden Oxydationsstufen vor. Manche Conferven haben die Fähigkeit, sich mit Gürteln
von Eisenoxyd zu umgeben. Hanstein[2] hat gezeigt, daß diese Panzer noch
zum Leib der Algen gehören, daß das Eisen in eine gallertige Masse eingelagert
ist, die unter der äußeren Zellhaut liegt. Diese Eisenablagerung soll zustande
kommen, indem die Alge dem in Wasser gelösten Eisenbicarbonat die Kohlensäure entzieht, worauf das Eisen durch den von der Pflanze abgegebenen
Sauerstoff oxydiert wird und sich abscheidet.

Die verschiedenen Algen verhalten sich indessen dem Eisen gegenüber
verschieden. Junge lebhaft assimilierende Zellen sind gewöhnlich frei von
Eisen. Bei älteren wird das Eisen in sehr verschiedenartiger Form abgelagert.
Sjöstedt[3] hat bei manchen Algen Eisengürtel, bei anderen jedoch insel-
artige Scheibchen oder Niederschläge im Innern der Zellen gefunden.

Manche Algen lagern, wie Molisch gezeigt hat, schon bei sehr niedrigem
Eisengehalt des Wassers Eisen ab, während andere in diesem Wasser frei
bleiben. Bringt man diese jedoch in eine verdünnte Ferrosulfatlösung, so
können sie hier ebenfalls eisenhaltige Gürtel anlegen. Sehr eingehend hat sich
mit dieser Frage insbesondere Uspenski[4] beschäftigt. Er konnte viele Algen
nur in Wässern von ganz bestimmtem Eisengehalt finden; bei höherem gehen
sie zugrunde. Die Acidität sowie der Kalkgehalt des Wassers, ebenso aber
auch der Gehalt an komplexbildenden Stoffen sind für solche Algen von größter
Bedeutung. Sie sind gegen das Eisen um so widerstandsfähiger, je größer die
Acidität ihres Plasmas ist. In diesem Falle bleibt in der Zelle eine größere
Menge von Eisensalzen gelöst, so daß ein weiteres Eindringen nicht möglich
ist. In der Tat hat Molisch bei gewissen Algen im Zellinhalt größere
Mengen von Eisen gefunden. Algen mit weniger saurem Zellinhalt, und
hierher gehören vor allem die älteren, schwach assimilierenden Individuen,
fällen das Eisen aus, da es ja nur bei niedrigem p_H in Lösung bleiben kann,
und bilden so einen Gürtel um sich. Algen, die dazu nicht befähigt sind,
können bei hohem Eisengehalt des Wassers nicht bestehen.

Ganz die gleichen Verhältnisse herrschen bei den anderen niederen Pflanzen.
Reed und Rice[5] fanden, daß die Pigmentierung der säurefesten Bakterien
mit der Anwesenheit von Eisen im Nährboden im Zusammenhang steht und
daß nur bei hohem p_H, wo eine Fällung des Eisens möglich ist, die Pigmentbildung auftritt. Bei gewissen Arten von Bakterien kommen Eisenablagerungen

---

[1] Jones, H. W.: Die Verteilung des anorganischen Eisens in pflanzlichen und tierischen
Geweben. Biochemic. J. **14**, 654 (1920). — [2] Hanstein: Verh. naturhist. Ver. preuß.
Rheinlande u. Westfalens **1878**, 73; zit. nach Molisch S. 18. — [3] Sjöstedt, G.: Über
die Ausfällung des Eisens durch Meeresalgen an den Küsten von Schonen. Bot. Notiser
1921, 101. — [4] Uspenski, E. E.: Eisen als Faktor für die Verbreitung niederer Wasser-
pflanzen. In R. Kolwitz: Pflanzenforschung. Jena 1927. — [5] Reed, G. B., u.
Ch. E. Rice: Der Einfluß von Eisen auf die Pigmentierung säurefester Bakterien.
J. Bacter. **17**, 407 (1929).

in ganz ungeheuren Dimensionen vor. Man hat hier die Bildung dieser eisenhaltigen Niederschläge in Beziehung gebracht zum ganzen Lebensprozeß dieser sog. Eisenbakterien. Deshalb soll diese Frage später zusammenhängend behandelt werden.

Von Flechten zeigen insbesondere Lecidea und Lecanora-Arten Speicherung an den Außenflächen der Zellmembranen[1]. Sie weisen dann mehr oder weniger große rostrote Flecken auf ihrem Thallus auf. Alle diese Flechten kommen auf eisenhaltigem Urgestein vor. Große Eisenmengen sind für sie jedoch keineswegs Bedürfnis; sie können auch auf eisenarmen Böden leben, lagern jedoch dann kein Eisen ab. Man spricht bei ihnen von einer oxydierten oder rostigen und von einer nichtoxydierten Form. Auf Kalkböden hat man niemals Eisenflechten gefunden.

In den Moosen schließlich — speziell bei den Gattungen Fontinalis und Mielichhoferia — ist Eisen auf histochemischem Weg nur in den Zellmembranen älterer Blätter zu finden. Junge Blätter geben nach Molisch niemals eine Berlinerblau-Reaktion.

Auch in den höheren Pflanzen scheint das Eisen in größerer Menge ausschließlich in den Zellmembranen abgelagert zu sein, und zwar sitzt es nach den übereinstimmenden Ergebnissen der Untersuchungen von Weiss und Wiesner[2], Molisch, Jones[3], Maquenne und Cerighelli[4] sowie Richter[5] besonders in alten Pflanzenteilen. Sehr reich an Eisen sind im allgemeinen die Wurzeln sowie die unteren Teile des Stengels, und zwar liegt es hier besonders in den Gefäßbündeln. Auch in ihrem weiteren Verlauf enthalten die Gefäßbündel häufig recht beträchtliche Mengen von Eisen. Bei den Gräsern z. B. sind speziell dort, wo die Gefäßbündel der Blattscheiden in die des Halmes einmünden, häufig große Anhäufungen von Eisen vorhanden[6]. Reich an Eisen sind ferner die verholzten, also älteren Membranen, und zwar sind es hier insbesondere die Hoftüpfel, die Eisen in größerer Menge speichern können, ferner die Rinde, speziell die Borke der Holzgewächse.

In den Blättern ist das Eisen ebenfalls auf die Leitungsgewebe und auf die Epidermis lokalisiert, während sich im Mesophyll fast gar kein Eisen histochemisch nachweisen läßt. In den Blüten ist der Eisengehalt ziemlich unbedeutend, manchmal kaum festzustellen. Früchte enthalten in unreifem Zustand auch noch wenig Eisen. Erst in dem Maße, als mit der Reife die faserigen Elemente mehr und mehr verholzen, lagern sie Eisen an. Manche Früchte können ganz ungeheuere Mengen aufnehmen. Es seien hier die Fruchtschalen der Wassernuß, Trapa natans, erwähnt, die im frischen Zustande zwar einen hohen, aber noch normalen Eisengehalt aufweisen. Im Laufe der Zeit steigt der Eisengehalt indessen und kann schließlich bis zu 50% der Asche ausmachen. Die Samen dagegen bleiben auch bei der Reife sehr eisenarm. Im Nährgewebe läßt sich das Eisen auf direktem Wege kaum nachweisen. Der Keimling enthält eine geringe Eisenmenge in den Gefäßbündelanlagen. Der Vorrat für die junge Pflanze liegt fast zur Gänze in der Samenschale. (Siehe Tabellen Eisengehalt der Pflanzen. Reis.) Hier kann der Eisengehalt freilich

[1] Gümbel, C. W.: Mitteilungen über die neue Färberflechte Lecanora ventosa Ach. Denkschr. Akad. Wiss. Wien, Math.-naturwiss. Kl. **11**, 23 (1856). — [2] Weiss, A., u. J. Wiesner: Vorläufige Notiz über die direkte Nachweisung des Eisens in den Zellen der Pflanzen. Sitzgsber. Akad. Wiss. Wien, Math.-naturwiss. Kl. **40**, 276 (1860). — [3] Jones: Zit. S. 796. — [4] Maquenne, L., u. R. Cerighelli: Über die Verteilung des Eisens in Pflanzen. C. r. Acad. Sci. Paris **173**, 273 (1921). — [5] Richter, O.: Beiträge zur mikrochemischen Eisenprobe. Z. Mikrosk. **39**, 1 (1922). — [6] Sayre, J. D.: Über die Ansammlung von Eisen in den Knoten der Getreidepflanzen. Plant. Physiol. **5**, 393 (1930).

manchmal so groß werden, daß die Färbung des Samens durch ihn bedingt ist, wie Johnstone[1] z. B. für den Raps nachgewiesen hat.

Bei der Keimung wird das Eisen der Samenschale mobilisiert und für den Keimling verwendet. Die Samenschale behält nach der Keimung nur einen ganz geringen Teil ihres Eisens. Die Pflanze ist so befähigt, anfangs ohne Eisenzufuhr von außen sich zu entwickeln. Die Keimblätter und auch die ersten drei Blätter entwickeln sich normal mit grüner Farbe. Erst die späteren werden infolge Eisenmangels chlorotisch, wenn keine Eisenzufuhr von außen einsetzt. Bei manchen Pflanzen, z. B. Phaseolus, reicht der Vorrat des Samens an Eisen sogar so weit, daß die Blätter zwar heller werden als normale, jedoch niemals ganz farblos, wenn man nicht durch Entfernung der Kotyledonen den größten Teil des Eisenvorrats wegnimmt[2].

Die histochemischen Untersuchungen ergeben im allgemeinen nur das in größerer Menge niedergeschlagene, unlösliche Eisen. Denn die löslichen Eisenverbindungen verteilen sich über den ganzen Zellinhalt gleichmäßig und geben so nur ganz schwache, diffuse Färbungen, die schwer zu erkennen sind, wenn nicht die Konzentration eine besonders große ist, wie bei gewissen niederen Pflanzen oder teilweise auch in manchen Wurzelzellen. Im allgemeinen wird also nur dort das Eisen sichtbar, wo es in größerer Menge angehäuft, also in Form unlöslicher Verbindungen niedergeschlagen ist. Über die Art dieser Verbindungen sind verschiedene Vermutungen aufgestellt worden, ohne daß man bis jetzt etwas Endgültiges sagen kann. Johnstone[1] nimmt an, daß die in der Samenschale des Rapses gefundene Eisenverbindung Eisenhydroxyd ist. Gümbel[3] hielt die in den Flechten vorhandene Eisenverbindung für ein Ferrisalz von Pflanzensäuren, weil der salzsaure Auszug beim Fällen mit Ammoniak einen Niederschlag gab, der auch organische Säuren enthielt. Molisch hat indessen darauf hingewiesen, daß man daraus noch nicht auf das Vorhandensein solcher Verbindungen schließen könne. Auch hat er nicht allein dreiwertiges, sondern auch zweiwertiges Eisen in den Flechten, wie überhaupt in den meisten Pflanzen, nachgewiesen. Der größte Teil dieses Eisens liegt nach seiner Ansicht in „organischer" Bindung vor, da, wie oben ausgeführt, das Eisen nur zum geringsten Teil mit salzsaurer Blutlaugensalzlösung direkt nachgewiesen werden kann. Auch Stoklasa[4] verglich das in den Zellkernen chlorophyllhaltiger wie chlorophyllfreier Pflanzen vorkommende Eisen mit dem von Bunge aus dem tierischen Organismus gewonnenen Hämatogen, das ja, wie im Kapitel „chemische Eigenschaften" ausgeführt wurde, das Eisen in organischer Bindung enthalten soll. Ebenso nehmen auch Tarbouriech und Saget[5] an, daß das Eisen in den Wurzeln von Rumex obtusifolius in organischer, maskierter Form vorliegt. Die daraus isolierte Substanz enthält über 6% Eisen, von dem durch 1 proz. Salzsäure nur ein kleiner Teil, durch 10 proz. das gesamt in ionisierte Form übergeführt wird. Es handelt sich wahrscheinlich um ein Ferriderivat von Nucleonen.

Bezüglich des Begriffes organischer Bindung sei hier auf das in Kapitel „Chemische Eigenschaften" Dargelegte hingewiesen. Nach dem dort Aus-

[1] Johnstone, A.: Der Farbstoff in der Samenschale des Rapses, Brassica Napus. Nature (Lond.) 39, 15 (1888). — [2] Sachs, J.: Handb. d. Experimentalphysiologie, S. 144. 1865. — [3] Gümbel, C. W.: Mitteilungen über die neue Färberflechte Lecanora ventosa Ach. Denkschr. Akad. Wiss. Wien, Math.-naturwiss. Kl. 11, 23 (1856). — [4] Stoklasa, I.: Function physiologique du fer dans l'organisme de la plante. C. r. Acad. Sci. Paris 127, 282 (1898). — [5] Tarbouriech, P. J., u. P. Saget: Über eine Art von pflanzlichem organischen Eisen. C. r. Acad. Sci. Paris 148, 517 (1909).

geführten kann es kaum zweifelhaft sein, daß es sich hier um Adsorptionsverbindungen von Eisen an Eiweiß oder an andere Kolloide handelt, bei denen ein kleiner Teil des Eisens komplex gebunden ist. Solche Verbindungen geben ja im allgemeinen auch die chemischen Reaktionen auf Eisenionen nicht oder stark verzögert. Von organischer Bindung des Eisens kann hier keine Rede sein, denn es ist ja durch Salzsäure leicht abspaltbar, wenn auch, wie schon oben ausgeführt, wahrscheinlich in den Pflanzen ein Körper vorliegt, der das Eisen etwas fester gebunden enthält wie das Ferratin und andere im tierischen Organismus gefundene Eiseneiweißverbindungen. Dies geht insbesondere aus den Untersuchungen von Heubner[1] über das Eisen des Spinats hervor.

Auch Sayre[2] ist der Meinung, daß das in den Pflanzen abgelagerte Eisen nicht organisch gebunden ist, sondern meint, daß wahrscheinlich eine feste Lösung komplexer Eisensalze in Proteinkrystallen vorliege. Daß das Eisen indessen in solchen Verbindungen auch nur zu einem recht geringen Teil komplex gebunden ist, während der weitaus größte Teil als kolloides Hydroxyd anzusprechen ist, das an das Eiweiß adsorbiert ist, wurde schon oben auseinandergesetzt. Diese Ansicht wird noch gestützt durch die Tatsache, daß pflanzliches Eiweiß, selbst wenn es gelingt, es zur Krystallisation zu bringen, häufig Eisen enthält, wie die Untersuchungen Grüblers[3] für verschiedene aus Kürbissamen und Paranüssen gewonnene Arten von Eiweiß ergeben haben. Denn nur an Eiweiß adsorbiertes Eisenhydroxyd kann bei den verschiedenen Reinigungsverfahren den gleichen Weg mit dem Eiweiß gehen.

Es soll indessen hier keineswegs das Vorkommen organischer Eisenverbindungen in den Pflanzen, vor allem in den Zellkernen, geleugnet werden. Doch haben diese mit den Eisenablagerungen, die auf histochemischem Weg nachgewiesen wurden, nichts gemeinsam, da sie unter diesen Umständen ihr Eisen gar nicht abspalten. Schon 1891 berichtet Linossier[4] über ein aus dem Schimmelpilz gewonnenes Hämin. Später hat Gola[5] eine Eisenverbindung aus chlorophylhaltigen, aber auch aus chlorophyllfreien Pflanzenteilen erhalten, die Pyrrole enthielt. Es ist schwer zu entscheiden, ob es sich in diesen Fällen wirklich um organische Verbindungen gehandelt hat. Genau definiert ist dagegen das Hämin, das Schumm[6] aus Hafer sowie aus Hefe dargestellt hat und das sich als identisch mit dem tierischen Hämin erwies. Von anderen Häminderivaten, die in Pflanzen vorkommen, ist der Atmungsferment Warburgs[7] zu nennen, dessen Konzentration z. B. in der Hefe 0,04 mg%, bezogen auf Trockensubstanz, beträgt, das also nur einen minimalen Bruchteil des gesamten Eisens enthält und mit den dargestellten Häminderivaten keinesfalls identisch sein kann. In ähnlichen Konzentrationen kommen auch noch andere katalytisch wirkende Häminderivate vor. Es gehören hierher die aus Meerrettich gewonnene Peroxydase sowie die Katalase der Kürbiskeimlinge (siehe Abschnitt „Bindungsart" S. 720).

Neben den unlöslichen, in den Zellmembranen abgelagerten Eisenverbindungen und den nur in geringer Menge vorhandenen Häminderivaten enthält die Pflanze

[1] Heubner, W.: Über organische Eisenpräparate. Klin. Wschr. 5, 588 (1926) — Weiteres über organische Eisenpräparate. Ebenda 5, Nr 29 (1926). — [2] Sayre, J. D.: Über die Ansammlung von Eisen in den Knoten der Getreidepflanzen. Plant. Physiol. 5, 393 (1930). — [3] Grübler, G.: Über ein krystallinisches Eiweiß der Kürbissamen. J. prakt. Chem., N. F. 23, 97 (1881). — [4] Linossier, G.: Sur une hématine végétale: l'aspergilline, pigment des spores de l'Aspergillus niger. C. r. Acad. Sci. Paris 112, 489 (1891). — [5] Gola, G.: Über das Vorkommen hämatoiden Eisens in den Pflanzen. I. u. II. Atti Accad. naz. Lincei 24 I, 1239; 24 II, 289. — [6] Schumm, O.: Zur Kenntnis des Hämatins, des pflanzlichen Eisenporphyratins und ihrer Porphyrine. Hoppe-Seylers Z. 166, 1 (1927). — [7] Warburg, O.: Zit. S. 719.

noch Eisen in löslicher ionisierbarer Form. Genaue Angaben über den wasser-löslichen Teil des Eisens liegen nur in geringer Zahl vor. So hat Baldoni[1] im isländischen Moos $1/7$, im Spinat $5/7$ des Eisens in wasserlöslicher Form gefunden. Ferner haben wir gewisse Anhaltspunkte in den Angaben von Maquenne und Cerighelli[2] über den Eisengehalt von Preßsäften verschiedener Pflanzen, der Blätter des Salats, der Endivie, des Spinats, der unterirdischen Speicherorgane, der Kartoffel und der Karotte. Da sie aber den gesamten Eisengehalt der Pflanzen nur im Verhältnis zu ihrer Trockensubstanz angeben, so können wir das Verhältnis des löslichen und unlöslichen Eisens nur abschätzen und kommen so zu dem Ergebnis, daß etwa ein Drittel bis die Hälfte des Eisens in wasserlöslicher Form vorliegt. Ähnliche Werte ergeben die Angaben ver-schiedener Forscher über den Eisengehalt der Zuckerrübe und der bei der Zucker-erzeugung vorkommenden Fraktionen: der Preßlinge, der Diffusionsrückstände und des Rohsaftes. Genaue Angaben finden wir in der neuesten Zeit in einer Arbeit von Ingalls und Shive[3], aus der hier die beiden Extremwerte ange-führt seien: Bryophyllum calycinum enthält 9,58 mg% lösliches Eisen, bezogen auf Trockensubstanz bei einem Gesamteisengehalt von 13,7 mg%, d. i. 70% lösliches Eisen. Bei Trifolium repens dagegen ist von den 57,1 mg% Eisen nur 2,81 mg% löslich, das entspricht 5% der Gesamteisenmenge. Auch den Grund für diese Unterschiede finden wir in dieser ausgezeichneten Arbeit. Er liegt darin, daß das mittlere p_H des Bryophyllum bei 4,04, das des Weiß-klees bei 6,1, also weit höher liegt, so daß beim Klee weit weniger Eisen in Lösung gehalten werden kann. Übrigens schwankt der Gehalt an löslichem Eisen nicht nur bei verschiedenen Pflanzen mit dem p_H, sondern auch der Gehalt in den einzelnen Organen geht der Wasserstoffionenkonzentration parallel. Wir haben darin gleichzeitig einen Hinweis dafür, daß es sich nicht um kom-plexe Eisensalze handeln kann, da diese bei höherem p_H beständig sein müßten.

Über die Oxydationsstufe des wasserlöslichen Eisens der Pflanzen sind in dieser Arbeit keine Angaben zu finden.

Die Versuche von Ingalls und Shive ergeben nicht nur, daß der Gehalt an löslichem Eisen der Wasserstoffionenkonzentration proportional ist, sondern sie zeigen auch, daß der Gesamteisengehalt unter sonst gleichen Bedingungen der Wasserstoffionenkonzentration umgekehrt proportional verläuft. Hinsicht-lich der Aufnahme des Eisens durch verschiedene Pflanzen ergibt sich daraus, daß eine Pflanze der gleichen Nährlösung — die Versuche sind unter diesen Bedingungen ausgeführt — um so weniger Eisen entzieht, je höher der Eisen-gehalt in ihrem Säftestrom ist, ähnlich wie wir auch bei den Algen und anderen niederen Pflanzen gesehen haben, daß bei höherer Konzentration des im Plasma gelösten Eisens ein weiteres Eindringen neuer Eisenmengen auf rein osmotische Weise verhindert wird.

Hinsichtlich der Verteilung des Eisens auf die einzelnen Organe ergibt sich, daß die Organe mit höherem p_H, das sind die gegenüber dem Säftestrom negativ geladenen, das Eisen begierig aufnehmen und in Form einer unlöslichen Ferriverbindung niederschlagen. Es sind dies die Zellen, in denen, wie Ma-quenne und Cerighelli sich ausdrücken, viel Wasser verdampft. Dies gilt allerdings nur für die Epidermiszellen, während ja auch die Zellen des Leitungs-

---

[1] Baldoni, A.: Ein Beitrag zur biologischen Kenntnis des Eisens. Arch. f. exper. Path. **52**, 61 (1905). — [2] Maquenne, L., u. R. Cerighelli: Über die Verteilung des Eisens in Pflanzen. C. r. Acad. Sci. Paris **173**, 273 (1921). — [3] Ingalls, R. A., u. J. W. Shive: Die Beziehungen zwischen dem p_H des Gewebssaftes und der Eisenverteilung bei Pflanzen. Plant. Physiol. **6**, 103 (1931).

gewebes Eisen speichern. Zellen mit hoher Lebenstätigkeit enthalten nur Spuren unlöslichen Eisens, wohl aber, infolge ihrer sauren Reaktion, viel gelöstes. Nach den Versuchen Starkensteins[1] liegt mindestens ein Teil von diesem in der Ferroform vor.

Es ist nicht uninteressant, hier die entsprechenden Verhältnisse im tierischen Organismus zu vergleichen. Hier ist das p_H des die Zellen ernährenden Säftestroms ein weit höheres; daher können einfache Eisensalze im Gegensatz zu den Pflanzen im tierischen Kreislauf gar nicht bestehen. Es ist deshalb neben dem ganz andere Funktionen erfüllenden Hämoglobin nur eine komplexe Eisenverbindung vorhanden, die aber unter entsprechenden Bedingungen in den arbeitenden Zellen leicht Eisenionen abspalten kann. Die meisten tierischen Organe haben gegenüber dem Blut saure Reaktion. Überschüssiges Eisen wird daher nur in einem ganz bestimmten Komplex von Zellen aufgenommen, in dem dem reticuloendothelialen System angehörenden Teil der Leber und Milz.

Die physiologischen und pharmakologischen Wirkungen des Eisens auf die Pflanze. Unlösliches Eisen findet sich nur in jenen pflanzlichen Zellen, die am Lebensprozeß nur wenig beteiligt sind. Es kann seiner Menge nach sehr schwanken, ja sogar in manchen Zellen ganz fehlen; diesem Anteil des Eisens dürften somit wichtige Funktionen nicht zukommen; doch kann es bei Eisenmangel teilweise wieder mobilisiert werden, z. B. bei der Keimung von Samen, dient also vermutlich nur als Reserveeisen. Die wesentlichen Wirkungen fallen ausschließlich dem wasserlöslichen Eisen zu, das bei den Pflanzen, abgesehen von den geringen Häminmengen, in ionisierbarer Form vorliegt.

Die auffälligste und daher am längsten bekannte Wirkung ist die **Wirkung des Eisens auf die Bildung des Blattfarbstoffs.** E. Gris[2] hat zuerst gezeigt, daß bei Abwesenheit von Eisen in der Nährlösung die Blätter der Pflanzen bleichsüchtig, chlorotisch werden und daß man diese Erkrankung durch Darreichung von Eisen heilen kann. Diese Erscheinung wurde später von Salm, A. Gris, Sachs, Stohmann sowie Molisch[3] untersucht und die Angaben von E. Gris bestätigt. Die Chlorose nimmt im allgemeinen folgenden Verlauf. Die in eisenfreier Nährlösung gezogenen Keimlinge entwickeln sich zunächst normal. Die Keimblätter sind tiefgrün, die nächsten Blätter werden je nach der Gattung auch noch mehr oder weniger grün. Aber bereits das 4. bis 6. Blatt enthält kein Chlorophyll mehr und erscheint bei den meisten Pflanzen vollkommen weiß. Nur bei wenigen Pflanzen, z. B. bei Phaseolus, reicht der Eisenvorrat der Samen weiter, so daß auch diese Blätter zwar heller sind, aber doch noch Chlorophyll enthalten.

Nach Zusatz von wenigen Tropfen einer verdünnten Eisenlösung beginnen die chlorotischen Blätter schon nach 1—2 Tagen sich grün zu färben, nach 3—4 Tagen ist von der Chlorose nichts mehr zu sehen. Das Ergrünen beginnt an der mittleren Rippe der Blätter und schreitet gegen dem Rand zu fort; die jüngeren Blätter ergrünen rascher als die älteren; alte chlorotische Blätter bilden nur noch wenig oder gar kein Chlorophyll mehr. Für diese Wirkung

---

[1] Starkenstein, E.: Klin. Wschr. **7**, 270 (1928). — [2] Gris, E.: De l'action de composés ferrugineux sur la végétation. 1843. Ref. C. r. Acad. Sci. Paris **1844**, 47 — Nouvelles expériences sur l'emploi des ferrugineux solubles appliqués à la végét. 1844. Ref. Ebenda **1844**, 47. — [3] Salm, H.: Versuche über die Ernährung der Pflanzen. 1856. — Gris, A.: De la chlorose et de l'action de fer. Ann. des Sci. natur. (4) **7**, 201 (1857). — Sachs, J.: Handb. d. Experimentalphysiologie. Leipzig 1865 — Das Eisen und die Chlorose der Pflanzen. Naturwiss. Rdsch. **1886**, 257. — Stohmann: Landw. Versuchsstat. **6**, 350 (1864). — Molisch, H.: Die Pflanze in ihren Beziehungen zum Eisen. Jena 1892.

sind prinzipiell alle Eisensalze brauchbar. Sowohl Ferrichlorid als auch Ferrosulfat, aber auch Komplexsalze und sogar die Blutlaugensalze mit organisch gebundenem Eisen sind imstande, die Chlorose in kürzester Zeit zu beheben.
Auch Bestreichen der Blätter mit verdünnten Eisenlösungen führt zum gleichen
Erfolg. Die Blätter sind also imstande, das Eisen von außen her aufzunehmen.
Behandelt man die chlorotischen Pflanzen nicht mit Eisensalzen, so sterben
die chlorotischen Blätter in kurzer Zeit ab. Das Wachstum dieser Pflanzen
bleibt von Anfang an gering, da ja nur die 2—3 zuerst gebildeten grünen Blätter
Nahrungsstoffe bilden können.

Die Bedeutung des Eisens für die Chlorophyllbildung legte die Vermutung
nahe, daß das Eisen in geringer Menge ein Bestandteil des Chlorophylls ist.
Ältere Untersucher haben auch wirklich Eisen im Chlorophyll gefunden, so
Verdeil[1] sowie Pfaundler[2]. Schon Wiesner[3] hat aber gezeigt, daß die
von diesen beiden Forschern dargestellten Chlorophyllpräparate keineswegs
rein sein konnten. Wiesner fand Spuren von Eisen, und auch andere
Untersucher, Hoppe-Seyler, Sachs, Pfeffer sowie Hansen[4], konnten die
Anwesenheit des Eisens nicht mit Sicherheit ausschließen. Molisch führte
genaue Bestimmungen durch, wobei er das Chlorophyll durch Ausschütteln
aus der alkoholischen Lösung mit Benzin in reinem Zustande darstellte. Da
alle Lösungsmittel sorgfältig durch Destillation von den letzten Eisenspuren
gereinigt waren und zur Filtration nur aschefreie Filter verwendet wurden,
war eine Verunreinigung mit Eisenspuren ausgeschlossen. Das so erhaltene
Chlorophyll enthielt in seiner Asche entweder gar kein Eisen oder eben noch
nachweisbare Spuren. Wollte man trotzdem annehmen, daß das Eisen ein
Bestandteil des Chlorophylls ist, so müßte das Chlorophyllmolekül eine ganz
ungeheure Größe haben. Durch die Untersuchungen Willstätters[5] über die
Konstitution des Chlorophylls wurde erst der endgültige Nachweis erbracht,
daß das Molekül des Blattfarbstoffs frei von Eisen ist.

Die Bedeutung des Eisens für die Chlorophyllbildung kann also nur in einer
Reizwirkung bestehen. Man hat den Versuch gemacht, ob nicht auch andere
Metalle einen solchen Reiz ausüben, also das Eisen ersetzen können. Speziell
die dem Eisen chemisch nahestehenden Elemente, das Mangan einerseits,
Kobalt und Nickel andererseits wurden in dieser Hinsicht geprüft[6]; keines
dieser Metalle ist dazu imstande. In neuerer Zeit hat indessen Boresch[7] bei
einer Spaltalge einen Fall der Ersetzbarkeit des Eisens durch Mangan gefunden. Diese Alge, Phormidium Retzii, verliert bei Eisenmangel ihre normale
olivbraune Farbe und nimmt einen violetten Ton an infolge Abbaus des Chlorophylls und eines anderen der Alge eigentümlichen wasserlöslichen Farbstoffs.
Zur Regeneration der Farbstoffe bedarf es nicht nur des Eisens, sondern es muß

---

[1] Verdeil: Liebigs Ann. **12**, 37. — [2] Pfaundler: Liebigs Ann. **115**, 37 (1860). —
[3] Wiesner, J.: Die Entstehung des Chlorophylls in der Pflanze. Wien 1877. — [4] Hoppe-
Seyler, F.: Über das Chlorophyll der Pflanze. Hoppe-Seylers Z. **3**, 339 (1879); **5**, 75
(1881). — Sachs, J.: Vorlesungen über Pflanzenphysiologie. Leipzig 1882. — Pfeffer,
W.: Pflanzenphysiologie I. — Hansen, A.: Der Chlorophyllfarbstoff. Arb. Würzburg.
bot. Inst. **3**, 137. — [5] Willstätter, R., u. A. Stoll: Untersuchungen über Chlorophyll.
Berlin 1913. — [6] Sachs, J.: Handb. d. Experimentalphysiologie, S. 144. 1865. —
Birner u. Lucanus: Landw. Versuchsstat. **8**, 140 (1866). — Wagner: Ebenda **13**, 72
(1871). — Risse, zit. bei Sachs. — Knop: Kreislauf des Stoffes, S. 614. 1868. —
Spampani, G.: Bot. Jber. von Just **1**, 27 (1891). — Wolf, J.: C. r. Acad. Sci. Paris
157, 1022 (1913). Sämtliche zit. nach F. Czapek: Biochemie der Pflanzen **2**, 500. Jena
1920. — [7] Boresch, K.: Ein Fall von Eisenchlorose bei Cyanophyceen. Z. Bot. **13**, 65 (1921).
— Zur Frage der Ersetzbarkeit des Eisens bei Chlorose. Ber. dtsch. bot. Ges. **42**, 284 (1924).

auch Stickstoff zugeführt werden. Statt des Eisens können auch Chrom, Mangan, mit geringerem Erfolge auch Uransalze verwendet werden. Nickel, Kobalt und Kupfer waren wirkungslos. Es waren indessen auch in diesem Falle immer noch Spuren von Eisen in den Kulturen nachweisbar. In ganz eisenfreien Nährlösungen konnten normale Kulturen nicht erzielt werden. Unter diesen Umständen hat die Ansicht Uspenskis[1] viel für sich, der die Wirkung der anderen Schwermetallsalze darin sucht, daß unter ihrem Einfluß das niedergeschlagene Eisen in Lösung gebracht wird.

Speziell das Mangan zeigt im allgemeinen hinsichtlich der Wirkung auf die Chlorose eine dem Eisen antagonistische Wirkung. Durch Zusatz von Mangan (10—50 mg% $MnSO_4$) zu einer eisenhaltigen Nährlösung konnte Rippel[2] Chlorose erzielen, die durch größere Mengen von Eisen wieder geheilt wurde. Es werden unter diesen Umständen sogar Eisenkonzentrationen vertragen, die unter normalen Bedingungen ausgesprochen schädlich wirken (25 mg% $FeCl_3$). Die chemische Analyse ergab, daß die durch Manganzusatz chlorotisch gewordenen Blätter nicht eisenärmer sind als normale, daß also nicht die Resorption des Eisens, sondern seine Wirkung beeinträchtigt ist. Um so interessanter ist es, daß die Pflanzen auch bei Manganmangel chlorotisch werden. So konnten z. B. Gilbert, McLean und Hardin[3] zeigen, daß eine durch Kalkung des Bodens hervorgerufene Chlorose nicht durch Eisen, wohl aber durch Mangan heilbar war, daß also die Resorption des Mangans, nicht aber die des Eisens behindert worden war. Die Analyse der Blätter ergab in der Tat einen unter der Norm liegenden Mangangehalt, während der Eisengehalt der chlorotischen Blätter normal war. Die Sachlage ist also die, daß Eisen und Mangan in einem bestimmten Verhältnis vorliegen müssen. Bei Zufuhr übermäßig großer Eisenmengen haben daher Marsh und Shive[4] ebenfalls Chlorose auftreten gesehen, und zwar wurde dabei das Eisen in den Stengeln zurückgehalten, während die Blätter Mangel an Eisen hatten, oder der Eisengehalt der Blätter und Stengel stieg gleichmäßig an, und es machten sich toxische Wirkungen bemerkbar.

Ob das Eisen auch noch andere Wirkungen auf die Pflanzen ausübt, war lange Zeit eine Streitfrage. Man suchte das Problem von dem Punkte aus zu lösen, daß man festzustellen trachtete, ob Pflanzen, die kein Chlorophyll enthalten, speziell also die Pilze, das Eisen zu ihrer Entwicklung brauchen oder nicht. Raulin[5] konnte schon 1869 feststellen, daß die Entwicklung von Aspergillus niger bei Anwesenheit von Eisen 2,7mal rascher vor sich geht als in eisenfreier Lösung. Die Wirkung des Eisens beruht nach seiner Ansicht darauf, daß das Eisen die Bildung eines giftigen Stoffes verhindert, der jedoch durch nachträglichen Zusatz von Eisen nicht zerstört werden kann. Nachträglich zugesetztes Eisen erwies sich nämlich als wirkungslos. A. Mayer[6] erklärte dagegen in seinem Lehrbuch der Gärungschemie 1879 Eisen für die Entwicklung der Hefe für entbehrlich, weil es unnötig sei, zur Nährlösung Eisen zuzufügen, und weil manche Hefen kein Eisen in der Asche enthalten. Ebenso hielt A. Schulz[7] Eisen für die Entwicklung des Kahmpilzes für überflüssig. Molisch

---

[1] Uspenski, E. E.: Zit. S. 796. — [2] Rippel, A.: Über die durch Mangan verursachte Eisenchlorose bei grünen Pflanzen. Biochem. Z. 140, 315 (1923). — [3] Gilbert, B. E., F. T. McLean u. L. J. Hardin: Zit. S. 794. — [4] Marsh, R. P., u. J. W. Shive: Zitat auf S. 792. — [5] Raulin, J.: Etudes chimiques sur la végétation. Ann. des Sci. natur. 11, 93 (1869). — [6] Mayer, A.: Lehrb. d. Gärungschemie, S. 144. Heidelberg 1879. — [7] Schulz, A.: Über den Stoffbedarf und den Stoffumsatz des Kahmpilzes (Saccharomyces mycoderma). Bot. Jber. von Just 5, 84 (1879).

konnte jedoch zeigen, daß bei sorgfältiger Arbeit in der Asche jedes Pilzes Eisen nachweisbar ist und daß in wirklich eisenfreien Nährböden die Pilze sich zwar kurze Zeit entwickeln können, daß sie aber nie bis zur Fruchtreife kommen. Diese Befunde wurden später von zahlreichen Untersuchern bestätigt (Sauton, Linossier, Javillier und Sauton, Bortels[1]). Die Einzelheiten über die Wirkungen, die diese Untersuchungen zutage förderten, die Bedeutung für die Sauerstoffübertragung, für die Bildung gewisser für den Pilz unentbehrlicher Farbstoffe, sowie die von anderen Forschern studierten Wirkungen auf die verschiedenen für den Lebensprozeß des Pilzes notwendigen enzymatischen Vorgänge seien hier nur eben erwähnt; sie sollen im Kapitel über die pharmakologischen Eisenwirkungen eingehend behandelt werden (s. S. 1061).

Bei den chlorophyllhaltigen Pflanzen müssen alle diese Wirkungen des Eisens natürlich ebenfalls vorhanden sein. Das Eisen ist hier nicht nur Bestandteil des Atmungsferments, der Peroxydase, der Katalase und wahrscheinlich auch noch anderer lebenswichtiger Fermente, die ja nur in Spuren vorkommen; es kommt also nicht nur darauf an, daß das zu ihrer Bildung notwendige Eisen unter allen Umständen vorhanden ist, sondern das Eisen übt auch Reizwirkungen auf verschiedene pflanzliche Funktionen aus. Insbesondere wird die Keimfähigkeit und das Wachstum durch geringe Eisenmengen gefördert, während größere Dosen allerdings Giftwirkungen zeigen. Nach Pokorny[2] wirkt Ferrichlorid erst in Konzentrationen von 1 mg% Fe an stimulierend. Ferrosulfat verursacht nach Katayama[3] eine Zunahme des Ertrags von Gerste in Topfversuchen bis zu einer Konzentration von 10 mg% als Kopfdünger gegeben, während höhere Konzentrationen den Ertrag herabsetzen, also bereits toxisch wirken. Marsh und Shive[4] haben dargelegt, daß für die verschiedenen Eisensalze die optimale Konzentration verschieden ist und daß die Konzentration nur innerhalb sehr geringer Grenzen schwanken darf. Es ist daher begreiflich, daß von manchen Autoren nach Verabreichung von Eisensulfat lediglich eine Ertragsverminderung berichtet wird[5].

Auch bei anderen Eisenverbindungen sehen wir daher bald die stimulierende, bald die toxische Wirkung im Vordergrund. Picado[6] sah von einem unlöslichen Mangandünger lediglich eine Förderung des Wachstums der verschiedensten Pflanzen, während Varvaro[7] beim Eisenoxyd eine hemmende Wirkung auf die Keimung von Acker- und Gartenbohnen sowie von Mais konstatiert hat. Ebenso sind die Blutlaugensalze nach Deuber[8] als Eisenquellen der Pflanzen

[1] Sauton, B.: Einfluß des Eisens auf die Kultur einiger Schimmelpilze. Ann. Inst. Pasteur 25, 924 — Einfluß des Eisens auf die Bildung der Sporen von Aspergillus niger. C. r. Acad. Sci. Paris 151, 241 (1910). — Linossier, G.: Einfluß des Eisens auf die Bildung der Sporen von Aspergillus niger. Ebenda 151, 1075 (1911). — Javillier, M., u. B. Sauton: Ist das Eisen für die Bildung der Conidien des Aspergillus niger unentbehrlich? Ebenda 153, 1177 (1911). — Bortels, H.: Über die Bedeutung von Eisen, Zink und Kupfer für Mikroorganismen. (Unter besonderer Berücksichtigung von Aspergillus niger.) Biochem. Z. 182, 301 (1927). — [2] Pokorny, Th.: Chem.-Ztg 29, 1201 (1905). — [3] Katayama, T.: Über den Grad der Reizwirkung von Mangan- und Eisensalzen auf Gerste. Bull. Coll. Agric. Tokio 7, 91 (1906). — [4] Marsh, R. P., u. J. W. Shive: Die genaue Bestimmung der Eisengaben, die von Sojabohnen in Wasserkulturen benötigt werden. Bot. Gaz. 79, 1 (1925). — [5] Mayer, A.: J. Landw. 40, 19 (1892). — Wiessmann, H.: Düngungsversuche mit Eisensulfat. Landw. Jber. 55, 281 (1920). — [6] Picado, V.: Zit. S. 794. — [7] Varvaro, U.: Einwirkung von Mangandioxyd und anderen Metallverbindungen auf die Keimung von Samen. Staz. sperim. agrar. ital. Palermo 45, 917. — [8] Deuber, C. G.: Zit. S. 792.

in Nährlösungen bei einer Konzentration von 3,3—6,6 mg% gut brauchbar, während Monnier und Kuczynski[1] nur schädigende Wirkungen sahen. Nach Heubner[2] wirkt auch der Blutfarbstoff bei Konzentrationen von 3—4% hemmend auf das Wachstum von Erbsen und Lupinen, und zwar wirken dabei Oxyhämoglobin und Kohlenoxyhämoglobin in gleichem Maße, Methämoglobin etwas schwächer. Die Wirkung ist indessen nach Heubner keine Eisenwirkung, sondern sie beruht auf Fäulnisprozessen, deren völlige Ausschaltung bei den Versuchen nicht gelungen ist.

Das Optimum der Wirkung verschiedener Eisensalze hängt natürlich wieder von der Wasserstoffionenkonzentration der Säfte ab, da ja bei hohem p_H der größte Teil des Eisens in unwirksamer Form niedergeschlagen wird. Infolgedessen kann bei verschiedener Ernährung der Pflanze ein und dieselbe Eisendosis stimulierend oder toxisch wirken, wie die Versuche von Jones und Shive[3] ergeben haben. Während z. B. Sojabohnen, die mit nitrathaltiger Nährlösung ernährt wurden, 0,025—0,05 mg% $FeSO_4$ brauchen, bewirkt diese Eisenkonzentration bei Anwendung einer ammonsulfathaltigen Nährlösung ausgesprochen toxische Erscheinungen, nämlich eine Braunsprenkelung der Blätter.

Neben der Wasserstoffionenkonzentration spielt für die Wirkung des Eisens auf das Wachstum auch wieder der Antagonismus gegenüber dem Mangan eine Rolle. So fand Johnson[4] auf stark manganhaltigen Böden ein vermindertes Wachstum von Ananas. Allerdings war hier auch die Aufnahme des Eisens herabgesetzt. Nach Skeen[5] besteht außerdem auch ein Antagonismus des Eisens gegenüber dem Calcium, der sich bei der Keimung von Lupinus und Phaseolus bemerkbar macht. Ferner ist nach Skeen die Toxizität der Eisensalze von der Temperatur abhängig. Mit steigender Temperatur wirken die Salze schon in niedriger Konzentration auf die Keimung von Samen hemmend.

Der Nachweis, daß das Eisen nicht nur fördernd auf das Wachstum der Pflanzen wirkt, sondern daß es wirklich ganz unentbehrlich ist, gelang erst 1927 Hopkins und Wann[6]. Es gelang ihnen nämlich, durch Erzeugung einer Fällung von Calciumphosphat das Eisen der Nährlösung bis auf den letzten Rest zu entfernen. In einer solchen Lösung wächst Chlorella überhaupt nicht mehr. Sie konnten dann ferner nachweisen, daß von den zugesetzten Eisensalzen nur der in Ionenform vorliegende Anteil physiologisch wirksam ist. Komplexe Eisensalze sind daher wenig wirksam. Die optimale Eisenkonzentration ist infolgedessen auch abhängig von der Anwesenheit komplexbildender Stoffe (Phosphat, Citrat). Sie war bei den von den beiden Autoren gewählten Bedingungen ziemlich hoch, nämlich 2—4 mg%. Die Gesamtmenge des Eisens kann also sehr großen Schwankungen unterworfen sein, wenn die Ionenkonzentration konstant bleibt. Die Wirkung der Citronensäure auf das Wachstum der Pflanzen ist nach Hopkins[7] in erster Linie in ihrem Einfluß auf die Eisenionenkonzentration zu suchen.

[1] Monnier, A., u. L. Kuczynski: Zitat auf S. 794. — [2] Heubner, W.: Über Hemmung der Pflanzenkeimung durch Blutfarbstoff. Abstracts of Comm. XII. Internat. Physiol. Congr. Stockholm **49** (1926). — [3] Jones, L. H., u. J. W. Shive: Zit. S. 793. — [4] Johnson, M. O.: Zit. S. 794. — [5] Skeen, J. R.: Die Schädigungsgrenze bei Keimlingen für Eisen und Aluminium und der Calciumantagonismus. Soil Sci. **27**, 69 (1929). — [6] Hopkins, E. F., u. F. B. Wann: Der Eisenbedarf der Chlorella. Bot. Gaz. **84**, 407 (1927). — [7] Hopkins, E. F.: Eisenionenkonzentration in Beziehung zum Wachstum und anderen biologischen Prozessen. Bot. Gaz. **89**, 269 (1930).

Auch die von Griessmeyer[1] sowie von Noack[2] ausgeführten Untersuchungen über die Wirkungsweise der Assimilationsgifte führten zu dem Ergebnis, daß nur die Eisenionen wirksam sind. Beim Behandeln der Blätter mit Assimilationsgiften, wie Stickoxyden, Cyankalium, Rhodankalium, ist nämlich die Menge des wasserlöslichen Eisens bis auf das Doppelte gesteigert. Die Vergiftung mit Narkoticis, Äther, Phenylurethan hatte dagegen keine Erhöhung des löslichen Eisens zur Folge. Es handelt sich in diesem Falle lediglich darum, daß die aktiven Oberflächen in reversibler Weise bedeckt und dadurch unwirksam werden. In dem anderen Falle dagegen ist der Schluß nicht von der Hand zu weisen, daß die Photosynthese dadurch gehemmt wird, daß Eisen in komplexe Bindung übergeführt wird. Es müßte also das Eisen bei der Photosynthese als Katalysator beteiligt sein, und zwar müßte es sich in diesem Falle um ionisiertes Eisen handeln, im Gegensatz zu der Atmung, bei der nach den Untersuchungen Warburgs ein Häminderivat katalytisch wirksam ist. Im Gegensatz zur Atmungshemmung durch Blausäure ist deshalb die Hemmung der Assimilation irreversibel.

Zusammenfassend läßt sich also sagen, daß die Wirkungen des Eisens in den Pflanzen zum Teil seinen einfachen ionisierbaren Salzen zukommen, und zwar ist ionisiertes Eisen unentbehrlich für den Aufbau des Chlorophylls, als Wachstumsreiz und wahrscheinlich auch als Katalysator der Photosynthese. Außerdem sind auch noch verschiedene Häminderivate als Enzyme wirksam, und zwar sind davon bekannt: das Atmungsferment, die Peroxydase und die Katalase.

Für die allgemein biologische Wirkung des Eisens scheint mir aber noch ein Moment von besonderer Wichtigkeit, das uns die Untersuchungen der Eisenwirkungen im Pflanzenreiche vermittelt: Durch die Spitzenleistungen chemisch-analytischer Forschung Willstätters und H. Fischers konnte erst die Konstitution des Chlorophylls und dann die des Hämins ermittelt werden. Die Gegenüberstellung dieser Formeln (s. S. 718) zeigt die weitgehende Ähnlichkeit zweier Stoffe, die auch in ihrer für das Leben so bedeutungsvollen Funktion eine Brücke von der Pflanzenphysiologie zur Tierphysiologie bilden. Von Einzelheiten in den Seitenketten abgesehen liegt der grundsätzlichste Unterschied zwischen Chlorophyll und Hämin darin, daß der Blattfarbstoff einen Mg-Kern, der Blutfarbstoff einen Fe-Kern enthält. Dies gewinnt biologische Bedeutung durch die Tatsache, daß gewissermaßen zu dieser konstitutionellen Einfügung des Mg ins Molekül Fe erforderlich ist. Dies regt die naheliegende Frage an, ob nicht umgekehrt auch für die Fe-Einfügung ins Häminmolekül Mg nötig ist. Wir werden noch bei Besprechung der pharmakologischen Eisenwirkung sehen, daß eine weitgehende Ähnlichkeit zwischen Fe- und Mg-Wirkung in bestimmter Richtung nachweisbar ist. Dort soll auch diese Frage, die hier die Wechselbeziehung von Fe und Mg bei der Chlorophyllsynthese anregt, ihre weitere Erörterung finden.

---

[1] Griessmeyer, H.: Über experimentelle Beeinflussung des Eisens im Chloroplasten. Planta (Berl.) **11**, 331 (1930). — [2] Noack, K.: Über das Chloroplastencisen. Z. Bot. **23**, 956 (1930).

IX. Tabellen über den Eisengehalt von Pflanzen und pflanzlichen Organen.

(Zusammengestellt von H. Weden.)

Deutscher Name	Botanischer Name	Eisengehalt in 100 g				Bemerkung
		Trockensubstanz		Asche		
		mg	mMol	g	mMol	
A. Niedere Pflanzen (Kryptogamen).						
ssigbaktcrien	Bact. aceticum[1]	440	7,9	7,5	130	
berkclbacillen	— tuberculosis[2]			Spur		
erhefe	Saccharomyces cerevisiae[3]	43	0,77			Unterhefe, Weihenstephan
eisemorchel	Morchella esculenta[4]	12,3	0,22	1,30	23	
einmorchel (Lorchel)	Helvella esculenta[4]	63	1,1	0,71	13	
üffel	Tuber cibarium[4]	30	0,54	0,35	6,3	
tterkorn	Claviceps purpurea[4]	15—124	0,27—2,2	0,49—2,2	8,8—40	Sclerotium
einpilz	Boletus edulis[5]	7,1	0,12	0,10	2,0	0,7—1 mg in 100 g frischer Substanz
fferling	Cantharellus cibarius[5]	16—93	0,29—1,6	0,16—0,94	2,9—17	
ampignon	Agaricus campestris[4]	43	0,77	0,81	14	
eersalat	Ulva latissima[6]	3910	70	12,3	220	
	Vaucheria dichotoma[6]	3840	69	10,0	180	
	Valonia utricularis[6]	5700	102	10,8	190	
	Cladostephus verticillatus[6]	1980	26	7,4	125	
asentang	Fucus vesiculosus[4]	32—380	0,6—7	0,2—3	4—55	
	Gracilaria confervoides[6]	2530	45	10,5	190	
ändisches Moos	Cetraria islandica[4]	15—105	0,27—1,9	2—7	36—130	16,7 mg% in frischer Substanz[7]
	Chlorang. Jussuffii[4]	2150	38	13,4	240	
enntiermoos	Variolaria dealbata[4]	1270	23	5,04	90	
urmfarn	Aspid. filix femina[4]	18	0,32	0,28	5,0	
	— — mas[4]	51	0,91	0,68	12	
kerschachtelhalm	Equisetum arvense[4]	93	1,7	0,50	9	nach Mariani[8] in der Asche 16 mg%
B. Samenpflanzen (Phanerogamen).						
I. Samen.						
delhölzer	Coniferae[4]	41—84	0,7—1,5	0,9—2	16—38	
ais	Zea mays[4]	0—18	0—0,3	0—1,4	0—25	Mittelwert 13,3 mg%
rse	Panicum miliac.[4]	14—77	0,26—1,4	0,42—1,5	7,5—27	
eis	Oryza sativa[4]	105	1,9	1,28	23	ungeschält
—	— —[4,9]	1—5,8	0,02—0,1	0,3—1,5	5—27	geschält

[1] Alilaire, E.: C. r. Acad. Sci. Paris 143, 176 (1906). — [2] Baudran, G.: C. r. Acad. Sci. Paris 142, 657 (1906). — [3] Lintner: Z. ges. Brauwes. 6, 397 (1883). — [4] Aus E. Wolff: Aschenanalysen von landwirtschaftlichen Produkten, Fabrikabfällen und wildwachsenden Pflanzen. Berlin 1871. — [5] Haensel, E.: Über den Eisen- und Phosphorgehalt unserer Vegetabilien. Biochem. Z. 16, 9 (1909). — Fritsch, R.: Arch. Pharmaz. 221, 321 (1883). — [6] Aus Czapek, F.: Biochemie der Pflanze, 2. Aufl., 2, 353. Jena 1920. — [7] Baldoni, A.: Ein Beitrag zur biologischen Kenntnis des Eisens. Arch. f. exper. Path. 52, 61 (1905). — [8] Mariani: Bot. Jber. v. Just 1888 I, 58. Zitiert nach Czapek 2, 372. — [9] Boussingault: C. r. Acad. Sci. Paris 74, 1355. (1872). — Häusermann, E.: Assimilation des Eisens. Hoppe-Seylers Z. 23, 555. (1897). — Bunge, G. v.: Der Kalk- und Eisengehalt unserer Nahrung. Z. Biol. 45, 532. (1901).

B. Samenpflanzen (Fortsetzung).

Deutscher Name	Botanischer Name	Eisengehalt in 100 g				Bemerkung
		Trockensubstanz		Asche		
		mg	mMol	g	mMol	
Hafer	Avena sativa[1]	0—58	0—1	0—1,4	0—26	Mittelwert[1]: 14,7 mg% in frischer Substanz[3] 8,4 mg%
Roggen	Secale cereale[1,2,3,4]	2—83	0,04—1,5	0,14—2,4	2,5—42	Mittelwert[1]: 23,8 mg% in frischer Substanz[3,4] 2,3—3,7 mg%
Weizen	Triticum vulgare[1,2,3,4]	0—51	0—0,92	0—2	0—38	Mittelwert[1]: 16,8 mg% in frischer Substanz[3,4] 3,7—4,1 mg%
Gerste	Hordeum vulgare[1,2,3,4]	0—63	0—1,1	0—2	0—37	Mittelwert[1]: 17,7 mg°
Kokospalme	Cocos nucifera[3,5]	4,4	0,079	0,65	12	lufttrocken[5]: 6,3 mg% in frischer Substanz 2,7mg%
Pfeffer	Piper nigrum[3]	6,4—6,8	0,11—0,12			in frischer Substanz: 0,5 mg%
Walnuß	Juglans regia[5,6]			Spur—0,92	Spur—16	
Paranuß[5]		11*	0,19	0,39	7,0	* lufttrocken
Haselnuß	Corylus avellana[3,5]	4,7	0,084	0,14	2,5	lufttrocken[5]: 7,3 mg% in frischer Substanz[3] 4,5 mg%
Rotbuche	Fagus silvatica[1]	24,8	0,44	0,7	12	Kern
Kastanie	Castanea vulgaris[1]	2,3	0,04	0,1	1,8	
Eiche	Quercus robur[1]			0,96	17	
Buchweizen	Fagopyrum esculentum[1]	14	0,25	0,7—1,6	13—29	in frischer Substanz[3] 3,2 mg%
Kornrade	Agrostemma githaco[1]	137	2,5	5,6	100	
Mohn	Papaver somnifer.[1]	18	0,32	0,30	5,4	
Weißer Senf	Sinapis alba[1]	12—42	0,21—0,75	0,27—1	5—19	
Schwarzer Senf	Brassica nigra[1]	32,3	0,58	0,78	14	
Raps	Brass. Nap. oleifera[1]	15—120	0,27—2,2	0,4—2,3	8—42	Mittelwert: 48 mg%
Mandel	Prunus amygdalus[1,2,3,5]	4,3—19	0,08—0,34	0,25—0,38	4,5—6,8	lufttrocken[5]: 7 mg%, in frischer Substanz[3]: 4,1 mg%
Erdnuß	Arachis hypogaea[5]	3,5*	0,06	0,14	2,5	* lufttrocken
Ackerbohne	Vicia faba[1]	0—19	0—0,35	0—0,5	0—9	Mittelwert: 13,5 mg%
Linse	Lens esculenta[1,2]	9,5—29	0,17—0,5	1,4	25	
Erbse	Pisum sativum[1,2,3,7]	0—114	0—2	0—2,7	0—50	Mittelwert[1]: 16,4 mg%
Gartenbohne	Phaseolus vulg.[1,2,3,7]	0—20	0—0,35	0—0,5	0—9	Mittelwert[1]: 7,1 mg%
Sojabohne	Glycine soja[4]	59,5	1,1			
Lein	Linum usitatissimum[1]	8—60	0,15—1,1	0,3—1,4	5—25	Mittelwert: 28,9 mg%
Roßkastanie	Aesculus hippocastanus[1]	Ø		Ø		
Kakaobaum	Theobroma cacao[1]	0—7	0—0,13	0—0,6	0—11	
Colanuß	Cola acuminata[6]			0,96	17	

[1] Aus E. Wolff: Zit. S. 807. — [2] Boussingault: Zit. S. 807. — Häusermann, E.: Zit. S. 807. — Bunge, G. v.: Zit. S. 807. — [3] Peterson, W. H., u. C. A. Elvehjem: The iron content of plant and animal foods. J. of biol. Chem. 78, 213 (1928). — [4] Skinner, J. T., u. W. H. Peterson: The iron content of feedings stuffs. J. of biol. Chem. 79, 679. — [5] Haensel: Zit. S. 807. — [6] Aus Czapek: Zit. S. 807. — [7] Mouncyrat, A.: Eisen in pflanzlichen und tierischen Geweben. C. r. Acad. Sci. Paris 142, 1049 (1906) — Über den Eisengehalt der Pflanzen- und Tiergewebe. Ebenda 144, 1067.

B. Samenpflanzen (Fortsetzung).

| Deutscher Name | Botanischer Name | Eisengehalt in 100 g | | | | Bemerkung |
| | | Trockensubstanz | | Asche | | |
		mg	mMol	g	mMol	
assernuß	Trapa natans[1]	25,6	0,46	8,26	140	in frischer Substanz: 2,8 mg%
affeebaum	Coffea arabica[2]	14,5	0,26	0,45	8,1	Mittelwert
rapp	Rubia tinctorum[2]	175	3,1	2,4	44	

II. Pflanzen (ganz oder die oberirdischen Teile).

Deutscher Name	Botanischer Name	mg	mMol	g	mMol	Bemerkung
egras	Zostera marina[2]	290	5,2	1,3	23	
asserpest	Elodea canadensis[2,3]	250—1720	4,5—31	1,2—8,9	21—160	
ais	Zea mays[2]	114	2,0	1,9	34	Mittelwert
uckerrohr	Saccharum officinale[4]	5,4	0,1			
iesenlieschgras	Phleum pratense[2]	9,9—85,1	0,2—1,5	0,2—1	3,6—19	
iesenfuchsschwanz	Alopecurus pratensis[2]	27	0,5	0,35	6,3	
hilf	Arundo phregmites[2]	7—60	0,13—1,1	0,16—2,5	3—45	
ttergras	Briza media[2]	58	1	0,7	13	
näulgras	Dactylis glomerata[2]	9—150	0,16—2,6	0,17—2,6	3—27	
iesenrispengras	Poa pratensis[2,4]	12—89	0,21—1,6	0,2—1,3	3,6—24	
ißgräser	Gramineae[2]	67,9	1,2	0,97	17	Mittelwert aus 65 Analysen
ure Gräser	Cyperaceae und Juncaceae[2]	128	2,3	1,8	32	Mittelwert aus 17 Analysen
iesenheu[2]		5,6—281	0,1—5	0,09—3,2	1,6—57	Mittelwert: 52,7 mg%
asserlinse	Lemna trisulca[2]	251—853	4,5—15	6,7—7,1	120—128	
auch	Allium Porrum[2]			2,5	45	
argel	Asparagus officinalis[2,5,6,7]	11—43	0,2—0,8	0,2—0,75	4—13	
anf	Cannabis sativa[2]	34,8	0,62	0,82	15	
uerampfer	Rumex-Arten[2]	182—276	3,3—5	0,87—3,4	16—61	
uzerne	Medicago sativa[2]	19—544	0,3—10	0,35—5,7	6—113	Mittelwert: 71,6 mg%
otklee	Trifolium pratense[2]	16—260	0,3—5	0,24—3,5	4—63	Mittelwert: 58,1 mg%
eißklee	Trifolium repens[2]	70—165	1,2—3	1—2,3	18—41	in der Blüte
ißkleeheu[4]		21,3	0,38			
icke	Vicia sativa[2]	46—97	0,8—1,7	0,4—1	7,5—19	
aktus	Cactus[2]	61	1,1	0,68	12	
assernuß	Trapa natans[2]	2200 5300	40—94	16—20	290—370	
efleckterSchierling	Conium maculatum[2]	125	2,2	1,3	23	
llerie	Apium graveolens[8]	185	3,3	1,4	26	in frischer Substanz: 27 mg%
etersilie	Petroselinum sativum[5]	19,2	0,34			in frischer Substanz: 1,5 mg%
eidekraut	Erica-Arten[2]	36—53	0,6—0,9	1—3,5	19—62	
ckerwinde	Convolvulus arvensis[2]	264	4,7	2,5	45	
artoffel	Solanum tuberosum[2]	172	3,1	2	36	Mittelwert
achtschatten	Solanum dulcamara[2]			1,4	25	
oter Fingerhut	Digitalis purpurea[2]	142	2,5	1,6	30	
egerich	Plantago[2]	55—160	1—2,9	0,7—1	13—17	
bkraut	Galium Arten[2]	28	0,5	0,5—1,8	8—33	in der Blüte

[1] Aus Czapek: Zit. S. 807. — [2] Aus E. Wolff: Zit. S. 807. — [3] Hoffmeister, W.: Zbl. Agrik.-Chem. 1879, 915. — [4] Skinner u. Peterson: Zit. S. 808. — [5] Peterson u. Elvehjem: Zit. S. 808. — [6] Häusermann: Zit. S. 807. — Bunge: Zit. S. 807. — [7] Mouneyrat: Zit. S. 808. — [8] Haensel: Zit. S. 807.

B. Samenpflanzen (Fortsetzung).

Deutscher Name	Botanischer Name	Eisengehalt in 100 g				Bemerkung
		Trockensubstanz		Asche		
		mg	mMol	g	mMol	
Schafgarbe	Achillea millefolium[1]	20,5	0,37	0,16	2,9	
Huflattich	Tussilago farfara[1]	113	2	0,7	13	
Löwenzahn	Leontodon Taraxacum[1]	44	0,8	0,6	11	in frischer Substanz[2] 0,5 mg%

III. Wurzeln und unterirdische Speicherorganc.

Aronwurzel	Arum esculentum[1]			0,8	14	In frischer Substanz: 11 mg%
Lauch	Allium porrum[1]	172	3,1	4,9	88	Zwiebel; in frischer Substanz: 14,4 mg%
Zwiebel	Allium Cepa[1,2,3]	4,8—22	0,09—0,4	0,6—1,6	11—29	Zwiebel; in frischer Substanz[2,3]: 0,3—2,7 mg%
Sarsaparilla	Smilax officinalis[1]	76	1,4	3,2	58	
Yamswurzel	Dioscorca edulis u. japonica[4,5]			0,5—1,9	9—34	
Schwertlilie	Iris germanica[6]			1,9	34	
Salep	Orchis[1]	10,6	0,19	0,52	9,3	
Rhabarber	Rheum[1]	70—980	1,3—18	0,6—2,2	11—39	
Runkelrübe	Beta vulgaris[1,2]	14,3—49	0,26—0,9	0,27—0,9	5—16	in frischer Substanz[2] 1,8 mg%
Zuckerrübe	Beta vulgaris[1,7]	3,4—145	0,06—2,6	0,14—2,2	2,5—40	Mittelwert[1]: 25,1 mg%
Rote Rübe	Beta vulgaris[3]	35,6	0,64	0,7	13	in frischer Substanz 6,1 mg%
Weiße Rübe	Brassica Rapa rapifera[1,2]	6,5—278	0,12—5	0,13—2	2,3—36	Mittelwert[1]: 45 mg%
Radieschen	Raphanus sativus[1]	4	0,07	0,06	1,1	in frischer Substanz[2] 0,7 mg%
Rettich	Raphanus sativus[2,3]	21—24	0,4	0,3	5,4	in frischer Substanz: 1,3—2,8 mg%
Sellerie	Apium graveolens[1,2,3]	10—108	0,2—2	1	20	in frischer Substanz: 0,57—12,7 mg%
Pastinak	Pastinaca sativa[1]	65,2	1,2	0,4—1,3	8—24	
Gelbe Rübe	Daucus Carotta[1,2,3,8,9]	4,4—73,9	0,8—1,3	0,27—1,4	5—25	in frischer Substanz: 1—9 mg%
Batate	Ipomoea Batatas[1,5]			0,35—1	6,3—19	
Kartoffel	Solanum tuberosum[1,2,3,8,9,10]	0,7—290	0,01—5	0,03—5	0,5—90	Mittelwert[1]: 31,1 mg% in frischer Substanz: 0,8—14 mg%
Krapp (Färberröte)	Rubia tinctorum[1]	19—134	0,3—2,4	0,5—2,3	9—42	
Topinambur	Helianthus tuberosus[1]	218	3,9	0,8—4,5	14—80	in frischer Substanz: 9,1 mg%
Zichorie	Cichorium intybus[1,10]	12—263	0,2—4,7	0,5—5	9—90	Mittelwert[1]: 58,8 mg%
Löwenzahn	Taraxacum officinale[1]			0,95	17	

[1] Aus Wolff: Zit. S. 807. — [2] Peterson u. Elvehjem: Zit. S. 808. — [3] Haensel: Zit. S. 807. — [4] Moser, J.: Landw. Versuchstat. **20**, 113 (1877). — [5] Kellner, O.: Jber. f. Agrk. Chem. **1886**, 65; **1889**, 111, 117. — [6] Passerini, N.: Jber. Agrik.-Chem. **1882**, 178. — [7] Skinner u. Peterson: Zit. S. 808. — [8] Häusermann: Zit. S. 807. — Bunge: Zit. S. 807. — [9] Maquenne, L., u. R. Cerighelli: Sur la distribution du fer dans les végétaux. C. r. Acad. Sci. Paris **173**, 273 (1921). — [10] Mouneyrat: Zit. S. 808.

B. Samenpflanzen (Fortsetzung).

Deutscher Name	Botanischer Name	Eisengehalt in 100 g				Bemerkung
		Trockensubstanz		Asche		
		mg	mMol	g	mMol	

IV. Stengel und Stämme.

Deutscher Name	Botanischer Name	mg	mMol	g	mMol	Bemerkung
adelhölzer	Coniferae[1,2,3]	0,2—23	0,004—0,4	0,1—11	1,8—190	Holz
adelhölzer	Coniferae[1,3]	7,5—52	0,13—0,9	0,3—7	6—120	Rinde
afer	Avena sativa[1,4]	6,1—98	0,11—1,8	0,13—1,9	2,3—34	Halme, Stroh
eizen	Triticum vulgare[1]	19—83	0,3—1,5	0,4—1,4	7,5—24	Mittelwert: 23 mg%
oggen	Secale cereale[1]	4,8—90	0,09—1,6	0,1—1,7	1,9—31	Halme, Stroh
erste	Hordeum vulgare[1]	7,6—66	0,14—1,2	0,14—1,4	2,5—25	Stroh und Spreu
uch	Allium porrum[1]	376	6,7	3,7	67	in frischer Substanz: 24,3 mg%
ubhölzer[1,2,3,9]		1,7—13	0,03—0,24	0,4—3,5	8—64	Holz
ubhölzer[1,3,9]		9—22	0,16—0,4	0,24—9	4—160	Rinde
anf	Cannabis sativa[1]	31,6	0,57	0,81	15	Stroh
istel	Viscum album[1]	26,7	0,48	0,78	14	Stengel
habarber	Rheum palmatum[5]	15,3	0,27			in frischer Substanz: 0,86 mg%
ohlrabi	Brassisa oleracea var. gongylodes[5,6]	7—34	0,13—0,6	0,48	8,6	Kopf; in frischer Substanz: 0,7—4 mg%
rbse	Pisum sativum[1]	14—89	0,26—1,6	0,2—2,5	4—44	Stroh
ein	Linum usitatissimum[1]	10—36	0,18—0,6	0,3—1,7	5,6—34	Stengel

V. Blätter.

Deutscher Name	Botanischer Name	mg	mMol	g	mMol	Bemerkung
adelhölzer	Coniferae[1]	46—138	0,8—2,5	0,8—5,6	15—101	Nadeln
rke	Betula alba[1]	28—64	0,5—1,2	0,8—1,9	14—34	
aulbeerbaum	Morus alba[1]	49—110	0,9—1,9	0,5—1,4	9—24	
ubhölzer[1]		11—143	0,2—2,6	0,32—1,7	5,7—31	
istel	Viscum album[1]	60,6	1,1	0,77	14	
inat	Spinacia oleracea[1,6]	239—537	4,3—9,6	1,5—3,2	26—58	in frischer Substanz: 25—45,5 mg%
inat	Spinacia oleracea[5,7,8,9,10,11]	22,6—73	0,4—1,3			in frischer Substanz: 2—8,7 mg%
unkelrübe	Beta vulgaris[1,5]	13—229	0,24—4,1	0,36—1,8	6—33	in frischer Substanz[1]: 2,4 mg%
opfkohl (Kraut)	Brassica oleracea capitata[1,6]	15—330	0,26—5,9	0,2—1,6	3,9—28	in frischer Substanz: 1,3—29 mg%
elschkohl (Wirsing)	Brassica oleracea sabauda[1,5,6,7,9,10]	2—40	0,03—0,7	0,6—6,7	11—121	in frischer Substanz: 0,17—5,2 mg%
irschlorbeer	Prunus laurocerasus[8]	2,9—16	0,05—0,3			
rangenbaum	Citrus Aurantium[1]	38,3	0,69	0,35	6,3	
eestrauch	Thea chinensis[1]	197—640	3,5—11	3,3—13	60—240	
llerie	Apium graveolens[5,6]	13—185	0,2—5	1,4	26	in frischer Substanz: 0,8—27 mg%
ollkirsche	Atropa Belladonna[1]	20,5	0,37	0,19	3,4	
abak	Nicotiana Tabacum[1,12]			0,4—3,2	7—57	in frischer Substanz: 21—476 mg%
ndivie	Cichorium Endivia[1,6]	280—381	5—6,8	2,3	41	in frischer Substanz: 22—28 mg%

[1] Aus Wolff: Zit. S. 807. — [2] Ebermayer: Physiologische Chemie der Pflanzen 1, 737. Berlin 1882. — [3] Aus Czapek: Zit. S. 807. — [4] Skinner u. Peterson: Zit. S. 808. — [5] Peterson u. Elvehjem: Zit. S. 808. — [6] Haensel: Zit. S. 807. — [7] Boussingault: Zit. S. 807. — [8] Maquenne u. Cerighelli: Zit. S. 810. — [9] Häusermann: Zit. S. 807. — Bunge: Zit. S. 807. — [10] Mouneyrat: Zit. S. 808. — [11] Baldoni: Zit. S. 807. — Serger, H.: Pharmaz. Ztg 51, 372 (1906). — Lichtin, A.: Amer. J. Pharmacy 96, 361 (1924). — [12] Boekhout u. de Vries: Zbl. Bakter. II 24, 496 (1909). — Van Bylert: Zit. nach Boekhout u. de Vries.

B. Samenpflanzen (Fortsetzung).

Deutscher Name	Botanischer Name	Eisengehalt in 100 g				Bemerkung
		Trockensubstanz		Asche		
		mg	mMol	g	mMol	
Löwenzahn	Taraxacum officinale [1,7]	14,3	0,26			
Salat	Lactuca sativa [2,3,4]	475—479	8,5—8,6	2—4,5	35—80	in frischer Substanz: 22 mg%
Salat	Lactuca sativa [5,6]	11—33	0,2—0,6			in frischer Substanz: 2 mg%

VI. Blüten.

Blumenkohl (Karfiol)	Brassica oleraceae gongylodes [2,3,5]	17—123	0,3—2,2	0,3—1,4	6—24	in frischer Substanz: 1,4—9 mg%
Kamille	Matricaria Chamomilla [3]	86,1	1,5	1,08	19	
Artischocke	Cynara Scolymus [3,5]	12—94	0,2—1,7	1,7	32	in frischer Substanz: 1,9—17 mg%

VII. Früchte.

Dattelpalme	Phoenix dactilyfera [5,7]	2,1—7	0,04—0,13			
Ananas	Ananas sativa [5]	4	0,07			in frischer Substanz: 0,3 mg%
Banane	Musa sapientium [2,7,8]	1,4—7	0,025—0,13	0,07—1	1,3—18	in frischer Substanz: 0,2—1,8 mg%
Cardamomen	Eletaria Cardamomum [9]	14—9	0,27	0,35	6,3	
Hopfen	Humulus lupulus [3,10,11]	21,6—212	0,4—3,8	0,3—2,2	5—40	Fruchtzapfen
Feige	Ficus Carica [2,3,5,7,12]	3,7—6,4	0,06—0,11	1,0	18	in frischer Substanz [2] 25 mg%
Johannisbeere	Ribes rubrum [5,13,14]	3,6—22	0,06—0,4	0,88	16	in frischer Substanz [5] 0,7 mg%
Stachelbeere	Ribes grossularia [3]	108	1,9	3,2	57	in frischer Substanz: 10,5 mg%
Quitte	Cydonia vulgaris [5]	5,8	0,1			in frischer Substanz: 1 mg%
Birnbaum	Pirus comunis [3,5,7,13,15]	2—14	0,04—0,25	0,65—0,7	12—13	in frischer Substanz: 0,5—2,3 mg%
Apfelbaum	Pirus malus [2,3,4,5,7,13,15]	1,7—18	0,03—0,3	0,8—1	14—18	in frischer Substanz: 0,2—2,3 mg%
Himbeere	Rubus idaeus [5,7,12]	3,7—6,3	0,07—0,1			in frischer Substanz: 1 mg%
Brombeere	Rubus fruticosus [5]	6,3	0,11			in frischer Substanz: 1 mg%
Heckenrose	Rosa canina [16]	9	0,16	0,37	6,6	Hagebutten
Erdbeere	Fragaria vesca [5,7]	6,8—9,3	0,12—0,17			in frischer Substanz: 0,7 mg%

[1] Häusermann: Zit. S. 807. — [2] Haensel: Zit. S. 807. — [3] Aus Wolff: Aschenanalysen, Zit. S. 807. — [4] Boussingault: Zit. S. 807. — [5] Peterson u. Elvehjem: Zit. S. 808. — [6] Maquenne u. Cerighelli: Zit. S. 810. — [7] Bunge: Zit. S. 807. — [8] Ricciardi: Bot. Jber. v. Just 1885 I, 83. — [9] Yardley: Chem. News 1899, 122. — [10] Farsky, F.: Zbl. Agrik.-Chem. 11, 427. — [11] Hanusch, Fr.: Z. landw. Versuchswes. Österr. 8, 402 (1905). — [12] Häusermann: Zit. S. 807. — [13] Mouneyrat, A.: Zit. S. 808. — [14] Aus Czapek: Biochemie, Zit. S. 807. — [15] Holler: Zitiert nach K. Boresch: Die anorganischen Bestandteile. In Honcamps Handb. d. Pflanzenernährung u. Düngerlehre I, 210. Berlin 1931. — [16] Wittmann, K.: Chem. Zbl. 1904 I, 820.

B. Samenpflanzen (Fortsetzung).

Deutscher Name	Botanischer Name	Eisengehalt in 100 g				Bemerkung
		Trockensubstanz		Asche		
		mg	mMol	g	mMol	
orikose	Prunus armeniaca[1]	12,1	0,22			lufttrocken: 7,2 mg%
laume	Prunus domestica[1,2]	2,8—5,1	0,05—0,09			in frischer Substanz: 0,8 mg%
ineclaude[2]		1,8	0,03			
irsich	Prunus persica[1]	2,8	0,05			in frischer Substanz: 0,4 mg%
irsche	Prunus cerasus[1,2,3,4]	1,2—10,5	0,02—0,19			in frischer Substanz: 0,5 mg%
hlehe	Prunus spinosa[5]	13,1	0,23	0,83	15	in frischer Substanz: 4,6 mg%
rtenbohne	Phaseolus vulgaris[5,6]	72—90	1,3—1,6	1,3—1,9	23—35	in frischer Substanz: 10 mg%
ange	Citrus Aurantium[1,2]	1,5—5	0,03—0,09			Fruchtfleisch; in frischer Substanz: 0,6—0,7 mg%
arana	Paulinia sorbilis[5]	16,2	0,29	1,18	21	ohne Schale
einrebe	Vitis vinifera[1,2,3,7]	1,6—11	0,03—0,2	0,07—0,7	1,3—13	in frischer Substanz: 0,7—2,3 mg%
anatapfel	Punica granatum[1]	4,4	0,08			in frischer Substanz: 1,2 mg%
assernuß	Trapa natans[5,8]	3718	66	48	850	alte Fruchtschalen
riander	Coriandrum sativum[9]	46	0,82	0,97	17	
immel	Carum Carvi[10]	133	2,4	2,5	45	
is	Anethum graveolens[9]	87	1,6	1,4	25	
nchel	Foeniculum officinale[9]	105	1,9	1,5	27	
eidelbeere	Vaccinium Myrtillus[1,2,11,12]	2—22	0,038—0,39	0,78	14	in frischer Substanz: 0,4 mg%
baum	Olea europaea[5,7]	9,2—17	0,16—0,3	0,5—0,8	9—15	Olive, in frischer Substanz: 2,1 mg%
omate	Solanum lycopersicum[1,6,13]	7—624	0,14—11	0,12—7,8	2—139	in frischer Substanz: 0,5—41 mg%
elone	Cucumis melo[1]	5,4	0,1			in frischer Substanz: 0,5 mg%
urke	Cucumis sativus[1,7]	11—202	0,2—3,9	0,8—1,9	14—34	in frischer Substanz[1]: 0,35 mg%
ürbis	Cucurbita pepo[1,14]	5,7—80	0,1—1,4	1,82	33	in frischer Substanz[1]: 0,5—1 mg%

[1] Peterson u. Elvehjem: Zit. S. 808. — [2] Bunge: Zit. S. 807. — [3] Häusermann: Zit. S. 807. — [4] Keim: Z. anal. Chem. **30**, 423 (1891). — [5] Aus Wolff: Aschenanalyse, Zit. S. 807. — [6] Haensel: Zit. S. 807. — [7] Aus Czapek: Biochemie, Zit. S. 807. — [8] Thoms, G.: Ber. Versuchsstat. Riga **10**, 346; Ref. Zbl. Agrik.-Chem. **31**, 360 (1902). — [9] Wolff, E.: Zbl. Agrik.-Chem. **1880**, 382; zitiert nach K. Boresch (Zit. S. 812). — [10] Sestini: Bot. Jber. v. Just **1888** I, 58. — [11] Borggreve u. Hornberger: Z. Forst- u. Jagdwes. **10**, 154 (1886). — [12] Häusermann: Zit. S. 807. — [13] Brautlecht, C. A., u. G. Crawford: Eisen in Tomaten. Ref. Zbl. Biochem. u. Biophysik **18**, 232 (1915). — [14] Aus Boresch: Zit. S. 812.

X. Eisen im Tierreich.

A. Schicksal des Eisens im Organismus.

1. Voraussetzungen für die Resorptionsfähigkeit einer Eisenverbindung. (Schicksal des Eisens im Magen, im Darm und im subcutanen Bindegewebe.)

Wir haben in einem früheren Abschnitt (s. S. 698 ff.) bereits jene Eigenschaften der Eisenverbindungen kennengelernt, welche für die Biologie im allgemeinen, hier für die Resorption im besonderen von Bedeutung sind. Unter diesen Eigenschaften sind folgende für die Beurteilung der Resorptionsfähigkeit wichtig:

1. Löslichkeit in Wasser, verdünnten Säuren, Alkalien und Lipoiden,

2. Eiweißfällungsvermögen,

3. Komplexfähigkeit unter gleichzeitiger Erlangung der Löslichkeit in Alkalien,

4. Oxydierbarkeit und Reduzierbarkeit.

Damit eine Eisenverbindung überhaupt resorbiert werden kann, muß sie eine Reihe von Eigenschaften besitzen, die je nach der Applikationsart verschieden sind. Am einfachsten liegen die Verhältnisse für die intravenöse Injektion des Eisens. Eisenverbindungen, die intravenös injizierbar sein sollen, müssen in Wasser löslich sein und dürfen nicht Eiweiß fällen. Voraussetzung für die subcutane Injizierbarkeit ist gleichfalls Fehlen der Eiweißfällbarkeit. Löslichkeit ist für die subcutane Injizierbarkeit keine unbedingte Voraussetzung; denn es können Eisenverbindungen — auch metallisches Eisen oder Eisenoxyd — in Suspensionen subcutan oder auch intramuskulär injiziert werden und aus diesen hier gesetzten Depots in dem Maße zur Resorption gelangen, als die Körpersäfte die Lösung bewirken. Metallisches Eisen z. B. kann so in Bicarbonat verwandelt und in Lösung gebracht werden.

Am kompliziertesten liegen die Verhältnisse für die verschiedenen Eisenverbindungen im Magen und Darm. In erster Linie ist hierfür die verschiedene Reaktion der im Magendarmkanal sezernierten Säfte bestimmend. Der Magensaft hat ein p_H von 0,92—1,58, der Saft der Pars pylorica von 7,0 bis 7,5. Im Mageninhalt entspricht der Säuregrad einem p_H von 1,0—3,0. Der Magensaft des Hundes enthält 0,43—0,64% freie Salzsäure, der der Pflanzenfresser 0,13—0,36% (selten 0,47). Die Reaktion des Darminhaltes entspricht einem p_H von 6,0—7,0, dort, wo unvermischter Pankreassaft (p_H 8,3) vorhanden ist, erlangt der Darminhalt alkalische Reaktion. Die Galle beeinflußt mit ihrer Reaktion (p_H durchschnittlich 8, beim Kaninchen 7,4—7,7, beim Hunde 7,4—7,98) gleichfalls die Reaktion des Darminhaltes. Nach anderen Messungen[1] ist die Reaktion der menschlichen Galle sauer und entspricht einem p_H von 6,8—7,0. Feste Faeces reagieren neutral bis schwach alkalisch (p_H 7,0—8,4), flüssige dagegen sauer (p_H 6,0—7,0). Schließlich ist der Schwefelwasserstoffgehalt des Dickdarms bei den Reaktionen in Betracht zu ziehen, der bei alkalischer Reaktion das Eisen in das unlösliche Eisensulfid umzuwandeln vermag, bei saurer Reaktion dagegen Ferrosalze bildet und diese leicht frei werden läßt. Genauere Angaben über die Reaktionsverhältnisse im Magen und Darm beim Menschen haben F. Reimann und Fritsch[2] zusammengestellt. Der Dünndarminhalt

---

[1] Münch. med. Wschr. **80**, 267 (1933). — [2] Reimann, F., u. F. Fritsch: Experimentelle und klinische Untersuchungen über die Wirkung des Ferrum reductum. Z. klin. Med. **117**, 314 (1931).

ist nach neueren Untersuchungsergebnissen schwach sauer, wobei der Säuregrad gegen den Dickdarm zunimmt. In den oberen Teilen des Dünndarms ist die Reaktion wechselnd und hängt von dem Säuregehalt des Nahrungsbreies ab, der aus dem Magen entleert wird. Der reine Duodenalsaft ist alkalisch. Nur während des Fastens ist der Inhalt des Duodenums ganz alkalisch; meistens werden Werte von p_H 6,5—7,9 gefunden. Während der Verdauung steigt die Acidität erheblich an, bis p_H 3. In den tieferen Dünndarmabschnitten wurde ebenfalls meistens saure Reaktion nachgewiesen (von p_H 4,5—6,5); auch diese Werte sind schwankend und ändern sich nach der Speiseaufnahme gegen die saure Seite. Nach abwärts, gegen das Ileum, wird die Reaktion immer alkalischer, und die Schwankungen machen sich immer weniger bemerkbar; doch ist auch hier die Reaktion oft schwach sauer, bis p_H 5,4[1]. Im Colon ist die Reaktion schwach alkalisch, etwa p_H 7,4; sie ist aber abhängig von der Art der genossenen Speisen und kann bei vorwiegender Kohlehydratverabreichung ganz erheblich sauer werden (p_H 4,4—6)[2]. Unter pathologischen Bedingungen fand Nye[3] bei Achylien im Dünndarm p_H-Werte von 7—7,4. Im Colon können die Reaktionen bei Gärungsdispepsien erheblich saurer werden.

Reimann und Fritsch haben Versuche gemacht über das Lösungsvermögen des metallischen Eisens in reinem Duodenalsaft und in den Faeces. Der Duodenalsaft wurde zu diesem Zwecke mit Eisen versetzt, kräftig geschüttelt und dann samt dem Eisen in einem Dialysierglase von Schleicher-Schüll unter Luftabschluß gegen destilliertes Wasser dialysiert. In der Außenflüssigkeit konnte auch nach 24 Stunden kein Eisen nachgewiesen werden. Sie schließen daraus, daß der reine Duodenalsaft für eine Lösung nicht in Betracht kommt. Es muß jedoch an die Möglichkeit gedacht werden, daß hier die allenfalls gelösten Eisenverbindungen im Dialysierschlauch in unlösliche Verbindungen zurückverwandelt werden können, ehe die Dialyse erfolgt, während natürlich in vivo ihre Resorption schneller vor sich gehen könnte. Andererseits haben Reimann und Fritsch ähnliche Versuche mit Faeces durchgeführt, die durch Eisen, welches in metallischer Form zugemischt wurde, ganz schwarz verfärbt waren. Daraus geht mit Sicherheit hervor, daß das Eisen zunächst in den Faeces Lösungsbedingungen gefunden hat und daß die entstandene Eisenlösung dann mit dem Schwefelwasserstoff reagierte. Eine feine Suspension dieses Stuhls wurde in die Dialysierhülse gebracht und unter ähnlichen Bedingungen gegen Wasser dialysiert. Die Reaktion des Stuhls war schwach alkalisch. Nach 24 Stunden konnte im Dialysat deutlich Ferroeisen und Spuren von Ferrieisen nachgewiesen werden. Bei einem sauren Stuhl, der von einer Gärungsdispepsie bei einer achylischen Anämie herrührte, war im Dialysat sogar reichlich Ferroeisen vorhanden.

Eisen und seine Verbindungen können unter Berücksichtigung der bereits besprochenen chemischen Eigenschaften der verschiedenen Eisenverbindungen und der eben angeführten Reaktionsverhältnisse im Magen und Darm somit verschiedenartige Umwandlungen erfahren und zu Verbindungen gelöst werden, welche die Voraussetzung der Resorbierbarkeit besitzen. Im folgenden sollen die Lösungsbedingungen einiger pharmakologisch wichtiger Eisenverbindungen und die Bedingungen ihrer Um-

---

[1] McClendon, Bissel, Lome u. Meyer: J. amer. med. Assoc. 75, 1638 (1920). — Okada u. Arai: J. of biol. Chem. 51, 135 (1922). — [2] Mann u. Bollmann: J. amer. med. Assoc. 95, 23, 1722 (1930). — [3] Nye, R. N.: J. clin. Invest. 4, 71 (1927). — Vgl. hierzu auch L. S. P. Davidson u. G. L. Gulland: Pernicious anaemia. St. Louis 1930.

wandlung in den einzelnen Abschnitten des Magendarmkanals kurz und übersichtlich zusammengefaßt werden.

Metallisches Eisen und wasserunlösliche Ferrosalze. Das metallische Eisen wird als Ferrum pulveratum (auch Ferrum metallicum pulveratum, Ferrum limatum oder Limatura Ferri) pharmako-therapeutisch angewendet; es ist ein grauschwarzes magnetisches Pulver und enthält 97,6 bis 98% Eisen.

Ferrum reductum bzw. Ferrum hydrogenio reductum ist ein graues glänzendes Pulver, das durch Reduktion mit Wasserstoff erhalten wird und das ungefähr 90% Eisen enthält. Im Magen wird das metallische Eisen unter dem Einflusse der Salzsäure zu Ferrochlorid gelöst, unter gleichzeitiger Bildung von Wasserstoff (Fe + 2 HCl = FeCl$_2$ + 2 H). Bei dieser Lösung im Magensaft entstehen wegen der in diesem Präparate, insbesondere im Ferrum reductum, enthaltenen Verunreinigungen noch eine Reihe anderer, zum Teil nach Schwefelwasserstoff riechender Stoffe, welche mit dem entstandenen Wasserstoff als Ructus nach außen gelangen. Dieser Reaktionsverlauf beweist zunächst nur qualitativ, daß im Magen aus dem metallischen Eisen unter dem Einflusse der Magensäure ein Ferrosalz gebildet wird. Für die gesamte Beurteilung der Pharmakologie des Eisens sind aber auch die quantitativen Lösungsverhältnisse des metallischen Eisens von Wichtigkeit, da ja hiervon einerseits die pharmakologischen und toxischen Wirkungen, andererseits die Berechnung der therapeutischen Dosis abhängen muß. Sowohl die noch später zu besprechenden toxikologischen Untersuchungen als auch die genau messenden klinischen Prüfungen des Eisens haben nun ergeben, daß von dem in den Magen gebrachten metallischen Eisen selbstverständlich unter Berücksichtigung normaler Salzsäuresekretion keineswegs jene Menge von Eisen zu Ferrochlorid gelöst werden kann, die nach der oben gegebenen Gleichung entstehen müßte. Es war daher eine Notwendigkeit, zunächst in vivo die Bedingungen zu studieren, unter denen in qualitativer und quantitativer Beziehung die Lösung des Eisens in Salzsäure vor sich geht.

Zunächst sollen hier jene Arbeiten erwähnt werden, welche sich mit der Löslichkeit des Eisens in Wasser befassen (vgl. hierzu S. 698). Metallisches Eisen, das längere Zeit an der Luft gelegen ist, wird zum Teil an der Oberfläche in Ferrobicarbonat verwandelt, und insbesondere beim Verreiben des Eisens wird diese Umwandlung besonders rasch erreicht. Wie A. Simon und K. Kötschau[1] nachgewiesen haben, beruht darauf die vermeintliche „Aktivierung" des metallischen Eisens. (Vgl. hierzu das schon über das aktive Eisen S. 741ff. Gesagte.)

H. Sullmann[2] ermittelte, daß 100 ccm CO$_2$-haltiges Wasser von p_H 6,4 20 mg Fe als Ferrobicarbonat zu lösen vermögen. Wie Starkenstein schon früher nachweisen konnte, sind die einfachen Ferrosalze durch tierische Membranen dialysabel (vgl. S. 724ff.). Es ist daher anzunehmen, daß das als Ferrobicarbonat in den Magen gelangende Eisen schon als solches zur Resorption gelangt. Man muß also bei Verabreichung metallischen Eisens damit rechnen, das dieses strenggenommen nur dann als metallisches Eisen zu bewerten ist, wenn es nicht vorher unter Bedingungen gehalten wurde, die seine Umwandlung in Ferrobicarbonat ermöglichten. Eine solche Resorption des Ferrobicarbonats ist aber naturgemäß nur dann zu erwarten, wenn der Magensaft salzsäurefrei ist, da ja sonst das Ferrobicarbonat in Ferrochlorid umgewandelt werden könnte.

[1] Simon, A., u. K. Kötschau: Über aktives Eisen. Z. anorg. Chem. **164**, 108 (1927). — [2] Sullmann, H.: Zur Frage der Eisenresorption. Biochem. Z. **234**, 241 (1931).

P. N. Raikow und O. Goworuchin-Georgiew[1] haben das Verhalten von Salzen in wäßriger Lösung gegen Eisenpulver geprüft, wobei sie das Pulver mit verschiedenen Salzlösungen kochten. Da auf diese Weise Bedingungen geschaffen wurden, die mit den physiologischen nichts mehr zu tun haben, kommen die dabei erhaltenen Resultate für das Studium der Resorptions-bedingungen nicht in Betracht.

Die ausführlichsten Untersuchungen über die Lösungsbedingungen des Eisens in Säuren, die eine wertvolle Grundlage für die Umwandlung des metalli-schen Eisens im Magen sind, wurden von F. Bauer[2] ausgeführt. Dieser hat Ferrum reductum mit Säuren verschiedener Konzentration und bei verschiedener Temperatur geschüttelt und in verschiedenen Zeitabschnitten die Menge des gebildeten löslichen Eisensalzes quantitativ bestimmt. Er hat zunächst steigende Mengen von pulverisiertem metallischem Eisen mit Salzsäure verschiedener Konzentration bei ungefähr 20° geschüttelt. Dabei ergab sich, daß bei kleinen Eisenmengen die Lösungsgeschwindigkeit anfangs proportional der Ausgangs-menge steigt. Bei größeren Mengen bleibt sie hinter diesem Werte beträchtlich zurück. Dies rührt davon her, daß schon in den ersten Minuten ein großer Teil der Salzsäure verbraucht wird, während der Rest das Eisen nur noch langsam zu lösen vermag. Bei langer Einwirkungsdauer geht auch schon bei kleinen Eisenmengen die Lösungsgeschwindigkeit zurück, weil sich hier gleich-falls die Abnahme der Salzsäure bemerkbar macht. Die auf diese Weise er-haltenen Resultate bei der Digerierung von Ferrum reductum in $n/_{10}$-Salzsäure, also ungefähr in jener Konzentration, die dem Magensafte entspricht, sind in der folgenden Tabelle und der dazugehörigen Abb. 1 wiedergegeben.

Tabelle 5. Löslichkeit von Ferr. reduct. in $n/_{10}$-HCl.

Eiseneinwage in mg-Äquiv.-%	Gelöste Eisenmenge in mg-Äquiv.-% nach Minuten						Faktor der HCl	100 ccm lösen mg-Äquiv.-% Fe
	5	10	20	40	80	160		
57,31	9,56	—	—	—	—	—	0,96095	9,61
28,65	6,55	9,22	—	—	—	—	1,016	10,16
14,33	4,22	5,75	7,61	9,64	10,42	—	1,016	10,16
7,16	2,00	3,02	4,24	5,46	6,44	6,92	1,016	10,16
3,58	1,15	1,49	2,24	2,84	3,26	3,51	1,016	10,16
0,72	—	—	—	0,60	0,72	—	0,96095	9,61

Mit steigender Temperatur nimmt auch die Reaktionsgeschwindigkeit zu, jedoch nicht wie gewöhnlich um das $2^1/_2$fache bei einer Erhöhung um 10°, sondern nur um 50% bei einer Steigerung der Temperatur von 20 auf 37°. Wie aus der folgenden Tabelle ersichtlich ist, wird die Beschleunigung der Lösung um 50% nur dort erreicht, wo genügend Eisen und Salzsäure vor-handen ist; dort dagegen, wo sich die Werte der Sättigungsgrenze nähern, ist der Unterschied zwischen der Lösungstendenz bei 37° gegenüber der bei 20° viel geringer, da bei höherer Temperatur die Konzentration des Eisens ebenso wie die der Salzsäure rascher heruntergeht, was der Lösungsbeschleu-nigung entgegenwirkt.

Bauer hat außer der $n/_{10}$-Salzsäure auch Schwefelsäure und organische Säuren hinsichtlich ihres Lösungsvermögens für metallisches Eisen geprüft und gefunden, daß sich dieses ganz ähnlich verhält wie das der Salzsäure;

---

[1] Raikow, P. N., u. O. Goworuchin-Georgiew: Über das Verhalten von Salzen in wäßriger Lösung gegen Eisenpulver. Chem.-Ztg. 27, 94, 1192 (1903). — [2] Bauer, Friedr.: Über die Löslichkeitsbedingungen von Eisen in Säuren als Grundlage für die Eisenresorption im Organismus. Arch. f. exper. Path. 161, 404 (1931).

es scheint jedoch die Lösungsgeschwindigkeit nicht allein von der H-Ionen-konzentration abzuhängen, sondern es sind bestimmte Unterschiede zwischen den einzelnen Säuren vorhanden: die organischen Säuren lösen das Eisen viel rascher, als es ihrer H-Ionenkonzentration entsprechen würde; mit außerordentlicher Geschwindigkeit wird metallisches Eisen durch gleichzeitig anwesende Ferrichloride gelöst. Auch diese Lösungsgeschwindigkeit ist wesentlich größer, als nach der vorhandenen H-Ionenkonzentration zu erwarten wäre.

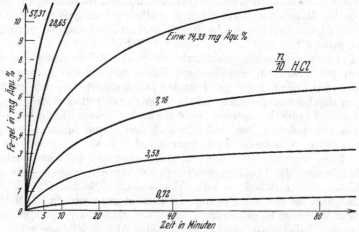

Abb. 1. Löslichkeit des metallischen Eisens in $^n/_{10}$-HCl.

Weiter hat Bauer den Lösungsvorgang des metallischen Eisens im menschlichen Magensaft untersucht. Bei größerem Eisenüberschuß ist die Lösungsgeschwindigkeit im allgemeinen dem p_H proportional; bei einem Magensaft dagegen, welcher wenig freie Salzsäure und viel organische Säuren enthält, ist sie relativ größer. Trotzdem ist jedoch die Menge der entstandenen löslichen Eisensalze der Gesamtacidität nicht proportional. Die Ergebnisse der Untersuchungen Bauers über die Lösungsverhältnisse des metallischen Eisens im Magensafte sind aus der beifolgenden Tabelle ersichtlich.

Tabelle 6. Löslichkeit des metallischen Eisens im Magensafte.
(Temperatur 37°, Eiseneinwage 3,333 g%).

p_H	Freie HCl	Gesamt-acidität	Gelöste Eisen-menge in mg%	p_H	Freie HCl	Gesamt-acidität	Gelöste Eisen-menge in mg%
2,33	30	52	238	7,0	0	6	8
4,7	0	13	62	1,5	16	26	198
1,45	40	94	348	4,0	7	13	177
2,8	5	45	228	4,6	0	4	43
2,25	20	55	262	4,4	0	5	69
4,1	0	4	65	3,5	4	14	128
4,6	0	6	55	4,6	0	4	45
3,8	0	20	122	—	0	3	18
4,5	0	12	60	5,55	0	10	38
3,4	10	35	177	6,45	0	4	17

Bei kleinen Eisendosen kommt für die Lösung des Eisens fast nur die Salzsäure in Betracht, da allenfalls vorhandene organische Säure mit viel geringerer (absoluter) Geschwindigkeit das Eisen lösen. Hingegen kommt auch den sauren Valenzen verschiedener Salze, die sich im Magensafte vorfinden können, vor allem den sauren Phosphaten, ein in Betracht zu ziehendes Lösungsvermögen zu, da im sauren Milieu auch das dabei entstehende Reaktionsprodukt (primäres Eisenphosphat) in Lösung gehalten werden kann.

Die Untersuchungen über die Lösung des metallischen Eisens in der Salzsäure und im Magensaft haben somit ergeben, daß unter allen Umständen aus dem metallischen Eisen im Magen Ferrochlorid entstehen muß. Die quantitativen Untersuchungen Bauers zeigten, daß um so mehr Ferrochlorid entsteht, je größer der Überschuß des vorhandenen Eisens ist, der in die Salzsäure gebracht wird[1].

Der nicht gelöste Teil des metallischen Eisens gelangt hierauf in den Darm. Welche Veränderungen das metallische Eisen im Darm erleidet, dafür liegen noch keine genauen Untersuchungen vor, es lassen sich lediglich folgende Möglichkeiten anführen: im Dünndarm könnten die vorhandenen Säuren, vor allem die hier sezernierten organischen Säuren, und unter diesen besonders die Gallensäuren, eine Lösung des metallischen Eisens bewirken und dadurch einen weiteren Teil für die Resorption zugänglich machen. Weiter könnte die im Darm vorhandene Kohlensäure in ähnlicher Weise, wie wir es oben aus den hierfür durchgeführten Untersuchungen in vitro schon kennengelernt haben, metallisches Eisen teilweise in Ferrobicarbonat verwandeln, das, aus seiner Dialysierfähigkeit zu schließen, gleichfalls resorbierbar sein könnte. Dort allerdings, wo im Darm alkalische Reaktion herrscht, müßte eigentlich wiederum mit dem Ausfällen des sich lösenden Eisens als Hydroxyd gerechnet werden, was natürlich gleichfalls der Resorption entgegenwirken würde.

Wir müssen jedoch berücksichtigen, daß die alkalische Reaktion im Darm eine minimale ist und mehr durch Puffer als durch freie Hydroxyde zustande kommt, so daß eigentlich stets saure und alkalische Valenzen vorhanden sind, was für die Lösbarkeit des Metalls von besonderer Bedeutung sein kann. Daß in der Tat auch ein alkalisch reagierender Stuhl metallisches Eisen zu lösen imstande ist, ist durch die bereits besprochenen Versuche von Reimann und Fritsch (s. S. 815) bewiesen worden. Allerdings wird ein nennenswerter Teil des metallischen Eisens unverändert im Stuhle ausgeschieden, was durch die Untersuchungen von Folkmar und Ulrich[2] durch Extraktion mittels eines Magneten nachgewiesen werden konnte.

Schließlich wäre noch die Reaktion des sich im Stuhle lösenden Eisens mit dem Schwefelwasserstoff im Dickdarm zu berücksichtigen, die jedoch nur den bereits gelösten Anteil betreffen kann und über die bei der Besprechung des Schicksals der gelösten Eisenverbindungen Näheres ausgeführt werden soll.

Die Tatsache, daß nach Einnahme von metallischem Eisen der Stuhl schwarz gefärbt wird, ist ein Beweis dafür, daß ein Teil des metallischen Eisens im Darm gelöst worden sein mußte und als nichtresorbierbarer Anteil in jenen Abschnitten des Darmes erscheint, wo Schwefelwasserstoff vorhanden ist. Es muß sich aber dabei keineswegs um jenen Teil des Eisens handeln, der in den höheren Darmpartien gelöst wurde; es ist vielmehr bewiesen, daß auch in den tieferen Partien, also in den alkalisch reagierenden, noch eine Lösungsbedingung gegeben ist. Diesbezüglich sei ebenfalls auf die Untersuchungen von Reimann und Fritsch[3] verwiesen, die die Autoren bei ihren klinischen

---

[1] Über die Bedeutung dieser Löslichkeitsverhältnisse des Eisens im Magen für die Dosierung des metallischen Eisens vgl. den Abschnitt III, D. — [2] Folkmar u. Ulrich: Untersuchungen über die Ausscheidung des per os gegebenen Ferrum reductum. Ugeskr. Laeg. (dän.) 85, 957 (1923). — [3] Reimann, F., u. F. Fritsch: Experimentelle und klinische Untersuchungen über die Wirkung des Ferrum reductum. Z. klin. Med. 117, 313 (1931).

Arbeiten zu dem Schluß führten, daß auch ein Teil des eingenommenen metallischen Eisens im Darm zur Auflösung gelangen kann. Sie betonen, daß die Bedingungen dafür hier sicherlich viel ungünstiger sind als im stark sauren Mageninhalt, wo unter normalen Verhältnissen der überwiegende Teil gelöst wird. Bei Achylien, wo ein großer Teil des Eisens den Magen ungelöst passiert, haben Reimann und Fritsch die Lösungsbedingungen des Ferrum reductum geprüft, und zwar nach Verabreichung von 5 g in Kapseln, welche erst im alkalischen Darmsaft gelöst werden und dort ihren Inhalt freigeben. Dieser Vorgang konnte röntgenologisch sehr gut verfolgt werden. Die Schlußfolgerungen basieren auf der nachgewiesenen Wirkung des Eisens, die von den Autoren mit großer Exaktheit gemessen wurde und auf die später noch zurückzukommen sein wird. Die Untersuchungen haben gezeigt, daß sicherlich auch in diesen tieferen Partien das metallische Eisen Lösungsbedingungen findet. Unter Berücksichtigung des bereits oben über die Reaktion der Sekrete in den einzelnen Abschnitten des Magendarmschlauches Gesagten kommen die Autoren zu dem Schluß, daß die Lösung des metallischen Eisens im Dünndarm nur teilweise durch den Überschuß an Salzsäure zustande kommen dürfte, die aus dem Magen stammt. Sie ziehen weiter die Möglichkeit der Lösung durch organische Säuren oder saure Salze in Betracht. In den tieferen Darmabschnitten wird die Lösungsmöglichkeit anorganischen und organischen Säuren zugeschrieben, die bei den Zersetzungsvorgängen im Darm entstehen.

Zu den wasserunlöslichen, aber säurelöslichen Eisenverbindungen, aus denen im Magen unter dem Einflusse der hier vorhandenen Salzsäure gleichfalls Ferrochlorid entsteht, gehört noch das Ferrocarbonat, Ferrum carbonicum ($FeCO_3$) mit 30% Fe, das zuckerhaltige Ferrocarbonat, Ferrum carbonicum saccharatum mit 9,5—10% Fe, das Ferrophosphat, Ferrum phosphoricum oxydulatum. Das Reaktionsprodukt aller dieser Verbindungen ist, soweit es sich um reine Präparate handelt, Ferrochlorid, so daß sie hinsichtlich der Voraussetzung für die Resorption eine ähnliche Beurteilung finden können wie das metallische Eisen. Es muß jedoch darauf hingewiesen werden, daß diese Verbindungen wegen ihrer verhältnismäßig geringen Haltbarkeit an der Luft meistens auch eine entsprechende Menge von Oxydsalzen enthalten, so daß sie sich hinsichtlich dieses Anteils ähnlich verhalten werden wie das Ferrioxyd.

Eisenoxyd. Eisenoxyd (Ferrioxyd, Ferrum oxydatum rubrum, Fe_2O_3, früher als Crocus martis oder Eisensafran bezeichnet), ein braunrotes, geruch- und geschmackloses Pulver, löst sich im Magensaft nach einer ganz anderen Reaktionsgleichung, und zwar nach der Formel $Fe_2O_3 + 6HCl = 2FeCl_3 + 3H_2O$.

Wir sehen aus dieser Gleichung, daß zum Unterschiede vom metallischen Eisen aus dem Eisenoxyd nicht Ferrochlorid, sondern das dreiwertige Eisensalz Ferrichlorid entstehen muß.

Hier interessieren uns zunächst die quantitativen Lösungsbedingungen des Eisenoxyds in $n/10$-Salzsäure. Starkenstein[1] hatte im Zusammenhange mit einer Reihe anderer Fragen, auf die noch später eingegangen werden wird, die Löslichkeit eines von Baudisch hergestellten magnetischen Eisenoxyds in Salzsäure geprüft und gefunden, daß von den als Eisenoxyd vorhandenen 74 mg Fe innerhalb von 4 Stunden durch 100 ccm $n/10$-HCl 2,54 mg Fe gelöst werden, somit 3,4%; dagegen wurden in 12 Stunden bei 37° von 100 ccm Salz-

---

[1] Starkenstein, E.: Die biologische Aktivität des Eisens ist lediglich eine Funktion der Ferroionen. Klin. Wschr. **7**, 846 (1928).

Gelöste einfache anorganische Ferroverbindungen.   **821**

säure von der gleichen Menge metallischem Fe 8,15 mg gelöst, das sind 11%. Im Zusammenhange mit diesen Untersuchungen über die Löslichkeit des metallischen Eisens hat auch F. Bauer verschiedene Eisenoxyde auf ihre Löslichkeit in Salzsäure geprüft, deren geringe Löslichkeit in der Magensalzsäure auch von Lintzel[1] festgestellt worden war. Bauer verwendete einerseits ein Ferrum oxydatum von Merck, andererseits das schon erwähnte, von Baudisch hergestellte magnetische Eisenoxyd. Gleichzeitig wurde unter gleichen Bedingungen ein Parallelversuch mit Ferrum oxydatum gemacht. Die Ergebnisse dieser Untersuchungen sind in der folgenden Tabelle und der dazugehörigen Abb. 2 wiedergegeben.

Tabelle 7. Vergleich der durch $^n/_{10}$-HCl aus Eisenpulver, Merckschem und Baudischschem Eisenoxyd gelösten Eisenmengen.
$F_{HCl} = 1,0303$, 100 ccm können daher 10,30 mg-Äquiv.-% Fe lösen.

| Bodenkörper | Einwage in mg-Äquiv.-% | Gelöste Eisenmenge in mg-Äquiv.-% nach Minuten | | | | | | Temperatur in °C |
		5	10	20	40	80	160	
Eisenpulver	3,98	1,83	2,60	3,17	3,62	3,94	4,03	37
Eisenoxyd nach Baudisch	4,18	0,121	0,129	0,149	0,215	0,320	0,462	37
„ von Merck . .	4,18	0,0257	0,0268	0,0279	0,0290	0,0290	0,0290	37

Ferrihydroxyd. Das durch Ausfällen mit Ammoniak oder Natriumcarbonat aus Ferrichlorid oder Ferrisulfat gewonnene Ferrihydroxyd findet im Magen ähnliche Lösungsbedingungen wie das Ferrioxyd. Als Reaktionsprodukt entsteht hier ebenfalls Ferrichlorid.

Mehrere Eisenverbindungen verschiedener Benennung sind, wie schon früher ausgeführt wurde (siehe S. 711 ff.), ebenfalls nur als kolloid geschütztes Ferrihydroxyd aufzufassen: so Ferrum oxydatum saccharatum, Ferrum albuminatum, Ferrum peptonatum, Ferrum mannitatum, Ferrum dextrinatum, Ferratin, Carniferrin, Ferratose, Hämatogen und andere.

Gelöste einfache anorganische Ferroverbindungen. Resorptionsmöglichkeit im Magen. Es ist durch zahlreiche Untersuchungen bewiesen worden, daß aus dem Magen nur lipoidlösliche Stoffe resorbiert werden können. Starkenstein[2] hat auf die Abhängigkeit der Resorptionsfähigkeit der

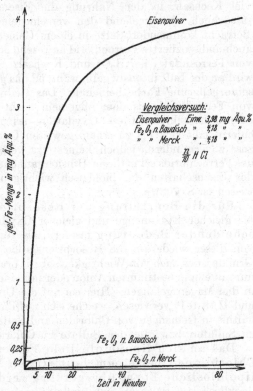

Abb. 2. Löslichkeit von metallischem Eisen und von Eisenoxyd in $^n/_{10}$-HCl.

[1] Lintzel, W.: Über die Wirkung des aktiven Eisenoxyds auf Blutbildung und Wachstum bei weißen Ratten. Biochem. Z. **210**, 76 (1929). — [2] Starkenstein, E.: Über die Resorbierbarkeit von Eisenverbindungen aus dem Verdauungskanal. Arch. f. exper. Path. **127**, 112 (1927).

Ferrosalze von ihrer Lipoidlöslichkeit hingewiesen. Er betonte besonders die Lipoidlöslichkeit der Chloride gegenüber der der Sulfate. Dementsprechend würde das Ferrochlorid zum Unterschied vom Ferrosulfat die Voraussetzungen haben, schon vom Magen aus resorbiert zu werden. Es sei hier den später ausführlich zu behandelnden Toxizitätsversuchen vorweggenommen, daß sich in der Tat ergeben hatte, daß aus dem beim Pylorus abgebundenen Magen nur das Ferrochlorid nachweislich zur Resorption gelangte, während sich Ferrosulfat unter gleichen Bedingungen als 10 mal weniger wirksam erwies. Ganz große Dosen von Ferrosulfat dagegen waren ebenfalls wirksam, woraus geschlossen werden könnte, daß auch Ferrosulfat, zum Teile wenigstens, unter dem Einflusse der Salzsäure des Magens in Ferrochlorid umgewandelt werden kann und dadurch resorptionsfähig wird. Ähnlich werden sämtliche Ferrosalze (z. B. Ferrosulfat, Ferrolactat, Ferrojodid u. a.) zu beurteilen sein. Nur soweit die Salze lipoidlöslich sind, wäre eine Resorption von ihnen zu erwarten, sonst nur in dem Maße, als sie durch die anwesende Salzsäure oder gegebenenfalls durch die anwesenden Chloride zu Ferrochlorid umgewandelt werden können.

Sabelin und Wassilewsky[1] haben beobachtet, daß bei Gegenwart von viel Kochsalz in der Nahrung die Eisenresorption begünstigt wird. Daß tatsächlich, entsprechend den verschiedenen Dissoziationskonstanten der in Betracht kommenden Salze in einem Gemenge von Ferrosulfat und Kochsalz, auch undissoziiertes Ferrochlorid anwesend ist, zeigt sich selbst in einer Mischung von Ferrosulfat ($+ 7\,H_2O$) und Kochsalz. Die Mischung dieser beiden Salze wird an der Luft intensiv gelb, während das gleiche Ferrosulfatpräparat dauernd seine hellgrüne Farbe beibehält. Das Gelbwerden kann nur von der Bildung von Ferrichlorid aus dem ungemein leicht an der Luft oxydierbaren Ferrochlorid herrühren. Diese Oxydation des gebildeten Ferrochlorids zu Ferrichlorid läßt sich bis zu einem gewissen Grade durch Belichtung und Zuckerzusatz vermindern, jedoch keineswegs verhindern. Bezüglich des Verhaltens des Ferrochlorids sei in dieser Hinsicht auf das bereits früher bei der Besprechung der Eigenschaften der biologisch wichtigen Eisenverbindungen Gesagte verwiesen (s. S. 702).

Für die Beurteilung der Resorption ist somit, wie wir sehen, selbst bei gleicher Eisenmenge und gleicher Oxydationsstufe das Anion von entscheidender Bedeutung insofern, als von diesem die Lipoidlöslichkeit und von dieser wiederum die Resorptionsgröße abhängig sein kann. Aus diesem Grunde ist es auch von Wichtigkeit, ob die oral verabreichten Eisenverbindungen nur mit einem bestimmten Anion oder mit einem Gemenge verschiedener Anionen in den Magen gelangen. Hier sei auf die Untersuchungen von Starkenstein und Hahnel[2] verwiesen, welche sich auf die Frage beziehen, in welchem Verhältnis in Gemengen von Chloriden und Sulfaten die Umwandlung der Chloride zu Sulfaten bzw. die der Sulfate zu Chloriden erfolgen kann.

Das an sich lipoidunlösliche Ferrosulfat kann somit durch die Chloridionen bei einem bestimmten Mischungsverhältnis in eine lipoidlösliche Form übergeführt werden. Da die Resorption auch der lipoidlöslichen Salze an sich nur eine geringe ist, kommt diesen Verhältnissen der Wechselbeziehungen von Chlorid und Sulfat auch für die Resorption des Eisens aus dem Magen eine große Bedeutung zu.

[1] Sabelin u. Wassilewsky: Der Einfluß des Kochsalzes auf die Assimilation des metallischen Eisens. Med. Wjestuk 1876, Nr 36. — [2] Starkenstein, E., u. G. Hahnel: Arch. f. exper. Pathol. 172, 55 (1933).

Die Tatsache, daß das Anion einer Verbindung nicht nur deren Löslichkeit in Wasser und Säuren, sondern auch deren Lipoidlöslichkeit bestimmen kann, besagt weiter, daß das Anion auch auf die Resorption und in weiterer Folge auf die Wirkung entsprechenden Einfluß zu nehmen vermag. Starkenstein[1] hatte schon bei der Untersuchung der pharmakologischen Wirkung der Calciumverbindungen festgestellt, daß die Toxizität verschiedener Calciumsalze pro Äquivalent Ca mit dem Anion auf und ab schwankt. Diese Erfahrungen hatten ihn veranlaßt, die Eisensalze auch nach dieser Richtung zu prüfen, und seine Untersuchungen führten ihn zu dem Schluß, daß ebenso wie bei den Calciumsalzen auch bei den Eisenverbindungen Ausscheidung und Wirkung, somit die pharmakologische Bewertung nicht nur von der Menge des vorhandenen Kations, sondern auch weitgehend vom Anion der betreffenden Verbindung abhängig ist[2].

So wie beim Eisen der Unterschied zwischen dem Phosphat und dem Sulfat in der Wasserlöslichkeit des Kations zum Ausdruck kommt, so äußert sich der Unterschied zwischen Sulfat und Chlorid in der Lipoidlöslichkeit, die, wie wir noch sehen werden, nicht nur für die Resorption, sondern auch für die Verteilung im Organismus und letzten Endes für die gesamte pharmakologische Wirkung der betreffenden Verbindung von weitgehender Bedeutung ist.

Es ist aber nicht das Anion allein, welches diese Lipoidlöslichkeit bestimmt und damit die Vorbedingungen für die Resorption schafft, sondern auch die mit dem betreffenden Salze gleichzeitig verabreichten anderen Verbindungen, die die Umwandlung in ein Salz mit anderem Anion bewirken können. Während, wie oben ausgeführt wurde, das in der Lösung des Eisensalzes vorhandene Chlorid bzw. die gleichzeitig vorhandene Salzsäure hier auf die Lipoidlöslichkeit Einfluß nehmen kann, sind es andererseits noch Stoffe, die, ohne daß es zu einer direkten Umwandlung des Salzes kommen müßte, die Lipoidlöslichkeit erhöhen und damit die Resorption vom Magen aus ermöglichen können. Hier sei an die Untersuchungen erinnert, welche zeigten, daß eine in den abgebundenen Magen gebrachte tödliche Strychnindosis als wäßrige Lösung nicht zur Resorption kommt, wohl aber nach Zusatz einer Spur Alkohol, der wegen seiner Lipoidlöslichkeit auch für das Strychnin die gleichen Bedingungen schafft wie für einen anderen lipoidlöslichen Stoff und seine Resorption ermöglicht. Ebenso wie der Alkohol können nach den Untersuchungen von Kofler und Fischer[3] auch Saponine und nach den Untersuchungen von Langecker[4] auch die Galle bzw. die Gallensäuren resorptionsfördernd wirken. Diese Resorptionsförderung wurde von S. Lieben[5] für die Anwendbarkeit der Magnesiumsalze zur enteralen Narkose verwendet.

Schon im Jahre 1910 hatte sich Alexandra Korsunsky[6] mit der Frage der Beeinflussung der Eisenresorption durch die Galle beschäftigt. Es handelte sich dabei allerdings nicht um den Einfluß der Galle vom

---

[1] Starkenstein, E.: Die physiologischen und pharmakologischen Grundlagen der Calciumtherapie. Ther. Halbmh. 1921, 533, 585. — [2] Starkenstein, E.: Neue pharmakologische Richtlinien für die Eisentherapie. Verh. dtsch. pharmak. Ges. Leipzig 1922. — [3] Kofler u. Fischer: Magnesiumnarkose durch orale Verabreichung von Magnesiumsulfat und Saponin. Arch. f. exper. Path. 130, 311 (1928). — [4] Langecker, H.: Die Beeinflussung der Resorption vom Magendarmkanal aus durch Galle. Arch. f. exper. Path. 136, 257 (1928). — [5] Lieben, S.: Über die Verstärkung der Magnesiumsalzwirkung auf deren Anwendbarkeit zur enteralen Narkose. Arch. f. exper. Path. 144, 61 (1929). — [6] Korsunsky, A.: Begünstigt die Galle die Resorption des Eisens? Arch. f. Anat. u. Physiol., Suppl.-Bd., 363 (1910).

Magen aus, sondern um die Frage, ob die Galle an jenen Stellen, wo sie sezerniert wird, Einfluß auf die Resorption nimmt. Zu diesem Zwecke wurden Kaninchen Gallenfisteln angelegt, und zwar derart, daß kein Gallensaft in den Darm gelangen konnte. Diese Tiere erhielten ebenso wie normale Kontrolltiere mittels der Schlundsonde gleiche Mengen einer Lösung von Ferrichlorid. 24 Stunden später wurden die Tiere getötet, und es wurde untersucht, wieviel Eisen im Magendarminhalt vorhanden war. Aus dem Befunde, daß die Menge des resorbierten Eisens bei den normalen Tieren in der Regel größer war als bei den Fisteltieren, schließt die Autorin, daß die Galle einen fördernden Einfluß auf die Resorption des Eisens ausübt. So sehr dieser Befund mit den späteren Untersuchungen über den Einfluß der Galle auf die Lipoidlöslichkeit und damit auf die Resorption übereinstimmt, so muß doch heute gesagt werden, daß die seinerzeitigen Untersuchungen von Korsunsky für die daraus gezogenen Schlußfolgerungen nicht beweisend sind; denn es wurde zu diesen Versuchen Ferrichlorid verwendet, das, wie noch weiter unten ausführlich dargelegt werden wird, wegen seines Eiweißfällungsvermögens mit den Eiweißkörpern der Schleimhaut Verbindungen eingehen kann, die eine Verminderung des Eisengehaltes des Darminhaltes zur Folge haben müssen, ohne daß daraus auf eine erfolgte Resorption geschlossen werden dürfte.

Die Bedeutung der Lipoidlöslichkeit für die Resorption wurde eingehend auch von R. Höber[1] studiert. Dieser hatte schon in früheren Untersuchungen gefunden, daß lipoidlösliche Substanzen intraepithelial, lipoidunlösliche dagegen interepithelial im Magendarmkanal resorbiert werden. Es war nachgewiesen worden, daß Eisensalze von den Epithelien aufgenommen werden, und Höber schreibt auf Grund dieser Befunde dem Eisen als einem lipoidunlöslichen Stoffe eine Ausnahmestellung zu. Er glaubt, daß dies darauf beruhen könnte, daß nach Bindung von Eiweißkörpern erst die Resorption stattfindet. Die von Starkenstein ausgeführten Untersuchungen haben nun aber gerade die Aufmerksamkeit auf das lipoidlösliche Eisen gelenkt und gezeigt, daß nur dieses vom Magen aus resorbiert werden kann. Es stimmt also gerade dieser Befund außerordentlich gut mit den seinerzeitigen Untersuchungen von Höber überein, der die intraepitheliale Resorption für lipoidlösliche Stoffe feststellte; da somit Eisensalze aller Wahrscheinlichkeit nach nur in lipoidlöslicher Form resorbiert werden können und ihre Resorption intraepithelial nachgewiesen ist, beansprucht das Eisen nicht die ihm von Höber zugeschriebene Ausnahmestellung bei der Resorption, sondern es kann vielmehr als ein weiterer Beweis des von Höber festgestellten Resorptionsvorganges für lipoidlösliche Stoffe gelten.

Verhalten der gelösten anorganischen Ferroverbindungen im Darm. In den sauren Abschnitten des Darms dürften die gelösten anorganischen Eisenverbindungen das gleiche Schicksal haben wie im Magen. Für die alkalischen Abschnitte war dagegen angenommen worden, daß hier die einfachen anorganischen Eisenverbindungen ausgefällt werden müßten. Diese Annahme ist jedoch nur auf Grund theoretischer Überlegungen gemacht worden; sie ist experimentell nicht nur nicht bewiesen, sondern sogar höchst unwahrscheinlich. Es wurde oben schon darauf hingewiesen, daß die alkalische Reaktion im Darm vorwiegend durch Pufferung zustande kommt, daß es sich somit nicht um die Anwesenheit alkalischer Hydroxyde handelt, welche das Eisen ausfällen müssen. Der von Reimann und Fritsch durchgeführte Versuch, bei dem alkalisch reagierendem Stuhle metallisches Eisen zuge-

---

[1] Höber, R.: Über Resorption im Darm. 4. Mitt. Pflügers Arch. **94**, 337 (1904).

setzt wurde und nach Digerierung dann gelöstes Ferrochlorid abdialysiert werden konnte, beweist, daß im Darminhalte Bedingungen vorhanden sind, unter denen trotz alkalischer Reaktion ungelöstes Eisen in Lösung gebracht und folglich auch resorbierbar gemacht werden kann. Es ist um so mehr, anzunehmen, daß erst recht gelöstes Eisen in einem derart alkalischen Darminhalt keineswegs vollständig ausgefällt, unlöslich und unresorbierbar gemacht werden müßte, daß vielmehr, wenigstens für einen Teil des den Darm passierenden Ferrochlorids, Löslichkeit und Resorbierbarkeit erhalten bleiben kann.

Im besonderen ist noch der Inhalt der gelösten Eisenverbindungen in jenem Teile zu besprechen, in dem durch Schwefelwasserstoffanwesenheit die Überführung in unlösliches Schwefeleisen erfolgen kann. Bekanntlich führt Schwefelwasserstoff nur in alkalischem Milieu zu unlöslichem Eisensulfid, während schon ganz geringe Säuregrade die Abspaltbarkeit freier Eisenionen aus Schwefeleisen ermöglichen. Unter Berücksichtigung der eben besprochenen Verhältnisse im alkalischen Darminhalt muß erst recht angenommen werden, daß auch in dem Schwefelwasserstoff führenden Darmabschnitt durch vorhandene saure Valenzen freie lösliche und resorbierbare Eisenverbindungen entstehen können.

Daß natürlich bei Anwesenheit reichlicher Eisenmengen der Stuhl von ungelöstem Schwefelammon schwarz wird, ist kein Gegenbeweis für die eben gemachte Annahme, weil ja ohnedies immer nur ein sehr geringer Teil der vorhandenen Eisenmengen, wie später noch ausgeführt werden wird, zur Resorption gelangen kann. Lorant und Reimann[1] haben nachgewiesen, daß es eines bedeutenden Überschusses an Eisen bedarf, um den ganzen Schwefelwasserstoff zu binden. Es sind somit im Darm bei Verabreichung von metallischem Eisen und trotz schwarzgefärbtem Stuhl noch immer freier Schwefelwasserstoff, somit freie saure Valenzen vorhanden, welche selbst bei alkalischer Reaktion und Bildung von Schwefeleisen mit diesem im Gleichgewichtszustand stehen müssen. Durch die Wechselwirkung zwischen FeS und H_2S entstehen intermediär immer freie Ferroionen, die als solche aus diesem Milieu zur Resorption gelangen können. Daß umgekehrt auch vom Dickdarm aus Ferrochlorid rasch zur Resorption gebracht werden kann, beweisen die später noch zu besprechenden Untersuchungen von Starkenstein, der durch rectale Applikation von Ferrochlorid, ja sogar Ferrosulfat, schnell pharmakologische bzw. toxische Wirkungen erzielen konnte, was die erfolgte Resorption mit absoluter Sicherheit beweist. Da das Ferrosulfat somit vom Darm besser als vom Magen aus und wahrscheinlich direkt resorbiert wird, so kann daraus geschlossen werden, daß es bei der Resorption im Darm, wie ja anderweitige Resorptionsstudien vielfach bewiesen haben, nicht mehr auf die Lipoidlöslichkeit ankommt, wenn natürlich auch hier zwischen lipoidlöslichen und lipoidunlöslichen Eisensalzen quantitative Unterschiede bestehen können.

Die Besprechung des gesamten in der Literatur niedergelegten Tatsachenmaterials über das Verhalten der gelösten einfachen Ferroverbindungen im Magen und Darm beweist somit, daß im gesamten Magendarmkanal derartige Bedingungen herrschen, daß diese Eisensalze von jedem Darmabschnitt aus resorbierbar sind.

Mit dem Schicksal der einfachen anorganischen Ferroverbindungen befaßten sich auch Untersuchungen von M. Messini[2]. Dieser glaubte in früheren Versuchen nachgewiesen

[1] Lorant, St., u. F. Reimann: Zur Bestimmung des Sulfidschwefels im Stuhle. Biochem. Z. **228**, 300 (1930). — [2] Messini, M.: Trasformazione e assorbimento dei sali ferrosi nel canale digerente. Arch. internat. Pharmacodynamie **35**, 205 (1929).

zu haben, daß subcutan oder intravenös injizierte Ferrosalze sich zunächst zum Teil in Phosphate umwandeln. Aus weiteren Versuchen schließt Messini, daß auch schon im Darmlumen, evtl. nach vorhergehender Umsetzung zu Chlorid, eine Umwandlung in Phosphat stattfindet.

Verhalten der gelösten einfachen anorganischen Ferriverbindungen im Magen und Darm. Für das Verhalten der einfachen anorganischen Ferriverbindungen ist vor allem das Eiweißfällungsvermögen von entscheidender Bedeutung; allerdings kommt dieses nur den Eisensalzen vom Typus des Ferrichlorids, Ferrisulfats, Ferrinitrats, Ferriacetats usw. zu, nicht aber jenen, die eigentlich nur kolloidgeschütztes und dadurch lösliches Ferrihydroxyd darstellen. Kommt somit eine Ferriverbindung vom Typus des Ferrichlorids in den Magen, dann muß in erster Linie damit gerechnet werden, daß sie nicht nur mit den Eiweißkörpern des Mageninhaltes, sondern auch mit der Magenschleimhaut unlösliche Verbindungen eingeht, was natürlich eine bedeutende Hemmung für die Resorbierbarkeit bedeutet und bei allen Analysen, die sich zahlenmäßig mit der Resorption dieser Verbindungen befassen, mit berücksichtigt werden muß.

Wie weitgehend eine solche Bindung der in den Magen gebrachten Ferrisalze dieser Art ist, geht aus den Versuchen von Weden[1] hervor; dieser brachte in den ausgespülten Magen eines eben getöteten Kaninchens 19 mg Fe als Ferrichlorid; gleich darauf wurde der Magen quantitativ ausgespült und die dabei gewonnene Flüssigkeit hinsichtlich ihres Eisengehaltes analysiert. Es wurden nurmehr 12 mg Fe gefunden, so daß somit sofort von der Magenschleimhaut von den eingeführten 19 mg 37% gebunden worden sind. Daß es sich tatsächlich um die Entstehung einer unlöslichen Eiseneiweißverbindung in der Magenschleimhaut handelt, konnte Weden dadurch beweisen, daß sich die mit Wasser abgespülte Magenschleimhaut beim Behandeln mit Schwefelammon sofort stark schwärzte. Beim Digerieren der Magenschleimhaut mit Wasser konnte das Eisen nicht frei gemacht werden. Erst beim Auskochen mit starker Salzsäure (mindestens 2%) konnte das Eisen wiederum als Ferrichlorid gewonnen werden.

Auf die gleiche Ursache dürfte der Befund von Marfori[2] zurückzuführen sein, der schon nach wenigen Stunden beim Einbringen von Ferrichlorid in den Magen das Verschwinden jeder Spur von $FeCl_3$ im löslichen Teile des Mageninhaltes feststellen konnte. Dies steht in Übereinstimmung mit Befunden von Gaule[3], der ebenfalls gefunden hatte, daß der Mageninhalt trotz saurer Reaktion nach Zufuhr von Ferrichlorid keine Fe-Reaktion gibt, während diese nach Kochen mit wenigstens 2% Salzsäure erhalten wurde. Es wurde auch hier das Ferrichlorid von den Eiweißkörpern gebunden, damit der Eiweißreaktion entzogen und erst nach Kochen mit Salzsäure wieder zu Ferrichlorid verwandelt. Dieser im Magen eingeleitete Prozeß nimmt dann natürlich im Darme seinen Fortgang, worüber noch Näheres zu sagen sein wird.

Die Eiseneiweißverbindungen vom Typus des Ferrisaccharats sind ebenso wie die vom Typus des Ferrialbuminats, Ferripeptonats usw. nicht eiweißfällend; ihr Schicksal im Magen hängt somit lediglich von ihrer Reagierfähigkeit mit der Magensäure ab. Diese Reaktion ist eine verhältnismäßig schwache. Beim Digerieren dieser kolloid geschützten Ferrihydroxyde sind nur langsam verhältnismäßig geringe Mengen von Ferrichlorid zu erhalten. Die

---

[1] Weden, H.: Unveröffentlichte Arbeit aus dem Pharmakol.-Pharmakognostischen Institut der Deutschen Universität in Prag. — [2] Marfori, P.: Beiträge zur Kenntnis der Eisenresorption im Verdauungskanal. Ann. Farmacoter. e Chim. biol. **1900 I**. — [3] Gaule, J.: Über den Modus der Resorption des Eisens und des Schicksals einiger Eisenverbindungen im Verdauungskanal. Dtsch. med. Wschr. **22**, 289 (1896).

Reaktionsgeschwindigkeit, mit der die Salzsäure diese kolloid geschützten Ferrihydroxyde in Ferrichloride überführt, kann an der Schnelligkeit des Eintritts der Schwefelammonreaktion gemessen werden. Während bekanntlich alle einfachen anorganischen Ferroverbindungen mit Schwefelammon sehr rasch reagieren, ist diese Reaktion bei den kolloid geschützten Ferrihydroxyden nur eine ganz allmähliche (vgl. hierzu Macallum[1] und Starkenstein[2]). Das sich dabei bildende Ferrichlorid muß sich nun naturgemäß ebenso verhalten wie das direkt in den Magen gebrachte, d. h. es wird wenigstens teilweise durch die Eiweißkörper des Mageninhaltes oder durch die Magenschleimhaut gebunden werden.

H. Schirokkauer[3] hat derartige Eiseneiweißverbindungen, wie Liquor Ferri albuminati, Sanguinal, Triferrin, Ferratin, Hämatogen aus Eigelb, Bioferrin, Hämol, dann organisch gebundenes Eisen, wie frisches Blut, rohes Fleisch, an Magenfistelhunde und ein Kind mit Oesophagusfistel verfüttert und dabei gefunden, daß aus allen diesen Eisenverbindungen, die in den Magen gelangen, bereits hier ein Teil des Fe in eine ionisierte Form umgewandelt wird. Er fand dabei einen Abbau des mit dem Eisen verbundenen Albumins und konnte dieses an dem Entstehen dialysierbaren Peptons nachweisen.

Mit der Bildung freier Ferriionen und deren Bindung an die Eiweißkörper des Mageninhalts oder der Magenschleimhaut ist jedoch noch nicht das Schicksal der in den Magen gebrachten Ferriverbindungen abgeschlossen; dieses wird vielmehr noch davon abhängen, ob die in den Magen gebrachten Ferroverbindungen zu Ferriverbindungen oxydiert, oder ob Ferriverbindungen zu Ferroverbindungen reduziert, oder ob diese beiden unverändert nebeneinander den Magendarmkanal passieren und als solche resorbiert werden können.

Reduzierbarkeit der Eisenverbindungen im Magen und Darm. Mit dieser Frage haben sich die Autoren, die das Schicksal des Eisens im Organismus zu verfolgen suchten, frühzeitig befaßt. Die vorherrschende Meinung ging dahin, daß im Magen und Darm zunächst eine Oxydation der Eisenverbindungen erfolge. So führte Buchheim in seiner Arzneimittellehre[4] an, „daß Eisenoxydulsalze, welche als solche in den Magen eingeführt oder in demselben gebildet werden, bei ihrem Austritt eine weitere Oxydation erfahren. Mitscherlich, welcher diesen Umstand zuerst beobachtete, glaubte ihn dadurch erklären zu müssen, daß das Eisenoxydulsalz der Schleimhaut des Magens Sauerstoff entziehe. Bernard dagegen, welcher Mitscherlichs Beobachtung bestätigte, ist der Ansicht, daß das arterielle Blut der Magenschleimhaut Sauerstoff an die Eisenoxydulverbindungen abgebe". Nach Untersuchungen von A. Meyer und Buchheim[5] werden im Magen Ferrosalze durch die von außen in den Magen gelangende Luft zu Ferrisalzen oxydiert; erst in den tieferen Partien des Dickdarms erfolge unter dem Einflusse des Schwefelwasserstoffs die Reduktion des Eisens unter gleichzeitiger Bildung von Schwefeleisen. Diese Ansicht blieb auch in den nächsten Jahrzehnten die vorherrschende. Als die Oxydationsstufe des Eisens im Hämoglobin näher erkannt wurde und im Oxyhämoglobin als zweiwertiges Eisen sichergestellt worden war, da mußte

---

[1] Macallum, A. B.: On a new method of distinguishing between Organic and Inorganic Compounds of Iron. J. of Physiol. **22**, 92 (1897). — [2] Starkenstein, E.: Beiträge zur Pharmakologie des Eisens. Arch. f. exper. Path. **118**, 141 (1926). — [3] Schirokkauer, H.: Untersuchungen über den Eisenstoffwechsel. Z. klin. Med. **68**, 303 (1910). — [4] Buchheim: Lehrbuch der Arzneimittellehre, 2. Aufl., S. 216. Leipzig 1859. — [5] Meyer, A.: De ratione qua ferum mutetur in corpore. Dorpat 1850.

die Schlußfolgerung gezogen werden, daß das Eisen auf seinem Wege zum
Hämoglobin, das es als Baustein benötigt, unbedingt reduziert werden müsse.
Diese Feststellung hatte Heubner schon 1912 zur Aufstellung der Hypothese
geführt, daß man dem anämischen Organismus zweiwertiges Eisen zuführen
müsse, weil dieser zum Unterschied vom normalen vielleicht nicht die Fähigkeit besitze, das dreiwertige Eisen in zweiwertiges umwandeln zu können,
während das direkt zugeführte zweiwertige für diesen Zweck verwendbar sein
könnte. Diese Annahme Heubners berührt eines der wichtigsten Probleme des
gesamten Eisenstoffwechsels, und wir werden später bei den Ausführungen über
das Verhalten des Eisens in den einzelnen Organen sehen, daß der Oxydationsstufe bei der pharmakologischen Bewertung des Eisens die größte Bedeutung
zukommt. Da damals aber noch die Meinung galt, daß das Eisen im Magen
oxydiert und vermutlich als Oxyd (Ferrialbuminat) resorbiert werde, mußte die
Reduzierbarkeit erst in die Organe jenseits der Darmwand, vielleicht ins Blut
oder in die Leber, verlegt werden.

Schon 1898 hatte L. Bullara[1], die Untersuchungen Cervellos über Eisen-
chloride bestätigend, gefunden, daß Ferrisalze bei Berührung mit Eiweiß in
entsprechende Ferroionen übergeführt werden. Bullara war allerdings der
Meinung, daß die Ferroverbindung sich sofort in eine organische Eisenverbindung umwandle und daß dabei Verbindungen vom Typus des Hämatins
Bunges, des Hepatins Zaleskys oder des Ferratins Schmiedebergs und
Marforis entstehen, Annahmen, die sich später als unhaltbar erwiesen haben.

Diese Feststellung Bullaras ist aber immerhin von Wichtigkeit; denn sie
zeigt die leichte Reduzierbarkeit von Ferrisalzen bei Anwesenheit
bestimmter organischer Verbindungen, was auch methodisch für den
Nachweis der Oxydationsstufe von Bedeutung ist (s. S. 786).

Einer der ersten Forscher, die die Oxydationsstufe des Eisens bei seinen
Untersuchungen berücksichtigten und insbesondere auch festzustellen suchten,
ob die Oxydationsstufe in den einzelnen Organen geändert werden könne,
war Amatsu[2], der verschiedene tierische Organe auf ihre Fähigkeit
prüfte, weinsaures Eisenoxydnatrium reduzieren zu können.
Er injizierte zu diesem Zweck Kaninchen intravenös die zu prüfende Substanz
und stellte 5 Stunden nachher fest, ob das injizierte Ferrisalz in den Organen
als solches oder als Ferrosalz vorhanden sei. Wir werden auf diese Untersuchungen bei der Besprechung des Schicksals des Eisens in den Organen
noch ausführlich zurückkommen; hier sei nur aus diesen Untersuchungen
das erwähnt, was sich auf das Schicksal der Eisensalze im Magen und Darm
bezieht: Magen-, Duodenum- und Dickdarmschleimhaut zeigten bei diesen
Versuchen eine beträchtliche Reduktionsfähigkeit. Aus diesen Untersuchungen
zog Amatsu den Schluß, daß ausgeschnittene Organe imstande sind, Ferriionen teilweise in Ferroionen überzuführen, doch glaubte er, „daß intra vitam
dem Organismus diese Eigenschaft nur in minimalem Grade zukommt, was
sehr wahrscheinlich von der fortwährenden Sauerstoffzufuhr mit dem Oxyhämoglobin abhängig sei.“

Später haben dann Starkenstein und Weden[3] diese Frage im Zusammen-

[1] Bullara, L.: Über die chemische Umbildung der schweren Metalle in den Ver-
dauungswegen und Beitrag zur Kenntnis der Adsorption therapeutisch verabreichten
Eisens. Arch. Farmacol. 1898, 160. — [2] Amatsu, H.: Über die Verschiedenheit der
biologischen und pharmakologischen Einflüsse der Ferro- und Ferriionen auf den tierischen
Organismus. Arch. internat. Pharmacodynamie 23, 325 (1913). — [3] Starkenstein, E.,
u. H. Weden: Über das Schicksal des anorganischen Eisens in überlebenden Organen.
Arch. f. exper. Path. 134, 288 (1928).

hang mit der Frage nach dem Schicksal des Eisens im Organismus wieder aufgenommen. Sie versetzten Organbrei einerseits mit Ferricitratnatrium, andererseits mit Ferrochlorid, also mit Verbindungen, die an sich nicht eiweißfällend wirken, und prüften dann im Trichloressigsäurefiltrat die jeweils vorhandene Oxydationsstufe. In Übereinstimmung mit den Befunden Amatsus fanden sie, daß dem Mageninhalt ebenso wie dem Darminhalt eine außerordentlich starke Reduktionskraft zukommt, hingegen jede Oxydationskraft fehlt. Sie betonten die besondere Wichtigkeit dieser Feststellung des Fehlens der Oxydations- und das Vorhandensein der Reduktionskraft des Magendarminhalts, weil dadurch erst die Beantwortung der Frage möglich wird, ob der Eisenstoffwechsel im Sinne der von Heubner aufgeworfenen Fragestellung erst parenteral beginnt oder ob die Reduktion schon im Magen bzw. Darm erfolgt. Starkenstein wies bei diesen Untersuchungen nach, daß die frühere Annahme einer Oxydation des Eisens im Magen nicht richtig ist, sondern daß dem Magen- und Darminhalt zugesetztes Ferrieisen verhältnismäßig rasch zu Ferroeisen reduziert wird, welches auch teilweise im Chymus gelöst bleibt und somit die Voraussetzungen für die Resorbierbarkeit besitzt. Nach dem oben Gesagten besteht somit die Möglichkeit, daß unter dem Einflusse der Salzsäure und der Chloride diese Ferroverbindung wenigstens teilweise in Ferrochlorid umgewandelt wird, das wegen seiner Lipoidlöslichkeit schon vom Magen aus resorbierbar ist.

Die Reduktion im Magen und Darm geht in saurer Lösung viel schneller vor sich als in neutraler oder schwach alkalischer.

Aus diesen Untersuchungen ergibt sich somit, daß die in den Magen gelangenden Ferroverbindungen hinsichtlich ihrer Oxydationsstufe unverändert bleiben, während die Ferriverbindungen wenigstens teilweise in eine Ferroverbindung, letzten Endes in Ferrochlorid umgewandelt werden können.

Daß auch in vivo normalerweise diese Reduktion vor sich geht und nicht etwa nur auf die angewandte Methodik zurückzuführen ist, geht aus den schon erwähnten und später noch ausführlicher besprochenen Untersuchungen von Starkenstein, dann Starkenstein und Weden, Wolf und Zeglin und Starkenstein und Johne hervor, welche sich mit den Bedingungen für den Nachweis der Ferri- bzw. Ferroionen in den Geweben befaßten (s. S. 786 und 900). Diese Untersuchungen ergaben, daß schon normalerweise unter dem Einflusse von biologischen, voraussichtlich fermentativen Prozessen die Umwandlung der Ferriverbindungen zu Ferroverbindungen erfolgt und daß beim Extrahieren der Organe mit Salzsäure nur die Anwesenheit bestimmter Kohlehydrate, vor allem Stärke und Glykogen, den Nachweis der in vivo vorliegenden Oxydationsform erschwert, insofern, als dadurch auch das in vivo in Ferriform vorliegende Eisen bei der Analyse als Ferroeisen erhalten werden kann.

Dies muß daher beim Nachweis der Oxydationsstufe des Eisens im Mageninhalt sowie besonders in der Leber, wo der Glykogengehalt nach dieser Richtung hin störend wirkt, berücksichtigt werden, während z. B. in der Milz auch bei der Extraktion mit Salzsäure die wirklich vorhandene Oxydationsstufe erhalten wird. H. Süllmann[1] hatte ebenfalls festgestellt, daß Nahrungsmittel, z. B. Brot, aber auch Eiweißspaltprodukte, die Fähigkeit haben, Fe^{II} zu Fe^{III} zu reduzieren. Er bezieht dieses Reduktionsvermögen auf den Gehalt

---

[1] Süllmann, H.: Zur Frage der Eisenresorption. Biochem. Z. **234**, 241 (1931).

dieser Stoffe an SH-Verbindungen, wie Glutathion oder Cystein, glaubt aber, daß auch bestimmte Imidazolderivate, wie Histidin, diese Fähigkeit besitzen.

Wir kommen somit auf Grund des vorhandenen Tatsachenmaterials zu dem **Schluß, daß die in den Darm gebrachten Ferriverbindungen allmählich bis zur vollständigen Reduktion in Ferroverbindungen umgewandelt werden, welche durch die Salzsäure des Magens, aber auch durch andere organische Säuren und sauere Valenzen des Darminhaltes als Ferrosalze in Lösung gehalten werden können und als solche die Voraussetzung für die Resorbierbarkeit besitzen.**

Verhalten der komplexfähigen Eisenverbindungen mit anorganisch gebundenem Eisen. In diese Gruppe gehören, wie bereits früher ausgeführt wurde (s. S. 707 ff.), vor allem die Eisensalze der Oxypolycarbonsäuren, welche die Fähigkeit haben, mit Alkalisalzen Komplexverbindungen einzugehen, die, wie z. B. das Ferricitratnatrium, das Ferritartratnatrium u. a., nicht eiweißfällend sind. Da diese Verbindungen jedoch schon bei einem p_H unter 7, also bei schwach saurer Reaktion, gespalten werden und die entsprechenden freien Ferriionen abdissoziieren lassen, müssen sie sich im salzsauren Magensafte ebenso verhalten wie die oben besprochenen einfachen Ferriverbindungen, d. h. sie werden eiweißfällend und können infolgedessen mit den Eiweißkörpern des Mageninhaltes und denen der Magenwand unlösliche Verbindungen eingehen und auch sofort oder nach Abbau der Eiweißkomponente in die entsprechende Ferroverbindung reduziert werden. Ein Unterschied zwischen den einfachen Ferriverbindungen und den komplexfähigen Eisenverbindungen besteht jedoch darin, daß diese zum Teil auch zu Ferrosalzen der entsprechenden Policarbonsäuren umgewandelt werden können.

Der im Magen nicht reduzierte Anteil dieser Verbindungen findet dann im alkalisch reagierenden Darmsaft allerdings andere Bedingungen als die einfachen anorganischen Ferriverbindungen vom Typus des Ferrichlorids, die hier durch die alkalischen Valenzen gefällt werden, während die komplexen Ferrisalze in die entsprechenden komplexen Alkalisalze umgewandelt werden, die gleichfalls nicht eiweißfällend sind. Es ist jedoch anzunehmen, daß diese Eisenverbindungen in dieser Form gar nicht so weit in den Darm gelangen, sondern schon vorher reduziert und daher in ähnlicher Form wie die anderen gelösten einfachen anorganischen Ferroverbindungen resorbiert bzw. ausgeschieden werden. Wieviel allerdings von den in den Magen gebrachten komplexfähigen Eisenverbindungen vom Typus des Ferricitrats als Ferrochlorid, als Ferrocitrat oder als Ferricitratnatrium in resorptionsfähiger Form im Darm vorhanden ist, läßt sich mangels einer brauchbaren Methodik für diese Feststellung derzeit noch nicht sagen.

Das Schicksal komplexer Eisenverbindungen mit organisch gebundenem Eisen im Magen und Darm. Salze der Ferro- und Ferricyanwasserstoffsäuren. Die Bindung des Eisens am Kohlenstoff oder durch Vermittlung von Stickstoff am Kohlenstoff bewirkt bei diesen Verbindungen, daß durch schwache hydrolytische Vorgänge eine Abspaltung freier Eisenionen nicht erfolgen kann, sondern daß erst nach eingreifender Oxydation sowie nach Behandeln mit starken Mineralsäuren, besonders in der Hitze, Spaltung möglich wird. Da, wie oben ausgeführt wurde, im Magen und Darm keine Oxydation der Eisenverbindungen nachweisbar ist, ist erst recht bei den Komplexverbindungen mit organisch gebundenem Eisen eine Abspaltung von freien einfachen Eisenionen nicht zu erwarten. Allerdings kann das Kalium- oder Natriumferrocyanid den Magen und Darm insofern nicht unverändert passieren, als ja diese Verbindung schon in großer Verdünnung in saurem Milieu Eiweiß zu fällen vermag. Es muß daher im Magen, sei es in Reaktion mit den Eiweißkörpern des Magensaftes oder an der Magenschleimhaut, zunächst eine Verbindung des Kalium- oder Natriumferrocyanids mit dem Eiweiß erfolgen. Dabei kommt es jedoch zu keinerlei Veränderung der komplexen Verbindung mit organisch gebundenem Eisen, und diese wird nach Abbau des von ihr gefällten Eiweißes bei der weiteren Wanderung durch den Darm wieder frei und somit auch resorptionsfähig. Ferricyankalium wird dagegen ebenso wie die einfachen Ferriverbindungen reduziert, bleibt jedoch auch dann als komplexe Verbindung mit organisch gebundenem Eisen bestehen und hat bei der weiteren Wanderung durch den Darm das gleiche Schicksal wie das komplexe Ferrocyankalium oder Ferrocyannatrium.

Eisenverbindungen vom Typus des Hämatins bzw. Hämoglobins und des „Nahrungseisen". Obwohl es sich bei dieser Art von Eisenverbindungen auch um komplexe Verbindungen mit organisch gebundenem Eisen handelt, erleiden diese jedoch trotzdem im Magen und Darm ein anderes Schicksal als die eben besprochenen Ferrocyanwasserstoffsäuren; denn bei diesen ist die Komplexizität durch einen eiweißartigen Anteil gegeben, welcher vom Magen beginnend bei der weiteren Passage durch den Darm einen immer weitergehenden Abbau erfahren kann und dann das gebundene Eisen in anderer Form freizugeben vermag, als es bei den Komplexverbindungen vom Typus des Ferrocyankaliums der Fall ist. Es liegt denn auch eine Reihe von Untersuchungen vor, welche zeigen, daß das Nahrungseisen bei seiner Wanderung durch den Darm tatsächlich dieses Schicksal erleidet. Bunge[1] erhielt bei der künstlichen Verdauung von Eidottern mit Pepsin-Salzsäure eine eisenhaltige Substanz, die der weiteren Verdauung widerstand und die er als Hämatogen bezeichnete. Ein ähnliches Verhalten zeigte eine von Abderhalden aus dem Spinat isolierte Eisenverbindung. Dahmen[2] gibt an, daß alle Hämoglobinpräparate im Magen zersetzt werden können. Lussini[3] hat sowohl Pepsin als auch Pankreatin allein sowie mit 2% Salzsäure auf Hämoglobin einwirken lassen und glaubte gefunden zu haben, daß dabei das Eisen des Hämoglobins in eine anorganische Verbindung überführt wird. Dem Pankreatin sei diese Fähigkeit in höherem Maße eigen als dem Pepsin. Er fand allerdings, daß auch 2proz. Salzsäure allein und insbesondere Salzsäure in höherer Konzentration die Abspaltung von Eisen bewirkt, was mit den Eigenschaften des normalen, noch nicht abgebauten Hämoglobins nicht gut in Einklang gebracht werden kann, so daß es sich hier jedenfalls um das Freiwerden von hämoglobinartig gebundenem Eisen handelt. Auch die bereits erwähnten Untersuchungen von Schirokkauer[4] sind hier nochmals in Erinnerung zu bringen, die ihn zu dem Schluß führten, daß schon im Magen der Abbau der Blutpräparate unter Freiwerden des darin gebundenen Eisens beginne.

Abderhalden hat gemeinsam mit R. Hanslian[5] geprüft, wie sich die in den Nahrungsmitteln enthaltenen organischen Stoffe bei der Verdauung

[1] Bunge, G.: Hoppe-Seylers Z. 9, 49 (1885). — [2] Dahmen, M.: Das Schicksal des Hämoglobins und einiger moderner Eiweißpräparate im Verdauungstractus. Dtsch. med. Wschr. 1896, 202. — [3] Lusini: Wirkung der Verdauungssäfte auf das Blut. R. Acad. Fifiocritici di Siena, Nov. 1901. — [4] Schirokkauer, H.: Untersuchungen über den Eisenstoffwechsel. Z. klin. Med. 68, 303 (1910). — [5] Abderhalden, E., u. R. Hanslian: Das Verhalten der anorganischen Bestandteile der Nahrungsmittel im Magendarmkanal. Hoppe-Seylers Z. 80, 121 (1912).

verhalten, insbesondere ob sie aus ihren charakteristischen Strukturen gelöst sind oder in diesen erhalten bleiben. Es wurde Pferdefleisch gewählt, aus dem durch Auskochen mit Wasser kein Eisen mehr extrahiert werden konnte. Dann wurde es der Pankreatinverdauung unterworfen und nach verschieden langer Zeit auch das frei werdende Eisen bestimmt. Schon nach 8 Tagen ließ sich in der Verdauungsflüssigkeit der bei weitem größte Teil des Eisens nachweisen, so daß geschlossen werden mußte, daß bei der Verdauung eine Zerlegung des Organkomplexes erfolgt.

Um über das Freiwerden von Nahrungseisen für Herbivoren Aufschluß zu erhalten, haben Lintzel und Radeff[1] die ionisierten Eisenmengen bestimmt, die bei künstlicher Verdauung von getrocknetem Grünfutter (Heu) frei werden. Sie fanden, daß von den in 100 g Heu enthaltenen 12,4 mg Fe bei der Behandlung mit 0,4% HCl sofort 1,99 mg ionisiert werden, nach einer 48stündigen Digerierung bei 37° 3,6 mg und bei der gleichen Behandlung unter Pepsinzusatz 6,2 mg. Beim Wiederkäuer wird durch den Mahlungsprozeß im Vormagen die Aufschließung der Pflanzenzelle beschleunigt, doch wurde auch hier, wie Versuche Lintzels mit Panseninhalt zeigten, nur die Hälfte des vorhandenen Eisens in ionisierte Form übergeführt.

Sehr genaue Untersuchungen über den Aufschluß der Nahrung bei der Verdauung und über die Menge des dabei frei werdenden Eisens haben Reimann und Fritsch[2] an der Klinik R. Schmidts in Prag in klinischen und experimentellen Untersuchungen durchgeführt.

Bei mehreren normalen Personen wurde Magensaft nach Histamininjektion gewonnen. Hierauf wurden im Magensaft die Aciditätswerte sowohl titrimetrisch als auch mittels der Indicatorenmethode festgestellt, dann wurde der Magensaft mit einem gut zerkleinerten Nahrungsmittel, dessen Gehalt an Eisen zuvor bestimmt war, vermischt. Bei den Versuchen wurde als Nahrungsmittel die eisenreiche Leber verwendet. Die Mischung geschah in dem Mengenverhältnis von 2 : 1. Dies entspricht dem normalen Schichtungsquotienten von Strauss nach Probefrühstück. Von diesem Gemisch wurden in 3 Versuchen 5 Reihen angesetzt und diese unter wiederholtem Schütteln bei 37° im Brutschrank gehalten. Die Proben der I. Reihe blieben 1¹/₂ Stunden im Brutschrank. Während dieser Zeit wurde der Verlauf der Aciditätswerte mittels Indicatorenpapier dauernd verfolgt. Die Proben der Reihe II wurden ebenfalls durch 1¹/₂ Stunden im Brutschrank gelassen; in kurzen Intervallen wurde vorsichtig ⁿ/₅-HCl unter Prüfung mit Indicatorpapier zugetropft und die Acidität des Magensaftes konstant auf dem Ausgangswert erhalten. Bereits von ¹/₂ bis 1 Stunde an blieb die Acidität auch ohne weiteren Zusatz von HCl unverändert. Bei Reihe III wurde die Acidität ebenfalls konstant erhalten, diese Proben wurden jedoch bereits nach 1 Stunde aus dem Brutschrank entnommen. In einer IV. Reihe wurde die Leber statt mit Magensaft mit Salzsäure angesetzt, wobei die Konzentration der Salzsäure in der Weise bemessen wurde, daß sie ohne Rücksicht auf den Gehalt an freier HCl der gesamten im Magensaft festgestellten Titrationsacidität entsprach. Dieses Gemisch wurde sonst wie Reihe II behandelt. Schließlich wurde bei einem weiteren Versuch (C), Reihe V, eine Magensaftmenge gemessen, die 10 mal größer war als die Lebermenge, um den Einfluß einer großen Magensaftmenge zu untersuchen.

Alle Versuche zeigen ganz einheitlich, daß durch den Magensaft Eisen aus der Leber gelöst wird (vgl. hierzu die Tabelle 8). Nach dem Resultat der qualitativen Proben ist das Eisen stets in überwiegender Menge als Ferroion gelöst, und nur in Spuren werden Ferrireaktionen erhalten. Ein eigenartiges Verhalten zeigt die Acidität des Gemisches. In der Reihe III sinkt das p_H rasch ab, in Reihe I und II bleibt es nach Salzsäurezusatz von einer gewissen Zeit an unverändert. Daraus muß geschlossen werden, daß keine Neutralisation mehr erfolgt und damit auch keine Bildung von ionisierten Eisenverbindungen,

[1] Lintzel, W.: Neuere Ergebnisse der Erforschung des Eisenstoffwechsels. Erg. Physiol. **31**, 852 (1931). — [2] Reimann, F., u. Fritsch: Über die Bedeutung des in der Nahrung enthaltenen Eisens. Z. klin. Med. **120**, 16 (1932).

welche Säure verbrauchen würde. Dementsprechend ist die gelöste Eisenmenge sowohl in Reihe I nach $1^1/_2$ Stunden und in Reihe II nach 1 Stunde praktisch gleich groß. Die gelöste Eisenmenge in der Reihe III, bei der das p_H stark abgesunken ist, ist erheblich kleiner. Der Magensaft des Versuches B, welcher viel stärker sauer ist als der im Versuch A verwendete, löst erheblich mehr Eisen aus der Leber als der letztere. Die Lösung des Nahrungseisens ist also in hohem Maße von dem p_H-Werte und dem Säuregehalt des Magensaftes abhängig. Die in Reihe I und II nach 1 Stunde gelöste Eisenmenge stellt unter den gegebenen Bedingungen (Acidität, p_H, Magensaftmenge) gewissermaßen einen Maximalwert dar. Dieser beträgt aber nur einen Teil der gesamten Eisenmenge der Leber, und zwar etwa 20—50%. Auch bei Zusatz von großen Magensaftmengen (Reihe V) wird nur wenig mehr Eisen gelöst. Reine Salzsäure (Reihe IV) spaltet sogar weniger Eisen ab als der native Magensaft, obwohl im Magensaft, gemessen an seinem Gehalt an freier Salzsäure, viel weniger HCl enthalten war als in der Probe, die mit reiner Salzsäure angesetzt wurde. Es ist also der fermentative Abbau des Nahrungsmittels, der in Zusammenwirkung mit der Salzsäure das Ergebnis der Lösung verstärkt.

Der Versuch, aus diesen Zahlen, die in vitro erhalten wurden, einen Schluß zu ziehen, wieviel Eisen unter biologischen Bedingungen im Magen gelöst wird, ist natürlich nur mit Vorsicht gestattet. Sicher ist aber, daß auch im Magen nicht das gesamte Nahrungseisen in Lösung gebracht wird, sondern nur ein Teil davon. Auch dürften die Bedingungen für die Lösung im Magen selbst kaum so günstig sein wie bei den künstlichen Verdauungsversuchen und deshalb die Mengen des gelösten Eisens kaum so groß wie die maximalen Werte der Reihe I und II; doch dürften sie diesen Zahlen näher liegen als den Werten, die in Reihe III gefunden wurden; denn auch im menschlichen Magen wird bis zu derselben Zeit von $1—1^1/_2$ Stunden, bei der das Maximum der Salzsäuresekretion erreicht wird, Salzsäure neugebildet. Da in der gleichen Zeit in ·vitro ein Sättigungswert für die Lösung des Eisens erzielt wird, dürfte auch im Magen nach Ablauf dieser Zeit nicht viel mehr gelöst werden. Die Verweildauer der Speisen im Magen, die ebenfalls eine wichtige Rolle spielt, beträgt bei Fleisch nach den Angaben von Petzold 2—3 Stunden, und die

Tabelle 8. Freiwerden von Nahrungseisen bei der Verdauung von Leber im Magensaft.

Versuch	Reihe	Magensaft				Reihe HCl		Leber		Mischungsverhältnis: Magensaft ccm/Lebergewicht	Gelöstes Fe			p_H am Ende des Versuches	Versuchsdauer
		p_H	Freie HCl	Ges. Acid.		p_H	Titr. Acid.	Fe in mg%	Fe, absol. Menge in mg		In Proz. der verw. Menge	Ferro	Ferri		
A	I	1,9	36	54				8,92	1,338	30 ccm/15 g	20,3	+++++++	Sp.	1,9	1 Std. 30 Min.
	II	1,9	36	54				8,92	1,338	,,	19,8	+++++++	Sp.	1,9	1 Std. 30 Min.
	IV		—	—		1,9	60	8,92	1,338	,,	15,6		Sp.	1,9	1 Std. 30 Min.
B	II	1,9	60	86				29,6	4,445	30 ccm/15 g	49,7		Sp.	1,9	1 Std. 30 Min.
	III	1,9	60	86				29,6	4,445	,,	49,2		Sp.	5,0	1 Std. 30 Min.
C	V	1,5	60	84				29,6	4,445	,,	31,9		Sp.	1,5	1 Std. 30 Min.
								5,74	0,287	50 ccm/5 g	50,0				

Zeit von $1^1/_2$ Stunden stellt somit die Mitte der Verweildauer dar. Diese Zeit muß bei Berücksichtigung des ständigen Abganges von Speisebrei aus dem Magen, wodurch die Lösungsmöglichkeit geringer wird, und des späteren Überwiegens der Sekretmenge über die Ingesta, was wiederum zur Folge hat, daß Eisen in größerer Menge gelöst werden kann, gerade die günstigste sein, bei der entsprechende Mittelwerte erreicht werden, die der tatsächlich gelösten Menge am besten entsprechen.

Reimann und Fritsch haben ähnliche Versuche wie in vitro auch im Magen selbst durchgeführt und hierzu 3 Patienten ausgewählt, die an einer anämischen Pylorusstenose litten. Diesen Patienten wurden verschiedene Speisen in möglichst feiner Zerteilung verabreicht, deren Eisengehalt in einem aliquoten Teile bestimmt worden ist. Auch bei diesen Versuchen wurde je nach dem eingenommenen Nahrungsmittel ein Viertel bis ein Drittel des vorhandenen Eisens gelöst. Auffallend wenig Eisen wurde aus dem Spinat abgespalten, was mit den schon obenerwähnten Befunden von Heubner übereinstimmt, der gerade das Fe des Spinats mit HCl schwer abspaltbar fand; dabei muß jedoch auch bei den Versuchen von Reimann und Fritsch berücksichtigt werden, daß vielleicht ein Teil des leichter löslichen Eisens bei der Zubereitung extrahiert und mit dem Kochwasser weggeschüttet wurde.

Hinsichtlich der Übertragung der gefundenen Resultate auf die normalen physiologischen Ernährungsbedingungen beim Menschen geben Reimann und Fritsch an, daß unter normalen Verhältnissen der gelöste Fe-Anteil geringer sein dürfte als unter den äußerst günstigen Bedingungen ihrer Versuche. Jedenfalls aber hängt die Menge des gelösten Eisens in hohem Maße von der Wasserstoffionenkonzentration des Magensaftes ab und sinkt daher rasch bei Abnahme der Acidität. Ein achylischer, anacider Magensaft besitzt also wenig Eignung für die Abspaltung und Lösung des Nahrungseisens. Im alkalischen Darmsaft sind diese Bedingungen viel ungünstiger. Ein Teil des Nahrungseisens, vor allem der Hämatinanteil, soll nach diesen Untersuchungen der Zerlegung im Darm überhaupt widerstehen, so daß das unaufgeschlossene Hämatin als Eisenquelle für den Organismus überhaupt nicht in Betracht käme.

Diese eingehenden Untersuchungen von Reimann und Fritsch führen in Ergänzung der früheren Untersuchungen somit zu dem Ergebnis, daß auch das Nahrungseisen nur in dem Umfange Resorptionsmöglichkeit erlangen kann, als es bei der Verdauung abgebaut, zu Ferroeisen reduziert und durch die Magensalzsäure bzw. durch die organischen Säuren des Darminhaltes in Ferrochlorid oder in das den anderen Anionen entsprechende Ferrosalz umgewandelt werden kann. Die Bildung freier Ferroionen bei Zufuhr gewöhnlicher Nahrung hat Lintzel experimentell anschaulich nachweisen können[1]. Da α-α-Dipyridil nur mit Ferroionen unter Bildung einer roten Komplexverbindung reagiert, benützte er diese Farbenreaktion, um auch im Magen das Auftreten der Ferroionen nachzuweisen. Er setzte einer Ratte 5 mg von diesem Reagens zum Futter zu und fand 1—2 Stunden später eine rote Färbung des Mageninhaltes in der Pylorusgegend, ein Beweis, daß hier freie Ferroionen gebildet worden sind.

Barkan[2] hat Untersuchungen darüber angestellt, ob bei Einwirkung von Verdauungssalzsäure, Pepsin und Pankreatin auf Blutlösungen eine nach-

[1] Lintzel, W.: Ein neues Experiment zur Frage der Resorption des Eisens. 14. Internationaler Physiologen-Kongreß Rom 1932. Arch. di Sci. biol. **18**, 227 (1933). — [2] Barkan, G.: Eisenstudien. 1. Mitt. Zur Frage der Einwirkung von Verdauungsfermenten auf das Hämoglobineisen. Hoppe-Seylers Z. **148**, 124 (1925).

weisliche Eisenabspaltung aus dem Blutfarbstoff erfolgt. Es zeigte sich, daß schon bei der Einwirkung der Verdauungssalzsäure allein sehr rasch eine zwar sehr geringe, aber doch deutliche Menge nachweisbar wird. Nach weniger als 24 Stunden wird ein Wert erreicht, der sich nach Tagen und Wochen nicht mehr wesentlich ändert. Dieser Wert beträgt etwa 5—6% des vorhandenen Hämoglobineisens. Die Verdauung mit Pepsin und Pankreatin allein oder nacheinander beeinflußt diese Abspaltung gar nicht. Barkan kommt auf Grund seiner Versuche zu dem Schluß, daß dieses Eisen nicht aus dem Blutfarbstoff stammen dürfte und daß somit auch bei der Magendarmverdauung aus dem Blutfarbstoff kein Eisen zur Abspaltung gelangt. Er glaubt, daß die in der Literatur beschriebene und als Beweis einer Resorption geltende Eisenablagerung in den Darmepithelien nach Verfütterung von Blutfarbstoffpräparaten auf die Möglichkeit des Bestehens einer spezifischen Fähigkeit der Darmzellen hinweise.

Dem von Barkan hier nachgewiesenen Eisenanteil, der zum Hämoglobin in keiner Beziehung steht, hat, wie wir später noch sehen werden, nach einer anderen Richtung hin große Bedeutung.

Auch Lintzel[1] hat das Verhalten des Blutfarbstoffes bei künstlicher Verdauung geprüft. Er benützte defibriniertes Rinderblut in entsprechender Verdünnung, das bei der künstlichen Magenverdauung mit Pepsin in salzsaurer Lösung, bei der künstlichen Darmverdauung mit Pankreatin im Phosphatpuffergemisch von $H^{\cdot} = 1,8 \cdot 10^{-8}$ nach 37° angesetzt wurde. In einigen Versuchen wurden auch beide Verdauungssäfte nacheinander einwirken gelassen. Es ergab sich, daß bei 14tägiger Verdauung des Blutes bis zu 10% des darin enthaltenen Eisens abgespalten, d. h. mit Schwefelammon fällbar werden. Die Eisenabspaltung ist jedoch unabhängig von der Wirksamkeit der Fermente, da auch die Parallelansätze mit gekochtem Ferment das gleiche Verhalten zeigten. Bei Behandlung von krystallisiertem Hämoglobin mit 0,4proz. HCl bzw. mit einem Phosphatpuffer von der Reaktion des Darmsaftes ergab sich ebenfalls innerhalb von 14 Tagen bei 37° Abspaltung von 7—8% des vorhandenen Eisens. Der beschriebene Vorgang verläuft ohne Porphyrinbildung und ist unabhängig von der Anwesenheit von Sauerstoff.

Wir werden im folgenden Abschnitte auf diese Untersuchungen von Lintzel noch zurückkommen müssen und diesen Anteil des Bluteisens, der mit dem oben von Barkan als „leicht abspaltbares Eisen" charakterisierten identisch sein dürfte, noch hinsichtlich seiner Bedeutung ausführlicher zu behandeln haben. Wenn die von Barkan und Lintzel durchgeführten Untersuchungen auch nicht ohne weiteres mit dem in vivo vor sich gehenden Hämoglobinabbau identifiziert werden können, so beweisen die im vorstehenden angeführten Untersuchungen doch zur Genüge, daß bei der Verdauung stets nur ein kleiner Teil des Eisens aus Hämoglobin in ionisierte Form übergeführt werden kann, der aber gar nicht aus dem Hgb-Molekül stammen dürfte. Mit dem Abbau des Blutfarbstoffes im Verdauungstrakte des gesunden Menschen hat sich auch F. Haurowitz[2] befaßt. (Vgl. hierzu auch die Untersuchungen von Boas[3], Snapper[4], Fischer[5], Schumm[6], Papendieck[7].)

[1] Lintzel, W.: Zur Frage des Eisenstoffwechsels. 1. Mitt. Das Verhalten des Blutfarbstoffes bei künstlicher Verdauung. Z. Biol. 83, 289 (1925). — [2] Haurowitz, F.: Der Abbau des Blutfarbstoffs im Verdauungstrakt des gesunden Menschen. Ein Beitrag zur Kenntnis der okkulten Blutung. Arch. Verdgskrkh. 50, 33 (1930). — [3] Boas, Friedr.: Dtsch. med. Wschr. 1911, 62 — Arch. Verdgskrkh. 47, 347 (1930). — [4] Snapper: Arch. Verdgskrkh. 25, 230 (1919). — [5] Fischer, H.: Hoppe-Seylers Z. 130, 302 (1923). — [6] Schumm, O.: Hoppe-Seylers Z. 144, 272 (1925); 149, 1 (1925). — [7] Papendieck: Hoppe-Seylers Z. 128, 109 (1923).

Nach Einnahme von etwa 50 ccm nativen Menschenblutes fand Haurowitz durchschnittlich 85—90% des Blutfarbstoffes als Prothämin im Kote wieder, 5—8% als Deuterohämin und 2—3% in der Protoporphyrinfraktion und $^1/_2$—1% in der Deuteroporphyrinfraktion. Die Koproporphyrinausscheidung blieb durch die Bluteinnahme unbeeinflußt. Deuterohämin, Proto- und Deuteroporphyrin entstehen aus dem Blutfarbstoff nicht unter Einwirkung der Verdauungsenzyme, sondern als Folge der Fäulnisprozesse. Den Verlauf des Abbaues menschlichen Blutfarbstoffes unter dem Einflusse der Verdauungsfermente, die Haurowitz durchgeführt hat, zeigt die folgende Tabelle:

Tabelle 9. Fermentativer Abbau menschlichen Blutfarbstoffs.

Ferment	Gewicht der Verdauungsrückstände g	Fe gefunden %	Hämin berechnet %	Häminproteose berechnet %
Pepsin	0,0863	8,8	100	0
Pepsin + Trypsin	0,1424	5,0	31	69
Trypsin	0,2120	3,3	0	100

Die Tabelle zeigt, daß bei der Pepsinverdauung reines Hämin vom richtigen Eisengehalt entsteht, bei der Trypsinverdauung eine Häminproteose, die etwa 37,5% Hämin und 62,5% Eiweiß enthält, bei der kombinierten Verdauung ein Gemisch beider Stoffe. In allen drei Fällen gab das Verdauungsprodukt die Spektralreaktionen des Protohämins; Deuterohämine und Porphyrine waren nicht nachweisbar.

Es ergibt sich somit, daß nur der nicht hämoglobinartige Teil des Nahrungseisens, kaum aber das Hämoglobin selbst als Quelle resorbierbaren Eisens in Betracht kommt.

Schicksal des subcutan injizierten Eisens an der Injektionsstelle. Das Verhalten der verschiedenen Eisenverbindungen nach subcutaner Injektion war von verschiedenen Gesichtspunkten aus Gegenstand von Untersuchungen. Sabattani[1] empfiehlt für die Prüfung der Resorbierbarkeit von Eisenpräparaten die subcutane Injektion am Meerschweinchen. Er gibt als Kriterium für die Resorbierbarkeit an, daß sich in den Fällen, wo es nicht zur Eisenresorption kommt, nach Abziehen der Haut und Entbluten des Tieres an der Injektionsstelle ein rotbrauner Fleck findet, der die typische Eisenreaktion gibt. Auf diese Weise konnte er nachweisen, daß das Protoferrin von der Haut aus nicht resorbiert wird. Es handelt sich allerdings dabei nur um eine qualitative und nicht quantitative Bestimmung, so daß eine allfällige teilweise Resorption durch den Nachweis dieses Pigments nicht ausgeschlossen werden kann; denn wie Untersuchungen von Starkenstein ergeben haben, zeigen sich auch nach der subcutanen Injektion jener Salze, die sicherlich gut resorbiert werden und deren Resorptionsgröße sogar durch die Ausscheidung im Harn bestimmt werden kann, lange Zeit an der Injektionsstelle durch Schwefelammon nachweisbare Eisendepots. Allerdings sind diese z. B. bei der Applikation von Ferrosulfat intensiver als nach der Injektion von Ferrochlorid, was dafür spricht, daß auch hier bei subcutaner Applikation das lipoidlösliche Chlorid bessere Diffusions- und Resorptionsbedingungen findet als das lipoidunlösliche Sulfat. Am längsten bleiben an den Injektionsstellen die kolloid geschützten Ferrihydroxyde liegen, wie der Eisenzucker, das Eisenalbuminat u. ä.

[1] Sabattani, S.: Saggio biologico dei preparati di ferro per uso ipodermico. Biochimica e Ter. sper. **13**, 225 (1926).

Das Verhalten subcutan injizierter Ferrosalze und deren Schicksal an der Injektionsstelle wurde auch von Messini[1] untersucht. Meerschweinchen erhielten subcutan Ferrosulfatlösung injiziert. An der Injektionsstelle zeigte sich eine allmähliche Zunahme der Phosphatreaktion, aus der Messini auf eine Umwandlung des löslichen Ferrosulfats in das entsprechende Phosphat schließt. Erst mit dem nach Tagen allmählich vom Orte der Injektion abwandernden Eisen verschwindet auch das Phosphat wieder. Ebenso wie bei der Besprechung des Schicksals des Eisens im Darm muß auch hier darauf hingewiesen werden, daß diese Versuche zwar den Schluß gestatten, daß ein Teil der Ferrosalze in Phosphate und vielleicht weiter in Biphosphate umgewandelt werden können, daß dies jedoch nicht für die Gesamtmenge injizierter löslicher Ferrosalze gelten muß, die, zum Teil wenigstens, wie noch ausgeführt werden wird, unverändert von der Injektionsstelle aus ins Blut übertreten können.

C. Foa und A. Agazotti[2] fanden nach subcutaner Injektion von kolloidem Eisenhydroxyd gleichfalls Ablagerungen im Bindegewebe, da natürlich das kolloide dialysierte Eisenhydroxyd sofort bei der Berührung mit Elektrolyten ausgefällt wird und dann nur schwer Lösungsbedingungen findet. Ähnliches gilt auch vom Ferrichlorid, welche lokale Eiweißfällung bewirkt und dadurch zu Nekrosen führen kann; kleinere Mengen werden nach Denaturierung des von ihnen gefällten Eiweißes als lokale Eisenpigmente abgelagert. G. Pisu[3] hat 1 ccm einer normalen Ferrichloridlösung mit 9 ccm Wasser verdünnt einem Meerschweinchen injiziert und fand an der Injektionsstelle bei dieser Konzentration des Eisens noch keine Reizung, aber genügend Eisenreaktion. Wird der Lösung Natriumcitrat in steigender Konzentration zugesetzt, so nimmt parallel damit die lokale Eisenreaktion ab, was eben auf die Bildung leicht löslicher Komplexsalze zurückzuführen ist. O. Krummacher[4] versuchte Hämoglobin subcutan zu geben und aus der Stickstoff- und Eisenausscheidung das Schicksal des Hämoglobins abzuleiten. Aus der vermehrten Stickstoffausscheidung und der gleichbleibenden Eisenausscheidung im Harn wurde geschlossen, daß das Hämoglobin zwar im Körper zersetzt, aber das frei werdende Eisen zurückgehalten werde. Es handelt sich dabei allerdings um Versuche, deren Schlußfolgerung wegen der angewendeten Methodik nicht gerechtfertigt erscheinen, da die Eisenausscheidung im Harn keinerlei Schlüsse auf das Schicksal des Eisens im Organismus gestattet. Dies wird in den folgenden Abschnitten ausführlich behandelt werden.

Auch Laspeyres[5] suchte das Schicksal subcutan injizierten Eisens zu erforschen. Er injizierte Tauben und Enten reines, aus Pferdeblut dargestelltes und in physiologischer Kochsalzlösung aufgelöstes Hämoglobin subcutan. Die Injektion wurde bei einzelnen Tieren bis 11mal wiederholt, so daß diesen 0,2—17 g Hämoglobin pro kg Körpergewicht einverleibt wurde. Nach 1—23 Tagen nach der letzten Injektion wurden die Tiere getötet und die In-

[1] Messini, M.: Veränderungen der löslichen Ferrosalze im Organismus. Arch. f. exper. Path. **135**, 346 (1928). — [2] Foa, C., c. A. Agazotti: Über die physiologische Wirkung der kolloidalen Metalle. VI. Versuche mit Hygrol, Kalomelol, Gold, Platin und kolloidalem Eisenhydrat. Giorn. Accad. Med. Torino **70**, 201, 385 (1908). — [3] Pisu, G.: Physikalisch-chemische Eigenschaften der zur Injektion üblichen Eisenpräparate. Arch. Farmacol. sper. **32**, 134 (1921). — [4] Krummacher, O.: Über subcutane Injektion von Hämoglobin. Sitzgsber. Ges. Morph. u. Physiol. Münch. **15**, 59 (1900). — Kuntzen, A., u. O. Krummacher: Über subcutane Hämoglobininjektion. Z. Biol. **40**, 228 (1901). — [5] Laspeyres, R.: Über die Umwandlung des subcutan injizierten Hämoglobins bei Vögeln. Arch. f. exper. Path. **43**, 311 (1901).

jektionsstellen sowie verschiedene Organe mikrochemisch auf Eisen untersucht. Nach 24 Stunden war in diesen Versuchen die injizierte Flüssigkeit bis auf geringe Reste verschwunden. Nach 48 Stunden waren mikroskopisch in den Bindegewebsmaschen nur noch kleine Mengen des Farbstoffes zu sehen und um diesen eine Ansammlung von Leukocyten. Die Eisenreaktion trat erst nach 48 Stunden ein. Eisenniederschläge wurden in der Haut und in den Leukocyten gefunden.

Es dürfte somit aus diesen Untersuchungen zu schließen sein, daß das Schicksal des subcutan injizierten Hämoglobins teils von dem verwendeten Präparate, teils von dem benützten Lösungsmittel und der Konzentration abhängig ist und daß es demzufolge teils an den Injektionsstellen längere Zeit liegenbleibt und hier zersetzt wird, teils weitertransportiert und dann in den verschiedensten Zustandsformen in den Organen nachgewiesen werden kann.

2. Resorption.

a) Eisenbestimmungen im Harn als Beweis stattgefundener Resorption.

Es bedarf hier keiner näheren Begründung, daß eine entsprechende Zunahme der Ausscheidung eines Stoffes im Harn nach dessen Zufuhr für eine stattgefundene Resorption absolut beweisend ist. Wäre solches beim Eisen der Fall gewesen, dann hätten die auf seine Resorption sich beziehenden Fragen wohl schneller zu eindeutigen Resultaten geführt. In Wirklichkeit war es jedoch gerade umgekehrt. Die äußerst geringe Ausscheidung des Eisens durch den Harn unter normalen Bedingungen und insbesondere das kaum meßbare Ansteigen, häufig sogar das vollkommene Fehlen einer Mehrausscheidung im Harn nach Zufuhr von Eisenpräparaten hatte eine Eisenresorption mehrfach in Zweifel ziehen lassen, bisweilen sogar zur vollkommenen Negierung der Eisenresorption geführt[1].

Während die einen aus ihren klinischen Befunden die enterale Resorption des Eisens verneinen, wie Gélis, Vetter u. a.[2], genügte den anderen Autoren der positive Befund zur Bejahung dieser Frage. Die Aufklärung der Widersprüche solcher Befunde wird später in dem Kapitel über die Ausscheidung ihre ausführliche Behandlung finden.

Wie aus den späteren Darlegungen über die Eisenausscheidung hervorgeht (s. S. 999), haben alle diese Untersuchungen eine prinzipielle Bedeutung für die Frage, ob Eisen im Harn überhaupt ausgeschieden wird oder nicht. Für die hier in Diskussion stehende Frage dagegen treten sie in ihrer Bedeutung zurück; denn wenn auch einzelne der Autoren Eisen im Harn finden, andere nicht, wenn auch einzelne die negativen Resultate auf die Methodik, andere auf die Bindungsart des Eisens im Harn zurückführen, so steht doch bei strengster Beurteilung aller bisher vorliegenden diesbezüglichen Resultate fest, daß jedenfalls normalerweise — wenn überhaupt — nur Spuren von Eisen im Harn ausgeschieden werden, welche kaum jemals ein Milligramm pro die überschreiten dürften.

[1] Jaquet, A.: Über die Resorbierbarkeit der anorganischen Eisenverbindungen im Organismus. Ther. Mh. 15, 333 (1901). — Munk, J.: Resorption. Erg. Physiol. 1, 303 (1902). — Hueck, W.: Beiträge zur Frage über Aufnahme und Ausscheidung des Eisens im tierischen Organismus. Diss. Rostock 1905. — Meyer, E.: Über die Resorption und Ausscheidung des Eisens. Erg. Physiol. 5, 698 (1906). — Hofmeister: Über qualitativ unzureichende Ernährung. Erg. Physiol. 16, 36 (1918). — Lintzel, W.: Neuere Ergebnisse der Erforschung des Eisenstoffwechsels. Erg. Physiol. 31, 844 (1931). — Macallum, A. B.: Erg. Physiol. 7, 552 (1908). — [2] Vetter: Hufelands J. prakt. Heilkde 85, 3, 103. — Gélis: J. Pharmacie 27, 261 (1841).

Aber auch von dem per os in größeren Mengen zugeführten Eisen, mag es in Form von Nahrungseisen oder in Form verschiedener Eisenverbindungen aufgenommen werden, wird nur ein äußerst kleiner Bruchteil der zugeführten Menge, kaum jemals mehr als einige Milligramme, wiederum durch den Harn ausgeschieden.

Würde man somit bloß die Ausscheidung des Eisens im Harn als Maß für die stattgehabte Resorption nehmen, dann müßte man zu dem Schluß gelangen, daß tatsächlich vom Magendarm aus überhaupt keine Resorption erfolgt oder daß die Resorption jedenfalls nur eine äußerst geringe sei. Es bedurfte nun aber weiterer Anhaltspunkte dafür, zu entscheiden, ob eine solche Schlußfolgerung aus der bloßen Harnanalyse überhaupt gezogen werden darf.

Untersuchungen, die gleichfalls später im Zusammenhange mit der Frage des Schicksals des Eisens im Körper und dessen Ausscheidung besprochen werden sollen, hatten ergeben, daß das Eisen bestimmter Eisenverbindungen, das nach oraler Verabreichung nicht im Harn erscheint, auch dann nicht durch die Niere ausgeschieden wird, wenn es intravenös verabreicht wurde. Daraus geht, unabhängig von einer Reihe anderer, später noch zu besprechender Kriterien, hervor, daß die Nichtausscheidung des Eisens im Harn keinesfalls als Beweis für dessen Nichtresorption gelten kann; allerdings kann aus der Nichtausscheidung intravenös injizierten Eisens durch die Nieren auch nicht der Schluß gezogen werden, daß das per os verabreichte Eisen doch resorbiert werden müßte.

Wir können somit die Frage: „Wie weit kann aus der Eisenausscheidung im Harn eine Schlußfolgerung auf eine stattgefundene Resorption gezogen werden?" — insbesondere auch unter Berücksichtigung der in den späteren Kapiteln noch zu behandelnden Arbeiten — zusammenfassend dahin beantworten, daß die Ausscheidung des Eisens sowohl nach Zufuhr dieses Metalls mit der Nahrung als auch nach Zufuhr verschiedener Eisenverbindungen eine äußerst geringe ist, und daß aus der Menge des Harneisens weder auf eine stattgehabte Resorption noch gegen eine solche ein Schluß gezogen werden kann.

b) Schlußfolgerungen auf die Resorption aus der Fe-Ausscheidung im Stuhl und aus der Bestimmung des nicht resorbierten Anteils.

Ebenso schwierig wie diese Schlußfolgerung aus den Harnanalysen gestaltete sich die aus den Stuhlanalysen gezogene hinsichtlich der Beantwortung der gestellten Resorptionsfragen. Es war nach den Erfahrungen, die man bei der Untersuchung des Harns gewonnen hatte, naheliegend, durch die Analyse des Stuhls zu ermitteln, ob das dem Körper zugeführte Eisen überhaupt aus dem Magendarm verschwinde oder ob es nach der Resorption im Körper durch längere Zeit retiniert und somit weder mit dem Harn noch mit dem Stuhl zur Ausscheidung gelange. Ausführliche Analysen dieser Art wurden von Kletzinsky[1] ausgeführt. Dieser fand dabei, daß die Gesamtmenge der per os eingegebenen anorganischen Eisenverbindungen wiederum mit dem Kote ausgeschieden werden. Dieser analytische Befund führte ihn zu dem Ergebnis, daß anorganisches Eisen vom Magendarm aus überhaupt nicht zur Resorption gelange.

Später hatte auch Hamburger[2] gefunden, daß von 180 mg Eisen, die einem Hunde in Form von 3600 g Fleisch innerhalb von 6 Tagen zugeführt

---

[1] Kletzinsky: Ein kritischer Beitrag zur Chemiatrie des Eisens. Z. Ges. d. Ärzte zu Wien 10 II, 281 (1854). — [2] Hamburger, E. W.: Über die Aufnahme und Ausscheidung des Eisens. Hoppe-Seylers Z. 2, 191 (1878).

wurden, 38,4 mg mit dem Harn und 136,3 mg mit dem Kote zur Ausscheidung gelangten, daß somit bis auf 3,5 mg die gesamte zugeführte Eisenmenge ausgeschieden wurde. Bei einer Zulage von 441 mg Eisen als Ferrosulfat wurden innerhalb von 9 Tagen 58,4 mg durch den Harn und 549,2 mg durch den Kot ausgeschieden. Es fehlten somit von der Gesamtmenge des zugeführten Eisens 26 mg. Daraus schloß Hamburger, daß von dem oral zugeführten Eisen doch immerhin eine kleine Menge zur Resorption gelangt und daß von der an sich geringen resorbierten Menge ein ganz kleiner Teil ausgeschieden, der größere im Körper retiniert werde.

Während somit Kletzinsky auf Grund seiner Stuhlanalysen jede Resorption des anorganischen Eisens vom Magendarm aus negiert, nimmt Hamburger zwar eine sehr geringe, aber doch immerhin nachweisbare Resorption auch vom Magendarm aus an.

Die Eisenanalyse im Kot und den Vergleich der gefundenen Eisenmenge gegenüber der zugeführten hatte auch Heller[1] benützt, um aus diesen Befunden auf eine Resorption zu schließen. Er hatte weniger Eisen in den Faeces gefunden, als er eingegeben hatte, und daher eine Resorption anorganischen Eisens angenommen.

Weiter haben Dietl und Heider[2] bei ihren Untersuchungen, bei denen sie zu einer gleichmäßig zusammengesetzten, aus Stärke und Fett bestehenden eisenarmen Nahrung an bestimmten Tagen Eisen in Form von Ferrum carbonicum saccharatum zusetzten, in den Faeces weniger Eisen gefunden, als sie per os zugeführt hatten, und daraus gleichfalls auf erfolgte Resorption geschlossen.

Auch Sabelin und Wassilewsky[3] halten aus dem Vergleiche des per os zugeführten und des mit dem Kote ausgeschiedenen Eisens eine Resorption anorganischer Eisenverbindungen für erwiesen.

Bunge[4] hatte angenommen, daß die von ihm aus dem Eidotter dargestellte und als Hämatogen bezeichnete Eisenverbindung, welche sich gegenüber Salzsäure als sehr widerstandsfähig erwies und das darin enthaltene Eisen im Organismus durch verdünnte Salzsäure nicht in Lösung gehen ließ, jene sei, in der das Eisen als Nahrungseisen im Organismus zur Resorption gelange. Später wurde dann noch eine ganze Reihe solcher biologischer Eisenverbindungen dargestellt (s. S. 711f.).

Wie schon des nähern ausgeführt wurde, können wir heute diese Verbindungen nicht als spezifisch biologische Eisenverbindungen ansehen, sondern mehr oder weniger nur als durch Eiweiß und Alkali kolloidgeschützte Ferrihydroxyde von wechselnder Zusammensetzung. Zur Zeit der Entdeckung dieser „Verbindungen" glaubte man jedoch die biologischen Eisenverbindungen entdeckt zu haben, in denen das Eisen zur Aufnahme in den Organismus gelange und in denen es auch in resorbierbarer Form vorliege. Bunge hatte eine solche Resorption für sein Hämatogen schon angenommen, noch ehe diesbezügliche Versuche durchgeführt waren. Schmiedeberg und dann Marfori hatten eine Reihe von Resorptionsversuchen angestellt, die sich auf das Ferratin und andere künstlich dargestellte, dem Ferratin ähnliche Verbindungen bezogen. Die Versuche wurden in der Weise durchgeführt, daß an

---

[1] Heller: Untersuchungen nach dem innerlichen Gebrauch von Eisensalzen. Arch. physiol. u. path. Chem. 4 (1847). — [2] Dietl, M. J., u. C. v. Heidler: Zur Frage über die Resorption von Eisenverbindungen. Prag. Vjschr. prakt. Heilk. 121 (1874). — [3] Sabelin u. Wassilewsky: Der Einfluß des Kochsalzes auf die Assimilation des metallischen Eisens. Med. Wjestuk 1867, Nr 36 (zit. nach Tartakowsky). — [4] Bunge, G. v.: Über die Assimilation des Eisens. Hoppe-Seylers Z. 9, 49 (1884).

Hunden durch längere ausschließliche Fütterung mit Milch, dann wiederholt verabreichte Abführmittel und schließlich durch Hungern der Darm
möglichst von Eisen befreit wurde. Das 8% Eisen enthaltende Ferratin wurde
dann in gepulvertem Zustande verabreicht. Gewöhnlich nach 2 Tagen wurde
das inzwischen im Hungerzustande gehaltene Tier getötet, das in den entleerten
Faeces, im Magen und Darm enthaltene Eisen bestimmt und die an der verabreichten Gabe fehlende Menge als resorbiert in Rechnung gebracht.

Es nimmt heute wohl kaum wunder, daß derartige, durch eine ganze Reihe
von Nebenumständen beeinflußte Versuche Schmiedebergs[1] keine einheitlichen und keine untereinander übereinstimmenden Resultate ergeben hatten.
Die Versuche wurden daher unter möglichst normalen Verhältnissen wiederholt; insbesondere wurden die Abführmittel entweder weggelassen oder nur
einmal in 8—14 Tagen gegeben. Außerdem erhielten die Tiere ihre Nahrung
auch nach Verabreichung des Ferratins. Auch in diesen Versuchen war die
Resorption eine verhältnismäßig geringe, bisweilen überhaupt nicht nachweisbar.
Da aber die Untersuchungen von der Annahme ausgingen, daß das Ferratin
das Reserveeisen des Organismus darstelle, so mußte eine ausreichende Resorption des Nahrungseisens angenommen werden, und so kam Schmiedeberg
doch zu dem Schluß, daß das Ferratin jene Eisenverbindung darstelle, die wir
unter gewöhnlichen Verhältnissen mit den Nahrungsmitteln aufnehmen, die
dann im Darmkanal anscheinend unter verschiedenen Bedingungen mehr oder
weniger rasch resorbiert und dann in den Geweben, namentlich in der Leber,
abgelagert wird.

Diese Schlußfolgerungen wurden insbesondere auch aus Untersuchungen
von Marfori abgeleitet. Dieser hatte einen Hund nach einer vorbereitenden
Milchdiät 27,75 g eines der künstlichen Ferratinpräparate mit einem Eisengehalt von 0,175 g verabreicht. Nach 48 Stunden wurde das Tier getötet und der
Darm samt Inhalt herauspräpariert und analysiert. Dabei hatte sich ergeben,
daß von dem eingeführten Eisen 55% verschwunden waren. Im Darminhalte
fanden sich nur 0,078 g und in der Darmwand 0,006 g. Zu ähnlichen Resultaten
waren Jaquet und Kundig[2] gekommen. Sie hatten die Versuche Marforis
wiederholt und ein Defizit von 38,7% des zugeführten Fe erhalten. Früher
schon hatte Socin[3] Eidotter an Hunde verfüttert, um die Resorptionsgröße
des in ihnen enthaltenen Hämatogens festzustellen. Einem Hunde wurden in
1544 g Eidotter 0,1807 g Eisen gegeben, von dem 0,0116 g im Harn und 0,0499 g
in anorganischen und 0,1035 g in organischer Form im Kote erschien, zusammen also 0,165 g. Die im Harn ausgeschiedenen 12 mg Fe wurden als resorbiertes
Hämatogeneisen angesehen. In einem zweiten Versuche traten häufige Diarrhöen ein, und der Harn enthielt nur Spuren von Eisen. Außerdem ergab sich
ein großer Überschuß von 0,179 g Fe in dem im Kot ausgeschiedenen Eisen.
In einem dritten Versuche erschienen im Harn 7 mg, und die Ausscheidung über-
traf die Einnahme um 0,271 g.

Die Untersuchungen führten Socin zu dem Schlusse, daß die organischen
Eisenverbindungen des Eidotters resorbierbar seien, doch sieht er in den
Vergleichen der eingenommenen und ausgeschiedenen Eisenmengen keine
Methode, die Frage nach der Resorbierbarkeit der Eisenverbindungen zu
entscheiden.

---

[1] Schmiedeberg, O.: Über das Ferratin. Arch. f. exper. Path. **33**, 101 (1894). —
[2] Jaquet u. Kundig: Über die Wirkung des Ferratins. Korresp.bl. Schweiz. Ärzte Juni
1894. — [3] Socin, C. A.: In welcher Form wird das Eisen resorbiert? Hoppe-Seylers
Z. **15**, 93 (1891).

Allen diesen Untersuchungen schloß sich eine ganze Reihe anderer an, welche den Unterschied in der Resorbierbarkeit dieser sog. organischen Eisenverbindungen gegenüber den anorganischen beweisen sollten. Chr. Busch[1] hatte Eidotter, Hämoglobin, Hämatin und Hämogallol in Selbstversuchen auf ihre Resorbierbarkeit geprüft und eine Mehrausscheidung von 0,1—0,8 mg nach Hämogallol eine Mehrausscheidung von 1,5 mg im Harn festgestellt. Der Autor sieht darin eine Übereinstimmung mit den Untersuchungsergebnissen von Castellino[2].

Ausgedehnte Untersuchungen mit der von Marfori und Jaquet verwendeten Methode der Rückbestimmung des im Magendarmtractus verbleibenden Eisens nach dessen Verfütterung hatte weiter Cloetta[3] an Hunden, einerseits mit Hämatin und Hämoglobin, andererseits mit Ferratin ausgeführt. Bei drei mit Hämin und zwei mit Blut durchgeführten Versuchen wurde das gesamte Eisen im Darminhalt wiedergefunden, woraus der Schluß gezogen wurde, daß das Hämoglobin und das Hämoglobineisen aus dem Darm nicht resorbiert werden können, sich demnach wie die anorganischen Eisenpräparate verhalten, während die Resorption des Ferratineisens als sicher angenommen wurde. Weitere Versuche dieser Art führte Battistini[4] aus, der auch die Brauchbarkeit der anorganischen Eisenverbindungen zeigen wollte. Er gründete seine Beobachtungen auf den geringen Wert der praktischen Laboratoriumsversuche an normalen Versuchstieren, sammelte Erfahrungen an künstlich Anämischen und berichtet weiter über seine Beobachtungen an drei Kranken, einem mit Hyperchlorhydrie und vermutlich mit Magengeschwür und zwei Anämischen. Die Kranken wurden auf konstante eisenarme Kost gesetzt, und eine Zeitlang wurde der Eisengehalt ihrer Faeces analysiert. Die Analysenergebnisse führten zu dem Schluß, daß das Ferratin nicht leichter resorbierbar und assimilierbar sei als andere Präparate und daß sich insbesondere das Ferrocarbonat (Blaudsche Pillen) überlegen erwies.

Ausgedehnte Untersuchungen über die Resorption des Eisens hat E. Abderhalden[5] angestellt, der auf Grund seiner an Ratten, Kaninchen, Meerschweinchen, Hunden und Katzen durchgeführten Untersuchungen zu dem Ergebnis kam, daß das oral auch in kleinsten Mengen 0,4—4 g in Form von $FeCl_3$ zugeführte Eisen ebenso wie das oral verabreichte Hämoglobin- bzw. Hämatineisen resorbiert wird. Die in der normalen Nahrung enthaltenen komplexen Eisenverbindungen, zu denen eben auch das Eisen des Hämoglobins und das des Hämatins gehört, gelangen in gleicher Weise wie das anorganische Eisen auf demselben Wege zur Resorption.

Auch Jaquet[6] kam auf Grund seiner Untersuchungen und unter Berücksichtigung der gesamten bis dahin vorliegenden Literatur zu dem Schluß, daß ein Unterschied in der Resorption zwischen anorganischen und organischen Eisenverbindungen nicht bestehe.

[1] Busch, Chr.: Über die Resorbierbarkeit einiger organischer Eisenverbindungen. Dorpater pharmakol. Arbeiten 7, 85 (1891). — [2] Castellino, P.: Sul valore terapeutico della Emoglobina. Rev. Clinica 29 (1890). — [3] Cloetta, M.: Über die Resorption des Eisens in Form von Hämatin und Hämoglobin im Magen und Darmkanal. Arch. f. exper. Path. 37, 69 (1895) — Über die Resorption des Eisens im Darm und seine Beziehung zur Blutbildung. Ebenda 38, 161 (1897). — [4] Battistini, F.: Über die Absorption des als Ferratin verabreichten Eisens. Ricerche nell assorbimento del ferro aministrato sotto forma di ferratina. Giorn. Accad. Med. Torino 59, 12, 511 (1898). — [5] Abderhalden, E.: Die Resorption des Eisens, sein Verhalten im Organismus und seine Ausscheidung. Z. Biol. 39, 113 (1900). — [6] Jaquet: Über die Resorbierbarkeit der anorganischen Eisenverbindungen im Organismus. Ther. Mh. 15, 333 (1901).

Für die Widersprüche, die bei den angeführten Untersuchungen zutage-
treten, muß wohl in erster Linie die angewandte Methodik verantwortlich
gemacht werden. Wie aus einzelnen Resultaten der hier wiedergegebenen Untersuchungen hervorgeht, bewegen sich die gefundenen Differenzen oft in einer
derart niedrigen Größenordnung, daß wohl die Methodik der Eisenbestimmung
einerseits, insbesondere aber die Abgrenzung des Stuhls neben einer Reihe noch
anderer zu besprechender Umstände Fehler zur Folge haben dürften, die größer
sind als die Differenzen, die bei den einzelnen Versuchen erhalten wurden und
die oft zur Grundlage weitgehender Schlüsse genommen werden.

Ein weiterer Umstand, der die Differenz der gewonnenen Resultate erklärlich
macht, liegt in der Verwendung der verschiedensten Eisenpräparate für derartige
Versuche. Wenn in qualitativer Beziehung letzten Endes kein Unterschied zutage tritt, wie aus den Untersuchungen von Abderhalden hervorgeht, so
bestehen doch weitgehende Unterschiede hinsichtlich der Resorbierbarkeit aus
dem Darm, die einerseits von der Bindung des Eisens am Molekül der betreffenden Verbindung, andererseits von der Oxydationsstufe und schließlich insbesondere vom Anion der betreffenden Verbindung abhängt.

Zu allen diesen Fehlerquellen kam schließlich noch eine weitere, die für alle
derartige Untersuchungen die größte Bedeutung erlangt hat: die Feststellung,
daß auch bereits resorbiert gewesenes Eisen wiederum in den
Darm zur Ausscheidung gelangt. Eine solche Feststellung mußte die Berechtigung aller oben gezogener Schlüsse in Frage stellen und konnte in weitest-
gehendem Maße zur Aufklärung der vielen zutage getretenen Widersprüche
beitragen.

Schon im Jahre 1850 hatte A. Mayer[1] bei seinen Untersuchungen, die er
in seiner bereits zitierten Dissertation niederlegte, gefunden, daß das auch
nach parenteraler Injektion in den Organismus gebrachte Eisen nach kurzer
Zeit fast vollständig im Kote wiedergefunden wird.

Auch R. Buchheim[2] behandelt die Frage der Eisenresorption vom Darmkanal aus. Die erwähnten Befunde Mayers entkräfteten die Behauptung
Kletzinskys, daß die Eisenresorption vom Magen und Darm aus aus dem
Grunde in Abrede gestellt werden müsse, weil man das ganze per os zugeführte
Eisen im Kote wiederfindet. Dieser Anschauung widersprechend sagt Buchheim: „Es ist also möglich, daß eine größere Menge von Eisen vom Darmkanal
aus in das Blut übergeführt, aber schon in kurzer Zeit durch den Darmkanal
wieder ausgeschieden wird. Bis jetzt fehlen uns jedoch noch sichere Beweise
sowohl für die eine als auch für die andere Annahme."

Die Untersuchungen A. Mayers hatten diese Annahme Buchheims schon
sehr wahrscheinlich gemacht; denn wenn parenteral injiziertes Eisen quantitativ wieder im Stuhle erscheint, so ist die Wahrscheinlichkeit gegeben, daß auch
das vom Darm aus resorbierte wieder in den Darm ausgeschieden werde. Bewiesen ist die Annahme allerdings dadurch noch nicht, weil ja das vom Darm aus
resorbierte Eisen ein anderes Schicksal im Körper erleiden könnte als das parenteral injizierte. Der Beweis, der aus den Untersuchungen Mayers für diese
Annahme hätte gezogen werden können, erschien dann später um so weniger
erbracht, als Quincke[3] im Darmsekret einer Thieryschen Darmfistel nach
intravenöser Eiseninjektion das Eisen nicht nachzuweisen vermochte. Obwohl

[1] Mayer, A.: De ratione qua ferrum mutetur in corpore. Diss. Dorpat 1850. —
[2] Buchheim, R.: Lehrb. d. Arzneimittellehre. 2. Aufl. 1859. — [3] Quincke, H.: Über
die Ausscheidung von Arzneistoffen durch die Darmschleimhaut. Arch. Anat. u. Physiol.
150 (1868).

selbstverständlich ein solches Versuchsergebnis für die gestellte Frage vollkommen unbeweisend ist, da ja die Ausscheidung nicht in den ganzen Darm gleichmäßig erfolgen mußte, so hatte dieser Befund Quinckes doch zur Folge, daß die Untersuchungen Mayers Jahrzehnte hindurch in Vergessenheit geraten waren; denn wenn diese Untersuchungen auch nicht den hier geforderten Beweis erbracht hatten. so hatten sie doch das äußerst wichtige Resultat ergeben, daß das in den Faeces gefundene Eisen keineswegs als nur unresorbiertes angesehen werden durfte.

Im Jahre 1884 hat J. Cahn[1] sich mit den Ausscheidungen des Mangans befaßt und dabei gefunden, daß dieses Metall ausschließlich durch den Darm zur Ausscheidung gelangt. Die auf Grund der nahen chemischen Verwandtschaft angenommene biologische Verwandtschaft zwischen Mangan und Eisen hatte dann dazu geführt, daß auch im Anschluß an diese Manganversuche die Ausscheidung des Eisens von neuem in Untersuchung gezogen wurde. Diese Untersuchungen wurden dann von R. Gottlieb[2] systematisch durchgeführt. Er hatte zu seinen Versuchen Hunde verwendet, die schon vor dem Versuche eine sehr eisenarme, gleichmäßig zusammengesetzte Nahrung erhalten hatten, die nur 1,5—2 mg Fe pro die enthielt. In der Versuchsperiode erhielt ein Hund täglich 0,011 g Fe in einer Lösung von Ferritartratnatrium subcutan injiziert. In der 9tägigen Versuchsperiode wurden somit auf diesem Wege 0,1 g Fe zugeführt. Harn und Kot wurden sorgfältig gesammelt und dann analysiert. In der 8tägigen Vorperiode hatte der Kot einen Eisengehalt von durchschnittlich 0,0035 g Fe pro Tag. Während der Versuchsperiode stieg die Eisenausscheidung im Kote und dann noch weiter während einer 19tägigen Nachperiode auf durchschnittlich 0,0066 g Fe, so daß das Tier in 28 Tagen 0,1831 g Eisen ausgeschieden hatte. Da der Hund während der ganzen Versuchszeit mit der Nahrung 0,0862 g Fe erhalten hatte, war eine Mehrausscheidung von 0,0969 g Fe erfolgt, was beinahe der gesamten subcutan injizierten Eisenmenge entspricht. Aus diesem Versuche mußte somit in voller Übereinstimmung mit den seinerzeitigen Untersuchungen A. Mayers der Schluß gezogen werden, daß ebenso wie das intravenös injizierte Eisen (A. Mayer) auch das subcutan injizierte vollständig in den Darm ausgeschieden wird und mit dem Kote den Körper verläßt. Die Untersuchungen Gottliebs hatten aber weiter ergeben, daß diese Ausscheidung des Eisens aus dem Organismus außerordentlich langsam erfolgt, da es ja 19 Tage dauerte, ehe der Kot wieder die normale, der Vorperiode entsprechende Eisenmenge enthielt.

Diese analytischen Befunde hatten es zunächst noch unentschieden lassen müssen, ob das Eisen an der Injektionsstelle lange liegenbleibe, von dort aus erst allmählich in den Körper komme und diesen dann verläßt, oder ob die Resorption zwar rasch erfolge, aber das resorbierte Eisen im Organismus in verschiedenen Organen zurückgehalten und dann erst wieder ausgeschieden werde. Die Entscheidung solcher Fragen fällt zusammen mit den Fragen nach dem Schicksal des Eisens im Organismus und wird in den betreffenden Kapiteln noch ausführlich behandelt werden.

Diese die Resorption betreffenden Untersuchungen wurden später von zahlreichen Autoren in Verbindung mit anderen das Eisen betreffende Fragen behandelt und führten alle zu mehr oder weniger ähnlichen Ergebnissen. Fritz

[1] Cahn, J.: Resorption und Ausscheidungsverhältnisse des Mangans. Arch. f. exper. Path. 18, 129 (1884). — [2] Gottlieb, R.: Beiträge zur Kenntnis der Eisenausscheidung durch den Harn. Arch. f. exper. Path. 26, 139 (1890) — Über die Ausscheidungsverhältnisse des Eisens. Arch. f. physiol. Chemie 15, 371 (1891).

Voit[1] hatte die Resorption und Ausscheidung des Eisens an Hunden geprüft, bei denen einerseits der Eisengehalt einer nach der Methode von Hermann isolierten Dünndarmschlinge, andererseits der des Kotes bestimmt wurde. Die Darmschlinge wurde vom Gesamtdarm isoliert, aber mit dem Mesenterium in Zusammenhang gelassen, die beiden Darmstücke selbst wiederum vereinigt. Dadurch sollte festgestellt werden, wieviel Eisen in das isolierte Darmstück ausgeschieden wird und wieviel in den ganzen Darm, in den sich Galle und Pankreassaft ergießen können. Die beiden Darmabschnitte wurden dann auf 1 m² Darmfläche berechnet. Die Versuche hatten keinen Unterschied in den beiden Darmabschnitten ergeben und es wurde errechnet, daß die tägliche Ausscheidung des Eisens in den Darm nur einige Milligramm beträgt, daß dagegen der weitaus größte Teil des im Kote gefundenen Fe direkt aus der aufgenommenen Nahrung stamme und als nichtresorbierter Anteil angesehen werden müsse.

Auch zahlreiche spätere Untersuchungen, die sich mit Ausscheidung und Schicksal des Eisens im Organismus befassen und die in den späteren Kapiteln behandelt werden, haben immer wieder die Ausscheidung resorbierten Eisens in den Darm bewiesen. Sie alle, insbesondere aber die grundlegenden Arbeiten von A. Mayer und R. Gottlieb führten zu dem äußerst wichtigen Ergebnis, daß Analysenzahlen, die bei der Analyse des Darminhalts bzw. des ausgeschiedenen Kotes erhalten wurden, zur Beurteilung der Resorptionsgröße nicht verwendbar sind. Neben der Ausscheidung des parenteral zugeführten Eisens in den Darm muß als Gegenargument gegen die Verwendbarkeit der Eisenbestimmung im Stuhle für die Beantwortung von Resorptionsfragen auch die Tatsache angeführt werden, daß auch nach mehrtägigem Hungern, also zu einer Zeit, wo bereits das oral zugeführte Eisen den Darm verlassen haben mußte, immer noch Eisen ausgeschieden werde, welches somit nur aus den im Körper vorhandenen Eisendepots herrühren kann. Diese Fragen werden später in den Abschnitten über die Verwertbarkeit der Eisenbilanz für den Resorptionsversuch (s. S. 849ff.) und dann insbesondere noch bei den Fragen der Ausscheidung (s. S. 998ff.) ihre ausführliche Behandlung finden.

c) Bestimmung des nichtresorbierten Anteiles der in eine abgebundene Darmschlinge gebrachten Eisenmenge.

Schon im Jahre 1878 hat Scherpf[2] in eine isolierte Dünndarmschlinge zwischen zwei Ligaturen ein Eisenalbuminat-Präparat gebracht und nach einiger Zeit den Eisengehalt des Inhalts dieser Darmschlinge wiederum bestimmt. In fünf Versuchen fand er zweimal weniger, dreimal aber mehr Eisen als vorher. Zwei der Versuche scheinen somit für eine stattgefundene Resorption zu sprechen, während die drei anderen nur die Ausscheidung des im Körper bereits kreisenden Eisens in den Darm beweisen könnten. Die Versuche zeigen aber, daß selbst bei Verwendung des gleichen Darmabschnittes ganz ungleichmäßige Resultate erhalten werden, und beweisen, wie vorsichtig man mit den Schlußfolgerungen aus den Versuchsergebnissen sein muß, die bei Anwendung einer solchen Methode erhalten werden.

Auch F. Voit hat bei seinen bereits oben besprochenen Arbeiten sich für die Feststellung der Resorption der Methode der abgebundenen Darmschlinge be-

---

[1] Voit, Fr.: Beiträge zur Frage der Sekretion und Resorption im Dünndarm. Z. Biol. 29, 325 (1893). — [2] Scherpf, L.: Über die Resorption und Assimilation des Eisens. Diss. Würzburg 1878.

dient. Wie schon oben ausgeführt wurde, liefert 1 m² des abgebundenen Darmstückes fast genau soviel Eisen wie 1 m² des ganzen Darmes, in welchen sich
Galle und Pankreas ergießen konnten. Diese Versuche sind somit nur für die
später zu besprechenden Fragen der Ausscheidung des Eisens zu verwerten,
und zwar in dem Sinne, daß sie zeigen, daß die Ausscheidung nicht durch Galle
oder Pankreassaft erfolgt. Voit hat aber die Methode der abgebundenen, in
diesem Falle nicht isolierten Darmschlinge dazu benützt, um die Resorption
von Eisenverbindungen zu untersuchen. Er hat in solche Darmschlingen einerseits Liquor ferri albuminati, dann Ferrum citricum und schließlich auch
Hämoglobin gebracht. Er fand aus der Rückbestimmung des in der Darmschlinge
verbleibenden Eisens, daß bei Zusatz von Liquor ferri albuminati ebenso wie
bei der Injektion von Hämoglobin 6,4 mg Fe mehr, als zugesetzt war, daß somit
bei der Eisenalbuminatverbindung ebenso wie beim Hämoglobin eine Resorption nicht nachweisbar war. In den Versuchen, in denen Ferrum citricum in
die Darmschlinge gebracht worden war, war dagegen eine größere Resorption
festzustellen gewesen insofern, als 18,4 mg Fe von der in die Darmschlinge
gebrachten Eisenmenge fehlten. Bei diesen Versuchen hatte Voit allerdings
gefunden, daß die Darmschleimhaut angeätzt war, und er bezog die stärkere
Resorption auf die pathologisch veränderte Darmschleimhaut. Es ist wohl
richtig, daß das Ferrum citricum als solches ebenso wie andere Ferriverbindungen eiweißfällend ist und daß infolgedessen das Salz bei seiner direkten
Einbringung in den Darm zu einer Darmwandschädigung führen kann; andererseits ist aber auch denkbar, daß, wie durch später noch zu besprechende Versuche
bewiesen werden soll, das Ferrum citricum als komplexfähiges Salz sich leicht
in die besser resorbierbare Ferricitratnatrium-Verbindung umwandeln kann.
Schließlich ist auch daran zu denken, daß das eiweißfällende Ferricitrat sich
in der Darmwand als Eisenalbuminatverbindung niedergeschlagen haben kann
und, ohne resorbiert worden zu sein, doch bei der Bestimmung des Darminhaltes
als Defizit in Erscheinung treten könnte. Es ergibt sich somit auch aus diesen
Versuchen, daß die angewandte Methodik allein unter Berücksichtigung der hier verwendeten Salze keine absolut sicheren
Schlußfolgerungen für eine eingetretene Resorption gestattet.

    M. Cloetta[1] suchte die Resorption ebenfalls durch Verwendung dieser Me-
thode festzustellen. Er hatte dabei gefunden, daß eine Ferratinlösung aus der
Darmschlinge resorbiert wird, und stellt diesen Befund dem negativen, eben
zitierten Befund von Voit gegenüber; dadurch schien es Cloetta bewiesen,
daß aus dem Darm zwar Ferratin bzw. der damaligen Nomenklatur entsprechend
„organische Eisenverbindungen" resorbiert werden können, nicht aber anorganische, was er aus den Befunden Voits ableitet. Es ist jedoch dabei zu berücksichtigen, daß gerade in den Versuchen von Voit Hämoglobin als organische
Verbindung sich als nicht resorbierbar erwiesen hatte, was ja übrigens auch mit
Versuchen von Cloetta übereinstimmt[1], während die Resorption der Ferratinlösung in den Versuchen Cloettas ja wiederum der gleichfalls nachgewiesenen
Resorption eines Eisenalbuminatpräparates in den Versuchen von Scherpf
gleichgestellt werden muß.

    In neuerer Zeit wurde die Methodik der Resorptionsbestimmung aus einer
abgebundenen Darmschlinge in Versuchen verwendet, die W. Heubner und
Matsumura[2] ausgeführt haben. Durch diese Versuche sollte festgestellt werden,

---

[1] Cloetta, M.: Über die Resorption des Eisens im Darm und seine Beziehung zur
Blutbildung. Arch. f. exper. Path. **38**, 161 (1897). — [2] Heubner, W., u. Matsumura:
Bemerkungen zur Eisentherapie. Z. klin. Med. **100**, 675 (1924).

in welcher Form das Fe aus dem Darmlumen zur Resorption gelangt. Zu diesem Zwecke wurden Duodenalschlingen hungernder Hunde abgebunden und mit Eisenlösungen verschiedener Zusammensetzung gefüllt. Nach einem halben bis einem Tage wurden die Tiere getötet und dann im Inhalte der Darmschlingen das Eisen quantitativ bestimmt. Es wurde fast in keinem Versuche eine wesentlich geringere Eisenmenge gefunden, als in die Darmschlinge gebracht wurde. Zur Kontrollbestimmung wurde auch der Inhalt einer benachbarten gleich großen Darmschlinge analysiert, um den normalen Eisengehalt einer solchen kennenzulernen, der ja zu der in die abgebundene Darmschlinge gebrachten Eisenmenge für die Aufstellung der Bilanz hinzuaddiert werden mußte. Für kolloides Eisenhydroxyd, Eisenzucker, Ferratin und Ferrosulfat war so ein vollkommen negatives Resultat hinsichtlich der Resorption erhalten worden. Fast in allen Versuchen ergab die Analyse mehr Fe, als injiziert worden war, weil nicht einmal so viel verschwand, als der primär in der Kontrolldarmschlinge vorhandenen Eisenmenge entsprach. Das kolloid injizierte Eisenhydroxyd lag bei der Eröffnung der Schlinge ausgeflockt der Schleimhautoberfläche auf.

In den Versuchen, in denen Ferrosulfat in die Darmschlinge injiziert worden war, erwies sich diese bei der Eröffnung des getöteten Tieres prall mit Flüssigkeit gefüllt. Dies legte Heubner den Gedanken nahe, daß die bekannte resorptionshemmende Eigenschaft des Sulfations Ursache der Behinderung der Eisenresorption sein könnte. In weiteren Versuchen wurde daher der injizierten Ferrosulfatmenge die äquivalente Menge von Bariumchlorid zugesetzt, damit sich im Darmlumen einerseits Bariumsulfat, andererseits Ferrochlorid bilden könne. In diesen Versuchen ist tatsächlich, ohne daß eine Bariumwirkung nachweisbar geworden wäre, die Flüssigkeitsansammlung in der Schlinge verhindert worden. In diesem Versuche konnte auch eine deutliche Abnahme der in die Schlinge injizierten Eisenmenge nachgewiesen werden.

Heubner schließt aus diesen Befunden, daß die Ferroionen eine resorptionsfähige Form darstellen. Der Versuch beweist aber noch darüber hinaus, daß nicht nur das Ferroion, sondern vor allem das Ferrochlorid die besonders geeignete Resorptionsform ist, dies insbesondere aus dem Grunde, weil das Ferrochlorid, wie Starkenstein[1] nachgewiesen hatte (s. S. 821 f.), wegen seiner Lipoidlöslichkeit wesentlich bessere Resorptionsbedingungen besitzt als das lipoidunlösliche Ferrosulfat.

Der von Heubner und Matsamura durchgeführte Versuch hatte somit die Brauchbarkeit der Verwendung der abgebundenen Darmschlinge für qualitative Resorptionsversuche bewiesen.

d) Resorptionsberechnungen aus Fistelversuchen.

Einen besonderen Fall der Bestimmung der Resorptionsgröße aus dem Eisengehalte des Darminhaltes bieten Versuche mit Darmfisteln. Es liegen in der Literatur zwei Versuche vor, in denen diese Methodik zur Bestimmung der Resorptionsgröße benützt wurde. Der eine Fall betrifft eine Untersuchung am Menschen mit bestehender Ileumfistel, der andere Fall Versuche mit künstlich angelegter Duodenalfistel beim Hunde. Den ersten Fall benützte Honigmann[2], um die Eisenresorption und Eisenausscheidung in den Darm beim Menschen zu studieren. Bei einer 20jährigen Frau mit einer Fistel des unteren

---

[1] Starkenstein, E.: Demonstration der Resorption von Eisensalzen vom Magendarmkanal aus. Verh. dtsch. pharmak. Ges. 1927. — [2] Honigmann: Bemerkungen zur Frage über die Eisenresorption und Eisenausscheidung beim Menschen. Virchows Arch. 152, 191 (1898) — Arch. Verdgskrkh. 2, 196 (1896).

Ileums war infolge einer Operation der Dickdarm vollkommen ausgeschaltet, da sich aus dsr Fistel der gesamte Chymus wieder ergoß. Diese Patientin wurde von Honigmann 4 Tage auf konstante Kost gesetzt, und dann wurden ihr 20 ccm einer Lösung von Ferrum citricum oxydatum $= 0{,}4166$ g Fe per os gegeben. Der Dickdarmkot wurde vor Beginn des dritten und am Schluß des letzten Versuchstages abgegrenzt und der Eisengehalt der einzelnen Versuchsperioden bestimmt. An den beiden eisenfreien Tagen enthielt der Kot 0,0319 g Fe, an den beiden Eisentagen dagegen 0,1097 g. Die erste Zahl ist auf das Nahrungseisen zu beziehen. Daraus ergibt sich, daß an den beiden Eisentagen 0,0778 g Fe mehr ausgeschieden wurden als an den beiden eisenfreien Tagen. Von den 0,4166 g verabreichten Eisens sind somit 0,0778 g, d. i. 18,67% der verabreichten Menge, im Kote wieder erschienen bzw. 0,3388 g Fe, das sind 81,33% Fe, resorbiert. Zweifellos wäre dies eine außerordentlich große Menge.

Ich möchte diese Menge aus zwei Gründen als zu hoch ansehen und den Ausfall dieses Versuches in quantitativer Beziehung nicht als absolut beweisend bezeichnen; denn auch Honigmann hat zu seinen Versuchen ebenso wie Voit Ferricitrat und nicht das nichteiweißfällende komplexe Ferricitratnatrium verwendet. Es bestand somit die Möglichkeit, daß dieses eiweißfällende Eisensalz mit der Magen- bzw. Darmschleimhaut unlösliche Verbindungen eingeht, die erst allmählich wiederum gelöst oder abgestoßen und dadurch sehr verzögert zur Ausscheidung gelangen können; denn in dieser Beziehung unterscheidet sich das Ferricitratnatrium nicht von anderen eiweißfällenden Eisensalzen, auch nicht vom Ferrichlorid, das, wie die bereits besprochenen Versuche von Weden beweisen (s. S. 826), infolge Eiweißfällung in der Schleimhaut zurückgehalten wird und als Defizitwert beim Bilanzversuch eine stattgehabte Resorption vortäuschen muß. Von der in den Magen gebrachten Ferricitratlösung könnte nun recht wohl ein Teil in ähnlicher Weise an die Magenschleimhaut gebunden worden sein und mußte dann bei der Analyse als Defizit erscheinen. Es ist sehr bedauerlich, daß gerade bei derartigen Versuchsmöglichkeiten, die verhältnismäßig selten gegeben sind, das eiweißfällende Ferricitrat statt des nichteiweißfällenden komplexen Na-Salzes verwendet wurde, welches hier weitgehende Aufschlüsse gebracht hätte. Doch bleibt der Versuch Honigmanns nach einer bestimmten Richtung hin verwertbar; denn es ist nicht wahrscheinlich, daß eine so große Menge, wie sie in diesem Versuche als Defizit erscheint, durch Eiweißfällung in der Magen- oder Darmschleimhaut zurückgehalten worden wäre. Es ist vielmehr anzunehmen, daß gerade das Ferricitratnatrium, das zum Teil auch aus dem zugeführten Ferricitrat im Organismus gebildet werden muß, in größerem Maße resorbiert wird als andere Eisensalze, weil es, wie später noch ausgeführt werden wird, besonders günstigere Resorptionsbedingungen besitzt. Wenn somit der Versuch Honigmanns auch nicht in quantitativer Beziehung als absolut beweisend angesehen werden darf, so zeigt er doch immerhin, daß ganz nennenswerte Mengen des per os verabreichten Ferricitrats in dem Abschnitte vom Magen bis zum unteren Ileum resorbiert werden können.

Noch beweisender waren in dieser Beziehung für den Magen als Resorptionsorgan Versuche von Delhougne[1].

Von den in den einzelnen Versuchen jeweils verabreichten 0,189 g Fe (1 g ferr. lactic.) wurde in dem aus der Duodenalfistel entleerten Mageninhalt einschließlich dem Spülwasser nach 1 stündiger Verweildauer im Magen 0,184, nach 2 stündiger 0,179, nach 3 stündiger 0,168 und nach 4 stündiger

[1] Delhougne, Fr.: Experimentelle Untersuchungen über die Resorption im Magen. Arch. f. exper. Path. **159**, 128 (1931).

0,156 g Fe wiedergefunden. **Daraus geht hervor, daß von dem als Ferrum lacticum oral zugeführten Eisen schon im Magen 10—12% resorbiert werden können**, wenn die Eisenlösung genügend lange im Magen verbleibt. Auch bei der Verabreichung von 0,3 g Eisen konnte bei gleich langer Verweildauer nicht mehr als 0,02 g Fe resorbiert werden. Diese Versuche beweisen mit Sicherheit die Resorbierbarkeit einer in den Magen gebrachten nichteiweißfällenden Ferrolösung; sie stehen in Übereinstimmung mit den bereits besprochenen Versuchen von Heubner und Matsumura, durch die die Resorptionsmöglichkeit von Ferrosalzlösungen für den Darm bewiesen worden war. Durch später noch zu besprechende Versuche von Starkenstein, konnte auch bei Benützung anderer Methoden der Beweis einer Resorption von Ferrosalzlösungen aus dem Magen erbracht werden.

Bei den von Delhougne durchgeführten Versuchen ist allerdings die Frage unentschieden geblieben, ob hier das Eisen als Ferrolactat oder in einer anderen Form zur Resorption gelangte. Auf diese Fragen soll im Zusammenhange mit der Frage nach dem Schicksale des Eisens im Organismus noch ausführlicher eingegangen werden.

e) Resorptionsbestimmung aus dem Bilanzversuche.

Es war das Naheliegendste, die Resorption des Eisens aus Magen und Darm durch den Bilanzversuch zu bestimmen, und schon die ersten Untersucher, die sich mit dieser Fragestellung befaßten, führten den Bilanzversuch ebenso zum Beweis wie zum Gegenbeweis durch; denn es schien ja selbstverständlich, daß aus der Differenz zwischen zugeführtem und ausgeschiedenem Eisen die Größe der stattgehabten Resorption errechnet werden könne.

Wie aus den vorstehenden Ausführungen bereits hervorgeht, erwies sich diese anscheinend einfache und überzeugende Methodik als vollkommen unbrauchbar; denn nach der Feststellung, daß mit dem Stuhle oft mehr Eisen zur Ausscheidung gelangt, als zugeführt wurde, war eigentlich schon die Unbrauchbarkeit des Bilanzversuches für die Feststellung der Resorption erwiesen. Es bedurfte nur noch der Begründung, woher dieses Plus an Eisen stamme. Die oben bereits ausführlich behandelten Untersuchungen von A. Mayer und R. Gottlieb haben diese Aufklärung gebracht, da sie zeigten, daß auch parenteral injiziertes Eisen wiederum in den Darm ausgeschieden wird. Damit war wahrscheinlich gemacht, daß auch das vom Darm her resorbierte Eisen wieder in den Darm ausgeschieden werden kann und dann mit dem unresorbierten zur Ausscheidung mit dem Kote gelangen muß. Da diese beiden Anteile nicht voneinander zu trennen sind, verlor der Bilanzversuch seine Brauchbarkeit ebenso für die qualitative wie für die quantitative Beurteilung der Resorption. In dieser Beziehung teilt der Bilanzversuch des Eisens das Schicksal mit dem anderer Schwermetalle sowie mit dem des Calciums, Magnesiums, der Phosphorsäure u. a.

Es würde somit hier keiner besonderen Besprechung des Bilanzversuches bedürfen, da ja die bisher angeführten Versuche, welche durch Rückbestimmung des Eisens im Darminhalt oder im Inhalte einer abgebundenen Darmschlinge oder im Fistelversuch die Resorptionsgröße zu bestimmen suchten, sich eigentlich des Bilanzversuches für ihre Schlußfolgerungen bedienten und das für und gegen die Verwertung der gefundenen Resultate Sprechende bereits oben seine Behandlung gefunden hat. Wenn dessen ungeachtet der Bilanzversuch als

Methode zur Bestimmung der Resorption hier noch einmal zusammenfassend
behandelt wird, so geschieht dies aus dem Grunde, weil gerade in neuerer Zeit
ungeachtet der bereits angeführten Gegenargumente der Bilanzversuch wieder-
um zur Bestimmung des Umfanges der Resorption herangezogen wurde, wenn
auch unter geänderten Bedingungen und insbesondere mit geänderter Methodik.
So finden wir in einer Reihe klinischer Untersuchungen aus Bilanzversuchen
beim Menschen Schlußfolgerungen auf die Resorption gezogen. A. Lichtenstein[1] hat an 4 Kindern im Alter von 1—2 Monaten aus der Bestimmung der
mit der Kuhmilch zugeführten Eisenmenge (durchschnittlich 1,47 mg pro Liter)
sowie des im Kote ausgeschiedenen Eisens eine durchschnittliche Mehrausscheidung von 0,25 mg Fe pro die festgestellt. Folkmar und Ulrich[2] haben
das nichtresorbierte und vollkommen unverändert mit dem Stuhle zur Ausscheidung gelangende Fe durch einen Magneten aus dem Stuhl zu isolieren
versucht und dabei gefunden, daß von dreimal täglich 0,1—0,75 g verabreichtem
Ferrum reductum bei einzelnen Versuchspersonen 68—83% des Eisens wieder
ausgeschieden wurden, daß aber in jenen Fällen, wo das zugeführte Eisen
eine therapeutische Wirkung zeigte, eine bis zu 18% geringere Eisenausscheidung erfolgte.

. Es bedarf hier wohl keiner weiteren Ausführung, daß alle diese klinischen
Versuche keinerlei Schlußfolgerungen auf die Resorption gestatten, weil derartige Bilanzversuche, ganz abgesehen von den oben besprochenen Wieder-
ausscheidungen des Eisens in den Darm, auch noch unberücksichtigt lassen,
daß das aus dem metallischen Eisen entstandene Ferrochlorid selbst bei
direkter Ausscheidung durch den Magnet nicht mehr erfaßt werden kann.
Derartige klinische Versuche seien hier nur als Beispiel für zahlreiche solche
Untersuchungen angeführt, auf die hier nicht näher eingegangen werden
braucht.

Von diesen klinischen Versuchen abgesehen, wurde der Bilanzversuch
aber auch in umfangreichen experimentellen Untersuchungen in neuerer
Zeit wieder herangezogen und zu weitgehenden Schlußfolgerungen über die
quantitative und qualitative Eisenresorption verwendet. Dies gilt in erster
Linie von den Arbeiten, die W. Lintzel[3] durchgeführt hat.

Gegen die Brauchbarkeit des Bilanzversuches spricht insbesondere die Tatsache, daß auch parenteral injiziertes Eisen wiederum im Kot erscheint. Gleiche
Bedeutung für die Beurteilung des Bilanzversuches haben aber auch die Untersuchungen über die Eisenausscheidung während des Hungerns, bei denen auch
zu einer Zeit, da alles oral zugeführte Eisen schon aus dem Körper zur Ausscheidung gelangt sein müßte, noch eine nennenswerte Eisenausscheidung mit
dem Stuhle festgestellt werden konnte. Diese Fragen werden im Abschnitt über
die Eisenausscheidung (s. S. 998ff.) noch ihre ausführliche Besprechung finden.
Hier seien nur die später noch zu besprechenden Arbeiten von F. Müller[4],
F. Voit[5] sowie von Fontés und Thivolle[6] angeführt, welche eine Eisenausscheidung im Hunger von 1,07 bis 9,9 mg feststellten. Weiter seien die Unter-

---

[1] Lichtenstein, A.: Der Eisenumsatz bei Frühgeborenen. Acta paediatr. (Stockh.)
1, 194 (1921). — [2] Folkmar u. Ulrich: Untersuchungen über die Ausscheidung des
per os gegebenen Ferrum reductum in unverändertem Zustand mit dem Stuhl. Ugeskr.
Laeg. (dän.) **85**, 957 (1923). — [3] Lintzel, W.: Untersuchungen über die Resorption
und Assimilation des Eisens. Z. Tierzüchtg **17**, 245 (1930). — [4] Müller, F.: Über den
normalen Kot des Fleischfressers. Z. Biol. **20**, 327 (1884). — [5] Voit, F.: Beiträge zur
Frage der Sekretion und Resorption im Dünndarm. Z. Biol. **29**, 325 (1892). — [6] Fontés,
G., u. L. Thivolle: Sur l'elimination quotidienne minima du fer chez le chien adulte.
C. r. Soc. Biol. Paris **93**, 685 (1925).

suchungen Friedrich Müllers[1] an den Hungerkünstlern Cetti und Breit-
haupt erwähnt, die zu dem Ergebnis führten, daß selbst der Hungerkot
nach mehreren Tagen vollständigen Hungerns noch im Mittel etwa 10 mg Fe
pro die enthält. R. Gottlieb[2] hatte u. a. feststellen können, daß der Eisengehalt der Leber nach längerem Hungern nicht abnehme, sondern ansteige.
Er fand bei reichlicher Fleischzufuhr im Mittel 0,035% Eisen in der Leber,
während dieser Eisengehalt im Hunger auf 0,169% anstieg. Schon dieser
Befund zeigte, daß die Anhäufung des Eisens in der Leber während des
Hungerns zweifellos die Folge eines gesteigerten Zellzerfalls sei, und dies
ließ es wahrscheinlich erscheinen, daß auch die Ausscheidung während der
Hungerperiode eine größere sein könne als unter normalen Bedingungen bei
zureichender Ernährung. Daß diese Annahme zutrifft, hat neuerdings Lintzel
bewiesen. Nachdem schon v. Wendt[3] und später Fontés und Thivolle[4] es
versucht hatten, durch eine sachgemäße Fütterung mit eisenarmer Kost
diese Eisenausscheidung zur Berechnung des Eisenminimums herabzudrücken,
war es Lintzel gelungen, durch eine aus Reis, Eiereiweiß, eisenfreier
Butter, Zucker, Tee und Bier bestehenden eisenarmen Ernährung, die aber
calorisch ausreichend war, bei einer Zufuhr von 0,9 mg Fe pro die auch
die Ausscheidung auf diesen Wert herabzudrücken. Diese Befunde führten
ihn zu dem äußerst wichtigen Ergebnis, daß bei eisenarmer, aber calorisch
suffizienter Ernährung ein Eisenverlust des Organismus in nennenswerter
Menge überhaupt nicht erfolge und daß daher die bei Hungertieren ebenso
wie beim hungernden Menschen gewonnenen Zahlen für die wirklich bei
normaler Ernährung erfolgte Ausscheidung in den Darm nicht beweisend
seien.

　　Aus diesen Befunden schließt Lintzel dann weiter, daß man sich geneigt
fühlen müsse, einen exogenen Eisenstoffwechsel des erwachsenen Menschen,
der rund 1 mg pro die überschreitet, zu verneinen.

　　Das bei dem eben erwähnten Versuche von Lintzel gewonnene Resultat,
daß die geringe Eisenausscheidung von 0,9 mg Fe mit der Zufuhr der gleichen
Menge bei calorisch suffizienter Ernährung sich im Gleichgewichte befinde,
steht in Übereinstimmung mit einer Reihe von anderen Versuchen Lintzels,
die ihn zu dem Ergebnis geführt hatten, daß bei Zufuhr einer Nahrung mit
konstantem Eisengehalt sich der Organismus auch bald auf eine Eisenausscheidung einstellt, die überraschend genau der Zufuhr entspricht. Diese Feststellung
nimmt Lintzel zur Grundlage dafür, den Bilanzversuch für gewisse Fragestellungen hinsichtlich der Resorption beim Menschen als brauchbar zu erklären.
Der Mensch sei für derartige Versuche besonders geeignet, da bei Versuchstieren
Belecken der Haut und Aufnahme eisenhaltiger Haare, Koprophagie, Störungen
in der Nahrungsaufnahme, Unregelmäßigkeiten beim Sammeln des Kotes,
unkorrekte Trennung von Harn und Kot, ständige Quellen von Schwierigkeiten
und Fehlern darstellen.

　　In einer Tabelle, die im folgenden wiedergegeben ist, gibt Lintzel eine
Übersicht der verschiedenen Ergebnisse von Bilanzversuchen, aus der dessen
Nichtbrauchbarkeit erschlossen werden kann.

---

[1] Lehmann, C., Fr. Müller, J. Munk, H. Senator u. N. Zuntz: Untersuchungen
an zwei hungernden Menschen. Virchows Arch. **131**, Suppl.-H. 1 (1893). — [2] Gottlieb,
R.: Über die Ausscheidungsverhältnisse des Eisens. Hoppe-Seylers Z. **15**, 371 (1891). —
[3] Wendt, G. v.: Untersuchungen über den Eiweiß- und Salzstoffwechsel beim Menschen.
Skand. Arch. Physiol. (Berl. u. Lpz.) **17**, 211 (1905). — [4] Fontés, G., u. L. Thivolle:
Zit. S. 850.

Tabelle 10. Eisen-Bilanzversuche.

Objekt	Eisenzufuhr		Aus-scheidung mg	Bilanz mg	Untersucher
	Präparat	mg			
Mensch . . .	Anorgan. Fe	440	442	− 2	Kletzinsky 1854
Kind	Milch	2,2	1,3	+ 0,9	v. Hoesslin 1882
Hund	Dotter	180,7	165,0	+ 15,7	Socin 1891
,, ...	,,	53,9	232,9	−179	,, 1891
,, ...	Liq.Ferri alb.	115,2	121,6	− 6,4	F. Voit 1892
,, ...	Oxyhb.	19,2	25,9	− 6,5	,, 1892
,, ...	Fe-Citrat	231,6	213,2	-|- 18,4	,, 1892
,, ...	Ferratin	177,0	78,4	+ 96,6	Marfori 1892
,, ...	,,	91,0	81,0	+ 10,0	,, 1894
,, ...	Lactat	200,0	219,0	− 19,0	,, 1894
Ratte	Carniferrin	968,4	962,0	+- 6,4	Hall 1894
Hund . . .	Ferratin	165,0	103,0	+ 62,9	Jaquet u. Kündig 1895
,, ...	Hämin	82,2	84,3	− 2,1	Cloetta 1895
,, ...	,,	83,0	79,5	+ 3,5	,, 1895
,, ...	Blut	168,0	169,3	− 1,3	,, 1895
Mensch . . .	Citrat	416,6	77,8	+338,8	Honigmann 1898
Hund	Eisenzucker	181,7	22,7	+159,0	Rabe 1912
Hündin . . .	Fe-Citrat	450	446,45	+ 3,5	Starkenstein 1928

Dieser Tabelle ist die nachstehende gegenüberzustellen, welche die Versuche Lintzels enthält, die seinen oben aufgestellten Satz beweisen sollen, daß bei gleichmäßiger eisenarmer Ernährung sich die Eisenausscheidung der Zufuhr entsprechend ins Gleichgewicht einstellt.

Aus diesem Versuche geht in der Tat hervor, daß die Eisenausscheidung außerordentlich geringe Schwankungen gegenüber der Zufuhr aufweist und daß die mit der Nahrung zugeführten Eisenmengen mit der Ausscheidung vollkommen im Gleichgewicht bleiben.

Tabelle 11. Eisenbilanz bei Normalkost nach Lintzel.

Datum	Nahrung pro die	Eisenzufuhr mg	Eisenausscheidung mg	Bilanz mg
3. IV. 1926	500 g Brot	13,8		
	80 g Butter			
4. IV. 1926	60 g Wurst	13,8		
	60 g Käse			
	3 Eier			
5. IV. 1926	800 g Tee	13,8	13,7	+ 0,1
	80 g Zucker			
6. IV. 1926		13,8	14,2	− 0,4
7. IV. 1926		13,8	13,2	+ 0,6
8. IV. 1926		13,8	13,1	+ 0,7
9. IV. 1926		13,8	15,1	− 1,3
10. IV. 1926		13,8	13,7	+ 0,1
11. IV. 1926		13,8	13,8	0,0
12. IV. 1926	300 g Brot	12,8	13,1	− 0,3
	150 g Gebäck			
13. IV. 1926	60 g Butter	12,8	12,3	+ 0,5
	60 g Käse			
14. IV. 1926	3 Eier	12,8	13,0	− 0,2
	800 g Tee			
15. IV. 1926	80 g Zucker	12,8	13,5	− 0,5
	Summe	147,8	148,5	− 0,7

Dieser Versuch besagt weiter folgendes: Da nicht angenommen werden kann, daß das mit der Nahrung zugeführte Eisen unresorbiert den Magen verläßt, da ja sonst im Organismus ein Eisendefizit entstehen müßte, so muß geschlossen werden, daß bei einer gemischten Normalnahrung die resorbierte Eisenmenge gerade das durch Ausscheidung des Eisens aus dem Organismus in den Darm sich bildende Defizit deckt.

Diese wertvollen Resultate, die Lintzel mit diesen Versuchen erhalten hat, veranlassen ihn aber, den Bilanzversuch auch zur Entscheidung der Frage zu verwenden, wieviel von einer der gemischten Nahrung obiger Zusammensetzung zugesetzten Eisenverbindung nach oraler Zufuhr resorbiert wird. Solche Untersuchungen wurden von Lintzel in der Weise ausgeführt, daß der konstanten Kost an einem Tage die zu prüfenden Eisenverbindungen in einer Menge von meist 50 mg auf Fe berechnet zugelegt wurden. Nach einer Reihe von Nachtagen, wenn wieder Gleichgewicht von Eisenzufuhr und Ausscheidung eingetreten war, wurde dann die endgültig retinierte Eisenmenge aus der Eisenbilanz der gesamten Versuchsperiode festgestellt. Lintzel schließt nun, daß der positive Ausfall des Retentionsversuches die Resorbierbarkeit der untersuchten Eisenverbindung beweise, bei negativem Ausfall dagegen sei wahrscheinlich die betreffende Eisenverbindung nicht resorbiert worden, ohne daß jedoch diese Annahme mit Sicherheit bewiesen wäre, da Resorption und rasche Wiederausscheidung stattgefunden haben können. Wegen der theoretischen Unsicherheit des Retentionsversuchs bei negativem Ausfall hat diese Art von Resorptionsversuchen daher vorwiegend nur heuristischen Wert.

Lintzel hat diese Versuche mit folgenden Eisenverbindungen durchgeführt: Ferrichlorid ($FeCl_3$), Ferrosulfat ($FeSO_4$), Hämoglobin, Spinat, Winterkohl, Ferrocyankalium, Ferrolactat, Ferrolactat + Natriumlactat, Ferrilactat + Milchsäure, Ferrocitrat + Natriumcitrat, Ferrocitrat + Citronensäure, Ferrochlorid + Natriumchlorid. Diese Versuche führten ihn zu folgenden Ergebnissen:

Sowohl Ferri- als auch Ferroverbindungen werden in gleicher Menge retiniert; dabei sei es wahrscheinlich, daß die leichte Reduzierbarkeit des Ferriions in Gegenwart organischer Substanzen[1] auch im Körper diese Reduktion bewirke und daß in beiden Fällen bei Zufuhr von Ferrisalz ebenso wie von Ferrosalz die Resorption entsprechend der Annahme Heubners in der Ferrostufe erfolge.

Lintzel schließt weiter aus seinen Versuchen, daß die leicht ionisierbaren einfachen Eisensalze für die Resorption am brauchbarsten seien, während die unter physiologischen Bedingungen schwer oder überhaupt nicht ionisierbaren Eisenverbindungen, wie sie im Hämoglobin, Ferrocyankalium, Eidotter vorliegen, den Körper unausgenützt passieren. Therapeutische Wirksamkeit kann danach von den Hämoglobinpräparaten nur so weit erwartet werden, als ihr Hämoglobin beim Fabrikationsvorgang weitgehend zerstört ist, was wohl meistens der Fall sein dürfte, so daß diese Präparate nicht mehr als Hämoglobin, sondern in Form von ionisiertem Eisen zur Wirkung kämen.

Ferrocyankalium erscheint nach oraler Zufuhr zu einigen Prozenten im Harn, der Rest rasch im Kot. Ebenso wie das Ferrocyankalium werden nach der Annahme Lintzels auch andere Komplexverbindungen des Eisens vom Magendarm aus schlecht resorbiert. Ebenso wird die Resorption der komplexen Eisenverbindungen gehemmt, wenn man den Komplexsalzen auch noch den Überschuß der komplexbildenden Säuren zusetzt. Die maximal retinierbare

---

[1] Siehe hierzu die auf S. 768 u. 961 besprochenen Untersuchungen von Amatsu, Starkenstein u. Weden und Starkenstein u. Johne.

Menge soll nach einmaliger Zufuhr den Charakter einer Konstanten haben; denn in den Versuchen am Menschen wurden bei einmaliger Zufuhr von 50 mg Ferroeisen etwa 15 mg retiniert, und diese Menge ließ sich durch Darreichung von 100 und 200 mg nicht steigern. Ebenso konnte eine Reihe von Tagen hindurch fortgesetzter abundanter Eisendarreichung im ganzen auch nur eine Eisenmenge retiniert werden, die mit 20—25 mg die erwähnten 15 mg verhältnismäßig wenig übersteigen. Da nach Lintzels Ansicht kaum anzunehmen ist, daß die im Vergleich zur normalen Eisenaufnahme recht erhebliche, die oberste physiologische Grenze darstellende Eisenmenge von 50—200 mg resorbiert und sofort wieder ausgeschieden worden sei, müsse daran gedacht werden, „daß ein unbekannter Mechanismus die Eisenresorption reguliere, daß sich der Organismus die Resorption großer Mengen sperre und daß erst bei Angebot gewaltiger Mengen die Blockade durchbrochen werde".

Da Lintzel eine große Reihe seiner Schlußfolgerungen aus der Retention ableitet, die Resorption beim Nichterscheinen des Eisens im Kote als erwiesen ansieht und diesen „Ansatz" des Eisens wiederum zur Verwertung des Eisens in Beziehung bringt, so muß ein Teil dieser Untersuchungen auch noch später bei der Frage des Schicksals des Eisens im Organismus seine Besprechung finden.

Tabelle 12. Übersicht über die Retentionsversuche Lintzels.

Verbindung	Eisenzufuhr	
	Menge in mg Fe	retiniert in mg Fe
Ferrichlorid	50	+ 15,6
„	50	+ 14,7
Ferrochlorid + Natriumchlorid	50	+ 13,6
„ + „	50	+ 15,1
Ferrosulfat	50	+ 15,6
„	50	+ 15,7
Ferrolactat	50	+ 16,3
„	50	+ 14,6
Spinat, gekocht	28,1	+ 11,5
„ „	18,4	+ 6,8
Winterkohl, gekocht	17,5	+ 7,0
Hämoglobin	130	+ 1,7
„	50	+ 0,1
„	50	+ 1,7
Ferrocyankalium	50	+ 1,3
„	50	— 0,8
„	132,2	+ 0,3
Ferrocitrat + Natriumcitrat	50	+ 0,5
„ + Citronensäure	50	+ 2,1
Ferrolactat + Natriumlactat	50	+ 0,4
Ferrilactat + Milchsäure	50	+ 0,2

Wenn Lintzel bei den Versuchen mit Ferrichlorid dieselbe Resorptionsgröße feststellt wie bei den Versuchen mit Ferrochlorid, Ferrosulfat und Ferrolactat, so gestattet zunächst das gleiche Ergebnis noch nicht die Schlußfolgerung, daß die gleiche Retention unbedingt auf die gleiche Resorption beider Verbindungen zurückgeführt werden müsse; denn es wurde oben schon gezeigt, daß Ferrichlorid, in den Magen gebracht, zunächst als eiweißfällende Verbindung mit der Magenschleimhaut oder dem Mageninhalt in Reaktion tritt, was sicherlich eine Verzögerung der Resorption des Ferrichlorids (in welcher Form immer) ebenso wie eine Verzögerung der Ausscheidung zur Folge haben muß. Das gleiche Ergebnis, das hier von Lintzel im Bilanzversuch einerseits mit Ferrichlorid, andererseits mit Ferrosulfat erhalten wurde, berechtigt somit nicht auch die gleiche Ursache, d. h. qualitativ und quantitativ gleichartige Resorption anzunehmen. Es ist gar nicht in Abrede zu stellen, daß die Ferriverbindungen schon im Magen zu einer Ferroverbindung reduziert werden und daß diese dann nach Lösung in der Salzsäure des Magens als Ferrochlorid zur Resorption gelangt. Dies geht aus den schon besprochenen Untersuchungen von Amatsu, Starkenstein und Weden u. a. mit Sicherheit hervor. Diese qualitativ nachgewiesenen Veränderungen gestatten aber noch keinen Schluß auf die quantitativen Verhältnisse, ja es ist auf Grund einer Reihe anderer noch später zu besprechenden Tatsachen anzunehmen, daß diese Umwandlung des Ferrisalzes in das entsprechende Ferrosalz nur sehr langsam vor sich geht und daß dementsprechend, wie später ebenfalls noch ausführlich besprochen wird, die Resorption des als Ferriverbindung gereichten Eisens eine quantitativ geringere ist, als es bei der gleichen Fe-Menge, die als einfaches Ferrosalz in den Magen kommt, geschieht. Auch die Tatsache, daß sich, wie später ausgeführt werden wird, sowohl in pharmakologischer wie auch in pharmakotherapeutischer Hinsicht weitgehende Unterschiede zwischen oral zugeführtem Ferrichlorid und der entsprechenden Menge Ferrochlorid ergeben, sprechen dagegen, daß beide Verbindungen zumindest in quantitativer Beziehung in gleichem Umfange zur Resorption gelangen. Daraus muß geschlossen werden, daß der im Bilanzversuche Lintzels erhaltene gleiche Ausfall in der Retention hinsichtlich Ferrichlorid und Ferrochlorid nicht auf die gleiche Ursache, d. h. nicht auf gleichartige Resorption bezogen werden darf. Ebenso kann es nicht als bewiesen gelten, daß das mit Spinat gereichte Eisen fast in gleichem Umfange zur Resorption gelangt wie das als einfaches anorganisches Ferrosalz gereichte; dagegen sprechen auch die obenerwähnten Versuchsergebnisse Heubners (s. S. 846) sowie die von Reimann und Fritsch (s. S. 815).

Eine ausführlichere Beurteilung bedarf die Deutung der Versuchsergebnisse Lintzels, welche die Resorbierbarkeit der komplexen Eisenverbindungen vom Typus des Ferricitratnatriums, insbesondere bei gleichzeitiger Anwesenheit der entsprechenden komplexbildenden Säuren, negieren. Zunächst muß darauf hingewiesen werden, daß Lintzel selbst betont, daß der negative Ausfall seines Bilanzversuches keinen Schluß auf den Umfang der Resorption gestatte, daß aber dann doch aus dem negativen Bilanzversuche weitgehende Schlußfolgerungen gezogen werden, die mit einer ganzen Reihe anderer Ergebnisse in Widerspruch stehen.

Für die Annahme Lintzels, daß die Komplexverbindungen schlecht resorbiert werden, spricht der Schluß, der aus dem Schicksal parenteral injizierten Ferrocyankaliums gezogen wird. Dieser Stoff wird nach subcutaner Injektion, wie in den späteren Abschnitten noch behandelt werden wird, zum größten Teile im Harn ausgeschieden, und dies gestattet den Schluß, daß der Anteil, der wirklich resorbiert ist, im Harn erscheinen muß. Da nun nach oraler Zufuhr des gleichen Präparates nur verhältnismäßig geringe Mengen im Harn erscheinen, so ist es gerechtfertigt, diese Mengen mit dem resorbierten Anteil zu identifizieren und den im Kot ausgeschiedenen als nichtresorbiert anzusehen.

Diese für das Ferrocyankalium sicher berechtigten Schlußfolgerungen Lintzels können jedoch keine Verallgemeinerung erfahren, zumal er bei seinen Versuchen Verbindungen als Komplexverbindungen bezeichnet, die es nicht sind.

Es wurde schon bei der Besprechung der biologischen Eigenschaften der Eisenverbindungen darauf hingewiesen, daß Lintzels Kritik der „Komplexverbindungen" auf Versuchen beruht, die eine ganz andere Deutung zulassen, als sie Lintzel gibt (vgl. hierzu S. 721).

Lintzel zählt nun in seinen Untersuchungen Ferrocitrat + Natriumcitrat und Ferrolactat + Milchsäure zu den Komplexverbindungen, und da diese Verbindungen eine negative bzw. schwach positive Bilanz zeigen, wird die schlechte Resorptionsfähigkeit solcher
Komplexe ganz allgemein negiert. Es muß nun darauf hingewiesen werden, daß weder
Ferrocitrat noch Ferricitrat und weder Ferrolactat noch Ferrilactat komplexe Eisenverbindungen mit anodisch wanderndem Fe sind, sondern daß lediglich Ferricitrat ebenso
wie Ferritartrat, Ferrimalat, dann Ferrigluconat und Ferrilactat unter bestimmten Bedingungen bei Anwesenheit von freiem Alkali in solche komplexe Eisenverbindungen
überführt werden können. Verabreicht man aber dem fertigen Komplex Ferricitratnatrium
per os, so kann dieser im Magen durch die Salzsäure in Natriumchlorid und in das
freie einfache, nichtkomplexe Ferricitrat umgewandelt werden, das erst nach der Resorption im Organismus oder im Darm wieder die Bedingungen zur Komplexbildung findet,
wenn es nicht vorher durch Reduktion und Umwandlung in $FeCl_2$ als solches zur
Resorption gelangt. In welcher Form Lintzel in seinen Versuchen Ferrocitrat verabreicht
hat, ist aus seinen Versuchen nicht zu ersehen, doch muß darauf hingewiesen werden, daß
Ferrocitrat zu den unbeständigsten Ferroverbindungen gehört und daher wohl kaum als
solche verabreicht worden sein dürfte. Auch Ferricitratnatrium oder Ferrilactat können
nicht durch Natriumcitrat in eine komplexe Ferricitratnatrium-Verbindung übergeführt
werden, da die beiden überhaupt nicht miteinander reagieren, während andererseits Ferricitrat + Natriumhydroxyd den Ferricitratnatrium-Komplex bilden. Wenn somit Lintzel
bei der Verabreichung von Ferrolactat eine gute Resorption nachweisen kann, so stimmt
dies auch vollständig mit anderweitigen Erfahrungen von der guten Resorbierbarkeit
einfacher Ferroverbindungen überein. Auch die Resorption von Ferricitrat steht nicht
in Widerspruch zu allen bisherigen Erfahrungen. Wenn er dagegen bei großen Mengen
von Natriumcitrat oder Natriumlactat keine Resorption mehr nachweisen kann, so braucht
dies nicht die Gründe zu haben, die Lintzel annimmt. Keinesfalls kann aus diesen Versuchen irgendein Schluß auf die Resorptionsgröße der komplexfähigen Eisenverbindungen
oder der fertigen Komplexe gezogen werden.

Sowohl die später noch zu besprechenden Toxizitätsversuche als auch die therapeutischen Versuche, welche mit derart komplexen bzw. komplexfähigen Eisenverbindungen
angestellt wurden, haben die Resorptionsfähigkeit dieser Verbindungen eindeutig erwiesen.
Allerdings läßt sich nicht mit Bestimmtheit sagen, ob sie wirklich als solche zur Resorption gelangen, oder erst nach vollkommener oder teilweiser Reduktion und Umwandlung
in Ferrochlorid (s. oben). Es ist natürlich nicht ausgeschlossen, daß der hochmolekulare
Komplex als solcher schlechte Resorptionsbedingungen besitzt, was mit seiner schweren
Diffusibilität in Einklang stehen würde. Schon bei den Dialyseversuchen (s. S. 726) wurde
darauf hingewiesen, daß derartige Komplexe im Gegensatz zu einfachen Salzen der gleichen
Säuren schlecht oder gar nicht dialysieren[1]; Lintzel sieht darin eine Begründung seiner
Befunde und erklärt die Nichtretention bzw. die Nichtresorption durch schwerere Diffusi-
bilität.

Demgegenüber ist wieder darauf hinzuweisen, daß in der Salzsäure des Magens, was
ja auch Lintzel hervorhebt, die Komplexe auseinandergehen und in einfache Eisenverbindungen mit anorganisch gebundenem Eisen umgewandelt werden, so daß für die Resorption die Komplexe gar nicht vorhanden sind. Auch der Zusatz der komplexbildenden
Säuren in Form ihrer Natriumsalze vermag aus ihnen, wie eben betont wurde, keine Komplexe zu bilden. Weiter steht der Annahme von der Nichtresorbierbarkeit dieser Eisenverbindungen der bereits erwähnte und später noch ausführlich zu besprechende Toxizitätsversuch entgegen. Diese Toxizitätsversuche nun läßt Lintzel aber als Beweis für
die Resorbierbarkeit dieser Verbindungen nicht gelten, sondern er meint, daß hier die
außerordentlich großen verabreichten Dosen eine „physiologische Blockadevorrichtung"
des Darms durchbrechen und daß diese Resorption großer Dosen nichts mehr mit einer
physiologischen Resorption zu tun hat.

Die Annahme der abundant großen Dosen leitet Lintzel von einer Umrechnung vom
Tierversuch auf den Menschen ab. So gelangt er zu der Schlußfolgerung, daß die für das
2 kg schwere Kaninchen gegebene Dosis zur Erzielung der gleichen Wirkung beim Menschen etwa 30 mal so groß genommen werden müsse.

Es dürfte in einem Handbuche der experimentellen Pharmakologie überflüssig sein,
an Beispielen darzulegen, daß eine solche Umrechnung selbstverständlich unzulässig ist,
da ja eine ganz große Anzahl der wirksamen Arzneistoffe beim Menschen oft eine kaum
wesentlich größere Dosis zur Wirkung benötigt, als es jene ist, die im Tierversuche zur
Anwendung gebracht werden muß. Vielfach ist es sogar umgekehrt. In der Tat stellt

[1] Starkenstein, E.: Beitrag zur Pharmakologie des Eisens. Arch. f. exper. Path.
118, 131 (1926).

sich gerade bei diesen Eisenverbindungen, wie später noch dargelegt werden wird, heraus, daß die für den Menschen notwendigen therapeutischen Dosen nicht viel größer sind als diejenigen, die zur Erzielung der gleichen Wirkung im Tierversuch benötigt werden. Auch die von Lintzel in seinen Tierversuchen verwendeten Dosen stehen keineswegs in der von ihm geforderten Relation zum Körpergewicht des Menschen bzw. zu den bei diesen als wirksam befundenen Eisenmengen.

Da nun der Toxizitätsversuch sowie der therapeutische Versuch beim Menschen die Resorption dieser Eisenverbindungen eindeutig beweist, ist Lintzel zur Verteidigung seiner Behauptung genötigt, eine Reihe von Hilfshypothesen heranzuziehen, die gewissermaßen als ein Deus ex machina solche Widersprüche beseitigen sollen. So deutet Lintzel die gegenteiligen Befunde derart, daß bei plötzlich abundanter Eisenzufuhr zunächst merkliche Eisenmengen retiniert werden, daß aber dann der Körper über einen Mechanismus verfügt, weitere Eisenansätze stark einzuschränken, um wiederum in das Gleichgewicht von Zufuhr und Ausscheidung zu kommen. Diese physiologische „Sperrung der Resorption", die als eine „Blockade des Darms gegen weitere Eisenaufnahme" von Lintzel angesehen wird, dürfte wohl als eine teleologische Hilfshypothese angesehen werden, die durch eine andere Beurteilung der bisher vorliegenden Untersuchungsergebnisse leicht entbehrlich gemacht werden kann.

Es wäre recht wohl denkbar, daß gewisse Eisenverbindungen in kleinen Dosen nicht resorbiert werden können, wohl aber in größeren Dosen, wenn sie durch ihre physikalischen Eigenschaften zu einer Schädigung der Magen- oder Darmwand führen und wenn erst der entstandene Schleimhautdefekt Resorptionsbedingungen schaffen würde; aber gerade für diese komplexen Eisenverbindungen, die selbst in starker Konzentration weder eiweißfällend noch sonst irgendwie reizend oder ätzend wirken, ist diese Voraussetzung nicht gegeben.

Es ist somit hier zu sagen, daß alle diese Überlegungen zwar keine absolut beweisende Begründung dafür geben können, warum Lintzel in seinen Bilanzversuchen mit den komplexfähigen Salzen und im Gegensatz zu den anderen geprüften Eisenverbindungen zu keiner positiven Bilanz kommt; doch ebensowenig erscheint die von Lintzel gezogene Schlußfolgerung durch seine Versuche berechtigt zu sein.

Jüngst hat auch G. Wallbach[1] den Bilanzversuch zum Studium der Eisenresorption verwendet. Er suchte durch Bestimmung des mit dem Kote ausgeschiedenen Eisens beim Kaninchen, dem eine bestimmte Eisenmenge zugeführt wurde, den Umfang der Resorption zu ermitteln und dabei besonders den Wert der chemischen Untersuchungsmethode jenem der mikroskopischen gegenüberzustellen, die Wallbach auch vielfach für gleiche Zwecke angewendet hat und von der später noch die Rede sein wird. Es erscheint jedoch nicht notwendig, auf die chemischen Untersuchungen Wallbachs hier näher einzugehen, da sie an Kaninchen ausgeführt wurden, wo eine Kotabgrenzung kaum möglich ist, weil sie weiter alle bereits gegen den Bilanzversuch vorgebrachten Einwände unberücksichtigt lassen und weil sie auch die chemischen Qualitätsunterschiede, die bei solchen Versuchen berücksichtigt werden müssen, nicht entsprechend in Betracht ziehen. Aus diesem Grunde sind auch die Ergebnisse dieser Versuche sehr ungleichmäßig und führen hinsichtlich der qualitativen und quantitativen Resorption von Eisenverbindungen verschiedener Zusammensetzung zu Schlußfolgerungen, die mit den meisten anderen und besser fundierten Ergebnissen in starkem Widerspruch stehen. Demgegenüber erweisen sich die histochemischen Untersuchungen Wallbachs nach verschiedener Richtung hin als wertvoll für die Beurteilung der Resorptionsfrage, und dieser Teil seiner Untersuchungen soll auch in den entsprechenden Kapiteln ausführlich behandelt werden.

In einer anderen Form wurde der Bilanzversuch von Reimann und Fritsch[2] durchgeführt und für die Beurteilung der Eisenresorption verwertet.

[1] Wallbach, G.: Die Histologie und Chemie des Eisenstoffwechsels in vergleichender Betrachtung. Z. exper. Med. 83, 641 (1932). — [2] Reimann, F., u. Fritsch: Med. Klin. 1933, Nr 11.

5 Patienten mit aregenerativer eisenempfindlicher Anämie erhielten in einer Vorperiode eisenarme, aber calorisch ausreichende Kost; die Eisenausscheidung im Stuhle war konstant und betrug etwa 8—10 mg pro die. Dann erhielten die Patienten 8—28 Tage hindurch Ferrochlorid (100 mg pro die) der Nahrung zugesetzt. In einer 14 tägigen Nachperiode wurde die Eisenausscheidung weiter verfolgt und die rasche Abnahme der Eisenausscheidung festgestellt.

Wie die folgende Tabelle zeigt, wurde Eisen in relativ großer Menge retiniert (bis zu 50%). Gleichzeitig wurde der Blutbefund und besonders der Hämoglobinspiegel verfolgt und die Gesamtmenge berechnet, so daß es möglich war, nicht nur das Steigen des Hämoglobins zu verfolgen, sondern auch den Gesamtzuwachs an Hämoglobin zu ermitteln, der während der Eisenverabreichung erfolgt war. Durch eine einfache Umrechnung konnte die Eisenmenge ermittelt werden, die dem Hämoglobinzuwachs entspricht, und mit der retinierten Eisenmenge sowie mit der verabreichten Eisendosis verglichen werden kann. Dabei ergab sich, daß die Menge des Eisens, welches zum Hämoglobinaufbau verwendet wurde, viel kleiner ist als die gesamte retinierte Eisenmenge. Daraus schlossen Reimann und Fritsch, daß der größte Teil des zugeführten Eisens zwar resorbiert und in Beschlag genommen wurde, ohne jedoch vollständig bei der Blutbildung verwendet worden zu sein. Sie schlossen weiter daraus, daß bei den Anämien ein allgemeiner Mangel an Eisen vorliegen muß, weil bei diesen Fällen wesentlich mehr von der zugeführten Fe-Menge retiniert wurde als in ähnlichen Versuchen Lintzels an normalen Menschen.

Tabelle 13. Bilanzversuche von Reimann u. Fritsch.

Vers.-Nr.	Fe-Einfuhr		Retiniert		Hämoglobinzunahme entsprechend			
	in mg	in Tagen	mg	%	Sahli	Fe	Proz. von Retention	Proz. von Einfuhr
1	810	8	426	52,5	11	163	38,2	20,0
2	1225	14	504	41,7	20	440	87,3	35,9
3	1400	14	495	35,3	22	386	77,9	27,5
4	2100	21	1130	53,8	24	393	34,7	18,7
5	2800	28	1466	52,4	54	640	43,7	22,8

In diesen Bilanzversuchen sehen Reimann und Fritsch den Beweis, daß es sich bei der Eisentherapie um eine Substitutionstherapie oder vielleicht richtiger um eine Komplettierungstherapie handelt und daß es die Bilanzversuche ermöglichen, den Effekt der Therapie geradezu zahlenmäßig auszudrücken und von einem Nutzeffekt zu sprechen. Dieser Nutzeffekt wird bei Verwendung von Ferrochlorid mit ungefähr 20% der verabreichten Menge angegeben.

Diese Art des Bilanzversuches hat somit den Vorteil, daß nicht der Retentionswert als Nutzeffekt angesehen wird, sondern nur jener Wert, der sich in dem zum Hämoglobinaufbau tatsächlich verwendeten Eisen ausdrückt. Will man nicht annehmen, daß vielleicht gar nicht das retinierte Eisen zum Hämoglobinaufbau verwendet wurde, sondern daß vielleicht als Folge einer rein pharmakologischen (katalytischen) Eisenwirkung anderes im Körper befindliches Eisen jetzt zum Hämoglobinaufbau verwendet werden kann, will man somit dem zustimmen, daß das zum Hämoglobinaufbau tatsächlich verwendete Eisen ein Teil des zugeführten ist, dann kann man mit Recht sagen, daß hierin ein genau meßbarer Nutzeffekt zum Ausdruck kommt, welcher als absolutes Maß für die stattgefundene Resorption verwendet werden kann. Unabhängig von diesem Nutzeffekt glauben aber Reimann und Fritsch auch den übrigen retinierten Teil des zugeführten Eisens als sicheres Resultat anführen zu dürfen.

Da nach den oben erwähnten Versuchen von Lintzel nur etwa 15% der zugeführten Menge retiniert wurde, in den vorliegenden Versuchen dagegen etwa 50%, schließen Reimann und Fritsch, daß eben der Anämische einen Eisenhunger habe und größere Mengen Eisen resorbiere und retiniere als der Normale und daß von dem retinierten Eisen ein Teil zum Hämoglobinaufbau verwendet, der andere entweder anderen Zwecken oder Eisendepots zugeführt wird. Um solche Schlußfolgerungen ziehen zu können, erscheint es aber doch nötig, mit der gleichen Methode und mit der gleichen Eisenmenge sowie der gleichen Eisenverbindung dieselben Versuche an Nichtanämischen zu wiederholen, um wirklich feststellen zu können, daß der Anämische mehr Eisen retiniere als der Normale. Dann könnte in der Tat aus dem Bilanzversuch ein weitgehender Schluß auf die Resorption in Abhängigkeit vom jeweiligen Zustand des Organismus gezogen werden. Solange solche Versuche nicht vorliegen, kann aber nicht mit Sicherheit gesagt werden, ob der nicht ausgeschiedene Teil wirklich resorbiert wurde oder nicht, noch weniger, ob er wirklich nach Retention und Resorption auch verwertet wurde. Dies kann mit größter Wahrscheinlichkeit nur von jenem Teile gesagt werden, der der Hämoglobinzunahme entspricht.

f) Histochemischer Eisennachweis in den einzelnen Abschnitten des Magendarmkanals.

Im Jahre 1850 hat A. Mayer in seiner bereits mehrfach zitierten Dissertation mitgeteilt, daß nach intravenöser Einspritzung von Ferrum sulfuricum und Ferrum lacticum der Darminhalt der zu den Versuchen verwendeten Katzen nach Zusatz von Ammoniumsulfid schwarz gefärbt wird und daß auch bisweilen die Schleimhaut des Magendarmkanals beim Betupfen mit Ammoniumsulfid eine grünliche Verfärbung annimmt. Durch diese Beobachtung war zum ersten Male auf Grund einer makrochemischen Eisenreaktion im Gewebe die oben bereits besprochene wichtige Tatsache festgestellt worden, daß parenteral injiziertes Eisen im Darm erscheint, jene Feststellung, die sich für die Beurteilung der Bilanzversuche als so ungemein wichtig erwiesen hat. A. Mayer hatte somit als erster ein chemisches Reagens zum Nachweise des Eisens im Gewebe benützt und damit die Grundlage für die Bearbeitung einer ganzen Reihe von Fragen geschaffen, welche die Lokalisation des Eisens in den Geweben verschiedener Organe betreffen. Im Jahre 1861 hat Grohe[1] die Kaliumferrocyanid-Salzsäurereaktion zum Eisennachweis im Gewebe für mikrochemische Untersuchungen angegeben, und im Jahre 1867 hat Perls[2] diese Reaktion zum Nachweis des Eisens in den Geweben weiter ausgebaut. Sie wurde dann von Stender[3], Samojloff[4] und Lipski[5] bei den Eisenstudien, die im Pharmakologischen Institut Koberts in Dorpat ausgeführt wurden, zum mikrochemischen Eisennachweis in den Geweben verwendet.

Nach A. Mayer haben dann Bidder und Schmidt[6] den mikrochemischen

---

[1] Grohe: Zur Geschichte der Melanämie. Virchows Arch. **20**, 306 (1861). — [2] Perls: Nachweis von Eisenoxyd in verschiedenen Pigmenten. Virchows Arch. **39**, 42 (1867). — [3] Stender, E.: Mikroskopische Untersuchungen über die Verteilung des in großen Dosen eingespritzten Eisens im Organismus. Arb. pharmak. Inst. Dorpat **7** (1891). — [4] Samojloff, A.: Über das Schicksal des Eisens im tierischen Organismus. Arb. pharmak. Inst. Dorpat **2** (1891). — [5] Lipski, S.: Über die Ablagerung und Ausscheidung des Eisens aus dem tierischen Organismus. Arb. pharmak. Inst. Dorpat **9**, 62 (1893). — [6] Bidder, F., u. C. Schmidt: Verdauungssäfte und Stoffwechsel. Mitau-Leipzig 1852.

Eisennachweis zum Studium der Resorption des Eisens aus dem Magendarmkanal und der Wiederausscheidung in den Darm herangezogen.

Im Jahre 1868 und 1877 hatte Quincke[1] die Schwefelammonreaktion sowie die mit Ferrocyankalium und Salzsäure zum Eisennachweis in den Geweben verwendet und in einem Anhang zu seiner Arbeit über Siderosis, insbesondere über das Schwefelammonium als mikrochemisches Reagens und über dessen Verwendbarkeit zum mikrochemischen Eisennachweis ausführlichere Angaben gemacht. Später wurde diese Reaktion von E. Neumann[2], Kunkel[3] u. a. zum Eisennachweis benützt. Insbesondere waren es Hochhaus und Quincke[4], welche die Schwefelammonreaktion zum Nachweis des Eisens und insbesondere zur Feststellung der Stellen, von wo aus die Resorption erfolgt, verwendeten.

Die meisten der auf diese Fragen sich beziehenden Arbeiten wurden von Erich Meyer[5] und in neuerer Zeit ausführlichst von Wallbach[6] zusammenfassend und kritisch besprochen. Da aber seither verschiedene Tatsachen auf dem Gebiete des Eisenstoffwechsels und der Eisenpharmakologie bekannt wurden, welche die aus den mikrochemischen Untersuchungen gezogenen Schlußfolgerungen nach verschiedener Richtung hin beeinflussen, dürfte es zweckentsprechend sein, zunächst das Tatsachenmaterial gemäß den Darstellungen von E. Meyer und G. Wallbach wiederzugeben und dann erst jene Schlußfolgerungen zu ziehen, die unter Mitberücksichtigung der chemisch-pharmakologischen Tatsachen aus den histochemischen Untersuchungen als derzeit geltend angesehen werden dürfen.

Hochhaus und Quincke stellten ihre Versuche an Mäusen an, die mit geriebenem Schweizerkäse gefüttert wurden und an den Versuchstagen Carniferrin, Ferratin, Eisenoxyd, Pepton und Eisenhydroxyd zur Nahrung zugesetzt erhielten. Bei den histochemischen Untersuchungen wurden im Magen stets nur in der Submucosa kleinere Herde von eisenhaltigen Zellen gefunden. Stets konnte in der Schleimhaut des Duodenums innerhalb der Epithelien besonders dicht nahe der Oberfläche eine Häufung mit Schwefelammon sich schwarz färbender Körnchen gefunden werden. Nach Aussetzen der Eisennahrung war diese Färbung mit der erwähnten Reaktion geringer, und bei Tieren, die noch zwei weitere Tage ohne Eisennahrung lebten, war sie überhaupt nicht mehr nachweisbar. Nur ausnahmsweise wurde das Zellprotoplasma der Duodenalepithelien grünlich verfärbt. Dort, wo die Zellen sich färbten, zeigte auch das Zottenstroma eine diffuse Grünfärbung; bisweilen wurden auch dort gruppenweise gelagerte, durch das Ammoniumsulfid gefärbte Körnchen gefunden. Im übrigen Dünndarm konnte mit der angewandten Methodik Eisen nicht nachgewiesen werden. Stets wurde das Eisen im oberen Dickdarm gefunden, und zwar gaben die fixen und die Wanderzellen hier eine körnige und eine diffuse Reaktion. Sehr ausgesprochen war diese diffuse Verfärbung in der Submucosa. Die Epithelien des Dickdarms gaben nur selten eine teils diffuse, teils körnige Reaktion. Die untere Schleimhaut zeigte auch bei normalen Mäusen Eisenreaktion. Bisweilen wurden von Hochhaus und Quincke eisenbeladene Leukocyten zwischen den Drüsen, das Epithel durchwandernd, gesehen. Ungefähr die gleichen Ergebnisse erhielten sie bei Ratten, Meerschweinchen und Kaninchen; dagegen war es ihnen nicht gelungen, beim normalen oder bei einem mit Eisenpeptonkäse gefütterten Hunde eisenführende Zellen im Darmkanal zu finden. Die Untersuchungen ergaben bei Anwendung der genannten Eisenpräparate stets das gleiche Resultat. Hochhaus und Quincke kamen auf Grund ihrer histochemischen Untersuchungen zu der Schlußfolgerung, daß die zugeführten Eisenpräparate und ihrer Meinung nach auch das Nahrungseisen ausschließlich im Duodenum resorbiert werden

---

[1] Quincke, H.: Über Siderosis, Eisenablagerungen in einzelnen Organen des Tierkörpers. Festschrift zum Andenken an Albrecht v. Haller. Bern 1877. — [2] Neumann, E.: Beiträge zur Kenntnis der pathologischen Pigmente. Virchows Arch. 111, 25 (1888). — [3] Kunkel, A.: Zur Frage der Eisenresorption. Pflügers Arch. 50, 1 (1891). — [4] Hochhaus, A. u. H. Quincke: Über Eisenresorption und Ausscheidung im Darmkanal. Arch. f. exper. Path. 37, 159 (1896). — [5] Meyer, Erich: Über Resorption und Ausscheidung des Eisens. Erg. Physiol. 5, 722 (1906). — [6] Wallbach, G.: Über die mikroskopisch sichtbaren Äußerungen der Zelltätigkeit. Darstellung einer funktionellen Zellmorphologie. Erg. Path. 24, 93 (1931).

und daß die Ausscheidung nur durch die Schleimhaut des Coecums und des Dickdarms erfolge. Die einzelnen Darmteile seien je nach der Tierspezies in verschiedenem Grade an der Ausscheidung beteiligt.

Schon vor Hochhaus und Quincke veröffentlichte Macallum[1] Untersuchungen, die zu ähnlichen Ergebnissen geführt haben. Auch er war dabei zu dem Schluß gekommen, daß die Eisenresorption nach Zufuhr kleiner Eisengaben im Duodenum nach Zufuhr größerer im ganzen Dünndarm erfolge.

Halle[2] fand bei seinen mikrochemischen Untersuchungen der Eisenresorption gleichfalls deutlich nur in den Epithelien des Duodenums, deutlicher in denen des Jejunums und gar nicht nachweisbar in denen des Ileums. Später hat Gaule[3] aus Ergebnissen, die mit der von Hall verwendeten Methode des mikroskopischen Nachweises des Eisens gewonnen wurden, geschlossen, daß die Resorption sowohl der anorganischen als auch der organischen Eisenverbindungen nur im Duodenum, nicht im Magen oder im übrigen Dünndarm erfolge. Die Aufsaugung geschieht durch die Darmepithelien und die zentralen Lymphgefäße der Zotten. Das in den Darm gebrachte Eisen lasse sich bereits 2 Stunden nachher in den Pulpazellen nachweisen.

Sehr ausführlich wurden die hier in Behandlung stehenden Fragen mit der von Quincke angewendeten Methode von E. Abderhalden[4] studiert. In diesen Versuchen hatten Ratten, Kaninchen, Meerschweinchen, Hunde und Katzen in einer Versuchsreihe anorganische Eisensalze, in einer zweiten Normalnahrung mit Nahrungseisen in organischer fester Bindung und in einer dritten Hämoglobin- bzw. Hämatineisen erhalten. Dabei wurde insbesondere darauf geachtet, daß die Tiere nicht auch anderes Eisen, z. B. durch Benagen der Eisenteile des Käfigs, aufnehmen konnten. Die Eisenmengen wurden möglichst niedrig gehalten, um denen nahezukommen, die normalerweise dem Organismus zugeführt werden. Zum Resorptionsnachweis wurde die Schwefelammonreaktion verwendet. Diese Untersuchungen führten Abderhalden zu dem Schluß, daß das normale Eisen resorbiert werde, und zwar vorwiegend im Duodenum, und daß hierbei der gleiche Weg und Modus der Resorption eingehalten werde wie bei Zufuhr einer gemischten normalen Nahrung. Aus den Versuchen mußte aber weiter geschlossen werden, daß auch das Hämoglobin resp. Hämatin prinzipiell gleiche, nur quantitativ andere Resorptionsbedingungen besitzt. Die Frage, ob auch dem Magen und übrigen Dünndarm ein Anteil an der Resorption zukomme, ließ Abderhalden unentschieden, doch betont er ausdrücklich, daß diese beiden Abschnitte des Magen-Darmrohrs nach Zufuhr der Eisenverbindungen eine diffuse Grünfärbung zeigten.

Mit Recht betont Erich Meyer[5] bei der zusammenfassenden Besprechung dieser Versuche, daß das wichtigste Resultat dieser Untersuchungen Abderhaldens in dem Nachweis liegt, daß die Resorption des Nahrungseisens, mindestens teilweise, ebenso vor sich geht wie die jener Eisenverbindungen, in denen das Eisen einfach anorganisch gebunden ist. Weiter konnte Abderhalden zeigen, daß nach Zufuhr einer nicht eisenfreien Normalnahrung das darin enthaltene Eisen weder direkt noch im Duodenalinhalt nachweisbar sei, daß aber die Epithelzellen der Darmwand eine Schwefelammonreaktion geben. Daraus wurde gefolgert, daß die Eisenverbindungen der Nahrung, soweit sie an dieser Stelle des Darmkanals durch die Epithelien in nachweisbarer Form resorbiert werden, teilweise eine intracelluläre Zersetzung erfahren mußten.

Wie aus den bereits bisher besprochenen Arbeiten ersichtlich ist, wurde die Schwefelammonreaktion ebenso wie die Reaktion mit Ferrocyankalium und HCl nicht nur zur Feststellung benützt, ob eine Resorption überhaupt stattfindet, sondern, wie schon einleitend hervorgehoben wurde, auch zur Untersuchung, in welchen Teilen des Magen-Darmrohrs sie erfolgt.

[1] Macallum, A. B.: On absorption of the iron in the animal body. J. of Physiol. 16, 268 (1884). — [2] Hall, S.: Über die Resorption des Carniferrins. Arch. f. Physiol. 5, 455 (1894). — [3] Gaule, J.: Über den Modus der Resorption des Eisens und das Schicksal einiger Eisenverbindungen im Verdauungskanal. Dtsch. med. Wschr. 22, 289 (1896). — [4] Abderhalden, E.: Die Resorption des Eisens, sein Verhalten im Organismus und seine Ausscheidung. Z. Biol. 39, 113 (1900). — [5] Meyer, Erich: Über Resorption und Ausscheidung des Eisens. Erg. Physiol. 5, 722 (1906).

Wild[1] hatte angegeben, daß die Resorption des Eisens auch vom Magen aus erfolgt. Demgegenüber ist Kunkel[2] zu dem Schluß gekommen, daß wenigstens beim Fleischfresser die Resorption von Eisensalzen im Magen, wenn überhaupt, so nur sehr gering sei, was in Übereinstimmung mit den Angaben von Hochhaus und Quincke sowie von Gaule steht, während Abderhalden diese Frage der Resorption der Eisensalze vom Magen aus unentschieden ließ. Diese Frage konnte später mit anderer Methodik gelöst werden[3].

Mit den Fragen der Resorption unter Berücksichtigung des histochemischen Eisennachweises in den Organen hat sich R. Schneider[4] eingehend befaßt. Seine Untersuchungen beziehen sich zum großen Teile auf die Verteilung des Eisens in den verschiedenen Organen bei niederen und höheren Tieren. Soweit diese Untersuchungen die Resorption betreffen, seien sie hier schon angeführt: Schneider glaubt, daß das Eisen zwar nicht nur vom Darmkanal aus in die Gewebe der niederen Tiere eindringt, daß dies jedoch der Hauptweg für eine Anzahl von Formen sei (Tubifex, Lumbricus, Lumbriculus). Das auf diese Weise resorbierte Eisen wandert dann zur Leber, zu den peripheren Drüsen, den Bindegeweben, den Muskeln und schließlich zu Teilen des Außenskelets bis zu den Borsten. Bei dieser zentrifugalen Verteilung des Eisens, bei welcher das Blut die wichtigste Rolle spielt, gibt es nur gelegentlich eine Unterbrechung, die in der Wiederausscheidung in den Darm liegt.

Swirski[5] fand im Schleim des Lumens der Lieberkühnschen Drüsen positive Eisenreaktion und glaubt, daß es sich hier um Eisenverbindungen handelt, die aus dem Darmlumen in die Mündung und in das Lumen dieser Drüsen übertreten, sich also auf dem Wege der Resorption befinden. Sattler[6] dagegen glaubt, daß es sich hier um sezerniertes Eisen handle, und schließt sich damit der Ansicht Macallums[7] an.

Berry[8] war zu dem Schluß gekommen, daß sich durch die gewöhnlichen Eisenreagenzien (Schwefelammon, Rhodanid, Ferrocyankalium) im Magen, Darm und den Epithelien von Tieren kein Eisen nachweisen lasse, das per os oder subcutan gegeben wurde, das sich also in Resorption oder Ausscheidung befunden haben müsse. Der negative Befund wird dadurch zu erklären versucht, daß entweder sehr wenig Eisen da sei, daß es durch Reagenzien nicht nachgewiesen werden könne, oder daß es in einer solchen organischen Verbindung vorliege, die mit den betreffenden Reagenzien nicht reagiere.

---

[1] Wild, E.: Über die Resorption und Sekretion der Nahrungsbestandteile des Schafes. J. Landw. **22**, 1 (1874). — [2] Kunkel, A.: Zur Frage der Eisenresorption. Pflügers Arch. **50**, 1 (1891). — [3] Vgl. hierzu E. Starkenstein: Arch. f. exper. Path. **127**, 101 (1927). — [4] Schneider, R.: Über die Eisenresorption in tierischen Organen und Geweben. Abh. preuß. Akad. Wiss., Physik.-math. Kl. **1888** — Neue histologische Untersuchungen über die Eisenaufnahme in den Körper des Proteus. Sitzgsber. preuß. Akad .Wiss., Physik.-math. Kl. **2**, 887 (1890) — Das Eisen im Körper meerbewohnender Tiere. Naturwiss. Rdsch. **4**, 545 (1889) — Verbreitung und Bedeutung des Eisens im animalischen Organismus. Verh. physiol. Ges. Berlin 1889. Arch. f. Physiol. **1890**, 173 — Die neueste Beobachtung über natürliche Eisenresorption. Mitt. zool. Stat. Neapel **12** (1895) — Verbreitung und Bedeutung des Eisens im animalischen Körper. 64. Verh. Ges. dtsch. Naturforsch., Halle **1891**, 111. — [5] Swirski, G.: Über die Resorption und Ausscheidung des Eisens im Darmkanal der Meerschweinchen. Pflügers Arch. **74**, 466 (1899). — [6] Sattler, H.: Über Eisenresorption und Ausscheidung im Darmkanal bei Hunden und Katzen. Arch. f. exper. Path. **52**, 326 (1905). — [7] Macallum, A. B.: On the Demonstration of the Presence of Iron in Chromatin by Microchemical Methods. Proc. Roy. Soc. Lond. **50**, 277 (1891) — Contributions to the Morphology and Physiology of the Cell. Trans. Canad. Inst. **1**, 247 (1891) — Studies on the Blood of Amphibia. Ebenda **2**, 221 (1893) — On the Absorption of Iron in the Animal Body. J. of Physiol. **16**, 268 (1894) — On the Distribution of Assimilated Iron Compounds, other than Haemoglobin and Haematins in Animal and Vegetable Cells. Quart. J. microsc. Sci. **38**, 175 (1895) — On a new method of distinguishing between organic and inorganic compounds of iron. J. of Physiol. **22**, 92 (1897) — On the Cytology of non-nucleated organism. Trans. Canad. Inst. **6**, 439 (1899). — [8] Berry, P. R.: Zur Frage der Eisenresorption. Diss. Zürich 1892 — Chem. Zbl. **1893 I**, 263.

Die Resorption des Eisens im Verdauungskanal von Blatta orientalis untersuchte Metalnikoff[1]. Aus Fütterungsversuchen mit Brot, welches mit Lösung von Ferrum oxydatum saccharatum getränkt worden war, wurde geschlossen, daß das Eisen ausschließlich im hinteren Abschnitt des Darms resorbiert werde; denn dieser Teil gebe eine so intensive Eisenreaktion mit Berlinerblau sowie mit Schwefelammon, daß er einerseits diffus blau, andererseits ganz schwarz erschien, während der übrige Teil des Verdauungskanals farblos blieb. Die Epithelzellen des Enddarms waren mit Körnchen erfüllt, welche die Eisenreaktion gaben. Metalnikoff schloß, daß das Eisen in die Zellen durch feinste Kanälchen gelange, welche in den Nadeln des den Darm von innen auskleidenden Chitinsaumes verlaufen. Nach diesen Versuchen wäre allerdings an die Möglichkeit zu denken, daß das nichtresorbierte Eisen gerade in diesem Abschnitt bei den Untersuchungen angetroffen würde. Es konnte jedoch bei Injektion von Eisenlösungen in die Leibeshöhle die gleiche Anhäufung des Eisens im Enddarm beobachtet werden. Ebenso konnte bei Kontrolltieren Eisen im Enddarm gefunden werden, jedoch in viel geringerer Menge. Durch diese Versuche ist natürlich ebenso wie bei den übrigen in keiner Weise zu entscheiden, ob es sich um Eisen auf dem Wege der Resorption oder um in Ausscheidung begriffenes Fe handelt.

Hári[2] dagegen fand bei Hunden, die mit Ferrum hydrogenio reductum gefüttert wurden, eine Resorption in den Epithelien des Fundus und des Pylorusanteils.

Cloetta[3] hatte Mäusen eine Eisennucleinverbindung verabreicht, die das Eisen in einer mit Schwefelammon nicht nachweisbaren Form enthielt, wodurch es den „lösenden" Einflüssen des Duodenums gegenüber widerstandsfähiger sein sollte. Er fand bei Verabreichung dieser Substanz in den Epithelien der Dünndarmzotten mit Schwefelammon färbbare Niederschläge. Diese Versuche stehen in Übereinstimmung mit den bereits zitierten von Macallum und mit Untersuchungen, die Nathan[4] bei Verfütterung von Eisen-Somatose durchgeführt hat.

Die Unterschiede, die in den bisher mitgeteilten Arbeiten hinsichtlich der Resorptionsvorgänge festgestellt wurden, sind vielfach auf die verschiedenartige Bewertung der Schwefelammonreaktion zurückzuführen. Während einzelne Autoren nur das Vorkommen körniger, mit Schwefelammon färbbarer Niederschläge berücksichtigen, lassen andere auch diffuse Verfärbungen der Gewebe als positiven Nachweis gelten. Selbstverständlich spielt das verwendete Eisenpräparat, insbesondere hinsichtlich seiner Eisenmenge und seiner Eisenbindung zeitlich-quantitativ bei den Vergleichen der Resultate eine große Rolle; gerade diese Unterschiede haben aber fast nirgends ausreichend Berücksichtigung gefunden. Die zutage getretenen Widersprüche werden besonders manifest, wenn man die Unterschiede berücksichtigt, die einerseits bei der makroskopischen Betrachtung des mit Schwefelammon behandelten Gewebes, andererseits bei dessen mikroskopischen Untersuchung erhalten werden.

Der erste, der auf diese Unterschiede hingewiesen hat, war Tartakowsky[5]. Dieser lehnte sich bei seiner mikrochemischen Methode zum Nachweis des Eisens in den Geweben zwar dem von Halle angegebenen Verfahren an; da dieses aber nur einen geringen Teil des abgelagerten Eisens erfaßt, änderte er die Hallsche Methode folgendermaßen ab:

Die Organstücke kamen zuerst in das von Halle angegebene Reagens (95 ccm 70 proz. Alkohol + 5 ccm Schwefelammonium), in dem sie 24 Stunden liegenblieben, hierauf für 24 Stunden in absoluten Alkohol, dem einige Tropfen Schwefelammonium zugesetzt waren. Sodann erfolgte die Umwandlung des gebildeten Schwefeleisens in Berlinerblau. Hierzu werden die Organstücke leicht ausgewaschen, dann 15—30 Minuten in einer 1,5 proz. Ferrocyankaliumlösung belassen, dann 5—10 Minuten in 0,45 proz. Salzsäure gebracht und

[1] Metalnikoff, S.: Über die Absorption des Eisens im Verdauungskanal von Blatta orientalis. Bull. Akad. Wiss. St. Petersburg 1896. — [2] Hári, P.: Über die Eisenresorption im Magen und Duodenum. Arch. Verdgskrkh. 4, 160 (1898). — [3] Cloetta, M.: Kann das medikamentöse Eisen nur im Duodenum resorbiert werden? Arch. f. exper. Path. 44, 363 (1900). — [4] Nathan, Dtsch. med. Wschr. 1900, 132. — [5] Tartakowsky, S.: Über die Resorptionswege des Eisens beim Kaninchen. Pflügers Arch. 100, 568 (1903) — Über die Resorption und Assimilation des Eisens. Ebenda 101, 423 (1904).

weiter einige Stunden in destilliertes Wasser gelegt. Hierauf werden sie in gewöhnlicher Weise in Paraffin eingebettet. Die Schnitte werden mit destilliertem Wasser angeklebt und zum Schluß wie gewöhnlich in Canadabalsam eingebettet. Auch zur makroskopischen Untersuchung wurden Organteile in ähnlicher Weise behandelt. Die zu diesen Versuchen verwendeten Kaninchen erhielten gewöhnlich mit dem Grünfutter metallisches Eisen in Dosen von 0,05—0,19 pro die zugeführt. Die Tiere wurden hierauf durch Verbluten getötet.

Zwischen den Eisentieren und den normalgefütterten ließen sich nur quantitative Unterschiede nachweisen. Der Charakter der Reaktion war bei beiden Gruppen der gleiche.

Tartakowsky glaubte gerade in der diffusen Reaktion einen Anhaltspunkt dafür zu sehen, daß das Eisen in gelöstem Zustande die Zotten durchdringe und dabei von den Zellen aufgenommen werde. Es schien ihm am wahrscheinlichsten, daß das Eisen dabei in einer Eisenalbuminatverbindung vorliege; gerade das Vorliegen einer diffusen Verfärbung sah Tartakowsky als Ausdruck des Resorptionsvorganges an. Er fand diese nicht nur im Duodenum, sondern im ganzen Dünndarm und besonders deutlich im Dickdarm; aber auch im Magen konnte die diffuse Verfärbung insbesondere bei mikroskopischer Betrachtung nachgewiesen werden, woraus auch auf eine Resorption vom Magen aus geschlossen wurde. Zum Unterschiede von anderen Autoren schloß Tartakowsky aus dem Nachweis der histochemischen Eisenreaktion im Dickdarm, daß dort auch die Resorption und nicht nur die Ausscheidung des Eisens erfolge. Tartakowskys Anschauung steht somit auch hinsichtlich der morphologischen Beurteilung des chemischen Eisennachweises in einem Gegensatz zur Anschauung von Hochhaus und Quincke, welche aus dem Nachweise der Granula schlossen, daß das Eisen in körniger Form, etwa wie Fett-Tröpfchen, aus dem Darm resorbiert werde.

Aus diesen Gegenüberstellungen mußte somit schon der Schluß gezogen werden, daß die Eisenresorption im ganzen Darmrohr erfolgen könne und daß die Form der Resorption keine einheitliche sei.

Dieser Ansicht schließt sich auch Hück[1] an, der hierbei betont, daß die mikrochemische Eisenreaktion keine zu weitgehende Bedeutung erlangen könne, insbesondere aus dem Grunde, weil die komplexen Eisensalze sich in ihren Reaktionen von anderen verschieden verhalten. Obwohl er sowohl im Dünndarm wie im Blinddarm und auch im Dickdarm beim Kaninchen — beim Kaninchen besonders stark im Rectum — positive Eisenreaktionen erhielt, bezweifelt er doch, daß aus diesen Befunden weitgehende Schlüsse auf den Resorptionsvorgang gezogen werden dürfen.

In neuerer Zeit hat sich mit diesen Fragen G. Wallbach[2] ausführlich beschäftigt. Dieser hat an weißen Mäusen, welche in normalem eisenfreiem Zu-

---

[1] Hück, Werner: Beiträge zur Frage der Aufnahme und Ausscheidung des Eisens im tierischen Organismus. Inaug.-Diss. Rostock 1905 — Die physiologische Pigmentierung. Handb. d. allg. Pathologie v. Krehl-Marchand 3 II, 2. Leipzig 1921. —
[2] Wallbach, G.: Über die Entstehung des Hämosiderins vom Standpunkte der Zellaktivität betrachtet. Verh. dtsch. pharmak. Ges., 22. Tagung 1927, 163 — Studien über die Zellaktivität. Histogenetische Untersuchungen über den Eisenpigmentstoffwechsel. Z. exper. Med. 63, 426 (1928) — Experimentelle Untersuchungen über Verteilung und Ablagerung einiger medikamentöser Eisenpräparate. Ebenda 75, 353 (1931) — Über die durch funktionelle Umstimmung des Organismus bewirkte Veränderung des Eisenstoffwechsels. Ebenda 75, 378 (1931) — Die Histologie und Chemie des Eisenstoffwechsels in vergleichender Betrachtung. Ebenda 83, 641 (1932) — Weitere mikroskopisch-chemische Untersuchungen über die Beeinflussung der Eisenresorption. Ebenda 83, 657 (1932) — Über die mikroskopisch sichtbaren Äußerungen der Zelltätigkeit. Erg. Path. 89 (1931), besonders S. 186—221.

stande sich durch vollkommenes Fehlen einer Eisenreaktion im Magen-Darmkanal auszeichnen, die Eisenreaktion nach Zufuhr verschiedener Eisenpräparate untersucht. Die Mäuse erhielten 8 Tage hindurch 0,2 g des betreffenden Eisenpräparates täglich in Brot, das mit Wasser aufgeweicht war. Nach der achttägigen Versuchsperiode wurden die Tiere getötet und verschiedene Organe frisch in Sublimateisessig fixiert. In diesen Versuchen gab Wallbach den Tieren je 0,2 g folgender Eisenpräparate: Ferrum lacticum, Eisenzucker, Eisentropon, Hämoglobin, Ferrum reductum, Ferrum citricum, Ferrichlorid.

Nach deren Verfütterung konnte er deutlich eine diffuse und eine körnige Eisenablagerung in den Epithelzellen der Zottenspitzen feststellen; zuweilen, aber nicht immer, nehmen auch die Stromazellen an der Eisenpigmentaufnahme teil. Andererseits lassen sich nur selten im Dickdarm der Maus Eisenpigmentablagerungen in den Stromazellen zwischen den Drüsenschläuchen oder auch in der Submucosa feststellen. Dagegen finden sich ziemlich häufig diffuse und nur selten körnige Eisenablagerungen in den obersten Drüsenepithelzellen, wo die Reticulumzellen des Stromas sich an der Eisenablagerung beteiligen können. In zahlreichen Fällen fand Wallbach auch in den Epithelzellen der Magenschleimhaut Eisenablagerungen. Die Resultate, die Wallbach bei diesen Untersuchungen erhalten hat, faßte er in nebenstehender Tabelle zusammen.

Im Zusammenhange mit Wallbachs Untersuchungen werden solche von Kawamura[1] erwähnt. Während die Fütterung bei normaler Eisenmast nur eine geringfügige Siderose bewirkt, die sich besonders im Blinddarm lokalisiert, konnte unter Einwirkung einer Zuckerdiät besonders in den Reticulumzellen und in der Muscularis der Darmwand eine Eisenablagerung hervorgerufen werden. Kawamura faßt die Eisenablagerung als umgebungsbedingt auf und schreibt sie einer aktiven Zell-Leistung zu.

Wallbach weist selbst darauf hin, daß nicht so sehr die Verschiedenheit des Eisengehaltes der zugeführten Fe-Präparate als vielmehr deren Eigenschaften und auch deren sonstigen Beistoffe für die Ablagerung in den Organen maßgebend seien. Aber gerade in den Versuchen Wallbachs ist neben diesen qualitativen Unterschieden auch die Quantität der verwendeten Fe-Verbindungen für den Ausfall seiner Versuche mit entscheidend gewesen; denn solche Schlüsse waren nur dann möglich, wenn die angewendeten

Tabelle 14. Achttägige Fütterungsversuche mit 0,2 g Eisenpräparat.

Präparat	% Fe	Milz Pulpa	Leber Epithel	Magen Epithel	Dünndarm Epithel	Dünndarm Reticulum	Dickdarm Epithel	Dickdarm Reticulum	Zugeführte Fe-Menge pro die	in 8 Tagen
Ferrum lactic.	18,9	diff.	diff.	diff.	diff. + (diff.)	—	diff.	—	0,038	0,304
Eisenzucker	2,8—3,0	+++	diff.	—	diff. +	—	—	+	0,006	0,048
Eisentropon	2,6	+++	diff. + (diff.)	—	—	—	diff.	—	0,0052	0,0416
Hämoglobin	0,4	+++	diff. +	diff.	diff. +	+	diff.	—	0,0008	0,0064
Ferrum reduct.	96,5	++ +++	diff. +	diff.	+++ diff.	—	diff. + ++	diff.	0,1930	1,5440
Ferrum citric.	15,0	+++	++ diff.	++	—	—	—	—	0,030	0,240
Eisenchlorid	9,8—10	+++	—	—	—	—	—	—	0,020	0,160

[1] Kawamura, R.: Neue Beiträge zur Morphologie und Physiologie der Cholesterinsteatose. Jena 1927.

Präparate wenigstens in annähernd gleicher Fe-Quantität zur Verwendung gekommen wären; dann hätte der Unterschied bei gleicher Eisenmenge nur auf die von Wallbach angeführten Ursachen zurückgeführt werden können. In den Versuchen Wallbachs blieben aber ebenso wie viele andere für Eisenuntersuchungen wichtige Voraussetzungen auch der Unterschied im Eisengehalt derart unberücksichtigt, daß die Versuche eine einheitliche Beurteilung überhaupt nicht finden können. Dadurch, daß Wallbach nur die Menge des Eisenpräparats (0,2 g pro die) konstant hielt, unbekümmert um die Eisenmenge der Präparate selbst, führte er in seinen Versuchen derart verschiedene Eisenmengen zu, daß der Ausfall seiner Versuche doch auch auf diesen Faktor zurückgeführt werden muß, so daß die gezogenen Schlüsse viel zu weitgehend sind.

In den beiden der Tabelle Wallbachs hier angefügten Kolonnen (s. Tabelle 14) ist einerseits die pro die verabreichte Eisenmenge, andererseits die gesamte Eisenmenge, die in der achttägigen Versuchsperiode zugeführt wurde, angegeben. Wie schon diese Zahlen zeigen, ist es schwer bei so unterschiedlichen Eisenmengen die Versuchsresultate einheitlich zu beurteilen; denn wenn wir die beiden extremen Fälle miteinander vergleichen, so ergibt sich, daß z. B. mit dem Ferrum reductum 240 mal soviel Eisen zugeführt wurde als mit dem Hämoglobin. Berücksichtigen wir weiter die außerordentlichen Unterschiede in der Bindung des Eisens dieser Präparate, so können wir verstehen, daß nach Hämoglobinzufuhr gar keine oder nur die schwächsten Eisenreaktionen erhalten wurden, weil ja das Eisen des Hämoglobins erst abgebaut werden müßte, um überhaupt chemisch in Reaktion treten zu können. Demgegenüber löst sich Ferrum reductum schon in der Magensalzsäure zu einer der bestdiffusiblen Eisenverbindungen. Ein ganz großer Teil des Ferrum reductum gelangt jedoch ungelöst als Eisenpulver in den Darm, und es ist sehr wahrscheinlich, daß die feinverteilten Eisenkörnchen direkt ungelöst an der Schleimhaut adsorbiert werden, vielleicht sogar phagocytiert in diese eindringen und dann beim histochemischen Nachweis in Reaktion treten. Gerade bei diesem Eisenpräparat ist es daher denkbar, daß, wie Wallbach fand, diese Substanz in feinkörniger Form in den Epithelzellen der Zotten nachgewiesen werden kann. Hier handelt es sich wahrscheinlich nicht um einen Eisennachweis, der für die Fragen der Resorption, noch für die der Ausscheidung verwertet werden kann, sondern nur um einen chemischen Nachweis ungelösten Eisens auf seinem Wege durch den Darmtractus.

Ähnliches gilt von Untersuchungen, die J. Marks[1] über die Resorption des Eisenpräparats Siderac angestellt hat. Er fand die Schleimhautzellen des Magens, des Duodenums und des mittleren Dünndarms im mikroskopischen Präparate eisenfrei.

Der bloß chemische Nachweis des Eisens im Gewebe sagt nicht nur nichts darüber aus, ob das Eisen sich auf dem Wege aus der Zelle ins Blut oder aus dem Blute in die Zelle befindet, sondern nicht einmal darüber, ob das Eisen durch einen biologischen Vorgang in die Zellen bzw. in die intercelluläre Substanz gelangt ist; dies insbesondere bei jenen Eisenverbindungen, die in gelöster und mit den angewandten Reagenzien direkt reagierbarer Form in die betreffenden Abschnitte des Magen-Darmrohres gelangen, weil ja gerade diese besonders leicht diffusibel sind und infolgedessen die betreffenden Abschnitte des Magen-Darms inbibieren können, was zu einer diffusen Reaktion führen muß.

---

[1] Marks, J.: Untersuchungen über den Ort der Resorption des aktiven Eisenoxyds „Siderac" im Verdauungskanal. Z. exper. Med. **61,** 560 (1928).

Der Ausfall der histochemischen Eisenreaktion ist auch noch von anderen Zuständen abhängig, auf die gleichfalls Wallbach hingewiesen hat. Er konnte nämlich feststellen, daß Eiweißabbauprodukte, Pepton, caseinsaures Natrium u. a. bald fördernd, bald hemmend auf die Eisenablagerung wirken können und daß dabei wiederum die Natur der dargereichten Eisenverbindungen eine bestimmte Rolle spielt. Unter dem Einflusse verschiedener Eisenpräparate kommt es auch zu einer qualitativ verschiedenen Eisenablagerung in den Reticulumzellen der Zotten. Er hält es für möglich, daß die verschiedenen Ablagerungstypen der einzelnen Eisenverbindungen nach enteraler und nach parenteraler Zufuhr in erster Linie von den stimulierenden Einflüssen der Ballaststoffe der Präparate und auch von den reizenden Eigenschaften der einzelnen Atome und Atomkomplexe der Verbindungen selbst abhängig sind. Dieser Einfluß macht sich natürlich nicht nur bei der Ablagerung des Eisens im Bereiche des Magen-Darmkanals geltend, sondern gilt mehr noch für die Ablagerung des Eisens in den einzelnen Organen.

g) Die histochemische Reaktion zum Nachweis der Resorptionswege des Eisens.

Während in den bisherigen Untersuchungen die histochemische Reaktion vorwiegend dazu verwendet wurde, um die Frage zu beantworten, ob im Magen- und Darmkanal überhaupt eine Eisenresorption stattfindet und in welchen Abschnitten des Darmes sie vor sich geht, wurde in einer Reihe anderer Untersuchungen der histochemische Eisennachweis auch dazu benützt, festzustellen, auf welchem Wege das Eisen aus dem Magen-Darmtrakt ins Blut und in die Organe übertritt.

Tiedemann und Gmelin[1] hatten sich in ihren Untersuchungen mit der Frage beschäftigt, welchen Weg das im Magen und Darm resorbierte Eisen dann weiter nimmt.

Im Jahre 1894 wurde von Macallum[2] die Beantwortung dieser Frage durch mikrochemische Untersuchungen bei jungen Katzen, Meerschweinchen, dann bei Amblyostoma und bei Necturus lateralis versucht. Er fand, wie schon oben angegeben wurde, die Resorption kleiner Dosen anorganischer Eisenverbindungen nur im oberen, sauer reagierenden Teile des Dünndarms und hält die Resorption im tieferen Teile schon aus dem Grunde für nicht möglich, weil das Eisen hier wegen der alkalischen Reaktion als Oxydhydrat gefällt wird. Die erwähnten kleinen Dosen werden von den Epithelzellen dann an die tiefer liegenden Elemente weitergegeben, und zwar wird das Eisen zum Teile durch subepitheliale Leukocyten, zum größten Teile aber durch das Blutplasma aus den Zotten nach der Ansicht Macallums in die allgemeine Zirkulation übergeführt.

Das Eisenpeptonat und -albuminat schien in den genannten Untersuchungen beim Meerschweinchen eine Einwanderung von Leukocyten in die Epithelschicht der Zotten zu bewirken. Die Aufnahme des Hämatins wird mit der Resorption des Fettes in Verbindung gebracht.

Bei den Untersuchungen der Organe nach Zufuhr von Eisenverbindungen verschiedener Zusammensetzung wurden vielfach auch die mesenteralen Lymphdrüsen stark eisenhaltig gefunden. Dies hatte zur Annahme geführt, daß das Eisen vielleicht auf dem Lymphwege von den Resorptionsstätten in die Organe, in denen es eingesammelt wird, weitergeführt werde.

---

[1] Tiedemann u. Gmelin: Versuche über die Wege, auf welchen Substanzen aus dem Magen- und Darmkanal ins Blut gelangen. Heidelberg 1820. — [2] Macallum, A. B.: On the absorption of iron in the animal body. J. of Physiol. **16**, 268 (1894).

So hatte Abderhalden[1] bisweilen vom Darm aus Lymphbahnen durch ihre Eisenreaktion bis zu den mesenteralen Lymphdrüsen verfolgen können.

Auch Gaule[2], dessen Untersuchungen über die Resorption wir bereits besprochen haben, glaubt, daß die Aufnahme des Eisens durch Darmepithelien und durch die zentralen Lymphgefäße der Zotten erfolgt, also ähnlich wie beim Fett. Nach Darreichung großer, die Schleimhaut ätzender Dosen von Eisenchlorid wurde in 7 Versuchen 6mal in der Lymphe des Ductus thoracicus eine positive Schwefelammonreaktion erhalten. Demgegenüber fand Franz Müller[3] bei Katzen, denen er eine Ductus thoracicus-Fistel angelegt hatte, weder bei gewöhnlicher Ernährung noch nach Eisenzufuhr das Metall in nachweisbarer Menge in der ausfließenden Lymphe; dagegen konnte in verschiedenen Organen, vor allem in der Leber, eine Eisenspeicherung nachgewiesen werden, und zwar annähernd in gleicher Menge wie bei Tieren ohne Fistel. Müller bezog den Unterschied seiner Versuchsergebnisse gegenüber denen Gaules darauf, daß eben dieser die Schleimhaut durch seine ätzenden Eisensalze verletzte. Daß dies der Grund für die Möglichkeit des Übertrittes kleiner Eisenmengen in die Lymphe sein könne, bewies er dadurch, daß nach Verschorfung und Nekrotisierung der oberflächlichen Schleimhautschicht des Magen-Darmkanals oral verabreichtes Eisen in der Lymphe teils direkt mit Schwefelammon, teils nach Veraschung der Lymphe nachzuweisen war.

Erich Meyer kommt in Übereinstimmung mit den Untersuchungen Müllers zu dem Schluß, daß für die normale Eisenresorption der Lymphweg keine wesentliche Rolle spielt, daß vielmehr anzunehmen sei, daß das Eisen direkt auf dem Blutwege in das Organ gelange. H. Landau[4] gelangte bei seinen teils mikroskopischen, teils chemischen Untersuchungen an Kaninchen und weißen Mäusen zu dem Ergebnis, daß die Resorption anorganischer Eisensalze im Duodenum erfolge und daß das Eisen aus den Epithelzellen auf dem Lymphwege und durch die Blutgefäße weiter in den Körper gelange.

Auch Tartakowsky, dessen Untersuchungen wir oben bereits ausführlich kennengelernt haben, berührt die Frage, auf welchem Wege das Eisen von den Resorptionsstätten weitertransportiert werde. Wie bereits des öftern betont wurde, hatten die meisten Autoren früher die Resorption des Eisens in Form von Körnchen angenommen und glaubten, daß die Leukocyten an deren Transport beteiligt seien. Nach Hochhaus und Quincke erfolgt die Durchdringung des Grenzsaums der Epithelzellen durch das Eisen in gelöstem Zustande; in der Zelle selbst wird es dann in Körnchenform niedergeschlagen. Die Untersuchungen Tartakowskys dagegen führten diesen zu der Annahme, daß das Eisen in gelöster Form das Epithel und die Zotten durchdringe und so bis ins Innere des Zentralkanals gelange. Eine Beteiligung der Leukocyten an der Resorption schließt Tartakowsky aus. Im Vergleich zur Eisenmenge im Epithel fand er den Eisengehalt der Leukocyten verhältnismäßig gering. Die Anhäufung großer Mengen von Eisen in den Mesenterialdrüsen führt auch ihn zur Annahme,

---

[1] Abderhalden, E.: Die Resorption des Eisens, sein Verhalten im Organismus und seine Ausscheidung. Z. Biol. **39**, 113 (1900). — [2] Gaule, J.: Über den Modus der Resorption des Eisens und das Schicksal einiger Eisenverbindungen im Verdauungskanal. Dtsch. med. Wschr. **22**, 48 (1896). — [3] Müller, Franz: Beiträge zur Frage nach der Wirkung des Eisens bei experimentell erzeugter Anämie. Virchows Arch. **164**, 436 (1901) — Experimentelle Beiträge zur Eisentherapie. Dtsch. med. Wschr. **1900**, 51 — Die wissenschaftlichen Grundlagen der Eisentherapie. Münch. med. Wschr. **38**, 389 (1902). — [4] Landau, H.: Experimentelle Untersuchungen über das Verhalten des Eisens im Organismus der Tiere und Menschen. Z. klin. Med. **46**, 223 (1903).

daß die Resorption auf dem Lymphwege erfolge, zumal in den Blutwegen Eisen nur unsichtbar nachweisbar wäre.

Sattler[1] hingegen schreibt den Lymphbahnen als Resorptionsweg nur eine untergeordnete Bedeutung zu. T. Iwao[2] wiederum schloß aus seinen Versuchen, daß das aus dem Darm resorbierte Eisen nicht direkt in das Blut oder in die Lymphe übergehe, sondern daß es zunächst in den Papillen gespeichert werde, dann in das umgebende Gewebe wandere und von hier in die Venen gelange.

Wie aus den bisher durchgeführten Untersuchungen hervorgeht, läßt sich nicht mit Sicherheit entscheiden, auf welchem Wege das Eisen aus dem Darm ins Blut gelangt, da ja einzelne Autoren überwiegend die Lymphe, andere wieder das Blut als Resorptionsweg ansehen. Nach unseren heutigen Erfahrungen müssen wir wohl berücksichtigen, daß auch hier die widersprechenden Resultate auf die Verschiedenheit der angewendeten Präparate zurückzuführen sein dürften; es spielt jedoch dabei nicht allein die Verschiedenheit der Zusammensetzung und die Verschiedenheit der Bindungsart eine entscheidende Rolle, sondern weitgehend auch die elektrostatische Ladung. Diesbezüglich sei insbesondere auf die Untersuchungen von R. Keller[3] hingewiesen.

Schon R. Mond[4] hat die Bedeutung der Lymphe als Resorptionsweg ausführlich behandelt. R. Keller gelangte nun auf Grund seiner eigenen Untersuchungen sowie der in der Literatur niedergelegten bei der Betrachtung des elektrischen Stofftransportes zu dem Schluß, daß die Lymphe neben sonstigen bekannten Funktionen noch die für den Stoffwechsel entscheidend wichtige Funktion habe, Stoffe negativer Ladung aus dem Darm und aus den Geweben aufzunehmen und in das Blut zu bringen. Von diesem Gesichtspunkte aus wird der Lymphbewegung eine wichtige Aufgabe im allgemeinen Kreislauf der Säfte nicht nur auf dem Wege aus dem Darm ins Blut, sondern auch auf dem Wege aus dem Blute in die Organe und ebenso in umgekehrter Richtung zugeschrieben. Um daher die Widersprüche aufklären zu können, ob die Lymphe als Resorptionsweg für das Eisen in Betracht kommt, würde es notwendig sein, jeweils auf die Ladung der der Resorption zugeführten Eisenverbindungen zu achten. Es wäre recht wohl denkbar, daß Eisenverbindungen entsprechend ihrer verschiedenen Ladung bald den einen, bald den anderen Weg wählen; da jedoch vom Magen aus unter normalen Bedingungen physiologisch stets nur eine Form von bestimmter Ladung zur Resorption gelangt, müßte dann eben von der Ladung dieses resorptionsfähigen Eisens der eine oder andere Resorptionsweg abhängig sein. Wir werden später noch sehen, daß dieser Ladungssinn in gleichem Maße für die Verteilung des Eisens in den Organen von Bedeutung ist. Eben aus diesem Grunde ist es wohl denkbar, daß ihr auch schon bei der Resorption eine Bedeutung zukommt.

h) Errechnung der Resorptionsgröße aus der Zunahme des Eisengehalts der Organe.

Überblicken wir die bisherigen Untersuchungen, durch die in qualitativer und quantitativer Hinsicht die Resorption der Eisenverbindungen nachgewiesen werden sollte, so ergibt sich, daß zwar nach verschiedener Richtung

---

[1] Sattler, H.: Die Eisenresorption und Ausscheidung im Darmkanal bei Hunden und Katzen. Arch. f. exper. Path. **52**, 326 (1905). — [2] Iwao, T.: Eisenstoffwechsel im Organismus und Histogenese der eisenhaltigen Zellen. Tokio Ygaku Zasshi **32**, 69 (1918) — Physiologic. Abstr. **1919.** — [3] Keller, R.: Die Elektrizität in der Zelle. 3. umgearb. Aufl. M.-Ostrau 1932. — [4] Mond, R.: Resorptionswege. Handb. d. norm. u. path. Physiol. **4**, 162 (1929).

hin positive Resultate erhalten worden waren, daß jedoch alle angewendeten
Methoden eine verschiedene Deutungsmöglichkeit der gewonnenen Resultate
gestatteten. Insbesondere in quantitativer Beziehung waren aus den bisherigen
Untersuchungen absolut beweisende Zahlen nicht zu erhalten, da jene Unter-
suchungsart, die den besten Aufschluß hätte geben können, der Bilanzversuch,
aus dem Grunde versagen mußte, weil der Eisengehalt des Darminhalts bzw.
seiner Ausscheidungen ebenso aus nichtresorbiertem wie aus bereits resorbiert
gewesenem und wieder ausgeschiedenem Eisen besteht.

Aus solchen Überlegungen erwuchs verhältnismäßig frühzeitig das Verlangen,
die absolute Größe der stattgefundenen Resorption aus der Zunahme des Eisengehalts der einzelnen Organe nach Verabreichung verschiedener Eisenverbindungen zu errechnen. So wertvoll ein solcher Befund für die Beantwortung
der wichtigsten Resorptionsfragen auch sein kann, so zwingt doch von allem
Anfang an eine einfache Überlegung, auch diese Versuchsmethode nur als eine
bedingt brauchbare gelten zu lassen; denn 1. ist die Errechnung der Resorptionsgröße aus der Zunahme des Eisengehalts der Organe nur im Tierversuch
möglich, 2. setzt diese Methode voraus, daß der normale Eisengehalt der in
Untersuchung genommenen Organe ein konstanter ist oder daß zumindest die
Schwankungen im Eisengehalte der Organe nur so gering sind, daß sie nicht
innerhalb der Fehlergrenze bzw. der Schwankungen vor und nach der Eisenzufuhr fallen; 3. ist zu berücksichtigen, daß durch Blutzerfall frei werdendes
Eisen gleichfalls in die Organe abtransportiert werden kann, was begreiflicherweise zu Fehlschlüssen bei der Verwertung analytischer Resultate führen könnte;
4. muß an die Möglichkeit gedacht werden, daß die Speicherung des Eisens in
den Organen nur ein Zwischenstadium ist und daß daher ein positives Resultat, das die Resorptionsgröße beweisen soll, zeitlich bedingt ist; ein negatives Resultat muß somit noch nicht gegen eine stattgefundene Resorption
sprechen, weil die Ablagerung des Eisens in den Organen noch nicht erfolgt
sein könnte oder weil das bereits abgelagert gewesene Eisen schon wieder
zur Ausscheidung gelangt sein kann. Es ergibt sich somit, daß nur unter
gleichzeitiger Berücksichtigung aller dieser Möglichkeiten die Schlüsse, die
aus den analytischen Untersuchungen des Eisengehalts der Organe gezogen
werden können, für die Beantwortung von Resorptionsfragen verwertbar sind.

Die Voraussetzungen, die eine solche Beantwortung der gestellten Fragen
ermöglichen, fallen somit zusammen mit jenen Fragen, die sich auf das Schicksal
des Eisens im Organismus und auf dessen Verteilung in den einzelnen Organen
beziehen. Es ist daher nicht notwendig, schon hier alle diese Fragen zu behandeln, da sie notwendigerweise in den späteren Abschnitten wieder besprochen werden müssen. Es mag daher hier noch auf die betreffenden späteren
Abschnitte (s. S. 924ff.) hingewiesen werden. Nur jene Arbeiten sollen hier kurz
besprochen werden, welche als erste die Zunahme des Eisengehalts der Organe
zur Beantwortung der Frage benützten, ob oral verabreichte Eisenverbindungen
zur Resorption gelangen können oder nicht.

Die ersten Versuche dieser Art wurden von Kunkel[1] an weißen Mäusen
ausgeführt.

Tiere vom gleichen Wurf wurden in zwei Gruppen geteilt; die der ersten Gruppe erhielten fein gemahlenes Brot, die der anderen die gleiche Nahrung, vermischt mit einigen
Tropfen von Liquor Ferri oxychlorati. Futter und Wasser konnten von den Tieren in
beliebiger Menge aufgenommen werden. Am Ende der Versuchszeit wurden die Tiere
durch Verbluten getötet, der ganze Verdauungstractus sorgfältig herauspräpariert und der

---

[1] Kunkel, A.: Zur Frage der Eisenresorption. Pflügers Arch. **50**, 1 (1891).

übrige Körper unter Berücksichtigung aller nötigen Vorsichtsmaßnahmen verascht. Hierauf wurde das Eisen quantitativ bestimmt. In einem dieser Versuche fand Kunkel bei der mit eisenhaltiger Nahrung gefütterten Maus 0,057 g Fe_2O_3 pro 100 g Körpergewicht, bei der Kontrollmaus 0,0189 g. Auch ein weiterer Versuch ergab ein ähnliches Resultat. In einer anderen Versuchsreihe wurden von zwei jungen Hunden desselben Wurfes der eine mit Fleisch und Eisen, der andere ohne Eisen gefüttert. Bei der Analyse der Tiere wurden folgende Zahlen erhalten:

Eisentier		Kontrolltier
etwa 2000 g	Gewicht	etwa 3500 g
0,0645% Fe_2O_3	Blut	0,0585% Fe_2O_3
0,0048 „	Muskel	0,0048 „
0,0732 „	Leber	0,00236 „
0,0062 „	Darm	0,0052 „

In späteren Versuchen haben Kunkel und Anselm[1] noch deutlichere Resultate erhalten. Von zwei jungen Hunden des gleichen Wurfes erhielt der eine bloß Milch, der andere die gleiche Milchmenge mit Zusatz von Liquor Ferri albuminati. Jede Woche wurde den Tieren gleichzeitig ein Aderlaß gemacht, im ganzen siebenmal, so daß jedes Tier die $2\frac{1}{2}$fache Blutmenge verlor, die es beim Versuchsbeginn besessen hatte. Eine Woche nach dem letzten Aderlaß wurden die beiden Hunde getötet und ihre Organe auf ihren Eisengehalt untersucht. Die Analysen ergaben folgende Zahlen:

Hund A mit Eisen		Hund B ohne Eisen
0,0404 Fe_2O_3	Blut, ausgespült	0,0252 Fe_2O_3
0,0317 „	Leber	0,0043 „
0,0043 „	Milz	0,0013 „
0,0025 „	Niere	0,0014 „
0,001 „	Rippen	0,0001 „

Wenn auch gerade in dieser Versuchsreihe die mehrfachen Aderlässe an die Möglichkeit denken lassen, daß durch diese Eingriffe Verschiebungen im Eisengehalte der Organe eintreten könnten, somit gerade diese Versuche nicht so absolut beweisend sind wie die bei bloßer Eisenfütterung, spricht der Ausfall dieser Untersuchungen doch dafür, daß das oral verabreichte Eisen zum Teil in verschiedenen Organen gespeichert wird und daß diese analytischen Befunde bisher wohl als sicherster Beweis einer stattgefundenen Resorption des oral verabreichten Eisens angesehen werden dürfen; dies um so mehr, als auch eine Reihe anderer Untersucher, die dem Versuchsplane Kunkels folgten, zu ähnlichen Resultaten gelangten. So seien hier die bereits zitierten Untersuchungen von Hall angeführt, bei denen das gesamte Körpereisen mit Casein gefütterter Mäuse und Ratten mit dem solcher Tiere verglichen wurden, die zur Caseinnahrung Carniferrin zugesetzt erhielten. Bei der letzteren Gruppe wurde immer mehr Eisen gefunden als bei der ersteren.

Woltering[2] hatte den Kontrollmäusen und Kaninchen zur Nahrung Ferrosulfat zugesetzt und stets in der Leber der Eisentiere mehr Eisen gefunden als in den ohne Eisenzugabe ernährten. Ebenso hatte Samojloff[3] nach Zufuhr von Ferrum oxydatum saccharatum, Ferrum oxychloratum und Hämogalol ebenfalls eine Vermehrung des Lebereisens feststellen können. Seither wurden derartige Untersuchungen wiederholt durchgeführt.

Wie bereits oben erwähnt wurde, fallen diese Untersuchungen mit den Fragen nach der Verteilung des Eisens im Organismus zusammen. Es muß jedoch hier darauf hingewiesen werden, daß selbst dieser Nachweis der Zunahme des Eisens in den Organen nach Zufuhr verschiedener Eisenverbindungen noch

---

[1] Kunkel, A., u. Anselm: Blutbildung aus anorganischem Eisen. Pflügers Arch. **61**, 595 (1895). — [2] Woltering: Über die Resorbierbarkeit der Eisensalze. Hoppe-Seylers Z. **21**, 186 (1895). — [3] Samojloff, A.: Über das Schicksal des Eisens im tierischen Organismus. Arb. pharmak. Inst. Dorpat **2** (1891).

nicht als Beweis einer wirklich stattgefundenen Resorption des zugeführten Eisensalzes angesehen wurde. So wurde z. B. von Kletzinsky[1] sowie insbesondere von Bunge[2] behauptet, daß nur eine Resorption organisch gebundenen Eisens erfolgen könne, während anorganisches Eisen nicht zur Resorption gelange. Da nun aber doch nach Zufuhr anorganischer Eisenpräparate eine Vermehrung des Eisens in den Organen nachgewiesen worden war und dies als einwandfreier Beweis stattgefundener Resorption gedeutet wurde, so hat Bunge diese Zunahme des Eisens in den Organen derart zu erklären versucht, daß unter der Einwirkung der anorganischen Eisenverbindungen nur das Nahrungseisen eine bessere Resorption erfahren habe. Es wurde behauptet, daß die anorganischen Eisenverbindungen den Schwefelwasserstoff im Darm binden, der das Nahrungseisen sonst zersetzt. Auf diese Weise würde das Nahrungseisen für die Resorption frei gehalten, und nur dieses, nicht aber das anorganische gelange zur Resorption. Hier handelte es sich um eine Hypothese, der eigentlich jede Begründung fehlte.

Als später Macfadyen, Nencki und Sieber[3] nachgewiesen hatten, daß im Dünndarm gar kein Schwefelwasserstoff vorhanden ist, und als durch spätere Untersuchungen auch gezeigt werden konnte, daß andere Schwefelwasserstoff bindende Schwermetalle der Eisengruppe zu keiner Vermehrung des Eisens in den Organen führen, da mußte natürlich diese an sich unbegründete Hypothese fallen.

Wie aus den zahlreichen hierher gehörigen und später ausführlich zu besprechenden Arbeiten hervorgeht, ergibt sich aus diesen für die Beantwortung der Frage der Resorption, daß durch die Analyse der Organe zweifellos in qualitativer Beziehung die Resorption des Eisens aus dem Magen und Darm festgestellt werden konnte. Ja, es kann heute schon gesagt werden, daß es kaum eine Eisenverbindung gibt, deren Resorptionsmöglichkeit nicht durch den Nachweis des Eisengehalts der Organe bewiesen werden könnte. Es muß jedoch hier besonders darauf hingewiesen werden, daß in quantitativer Beziehung die Untersuchungen des Eisengehalts der Organe nach oraler Zufuhr verschiedener Eisenverbindungen ergeben haben, daß die Resorption des Eisen aus dem Magen und Darm, einerlei, ob kleine oder große Eisenmengen zugeführt werden, stets nur in geringem Umfange erfolge und daß selbst innerhalb dieser niedrigen Größenordnung, in der die Resorption vor sich geht, noch weitgehendere Unterschiede zwischen den einzelnen Eisenverbindungen bestehen. Entscheidend für die Größe der Resorption bzw. für die Quantität der Zunahme des Eisens in den Organen ist neben den chemischen Unterschieden der einzelnen Eisenverbindungen und neben den davon abhängigen Löslichkeitsbedingungen insbesondere die Verweildauer dieser Verbindungen im Magen und Darm; denn das Eisen einzelner Eisenverbindungen läßt sich schon nach einmaliger Zufuhr verhältnismäßig kleiner Dosen als Beweis der stattgefundenen Resorption in verschiedenen Organen nachweisen, während dies bei anderen Eisenverbindungen, insbesondere bei solchen, die erst im Magen-Darmkanal abgebaut und in resorbierbare Formen umgewandelt werden müssen, erst nach wiederholter und länger dauernder Zufuhr erfolgen kann. So ergaben die Untersuchungen dieser

---

[1] Kletzinsky: Ein kritischer Beitrag zur Chemiatrie des Eisens. Z. Ges. d. Ärzte Wien 10 II, 281 (1854). — [2] Bunge, G. v.: Über die Assimilation des Eisens. Hoppe-Seylers Z. 9, 49 (1884); Ref. am 13. Kongr. inn. Med. 1895. — [3] Macfadyen, Nencki u. Sieber: Untersuchungen über die chemischen Vorgänge im menschlichen Dünndarm. Arch. f. exper. Path. 28, 321 (1891).

Art, daß in qualitativer Beziehung letzten Endes alle Eisenverbindungen resorbierbar sind, daß in quantitativer Beziehung jedoch zwischen den einzelnen Eisenverbindungen weitestgehende Unterschiede bestehen, die so groß sind, daß bei den einen der Nachweis stattgefundener Resorption eben an den Grenzen der Nachweisbarkeit liegt, bei anderen aber schon kurze Zeit nach einer einmaligen Aufnahme möglich wird.

Solche Schlußfolgerungen lassen sich aus den Untersuchungen des Eisengehalts der Organe nach Zufuhr verschiedener Eisenverbindungen meistens nur im Zusammenhange mit anderen Untersuchungsmethoden ziehen, und es muß daher hinsichtlich der näheren Einzelheiten dieser Versuche auf die späteren, darauf bezüglichen Abschnitte verwiesen werden.

i) Resorptionsbeweise auf Grundlage physiologischer und therapeutischer Wirkungen.

Schon zu jenen Zeiten, als auf Grund der analytischen Befunde infolge Nachweises des gesamten verfütterten Eisens im Kote jede Resorption in Abrede gestellt wurde, hat man als Gegenargument angeführt, daß die therapeutische Wirkung des Eisens den Gegenbeweis erbringe und daß eine solche eine Eisenresorption unbedingt zur Voraussetzung haben müsse. So naheliegend solche Schlußfolgerungen waren, so fehlte es doch nicht an Argumenten, die diese Schlüsse zu entkräften suchten. Zunächst wurde vielfach behauptet, daß die nach Eisenzufuhr klinisch beobachteten Wirkungen gar nicht auf das Eisen bezogen werden müßten, sondern daß Änderung der Lebensweise, insbesondere Änderung der Diät, Fernhalten von örtlichen Schädlichkeiten u. ä. den therapeutischen Effekt bewirken könnten, vor allem die Zunahme der Erythrocytenzahl und des Hämoglobins, deren Verminderung ja als die Hauptindikation der Eisentherapie galt; andererseits wurde die nachgewiesene Vermehrung dieser Blutbestandteile nur als eine scheinbare bezeichnet; denn da deren Bestimmung stets nur in der Volumeinheit des Blutes erfolgt war, so könnte die Zunahme auch nur eine relative sein, die durch Konzentrationsänderung des Blutes hinreichend zu erklären sei, dies besonders aus dem Grunde, weil in der Tat hochgradige Konzentrationsschwankungen des Blutes einerseits durch Wasserabgabe an die Gewebe, andererseits durch Gefäßverengung nachgewiesen werden konnten. Schon Nahrungsänderung, insbesondere erhöhte Zufuhr trockener Nahrung, führt zu solchen Änderungen der Blutkonzentration, wie aus Versuchen von Buntzen[1] hervorgeht. In diesen Versuchen konnte eine vorübergehende Steigerung der roten Blutkörperchen bei Brotfütterung um 10—20% beobachtet werden. Ebenso konnte bei länger dauerndem Hungern eine Erhöhung der relativen Zahl der Erythrocyten nachgewiesen werden, da es hierbei zu einer bedeutenderen Verminderung des Plasmagehaltes des Blutes, also zu einer Zellverarmung kommt. Letzteres gilt auch für den Menschen (Andreesen[2]). Derartige relative Veränderungen galten als Argument gegen die beweisende Kraft der therapeutischen Eisenwirkung; andererseits wurde wieder darauf hingewiesen, daß derartige Schwankungen im Gehalte der Blutbestandteile rasch vorübergehende sind und sich prinzipiell dadurch von denen unterscheiden, die nach Eisenwirkung zur Beobachtung gelangen. Aber auch andere Argumente wurden herangezogen, um den therapeutischen Effekt des zugeführten Eisens anders zu erklären, somit nicht als Beweis einer stattgefundenen Resorption gelten zu lassen. Hier wurde die bereits früher besprochene Hypothese von der Bedeutung des Schwefelwasserstoffs wiederum als Argument gegen die Resorption verwendet. Es wurde behauptet, daß jene Krankheiten, bei denen Eisen sichtlich therapeutische Wirkungen zeige, wie insbesondere die Chlorose, durch eine Vermehrung des Schwefelwasserstoffs im Darm hervorgerufen werden und daß so die Resorption des Nahrungseisens, die an sich zugegeben wurde, leide. Durch das oral verabreichte anorganische Eisen sollte nun der Schwefelwasserstoff gebunden werden, und dadurch würde das Nahrungseisen wiederum für die Resorption freigegeben, was zur Heilung der Krankheit führen müsse.

Es wurde bereits oben bei der Besprechung dieser Hypothese Bunges darauf hingewiesen, daß ihr jede Begründung fehlt, und in gleicher Weise fehlte auch der Hypothese, daß eine Schwefelwasserstoffvermehrung Ursache der Chlorose oder anderer

[1] Buntzen: Om Ernäringen og Blodtabeds etc. Kopenhagen 1879. [Zitiert nach Meyer-Gottlieb: Exper. Pharmakologie, 7. Aufl., S. 543. 1925; bzw. Meyer, H. u. Williams: Arch. f. exper. Path. 13, 70 (1881).] — [2] Andreesen: Diss. Dorpat 1883. (Zitiert nach Meyer-Gottlieb: Exper. Pharmakologie, 7. Aufl., S. 543. 1925.)

Anämien sei, jede Grundlage. Wenn auch selbst noch in neuester Zeit dem Eisen eine lokale Wirkung im Darm, zumindest als Teil seines therapeutischen Effektes zugeschrieben wurde, so konnten doch alle diese Annahmen die Resorption des Eisens nicht in Abrede stellen. Allerdings muß zugegeben werden, daß gerade der Beweis einer therapeutischen Wirkung des Eisens nicht als absoluter Beweis einer stattgefundenen Eisenresorption angesehen werden konnte, weil ja die lange Zeitdauer, die zwischen der Eisenverabreichung und dem Eintritt der therapeutischen Wirkung liegt, eine ganze Reihe anderer Erklärungsmöglichkeiten boten. Wenn in diesen auch keine sicheren Beweise gegen die Eisenresorption lagen, so konnte andererseits durch sie auch nicht der sichere Beweis eines Zusammenhangs zwischen erfolgter Eisenresorption und therapeutischer Wirkung erbracht werden. Erst in neuerer Zeit konnte durch Untersuchungen von Reimann und Fritsch[1] diese Beweiskette geschlossen werden, dadurch, daß sie dem pharmakotherapeutischen Effekt und die Resorption als gegenseitig voneinander abhängig nachwiesen. Von diesen Untersuchungen wird später im Zusammenhange mit der Frage der pharmakologischen Wirkung des Eisens noch die Rede sein.

k) Toxische Wirkungen des Eisens als Beweis seiner Resorption.

Die pharmakologischen Wirkungen, welche die Grundlage therapeutischer Wirkungen sein können, treten meist erst nach längerer Zeit, nach Tagen, bisweilen sogar erst nach Wochen ein; eben darum wurden sie nicht immer als unmittelbare Folgen der Eisenwirkung angesehen, zumal der pharmakotherapeutische Effekt vielfach auch auf andere Ursachen zurückgeführt wurde. Grundsätzlich verschieden von diesen pharmakotherapeutischen Wirkungen sind jene, die unmittelbar nach der oralen Verabreichung eintreten. Eben aus diesem Grunde kommt dem toxikologischen Versuche als Beweis für eine erfolgte Resorption eine größere, und was besonders wichtig ist, eine eindeutige Wirkung zu. Deshalb ist es begreiflich, daß gerade das Ausbleiben einer toxischen Wirkung nach oraler Verabreichung als Beweis für die Nichtresorbierbarkeit der verabreichten Substanz angesehen wurde. Ein solches Argument gewinnt besonders dort an Bedeutung, wo nach parenteraler Zufuhr des betreffenden Stoffes bestimmte, für die betreffende Substanz charakteristische Wirkungen eintreten, welche nach oraler Verabreichung der gleichen Substanz ausbleiben. Derartige Verhältnisse liegen nun gerade beim Eisen vor und waren der Grund dafür, daß lange Zeit hindurch das Nichteintreten einer Eisenvergiftung nach oraler Zufuhr als Beweis der Nichtresorbierbarkeit des Eisens vom Magen und Darm aus gedeutet wurde.

Solche Schlußfolgerungen basierten vor allem auf den Untersuchungen von Meyer und Williams[2], welche gefunden hatten, daß nach subcutaner Injektion von weinsaurem Eisenoxydnatrium sehr rasch charakteristische Vergiftungserscheinungen auftreten, die sich vorwiegend in Lähmungen äußern. Die mit dieser Eisenverbindung ausgeführten Untersuchungen fanden dann eine Verallgemeinerung auf das Eisen überhaupt und führten zu der Schlußfolgerung, „daß parenteral beigebrachte Eisensalze giftig wirken". Da nach oraler Verabreichung der gleichen und anderer Eisenverbindungen keine toxischen Wirkungen beobachtet worden waren, hatte man eben den Schluß gezogen, daß oral verabreichtes Eisen nicht resorbiert werde. Daß solche Schlußfolgerungen unzulässig sind, wurde schon oben erwähnt. Für den speziellen Fall des Eisens mußte aber insbesondere darauf hingewiesen werden, daß die Ungiftigkeit einer innerlich gegebenen Eisenverbindung noch keineswegs gegen deren Resorption spricht[3], da ja viele Substanzen, wie z. B. Kaliumsalze, Curare

---

[1] Reimann, F., u. F. Fritsch: Vergleichende Untersuchungen zur therapeutischen Wirksamkeit der Eisenverbindungen bei den sekundären Anämien. Z. klin. Med. **115**, 13 (1930). — [2] Meyer, H., u. Williams: Über akute Eisenwirkung. Arch. f. exper. Path. **13**, 70 (1881). — [3] Vgl. Meyer-Gottlieb: Exper. Pharmakologie, 7. Aufl., S. 546.

und andere Stoffe, die nach intravenöser oder subcutaner Applikation höchst giftig wirken, vom Magen oder Darm aus keine derartigen Giftwirkungen entfalten. Der Grund hierfür liegt hauptsächlich darin, daß einerseits die Ausscheidung schneller erfolgen kann als die Resorption, so daß der betreffende Stoff nach oraler Verabreichung an den Orten seiner Wirksamkeit nicht jene Minimalkonzentration erreicht, die eben für das Zustandekommen einer solchen Giftwirkung nötig ist. Als ein weiterer Grund wurde die schützende Wirkung der Leber angeführt welche die von den Darmgefäßen aufgenommenen Stoffe zuerst empfängt, chemisch entgiftet oder auch teilweise zurückhält, so daß auch aus diesem Grunde die Ausscheidung der Gifte durch Nieren und Darm mit der Aufnahme ins Blut Schritt halten kann, was gleichfalls das Zustandekommen der für eine Giftwirkung erforderlichen Konzentration verhindern kann. Dies wurde auch für die Eisensalze angenommen, jedoch nicht bewiesen.

Untersuchungen, die Starkenstein[1] bei der Toxizitätsprüfung der Eisensalze erhalten hatte, und die im Abschnitte über die pharmakolopische Wirkung noch ausführlich besprochen werden ergaben, daß der Satz von der absoluten Ungiftigkeit oral verabreichten Eisens unrichtig ist. Es ergab sich vielmehr, daß, oral gereicht, nur jene Eisenverbindungen ungiftig sind, die es auch nach parenteraler Injektion sind, während umgekehrt die nach subcutaner oder intravenöser Injektion toxisch wirkenden Eisenverbindungen die gleichen Vergiftungen hervorrufen, wenn sie in entsprechender Dosis oral verabreicht werden. Aus dem Toxizitätsversuche für die Ferrosalze sowie für die komplexen Eisenverbindungen vom Typus des Ferricitratnatriums mußte somit auf eine stattgefundene Resorption geschlossen werden, da ja die beschriebenen Vergiftungserscheinungen durch eine lokale Wirkung im Magen-Darm nicht erklärt werden können.

Die gegen diese Schlußfolgerungen von Lintzel[2] erhobenen Einwände sind schon oben (s. S. 855f.) besprochen worden.

Es ergibt sich somit, daß sowohl einfache anorganische Ferrosalze ebenso wie komplexe Salze mit anorganisch gebundenem Eisen nach oraler Verabreichung resorbiert werden, was einerseits durch deren Toxizität, andererseits durch den histochemischen Nachweis des Eisens in den Organen bewiesen werden konnte. Unentschieden bleibt noch die Frage, ob die Resorption der Komplexsalze in unveränderter Form vor sich geht oder ob sie nur in einzelnen Abschnitten des Magendarmkanals, vor allem im alkalisch reagierenden Teile, als komplexe Alkalisalze, im sauer reagierenden dagegen nach Reduktion als Ferrosalze zur Reorption gelangen. Hier sind verschiedene Möglichkeiten gegeben, die noch im Zusammenhange mit der Frage nach dem Schicksale dieser Verbindungen im Organismus diskutiert werden sollen. Es sei jedoch hier schon darauf hingewiesen, daß diese Fragen derzeit noch keine absolut sichere Beantwortung finden können.

Während für die einfachen anorganischen Ferroverbindungen ebenso wie für die komplexen Verbindungen mit anorganisch gebundenem Eisen ein Parallelgehen von Toxizität und Resorption gezeigt werden konnte, bleibt für die

---

[1] Starkenstein, E.: Über die Resorbierbarkeit von Eisenverbindungen aus dem Verdauungskanal. Arch. f. exper. Path. **127**, 101 (1927). — Starkenstein, E.: Beitrag zur Pharmakologie des Eisens. Arch. f. exper. Path. **118**, 131 (1926). — [2] Lintzel, W.: Untersuchungen über die Resorption und Assimilation des Eisens. Wiss. Arch. Landw. **1930**; Habilitationsschrift Berlin 1930 — Neuere Ergebnisse der Erforschung des Stoffwechsels. Erg. Physiol. **31**, 843 (1931).

einfachen anorganischen Ferriverbindungen noch der Nachweis zu erbringen, ob diese vollkommen ungiftigen Verbindungen vom Magen und Darm aus überhaupt nicht resorbiert werden oder ob ihre Resorption doch erfolgt, der resorbierte Anteil sich jedoch ebenso wie der parenteral injizierte als ungiftig erweist.

Wie später bei der Besprechung der Toxizität noch hervorgehoben wird, lassen sich von den einfachen anorganischen Ferrisalzen Konzentrationen oral verabreichen, die nicht zu lebensgefährlichen Verätzungen führen. Diese von Starkenstein durchgeführten Untersuchungen zeigen, daß von Ferrichlorid, im besondern aber von Ferriacetat, derartige Dosen überstanden werden, welche, in der Ferroform verabreicht, unter allen Umständen tödlich wirken. Daß auch die nichtätzenden parenteral völlig ungiftigen Verbindungen wie das Ferrum oxydatum saccharatum und das Ferrum hydroxydatum dialysatum auch bei oraler Verabreichung in jeder Menge ungiftig sind, erscheint nach dem oben Gesagten selbstverständlich. Daß diese Ungiftigkeit nicht die Folge davon ist, daß die Ferrisalze aus dem Magen-Darmkanal überhaupt nicht resorbiert werden, läßt sich in der gleichen Weise wie in den oben zitierten Versuchen überzeugend beweisen, wenn man solche am Leben gebliebene mit Ferrisalzen oral oder rectal behandelte Tiere tötet und nach Unterbindung des Magen-Darmkanals und dessen Entfernung den ganzen Körper oder einzelne Organe in Schwefelammonlösung bringt. Die überall auftretende Schwärzung überzeugt von der Anwesenheit von Eisen in den meisten Organen und beweist somit, daß auch diese vollkommen ungiftigen Ferrisalze zur Resorption gelangen.

Starkenstein hat zusammen mit F. Weinmann[1] auch versucht, die Größe der Resorption dieser Verbindungen durch Rückbestimmung des im Magen-Darm verbleibenden nichtresorbierten Anteils zu errechnen. Diese Untersuchungen wurden an Ratten durchgeführt, konnten jedoch die gestellte Frage nicht beantworten; denn 22 Analysen, welche zu verschiedenen Zeiten nach Verfütterung von Eisensalzen überhaupt an hungernden Ratten in dem herausgenommenen Magendarmkanal der Tiere ausgeführt worden sind, haben durchweg auffallend geringfügige Differenzen zwischen den eingeführten und wiedergefundenen Eisenmengen geliefert. Nach Verfütterung von Mengen zwischen 12—73 mg Fe wurden nur Differenzen zwischen +3 und —8 mg festgestellt. Ein irgendwie gesetzmäßiger Unterschied zwischen den bald oder einige Stunden nach der Verfütterung gewonnenen Werten ließ sich niemals erkennen. Ebensowenig war eine Abhängigkeit von der zugeführten Menge festzustellen. Aus diesem Resultat mußte geschlossen werden, daß zu allen Zeiten nach der Verfütterung sich nicht viel weniger Eisen im Magen-Darmkanal vorfindet als eingeführt wurde. Dies gilt sowohl von den Versuchen, in denen Ferrisalze (Ferrichlorid mit Gummizusatz), Ferrichlorid in Mandelöl, Ferrihydroxyd, Ferriacetat und Ferrisaccharat zugeführt wurde, als auch von jenen, in denen Ferrochlorid für sich allein sowie mit Gummizusatz verfüttert worden war. Es zeigte sich somit, daß auch nach Einführung von giftigen, zum Tode führenden Ferrosalzen während der Wirkungsdauer der weitaus größere Teil des verfütterten Eisens im Magen-Darmkanal nachweisbar bleibt. Aus diesen Untersuchungen ergab sich somit, daß bei Verfütterung von Eisenverbindungen, einerlei, ob es sich um Ferro- oder Ferrisalze handelt, der größte Teil des verabreichten Eisens sich dauernd im Magen-Darmkanal vorfindet und daß trotzdem nur bei den Ferrosalzen eine deutlich nachweisbare Toxizität vorhanden ist. Da aber auch nach Verfütterung von Ferrisalzen, ja auch nach Verfütterung von kolloiden, ferrihydroxydhaltigen Eisen-

---

[1] Starkenstein: Arch. f. exper. Path. **127**, 101 (1927).

verbindungen vom Typus des Eisenzuckers sich durch Schwefelammon in den Organen deutlich Eisen als gegenüber der Norm stark vermehrt nachweisen läßt, so mußte dies zu der Schlußfolgerung führen, daß das resorbierte Eisen wenigstens teilweise rasch wieder in den Magen-Darmkanal ausgeschieden wird, so daß eigentlich zur Zeit der Wirkung immer nur ein verhältnismäßig kleiner Teil des verfütterten Eisens jenseits des Magen-Darmkanals kreist. Dieser Bruchteil ist naturgemäß aus der bestimmten Differenz zwischen eingebrachtem und im Darm wiedergefundenem Eisen aus den bereits bei Besprechung des Wertes der Bilanzversuche dargelegten Tatsachen nicht zu ermitteln. Daß jedoch von einer bestimmten Menge in den Magen gebrachter Ferrosalze ein größerer Teil zur Resorption gelangt als von den Ferrisalzen, geht daraus hervor, daß die Schwarzfärbung der Organe mit Schwefelammon nach der oralen Verabreichung von Ferrosalzen eine wesentlich stärkere ist als nach oraler Verabreichung der gleichen Fe-Menge, die in Form der erwähnten Ferrisalze in den Magen gebracht wird. Es ist recht wohl denkbar, daß dieser Unterschied darauf zurückzuführen ist, daß die Ferrisalze erst zu Ferrosalzen reduziert werden müssen, und da dieser Prozeß während der Verweildauer des Salzes im Magen nur ein beschränkter ist, so kann dementsprechend auch nur ein kleiner Teil dieses Salzes als Ferrosalz zur Resorption gelangen. Dadurch würde der erwähnte Unterschied im histochemischen Nachweis hinreichend zu erklären sein.

Für die Beantwortung der Frage, ob auch die komplexen Eisenverbindungen mit organisch gebundenem Eisen, also die Eisenverbindungen vom Typus des Hämatins und der Ferrocyanwasserstoffsäuren, vom Magen-Darm aus zur Resorption gelangen, kann durch den Toxizitätsversuch nichts beigebracht werden, da sich diese Verbindungen selbst parenteral, ja auch nach intravenöser Injektion als vollkommen ungiftig erweisen und demnach die orale Ungiftigkeit selbstverständlich ist.

Es ist somit die Frage nach der Resorption dieser Verbindungen nur mit Hilfe der anderen bereits besprochenen Kriterien zu beantworten. Darauf gerichtete Untersuchungen hatten ergeben, daß die Resorption solcher Verbindungen möglich ist. Zwischen beiden Gruppen von Eisenverbindungen mit organisch gebundenem Eisen besteht jedoch insofern ein Unterschied, als die komplexen Eisenverbindungen vom Typus des Ferrocyankaliums in unveränderter Form zur Resorption gelangen, während das Hämoglobineisen, wenn überhaupt, so erst nach Abbau des Komplexes resorbiert werden kann.

1) Die Resorbierbarkeit der Eisenverbindungen nach parenteraler Zufuhr.

Die Frage nach der Resorbierbarkeit subcutan injizierten Eisens wurde begreiflicherweise gestellt, als die Resorption oral verabreichten Eisens in Zweifel gezogen wurde. Sie schloß sich insbesondere jenen Untersuchungen an, die den Nachweis erbringen sollten, daß subcutan injiziertes Eisen schneller und besser wirke als oral verabreichtes. Während jedoch für die Resorptionsprüfung oral verabreichten Eisens jede Eisenverbindung verwendet werden konnte, waren für die Untersuchungen der parenteralen Resorption begreiflicherweise alle jene ausgeschaltet, welche unlöslich sind oder welche durch Eiweißfällung zu Ätzungen und zu Nekrosen führen. M. Rosenthal[1] prüfte zunächst Ferrum tartaricum oxydatum (0,24:1) in wäßriger Lösung, das jedoch starke lokale Reizerscheinungen hervorrief, dann Chininum ferro-citricum (0,6:4) in wäßriger

---

[1] Rosenthal, M.: Wien. med. Presse **1872**; **19**, 405 (1878).

Glycerinlösung und dann Ferrum pyrophosphoricum c. Natrio citrico (1:6) in wäßriger Lösung. Die eingetretene Resorption wurde einerseits aus den therapeutischen antanämischen Wirkungen, andererseits aus dem Auftreten von Eisen im Harn geschlossen.

Ausführlich wurde die Frage der Resorption subcutan injizierter Eisenverbindungen im Experiment von Glaevecke[1] studiert. An 20 Tieren wurde die Resorbierbarkeit folgender Eisensalze geprüft: Ferrum citric. oxydatum, Ferrum sulfuricum oxydulatum ($FeSO_4$) allein und in Kombination mit Natrium citricum sowie Ferrum sulfuricum ammoniatum und Ferrum peptonatum. Als Kriterium der erfolgten Resorption vom Orte der subcutanen Applikation wurde die Verteilung des Eisens im Organismus, in den einzelnen Organen und insbesondere in den Ausscheidungen geprüft. Auf die Untersuchungen selbst wird im Zusammenhange mit der Frage nach dem Schicksal des Eisens im Organismus noch ausführlich eingegangen werden (s. S. 1007 u. 1009). Hier sei nur erwähnt, daß sich unter Berücksichtigung der erwähnten Kriterien Ferrum citricum oxydatum als am besten und sichersten resorbierbar erwiesen hat. Ferrum sulfuricum oxydulatum ließ sich durch Hinzufügen der doppelten oder dreifachen Menge von Natrium citricum vom Unterhautzellgewebe aus leidlich resorbierbar manchen, während für Ferrum peptonatum und Ferrum sulfuricum ammoniatum überhaupt keine Resorption nachweisbar war.

Aus der Ausscheidung subcutan injizierten Eisens im Harn schloß auch Reuss[2] auf eine erfolgte Resorption. Er hat Ferrum pyrophosphoricum c. Natrio citrico mit 26,6% Fe in einer Lösung 1:6, im ganzen 0,042 g Fe, subcutan injiziert. Es traten keinerlei örtliche Reizerscheinungen auf. Schon in dem nach 30 Minuten entleerten und mehr noch im 12stündigen Harn konnte vermehrte Eisenausscheidung nachgewiesen werden, ebenso bei einem 43jährigen Manne, der 1 g derselben Lösung subcutan injiziert erhalten hatte. Weitere Untersuchungen von Reuss bezogen sich auf subcutane Resorbierbarkeit verschiedener anderer Eisensalze, bei denen folgende Resultate erhalten wurden: Nach subcutaner Injektion von Ferrum pyrophosphoric. c. Ammon. citrico und ebenso nach Chininum ferro-citricum sowie nach subcutaner Injektion von Ferrum dialysatum glycerinatum konnte ein Übergang des Eisens in den Harn festgestellt werden. Unsicher war dieser Nachweis nach Injektion von Ferrum albuminatum sowie von Ferrum peptonatum. Für allfällig therapeutisch verwendbar hält Reuss nur das Ferrum pyrophosphoricum c. Natrio citrico, während die anderen wegen Reizbarkeit oder mangelhafter Resorbierbarkeit nicht empfohlen werden.

Andra Andreani[3] untersuchte an Meerschweinchen das Verhalten injizierter kolloidaler Eisenlösungen (Elektromartiol u. ä.). Es wurde 1 mg kolloidales Eisen subcutan injiziert, das Tier nach 24 Stunden getötet und nachgesehen, ob das Eisen unter der Haut liegengeblieben oder in die Zirkulation übergegangen sei. Zu diesem Zweck wurde die Schwefelwasserstoffreaktion an der Injektionsstelle und in der Leber vorgenommen. Es fand sich stets eine starke Eisenreaktion an der Injektionsstelle und eine negative in der Leber. Eine Kontrolluntersuchung mit Eisenammoniumcitrat ergab genau umgekehrtes Verhalten. Kein Eisen an der Injektionsstelle und starke Reaktion in der Leber. Andreani hält daher kolloidale Eisenpräparate für nicht resorbierbar.

---

[1] Glaevecke, L.: Über subcutane Eiseninjektionen. Arch. f. exper. Path. 14, 466 (1883). — [2] Neuss: Z. klin. Med. 3, 1. — [3] Andreani, Andra: L'uso delle soluzioni colloidali di ferro nelle cura delle anemie. Giorn. Clin. med. 5, 262 (1924).

Sabattani[1] empfiehlt für die Prüfung der Resorbierbarkeit von Eisenpräparaten die subcutane Injektion am Meerschweinchen. Wenn das injizierte Salz nicht resorbiert wird, findet sich nach Abziehen der Haut und Entbluten des Tieres ein rotbrauner Fleck, der die typische Eisenreaktion gibt. Auf diese Weise konnte Sabattani nachweisen, daß das Protoferrin ein kolloidgeschütztes Ferrihydroxyd vom Unterhautzellgewebe aus nicht resorbiert wird. Die Methode selbst kann naturgemäß nur besagen, daß das injizierte Eisen nicht vollständig resorbiert wird, da ja trotz erfolgter Resorption ein Teil, je nach der graduellen Fähigkeit zur Resorption, an der Injektionsstelle lange Zeit liegenbleiben kann.

Aus Versuchen, die H. Engel[2] über die Wirkung subcutan verabreichten Ferricitratnatriums bei Patienten mit sekundärer Anämie angestellt hat, muß mit Rücksicht auf den schnelleren Eintritt der Beeinflussung der Zahl der Erythrocyten auf eine schnelle Resorption geschlossen werden. Gleiche Schlüsse müssen aus den später noch zu besprechenden Toxizitätsversuchen gezogen werden.

Die Frage, ob Eisenpräparate percutan zur Resorption gebracht werden könnten, untersuchte H. Goldmann[3]. Patienten erhielten eine 4proz. Eisensalbe, welche ein kolloidales, auf elektrolytischem Wege durch Zerstäubung hergestelltes Eisen enthielt. Es wurden täglich 20 g dieser Salbe in den Körper eingerieben. Nach 3—4 Tagen wurde eine vermehrte Eisenmenge im Harn gefunden, und zwar 0,011—0,014 g im Liter gegenüber 0,003—0,008 g an den eisenfreien Tagen. Daraus wurde auf eine Resorption im Wege der Blut- bzw. Lymphbahnen geschlossen. Gleichzeitig will Goldmann auch die Regeneration einer bestehenden Ankylostoma-Anämie als Folge dieser Eisenzufuhr beobachtet haben.

Langhans[4] fand nach Injektion von Erythrocyten in das lockere subcutane Bindegewebe außer den blutkörperchenhaltigen Zellen eine Hämoglobindiffusion im umgebenden Bindegewebe. Nach subcutaner Injektion von Blut, das in der Kälte aufgelöst wurde (beim Kaninchen), wurde der diffundierende Blutfarbstoff resorbiert; 2 Tage nach der Injektion war der injizierte Blutfarbstoff am Orte der Applikation nicht mehr nachzuweisen.

Ähnliche Untersuchungen wurden von Schurig[5], Laspeyros[6], Neumann[7], Quincke[8], Kordua[9] und Wallbach[10] durchgeführt, welche alle teils Resorption des subcutan injizierten Blutfarbstoffes, teils seine Umwandlung in Pigment feststellten. Nach Wallbach sollen die verschiedenen Ergebnisse vom Zeitpunkte der Untersuchung, d. h. von der Zeit, die zwischen der Injektion und der mikroskopischen Untersuchung lag, abhängig sein.

Der Abbau des extravasaten Blutes in den Geweben wird im Zusammenhang mit dem Schicksal des Eisens im Organismus besprochen werden.

---

[1] Sabattani, L.: Saggio biologico dei preparati di ferro per uso ipodermico. Biochim. e Ter. sper. 13, 225 (1926). — [2] Engel, H.: Wien. Arch. inn. Med. 7, 55 (1923). — [3] Goldmann, H.: Über die Eisentherapie auf dem Wege der Inunktionskur. Kongr. inn. Med. Wien 1908. Münch. med. Wschr. 55, 1042 (1908). — [4] Langhans, Th.: Beobachtungen über Resorption der Extravasate und Pigmentbildung in denselben. Virchows Arch. 49, Zit. n. Wallbach. — [5] Schurig: Über das Schicksal des Hämoglobins im Organismus. Arch. f. exper. Path. 41, 29 (1898). — [6] Laspeyros, R.: Über die Umwandlung des subcutan injizierten Hämoglobins bei Vögeln. Arch. f. exper. Path. 43, 311 (1900). — [7] Neumann, E.: Blut und Pigmente. Jena 1917. — [8] Quincke, H.: Zur Pathologie des Blutes. Dtsch. Arch. klin. Med. 25 u. 27, 194 (1880). — [9] Kordua, H.: Über den Resorptionsmechanismus von Blutergüssen. Berlin 1877. — [10] Wallbach, G.: Über die Hämosiderinablagerung vom Standpunkte der Zellaktivität aus betrachtet. Verh. dtsch. path. Ges., 22. Tagung, 1927, 163.

3. Verteilung des resorbierten Eisens im Organismus.

a) Das Eisen des Blutes.

Gesamteisen. Wie im geschichtlichen Teile schon erwähnt wurde (s. S. 688), bildete die Entdeckung, daß Eisen ein Bestandteil normalen Blutes sei, den Ausgangspunkt einer neuen Epoche in der Erforschung der Physiologie und Pharmakologie dieses Metalls; denn obwohl schon im Jahre 1713 von Lemery und Geoffroy in der Asche tierischer Gewebe Eisen gefunden worden war und einige Jahre später Badia Eisen als normalen Bestandteil des Blutes entdeckt hatte, hat erst 1745 Vincenc Menghini den Nachweis erbracht, daß das Eisen im Blute an die roten Blutkörperchen gebunden sei. Schließlich war von Engelhard 1825 nachgewiesen worden, daß das Eisen in den roten Blutkörperchen an den Blutfarbstoff gebunden ist.

Es ist selbstvertsändlich, daß das aus dem Magen und Darm sowie das aus dem Unterhautzellgewebe resorbierte Eisen vom Blute an die Stelle seiner Wirksamkeit transportiert werden muß, und zwar an jene Stellen, wo es zum Hämoglobinaufbau verwertet wird, sowie in jene Zellen, wo es seine katalytischen Funktionen ausübt. Daraus ergibt sich schon die Folgerung, daß wir im Blute neben dem Hämoglobineisen auch das „Transporteisen" finden müssen, welches einerseits von den Resorptionsstätten den Stätten seiner Verwertung und andererseits von den Stätten des Hämoglobinabbaues den Depots und weiter von diesen zu den Ausscheidungsorganen zugeführt wird. Daraus geht auch hervor, daß wir im Blute gegebenenfalls drei verschiedene Formen des Eisens finden können. Es bedarf somit ganz besonderer Methoden, um den physiologischen und pharmakologischen Wirkungswert dieser drei Formen richtig bewerten zu können.

Der größte Teil der Untersuchungen über das Eisen im Blute, die durch viele Jahrzehnte hindurch unter verschiedenen Bedingungen und im Anschluß an die verschiedenen Fragestellungen durchgeführt wurden, suchte eigentlich nur den Gesamteisengehalt im Blute unter den verschiedensten Bedingungen zu erfassen. Diese Untersuchungen haben eine Reihe äußerst wichtiger Ergebnisse gebracht; sie führten zu der Erkenntnis des Eisengehalts des Hämoglobins, ermöglichten sogar, darauf basierend aus dem Eisengehalte die Hämoglobinmenge quantitativ zu bestimmen, und führten weiter dazu, die Bedeutung des Eisens für das Sauerstoffbindungsvermögen des Hämoglobins richtig zu erkennen. Doch war dadurch nur eine Richtung des Eisenstoffwechsels, und zwar die mehr physiologische, Gegenstand der Forschung geworden, während die andere, die auch den pharmakologischen Teil der Eisenforschung umfaßt, unberücksichtigt geblieben war.

Wie erwähnt, basierten alle diese Untersuchungen auf der quantitativen Bestimmung des Eisens im Blute, und die gefundenen Werte wurden ganz auf das Hämoglobin bezogen. Lange Zeit herrschte die Vorstellung vom chemisch einheitlichen Aufbau des Hämoglobins aller Wirbeltiere. Die Erkenntnis, daß der Bau der Eiweißgruppe des Hämoglobins verschiedene Unterschiede aufweist, mußte zur Annahme führen, daß auch die Relation Fe:Gesamthämoglobin keine für alle Tierarten einheitliche Konstante sein könne. Diese Fragen wurden schon in dem Abschnitte über die chemischen Eigenschaften der biologisch wichtigen Eisenverbindungen behandelt und es sei daher hier auf diesen Abschnitt verwiesen (s. S. 719).

Die analytischen Befunde, die die Grundlage der Erforschung der Physiologie und Pharmakologie des Eisens im Blute bildeten, wurden meistens nach

Veraschung des Blutes gewonnen, so daß sie über den Zustand des Eisens, insbesondere über die Funktion im oben angedeuteten Sinne, nichts aussagen können. Jene Untersuchungen, welche die Oxydationsstufe im Hämoglobin bzw. in seinen Umwandlungsprodukten mit Hämoglobin usw. festzustellen suchen, bedienten sich einer anderen Methodik. Auch diesbezüglich sei auf den oben zitierten Abschnitt rückverwiesen sowie auf die ausführliche Behandlung dieser Fragen bei O. Schumm[1].

Hämoglobineisen. Obwohl die vorliegenden analytischen Befunde im Blute meistens nur eine bedingte Verwertbarkeit für die hier in Untersuchung stehende Frage besitzen, seien die im Laufe von vielen Jahrzehnten gewonnenen Resultate doch übersichtlich zusammengestellt. In den folgenden Tabellen[2] werden

1. die Hämoglobinwerte für die verschiedenen Tierarten und parallel damit der gesamte Eisengehalt des Blutes verschiedener Tiere,

2. der Eisengehalt des Hämoglobins wiedergegeben.

Da die Berechnung des Hämoglobingehaltes vielfach auf Grund des Eisengehaltes erfolgte, bei dieser Berechnung aber meistens ein konstanter Faktor zur Grundlage genommen wurde und nicht der in Tabelle 17 angegebene Eisengehalt des Hämoglobins verschiedener Tiere, so sind die in Tabelle 15 und 16 enthaltenen Werte nicht immer absolut richtig. Diese absolute Richtigkeit ist weiter auch aus dem Grunde nicht vorhanden, weil das bei der Veraschung des Blutes gefundene Eisen in seiner Gesamtheit zur Errechnung des Hämoglobinwertes benützt wurde, so daß vielfach zu hohe Hämoglobinwerte erhalten worden sein mußten, da der oben als Transporteisen charakterisierte Anteil des Bluteisens dem wirklichen Hämoglobineisen zugerechnet wurde.

Die tabellarischen Zusammenstellungen haben somit vorwiegend einen Wert für den relativen Vergleich des unter annähernd gleichen Bedingungen ermittelten Gesamteisengehalts des Blutes. Die meisten Autoren, deren Untersuchungen die in den Tabellen angegebenen Zahlen entnommen wurden, sind bei den Tabellen selbst angegeben. Ergänzend hierzu seien noch einige Untersuchungen angeführt, die sich insbesondere auf den Hämoglobin- bzw. Eisengehalt des Blutes unter nichtphysiologischen Bedingungen beziehen:

S. Jellinek[3] stellt beim Vergleich der gefundenen Werte fest, daß zwischen den Methoden der Hämoglobinbestimmung nach Fleischl und der Eisenbestimmung mit dem Ferrometer von Jolles eine Inkongruenz besteht. Bei Chlorose findet sich der Hämoglobingehalt bzw. Eisengehalt nicht nur im Gesamtblute, sondern auch der Eisenindex jedes einzelnen roten Blutkörperchens unter die Norm herabgesetzt. Bei Anämie war nicht nur Eisengehalt und Färbekraft herabgesetzt, es konnte bei schweren Fällen auch eine bedeutende Verminderung der roten Blutkörperchen konstatiert werden. Ähnliche Untersuchungen wurden auch bei Pneumonie, Nephritis, Rheumatismus und anderen Krankheiten durchgeführt. In gemeinsamen Untersuchungen mit F. Schiffer hat Jellinek[4] gefunden, daß bei Gesunden die Untersuchungswerte gewisse Beziehungen zwischen spez. Gewicht, Trockenrückstand und Eisengehalt aufweisen; bei den Untersuchungen pathologischer Fälle dagegen konnte nur eine gewisse Relation zwischen spez. Gewicht und Trockenrückstand gefunden werden, doch ergab sich zwischen diesen beiden und dem Eisengehalt kein absoluter Parallelismus und auch keine Proportionalität.

Mouriquand, Leulier und Michel[5] fanden bei der chemischen Verfolgung des Blutbildes an etwa 50 Tieren keine Beziehungen zwischen dem Wasser-, Aschen- und

---

[1] Schumm, O.: Chemie der Erythrocyten und des Hämoglobins. Handb. d. allg. Hämatologie, herausgeg. von Hans Hirschfeld u. A. Hittmaier. Bd. 1, S. 99 ff. Berlin-Wien 1932. — [2] Winterstein: Handb. d. vergl. Physiol. **1**, 1126 (1925). — [3] Jellinek, S.: Über Färbekraft und Eisengehalt des Blutes. Wien. klin. Wschr. **1898**, Nr 33 u. 34, 778 u. 804. — [4] Jellinek, S., u. F. Schiffer: Wien. klin. Wschr. **1899**, 802. — [5] Mouriquand, G., A. Leulier u. P. Michel: Fluctuations du fer sanguin au cous du scorbut experimental. C. r. Acad. Sci. Paris **180**, 86 (1925).

Tabelle 15. Blut.
1000 Gewichtsteile enthalten:

	Eisen		Hämoglobin		Hämatin		Zahl der ausgeführten Bestimmungen	Bemerkungen
Mensch	0,542		129,4		6,15		19	Becquerel u. Rodin: Unters. üb. d. Zusammensetzung d. Blutes usw. Übersetzt v. Eisemann. Erlangen 1845
,,	0,501	} 0,545	119,3	} 129,7	5,69	} 6,18	2	Schmidt, C.: Charakteristik d. epidem. Cholera. 1850
,,	0,562		133,8		6,38		2	Denis
,,	0,560		133,3		6,36		3	Nasse, H.: Wagners Handwörterb. d. Physiol. 1 (1842)
,,	0,580		138,1		6,58		1	Richardson
,,	0,522		124,3		5,93		2	Pelouze
Hund	0,526		125,1		5,97		3	Nasse
,,	0,653	} 0,550	155,5	} 139,8	7,41	} 6,24	1	Schmidt
,,	0,472		138,8		5,36		2	Abderhalden: Zur quantitativen Analyse d. Blutes. Hoppe-Seylers Z. 23, 521 (1897)
Katze	0,427	} 0,457	101,7	} 122,3	4,84	} 5,18	1	Nasse
,,	0,486		142,9		5,36		1	Abderhalden
Schwein	0,570		135,7		6,47		10	Pelouze
,,	0,547	} 0,525	130,3	} 134,1	6,21	} 5,96	1	Nasse
,,	0,494		114,9		5,61		1	Becquerel
,,	0,487		132,4		5,53		1	Abderhalden
Pferd	0,490		116,7		5,56		1	Simon
,,	0,487	} 0,492	116,2	} 126,4	5,53	} 5,58	1	Nasse
,,	0,497		146,2		5,64		2	Abderhalden
Kaninchen	0,430	0,430	123,5	123,5	4,88	4,88	1	Abderhalden
Rind	0,523		124,5		5,99		11	Pelouze
,,	0,502	} 0,451	119,5	} 109,9	5,70	} 5,12	1	Nasse
,,	0,390		90,7		4,43		1	Becquerel
,,	0,387		104,7		4,39		2	Abderhalden
Schaf	0,470	} 0,417	111,8	} 104,9	5,32	} 4,72	1	Nasse
,,	0,363		97,9		4,12		2	Abderhalden
Ziege	0,328	} 0,356	72,8	} 92,7	3,72	} 4,04	1	Nasse
,,	0,383		112,6		4,35		1	Abderhalden
Haushuhn	0,357		85,0		4,06		1	Pelouze
,,	0,536	} 0,466	127,5	} 102,4	6,08	} 4,93	1	Nasse
,,	0,405		94,8		4,60		2	Ssobkewitsch: Analysen d. Vogelblutes. Arb. med.-chem. Labor. Univ. Tomsk 2, 111 (1913). [Russisch.]
Truthahn	0,335		80,0		3,80		1	Pelouze
,,	0,398	} 0,402	97,7	} 94,8	4,52	} 4,56	1	Nasse
,,	0,472		109,7		5,36		2	Ssobkewitsch
Gans	0,363		86,4		4,12		2	Pelouze
,,	0,568	} 0,458	135,3	} 109,0	6,45	} 5,19	1	Nasse
,,	0,442		106,2		5,02		3	Ssobkewitsch
Ente	0,341	} 0,482	81,7	} 114,9	3,87	} 5,47	1	Pelouze
,,	0,622		148,1		7,07		2	Ssobkewitsch
Frosch	0,425	0,425	101,2	101,2	4,82	4,82	1	Pelouze

Tabelle 16. Blut. 1000 Gewichtsteile enthalten (Durchschnittswerte):

Objekt	Blutkörperchen	Serum	Hämoglobin	Fe$_2$O$_3$
Mensch	434,2	565,8	130,6	0,616
Schwein	436,0	564,0	142,2	0,701
Hund	425,1	574,9	139,5	0,674
Katze	434,0	566,0	143,2	0,694
Pferd	486,3	513,7	146,4	0,710
Kaninchen	372,1	627,9	123,5	0,615
Rind	326,2	673,8	99,8	0,554
Ziege	347,2	652,8	112,6	0,547
Schaf	312,8	687,2	97,9	0,519
Haushuhn	391,5	608,5	94,8	0,579
Truthahn	466,6	533,4	109.7	0,674
Gans	472,7	527,3	106,2	0,632
Ente	387,9	612,1	148,1	0,889

Tabelle 17. Die elementare Zusammensetzung des Hämoglobins.

Tierart	Fe	
Pferd	0,38	Mittel aus 10 Analysen Abderhaldens
,, ...	0,46	Mittel Kossel, Otto, Bücheler, Hüfner
,, ...	0,34	Zinoffsky
Hund	0,34	Jaquet
,, ...	0,43	Hoppe-Seyler
Rind	0,34	Hüfner-Jaquet
Schwein	0,43	Otto
,, ...	0,40	Hüfner
Katze	0,35	Abderhalden
Meerschweinchen . . .	0,48	Hoppe-Seyler
Eichhörnchen	0.59	Hoppe-Seyler
Gans	0,43	Hoppe-Seyler
,, ...	0,51	Abderhalden und Medigreceanu
Huhn	0,34	Jaquet

Eisengehalt des Blutes und der Schwere der Krankheitserscheinungen. Das Eisen blieb bis zum 24. Tage auf seinem Ausgangswerte von 0,053%, um dann mehr oder weniger rasch und parallel mit der hämatologischen Kurve abzusinken.

H. Mengert-Presser[1] machte seine Hämoglobinbestimmung nach Sahli und zur Kontrolle nach Tallquist, die Eisenbestimmung nach der Technik von Donath (siehe Methodik S. 774). Die Untersuchungen wurden an 150 zwanzig- bis dreißigjährigen Eingeborenen von Java und Sumatra vormittags zwischen 10 und 12 Uhr ausgeführt. An früh Nüchternen vorgenommene Untersuchungen ergaben im allgemeinen niedrige Werte. Venenblut und Blutproben aus der Fingerbeere oder den Ohrläppchen ergaben das gleiche Resultat. Es ergaben sich folgende Durchschnittswerte:

6,199 mg Fe auf 10 ccm Blut, Sahli 97 und Talquist 90,

also höhere Werte, als sie für Europa angenommen werden (4,5 mg Fe, 80 Sahli, 80 Talquist). Untersuchungen an Kranken ergaben für Eisen

bei Beri-Beri . . . . . 4,719 mg Fe, 91 Sahli, 81 Talquist
  ,, Malaria . . . . . . 4,334 ,, ,, , 76 ,, , 83 ,,
  ,, Lepra . . . . . . 4,049 ,, ,, , 72 ,, , 70 ,,
  ,, Amöbenruhr . . . 3,849 ,, ,, , 71 ,, , 70 ,,
  ,, Lungentuberkulose . 3,314 ,, ,, , 63 ,, , 60 ,,

Den hohen Eisenprozentgehalt des gesunden Eingeborenenblutes erklärt der Autor mit der höheren Erythrocytenzahl. Zählungen mit der Bürkerkammer ergaben einen

---

[1] Mengert-Presser, H.: Determining hemoglobin and iron in human blood under tropical conditions. Meded. Dienst Volksgezdh. Nederl.-Indië **3**, 240 (1926).

Durchschnitt von 5,2 Millionen; evtl. spielt auch ein noch zu prüfender Einfluß der Ernährung eine Rolle. Einen besonders großen Einfluß soll die direkte und intensive Sonnenbestrahlung auf die Erythrocytenzahl und den Hämoglobinprozentsatz haben.

Murphy, Lynch und Howard[1] bestimmten im Blute gesunder und kranker Personen die Zahl der roten Blutkörperchen und den Hämoglobingehalt nach der von Osgood und Haskins modifizierten Sahlimethode und das Eisen nach Kennedy. Als Eisenindex wird aus der Quotient aus der Zahl der mg Fe pro 100 ccm Blut und der Zahl der Blutkörperchen pro cmm bezeichnet. Der mittlere Eisengehalt war bei jungen Männern 44,84 mg, bei jungen Frauen 42,48 mg Fe pro 100 ccm Blut. Bei 60 Personen war der Durchschnitt 42,74 mg; der Eisenindex schwankt zwischen 8 und 9, das Mittel war 8,46. Bei perniziöser Anämie lag der Eisenindex über 10, erhöht war er ferner bei akutem Blutverlust und bei manchen Leukämien, dagegen lag er bei chronischer sekundärer Anämie unter der Norm. Dem Eisenindex kommt daher diagnostische Bedeutung zu.

Parhon[2] stellte Versuche an 6 Hammeln an, denen im Alter von 6 Wochen die Schilddrüsen entfernt wurden. Daraufhin sank gegenüber normalen Vergleichstieren der Eisengehalt des frischen Blutes von 0,065 auf 0,053%, der des getrockneten Blutes von 0,328 auf 0,273%. Die gefundene Eisenverminderung wird mit der Harnabsetzung der Oxydation im Körper in Zusammenhang gebracht.

Binet und Fleury[3] verwendeten zu ihren Versuchen über die quantitativen Veränderungen des Bluteisens im Verlaufe der Asphyxie Hunde, die für wenigstens 30 Minuten durch Chloral anästhesiert wurden. Beim gesunden Hunde steigt die Eisenmenge im Blute unter der Asphyxie an, während sie beim splenektomierten Hunde unverändert bleibt. Unter der Asphyxie kontrahiert sich die Milz und preßt das in ihr enthaltene Eisen zusammen mit den Blutkörperchen aus, so daß das venöse Milzblut während der Asphyxie einen viel höheren Eisen- und Blutkörperchengehalt aufweist als das arterielle.

Giuseppe Halfer[4] bestimmte nach der Methode von Funk und Autenrieth im Blute aus der Fingerbeere den Gesamteisengehalt. Untersucht wurden 50 gesunde Kinder im Alter zwischen 3 Tagen und 8 Jahren sowie 96 verschiedenen Lebensalters, die an den verschiedenartigsten Krankheiten litten. Hierbei zeigten sich unter den normalen Fällen folgende Schwankungen: hohe Eisenwerte in den beiden ersten Lebensmonaten (35 bis 50 mg%), dann Abnahme und Schwankung bis zum 1. Lebensjahr zwischen einem Minimum von etwa 21 und einem Maximum von etwa 41 mg% Fe. In den untersuchten pathologischen Fällen zeigten sich keine über die physiologischen Grenzen hinausgehenden Schwankungen des Gesamteisens im Blute; insbesondere ergab sich bei einer Reihe von ausgesprochenen Erkrankungen des hämatopoetischen Systems, daß zwischen den Hämoglobin- bzw. Erythrocytenwerten einerseits und den Werten für das Bluteisen kein Parallelismus zu bestehen braucht. Hinsichtlich der zahlreichen bei den Untersuchungen ermittelten Werten sei auf die der Originalmitteilung beigegebenen Tabellen verwiesen.

Die im vorstehenden Abschnitte enthaltenen Tabellen zeigen, wie oben bereits ausgeführt wurde, daß bei den Bestimmungen des Gesamteisengehalts des Blutes die erhaltenen Werte stets nur auf das Hämoglobineisen bezogen wurden. Dies gilt sowohl für die an Tieren wie auch für die an Menschen durchgeführten Untersuchungen, und zwar sowohl unter normalen als auch unter pathologischen Bedingungen. So blieb bei all diesen Eisenbestimmungen im Blute die Differenzierung des nicht dem Hämoglobin angehörenden Eisens vollkommen unberücksichtigt.

Die Aufmerksamkeit wurde auf diesen Anteil des Bluteisens erst gelenkt, als nicht das gesamte Blut, sondern Blutkörperchen und Serum gesondert hinsichtlich ihres Eisengehalts analysiert wurden. Serumuntersuchungen wurden wohl zu verschiedenen Zeiten ausgeführt, doch wurden dabei fast durchweg kein Eisen gefunden, was die Ansicht unterstützte, daß das gesamte im Blut befindliche Eisen dem Hämoglobin angehöre. So blieb die Selbst-

[1] Murphy, W. P., R. Lynch u. I. M. Howard: Die Bedeutung von Eisenbestimmungen im Gesamtblut. Arch. int. Med. **47**, 883 (1931). — [2] Parhon, Marie: Über den Eisengehalt des Blutes bei schilddrüsenlosen Tieren. Endocrinologia **1**, 39 (1922). — [3] Binet, Leon, u. Paul Fleury: Variations quantitatives du fer sanguin ou cours de l'asphyxie. C. r. Soc. Biol. Paris **98**, 825 (1928). — [4] Halfer, Giuseppe: Das Eisen im Blut bei gesunden und kranken Kindern. Arch. Méd. Enf. **33**, 659 (1930).

verständlichkeit, daß das Blut neben dem Hämoglobineisen das oben bereits näher charakterisierte Transporteisen enthalten müsse, vollkommen unberücksichtigt. Erst die ersten positiven Eisenbefunde im Serum lenkten die Aufmerksamkeit auch auf diesen Anteil des Bluteisens.

Das Nichthämoglobineisen des Blutes. In seinen Untersuchungen über das Eisen hatte Socin[1] das Serum eisenfrei gefunden.

Daß im Blute Eisen vorhanden sein muß, das nicht dem Hämoglobin angehört, ging zum ersten Male deutlich aus den Blutanalysen Abderhaldens[2] hervor, der gefunden hatte, daß dieses dem Hämoglobin nicht angehörende Eisen für Rinderblut 10%, für Pferdeblut 3,6%, für Kaninchenblut 6% des Hämoglobineisens betrug. Welcher Art dieses Eisen sei, ging aus den Untersuchungen Abderhaldens nicht hervor. Es konnte sich dabei ebenso um Verbindungen handeln, in denen das Eisen anorganisch gebunden ist, oder um andere, nicht hämoglobinartige Verbindungen mit organisch gebundenem Eisen, doch glaubte Abderhalden, daß diese Eisenverbindungen nicht ins Serum übergehen.

Ein Jahr später (1899) hatte Häusermann[3] festgestellt, daß im Pferdeblutplasma qualitativ nachweisbare, quantitativ nicht bestimmbare Eisenmengen vorhanden sind. Er fand im Kälberblutplasma in 100 g ca. 1 mg Fe, in 100 g Rinderblut 0,78 mg; getrocknetes, vom Blutfarbstoff durch Auswaschen gereinigtes Schweineblutfibrin enthielt einmal 0,0091 g, ein zweites Mal 0,0101 g Fe.

Seiller[4] hat den Blutkuchen des Aderlaßblutes mit salzsäurehaltigem Alkohol extrahiert, den Rückstand in sehr verdünnter Lauge gelöst, durch Salzsäure die Eisenalbuminate ausgefällt und den Niederschlag bis zur Entfärbung gewaschen. In dem mit Lauge gelösten Rückstand wurde der Eisengehalt bestimmt. Mit dieser Methode, die allerdings für die Lösung der Frage nach dem Vorhandensein von Nichthämoglobin kaum geeignet sein dürfte, hatte er im Blute eines Falles von Chlorose 0,023% Fe gefunden, in einem zweiten Falle nur Spuren.

Fowell[5] konnte feststellen, daß im Blute stets mehr Eisen vorhanden ist, als im Hämoglobin gebunden sein kann. Im Mittel ergab sich aus seinen Untersuchungen ein Verhältnis von 4,2:1 in der Norm, bei sekundären Anämien von 3,7:1, bei perniziöser Anämie von 2:1.

Einen eisenhaltigen Körper im Blute, der gleichfalls nicht als Hämoglobin angesprochen werden kann, dem aber doch hämatinartige Eigenschaften zugeschrieben werden, glaubt Partos[6] in krystallisierter Form erhalten zu haben. Die Ausbeute beträgt nur 0,3—0,5 g pro Liter Blut. Bei Verwendung von Äthylalkohol und Ameisensäure konnte eine Bildung von Krystallen nicht beobachtet werden. Das Maximum der Absorption liegt bei 585,4 $\mu\mu$. Dieser Befund deckt sich mit den bisherigen Angaben beim Hämatin nicht; dieses weist auch einen höheren Eisengehalt auf. Die vorliegenden Krystalle enthielten nämlich nur 7,65% Eisen, welcher Durchschnittswert auf colorimetrischem Wege erhalten wurde.

In neuerer Zeit wurde eine Reihe von Untersuchungen ausgeführt, welche sich im besonderen mit dem Vorhandensein von Eisen im Serum befassen,

[1] Socin, C. A.: In welcher Form wird das Eisen resorbiert? Hoppe-Seylers Z. **15**, 93 (1891). — [2] Abderhalden, E.: Zur quantitativen vergleichenden Analyse des Blutes. Hoppe-Seylers Z. **25**, 65 (1898). — [3] Häusermann: Über den Eisengehalt des Blutplasmas und der Leukocyten. Hoppe-Seylers Z. **26**, 436 (1899). — [4] Seiller, R. v.: Zur Kenntnis eisenhaltiger Substanzen im Blute. Beitr. Geburtsh., Festschr. f. R. Chrobak, 1903. — [5] Fowell, P. H.: Eisen im Blute. Quart. J. Med. **6**, 179 (1915). — [6] Partos, S.: Über einen neuen hämatinartigen krystallisierten Körper. Biochem. Z. **105**, 49 (1920).

also mit einer Eisenfraktion, die schon nach ihrem Vorkommen nicht dem Hämoglobin angehören kann.

Fontés und Thivolle[1] haben in der Asche von 500 ccm Pferdeserum den Fe-Gehalt nach der von ihnen angegebenen Methode zu 1,92 bzw. 2,08 mg pro Liter bestimmt. Da der Fe-Gehalt des im Serum spektroskopisch nachweisbaren Hämoglobins zu vernachlässigen ist (ca. $^1/_{100}$ mg pro Liter), so handelt es sich bei den gefundenen Mengen um Nichthämoglobineisen, das von den Autoren als zirkulierendes Fe aufgefaßt wird und dessen Vorhandensein sie vermutet hatten. Die Menge beträgt $^1/_{250}$ des im Blute vorhandenen Oxyhämoglobineisens. 1 Liter Bluteisen desselben Tieres von einem zweiten Aderlaß, also im Stadium der Blutneubildung, ergab in zwei Bestimmungen 1,12 bzw. 0,916 mg Fe pro Liter. Während der Periode der Blutregeneration wird also, wie die Autoren aus diesen Versuchen schließen, das für den Wiederaufbau der Blutkörperchen bestimmte Eisen offenbar von den Organen, die den Aufbau der Blutkörperchen besorgen, stark zurückgehalten (Rückgang von etwa 2 auf 1 mg). Aus dem raschen und intensiven Eintritt der Reaktion von Castle-Meyer schließen die Autoren auf das Vorhandensein von organischen, vom Hämoglobin verschiedenen Fe-Verbindungen im Serum.

Henriques und Roche[2] haben ebenfalls bei ihren Untersuchungen der Sera von Pferd, Schwein, Rind, Hund, Katze und Kaninchen 1—2 mg Fe pro Liter gefunden, das sie gleichfalls als Nichthämoglobineisen bezeichnen.

Eingehende systematische Untersuchungen über diesen Eisenanteil des Blutes hat Barkan[3] durchgeführt. Bei Einwirkung von Verdauungssäure auf Blutlösungen wurde im Ultrafiltrat rasch eine geringe Menge ionisierten Eisens nachweisbar. Der bei 37° bereits nach weniger als 24 Stunden konstant beobachtete Wert beträgt etwa 1,7 mg% und entspricht etwa 5—6% des vorhandenen Hämoglobineisens. Dieser Wert ändert sich auch nach Tagen und Wochen nicht mehr wesentlich. Die Verdauung mit Pepsin und Pankreatin allein oder nacheinander beeinflußt diese Abspaltung gar nicht. Barkan konnte zeigen, daß das gefundene Eisen nicht dem Blutfarbstoff entstammen kann. Es haftet ausschließlich an den Blutkörperchen. Eine Anreicherung

[1] Fontés, G., u. L. Thivolle: Sur la teneur du sérum en fer non hémoglobinique et sur sa dimunition au cours de l'anémie expérimentale. C. r. Soc. Biol. Paris 93, 27, 687 (1925). — [2] Henriques, V., u. A. Roche: Sur le fer du sérum sanguin de diverses especes animales. Bull. Soc. Chim. biol. Paris 9, 501 (1927). — [3] Barkan, G.: Studien zur Eisentherapie. Verh. dtsch. pharmak. Ges., 5. Tagung Rostock 1925, 73 — Eisenstudien. I. Mitt. Zur Frage der Einwirkung von Verdauungsfermenten auf das Hämoglobineisen. Hoppe-Seylers Z. 148, 124 (1925) — Über säurelösliches Eisen im Blutserum. Klin. Wschr. 6, 1615 (1927) — Studien zur Eisentherapie. Arch. f. exper. Path. 111, 73 (1926) — Zur Frage der Einheitlichkeit der Eisenbindung im Hämoglobinmolekül. Ber. Physiol. 42, 569 (1928) — Eisenstudien. II. Mitt. Über das leicht abspaltbare Bluteisen und sein Verhältnis zum Hämoglobin. Hoppe-Seylers Z. 171, 179 (1927) — Eisenstudien. III. Mitt. Die Verteilung des leicht abspaltbaren Eisens zwischen Blutkörperchen und Plasma und sein Verhalten unter experimentellen Bedingungen. Ebenda 171, 194 (1927) — Wirkung des Kohlenoxyds auf das leicht abspaltbare Bluteisen. Arch. f. exper. Path. 128, 129 (1928). — Barkan, G., u. Eva Berger: Über das Verhalten des „leicht abspaltbaren" Bluteisens gegenüber Kohlenoxyd, Sauerstoff und Blausäure. Klin. Wschr. 7, 1868 (1928) — Differenzierung des leicht abspaltbaren Bluteisens auf Grund seiner Reaktion mit Kohlenoxyd und Sauerstoff. Arch. f. exper. Path. 136, 278 (1928). — Barkan, G.: Zur Differenzierung biologischer Eisenverbindungen. Amer. J. Physiol. 90, 274 (1929) — Zur colorimetrischen Mikrobestimmung des leicht abspaltbaren Bluteisens. Klin. Wschr. 11, 598 (1932) — Leicht abspaltbares Bluteisen und Blutfarbstoff. Ebenda 11, 1050 (1932).

von Fe an den Blutkörperchen in vitro gelang jedoch nicht. Die hämoglobin-frei gewaschenen Erythrocytenstromata enthalten ihr gesamtes Eisen in leicht abspaltbarer Form. Es beträgt nur Bruchteile des in den unversehrten Blut-körperchen vorhandenen, genügt aber, um die Verbrennung von organischem Material in den Zelltrümmern zu ermöglichen. Beim Stehenlassen ungerinn-bar gemachten Blutes wurde eine allmähliche Zunahme des Plasmaeisens, bedingt durch Übertritt aus den Blutkörperchen, beobachtet. Im Stadium der Anämisierung und der Blutregeneration zeigte sich die Zunahme der Blut-körperchenatmung weitgehend unabhängig vom Gehalt an diesem leicht ab-spaltbaren Eisen und dieses wiederum unabhängig vom Hämoglobingehalt. Aus den gefundenen Werten errechnete Barkan etwa 0,15 mg als die Menge des hämoglobinfremden Eisens pro 1 g Erythrocytentrockensubstanz. Er be-tont, daß dieser Wert in auffallender Übereinstimmung mit den von Warburg und seinen Mitarbeitern (s. weiter unten S. 888) gefundenen Eisenmengen verschiedener tierischer Gewebe stehe, der sich ebenfalls auf Nichthämo-globineisen bezieht.

Barkan hielt es für möglich, daß dieses von ihm als „leicht abspalt-bares Eisen" und später als „säurelösliches Eisen" bezeichnete das Atmungseisen der Erythrocyten darstellt, oder daß es funktionell zum Kom-plex des „Transporteisens" gehöre, das sich auf dem Wege von den Resorp-tions- oder Depotstätten zu den Verbrauchsorten in den Körperzellen befindet, oder daß es diesen beiden Zwecken dient, so daß es zunächst Transporteisen und nach Aufnahme in die Blutkörperchenzellen dort gleichzeitig Atmungs-katalysator ist. Wie in den Versuchen mit Gesamtblut und Blutkörperchen-aufschwemmungen, so wurde in den weiteren Versuchen von Barkan auch das Blutserum mit verdünnter Säure behandelt und das Ultrafiltrat auf Eisen in Ionenform untersucht. Er fand dabei, daß das Serum, verglichen mit den Blutkörperchen, jedenfalls nur Spuren dieses „leicht abspaltbaren" Eisens enthält. In 7 Seren von Rindern und Kaninchen konnten auf diese Weise zwischen 0,5 und $2,2 \cdot 10^{-3}$ mg Fe pro ccm bestimmt werden. Diese Werte entsprechen im Mittel etwa 6% des durchschnittlich im Gesamtblute durch verdünnte Säure abspaltbar gefundenen Eisens und etwa 0,4% des Blut-farbstoffeisens. Barkan ließ es zunächst dahingestellt, ob diese Eisen-mengen normalerweise im Serum vorhanden sind oder erst einem post-mortalen Austritt aus den Blutzellen bzw. einem teilweisen Zerfall der Blutkörperchen zu verdanken sind. Über die Methode zur quantitativen Bestimmung des „leicht abspaltbaren Eisens" vgl. das im Abschnitte „Metho-dik" S. 784 Gesagte.

In einer Reihe weiterer Untersuchungen sollten diese verschiedenen Anteile des an den Blutkörperchen haftenden und des ins Serum übergehenden Blut-eisens weiter differenziert werden. Diese Differenzierung wurde durch das Verhalten des leicht abspaltbaren Bluteisens gegenüber Kohlenoxyd, Sauer-stoff und Blausäure durchgeführt. Diese Untersuchungen ergaben:

Sowohl das eisenhaltige „Atmungsferment" (Fe), wie O. Warburg nach-wies, als auch jener Teil des „leicht abspaltbaren" Bluteisens, dessen Ioni-sierung mittels verdünnter Säure, durch CO oder Austreiben des dissoziablen Sauerstoffs vollständig gehemmt wird (als E bezeichnet), reagieren nach ähn-lichen Gesetzmäßigkeiten wie der Blutfarbstoff mit CO und O_2. Hinsichtlich der Verteilung von Hb, Fe und E zwischen diesen beiden Gasen ist wichtig, daß die relative CO-Affinität am kleinsten bei Fe, am größten bei E ist. Ein kleinerer Teil des „leicht abspaltbaren" Bluteisens (E'), zu dem auch das

Plasmaeisen gehört, scheint nicht mit CO und O_2 zu reagieren. Auch für das Cytochrom (Keilin), jenes in tierischen und pflanzlichen Zellen weitverbreitete eisenhaltige Pigment, scheint erwiesen, daß es nicht mit CO reagiert, während es mit O_2 eine leicht reduzierbare Verbindung bildet. Faßt man mit Warburg die Katalase als ein ebenfalls eisenhaltiges Pigment auf, so fällt hinsichtlich der Katalase des Blutes eine mehrfache Analogie ihrer Eigenschaften zu solchen des „leicht abspaltbaren" Bluteisens in die Augen. Wie das „leicht abspaltbare" Eisen ist auch die Katalase im wesentlichen an die Formelemente des Blutes gebunden, mit dem Blutfarbstoff vergesellschaftet, ohne zu ihm zu gehören und in quantitativer Hinsicht von der Menge des Hb unabhängig. Prüft man das Verhalten der Blutkatalase gegenüber CO, so zeigt sich ihre Wirkung ganz im Gegensatz zum Verhalten des abspaltbaren Eisens, wenigstens bei Atmosphärendruck, unabhängig von der Gegenwart des CO. Hieraus schließt Barkan, daß die Blutkatalase nicht mit E identisch ist. Gegen eine Identität mit E′ wiederum, jenem durch CO nicht hemmbaren Teil des „leicht abspaltbaren" Eisens, spricht die Tatsache, daß Blausäure die Katalasewirkung hemmt, dagegen weder mit E noch mit E′ zu reagieren scheint.

Nachdem O. Warburg bei seinen Untersuchungen über das Eisen als sauerstoffübertragenden Bestandteil des Atmungsferments in den Zellen der Gewebe ubiquitäre Spuren von Eisen nachgewiesen hatte, Untersuchungen, auf die bei der Besprechung des Schicksals des Eisens in den Organen noch näher eingegangen werden wird, hat er gemeinsam mit H. A. Krebs auch den von ihm als „locker gebundenes Eisen" bezeichneten Anteil des Bluteisens (gemeinsam mit dem locker gebundenen Kupfer) im Blutserum untersucht. Warburg versteht unter locker gebundenem Eisen bzw. Kupfer jenen Anteil dieser Metalle, der mit der Cysteinmethode bestimmt werden kann, ohne daß es nötig ist, das Serum zu veraschen. Menschliches Serum enthält im Mittel $0,7 \cdot 10^{-3}$ locker gebundenes Eisen pro ccm. Im Serum von Frosch, Hund, Kaninchen, Meerschweinchen und Ratte war der Gehalt an locker gebundenem Eisen im Durchschnitt etwas größer als beim Menschen. Das Serum von Tauben, Hühnern und Gänsen enthielt nach vorhergehender Blutentziehung weniger locker gebundenes Eisen, während der Kupfergehalt dieser Sera nach diesem Eingriff auf das 3—6fache ansteigt.

Mit einer neu ausgearbeiteten Methode zur Bestimmung kleiner Eisenmengen in Organsubstanzen und zur Bestimmung freien oder locker gebundenen Eisens in Gegenwart von Blutfarbstoff (s. Abschnitte „Methodik" S. 774) hat auch Lintzel[1] verschiedene Anteile des Eisens im Blute untersucht. Bei künstlicher Verdauung von Blutfarbstoff mit Pepsinsalzsäure und mit Pankreatin bei der Reaktion des Darmsaftes $[H^{\cdot}] = 1,8 \cdot 10^{-8}$ werden bei 14tägiger Einwirkung bis zu 10% des Gesamteisens abgespalten. Die Eisenabspaltung wurde von der Wirkung der Fermente unabhängig gefunden. Die Eisenabspaltung war auch unabhängig von der Gegenwart von Sauerstoff; sie war weiter dadurch charakterisiert, daß sie ohne Porphyrinbildung erfolgt. Die obenerwähnte Beobachtung von Barkan und Berger, daß Kohlenoxyd die unter Einwirkung verdünnter Säure aus dem Blute erfolgte Eisenabspaltung hemmt, wurde in weiteren Untersuchungen von Lintzel und Radeff[2] be-

---

[1] Lintzel, W.: Zur Frage des Eisenstoffwechsels. 1. Mitt. Das Verhalten des Blutfarbstoffes bei künstlicher Verdauung. Z. Biol. **83**, 289 (1925). — [2] Lintzel, W., u. T. Radeff: Über die Hämatinbildung aus CO-Hämoglobin und Oxyhämoglobin durch verdünnte Säuren. Biochem. Z. **203**, 212 (1928).

stätigt. Diese Beobachtung schien den Autoren geeignet zu sein, um die Frage nach der Herkunft des abspaltbaren Bluteisens zu beantworten:

Oxyhämoglobin- und CO-Hämoglobinlösungen gleicher molarer Konzentration liefern beim Versetzen mit verdünnter Säure, colorimetrisch bestimmt, Farbstofflösungen von verschiedenem Hämatingehalt. Das Hämatindefizit im Falle des O_2Hb beträgt nach den Versuchen der genannten Autoren 5—10%. Die Autoren hielten es für sehr wahrscheinlich, daß beide Erscheinungen, die Eisenabspaltung und der Hämatinverlust, auf derselben Ursache, nämlich Zerstörung von 5—10% des Farbstoffes bei der Einwirkung verdünnter Säuren auf Oxyhämoglobin, beruhen. Mittels verdünnter Säure aus Blut frisch hergestellte Hämatinlösungen dunkeln allmählich nach. Doch ist der Farbenunterschied zwischen den beiden Hämatinlösungen aus O_2- und CO-Blut bereits in den ersten 5 Minuten nachweisbar. Im Gegensatz zu der raschen Ausbildung dieser Farbdifferenz steht die viel längere Dauer der Ionisierung der entsprechenden Eisenmenge. Bezüglich des Reaktionsverlaufes nehmen die Autoren daher an, daß zunächst hochmolekulare ungefärbte Abbauprodukte des Blutfarbstoffes entstehen, die auf hydrolytischem Wege langsam weiter zerfallen und dabei ihr Eisen in ionisiertem Zustande abgeben. Die colorimetrische Bestimmung der Hämatinausbeute bei verschiedener CO-Sättigung ergab, daß bereits bei 10proz. Sättigung Werte erhalten werden, die denen bei vollständiger Sättigung nahekommen. Hierin sehen die Autoren ein getreues Spiegelbild zum Verhalten der Eisenabspaltung, die nach den Befunden von Barkan und Berger schon bei verhältnismäßig geringer CO-Sättigung gehemmt wird. Da die Hämatinbildung aus Oxyhämoglobin durch verdünnte Salzsäure in weitem Umfange zur quantitativen Bestimmung des Blutfarbstoffes benutzt wird, ist die nach Annahme der Autoren hierbei eintretende Farbstoffzerstörung zu berücksichtigen.

Lintzel[1] nimmt an, daß die Abspaltung des Eisens vom Hämoglobin die Folge oxydativen Abbaues des Blutfarbstoffes sei. Diesen Vorgang erklärt er folgendermaßen: Beim Versetzen einer Lösung von Oxyhämoglobin mit Säure wie auch bei jeder einigermaßen erheblichen Abweichung der Reaktion von der Wasserstoffzahl des Blutes geht der Farbstoff zunächst in Methämoglobin über, das als Oxydationsprodukt des Hämoglobins aufzufassen ist. Dabei wird für die Bildung von Fe^{III} aus Fe^{II} $^1/_4$ Mol O_2 verbraucht; $^1/_2$ Mol O_2 entweicht, wie Roaf und Smart[2] sowie Klein[3] fanden, bei dem Vorgange, während das letzte $^1/_4$ Mol des Oxyhämoglobinsauerstoffes vermißt wird. Schon Conant und Fieser[4] nahmen an, daß dieses intermediär in Wasserstoffsuperoxyd übergehe und irgendwelche Stoffe in der Lösung oxydiere. Mit Rücksicht darauf, daß Hämatin durch H_2O_2 unter Eisenabspaltung oxydiert wird, sieht Lintzel in der Annahme einer intermediären Bildung von Wasserstoffsuperoxyd eine Stütze seiner Anschauung, daß das abspaltbare Bluteisen auf der Oxydation von Blutfarbstoff beruhe, welche eben auf das bei der Bildung von Säure mit Hämoglobin entstehende Wasserstoffsuperoxyd zurückzuführen sei. Eine weitere Stütze seiner Anschauung sieht Lintzel darin, daß Hämoglobin bei Anwesenheit von Sauerstoff kein Eisen abspaltet (Barkan) und daß, wie Lintzel selbst gefunden hat, auch aus Methämoglobin mit Säure kein freies Eisen erhalten werden kann, während dies der Fall ist, wenn man das Methämoglobin in Oxyhämoglobin zurückverwandelt. Nach dieser Auffassung Lintzels würde das abspaltbare Bluteisen als künstliches Abbauprodukt des Hämoglobins für den Eisentransport nicht in Frage kommen.

Da somit Lintzel das aus dem Blute abgespaltene Eisen vom Hämoglobin ableitet, was den bereits oben angeführten Untersuchungsergebnissen Barkans widerspricht, hat dieser[5] neues Tatsachenmaterial zur Aufklärung der Natur des „leicht abspaltbaren Eisens" beizubringen versucht. Dieses führte Barkan

---

[1] Lintzel, W.: Neuere Ergebnisse der Erforschung des Eisenstoffwechsels. Erg. Physiol. **31**, 883 (1931). — [2] Roaf u. Smart: Biochemic. J. **17**, 579 (1923). — [3] Klein: Biochem. Z. **156**, 323 (1925). — [4] Conant, J., u. Fieser: J. of biol. Chem. **62**, 595 (1924). — [5] Barkan, G.: Eisenstudien. II. Mitt. Über das leicht abspaltbare Bluteisen und sein Verhältnis zum Hämoglobin. Hoppe-Seylers Z. **171**, 179 (1927).

zu dem Schluß, daß die Menge des leicht abspaltbaren Eisens sowie der Hämoglobingehalt des betreffenden Blutes voneinander unabhängig sind, daß die Eisenabspaltung als „vollständige" Reaktion verläuft und daß die bei der Abspaltung des Eisens aus dem Blutfarbstoff zu erwartende Bildung von Porphyrin regelmäßig vermißt wird. Es zeigte sich ein übereinstimmender zeitlicher Verlauf der Abspaltung bei saurer und schwach alkalischer Reaktion.

Barkan wies dann weiter darauf hin[1], daß diese experimentellen Befunde bei Annahme einer Abspaltung des Eisens aus dem Hämoglobinmolekül, die Lintzel annimmt, zu Folgerungen hinsichtlich der Eisenbindung im Hämoglobinmolekül führen müßten, die mit den sonstigen Erfahrungstatsachen nicht vereinbar sind. Barkan gelangt daher zu dem Schluß, daß das aus dem Blute abspaltbare Eisen nur durch Adsorption an Hämoglobin bzw. an den roten Blutkörperchen festhaftet und daraus durch Säure gelöst werden kann. Barkan hatte auch krystallisierte Hämoglobinpräparate untersucht, die unter gleichen Bedingungen kein Eisen abgaben, während andere Präparate selbst nach fünfmaligem Umkrystallisieren dieses Eisen noch enthielten, das bei Säurebehandlung in Lösung ging.

Die Anschauungen Barkans gewannen gegenüber Lintzel insbesondere dadurch eine Stütze, daß der Prozeß der Eisenabspaltung nicht unendlich weit geht, was nicht verständlich wäre, wenn das Eisen vom Hämoglobin abgespalten würde; denn in diesem Falle müßte ja bei stets neuer Säurebehandlung immer neues Eisen aus dem Hämoglobin gewonnen werden, was aber weder Barkan noch Lintzel gelang. Weiter ist es für die Beurteilung der Herkunft dieses Fe von Bedeutung, daß es mit Säure aus dem Blute ohne Porphyrinbildung herausgelöst wird. Es muß sich folglich um einen präformierten, im Blute vorhandenen Anteil handeln, der zunächst nur als Nichthämoglobineisen bezeichnet wurde.

Gegenüber allen diesen Befunden hatte Abderhalden und Möller[2] betont, daß der Unterschied zwischen den Mengen des Gesamteisens und dem aus Hämoglobin stammenden Eisen so gering sei, daß es zweifelhaft bleibe, ob neben dem Hämoglobineisen noch anderes im Serum enthalten ist. Sie diskutierten die Möglichkeit, daß das nachgewiesene Nichthämoglobineisen doch beim Gerinnungsvorgang aus den Erythrocyten in das Serum gelangt sein könnte und daß auch das Plasma hinsichtlich seines Gehaltes an Hämoglobineisen zu untersuchen sei. Durch Dialyse ließen sich aus dem Serum nur sehr geringe Mengen von Kupfer und Eisen entfernen, und es erschien den Autoren fraglich, ob diese Metalle in Ionenform im Serum enthalten sind; doch nahmen die Autoren an, daß Adsorptionserscheinungen an der Bindung des Eisens an den corpusculären Elementen beteiligt sein können. Dagegen machte Barkan[3] geltend, daß er der Forderung Abderhaldens schon entsprochen und daß er im Serum Eisenmengen gleicher Größenordnung wie im Plasma gefunden habe. Er betont nochmals, daß das Eisen bei einer Behandlung des Blutfarbstoffes mit $n/10$-Salzsäure erhalten und ultrafiltrierbar werde, also bei einer Säurekonzentration, bei der aus dem Blutfarbstoff selbst Eisen nicht abgespalten werden kann.

---

[1] Barkan, G.: Zur Frage der Einheitlichkeit der Eisenbindung im Hämoglobinmolekül. Ber. Physiol. **42**, 596 (1928). — [2] Abderhalden, E., u. P. Möller: Untersuchungen über den Eisengehalt des Blutserums an Eisen, Kupfer und Mangan. Hoppe-Seylers Z. **176**, 95 (1928). — [3] Barkan, G.: Über den Gehalt des Blutserums an Eisen. Hoppe-Seylers Z. **177**, 205 (1928).

Auch Henriques und Roche[1] betonen den gemachten Einwänden gegenüber neuerlich, daß sie im Serum von Pferd, Schwein, Rind, Hund, Katze und Kaninchen die Gegenwart von Nichthämoglobineisen in einer Menge von 1—2 mg pro Liter nachweisen konnten (s. S. 886) und daß die Anwesenheit von Nichthämoglobineisen außer Zweifel steht.

Später hat Abderhalden[2] neuerlich auf die früheren Untersuchungen von Häusermann und Abderhalden hingewiesen, nach denen angenommen werden mußte, daß Blutserum und Plasma nahezu frei von eigenem Eisen seien; denn dem Transport des Nahrungseisens hatte Abderhalden nur bis zum Übergang in die Lymphbahnen folgen und das Metall in locker gebundener Form in den Geweben und Erythrocyten nachweisen können. Abderhalden hält es aber nun recht wohl für möglich, daß diese Spuren von Nichthämoglobineisen, die sich im Blut finden, diesem Transporteisen angehören, und glaubt, daß wohl spätere Untersuchungen diese Frage noch klären werden.

Zur Differenzierung des Hämoglobin- und Nichthämoglobineisens hat dann Barkan eine weitere Methode versucht. Durch Anwendung elektiver Adsorptionsmittel ist ihm diese Differenzierung möglich geworden. Er behandelte Blutlösungen mit Aluminiumhydroxydpulver, durch das der Blutfarbstoff adsorbiert wird, während das „leicht abspaltbare Eisen" dagegen in Lösung zurückbleibt. Bei der Wiederholung der Adsorption gelang es wenigstens bis zu einem gewissen Grade, das leicht abspaltbare Eisen in der Lösung anzureichern. Eine vollständige Abtrennung des Blutfarbstoffes vom leicht abspaltbaren Eisen ist ihm allerdings nicht gelungen. Immerhin sieht Barkan in diesem verschiedenen Verhalten des Hämoglobins und des leicht abspaltbaren Eisens gegenüber Adsorbenzien ein Differenzierungsmoment zwischen dem Hämoglobin- und dem Nichthämoglobineisen. Barkan glaubte allerdings, durch Unterschiede in der Adsorption zwischen dem leicht abspaltbaren Eisen und dem dem Blute zugesetzten Ferrosalz auch eine Differenzierung zwischen seinem leicht abspaltbaren Eisen und anorganischem Transporteisen nachweisen zu können.

Diese Annahme würde schließen lassen, daß sich im Serum drei verschiedene Arten von Eisenverbindungen vorfinden. Auf diese für die Beurteilung des Bluteisens wichtige Frage soll im folgenden noch eingegangen werden.

Ausführliche Untersuchungen über die Mengen und Eigenschaften des Nichthämoglobineisens im Blute haben Starkenstein und Weden[3] ausgeführt. Sie gingen von der Fragestellung aus, ob im Blute neben dem organisch gebundenen Eisen, wie es im Hämoglobin vorliegt, auch anorganisches vorhanden sei, welches durch die Art seiner Bindung (s. S. 706ff.) charakterisiert ist. Ein wichtiges Differenzierungsmoment zwischen anorganischem und organischem Eisen besteht, wie schon früher ausgeführt wurde, in dem verschiedenartigen Verhalten der beiden Arten von Eisenverbindungen gegenüber Schwefelammon und Hämatoxylin; nur anorganisch gebundenes Eisen reagiert mit diesen Reagenzien, organisch gebundenes nicht. Schon dadurch unterscheidet sich das Hämoglobineisen und das der Ferro- bzw. Ferricyanwasserstoffsäuren von allen übrigen Eisenverbindungen. Starkenstein hatte schon früher[4] die Anwesenheit von anorganischem, im Serum frei gelösten Eisen

---

[1] Henriques, V., u. A. Roche: La teneur en fer du lait peut-elle augmenter sous l'influence d'ingestion ou d'injection de sel de fer. Bull. Soc. Chim. biol. Paris 11, 690 (1929). — [2] Abderhalden, E.: Hoppe-Seylers Z. 177, 207 (1928). — [3] Starkenstein, E., u. H. Weden: Über das anorganische Eisen im Organismus. Arch. f. exper. Path. 134, 274 (1928). — [4] Starkenstein, E.: Arch. f. exper. Path. 127, 108 (1927).

nachgewiesen, das sich immer im enteiweißten Blutfiltrat normaler Tiere findet. Um das gesamte anorganische Eisen des Blutes zu erfassen, bedurfte es einer besonderen Methode, welche die quantitative Trennung dieses Eisenanteils vom Hämoglobin gestattete und dabei das gesamte anorganische Eisen, einerlei ob es im Serum gelöst oder an den Blutkörperchen adsorbiert oder im Stroma gebunden sei, gewinnen ließ. Es konnte zunächst nachgewiesen werden, daß sich im Blute (und, wie später ausgeführt werden wird, auch in den Organen) verschiedene Eisenfraktionen finden, die eine verschiedene Löslichkeit in Salzsäure besitzen, so daß auch durch Salzsäure anderer Konzentration, z. B. $n/_{10}$ zwar das gesamte anorganische Bluteisen, aber nur ein Teil des anorganischen Organeisens, bei höheren Konzentrationen (2n bis 5n) dagegen auch das gesamte Organeisen in Lösung gebracht werden kann. Weiter war es wichtig, zu zeigen, daß beim Auskochen des Blutes auch mit starker Salzsäure nicht auch Hämoglobineisen zur Abspaltung gelangt.

Das Auskochen der Organe mit 2n—5n-Salzsäure gestattet es auch, dort, wo nicht größere Glykogenmengen störend wirken, das anorganische Eisen in jener Oxydationsstufe zu gewinnen, in der es in den Organen vorhanden ist. Bei der Untersuchung des Blutes des normalen Kaninchens konnten Starkenstein und Weden Resultate erhalten, die in der folgenden Tabelle wiedergegeben sind.

Tabelle 18. Anorganisches Eisen im Blute des normalen Kaninchens.

Gewicht des Tieres in g	Blut									
	Vollblut-HCl-Extrakt					Mit Trichloressigsäure enteiweißtes Plasma				
	mg%	berechnet für $^1/_{18}$ des Körpergewichts in mg	reduziert pro kg Körpergewicht in mg	Oxydationsstufe		mg%	berechnet für $^1/_{33}$ des Körpergewichts in mg	reduziert pro kg Körpergewicht in mg	Oxydationsstufe	
				Ferro	Ferri				Ferro	Ferri
1750	1,9	1,8	**1,05**	Spur	Spur	1,1	0,60	**0,34**	Ø	Spur
3400	1,8	3,4	**1,00**	,,	,,	1,1	1,17	**0,34**	?	,,

Es konnte somit festgestellt werden, daß von dem im Blute vorhandenen anorganischen Gesamteisen (etwa 1 mg pro kg Tier) ungefähr $^1/_3$ in das Filtrat des enteiweißten Blutes übergeht. Der Gehalt des Rinderblutes an anorganischem Gesamteisen ist etwas geringer als der des Kaninchenblutes; der des Menschenblutes bewegt sich gleichfalls in der Größenordnung des Blutes anderer Säugetiere. Bei einzelnen Individuen ist der Gehalt an anorganischem Eisen konstant und variiert auch zwischen verschiedenen Individuen nur unbedeutend. Auch bei verschiedenen Krankheiten bleibt er im wesentlichen unverändert, wie die Tabelle 19 zeigt.

Im Blute konnte der anorganische Eisenanteil etwa zu gleichen Teilen als Ferro- und als Ferrieisen nachgewiesen werden. Da aber auch im Blute geringe Mengen von Glykogen enthalten sind, welche beim Auskochen des Blutes vorhandenes Ferrieisen zu Ferroeisen reduzieren können, ist recht wohl denkbar, daß die mit dieser Methode erhaltenen Ferromengen erst bei der Extraktion entstanden sind und daß das gesamte anorganische Eisen des Blutes in der Ferriform vorhanden ist, wofür auch die zu besprechenden Untersuchungen über das Schicksal des dem Blute zugesetzten Eisens sprechen.

Starkenstein und Weden halten das von ihnen nachgewiesene Eisen des Blutes mit dem von Barkan als ,,leicht abspaltbares Eisen" bezeichneten sowie mit dem Nichthämoglobineisen der anderen obenerwähnten Autoren für identisch. Mit der bisher angewendeten Methodik ließ sich jedoch zunächst nur das eine aussagen, daß dieses Eisen nicht vom Hämoglobin herrühren kann, weil ja eben nur ein immer gleichbleibender Anteil des Bluteisens durch diese Methode erfaßt wird, während der Prozeß bis zur vollkommenen Entziehung des Hämoglobineisens dauernd weitergehen müßte, wenn dieses anorganische Eisen aus dem Hämoglobin stammen würde. Sie schließen sich somit in ihrer Auffassung von der Herkunft des anorganischen Eisens der Ansicht Barkans sowie der von Henriques und Roche an. Andererseits kann jedoch die bisher angewendete Methode nichts darüber aussagen, welche Bedeutung diesem anorganischen Eisen zukommt, insbesondere nichts darüber, ob es sich um ein Transporteisen zur Zelle oder aus der Zelle zu den Ausscheidungsorganen handelt.

Weitere Untersuchungen über das Nichthämoglobineisen wurden von Dominici[1] ausgeführt, der 0,92—4,46 mg leicht abspaltbaren Eisens in 100 ccm Menschenblut fand. Auch Riecker und Winters[2] hatten an 6 Hunden das Eisen des Serums nach Thompson, Elvejham und Hart (s. Methodik S. 779) bestimmt. Bei Tieren mit Blutungsanämien fanden sie bei eisenfreier Ernährung eine Verminderung des Serumeisens von etwa 1 mg% auf 0,7 mg%. In diesem Zustande der Tiere steigen Hämoglobin- und Serumeisen bei Zufuhr von Eisensalzen oder eisenhaltigen Nahrungsmitteln. Eine genaue Beziehung zwischen beiden Regenerationsvorgängen hat sich nicht ermitteln lassen. Die Hämoglobinzunahme scheint in ihren Versuchen der Eisenzufuhr unmittelbar parallel zu gehen.

Ausführliche Untersuchungen über den anorganischen Eisengehalt des Blutes unter den verschiedensten Bedingungen hat weiter A. Langer[3] ausgeführt.

2 ccm Serum wurden mit 3 ccm 20 proz. Trichloressigsäure gefällt, zentrifugiert, und das Zentrifugat in einer Porzellanschale ohne vorherige Veraschung mit Titantrichlorid titriert. Vor jeder Titration wurde der Titer der Titanlösung neu hergestellt.

[1] Dominici: Arch. Sci. med. 53, 538 (1929). — [2] Riecker, H., u. M. E. Winters: Die Bestimmungen des Serumeisens bei der Untersuchung experimenteller Anämien. Amer. J. Physiol. 92, 196 (1930). — [3] Langer, A.: Über den Gehalt an Ferrieisen in normalen und pathologischen Seren. Biochem. Z. 242, 316 (1931).

Tabelle 19. Anorganisches Eisen im menschlichen Blute.

Diagnose	Geschlecht	Alter in Jahren	Körpergewicht in kg	Erythrocythen pro cmm	Hämoglobin korrigiert	Vollblut mg %	berechnet für 1/13 des Körpergewichts in mg	reduziert pro kg Körpergewicht in mg	Oxydationsstufe Ferro	Oxydationsstufe Ferri	Blutplasma mg %	berechnet für 1/13 des Körpergewichts in mg	reduziert pro kg Körpergewicht in mg	Oxydationsstufe Ferro	Oxydationsstufe Ferri
Essentielle Hypertonie . .	Mann	51	82	4900000	80	1,6	10,9	0,13	Spur	Spur	0,79 Serum	2,95	0,04	?	?
Anaemia perniciosa . . .	Frau	42	58	3800000	56	1,6	7,7	0,13	"	"	0,63	1,66	0,03	Spur	Spur
Multiple Sklerose . . .	Mann	45	65	4800000	82	2,0	10,8	0,17	"	"	0,65	1,92	0,03	?	?
Pleuritis	Mann	38	67	5000000	79	1,5	8,4	0,13	"	"	0,79	2,40	0,04	?	?
Sekundäre Anämie (Carcinom)	Mann	56	61	3950000	54	2,2	11,4	0,18	"	"	0,57	1,58	0,03	∅	Spur

Die Mittelwerte der normalen Sera ergaben einen Gehalt von 0,11 mg% Ferrieisen, mit Schwankungen von 0,05—0,18 mg%. Wie aus folgender Tabelle ersichtlich ist, fand Langer in 67 pathologischen Seren verschiedenster Erkrankungen nur bei dyspnoischen Zuständen eine nennenswerte Erhöhung des Serumferrieisens. Er läßt es unentschieden, ob ein Zusammenhang mit den Oxydationsvorgängen im Organismus besteht. Auffällig sind die hohen Werte bei Sarkom mit Ulcus und Ikterus.

Tabelle 20.

Krankheit	Zahl der Fälle	Untere Grenze mg % Fe'''	Obere Grenze mg % Fe'''	Durchschnitt mg % Fe'''
Normal	20	0,05	0,18	0,11
Fieber	4	0,12	0,19	0,14
Fieber	1		0,23	0,23
Perniziöse Anämie	1		0,20	0,20
Basedow	2	0,09	0,17	0,13
Diabetes mellitus	7	0,11	0,27	0,19
Carcinom.	6	0,04	0,16	0,11
Diverse	26	0,05	0,19	0,14
Leber	3	0,08	0,16	0,13
Tuberkulose	5	0,21	0,25	0,24
Tuberkulose	6	0,11	0,19	0,14
Sarkom mit Ulcus, Ikterus . . .	1		0,42	0,42
Dyspnoische	5	0,21	0,48	0,32

Schließlich seien noch die hierhergehörigen Untersuchungen von Guthmann, Brückner, Ehrenstein und Wegner[1] sowie die von Locke, Main und Rosbash[2] erwähnt.

In zwei eben erschienenen Mitteilungen befaßt sich Barkan[3] auf Grund neuer Versuche mit der Bestimmungsmethodik und den Eigenschaften des „leicht abspaltbaren" Bluteisens und seiner Charakterisierung. Bezüglich des methodischen Teils dieser Untersuchungen sei gleichfalls auf den Abschnitt Methodik (s. S. 787) verwiesen.

Barkan diskutiert hier auch die Frage der Nomenklatur dieses „Nichthämoglobineisens", wie es Henriques und Roche bezeichnen. Er schlägt vor, es „leicht abspaltbares Eisen" oder „säurelösliches Eisen" zu nennen oder die von Warburg und Krebs gewählte Bezeichnung „locker gebundenes Eisen" zu verwenden.

Starkenstein hat schon früher darauf hingewiesen, daß die Bezeichnung „leicht abspaltbar", die sich nur zum Teile mit „locker gebunden" deckt, zwar diesen Eisenanteil des Bluteisens richtig gegenüber dem Hämoglobineisen charakterisiert, andererseits aber doch nichts darüber aussagt, wovon sich dieses Eisen „leicht abspaltet". Insbesondere mit Rücksicht auf die Annahme Lintzels, daß es sich hier um ein aus Hämoglobin „abgespaltenes" Eisen handle, was ja Barkan selbst negiert, könnte die von Barkan vorgeschlagene Bezeichnung leicht zu falschen Vorstellungen über die Herkunft dieses Eisens führen. Viel richtiger ist die Bezeichnung „säurelösliches Eisen"; denn dadurch ist dieser Anteil des Bluteisens gegenüber dem Hämoglobineisen deutlich differenziert. Die Bezeichnung „säurelöslich" deckt sich aber auch vollkommen mit der von Starkenstein und Weden vorgeschlagenen Bezeichnung dieses

[1] Guthmann, Brückner, Ehrenstein u. Wegner: Arch. Gynäk. 147, 469 (1931). — [2] Locke, Main u. Rosbash: J. clin. Invest. 11, 527 (1932). — [3] Barkan, Georg: Über Bestimmungsmethodik und Eigenschaften des „leicht abspaltbaren" Bluteisens. Hoppe-Seylers Z. 216, 1 (1933) — Über das Verhalten des anorganischen Eisens nach Zusatz zum Blute. Ebenda 216, 17 (1933).

Nichthämoglobineisens als „anorganisches", weil ja diese Bindungsart in der Säurelöslichkeit gegenüber dem organisch gebundenem Eisen des Hämoglobins ihren Ausdruck findet. Der Vorschlag Guthmanns und seiner Mitarbeiter, diesen Fe-Anteil als ultrafiltrables Serumeisen zu bezeichnen, wird schon von Barkan abgelehnt.

Tabelle 21. Übersichtstabelle der im Blute, Serum und Plasma gefundenen Mengen an (anorganischem, säurelöslichem) Nichthämoglobineisen.

Autor	Tiergattung	Untersucht	mg/l
Barkan	Rind	Vollblut	17
Barkan	Kaninchen	Vollblut	12—17
Starkenstein u. Weden . .	Kaninchen	Vollblut	19
Dominici	Mensch	Vollblut	9—45
Häusermann	Kalb	Fluoridplasma	10
Häusermann	Rind	Fluoridplasma	7,8
Barkan	Kaninchen	Hirudinplasma	1,1—2,2
Barkan	Hund	Hirudinplasma	1,8
Starkenstein u. Weden . .	Kaninchen	Oxalatplasma	11
Starkenstein u. Weden . .	Mensch	Oxalatplasma	6,5
Barkan	Kaninchen	Serum	2,24
Barkan	Hund	Serum	1,68
Fontès u. Thivolle	Pferd	Serum	1,92—2,08
Henriques u. Roche	Kaninchen	Serum	1,89—3,10
Henriques u. Roche	Katze	Serum	1,62—3,01
Henriques u. Roche	Pferd	Serum	1,19—2,20
Henriques u. Roche	Schwein	Serum	1,92—2,40
Warburg u. Krebs	Hund	Serum	2.12—2,67
Warburg u. Krebs	Kaninchen	Serum	1,13
Warburg u. Krebs	Mensch	Serum	0,67—1,16
Locke, Main u. Rosbash .	Mensch (männlich)	Serum	1,0 (Durchschnitt)
Locke, Main u. Rosbash .	Mensch (weiblich)	Serum	0,77
Riecker u. Winters	Hund	Serum	10
Langer	Mensch	Serum	0,7—1,2
Guthmann u. Mitarbeiter . .	Mensch	Serum	0,67 (Durchschnitt)

In der vorstehenden Tabelle wurden die Werte zusammengezogen, die die verschiedenen Autoren im Blute, im Plasma und im Serum verschiedener Spezies gefunden hatten. Aus dieser Übersicht geht hervor, daß hinsichtlich des Gesamtblutes eine weitgehende Übereinstimmung besteht und daß im Vollblute verhältnismäßig große Mengen (17—19, beim Menschen sogar bis 45 mg pro Liter) nachgewiesen werden konnten. Eine auffallende Differenz besteht dagegen zwischen den Befunden von Riecker und Winters und denen der übrigen Autoren hinsichtlich des Serumwertes (10 mg gegen 1—3 mg pro Liter). Schließlich ist noch eine Differenz hinsichtlich der Plasmawerte bei Barkan einerseits, Häusermann sowie Starkenstein und Weden anderseits festzustellen.

Die gute Übereinstimmung, die hinsichtlich der Werte im Vollblute erhalten wurden, scheint von größter Wichtigkeit, da auf diese Weise doch in guter Übereinstimmung das gesamte Nichthämoglobineisen des Blutes erfaßt werden konnte. Die Differenzen im Plasma und im Serum dürfen zum Teile wohl als methodisch bedingt bezeichnet werden. Schon Barkan hat festgestellt, daß bei längerem Stehen des Blutes Nichthämoglobineisen aus den Blutkörperchen ins Plasma übertreten kann, während dies beim Serum niemals der Fall ist. Es ist daher anzunehmen, daß bei der Gerinnung dieser Vorgang gehemmt wird. Weden fand in einem Kaninchenplasma, das unmittelbar nach dem Verbluten des Tieres gewonnen worden war, 3 mg, ebensoviel wie im

Serum, während nach fünfstündigem Stehen der Eisengehalt auf 8 mg pro Liter gestiegen war. Da bei der von Weden verwendeten Methodik das Volumen des Eiweißniederschlages nicht berücksichtigt wurde, liegt der wahre Wert in Übereinstimmung mit den Angaben anderer Autoren wohl noch etwas niedriger. Jedenfalls zeigt dieser Versuch, daß man auch im lebenden Organismus mit einem ständigen Übergang der Eisenverbindungen aus den Blutkörperchen in das Plasma und aus dem Plasma in die Blutkörperchen rechnen muß.

Im vorstehenden wurde schon erwähnt, daß das Wesen des anorganischen Eisens bzw. Nichthämoglobineisens des Blutes heute noch nicht als sicher erforscht angesehen werden kann. Es ist aber sicher, daß wir in diesem Anteil des Bluteisens zumindest einen Teil jenes Transporteisens sehen müssen, welches sich nach erfolgter Resorption auf dem Wege in die Zelle befindet. Daneben muß aber noch mit dem konstitutiv sicher andersartigen Eisen gerechnet werden, welches sich aus der Zelle auf dem Wege zu den Eisendepots des Organismus bzw. zu den Ausscheidungsstätten befindet. Schließlich haben wir aber noch mit einem Anteil zu rechnen, von dem noch später bei der Besprechung des Eisengehaltes der Gewebe und insbesondere der Zellkerne die Rede sein wird:

Es ist mehrfach festgestellt worden, daß die Zellkerne (Chromatin) Träger besonderer Eisenverbindungen sind und daß dieses Eisen bei der Reifung der Leukocyten allmählich verschwindet. Das Filament der Reticulocyten muß wohl als eine Zwischenform dabei angesehen werden. Wir haben somit auch im strömenden Blute mit dem den Blutkörperchen anhaftenden, zum Teile in den Reticulocyten noch erhaltenen Eisenverbindungen dieser Art zu rechnen. Diese sind zweifellos ihrer ganzen Konstitution nach schwerer löslich als jenes Eisen, welches Starkenstein und Weden als Ferriglobulinverbindungen im Blute bzw. im Plasma nachgewiesen haben. Es muß daher angenommen werden, daß diese verschiedenen Fraktionen einerseits eine verschiedene Löslichkeit gegenüber Salzsäure verschiedener Konzentration, dann aber auch eine verschiedene Adsorbierbarkeit besitzen. Dadurch mag es erklärlich erscheinen, daß Barkan bei seinen genauen Analysen verschiedene Fraktionen dieses säurelöslichen Nichthämoglobineisens erhalten hat. Starkenstein und Weden nehmen an, daß diese Fraktionen: Ferriglobulinverbindung, Rücktransporteisen und Chromatineisen als die wesentlichsten Anteile des Nichthämoglobineisens angesehen werden dürfen. Im besonderen ist noch darauf hinzuweisen, daß Starkenstein und Weden bei einem Gehalte von etwa 19 mg Nichthämoglobineisen pro Liter Vollblut etwa 34 % des im Vollblute enthaltenen Eisens im Plasma nachweisen konnten (s. Tabelle 18 S. 892). Barkan hatte festgestellt, daß alles in der Blutflüssigkeit vorhandene säurelösliche Eisen ausschließlich seiner mit E' bezeichneten Fraktion angehört (s. oben), daß aber der wesentlich größere Anteil von E' sich an den Formelementen des Blutes adsorbiert vorfindet.

Wie aus den in der obenerwähnten Mitteilung Barkans[1] wiedergegebenen Berechnungen hervorgeht, ergibt das Verhältnis von $\dfrac{E'}{E + E'}$ = ungefähr 0,35, was besagt, daß die als E' bezeichnete Fraktion, die somit die einzige ist, die unter normalen Bedingungen im strömenden Blute ins Serum übertreten kann, fast genau jenem Anteile entspricht, den Starkenstein und Weden nach längerem Stehen im Plasma nachweisen konnten.

In experimentellen und klinischen Untersuchungen haben in letzter Zeit Thoenes und Aschaffenburg[2] die Frage des anorganischen Eisens des Blutes studiert. Sie bedienten sich hierzu der kolorimetrischen Eisenbestimmung, die sie entsprechend modifizierten und die es gestattet, bei einfacher und wenig zeitraubender Arbeitsweise in kleinen Mengen Serum (1 ccm) eine serienmäßige Bestimmung des Eisengehaltes vorzunehmen. Bei sauberem

[1] Barkan: Ztschr. f. physiol. Chem. **216**, 19 (1933). — [2] F. Thoenes und R. Aschaffenburg: Der Eisenstoffwechsel des wachsenden Organismus. Abhandlung aus der Kinderheilkunde, H. 35. Berlin 1934.

Arbeiten, auf dessen Notwendigkeit mit Nachdruck hingewiesen wird, gibt die Methode bis zu einer unteren Grenze von $0,5 \cdot 10^{-3}$ mg/ccm Eisen Resultate von ausreichender Genauigkeit. Kleinere Konzentrationen, die aber nur bei pathalogischen Zuständen auftreten, sind quantitativ nicht mehr erfaßbar und werden daher generell als $< 0,5 \cdot 10^{-3}$ mg/ccm bezeichnet.

Mit dieser Methode untersuchten die Autoren zunächst den anorganischen Bluteisengehalt bei Kaninchen unter den verschiedensten Bedingungen.

Aus diesen Untersuchungen ergeben sich folgende Schlußsätze:

Der normale Serumeisenwert schwankt auch beim Kaninchen in ziemlich weiten Grenzen. Er liegt absolut höher als beim Menschen. Die Nahrungsaufnahme ist ohne nachweisbaren wesentlichen Einfluß auf die Serumeisenquote. Absoluter Hunger führt eher zu einer Steigerung als zu einer Senkung. Die während 8 Wochen durchgeführte Ernährung junger Kaninchen mit einer eisenarmen Nahrung hatte keinen nachweisbaren Einfluß auf die Höhe des Serumeisengehaltes.

Die Ausschaltung der Milz aus dem Kreislauf übt auf die Höhe des Serumeisengehaltes keinen Einfluß aus und nur der operative Eingriff an sich vermag eine in seiner Genese und Bedeutung allerdings unklare Senkung des Serumeisengehaltes zu bewirken.

Die Blockade des Reticuloendothels mit Metallkolloiden hingegen führt zu einer starken Senkung des Serumeisenspiegels. Eine Beeinflussung des Ablaufs der Serumeisenkurve nach Eisenbelastung ist dabei nicht festzustellen.

Thoenes und Aschaffenburg haben dann ähnliche Untersuchungen bei Kindern durchgeführt und fanden, daß der Serumeisenwert beim Kinde auch in der Norm keine fixierte, sondern eine in bestimmten Grenzen um einen Mittelwert schwankende Größe ist. Er sinkt im normalen kindlichen Organismus von einem durchschnittlichen Maximum bei der Geburt in den ersten Lebensmonaten allmählich zu einem durchschnittlichen Minimum ab und steigt danach wieder zu höheren Durchschnittswerten an, die etwas höher liegen als die des Erwachsenen.

Dystrophische, infektfreie Säuglinge können höhere Durchschnittswerte aufweisen als vollgewichtige Normalkinder gleicher Altersstufe. Anämisierung geht mit einer Senkung des Serumeisenspiegels einher. Akute Infektionen, insbesondere einige akute Infektionskrankheiten, bewirken eine starke Verminderung des Serumeisengehaltes.

Ähnliche Untersuchungen wurden von Thoenes und Aschaffenburg auch an Kindern vorgenommen. Das Verhalten des Serumeisens nach Zufuhr von metallischem Eisen bzw. Ferrochlorid gibt die folgende Tabelle wieder:

Tabelle 22.

Nüchternwert für Serumeisen	Eisenpräparat	Verabreichte mg Fe	Serumeisen 10^{-3}	
			nach 1 Stde.	nach 3 Stdn.
0,56	Ferrostabil	44	1,13	2,04
1,01	Ferrum reductum	100	1,16	1,33
1,26	Ferrostabil	44	2,86	4,67
—	Ferrum reductum	100	1,15	1,08
0,91	Ferrostabil	44	2,16	2,61
0,78	Ferrum reductum	100	1,07	0,80
—	Ferrostabil	44	1,64	3,58
0,80	Ferrum reductum	200	0,75	0,62

Diese Versuche zeigen somit, daß auch bei Kindern durch langdauernde Zufuhr von Ferrum reductum eine manifeste Erhöhung des Serumeisenspiegels über den normalen Durchschnittswert nicht zu erzielen ist. Ferrum reductum bewirkt bei Säuglingen in Mengen von 100 mg auch nicht einen vorübergehenden Anstieg des Serumeisengehaltes, im Gegensatz zu Ferrostabil (Ferrochlorid), das ihn bereits in wesentlich kleineren Mengen auslöst.

Daß Ferrum reductum nach oraler Verabreichung selbst bei Salzsäureanwesenheit erst in großen Dosen einen deutlich nachweisbaren Übergang von anorganischem Eisen ins Blut bewirkt, steht in guter Übereinstimmung mit den bereits oben zitierten Befunden von Bauer (s. S. 817), nach denen erst ein großer Überschuß von Eisen dessen Löslichkeit in Salzsäure fördert.

Auffallend ist in den Untersuchungen von Thoenes und Aschaffenburg der Unterschied im Eisengehalt, der einerseits nach Ferrochlorid, anderseits nach Ferrostabil, einem bloß durch Fett vor der Oxydation geschützten Ferrochlorid, beobachtet werden konnte. Dies könnte darauf zurückzuführen sein, daß das Ferrochlorid, welches ja eben als lipoidlösliche Eisenverbindung schon vom Magen aus resorbierbar ist, durch das vorhandene Fett als Vehikel noch schneller in die Blutbahn überführt werden kann.

Im Anschluß an die Besprechungen des Nichthämoglobineisens des Blutes seien noch die Untersuchungen von Saneyoshi[1] und Naumann[2] über den Eisengehalt der weißen Blutzellen erwähnt. Saneyoshi untersuchte Leukocyten aus blutfreiem Eiter von Kaninchen und Hunden, sowie Lymphe aus Lymphdrüsenzellen und Thymuszellen vom Kalb. Der Eisengehalt beider Zellen war nicht wesentlich verschieden. Für Leukocyten wurden $0,1042^0/_{00}$ Fe (getrockneter Kanincheneiter), 0,1086 und 0,1215 (frischer Kaninchen- und Hundeeiter), für die Lymphocyten 0,1271 und $0,131^0/_{00}$ gefunden. Die Tatsache, daß Leukocyten nicht wesentlich mehr Fe enthalten als Lymphocyten, könnte gegen die Bedeutung des Fe beim Zustandekommen der Oxydasereaktion angeführt werden. Aber es kommt dabei gewiß nicht auf die absolute Fe-Menge an, sondern vielmehr auf die Art der Bindung des Fe.

Verhalten der ins Blut gelangenden Eisenverbindungen. Schicksal der dem Blutplasma bzw. dem defibrinierten Blute zugesetzten Eisenverbindungen. Das Schicksal des dem Blute zugesetzten Eisens läßt sich an verschiedenen vor sich gehenden Veränderungen erkennen und nach folgender Richtung verfolgen:

1. makroskopisch sichtbare Veränderungen des Blutes (Eiweißfällung, Hämolyse, Veränderungen des Blutfarbstoffs, Gerinnungsförderung, Gerinnungshemmung),

2. Unlöslichwerden der zugesetzten gelösten Fe-Verbindungen,

3. Verteilung der in Lösung bleibenden Eisensalze zwischen Blutkörperchen und Serum,

4. Umwandlung der Fe-Verbindungen (Diffusibilität, Bindung an die Bluteiweißkörper, Änderung der Oxydationsstufe).

Die unter 1. genannten Veränderungen des Blutes sind die Folgen der pharmakologischen Wirkungen der verschiedenen Eisenverbindungen auf das Blut selbst und sollen im Abschnitt über die pharmakologischen Eisenwirkungen ausführlich behandelt werden. Wir wenden uns somit gleich der Besprechung

[1] Saneyoshi, S.: Vergleichende Untersuchungen über den Eisengehalt von Leukocyten und Lymphocyten. Biochem. Z. **59**, 339 (1916). — [2] Naumann, A.: Über den gegenwärtigen Stand unserer Kenntnisse über die chemische Beschaffenheit der Leukocytengranula (der Eisengehalt der eosinophilen Grundsubstanz). Fol. haemat. (Lpz.) **36**, 270 (1928).

des physikalischen und chemischen Verhaltens der Eisenverbindungen im Blute zu:

Systematische Untersuchungen über das Verhalten der verschiedenen Eisenverbindungen im Blute und in den übrigen Organen wurden von Starkenstein und Weden[1] durchgeführt. Zu derartigen Untersuchungen eignen sich naturgemäß nur bestimmte Eisenverbindungen; denn alle einfachen anorganischen Ferriverbindungen bringen, wie schon erwähnt wurde, das Bluteiweiß zur Koagulation und scheiden daher für die Untersuchung der Frage über das Schicksal der Eisenverbindungen im Organismus aus. Verwendbar sind folglich nur alle eiweißnichtfällenden Eisenverbindungen.

Die Untersuchung dieser Eisenverbindungen hinsichtlich ihres Verhaltens im Blute erfolgte derart, daß einer bestimmten Menge defibrinierten Blutes oder Blutplasmas eine genau bestimmte Menge des betreffenden Eisensalzes zugesetzt wurde. Zu verschiedenen Zeiten wurde dann die Lösung mit Trichloressigsäure (20%) versetzt und das gesamte Eiweiß ausgefällt, worauf das enteiweißte Plasmafiltrat auf seinen Eisengehalt geprüft wurde. Weiter wurde jeweils festgestellt, ob sich die Oxydationsstufe des dem Blute zugesetzten Eisens geändert hat. Starkenstein und Weden haben diese Versuche zunächst mit Ferrochlorid ausgeführt. Versetzt man Blut mit Ferrochlorid, so findet man nach Ausfällen der Eiweißkörper mit Trichloressigsäure einen Teil des Ferrochlorids unmittelbar nach Zusatz im Filtrat wieder. Unterwirft man Blut, das mit Ferrochlorid versetzt ist, der Dialyse, so tritt unmittelbar nach Zusatz ein Teil des Eisens in das Dialysat über. Ganz anders liegen jedoch die Verhältnisse, wenn man das Ferrochlorid längere Zeit im Blute beläßt. Diese Verhältnisse gibt die folgende Tabelle 23 und die dazugehörige Abb. 3 wieder.

Tabelle 23. Ferri- und Ferroeisen im Blute und im enteiweißten Plasmafiltrat nach Zusatz von 62 mg% Fe[II] als Ferrochlorid.

Stunden nach dem Zusatz	Vollblut (HCl-Extrakt)				Mit Trichloressigsäure enteiweißtes Blutplasmafiltrat			
	Ferri		Ferro		Ferri		Ferro	
	Fe in mg%	Prozent der zugesetzten Menge	Fe in mg%	Prozent der zugesetzten Menge	Fe in mg%	Prozent der zugesetzten Menge	Fe in mg%	Prozent der zugesetzten Menge
$^{1}/_{4}$	51,4	82,9	10,6	17,1	55,2	88,9	Ø	Ø
$^{1}/_{2}$	45,4	73,3	17,6	26,7	53,9	87,0	Ø	Ø
1	40,3	65,1	21,7	34,9	52,8	85,2	Ø	Ø
2	33,3	61,8	23,7	38,2	48,8	78,8	Ø	Ø
4	39,1	63,0	22,9	37,0	48,1	77,5	Ø	Ø
8	39,1	63,0	22,9	37,0	48,3	77,9	Ø	Ø

Wie aus der Tabelle 23 und noch deutlicher aus der dazugehörigen Kurvenschar hervorgeht, fällt der Gehalt an Ferrochlorid im Vollblute in ganz kurzer Zeit nahezu auf den Nullwert, während parallel gehend der Gehalt an Ferrieisen mit gleicher Schnelligkeit parallel ansteigt. Dadurch wurde zum ersten Male der, wie wir noch sehen werden, für die Beurteilung des Schicksals des Eisens im Organismus wichtige Nachweis geführt, daß die dem Blute zugesetzten Ferrosalze einer außerordentlich schnellen Oxydation unterliegen und daß sie hier in eine Ferriverbindung umgewandelt werden. Dem steilen Abfall des Ferrogehaltes folgt, wie die Abbildung

---

[1] Starkenstein, E., u. H. Weden: Über das Schicksal des anorganischen Eisens in überlebenden Organen. Arch. f. exper. Path. **134**, 288 (1928).

zeigt, dann ein neuerlich leichter Anstieg der Ferrokurve, die aber nur mehr einen mittleren Wert erreicht.

Dieses allmählich sich wieder bildende Ferroeisen ist aber nicht eine Rückbildung zu einer Ferroverbindung von jener Art, wie sie als Ferrochlorid zugesetzt wurde; es muß sich hier vielmehr um ein Umwandlungsprodukt handeln, welches, wie die weiteren Versuche von Starkenstein und Weden ergeben haben, sich von dem zugesetzten Ferrochlorid grundsätzlich unterscheidet. Dies beweist sowohl die oben angeführte Tabelle 23 als auch die dazugehörige Abb. 3; denn aus dieser geht hervor, daß diese sekundär gebildete Eisenverbindung nicht in das Filtrat des enteiweißten Blutplasmas übergeht. Umgekehrt konnten Starkenstein und Weden aber zeigen, daß in dem Zeitpunkte, wo die zugesetzte Ferrosalzmenge den Nullpunkt erreicht hat, ein ebenso steiler Anstieg der Ferrikurve erfolgt und daß diese Ferriverbindung gleichfalls in

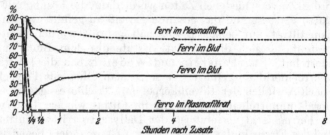

Abb. 3. Ferri- und Ferroeisen im Blute und im enteiweißten Plasmafiltrat nach Zusatz von Ferrochlorid, ausgedrückt in Prozenten der zugesetzten Menge.

das Filtrat der Eiweißfällung übergeht. Daß die Kurve dieses Anteils zahlenmäßig höher liegt als die des Vollblutes, ist darauf zurückzuführen, daß die Untersuchungen lediglich in einem aliquoten Teile des gesamten Blutvolumens durchgeführt wurden, ohne daß das Volumen der Blutkörperchen hämatokritisch bestimmt worden wäre. Daraus ergeben sich nur relativ, nicht aber absolut richtige Blutwerte, was jedoch auf die Feststellung der hier hinsichtlich des Schicksals des dem Blute zugesetzten Ferrochlorids ohne Einfluß bleibt.

Diese Untersuchungen von Starkenstein und Weden hatten somit zu dem Ergebnis geführt, daß das dem Blute zugesetzte Ferrochlorid zu einer Ferriverbindung oxydiert wird und daß die Ferriverbindung bei längerem Stehen allmählich wiederum teilweise zu einer Ferroverbindung reduziert wird, die sich aber hinsichtlich ihres chemischen Verhaltens, insbesondere hinsichtlich ihrer Löslichkeit und hinsichtlich ihrer Oxydierbarkeit von dem zugesetzten Ferrochlorid grundsätzlich unterscheidet[1].

Es war nun notwendig, insbesondere die intermediär entstehenden Ferriverbindungen einer genauen Untersuchung zu unterziehen. Zunächst haben Starkenstein und Weden das Verhalten einer dem Blute zugesetzten Ferriverbindung geprüft, um eventuelle Anhaltspunkte dafür zu erhalten, ob die aus dem Ferrochlorid im Blute sich bildende Ferriverbindung mit jenen Ferriverbindungen identisch sei, wie wir sie im Ferrisaccharat oder noch eher im Ferrialbuminat kennengelernt haben, die sich, wie schon früher mehrfach ausgeführt wurde, nur wie kolloid geschütztes Ferrihydroxyd verhalten.

---

[1] Die im Blute beim Auskochen mit Salzsäure erhaltenen Werte für Ferroeisen können hier sowie in den folgenden Versuchen nicht als absolut richtige Werte angesehen werden, da die so nachgewiesene Ferroverbindung aus den S. 786 angeführten Gründen bei Anwesenheit von Kohlehydraten (bes. Polysacchariden) erst bei der Extraktion entsteht und nicht vom Blute selbst reduziert worden sein muß.

Für diese Untersuchungen wurde von Starkenstein und Weden der Eisenzucker gewählt, der gut wasserlöslich ist und sich dem Blute gegenüber insbesondere hinsichtlich der Eiweißfällbarkeit indifferent verhält. Die Ergebnisse dieser Untersuchungen gibt die folgende Tabelle 24 und die dazugehörige Abb. 4 wieder.

Tabelle 24. Ferri- und Ferroeisen im Blute und im enteiweißten Plasmafiltrat nach Zusatz von 58,5 mg% Fe^{III} als Ferr. oxydatum saccharatum.

Stunden nach dem Zusatz	Vollblut (HCl-Extrakt)				Mit Trichloressigsäure enteiweißtes Blutplasmafiltrat			
	Ferri		Ferro		Ferri		Ferro	
	Fe in mg%	Prozent der zugesetzten Menge	Fe in mg%	Prozent der zugesetzten Menge	Fe in mg%	Prozent der zugesetzten Menge	Fe in mg%	Prozent der zugesetzten Menge
1/4	35,6	60,8	22,9	39,2	5,1	8,7	Ø	Ø
1/2	33,6	57,4	24,9	42,6	5,1	8,7	Ø	Ø
1	30,7	52,5	27,8	47,5	5,1	8,7	Ø	Ø
2	34,4	58,5	24,1	41,2	5,0	8,5	Ø	Ø
4	19,5	33,3	39,0	66,7	5,0	8,5	Ø	Ø
8	9,7	16,6	48,8	83,4	5,0	8,5	Ø	Ø

Wir sehen daraus, daß die Ferrikurve des Blutes ganz allmählich abfällt und daß die Ferrokurve entsprechend ansteigt. Im enteiweißten Blutplasma dagegen verlaufen sowohl die Ferri- als auch die Ferrokurve fast an der Abszisse nahe dem Nullpunkt.

Aus diesen Untersuchungen mußte daher geschlossen werden, daß das dem Blute zugesetzte Ferrieisen, das wegen seiner kolloiden Natur mit dem Eiweiß

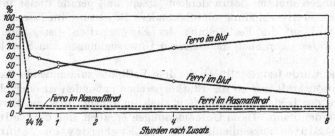

Abb. 4. Ferri- und Ferroeisen im Blute und im enteiweißten Plasmafiltrat nach Zusatz von Eisenzucker (Ferrum oxydatum saccharatum).

niedergeschlagen wird, sich grundsätzlich von dem Ferrieisen unterscheidet, das aus zugesetztem Ferrochlorid durch Oxydation im Blute entsteht und das bei der Enteiweißung mit Trichloressigsäure in das enteiweißte Plasmafiltrat übergeht.

Die aus dem zugesetzten Ferrisaccharat gebildete Eisenverbindung läßt sich nur mit Salzsäure extrahieren und unterscheidet sich dadurch wieder grundsätzlich von dem dem Blute direkt zugesetzten Ferrichlorid, welches darin echt gelöst ist und daher in das wäßrige Filtrat, nicht in den Niederschlag bei der Eiweißkoagulation übergeht.

In späteren Versuchen haben Starkenstein und Weden[1] auch das Verhalten der komplexen Eisenverbindungen mit anorganisch sowie mit organisch

[1] Starkenstein, E., u. H. Weden: Über das Schicksal des Eisens im Organismus nach Zufuhr von komplexen Verbindungen mit anorganisch und organisch gebundenem Eisen. Arch. f. exper. Path. 149, 354 (1930).

gebundenem Eisen untersucht. Sie stellten fest, daß die anorganischen komplexen Eisenverbindungen vom Typus des Ferricitratnatriums im Blute nur sehr langsam, die organischen Verbindungen vom Typus des Ferrocyankaliums überhaupt keine Veränderungen erfahren. Komplexverbindungen des zweiwertigen Eisens werden rasch zu den entsprechenden Komplexverbindungen mit dreiwertigem Eisen oxydiert. Das weitere Verhalten dieser Verbindungen wurde jedoch nicht bei direktem Zusatz zum Blute, sondern nach enteraler und parenteraler Injektion geprüft, und die Ergebnisse dieser Untersuchungen werden im Zusammenhang mit der Besprechung des weiteren Schicksals enteral und parenteral zugeführten Eisens noch ausführlicher besprochen werden.

Diese Befunde von Starkenstein und Weden bildeten einen Schlüssel für die weiteren Untersuchungen des Schicksals des Eisens im Organismus; denn sie zeigten, daß die ins Blut gelangenden einfachen anorganischen Ferroverbindungen ein ganz anderes Schicksal haben als die gleichfalls nicht eiweißfällenden Ferriverbindungen vom Typus des kolloid geschützten Ferrihydroxyds. Diese Art von Verbindungen können ja überhaupt nur durch direkte intravenöse Injektion ins Blut gebracht werden, während ihr Übertritt vom Magen-Darm oder vom subcutanen Bindegewebe aus wegen ihres kolloiden Charakters und ihrer geringen oder vollkommen fehlenden Diffusibilität ganz unwahrscheinlich ist. Während die einfachen Ferroverbindungen, wie oben gezeigt werden konnte, zu einer intermediären Ferriverbindung oxydiert und schließlich wiederum zu einer nicht mehr wasserlöslichen, sondern nur mehr säurelöslichen Ferroverbindung reduziert werden, erfolgt bei Vorhandensein der kolloiden Ferriverbindungen im Blute nur deren Reduktion zu jener Ferroverbindung, die letzten Endes auch aus den Ferroverbindungen entsteht. Schon diese ersten Untersuchungen mußten daran denken lassen, daß gerade dieser intermediär entstehenden Ferriverbindung eine besondere Bedeutung im Eisenstoffwechsel zukommt, und auf die Feststellung der Eigenschaften dieses intermediären Produktes waren denn auch die weiteren Untersuchungen von Starkenstein und Weden gerichtet.

Zunächst wurde festgestellt, ob die dem Vollblute zukommende Oxydations- und Reduktionskraft nur an die Blutkörperchen gebunden ist oder ob die eine oder andere der beiden Eigenschaften auch im Plasma bzw. im Serum nachgewiesen werden kann. Diese Untersuchungen ergaben, daß die Reduktionskraft des Blutes ausschließlich an die Erythrocyten gebunden ist, dagegen dem Plasma und dem Serum vollkommen fehlt. Die Oxydationskraft ist gleichfalls mit den Erythrocyten verknüpft. Der geringe Grad der Oxydationskraft, den auch das Serum besitzt, dürfte jedoch nur auf die Anwesenheit von Hämoglobinspuren zurückzuführen sein, die sich im Serum immer vorfinden.

Bei weiteren Untersuchungen über das Wesen dieser im Eisenstoffwechsel entstehenden intermediären Eisenverbindung konnte dann festgestellt werden, daß es sich um eine komplexe Ferrieiweißverbindung handelt[1]. Diese ist aber grundsätzlich verschieden von dem durch Fällung von Eiweiß mit Ferrichlorid hergestellten sog. Ferrum albuminatum, das — durch Alkali wieder in Lösung gebracht — nur durch das Alkalialbuminat als Schutzkolloid in Lösung gehaltenes Ferrihydroxyd darstellt, während die als intermediäres Stoffwechselprodukt auftretende komplexe Ferrieiweißverbindung beim p_H des Organismus gelöst bleibt. Durch Altern bzw. Denaturieren des Eiweißes geht dieses in

---

[1] Starkenstein, E.: Über den intermediären Eisenstoffwechsel. Z. exper. Med. **68**, 425 (1929).

eine Verbindung über, die sich allmählich immer mehr einem kolloid in Lösung gehaltenen Ferrihydroxyd nähert. Starkenstein hatte weiter in Untersuchungen mit H. Weden und E. Flögel festgestellt, daß bei der kataphoretischen Überführung das Eisen der intermediär gebildeten Ferrieiweißverbindung anodisch wandert, während das Eisen der kolloid in Lösung gehaltenen Ferrihydroxydverbindung vom Typus des Ferrialbuminats zur Kathode geht. Es liegt somit in der sich im intermediären Eisenstoffwechsel bildenden Ferrieiweißverbindung eine Komplexverbindung mit anodisch wanderndem Eisen vor, die sich grundsätzlich von dem aus Ferrihydroxyd und denaturiertem Albuminat gebildeten Ferrum albuminatum unterscheidet, welch letzteres ein kolloid geschütztes Ferrihydroxyd mit kathodisch wanderndem Eisen ist.

Es wurde schon früher (s. S. 710) näher ausgeführt, daß nur bestimmte organische Verbindungen die Eignung besitzen, Eisen zu Komplexen zu binden. Hier sei nochmals auf die schon früher von Weden festgestellten Gesetzmäßigkeiten verwiesen, welche die Komplexfähigkeit des frischen Eiweißes gegenüber dem alternden und insbesondere gegenüber dem denaturierten verständlich machen können.

Bei der weiteren Charakterisierung der im intermediären Eisenstoffwechsel sich im Blute bildenden Ferrieiweißverbindung hatte sich ergeben, daß die im Blutplasma gelöste Ferriverbindung bei der Koagulation durch Hitze oder Alkohol ebenso wie beim Aussalzen mit Ammoniumsulfat niedergeschlagen wird. Bei der Enteiweißung mit Trichloressigsäure geht sie dagegen zum großen Teile als trichloressigsaures Eisen ins Filtrat über. Wird das mit dieser Ferriverbindung angereicherte Plasma mit Ammonium oder Natriumcarbonat sowie mit Natriumhydroxyd versetzt, dann fällt das Eisen nicht aus, es wird aber im Filtrat der Trichloressigsäurefällung durch diese Reagenzien gefällt. Die intermediär entstehende Ferrieiweißverbindung wird somit nur bei Anwesenheit von Eiweiß und der im Blute herrschenden Wasserstoffionenkonzentration, aber auch bei Alkaliüberschuß in Lösung gehalten, verhält sich folglich nach dieser Richtung hin wie Eisenzucker oder Ferrum albuminatum. Von diesem unterscheidet sie sich jedoch darin, daß sie beim Ausfällen des Blutes mit Trichloressigsäure in das Filtrat dieser Fällung übergeht, während Ferriverbindungen vom Typus des Eisenzuckers und des Eisenalbuminats nahezu quantitativ mit dem Eiweiß gefällt werden. Ebenso wie die Verbindung nur in frischem Blute gebildet werden kann, bleibt sie nur im frischen Blute löslich, während sie mit dem Altern der Bluteiweißkörper unlöslich wird und sich dann ähnlich verhält wie ein durch Eiweiß kolloid in Lösung gehaltenes Ferrihydroxyd. Die intermediär im Eisenstoffwechsel sich bildende Ferrieiweißverbindung ist an die Globulinfraktion der Serumeiweißkörper gebunden und wird mit dieser niedergeschlagen. Sie ist durch halb gesättigte Ammonsulfatlösung aus dem Serum aussalzbar.

Eine weitere Untersuchung über die Bedingungen der Bildung des intermediären Eisenstoffwechselproduktes im Blute sowie seiner weiteren chemischen und physikalisch-chemischen Eigenschaften wurde von Starkenstein und Harvalik[1] durchgeführt.

Beim Studium der Bedingungen, unter denen die Bildung des Ferrikomplexes im Blute verläuft, wurde zunächst die Oxydationskraft des Blutes für Fe^{II} gemessen, d. h. es wurde diejenige Menge von $FeCl_2$ festgestellt, die innerhalb von 5 Minuten von 100 ccm Blut zu Fe^{III} oxydiert werden kann. Diese betrug für Menschen-, Rinder-, Pferde-, Kaninchen- und Gänseblut 450 bis

[1] Starkenstein, E., u. Z. Harvalik: Arch. f. exper. Path. 172, 75 (1933).

550 mg, wobei Menschenblut den geringsten, Kaninchenblut den höchsten Wert innerhalb der angegebenen Grenzen aufwies.

Defibriniertes und durch Oxalsäure ungerinnbar gemachtes Blut zeigte hinsichtlich der Oxydationskraft keinen Unterschied.

Isolierte und in physiologischer (0,9%) NaCl-Lösung aufgeschwemmte rote Blutkörperchen besitzen nur ungefähr $1/_{10}$ der Oxydationskraft des Gesamtblutes.

Serum allein vermag auch noch, wie schon früher festgestellt worden war, in geringem Grade Fe^{II} zu Fe^{III} zu oxydieren, doch kommt diese Oxydationskraft nicht dem Serum als solchem, sondern nur den darin gelösten Hämoglobinspuren zu.

Da weder Blutkörperchen allein noch Serum allein die volle Oxydationskraft des Blutes besitzen und sich auch nicht komplementär zum Oxydationswerte des Vollblutes ergänzen, wurde die Oxydationskraft defibrinierten Blutes bestimmt, dann die Blutkörperchen zentrifugiert, gewaschen und wiederum in das durch Zentrifugieren gewonnene Serum gebracht. Dabei ergab sich, daß die Oxydationskraft des ganzen Systems „Blutkörperchen + Serum" nicht abgeschwächt ist, daß somit bei dieser Trennung und Wiedervereinigung von Erythrocyten und Serum nicht etwa jener Körper, der den Hauptanteil an der Oxydationskraft hat, zerstört wird, sondern daß sich nur beim Zusammenwirken von Blutkörperchen und Blutserum die volle Oxydationskraft entfalten kann.

Blut, dessen Erythrocytenzahl durch hämolytische Gifte (Acetylphenylhydrazin) oder durch Verdünnung vermindert wurde, zeigt eine der Zahl der roten Blutkörperchen entsprechend verminderte Oxydationskraft gegenüber Fe^{II}. Daraus geht der entscheidende Anteil der Erythrocyten bzw. des in ihnen enthaltenen Hämoglobins an der Bildung des Ferrieiweißkomplexes hervor.

Daß die Oxydation des Ferrochlorids eine Funktion des Hämoglobins ist, beweist das Verhältnis des oxydierten Fe^{II} zur vorhandenen Hämoglobinmenge:

100 ccm Blut können 0,1725 g Fe^{II} oxydieren. Die 100 ccm Blut enthielten entsprechend dem darin bestimmten Hämoglobingehalt 0,0426 g Fe. Da 1 Molekül Hämoglobin bzw. das eine darin enthaltene Fe-Atom 4 Äquivalente Sauerstoff zu binden vermag, sollten die in den 100 ccm Blut enthaltenen 0,0426 g Fe die vierfache Eisenmenge aus zugesetztem $FeCl_2$ oxydieren können. In Wirklichkeit wurden 0,1725 g oxydiert, was zu der berechneten Menge von 0,1684 g in einer für biologische Untersuchungen sehr guten Übereinstimmung steht.

Diese Versuche haben bewiesen, daß bei der Oxydation des Fe^{II} zu Fe^{III} der gesamte vorrätige Sauerstoff aufgebraucht wird. Folglich müßte bei neuerlicher Sauerstoffzufuhr zum Blute dessen Oxydationskraft gesteigert werden. Dies ist auch wirklich der Fall: durch O_2-Einleiten kann die Oxydationskraft eines Blutes von 225 mg auf 750 mg% erhöht werden.

Die Funktion des Hämoglobins bei der Oxydation des Fe^{II} zu Fe^{III} und damit sein Anteil an der Bildung des in Untersuchung stehenden Ferrieiweißkomplexes ist auch aus parallel durchgeführten Untersuchungen von Hendrych und Mori[1] ersichtlich, die gefunden haben, daß reduziertes Hämoglobin ebenso wie CO-Hämoglobin, in welchem kein Sauerstoff für die Oxydation zur Ver-

---

[1] Hendrych, F., u. Mori: Über die Hemmung der Oxydation der Ferrosalze im intermediären Eisenstoffwechsel. Arch. f. exper. Path. **172**, 1 (1933).

fügung steht, Fe^{II} nicht zu oxydieren vermag und daß in einem solchen Blute der Ferriciweißkomplex nicht gebildet werden kann. Hingegen wurde die Oxydation des Ferrochlorids im Blute weder durch Blausäure noch durch Chinin gehemmt, woraus sich ergibt, daß dieser Oxydationsprozeß, der im Blute die Bildung des Ferriglobulinkomplexes bewirkt, grundsätzlich verschieden ist von den in den Geweben vor sich gehenden Oxydationsvorgängen.

Wie bereits gesagt wurde, ist Serum allein an der Bildung des Fe-Komplexes nicht beteiligt, doch ist die Entstehung des Körpers auch von der Serumanwesenheit abhängig. Das Serum ist mit seinen Globulinen an der Bildung des Komplexes beteiligt; denn nur isolierte Serumglobuline, nicht aber isolierte Serumalbumine lassen beim Zusammenbringen mit einer Blutkörperchensuspension den Ferriciweißkomplex entstehen. Andere Globuline (Hühnereiweiß) mit gewaschenen roten Blutkörperchen zusammen vermögen ebensowenig den Ferrikomplex zu bilden wie Blutserum mit anderen Oxydationsmitteln.

Es ist folglich der Ferriciweißkomplex als ein spezifisches intermediäres Stoffwechselprodukt anzusehen, das nur durch Oxydation durch das Hämoglobin unter gleichzeitiger Bindung an die Serumglobuline gebildet werden kann.

Das Eisen des dem Blute zugesetzten $FeCl_2$ ist bis zu 500 mg pro 100 ccm Blut adialysabel. Bei größeren Zusätzen geht ein Teil ins Dialysat über. Dies beweist ebenso die Komplexnatur der im Blute entstehenden Ferriciweißverbindung wie die schon früher festgestellte anodische Wanderung des Eisens dieser Verbindung.

Untersuchungen von Starkenstein und Harvalik über die Differenzierung der durch Oxydation des Ferroeisens im Blute gebildeten Ferriciweißverbindung der durch Zusatz von Ferrichlorid zum Serum entstandenen Ferrialbuminatverbindung ergaben folgende Resultate:

Die Ferriglobulinverbindung ist im Serum gelöst und daraus durch Aussalzen mit halb gesättigter Ammonsulfatlösung sowie durch Dialyse — folglich ebenso wie die Globuline allein ausfällbar. Dagegen fällt die bei Zusatz von $FeCl_3$ zum Serum sich bildende Ferrialbuminverbindung sofort aus.

Der durch Dialyse aus dem Serum abgeschiedene Ferriglobulinkomplex kann mit destilliertem Wasser beliebig oft gewaschen werden, ohne in Lösung zu gehen. Beim Digerieren mit Serum quillt er dagegen auf und löst sich allmählich.

Das durch $FeCl_3$ aus dem Serum ausgefällte Ferrialbuminat geht beim Waschen mit destilliertem Wasser rasch in Lösung, dagegen nur allmählich unter Quellung beim Waschen mit Serum. Aus seiner Lösung kann dieses Ferrialbuminat durch Elektrolytzusatz wieder ausgefällt werden.

Diese Unterschiede in der Löslichkeit des isolierten Ferriglobulinkomplexes und des Ferrialbuminats beruhen darauf, daß die Globulin-Eisenverbindung sich wie Globulin verhält und daher in destilliertem Wasser unlöslich ist, während das Ferrialbuminat als kolloid geschütztes Ferrihydroxyd nach Wegwaschen der Elektrolyte in kolloide Lösung gebracht und durch Elektrolytzusatz ebenso wie die dialysierte kolloide Ferrihydroxydlösung wieder ausgefällt werden kann.

Die Analyse des Ferriglobulinkomplexes hinsichtlich seines Gehaltes an Fe und N ergab, daß der nach Zusatz geringer Fe-Mengen zum Serum und nachfolgender Dialyse gewonnene Bodenkörper N-reicher und Fe-ärmer ist als der bei größerem Fe-Zusatz erhaltene, weil hier noch keine Fe-Sättigung des ausfallenden Globulinanteils erfolgt war. Bei Zusatz von ca. 500 mg $FeCl_2$

zu 100 ccm Blut wird dagegen eine hinsichtlich der Relation Fe:N annähernd konstante Eiseneiweißverbindung erhalten, die auf ein Atom Eisen 4 Atome Stickstoff enthält, was auf einen, dem Hämoglobin ähnlichen Aufbau dieser Verbindung schließen läßt.

Die Untersuchungen über das Verhalten der dem Blute zugesetzten Eisenverbindungen hatten somit das Ergebnis, daß im Blute einfache anorganische Ferroverbindungen ebenso wie Ferriverbindungen vom Typus des kolloid geschützten Ferrihydroxyds letzten Endes das gleiche Schicksal erleiden, nämlich die Umwandlung in eine Eisenverbindung, die im Serum nicht mehr gelöst bleibt und die aus dem Blute nur durch starke Säuren herausgelöst werden kann. Demgegenüber werden Ferroverbindungen — und zwar nur solche — in eine komplexe Ferriglobinverbindung umgewandelt, welche beim p_H des Blutes beständig ist und schon bei schwach saurer Reaktion freie Ferriionen abspalten läßt. Weder kolloides Ferrihydroxyd, noch einfache anorganische Ferriverbindungen, noch komplexe Verbindungen mit organisch gebundenem Eisen haben die Fähigkeit, dieses intermediäre Eisenstoffwechselprodukt zu bilden, weil kolloides Ferrihydroxyd ebensowenig wie komplexe organische Eisenverbindungen mit den Serumeiweißkörpern reagieren können, während diese von den freien Ferriionen unter Bildung von unlöslichem Ferrialbuminat denaturiert werden.

Aus diesen Tatsachen ergibt sich die Sonderstellung der einfachen anorganischen Ferroverbindungen, welche allein mit den Eiweißkörpern lösliche und schon bei schwach saurer Reaktion leicht dissoziierbare Verbindungen eingehen können.

Berücksichtigen wir das über das Schicksal des Eisens im Magen und Darm Gesagte, das uns zu der Schlußfolgerung führte, daß aller Wahrscheinlichkeit nach alle Eisenverbindungen im Magen und Darm zu Ferroverbindungen reduziert und nur in dieser Form resorbiert werden können, dann kommen wir weiter zu dem Ergebnis, daß die Form, in der das Eisen normalerweise ins Blut übertreten kann, die Ferroform sein muß. Da nur diese die Bildung des intermediären Eiseneiweißstoffwechselproduktes veranlassen kann, so gewinnt die Auffindung dieses intermediären Ferriglobulinzwischenprodukts insofern eine besondere Bedeutung, als wir in diesem die Transportform sehen dürfen, in der das Eisen an die Stätten seiner Wirksamkeit gelangt.

Alle diese Schlußfolgerungen wurden jedoch bisher nur aus dem Verhalten des dem Blute zugesetzten Eisens gezogen. Es wird daher weiter zu untersuchen sein, ob die im lebenden Organismus ins Blut gelangenden Eisenverbindungen sich gleichartig verhalten und ob die aus den bisher angeführten Versuchen extra corpus gezogenen Schlüsse auch auf den ganzen lebenden Organismus übertragbar sind.

Schicksal des im lebenden Organismus ins Blut aufgenommenen Eisens.
Jacobj[1] gab an, daß das ins Blut injizierte Eisen nach 2 oder 3 Stunden nicht mehr im Blute enthalten sei, während Bacchi della Lega[2] auch noch nach 17 Stunden eine bedeutende Menge gefunden haben will. Gerade zwei einander so widersprechende Behauptungen zeigen, wie sehr das Studium des Verhaltens des Eisens im Organismus dadurch gehemmt war, daß von den einzelnen Untersuchern stets nur von „Eisen" schlechtweg gesprochen wurde und die Art der Eisenverbindung, insbesondere die Art der Eisenbindung dabei unberück-

---

[1] Jacobj, C.: Arch. f. exp. Path. **28**, 256 (1891). — [2] Bacchi della Lega: Verhalten des Eisens nach Einspritzung in die Vene. Boll. Sci. med. Bologna **75**, 231 (1904).

sichtigt geblieben war. Auch im vorliegenden Falle sind die Unterschiede der Angaben darauf zurückzuführen, daß Jacobj Ferricitratnatrium bei seinen Untersuchungen verwendete, Bacchi della Lega dagegen ein kolloides Eisenpräparat. Wir werden in den folgenden Ausführungen noch sehen, wie grundsätzlich verschieden sich diese Verbindungen hinsichtlich ihrer Verweildauer im Organismus verhalten.

Einer der ersten, die sich mit dem Schicksale des ins Blut injizierten Eisens insbesondere unter Berücksichtigung der Oxydationsstufe beschäftigten, war Amatsu[1]. Er injizierte einem Kaninchen Ferricitratnatrium intravenös und entnahm dem Tiere von Zeit zu Zeit Blut, das auf die Anwesenheit von Ferrobzw. Ferrieisen geprüft wurde. Da Amatsu in einer Reihe später noch zu besprechenden Untersuchungen die Reduzierbarkeit der Ferriverbindungen in den verschiedenen Organen nachgewiesen hatte, ging er von der vorgefaßten Meinung aus, daß auch im Blute nach Einbringung von Ferriverbindungen Ferroverbindungen auftreten müßten, die aber, wie schon aus den obigen Ausführungen über das Schicksal des dem Blute zugesetzten Eisens hervorgeht, nicht eine primäre, sondern eine sekundäre Umwandlungsform des Eisens sind. Beim direkten Vermischen von Ferrisalzen mit Blut konnte er auch nach 20 Stunden keine Ferroionen nachweisen. Amatsu zog aus seinen Untersuchungen den Schluß, daß zum Unterschied von anderen Organen im Blute keine Reduktion stattfindet, ohne indessen die umgekehrte Fähigkeit des Blutes hinsichtlich seiner Bedeutung für den Eisenstoffwechsel richtig zu erkennen. Diese vorgefaßte Meinung Amatsus, daß im Organismus Eisenverbindungen nur reduziert, nicht aber oxydiert werden, hielt ihn davon ab zu untersuchen, ob nicht umgekehrt nach Einbringung von Ferroverbindungen im Blute Ferriverbindungen auftreten könnten, und so entging ihm bei seinen Untersuchungen die für den Eisenstoffwechsel bedeutungsvolle Fähigkeit des Blutes: Ferroverbindungen zu Ferriverbindungen zu oxydieren.

Nachdem Starkenstein und Weden[2] das Schicksal der dem Blute zugesetzten Ferro- und Ferriverbindungen untersucht hatten, prüften sie auch das Verhalten der verschiedenen Eisenverbindungen im Organismus. Sie bestimmten also nach oraler, subcutaner und intravenöser Zufuhr der verschiedensten Eisenverbindungen den Gehalt des Eisens im Blute und in den übrigen Organen und konnten aus diesen systematisch durchgeführten Untersuchungen Schlüsse ziehen, die nicht nur qualitative und quantitative Anhaltspunkte für die Resorption aus Magen und Darm boten, sondern auch Schlüsse auf die Verteilung der Eisenverbindungen nach der Resorption und insbesondere Schlüsse auf die Veränderung der Oxydationsstufe im Organismus gestatten. Letzten Endes wurden diese Untersuchungen in ihrer Gesamtheit sowohl für die Kenntnisse vom physiologischen Eisenstoffwechsel wie insbesondere auch für die pharmakologische Wirkung der Eisenverbindungen nach verschiedener Richtung hin verwertbar. Die Untersuchungsergebnisse von Starkenstein und Weden sind in den folgenden Tabellen 25 und 26 wiedergegeben. Diese Tabellen enthalten nicht nur die Angaben über das Verhalten des dem Organismus zugeführten Eisens im Blute, sondern auch die Ergebnisse der Unter-

[1] Amatsu, H.: Über die Verschiedenheit der biologischen und pharmakologischen Einflüsse der Ferro- und Ferriionen auf den tierischen Organismus. Arch. internat. Pharmacodynamie **23**, 325 (1913). — [2] Starkenstein u. Weden: Über das Schicksal des anorganischen Eisens im Organismus nach Zufuhr einfacher anorganischer Ferro- und Ferriverbindungen. Arch. f. exper. Path. **134**, 300 (1928).

Tabelle 25. Verteilung des anorganischen Eisens in den Organen des normalen Kanin

Gewicht des Tieres in g	Verabreichte Eisenverbindung	Art der Zufuhr	Verabreichte mg-Äquiv. Fe pro kg	Verabreichte mg. Fe pro kg	Verabreichte Gesamtmenge Fe in mg	Stdn. nach der Zufuhr	Gefunden Blut					
							mit HCl extrahiertes Vollblut			mit Trichloressigsäure entelweißtes Plasma		
							mg%	Oxydationsstufe		mg%	Oxydationsstufe	
								ferro	ferri		ferro	ferri
1750	Ø	Ø	Ø	Ø	Ø	—	1,9	Spur	Spur	1,1	Ø	Spur
3400	Ø	Ø	Ø	Ø	Ø	—	1,8	„	„	1,1	?	„
1780	Ferrochlorid	per os	10	280,0	500^{II}	2	4,0	Spur	Spur	—	—	—
1980	„	„	10	280,0	555^{II}	5	2,7	„	„	—	—	—
1760	Ferrisaccharat	per os	15	280,0	500^{III}	2	1,2	Spur	?	—	—	—
1870	„	„	15	280,0	520^{III}	5	2,2	„	Spur	—	—	—
1950	Ferrochlorid	subc.	6	167,0	318^{II}	1	26,6	++	++	31,6	?	+—
2080	„	„	6	167,0	347^{II}	2	28,7	+	++	29,5	Ø	—+
1800	„	„	6	167,0	296^{II}	5	18,0	+	Spur	21,2	Ø	Spur
1700	Ferrisaccharat	subc.	9	167,0	284^{III}	1	2,2	Spur	Spur	1,4	Ø	Spur
2200	„	„	9	167,0	367^{III}	2	3,6	+	„	1,6	?	„
2000	„	„	9	167,0	334^{III}	5	2,7	Spur	„	3,1	Ø	„
1750	Ferrichlorid	subc.	9	167,0	292^{III}	5	1,7	+	Spur	1,0	Ø	Spur
1620	Ferrochlorid	intrav.	2	55,8	90^{II}	1	75,9	+	+++	101,0	+	——
1720	„	„	2	55,8	96^{II}	2	70,6	Spur	++++	76,9	Spur	——
2040	„	„	2	55,8	114^{II}	5	57,7	„	++++	69,9	?	—+
1670	Ferrisaccharat	intrav.	3	55,8	93^{III}	1	37,8	+	++	3,45	+	——
1700	„	„	3	55,8	95^{III}	2	22,0	++	Spur	3,2	Ø	Spur
1650	„	„	3	55,8	93^{III}	5	7,4	+	„	2,4	Ø	„

suchungen über das Eisen in den verschiedenen Organen. Über diesen Anteil soll erst im folgenden Abschnitte unter Hinweis auf die hier wiedergegebenen Tabellen ausführlich gesprochen werden.

Aus diesen Tabellen geht folgendes hervor:

Nach oraler Verabreichung von Ferrochlorid zeigte das Blut nach 2 Stunden eine geringe Erhöhung des Eisengehaltes. Qualitative Untersuchungen über die Verteilung dieses Nichthämoglobineisens im Blute ergaben, daß sich die Eisenvermehrung nach oraler Verabreichung vorwiegend auf das Plasma bezieht. Nach oraler Zufuhr von Eisenzucker zeigt das Blut weder nach 2 noch nach 5 Stunden eine Vermehrung des Eisengehaltes gegenüber der Norm. Daß aus diesen Befunden nicht etwa ein negativer Schluß hinsichtlich der Resorption gerechtfertigt ist, geht aus den gleichfalls in den Tabellen enthaltenen und später noch zu besprechenden Angaben hervor, welche zeigen, daß der Eisengehalt der Leber nach oraler Verabreichung dieser Eisenverbindung zugenommen hat. Daraus muß geschlossen werden, daß zum Unterschied von Ferrochlorid der Eisenzucker in ganz kleinen Mengen vom Blute aufgenommen und rasch wieder an die Leber abgegeben wird, so daß im Blute selbst während dieser Passage das Eisen nicht nachgewiesen werden kann, wohl aber in der Leber, wo es gespeichert wird. Nach subcutaner Verab-

…ens sowie nach Zufuhr von anorganischen einfachen Ferro- und Ferriverbindungen.

…-Mengen

| | | Leber | | | | Milz | | | | | |
| | | in 5 n HCl löslich | | | Gewicht des frischen Organs in g | | in 5-n-HCl löslich | | | | |
…wicht des …schen …gans in g	mg	mg pro 100 g frisches Organ	mg pro kg Körpergewicht	Oxydationsstufe ferro	ferri		mg	mg pro 100 g frisches Organ	mg pro kg Körpergewicht	Oxydationsstufe ferro	ferri
7,3	4,0	5,2	2,3	-+	?	1,35	0,43	31,8	0,25	Spur	+
1,1	7,5	8,2	2,2	++	?	2,10	1,40	66,6	0,41	+	Spur
4,7	8,8	16,1	4,9	++	?	0,95	0,36	37,9	0,20	Spur	+
4,1	9,5	21,6	4,8	+++	Spur	1,00	0,33	33,0	0,17	„	Spur
0,6	14,7	29,0	8,3	++	?	0,55	0,53	96,5	0,30	Spur	Spur
7,7	14,4	21,3	7,7	++	Spur	0,53	0,42	79,2	0,22	„	„
9,7	12,8	21,4	6,6	+++	Spur	1,2	0,34	28,3	0,17	Spur	Spur
5,1	17,5	26,9	8,4	+++	„	1,35	0,91	67,3	0,44	„	„
9,5	25,4	64,3	14,1	+++	„	0,7	0,67	65,7	0,37	„	„
5,1	2,2	2,3	1,3	+	?	0,7	0,34	48,6	0,20	Spur	Spur
3,7	3,63	6,76	1,7	+	?	1,3	0,37	28,5	0,17	+	„
3,1	5,75	13,4	2,9	++	Spur	0,9	0,41	45,6	0,2	+	„
0,9	12,1	23,8	6,9	+++	Spur	0,75	0,41	54,6	0,23	+	+
5,0	15,4	28,0	9,5	++	Spur	1,17	1,01	86,4	0,62	+	Spur
8,1	15,6	26,8	9,1	++	„	1,35	0,83	61,4	0,48	Spur	„
1,0	33,9	66,5	16,6	-++++	„	1,15	1,49	129,0	0,73	+	+
5,1	54,0	98,0	32,3	++++	Spur	1,4	9,0	643,0	5,40	Spur	++++
8,3	53,0	68,0	31,2	++++	„	1,45	14,5	1000,0	8,53	„	++++
0,1	70,5	117,0	42,8	+++++	+	1,5	13,6	907,0	8,24	+	+++++

reichung von Ferrochlorid zeigt das Blut eine beträchtliche Vermehrung seines Eisens, das zum größten Teile im enteiweißten Plasmafiltrat gefunden wird. Bei diesen Untersuchungen ergab sich das anscheinend paradoxe Verhalten, daß das enteiweißte Plasmafiltrat eine größere Konzentration an Eisen enthält als der Salzsäureextrakt des Vollblutes. Dies ist nur darauf zurückzuführen, daß dieses ins Blut übergetretene Eisen sich zunächst ganz im Plasma vorfindet, welches bekanntlich bloß etwa die Hälfte des Blutvolumens ausmacht, so daß die Konzentration im Plasma größer sein muß als im Gesamtblut. Im normalen Blut dagegen ist die Konzentration des vorhandenen anorganischen Eisens im Vollblut größer als im Plasma. 1 und 2 Stunden nach der subcutanen Injektion von Eisenzucker zeigen Blut und Plasma keine Vermehrung ihres Eisengehaltes, und auch nach 5 Stunden ist die Steigerung des Gehaltes an anorganischem Eisen nur eine minimale oder fehlt ganz. Da bei diesen Versuchen auch in Leber und Milz keine Vermehrung des Eisens gefunden wurde, zum Unterschied von den oben angeführten Untersuchungen nach oraler Applikation von Eisenzucker, so ergibt sich, daß die Resorption von Eisenzucker nach subcutaner Injektion eine viel geringere ist als nach oraler Verabreichung, was insofern leicht verständlich ist, als ja der Eisenzucker im Magen, nicht aber im subcutanen Bindegewebe

Tabelle 26. Verteilung des anorganischen Eisens beim Kaninchen nach Zufuhr vo
zugeführte

Gewicht des Tieres in g	Verabreichte Eisenverbindung	Art der Zufuhr	Verabreichte mg Fe pro kg Tier und Oxydationsstufe	Stunden nach der Verabreichung	Vollblut-HCl-Extrakt				Gefunden mit Trichloressigsäure enteiweißtes Blutplasmafiltrat			
					berechnet für $^{1}/_{18}$ des Körpergewichts	reduziert auf 1 kg Körpergewicht			berechnet für $^{1}/_{32}$ des Körpergewichts	reduziert auf 1 kg Körpergewicht		
						mg	nach Abzug des Normalwertes	% der zugeführten Menge		mg	nach Abzug des Normalwertes	% der zugeführten Menge
1750	Ø	—	Ø	—	1,8	1,0	—	—	0,6	0,3	—	—
3400	Ø	—	Ø	—	3,4	1,0	—	—	1,2	0,3	—	—
1780	Ferrochlorid	per os	280,0^{II}	2	4,0	2,2	1,2	0,4	—	—	—	—
1980	,,	,,	280,0^{II}	5	3,0	1,5	0,5	0,2	—	—	—	—
1760	Ferrisaccharat	per os	280,0^{III}	2	1,2	0,7	0,3	Ø	—	—	—	—
1870	,,	,,	280,0^{III}	5	2,3	1,2	0,2	0,1	—	—	—	—
1950	Ferrochlorid	subc.	167,0^{II}	1	28,8	14,8	13,8	8,3	19,2	9,8	9,5	5,7
2080	,,	,,	167,0^{II}	2	33,2	16,0	15,0	9,0	19,2	9,2	8,9	5,3
1800	,,	,,	167,0^{II}	5	18,0	10,0	9,0	5,4	11,9	6,6	6,3	3,8
1700	Ferrisaccharat	subc.	167,0^{III}	1	2,1	1,2	0,2	0,1	0,7	0,4	0,1	0,1
2200	,,	,,	167,0^{III}	2	4,4	2,0	1,0	0,6	1,1	0,5	0,2	0,1
2000	,,	,,	167,0^{III}	5	3,0	1,5	0,5	0,3	1,9	0,9	0,6	0,4
1750	Ferrichlorid	subc.	167,0^{III}	5	1,7	1,0	Ø	Ø	0,5	0,3	Ø	Ø
1620	Ferrochlorid	intrav.	55,8^{II}	1	68,3	42,2	41,2	73,8	51,1	31,6	31,3	56,2
1720	,,	,,	55,8^{II}	2	67,4	39,2	38,2	68,5	41,3	24,0	23,7	42,5
2040	,,	,,	55,8^{II}	5	65,4	32,0	31,0	55,5	44,5	21,9	21,6	38,8
1670	Ferrisaccharat	intrav.	55,8^{III}	1	35,0	21,0	20,0	35,8	1,8	1,1	0,8	1,4
1700	,,	,,	55,8^{III}	2	20,8	12,2	11,2	20,0	1,7	1,0	0,7	1,3
1650	,,	,,	55,8^{III}	5	6,8	4,1	3,1	5,5	1,2	0,7	0,4	0,7

die Umwandlungsmöglichkeit zu leicht löslichem und leicht resorbierbarem Ferrochlorid findet. Daß hierbei das Anion eine große Rolle spielt, ließ sich dadurch zeigen, daß selbst Ferrichlorid, welches ja bei subcutaner Injektion mit den Eiweißkörpern unlösliche Verbindungen eingeht, trotzdem nach subcutaner Injektion — wie aus der Tabelle hervorgeht — eine äußerst geringe, aber doch immerhin nachweisbare Vermehrung des Eisens in den Organen bewirkte, was wohl nur so gedeutet werden kann, daß ein Teil dieser Verbindung im subcutanen Bindegewebe reduziert wird und dann als Ferrochlorid zur Resorption gelangen kann.

Nach intravenöser Injektion von Ferrochlorid kommt es zu einer bedeutenden Erhöhung des Eisengehaltes des Blutes an anorganischem Eisen. Am größten ist dieser eine Stunde nach der Injektion und nimmt dann langsam ab. Das im Blute nachgewiesene anorganische Eisen ist hier fast vollständig gelöst und geht in das Filtrat des enteiweißten Plasmas über. Nach intravenöser Injektion von Eisenzucker wird der Gehalt des Blutes an anorganischem Eisen ebenfalls erhöht, ist jedoch etwa nur halb so hoch wie nach der Injektion der äquivalenten Ferrochloridmenge. Dieser Eisengehalt

norganischen einfachen Ferro- und Ferriverbindungen, ausgedrückt in Prozenten der 'e-Menge.

e-Menge	Leber-HCl-Extrakt				Milz-HCl-Extrakt				Gesamtmenge in Blut, Leber und Milz			
	im ganzen Organ mg	reduziert auf 1 kg Körpergewicht			im ganzen Organ mg	reduziert auf 1 kg Körpergewicht			reduziert auf 1 kg Körpergewicht			
		mg	nach Abzug des Normalwertes	% der zugeführten Menge		mg	nach Abzug des Normalwertes	% der zugeführten Menge	mg	mg	nach Abzug des Normalwertes	% der zugeführten Menge
4,9	2,3	—	—	0,4	0,2	—	—	6,2	3,6	—	—
7,5	2,2	—	—	1,4	0,4	—	—	12,3	3,6	—	—
8,8	4,9	2,6	**0,9**	0,4	0,2	Ø	Ø	13,2	7,4	3,8	**1,4**
9,5	4,8	2,5	**0,9**	0,3	0,2	Ø	Ø	12,8	6,5	2,9	**1,0**
14,7	8,4	6,1	**2,2**	0,5	0,3	Ø	Ø	16,4	9,3	5,7	**2,0**
14,4	7,7	5,4	**1,9**	0,4	0,2	Ø	Ø	17,1	9,1	5,5	**2,0**
12,8	6,6	4,3	**2,6**	0,3	0,2	Ø	Ø	41,9	21,5	17,9	**10,7**
17,5	8,4	6,1	**3,7**	0,9	0,4	0,1	**0,1**	51,6	24,8	21,2	**12,7**
25,4	14,1	11,8	**7,1**	0,7	0,4	0,1	**0,1**	44,1	24,5	20,9	**12,5**
2,2	1,3	−1,0	Ø	0,3	0,2	Ø	Ø	4,6	2,7	−0,9	Ø
3,6	1,6	−0,7	Ø	0,4	0,2	Ø	Ø	8,4	3,8	0,2	**0,1**
5,8	2,9	0,6	**0,4**	0,4	0,2	Ø	Ø	9,2	4,6	1,0	**0,6**
12,1	6,9	4,6	**2,8**	0,4	0,2	Ø	Ø	14,2	8,1	4,5	**2,7**
15,4	9,5	7,2	**12,9**	1,0	0,6	0,3	**0,5**	84,7	52,3	48,7	**87,2**
15,6	9,1	6,8	**12,2**	0,8	0,5	0,2	**0,4**	83,8	48,7	45,1	**80,9**
33,9	16,6	14,3	**25,6**	1,5	0,7	0,4	**0,7**	100,8	49,3	45,7	**81,9**
54,0	32,3	30,0	**53,8**	9,0	5,4	5,1	**9,2**	98,0	58,7	55,1	**98,8**
53,0	31,2	28,9	**51,9**	14,5	8,5	8,2	**14,7**	88,3	52,0	48,4	**86,7**
70,5	42,7	40,4	**72,5**	13,6	8,2	7 9	**14,2**	90,9	55,0	51,4	**92,0**

nimmt rasch ab und ist schon nach 5 Stunden gering; nach einigen weiteren Stunden ist der Eisengehalt des Blutes wieder normal geworden. Von diesem im Vollblut nachgewiesenen anorganischen Eisen sind nur etwa 10% im Filtrat des mit Trichloressigsäure enteiweißten Blutplasmas enthalten.

Die Prüfung der Oxydationsstufe des nach Injektion im Blut vorhandenen Eisens ergab, daß nach Ferrochloridinjektion von dem injizierten Ferroeisen schon nach einigen Minuten im Blute nur mehr ein ganz geringer Teil in unveränderter Form vorhanden ist. Der größte Teil wird hier ebenso wie bei den oben angeführten Untersuchungen in vitro zu Ferrieisen oxydiert, das auch hier im Plasma echt gelöst bleibt und daher nahezu vollständig in das enteiweißte Plasmafiltrat übergeht.

Auch das nach Ferrisaccharatinjektion im Blute nachgewiesene Eisen ist nur zu einem kleinen Teile unverändert, denn der größere Teil ist hier in eine Eisenverbindung verwandelt worden, die bei der Extraktion mit HCl als Ferroeisen erhalten wird. Der Ferrogehalt des Blutes nimmt zunächst ein wenig zu, um dann parallel mit der Abnahme des Eisengehaltes des Blutes überhaupt rasch zu sinken.

Tabelle 27. Anorganisches Eisen im menschlichen Blute nach oraler Zufuhr von einfachen anorganischen Eisenverbindungen. Versuchsperson: Mann, 38 Jahre alt, 67 kg Körpergewicht. Erythrocyten 5000000. Hämoglobin (korr.) 79. (Pleuritis.)

Zugeführte Eisen-verbindung	Oxydations-stufe des Eisens	Zugeführtes Fe in mg	Untersuchung nach der Verabreichung in Stdn.	Vollblut					Enteiweißtes Blutplasmafiltrat				
				mg%	berechnet für 1/13 des Körpergewichts in mg	pro kg Körpergew. in mg	Oxydationsstufe ferro	ferri	mg%	berechnet für 1/13 des Körpergewichts in mg	pro kg Körpergew. in mg	Oxydationsstufe ferro	ferri
	∅	—	1	1,5	8,4	0,13	Spur	Spur	0,79	2,40	0,04	?	Spur
Ferrochlorid	ferro	220	2	2,0	11,2	0,17	,,	,,	1,30	4,00	0,06	∅	?
	,,	220	1	1,5	8,4	0,13	,,	,,	0,90	2,74	0,04	?	,,
Eisenzucker	ferro	220		1,4	7,8	0,12	,,	,,	0,60	1,83	0,03	∅	?

Wir sehen somit, daß auch nach intravenöser Injektion das ins Blut gelangte Ferroeisen zu einer Ferriverbindung oxydiert wird, während das als Ferrisaccharat injizierte Ferrieisen zu einer Eisenverbindung wird, die als Ferroverbindung mit HCl extrahierbar ist, die aber auch hier ein ganz anderes Schicksal im Blute erleidet als das ins Blut übertretende Ferrochlorid. Die Unterschiede im Eisengehalt des Blutes und die Verteilung dieses Eisens einerseits nach Ferrochlorid-, andererseits nach Eisenzuckerinjektion zeigt in guter Übersicht die folgende Abb. 5, die den Untersuchungen von Starkenstein und Weden entnommen ist.

Weiter ergibt sich, daß sich die ins Blut gelangenden Eisenverbindungen qualitativ ebenso verhalten wie nach ihrer direkten Einbringung in defibriniertes Blut oder ins Blutplasma und daß nur quantitative Unterschiede vorhanden sind, welche von der Applikationsart abhängen. Während der Eisengehalt des Blutes nach Injektion von Ferrochlorid in der Reihenfolge der Applikation oral-subcutan-intravenös ansteigt, ist die Reihenfolge bei der gleichartigen Applikation von Eisenzucker subcutanoral-intravenös, was, wie oben ausgeführt wurde, mit dem Schicksale dieser Verbindungen an den Orten ihrer Applikation und mit der dadurch bedingten Umwandlung in resorptionsfähige Formen zusammenhängt.

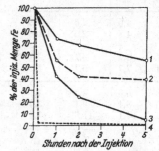

Abb. 5. Fe im Blute und im entweißten Plasmafiltrat, ausgedrückt in Prozenten der injizierten Menge pro Kilogramm Tier.
1 Fe im Blute nach Ferrochlorid. 2 Fe im Plasmafiltrat nach Ferrochlorid. 3 Fe im Blute nach Ferrisaccharat. 4 Fe im Plasmafiltrat nach Ferrisaccharat.

Daß nach oraler Verabreichung von anorganischem Eisen auch im menschlichen Blute die Zunahme nachweisbar ist, zeigt die nebenstehende Tabelle 27.

Aus dieser Tabelle geht hervor, daß ebenso wie im Tierversuch nur das oral verabreichte Ferrochlorid zu einer Steigerung des Eisengehaltes des Blutes führt, während dies nach Eisenzucker verabreichte vollkommen unverändert bleibt. Es muß jedoch auch hier betont werden, daß aus diesem Befunde nicht auf die fehlende Resorption geschlossen werden darf, da hier ähnliche Verhältnisse vorliegen dürften, wie wir sie im Tierversuche kennengelernt haben, daß nämlich das oral verabreichte Ferrisaccharat nur ganz langsam reduziert und nach Resorption in so geringer Menge ins Blut übertritt, daß es auf dem Wege von den Resorptionsstätten in die Leber wegen dieser kleinen Mengen zum Unterschiede von dem verabreichten Ferrochlorid nicht nachgewiesen werden kann.

Auch aus Untersuchungen von Reimann und Fritsch[1] geht hervor, daß es sowohl bei bestehender Salzsäuresekretion als auch bei deren Fehlen nach Verabreichung des Eisens zu einem erheblichen Ansteigen der Serumwerte kommt, wie aus folgenden Tabellen 28 und 29 ersichtlich ist.

Tabelle 28. Große Eisendosen.

Fall Nr.	Magenacidität	Ge-schlecht	Säurewerte		Nüchtern-bluteisen-spiegel mg%	Tage	Therapie g Fe red.	Bluteisen-spiegel nach Fe-Therapie mg%	Zunahme mg%
			Fr. HCl	Ges.-Ac.					
1	Anacid	w.	0	5	1,506	16	3,0	2,637	+1,131
	,,				1,506	51	3,0	3,655	+2,149
	,,				1,506	60	3,0	7,086	+5,580
2	,,	w.	0	7	1,050	7	3,0	7,000	+5,950
	,,				1,883	14	3,0	2,448	+0,565
3	Norm- und Hyperacid	w.	16	50	1,116	28	3,0	4,587	+3,471
4	,,	w.	40	50	1,318	8	3,0	3,013	+1,695
	,,				1,318	30	3,0	3,578	+2,260
5	,,	m.	42	60	1,778	7	3,0	6,088	+4,310
6	,,	m.	27	58	2,002	9	3,0	3,767	+1,675

Tabelle 29. Kleine Eisendosen.

Fall Nr.	Magenacidität	Ge-schlecht	Säurewerte		Nüchtern-bluteisen-spiegel mg%	Tage	Therapie g Fe red.	Bluteisen-spiegel nach Fe-Therapie mg%	Zunahme mg%
			Fr. HCl	Ges.-Ac.					
7	Anacid	w.	0	8	2,687	7	0,1	3,251	+0,564
	,,				2,687	10	0,1	3,961	+1,274
8	Norm- und Hyperacid	w.	49	69	2,235	9	0,1	3,516	+1,281
9	Hypoacid	w.	4	16	3,375	6	0,1	3,348	−0,027

Diese Untersuchungsergebnisse sind eine Bestätigung für das schon oben (S. 818) Gesagte, daß nicht nur die Salzsäure des Magens, sondern auch andere saure Valenzen des Verdauungskanals das metallische Eisen zu einer resorptionsfähigen Form zu lösen vermögen. Sehr deutlich ist der langsame Anstieg des Eisenwertes im Serum während der Verabreichung und der nachfolgende Abfall nach Aussetzen der Eisentherapie bei einem Falle von achylischer Chloranämie, was durch die nebenstehende Abb. 6 anschaulich wiedergegeben wird.

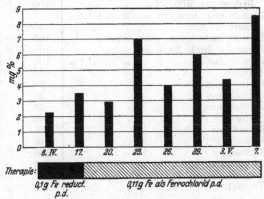

Abb. 6. Eisengehalt des Blutes nach oraler Zufuhr von Ferr. reduct. und FeCl₃.

---

[1] Reimann u. Fritsch: Experimentelle und klinische Untersuchungen über die Wirkung des Ferrum reductum. Z. klin. Med. 117, 313 (1931).

Auch die beiden Abb. 7 und 8 zeigen die Zunahme des Gehaltes des Blutes an anorganischem Eisen nach oraler Verabreichung von Ferrum reductum bei einer sekund. (to-

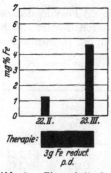

Abb. 7. Eisengehalt des Blutes nach Ferr. reduct.

xischen), sowie bei einer achylischen Anämie.

Auch Thoenes und Aschaffenburg (Zit. S. 896) haben bei ihren Untersuchungen über das anorganische Eisen im Serum den Einfluß der Zufuhr verschiedener Eisenverbindungen auf den Serumeisenspiegel geprüft. Die Ergebnisse ihrer Untersuchungen, die in ihrer

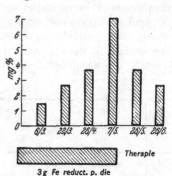

Abb. 8. Eisengehalt des Blutes nach Ferr. reduct.

Arbeit in zahlreichen Tabellen und sehr anschaulichen Kurven wiedergegeben sind, werden übersichtlich in der folgenden Tabelle 30 zusammengefaßt:

Tabelle 30.

Eisenpräparat	Verabreichte Menge mg Fe	Nüchternwert	Nach			
			1	3	6	9
			Stunden			
Grünfutter	?	1,15	—	0,088	0,091	0,095
Ferrum reductum	100	1,94	2,03	1,93	1,79	1,40
Ferrum reductum	100	1,10	1,04	0,97	0,84	0,87
Ferrum reductum	100	2,22	2,07	2,41	2,57	2,41
Ferrum reductum	100	1,40	1,43	1,43	1,38	1,34
Ferrum reductum	300	0,90[1]	1,46	2,61	2,52	2,00
Ferrum reductum	300	1,14	1,11	1,07	1,09	1,05
Ferrum reductum + Tropfen Acid. hydrochlor. dilt.	100	1,44	1,45	1,58	1,15	
Ferrum reductum mit verdünnter Salzsäure	100	1,68	1,68	2,54	2,40	
Ferrum carbonatum saccharatum . .	100	1,74	1,86	1,73	1,38	
Ferrum colloid. Heyden	100	1,35	1,28	1,26	1,15	
Ferrum lacticum	100	1,66	1,95	2,17	2,07	
Ägrosan	50	2,18	3,77	3,61	3,50	
Ferrochlorid	70	1,62	2,50	2,81	1,90	
Ferrochlorid	30	1,52	1,87	1,96	1,53	
Ferrochlorid	28	0,95	1,20	0,97	—	
Ferrostabil	100	1,12	4,43	4,20	3,44	2,52
Ferrostabil	100	1,17	4,77	4,53	4,19	3,62
Ferrostabil	110	1,19	4,83	4,21	3,15	2,01
Ferrostabil	100	2,21	3,64	3,54	3,09	2,61
Ferrostabil	100	1,33	3,93	3,95	3,72	3,88
Kontrolle	0	2,35	2,31	2,07	2,06	2,01
Kontrolle	0	2,81	2,77	2,71	2,18	

Medikamentöses Eisen erhöht somit den Serumeisenspiegel bei normalen Tieren, auch bei langdauernder Verabreichung nur vorübergehend, und zwar nur dann, wenn das Eisen in leicht ionisierbarer Form ($FeCl_2$) und in nicht zu

---

[1] Pathologisch erniedrigter Wert.

kleiner Menge verabreicht wird. Die untere Grenze liegt annähernd bei 30 mg. Ferrum reductum ergab nur bei großen Mengen von ca. 300 mg einen Anstieg des Serumeisenwertes.

Ebenso wie das Schicksal der anorganischen Ferro- und Ferriverbindungen wurde von Starkenstein und Weden auch das Schicksal des Eisens im Organismus nach Zufuhr von komplexen Verbindungen mit anorganisch und organisch gebundenem Eisen geprüft[1]. Die Untersuchungsergebnisse, die sich auf die Verteilung der Kaninchen zugeführten Komplexverbindungen mit anorganisch gebundenem Eisen beziehen, sind in den folgenden Tabellen 31 und 32 zusammengestellt.

Auch hier sind in die Tabellen gleichzeitig die Zahlen aufgenommen, die die Verteilung der injizierten Eisenverbindungen in Leber und Milz angeben und die im folgenden Abschnitt noch näher besprochen werden soll. Diese Tabellen zeigen, daß von den drei geprüften Komplexsalzen Ferricitratnatrium, Ferrigluconatnatrium und Ferrilactatnatrium, ebenso wie von der als „Ferrikörper" bezeichneten intermediären, im Stoffwechsel entstehenden komplexen Ferriglobulinverbindung nach oraler Verabreichung nur der Ferrilactatkomplex eine Erhöhung des Bluteisengehaltes hervorruft. Nach oraler Verabreichung von Ferricitratnatrium ist im Blute sogar weniger Eisen zu finden, als in der Norm. Eine ähnliche Erscheinung konnte auch nach oraler Verabreichung von Eisenzucker, sowie nach subcutaner Injektion von Ferrichlorid beobachtet werden. Eine hinreichende Erklärung kann hierfür derzeit noch nicht gegeben werden. Da, wie später noch ausgeführt werden soll, auch in der Leber und Milz der Eisengehalt nach Verabreichung der drei untersuchten Komplexsalze normal bleibt, könnte der Schluß gezogen werden, daß Ferricitrat- und -gluconatnatrium vom Magen und Darm aus überhaupt nicht resorbiert werden, was den bereits oben ausführlich besprochenen Untersuchungsergebnissen Lintzels entsprechen würde. Da diese Verbindungen aber gerade im Magen durch die Salzsäure in die einfachen Ferrisalze umgewandelt werden und außerdem, wie noch später dargelegt werden wird, diese Komplexverbindungen oral die gleiche toxische Wirkung haben wie Ferrochlorid, so muß angenommen werden, daß das Verhältnis von Aufnahme ins Blut und Wiederabgabe aus dem Blute in einer solchen Weise vor sich geht, daß das Verweilen dieser Verbindungen im Blute nur so kurz ist, daß es bei der analytischen Eisenbestimmung nicht erfaßt werden kann. Nach subcutaner Injektion von Ferricitrat-, Ferrigluconat- und Ferrilactatnatrium konnte sowohl im Blute als auch in der Leber eine Vermehrung des Eisengehaltes nachgewiesen werden, der ungefähr in der Größenordnung liegt, die nach Injektion von Ferrochlorid gefunden wurde. Der größte Teil des im Blute nachgewiesenen Eisens ist im Plasma gelöst. Zum Unterschied von der oralen Applikation zeigen die drei komplexen Ferrisalze nach subcutaner Injektion hinsichtlich ihres Verhaltens im Organismus untereinander vollkommene Übereinstimmung.

Nach intravenöser Injektion von Ferricitratnatrium wird schon 1 Stunde nach der Injektion der größte Teil des Eisens nicht mehr im Blute gefunden. Nach 2 Stunden ist der Eisengehalt noch weiter gesunken, und nach 5 Stunden beträgt er nur noch das $2^1/_2$fache des Normalwertes. Ganz gleichartig verhält sich das Ferrigluconat. Der größte Teil des

---

[1] Starkenstein, E., u. H. Weden: Über das Schicksal des Eisens im Organismus nach Zufuhr von komplexen Verbindungen mit organisch und anorganisch gebundenem Eisen. Arch. f. exper. Path. **149**, 354 (1930).

Tabelle 31. Verteilung des anorganischen Eisens in den Organen des Kaninchens

Gewicht des Tieres in g	Verabreichte Eisenverbindung	Art der Zufuhr	Verabreichte mg-Äquivalente Fe pro kg	Verabreichte mg Fe pro kg	Verabreichte Gesamtmenge Fe in mg	Stdn. nach der Zufuhr	Blut					
							mit HCl extrahiertes Vollblut			mit Trichloressigsäure enteiweißtes Plasma		
							mg%	Oxydationsstufe		mg%	Oxydationsstufe	
								ferro	ferri		ferro	ferri
2350	Ferricitrat-natrium	per os	15	280,0	660^{III}	2	1,4	Spur	Spur	0,8	Ø	Spur
1600	Ferrigluconat-natrium	„	15	280,0	446^{III}	2	1,9	„	„	1,0	Ø	„
1800	Ferrilactat-natrium	„	15	280,0	502^{III}	2	2,8	„	„	1,8	Ø	„
1850	„Ferrikörper"	„	6	112,0	207^{III}	2	1,5	„	„	1,1	Ø	„
1590	Ferricitrat-natrium	subc.	9	167,0	265^{III}	2	16,0	Spur	++	19,6	Ø	+++
1500	Ferrigluconat-natrium	„	9	167,0	250^{III}	2	15,9	„	++	18,5	Ø	+++
1450	Ferrilactat-natrium	„	9	167,0	242^{III}	2	16,4	„	++	10,5	Ø	++
1500	„Ferrikörper"	„	6	112,0	167^{III}	2	2,4	„	Spur	1,1	Ø	Spur
2350	Ferricitrat-natrium	intrav.	3	55,8	131^{III}	1	13,8	+	++	11,7	Ø	++
2270	Ferricitrat-natrium	„	3	55,8	127^{III}	2	9,2	+	+	8,3	Ø	+
1700	Ferricitrat-natrium	„	3	55,8	95^{III}	5	5,2	+	Spur	3,1	Ø	Spur
1850	Ferrigluconat-natrium	„	3	55,8	103^{III}	2	9,0	Spur	++	10,5	?	++
1800	Ferrilactat-natrium	„	3	55,8	100^{III}	2	64,5	+	++++	94,0	?	+++++
1950	Ferrilactat-natrium	„	3	55,8	109^{III}	5	69,1	+	++++	97,0	?	+++++

im Blute befindlichen Eisens ist nach der Applikation beider Verbindungen im Plasma echt gelöst. Die große, aus dem Blute schon nach so kurzer Zeit verschwundene Eisenmenge ist aber, wie wir noch sehen werden, nicht in den Organen nachzuweisen, sondern dürfte sich bereits auf dem Wege der Ausscheidung befinden.

Ganz anders verhält sich dagegen das Ferrilactatnatrium. Dieses wird im Harn so gut wie gar nicht ausgeschieden und ist daher nach 2 Stunden und selbst nach 5 Stunden noch fast vollständig im Blute wiederzufinden. Das Ferrilactatnatrium zeigt also zunächst eine gewisse Ähnlichkeit mit dem im Blute aus Ferrochlorid entstehenden Ferriglobulinkomplex, doch ist diese Ähnlichkeit nur eine scheinbare. Der Unterschied zwischen dem komplexen milchsauren Eisensalz und den anderen Komplexsalzen dürfte vermutlich auf die schnelle Verbrennbarkeit der Milchsäure im Organismus zurückzuführen sein, wodurch dann das Eisen in anderer Weise gebunden wird, als es beim Citrat oder Gluconat der Fall ist.

Die Untersuchung der Oxydationsstufe des Eisens im Blute nach Zufuhr der drei erwähnten Eisensalze ergab, daß das Bluteisen nach Injektion von Ferricitrat-, gluconat- und -lactatnatrium fast vollständig in dreiwertiger Form vorhanden ist; nur ganz allmählich scheint es in dem Maße, als es aus dem

ach Zufuhr von komplexen anorganischen Eisenverbindungen.

e-Mengen in

Leber						Milz					
Gewicht des frischen Organs in g		in 5-n-HCl löslich				Gewicht des frischen Organs in g		in 5-n-HCl löslich			
	mg	mg pro 100 g frisches Organ	mg pro kg Körpergewicht	Oxydationsstufe			mg	mg pro 100 g frisches Organ	mg pro kg Körpergewicht	Oxydationsstufe	
				ferro	ferri					ferro	ferri
91,1	4,5	4,9	1,9	++	?	1,35	0,51	37,7	0,22	Spur	+
42,0	3,6	8,6	2,2	++	Spur	0,85	0,14	16,5	0,09	„	Spur
48,9	4,1	8,4	2,3	++	„	1,25	0,20	16,0	0,11	„	„
71,3	5,1	7,2	2,8	+	?	0,72	0,25	34,7	0,14	„	„
49,4	13,4	27,2	8,4	++++	Spur	0,6	0,28	46,6	0,18	Spur	Spur
53,2	10,1	19,0	6,1	++++	?	0,94	0,96	102,0	0,64	+	+
38,0	9,0	23,7	6,4	+++	?	0,65	0,27	41,5	0,19	Spur	Spur
61,5	4,9	8,0	3,3	++	Spur	0,75	0,37	49,3	0,25	„	„
66,0	15,5	23,4	6,6	+++	Spur	1,3	0,6	46,1	0,25	Spur	Spur
77,0	19,6	25,4	8,6	++++	„	0,9	0,5	55,6	0,22	+	+
50,6	18,2	36,0	10,6	+++++	„	0,65	0,44	67,7	0,26	Spur	„
112,2	16,4	14,6	8,8	++++	„	1,55	0,64	41,3	0,35	+	„
51,8	23,9	46,1	13,3	++++	„	0,8	0,55	66,4	0,29	Spur	+
57,2	25,4	44,4	13,0	++++	„	0,85	0,90	195,0	0,46	+	+

Plasma verschwindet, zu der bereits beim Ferrochlorid beschriebenen unlöslichen Ferroverbindung reduziert zu werden, die dann in die Organe abwandert. Diese Reduktion geht jedoch im Blute so langsam vor sich, daß man sie nur beim Ferrilactatnatrium verfolgen kann, da die beiden anderen Komplexsalze noch vor erfolgter Reduktion zur Ausscheidung gelangen.

Diese Befunde zwingen zu dem Schluß, daß die ins Blut gelangenden Komplexsalze hier keine Veränderung erfahren. Für das Ferrigluconat- und das Ferricitratnatrium gilt das mit ziemlicher Sicherheit; daß aber das Ferrilactatnatrium während der langen Zeit, die es im Blut verbleibt, doch eine Veränderung erfährt, konnte durch die Bestimmung der Überführung des Eisens im elektrischen Gefälle von Starkenstein und Weden bewiesen werden. Es konnte gezeigt werden, daß z. B. der Eisenzucker seine Wanderungsrichtung rasch ändert, wenn er ins Blut gelangt, und er behält dann die kathodische Wanderung bei. Insbesondere wechselt das Eisen des Ferrochlorids sofort seinen Wanderungssinn; denn der im Blute aus dem kathodisch wandernden Ferrochlorid entstehende Ferrikörper wandert anodisch.

Diese Befunde und die schon früher gemachte Beobachtung, daß das Eisen in dieser Verbindung gegen die Ausfällung durch Alkali geschützt ist, beim Ansäuern aber wieder das Verhalten einfacher anorganischer Eisenverbindungen

Tabelle 32. Verteilung des anorganischen Eisens beim Kaninchen nach Zufuhr von zugeführten

Gewicht des Tieres in g	Verabreichte Eisenverbindung	Art der Zufuhr	Verabreichte mg Fe pro kg Tier und Oxydationsstufe	Stunden nach der Verabreichung	Vollblut-HCl-Extrakt				mit Trichloressigsäure enteiweißtes Blutplasmafiltrat			
					berechnet für $^1/_{12}$ des Körpergewichts	reduziert auf 1 kg Körpergewicht			berechnet für $^1/_{12}$ des Körpergewichts	reduziert auf 1 kg Körpergewicht		
						mg	nach Abzug des Normalwertes	% der zugeführten Menge		mg	nach Abzug des Normalwertes	% der zugeführten Menge
2350	Ferricitratnatrium	per os	280,0^{III}	2	1,8	0,8	− 0,2	Ø	0,6	0,3	Ø	Ø
1600	Ferrigluconatnatrium	„	280,0^{III}	2	1,7	1,1	0,1	0,04	0,5	0,3	Ø	Ø
1800	Ferrilactatnatrium	„	280,0^{III}	2	2,8	1,6	0,6	0,2	1,0	0,6	0,3	0,1
1850	„Ferrikörper"	„	112,0^{III}	2	1,5	0,8	− 0,2	Ø	0,6	0,3	Ø	Ø
1590	Ferricitratnatrium	subc.	167,0^{III}	2	14,1	8,9	7,9	4,7	9,7	6,1	5,8	3,5
1500	Ferrigluconatnatrium	„	167,0^{III}	2	12,6	8,4	7,4	4,4	8,7	5,8	5,5	1,8
1450	Ferrilactatnatrium	„	167,0^{III}	2	13,2	9,1	8,1	4,8	4,8	3,3	3,0	1,8
1500	„Ferrikörper"	„	112,0^{III}	2	1,9	1,3	0,3	0,3	0,5	0,3	Ø	Ø
2350	Ferricitratnatrium	intrav.	55,8^{III}	1	17,9	7,6	6,6	11,8	15,3	6,5	6,2	11,1
2270	Ferricitratnatrium	„	55,8^{III}	2	11,6	5,1	4,1	7,4	5,9	2,6	2,3	4,1
1700	Ferricitratnatrium	„	55,8^{III}	5	4,9	2,9	1,9	3,4	1,6	1,0	0,7	1,3
1850	Ferrigluconatnatrium	„	55,8^{III}	2	9,2	5,0	4,0	7,2	6,1	3,3	3,0	5,4
1800	Ferrilactatnatrium	„	55,8^{III}	2	64,5	35,8	34,8	62,4	52,9	29,3	29,0	52,0
1950	Ferrilactatnatrium	„	55,8^{III}	5	75,0	38,4	37,4	67,2	59,2	32,8	32,5	58,2

zeigt, waren der Anlaß dafür, diese Ferriverbindung als anodischen Komplex zu betrachten. Die beiden oben angeführten Tabellen 31 und 32 zeigen, daß auch dieser im intermediären Eisenstoffwechsel entstehende komplexe Ferrieiweißkörper sowohl vom Magen als auch vom Unterhautzellgewebe aus nur sehr mangelhaft resorbiert wird, somit sicherlich nicht als solcher, sondern ebenso wie der Eisenzucker erst nach Abbau zur Resorption gelangt. Im Blute verhält sich zunächst dieser aus dem Ferrochlorid entstehende Ferriglobulinkomplex ähnlich wie der oben beschriebene Ferrilactatkomplex, die beide wegen ihrer großen molekularen Konstitution nicht ausgeschieden werden können. Aus dem Blute verschwinden sie erst dann, wenn sie abgebaut sind und von der Leber aufgenommen werden. Dieser Abbau erfolgt aber beim Ferriglobulinkomplex nicht im Blute, sondern vermutlich in den Zellen, und zwar an jenen Stellen, wo eine nach der sauren Seite hin reichende Reaktion herrscht, die zur Abspaltung freier Ferriionen führt. Über das weitere Schicksal dieser Verbindungen im Eisenstoffwechsel soll dann erst im Zusammenhange mit der pharmakologischen Wirkung des Eisens gesprochen werden.

komplexen anorganischen Eisenverbindungen, ausgedrückt in Prozenten der Fe-Menge.

Fe-Menge

Leber-HCl-Extrakt				Milz-HCl-Extrakt				Gesamtmenge in Blut, Leber und Milz			
im ganzen Organ mg	mg	nach Abzug des Normalwertes	% der zugeführten Menge	im ganzen Organ mg	mg	nach Abzug des Normalwertes	% der zugeführten Menge	mg	mg	nach Abzug des Normalwertes	% der zugeführten Menge
		reduziert auf 1 kg Körpergewicht				reduziert auf 1 kg Körpergewicht				reduziert auf 1 kg Körpergewicht	
4,5	1,9	− 0,3	Ø	0,5	0,2	Ø	Ø	6,8	2,9	− 0,7	Ø
3,6	2,2	Ø	Ø	0,14	0,09	− 0,1	Ø	5,4	3,4	− 0,2	Ø
4,1	2,3	Ø	Ø	0,2	0,1	− 0,1	Ø	7,1	3,9	0,3	0,1
5,1	2,8	0,6	0,5	0,3	0,2	Ø	Ø	6,9	3,7	0,1	0,1
13,4	8,4	6,2	3,7	0,3	0,2	Ø	Ø	27,8	17,5	13,9	8,7
10,1	6,7	4,5	2,7	1,0	0,6	0,3	0,2	23,7	15,8	12,2	7,3
9,3	6,4	4,2	2,5	0,3	0,2	Ø	Ø	22,8	15,7	12,1	7,2
4,9	3,2	1,0	0,9	0,4	0,2	Ø	Ø	7,2	4,8	1,2	1,0
15,5	6,6	4,4	7,9	0,6	0,25	Ø	Ø	34,0	14,4	10,8	19,4
19,6	8,6	6,4	11,4	0,5	0,2	Ø	Ø	31,7	14,0	10,4	18,6
18,2	10,7	8,5	15,2	0,4	0,2	Ø	Ø	23,5	13,8	10,2	18,3
16,4	8,8	6,6	11,8	0,6	0,3	Ø	Ø	26,2	14,1	10,5	18,9
23,9	13,3	11,1	19,9	0,5	0,3	Ø	Ø	88,9	49,4	45,8	82,3
25,4	13,0	10,7	19,2	0,9	0,5	0,2	0,4	101,3	51,8	48,2	86,5

Grundsätzlich verschieden vom Schicksale der komplexen Eisenverbindungen mit anorganisch gebundenem Eisen ist das der metallorganischen Komplexe. Das Verhalten dieser Verbindungen, für die als Typus einerseits das Ferrocitratnatrium, andererseits das Hämoglobin gewählt wurde, geht aus den folgenden drei Tabellen 33—35 hervor:

Die Tabellen zeigen, daß das Hämoglobin nach oraler oder subcutaner Verabreichung keine Erhöhung des Eisengehaltes in den drei untersuchten Organen, Blut, Leber, Milz, hervorruft. Es wird also das organisch gebundene Eisen entweder gar nicht unverändert resorbiert oder aber im Magen nicht in nachweisbaren Mengen abgebaut. Nach intravenöser Injektion ist zwar eine kleine Erhöhung des Bluteisengehaltes festzustellen, sie ist aber so gering, daß sie sich zwanglos durch das gleichzeitig mit dem Hämoglobin injizierte anorganische Eisen erklären läßt. Ferrocyannatrium wird in kaum nachweisbarer Menge aus dem Magen-Darmkanal, vom Unterhautzellgewebe aus dagegen außerordentlich rasch resorbiert. Wir finden nicht nur 2 Stunden nach der Injektion Eisen in den Organen, sondern es ist in dieser Zeit auch schon, ähnlich wie beim

Tabelle 33. Verteilung des anorganischen Eisens in den Organen

Gewicht des Tieres in g	Verabreichte Eisenverbindung	Art der Zufuhr	Verabreichte mg-Äquivalente Fe pro kg	Verabreichte mg-Fe pro kg	Verabreichte Gesamtmenge Fe in mg	Stdn. nach der Zufuhr	mit HCl extrahiertes Vollblut			mit Trichloressigsäure enteiweißtes Plasma		
							mg%	Oxydationsstufe		mg%	Oxydationsstufe	
								ferro	ferri		ferro	ferri
2270	Ferrocyannatrium	per os	10,0	280,0	633,0^{II}	2	1,9	Spur	Spur	0,5	Ø	Spur
1850	Blut	„	0,92	25,7	47,5^{II}	2	1,8	„	„	1,1	Ø	„
1850	Ferrocyannatrium	subc.	6,0	167,0	308,0^{II}	2	2,6	Spur	Spur	0,3	Ø	Spur
1470	Blut	„	0,92	25,7	37,8^{II}	2	2,0	„	„	1,1	Ø	„
1650	Ferrocyannatrium	intrav.	2,0	55,8	92,1^{II}	2	2,0	Spur	Spur	0,5	Ø	Spur
2750	Hämoglobin	„	0,18	5,04	13,8^{II}	2	2,4	„	„	1,1	Ø	„

Tabelle 34. Verteilung des anorganischen Eisens beim Kaninchen nach Zufuhr von

Gewicht des Tieres in g	Verabreichte Eisenverbindung	Art der Zufuhr	Verabreichte mg Fe pro kg Tier und Oxydationsstufe	Stunden nach der Verabreichung	Vollblut-HCl-Extrakt				mit Trichloressigsäure enteiweißtes Blutplasmafiltrat			
					berechnet für $^{1}/_{18}$ des Körpergewichts	reduziert auf 1 kg Körpergewicht			berechnet für $^{1}/_{32}$ des Körpergewichts	reduziert auf 1 kg Körpergewicht		
						mg	nach Abzug des Normalwertes	% der zugeführten Menge		mg	nach Abzug des Normalwertes	% der zugeführten Menge
2270	Ferrocyannatrium	per os	280,0^{II}	2	2,4	1,0	Ø	Ø	0,4	0,2	Ø	Ø
1850	Blut	„	25,7^{II}	2	1,8	1,0	Ø	Ø	0,6	0,3	Ø	Ø
1850	Ferrocyannatrium	subc.	167,0^{II}	2	2,7	1,4	0,4	0,2	0,2	0,1	−0,2	Ø
1470	Blut	„	25,7^{II}	2	1,6	1,1	0,1	0,4	0,5	0,3	Ø	Ø
1650	Ferrocyannatrium	intrav.	55,8^{II}	2	1,8	1,1	0,1	0,2	0,3	0,2	Ø	Ø
2750	Hämoglobin	„	5,04^{II}	2	3,7	1,3	0,3	6,0	0,9	0,3	Ø	Ø

Tabelle 35. Verteilung des Ferrocyannatriums

Gewicht des Tieres in g	Art der Zufuhr	Verabreichte mg Fe pro kg Tier	Vollblut-HCl-Extrakt						Leber-HCl		
			berechnet für $^{1}/_{18}$ des Körpergewichts. Gesamtmenge Fe in mg	reduziert auf 1 kg Körpergewicht					Gesamtmenge Fe im ganzen Organ	reduziert auf 1 kg	
				Gesamtmenge Fe	anorganisch gebundenes Fe in mg	Fe aus Ferrocyannatrium				Gesamtmenge Fe	anorganisch gebundenes Fe in mg
				mg		mg	% der zugeführten Menge		mg		
2270	per os	279,0	2,8	1,2	1,0	0,2	0,1		9,8	4,3	4,2
1850	subcutan	167,0	10,7	5,8	1,4	4,4	2,6		22,2	12,0	10,8
1650	intravenös	55,8	5,4	3,3	1,1	2,2	3,9		16,0	9,7	8,5

es Kaninchens nach Zufuhr organischer Eisenverbindungen.

e-Menge in

| | | Leber | | | | | | Milz | | | |
| | | in 5-n-HCl löslich | | | | | | in 5-n-HCl löslich | | | |
Gewicht des frischen Organs in g	mg	mg pro 100 g frisches Organ	mg pro kg Körpergewicht	Oxydationsstufe ferro	ferri	Gewicht des frischen Organs in g	mg	mg pro 100 g frisches Organ	mg pro kg Körpergewicht	Oxydationsstufe ferro	ferri
76,0	9,6	12,6	4,2	++	Spur	2,3	1,06	46,0	0,39	Spur	+
73,6	4,1	5,6	2,2	+	?	1,2	0,30	25,0	0,16	„	Spur
54,2	20,0	37,0	10,8	+++	Spur	1,6	1,2	75,1	0,65	+	Spur
41,5	3,7	8,9	2,5	++	?	0,5	0,43	86,0	0,30	Spur	„
61,0	14,0	22,9	8,5	+++	Spur	0,8	0,4	50,0	0,24	Spur	Spur
102,0	5,8	5,7	2,1	++	?	1,2	0,36	30,0	0,13	„	„

rganischen Eisenverbindungen, ausgedrückt in Prozenten der zugeführten Fe-Menge.

e-Menge

| | Leber-HCl-Extrakt | | | | Milz-HCl-Extrakt | | | | Gesamtmenge in Blut, Leber und Milz | | |
| | | reduziert auf 1 kg Körpergewicht | | | | reduziert auf 1 kg Körpergewicht | | | | reduziert auf 1 kg Körpergewicht | |
im ganzen Organ mg	mg	nach Abzug des Normalwertes	% der zugeführten Menge	im ganzen Organ mg	mg	nach Abzug des Normalwertes	% der zugeführten Menge	mg	mg	nach Abzug des Normalwertes	% der zugeführten Menge
9,6	4,2	1,9	0,7	1,1	0,4	Ø	Ø	13,1	5,7	2,1	0,7
4,1	2,2	Ø	Ø	0,3	0,2	Ø	Ø	6,2	3,4	Ø	Ø
20,0	10,8	8,5	5,1	1,2	0,6	0,2	0,1	23,9	12,9	9,3	5,5
3,7	2,5	0,3	1,2	0,4	0,2	Ø	Ø	5,7	3,9	0,3	1,2
14,0	8,5	6,2	11,1	0,4	0,2	Ø	Ø	16,2	9,8	6,2	11,1
5,8	2,1	−0,1	Ø	0,4	0,2	Ø	Ø	9,9	3,6	Ø	Ø

n den Organen 2 Stunden nach der Zufuhr.

e-Menge

xtrakt		Milz-HCl-Extrakt					Gesamtmenge in Blut, Leber und Milz				
Körpergewicht		reduziert auf 1 kg Körpergewicht					reduziert auf 1 kg Körpergewicht				
Fe aus Ferrocyannatrium		Gesamtmenge Fe im ganzen Organ mg	Gesamtmenge Fe mg	anorganisch gebundenes Fe in mg	Fe aus Ferrocyannatrium		Gesamtmenge Fe in den drei Organen mg	Gesamtmenge Fe mg	anorganisch gebundenes Fe in mg	Fe aus Ferrocyannatrium	
mg	% der zugeführten Menge				mg	% der zugeführten Menge				mg	% der zugeführten Menge
0,1	Ø	1,1	0,4	0,4	Ø	Ø	13,7	6,0	5,7	0,3	0,1
1,2	0,7	1,4	0,8	0,6	0,2	0,1	34,3	18,5	12,8	5,7	3,4
1,2	2,1	0,7	0,4	0,2	0,2	0,4	22,1	13,4	9,8	3,6	6,4

Ferricitratnatrium, eine große Menge der unveränderten Verbindung im Harn ausgeschieden worden, was mit den Untersuchungsergebnissen mehrerer Autoren und auch mit neueren Untersuchungen Lintzels vollkommen übereinstimmt. Die organische Fe-Verbindung wird also unverändert resorbiert, führt aber im Blut und in der Milz zu keiner Erhöhung des Eisengehaltes. Die kleinen Abweichungen vom Normalwert liegen noch innerhalb der Fehlergrenzen, da mit der colorimetrischen Methode in der organische und anorganische Verbindungen enthaltenden Lösung naturgemäß nicht die Genauigkeit der jodometrischen Titration wie in der Aschelösung erreicht werden kann. Von dem unveränderten gelben Blutlaugensalz ist besonders nach subcutaner Injektion noch sehr viel im Blute vorhanden. 2 Stunden nach intravenöser Injektion ist der Gehalt des Blutes an unverändertem Blutlaugensalz, ähnlich wie beim Ferricitratnatrium, nur noch ein ganz geringer. Die Hauptmenge der Verbindung ist bereits ausgeschieden, ein Teil ebenso wie nach subcutaner Injektion noch in der Leber vorhanden. Im Blut und in der Milz ist auch hier keine Zunahme des Eisens festzustellen.

Zum Unterschied von jenen Ferrokomplexen, die das Eisen anorganisch gebunden haben, wird das Ferrocyannatrium mit organisch gebundenem Fe im Blute nicht oxydiert. Das Eisen ist hier ebenso fest an den organischen Rest gebunden, daß Eisenreaktionen weder im alkalischen noch im sauren Milieu auftreten. Die Verbindungen können nur als ganze reagieren, und erst nach ihrer Zerstörung durch Oxydation wird das Eisen frei. Daher ist das Eisen, solange die Verbindung noch unversehrt ist, weder im Blute oxydabel, noch kann es in den Zellen irgendeine Reaktion geben, also auch keine Giftwirkung ausüben. Die beiden Typen von Verbindungen mit anorganisch gebundenem Eisen, Hämatin und ferro- bzw. ferricyanwasserstoffsaure Salze, verhalten sich somit zueinander ähnlich wie bei den anorganischen Komplexen der aus $FeCl_2$ im Blute entstehende Ferrieiweißkomplex zu dem Ferricitrat-Natriumkomplex.

Wir sehen aus allen diesen Untersuchungen, daß das Schicksal des nach erfolgter Resorption oder nach intravenöser Applikation ins Blut gelangenden Eisens bis zu einem gewissen Grade dem ähnelt, das die Eisenverbindungen nach direktem Zusatz zum Blute extra corpus finden. Es tritt jedoch hier noch die Ausscheidung hinzu, welche die Verweildauer der betreffenden Eisenverbindung im Blute weitgehend beeinflußt und infolgedessen vielfach auf das Schicksal Einfluß nimmt. Weiter zeigen diese Untersuchungen, daß das Schicksal der verschiedenen Eisenverbindungen im Blute vollkommen von der Bindungsart des Fe abhängig ist. Ferrochlorid führt auch nach enteraler und parenteraler Injektion in gleicher Weise wie bei direktem Zusatz zum Blute zur Bildung eines schon oben beschriebenen Ferriglobulinkomplexes. Dies beweist, daß die ins Blut gelangenden einfachen Ferroverbindungen in vivo ebenso wie in vitro oxydiert, komplex gebunden und erst später wieder reduziert werden können.

Aus allen im vorstehenden mitgeteilten Untersuchungsergebnissen geht hervor, daß das Schicksal der Eisenverbindungen im Blute kein einheitliches ist und daß überhaupt nicht vom Schicksal des Fe im Blute und im Organismus, sondern jeweils nur vom Schicksal einer bestimmten Eisenverbindung gesprochen werden kann. Das Verhalten des Eisens im Organismus hängt somit in erster Linie von der Bindungsart des Eisens ab, und es kommt darauf an, ob es anorganisch oder organisch einfach oder komplex gebunden ist. Es kann angenommen werden, daß der Übertritt der Eisenverbindungen von den Resorptionsstätten ins Blut einheitlich ist, insofern, als nach dem derzeit vorliegenden Tatsachenmaterial zu schließen, Eisen in zweiwertiger Form ins Blut übertritt. Diese Ferroverbindung wird, wie oben ausgeführt wurde, erst oxydiert unter gleichzeitiger Komplexbindung an Eiweiß, und in dieser Form wird das Eisen an jene Stellen transportiert, wo es seine pharmakologisch katalytischen Wirkungen entfaltet oder als Baustein zur Hämoglobinsynthese verwendet wird. In beiden Fällen geht das Eisen dabei wieder in die zweiwertige Form über, und in dieser finden wir es dann einerseits im Hämoglobin, andererseits zum Teil als Depoteisen in den Organen.

Direkt ins Blut gebrachte Ferriverbindungen erleiden ebenso wie Komplexverbindungen ein ganz anderes Schicksal: diese werden entweder direkt zu den Depots oder zu den Stätten der Ausscheidung geleitet. Es ist selbstverständlich, daß stets nur ein bestimmter Teil des auf diese Weise in den Kreislauf gelangenden Eisens dieses Schicksal erleidet, weil ja Reduktions- und Oxydationsmöglichkeit und letzten Endes die Bindungsmöglichkeit an bestimmte Eiweißkörper beschränkt ist, so daß bei Zufuhr größerer Mengen ein Teil ein anderes Schicksal erleiden kann. Es wurde oben schon darauf hingewiesen, daß Messini auf Grund seiner Untersuchungen[1] zu dem Ergebnis kam, daß die in den Organismus gebrachten Ferrosalze in Phosphate umgewandelt werden und daß diese Bindung das Schicksal des Eisens im Organismus darstellt. Messini verwendete zu seinen Untersuchungen eine kolloide, mit Gelatine hergestellte Ferrophosphatlösung, deren Toxizität nach intravenöser Injektion mit der des Ferrosulfats verglichen wurde. Die größere Giftigkeit des Ferrosulfats wird auf die bessere Löslichkeit bezogen. Messini vermutet nun, daß im Organismus das injizierte Ferrosulfat in Phosphat übergeht, und glaubt diese Hypothese dadurch bestätigt zu finden, daß bei gleichzeitiger Injektion von Ferrosulfat und Natriumphosphat in symmetrische Venen oder auch bei aufeinanderfolgender Applikation sich eine entgiftende Wirkung des Phosphats gegenüber dem Ferrosalz zeigte. Die bereits oben zitierten Versuche, in denen Messini bei subcutaner Injektion von Ferrosulfat an den Injektionsstellen eine allmähliche Zunahme der Phosphatreaktion fand, sieht er als eine weitere Bestätigung seiner Hypothese an. Hinsichtlich dieser Versuche nach intravenöser Injektion, aus welchen Messini auf das Schicksal des Eisens im Organismus schließt, muß nun gesagt werden, daß es bei gleichzeitiger oder nach aufeinanderfolgender Injektion von Ferrosulfat und Natriumphosphat zu einer teilweisen Bindung des Eisens an das Phosphat und dadurch zu einer Entgiftung kommen kann. Aus diesen Versuchen kann jedoch nicht auf das Schicksal des Eisens im Organismus geschlossen werden, denn wenn auch das physiologische im Körper kreisende Eisen zum Teil an Phosphat gebunden werden kann, letzten Endes vielleicht sogar in den Depots als Eisenphosphat abgelagert werden könnte, so ist doch das eigentliche Schicksal des Eisens in einer ganz anderen Richtung zu suchen. Für die Erforschung dieses Schicksals dürfte die intermediär aufgefundene Ferriglobulinverbindung des Blutes den Schlüssel darstellen. Die letzten Schlüsse auf das Schicksal des Eisens werden aber erst gezogen werden können, wenn nicht nur das Schicksal im Blute, sondern auch jenes in den Organen und weiterhin

---

[1] Messini, M.: Veränderung der löslichen Ferrosalze im Organismus. Arch. f. exper. Path. **135**, 346 (1928) — Über die Stabilität des mit Gelatine oder Blutserum hergestellten kolloiden Ferrophosphats. Kolloid-Z. **45**, 322 (1928) — Osservazioni farmacologiche sul fosfato feroso. Boll. Soc. Biol. sper. **3**, 568 (1928).

die pharmakologischen Wirkungen des Eisens, insbesondere im Zusammenhange mit seiner Verteilung im Organismus und seiner Ausscheidung besprochen sein wird.

So ergibt sich für die weitere Erforschung des Schicksals des Eisens im tierischen Organismus als nächste Aufgabe die Verteilung des Eisens in den Organen jenseits des Blutes kennenzulernen.

b) Verteilung und Umwandlung des Eisens in den Organen.

Das in den Organen nachweisbare Eisen kann aus den verschiedensten Quellen stammen und kann seiner Provenienz entsprechend in folgende Gruppen eingeteilt werden:

1. Resorbiertes, auf dem Blutwege in die Organe geführtes und hier deponiertes Eisen (Nahrungs- oder medikamentöses Eisen), das weder dynamisch (katalytisch) noch zum Hämoglobinaufbau benutzt wurde;

2. nach seiner dynamischen Wirkung in den Organen deponiertes Eisen;

3. beim Blutzerfall frei gewordenes und in den Organen abgelagertes Eisen;

4. nicht abgespaltenes Hämoglobineisen.

Aus dieser Übersicht ist zu ersehen, daß das Schicksal des Eisens in den Organen nur dann sicher erforschbar sein wird, wenn es gelingt, eine Differenzierung dieser verschiedenen Eisenarten durchzuführen. In erster Linie wird es darauf ankommen, ebenso wie im Blute auch in den Organen das Hämoglobineisen gegenüber dem Nichthämoglobineisen zu differenzieren. Da der Blutgehalt der Organe selbst unter normalen Bedingungen kein absolut konstanter ist und von einer ganzen Reihe physiologischer Vorgänge, wie Verdauung, Arbeitsleistung verschiedenster Art usw., abhängt, muß naturgemäß der durch Organveraschung ermittelte Fe-Gehalt der Organe mit der jeweils vorhandenen Blutmenge nach oben und unten schwanken. Alle Versuche, die den Eisengehalt der Organe nach Veraschung ermittelten, können daher für die Erforschung des Eisenhaushaltes nur bedingt verwertbare Resultate liefern.

Der große Anteil des in den Organen noch vorhandenen Blutes am Gesamteisenwerte dieser Organe ergibt sich aus Untersuchungen, die Malassez und Picard[1] ausgeführt haben. Während in vom Blute nicht befreiten Milzen ein außerordentlich hoher Eisengehalt nachgewiesen worden war, enthielten die erst mit physiologischer Kochsalzlösung und dann mit destilliertem Wasser von der Arteria lienalis aus durchspülten Organe des Hundes nur mehr ganz geringe Eisenmengen. Auch die weiter unten zu besprechenden wechselnden Zahlen, die bei diesen Untersuchungen erhalten wurden, können hierfür als Beweis gelten.

Die Ermittlung des Nichthämoglobineisens kann nur unter Anwendung verschiedener Methoden durchgeführt werden, da ja die verschiedenen Arten des Nichthämoglobineisens der Gewebe, wie weiter unten näher ausgeführt werden wird, eine ungleiche Löslichkeit besitzen. Doch gerade diese Unterschiede ermöglichen es, die einzelnen Arten des Nichthämoglobineisens zu differenzieren. Weiter wird der durch Hämoglobinabbau in die Organe gelangende Eisenanteil von jenem zu trennen sein, der von den Resorptionsstätten des Eisens in die Organe wandert.

Bei der Analyse des Organeisens nach enteraler und parenteraler Zufuhr verschiedener Eisenverbindungen muß der Zeitintervall zwischen Zufuhr und Organuntersuchung jeweils Berücksichtigung finden.

---

[1] Malassez, L., u. P. Picard: Recherches sur les fonctions de la rate. C. r. Acad. Sci. Paris 82, 855 (1877).

Auf Grund dieser Überlegungen können die Untersuchungen, welche zur Erforschung des Schicksals des Eisens in den Organen durchgeführt wurden, in drei Gruppen eingeteilt werden:

1. Ermittlung des Gesamteisengehaltes der Organe, unbekümmert um jede weitere Differenzierung des Eisens — meist nach Veraschung der Organe;

2. quantitative und qualitative Differenzierung des Organeisens durch Anwendung verschiedener Arten der Extraktion unter Berücksichtigung von Löslichkeit, Bindungsart und Oxydationsstufe des in den Organen im Augenblick der Untersuchung vorhandenen Eisens;

3. histochemische Methoden, durch welche auch eine teilweise Differenzierung hinsichtlich Bindungsart und Oxydationsstufe ermöglicht wird und die außerdem die Lokalisation der verschiedenen Eisenverbindungen und unter Umständen bestimmte Beziehungen zwischen Eisenablagerungen und pathologischen Vorgängen gestatten.

Der chemisch-analytisch bestimmte Eisengehalt der Organe. Die Ergebnisse zahlreicher Analysen, welche zwecks Feststellung des Eisengehaltes der Organe durchgeführt wurden, sind in den folgenden von H. Weden zusammengestellten Tabellen übersichtlich geordnet.

Wie schon im vorstehenden ausgeführt wurde, haben diese Zahlen, soweit es sich um Analysen veraschter Organe handelt, nur bedingten Wert, dagegen dort einen absoluten Wert, wo das Hämoglobineisen entweder nicht mitbestimmt wurde oder gleichzeitig gesondert quantitativ bestimmt worden ist.

Der histochemisch bestimmte Eisengehalt normaler Organe. (Physiologische Siderosis.) Die Möglichkeit, das in Geweben vorhandene Eisen histochemisch darzustellen, wurde schon im methodischen Teile (s. S. 788 ff.) sowie im Abschnitt über die Resorption (s. S. 859 ff.) besprochen. Ein Teil des Gewebseisens findet sich in den Organen als unlösliches Pigment, das schon wegen seiner eigenartigen, vom Gewebe differenzierten Färbung im histologischen Präparatschnitt sichtbar ist. Weiter findet sich niedergeschlagenes, in verschiedenen Teilen des Organismus abgelagertes Eisen, das erst durch Reagenzien sichtbar gemacht werden kann. Ferner kann man in den Organen Eisen finden, das wegen seiner Bindungsart mit den gleichen Reagenzien nicht darstellbar ist, und schließlich gelöstes Eisen, das durch die angewendeten Reagenzien jeweils an der Stelle, an der es mit diesen zusammentrifft, in unlösliche Verbindungen verwandelt, niedergeschlagen und dadurch sichtbar gemacht wird. Diese Gegenüberstellung der verschiedenen Arten von Eisenverbindungen in den Geweben zeigt schon, daß die aus solchen histochemischen Untersuchungen zu erwartenden Schlußfolgerungen nur dann einheitlich verwertbar sein können, wenn sie alle diese Möglichkeiten ins Auge fassen; es muß aber hier vorausgeschickt werden, daß die wenigsten der bisher vorliegenden Untersuchungen dieser Forderung gerecht werden. Darauf ist es zurückzuführen, daß wir über das Vorhandensein von Eisenpigmenten in den verschiedenen Organen und über das auf histochemischem Wege in den Organen darstellbare Eisen einander so widersprechende Angaben finden.

Mit dem Problem des histochemischen Eisennachweises und mit der Beurteilung der bisher vorliegenden Resultate haben sich in der letzten Zeit einige Autoren ausführlich befaßt, und es seien hier besonders die Mitteilungen von Henriques und Okkels[1] sowie die ausführliche Behandlung des ganzen

---

[1] Henriques, V., u. H. Okkels: Histochemische Untersuchungen über das Verhalten verschiedener Eisenverbindungen innerhalb des Organismus. Biochem. Z. **210**, 198 (1929).

Tabellen über den Eisengehalt
(Zusammengestellt

Tierart	Bemerkung	Eisengehalt in 100 g				Autor
		frischer Substanz		Trockensubstanz		
		mg	mMol	mg	mMol	
Gehirn.						
Mensch	stark ausgeblutet	8,3	0,15			Magnus-Levy[1]
Pferd		108	1,9	360	6,5	Gonnermann[2]
Rind		5,3	0,09			Forbes u. Swift[3]
Hund		1,6—	0,03—			Kennedy[4]
		2,5	0,04			
Taube		4	0,07	19	0,34	Kojima[5]
Süßwasser-karpfen		2,8	0,05	16	0,29	—
Kaninchen	Großhirn	3,7	0,07	16	0,29	—
—	Kleinhirn	2,7	0,05	12,5	0,22	—
—	Rückenmark	3,9	0,07	13	0,23	—
—	pheriphere Nerven	7,9	0,14	21	0,38	—
Lunge.						
Mensch	mäßig stark aus-geblutet	67	1,2			Magnus-Levy[1]
Kaninchen		10,4	0,19	45	0,8	Kojima[5]
—		4	0,07			Guillemonat u. Delamare[6]
Meerschweinchen		7,9	0,14	39	0,7	Kojima[5]
Taube		17	0,3	72,5	1,3	—
Japanische Kröte	Sommer	0,6	0,011	3,9	0,07	—
—	Winterschlaf	6,4	0,11	39	0,7	Kojima[7]
—	Laichzeit	1,7	0,03	12	0,22	—
Süßwasser-karpfen	Kiemen	5	0,09	27	0,5	Kojima[5]
Herz.						
Mensch	normal; mäßig ausgeblutet	6,7	0,12			Magnus-Levy[1]
Pferd		11	0,2	46	0,82	Schmey[8]
Schwein		3,3	0,06	12	0,22	—
Ziege	jung	3,1	0,056	13	0,23	—
—	alt	5,9	0,11	24,5	0,44	—

[1] Magnus-Levy, A.: Über den Gehalt normaler menschlicher Organe an Chlor, Calcium, Magnesium und Eisen sowie an Wasser, Eiweiß und Fett. Biochem. Z. **24**, 363 (1910). — [2] Gonnermann, M.: Der Eisengehalt der Öle, Fette, Wachsarten, Harze, Gummiharze, Gummiarten sowie einige Analysen über den Gehalt an Kieselsäure und Tonerde. Biochem. Z. **95**, 286 (1919). — Tierische Fette durch Waschen mit Wasser von Blut befreit. Verascht, mit Ammoniak gefällt, als Fe_2O_3 gewogen. — [3] Forbes u. Swift: The iron content of meats. J. of biol. Chem. **67**, 517 (1925). — Organe verascht. Eisen mit Permanganat titriert. — [4] Kennedy: J. of biol. Chem. **74**, 385 (1927). — [5] Kojima, K.: Das Eisen in normalen und pathologischen Geweben und seine biologische Bedeutung. I. Beobachtungen über den Eisengehalt in den Organen von verschiedenen Tierklassen. Nagoya J. med. Sci. **5**, 34 (1930). — Fast blutleere Organe verascht, Eisen mit Rhodanammonium colorimetrisch bestimmt. — [6] Guillemonat u. Delamare: Le fer du Ganglion Lymphatique. C. r. Soc. Biol. Paris **53**, 897 (1901). — Tiere verblutet. Organe mit destilliertem Wasser gewaschen. Eisen nach Lapique bestimmt. — [7] Kojima, K.: Das Eisen in normalen und pathologischen Geweben und seine biologische Bedeutung. III. Über den Einfluß der Jahreszeiten auf den Eisengehalt in den Organen der Winterschläfer (Bufo vulgaris japonicus). Nagoya J. med. Sci. **5**, 62 (1930). — [8] Schmey, M.: Über den Eisengehalt des Tierkörpers. Hoppe-Seylers Z. **39**, 215 (1903). — Organe verascht. In der Aschelösung Eisen als Ferriphosphat gefällt und gewogen.

menschlicher und tierischer Organe.
von H. Weden.)

Tierart	Bemerkung	Eisengehalt in 100 g				Autor
		frischer Substanz		Trockensubstanz		
		mg	mMol	mg	mMol	
Schaf		7	0,13	31	0,55	Schmey (Zit. S. 926)
Rind		8	0,14	33	0,59	—
—		4,4	0,08			Forbes u. Swift (Zit. S. 926)
Kaninchen	Herzkammer	6,1	0,11	31	0,56	Kojima (Zit. 5 S. 926)
—	Herzvorhof	4,8	0,086	22	0,4	—
Meerschweinchen		6,4	0,11	28	0,5	—
Taube		10,4	0,19	40	0,72	—
Japanische Kröte	Sommer	3,9	0,07	20	0,36	—
—	Winterschlaf	6,9	0,12	36	0,65	Kojima (Zit. 7 S. 926)
—	Laichzeit	2,9	0,05	14	0,25	—
Schildkröte		4,2	0,075	21	0,38	Kojima (Zit. 5 S. 926)
Süßwasser- karpfen		7	0,13	30	0,54	—
Skeletmuskeln.						
Mensch		15	0,27	51	0,91	Katz[1]
—		8	0,14	29	0,52	Schmey (Zit. S. 926)
—	mäßig stark aus- geblutet	25	0,45			Magnus-Levy (Zit. S. 926)
Pferd		5	0,09			Hamburger[2]
—		6,1	0,11	25	0,45	Schmey (Zit. S. 926)
Schwein		5,9	0,11	22	0,4	Katz[1]
—		1,5	0,027			Forbes u. Swift (Zit. S. 926)
Ziege		5,1	0,09	21	0,38	Schmey (Zit. S. 926)
Schaf		4,3	0,08	21	0,38	—
—	Lamm	1,6	0,03			Forbes u. Swift (Zit. S. 926)
Rind	Kalb	2,5	0,044			—
—	—	4,8	0,086			Reimann u. Fritsch[3]
—		25	0,45	102	1,8	Katz[1]
—		6,6	0,12	27,5	0,49	Schmey (Zit. S. 926)
—		2,5	0,05			Forbes u. Swift (Zit. S. 926)
—		6	0,11			Reimann u. Fritsch[3]
Hund	jung	2,9	0,05	12	0,22	Schmey (Zit. S. 926)
—	alt	4,8	0,086	20	0,36	—
—		4,5	0,08	19	0,34	Katz[1]
—	inkl. Muskel- hämoglobin	5,5	0,1			Kennedy (Zit. S. 926)
—	Hämoglobineisen	3,4	0,06			Henriques u. Roche[4]
—	Resteisen	12	0,22			

[1] Katz, J.: Die mineralischen Bestandteile des Muskelfleisches. Pflügers Arch. 63, 1. — [2] Hamburger, E. W.: Über die Aufnahme und Ausscheidung des Eisens. Hoppe-Seylers Z. 2, 191 (1879). — Organe verascht. Eisen durch Titration mit Kaliumpermanganat bestimmt. — [3] Reimann, F., u. F. Fritsch: Klinische und experimentelle Untersuchungen über die Bedeutung des in der Nahrung enthaltenen Eisens. Z. klin. Med. 120, 16 (1931). — [4] Henriques, V., u. A. Roche: Recherche sur la teneur en fer du muscle dans la série animale. Application aux tissus de la méthode de dosage du fer dans la solution au moyen du chlorure de titane. Bull. Soc. Chim. biol. Paris 9, 527 (1927). — Organe mit Schwefelsäure und Kaliumperchlorat verascht, mit Bromwasser oxydiert, mit Titanchlorid titriert.

Tabellen über den Eisengehalt

Tierart	Bemerkung	Eisengehalt in 100 g				Autor
		frischer Substanz		Trockensubstanz		
		mg	mMol	mg	mMol	
Katze		9,7	0,17	37	0,66	Katz (Zit. S. 927)
—		4	0,07	16	0,29	Schmey (Zit. S. 926)
—	Hämoglobineisen	1,3—	0,023—			Henriques u.
		1,6	0,029			Roche (Zit. S. 927)
—	Resteisen	5,6—	0,1—			—
		8,8	0,16			
Kaninchen		5,4	0,1	23	0,41	Katz (Zit. S. 927)
—	weiße Muskeln	1,2	0,02	5,1	0,09	Schmey (Zit. S. 926)
—	rote Muskeln	1,4	0,025	6	0,11	—
—	Schenkel	2,5	0,045	12,6	0,23	Kojima (Zit. 5 S. 926)
	weiße Muskeln;					Henriques u.
	Hämoglobineisen	0,11	0,002			Roche (Zit. S. 927)
—	Resteisen	1,7	0,032			—
	rote Muskeln;					
	Hämoglobineisen	1,1	0,02			—
—	Resteisen	3	0,054			—
Ratte				16	0,29	Yabusoe[1]
—	Hämoglobineisen			0		
—	—	1,2	0,02			Henriques u. Roche (Zit. S. 927)
—	Resteisen	1,6—8	0,03—0,14			—
Taube		3	0,054	11	0,2	Kojima (Zit. 5 S. 926)
Huhn		3,4	0,06	10,7	0,19	Schmey (Zit. S. 926)
—	weiße Muskeln	0,7	0,013			Peterson u. Elvehjem[2]
—	rote Muskeln	1	0,018			
Frosch	Schenkel			34	0,61	Katz (Zit. S. 927)
Japanische Kröte	Schenkel; Sommer	4,2	0,075	31	0,56	Kojima (Zit. 5 S. 926)
—	— Winterschlaf	4,3	0,077	14	0,25	Kojima (Zit. 7 S. 926)
—	— Laichzeit	2,5	0,045	14	0,25	—
Hering		0,59	0,01	2,6	0,05	Peterson u. Elvehjem[2]
Lachs	Mai; in der	1,4—	0,026—			Paton[3]
	ganzen Muskulatur:	1,8	0,032			
	108 mg					
—	Oktober; in der	1—2	0,02—			—
	ganzen Muskulatur:		0,04			
	76 mg					
Süßwasser-karpfen	weiße Muskeln	1,4	0,025	6,6	0,12	Kojima (Zit. 5 S. 926)
	rote Muskeln	5,3	0,095	22	0,4	—
Hecht (Pike)		0,34	0,006	1,7	0,03	Peterson u. Elvehjem[2]
Barsch		0,48	0,0085	2,4	0,04	—
Flunder		0,73	0,013	3,6	0,064	—
Hummer		0,44	0,008	2,3	0,04	—

[1] Yabusoe, M.: Über Eisen und Blutfarbstoffbestimmungen in normalen Geweben und in Tumorgewebe. Biochem. Z. **157**, 388 (1925). — Organe verascht. Eisen colorimetrisch als Rhodanid bestimmt. — Hämoglobin extrahiert, colorimetrisch bestimmt, vom Gesamteisen abgezogen. — [2] Peterson, W. H., u. C. A. Elvehjem: The iron content of plant and animal foods. J. of biol. Chem. **78**, 213 (1928). — [3] Paton, D. N.: Bericht über die Untersuchungen zur Lebensgeschichte des Lachses im Süßwasser (Fishery bourd for Scotland), S. 176, Glasgow 1898. Ref.: Jber. Tierchem. **29**, 520.

menschlicher und tierischer Organe (Fortsetzung).

Tierart	Bemerkung	Eisengehalt in 100 g				Autor
		frischer Substanz		Trockensubstanz		
		mg	mMol	mg	mMol	

Magen.

Tierart	Bemerkung	mg	mMol	mg	mMol	Autor
Kaninchen		4,2	0,075	22,5	0,4	Kojima (Zit. 5 S. 926)
Taube		2,2	0,04	5,6	0,1	—
Japanische Kröte	Sommer	1,5	0,027	8,3	0,15	—
—	Winterschlaf	3,4	0,061	17	0,31	Kojima (Zit. 7 S. 926)
—	Laichzeit	1,3	0,023	6,5	0,12	—
Süßwasser-karpfen		7	0,13	32	0,57	Kojima (Zit. 5 S. 926)

Darm.

Tierart	Bemerkung	mg	mMol	mg	mMol	Autor
Mensch	Chymus größten-teils entfernt	13,3	0,24			Magnus-Levy (Zit. S. 926)
Kaninchen	Dünndarm u. Blind-darm ohne Inhalt	4,5— 7,3	0,08— 0,13	29—32	0,52— 0,57	Schmey (Zit. S. 926)
—	Dünndarm	5,3	0,095	31	0,56	Kojima (Zit. 5 S. 926)
Taube		3,7	0,065	12	0,22	—
Japanische Kröte	Dickdarm; Sommer	0,9	0,016	4,1	0,074	—
—	— Winterschlaf	3,4	0,061	21	0,38	Kojima (Zit. 7 S. 926)
—	— Laichzeit	1,8	0,032	13,4	0,24	—
Süßwasser-karpfen		6,4	0,11	28	0,5	Kojima (Zit. 5 S. 926)

Leber.

Tierart	Bemerkung	mg	mMol	mg	mMol	Autor
Mensch	neugeboren	25	0,45			Dastre u. Floresco[1]
—	6—21 Monate alt	3—16	0,05— 0,3			Baillet[2]
—	erwachsen	30	0,54	120	2,1	v. Bibra[3]
—				167— 200	3—3,6	Stahel[4]
—		61	1,1			Magnus-Levy (Zit. S. 926)
—		18	0,32			Kennedy (Zit. S. 926)
—	Malaien u. Chinesen	21	0,38			Donath[5]
—	anorganisches Eisen	32	0,57			Starkenstein u. Weden[6]
—	neugeb.; Leberzellen			314	5,6	Krüger[7]

[1] **Dastre** u. **Floresco:** Eisenfunktion der Leber bei allen Tieren im allgemeinen. Arch. de Physiol. **30**, 176 (1898) — C. r. Acad. Sci. Paris **126**, 376. — Organe verascht. — [2] **Baillet, A.:** Über den Eisengehalt der Leber beider Geschlechter von der Geburt an bis zur Geschlechtsreife. C. r. Soc. Biol. Paris **68**, 135 (1910). — Gesamteisen colori-metrisch bestimmt. Hämoglobineisen (wenig) in den meisten Fällen bestimmt und sub-trahiert. — [3] **v. Bibra:** Chemische Fragmente über die Leber und Galle. 1849. Zitiert nach **Krüger:** Zit. unter Fußnote 7. — [4] **Stahel, H.:** Der Eisengehalt der Leber und Milz nach verschiedenen Krankheiten. Virchows Arch. **85**, 26 (1881). — [5] **Donath:** Chemische Eisenanalyse in Organen. Meded. Dienst Volksgezdh. Nederl.-Indië **1926**, 124. Ref.: Ber. Physiol. **33**, 13. — Organe nach **Neumann** verascht. Eisen jodometrisch bestimmt. — [6] **Starkenstein, E.,** u. H. **Weden:** Über das anorganische Eisen des Organismus. Arch. f. exper. Path. **134**, 274 (1928). — Organe mit 5n-HCl extrahiert, Eiweiß (Hämo-globin) mit Trichloressigsäure niedergeschlagen, Filtrat mit Schwefelsäure und Salpeter-säure verascht. Eisen jodometrisch bestimmt. — [7] **Krüger:** Über den Eisengehalt der Leber- und Milzzellen in verschiedenen Lebensaltern. Z. Biol. **27**, 439 (1890). — Leber-bzw. Milzzellen durch Abschaben mit einem Hornspatel gewonnen, mit 0,5—0,75% NaCl hämoglobinfrei gewaschen, trocken verascht. Eisen mit Kaliumpermanganat titriert. Fe-Wert bezogen auf Trockensubstanz — NaCl.

Tabellen über den Eisengehalt

Tierart	Bemerkung	Eisengehalt in 100 g				Autor
		frischer Substanz		Trockensubstanz		
		mg	mMol	mg	mMol	
Mensch	20-24 J.; Leberzellen			48—65	0,9–1,2	Bielfeld[1]
Pferd		15	0,27	79	1,4	Zaleski[2]
Schwein		19	0,34			Dastre u. Floresco (Zit. S. 929)
—		21	0,38	139	2,5	Schmey (Zit. S. 926)
—		25	0,45			Elvehjem u. Peterson[3]
—	im ganzen Organ 328—389 mg	15,5	0,28			Lintzel[4]
Rind	neugeboren	90	1,6			Dastre u. Floresco (Zit. S. 929)
—	Kalb	5,4	0,1			Elvehjem u. Peterson[3]
—	Ochse	6	0,11			Dastre u. Floresco (Zit. S. 929)
—		8,2	0,15			Forbes u. Swift (Zit. S. 926)
—		8,3	0,15			Elvehjem u. Peterson[3]
—; Kalb	1 Woche; Leberzellen			180	3,2	Krüger (Zit. S. 929)
—	erwachsen; —			25—28	0,44–0,5	—
Hund	neugeboren	75	1,3	391	7	Zaleski[2]
—	—	16—50	0,3—0,9			Dastre u. Floresco (Zit. S. 929)
—	erwachsen	7,4—13	0,13—0,23	43—83	0,8—1,6	Zaleski[2]
—	—	6,4—7	0,11—0,13			Bunge[5]
—	—	10—25	0,2—0,45			Dastre u. Floresco (Zit. S. 929)
—	—	15—27	0,3—0,5	78—190	1,4—3,4	Schmey (Zit. S. 926)
Katze	neugeboren	16—32	0,3—0,6			Dastre u. Floresco (Zit. S. 929)
—	erwachsen	1—35	0,02—0,6			Bunge[5]
—		6	0,11			Dastre u. Floresco (Zit. S. 929)
Kaninchen	8 Tage alt	100	1,8			Lapicque[6]

[1] Bielfeld, P.: Eisen in der Leber eines gesunden Menschen. Podwysstkys Arch. 11, 214. Ref.: Jber. Tierchem. 31, 539. — Über den Eisengehalt der Leberzellen des Menschen. Hofmeisters Beitr. 2, 251. — Methodik ähnlich wie bei Krüger (Zit. S. 929). — [2] Zaleski: Studien über die Leber. I. Eisengehalt der Leber. Hoppe-Seylers Z. 10, 453 (1886). — Organe blutfrei gespült, unter Zusatz von Natriumcarbonat verascht. Eisen als Phosphat gefällt und gewogen sowie mit Kaliumpermanganat titriert. — [3] Elvehjem u. Peterson: J. of biol. Chem. 74, 433 (1927). — [4] Lintzel, W.: Neuere Ergebnisse der Erforschung des Eisenstoffwechsels. Erg. Physiol. 31, 843 (1931). — Organe mit Wasser extrahiert, im Extrakt Hämoglobin colorimetrisch bestimmt. Ein aliquoter Teil des Extraktes mit einem entsprechenden Teil des Rückstands vereinigt, mit Schwefelsäure und Salpetersäure verascht; in der Aschelösung Eisen als Sulfid gefällt, in Salzsäure gelöst, oxydiert, als Rhodanid colorimetrisch bestimmt. — [5] Bunge, G. v.: Über den Eisengehalt der Leber. Hoppe-Seylers Z. 17, 78 (1892). — Organ am lebenden Tier blutfrei gespült. — [6] Lapicque, L.: Recherches sur la quantité de fer contenue dans la rate et le foie des jeunes animaux. C. r. Soc. Biol. Paris 41, 510 (1889). — Organe bluthaltig mit Schwefelsäure und Salpetersäure verascht. Eisen colorimetrisch als Rhodanid bestimmt.

menschlicher und tierischer Organe (Fortsetzung).

Tierart	Bemerkung	Eisengehalt in 100 g				Autor
		frischer Substanz		Trockensubstanz		
		mg	mMol	mg	mMol	
Kaninchen	3 Monate alt	3,4—4,5	0,06—0,08			Lapicque(Zit.S.930)
—	erwachsen	5,8	0,1	31	0,55	Zaleski (Zit. S. 930)
—	anorganisches Eisen	5,2—8,2	0,1—0,15			Starkenstein u. Weden (Zit. S. 929)
—		10,5	0,19	40,5	0,73	Kojima (Zit.5 S.926)
—		3,8—7,2	0,07—0,13	12—23	0,2—0,4	Loewy u. Cronheim[1]
Meerschweinchen	2 mg im ganzen Organ	7—11	0,13—0,2			Randoin u. Michaux[2]
—		17	0,3	69	1,2	Kojima (Zit.5 S.926)
—		11	0,2	34	0,61	Loewy u. Cronheim[1]
Maus		13—16	0,23—0,29	45—52	0,8—0,9	—
Ratte				53	0,95	Yabusoe (Zit. S. 928)
—	Resteisen			46	0,82	—
—		22—38	0,4—0,7	49—142	0,9—2,5	Loewy u. Cornheim[1]
Taube		35	0,62	110	2,0	Kojima (Zit.5 S.926)
Japanische Kröte	Sommer	24	0,43	103	1,8	—
—	Winterschlaf	30	0,53	119	2,1	Kojima (Zit.7 S.926)
—	Laichzeit	31	0,56	132	2,4	—
Schildkröte		50	0,9	9660	170	Kojima (Zit.5 S.926)
Süßwasserkarpfen		5,4	0,1	17	0,3	—
Lachs	Mai; im ganzen Organ 25 mg	16	0,29			Paton (Zit. S. 928)
—	Oktober; im ganzen Organ 25 mg	18	0,32			—
Weinbergschnecke		3	0,05	10	0,18	Dastre u. Floresco (Zit. S. 929)
Hummer		4	0,07	12	0,21	—
Milz.						
Mensch				217—268	3,9—4,8	Stahel (Zit. S. 929)
—	stark ausgeblutet	72	1,3			Magnus-Levy (Zit. S. 926)
—	Malaien u. Chinesen	49	0,88			Donath (Zit. S. 929)
—	anorganisches Eisen	23	0,41			Starkenstein u. Weden (Zit. S. 929)
Pferd				1037	19	Zaleski (Zit. S. 930)
—	jung; Pulpa			1000	18	Nasse[3]
—	sehr alt; —			5000	90	—
—	Eisenkörner der Milz	27%	484			Nasse[4]
Schwein		29 mg%	0,52			Elvehjem u. Peterson (Zit. S. 930)
—	im ganzen Organ 40—104 mg	49	0,88			Lintzel (Zit. S. 930)

---

[1] Loewy, A., u. G. Cronheim: Über den Eisengehalt von Leber und Milz verschiedener Tierarten in der Norm und unter Luftverdünnung. Biochem. Z. **234**, 283 (1931). — [2] Randoin u. Michaux: C. r. Acad. Sci. Paris **185**, 365 (1927). — [3] Nasse, H.: Über den Eisengehalt der Milz. Sitzgsber. Ges. Beförd. ges. Naturwiss. **2** (1873). — [4] Nasse, H.: Die eisenreichen Ablagerungen im tierischen Körper. Marburg 1889.

Tabellen über den Eisengehalt

Tierart	Bemerkung	Eisengehalt in 100 g				Autor
		frischer Substanz		Trockensubstanz		
		mg	mMol	mg	mMol	
Rind	Kalb	25,5	0,46			Elvehjem u. Peterson (Zit. S. 930)
—		14	0,25			Forbes u. Swift (Zit. S. 926)
—		9	0,16			Elvehjem u. Peterson (Zit. S. 930)
—	Kalb; Milzzellen			46—57	0,8—1	Krüger (Zit. S. 929)
—	Ochse; —			468	8,4	—
—	Kuh; —			2176	39	
Hund	neugeboren	11—30	0,2—0,5			Dastre u. Floresco (Zit. S. 929)
—	—	14	0,25			Lapicque[1]
—	erwachsen	30—80	0,5—1,4			Dastre u. Floresco (Zit. S. 929)
		42—82	0,7—1,5			Lapicque (Zit. S. 930)
Katze	8 Monate	23	0,41			—
Kaninchen	anorganisches Eisen	32—67	0,6—1,2			Starkenstein u. Weden (Zit. S. 929)
—		39	0,7	180	3,2	Kojima (Zit. 5 S. 926)
—		18—36	0,3—0,6	91—168	1,6—3	Loewy u. Cronheim (Zit. S. 931)
Meerschweinchen		27—56	0,5—1			Randoin u. Michaux (Zit. S. 931)
—		34	0,61	123	2,2	Kojima (Zit. 5 S. 926)
—		27—56	0,5—1	121—225	2,2—4	Loewy u. Cronheim (Zit. S. 931)
Ratte		19—89	0,34—1,6	83—386	1,5—6,9	—
Maus		18—21	0,3—0,4	76—89	1,4—1,6	—
Taube		11	0,2	40	0,72	Kojima (Zit. 5 S. 926)
Japanische Kröte	Sommer	10	0,18	44	0,79	—
—	Winterschlaf	24	0,43	61	1,1	Kojima (Zit. 7 S. 926)
	Laichzeit	12	0,21	53	0,95	—
Süßwasserkarpf.		10	0,18	44	0,79	Kojima (Zit. 5 S. 926)

Niere.

Mensch	mäßig stark ausgeblutet	15,8	0,29			Magnus-Levy (Zit. S. 926)
—	Malaien u. Chinesen	11	0,2			Donath (Zit. S. 929)
Schwein		5,9	0,11			Elvehjem u. Peterson (Zit. S. 930)
Rind	Kalb	4	0,07			Forbes u. Swift (Zit. S. 926)
—		19	0,34			
—		5,7	0,1			Elvehjem u. Peterson (Zit. S. 930)
Hund		2,2—5,1	0,04—0,09			Kennedy (Zit. S. 926)
Meerschweinchen		7,6	0,14	38	0,68	Kojima (Zit. 5 S. 926)
Ratte				47	0,84	Yabusoe (Zit. S. 928)
—	Resteisen			40	0,72	—

[1] Lapicque, L.: Recherches sur la répartition du fer chez les nouveau-nés. C. r. Soc. Biol. Paris 41, 435 (1889). — Methodik vgl. Zit. S. 930.

menschlicher und tierischer Organe (Fortsetzung).

Tierart	Bemerkung	Eisengehalt in 100 g				Autor
		frischer Substanz		Trockensubstanz		
		mg	mMol	mg	mMol	
Taube		10	0,18	41	0,74	Kojima (Zit. 5 S. 926)
Japanische Kröte	Sommer	5,7	0,1	28	0,5	—
—	Winterschlaf	13,5	0,24	53	0,95	Kojima (Zit. 7 S. 926)
—	Laichzeit	4,6	0,08	28	0,5	—
Süßwasserkarpf.		8,5	0,15	38	0,68	Kojima (Zit. 5 S. 926)

Knochenmark.

Tierart	Bemerkung	mg	mMol	mg	mMol	Autor
Mensch		51	0,91			Beumer u. Bürger[1]
Pferd	rotes Mark	27	0,48	178	3,2	Gonnermann (Zit. S. 926)
—	gelbes Mark	119	2,1	140	2,5	—
Rind	Kalb	12	0,21			Guillemonat u. Delamare (Zit. S. 926)
Kaninchen		4,2	0,075	7,8	0,14	Kojima (Zit. 5 S. 926)
Pferd	Eosinophile Granula	530— 1160	9,5— 21			Petry[2]

Speicheldrüse.

Tierart	Bemerkung	mg	mMol	mg	mMol	Autor
Mensch	mäßig ausgeblutet	5,5	0,1			Magnus-Levy (Zit. S. 926)

Pankreas.

Tierart	Bemerkung	mg	mMol	mg	mMol	Autor
Mensch	mäßig ausgeblutet	4,5	0,08			Magnus-Levy (Zit. S. 926)
Kaninchen		7,3	0,13	28	0,5	Kojima (Zit. 5 S. 926)
Meerschweinchen		7,1	0,13	25	0,45	—
Taube		6,6	0,12	22	0,4	—
Schildkröte		3,5	0,06	13,5	0,24	—

Schilddrüse.

Tierart	Bemerkung	mg	mMol	mg	mMol	Autor
Mensch	mäßig ausgeblutet	5,8	0,1			Magnus-Levy (Zit. S. 926)

Nebenniere.

Tierart	Bemerkung	mg	mMol	mg	mMol	Autor
Kaninchen		5,3	0,1	24	0,43	Kojima (Zit. 5 S. 926)

Lymphdrüsen.

Tierart	Bemerkung	mg	mMol	mg	mMol	Autor
Schwein	Mesenteriallymphdrüsen	2	0,036			Guillemonat u. Delamare (Zit. S. 926)
Hund	—	5	0,09			—
—	Lungenlymphdrüsen	58	1,0			—
Kaninchen	Mesenteriallymphdrüsen	2	0,036			—
Ratte		minimale Spuren				—

Fettgewebe.

Tierart	Bemerkung	mg	mMol	mg	mMol	Autor
Mensch		13	0,23	19	0,34	Gonnermann (Zit. S. 926)
Pferd		9	0,16	20	0,36	
Schwein	Speck	1,3	0,023			Forbes u. Swift (Zit. S. 926)

[1] Beumer, H., u. M. Bürger: Ein Beitrag zur Chemie des Knochenmarks. Z. exper. Path. u. Ther. **13**, 367 (1913). — [2] Petry, E.: Zur Chemie der Zellgranula. Die Zusammensetzung der eosinophilen Granula des Pferdeknochenmarks. Biochem. Z. **38**, 92 (1912). — Im Platintiegel verascht, in HCl gelöst, mit Ammoniak gefällt, als Fe_2O_3 bestimmt oder nach Margueritte mit Kaliumpermanganat titriert.

Tabellen über den Eisengehalt menschlicher und tierischer Organe (Forts.).

Tierart	Bemerkung	Eisengehalt in 100 g				Autor
		frischer Substanz		Trockensubstanz		
		mg	mMol	mg	mMol	

Auge.

Tierart	Bemerkung	mg	mMol	mg	mMol	Autor
Rind	Hornhaut	4,2	0,075			Schtscherbatschow[1]
—	—	6,7	0,12			Baldoni[2]
—	Linse	2,6	0,05			Schtscherbatschow[1]
—	—	0,7	0,013			Baldoni[2]
—	Glaskörper	1,5	0,03			Schtscherbatschow[1]
—	—	8,0	0,14			Baldoni[2]
Ratte	Netzhaut			29	0,52	Yabusoe (Zit. S. 928)

Hoden

Tierart	Bemerkung	mg	mMol	mg	mMol	Autor
Mensch	mäßig ausgeblutet	4,5	0,08			Magnus-Levy (Zit. S. 926)
Hund		3	0,054			Guillemonat u. Delamare (Zit. S.926)
Ratte				53	0,95	Yabusoe (Zit. S.928)
—	Resteisen			53	0,95	—
Japanische Kröte	Sommer	2,6	0,05	20	0,36	Kojima (Zit. 5 S. 926)
—	Winterschlaf	15	0,27	64	1,1	Kojima (Zit. 7 S. 926)
—	Laichzeit	4	0,07	24	0,4	—

Ovarium

Tierart	Bemerkung	mg	mMol	mg	mMol	Autor
Kaninchen		5	0,1	26	0,5	Kojima (Zit. 5 S. 926)
Japanische Kröte	Sommer	3,6	0,064	20	0,36	—
—	Winterschlaf	24	0,43	64	1,1	Kojima (Zit. 7 S. 926)
—	Laichzeit	3,7	0,07	22	0,39	—
Süßwasserkarpfen		4,2	0,075	16	0,29	Kojima (Zit. 5 S. 926)
Lachs	Mai; im ganzen Organ 5,4 mg	3,5	0,06			Paton (Zit. S. 928)
	Oktober; im ganzen Organ 57 mg	2,5	0,05			—

Ei

Tierart	Bemerkung	mg	mMol	mg	mMol	Autor
Huhn		3,3	0,06			Loges u. Pingel[3]
—		3,1	0,056			Hartung[4]
—		2,5	0,045	8,9	0,16	Peterson und Elvehjem[5]

Uterus

Tierart	Bemerkung	mg	mMol	mg	mMol	Autor
Kaninchen		3,5	0,06	13	0,23	Kojima (Zit. 5 S. 926)

[1] Schtscherbatschow: Über den Eisengehalt in Geweben, die keine Gefäße führen. Farmazeft 10, 7 — Chem.-Ztg, Repert. 1902, 109. Ref.: Jber. Tierchem. 33, 667 (1904). — Eisen als Sulfid gefällt und als Oxyd gewogen. — [2] Baldoni, A.: Ein Beitrag zur biologischen Kenntnis des Eisens. Arch. f. exper. Path. 52, 61 (1905). — Organe verascht, Eisen durch Titration mit Permanganat bestimmt. — [3] Loges u. Pingel: Über Eiseneier. Nutzgeflügelzucht 32, 373 (1900). Zitiert nach Hartung. — [4] Hartung, C.: Der Eisengehalt des Hühnereies. Z. Biol. 43, 195 (1902). — Eier zur Gerinnung gebracht. Substanz getrocknet, verascht. In der Aschelösung Eisen mit Ammonsulfid gefällt, gelöst und mit Kaliumpermanganat titriert. — [5] Peterson, W. H., u. C. A. Elvehjem: The iron content of plant and animal foods. J. of biol. Chem. 78, 213 (1928).

Problems durch G. Wallbach[1] erwähnt, auf die hier besonders verwiesen sei. In erster Linie sollen hier jene Arbeiten besprochen werden, welche auf histochemischem Wege die Frage nach der Anwesenheit von Eisen in normalen Organen zu beantworten suchen. Es soll dabei zunächst unberührt bleiben, woher dieses Eisen stammt. Da man einerseits physiologisch abgebautes Hämoglobineisen, andererseits Nahrungseisen als die Quelle des Gewebseisens ansieht, hat man es frühzeitig versucht, diese beiden Arten im Gewebe zu differenzieren, was jedoch bisher nicht gelungen ist. Andererseits schien es möglich, bei abnorm starkem Blutzerfall oder nach Zufuhr besonders eisenreicher Nahrung sowie bestimmter Eisenverbindungen durch Verfolgung des Eisens bis zu seiner definitiven Ablagerung den Weg des Metalls ins Gewebe und letzten Endes seine Lokalisation im Gewebe selbst kennenzulernen. Würden sich bei solchen Untersuchungen bestimmte Anhaltspunkte für eine besondere elektive Affinität einzelner Gewebspartien zu bestimmten Eisenarten ergeben, dann wäre es denkbar, von solchen Versuchen aus auch Rückschlüsse zu ziehen auf die Provenienz des in den Geweben vorgefundenen Eisens.

Wir wollen daher zunächst auf Grund des vorhandenen Tatsachenmaterials die Beantwortung der Frage versuchen, ob die Gewebe der verschiedenen Organe unter physiologischen Bedingungen Eisen enthalten, in welchen Mengen es vorhanden ist, wo es abgelagert wurde und inwieweit aus diesen analytischen Befunden weitere Schlüsse auf die Bedeutung des Eisens gezogen werden können. Die hierfür herangezogenen Befunde wurden vorwiegend auf histochemischem, zum Teil auch auf chemisch-analytischem Wege gewonnen.

Die in den Organen direkt nachweisbaren Eisenpigmente sowie die auf histochemischem Wege darstellbaren bezeichnet man gewöhnlich als Siderosis. Diese Bezeichnung wurde von H. Quincke[2] gewählt. Man hatte schon früher die Eisenstaublunge als Pneumoconiosis siderotica bezeichnet. Quincke schlug nun vor, jede sichtbar zu machende Eisenablagerung in den Organen als Siderosis zu bezeichnen. Er fand in der Milz und in der Marksubstanz der Lymphdrüsen sowie im Knochenmark sehr häufig durch Schwefelammon nachweisbares Eisen, das er für ein Eisenalbuminat hielt und das in Form von Körnchen in den Milzzellen enthalten ist. Quincke leitete dieses Eisen von untergegangenen roten Blutkörperchen ab und hielt es für die Quelle jenes Eisens, das zur Neubildung von Erythrocyten Verwendung findet. Da es sich somit hier um physiologische Vorgänge handelt, bezeichnet Quincke dieses normalerweise nachweisbare Organeisen als physiologische Siderosis. Da solche eisenhaltige Körner von ihm auch in der Leber, und zwar bald in den Capillaren, bald in den Zellen gefunden wurden und nach Eisenzufuhr mit der Nahrung eine Aufspeicherung dieses Metalls in der Leber nicht sicher nachweisbar war, sieht er in diesen physiologischen siderotischen Pigmenten die eisenhaltigen Abbauprodukte zugrunde gegangener roter Blutkörperchen.

Dieser physiologischen Siderosis stellt Quincke die pathologische Siderosis gegenüber, die aus den verschiedentlichsten Ursachen in einer Vermehrung des histochemisch nachweisbaren Eisens besteht.

Man hat sich vielfach mit der Frage beschäftigt, woher diese Eisenniederschläge in den Organen, besonders in Milz, Leber und Knochenmark, stammen.

---

[1] Wallbach, G.: Über die mikroskopisch sichtbaren Äußerungen der Zelltätigkeit. Darstellung einer funktionellen Zellmorphologie. Erg. Path. **24**, 89 (1931). — [2] Quincke, H.: Über Siderosis. Eisenablagerungen in einzelnen Organen des Tierkörpers. Festschr. f. Albr. v. Haller, S. 37. Bern 1877.

Wenn Quincke auch die Vermutung äußerte, daß sie von abgebauten Blutkörperchen herrühren, so konnte er dies doch nicht als absolut sicher ansehen und ließ daher bei der Wahl des Namens Siderosis die Herkunft dieses Eisens unentschieden. Dagegen hat Neumann[1] schon von einer Hämosiderosis gesprochen. Wir wollen hier auf die vielen Arbeiten, die sich mit den Abbauprodukten des Hämoglobins im Gewebe befassen, als nicht unmittelbar mit der Pharmakologie und Physiologie des Eisens im Zusammenhang stehend, nicht näher eingehen. Es soll nur angeführt werden, daß jedenfalls viele Zwischenstufen zwischen dem Hämoglobin, in welchem das Fe histochemisch noch nicht nachweisbar ist, und zwischen den noch eisenhaltigen Derivaten, in denen es durch Reagenzien sichtbar gemacht werden kann, liegen. Eine dieser Zwischenstufen wird von Neumann als Hämosiderin bezeichnet, doch handelt es sich dabei um keine einheitlich näher charakterisierte Verbindung. Das in den Blutextravasaten gefundene krystallinisch erhaltene Hämatoidin besteht nach H. Fischer im wesentlichen aus Mesobilirubin. (Bezüglich des Hämoglobinabbaues sei auf die entsprechenden Fachwerke und auch auf das S. 836 Gesagte verwiesen.)

Soweit die Bindungsart des in den Organen nachgewiesenen Fe für die Pharmakologie und Physiologie von Bedeutung ist, wird sie noch in den folgenden Abschnitten behandelt werden. Im folgenden sollen nur die Arbeiten besprochen werden, die sich vorwiegend mit dem histochemischen Nachweise des Fe in den Organen beschäftigen. Eine scharfe Trennung der histochemischen Arbeiten von denen, die das Fe chemisch-analytisch darstellen, läßt sich vielfach nicht durchführen, weil oft beide Methoden zur Anwendung kamen.

Zu den ältesten Untersuchungen über den Eisengehalt der in den Organen vorhandenen Pigmente gehören die von Virchow[2], Grohe[3] und Perls[4]. H. Nasse[5] fand in der Milz des Menschen und vieler Tiere bei der mikroskopischen Untersuchung öfter gelbliche Körner von verschiedener Größe, die im wesentlichen aus Eisenoxyd und phosphorsaurem Eisen bestehen. In der Milz alter Pferde scheinen sie fast Hauptbestandteile der Pulpa zu sein. Bei alten und abgemagerten Pferden enthielt die getrocknete Pulpa fast 5% reines Eisen, wenigstens viermal soviel als bei jungen Tieren. Beim Behandeln der Milz mit Salzsäure + Ferrocyankalium werden die Körnchen tiefblau. In den farblosen Zellen der Milz und in den Lymphkörperchen des Milzvenenblutes konnte keine Spur von Eisen nachgewiesen werden; ebenso ist das Balkengewebe vollkommen eisenfrei.

Nach den Befunden von M. B. Schmidt[6] stellt die Milz das Hauptablagerungsorgan für Eisenpigmente dar. Lubarsch[7] behauptet, daß Eisenpigment in der normalen Milz fehle, während dieses nach den Angaben von Eppinger[8] stets vorhanden sein soll. Nach Aschoff[9] sind derartige positive Befunde selten. Die Milz des Meerschweinchens soll nach Gerlach[10] wechselnden Pigmentgehalt zeigen. Gleiches behaupten Ziegler und Wolff[11] von der Hundemilz. Sie fanden beim Pferd, Rind und Schaf einen recht beträcht-

[1] Neumann, E.: Beitrag zur Kenntnis der pathologischen Pigmente. Virchows Arch. 111, 25 (1888). — [2] Virchow: Die pathologischen Pigmente. Virchows Arch. 1, 379 (1847). — [3] Grohe: Zur Geschichte der Melanämie nebst Bemerkungen über den normalen Bau der Milz und Lymphdrüsen. Virchows Arch. 20, 306 (1861). — [4] Perls: Nachweis von Eisenoxyd in verschiedenen Pigmenten. Virchows Arch. 39, 42 (1867). — [5] Nasse, H.: Über den Eisengehalt der Milz. Sitzgsber. Ges. Naturwiss. Marburg 1873, Nr 2. — [6] Schmidt, M. B.: Milz und Leber in ihrer Bedeutung für den Blutabbau. Sitzgsber. physik.-med. Ges. Würzburg 1916. — [7] Lubarsch: Pathologische Anatomie der Milz. Handb. d. path. Anat. von Hencke u. Lubarsch. — [8] Eppinger, H.: Die hepato-lienalen Erkrankungen. Berlin 1920. — [9] Aschoff, L.: Das reticulo-endotheliale System. Erg. inn. Med. 26, 1 (1924). — [10] Gerlach: Zur Frage mesenchymaler Reaktionen. Krkh.forsch. 6. — [11] Ziegler u. Wolff: Histochemische Untersuchungen über das Vorkommen eisenhaltigen Pigments (Hämosiderin) in der Milz und Leber der Haussäugetiere unter normalen und einigen pathologischen Verhältnissen. Virchows Arch. 249, 374 (1924).

lichen Eisengehalt, weniger Eisen dagegen in der Milz des Schweines, und erst in weitem Abstand folgt der Eisengehalt des Hundes. Das Eisen wurde mit der Turnbullblau-Reaktion nachgewiesen. Bei den jungen Tieren war regelmäßig weniger Eisen vorhanden als bei den erwachsenen, bisweilen fehlte es ganz. In der normalen Milz des Pferdes sollen nach Mrowka[1] Eisenpigmente vorhanden sein. Gleiche Befunde wurden von Hock[2] erhoben. R. Bär[3] fand bei seinen Untersuchungen der Pferdemilz in 17 von 18 Fällen positive Eisenreaktion, bei jüngeren Tieren nur in geringem Grade. Die Milz normaler Kaninchen soll nach den Angaben von Lubarsch und auch nach denen von Wallbach kein Eisenpigment, nach den Befunden von Schurig dieses in mäßigen Mengen enthalten. Sehr wechselnden Eisenpigmentgehalt, der manchmal sehr hohe Werte erreichen kann, zeigt nach den Untersuchungen von Kuczynski[4] die Milz der weißen Maus. Er soll von den Ernährungsverhältnissen dieser Tierart abhängen, die gewissermaßen stimulierende Einflüsse auf die Pigmentspeicherung darstellen. Dies entspricht auch der Auffassung Wallbachs[5]. Einen verhältnismäßig großen Eisenpigmentgehalt fand Laspeyros[6] auch in der Milz der Vögel.

Über den Eisenpigmentgehalt normaler Lebern liegen folgende Angaben vor: R. Rössle[7] unterscheidet auf Grund der mikroskopischen Untersuchungen verschiedene Typen der Eisenablagerungen in der Leber. Vor allem trennt er die Ablagerung fertig gebildeten, von anderen Stellen kommenden Pigments, von dem aus der Aufnahme von Hämoglobin durch Leberzellen herrührenden, die dieses zu Pigment verarbeiten. Diese beiden Vorgänge werden von Rössle einerseits als Hämosiderose, andererseits als Hämochromatose bezeichnet. In der Leber des Menschen soll nach Eppinger ebenso wie in Milz und Knochenmark normalerweise Eisen nachweisbar sein. Hock fand es in Lebern normaler Pferde nur in den Sternzellen. Geringe Eisenmengen fand Paschkis[8] in der Leber der Ratte. In der Leber von Pferd, Rind, Schaf, Schwein und Hund fanden Ziegler und Wolff fast gar keine Eisenablagerungen, nur in vereinzelten Fällen Spuren in den Endothelzellen; in den Lebercapillaren fanden sich eisenhaltige Makrophagen. Die Leberzellen selbst sind eisenfrei. R. Bär fand in der Leber der Pferde in 13 von 17 Fällen eine positive Eisenreaktion, jedoch niemals in den Leberzellen selbst, sondern in den Kupfferschen Sternzellen, jedoch ohne eine Abhängigkeit von den Altersunterschieden, wie Hock sie behauptet.

Corradini[9] konnte an histologischen Präparaten in den Kernen der Leberzellen der weißen Maus mit Hilfe der Berlinerblau-Reaktion Eisen nachweisen, das sich in runden Gebilden vorfindet, die im Vergleich zu anderen gefärbten Präparaten als Kernkörperchen gedeutet werden konnten. Der Befund war deutlicher, wenn die Mäuse einige Tage lang mit subcutanen Eiseninjektionen behandelt wurden. Bei anderen Tierarten war dieser Befund nicht zu erheben. Mit der Lokalisation des in der Leber nachgewiesenen Eisens befaßten sich auch Untersuchungen von Makarov[10], der hauptsächlich Lebern von Fröschen, Fledermäusen und Ratten untersuchte. Das in den Leberzellen enthaltene Eisen wurde gewöhnlich an Granula gebunden vorgefunden. Beim Fehlen solcher Granula können „Eisennetze" auftreten, welche dem Golgi-Apparat gleichen. Im Charakter der Eisenablagerung und der Vitalfärbung besteht volle Übereinstimmung. Sehr wichtig ist die Feststellung Makarovs[11], daß in den Zellkernen des Epithels der Harnkanälchen nach Einführung von Ferricitrat Eisenspeicherung erfolgt.

[1] Mrowka: Die normale Milz des Pferdes und ihre pathologische Veränderung bei chronisch infektiöser Anämie. Z. Vet.kde 31. — [2] Hock, R.: Das Vorkommen von autogenem Pigment in den Milzen und Lebern gesunder und kranker Pferde. Arch. Tierheilk. 48. — [3] Bär, R.: Eisenbefunde in Pferdeorganen. Zbl. Path. 35, 81 (1924). — [4] Kuczynski: Beobachtungen über die Beziehungen von Milz und Leber bei gesteigertem Blutzerfall unter kombinierten toxisch-infektiösen Einwirkungen. Beitr. path. Anat. 65. — Gemeinsam mit E. Goldmann: Virchows Arch. 239. — [5] Wallbach, G.: Über die durch funktionelle Umstimmung des Organismus bewirkten Veränderungen des Eisenstoffwechsels. Z. exper. Med. 75, 387 (1931). — [6] Laspeyros, R.: Über die Umwandlung des subcutan injizierten Hämoglobins bei Vögeln. Arch. f. exper. Path. 43, 311 (1900). — [7] Rössle, R.: Über die verschiedenen Formen der Eisenablagerungen in der Leber. Verh. dtsch. path. Ges. 1906, 157. — [8] Paschkis: Zur Biologie des reticulo-endothelialen Apparates. Z. exper. Med. 43, 175 (1924). — [9] Corradini: Über die Teilnahme des Kernkörperchens der Leberzelle am Eisenstoffwechsel. Arch. Farmacol. sper. 51, 125 (1930). — [10] Makarov, P.: Über die Speicherung des Gallenfarbstoffes in Leberzellen und Bedeutung der Fe-Salze bei der Granulabildung. Z. Zellforsch. 13, 364 (1931). — [11] Makarov: Über die Morphologie der Eiseneinschlüsse in der Zelle. Z. Zellforsch. 19, 28 (1933) — Zum Problem der Speicherung und der physiolog. Bedeutung der Eisensalze in den Zellen. Arch. russes d'Anat. 11, 2.

Über den Eisengehalt der übrigen Organe finden sich folgende Angaben: Im Knochenmark kommt nach Angaben von M. B. Schmidt und Askanazy[1] normalerweise Eisenpigment vor. Ebenso fand es Schurig im Knochenmark von Kaninchen regelmäßig, während Laspeyros es niemals im Knochenmark der Vögel fand. Demgegenüber konnte Wallbach im normalen Knochenmark niemals Eisenpigmentablagerungen feststellen, wohl aber bei infektiösen Prozessen. Das Knochenmark von Hunden ist nach Befunden von Shimura[2] frei von Eisenpigment, doch tritt bereits 36 Stunden nach Injektion von Hämoglobin in den Reticulumzellen des Knochenmarks Hämosiderin auf. In der Niere sind nach den Angaben Wallbachs Eisenpigmente niemals gefunden worden. Auch Lymphknoten können nach Orth[3] Eisenpigmentablagerungen enthalten. Ebenso fanden sich in den Tonsillen und im lymphatischen Gewebe des Processus vermiformis nach Schmidt neben zahlreichen eingelagerten Erythrocyten noch Eisenpigmentmassen, die sich in feinkörnigen Ablagerungen in den Bindegewebszellen nachweisen ließen.

R. Bär fand in 6 Fällen in den Lungen der Pferde Eisenpigment, und zwar diffus in den Alveolarsepten cellulär gespeichert. Bei Untersuchungen an Hunden, Katzen und Kaninchen mit weißen, schwarzen oder andersfarbigen Haaren suchte Floresco[4] Beziehungen zwischen Organpigmenten und Eisen festzustellen. Er fand, daß Leber und Haut von Tieren mit dunklem Haar fast doppelt soviel Eisen enthalten als die mit weißem Haar. Zwischen diesen beiden Typen konnten Zwischenstufen festgestellt werden.

Theiler[5] erhielt positive Eisenreaktionen in den Nebennieren von Pferd, Rind, Schaf Ziege und Hund. In der Nebennierenrinde wurde namentlich in den Zellen der Glomerulosa und Fasciculata eisenhaltiges Pigment angetroffen, ebenso in der Marksubstanz, in den Gefäßwandungen sowie im Protoplasma der Ganglienzellen. Auch Rosenbohm[6] sowie Tobeck[7] prüften Nebennieren auf ihren Eisengehalt. Die histologischen Untersuchungen Tobecks in den Nebennieren und Hoden von 100 Säuglingen unter einem Jahr zeigten, daß beide Organe ihren eigenen Lipoid- und Eisenstoffwechsel haben. Der Gehalt an Eisenpigmenten in der Umbauschicht zeigt von der 5. Woche ab bis zum 5. Monat ein gewisses Höchstmaß, um dann wieder abzunehmen. Die Nebennierenrinde wurde stets frei von Eisen gefunden. Im Zwischengewebe des Hodens findet sich regelmäßig Eisen vom 8. Tage ab; in den Keimepithelien war es nicht nachweisbar.

Gelblichbräunliche Pigmentanhäufungen in Form von Körnchen und Schollen, die hauptsächlich aus Hämosiderin, niemals aus Hämatoidin bestehen, die in Mineralsäuren, besonders in Schwefelsäure löslich sind und alle Ionenreaktionen des Eisens geben, fand Motta[8] im interstitiellen Uterusgewebe von Schafen, Hunden, Meerschweinchen und Ratten während der Brunst. Die zu dieser Zeit aus den Gefäßen in das Gewebe austretenden Erythrocyten werden hier aufgelöst und führen dann zur Pigmentbildung.

Oudendal[9] hat die Organe von 266 Sektionen methodisch mit der Turnbullblau-Reaktion auf Eisen untersucht. Er fand den Eisengehalt der Leber sowohl in der Menge als auch in der Verteilung schwankend. Das Eisen soll in Leberzellen, in den Kupfferschen Sternzellen und manchmal in beiden gelegen sein. Chemische und histologische Untersuchungen haben hier gleiche Werte ergeben. Der Eisengehalt der Milz wurde häufig gleich gefunden dem Eisengehalte der Leber. Meist fand sich das Eisen in den Pulpazellen, während die Follikel nur sehr selten Eisen aufwiesen. Die Befunde dürften mit Rücksicht auf das Gegensätzliche zu anderen Untersuchern kaum als Normalbefunde angesehen werden.

[1] Askanazy, M.: Knochenmark. Handb. d. spez. path. Anat. u. Histol. v. Lubarsch-Hencke 1 II. — [2] Shimura, K.: Experimentelle Untersuchungen über die Ablagerung, Ausscheidung und Rückresorption des Hämoglobins im Organismus und dessen Beziehungen zur Eisenpigmentablagerung. Virchows Arch. **251**, 464 (1924). — [3] Orth: Beiträge zur Kenntnis des Verhaltens der Lymphdrüsen bei der Resorption von Blutextravasaten. Virchows Arch. **56**. — [4] Floresco, N.: Beziehungen zwischen Leber, Haut und Haaren betreffs der Pigmente und des Eisens. Arch. Méd. exper. **14**, 141 (1902). — [5] Theiler, A.: Mikroskopische Untersuchungen über das Vorhandensein von Eisen in menschlichen und tierischen Nebennieren. Dtsch. tierärztl. Wschr. **34**, 97 (1926). — [6] Rosenbohm, A.: Über das Vorkommen und den Nachweis eines hämochromogenähnlichen Pigments in tierischen Nebennieren. Hoppe-Seylers Z. **178**, 250 (1928). — [7] Tobeck, A.: Über die Lipoid- und Eisenablagerungen in Nebennieren und Hoden im Säuglingsalter. Virchows Arch. **267**, 690 (1927). — [8] Motta, Giuseppe: Sul metabolismo del ferro nell'utero. Boll. Soc. Biol. sper. **1**, 242 (1926). — [9] Oudendal, A. J. F.: The iron pigments in liver spleen and kidneys. Meded. Dienst Volksgezdh. Nederl.-Indië **1926**, Nr 3, 166.

Pecoraro Mario[1] hat bei Untersuchungen des Gewebes der menschlichen Palpebra bei formolfixiertem Material, welches 72 Stunden lang mit angesäuertem Alkohol behandelt und ausgiebig gewässert wurde, mit Kaliumferrocyanid, Ammonsulfid und Hämotoxylin die Anwesenheit von Eisen im Kern und Protoplasma der Drüsenzellen, insbesondere der Mayboomschen und in der Henleschicht der Haare nachgewiesen. Ferner konnte er Eisen in den Epithelzellen der Haut und Bindehaut, im Chromatin, den Kernkörperchen und der Kernmembran aller Gewebszellen mit Ausnahme der der Muskulatur und des Bindegewebes zur Darstellung bringen.

Schließlich seien die Untersuchungen von Henriques und Okkels (zit. S. 940) angeführt, welche in den normalen Organen bei der Untersuchung auf die Eisenablagerungen zu folgendem Ergebnis führten:

In der Leber konnte normalerweise weder in den Leberzellen noch in den Kupfferschen Sternzellen mit den angewandten histochemischen Methoden Eisen nachgewiesen werden. In der normalen Milz wurden stets eisenhaltige Zellen gefunden, und zwar regellos über die Pulpa zerstreut, derart aber, daß die Follikel (Noduli Malpighi) stets eisenfrei sind. Das normal vorhandene Eisen rührt von der Erythrolyse in den Makrophagen her. Entgegen der Angabe anderer Autoren, welche im normalen Knochenmark mitunter eisenhaltige Zellen vorfanden, konnten Henriques und Okkels solche nicht finden. Ebenso wurde unter normalen Bedingungen niemals in der Niere Eisen angetroffen. Die sehr eingehenden und mit exakter Methodik durchgeführten Untersuchungen von Henriques und Okkels bilden die beste Grundlage zum Studium des Überganges und der Verteilung des Eisens in den Organen nach Zufuhr verschiedener Eisensalze, und sie werden in den betreffenden Abschnitten noch ausführlichere Besprechung finden. Hier seien nur noch einige Untersuchungen erwähnt, die sich mit dem Fe-Gehalt physiologischer Pigmente befassen. Floyd (zit. S. 940) untersuchte die Haut von Negern und fand in ihr 2,4% Asche, d. i. doppelt soviel als in der Haut der Weißen. Der Eisengehalt (2,28%) ist nach Floyd ebenfalls doppelt so hoch als der in der Haut der Weißen. Die Entstehung dieses eisenhaltigen Hautpigments leitet Floyd vom Blutfarbstoff ab.

K. Mays (zit. S. 940) untersuchte das Pigment aus Rindsaugen, das er ebenfalls eisenhaltig fand. Das Eisen dieses Pigments wird schon durch 10proz. Salzsäure gelöst.

Der Eisengehalt der Organe unter nichtphysiologischen Bedingungen. (Pathologische Siderosis.)

Eine große Anzahl von Untersuchungen ist der Frage gewidmet, ob im Eisengehalte der Organe Veränderungen eintreten, wenn es aus den verschiedensten Gründen zu einem abnormalen Blutzerfall kommt. Die Ergebnisse dieser zahlreichen Untersuchungen können jedoch auch nicht einheitlich beurteilt werden; denn alle jene Bedenken, die gegen die Verwertbarkeit der Organanalysen schon bezüglich des normalen Eisengehaltes geäußert wurden, gelten in gleicher Weise für die hierher gehörenden Untersuchungen. Unter diesen erscheinen teilweise jene verwertbar, welche mit histochemischen Methoden Unterschiede im Eisengehalte der Organe festzustellen versuchen. Andererseits bleiben bei diesen vielfach die Bedingungen unberücksichtigt oder nicht hinreichend berücksichtigt, unter denen die verschiedenen Eisenverbindungen in Abhängigkeit von ihrer Bindungsart und Oxydationsstufe histochemisch darstellbar sind. Alle diese Arbeiten dienten vorwiegend der Frage der Blutmauserung und nur indirekt den Fragen des Eisenstoffwechsels, insofern, als die eisenhaltigen Pigmente als Eisenquellen des Organismus in Betracht kommen könnten. Auch die Lokalisation der Pigmente in den verschiedenen Organen und Organteilen begegnet ebenso vorwiegend dem Interesse des Pathologen wie die verschiedenen Krankheitsursachen, die — meist über pathologischen Blutzerfall — zur Siderosis führen. Aus diesem Grunde sind die indirekt die Frage des Eisenstoffwechsels berührenden Arbeiten hier nur übersichtlich zusammengestellt[2]. Hinsichtlich ihres Inhalts und ihrer pathologischen Beurteilung sei auf die ausführliche, oben zitierte Monographie von Wallbach verwiesen.

---

[1] Pecoraro Mario: La presenza del ferro nei tessuti della palpebra dell'uomo. Ann. Oftalm. **55**, 49 (1927). — [2] Allen, E. v., u. Nelson W. Barker: Experiments with phenylhydrazine. III. Ann. int. Med. **1**, 683 (1928). — Althausen, T. L., u. W. J. Kerr: Hämochromatosis.

Der weitaus größte Teil der hier angeführten Untersuchungen, die sich
mit der Genese und den Bedingungen des Zustandekommens der
Siderosis befassen, haben zwar die Provenienz des eisenhaltigen Pigments,

Endocrinology **11**, 377 (1927). — Anschütz, W.: Über den Diabetes mit Bronzefärbung
der Haut, zugleich ein Beitrag zur Lehre von der allgemeinen Hämochromatose und der
Pankreasschrumpfung. Dtsch. Arch. klin. Med. **62**, 411 (1900). — Auscher, E., u. L. Lapicque: Einige chemische Untersuchungen über einen Fall von Diabetes mit Pigmentbildung. Kolloidales Eisenoxydhydrat. C. r. soc. Biol. **47**, 402 (1895). — Auscher u. J. Lapicque: Anhäufung von Eisenoxydhydrat im tierischen Organismus. Arch. de Physiol. **28**,
390 (1899) — Lokalisation des Rubigin, welches durch Injektion von Blut in das Peritoneum entsteht. C. r. Soc. Biol. Paris **50**, 185 (1898).
    Berencsy, G. v.: Histologischer und experimenteller Beitrag zur Kenntnis der
Naphtholvergiftung. Frankf. Z. Path. **30** (1924).
    Callender, G. R.: Haemochromatosis. Internat. Clin. **2**, 268 (1928).
    Eliascheff: Gibt es einen intravitalen Eisengehalt verkalkter Gewebe? Diss. Frei-
burg 1911. — Eppinger, Hans: Die hepato-lienalen Erkrankungen. Berlin 1920 —
Die Milz als Stoffwechselorgan. Zbl. Path. **31**, Erg.-H., 33 (1921).
    Floyd, F. P.: Chemical character of the pigment of the negro skin. J. chem. Soc.
Lond. **1**, 329 (1877).
    Gabbi, U.: Über die normale Hämatolyse mit besonderer Berücksichtigung der
Hämatolyse in der Milz. Beitr. path. Anat. **14**, 351 (1893). — Gamboroff: Unter-
suchungen über hämatogene Siderosis in der Leber. Virchows Arch. **188**, 469 (1907).
— Gamna, Carlo: Sur la clinique et l'étiologie de la splénogranulomatose sidérosique.
Sang **1**, 610 (1927). — Gaviot, J., R. Chevallier u. Badinaud: Eisen- und Kohle-
gehalt gewisser Organpigmente. C. r. Soc. Biol. Paris **105**, 18 (1903). — Gohrbardt:
Experimentelle Untersuchungen über die Veränderungen der Milz bei Bauchfellentzün-
dungen. Virchows Arch. **272**, 763 (1929). — Granel, F.: Recherches histologiques sur
le fer et le charbon du poumon. C. r. Soc. Biol. Paris **89**, 194 (1928). — Granel, F., u.
L. Hedon: Recherches expérimentales sur le fer du poumon des mammifères et sur la
formation du pigment mélanique. C. r. Soc. Biol. Paris **99**, 22 (1928).
    Henriques, V., u. H. Okkels: Histochemische Untersuchungen über das Verhalten
verschiedener Eisenverbindungen innerhalb des Organismus. Biochem. Z. **210**, 198 (1929).
— Hogenauer, Fritz: Zur Frage der ausgedehnten Eiseninkrustationen nach wiederholten Operationen der Gallengänge. Virchows Arch. **269**, 685 (1928). — Hueck, W.:
Über den angeblichen Eisengehalt verkalkter Gewebe. Zbl. Path. **19**, 774 (1908).
    Ishida Mitsuji: Über das Auftreten mikrochemisch nachweisbaren Eisens und
eisenhaltigen Pigments in quergestreiften Muskelfasern. Virchows Arch. **210**, 67.
    Jovannovits u. E. P. Pick: Beitrag zur Kenntnis der Toluylendiaminvergiftung.
Z. exper. Path. u. Ther. **7**, 185, (1910).
    Kahlden, C. v.: Beitr. path. Anat. **15**, 611 (1894). — Kraus, Erik Johannes:
Über ein bisher unbekanntes eisenhaltiges Pigment in der menschlichen Milz. Beitr.
path. Anat. **70**, H. 2, 234 (1922). — Kunkel, A. J:. Über das Vorkommen von Eisen
in Blutextravasaten. Hoppe-Seylers Z. **5**, 40 (1881).
    Laspeyros, R.: Über die Umwandlung subcutan injizierten Hämoglobins bei
Vögeln. Arch. f. exper. Path. **43**, 311 (1900). — Laveran, A.: Über das schwarze Pigment bei Paludismus. C. r. Soc. Biol. Paris **49**, 443 (1897). — Lipski, S.: Mikroskopische
Untersuchungen über die physiologische und pathologische Eisenablagerung im menschlichen und tierischen Organismus. Inaug.-Diss. Jurjew 1896 — Chem.-Ztg. **20**, Repet. 12,
130 (1896). — Lubarsch, O.: Anatomie der Milz. Handb. d. path. Anat. von Hencke-
Lubarsch I II. Berlin 1927.
    Malyschew, B.: Einige histologische Beobachtungen am isolierten Kaninchenohr.
Virchows Arch. **259**, 379 (1926). — Marchiafava, Ettore: Anemia emolitica con
emosinuria perpetua. Policlinico, sez. med. **35**, 10 (1928). — Marie: Semaine méd. **232**
(1895). — Mayer, E.: Über Malariapigment. Virchows Arch. **240**, 117 (1922). —
— Mays, K.: Über den Eisengehalt des Fuscins. Arch. f. Ophthalm. **39**, III, 89 (1893).
— Meinertz, J.: Beitrag zur Kenntnis der Beziehungen von Leber und Milz zur
Hämolyse. Z. exper. Path. u. Ther. **2**, 602 (1905). — Miura: Beitrag zur Kenntnis des
Melanins. Virchows Arch. **107**, 250 (1888). — Moroni, A.: Siderosis hepatica. Arch.
Sci. med. **17**, Nr 16 (1894).
    Naunyn, B.: Beitrag zur Pathologie der Leber und des Ikterus. Arch. f. exper.
Path. **21**, 41 (1886). — Neuda, P.: Experimentelle Eisenspeicherung und Cholesterin-
verfütterung bei Kaninchen im Hinblick auf das Erscheinen dieser Substanzen am Gaumen.

weniger aber die Bedingungen, die zu seiner Ablagerung in den Zellen selbst führen, in Betracht gezogen. Eine Reihe von Untersuchungen suchen auch dieses Problem von verschiedenen Gesichtspunkten aus in die Fragestellung

Wien. med. Wschr. 76, 722 (1926). — Neumann, E.: Beiträge zur Kenntnis der pathologischen Pigmente. Virchows Arch. 11, 25 (1888). — Nicod, J. L.: Essai d'analyse d'un pigment ferrique rare. Schweiz. med. Wschr. 54, Nr 8, 200 (1924).

Oudendal, A. J. F.: The iron-pigments in liver, spleen and kidneys. Meded. Dienst Volksgezdh. Nederl.-Indië 3, 166 (1926).

Parmentier u. Carrion: Untersuchung des Blutes und Bestimmung des Eisens in verschiedenen Organen in einem Falle von Bronze-Diabetes. C. r. Soc. Biol. Paris 49, 201 (1897). — Pautrier, L. M.: Beitrag zum Studium der Histophysiologie der Haut. Epidermoidaler cutaner Stoffwechsel und Hämosiderin. Ann. de Dermat. 1927, 393. — Peters, G.: Beobachtungen über Eisenablagerungen in den Organen bei verschiedenen Krankheiten. Dtsch. Arch. klin. Med. 32, 182 (1883).

Quincke, H.: Über das Verhalten der Eisensalze im Tierkörper. Arch. Anat. u. Physiol. 1868, 757 — Über Siderosis. Haller-Festschrift. Bern 1877 — Dtsch. Arch. klin. Med. 27, 194; 25, 567 (1880) — Zur Pathologie des Blutes. Ebenda 27, 194 (1880).

— Romanoff, Th.: Die Anwendung der mikrochemischen Eisenreaktion bei Sand- und Amyloidkonkretionen. Wratsch 1893, Nr 6, 152 — Jber. Tierchem. 24, 699 (1894).

Roque, G. J. Chalier u. L. Nove-Josserand: Hémolyse sidérogène (hémosidérose viscérale). Mém. 1. Exposé historique et critique. Mém. 2. Cas normaux. Anémies pernicieuses. Tuberculose. J. Physiol. et Path. gén. 15, 351—366, 373, 383 (1913) — Hémolyse sidérogène (hémosidérose viscérale). Mém. 3. Cirrhose du foie. Cas divers. Ebenda 15, 636 (1913). — Hémolyse sidérogène (hémosidérose viscérale). Mém. 4. Discussions pathogéniques. Considérations personnelles. Ebenda 15, 668 (1913). — Rössle, R.: Über die verschiedenen Formen der Eisenablagerungen in der Leber. Verh. dtsch. path. Ges. 1906, 157.

Schmidt, M. B.: Über die Verwandtschaft hämatogener und autochthoner Pigmente und deren Stellung zum sog. Hämosiderin. Virchows Arch. 115, 397 (1889) — Über Blutzellenbildung in Leber und Milz unter normalen und pathologischen Verhältnissen. Beitr. path. Anat. 11, 199 (1892) — Über Pigmentbildung in den Tonsillen und dem Processus vermiformis. Verh. dtsch. path. Ges. 11, 24 (1907) — Über Schwund des Eisens in der Milz. Ebenda 12, 271 (1908) — Hämorrhagie und Pigmentbildung. Erg. Path. 1, 637 (1896) — Über das Verhalten der Leber nach Milzexstirpation beim Menschen. Z. Geburtsh. 87, 261 (1924) — Eisenstoffwechsel und Milzausscheidung. Verh. dtsch. path. Ges. 17, 156 (1914). — Schuppisser, Heinrich: Über Eiseninkrustation der Bindegewebssubstanzen bei Hämochromatose und bei lokalen Blutungen. Virchows Arch. 239, 320 (1922). — Schurig: Über die Schicksale des Hämoglobins im Organismus. Arch. f. exper. Path. 41, 25 (1898). — Schwalbe, E.: Über Eisen in Carcinomzellen. Zbl. Path. 12, 874 (1901). — Seyderhelm, R., u. H. Tammann: Über die Blutmauserung. I. Mitt. Die Gallenfistelanämie des Hundes. Z. exper. Med. 57, 641 (1927) — Über die Blutmauserung. II. Mitt. Über die Beeinflussung der Gallenfistelanämie durch Bestandteile der Galle. Ebenda 66, 539 (1929) — Über die Blutmauserung. III. Mitt. Über die Gallenfistelanämie des erwachsenen Hundes und ihre Beeinflussung durch Kastration. Ebenda 66, 557 (1929) — Die Bedeutung der Galle für die Blutmauserung. Klin. Wschr. 6, 25 (1927). — Shimura, K.: Experimentelle Untersuchungen über die Ablagerung, Ausscheidung und Rückresorption des Hämoglobins im Organismus. Virchows Arch. 251, 464 (1924). — Sprunt, Th. P.: Calcium and iron incrustation and other lesions of the elastic tissue of the spleen and liver. J. of exper. Med. 14, 59 (1911). — Ssolowjew, A.: Über die Eisenablagerung in der Aortenwand bei Arteriosklerose. Virchows Arch. 256, 780 (1925). — Stieda, H.: Zbl. path. Anat. 4, 321. — Strasser, U.: Zur Hämosiderosefrage. Beitr. path. Anat. 70, 248 (1922). — Stühlen, A.: Über den Eisengehalt verschiedener Organe bei anämischen Zuständen. Dtsch. Arch. klin. Med. 54, 248 (1895). — Sumita Masao: Zur Frage der Eisenreaktion kalkhaltiger Gewebe, insbesondere der Knochen. Virchows Arch. 200, 220 (1910). — Sysak, N., u. P. Scheremet: Zur Morphologie des Fettes und des Eisenpigmentes bei Tumoren. Z. Krebsforsch. 26, 21 (1927).

Thorel: Eisenlunge und Eisenpigmentmetastase. Festschr. z. Eröffn. d. allg. Krankenhauses in Nürnberg 1898.

Wallbach, G.: Über die durch funktionelle Umstimmung des Organismus bewirkten Veränderungen des Eisenstoffwechsels. Z. exper. Med. 75, 387 (1931) — Über die Stellung der Milz bei der vitalen Farbspeicherung. Verh. dtsch. path. Ges. 23, 110 (1928). — Wassiljeff, A. M.: Über die Ablagerung von Fettsubstanzen und Eisenverbindungen in

einzubeziehen. So hat — um einige der hierher gehörigen Untersuchungen anzuführen — Margarete Hesse[1] untersucht, ob vital gefärbte Zellen noch Fe speichern können und gefunden, daß bei der chronischen Speicherung, besonders mit Carmin, in den mit Farbstoffen überladenen Zellen eisenhaltige und andere Pigmente in solchen Mengen auftreten können, daß die Carminablagerungen fast völlig verdeckt werden. Mit den Fragen der Zellaktivität als Voraussetzung für das Zustandekommen von Eisenablagerungen hat sich G. Wallbach[2,3] eingehend beschäftigt. Auf diese Untersuchungen wurde schon bei der Besprechung der physiologischen Siderosis hingewiesen.

Während bei den Untersuchungen, die das Eisen in den Organen histochemisch darstellten, wenigstens eine teilweise Differenzierung vom Hämoglobineisen möglich war, sagen jene Arbeiten nichts über den Eisengehalt der Organe aus, die diesen unter den verschiedensten Bedingungen nach Organveraschung feststellten, da ja Blut- und Eisenreichtum nicht vollständig auseinandergehalten werden kann.

Dies gilt von einem großen Teil der unten[4] angeführten Arbeiten, hinsichtlich deren Ergebnissen gleichfalls auf die pathologisch-anatomische Literatur (Wallbach: Zit. S. 935) verwiesen sei.

Zum Studium der Beziehung von Erythrocytenzerfall und Eisenspeicherung benutzte Fukui Tomio[5] verschiedene Saponine. Isaac und Maeckel beziehen die durch Saponine bewirkte Hämolyse nicht auf den Erythrocytenzerfall, sondern auf einen Reiz, der auf den hämatopoetischen Apparat ausgeübt wird. Um die Beziehungen zwischen Erythrocytenzerfall und Hämoglobinzerstörung darzulegen, prüfte Fukui Tomio an Kaninchen

der Milchkapsel und den Trabekeln. Virchows Arch. **247**, 640 (1924). — Wegener, H.: Über zwei Fälle von familiärer Hämochtomatose. Z. klin. Med. **107**, 113 (1928).

Zdarek, E., u. R. v. Zeynek: Zur Frage über den Eisengehalt des Sarkommelanins beim Menschen. Hoppe-Seylers Z. **36**, 493 (1902). — Ziegler u. Wolff: Histochemische Untersuchungen über das Vorkommen eisenhaltigen Pigments (Hämosiderin) in Milz und Leber der Haussäugetiere unter normalen und pathologischen Verhältnissen. Virchows Arch. **249**, 374 (1924). — Zorini, Omodei: Sulla „Splenogranulomatosi siderotica" di Gamna e le considette „micosi spleniche" degli autori francesi. Arch. Pat. e Clin. med. **7**, 121 (1928).

[1] Hesse, Margarete: Chronische Versuche mit vitaler Färbung beim Kaninchen. Z. exper. Med. **59**, 15 (1928). — [2] Wallbach, G.: Studien über die Zellaktivität. IV. Mitt. Histogenetische Untersuchungen über den Eisenpigmentstoffwechsel. Z. exper. Med. **63**, 426 (1928). — [3] Wallbach, G.: Über die durch funktionelle Umstimmung des Organismus bewirkten Veränderungen des Eisenstoffwechsels. Z. exper. Med. **75**, 378 (1931). — [4] Graanboom, J.: Zur chemischen Zusammensetzung menschlicher Organe in einigen pathologischen Zuständen. Diss. Freiburg 1881. — Bemmelen, J. v.: Eisengehalt der Leber in einem Falle von Leukämie. Hoppe-Seylers Z. **7**, 497, 509 (1882). — Stahel, H.: Der Eisengehalt in Leber und Milz bei verschiedenen Krankheiten. Virchows Arch. **85**, 26 (1882). — Dutton, Everett J.: Notiz über die Gegenwart von Eisen in Leber und in Milz in zwei Fällen von Malaria. J. of Path. **5**, 331 (1898). — Bosinelli: Das Eisen beim Frosch nach Exstirpation der Leber. Bull. Sci. med. Bologna **3** (1901). — Gierke, E. v.: Über den Eisengehalt verkalkter Gewebe unter normalen und pathologischen Bedingungen. Virchows Arch. **167**, 318 (1902). — Meinertz, J.: Beiträge zur Kenntnis der Beziehungen von Leber und Milz zur Hämolyse. Z. exper. Path. u. Ther. **2**, 602 (1906). — Hueck: Demonstration des Eisengehaltes im unfixierten osteomalacischen Knochen. Verh. dtsch. path. Ges. **15**, 474 (1912). — Muir, R., u. J. S. Dunn: Adsorption des Eisens aus den Organen nach Hämolyse. J. of Path. **20**, 1 (1916). — Goy, S., u. E. Wende: Zur Kenntnis des Mumifizierungsprozesses. Biochem. Z. **131**, 6 (1922). — Weber, O.: Über den Eisengehalt von Kindermilzen bei familiärem hämolytischem Ikterus und bei lymphatischer Leukämie. Mschr. Kinderheilk. **23**, 5, 484 (1922). — Kenzui, Kojima, u. Shinzo Kosaka: Das Eisen und Kupfer in verschiedenen Geweben bei einer akuten myeloischen Leukämie. Nagoya J. med. Sci. **5**, 71 (1930). — [5] Tomio, Fukui: Über den Einfluß von Saponinen auf den Eisenstoffwechsel und auf die Milz. Biochem. Z. **174**, 146 (1926).

die Veränderung des Eisenstoffwechsels, die nach täglich 2—3 g Saponin oder Sapotoxin eintraten. Bei einem Kaninchen von 2,5 kg Körpergewicht betrug die Länge der Milz etwa 6 cm, ihre Breite 0,7—1,2 cm. Der Eisengehalt wurde zu 0,225 gegenüber dem der Leber von 0,055 % gefunden. Durch siebentägige Saponinbehandlung wurde eine starke Hämoglobinverminderung erzielt, die nach Aussetzen der Saponininjektionen wieder anstieg. Der Eisengehalt in der Milz wurde erhöht gefunden, blieb aber in der Leber normal. Eine Vergrößerung der Milz war nicht feststellbar. In weiteren Versuchen wurde ein aus Quillajarinde dargestelltes Blutgift verwendet. Dieses erwies sich wirksamer als das verwendete Saponin. Eine tägliche Dosis von 1 mg führte in 6 Tagen zum Tode des Kaninchens. 1 mg pro Kilogramm bewirkte Vergrößerung der Milz auf das Doppelte, jedoch niemals eine Vergrößerung in dem von Isaac angegebenen Maße. Der Eisengehalt in der Milz und Leber war bei den zugrunde gegangenen Tieren stark gesteigert, nicht aber der in der Darmwand. Bei längerer Zufuhr des Quillajatoxins — aber nicht in letaler Dosis — war eine Milzvergrößerung nicht zu beobachten, dagegen war die Hämolyse und die Eisenanreicherung in der Milz stärker. Fukui Tomio schloß aus seinen Versuchen weiter, daß die Leber nur dann zum Eisenspeicher wird, wenn keine Milz vorhanden ist, die sonst normalerweise das Eisen speichert.

Einen gesteigerten Eisengehalt in der Leber und im Knochenmark bei meist vermindertem Hämoglobingehalt fand Sawanishi Kumasaburo[1] bei Tauben, bei welchen durch Fütterung mit poliertem Reis Beri-Beri erzeugt worden war. Auch bei C-Avitaminose wurde der Eisengehalt der Organe untersucht (Randoin und Michaux[2]). Es wurde gefunden, daß 100 g frisches Blut eines erwachsenen Meerschweinchens im Durchschnitt 40 mg (23—52) Eisen enthält, das sich im Verlaufe eines schweren, künstlich hervorgerufenen Skorbuts nur wenig zu verringern scheint. Die Milz, deren Gewicht starke Schwankungen (0,39—2,26) zeigt, schwankt auch sehr in ihrem Eisengehalte (0,17—0,76 mg). Gleiches gilt für die Milz der skorbutischen Tiere, deren Eisengehalt sich nicht merklich von dem der normal ernährten unterscheidet. Die Leber, deren Gewicht zwischen 14 und 29 g schwankt, enthält meist 2 mg Eisen. Beim skorbutischen Tiere ging dieser Eisengehalt vom 20. Tage an bedeutend zurück und erreichte schließlich im Durchschnitt einen Wert von 0,45 mg.

Osato Shungo und Sinryo Tanaka[3] prüften den Einfluß ultravioletter Strahlen auf den Eisengehalt der Organe bei 100 Meerschweinchen und Ratten, deren rasierte Rückenhäute mit der Quecksilberdampflampe 5—10 Minuten lang in einer Entfernung von 50—100 cm einmal wöchentlich bestrahlt wurde. Bei künstlich anämisch gemachten Tieren wurde unter dem Einfluß der Bestrahlung die Blutregeneration und der Eisengehalt der Organe untersucht. Es wurde eine raschere Blutregeneration als Folge der Bestrahlung gefunden. Milzexstirpation bewirkte Speicherung des Eisens in der Leber.

Kojima Kenzui[4], sowie S. Katsunuma und H. Nakamura[5], prüften

---

[1] Kumasaburo, Sawanishi: An analysis of the iron content of the organs of pigeons suffering from avitaminosis. Orient. J. Dis. Infants 3, 44 (1928). — [2] Randoin, L., u. A. Michaux: Variations de la teneur en fer du foie la rate et au sang, sous l'influence d'un régime d'éséquilibré par absence compèlte de vitamine antiscorbutique. C. r. Acad. Sci. Paris 185, 365 (1927). — [3] Shungo, Osato, u. Sinryo Tanaka: Eisen und Blutregeneration. I. Die Wirkung der Ultraviolettstrahlen auf Blutregeneration und Eisenstoffwechsel. Z. exper. Med. 65, 692 (1929). — [4] Kenzui, Kojima: Das Eisen in normalen und pathologischen Geweben und seine biologische Bedeutung. I—VII. Mitt. Nagoya J. med. Sci. 5, (1930—1931). — [5] Katsunuma, S. u. Nakamura, H. Distribution of Iron in Animal Tissues. Nagoya J. med. Sci. 6, 101 (1932).

den Eisengehalt verschiedener Organe normaler und gravider weißer Ratten. Die gefundenen Werte, die sich auf den Eisengehalt pro Gramm Trockensubstanz der betreffenden Organe beziehen, sind in der folgenden Tabelle zusammengestellt. Aus dieser ergibt sich im allgemeinen eine Abnahme des Eisengehaltes in den Organen während der Schwangerschaft. Nur im Uterus fand sich während der Schwangerschaft mehr Eisen als beim normalen Tier. Die Vermehrung des Eisens im Uterus wird zur Oxydasereaktion, die von Katsunuma während der Gravidität beobachtet wurde und die normalen Tieren fehlt, in Beziehung gebracht.

Als Versuchstiere dienten drei ausgewachsene und drei trächtige weiße Ratten. Die Tötung durch Dekapitation bei den letzteren erfolgte kurz vor dem Werfen. Der Eisengehalt in den verschiedenen Organen der normalen und der trächtigen Ratten ist in der folgenden Tabelle 36 nach den Mittelwerten des Originals tabellarisch zusammengestellt. Hierbei ist lediglich der Fe-Gehalt pro 1 g Trockensubstanz der betreffenden Organe vermerkt, während sich im Original auch die Angaben für die Frischsubstanz finden. Selbst wenn man die analytischen Daten des Autors auf eine zulässige Stellenzahl reduziert, findet sich im allgemeinen eine deutliche Abnahme des Eisengehaltes in den Organen während der Schwangerschaft. Nur der Uterus enthält während der Schwangerschaft mehr Eisen als der des normalen Tieres. Die Vermehrung des Eisens im Uterus entspricht der von Katsunuma beobachteten Tatsache, daß in der Uterusmuskulatur während der Gravidität sich deutlich Oxydasereaktion zeigt, während sie normalerweise fehlt.

Tabelle 36. Eisengehalt verschiedener Organe bei normalen und trächtigen Ratten. (Mittelwerte.)

Gewebe	mg Fe pro 1 g normal	Trockensubstanz gravide	Gewebe	mg Fe pro 1 g normal	Trockensubstanz gravide
Leber . . .	0,9298	0,5896	Lunge . . .	0,3470	0,2164
Milz	1,3618	0,6865	Nebenniere .	0,0825	0,0552
Niere . . .	0,3865	0,1596	Ovarium . .	0,1667	0,0725
Pankreas . .	0,3682	0,2500	Uterus . . .	0,1996	0,3562
Herz	0,2992	0,2509			

Bedeutung der Milz für den Eisenstoffwechsel. Tedeschi[1] kam bei seinen Untersuchungen über den Eisengehalt verschiedener Organe bei normalen und entmilzten Tieren zu folgenden Ergebnissen:

Leber und Femur erwachsener, entmilzter Kaninchen und Meerschweinchen enthalten bei gleichem Gewicht eine größere Menge von Eisen als die der erwachsenen, normalen Tiere. Die Leber der Feten beider Tierarten enthält eine größere Eisenmenge als die Lebern der erwachsenen Tiere, besonders bei den Kaninchen; dasselbe gilt für die Leber der neugeborenen Tiere. Die Leber junger Kaninchen enthält bei gleichem Gewicht weniger Eisen als die von Feten und mehr als die von erwachsenen Kaninchen. Die Milz junger Kaninchen enthält relativ weniger Eisen als die von erwachsenen. Mit Zunahme des Alters wird dieses Organ eisenärmer. Die Milz erwachsener Meerschweinchen und Kaninchen ist unter normalen Umständen und bei gleichem Gewicht konstant das an Eisen reichste Organ. Das Blut normaler Tiere hat denselben Eisengehalt wie das der entmilzten Tiere. Das Blut erwachsener Meerschweinchen ist etwas reicher an Eisen als das Kaninchenblut. Die Milz, die Leber und

---

[1] Tedeschi, A.: Das Eisen in den Organen normaler und entmilzter Kaninchen und Meerschweinchen. Beitr. path. Anat. **24**, 544 (1898).

der Femur der Meerschweinchen sind bei gleichem Gewicht reicher an Eisen als die entsprechenden Organe der Kaninchen, was Leber und Femur betrifft, auch bei den entmilzten Tieren.

Gegen diese Befunde und ihre Deutung wendet sich Pana[1] auf Grund seiner Untersuchungen über den Eisengehalt der Leber beim Meerschweinchen nach Milzexstirpation.

Novi hat bei 2 Hunden, die lange Zeit ohne Milz lebten und mit Fleisch genährt wurden, weniger Eisen als normal in der Leber gefunden; diese Beobachtung war von Bedeutung, da Novi auch gezeigt hatte, daß Fleischfütterung den Fe-Gehalt der Leber steigert, und weil Tedeschi beobachtet hatte, daß er auch nach der Milzexstirpation zunimmt. Dieser Widerspruch in den Beobachtungen veranlaßte Pana zu seinen Versuchen, zumal er an der Richtigkeit der Beobachtung Tedeschis zweifeln zu müssen glaubt, der annahm, daß die Leber vikariierend für die Milz eintrete. Aber nach Vitali ist es Aufgabe der Leber, nur das zirkulierende Blutpigment zu verarbeiten und in Gallenpigment umzubilden; nach Anthren absorbieren und zerstören die Leberzellen das Hb in Gegenwart des Glykogens, aber das so veränderte Hb könne weder durch die Leberzellen noch durch andere Protoplasmen wieder aufgebaut werden. Der Fe-Gehalt der Leber sei kein Maßstab für seine blutbildende Tätigkeit. Für das Knochenmark ist eine blutbildende Tätigkeit histologisch wohl erwiesen, für die Leber aber — wenigstens im extrauterinen Leben — nicht. Tizzoni und Fileti haben gezeigt, daß nach Exstirpation der Milz eine Hämolyse stattfindet, freies Fe im Blute nachweisbar ist, aber die Leber unverändert bleibt. Hunter fand nach Milzexstirpation eine vorübergehende Hämolyse im gastrointestinalen Capillarbezirk, deren Produkte von den globulipheren Zellen direkt zur Leber gebracht werden. Gabbi hatte diese Beobachtung bei Meerschweinchen bestätigen können. Er sah die Vermehrung der globulipheren Zellen vom 8.—16. Tage ab und ihr Verschwinden im 3.—6. Monat nach der Operation. Pugliese und Luzzati sahen nach der Splenektomie Abnahme der Zahl der roten Blutkörperchen und des Hb.; Michelazzi zeigte, daß der traumatische Insult als solcher dabei nicht ohne Bedeutung ist. Somit sind alle Autoren darüber einig, daß die Splenektomie einen Zerfall des Blutes nach sich zieht, womit die Prämissen und die Schlußfolgerungen Tedeschis durchaus im Widerspruch stehen würden. Das Fe, das er gefunden und quantitativ bestimmt hat, ist also nicht als Ausfluß einer Hämatopoese, sondern der Hämatolyse aufzufassen. Ohne auf die Methoden, nach denen Tedeschi seine Bestimmungen gemacht hat, einzugehen, spricht Pana dessen Mittelwerten jede Bedeutung ab, da sie der Durchschnitt von viel zu weit auseinanderfallenden Einzelwerten sind (z. B. 0,24% als Mittel von 0,04, 0,14, 0,30, 0,83). Außerdem haben dieselben sehr verschiedene Bedeutung, je nach der Zeit, die seit dem Eingriff oder seit dem Tode des Tieres verflossen ist. Der Autor hat seine Versuche an Meerschweinchen gemacht. Er exstirpierte die Milz aseptisch in leichter Narkose. Nach der Operation erhielten die Tiere ganz das gleiche Futter wie vorher. Das Tier wurde dann nach Verlauf einer gewissen Zeit durch Verbluten getötet, die Leber herausgenommen und mit physiologischer Kochsalzlösung von der Vena cava aus durchspült, dann verascht und das Fe nach der Methode von Novi als Phosphat bestimmt. Bei normalen Meerschweinchen fand er einen Maximalgehalt von 0,154% und einen Minimalgehalt von 0,121%, im Durchschnitt 0,136%. Bei Tieren ohne Milz war der Eisengehalt verschieden, je nach der Zeit, die seit dem Eingriff verflossen war. Nach 11 Tagen war das Maximum 0,13, nach 20 und 45 Tagen 0,166 das Maximum, 0,122 das Minimum und 0,15% das Mittel. Nach 59 Tagen und 108 Tagen: Maximum 0,117, Minimum 0,068 und das Mittel 0,096%. Also hält sich der Fe-Gehalt zuerst auf der Norm, weil die Hämatolyse nicht unmittelbar auf die Operation folgt. Es bedarf einiger Tage, bis das Knochenmark in die Funktionen der Milz eintritt; der gastrointestinale Capillarbezirk tritt nach Gabbi erst am 8.—10. Tag in Funktion. Bis dahin beobachtete man dann auch in der Tat keine Veränderung im Fe-Gehalt der Leber. Eine konstante Zunahme desselben finden wir vom 20.—45. Tag, weil nun das vom Knochenmark und dem gastrointestinalen Capillarbezirk zerstörte Blut auf verschiedenen Wegen zur Leber gelangt, und hier wird das schon zerfallene Blutpigment noch weiter zersetzt und speist die Leber mit Fe. Dieses Fe soll innerhalb 2 Monaten vollkommen ausgeschieden werden, wahrscheinlich durch die Galle, die auch lange nach der Operation sehr Fe-frei ist. Etwa 2 Monate nach der Operation sinkt dann der Fe-Gehalt der Leber unter die Norm (0,096 statt 0,136%). Wenn man bei normalen Tieren das Blut durch Mittel zersetzt, die kein wichtiges Organ

---

[1] Pana: Die Schwankungen des Eisengehaltes der Leber beim Meerschweinchen nach Exstirpation der Milz. Soc. med. Chir. Bologna, Jan. 1901.

dauernd schädigen, dauert der erhöhte Fe-Gehalt so lange an, bis alles durch die Zerstörung des Blutes frei gewordene Fe wieder ausgeschieden ist, worauf der Fe-Gehalt wieder auf die Norm zurückkehrt. Hier aber sehen wir ihn unter die Norm sinken, ganz offenbar in Zusammenhang mit dem Fehlen der Milz, weil nach Überwindung der ersten Folgen des Eingriffes, dem Aufhören des Einflusses des gastrointestinalen Capillarbezirkes und des nun voll funktionierenden Knochenmarks das täglich durch den Zerfall alter Blutkörperchen frei werdende Fe durch den ganzen Organismus geschleppt wird, ehe es zur Leber gelangt und hier vielfach von anderen Organen aufgehalten werden kann, wie vom Knochenmark, den Lymphdrüsen usw. Da diese aber andere hämolytische Eigenschaften haben als die Milz, kann es geschehen, daß sie weniger Fe in der Zeiteinheit zur Leber schicken, als es die Milz getan hätte.

Der Kern der Beobachtungen Panas ist somit folgender: Der Fe-Gehalt der Leber des Meerschweinchens nach der Exstirpation der Milz schwankt in dreierlei Weise: in einer ersten Periode ist der Eisengehalt etwa normal, in einer zweiten ziemlich gesteigert, endlich in der dritten bedeutend herabgesetzt; da die Steigerung der zweiten Periode und das Hochbleiben in der ersten Periode nur auf vorübergehende Verhältnisse zurückzuführen sind, kann man sagen, daß die Splenektomie eine bedeutende Herabsetzung des Fe-Gehaltes der Leber zur Folge hat.

Die in der eben erwähnten Arbeit von Pana zitierten Befunde von Pugliese[1] basieren auf dessen Untersuchungen, bei denen er einerseits normalen, andererseits entmilzten Hunden Blut in die Vena jugularis oder in die Vena portae injizierte. Sowohl beim normalen als auch beim entmilzten Hunde fand er stets eine bedeutend geringere Eisenmenge, wenn die Injektion in die Milzvene erfolgte. Wurde die gleiche Blutmenge pro Kilogramm Körpergewicht in die Vena jugularis normaler und entmilzter Hunde injiziert, dann fand er weniger Eisen in der Leber der milzlosen Tiere. Diesen Befund deutet Pugliese so, daß die Zerfallprodukte der roten Blutkörperchen sich dann in anderen Organen (Knochenmark) ablagern, so daß viel weniger von dem Hämoglobin in der gleichen Zeit zur Leber gelangen kann.

Gambarati[2] hat an Winterfröschen Milzexstirpation vorgenommen unter möglichster Vermeidung von Blutverlusten. Nach der Operation wurden die Tiere in feuchten Kammern (Zinkkästen) gehalten, die alle zwei Tage ausgewaschen wurden. Die Eisenbestimmung erfolgte in der Asche der Tiere. Untersuchungen über den Eisengehalt dieser Frösche ergaben Werte von 0,036 bis 0,0387 % ihres Körpergewichtes. Im Darminhalt fand sich stets eine geringe Fe-Menge. Nach Exstirpation der Milz wurde der Eisengehalt des Körpers niedriger gefunden, als es dem geringen Eisenverlust als Folge der Organentfernung entsprechen würde. Der Darminhalt der milzlosen Frösche enthielt kein Eisen, woraus geschlossen wird, daß bei diesen Tieren keine Eisenausscheidung in den Darm erfolgt, falls man nicht eine Wiederresorption aus dem Darm annehmen will. Nach Verlauf von 2 Monaten nach der Exstirpation wurde der Eisengehalt bei den Fröschen wieder höher gefunden, was als Folge der Wiederresorption vorher ausgeschiedenen Metalls gedeutet wird.

Aus diesen Versuchen müßte man somit folgern, daß die Funktionsstörung im Eisenstoffwechsel, die auf die Milzexstirpation zurückgeführt wird, später

---

[1] Pugliese, A.: Das Eisen der Leber nach Einspritzung heterogenen Blutes in die Vena jugularis oder die Vena portae bei normalen und milzlosen Hunden. Bull. Sci. med. Bologna 1901 — Die Milz als Organ des Eisenstoffwechsels. Zbl. Physiol. 25, 1011 (1912) — Die Milz als Organ des Eisenumsatzes. Arch. ital. de Biol. (Pisa) 1913, 57—86. — [2] Gambarati, V.: Einfluß der Milzexstirpation auf den Eisengehalt des Organismus. Soc. med. Chir. Bologna 1901 — Das Eisen bei entmilzten Fröschen. Arch. Farmacol. sper. 1, 186 (1902).

wieder behoben wird, was nur durch die Übernahme der der Milz zugeschriebenen Funktion durch andere Organe erklärt werden könnte.

Ausgedehnte Untersuchungen über die Bedeutung der Milz als Organ des Eisenstoffwechsels wurden von Leon Asher und seinen Mitarbeitern ausgeführt. Die Ergebnisse dieser Arbeiten seien im folgenden kurz zusammengefaßt.

Bei der Messung der täglichen Eisenausscheidung entmilzter, sonst aber normaler Hunde wurde diese von Asher und Grossenbacher[1] im wesentlichen größer gefunden als bei normalen Hunden. Die gesteigerte Eisenausscheidung wurde sowohl bei fleischgefütterten als auch bei hungernden nachgewiesen. Die größte tägliche Ausscheidung bei normalen Tieren betrug 11,2 mg, bei milzlosen 29,22 mg Fe, die geringste bei milzlosen Hunden 16 mg. Auch 5 Monate nach der Milzexstirpation war die gesteigerte Fe-Ausscheidung noch nachweisbar. Aus diesen Befunden wird geschlossen, daß die Milz als Organ des Eisenstoffwechsels das immer mehr frei werdende Eisen im Organismus zurückhält, um es für weitere Wiederverwendung zu speichern.

Ähnliche Untersuchungen hat weiter Asher mit Zimmermann[2] ausgeführt. Sie fanden die schon früher festgestellte vermehrte Ausscheidung nach Milzexstirpation auch noch im 10. und 11. Monat nach der Entfernung des Organs, woraus geschlossen wurde, daß eine Kompensation der durch die Milzexstirpation hervorgerufenen Stoffwechselstörung nach fast einem Jahre noch nicht erfolgte. Nach subcutaner Injektion von Eisen in Form von Ferrum tartaricum wurde eine Differenz zwischen normalen und entmilzten Tieren hinsichtlich Eisenausscheidung nicht gefunden. Bei Tieren mit einer durch Pyrodin hervorgerufenen Steigerung des Blutkörperchenzerfalls wurde die Eisenausscheidung sowohl bei normalen als auch bei entmilzten Hunden — bei diesen besonders erhöht gefunden. Ein durch ungenügende oder fehlende Eisenernährung bewirkter Zerfall von Körpereiweiß verursache sowohl bei normalen, aber in noch wesentlich höherem Maße auch bei den entmilzten Tieren eine starke Vermehrung der Eisenausscheidung.

Die Ursache des Widerspruches, daß einige Autoren bei entmilzten Tieren eine Abnahme von Blutkörperchenzahl und Hämoglobin fanden, andere dagegen nicht, glaubt Asher auf Grund der gemeinsam mit H. Vogel[3] durchgeführten Untersuchungen darin zu sehen, daß die ersteren den Tieren eisenarme, die letzteren dagegen eisenreiche Kost verabreichten. Die Kompensationsvorgänge nach Milzexstirpation wurden von Asher und Sollberger[4] studiert. Auf diese Frage wird im Zusammenhang mit der Bedeutung der Milz für die experimentelle Anämie näher eingegangen werden.

Aus den Untersuchungen, die Asher und seine Mitarbeiter über die Bedeutung der Milz als Organ des Eisenstoffwechsels durchgeführt haben, folgerte Asher[5] zusammenfassend, daß die wesentlichste Aufgabe der Milz darin bestehe, den Eisenstoffwechsel nach der Richtung hin zu regulieren, daß das im

---

[1] Asher, L., u. H. Grossenbacher: Beiträge zur Physiologie der Drüsen. XI. Mitt. Untersuchungen über die Funktion der Milz. Biochem. Z. 17, 78 (1909). — [2] Asher, L., u. R. Zimmermann: Beiträge zur Physiologie der Drüsen. XII. Mitt. Fortgesetzte Beiträge zur Funktion der Milz als Organ des Eisenstoffwechsels. Biochem. Z. 17, 297 (1909). — [3] Asher, L.: Die Funktion der Milz. Dtsch. med. Wschr. 1911, 1252. — Asher, L., u. H. Vogel: Beiträge zur Physiologie der Drüsen. XVIII. Mitt. Fortgesetzte Beiträge zur Funktion der Milz als Organ des Eisenstoffwechsels. Biochem. Z. 43, 386 (1912). — [4] Asher, L., u. H. Sollberger: Beiträge zur Physiologie der Drüsen. XIX. Mitt. Fortgesetzte Beiträge zur Lehre von der Funktion der Milz als Organ des Eiweißstoffwechsels. Über die Kompensationsvorgänge nach Milzexstirpation. Biochem. Z. 55, 13 (1913). — [5] Asher, L.: Über die Bedingungen der Blutbildung und des Eisenstoffwechsels. Med. Klin. 21, 1905 (1925).

Stoffwechsel freiwerdende Metall dem Organismus erhalten werde, um es im Bedarfsfalle zur Wiederverwendung zur Verfügung zu stellen. Insbesondere die gesteigerte tägliche Ausscheidung im Kot nach Milzexstirpation bietet die Grundlage für diese Schlußfolgerung.

Die Untersuchungen von Asher und seinen Schülern waren weiterhin nochmals Gegenstand von Untersuchungen über die Milz als Organ des Eisenumsatzes durch Pugliese[1]. Seine Untersuchungen, aus denen hervorgeht, daß der Milz die Funktion zukommt, das Metall aufzunehmen, um es dann der Leber zuzuführen, deren Zellen daraus den Gallenstoff bereiten, wurden im Pharmakologischen Institut zu Bologna weitergeführt; dort fand Pandolfini bei Hunden, Meerschweinchen und Vögeln eine Eisenablagerung in der subkapsulären Zone der Milz. Eine Fortsetzung dieser Untersuchungen stellen die bereits oben zitierten Arbeiten von Pana und Gambarati dar.

O. Rott[2] hat bei einem 26jährigen Manne, dem vermutlich wegen familiärer Splenomegalie und hämolytischem Ikterus die Milz exstirpiert worden war, bei gering erhöhter Erythrocytenzahl und wenig vermehrtem Hämoglobingehalt Anisocytose der roten Blutkörperchen festgestellt. Eine große Anzahl der Erythrocyten enthielt 1—2 runde, stark lichtbrechende Einschlüsse, die für Jollykörper gehalten wurden, die nach der Annahme Eppingers auch als Folge der Milzexstirpation auftreten können[3]. Sie waren pro Kubikzentimeter Blut in etwa 2000 Erythrocyten enthalten. Bei diesem Patienten sowie bei einem zweiten, bei welchem wegen Milzruptur dieses Organ entfernt worden war, wurde auch die Eisenausscheidung untersucht. Der Splenektomierte wies eine vermehrte Eisenausscheidung auf, während der andere normale Eisenausscheidungsverhältnisse zeigte. Rott vermutet, daß die vermehrte Knochenmarktätigkeit in diesem Falle eine Verminderung der Eisenausfuhr bewirkte oder daß andere eisenspeichernde Organe für die exstirpierte Milz eingetreten sind.

Pepper und Austin[4] fanden in einem Falle von Splenektomie wegen perniziöser Anämie, 14 Tage nach der Operation, eine Zunahme der Stickstoffretention Abnahme der Harnsäureausscheidung, Abnahme der Eisenausscheidung und der Urobilinausscheidung.

Bei den Untersuchungen von Dubin und Pearse[5] blieb bei einer chronischen, durch Infektion mit Trypanosoma equipudum hervorgerufenen Anämie des Hundes die sich in normalen Grenzen bewegende Eisenausscheidung in den Faeces und die etwas stärkere Speicherung in Leber und Milz nach Splenektomie unbeeinflußt. Veränderungen des Stoffwechsels waren überhaupt durch diese Art von Anämie nicht zu erzielen. Bei Vorhandensein einer Gallen-Ureterfistel wurde der Eisengehalt des Galle-Harn-Gemisches nicht größer gefunden als der des Harns allein. Dagegen war bei diesen Tieren eine starke Eisenspeicherung in der Milz nachzuweisen, für die aber keine Erklärung gegeben werden konnte. K. Helly[6] studierte u. a. auch den Einfluß der Milz auf den Eisenhaushalt und fand Abbau der roten Blutkörperchen in der Milz-

[1] Pugliese, A.: Die Milz als Organ des Eisenumsatzes. Arch. ital. der Biol. (Pisa) 57, 86 (1912). — [2] Rott, O.: Über merkwürdige Erythrocyteneinflüsse bei einem Falle von Milzexstirpation. (Zugleich ein Beitrag zur Kenntnis des Eisenstoffwechsels.) Z. klin. Med. 76, 23 (1912). — [3] Eppinger, H.: Die Milz als Stoffwechselorgan. Zbl. Path. 31, 554 (1921). — [4] Pepper, O. H., u. J. H. Austin: Metabolism studies before and after splenectomy in a case of pernicious anaemia. Arch. int. Med. 18, 131 (1916). — [5] Dubin, H., u. R. M. Pearce: Die Ausscheidung des Eisens und seine Verteilung in Leber und Milz bei experimenteller Anämie. J. of exper. Med. 25, 675; 27, 679. — [6] Helly, K.: Die Milz als Stoffwechselorgan. Zbl. Path. 31, Erg.-H. 6 (1921).

pulpa unter Freiwerden von Eisen, das in der Milz aufgespeichert wird. Die Untersuchungen führten ihn jedoch zu dem Schluß, daß sichere Angaben über einen zu erwartenden Eisengehalt in der Milz nicht zu machen sind. P. Chevallier[1] fand histologisch bei entmilzten Tieren (Tauben und Meerschweinchen) stärkere Eisenablagerungen in der Leber als bei normalen Tieren und weiterhin, in Übereinstimmung mit den Untersuchungsergebnissen von Asher, vermehrte Eisenausscheidung. Dieser folgt dann eine Vermehrung der Makrophagen in Leber, Niere, Darm und Lymphknoten, die dann vicariierend die Milz ersetzen.

Eingehende Untersuchungen über die Bedeutung der Milz im Stoffwechsel hat Ernst Lauda[2] ausgeführt. Er gelangte zu dem Schluß, daß es bisher weder auf chemischem noch auf histochemischem Wege gelungen sei, zu entscheiden, inwieweit die Entfernung der Milz die Verteilung des Eisens im Körper und seine Ausscheidung beeinflußt. Lauda hatte schon in früheren Versuchen nachgewiesen, daß Ratten nach der Splenektomie nicht selten an einer akut einsetzenden infektiösen, oft tödlichen Anämie erkrankten. Er untersuchte nunmehr, ob die bereits von Lephene beobachtete Eisenablagerung in der Leber milzloser Ratten eine Folge der Splenektomie oder eine Folge der infektiösen Erythrocytenzerstörung sei. Zur Lösung dieser Frage wurde der Eisengehalt der Organe von infektiös erkrankten und nicht erkrankten milzlosen Ratten untersucht. 19 splenektomierte und unter Anzeichen von schwerer Anämie zugrunde gegangene Tiere zeigen histochemisch folgende Veränderungen im Eisengehalt der Organe. Die Kupfferschen Sternzellen der Leber gaben ausnahmslos eine positive Eisenreaktion (Turnbullblau-Reaktion nach Perls). In der Niere enthielten die Tubuli contorti 1. Ordnung ebenfalls Eisen, jene zweiter Ordnung sowie die Henleschen Schleifen waren eisenfrei. Lunge und Knochenmark enthielten kein Eisen. Die Organe von milzlosen Ratten, welche an der infektiösen Anämie nicht erkrankten, enthielten dagegen entweder überhaupt kein histo-chemisch nachweisbares Fe oder nur in so geringer Menge, wie man es auch bei normalen, nicht entmilzten Tieren findet. Daraus schließt Lauda, daß für die Eisenablagerung in den Organen nicht die Splenektomie als solche, sondern die sich oft daran anschließende infektiöse Anämie in Betracht kommt. Im gleichen Sinne wird der Befund gedeutet, daß normale Ratten, die an der infektiösen Anämie zugrunde gehen, in ihren Organen einen gleichen Grad von Siderose aufweisen. Auch nach Zufuhr von Eisenpräparaten konnte hinsichtlich der Eisenablagerung kein Unterschied zwischen entmilzten und nicht entmilzten Ratten gefunden werden. Auf Grund aller dieser Ergebnisse gelangt Lauda zu der Schlußfolgerung, daß die Frage der Beeinflussung des Eisenstoffwechsels durch die Milz noch nicht als gelöst betrachtet werden kann.

Auch Pearc, Krumbhaar und Frazier[3] konnten nach Milzexstirpation nicht immer eine gesteigerte Eisenausscheidung nachweisen; ebenso fand Irger[4] bei der Untersuchung des Eisengehaltes in Harn, Kot, Galle und Blut vor und nach der Milzexstirpation bei zwei Hunden keinen Unterschied, was ihn zu dem Schlusse führte, daß die Milzexstirpation auf den Eisenstoffwechsel ohne Einfluß sei.

---

[1] Chevallier, P.: Die Milzfunktion. Presse méd. **31**, Nr 63, 691 (1923). — [2] Lauda, Ernst: Zur Frage des Einflusses der Milz auf den Eisenstoffwechsel. Wien. Arch. inn. Med. **11**, 293 (1925). — [3] Pearce, Krumbhaar u. Frazier: Spleen and Anemia. Philadelphia and London. 1917. — [4] Irger, Jaques J.: Zur Frage des Eisenstoffwechsels im tierischen Organismus nach der Milzexstirpation. Biochem. Z. **169**, 417 (1926).

Die eben erwähnten Untersuchungen veranlaßten Asher und Nakayama[1], neuerliche Untersuchungen über die Eisenausscheidung vor und nach der Milzexstirpation durchzuführen. In längeren Versuchsperioden wurde an zwei Hunden die Eisenausscheidung im Kot mit der Titanmethode bestimmt, und zwar einerseits im Hungerzustand, andererseits bei eisenarmer und bei eisenreicher Ernährung. Bei einem der beiden Hunde blieb die Eisenausscheidung durch die Milzexstirpation unbeeinflußt, beim anderen war sie deutlich erhöht. Bei hinreichend eisenarmer Ernährung wurde die tägliche Eisenausscheidung ganz gering gefunden, nahm aber im Hungerzustand bedeutend zu. (Zur Beurteilung einer Steigerung der Eisenausscheidung im Hunger [auch bei normalen Tieren] sei auf die Untersuchungen von Wend und Lintzel im Abschnitt über die Resorption S. 851 und im Abschnitt über die Ausscheidung des Eisens im Kot S. 1021f. verwiesen.)

Weiter hat dann Asher zusammen mit Scheinfinkel[2] die Einwendungen Laudas durch neue Experimente zu widerlegen versucht. Meerschweinchen wurden nach Exstirpation der Milz nicht anämisch wie die Ratten, hatten aber schon 3 Tage nach der Entmilzung eine Steigerung des Eisengehaltes der Leber, durchschnittlich bis 60 %, woraus auf eine schnelle Kompensation im Sinne einer Substitution der Milz durch die Leber geschlossen wird. Durch diesen Befund scheinen Asher die oben angeführten Widersprüche widerlegt. Weiter hat Asher mit Yuzuru Tominaga[3] die Abhängigkeit des Stoffwechsels von Milz und Ovarien untersucht. Gegen die Erklärung, die von Asher und seinen Mitarbeitern für ihre Befunde gegeben wurde, machte dann Lauda[4] geltend, daß die Eisenanreicherung auf ein Virus zurückzuführen sei, welches durch die Splenektomie aktiviert werde, dadurch zu einer schweren hämolytischen Anämie und in weiterer Folge zu einer starken Ablagerung in verschiedenen Organen führen soll. Die Entmilzung würde dabei nur insofern eine Rolle spielen, als sie die Haftung des Virus ermöglicht. Lauda ist nun der Ansicht, daß diese hämolytische Anämie auch in den Versuchen von Asher und Tominaga als Ursache der Erhöhung des Eisengehaltes der Leber anzusehen sei.

Diese Untersuchungen wurden dann von Lauda und Haam[5] fortgeführt. Sie ergaben wiederum, daß eine chemisch faßbare Eisenanreicherung in der Leber milzloser Ratten ausschließlich auf der infektiös-anämisch bedingten Störung der Blutmauserung beruhe. Eine unmittelbare Wechselwirkung zwischen Milz und Leber im Sinne einer kompensatorischen Regelung des Eisenstoffwechsels bestehe nicht. Trotzdem müsse aber der Milz als dem Hauptvertreter des reticulo-endothelialen Systems (s. S. 976) beim Eisenumsatz eine wichtige Rolle zuerkannt werden. Für die Beurteilung der chemischen und histochemischen Eisenanalyse ist es von Wichtigkeit, daß auch diese Untersuchungen zu dem Schluß führten, daß das histologische Bild kein

---

[1] Asher, L., u. Nakayama: Beiträge zur Physiologie der Drüsen. LXVII. Mitt. Erneute Untersuchungen über die Milz als ein Organ des Eisenstoffwechsels. Biochem. Z. **151**, 119 (1924). — [2] Asher, L., u. N. Scheinfinkel: Beiträge zur Physiologie der Drüsen. 100. Mitt. Fortgesetzte Untersuchungen über die Funktion der Milz als eines Organs des Eisenstoffwechsels. Biochem. Z. **176**, 341 (1926). — [3] Asher, L., u. Yuzuru Tominaga: Beiträge zur Physiologie der Drüsen. LXXV. Mitt. Untersuchung über den Eisenstoffwechsel in seiner Abhängigkeit von Milz und Ovarien. Biochem. Z. **156**, 418 (1925). — [4] Lauda: Wien. Arch. inn. Med. **13**, 189 (1926). — [5] Lauda, E., u. E. Haam: Zur Frage des Einflusses der Milz auf den Eisenstoffwechsel. III. Mitt. Z. exper. Med. **58**, 322 (1927) — IV. Mitt. ebenda **62**, 137 (1928) — Über ein neues, durch Splenektomie auslösbares Krankheitsbild bei weißen Mäusen. Ebenda **60**, 384 (1928).

sicheres Urteil über die quantitativen Verhältnisse der Eisenablagerung in den Organen gestattet. Bei Tauben fanden die Autoren
nur in der ersten Woche nach Entmilzung eine histologisch und chemisch quantitativ nachweisbare Vermehrung des Lebereisens, die auf die Blutung bezogen
wird, welche bei der Splenektomie kaum vermeidbar sei. Die Autoren kommen
auf Grund ihrer Untersuchungen zu dem Schluß, daß die Annahme Ashers
und seiner Mitarbeiter, daß die Leber an Stelle der Milz als eisenretinierendes
Organ trete, durch ihre Untersuchungen keine Bestätigung findet.

Asher und Neuenschwander[1] haben dann bei weiteren Untersuchungen
über die Eisenausscheidung nach Entmilzung gefunden, daß diese nicht
eindeutig sei und daß sie von der Tierart, sowie von der Ausbildung des
Kompensationsvermögens und der hierzu in Beziehung stehenden Neben-
bedingungen abhängig ist. Um diese Abhängigkeiten kennenzulernen, wurden
neuerliche Untersuchungen an Meerschweinchen ausgeführt, die mit den gerade
hinreichenden Mengen von Hafer und Rüben mit genau bestimmtem Eisengehalt gefüttert wurden. Die tägliche Eisenausscheidung betrug 1,2 mg; die
Exstirpation der Milz führte bei zwei Tieren zu einer geringfügigen Verminderung, bei einem zu einer Vermehrung. Diese beruhe nicht auf einer nach-
weislichen Anämie, sondern auf dem Fortfall der Milz, während die geringfügige Verminderung auf die früher von Asher nachgewiesene Überkompensation des Milzausfalles durch die Leber zurückzuführen sei. Es ist somit die
von Tier zu Tier verschiedene Kompensation bzw. Überkompensation bei der
Beurteilung der Eisenausscheidung und des Eisengehaltes der Leber nach Milzexstirpation zu berücksichtigen.

Cajetano Viale[2] fand u. a. als Folgen der Splenektomie eine typische
Chlorose, die er als durch eine Störung des Eisenstoffwechsels bedingt ansieht.
In neuerlichen Untersuchungen an Hunden hat E. Haam[3] die Frage nach dem
Einfluß der Milz auf den Eisenstoffwechsel durch genaue Analysen der Aus-
scheidung im Stuhl studiert. Die Untersuchungen führten zu dem Er-
gebnis, daß die Entfernung der Milz, entgegen den Befunden von Asher und
Nakayama und in Übereinstimmung mit der Mehrzahl der Autoren, keine
Steigerung der Eisenausscheidung im Stuhl bewirke.

(Hinsichtlich des Einflusses des Morbus Banti auf den Eisenstoffwechsel
und die daraus abgeleitete Schlußfolgerung über die Funktion der Milz und ihrer
Rolle im Eisenstoffwechsel vergleiche R. Bayer[4].)

Schließlich seien noch die Untersuchungen von M. B. Schmidt[5] erwähnt,
welcher weiße Mäuse durch mehrere Generationen hindurch bei sehr eisenarmer Reismilchkost gehalten hat. Bei diesen Untersuchungen, die hinsichtlich ihrer Bedeutung für die Erzeugung experimenteller Anämien infolge
Eisenmangel noch ausführlicher besprochen werden müssen, hatte sich u. a.
ergeben, daß in der Leber der eisenarm ernährten Tiere histologisch kein Eisen
nachweisbar war, während sich in der Milz körnige Ablagerungen fanden.
Daraus wird geschlossen, daß die Milz das einzige Organ des Eisenstoffwechsels
dieser Tiere darstelle.

---

[1] Asher, L., u. Fr. Neuenschwander: Beiträge zur Physiologie der Drüsen. Untersuchungen über den Eisenstoffwechsel vor und nach der Milzexstirpation bei Tieren mit
gut ausgebildeter Überkompensation. 112. Mitt. Biochem. Z. 190, 465 (1927). — [2] Viale,
Cajetano: Nuove vedute sulla fisiologia della milza. Boll. Soc. Biol. sper. 3, 185 (1928).
— [3] Haam, E.: Zur Frage des Einflusses der Milz auf den Eisenstoffwechsel. V. Mitt.
Z. exper. Med. 73, 83 (1930). — [4] Bayer, R.: Mitt. Grenzgeb. Med. u. Chir. 27, 311
(1914). — [5] Schmidt, M. B.: Bedeutung des Eisens für den Körper. Verh. physik.-med.
Ges. Würzburg, N. F. 54, 147 (1930).

Aus den vorstehenden Darlegungen geht hervor, daß viel Mühe aufgewendet wurde, die Frage zu beantworten, ob die Milz ein Organ des Eisenstoffwechsels sei und nach welcher Richtung hin sie diese Funktion entfaltet. Trotz der großen Zahl der darauf gerichteten Untersuchungen kann jedoch eine Antwort auf die gestellte Frage nicht gegeben werden; denn die Untersuchungsergebnisse sind einander sehr widersprechend, insofern, als bei einer Reihe von Untersuchungen nach Exstirpation der Milz eine Zunahme des Eisengehaltes der Leber, bei anderen wiederum eine Zunahme der Eisenausscheidung im Kot gefunden wurde, während wieder andere Untersuchungen nach keiner Richtung hin einen solchen Einfluß feststellen konnten.

Jede dieser drei Möglichkeiten ist denkbar; denn daß nach Wegfall eines eisenspeichernden Organs — und nach dieser Richtung hin ist wohl die Funktion der Milz eindeutig sichergestellt, wie insbesondere noch aus den folgenden Untersuchungen über die Zunahme des Eisengehaltes der Milz nach erhöhter Eisenzufuhr hervorgehen wird — entweder das jetzt nicht mehr von diesem Organ aufgenommene Eisen in einem anderen Organ abgelagert oder ausgeschieden werden muß, ist selbstverständlich. Daß die Bedingungen, unter denen das eine oder andere geschieht, von den verschiedensten Umständen abhängen, geht aus den oben besprochenen Untersuchungen zur Genüge hervor. Die Bedingungen selbst jedoch konnten bisher nicht ausreichend erforscht werden. Die Feststellung, daß die Milz ein eisenspeicherndes Organ ist, sagt jedoch noch nichts aus über die Funktion dieses Organs im Eisenstoffwechsel; denn die letzte Antwort auf die Frage nach der Bedeutung dieses Organs kann erst dann gegeben werden, wenn nachgewiesen sein wird, ob es sich beim Milzeisen um eine Ablagerung des zur Ausscheidung bestimmten Eisens handelt oder ob dieses Eisen von hier aus den hämatopoetischen Organen als Baustein zugeführt wird oder sonstigen Stellen des Organismus, an denen es irgendeine andere Wirkung entfaltet. Schließlich wird noch nachzuweisen sein, ob hierbei der Milz selbst eine aktive Rolle zukommt.

Auf alle diese Fragen vermögen die bisher vorliegenden Untersuchungen noch keine eindeutige Antwort zu geben. Daß aber die Milz kein bloßes Filter ist, das die ihr zuströmenden Eisenverbindungen mechanisch zurückhält, sondern daß sie den verschiedenen Eisenverbindungen gegenüber ein gewisses elektives Verhalten zeigt, welches vielleicht mit den biologischen Milzfunktionen zusammenhängt, wird aus dem später noch zu besprechenden Verhalten gegenüber den dem Organismus von außen her zugeführten Eisenverbindungen hervorgehen.

Eisen im Zentralnervensystem. Ebenso wie in der Leber, Milz und Niere hat man auch im Gehirn unter normalen und pathologischen Bedingungen teils chemisch, teils auf histochemischem Wege den Eisengehalt bestimmt. Der weitaus größte Teil der Arbeiten bezieht sich auf histochemische Untersuchungen; diese hatten zum Ziele, die bei Hämorrhagien sowie bei Krankheiten, die mit allgemeinen Blutungen einhergehen, die im Zentralnervensystem (ZNS) auftretenden eisenhaltigen Pigmente zu untersuchen und u. a. auch aus der Beschaffenheit dieser Pigmente das Alter der Blutungen zu bestimmen. Diese Arbeiten, von denen die wichtigsten hier angeführt seien, stehen so zum Eisenstoffwechsel selbst in keiner unmittelbaren Beziehung[1].

---

[1] Zaleski, St.: Das Eisen der Organe bei Morbus maculosus Werlhofii. Arch. f. exper. Path. **23** (1886). — Dürck, H.: Beitrag zur Lehre zu den Veränderungen und der Altersbestimmung von Blutungen im Zentralnervensystem. Virchows Arch. **130** (1892). —

Eine Reihe von histologischen Untersuchungen des Gehirns hatte dann ergeben, daß unter normalen Bedingungen das Auftreten von eisenhaltigen Pigmenten im ZNS an bestimmten Prädilektionsstellen erfolgt und daß das Auftreten der Eisenreaktion im ZNS zu bestimmten Erkrankungen charakteristische Beziehungen haben soll.

Unter anderen[1] hat namentlich H. Spatz die Fragen der Beziehungen von Fe und ZNS unter normalen und pathologischen Bedingungen sehr eingehend bearbeitet.

Nicht nur bei Vornahme der Reaktion an makroskopischen Schnitten, sondern auch bei histochemischer Technik ergaben die Berlinerblau-, Schwefelammonium- und Turnbullblau-Methode deutliche Unterschiede im Eisengehalt der verschiedenen Hirnpartien. Untersuchungen an mehr als 100 Gehirnen von gesunden und geisteskranken Erwachsenen, Kindern, Feten sowie von Affen, Katzen, Hunden und Rindern ergaben ausnahmslos eine stark positive Reaktion in Globus pallidus und in der Substantia nigra. Etwas schwächer, später einsetzend und nicht so konstant war die Reaktion im Nucl. ruber, Striatum, Corpus Luysii und Nucl. dentatus cerebelli, wo sie auch gelegentlich nur makroskopisch nicht aber in 15μ dicken Mikrotomschnitten nachzuweisen war. Die Eisenreaktion ist also positiv in strukturell zusammengehörigen Hirnabschnitten. Lubarsch hat die Meinung vertreten, daß das im Gehirn vorgefundene Eisen aus dem Stoffwechsel des Blutes stamme. Dagegen spricht das Mißlingen eines Nachweises des Blutzerfalles im Gehirn, der Unabhängigkeit des Eisengehaltes im Gehirn von dem in Leber und Milz (keine Vermehrung des Gehirneisens bei Hämosiderosis der perniziösen Anämie) sowie die Eisenarmut des Gehirnes der Neugeborenen, deren Leber reichlich Eisen enthält (Schwarzfärbung mit Schwefelammonium). Eine Vermehrung des Hirneisens findet sich bei Fällen von amyostatischem Symptomenkomplex. Es ist sehr schwer, zwischen „Funktions-

Gierke, E. v.: Über den Eisengehalt verkalkter Gewebe unter normalen und pathologischen Bedingungen. Ebenda 167, 2 (1902). — Friedmann, M.: Hämorrhagie, Embolie, Thrombose. Handb. d. path. Anat. d. Nervensystems 1, 480 (1904). — Bonfiglio, F.: Über eisenhaltige Pigmente im Zentralnervensystem. Vortrag, geh. a. d. psych. Kongr. zu Peruggia 1911. Autoref. Z. Neur., Ref. u. Erg. 3, 718. — Claude, M. H., u. M. Loyez: Etudes des pigments sanguins et des modifications du tissu nerveux dans les foyers d'hémorragie cérébrale. Arch. Méd. exper. 24, 518 (1912). — Perusini, G.: Über einige eisengierige, nichtkalkhaltige Inkrustierungen im Zentralnervensystem. Fol. neurobiol. 6, 465 (1912).

[1] Hayashi, M.: Histologische Studien über Eisenreaktion an der paralytischen Großhirnrinde. Neurologia (Japan) 12, Nr 1, 2 u. 3 (1913); Ref.: Fol. neurobiol. 8, 638 (1914). — Guizetti, P.: Principali risultati dell'applicazione grossolana a fresco delle reazioni istochimiche del ferro sul sistema nervoso dell'uomo e di alcuni mammiferi domestici. Riv. Pat. nerv. 20, 5 (1915). — Rezza, A., u. A. Vedrani: Reperti istologici in un caso di paralysi generale giovanile. Riv. ital. Neuropat. 6, 254; Ref.: Fol. neurobiol. 8, 639 (1914). — Biondi, G.: Sulla presenza di sostanze aventi le reazioni istochimiche del ferro nei centri nervosi degli ammalati di mente. Riv. ital. Neuropat. 7, 439 (1914). — Lubarsch, O.: Zur Kenntnis der im Gehirnanhang vorkommenden Farbstoffablagerungen. Berl. klin. Wschr. 1917, 65 — Zur Kenntnis der Makrophagen (reticulo-endothelialen Systems). Verh. dtsch. path. Ges., Jena 1921, 63. — Odefey, M.: Untersuchungen über das Vorkommen fetthaltiger Körper und Pigmente in den nicht nervösen Teilen des Gehirns unter normalen und krankhaften Bedingungen. Arch. f. Psychiatr. 59, 10 (1918). — Spatz, H.: Über nervöse Zentren mit eisenhaltigem Pigment. Zbl. Neur. 25, 102 (1921) — Zur Eisenfrage, besonders bei der progressiven Paralyse. Ebenda 27, 121 (1921) — Zur Anatomie der Zentren des Streifenhügels. Münch. med. Wschr. 68, Nr 45, 1441 (1921) — Z. Neur. 77, 261 (1922) — Über die Stoffwechseleigentümlichkeiten in den Stammganglien. Ebenda 78, 641 (1922) — Untersuchungen über Stoffspeicherung und Stofftransport im Nervensystem. Ebenda 89, 130 (1924) — Untersuchungen über Stoffspeicherung und Stofftransport im Nervensystem. II. Metz, A.: Die drei Gliazellarten und der Eisenstoffwechsel. Ebenda 100, 428 (1926).

eisen, Aufbau- und Abbaueisen" zu unterscheiden. Am wahrscheinlichsten ist
es, daß es sich um einen Mehrbedarf an Eisen an Ort und Stelle handelt, welches
zur Funktion nötig ist. Die Eisenvermehrung in pathologischen Fällen wird
als ein Versagen der Fähigkeit, es verarbeiten zu können, aufgefaßt. Die Eisenspeicherung erscheint als ein Indicator von noch verborgenen Stoffwechselvorgängen, welche mit der spezifischen Funktion dieser Zentren in Zusammenhang stehen dürften. Hinsichtlich der Einzelheiten dieser Untersuchungen sei
auf die unten angeführten Mitteilungen von H. Spatz und insbesondere auf
dessen eigene Zusammenfassung der ganzen Frage über die Bedeutung des
Eisennachweises im ZNS unter pathologischen Bedingungen verwiesen.

Die Arbeiten von Spatz hatten eine große Anzahl von Nachuntersuchungen
zur Folge, die zum Teil auch weitere Tatsachen ermittelten und das Problem
erweiterten. Hierhergehörend seien angeführt[1]:

Die Bindungsart des Eisens in den Organen. In den vorstehenden Abschnitten wurde schon des öfteren darauf hingewiesen, daß das in den Organen

---

[1] Schmincke, A.: Diskussionsbemerkung. Zbl. Neur. **25**, 104 (1921). — Müller,
Max: Über physiologisches Vorkommen von Eisen im Zentralnervensystem. Z. Neur. **77**,
519 (1922). — Ganz, A.: Eisen im Gehirn. Brain **46**, 128 (1923). — Marinesco, G.,
u. St. Draganesco: Recherches sur le métabolisme du fer dans les centres nerveux.
Revue neur. **2**, 385 (1923). — Nicholson, F. M.: The changes in amount and distri-
bution of the iron-containing proteins of nerve cells following injury to their axones.
J. comp. Neur. **36**, 37 (1923). — Stein, Franz: Über den quantitativen Eisennach-
weis im extrapyramidal-motorischen Kernsystem beim Menschen. Z. Neur. **85**, 614 (1923).
— Wuth, O.: Über den Eisengehalt des Gehirns. Z. Neur. **84**, 474 (1923). — Cavallaro,
Vincenzo: Sulla presenza del ferro nel sistema nervoso di anemici perniciosi progressivi.
Pathologica (Genova) **16**, 450 (1924). — Ganz, A.: Beitrag zur Kenntnis des Aufbaus
des Nucleus dentatus aus zwei Teilen, namentlich auf Grund von Untersuchungen mit der
Eisenreaktion. Z. Neur. **93**, 750 (1924). — Lhermitte, Jean, Walter M. Kraus u.
Douglas McAlpine: On the occurrence of abnormal deposits of iron in the brain in
parkinsonism with special reference to its localisation. J. of Neur. **5**, 195 (1924). —
Ostertag, B.: Die Schnelldiagnose der Paralyse mittels der Eisenreaktion und das
Vorkommen von Hämosiderin bei anderen luetischen Hirnerkrankungen. Münch. med.
Wschr. **71**, 1467 (1924). — Peter, Guno: Über die Eisenreaktion bei Paralytikern,
angestellt an Hirnpunktionsmaterial. Münch. med. Wschr. **71**, 12 (1924). — Spatz,
Hugo: Zur anatomischen Schnelldiagnose der progressiven Paralyse mittels der Eisen-
reaktion. Münch. med. Wschr. **71**, 1645 (1924). — Mantero, Salvator: Ricerche sul
metabolismo del sistema nervoso. I. Ferro e ossidasi. Riv. Pat. nerv. **30**, 224 (1925).
— Pette, H.: Über den Eisengehalt der Hirnrinde und der Meningen bei syphilitischen
Erkrankungen des Zentralnervensystems. Münch. med. Wschr. **72**, 894 (1925). — Verciani,
Alessandro: Il ferro nel sistema nervoso centrale in condizioni normali e patologiche.
Rass. Studi psichiatr. **14**, 141 (1925). — Cowper, Eaves Elizabeth: A contribution
to the study of deposits containing calcium and iron in the brain. Brain **49**, 307 (1926).
— Herzenberg, Helene: Über Hämochromatose. (Mit besonderer Berücksichtigung
des Fe-Pigments im Gehirn.) Virchows Arch. **260**, 110 (1926). — Sheldon, J. H.: The
iron content of the tissues in haemochromatosis, with special reference to the brain.
Quart. J. Med. **21**, 123 (1927) — La richesse en fer des tissus dans l'hémochromatose, avec
une étude sur le cerveau. Ebenda Okt. **1927**. — Lehoczky, T. v.: Zur Frage der Eisenreaktion im Gehirn. II. Untersuchungen an paralytischen Gehirnen. Arch. f. Psychiatr. **85**,
229 (1928). — Meyer, A.: Experimentelle Erfahrungen über die Kohlenoxydvergiftung
des Zentralnervensystems. Z. Neur. **112**, 187 (1928). — Proescher, Frederic, u.
Albert S. Arkush: On the pathology of iron. J. Labor. a. clin. Med. **13**, 807 (1928). —
Zalka, Edmund v., u. Tibor v. Lehoczky: Zur Frage der Eisenreaktion im Gehirn.
I. Untersuchungen an normalen und nichtparalytischen Gehirnen. Arch. f. Psychiatr. **85**,
220 (1928). — Morawska, Wera: Über physiologisches Eisen in den subcorticalen Ganglien.
Ksiega Jubileuszowa Edwarda Flataua **1929**, 753—767 u. franz. Zusammenfassung 767—770
[Polnisch]. — Nitzescu, I., u. I. Georgescu: Über den Eisengehalt des Liquor cere-
brospinalis und des Humor aquaeus. C. r. Soc. Biol. Paris **105**, 751 (1930). — Hernandez,
Rafael: Gehalt des Gehirns an Eisen. (Sein normales und pathologisches Vorkommen.
Eine Übersicht.) Psychiatr. Quart. **5**, 95 (1931).

nachzuweisende Eisen entweder dem in den Organen enthaltenen Blute angehört, somit als Hämoglobineisen nur bei der Veraschung des Organs als Fe
erhalten werden kann, oder sich als gelöstes Eisen auf dem Wege zu den Zellen
der Organe oder aus diesen zu Ablagerungs- oder Ausscheidungsstätten befindet. Schließlich kann es als Depoteisen verschiedentlichster Herkunft (Nahrung, Blutzerfall) vorübergehend in den Organen abgelagert sein.

Wir haben schon oben darauf hingewiesen, daß eine Antwort auf die Frage
nach Herkunft und Bedeutung dieses Organeisens nur durch Feststellung verschiedener Eigenschaften einzelner Fraktionen des Organeisens möglich sein
dürfte und daß solche Fraktionen hinsichtlich Löslichkeit, reaktionellem Verhalten, Oxydationsstufe und Bindungsart unterschieden werden müßten. So
naheliegend eigentlich diese Fragestellung ist, so wurde sie doch im Gange der
Erforschung des Eisenstoffwechsels verhältnismäßig spät gestellt, und zwar zunächst überhaupt nicht zum Zwecke der näheren Differenzierung des Gewebseisens, sondern von der Frage ausgehend: Aus welchen Fe-Verbindungen bildet
der Körper das Hämoglobin. Mit dieser Frage hat sich eine ganze Reihe von
Untersuchungen beschäftigt, die teilweise mit den bereits besprochenen Arbeiten Bunges und Schmiedebergs zusammenhängen (s. S. 711ff.).

Die Vorstellungen, daß der Körper Verbindungen von der Art des Hämatogens, Ferratins usw. direkt resorbiert und sie ohne vorherigen Abbau
zu seinen Synthesen verwendet, stammen aus einer Zeit, in der die Stoffwechselvorgänge noch sehr wenig erschlossen waren. Diese Annahmen hatten zur Folge, daß verschiedene, im Körper nachgewiesene Verbindungen —
es sei hier nur an das Lecithin erinnert — als Arzneistoffe empfohlen wurden,
da man ihnen einerseits pharmakologische Wirkungen zuschrieb und sie
andererseits als „Bausteine" dem Körper zuführen zu müssen glaubte. So wurde
dann auch, vom Hämatogen und Ferratin ausgehend, eine ganze Reihe ähnlicher „organischer" Verbindungen dargestellt, auf die man die für das Hämatogen und das Ferratin angenommenen Wirkungen ganz einfach übertrug.
Für die Physiologie und Pharmakologie des Eisens haben diese
Untersuchungen jedoch heute nur mehr historische Bedeutung[1-3].

Wie schon oben (s. S. 712f.) ausgeführt wurde, waren insbesondere die Arbeiten von Salkowski und Sabattani[4] aufklärend über die Natur und die
physiologische sowie pharmakologische Bedeutungslosigkeit dieser Fe-Verbindungen der Organe.

Eine Reihe von Forschern hat sich mit der Untersuchung dieser aus Organen,
namentlich aus der Leber stammenden Eiseneiweißfraktionen der Organe befaßt und ihre Zugehörigkeit zu den Nucleoproteiden bzw. das Vorhandensein
von Fe in den Nucleoproteiden festgestellt; so Halliburton[5], Gilson[6],
Petit[7], Hammarsten[8], Levene und Alsberg[9]. Nach Salkowski[10] ist das

[1] Vay, F.: Über den Ferratin- und Eisengehalt der Leber. Hoppe-Seylers Z. 20,
478 (1895). — [2] Beccari, L.: Über anorganische Eisenverbindungen in der Leber.
Sperimentale 56, 412 — Arch. ital. de Biol. (Pisa) 38, 117 (1902). — [3] Cariani, A.:
Der Einfluß des Alters des Tieres auf den Ferratin- und Eisengehalt der Leber. Arch.
Farmacol. sper. 12, 400 (1903). — [4] Sabattani, L.: Ricerche farmacologiche sul ferro.
IX. La protoferrina e sostanzialmente dell'ossido idrato ferrico. Biochimica e Ter. sper.
12, 339 (1926). — [5] Halliburton, W. D.: The Proteids of kidney and liver cells. J.
of Physiol. 13, 807 (1892). — [6] Gilson, G.: On the affinity of nuclein for iron. Rep.
Brit. Assoc. adv. Sci. 1892, 778. — [7] Petit: Sur une Nucléine végétale. C. r. Acad. Sci.
Paris 116, 995 (1893). — [8] Hammarsten, O.: Zur Kenntnis der Nucleoproteide. Hoppe-
Seylers Z. 19, 19 (1894). — [9] Levene u. Alsberg: Zur Chemie der Paranucleinsäure.
Hoppe-Seylers Z. 31, 553 (1900). — [10] Salkowski, E.: Über die Bindung des Eisens im
Nucleoproteid der Leber. Hoppe-Seylers Z. 59, 19 (1909).

Eisen im Nucleoproteid so locker gebunden, daß es sich schon bei der Einwirkung ganz schwacher Natriumcarbonatlösungen in der Siedehitze vollständig abspaltet. Den Muskelproteiden sind wechselnde Mengen sehr eisenreicher Verbindungen beigemischt[1]. Scaffidi[2] fand in der Kaninchenleber 9,01 mg Fe pro 100 g Leber. Im Nucleoproteid der Leber fand er 0,18—0,44 % Fe, bei den mit paranucleinsaurem Fe behandelten Tieren im Maximum 1,1 %. Die Menge des im Nucleoproteid enthaltenen Eisens ist nicht genau der Gesamtmenge des in der Leber enthaltenen Fe proportional. Während das P immer ein konstanter Wert als Komponente des Nucleoproteids ist, schwankt der Fe-Wert. Wir dürfen wohl heute in diesen Eisenverbindungen das hauptsächlich als Eisenquelle für den Organismus in Betracht kommende Nahrungseisen sehen.

Für die Beurteilung der Bindungsart des Eisens in den Organen ist auch der Befund von Meyerhof und Lohmann[3] von Bedeutung, daß aus der Muskulatur ein eisenhaltiges Pyrophosphat extrahiert werden kann. Takahata[4] fand das Pankreasproteid sowie das aus Heringssperma hergestellte kaum Fe-haltig. Ein Milzproteid enthielt 1,031 % Fe, ein Leberproteid 0,1776 %, nach wiederholtem Umfällen 0,1177 %. Das Gesamteisen war als anorganisches Fe abzuscheiden.

Mehrfach wurden — ähnlich wie durch Marfori (s. S. 712) — auch durch andere Verfahren künstliche Eiseneiweißverbindungen hergestellt, von denen aus Schlüsse auf die Bindungsart des Eisens in den Organen gezogen wurden; so von Cavazzani[5]. Behandeln des Mucins der Schnecke oder des Mucoids des Glaskörpers des Ochsen führte zu einer Eisenverbindung, die dem von Siegfried aus der Muskulatur dargestellten Carniferrin ähnelt. Ähnlich wie aus der Leber wurden auch aus der Milz eisenhaltige Nucleoproteide gewonnen[6] (Fe-Gehalt 1,48—0,97 %). Außer den Fe-haltigen Nucleoproteiden wurden auch eisenhaltige Lipoide aus der Milz dargestellt[7]. In neuerer Zeit war auch das Bungesche Hämatogen wieder Gegenstand genauerer Analysen, die Th. Posternak zu Gemengen verschiedener phosphor- und eisenhaltiger Pigmente führten.

Schließlich seien noch einige Untersuchungen angeführt, die auch die Bindungsart des Eisens in den histochemisch in den Organen nachgewiesenen eisenhaltigen Pigmenten festzustellen suchen (Dastre und Floresco[8]).

Hueck[9] kam auf Grund mikrochemischer Untersuchungen zu einer Einteilung der im menschlichen Körper vorhandenen Pigmente. Trotz ihrer Unvollkommenheit lassen sich einige große Gruppen von Pigmenten scharf gegeneinander abgrenzen, so besonders das Hämosiderin, das Hämatoidin, Melanin und das sog. „fetthaltige Abnutzungspigment". Auf Grund der diese Pigmente charakterisierenden Reaktionen lassen sich auch andere Pigmente auf ihre Zugehörigkeit zu, oder Verschiedenheit von jenen Gruppen untersuchen. Dabei

---

[1] Vgl. auch Salkowski: Über eine phosphorhaltige Säure aus Casein und deren Eisenverbindung. Zbl. med. Wiss. 28, 865 (1900) — Über das Paranuclein aus Casein. Hoppe-Seylers Z. 32, 245 (1901). — [2] Scaffidi, V.: Über die Verteilung des Eisens in der Leber. Hoppe-Seylers Z. 54, 448 (1908). — [3] Meyerhof u. Lohmann: Notiz über die Extraktion von eisenhaltigem Pyrophosphat aus der Muskulatur. Biochem. Z. 203, 208 (1928). — [4] Takahata: Über den Eisengehalt der Nucleoproteide. Hoppe-Seylers Z. 136, 214 (1924). — [5] Cavazzani, E.: Mucoferrin. Arch. Farmacol. sper. 6, 396 (1907) — Arch. ital. de Biol. (Pisa) 50, 18 (1908). — [6] Capezzuoli, Cesare: Hoppe-Seylers Z. 60, 10 (1910). — [7] Burow, R.: Über das Vorkommen eisenhaltiger Lipoide in der Milz. Biochem. Z. 25, 165 (1910). — [8] Dastre, A., u. N. Floresco: Leberpigmente bei den Vertebraten. C. r. Acad. Sci. Paris 126, 1221 (1899) — Arch. de Physiol. 30, 209. — [9] Hueck, Werner: Pigmentstudien. Beitr. path. Anat. 54 (1912).

ergibt sich, daß aus dem Blutfarbstoff im allgemeinen im menschlichen Körper in histologisch nachweisbarer Form nur Hämosiderin und Hämatoidin entstehen, daß diese niemals auseinander hervor- oder ineinander übergehen, daß aber auch das Hämosiderin nicht in ein Pigment übergeht, das keine Eisenreaktion mehr gibt. Was als ein solches eisenfreies Pigment beschrieben worden ist, darf nicht aus dem eisenhaltigen Farbstoffkomplex des Blutes abgeleitet werden, sondern dürfte eine ähnliche Genese wie das Lipofuscin haben, also aus den lipoiden Stoffen hervorgehen. Ebenso ist das Hämofuscin nicht aus dem Blutfarbstoff, sondern aus den Lipoiden abzuleiten und richtiger Lipofuscin zu nennen. Es kommen zwar auch im menschlichen Körper Pigmente vor, die als Abbauprodukte des Hämoglobins auf einer Stufe stehen, auf der das Eisen in ihnen noch nicht mikrochemisch nachweisbar ist, wie vor allem das Malariapigment und die bekannten Formolniederschläge. Diese Pigmente sind aber durch bestimmte Reaktionen scharf von den übrigen Blutpigmenten zu trennen. Durch die Bestimmung des Eisengehaltes blutfreier Organe läßt sich nachweisen, daß das Eisen von einer für jedes Gewebe bestimmten geringen Menge an mikrochemisch nachweisbar wird und daß die Intensitität der mikrochemischen Reaktion parallel geht mit dem steigenden Eisengehalt der Gewebe. Die Ansicht, daß das mikrochemisch nicht nachweisbare Eisen organisch gebunden sei, ist nicht bewiesen und für viele Fälle falsch, da selbst bei fehlender mikrochemischer Eisenreaktion eine makroskopische Reaktion an Organstückchen möglich ist und da auch rein organische Eisensalze im Reagensglas unter gewissen Bedingungen nicht auf Eisenreagenzien reagieren. Es besteht Grund zu der Annahme, daß fast alles Organeisen nicht „fest", d. h. hämoglobinartig, sondern nur locker an Eiweiß- oder Fettsubstanzen gebunden ist. Auch das sog. „Lipoideisen" ist, wenn nicht ganz, so doch zum größten Teil eine lockere Bindung des Eisens an lipoide Stoffe.

Während somit die meisten der im vorstehenden besprochenen Untersuchungen über die eigentliche Natur des im Organismus vorhandenen Nichthämoglobineisens keinen Aufschluß bringen konnten, haben die erwähnten Untersuchungen von Hueck schon eine bessere Differenzierung im Auge, ohne sie indessen auch durchzuführen. Auch die schon in früheren Abschnitten mehrfach erwähnten Untersuchungen von Hall[1] haben das Problem und die Differenzierung der in den Organen vorhandenen Fe-Verbindungen schärfer umschrieben. Hall fand bei ganz jungen säugenden Mäusen keine durch mikrochemische Reaktionen nachweisbare Eisenverbindungen, obgleich die Analysen einen Gesamteisengehalt ergaben, der nicht wesentlich niedriger war als der erwachsener Tiere. Hall nahm daher an, daß das Eisen hier in sehr fester organischer Bindung vorhanden sein müßte und daß es durch die gewöhnlichen Fe-Reagenzien (Schwefelammon, Ferrocyankalium-HCl) nicht abgespalten werden kann, sondern nur nach Zerstörung. Hall kam auf Grund seiner später noch zu besprechenden Fütterungsversuche mit Fe zu dem Schluß, daß der Fe-Vorrat des Organismus aus zwei Teilen bestehe: ein Teil sei in fester organischer Bindung vorhanden, ähnlich wie im Hämoglobin und in anderen Protoplasmabestandteilen abgelagert, ein anderer Teil sei als anorganisches Eisen vorhanden oder doch in sehr lockerer Verbindung, aus der das Eisen leicht abgespalten werden kann.

Eine genauere Fraktionierung des Organeisens wurde von Starkenstein und Weden (Zit. S. 784) durchgeführt. Diese haben vor allem das

[1] Hall, W. S.: Über das Verhalten des Eisens im tierischen Organismus. Arch. f. Physiol. **49** (1896).

Hämoglobineisen der Organe von dem Nichthämoglobineisen getrennt und dieses wieder in einen wasser- und einen säurelöslichen Anteil geschieden; außerdem versuchten sie auch die Oxydationsstufe des Eisens der verschiedenen Organe zu erfassen.

Wie schon bei der Besprechung des Schicksals des Eisens im Blute näher ausgeführt wurde, wird selbst beim Digerieren von Blut mit heißer 5n-Salzsäure aus dem Hämoglobin kein Eisen abgespalten. Diese Feststellung ermöglichte es, das gesamte Nichthämoglobineisen aus den Organen durch Auskochen mit starker Salzsäure zu gewinnen. Bei den Versuchen von Starkenstein und Weden wurden die Organe mit 5n-Salzsäure aufgekocht, die erkaltete Lösung mit Trichloressigsäure enteiweißt und im Filtrat die Gesamtmenge des in den Organen enthaltenen anorganischen Eisens erhalten. Ebenso wie im Blute (s. S. 891) wurde nun auch in den normalen, ausgebluteten Organen von Kaninchen der normale Eisengehalt bestimmt. Dabei wurde darauf geachtet, ob sich das in den Organen enthaltene Eisen hinsichtlich seiner Löslichkeit fraktionieren läßt. Es wurden zuerst von Pohl als Organplasma bezeichnete Kaltextrakte mit physiologischer Kochsalzlösung hergestellt, die durch mehrstündiges Schütteln der Organe und nachfolgendes Zentrifugieren gewonnen wurden. Diese Organplasmen enthielten vorwiegend nucleoproteinartige Eiweißkörper und unter den Extraktivstoffen der Organe (wie Glykogen) auch Eisen. Eine zweite Fraktion wurde durch nachfolgende Behandlung der Organe mit $n/_{10}$-HCl gewonnen und die dritte durch schließliches Extrahieren mit 5n-HCl. Bei diesen Untersuchungen stellte sich nun heraus, daß in das Organplasma nur ein Teil des Eisens übergeht, daß aber auch mit der $n/_{10}$-HCl nicht das gesamte Nichthämoglobineisen aus den Organen extrahiert werden kann. Dies wird erst durch 2—5n-HCl möglich. Die quantitative Verteilung der auf diese Weise gewonnenen Eisenfraktionen aus Leber und Milz normaler Kaninchen ist aus der folgenden Tabelle ersichtlich.

Tabelle 37.
Anorganisch gebundenes Eisen in den Organen des normalen Kaninchens.

Gewicht der Tiere in g	Gewicht des frischen Organs in mg	Leber						Milz			
		Organplasma			in 5n-HCl löslich			Gewicht des frischen Organs in mg	in 5n-HCl löslich		
		mg	pro 100 g frisches Organ in mg	reduziert pro kg Körpergewicht in mg	mg	pro 100 kg frisches Organ in mg	reduziert pro kg Körpergewicht in mg		mg	pro 100 g frisches Organ in mg	reduziert pro kg Körpergewicht in mg
1750	77,3	0,93	1,2	0,53	4,0	5,2	**2,3**	1,35	0,43	31,8	**0,25**
3400	91,1				7,5	8,2	**2,2**	2,10	1,40	66,6	**0,41**

Einige wenige Bestimmungen wurden auch im Magen und Darm samt Inhalt, im Gehirn, in den Nieren und im Knochenmark von Kaninchen vorgenommen. Dabei ergab sich, daß der gesamte Magen-Darm mit Inhalt der mit Hafer ernährten Kaninchen von etwa 2 kg Körpergewicht durchschnittlich 20 mg Fe enthält. Im Gehirn dieser Tiere wurden durchschnittlich 0,3, in den Nieren 0,03 mg anorganisches Fe gefunden. Der Eisengehalt des Knochenmarks ist verhältnismäßig gering. Bei der Untersuchung menschlicher Organe, die wenige Stunden nach dem Tode vorgenommen wurde, konnten folgende Zahlen erhalten werden: In der 1800 g schweren Leber einer 39jährigen männlichen Leiche wurden in 5n-Salzsäureextrakt 572 mg Fe gefunden. was einem Gehalt

von 31,7 mg% bzw. einem Gehalt an anorganischem Gesamteisen von 8,3 mg
für das Kilogramm Körpergewicht entspricht. In der Milz (180 g) wurden in
5n-Salzsäureextrakt 41 mg Fe gefunden = 22,8 mg% anorganisches Gesamteisen bzw. 0,59 mg pro Kilogramm Körpergewicht.

Wie aus diesen Untersuchungen hervorgeht, enthält sowohl die Leber als
auch die Milz stets nichthämoglobinartige, d. h. durch Salzsäure in ionisiertes
Eisen überführbare Eisenverbindungen. In der Leber sind diese Mengen allerdings sehr gering und betragen beim Kaninchen nur 5—8 mg pro 100 g frisches
Organ, eine Menge, die leicht dem histochemischen Nachweis entgehen kann.
Es ist daher ohne weiteres begreiflich, daß auf Grund der histochemischen
Untersuchungen die Leber meist als eisenfrei bezeichnet wird. Die Milz enthielt, wie die Versuche von Starkenstein und Weden gezeigt haben, die
kleinsten anorganischen Eisenmengen; relativ zu ihrer Größe ist
sie jedoch das eisenreichste Organ, da sie normalerweise 30—60 mg Fe pro
100 g frisches Organ enthalten kann.

Oxydationsstufe des in den Organen enthaltenen Eisens. Für die Bedeutung
des Schicksals des Eisens im Organismus war es wichtig, festzustellen, in
welcher Oxydationsstufe das Eisen in den Organen sich vorfindet und ob sich
in dieser Beziehung alle Organe gleichartig verhalten. Der erste, der die
Oxydationsstufe des Eisens in den Organen berücksichtigte, war Amatsu[1].
Dieser prüfte nicht die Oxydationsstufe des in den normalen Organen vorhandenen, sondern des nach intravenöser Injektion abgelagerten Eisens. Zu
diesem Zwecke erhielten Kaninchen intravenös weinsaures Eisenoxydnatrium
injiziert, und 5 Stunden später zeigte das Blut deutlich, wenn auch schwach,
Ferroreaktion. Kurze Zeit darauf wurden die Tiere verblutet und die einzelnen
Organe auf ihren Ferrogehalt geprüft, was aber ein negatives Resultat ergab. Im Harn wurde stets Ferroeisen gefunden.

Durchspülung der Organe mit der Lösung des weinsauren Eisenoxydnatriums
ergab für Leber und Lunge schon nach 10 Minuten Ferroreaktion, während sich
in den Nieren nach 30 Minuten schwach, nach 1—3 Stunden stark zweiwertiges
Eisen nachweisen ließ. Magen-, Duodenum-, Tubar-, Dickdarm- und Uterus-
schleimhaut, vor allem aber Ovarium zeigten beträchtliche Reduktionsfähigkeit. Beim Vermischen von Organbrei mit Eisentartratnatrium wurde im Gehirn
schon nach 30 Minuten Ferroreaktion gefunden, im Pankreas nach 2 Stunden,
im Knochenmark des Femurs nach 5 Stunden. Milz und Lymphdrüsen zeigten
erst nach 12 Stunden geringe Reduktion, wobei aber Fäulnis als Ursache der
Reduktion nicht ganz ausgeschaltet werden konnte. Im Blute waren selbst
nach 20 Stunden keine Ferroionen nachzuweisen.

Aus diesen Untersuchungen zog Amatsu den Schluß, daß ausgeschnittene
Organe imstande sind, Ferriionen teilweise in Ferroionen überzuführen, und
zwar in abnehmender Reihenfolge: Gehirn, Lunge, Leber, Niere, Muskel und
Pankreas. Intra vitam kämen aber dem Organismus diese Eigenschaften nur
in minimalem Grade zu, was nach Amatsus Meinung von der fortwährenden
Sauerstoffzufuhr mit dem Oxyhämoglobin abhängig sein soll. Trotzdem zog
Amatsu aber die Schlußfolgerung, daß im Organismus nicht die Ferriionen
wirken, sondern die umgewandelten Ferroionen.

Starkenstein und Weden[2] haben die Eisenverbindungen der Organe
hinsichtlich ihrer Oxydationsstufe systematisch untersucht. Zunächst war
die Oxydationsstufe des in den Organen normalerweise vorhandenen Eisens

---

[1] Amatsu: Arch. internat. Pharmacodynamie **23**, 325 (1919). — [2] Starkenstein
und Weden: Arch. f. exper. Path. **134**, 290 (1928).

festzustellen. Sie versetzten Leberbrei teils mit Ferro-, teils mit Ferriverbindungen und konnten diese im salzsauren Extrakt wiederum erhalten. Daraus schlossen sie, daß es durch die Salzsäureextraktion möglich ist, nicht nur das gesamte anorganische Eisen, sondern dieses auch in jener Oxydationsstufe zu erhalten, in der es in den Organen vorhanden ist.

Bei der Untersuchung der Sideractabletten, die ein von O. Baudisch hergestelltes magnetisches Eisenoxyd enthalten, hatten sie gefunden, daß bei der Lösung dieser Tabletten in Salzsäure von dem vorhandenen Eisen 62 % in der Ferriform und 38 % in der Ferroform vorhanden sind[1]. Baudisch, der bei seinen Untersuchungen den einwandfreien Nachweis führen konnte, daß es sich bei der von ihm dargestellten Verbindung um reines Ferrioxyd handle, bezweifelte die Richtigkeit obiger Befunde, doch konnten diese dann durch Untersuchungen von Wolff und Zeglin[2] bestätigt werden. Diese Autoren brachten auch die Aufklärung der bei diesen Untersuchungen aufgetretenen Widersprüche. Sie hatten nämlich gefunden, daß reines Siderac auch beim Auflösen in Salzsäure nur Spuren von zweiwertigem Eisen (0,02 %) enthält und daß die hohen Ferrowerte, die Starkenstein und Weden festgestellt hatten, darauf zurückzuführen seien, daß die organische Substanz, die in den Sideractabletten enthalten ist (Stärke), beim Lösen dieser Tabletten in starker, warmer Salzsäure die Reduktion eines Teiles des dreiwertigen Eisens zu zweiwertigem bewirke. Es ist ja bekannt, daß man Ferroverbindungen seit alters her Zucker zusetzte, um die Haltbarkeit der Ferroverbindungen zu erhöhen (z. B. Ferrum carbonicum saccharatum). Da nun Starkenstein und Weden bei der Extraktion der Leber Ferroverbindungen erhalten hatten und der Meinung waren, daß diese auch normalerweise in den Organen vorhanden sind, war auf Grund der Befunde von Wolff und Zeglin in methodischer Hinsicht eine Kontrolle der Untersuchungen notwendig. Diese wurde dann von Starkenstein und Johne[3] durchgeführt und hatte ergeben, daß beim Versetzen eines wäßrigen Organextraktes mit Trichloressigsäure in das enteiweißte Filtrat die Eisenverbindungen in der Oxydationsstufe übergehen, in der sie in den Organen vorhanden sind, daß dagegen beim Kochen einer frischen Leber mit starker Salzsäure Ferriverbindungen zu Ferroverbindungen reduziert werden können. Es war jedoch notwendig, festzustellen, ob überhaupt die Anwesenheit von organischen Stoffen diese Reduktion bewirke oder ob es sich nur um bestimmte Verbindungen handle. Bei diesen Untersuchungen zeigte sich nun, daß nur die löslichen Kohlehydrate, insbesondere die Polysaccharide (Glykogen), diese Eigenschaft haben, während die Eiweißverbindungen in den Organen ebenso wie die des Blutes die Oxydationsstufe des vorhandenen Eisens nicht beeinflussen. Extrahiert man aus einer frischen Leber das Glykogen mit Wasser und kocht nachher das Organ mit Salzsäure aus, dann findet man, daß die vorhandene Oxydationsstufe keine Veränderung erfährt, d. h. daß vorhandene Ferriverbindungen nicht reduziert werden.

Diese Ergebnisse machten somit eine Korrektur der ursprünglichen Annahme von Starkenstein und Weden notwendig, daß durch Extraktion mit starker Salzsäure die in den Organen vorhandenen Eisenverbindungen immer in ihrer vorliegenden Oxydationsstufe erhalten werden können. Dies ist nur dort der Fall, wo nicht durch Glykogenanwesenheit eine partielle Reduktion des Ferrieisens zu der entsprechenden Ferroverbindung stattfindet.

[1] Starkenstein, E.: Klin. Wschr. 7, 846 (1928). Vgl. hierzu Baudisch: Ebenda 7, 2297 (1928). — [2] Wolff, P. M., u. H. Zeglin: Dtsch. med. Wschr. 24 (1929). — — [3] Starkenstein, E., u. F. Johne: Arch. f. exper. Path. 172 (1933).

Bei den Untersuchungen von Starkenstein und Weden hatte sich weiter ergeben, daß im enteiweißten salzsauren Organextrakt der Leber immer Ferroeisen vorhanden sei, oft in ganz nennenswerten Mengen, Ferrieisen dagegen nur in Spuren. Demgegenüber hatten Henriques und Okkels[1] bei der histochemischen Untersuchung der Leber gefunden, daß in der Leber nur Ferrieisen vorhanden ist. Auf Grund der Untersuchungsergebnisse von Starkenstein und Johne[2] haben dann Starkenstein und Weden ihre Untersuchungen mit der geänderten Methodik wiederholt. Die Lebern wurden zuerst durch wäßrige Extraktion von ihrem Glykogen befreit und nachher der Organbrei mit starker Salzsäure extrahiert. Dabei stellte sich heraus, daß tatsächlich, so wie es Henriques und Okkels mit ihrer histochemischen Methodik feststellen konnten, das Eisen in der Leber zum weitaus größten Teile in der Ferriform vorliegt.

Da somit in der Leber sowohl auf histochemischem als auch auf chemisch-analytischem Wege Ferrieisen nachgewiesen wurde, so könnte daraus geschlossen werden, daß die Leber entweder das im Blute gebildete Ferriglobulin ablagert oder Ferriverbindungen, wie sie im Hämoglobin vorhanden sind, oxydiert. Die Verhältnisse sind aber gerade in diesem Organ viel komplizierter, als sie aus den erwähnten analytischen Befunden erschlossen werden können. Dies geht aus folgenden, von Starkenstein und Weden ausgeführten Untersuchungen hervor. Untersucht man ganz frischen Leberbrei, der in Wasser aufgeschwemmt und dann mit Trichloressigsäure gefällt wurde, auf das Vorhandensein von Eisen, so findet man ebenso Ferri- wie Ferroeisen. Nach einiger Zeit dagegen ist nurmehr Ferroeisen vorhanden. Setzt man einem Leberbrei gelöstes Ferricitratnatrium oder Blut zu, welches reichlich Ferriglobulin enthält, dann wird dieses rasch zu Ferroeisen reduziert. Da andererseits, wie oben erwähnt wurde, durch Extrahieren mit HCl nach vorheriger Entfernung des Glykogens aus der Leber wasserunlösliches Ferrieisen erhalten werden kann, so beweist dies, daß das im Stoffwechsel oxydierte, in wasserunlöslicher Form in die Leber gebrachte und hier deponierte Eisen nicht mehr reduziert werden kann. Dagegen wird der aus dem Blute in die Zellen gebrachte Ferrieiweißkomplex hier gespalten, und die frei werdenden Ferriionen werden in den Leberzellen reduziert. Dieser Vorgang dürfte mit der eigentlichen katalytischen Fe-Wirkung im engsten Zusammenhang stehen. Wir werden auf diese Befunde bei der Besprechung des Schicksals des Eisens in den Organen nach Zufuhr von Eisenverbindungen noch zurückkommen.

Daß die Leber tatsächlich ihr zugeführte Ferrisalze zu reduzieren vermag, geht auch aus Untersuchungen von Harris, Fraser und Creigthon[3] hervor, die Leber und Niere mit FeCl$_3$ durchspülten und in der ablaufenden Flüssigkeit vorwiegend zweiwertiges Eisen fanden.

Starkenstein und Weden hatten dann weiter die Organe nicht nur, wie es Amatsu tat, auf ihre Reduktionskraft, sondern gleichzeitig auch auf ihre Oxydationskraft geprüft. Zur Bestimmung der Reduktionskraft wurde das wasserlösliche, Eiweiß nichtfällende Ferricitratnatrium verwendet.

Das Ergebnis dieser Untersuchungen, das in der Tabelle 38 übersichtlich zusammengestellt ist, steht in guter Übereinstimmung mit den Befunden Amatsus hinsichtlich der meisten parenchymatösen Organe; hingegen konnte bei diesen Untersuchungen das schon bei der Besprechung des Schicksals

---

[1] Henriques, V., u. H. Okkels: Biochem. Z. **210**, 198 (1929). — [2] Starkenstein, E., u. F. Johne: Zit. S. 960. — [3] Harris, Fraser u. Creighton: Biochemic. J. **6**, 429 (1912).

des Eisens im Blute behandelte Ergebnis erzielt werden, daß einzelne Organe, vor allem das Blut, neben geringer Reduktionskraft eine starke Oxydationskraft besitzen, daß die Milch nur oxydiert, während in der Milz weder Reduktion noch Oxydation nachgewiesen werden konnte.

Tabelle 38.

Organ	Oxydationskraft gegen- über Ferrochlorid	Reduktionskraft gegen- über Ferricitratnatrium
Blut	+++++	+ (?)
Blutserum.	+ (?)	Ø
Milch (Frauenmilch) . . .	++++	Ø
Gehirn	+++	++++
Lunge	+++	++++
Muskel	++	+
Herz	+	+
Niere	+	++
Leber	Ø	+++
Milz	Ø	Ø
Mageninhalt	Ø	+++
Darminhalt	+	+++
Harn	+++	+++

Die Reduktionskraft antiseptisch entnommener Organe prüfte auch Th. Johannsen[1]. Als Mittel zum Nachweis der Reduktionskraft der aseptisch entnommenen Organe diente ihm das Methylenblau. Die Leber besitzt die größte Reduktionskraft, ihr folgt die Niere, deren Reduktionskraft zwar nicht die gleiche Höhe erreicht, aber an Dauer der Leber sogar etwas überlegen ist, dann das Herz und die Psoas. Die Lunge besitzt keine Reduktionskraft. Vorherige Aufbewahrung in NaCl, also der Ablauf der sog. autolytischen Prozesse, schädigt die Intensität des zugesetzten Farbstoffes nicht, dagegen ist die Dauer der Reduktionskraft etwas verkürzt. Die Dauer der Reduktion ist bei den einzelnen Organen sehr verschieden und hängt von Luftabschluß und Temperatur ab. Ersterer verlängert die Dauer der Reduktionskraft etwas bei 37°. Mit Paraffinüberschichtung beträgt die Dauer der Reduktionskraft der Leber 14, der Niere 15, des Herzens 8 und der Psoas 7 Tage, ohne Paraffinüberschichtung bei der Leber 11—12, der Niere 12, beim Herzen 5 und beim Psoas 5 Tage. Die Reduktionsfähigkeit überlebender Organe rührt wohl her von der Gegenwart reduzierender Substanzen, die bei der Autolyse vermehrt in Freiheit gesetzt bzw. gebildet werden. Es läßt sich nicht sagen, ob diese Substanzen schon intra vitam die Reduktion in der Leber bewirken; ebensowenig ist ihre Fermentnatur (Reduktasen) zu beweisen. Die reduzierend wirkenden Stoffe gehen nicht in die Flüssigkeit über (im Gegensatz zur Behauptung von v. Abelous und Gerard[2], während Maasen[3] filtrierten Auszügen von Organen ein geringeres Reduktionsvermögen als den ungelöst gebliebenen Substanzen zuschreibt.

Besonders auffallend ist das Ergebnis hinsichtlich des Nachweises der Oxydationskraft und Reduktionskraft der Leber. Wie aus der vorstehenden Tabelle ersichtlich ist, werden dem Leberbrei zugesetzte Ferriverbindungen rasch reduziert, was auch von Amatsu festgestellt worden war. Andererseits konnte von Henriques und Okkels und dann von Starkenstein und Johne fest-

[1] Johannsen, Th.: Über die Reduktionskraft antiseptisch entnommener Organe. Baumgartens Arb. Geb. path. Anat. u. Bakt. 5, 326 (1905). — [2] v. Abelous u. Gerard: C. r. Acad. Sci. Paris 129, 56, 1023; 130, 420 — Chem. Zbl. 1899 II, 344, 455; 1900 I, 210, 659. — [3] Maasen: Arb. Reichsgesdh.amt 21, 377.

gestellt werden, daß das im normalen Eisenstoffwechsel in die Leber gelangende Eisen hier in der Ferriform abgelagert wird. Schon daraus muß geschlossen werden, daß die Leber imstande ist, das ihr in gelöster Form zugeführte Ferrisalz zu reduzieren; da sie aber das ihr im Eisenstoffwechsel zugeführte Eisen nicht weiter reduziert, muß dieses von ganz anderer Beschaffenheit sein, als es jenes ist, das im Organbrei von ihr reduziert werden kann. Schon daraus ergibt sich, daß wir im Organismus trotz gleicher Oxydationsstufe verschiedene Verbindungen der Eisensalze annehmen müssen. Diese Befunde sind für die Beurteilung des Schicksals des Eisens im Organismus von großer Wichtigkeit, weil sie es gestatten, das Schicksal oral zugeführter Eisenverbindungen auf ihrem ganzen Wege vom Darm ins Blut und von hier in die einzelnen Organe zu verfolgen. Weiter führen sie zu der Schlußfolgerung, daß das Schicksal des Eisens in den Organen kein einheitliches ist, sondern daß in einzelnen Organen Eisen reduziert, in anderen wieder oxydiert werden kann, während z. B. in der Milz das Eisen in jener Oxydationsstufe nachweisbar bleibt, in der es dorthin gelangt, da hier eine weitere Änderung der Oxydationsstufe auf Grund obiger Befunde überhaupt nicht zu erwarten ist.

Das in den Organen gefundene Eisen erwies sich aber nicht bloß hinsichtlich der Oxydationsstufe, sondern auch hinsichtlich seines Lösungsvermögens weitgehend verschieden. Während dem Organbrei ebenso wie dem Blute (s. S. 892) zugesetztes Ferrochlorid schon durch wäßrige Extraktion entzogen werden kann und dieses Eisensalz bei Enteiweißung des Organbreies ebenso wie bei Enteiweißung des Blutes nahezu vollständig in das Filtrat der Eiweißfällung übergeht, ist das in den Organen abgelagerte Eisen wasserunlöslich und kann daraus nur durch starke Salzsäure extrahiert werden. Bei Glykogenabwesenheit kann es aus der Leber durch Salzsäure als Ferrichlorid, bei Anwesenheit von Glykogen, wenigstens teilweise, als Ferrochlorid herausgelöst werden. Es liegt somit das in den Organen abgelagerte Eisen in einer wasserunlöslichen und auch in $n/_{10}$-HCl nur schwer löslichen, in 2n- und 5n-HCl dagegen gut löslichen Form vor. Das im Blute und in den Organen an Eiweiß gebundene Ferrieisen ist, wie wir oben gesehen haben, schon in schwacher Salzsäure löslich und geht daher auch in das Filtrat der Trichloressigsäure über. In dieser Form dürfte das Eisen als Transporteisen ebenso wie im Blute auch in den Organen wandern. Die andere Form des Eisens aber, in der es in den Organen als Depoteisen abgelagert und dann weiterhin ausgeschieden wird, muß eine andere sein, da dieses nur in starker Säure löslich ist. Es wäre denkbar, daß das Eisen dieser Art in einer Oxydform vorliegt, in der es ebenso wie das Ferrioxyd wasserunlöslich und nur in starker Salzsäure löslich ist. Starkenstein und Weden hatten auf Grund der Extraktion des Lebereisens mit Salzsäure, bei der sie das Metall wegen anwesenden Glykogens als Ferroeisen erhalten hatten, angenommen, daß die Ferroform die Endform des Eisenstoffwechsels darstellt bzw. daß das Eisen in den Organen in einer solchen Form abgelagert werde, aus der es mittels Salzsäure zu Ferrochlorid gelöst werden kann. Diese Annahme erfährt durch die obigen Versuche nach der Richtung hin eine Korrektur, daß die Lösung zu Ferrochlorid von der Glykogenanwesenheit abhängt und daß die auf diese Weise gewonnene Extraktionsform über die Form, in der es in der Leber abgelagert wird, nichts aussagt, daß vielmehr auch die Oxydform die Endform des Eisenstoffwechsels darstellen kann.

Aus diesen eben erwähnten Untersuchungen von Starkenstein und Weden hat sich aber ergeben, daß die Endform des Eisenstoffwechsels — mag es sich nun um Ferro- oder Ferrieisen handeln — grundsätzlich von den in den

Organen kreisenden Eisenverbindungen nach der Richtung hin unterscheidet, daß sie wasserunlöslich und nur in starker Salzsäure löslich ist.

Schicksal der dem Organismus zugeführten Eisenverbindungen in den Organen. Ebenso wie das Schicksal des Eisens im Blute und in überlebenden Organen teils von der Bindungsart, teils von der Oxydationsstufe abhängt, so ist auch das Schicksal des auf dem Blut- oder auf dem Lymphwege von den Resorptionsstätten in die Organe gelangenden Eisens kein einheitliches. Von Magen und Darm aus dürfte nach allen bisher vorliegenden Untersuchungsergebnissen, wie schon oben ausgeführt wurde, Eisen nur in der Ferroform — vorwiegend als Ferrochlorid — resorbiert werden und in dieser Oxydationsstufe und Bindungsart ins Blut gelangen, wo es dann in die oben schon näher charakterisierte Ferriglobulinverbindung umgewandelt wird. In dieser Form wird es in die Organe weitertransportiert. Ganz anders ist aber das Schicksal kolloider Ferrihydroxyd- sowie komplexer anorganischer und organischer Eisenverbindungen im Blute. Schon daraus ergibt sich, daß diese Verbindungen nach intravenöser Injektion auch in anderer Form in die Organe gelangen und hier demzufolge auch ein anderes Schicksal erleiden müssen als jene Verbindungen, die vom Magen-Darm aus „physiologisch" ins Blut und dann in die Organe aufgenommen werden, mag es sich dabei um Nahrungseisen oder um zugeführte Eisenverbindungen anderer Art handeln.

Schon die ersten Untersuchungen, die sich mit der Frage des Schicksals des Eisens im Organismus befaßten, führten selbst bei gleichartiger Applikationsart zu einander widersprechenden Resultaten. Es ist heute nicht schwer, die Ursachen dieser Widersprüche darin zu finden, daß von den einzelnen Autoren verschiedene Eisenverbindungen geprüft wurden, die sowohl hinsichtlich Bindungsart als auch hinsichtlich Oxydationsstufe verschieden waren. Zu den Untersuchungen, die sich mit solchen Fragen befaßten, gehören die im Schmiedebergschen Institut von Jacobj[1] ausgeführten. Dieser fand nach intravenöser Injektion von Ferritartratnatrium bei einem Hunde die Hauptmenge (gegen 50% des injizierten Eisens) in der Leber wieder. Ein Hund von 7,5 kg Körpergewicht erhielt 26,7 mg pro Kilogramm, also in toto 200 mg Fe intravenös verabreicht. Nach $1\frac{1}{4}$ Stunden wurde er durch Verbluten getötet. Die Leber enthielt 105,4 mg, die Milz 9 mg Fe. Das Eisen wurde jedoch hier durch Veraschen der Organe bestimmt und umfaßt somit auch das noch in den Organen als Hämoglobin vorhandene Eisen. Den Rest der injizierten Eisenmenge fand Jacobj in anderen Organen (Niere, Darmwand) abgelagert. Diese Ablagerung war nach 2—3 Stunden beendet, d. h. nach dieser Zeit war im Blut von dem injizierten Eisen nichts mehr nachweisbar.

Ähnliche Versuche hat dann Gottlieb[2] ausgeführt. Er konnte nach subcutaner Injektion eine gesteigerte Eisenablagerung in der Leber nachweisen. Nach intravenöser Injektion von 100 mg Eisen (Ferricitratnatrium) fand er in einem Versuche von zweitägiger Dauer 230,4 mg Eisen in der Leber. Hier war der Injektion eine 16tägige Hungerperiode vorausgegangen. In einem anderen Versuche mit bloß achttägiger Hungerperiode enthielt die Leber 94 mg Eisen.

---

[1] Jacobj, C.: Über Eisenausscheidung aus dem Tierkörper und nach subcutaner und intravenöser Injektion. Diss. Straßburg 1887 — Über das Schicksal der in das Blut gelangten Eisensalze. Arch. f. exper. Path. **28**, 256 (1891). — [2] Gottlieb, R.: Beiträge zur Kenntnis der Eisenausscheidung durch den Harn. Arch. f. exper. Path. **26**, 139 (1890) — Über die Ausscheidungsverhältnisse des Eisens. Hoppe-Seylers Z. **15**, 371 (1891).

Es wurde schon oben (s. S. 851) darauf hingewiesen, daß ein Teil des in diesen Versuchen gefundenen Eisens auf das Hungern und den damit zusammenhängenden Eiweißzerfall zurückzuführen ist, so daß nicht die gesamte in der Leber gefundene Eisenmenge (ganz abgesehen davon, daß auch hier das Hämoglobineisen mitbestimmt wurde) nur auf das aus der Injektion stammende Fe bezogen werden kann.

Zeitlich gehen diesen Untersuchungen die von Quincke und Glaevecke ausgeführten histochemischen Untersuchungen voraus. Quincke hat nach intravenöser Zufuhr verschiedener Eisenverbindungen vor allem in der Leber und Milz Eisenablagerungen histochemisch nachgewiesen. Namentlich erwies sich die Peripherie der Leberläppchen fast immer eisenreicher als das Zentrum. Die Leberzellen erwiesen sich als eisenfrei. In der Milz fand Quincke Eisen auch in den Pulpazellen. Ähnliche Resultate hatte auch Glaevecke[1] erhalten. Die Leber zeigte je nach der Zeit, die nach der Injektion verflossen war, ein verschiedenes Bild. In den ersten 9 Stunden waren alle Zellen diffus gefärbt, später nur die Randpartien der Leberläppchen. Die Färbung nahm gegen Ende der Ausscheidung immer mehr ab. Glaevecke fand bei seinen Untersuchungen nach der Injektion von Ferricitratnatrium die Milz an der Ablagerung nicht beteiligt. Die Niere, in der Quincke bei seinen Untersuchungen kein Eisen fand, zeigte in den Untersuchungen von Glaevecke verschiedenes Verhalten. Stets waren, wie auch J. Kobert[2] angegeben hatte, die Glomeruli frei von Eisen. Die Nieren, die bald nach der Injektion untersucht wurden, zeigten eine bedeutend stärkere Eisenablagerung in Rinde und Mark als die später untersuchten. Die Ablagerung fand sich in den gewundenen und in den geraden Harnkanälchen. Kobert hatte bisweilen auch in der Bowmanschen Kapsel Eisen nachweisen können.

Ausgedehnte Untersuchungen wurden im Kobertschen Institut in Dorpat von A. Schmul[3] und von E. Stender[4] ausgeführt. Letzterer verwendete zu seinen Untersuchungen teils Ferricitratnatrium (50 mg = 10 mg Fe pro 1 ccm), teils Ferrum oxydatum saccharatum (1 g = 0,1 Fe_2O_3 = 0,07 g Fe pro 3 ccm Lösung). Der Eisennachweis erfolgte entweder mit Schwefelammon oder nach Einbettung in Kollodium mit Ferrocyankalium + Salzsäure, was von ihm wegen der deutlicheren und schärferen Bilder bevorzugt wird.

Bei seinen Versuchen an Katzen fand Stender in der Leber nur bei starker Vergrößerung an ganz vereinzelten Stellen eine schwach diffuse Eisenreaktion einzelner Partien der Leberzellen. Gleichzeitig treten über den ganzen Schnitt zerstreut kleine, eben noch sichtbare blaue Punkte auf, die teils vereinzelt stehen, teils in kleinen Gruppen angeordnet sind und nirgend eine bestimmte Lokalisation erkennen lassen. Ebenso konnten in Niere, Darm und Magen dieselben blauen Punkte oder Körner, wie sie die Leber aufwies, in spärlicher Verteilung gefunden werden. In Milz und Lymphdrüsen konnte in den wenigen untersuchten Schnitten eine Eisenreaktion mit Sicherheit nicht nachgewiesen werden. Bei einem Hunde wurden in der Leber ähnliche Verhältnisse gefunden; nur in der Milz war in den einzelnen Partien der Milzpulpa diffuse Blaufärbung zu erkennen. Diese eisenhaltigen Stellen waren ganz regellos über die ganze

---

[1] Glaevecke, L.: Über subcutane Eiseninjektionen. Arch. f. exper. Path. 17, 466 (1883). — [2] Kobert, J.: Zur Pharmakologie des Eisens und Mangans. Arch. f. exper. Path. 16, 384 (1883). — [3] Schmul, A.: Über das Schicksal des Eisens im tierischen Organismus. Diss. Dorpat 1891. — [4] Stender, E.: Mikroskopische Untersuchungen über die Verteilung des in großen Dosen eingespritzten Eisens im Organismus. Arb. pharmak. Inst. Dorpat 7, 100 (1891).

Milz zerstreut. Die Malpighischen Körperchen erwiesen sich eisenfrei. Im Dünndarm war Eisen besonders in den lymphatischen Apparaten in Form blauer Punkte, keineswegs aber immer, nachweisbar.

Nach Zufuhr der obenerwähnten Eisenverbindungen wurden folgende Resultate erhalten: Nach intravenöser Injektion von 90 mg Fe = 26 mg Fe pro Kilogramm Katze zeigte das Serum des nach ungefähr 7 Stunden getöteten Tieres mit Schwefelammon noch eine schwache Grünfärbung. Eine deutliche Reaktion fand sich im Darm in allen Abschnitten, sowie in Niere und Leber. Bei der mikroskopischen Untersuchung konnte in der Leber in einem großen Teil der Leberzellen diffuse Blaufärbung nachgewiesen werden, hier und da auch scharf abgegrenzte blaue Punkte innerhalb der Blutbahn, die für eisenhaltige Leukocyten angesehen werden. In der Niere Eisenreaktion nur im Lumen der geraden und gewundenen Kanäle, in der Milz ein Teil der Pulpazellen diffus blau verfärbt, die Malpighischen Körperchen immer fast ganz frei, nur vereinzelt blau gefärbte Zellen. Im Magen ebenso wie im Darm blaue Körnchen über alle Schichten der Organe zerstreut, besonders zahlreich in der Drüsenschicht des Magens. In einem anderen Versuch hatte eine Katze von 1900 g Körpergewicht 6 ccm der Lösung von Ferrum oxydatum saccharatum, im ganzen 210 mg Fe = 110 mg Fe pro Kilogramm Tier in die Vena jugularis injiziert erhalten. Nach ungefähr 4 Stunden ergab die Untersuchung der Organe mit Schwefelammon bzw. Ferrocyankalium + Salzsäure folgende Resultate: Blutserum schwarzgrüne Verfärbung, in den Leberzellen nur ganz vereinzelte Eisenkörnchen, hingegen die Capillaren vollgepfropft mit einer großen Anzahl schwarzblauer Klumpen. Die Peripherie der Läppchen entsprechend den Angaben von Quinke und Glaevecke deutlich stärker verfärbt. In der Niere verstreute Körnchen im ganzen Präparat, kein typischer Befund, keine so deutliche Anordnung des Eisens wie bei der mit Ferricitratnatrium behandelten Katze. In der Milz diffuse Blaufärbung, in einer großen Anzahl von Pulpazellen massenhafte, die Eisenreaktion gebende Körner, ebenso in der Magen- und Darmwand.

In Versuchen an Hunden wurden ähnliche Resultate wie in den Versuchen an der Katze erhalten.

Bei diesen Untersuchungen ist es von Bedeutung, daß hier deutliche Unterschiede in der Verteilung des Eisens in den einzelnen Organen und auch in der Leber selbst zwischen Leberzellen und Kupfferschen Sternzellen vorhanden sind, je nachdem ob Ferricitratnatrium oder Ferrisaccharat injiziert wurde, Unterschiede, die allerdings von Stender nicht richtig erkannt und auseinandergehalten wurden, was schon daraus ersichtlich ist, daß er in einigen Versuchen an Hunden beide Eisensalze nacheinander injizierte. Im Anschluß an seine eigenen Untersuchungen werden von Stender auch die Untersuchungen von Wicklein[1] sowie die von A. Panski[2] besprochen und insbesondere die Verteilung des Eisens in Leber und Milz angeführt. Im besonderen ist in diesem Zusammenhang auch zu erwähnen, daß Stender ebenso wie Wicklein und Panski auch die Frage der Oxydation des nachgewiesenen Eisens berührte und auf Grund seiner Untersuchungen einerseits mit Ferro-, andererseits mit Ferricyankalium zu dem Schluß kam, „daß fast immer das Eisen der Organe oxydischer Natur ist". Das gelegentliche

---

[1] Wicklein, E.: Untersuchungen über den Pigmentgehalt der Milz bei verschiedenen physiologischen und pathologischen Zuständen. Diss. Dorpat 1889 — Virchows Arch. 124, 1 (1891). — [2] Panski, A.: Experimentelle Untersuchungen über den Pigmentgehalt der Stauungsmilz. Diss. Dorpat 1890.

Fehlen der Eisenreaktion in der Milz trotz länger dauernder Eisenvergiftung wird von Stender als Folge einer Zirkulationsstörung gedeutet. Wir werden später noch sehen, daß der Unterschied im Eisengehalt der Milz einerseits bei Verwendung von Ferricitratnatrium, andererseits von Ferrisaccharat auf ganz andere Ursachen zurückzuführen ist (vgl. hierzu die auf S. 983 u. 987 besprochenen Untersuchungen von Starkenstein und Weden).

Durch die bisher angeführten Untersuchungen war bewiesen worden, daß sowohl nach subcutaner als auch nach intravenöser Injektion Eisen in verschiedenen Organen abgelagert werden kann. Fast gleichzeitig hat Kunkel auch nach oraler Verabreichung den Eisengehalt der Organe untersucht, um festzustellen, ob durch Zunahme des Eisengehaltes des Organismus eine Resorption nach peroraler Zufuhr nachgewiesen werden kann. Diese Versuche hatten nicht nur die Resorption des Eisens aus dem Verdauungskanal, sondern auch die Speicherung in den Organen, besonders in der Leber bewiesen. Ähnliche Untersuchungen wurden dann von Hall, Woltering und Samojloff ausgeführt (s. S. 871).

Hall[1] hatte nach Verfütterung von Carniferrin, einem dem Ferratin ähnlichen kolloiden Ferrihydroxydpräparat, die Ablagerung eines Teiles des zugeführten Eisens in der Milzpulpa nach längerer Eisenzufuhr auch in der Leber gefunden. Der Gesamteisengehalt der Tiere ließ sich durch reichliche Eisenzufuhr steigern. In quantitativer Beziehung hatte Hall gefunden, daß der gesamte Eisengehalt eines der Tiere auch bei eisenreicher Fütterung nicht wesentlich über 1 g Fe pro Kilogramm Trockengewicht steigt, während er bei eisenfreier Ernährung nicht viel unter 0,333 g pro Kilogramm sinkt.

Samojloff[2] fand, daß das in Form von Eisenzucker ins Blut injizierte Eisen in 1—2 Stunden aus dem Blute verschwindet; es wird hierauf hauptsächlich in der Leber und Milz deponiert. Nach intravenöser Injektion von Ferrisaccharat bei Katzen (97 mg Fe pro Kilogramm Tier) wurde Eisen auch noch nach Wochen in der Leber gefunden. Es wird angenommen, daß die insbesondere an der Peripherie der Acini nachweisbaren, die Eisenreaktion gebenden Granula eisenhaltige Leukocyten sind und daß die Leukocyten die Leber in der Weise vom Eisen befreien, daß sie durch Lymphcapillaren ihren Weg nehmen, um nach den Stellen der endgültigen Eisenausscheidung, d. h. in den Darm, zu gelangen. In weiteren Versuchen wurden 4 Ratten 7 Tage lang einerseits mit 0,8 g Fe als Ferrum oxydatum saccharatum, andererseits mit 0,4 g Fe als Hämogallol (Kobert) gefüttert. Es wurden dann in der Leber der ersten Ratte 0,034 %, der zweiten 0,087, der dritten 1,81 und der vierten 2,21 % Fe abgelagert gefunden. Aus diesen Untersuchungen, deren an sich sehr ungleichmäßige Ergebnisse außerdem durch die Mitbestimmung des Hämoglobineisens in der Asche beeinträchtigt waren und welche auch auf der Vorstellung beruhten, daß im Hämogallol ein organisches Eisenpräparat vorliege (während es sich in Wirklichkeit um ein kolloid geschütztes Ferrihydroxyd handelt), wurde der nicht begründete Schluß gezogen, daß das organische Eisen gut resorbiert werde, während das anorganische als unresorbierbar bezeichnet wird.

Lipski[3] fand nach intravenöser Injektion von Ferrioxydsaccharat außer in der Leber und Milz auch im Knochenmark Eisenablagerungen. Im Knochen-

[1] Hall, W. S.: Über das Verhalten des Eisens im tierischen Organismus. Arch. f. Physiol. 1896, 49. — [2] Samojloff, A.: Beiträge zur Kenntnis des Verhaltens des Eisens im tierischen Organismus. Arb. pharmak. Inst. Dorpat 9, 1 (1893). — [3] Lipski, S.: Über die Ablagerung und Ausscheidung des Eisens aus dem tierischen Organismus. Arb. pharmak. Inst. Dorpat 9 (1893).

mark zeigten sich diese Ablagerungen als mit Ferrocyankalium-Salzsäure sich blaufärbende Schollen. Ferner wurden gefunden: viele durchwegs blau gefärbte Leukocyten mit besonders stark tingiertem Kern, hier und da blaue Körnchen in größeren und kleineren Haufen, ein diffuser blauer Hof um die Gefäße und Riesenzellen, die die Eisenreaktion geben.

Ähnlich wie Eisenzucker wurde auch das aus der Leber dargestellte Schmiedebergsche natürliche sowie das von Marfori dargestellte künstliche Ferratin verfüttert, um aus der Zunahme des Eisengehaltes der Organe dessen Resorbierbarkeit zu beweisen[1]. Moroni[2] fand nach intravenöser Injektion kolloider Eisenverbindungen das Eisen gleichfalls in großer Menge in Leber und Milz abgelagert; ferner konnte es im Pankreas, in den Lymphdrüsen, im Darm und in den Nieren (im Epithel der Tubuli und den umgebenden Capillaren) gefunden werden. De Filippi[3] untersuchte nach subcutaner, intravenöser und oraler Verabreichung einer 10proz. Ferratinlösung die Organe histochemisch.

Zwei Hunde erhielten im Verlaufe von 9 und 20 Tagen subcutan 0,06 und 0,04 g Eisen pro Kilogramm (0,6—0,95 g Ferratin pro Kilogramm im ganzen); sie wurden 2 Tage nach der letzten Injektion getötet. Im Bindegewebe nahe den Einstichpunkten fand sich Infiltration mit Leukocyten, die eine große Menge von Eisen in körniger Gestalt enthielten; auch fixe Bindegewebszellen mit Körnchen beladen; Trabekel und Gefäßwände des Bindegewebes in der infiltrierten Zone diffus blau. Milzpulpa voll mit diffus gefärbten Leukocyten, außerdem gruppenweise zerstreute blaue Häufchen frei im Gewebe, Follikel ganz frei. Die großen mit Endothel ausgekleideten Lymphräume enthalten kleine Haufen eisenbeladener Leukocyten. Leberzellen vollständig frei, mit Ausnahme einiger Zellen in der Peripherie der Läppchen, die einige feine blaue Körnchen enthalten. Viel Eisen im Endothel der Capillaren in Gestalt feinster Körnchen, die Form und Grenzen der Zellen gut hervortreten lassen. In den Capillaren diffus gefärbte und mit Körnchen gefüllte Leukocyten, auch einige Riesenzellen. Gefäßwände diffus blaßblau. Knochenmark: dunkelblaue Haufen mit scharfen Umrissen, unregelmäßige Gestalt und Größe in den zellreichsten Teilen des Marks. Dazwischen zahlreiche Körnchen frei im Gewebe. Hals- und Achseldrüsen in der Marksubstanz schon makroskopisch dunkelblau, dazwischen rote Follikel und Follikelstränge. Die Lymphsinus und Lymphräume gedrängt voll eisenbeladener Leukocyten, die auch mehr oder weniger die Lymphstränge und die Peripherie der Follikel infiltrieren. Zu unterscheiden sind große Phagocyten mit zerstreuten, auch in den Kernen vorhandenen blauen Körnchen und gewöhnliche Leukocyten mit feinen, an den Kern angelehnten Körnchen. Bindegewebsbälkchen und Gefäßwände diffus blau. In den Mesenterialdrüsen viel weniger Eisen. Die Nieren des einen Hundes ohne Eisen; bei dem anderen mit mehr Eisen behandelten hier und da in einigen Epithelien der gewundenen Harnkanälchen ein blaßblauer gleichmäßiger Schein, selten einige Körnchen. Glomeruli ganz frei. Im Darm nur in der Peripherie zweier Follikel leichte Blaufärbung der Leukocyten, während Zotten und Drüsen ganz frei sind. Intravenös wurden binnen 5 und 17 Tagen 30 und 35 mg Eisen pro Kilogramm in Form von Ferratin verabreicht und die Tiere nach 1—2 Tagen getötet. Der Befund ist sehr ähnlich wie bei subcutaner Injektion. Doch sind auch die

---

[1] Schmiedeberg, O.: Über das Ferratin und seine diätetische und therapeutische Anwendung. Arch. f. exper. Path. **33**, 101 (1894). — [2] Moroni, A.: Siderosis haepatica. Arch. Sci. med. **17**, 16 (1894). — [3] De Filippi: Beitr. path. Anat. **16**, 462 (1894).

Pulpazellen der Milz diffus blau. Bei dem einen Tier waren die Lebercapillaren sehr reichlich mit eisenhaltigen Leukocyten gefüllt, und zwar besonders in der Peripherie der Läppchen; auch in den Venen gefärbte Leukocyten; gelegentlich eine Riesenzelle. In den Lungen enthalten die Lymphscheiden der Gefäße eine mäßige Menge gebläuter Leukocyten, ebenso in den Lymphfollikeln längs der großen Gefäße neben Kohle. Einige Epithelzellen der Alveolen enthalten Körnchen, andere sind diffus gefärbt. In den Mesenterialdrüsen ist die größte Zahl der Leukocyten nicht in der Mitte der Drüse angehäuft, sondern in den Blindsäcken der von den Marksträngen begrenzten Lymphräume, von wo sie sich in die Stränge fortsetzen; viel weniger Phagocyten in den perifollikulären sinus und zentralen Räumen. Manche eisenbeladenen Leukocyten haben einen schlecht färbbaren Kern. Die Lymphdrüsen der Brusthöhle zeigen die Markräume mit blauen Leukocyten vollgestopft, die Follikelstränge mit Kohlenmassen gefüllt. Niere: In vielen Epithelzellen der gewundenen Harnkanälchen feine Körnchen, entweder nahe am Kern oder am freien Zellrande. Im Innern der Kanälchen Körnchen und blaue Häufchen. Basalmembran der Kanälchen ist an der Berührungsstelle mit den Blutcapillaren diffus gefärbt, ebenso die Capillarwände, auch die Glomerulusknäuel und Bowmansche Kapsel. Weniger Körnchen in den Zellen der Henleschen Schleifen, gar keine in denen der geraden Kanälchen, in deren Lumen zuweilen gruppenweise 5—6 nebeneinander dunkelblau gefärbte Massen liegen können. Am Darmkanal sehr geringe Erscheinungen, höchstens diffus blaue Färbung der Capillaren in der tiefen Schleimhautschicht und blaßblauer Hof von solitären Follikeln des Magens.

Oral wurde Hunden im Laufe von 10—15 Tagen 93—312 mg Eisen pro Kilogramm beigebracht; ein Tier erhielt 0,3 g Ferratin pro Kilogramm nach dreitägigem Fasten und wurde $4^{1}/_{2}$ Stunden darauf getötet. Es fand sich keine Spur von Eisen im Gewebe des Duodenums, Dünndarms und der Mesenterialdrüsen. Bei den länger gefütterten Tieren war der Befund wiederum im großen und ganzen der gleiche wie bei subcutaner Anwendung. Die Leber enthält stets weniger Eisen als die Milz; 4 und 24 Stunden nach der letzten Dosis zeigen die Zellen schwache diffuse Färbung, nach 4 Tagen nicht mehr. Leukocyten reichlicher nach längerer Zeit, sitzen fast ausschließlich in der Peripherie der Läppchen. Im Ductus thoracicus enthalten die auf einigen Schnitten vorhandenen Leukocyten keine Spur von Eisen, ebensowenig wie die Lymphe selbst. Der Befund in den Nieren in allen 3 Fällen negativ, genau so in den Fällen, die 1 und 4 Tage nach der letzten Eingabe getötet wurden. Dagegen zeigen nach $4^{1}/_{2}$ Stunden die solitären Follikeln des Fundus und des Pylorusteiles des Magens einen deutlichen blaßblauen Hof, besonders an dem konvexen Teile des Follikels nach der Schleimhaut zu; an einigen Follikeln aber nur ein blauer Halbmond am peripheren Teil. Die Färbung betrifft die peripheren Leukocyten des Follikels. An einigen Stellen sehr schwach diffus blaue Farbe in der tiefsten Schleimhautschicht. Im Darm nur in wenigen Zotten feine blaßblaue Längsstreifen (Lymphwege?); Follikel und Peyersche Drüsen ganz frei, ebenso das Darmepithel.

Woltering[1] hatte das schon oben bezeichnete eisenhaltige Nucleoproteid der Leber sowie das Ferratin (s. S. 711) in normalen Organen und nach Verfütterung von einfachen anorganischen Ferrosalzen (Ferrosulfat) untersucht. Er hatte gefunden, daß Verfütterung mit diesem Salz eine Speicherung des Metalls in der Leber zur Folge hat und zu einer absoluten und relativen Ver-

---

[1] Woltering: Über die Resorbierbarkeit der Eisensalze. Hoppe-Seylers Z. **21**, 186 (1895).

mehrung des Eisengehaltes der Leber führt. Das Nucleoproteid wird jedoch als keine einheitliche eisenhaltige Verbindung angesehen, da es seinen Eisengehalt mit der Menge des zugeführten Eisens wechselt. Woltering hält alle diese aus der Leber dargestellten eisenhaltigen Eiweißverbindungen für Gemische. Er prüfte bei seinen Versuchen auch, ob das in den Organen gespeicherte Eisen direkt resorbiertes Eisen ist oder im Sinne der oben bereits besprochenen Theorie Bunges (s. S. 872) die Folge der Schwefelwasserstoffbindung im Darm, wodurch die Resorption des Nahrungseisens ermöglicht werden soll. Er benutzte zu diesen Versuchen Mangansalze, die ja auch mit Schwefelalkalien sich zu Mangansulfid verbinden. Wenn die Eisenvermehrung in der Leber die Folge der Schwefelwasserstoffbindung wäre, so müßte folglich auch nach der Verabreichung von Mangansalzen die gleiche Vermehrung an Eisen in den Organen nachzuweisen sein. Zur Entscheidung dieser Frage wurden zwei Reihen von Kaninchen und Hunden jeden zweiten Tag mit 250 g Eisensulfat bzw. Mangansulfat mittels Magensonde gefüttert. Die Lebern der Mangantiere verhielten sich vollständig gleich denjenigen der oben beschriebenen Kontrolltiere, nicht nur was die Eisenreaktion betrifft, sondern auch was den gesamten Eisengehalt anlangt (Tabelle 39):

Tabelle 39.

Tier	Eisengehalt der Leber in Proz.	Eisengehalt des Nucleoproteids in Proz.
Mangankaninchen 1 . . .	0,13	0,27
,, 2 . . .	0,117	0,23
Manganhund	0,037	0,227
Eisenkaninchen 1	0,22	0,563
	(ein Tier 0,32)	(32 Tage gefüttert)
,, 2	0,18	0,26
		(16 Tage gefüttert)
Eisenhund	0,107	0,35
Normales Kaninchen . . .	0,087—0,12	0,257
Normaler Hund	0,036	0,29

Auch die Milzen der Tiere ergeben dieselben Differenzen in den qualitativen Eisenreaktionen.

A. Hoffmann[1] fand nach Verabreichung von Eisenzucker, Ferrum reductum und Liquor Ferri albuminati sowie anderen Eisen- und Hämoglobinpräparaten, daß das Eisen im Duodenum resorbiert werde, in Transportzellen, an Eiweißkörper gebunden im Blute kreise und dann hauptsächlich im Knochenmark nachgewiesen werden könne.

Das Organ der Eisenablagerung ist vor allem die Milz, weniger die Leber. Nölke[2] hat Meerschweinchen und Kaninchen monatelang in Intervallen von 2—3 Tagen 5—15 mg Fe in Form 2proz. neutralisierter Lösung von Ferricitrat subcutan und intravenös injiziert. Er konnte hierauf Eisen in der Leber nachweisen. Der Eisengehalt der Milz war viel geringer; die Niere enthielt Eisen nur in den Epithelien der Rindenkanälchen, der Darm fast nur im Coecum. In der Leber war das gegenüber der Norm vermehrte Eisen noch 4 Monate nach der letzten Injektion nachweisbar; dagegen nach $7^1/_2$ Monaten verschwunden. — H. Landau[3] fand auf Grund von Eisenbestimmungen in der Organasche

---

[1] Hoffmann, A.: Über die Eisenresorption und Ausscheidung im menschlichen und tierischen Organismus. Virchows Arch. **151**, 484 (1898) — Die Rolle des Eisens bei der Blutbildung. Münch. med. Wschr. **29**, 949 (1899) — Virchows Arch. **160**, 235 (1900). — [2] Nölke: Über experimentelle Siderosis. Arch. f. exper. Path. **43**, 342 (1900). — [3] Landau, H.: Experimentelle Untersuchungen über das Verhalten des Eisens im Organismus der Tiere und Menschen. Z. klin. Med. **46**, 223 (1902).

Schicksal der dem Organismus zugeführten Eisenverbindungen in den Organen. 971

gleichfalls Ablagerungen in Milz und Knochenmark. Nur das unter pathologischen Bedingungen durch Blutmauserung freiwerdende Eisen wird fast vollkommen in der Leber abgelagert. — Bonanni[1] suchte festzustellen, ob der Ferratingehalt der Leber bei verschiedener Ernährung und Zulage von Eisen in Form von Blaudschen Pillen (Ferrum carbonicum mit 30 mg Fe pro Pille) beeinflußt werde. Die Versuche wurden an zwei Hunden ausgeführt, von denen der eine mit Milch, der andere mit Milch und Eisen ernährt wurde. Die in der folgenden Tabelle 40 mitgeteilten Untersuchungsergebnisse zeigen eine Vermehrung des Ferratins bei Eisenzulage zur Nahrung. Sie beweisen aber auch den ganz ungleichmäßigen Eisengehalt der Ferratinfraktion selbst. Das Versuchsergebnis kann somit nichts anderes besagen, als daß nach Eisenverfütterung der Eisengehalt der Leber zunimmt.

Tabelle 40

| | Fütterung mit | |
	Milch	Milch und Fe
	Hund a	Hund b
Gewicht zu Ende des Versuches.	6310,00 g	6400,00 g
Ferratin.	0,1432%	0,6928%
Leber.	125,00 g	138,25 g
Trockenrückstand	33,12 g	36,921 g
Wasser	91,88 g	101,329 g
Totales Ferratin	0,1790 g	0,9578 g
Eisen im Ferratin	0,9072%	2,646%
	Hund c	Hund d
Gewicht zu Ende des Versuches.	6382,00 g	6407,00 g
Leber.	135,00 g	144,00 g
Trockenrückstand	34,56 g	38,82 g
Wasser	100,44 g	105,18 g
Totales Ferratin	0,1671 g	0,9997 g
Prozentiges Ferratin	0,1238%	0,6942%
Fe im Ferratin	0,8058%	2,394%
	Hund e	Hund f
Gewicht zu Ende des Versuches.	8200,00 g	8504,00 g
Leber.	165,00 g	176,00 g
Wasser	121,53 g	129,63 g
Trockenrückstand	43,47 g	46,37 g
Totales Ferratin	0,0845%	0,4612 g
Ferratin.	0,0512 g	0,2626%
Eisen im Ferratin	1,175%	1,32%

Dies ist auch das wesentlichste Ergebnis einer ganzen Reihe anderer Arbeiten, in denen bei verschiedenartiger Fragestellung nach Eisenzufuhr der Eisengehalt der Organe analysiert wurde.

Bacchi della Lega[2] glaubt aus seinen Untersuchungen schließen zu können, daß das Blut nicht so schnell, wie es Jacobj angegeben hat, sich des injizierten Eisens entledige, sondern daß es auch noch nach 17 Stunden eine bedeutende Menge des Metalls enthalte. Es werde in der Leber abgelagert, aber nach Bacchis Meinung von dort immer wieder ins Blut abgegeben, so daß das But permanent mit Eisen beladen bleibe. Hier ist allerdings nicht jene notwendige Differenzierung des Lebereisens vorgenommen worden, die

[1] Bonanni, A.: Über die Resorption des Eisens. Bull. Accad. med. Roma 32, 33, 84 (1907). — [2] Bacchi della Lega: Verhalten des Eisens nach Einspritzung in die Vene. Boll. Sci. med. Bologna 75, 231 (1904).

einerseits das noch im Säftestrom kreisende und demgemäß auch noch im Blute vorhandene Eisen von jenem unterscheiden muß, welches außerhalb des Säftestromes den Organdepots in schwerlöslicher Form zugeführt wurde. Oerum[1] suchte festzustellen, ob die Ablagerungsfähigkeit anorganischer und organischer Eisenverbindungen in den Organen eine verschiedene sei. Bei diesen Untersuchungen rechnet er allerdings, wie es damals allgemein üblich war, Eisenverbindungen vom Typus des Ferratins u. ä., also kolloidgeschützte Ferrihydroxydverbindungen zu den organischen Eisenverbindungen. Er fand, daß Zufuhr von anorganischen Eisenverbindungen die stärkste, Zufuhr von Ferratin die geringste Vermehrung des Lebereisens bewirke. Nach Hämatinalbuminfütterung fand er eine Vermehrung des Eisens in Knochenmark und Milz. — Scaffidi[2] konstatierte eine Vermehrung des Lebereisens nach Verfütterung von paranucleinsaurem Eisen von 9,01 mg Fe pro 100 g Leber auf durchschnittlich 19 mg. Der Eisengehalt des Nucleoproteins stieg bei dieser Verfütterung von 0,18—0,44 % auf maximal 1,1 %. Auch diese Untersuchungen beweisen wieder, daß die aus der Leber dargestellten Eisenverbindungen nur Gemenge von Eisen- und Eiweißverbindungen sind, die um so eisenreicher sind, je größer der Eisengehalt der Leber ist. Ähnliches zeigen die Untersuchungen von Salkowski[3], der keine direkte Ablagerung verfütterten Ferratins (Ferrialbuminsäure) fand, sondern wechselnde Zunahme des Eisengehaltes der Leber, entsprechend der Resorption des bei der Verdauung ionisierten Eisens. Nach Verfütterung von jodparanucleinsauren Eisens (Jodtriferrin) wurde der Eisengehalt der Leber auf das Dreifache gesteigert. — La Franca[4] verfütterte dialysiertes kolloides Eisenhydroxyd und fand dabei eine Zunahme des Lebernucleinproteids. War das Organ jedoch fettig degeneriert, so erwies sich dieses nicht mehr imstande, den normalen Eisengehalt festzuhalten. Dies steht in Übereinstimmung mit den schon früher von Vamossy[5] veröffentlichten Beobachtungen, daß fettig degenerierte Lebern ebenso wie die der hungernden Tiere ein geringes Retentionsvermögen für Metalle besitzen. Vom Glykogengehalt erweist sich das Retentionsvermögen der Leber für Metalle unabhängig. Das Fett vermag dann im Gegensatz zum zerstörten Bindegewebe bzw. wie La Franca meint, im Gegensatz zum zerstörten Protoplasma und den Nucleoproteiden das Eisen nicht mehr zu binden. Die Leber von Tieren, die mit Alkohol behandelt wurden, soll ein besseres Eisenbindungsvermögen haben. — Imabuchi[6] fand, daß nach Verabreichung von 45 g Ferratin mit 2,7 g Eisengehalt nur 10,91 mg Fe = 0,4 % in der Kaninchenleber zur Ablagerung gelangte. 100 g Leber enthielten vor der Verfütterung 11,15 mg, nach dieser 14,08 mg Fe. — H. Roeder[7] stellte bei Kaninchen, die mit Ferroglidin gefüttert worden waren, gleichfalls einen 2—3fach vermehrten Eisengehalt der Leber fest, und Duhamel[8] konstatierte bei einem Kaninchen, das mit 18 Injektionen 0,227 g Fe erhalten hatte, einen auf 37,5 mg erhöhten Eisengehalt der Leber gegenüber 1,65 mg, des Blutes auf 15 gegen 1,65 mg, der Milch auf 5,75 gegen 1,65 mg.

[1] Oerum, H. P. T.: Anorganische und organische Eisenpräparate. (Experimentelle Untersuchungen.) Z. exper. Path. u. Ther. 3, 145 (1906). — [2] Scaffidi, V.: Über die Verteilung des Eisens in der Leber. Hoppe-Seylers Z. 54, 448 (1908). — [3] Salkowski, E.: Über das Ferratin Schmiedebergs. Hoppe-Seylers Z. 58, 282 (1909). — [4] La Franca: Die Verteilung des Eisens in der Leber unter normalen und pathologischen Verhältnissen. Pediatria 17, 419 (1910). — [5] Vamossy: Über die Fähigkeit der Leber, Gifte zurückzuhalten. Mag. orb. Arch. 1904, 1, 147 — Arch. internat. Pharmacodynamie 13, 155, 214 (1905). — [6] Imabuchi, T.: Über den Eisengehalt der Leber nach Verfütterung von Ferratin. Hoppe-Seylers Z. 64, 10 (1910). — [7] Roeder, H.: Beobachtungen zur Eisentherapie.. Arch. Kinderheilk. 56 (1911). — [8] Duhamel: Lokalisation des elektrokolloidalen Eisens in den Organen. C. r. Soc. Biol. Paris 74, 596.

Nach subcutaner Injektion von Ferrichlorid (1 ccm Normallösung + 9 ccm Wasser) fand Pisu[1] bei einem Meerschweinchen nach 24 Stunden an der Injektionsstelle positive Eisenreaktion, dagegen eine negative in Leber, Milz, Niere und Knochenmark. Wurde der Normallösung zitronensaures Natrium zugesetzt, dann nahm die Eisenreaktion an der Injektionsstelle ab, die der inneren Organe zu. Am günstigsten ist das Verhältnis einer Mischung von 1 Teil Ferrichlorid und 4 Teilen citronensauren Natrons. Diese Versuche beweisen, daß das eiweißfällende Ferrichlorid durch das Citrat in eine lösliche komplexe und dadurch gut resorbierbare Eisenverbindung umgewandelt wird, doch ist eine solche Umwandlung nur bei Anwesenheit freier H-Ionen möglich, während neutrale Eisensalzlösungen mit neutralem Natriumcitrat nicht unter Komplexbildung reagieren (vgl. hierzu die Untersuchungen von Weden, zit. S. 709).

Italo Sachetto[2] erhielt bei Untersuchung der Organe normaler Hunde nur in der Milz und im roten Knochenmark eine positive Eisenreaktion. Er entnahm zwei jungen Hunden operativ Stückchen von Leber und Milz und injizierte den Tieren nach vollständiger Heilung mit 8 ccm einer Lösung von kolloidalem Eisenoxydhydrat pro Kilogramm Körpergewicht 0,008 g Fe intravenös. Zwischen der 1. und 2. Injektion lagen 2 Tage. 7 Stunden nach der zweiten Injektion wurden die Tiere durch Entbluten getötet. Das deutlich vermehrte Eisen in der Leber wurde in den Kupfferschen Sternzellen, nicht aber in den anderen Gewebselementen der Leber gefunden. 15 Tiere erhielten längere Zeit hindurch Ferrum reductum per os in einer Menge von 0,045 g Fe pro Kilogramm Körpergewicht, aufgeteilt in 2 Tagesdosen. Nach 10—95 Tagen nach Beginn des Versuchs fand sich bei den durch Entbluten getöteten Tieren die Darmschleimhaut in allen Fällen normal. Eisengehalt der Milz und des Knochenmarks waren schon bei den zwischen dem 10. und 15. Tage getöteten Tieren erhöht, bei sehr langer Fütterung wurde auch Eisen in den Kupfferschen Sternzellen der Leber nachgewiesen. In den übrigen Organen fiel der histologische Nachweis negativ aus.

Williamson und Spencer[3] prüften die Deponierungsfähigkeit des Nahrungseisens in Leber und Milz bei normalen Tieren sowie nach Blutentzug. Aus diesen Untersuchungen ergab sich, daß die Verfütterung von Leber zu einer Speicherung von Eisen in Leber und Milz führen kann. — Auch L. Schwarz[4] fand sowohl histochemisch wie chemischanalytisch, daß die Mengen des gespeicherten Eisens in den Organen einerseits von der Art der Ernährung, andererseits von der Beschaffenheit der Zellen abhängig sei. Das Eisen wird in seinen Versuchen von den nur mit Semmeln und Wasser gefütterten Tieren viel reichlicher gespeichert als von den Vollei-Milchmasttieren. Fütterung mit Eigelb, Eiweiß oder Milch sowie mit künstlichen Produkten führte nicht zum gleichen Effekt. Hingegen konnte durch Wittepepton die gleiche Wirkung wie durch Vollei-Milchmischung erzielt werden. Die normalen Tiere hatten bei histochemisch völlig negativem Verhalten im Durchschnitt 0,085—0,1 g Fe auf 100 g Trockensubstanz. Bei einem Gehalt von 0,12—0,14 g beginnt bereits die Speicherung in Form diffus gelösten Eisens, die bei einem Gehalt von 0,20 % körnige

---

[1] Pisu, G.: Physikalisch-chemische Eigenschaften der zur Injektion üblichen Eisenpräparate. Arch. Farmacol. sper. 32, 134 (1931). — [2] Sachetto, Italo: Sull'assorbimento del ferro ridotto somninitrato ad alte dosi per via gastrica. Arch. Pat. e Clin. med. 4, 554 (1925). — [3] Williamson, Ch., S. Spencer u. H. Ets: The problem of the iron reserve. Arch. int. Med. 40, 668 (1927). — [4] Schwarz, L.: Zur Frage der Eisenspeicherung und des Eisenstoffwechsels. Verh. dtsch. Ges. inn. Med. 51, 604 (1928).

Form annimmt, auch ohne nachweisbare Zerstörung roter Blutkörperchen. Die Vermehrung des Milzeisens beginnt erst verhältnismäßig spät und wird zuerst in Knötchen deutlich wahrnehmbar. Zerfalleisen kann auch in den Leberzellen auftreten, aber erst nach längerem Verlauf. Die Sternzellensiderose ist nach Milzexstirpation im Gegensatz zur Ablagerung künstlich eingebrachter Farbstoffe vorwiegend auf die zentralen Sternzellen um die Vena centralis herum beschränkt.

Kosaku Morito[1] hat bei Kaninchen nach intravenöser Injektion von 12 ccm Hemosol reichlich Eisenkörnchen in den Leberzellen sowie in den Capillarendothelien des Knochenmarks abgelagert gefunden. In der Milz ließ sich dagegen Eisen auf histochemischem Wege nur schwerlich nachweisen. Bei wiederholten Injektionen war der Nachweis der Eisenkörnchen in den Leberzellen nicht immer möglich, wohl aber wiesen die Reticuloendothelien des Knochenmarks reichlich stäbchenförmige Eisenkörnchen auf, und ebenso zeigte die Milz sehr große Eisenmengen. Cyrill Polson[2] injizierte Kaninchen intravenös dialysiertes kolloidales Eisen (3—5 mg Fe pro 1 ccm). Bei schneller Verabfolgung oder Verwendung größerer Mengen der Lösung findet sich der größte Teil des injizierten Metalls in den Lungen, in den besonders dort zu findenden Emboli wieder. Von den übrigen Organen zeigen nur Leber und Milz einen wesentlich höheren Eisengehalt, als es der Norm entspricht. Histochemische Untersuchungen ergaben, daß es sich nicht um Emboli handelt, sondern daß das Metall von den Kupfferschen Zellen bzw. den Phagocyten der Milz aufgenommen wird. Später hat Polson dieselben Eisenverbindungen 11—15 Monate lang Kaninchen teils per os, teils subcutan zugeführt. Bei oraler Zufuhr erhielten die Tiere während der gesamten Versuchszeit bis zu 70 g Fe. Subcutan wurde in einmaliger oder wiederholter Injektion 1—2 g Fe verabfolgt. Nach oraler Zufuhr zeigte sich Speicherung des Eisens in der Leber, weniger in Nieren und Milz. In diesem Organ soll histologisch erkennbare Eisenvermehrung chemisch nicht nachweisbar gewesen sein, was wohl nicht anders gedeutet werden könnte, als daß bei der histochemischen Untersuchung ein nicht eisenhaltiges Pigment für Eisen angesehen wurde. Histologisch wurde solche Eisenspeicherung auch im Coecum angegeben, in Lunge und Knochenmark aber vermißt. Auch das subcutan zugeführte Eisen wurde vorwiegend in der Leber gespeichert, in einigen Versuchen auch in der Milz und in den Nieren.

Wie schlecht die Bedingungen der Resorption des kolloiden Eisenhydroxyds nach subcutaner Injektion sind, geht aus dem Versuchsergebnis Polsons hervor, daß selbst 9 Monate nach der subcutanen Injektion noch ein Drittel der injizierten Eisenmenge an der Injektionsstelle nachweisbar war. Histologisch war das Eisen anfänglich in den Kupfferschen Zellen, später vorwiegend in den Leberzellen nachgewiesen worden. Auch im Nebennierenmark, in den Lymphdrüsen und den Epithelien der Speicheldrüsen wurde Eisen gefunden, nicht dagegen in der Nebennierenrinde, im Knochenmark, im Pankreas und in der Lunge. Wenn Polson als Ergebnis seiner Untersuchungen angibt, daß die Verteilung dieses als Ferrum hydroxydatum dialysatum verabreichten Eisens von der Applikationsart (intravenös, subcutan und per os) völlig unabhängig sei, so deutet er doch wohl seine eigenen Befunde anders, als sie bei Berücksichtigung des chemischen Verhaltens dieser Eisenverbindung an den Applikationsstellen

—————

[1] Morito, Kosaku: Über die durch intravenöse Injektion von Hemosol hervorgerufene Eisenablagerung bei erwachsenen Kaninchen. Trans. jap. path. Soc. **19**, 206 (1929).
— [2] Polson, Cyrill: The Fate of colloidal iron administered intravenously. J. of Path. **31**, 445 (1928) — The storage of iron following its oral and subcutaneous administration. Quart. J. Med. **23**, 77 (1929).

gedeutet werden müssen. — Gemeinsam mit Fowweather[1] hat Polson die Eisenspeicherung bei milzlosen Kaninchen untersucht. Er injizierte wieder intravenös das dialysierte kolloide Eisenhydroxyd (das natürlich bei der Anwesenheit von Elektrolyten ausgefällt werden muß!) und fand, daß die Milz auf die obenerwähnte Art der Verteilung des Eisens keinen Einfluß hat.

Lintzel[2] fand bei Verfütterung von 12 mg Eisen an weiße Ratten, die dieses innerhalb einiger Wochen als Zulage zur normalen Nahrung erhielten, im Vergleich zu normal ernährten Kontrolltieren nur eine unbedeutende Eisenvermehrung in Milz, Leber und Gesamtkörper. — Gemeinsam mit Radeff[3] hat Lintzel $4^1/_2$ Wochen lang den Tieren Ferricitratnatrium oral und subcutan verabreicht. Das Ergebnis dieser Versuche gibt die folgende Tabelle wieder.

Tabelle 41. Eisenansatz bei oraler und parenteraler Eisenzufuhr (Ferricitratnatrium). Versuchsdauer $4^1/_2$ Wochen.

	Gewicht in g		Gesamt-Fe mg ganzes Tier	Leber-Fe mg
	Anfang	Ende		
Kontrolltiere, eisenfrei ernährt	29,0	59	0,78	0,09
		65	1,29	0,10
		71	1,41	0,09
Versuchstiere, täglich 0,1 mg Fe per os	28,3	76	2,48	0,20
		87	3,09	0,29
Versuchstiere, täglich 0,1 mg Fe subcutan	29,0	67	4,00	1,24
		65	4,73	1,28
		76	4,85	0,85
		77	5,30	1,30

Lintzel hat weiter jungen Ratten mit einem Körpergewicht von 25—39 g bei Versuchsbeginn und 35—93 g bei Versuchsende zu eisenfreier Grundkost 4—6 Wochen lang die gleiche Eisenmenge, im ganzen 3 mg, d. i. also durchschnittlich 0,000085 g Fe pro Tier und Tag, oral verabreicht und dann nach Abschluß des Versuches den Gesamteisengehalt der Tiere bestimmt. Er fand, daß Ferrosulfat, Ferrochlorid und Ferrichlorid den stärksten Eisenansatz bewirkt haben, nämlich eine Steigerung von durchschnittlich 0,76 mg Gesamt-Fe des eisenfrei ernährten Tieres auf durchschnittlich 2,49 mg Fe bei dem mit den genannten Eisenverbindungen gefütterten. Bei Darreichung von Eisenlactat und Eisencitrat mit einem Überschuß von Natriumcitrat und Natriumlactat war die Eisenspeicherung im Organismus eine geringere (1,25 mg). Salat, Dotter und Fleisch, deren Eisen bei der Verdauung nur unvollständig ionisiert wird, führen gleichfalls zu einer geringeren Speicherung des Eisens im Organismus als die einfachen anorganischen Eisensalze. Die Versuche selbst wurden in ihren Einzelheiten schon im Abschnitt über die Resorption der Eisenverbindungen vom Magen-Darm aus besprochen (s. S. 851ff.).

Auch Miller, Forbes und Smythe[4] fanden Ratten, die reichlich Fleisch erhielten, nicht eisenreicher als normale; auch das Eisen von Eidottern führte zu keiner deutlichen Vermehrung zum Unterschied von verfütterter Dotterasche, die eine deutliche Steigerung des in den Organen retinierten Eisens bewirkte.

[1] Fowweather, F., u. C. Polson: Eisenspeicherung bei splenektomierten Kaninchen. Brit. J. exper. Path. 11, 362 (1930). — [2] Lintzel, W.: Biochem. Z. 76, 210 (1929). — [3] Lintzel, W., u. T. Radeff: Arch. Tierernährg u. Tierzucht 6, 313 (1931). — [4] Miller, R. C., E. B. Forbes u. S. V. Smythe: A study of the utilisation of the iron of meats as compared with other protein foods. J. Nutrit. 1, 217 (1929).

Wie schon aus den bisher besprochenen Untersuchungen hervorgeht, wurde insbesondere bei den histochemischen Untersuchungen nicht nur darauf geachtet, welche Organe am meisten von dem im Körper kreisenden Eisen speichern, sondern insbesondere auch darauf, in welchen Teilen des Organgewebes das Eisen am meisten niedergeschlagen wird. Insbesondere wurde von mehreren Untersuchern darauf hingewiesen, daß manchmal das Eisen in den Leberzellen, manchmal in den Kupfferschen Sternzellen gefunden wird. Obwohl sich bei diesen Untersuchungen deutliche Unterschiede zwischen den einzelnen verabreichten Eisenverbindungen ergeben haben, war doch das Suchen nach einer Abhängigkeit dieser Ablagerung von den chemischen und physiologischen Eigenschaften der verabreichten Eisenverbindungen lange Zeit unterblieben. Erst die später noch zu besprechenden systematischen Untersuchungen, welche Bindungsart und Oxydationsstufe bei gleicher Fe-Menge gleichzeitig berücksichtigen, konnten die Beziehungen dieser Eigenschaften zur Verteilung des Eisens in den Organen und in den einzelnen Gewebsarten der Organe erkennen lassen.

Bevor wir diese Arbeiten besprechen, soll noch eine Gruppe von Untersuchungen behandelt werden, die ihre Fragestellung von der Erkenntnis der Speicherungsfähigkeit bestimmter Eisenverbindungen in bestimmten Geweben ableiten.

Die Speicherung des Eisens im reticuloendothelialen System. Wie schon erwähnt, wurde in den Arbeiten über die Verteilung des Eisens in der Leber vielfach darauf hingewiesen, daß hinsichtlich der Speicherungsfähigkeit ein Unterschied besteht zwischen den eigentlichen Leberzellen und den sog. Kupfferschen Sternzellen. Bekanntlich werden in der Leber die Wände der Blutgefäßcapillaren von platten Epithelzellen gebildet, zwischen denen keine Zellgrenzen nachgewiesen werden können. Um die Kerne herum ist das Cytoplasma reichlicher entwickelt. Diese Capillarepithelien sind besonders befähigt, im Blute kreisende Stoffe bestimmter Art zu speichern. Es dehnt sich dann das Cytoplasma unter Bildung von Fortsätzen in die den Leberzellen zugewandten Spalträume aus. So entstehen die „Zellformen", die von Kupffer als Sternzellen bezeichnet wurden. Diese allgemein als Kupffersche Sternzellen bezeichneten Teile des Stützgewebes stehen nun in Beziehung zum sog. reticuloendothelialen System.

Das reticuläre Bindegewebe bildet ein Schwammwerk, dessen Gerüst im wesentlichen aus dem Verbande der Reticulumzellen besteht. Diese haben eine ganz ähnliche Anordnung wie im Mesenchym. Der Unterschied zwischen diesem und dem reticulären Gewebe besteht im Verhalten der intercellulären Substanz. In den Lücken des Zellverbandes befindet sich eine bewegliche Flüssigkeit, die Lymphe, in der freie Zellen liegen. Diese Lymphe kann als „flüssige Intercellularsubstanz" aufgefaßt werden. Dieses Gewebe findet sich besonders in den Lymphknoten, dann weiter in der Milz, im Knochenmark und in vielen Schleimhäuten, besonders in denen des Darmkanals. Dieser Teil des Gefäßbindegewebsapparates zeichnet sich durch eine besondere Speicherungsfähigkeit für fremde Stoffe aus. Bei zu starker Zufuhr von diesen vermögen sich Zellen aus dem Zellverbande loszulösen, die dann in die Hohlräume und von hier aus in die Lymph- und Blutbahn gelangen, wo sie als Bluthistiocyten (Makrophagen, Monocyten) angetroffen werden[1].

Eine besondere Speicherungsfähigkeit zeigt dieses Gewebe auch bei der intravitalen Färbung mit bestimmten Farbstoffen, wie Lithioncarmin, Pyrrhol-

---

[1] Vgl. hierzu Stöhr-Möllendorff: Lehrb. d. Histologie. Jena 1930.

und Trypanblau. Auf Grund dieser gleichartigen Eigenschaften bei der Intra-
vitalfärbung wurde von Aschoff unter Zugrundelegung eigener Arbeiten und
solcher seiner Schüler dieses Zellsystem als reticuloendotheliales System
bezeichnet. Dieses umfaßt die Reticuloendothelien der Lymphsinus in den
Lymphknoten, der Blutsinus in der Milz, der Capillaren im Knochenmark, der
Nebennierenrinde, der Hypophyse sowie die Kupfferschen Sternzellen. Auch
die beweglichen Zellen des Bindegewebes, die obenerwähnten Histiocyten sowie die Reticulozellen der Milzpulpa, der Rindenknötchen und der Markstränge,
der Lymphknoten sowie des sonstigen lymphatischen Gewebes werden zum
reticuloendothelialen System gezählt. Dieses hat auch ·enge Beziehungen zum
blutbereitenden Parenchym[1].

Dieses Gewebssystem wird zu den verschiedenstartigen biologischen Vorgängen und insbesondere zum Entstehen verschiedener Krankheitszustände, zu den
Immunisierungsvorgängen u. v. a. in Beziehung gebracht. Mit diesen Fragen
haben sich in den letzten Jahren zahlreiche Arbeiten beschäftigt. Im Zusammenhang damit wurde vielfach der jeweilige Zustand des Reticuloendothels
untersucht und seine Funktion im freien Zustande wie auch bei ,,Blockie-
rung" durch körperfremde Stoffe geprüft. Man glaubte erkannt zu haben, daß
die Blockierung dieses Systems eine Funktionsschwächung bedeutet, die sich
ebenso beim Zustandekommen von Entzündungen wie bei der Blutbildung äußern
kann. Da sich das Reticuloendothel besonders durch Farbstoffe blockieren
läßt, wurden frühzeitig die Untersuchungen auch auf die elektrische Ladung
des Gewebes einerseits und der blockierenden Stoffe andererseits gelenkt.
Ebenso wie durch Farbstoffe kann das reticuloendotheliale System (RES) auch
durch bestimmte Eisenverbindungen blockiert werden, was namentlich in
mehreren Untersuchungen von H. Eppinger und seinen Schülern gezeigt
werden konnte.

Wir haben schon in den vorstehenden Abschnitten gesehen, daß es insbesondere kolloide Eisenverbindungen sind, die nach intravenöser Injektion in den Kupfferschen Sternzellen, somit in der Leber, aber auch
in Milz und Knochenmark vom RES aufgenommen werden, während, wie
gleichfalls aus den vorstehenden Untersuchungen mehrfach hervorgeht, echt
gelöste Eisenverbindungen, wie Ferricitratnatrium u. ä., auch in die
Leberzellen einzudringen vermögen.

Im folgenden sollen die Arbeiten nur kurz angeführt werden, die sich mit den
Beziehungen des Eisens zum RES beschäftigen, da dieser Teil der Eisenuntersuchungen zum eigentlichen Eisenstoffwechsel nur indirekte Beziehungen
hat; denn die Eisenspeicherung wirkt sich in bezug auf die Biologie des RES
eigentlich nicht anders aus als die Speicherung durch andere Fremdkörper, wie
Tusche u. a. Aber durch die Blockierung eines Systems, das, wie wir gehört haben,
auch zur Funktion des hämatopoetischen Apparates in Beziehung steht, kann
auch diese in bestimmter Richtung hin unspezifische Ablagerung des Eisens
auf einen Teil des Eisenstoffwechsels indirekten Einfluß nehmen. Die Ablagerung im RES hat dann weiter für die Physiologie und Pharmakologie des
Eisens noch die Bedeutung, daß sie einerseits erkennen läßt, welche Eisenverbindungen ablagerungsfähig sind und welche nicht; da weiterhin das im
RES abgelagerte Eisen, wie wir schon in mehreren der oben besprochenen
Arbeiten gesehen haben, oft lange Zeit, Wochen, ja sogar Monate, hier abgelagert bleiben kann, gewinnen solche Untersuchungen Beziehung zu´ der

---

[1] Vgl. hierzu Aschoff: Patholog. Anat. 1, 36 (Rössle); 2, 113 (Schridde). Jena
1928.

Frage über die Bedeutung dieser Depots für den Eisenstoffwechsel bzw. für die Verwendbarkeit oder Nichtverwendbarkeit solcher Eisenablagerungen für den Hämoglobinaufbau sowie für die sonstigen physiologischen und pharmakologischen Eisenwirkungen im Organismus.

Da, wie erwähnt, die Eisenablagerungen im RES in gewisser Hinsicht nicht anders zu bewerten sind als die Ablagerung bestimmter Farbstoffe, so waren die Untersuchungen vielfach darauf gerichtet, ob solche Eisenablagerungen durch vorherige Blockierung des RES durch Farbstoffe zu verhindern seien oder ob umgekehrt Eisenzufuhr die Farbstoffe aus diesem System zu verdrängen vermag.

Diese Fragen wurden bereits im Abschnitt über den histochemischen Eisennachweis in den Organen berührt, und es sei hier neuerlich auf die monographische Zusammenstellung von Wallbach[1] verwiesen.

Wie bereits früher erwähnt, soll das Retentionsvermögen der Leber für Eisen von den Eiweißstoffen des Organs abhängig sein. Matsuoka[2] hat durch Ringerlösung blutfrei gewaschene Lebern von Kaninchen mit je 500 ccm Homburger Stahlbrunnen, die mit Ringersalz auf Blutkonzentration gebracht worden war, von der Pfortader aus durchströmt. Nach viermaliger Durchströmung waren etwa 50 % des Eisens aus dem Mineralwasser geschwunden, nach der Meinung Matsuokas folglich in der Leber retiniert worden. Es ist jedoch ebenso möglich, daß hier das ursprünglich im Homburger Stahlbrunnen als Ferrobicarbonat enthaltene Eisen in Ferrocarbonat umgewandelt und dadurch unlöslich wurde und so vielleicht schon in den „Gefäßen" niedergeschlagen worden ist.

Lepehne[3, 4] hat ausgedehnte Tierversuche über die Beteiligung von Milz und Leber am exogenen Stoffwechsel durchgeführt. Diese führten ihn zu dem Schluß, daß die Kupfferschen Sternzellen funktionell für die Milz eintreten können.

Eppinger[5], der, wie bereits erwähnt, die Beziehungen der Blockierung des RES durch Eisensalze in zahlreichen Arbeiten mit seinen Schülern behandelte, hat nach wiederholter intravenöser Injektion von Eisenzucker bei Kaninchen auch eine starke Eisenspeicherung in den Lungenendothelien nachgewiesen, was ihn veranlaßte, an eine Verwandtschaft dieser Zellen mit den Kupfferschen Sternzellen zu denken. Er glaubt auch[6], daß das bei der Hämatinspaltung frei werdende Eisen auf dem Wege abgestoßener Sternzellen dem Knochenmark zugeführt werde. Aplastische Anämien werden ebenso wie Policytämie als eine Folge der Hypofunktion des RES angesehen. Die Hämochromatose wird dadurch erklärt, daß das RES die Fähigkeit verloren hat, das gespeicherte Eisen abzugeben. Auch die Möglichkeit wird von Eppinger diskutiert, daß die therapeutische Wirksamkeit von Eisen ebenso wie von Arsen sich direkt im RES entfalte.

---

[1] Wallbach, G.: Über die mikroskopisch sichtbaren Äußerungen der Zelltätigkeit. Erg. Path. 24, 89 (1931). — [2] Matsuoka: Über direkte Zurückhaltung anorganischen Eisens durch die Leber nach Beobachtung bei Durchströmungsversuchen im überlebenden Organ mit Bad Homburger Stahlbrunnen. Med. Klin. 19, 351 (1923). — [3] Lepehne, G.: Experimentelle Untersuchungen über das Milzgewebe in der Leber. Dtsch. med. Wschr. 40, 1371 (1914). — [4] Lepehne, G.: Milz und Leber. Beitr. path. Anat. 64, 55 (1917). — [5] Eppinger, H., u. R. Wagner: Zur Pathologie der Lunge. 1. Mitt. I. Med. Klinik Wien. Wien. Arch. inn. Med. 1, 93 (1920). — [6] Eppinger, H.: Das reticuloendotheliale System. Wien. klin. Wschr. 35, 333 (1922) — Berl. klin. Wschr. 1913, 2409 — Wien. klin. Wschr. 1913, 951 — Beitr. path. Anat. 31, 33 (1921).

Migai[1] hat schon bei seinen Untersuchungen mit intravenöser Injektion von Ferrum hydroxydatum dialysatum die den Injektionen häufig folgenden Embolien mit tödlichem Ausgang festgestellt und richtig erkannt, daß nur aus kolloidalen Metallsalzlösungen das Metall im RES gespeichert werden kann. Wurde gleichzeitig Carmin und Eisen injiziert, so erfolgte die Ablagerung des Eisens in der gleichen Weise, wie wenn es allein injiziert worden wäre; wurde jedoch zuerst Eisen und dann Carmin injiziert, so war die Bindung des Carmins eine geringere. Auch die stärkere Aufnahmefähigkeit der Milz für Eisen wird durch den größeren Reichtum an endothelialen und reticulären Zellen dieses Organs erklärt. Ebenso wird die Abhängigkeit der Bindungsfähigkeit richtig von physikalisch-chemischen Eigenschaften der zugeführten Verbindungen erkannt. — Auch Nissen[2] schließt aus seinen Untersuchungen, daß der Dispersitätsgrad kolloidaler Lösungen deren Ablagerungsfähigkeit in den verschiedenen Organgebieten des RES bestimmt. Bei feinstdispersen Lösungen erfolgt gleichmäßige Speicherung in den Reticuloendothelien der Milz, des Knochenmarks und der Lymphdrüsen. Bei grober Dispersion tritt die Speicherung in der Leber weniger stark hervor, die Pseudospeicherung in den Lungen jedoch stark. Er glaubte auch, daß bestimmte Alterungsvorgänge, die mit der Verschiebung in der Kolloidstruktur zusammenhängen, die Resorptionsfähigkeit des gespeicherten Eisens verändern.

Dora Boerner-Patzelt[3] kommt auf Grund ihrer Untersuchungen zu folgenden Schlüssen: Das elektronegative Ferrum oxydat. sacch. ist für vitale Speicherung geeignet. Es kann unter optimalen Verhältnissen gespeichert werden in den Sternzellen der Leber, den Reticulumzellen, seltener auch in den Makrophagen der Milz, des Knochenmarkes und der Lymphdrüsen, in den Makrophagen der serösen Häute des Bauches, in den Endothelien und in großen morphologischen Makrophagen gleichenden Zellen der Lunge, den Endothelien der Nierenglomeruli und bei subcutaner Injektion in den Makrophagen der Subcutis. Ferner dringt es in die Sekretgranula der sezernierenden Milchdrüsen ein. Topographie, Stärke und Art der Speicherung von Ferrum oxyd. sacch. ist abhängig von der Stabilität bzw. Flockbarkeit der Lösung, demnach: 1. von dem Alkaligehalt der käuflichen Präparate, 2. von der Art und Menge gewisser Zusätze, 3. von dem Grade und der Dauer des Erhitzens bzw. Kochens der Lösung, der Art des zur Bereitung gewählten Wassers und Gefäßes, 4. von der Menge der unter gleichen Bedingungen hergestellten Lösung bei gleichbleibendem Gehalt an Fe-$^0/_0$, 5. von dem Wege, den die Lösung nimmt, 6. von der Tierart bzw. von spezifischen Eigenschaften der Zellen.

Eine große Anzahl von Untersuchern benützte die Speicherungsfähigkeit des kolloiden Eisenhydroxyds, das entweder in Form des Ferrum hydroxydatum dialysatum oder in Form von Eisenzucker intravenös injiziert wurde, zur Blockie-

[1] Migai, F. I.: Die intravitale Färbung und die Ablagerung von Eisen im Organismus. Sitzgsber. d. Festsitzg z. And. an d. 100. Geburtstag R. Virchows Petersburg 1921. — Migai, F. I., u. J. R. Petroff: Über experimentell erzeugte Eisenablagerung und vitale Carminfärbung bei Kaninchen. Arch. mikrosk. Anat. 97, 54 (1923). — [2] Nissen, R.: Zur Frage der Wirkung von Schutzkolloiden bei kolloidalen Metallösungen. Zugleich ein Beitrag zur Pathologie des reticuloendothelialen Systems und der Eisenreaktion. Z. exper. Med. 28, 193 (1922) — Der Einfluß kolloidal gelöster Metalle auf die blutbereitenden Organe. Mit besonderer Berücksichtigung des reticuloendothelialen Systems. Klin. Wschr. 1, 1986 (1922). — [3] Boerner-Patzelt, D.: Zur Kenntnis der intravitalen Speicherung von Ferrum oxydatum saccharatum. Arch. mikrosk. Anat. u. Entw.mechan. 102, 184 (1924).

rung des Systems und zum Studium allfälliger Stoffwechseländerungen, Ausfallerscheinungen u. ä., die oben bereits angeführt worden sind.

Hierher gehören weiter noch die unten angeführten Untersuchungen, auf die hier nur verwiesen sei[1].

[1] Weiss, Stefan, u. Stefan Sümegi: Untersuchungen über die Funktion des mit Eisen blockierten reticuloendothelialen Apparates. Wien. Arch. inn. Med. 10, 457 (1925). — Weiss, Istvan, u. Istvan Sümegi: Untersuchungen über die Funktionen der mit Eisen blockierten reticuloendothelialen Zellen. Mag. orv. Arch. 25, 267 (1925) [Ungarisch]. — Ernst, Z., u. J. Förster: Untersuchungen über extrahepatogene Gallenfarbstoffbildung an überlebenden Organen. IV. Mitt.: Untersuchungen an der überlebenden Milz von mit Kollargol und kolloidalem Eisen behandelten Hunden. Biochem. Z. 157, 492 (1925). — Adler, H., u. Fritz Reimann: Beitrag zur Funktionsprüfung des reticuloendothelialen Apparates. Z. exper. Med. 47 (1925). — Iwanaga, Ikutaro: Experimentelle Studien über den Eisenstoffwechsel. Trans. jap. path. Soc. 14, 240 (1924) — Mitt. Path. (Sendai) 2, 223 (1925). — Lambin, Paul: Recherches sur le rôle hématopoïétique du système réticulo-endothélial. I. Les celludes de Ferrata. Haematologica (Palermo) 8, 349 (1927). — Leites, Samuel, u. A. Riabow: Zur Frage der „Blockade" des reticuloendothelialen Systems und dessen funktioneller Prüfung. Z. exper. Med. 58, 314 (1928) — Über den Einfluß des endokrinen Systems auf die Speicherungsfunktion des reticuloendothelialen Apparates. Vortrag a. d. Pathol.-Kongreß d. UdSSR., 19. X. 1927 in Kiew. Ebenda 59, 709 (1928) — Über die Beziehungen zwischen reticuloendothelialem System und Eisenstoffwechsel. (Beitrag zur Pathogenese der Chlorose.) Ž. eksper. Biol. i Med. 6, 316 (1927) [Russisch] — Über die Rolle des reticuloendothelialen Systems im Eisenstoffwechsel. (Zugleich ein Beitrag zur Pathogenese der Chlorose.) Krkh.forsch. 4, 249 (1927). — Del Rio-Hortega, P.: Grundlagen und Regeln einer hauptsächlich auf das reticuloendotheliale System anwendbaren Technik der Eisenimprägnation. Bol. Soc. españ. Histor. natur. 27, 372 (1928). — Capocaccia, Mario: L'apparato reticulo-endotheliale. VI. Le modificazioni del quadro ematologico negli animali trattati con iniezioni di trypanblau e di saccarato osido di ferro. Haematologica (Palermo) 8, 321 (1927) — L'apparato reticolo-endotheliale. V. Nuove ricerche sperimentali sul concetto di blocco. Pathologica (Genova) 19, 469 (1927). — Condorelli, L.: Sulla rapidita di fissazione del Ca iniettato endovena negli animali a sistema R. E., libero e bloccato. Arch. Farmacol. sper. 43, 88 (1927). — Okamoto, Yoshichi, Fujiro Amako u. Haruyoshi Iwasawa: Experimentelle Untersuchungen über den Einfluß der Blockierung des reticuloendothelialen Systems auf die Gewebsatmung und Glykolyse der Leber und Milz. Jap. J. med. Sci., VIII. Internat. med. Pediatry a. Psychiatry 1, 413 (1927). — Goldzieher, M. A., u. L. Hirschhorn: Reticulo-endothelial system III. The influence of hormones. Arch. Path. a. Labor. Med. 4, 958 (1927). — Lepanto, P.: Sul bloccaggio del „systema reticolo-endotheliale" nei suoi rapporti con l'immunita naturale. Influenza di alcune sustanze inoculate negli animali, sul potere battericida del sangue. Riv. Pat. sper. 2, 488 (1927). — Dermann, G. L.: Experimentell-morphologische Beiträge zur Frage über die sogenannte „Blockade" des reticuloendothelialen Systems. Virchows Arch. 267, 73 (1928). — Jaffé, R. H.: Zur Frage der Beeinflussung des reticuloendothelialen Systems durch die Drüsen mit innerer Sekretion. Z. exper. Med. 62, 538 (1928). — Jancso jun., M.: Ein neuer pharmakologischer Wirkungstypus auf das Reticuloendothel. Orv. Hetil. (ung.) 71, H. 12 (1928). — Komiya, E.: Morphologische Blutveränderungen bei gespeicherten Tieren. Fol. haemat. (Lpz.) 35, 201 (1928). — Rubinstein, P. L.: Über noch unbekannte Funktionen des reticuloendothelialen Systems auf den prophylaktischen Effekt des Stovarsols Spirochäten gegenüber. Z. Immun.forsch. 55, 107 (1928). — Okuneff, N.: Untersuchungen über Funktion der Zellen des reticuloendothelialen Apparates. Ein Beitrag zum Permeabilitätsproblem. Biochem. Z. 195, 28 (1928). — Wilensky, L. J.: Zur Pathologie des Reticuloendothelapparates. Z. exper. Med. 60, 473 (1928). — Becker, J.: Zur Ausbildung und Leistung des reticuloendothelialen Systems im jugendlichen Körper. Ebenda 61, 728 (1928). — Schwarz, L.: Eisenspeicherung in der Leber. Verh. Ges. inn. Med., XL. Kongr. 1928. — Radt, P.: Über die körnige Ablagerung kolloider Farbstoffe in den Leberparenchymzellen von Kaninchen nach intravitaler Injektion. (Nach Versuchen mit Tusche und Eisen.) Z. exper. Med. 69, 721 (1930). — Chlopin, Nikolaus G.: Ein Beitrag zur Morphologie der Eisenspeicherung. Z. Zellforsch. 11, 316 (1930). — Shimura, K.: Experimentelle Untersuchungen über die Ablagerung, Ausscheidung und Rückresorption des Hämoglobins im Organismus und dessen zur Eisenpigmentablagerung. Virchows Arch. 251, 464 (1924). — Laspeyros, R.: Über die Umwandlung des subcutan injizierten Hämoglobins bei Vögeln. Arch. f. exper. Path. 43, 311 (1900).

Die vitale Färbbarkeit mit Farbstoffen und in gleicher Weise mit Eisenverbindungen wurde u. a. von Heymann und Richards[1] zum Studium der Sekretions- und Rückresorptionsvorgänge in den Nieren benutzt. Hier seien auch die an Daphnien ausgeführten Untersuchungen von Gickelhorn[2] erwähnt. Diese Untersuchungen beweisen, daß die Verteilung der Farbstoffe und in gleicher Weise die der Eisensalze von der elektrostatischen Ladung des Gewebes abhängig ist, daß somit durch die Ladung der Gewebe vielfach die Verteilung des Eisens im Organismus in den einzelnen Gewebsabschnitten bestimmt ist und daß davon dann weiterhin Retentionsfähigkeit und Ausscheidung auf den verschiedenen Wegen abhängig wird. Da die Ladung der Gewebe durch verschiedene Eingriffe und vorangehende Applikation verschiedener Stoffe umgeladen werden kann, so kann auch ein Stoff, der anscheinend gar keine Beziehung zum Eisenhaushalt hat, eben durch die Umladung der Gewebe auch eine veränderte Verteilung des nachfolgend injizierten Eisens bewirken.

Im Zusammenhang mit dieser Frage sei auf die Untersuchungen von Wallbach[3] und hinsichtlich der allgemeinen Natur solcher biologischer Vorgänge auch auf jene von Starkenstein und Weden[4] verwiesen.

Die elektive Speicherung von Eisenverbindungen in pathologisch veränderten Organen hat Menkin[5] zeigen können.

Täglich wiederholte intravenöse Injektionen von Eisenchloridlösung haben eine Speicherung des Fe in den tuberkulösen Bezirken der Lunge zur Folge, und zwar in den Verkäsungsherden der Tuberkeln, was durch die Preußischblau-Reaktion nachgewiesen werden kann. Die quantitativen Untersuchungen bestätigen diesen Befund und zeigen weiterhin, daß der Eisengehalt der Lungen von tuberkulösen Tieren, denen Eisenchlorid injiziert wurde, größer ist als der von normalen Tieren, die ebenso behandelt wurden und auch größer als der von nichtbehandelten tuberkulösen Tieren.

Bei den meisten der bisher besprochenen Untersuchungen war die Verteilung der dem Organismus zugeführten kolloiden Eisenverbindungen verfolgt worden; nur in einigen Fällen waren neben solchen Eisenverbindungen auch andere verabreicht worden. Allen bisherigen Untersuchungen gemeinsam ist die mehr oder weniger oft wiederholte Eisenzufuhr, so daß wir diesen bisher besprochenen Abschnitt, der sich mit dem Schicksal des dem Körper zugeführten Eisens in den Organen beschäftigt, gewissermaßen als das Schicksal chronisch verabreichter Eisenverbindungen bezeichnen können. Die Beurteilung des Schicksals solcher Verbindungen ist jedoch schwierig, weil ja hier nicht das Schicksal einer Eisenverbindung vom Augenblick der Zufuhr bis zur Ablagerung und dann weiterhin bis zur Ausscheidung verfolgt werden kann, sondern weil hier nur eine Resultante aus verschiedenen Schicksalswegen erhalten wird. Insbesondere können solche Untersuchungen, bei denen der Eisengehalt der Organe nach länger dauernder Zufuhr bestimmt wird, in quantitativer Hinsicht wenig aussagen, weil ja indessen die gleichzeitig vor sich gehende Aus-

---

[1] Heymann, J. M., u. A. N. Richards: Deposition of dyes, iron and urea in the cells of a renal tubule after their injection into its lumen: Glomerular elimination of the same substances. Amer. J. Physiol. **79**, 149 (1926). — [2] Gickelhorn, J.: Ergeb. d. Biolog. **7**, 549 (1931). — [3] Wallbach, G.: Zit. S. 935. — [4] Starkenstein, E., u. H. Weden: Über Beziehungen der elektrostatischen Ladung der Gewebe. Zum Entzündungsproblem. Biochem. Z. **234**, 205 (1931). — [5] Menkin, V.: Die Anhäufung von Eisen in tuberkulösen Herden. Proc. Soc. exper. Biol. a. Med. **27**, 1020 (1930). — Menkin, V., u. Miriam F. Menkin: Speicherung von Eisen in tuberkulosen Bezirken. J. of exper. Med. **53**, 919 (1931).

scheidung in Abhängigkeit von der zugeführten und abgelagerten Menge verschieden groß sein kann.

Die sichersten Anhaltspunkte über das Schicksal des dem Körper zugeführten Eisens in den Organen werden, wie schon einleitend zu diesem Abschnitt ausgeführt wurde, nur dann zu gewinnen sein, wenn verschiedene, hinsichtlich Bindungsart und Oxydationsstufe genau bekannte Eisenverbindungen oral, subcutan und intravenös verabreicht und in verschiedenen Zeitabschnitten, aber immer verhältnismäßig bald nach der Zufuhr, gleichzeitig in mehreren Organen untersucht werden. Dies ist nur durch die Verfolgung des Schicksals der Eisenverbindungen im akuten Versuch möglich.

Verfolgung des Schicksals des dem Organismus zugeführten Eisens im akuten Versuch. Solche Untersuchungen wurden von Starkenstein und Weden[1] ausgeführt und bereits so weit besprochen, als sie sich auf das Schicksal der zugeführten Eisenverbindungen im Blute beziehen. Das Schicksal dieser Eisenverbindungen wurde aber auch gleichzeitig in verschiedenen anderen Organen untersucht. Die Resultate dieser Untersuchungen sind bereits bei der Besprechung des Schicksals der dem Körper zugeführten Eisenverbindungen im Blute in den dort wiedergegebenen Tabellen 25 u. 26 enthalten (s. S. 908—911). Da diese Versuchsergebnisse dort nur so weit besprochen wurden, als sie sich auf das Schicksal dieser Eisenverbindungen im Blute beziehen, soll hier nun auch das weitere Schicksal dieser Verbindungen in den Organen seine Besprechung finden.

Nach oraler Verabreichung von Ferrochlorid ist ebenso wie im Blute nach 2 und gleichbleibend auch nach 5 Stunden der Eisengehalt der Leber ungefähr auf das Doppelte des normalen Wertes erhöht, während die Milz normale Werte aufweist.

Nach oraler Verabreichung von Ferrum oxydatum saccharatum (Eisenzucker) ist zur gleichen Zeit der Eisengehalt der Leber etwa um das Vierfache des normalen Wertes erhöht, obwohl das Blut in dieser Zeit keine Vermehrung seines Gehaltes an anorganischem Eisen erkennen läßt. Die Milz zeigte auch in dieser Versuchsreihe normale Eisenwerte.

Nach subcutaner Injektion von Ferrochlorid wurde in der Leber ebenso wie im Blute eine mit der Zeit noch ansteigende deutliche Erhöhung des Eisengehaltes gefunden, während die bei der gleichen Untersuchung der Milz erhaltenen Zahlen sich nicht wesentlich von den normalen Eisenzahlen dieses Organs unterscheiden.

1—2 Stunden nach subcutaner Injektion von Eisenzucker enthalten Leber und Milz ebenso wie Blut und Plasma normale Eisenmengen, und auch nach 5 Stunden ist der Eisengehalt dieser Organe nur ganz unbedeutend erhöht, häufig ganz normal. Dieser Befund erscheint auffällig im Hinblick auf die verhältnismäßig große Steigerung des Eisengehaltes der Leber nach oraler Verabreichung der gleichen Verbindung mit gleicher Fe-Menge. Dies spricht dafür, daß der Eisenzucker im Magen, wie schon oben ausgeführt wurde (s. S. 821 f.), Lösungs- und Resorptionsbedingungen findet, während diese kolloide Verbindung offenbar in subcutanem Bindegewebe ausgeflockt und dadurch an der Resorption verhindert wird. Aus diesem Grunde bleibt gerade diese Verbindung, obwohl sie in löslicher Form injiziert wird und obwohl sie mit dem Eiweiß nicht reagiert, an der Injektionsstelle nachweisbar (vgl. S. 836). Es wäre denkbar, daß der Eisenzucker im Magen reduziert und dann durch die

---

[1] Starkenstein, E., u. H. Weden: Arch. f. exper. Path. **134**, 300 (1928); **149**, 354 (1930).

HCl des Magens gelöst und als FeCl$_2$ resorbiert wird. Der Unterschied jedoch, der zwischen dem Verhalten des Fe im Blute und in der Leber nach oraler Verabreichung der gleichen Fe-Menge einerseits als FeCl$_2$, andererseits als Eisenoxydsaccharat nachgewiesen wurde (vgl. hierzu die Zahlen in der Tabelle S. 908f.), beweist, daß in der Resorptionsform, zumindest aber in der Resorptionszeit Unterschiede bestehen müssen, die sich in der Verweildauer des Fe im Blute äußern. Ein weiteres auffallendes Ergebnis dieser Versuche von Starkenstein und Weden war der Unterschied im Eisengehalt der Leber einerseits nach subcutaner Injektion von Ferrisaccharat, andererseits nach Ferrichlorid. Obwohl dieses, wie eben erwähnt wurde, mit den Eiweißkörpern des Bindegewebes unter Bildung unlöslicher Verbindungen reagiert, wird es dann doch — offenbar in Form einer Art Ferrum albuminatum — im Unterhautzellgewebe kolloid gelöst, aufgesaugt und in der Leber abgelagert. So konnte dann von dem subcutan injizierten Ferrisaccharat nach 5 Stunden nur 0,4%, von der hinsichtlich Fe gleichen Ferrichloridmenge dagegen 2,8% in der Leber gefunden werden, während vom subcutan injizierten FeCl$_2$ 7,1% in der Leber gespeichert waren.

Wir sehen somit, daß das Schicksal der verschiedenen Eisenverbindungen in den Organen in erster Linie durch deren Schicksal an den Applikations- bzw. Resorptionsstellen bestimmt wird. Inwieweit vom Verhalten des Fe im Blute und auf dem Wege aus dem Blute in die Organe das Schicksal der verschiedenen Eisenverbindungen in den Organen abhängt, kann nur an dem Verhalten der direkt ins Blut injizierten Verbindungen erkannt werden.

Nach intravenöser Injektion von Ferrochlorid ist der Eisengehalt der Leber ebenso wie der des Blutes schon eine Stunde nach der Applikation der Norm gegenüber bedeutend erhöht und steigt in den folgenden Stunden noch allmählich an. Daß das in der Leber abgelagerte Eisen in einer ganz anderen Form vorliegen muß, als es die ist, die ins Blut injiziert wurde, beweist der von Starkenstein und Weden durchgeführte Fraktionierungsversuch. Trotz dem größeren Eisengehalt der Leber geht in das mit 0,9proz. NaCl-Lösung erhaltene Organplasma nicht mehr Eisen über als aus dem normalen Organ. Das Eisen muß somit in einer anderen Form abgelagert worden sein, oder es findet sich derart stark adsorbiert, daß es durch die neutrale wäßrige Lösung aus seiner Bindung nicht gelöst werden kann.

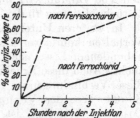

Der Eisengehalt der Milz ist nach der intravenösen Injektion von Ferrochlorid nur wenig erhöht und erfährt auch in den folgenden Stunden kaum eine weitere Steigerung. Nach intravenöser Injektion von Ferrisaccharat ist der Gehalt der Leber an Nichthämoglobineisen außerordentlich gesteigert, und dieser erhöht sich allmählich immer mehr, so daß 5 Stunden nach der Injektion der größte Teil des injizierten Eisens (72%) in der Leber abgelagert ist.

Abb. 9. Fe in der Leber, ausgedrückt in Prozenten der injizierten Menge pro Kilogramm Tier.

Auch in der Milz ist das Nichthämoglobineisen nach Injektion von Ferrisaccharat im Gegensatz zur Injektion von Ferrochlorid stark vermehrt, erreicht bald das 30fache des normalen Wertes und bleibt dann stundenlang unverändert. Hier ergaben die Versuche von Starkenstein und Weden einen bisher ganz unbekannten und auffallenden Unterschied in der Speicherungsfähigkeit des Eisens in Leber und Milz. Von der vollkommen gleichen Eisenmenge im Blute gehen in Abhängigkeit von der Bindungsart und Oxydationsstufe des Eisens ganz verschiedene Mengen in Leber und Milz über: während sich die Milz jener Eisenverbindung gegenüber, die im Blut aus dem Ferrochlorid entsteht, völlig ver-

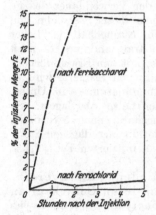

Abb. 10. Fe in der Milz, ausgedrückt in Prozenten der injizierten Menge pro Kilogramm Tier.

schließt, nimmt sie das aus Ferrisaccharat sich bildende Eisen in ganz bedeutender Menge auf.

Diese Verhältnisse werden durch die beiden Abbildungen, die der Arbeit von Starkenstein und Weden entnommen sind, anschaulich wiedergegeben.

Dieser Unterschied in der Speicherungsfähigkeit der Milz für Eisen je nach Bindungsart und Oxydationsstufe ist derart groß, daß der Eisengehalt der Milz pro 100 g frischen Organs, der in der Norm bei Kontrolltieren 3 g, bei größeren 60 g beträgt, nach intravenöser Injektion von 55,8 mg Fe pro Kilogramm Tier, als Ferrosaccharat verabreicht, auf 1000 mg pro 100 g frischen Organs ansteigt, während nach Injektion der gleichen Fe-Menge pro Kilogramm Tier als $FeCl_2$ verabreicht, ein maximaler Eisengehalt von nur 129 mg pro 100 g frischen Organs gefunden wurde.

Diese Befunde veranlaßten dann Hendrych und Starkenstein[1], das elektive Verhalten der Milz hinsichtlich ihres Speicherungsvermögens für verschiedene Arzneimittel und Gifte zu untersuchen, worauf noch bei Besprechung der toxischen Wirkung der Eisensalze zurückzukommen sein wird. Der große Unterschied, der im Fe-Gehalt der Organe nach Zufuhr verschiedener Eisenverbindungen nachgewiesen werden konnte, ist auch aus den in der Tab. 25, S. 908f. angeführten Zahlen ersichtlich, welche die Gesamtmenge des in Blut, Leber und Milz gefundenen Eisens nach verschiedenartiger Zufuhr verschiedener Eisenverbindungen wiedergibt. Doch ist das Verständnis dieser Resultate aus der berechnenden Gesamtmenge nur zu gewinnen, wenn die oben besprochenen Unterschiede im Eisengehalt von Blut, Leber und Milz gesondert in Abhängigkeit von Bindungsart und Oxydationsstufe der zugeführten Eisenverbindung Berücksichtigung finden.

In weiteren Untersuchungen haben dann Starkenstein und Weden das Verhalten komplexer Eisenverbindungen mit anorganisch sowie mit organisch gebundenem Eisen nach oraler, subcutaner und intravenöser Injektion untersucht. Auch diese Ergebnisse wurden zusammen mit denen über das Verhalten dieser Verbindungen im Blute bereits in den Tabellen 31 u. 32 wiedergegeben. Soweit diese das Verhalten des Eisens dieser Verbindungen in den Organen betreffen, ist als Folgerung aus den in den Tabellen angeführten Versuchsergebnissen folgendes zu sagen:

Als Komplexsalze mit anorganisch gebundenem Eisen, also als Verbindungen, die schon im schwach sauren Milieu Fe-Ionen abdissoziieren lassen, wurden untersucht die Natriumsalze des Ferricitrats, Ferrigluconats und Ferrilactats. Nach der oralen Verabreichung dieser Verbindungen blieb der Eisengehalt sowohl in der Leber als auch in der Milz normal. Dieses Ergebnis ist be-

---

[1] Hendrych, F., u. E. Starkenstein: Die Aufnahmefähigkeit der Milz für Arzneimittel und Gifte. Med. Klin. **25**, 40 (1929).

sonders auffallend und könnte in dem Sinne gedeutet werden, daß diese Komplexsalze überhaupt nicht vom Magen aus resorbiert werden, was der Ansicht Lintzels entsprechen würde. Daß dieser Schluß aber nicht richtig wäre, zeigen die bereits mitgeteilten Befunde über den Fe-Gehalt des Blutes nach Verabreichung dieser Komplexverbindungen. Eine Erhöhung des Nichthämoglobineisengehaltes des Blutes erfolgte nach oraler Ferrilactatzufuhr, während nach oraler Ferricitratnatrium-Verabreichung ebenso wie nach der gleichen Applikation von Eisenzucker sowie nach subcutaner Ferrichloridinjektion der Gehalt des Blutes an Nichthämoglobineisen sogar geringer wurde als in der Norm.

Daß alle diese Komplexsalze resorbiert werden können — in welcher Form dies geschieht, bleibe hier unberücksichtigt — wurde schon im Abschnitt über die Resorption (s. S. 814ff.) ausführlich besprochen. Keinesfalls kann aus dem Eisengehalt eines Organs ein solcher Schluß weder im positiven noch im negativen Sinne gezogen werden. Nur aus der gleichzeitigen Untersuchung mehrerer Organe und aus den Ergebnissen der Untersuchung der Ausscheidung dieser Verbindungen (die noch ausführlich behandelt werden wird) kann ein Urteil über das Schicksal dieser Verbindungen im Körper gewonnen werden.

Nach subcutaner Injektion der obengenannten drei Komplexsalze zeigt ebenso wie das Blut (s. S. 916f.) auch die Leber einen erhöhten Eisengehalt, der ungefähr jenem gleicht, der nach subcutaner Injektion der äquivalenten $FeCl_2$-Menge gefunden wurde. Dagegen konnte in der Milz keine Zunahme des Eisens nachgewiesen werden. Während somit diese drei Komplexsalze nach oraler Zufuhr verschiedene Fe-Gehalte der Organe zeigen, verhalten sie sich nach subcutaner Injektion untereinander gleich.

Wie vorsichtig die Schlußfolgerungen aus dem Eisengehalt eines Organs gezogen werden müssen und wie wenig diese Befunde über die Resorptionsgröße aussagen, das beweisen insbesondere die Versuche von Starkenstein und Weden, in denen diese drei Komplexsalze intravenös injiziert wurden. Es wurde bereits oben bei Besprechung der Tab. 31 auf S. 915 darauf hingewiesen, daß nach intravenöser Injektion von Ferricitratnatrium schon 1 Stunde nach der Injektion der größte Teil des Eisens im Blute nicht mehr nachweisbar ist und daß der Eisengehalt des Blutes in den nächsten Stunden noch weiter abnimmt, so daß nach 5 Stunden nur mehr ganz geringe Mengen hier nachweisbar bleiben. Das gleiche Verhalten zeigte sich auch nach intravenöser Injektion von Ferrigluconatnatrium. Die Untersuchungen von Leber und Milz ergeben nun aber das überraschende Resultat, daß das aus dem Blut verschwundene Eisen auch in diesen Organen nicht nachweisbar ist. Die Milz hat einen ganz normalen Eisengehalt; jener der Leber ist zwar erhöht, doch enthalten Blut, Leber und Milz zusammen nicht einmal 20 % des intravenös injizierten Eisens. Ganz anders dagegen verhält sich das Ferrilactatnatrium nach intravenöser Injektion. Selbst nach 5 Stunden ist das mit dieser Verbindung ins Blut gebrachte Eisen darinnen noch zum größten Teile nachweisbar. Ein kleiner Teil ist bereits in der Leber abgelagert, während die Milz noch keinen erhöhten Fe-Gehalt zeigt.

Wir sehen somit hier, wie weitgehend das Schicksal des Eisens von der Bindungsart und innerhalb von Eisenverbindungen mit gleichem Eisengehalt und gleicher Bindungsart vom Anion der Verbindung bzw. bei den anodisch wandernden Komplexen von der den Komplex bildenden Säure abhängig ist. Dies zeigt sich gerade hier im unterschiedlichen Verhalten der drei komplexen Verbindungen: Ferrilactatnatrium dialysiert ebensogut wie Ferricitrat- und Ferrigluconatnatrium durch pflanzliche Membranen und ebensowenig wie diese durch tierische (Goldschlägerhaut) (vgl. S. 724 ff.). Es ist daher denkbar, daß der Unterschied der Verweildauer dieser Komplexe im Blute darauf beruht, daß die Milchsäure viel schneller oxydiert wird als die Citronen- und Gluconsäure, so daß dann das Fe des Lactatkomplexes nach der Verbrennung der Milchsäure in anderer Weise — z. B. an Phosphat — gebunden wird und in dieser Form nur schwer aus dem Blut an die Organe und noch schwerer aus den Organen an die Exkrete abgegeben werden kann. Letzten Endes werden wir das Schicksal aller dieser Verbindungen, wie schon erwähnt wurde, erst nach Besprechung der Ausscheidungsverhältnisse aller dieser Verbindungen richtig beurteilen können.

Zum Studium des Verhaltens komplexer Eisenverbindungen mit organisch gebundenem Eisen wurden Ferrocyankalium sowie Hämoglobin (Blut) von Starkenstein und Weden untersucht. Auch hinsichtlich der Ergebnisse dieser Untersuchungen sei auf die auf S. 920 mitgeteilten Tabellen 33—35 verwiesen. Aus diesen geht in Ergänzung des schon oben über das Verhalten dieser Verbindungen im Blute Gesagten (s. S. 919 ff.) bezüglich des Verhältnisses in den Organen folgendes hervor: Hämoglobin erhöht nach oraler ebenso wie nach subcutaner und intravenöser Verabreichung den Gehalt an Nichthämoglobineisen in Leber und Milz nicht. Ferrocyankalium vermag ebenfalls den Gehalt des Blutes und der Milz an anorganischem Eisen weder nach oraler noch nach subcutaner und intravenöser Zufuhr zu erhöhen. Dagegen wurde von Starkenstein und Weden nach subcutaner und intravenöser Injektion von Ferrocyannatrium der Gehalt der Leber an anorganischem Eisen erhöht gefunden, was so gedeutet wurde, daß die Leber die Fähigkeit habe, Ferrocyannatrium durch oxydative Prozesse zu spalten. Daß es sich dabei nicht um eine hydrolytische Spaltung handeln kann, wurde durch das Fehlen einer Cyanidvergiftung zu beweisen versucht. Es ist jedoch anzunehmen, daß bei diesen Untersuchungen unverändertes, in der Leber auf dem Wege zur Ausscheidung vorübergehend abgelagertes Ferrocyannatrium beim Auskochen des Organs mit der starken Salzsäure teilweise gespalten wird, wodurch das organisch gebundene Eisen zu anorganischem werden muß; denn daß beim Kochen mit starker HCl Cyanide gespalten werden können, wurde schon oben (s. S. 716) angeführt. Demzufolge muß die Angabe von Starkenstein und Weden, daß nach Ferrocyankaliumzufuhr dieses teilweise in der Leber in anorganisches Eisen verwandelt werde, korrigiert werden, da es sich hier um keine vitale, sondern um eine durch die Methode bedingte Spaltung handelt. Ferrocyankalium führt weder im Blute noch in den Organen zu einer Vermehrung des anorganischen Eisens, da es den Organismus unverändert verläßt.

Ebenso wie bei der Untersuchung des Verhaltens der einfachen anorganischen Ferro- und Ferriverbindungen wurde auch hier bei der Verfolgung des Schicksals der komplexen Verbindungen mit organisch und anorganisch gebundenem Eisen die Gesamtmenge des in Blut, Leber und Milz abgelagerten Eisens als gesonderte Rubrik in die Tabelle aufgenommen. Es gilt hier das gleiche, was oben von den anorganischen Eisenverbindungen gesagt wurde: das Verständnis für diese Zahlen kann nur aus dem Vergleich mit den Zahlen der einzelnen Organe erlangt werden. Ein solcher Vergleich zeigt, daß bei den einfachen Eisenverbindungen ebenso wie bei den komplexen der für die Gesamtmenge in Blut, Leber und Milz gefundene Wert bei manchen der untersuchten Eisenverbindungen zum größten Teil auf das Blut, bei anderen zum größten Teil auf die Leber entfällt, was für die Beurteilung des Schicksals des

Eisens dieser Verbindungen von größter Wichtigkeit ist. Nicht minder wichtig ist der Vergleich zwischen einzelnen Verbindungen derselben Gruppe bei gleichem Eisengehalt und gleicher Untersuchungszeit nach der Injektion, wobei sich ergibt, daß z. B. von 55,8 mg Fe, die pro Kilogramm Tier als Ferricitratnatrium intravenös injiziert wurden, in den drei untersuchten Organen Blut, Leber und Milz 18,3 %, von Ferrilactatnatrium dagegen 86,5 % der zugeführten Menge gefunden werden konnten. Die verschiedenartige Verteilung des Eisens dieser Verbindungen im Blut sowie in Milz und Leber gibt Abb. 11 wieder.

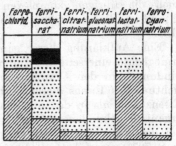

Einer der auffallendsten Befunde, der gerade in dieser Tabelle deutlich zum Ausdruck kommt, ist der, daß nur nach Zufuhr von Ferrisaccharat Eisen in deutlich nachweisbarer Menge in der Milz gefunden werden kann, während diese nach Zufuhr der anderen Eisenverbindungen kaum eine Vermehrung ihres Gehaltes an Nichthämoglobineisen erkennen läßt. Es ist verständlich, daß diesem ganz auffallenden Verhalten besondere Untersuchungen gewidmet wurden.

Abb. 11. Retention des Eisens in Blut, Leber und Milz nach intravenöser Verabreichung verschiedener Eisensalze. (Nach Starkenstein-Weden.)

Von der intravenös injizierten Gesamtmenge findet sich nach 2 Stunden in der Milz ▉▉▉▉, in der Leber ∷∷∷∷, im Blut /////////

Starkenstein und Weden hatten zu diesem Zweck bei ihren fraktionierten Analysen nicht nur auf die Menge des in den einzelnen Organen gefundenen Eisens Rücksicht genommen, sondern auch auf dessen Oxydationsstufe. Es ist jedoch hier das bereits oben (s. S. 960) Gesagte zu wiederholen, daß bei der Salzsäureextraktion des Eisens aus der Leber dieses nicht in der Oxydationsstufe erhalten werden muß, in der es im Organ vorhanden ist, weil das vorhandene Glykogen während der Extraktion vorhandenes dreiwertiges Eisen zu zweiwertigem zu reduzieren vermag. Mit Rücksicht darauf können die Angaben über die Oxydationsstufe des in der Leber gefundenen Eisens auf Grund dieser Untersuchungen nicht als beweisend angesehen werden; dies gilt jedoch nur für die Leber, kaum dagegen für Blut und fast gar nicht für die Milz.

Wie in dem Abschnitt über das Verhalten des Eisens in überlebenden Organen gezeigt werden konnte, vermag die Leber ihr zugeführte Ferroverbindungen nicht zu Ferriverbindungen zu oxydieren, dagegen rasch Ferriverbindungen zu Ferroverbindungen zu reduzieren. Demgegenüber besitzt das Blut vorwiegend Oxydationskraft und nur geringes Reduktionsvermögen, während die Milz weder oxydieren noch reduzieren kann.

Es war schon daraus zu schließen, daß Ferriverbindungen, die in der Leber gefunden werden, in anderen Organen oxydiert worden sind und in einer solchen Form in die Leber geschleppt und abgelagert wurden, in der sie nicht mehr reduziert werden können; die in der Leber etwa vorhandenen Ferroverbindungen können ihr dagegen als Ferriverbindungen von anderer Konstitution zugeführt und von ihr reduziert worden sein. In der Milz abgelagerte Eisenverbindungen müssen dagegen stets in anderen Organen jene Oxydationsstufe erhalten haben, in der wir sie in der Milz finden, da dieses Organ die Oxydationsstufe des Eisens nicht mehr zu ändern vermag. Bei der Besprechung des Schicksals des Eisens im Blute haben wir erfahren, daß die dem Blute zugeführten Ferroverbindungen unter gleichzeitiger Bindung an die Serumglobuline zu dreiwertigem Eisen oxydiert werden, daß dagegen Verbindungen vom Typus des Ferrisaccharats im Blute nicht an die Globuline gebunden werden können. Da gerade von diesen

beiden eben erwähnten Eisenverbindungen in der Milz nur das ihr aus dem Blute
zugeführte Ferrisaccharat gespeichert werden kann, nicht dagegen die aus dem
Ferrochlorid im Blute entstehende Ferriverbindung, so ergibt sich die Frage,
aus welchem Grunde sich die Milz der einen Ferriverbindung verschließt, die andere dagegen aufnimmt. Eine Beantwortung dieser
Frage ermöglichte die Untersuchung des Verhaltens der obenerwähnten komplexen Eisenverbindungen; wie die Abb. 11 auf S. 987 zeigt, verhalten sich
auch die übrigen komplexen Verbindungen so wie der aus dem Ferrochlorid im Blut entstehende Ferriglobulinkomplex: diesen verschließt sich die
Milz.

Eine Aufklärung dieser ganz auffallenden Vorgänge im Eisenstoffwechsel
ermöglichte einerseits die Untersuchung der Oxydationsstufe dieser Eisenverbindungen in den Organen, andererseits die Bestimmung der Wanderungsrichtung des Eisens dieser Verbindungen im elektrischen Gefälle. Sowohl im
Eisenzucker als in den anderen erwähnten komplexen Verbindungen mit anorganisch gebundenem Eisen ist dieses in dreiwertiger Form vorhanden. Wie
bei der Besprechung der chemischen Eigenschaften der Eisenverbindungen
(s. S. 707) ausgeführt wurde, ist das Eisen in diesen Verbindungen ein Teil
des Anions. Bei der kataphoretischen Überführung wandert das Eisen dieser Verbindungen, des Eisenzuckers ebenso wie das der anderen Komplexe,
zur Anode, während bei gleicher Versuchsanordnung das Eisen des Ferrochlorids zur Kathode geht. Im Blute dagegen können einige dieser Verbindungen umgeladen werden; dies gilt vor allem vom Eisenzucker, dessen Eisen, wie
erwähnt, in wäßriger Lösung anodisch wandert und, wie Starkenstein und
Weden gefunden hatten, im Blute umgeladen und damit kathodisch wandernd
wird. Gerade umgekehrt liegen die Verhältnisse beim Ferrochlorid. Das Eisen
dieser Verbindung ist in wäßriger Lösung positiv geladen; im Blute wird es dagegen unter gleichzeitiger Bindung an die Serumglobuline oxydiert, somit Bestandteil einer komplexen Ferriverbindung, in welcher es negativ geladen und
somit anodisch wandernd wird. Auch der im Blute kreisende Ferrilactatkomplex enthält das Eisen zunächst in anodischer Form, doch ändert es allmählich seinen Ladungssinn, und hierin scheint letzten Endes der Unterschied
zwischen den in das Blut gebrachten Ferrikomplexen und dem im Blute sich
bildenden Ferrieiweißkomplex zu liegen.

Die Berücksichtigung dieser Verhältnisse führten Starkenstein und Weden zu der Vermutung, daß die Milz nur kathodisch wanderndes Eisen aufzunehmen vermag, da in der Tat das Fe des in das Blut injizierten Ferrilactatnatriums auch nach 5 Stunden nicht oder nur in Spuren in der Milz gefunden
werden konnte, hingegen 15 Stunden nach der Injektion zu einem bedeutenden
Teil in der Milz abgelagert war. Da diese komplexe Eisenverbindung im Blut
anfangs anodisch wandert, ihr Eisen aber dann allmählich durch Umladung
kathodisch wandernd wird, so scheint der von Starkenstein und Weden
gezogene Schluß begründet, daß sich die Milz dem elektronegativen
Eisen verschließt und nur das elektropositive speichert. Ob auch
Ferricitrat- und Gluconatnatrium im Organismus eine derartige Umladung
erfährt, konnte nicht festgestellt werden, da diese Verbindungen schon ausgeschieden werden, bevor eine solche Umwandlung so weit fortgeschritten sein
kann, daß sie in kataphoretischem Versuch nachweisbar wird. Ganz anders als die
Komplexverbindungen mit anorganisch gebundenem verhalten sich die mit
organisch gebundenem Eisen vom Typus des Ferrocyannatriums sowie des
Hämatins. Das Eisen solcher Ferroverbindungen, in denen es organisch ge-

bunden ist, kann zum Unterschied vom anorganisch gebundenen weder im
Blute noch in den Organen oxydiert werden und verläßt daher den Organismus in unveränderter Form. Wir werden bei der Besprechung der Toxizität
der Eisenverbindungen noch sehen, daß dieser Eigenschaft der komplexen
Eisenverbindungen, mit organisch gebundenem Eisen im Organismus dauernd
im Komplex zu bleiben und keine Bedingungen zur Bildung freier Fe-Ionen zu
finden, für den Nichteintritt pharmakologischer Eisenvergiftungen entscheidende Bedeutung zukommt. Ferricyannatrium wird dagegen im Blute reduziert und verhält sich dann weiter wie das ins Blut gebrachte Ferrocyannatrium.
Während dieser vor sich gehenden Reduktion wirkt es aber selbst oxydierend
auf das Hämoglobin und wird dadurch zum Blutgift.

Alle diese von Starkenstein und Weden ausgeführten Untersuchungen
zeigen somit das wechselvolle Schicksal, das die Eisenverbindungen in Abhängigkeit von ihrer Oxydationsstufe und ihrer Bindungsart im Organismus
erleiden.

**Das histochemische Verhalten des Eisens in den Organen nach Zufuhr ver-
schiedener Eisenverbindungen.** Wir haben in den vorangehenden Abschnitten
schon mehrere Arbeiten kennengelernt, die nach Zufuhr von Eisenverbindungen
ebenso wie unter pathologischen Bedingungen, die zu einem gesteigerten Blutzerfall führen, Vermehrung oder Verminderung des Eisens in den Organen im
histologischen Präparat anschaulich zu machen suchten.

Die Bedeutung dieser Untersuchungen liegt in quantitativer Beziehung
darin, daß sich die histochemischen Eisenreaktionen einerseits unter normalen,
andererseits unter pathologischen Bedingungen miteinander vergleichen lassen.
In qualitativer Beziehung sagen diese Untersuchungen wenig aus, weil sie eine
Unterscheidung des aus der Nahrung im Blutwege zu den Organen wandernden
Eisens von dem nach Blutzerfall freiwerdenden und dann in den Organen abgelagerten nicht gestatten. Dort, wo Eisen von außen dem Organismus zugeführt und dann im histologischen Präparat gesucht wurde, war die notwendige Unterscheidung der zugeführten Eisenpräparate hinsichtlich Bindungsart und Oxydationsstufe unberücksichtigt geblieben, so daß histochemische
Untersuchungen, welche dieselben Ziele verfolgten wie die eben besprochenen,
von Starkenstein und Weden durchgeführten chemischen, lange Zeit fehlten.

Es konnten wohl aus den vorliegenden Untersuchungen gewisse Schlüsse
auch nach dieser Richtung hin gezogen werden, und es wurde bei Besprechung
der Beziehungen des Eisenstoffwechsels zum Reticuloendothel schon darauf
hingewiesen, daß man einen deutlichen Unterschied in der Verteilung der
kolloiden Eisenverbindungen und der echt gelösten Komplexe insofern erkennen
kann, als die ersteren vorwiegend vom reticuloendothelialen System, in der
Leber von den Kupfferschen Sternzellen, die letzteren dagegen auch von den
Leberzellen aufgenommen werden können. Dies waren jedoch nur Schlußfolgerungen, die aus einzelnen Ergebnissen zahlreicher Versuche gezogen wurden.
Der erste, der diese Fragen einer systematischen Bearbeitung unterzog, war
Henriques mit seinen Mitarbeitern. Eine ausführliche Prüfung des histo-
chemischen Verhaltens der in Bindungsart und Oxydationsstufe verschiedenen
Eisenverbindungen haben Henriques und H. Okkels[1] durchgeführt. Diese

---

[1] Henriques, V., u. H. Okkels: Histochemische Untersuchungen über das Verhalten verschiedener Eisenverbindungen innerhalb des Organismus. Biochem. Z. **210**, 198
(1929). — Okkels, H.: Sur la disposition particuliere du fer dans les organes parenchyma-
teaux après injection intraveineuse de diverses combinaisons ferrigineuses. Bull. Histol.
appl. **6**, 321 (1929).

untersuchten zunächst die normalen Organe und stellten mittels der Schwefel-ammon-Turnbullsblaumethode den histochemisch nachweisbaren normalen Eisengehalt fest. Über diesen Teil der Untersuchungen wurde bereits beim histochemischen Eisennachweis (s. S. 788) referiert.

Weiter wurden zahlreiche Fütterungsversuche an Hunden, Ratten und Frö-schen durchgeführt, wobei den Versuchstieren teils Ferro-, teils Ferrisalze, teils kolloide und teils komplexe Eisenverbindungen verabreicht wurden. Nach einer kürzeren oder längeren Fütterungsperiode wurden die Tiere dann getötet und histochemisch untersucht. In einer zweiten Versuchsreihe wurden zwecks Vermeidung der Fehler, die sich aus den verschiedenen Resorptionsverhältnissen ergaben, folgende Gruppen von Eisenverbindungen intravenös injiziert:

1. Ferrosalze: 1—2—5 ccm einer 4proz. Ferrolactatlösung;

2. Ferrisalze in Form kolloider Ferrihydroxydlösungen (Ferrialbuminat und Ferrisaccharat), die pro Kubikzentimeter 10 mg Fe enthielten. Einzeldosis 2—3—5 ccm;

3. komplexe Eisensalze: Ferricitratnatrium zu 5 ccm einer 5proz. neutralen Lösung, ferner Ferro- und Ferricyanidnatrium.

Die Injektionen erfolgten in die Ohrvene der Kaninchen und wurden täglich oder jeden zweiten Tag durch 1—3 Wochen hindurch vorgenommen. Diese Untersuchungen führten Henriques und Okkels zu folgenden Ergebnissen.

Ferrosalze werden in nur verhältnismäßig geringfügigen Mengen in den Leber-zellen, in etwas höheren Mengen in den Kupfferschen Zellen und in den Makro-phagen der Milz, praktisch gesprochen dagegen niemals in der Niere, insbesondere niemals in den Nierenkanälchen, abgelagert; die kolloiden Eisenverbindun-gen werden in dem reticuloendothelialen System gespeichert, d. h. niemals in den Leberzellen, sondern hochgradig in den Kupffer-schen Zellen und in den Makrophagen der Milz, sowie im Knochenmark; innerhalb der Niere zeigen sich massive Ablagerungen in den Glomerulis und — nach Verlauf einiger Zeit — in den Tubulis contortis I; des weiteren im Endothel intertubulärer Räume; die komplexen Eisensalze (Natriumferri-citrat) werden reichlich in den Leberzellen, nur in ganz geringfügigen Mengen aber in den Kupfferschen Zellen abgelagert; in der Milz und im Knochenmark ist keine sichere Speicherung erkennbar; in den Nieren-glomerulis ist niemals Ablagerung wahrgenommen worden, dagegen werden in Gruppen der Nierenkanälchen erhebliche Eisenmengen abgelagert. Eine cyto-logische Untersuchung der betreffenden Tubuli deckte die Anwesenheit von Zellenvergiftung auf. Natriumferro- und -ferricyanid führen nirgends histochemisch nachweisbare Eisenablagerungen herbei.

Mit Bezug auf die Aufnahme eines injizierten Stoffes im reticuloendothe-lialen System führten die Untersuchungen zu dem Schluß, daß die Art des be-treffenden Stoffes, soweit ersichtlich, für die Aufnahme belanglos ist; vielmehr sind es die physikalisch-chemischen Verhältnisse — insbesondere der kolloide Zustand des Stoffes —, welche für dessen Aufnahme die ausschlaggebende Rolle spielen. Dementsprechend darf die Ablagerung kolloidaler Eisenverbindungen (z. B. Eisenzucker) nicht mit der Ablagerungsweise des Eisens im allgemeinen identifiziert werden. Die auf Grundlage der nach experimentaler Eingabe in der Niere nachgewiesenen Eisenablagerungen gezogenen theoretischen Schlüsse sind nicht stichhaltig, u. a. auch aus dem Grunde, weil man unberücksichtigt gelassen hat, daß die verschiedenen Typen der Eisenverbindungen prinzipiell verschiedene Ablagerungen herbeiführen. Für das gesamte Eisenproblem, insbesondere da-für, ob die Parenchymzellen irgendeines Organs eisenaufnahmefähig sind oder nicht, ob die Aufnahme schnell oder langsam erfolgt und ob die Ablagerung sich als eine diffuse oder als eine figurierte gestaltet, muß angenommen werden, daß, von den vitalen Eigenschaften der Zellen abgesehen, die physikalisch-chemische Struktur der betreffenden Eisenverbindung maßgebend ist.

Durch diese exakt und systematisch durchgeführten Untersuchungen wurde das, was auf Grund der früheren Befunde wahrscheinlich schien, mit Sicherheit bewiesen: daß die Aufnahme des Eisens in die Leberzellen nur nach Zufuhr echt gelöster und dissoziierbarer Verbindungen erfolgt, während im RES nur kolloidale Eisenverbindungen gespeichert werden können. (Vgl. hierzu das S. 976ff. Gesagte.)

Henriques und Okkels haben auch die Frage systematisch bearbeitet, ob das nach Zufuhr verschiedener Fe-Verbindungen in den Organen abgelagerte Eisen sich als zwei- oder als dreiwertig in den Geweben findet. Sie betonen vor allem, daß dieser Nachweis äußerst schwierig ist und daß alle solche Befunde nur mit gewissem Vorbehalt wiedergegeben werden können, da die unzureichende Genauigkeit der Methodik letzten Endes keine absolut sichere Aussage gestattet.

Die Ergebnisse, die Henriques und Okkels in quantitativer und qualitativer Beziehung bei ihren Untersuchungen erhielten, sind in der Tabelle 42 wiedergegeben.

Nach der intravenösen Injektion von Ferrialbuminat wurden in den Kupfferschen Sternzellen wenig Ferro- und viel Ferri-, in den Leberzellen weder Ferronoch Ferrireaktionen gefunden. Übereinstimmend mit Starkenstein und Weden fanden somit auch Henriques und Okkels in der Milz nur Ferri, in der Leber dagegen nur wenig Ferro und viel Ferri, während hier Starkenstein und Weden viel Ferro und wenig Ferri gefunden hatten. Es wurde aber schon oben (s. S. 960) ausführlich besprochen, daß dieser Befund von Starkenstein und Weden durch die späteren Untersuchungen insofern korrigiert wurde, als die bei der HCl-Extraktion erhaltenen Ferromengen keinen Schluß auf die im Organ selbst vorhandene Oxydationsstufe gestatten, weil hier das in der Leber vorhandene Glykogen während der Extraktion die Reduktion bewirken kann. Aus diesem Grunde sind die histochemischen Untersuchungsergebnisse von Henriques und Okkels hinsichtlich der Oxydationsstufe des Fe in der Leber beweisender und mit ihnen stimmen, wie erwähnt, auch die später erhaltenen Untersuchungsergebnisse von Starkenstein und Johne gut überein.

Wichtig erscheint die Frage, ob die von Henriques und Okkels erhaltenen Befunde den von Starkenstein und Weden aufgestellten Satz bestätigen oder sich zu diesem in Widerspruch befinden: daß sich die Milz anodisch wanderndem Fe verschließt und nur kathodisch wanderndes zu speichern vermag.

Der Befund von Henriques und Okkels, daß sich nach intravenöser Injektion von Ferrisaccharat sehr ausgiebige Eisenmengen in den Makrophagen finden, nach Ferrosalzinjektion die Reticulumzellen überall Eisen enthalten und nach Ferricitratnatrium zwischen den Follikeln zerstreute kleine Gruppen von histiocytären Reticulumzellen beobachtet werden können, deren diffus blaues Cytoplasma vereinzelte, ziemlich grobe Körner enthält, zeigt in quantitativer ebenso wie in qualitativer Hinsicht deutliche Unterschiede zwischen dem anodischen Ferricitrat-Fe und dem kathodischen Ferrisaccharat-Fe. Das kathodische Ferrochlorid-Fe, das im Blut in das anodische Ferriglobulin umgewandelt wird, steht etwa in der Mitte zwischen beiden.

Tabelle 42. Untersuchungen über das Verhalten verschiedener Eisenverbindungen (nach Henriques und Okkels).

Kaninchen Nr.	Gewicht g		Letzte Injektion	Getötet	Eisenpräparat injiziert (intravenös)	Einzeldosis mg Fe	Totaldosis mg Fe	Fe im Serum mg%	Leberzellen			Kupffersche Zellen			
									Zellen mit positiver Eisenreaktion	Stärkegrad der Reaktion	Art der Eisenablagerung	Zellen mit positiver Eisenreaktion	Vergrößerung d. Zellen	Stärkegrad d. Reaktion	Art der Eisenablagerung
1	1730	1.X.	10.X.	11.X.	Ferrolactat	15	122	0,97	÷			+++	÷		D. FK.
2	1900	5.II.	11.II.	11.II.	„	33	167		÷	+	D.	+++		+	D. K.
3	2015	5.XII.	19.XII.	21.XII.	Ferrosulfat	19	171		÷			+		(+)	D. (FK.)
4	2000	16.III.	29.III.	31.III.	Ferrolactat	25	225	0,25	(÷)	+	FK.	+++	+	++	D. K. S.
5	1800	1.XI.	17.XI.	18.XI.	Ferrosulfat	19	283		+++			+++		+	(FK.)
6	2045	6.XII.	19.XII.	21.XII.	Ferrolactat	23	296		++	(+)	D. FK.	+++	+++	++	(FK.)
7	3000	6.X.	28.X.	31.X.	„	39	743		+++	++	K.	+++	+++	++	D. K. S.
8	1750	1.X.	10.X.	11.X.	Ferpon	20	156		÷			+++	(+)	+++	D. K.
9	1800	7.II.	13.II.	11.II.	„	40	240	0,55	+			+++		+++	D. K.
10	1490	2.XI.	17.XI.	20.XI.	„	20	280		÷			+++	+++	+++	D. K.
11	2700	29.IX.	10.X.	11.X.	„	30	343		+			+++	+++	++	D. GK.
12	2060	5.XII.	19.XII.	21.XII.	Idozan	50	450		÷			+++	+++	+++	D. FK. V.
13	2100	30.XI.	12.XII.	13.XII.	Ferpon	50	525		(÷)			+++	+++	++++	K.
14	2100	5.II.	22.II.	28.II.	Ferr. pept.	40	560		(÷)			+++	+++	++++	K. S.
15	2600	17.III.	25.III.	25.III.	Ferpon	100	600		(÷)			+++	+++	++++	D. K.
16	2600	6.II.	24.II.	25.II.	„	100	1050		÷			+++	+++	+++	D. GK.
17	1340	16.X.	23.X.	24.X.	Na-Ferricitrat	13	58	1,85	÷			(÷)			
18	2100	22.II.	28.II.	28.II.	Na-Ferrocyanid	32	225	1,75	+			÷			
19	2100	22.II.	28.II.	28.II.	„	32	225		÷			(÷)			
20	1900	5.II.	11.II.	12.II.	Na-Ferricitrat	40	277	0,52	+++	+	D. FK.	(÷)	÷	(+)	(D.)
21	2200	25.II.	4.III.	4.III.	Na-Ferricyanid	83	412	2,18	++++	++	(GK.)	(+)	÷		
22	—	24.III.	19.V.	22.V.	Na-Ferricyanid	32	553		++++	++	K.	(+)	÷	+	D. K. V.
23	3100	6.X.	28.X.	31.X.	Na-Ferricitrat	40	750		÷			+	÷	(+)	D. (FK.)

Kontrolltiere: . . . . 0,2 . . . . ÷ . . . . ÷

Stärkegrad der Reaktion: (+) recht schwach, + mittelstark, ++ stark, +++ sehr stark

Anzahl von Zellen: ÷ keine, (÷) beinahe keine, (+) sehr sparsam, + sparsam, ++ mehrere, +++ recht zahlreich, ++++ zahlreich, +++++ alle

Größe der Zellen: ÷ nicht vergrößert, + recht groß, ++ groß, +++ sehr groß

Art der Ablagerung: D. diffus, K. körnig, FK. feinkörnig, GK. grobkörnig, S. schollig, V. vakuolisiert

Die Versuche von Henriques und Okkels lassen sich jedoch nicht vollständig mit denen von Starkenstein und Weden vergleichen, denn letztere haben stets nach einer einzigen Injektion 1, 2 und 5 Stunden nachher die Organe untersucht, während Henriques und Okkels lange Zeit hindurch Eisensalze zuführten, so daß sie auch später aller Wahrscheinlichkeit nach kathodisch wandernde Abbauprodukte in den Organen vorfinden mußten, die in der Zeit von 5 Stunden aus Verbindungen mit anodisch wanderndem Eisen noch nicht entstanden sein mußten.

Weiter haben Starkenstein und Weden zu ihren Versuchen Ferrochlorid als Vertreter der einfachen anorganischen Ferroverbindungen, Henriques und Okkels dagegen Ferrolactat verwendet. Es wurde oben schon darauf hingewiesen, daß das Schicksal dieser Verbindungen von ihrem Anion abhängig ist und daß die schnelle Verbrennbarkeit der Milchsäure das Fe des Lactats in andere Formen übergehen lassen kann, als es beim Chlorid der Fall ist. (Beweisend für diese Annahme sind die später noch zu besprechenden Toxizitätsunterschiede der beiden Ferroverbindungen S. 1110.) Wir sehen somit, daß diese beiden Momente: akuter Versuch bei Starkenstein und Weden, chronischer Versuch bei Henriques und Okkels, sowie die Verwendung von Ferrosalzen mit verschiedenem Anion die Unterschiede in den erhaltenen Befunden bei sonst weitgehender Übereinstimmung hinreichend erklären können.

In weiteren Untersuchungen suchten dann Henriques und Okkels[1] festzustellen, ob das histochemisch erhaltene Bild, das sie nach ihren ersten, etwa dreiwöchigen Versuchen erhalten hatten, ein endgültiges ist oder ob die Speicherung nur vorübergehend in den Parenchymzellen dieses oder jenes Organs zum Vorschein kommt, um sich schließlich durch irgendeinen Austauschvorgang in endgültiger Weise anderswo zu gruppieren. Diese sehr eingehend und genau durchgeführten Untersuchungen hatten folgende Ergebnisse.

Intravenös eingeführte kolloide Eisenlösungen weichen von den dissoziierten komplexen Eisenverbindungen in bezug auf ihre intracellulären Ablagerungen innerhalb der parenchymatösen Organe ab. Die ersteren werden sehr schnell im RES gespeichert, die letzteren dagegen dringen allmählich in die Parenchymzellen ein. Die histotopographischen Bilder der später eintretenden Mobilisationsvorgänge beider Typen von Eisenablagerungen sind grundsätzlich verschieden. Übrigens besteht zwischen den beiden Versuchsreihen auch ein symptomatologischer Unterschied; die Tiere, die mit kolloidem Eisen behandelt wurden, erkrankten nämlich oftmals mit Erscheinung einer Spätvergiftung, von Lähmungen begleitet; die Natriumferricitrattiere blieben dagegen völlig gesund. Innerhalb des RES spielt die Eisenspeicherung, in der Leber jedenfalls, über zwei Zelltypen: die Kupfferschen Zellen und die Histiocyten. Von den erstgenannten wird das Eisen am schnellsten aufgenommen, wird aber auch leichter (bereits nach einigen Wochen) wieder abgegeben. Die Speicherung in den Histiocyten der Leber schleppt ein wenig nach; mit der Zeit wird aber das Eisen in den perilobulären Histiocyten konzentriert, von wo es wieder langsam frei gemacht wird. Die Leberzellen zeigen besondere Verhältnisse. Wenn sich erst die charakteristischen perinucleären Eisenkörnchen gebildet haben, bleiben sie mehrere Monate lang unverändert. Nach einem halben Jahre geben aber auch die Leberzellen allmählich ihr Eisen ab, und zwar von innen nach außen innerhalb der einzelnen Leberläppchen. Mit dem Eisen des RES verglichen, scheinen somit die Ablagerungen in den Leberzellen viel

---

[1] Henriques, V., u. H. Okkels: Das weitere Verhalten experimentell erzeugter Eisenablagerungen innerhalb der parenchymatösen Organe. Z. Zellforsch. 12, 155 (1930).

fester zu sein. Wie Henriques und Okkels in sämtlichen Versuchen feststellen konnten, besteht ein Austausch zwischen Leber und Milz, indem das Eisen, von der Leber allmählich frei gemacht, sich endgültig in der Milz lagert. Wieweit sich die Mobilisationsvorgänge einfach als physikalisch-chemische Erscheinung erklären lassen (z. B. als Reduktionsprozesse mit Erzeugung von Verbindungen anderer Löslichkeitsstufen) oder aber auch die Entlastung der Zellen von ihren Eisenkörnchen irgendwie als „umgekehrt makrophage" Leistung aufgefaßt werden muß, konnte nicht entschieden werden. Zweifellos bestehen beide Möglichkeiten. Das Schlußbild der experimentell erzeugten Eisenablagerungen findet sich in den Riesenhistiocyten der Milz, aus welchen das Eisen nunmehr nicht mobilisationsfähig ist.

Das lange Verweilen kolloider Fe-Verbindungen im reticuloendothelialen Teil des Lebergewebes, das diese Versuche von Henriques und Okkels deutlich zeigen, konnte auch R. H. Kahn[1] deutlich nachweisen.

Ein 2000 g schweres männliches Kaninchen erhielt am 3. Februar 1931 220 mg Fe in Form von Ferrisaccharat, in 20 ccm gelöst, intravenös innerhalb 20 Minuten injiziert. Nach 14, 210 und 420 Tagen wurden jeweils dem Kaninchen kleine Leberstückchen operativ entfernt (was unter Benutzung eines kolloiden Quellstoffes als Blutstillungsmittel ohne Schwierigkeiten möglich war). Die Untersuchung der Leberstücke ergab auch nach Ablauf der ganzen 14monatigen Untersuchungsperiode einen reichen Gehalt an Gesamteisen. Im einzelnen zeigte sich anfänglich die klumpige und grobkörnige Ablagerung im Reticuloendothel sowohl in der Peripherie als auch in der Mitte der Läppchen, somit vorwiegend in der Umgebung der großen Gefäße. Daneben aber wies das Plasma der Leberzellen eine diffuse, schwach blaue Färbung auf. An den beiden später untersuchten Leberstückchen, in denen ebenfalls das RES noch reichliche Eisenmengen enthielt, erschien auch im Protoplasma der Leberzellen das Eisen als körniger Niederschlag. Feinere und gröbere blaue Körner erschienen reichlich im Zellprotoplasma verteilt.

Es wurde oben schon darauf hingewiesen, daß ein prinzipieller Unterschied zwischen den chemischen Untersuchungen des Schicksals verschiedener Eisenverbindungen, wie sie Starkenstein und Weden durchgeführt haben, und den histochemischen Untersuchungen von Henriques und Okkels darin lag, daß die chemische Untersuchung kurze Zeit nach einmaliger, die histochemischen dagegen längere Zeit nach mehrmaliger Zufuhr der betreffenden Eisenverbindungen vorgenommen wurden. Es fehlten somit bei den histochemischen Untersuchungen die gleichzeitigen chemischen Analysen und umgekehrt bei diesen die histochemischen, um etwas darüber aussagen zu können, inwieweit sich die chemischen mit den histochemischen Befunden decken. Solche Untersuchungen wurden dann von Kahn und Weden[2] durchgeführt.

Kaninchen erhielten pro Kilogramm Tier je 1 Millimol Fe als $FeCl_2$, als Ferrisaccharat und als Ferricitratnatrium intravenös injiziert. Zwei Stunden nachher wurden die Tiere durch Verbluten von der Carotis aus getötet und Leber und Milz chemisch und gleichzeitig histochemisch untersucht. Das Ergebnis der chemischen Untersuchung zeigt die folgende Tabelle 43.

---

[1] Kahn, R. H.: Unveröffentlichte Arbeiten aus dem physiologischen Institut der deutschen Universität in Prag. — [2] Kahn, R. H., u. H. Weden: Unveröffentlichte Arbeiten aus dem physiologischen und pharmakologischen Institut der deutschen Universität in Prag.

Tabelle 43. Eisengehalt von Leber und Milz des Kaninchens, zwei Stunden nach i. v. Zufuhr verschiedener Eisenverbindungen.

	Im ganzen Organ mg	für 100 g Organ berechnete mg	pro kg Körpergewicht mg
I. FeCl$_2$			
a) Leber	18,9	27,2	9,45
b) Milz	0,84	76,6	0,42
II. Ferrisaccharat			
a) Leber	34,2	59	16,3
b) Milz	5,6	660	2,68
III. Ferricitratnatrium			
a) Leber	16,3	30	8,25
b) Milz	0,41	41	0,21
IV. Normales Kontrolltier			
a) Leber	4,0	5,20	2,3
b) Milz	0,5	40	0,25

Von den Lebern und Milzen der Tiere wurden histochemische Präparate angefertigt, die des Vergleiches wegen in den folgenden Abbildungen wiedergegeben sind. (Die Färbung wurde nach Tirmann und Schmelzer durchgeführt. Fixierung in absolutem Alkohol, Einbettung in Paraffin über Methylbenzoat, Färbung der Schnitte nach achtstündigem Verweilen in Schwefelammonium mit Ferricyankaliumsalzsäure durch 10 Minuten. Nachfärbung mit Boraxcarmin. Das auf diese Weise dargestellte Eisen kann als das histochemisch nachweisbare Gesamteisen angesehen werden. Durch H$_2$S wird das Ferrieisen zu Ferro reduziert, ebenso wie das bereits vorhandene Ferroeisen als Schwefeleisen niedergeschlagen, dann durch HCl zu Ferrochlorid gelöst und mit Ferricyankalium als Turnbullblau gefällt.) Die folgenden 6 Abbildungen zeigen das Verhalten des Milz- und Lebergewebes der in obiger Tabelle 43 verzeichneten Versuchstiere I und II.

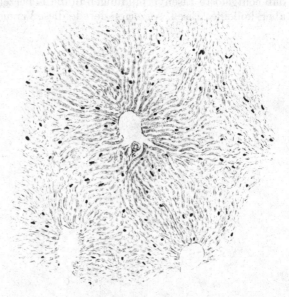

Abb. 12. Leber des Kaninchens I, das 2 Stunden vor der Untersuchung pro kg Tier 1 Millimol Fe als Ferrochlorid = mg Fe^{II} erhalten hatte: Färbung nach Tirmann-Schmelzer, bei 60-facher Vergrößerung gezeichnet.

In sämtlichen Fällen dieser akuten Versuche findet sich das Eisen im RES von Milz und Leber mit Ausnahme der Leber nach Ferricitrat, welche überhaupt kein histologisch darstellbares Eisen aufweist. Die relativen Mengen aber verhalten sich so, daß nach Injektion von Eisenzucker in beiden Organen ein wesentlich höherer Eisengehalt gefunden wurde als nach Injektion von Ferrochlorid. Schließlich zeigen — in Übereinstimmung mit den oben schon besprochenen Befunden — die beiden Milzen histologisch einen wesentlich höheren Gehalt an Eisen als die Lebern der beiden Tiere.

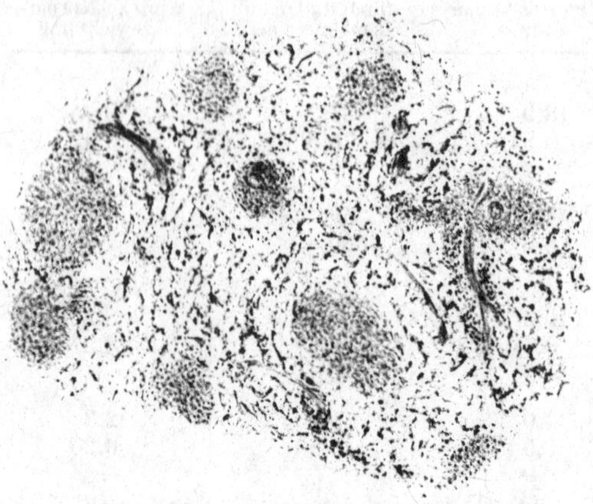

Die histologischen Bilder zeigen vor allem, was durch chemische Methoden nie erreicht werden kann, die Lokalisation des gefesselten Eisens im Gewebe. Besonders deutlich geben dies die bei stärkerer Vergrößerung gezeichneten Schnitte (Abb. 14 und 17) wieder, in denen man das völlige Freibleiben des Protoplasmas der Leberzellen ebenso wie das der Follikel in der Milz erkennt. In der Leber liegt das Eisen durchaus intercellulär, in der Milz in den Maschen des Netzgewebes der Milzpulpa. Da aber früher schon gezeigt wurde,

Abb. 13. Milz des Kaninchens I, das 2 Stunden vor der Untersuchung pro kg Tier 1 Millimol Fe als Ferrochlorid = mg Fe^{II} erhalten hatte: Färbung nach Tirmann-Schmelzer, bei 60facher Vergrößerung gezeichnet.

daß echtgelöste Eisenverbindungen in die Leberzellen eindringen können, nicht aber kolloides Eisen, so zeigen gerade diese Versuche deutlich den Unterschied in der Fesselung des Eisens im Gewebe im akuten und im chronischen Versuch. Erweisen sich somit die histologischen Untersuchungen von Vorteil gegenüber den chemischen hinsichtlich des Nachweises der Lokalisierung verschiedener Eisenverbindungen im Gewebe, so haben andererseits wieder die chemischen Versuche gegenüber den histologischen den Vorteil, daß sie die quantitative Bestimmung des Eisens im Organ ermöglichen, was durch den histologischen Versuch kaum schätzungsweise gelingen kann. Insbesondere hatte, wie der hier ausführlich wiedergegebene Versuch von Kahn und Weden zeigt, der histo-

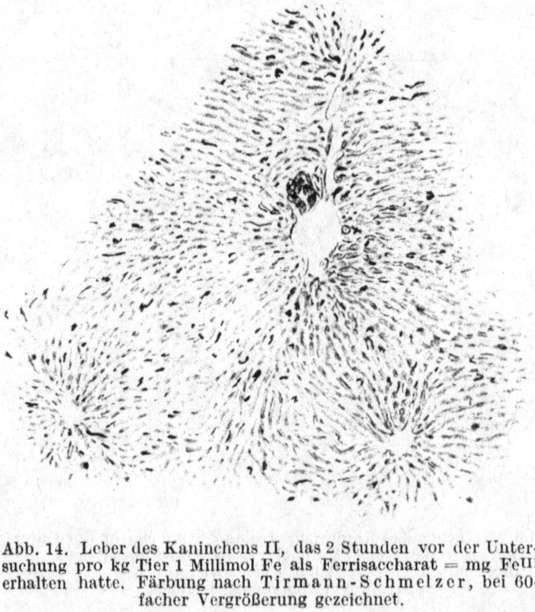

Abb. 14. Leber des Kaninchens II, das 2 Stunden vor der Untersuchung pro kg Tier 1 Millimol Fe als Ferrisaccharat = mg Fe^{III} erhalten hatte. Färbung nach Tirmann-Schmelzer, bei 60facher Vergrößerung gezeichnet.

chemische Eisennachweis die wichtige Feststellung nicht erbringen können, daß sich die Milz dem negativ geladenen Eisen fast vollständig verschließt, während sie das positiv geladene schon kurze Zeit nach der Injektion aufnimmt.

Kahn und Weden[1] haben es auch versucht, im histologischen Bild den

---

[1] Kahn, R. H., u. H. Weden: Zit. S. 994.

Gehalt des Gewebes an Ferro- und Ferrieisen getrennt zur Darstellung zu bringen. Ähnlich wie Henriques und Okkels betonen auch sie die große Schwierigkeit, mit der zur Verfügung stehenden Methodik einen einigermaßen sicheren Aufschluß zu gewinnen. Die Ergebnisse dieser Untersuchungen enthält die folgende Tabelle 44, die einerseits den chemischen, andererseits den histochemischen Befund als Schätzung wiedergibt.

In dieser Vergleichstabelle wurden die im chemischen Versuch für die Leber erhaltenen Werte nur

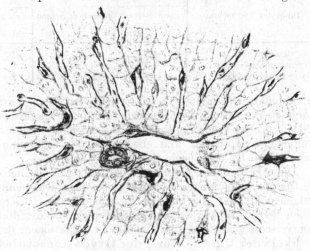

Abb. 15. Leber des Kaninchen II (dasselbe Objekt wie in Abb. 14), bei 320-facher Vergrößerung gezeichnet.

als Gesamt-Fe-Werte berücksichtigt, dagegen auf die Angaben von Ferro und Ferri verzichtet, weil ja, wie mehrfach ausgeführt wurde, Glykogen-

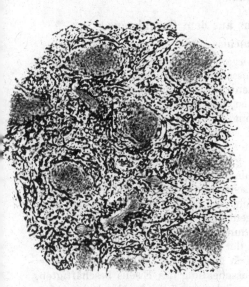 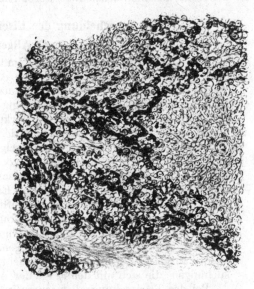

Abb. 16. Milz des Kaninchens II, das 2 Stunden vor der Untersuchung pro kg Tier 1 Millimol Fe als Ferrisaccharat — mg Fe^{III} erhalten hatte. Färbung nach Tirmann-Schmelzer, bei 60-facher Vergrößerung gezeichnet.

Abb. 17. Milz des Kaninchen II (dasselbe Objekt wie in Abb. 16), bei 320 facher Vergrößerung gezeichnet.

anwesenheit bei der Salzsäureextraktion keine sicheren Werte erhalten läßt. Die Vergleiche der übrigen Werte mit den auf Grund der histochemischen Untersuchung erhaltenen Schätzungswerten zeigt eine immerhin weitgehende Über-

Tabelle 44.

Injiziertes Fe-Präparat	Leber				Milz			
	chem. Befund		histochem. Befund		chem. Befund		histochem. Befund	
	Ferro	Ferri	Ferro	Ferri	Ferro	Ferri	Ferro	Ferri
Ferrochlorid	+ +	+	?	?	+	+ + +	+ +	
Ferrisaccharat	+ + + +	+ +	+ + + +	?	+ + + +	+ +	+ + + +	
Ferricitratnatrium . .	+ +	?	?	?	+	?	?	

einstimmung, insbesondere hinsichtlich der nach Ferrisaccharat-Injektion erhaltenen Ferriwerte. Dagegen zeigt sich beim Vergleich der chemisch und histochemisch erhaltenen Befunde nach Ferricitratnatrium-Injektion eine ziemlich weitgehende Differenz und ebenso bei der Schätzung des Ferri- und Ferrogehaltes in der Milz nach Ferrochlorid-Injektion.

Diese Differenzen beweisen einerseits, daß geringe, chemisch noch genau bestimmbare Fe-Mengen in den Organen dem histochemischen Nachweis vielfach entgehen können und daß die histochemischen Differenzierungsversuche zwischen Ferro- und Ferrieisen nur sehr ungenaue Resultate liefern, was eben auf der verschiedenen Empfindlichkeit der Reaktionen, dann auch auf der Möglichkeit der Umwandlung der Oxydationsstufe im Gewebe während der vor sich gehenden Reaktion beruhen kann.

Am sichersten scheint der Nachweis der Ferriverbindungen auf histochemischem Wege zu sein, während umgekehrt gerade dieser beim chemischen Nachweis mit Rücksicht auf deren leichte Reduzierbarkeit durch Kohlehydrate als recht unsicher bezeichnet werden muß.

4. Ausscheidung des Eisens aus dem Organismus.

a) Allgemeines.

Die Konzentration eines Stoffes im Organismus wird im allgemeinen durch das Verhältnis von Resorption und Ausscheidung bestimmt. Dort, wo die Wirkung ausschließlich von dieser Konzentration bzw. von der Menge des im Körper verbleibenden Anteiles abhängig ist, würde somit dieses Verhältnis von entscheidender Bedeutung für die Wirkung sein. Daß dies für das Eisen nicht gelten kann, geht schon aus den in den vorstehenden Abschnitten mehrfach erbrachten Beweisen hervor, welche zeigten, daß das Schicksal des Eisens im intermediären Stoffwechsel vielfach von größerer Bedeutung ist als das Verhältnis der resorbierten zur nicht ausgeschiedenen Menge. Da früher den Fragen nach dem intermediären Schicksal des Eisens im Organismus keine Bedeutung beigemessen wurde, erscheint es begreiflich, daß bei den Untersuchungen jener Zeit um so größere Bedeutung den Fragen nach der Resorption und im Zusammenhange damit nach der Ausscheidung zukam. Dies zeigte schon die Zahl der Arbeiten, die über die Fragen der Resorption im Laufe der Jahrzehnte ausgeführt wurden; nicht wesentlich geringer an Zahl waren die Untersuchungen, die sich mit der Frage der Ausscheidung des Eisens beschäftigten.

Bei der Besprechung aller jener Untersuchungen, die den Nachweis stattgefundener Eisenresorption zu erbringen suchten, wurde bereits darauf hingewiesen, daß man den sichersten Beweis erfolgter Resorption durch den Nachweis der Ausscheidung zu erbringen hoffte. Das überraschende Ergebnis, daß normalerweise ebenso wie nach eisenreicher Nahrung nur Spuren von Eisen im Harn gefunden werden konnten, und weiter die nahezu vollständige Wiederausscheidung des zugeführten Eisens im Kote legt begreiflicherweise die Vermutung nahe, daß Eisen überhaupt nicht resorbiert werde. Da aber einer solchen Schlußfolgerung die Wirkung des zugeführten Eisens und seine Verwendung als Baustein für das Hämoglobin entgegenstand, mußte diesen widersprechenden Ergebnissen größere Aufmerksamkeit geschenkt werden, und dies führte dazu, daß die Fragen nach der Ausscheidung des Eisens immer wieder von neuem aufgenommen wurden.

Von den Ausscheidungsorganen, die für den Stoffwechsel des Organismus von Bedeutung sind, sollen hier Nieren und Harn, Magen, Darm und Kot, dann Leber und Galle sowie die Milch- und Schweißdrüsen, schließlich die Plazenta behandelt werden.

b) Eisenausscheidung im Harn.

Der Eisengehalt des normalen Menschenharns. Die vielen Widersprüche, die sich in den zahlreichen Untersuchungen über die Ausscheidung des Eisens durch die Nieren und über den Eisennachweis im Harn in der Literatur vorfinden, waren durch die Fehler der angewandten Methodik bedingt. Während sich die ersten Untersuchungen mit einem qualitativen Eisennachweis begnügten, suchten die späteren die im Harn vorhandene Eisenmenge quantitativ zu erfassen. Aber auch die qualitativen Methoden waren vielfach unzureichend, insofern, als der bloße Zusatz der üblichen Eisenreagenzien zum Harn einerseits wegen der qualitativen Beschaffenheit des Harneisens mehrfach zu keinem positiven Ergebnis führen konnte, andererseits die im Harn vorhandenen Eisenspuren oft auch dort, wo die Reaktion positiv war, vielfach dem makroskopischen Nachweis entgehen mußten. Später trat, wie im methodischen Teile ausgeführt wurde, der Eisennachweis in der Asche hinzu. Die Harnasche wurde erst durch trockene Veraschung, später nach der Methode Neumanns durch nasse Veraschung mit dem Säuregemisch erhalten.

Trotz den großen Vorteilen, die diese Methoden brachten, schlossen sie andererseits gewisse Irrtümer nicht aus. Die größte Schwierigkeit dürfte wohl in der Beschaffung absolut eisenfreier Reagenzien gelegen sein, und es ist recht wohl denkbar, daß mit Rücksicht auf die an sich äußerst geringen Eisenmengen im Harn der Eisengehalt der Reagenzien ganz nennenswerte Fehler zur Folge hatte.

Auf einen anderen Nachteil dieser Methoden, der zu Irrtümern Anlaß geben kann, hat Lintzel[1] aufmerksam gemacht: Da beim Harneisen im allgemeinen nur Bruchteile von Milligrammen zur Titration kommen, setzte Neumann dem Harn in einem bestimmten Stadium des Analysenganges noch 2 mg Eisen zu, die dann vom Endresultate wieder abgezogen werden sollten. Wie gefährlich dies für das Analysenresultat werden kann, hat Lintzel an einem Beispiel ausgeführt: In einem Harn, der 0,1 mg Eisen enthielt, würden nach dieser Methode 2,1 mg zur Titration kommen. Bei einer sicherlich nicht zu hoch angenommenen Fehlergrenze von $\pm 5\%$ würden 2,2 bzw. 2,0 mg gefunden werden, so daß nach Abzug der zugesetzten 2 mg sich als Resultat 0,2, andererseits 0,0 mg Eisen ergeben. Im ersteren Falle würde somit der doppelte Wert des tatsächlich vorhandenen Eisens gefunden werden, während im anderen Falle die vorhandene Eisenmenge von 0,1 mg der Analyse vollkommen entgehen muß. Der Fehler beträgt somit für beide Möglichkeiten $\pm 100\%$.

Hinsichtlich der weiteren Kritik der Methoden sei auf den methodischen Abschnitt (S. 760) verwiesen.

Bei Berücksichtigung dieser verschiedenen Fehlermöglichkeiten finden wir es verständlich, daß einzelne Untersucher überhaupt kein Eisen im Harn fanden, andere wieder selbst unter normalen Bedingungen recht wechselnde

---

[1] Lintzel, W.: Neuere Ergebnisse der Erforschung des Eisenstoffwechsels. Erg. Physiol. **31**, 872 (1931).

Mengen. So kamen Becquerel[1], Lehmann[2], Schroff[3], Parisot[4] und Schlemmer[5] bei ihren Untersuchungen über die Eisenausscheidung im Menschenharn zu vollkommen negativen Resultaten; auch Socin[6] fand im filtrierten Harn bei gewöhnlicher Nahrung keine quantitativ bestimmbaren Eisenmengen. Diesen Ergebnissen steht eine Reihe positiver Befunde aus der gleichen Zeit gegenüber, und zwar von Tiedemann und Gmelin[7], Wöhler[8], Donné[9], der im normalen Harn Eisen sogar in ganz bedeutenden Mengen fand, dann Simon[10], Herberger[11], Heller[12], Claude Bernard[13], Fleitmann[14], August Mayer[15], Bidder und Schmidt[16], Köllicker und Müller[17], Viale und Lantini[18], Hardy[19], Bergeron und Lemaitre[20], Porter[21] und Woronchin[22].

Magnier[23] fand im Harn eines gesunden Mannes von mittlerem Gewicht 3—11 mg Fe pro Liter, im Mittel von 14 Versuchen 7 mg. Positive Eisenbefunde wurden weiter von Dietl und Heidler[24], Hamburger[25], Müller[26], Leube[27], Zimmermann[28], Zuelzer[29] erhoben. Jolles und Winkler[30] bestimmten Eisen im Harn und Blut der gleichen Personen mittels des Ferrometers von Jolles. Dabei wurden für das Harneisen Werte von 4,64—10,01 mg, im Durchschnitt 8 mg pro die und 5,8 mg pro Liter Harn gefunden.

Wie aus dieser Zusammenstellung hervorgeht, sind die Werte dieser Autoren recht schwankend und erreichen mit dem Befunde Magniers mit 11 mg ihr Maximum. Auch Hamburger[31] hatte Werte von 10 mg Fe pro die im Menschenharn gefunden. Aber schon Jacobj[32] fand Hamburgers Methode der Eisenbestimmung nicht einwandfrei und dadurch veranlaßt, hat R. Gottlieb[33] Eisenbestimmungen in der Harnasche mit geänderter Methodik durchgeführt. Bei 5 Personen wurde die Harnmenge an je 3 Tagen untersucht und ergab Mittelzahlen von 3,69; 2,63, 1,59, 2,94 und 2,10 mg, woraus er eine mittlere Ausscheidung von 2,59 mg Fe pro die berechnete. Untersuchungen Koberts und seiner Mitarbeiter führten zu wesentlich gleichmäßigen Resultaten, die sich

[1] Becquerel: Séméiotique des urines, S. 120. Paris 1841. — [2] Lehmann, C. G.: Lehrb. d. physiol. Chemie 2, 351. Leipzig. — [3] Schroff: Lehrb. d. Pharmakologie, S. 157. Wien 1856. — [4] Parisot: Gaz. Hôp. 1857, 383. — [5] Schlemmers Analysen, mitget. von Maly: Liebigs Ann. 163, 92. — [6] Socin, C. H.: Hoppe-Seylers Z. 15, 93 (1890). — [7] Tiedemann u. Gmelin: Versuche über die Wege, auf denen Substanzen aus dem Magen und Darm ins Blut gelangen. Heidelberg 1820. — [8] Wöhler: Tiedemanns Z. Physiol. 1, 302. — [9] Donné: C. r. Acad. Sci. Paris 12. — [10] Simon: Med. Chem. 2, 346. — [11] Herberger: Büchners Repert. ges. Physiol. 29, 236 (1843). — [12] Heller: Hellers Arch. 4, 139 (1847). — [13] Bernard, Claude: Expér. sur les manifest. chim. diverses des subst. introduites dans l'organisme. Arch. gén. de Méd. 16 (1848). — [14] Fleitmann: Poggendorffs A. 152, 385. — [15] Mayer, A.: De ratione qua ferrum mutetur in corpore. Inaug.-Diss. Dorpat 1850. — [16] Bidder u. Schmidt: Verdauungssäfte und Stoffwechsel, S. 411. Leipzig 1852. — [17] Köllicker u. Müller: Verh. physiol.-med. Ges. Würzburg 6, 84. — [18] Viale u. Lantini: Union med. 9, 186 (1855). — [19] Hardy: Gaz. méd. Paris 3, 18, 462 (1863). — [20] Bergeron u. Lemaitre: Arch. gén. de Méd. 6 II, 137 (1864). — [21] Porter, zitiert nach Gorup-Besanez: Lehrb. d. physiol. Chemie. — [22] Woronchin: Z. Ges. Ärzte Wien 24, 159 (1868). — [23] Magnier: Ber. dtsch. chem. Ges. 7, 1796. — [24] Dietl u. Heidler: Zur Frage über die Resorption von Eisenverbindungen. Prag. Vjschr. 122, 93. — [25] Hamburger: Über Aufnahme und Ausscheidung des Eisens. Hoppe-Seylers Z. 2, 191. — [26] Müller, C. F.: Über das Vorkommen von Eisen im Harn bei verschiedenen Krankheiten und nach Zufuhr von Eisenpräparaten. Inaug.-Diss. Erlangen 1882. — [27] Leube: Die Lehre vom Harn. Berlin 1882. — [28] Zimmermann: Schmidts Jb. 104, 288. — [29] Zuelzer: Untersuchungen über die Semiologie des Harns, S. 14. Berlin 1884. — [30] Jolles u. Winkler: Z. anal. Chem. 36, 149 (1897) — Arch. f. exper. Path. 44, 464 (1900). — [31] Hamburger, W.: Über Aufnahme und Ausscheidung des Eisens. Hoppe-Seylers Z. 2, 191 (1878). — [32] Jacobj, C.: Über das Schicksal der ins Blut gelangten Eisensalze. Arch. f. exper. Path. 28, 256 (1891). — [33] Gottlieb, R.: Beiträge zur Kenntnis der Eisenausscheidung durch den Harn. Arch. f. exper. Path. 26, 139 (1890).

um 1 mg Fe in der Tagesharnmenge bewegten. So fanden Damaskin[1] 0,5 bis 1,5, Kumberg[2] 0,4—1,2, Busch[3] 1,06, Hoffmann[4] 1,09, Hueck[5] 0,72, Wolter[6] 0,41—1,87, Colasanti und Jacoangeli[7] 1,4—3 mg Fe in der Tagesmenge des Menschenharns.

Lapicque[8] fand bei seinen Untersuchungen gesunder und kranker Menschen stets nur Spuren von Eisen, die nach seiner Bestimmungsmethode einem Werte unter 0,5 mg pro Liter entsprechen mußten; nur ein einziges Mal konnte ein Wert von 0,6 mg pro Liter festgestellt werden. Ähnliche Werte fanden Stockmann und Greig[9], Nicola[10] (0,78—1,68, im Durchschnitt 1,13 mg), Neumann und Mayer[11] (0,98), Zickgraf[12] (1 mg), Meinertz[13], Abeles[14] (0,74 bis 1,02), Maria Ines Fini[15] (0,616—0,952 mg).

In neuerer Zeit wurden die Untersuchungen über die Ausscheidung des Eisens im Harn mit verbesserten Methoden aufgenommen. Schon Hanslian (s. Methodik S. 774) verbesserte die Neumannsche Eisenbestimmungsmethode, die dann von Ehrenberg und Karsten[16] für die Eisenbestimmung im Harn verwendet wurde. Auch sie fanden eine tägliche Eisenausscheidung von ungefähr 1 mg Fe unter normalen Bedingungen.

Während die meisten der bisherigen Bestimmungen durch Titrationsmethoden ausgeführt wurden, haben Marriot und Wolf[17] die Eisenbestimmung im Harn mit colorimetrischer Methodik durchgeführt. Die colorimetrische Eisenbestimmung ist hier durch anwesende Phosphorsäure meistens gestört, da durch diese das Rhodaneisen gelblich verfärbt wird. Durch Zusatz von Aceton oder Extraktion des Rhodaneisens mit Äther und nachfolgender Colorimetrie wurde dieser Fehler herabzusetzen versucht. Bei Anwendung dieser Methode haben Marriot und Wolf überhaupt kein Eisen im Harn gefunden.

Auch Lintzel[18] hat mit der von Hanslian modifizierten Neumannschen Methode, deren Fehler er durch eine weitere Modifikation beseitigen konnte (s. Methodik S. 774), überhaupt kein Eisen im normalen Harn des Menschen nachweisen können. Auch mit einer neuen colorimetrischen Methode, mit der er noch 0,1 mg Eisen pro Liter nachzuweisen imstande war und die an einem eisenfreien Modell einer Harnasche geprüft wurde, gelang es ihm nicht,

[1] Damaskin: Zur Bestimmung des Eisengehaltes des normalen und pathologischen Menschenharns. Arb. pharmak. Inst. Dorpat 7 (1891) — Inaug.-Diss. Dorpat 1892. — [2] Kumberg: Über die Aufnahme und Ausscheidung des Eisens aus dem Organismus. Arb. pharmak. Inst. Dorpat 7 (1891). — [3] Busch: Über die Resorbierbarkeit einiger organischer Eisenverbindungen. Arb. pharmak. Inst. Dorpat 7 (1891). — [4] Hoffmann, P.: Über die Bestimmung des Eisens im normalen und pathologischen Menschenharn. Z. anal. Chem. 40, 73 (1901). — [5] Hueck, W.: Beiträge zur Frage über die Aufnahme und Ausscheidung des Eisens im tierischen Organismus. Inaug.-Diss. Rostock 1905. — [6] Wolter, O.: Über das Harneisen. Inaug.-Diss. Rostock 1909. — [7] Colasanti, G., u. Jacoangeli: L'eliminazione del ferro nella malaria. Riforma med. 1894. — [8] Lapicque, L.: Menge des im Urin enthaltenen Eisens. C. r. Soc. Biol. Paris 47, 100 — Elimination du fer par l'urine. Arch. de Physiol. 27, 280. — [9] Stockmann, R., u. Greig: J. of Physiol. 21, 55. — [10] Nicola, F.: Das Eisen im normalen Harn. Giorn. Accad. Med. Torino 63, 870. — [11] Neumann, A., u. A. Mayer: Über die Eisenmengen im menschlichen Harn unter normalen und pathologischen Verhältnissen. Hoppe-Seylers Z. 37, 143 (1902). — [12] Zickgraf, G.: Über eine neue Bestimmung des Eisens im Harn. Z. anal. Chem. 41, 488 (1902). — [13] Meinertz: Z. exper. Path. u. Ther. 2, 602 — Über den Eisenstoffwechsel. Zbl. Physiol. 8, 652, 689. — [14] Abeles, R. A.: Das Verhalten des Harneisens bei Hyperglobulie. Z. klin. Med. 59, 510. — [15] Fini, Maria Ines: Beitrag zur Kenntnis der Ausscheidung des Eisens durch den Harn. Bull. Sci. méd. 83, 257 (1912). — [16] Ehrenberg, R., u. A. Karsten: Harneisen und Nierenfunktion. Pflügers Arch. 193, 86 (1921). — [17] Marriot u. Wolf: J. of biol. Chem. 1, 451 (1907). — [18] Lintzel, W.: Z. Biol. 87, 157 (1928); 89, 350 (1929).

Eisen im normalen Menschenharn zu finden, was ihn zu dem Schluß führte. daß die Niere unter physiologischen Bedingungen als Organ der Eisenausscheidung offenbar keine Rolle spielt. Henriques und Roland[1] haben nach der Veröffentlichung der Lintzelschen Versuche die Frage der Eisenausscheidung im Harn neuerlich bearbeitet. Sie bedienten sich dabei einer Modifikation der für die Bestimmung sehr kleiner Eisenmengen besonders geeigneten Titantrichloridmethode (s. S. 775). In 34 Harnen von gesunden und kranken Menschen betrug die 24stündige Eisenausscheidung mit der angegebenen Methode zwischen 0,08 und 0,32 mg. Diese Werte liegen also niedriger als die gewöhnlich auf ungefähr 1 mg pro 24 Stunden angegebene Menge. Der Ansicht von Lintzel, daß der normale Menschenharn eisenfrei sei, konnten die Autoren auf Grund ihrer Befunde nicht zustimmen. Lintzel hatte diese Angaben neuerlich nachgeprüft und kam zu dem Schluß, daß bei der Titanmethode auch andere, Titantrichlorid oxydierende Substanzen mittitriert und als Eisen berechnet werden können, die in der vorher mit starken Oxydationsmitteln behandelten Aschelösung zurückbleiben können. Auf Grund seiner neueren Untersuchungen kam er zu dem Schluß, daß die Menge des Eisens im normalen, zellarmen Harn männlicher Personen weniger als 0,02 mg pro Liter betragen muß.

Überblicken wir alle bisher vorliegenden Analysen über den physiologischen Eisengehalt des Menschenharns, so zeigt sich, daß die für den Harn angegebenen Eisenwerte im Laufe der Jahre fortschreitend mit der Verbesserung der betreffenden analytischen Methoden immer kleiner wurden. Mag nun der Harn überhaupt eisenfrei sein, wie es Marriot und Wolf sowie Lintzel annehmen, oder mag er Mengen von 0,08—0,32 mg in der Tagesmenge enthalten, wie es Henriques und Roland angeben, oder mag er selbst den mit nicht so exakter Methodik erhaltenen Wert von 1 mg in der Tagesmenge erreichen, was einem Eisengehalte von etwa 0,0006% entsprechen würde, — alle diese Untersuchungen beweisen wohl hinreichend, daß der Niere unter normalen Bedingungen als Ausscheidungsorgan des Eisens, wenn überhaupt, so nur eine ganz untergeordnete Rolle zukommt.

Abderhalden hat die Meinung geäußert, daß die geringen Eisenspuren, die im Menschenharn gefunden werden, aus Zellen der Harnwege stammen könnten, die in wechselnder Menge im Harn vorkommen. Henriques und Roland glauben, daß die von ihnen gefundenen minimalen Eisenwerte doch größer seien, als sie dem Eisengehalte allfällig vorhandener Harnepithelien entsprechen würden. Ehrenberg und Karsten nahmen auf Grund ihrer Untersuchungen an, daß das Harneisen überhaupt nicht aus dem gesamten Organismus stamme, sondern aus der Niere selbst. Diese Anschauung führte sie dazu, Versuche darüber anzustellen, ob nicht die Eisenausscheidung mit der Intensität der Nierenleistung ansteige, so daß die Harneisenmenge als Maß der Gesamtfunktion der Niere verwertet werden könne. Hierüber soll im folgenden noch Näheres mitgeteilt werden.

Wenn auch die außerordentlich geringe Menge, die im 24stündigen Harn unter normalen Bedingungen enthalten ist, solche Anschauungen über die Herkunft des Eisens nahelegt und Vermutungen aufkommen läßt, daß das Harneisen mit dem Eisenstoffwechsel überhaupt in keiner Beziehung stehe,

---

[1] Henriques, V., u. H. Roland: Zur Frage des Eisenstoffwechsels. Biochem. Z. **201**, 479 (1928).

so ist doch andererseits daran zu erinnern, daß die im Blute kreisenden Eisenmengen, die nicht dem Hämoglobin angehören und die wir als Nichthämoglobineisen kennengelernt haben, so minimale sind, daß es recht wohl verständlich ist, daß beim geringen Eisenumsatz im Organismus auch die Eisenausscheidung im Harn keine größere sein muß. Daß aber dessenungeachtet die Niere als Ausscheidungsorgan für das unter normalen Verhältnissen im Eisenstoffwechsel frei werdende und für die Ausscheidung bestimmte Eisen von untergeordneter Bedeutung ist, wird insbesondere aus den Untersuchungen über die Eisenausscheidung in den Darm noch deutlicher werden.

Festzuhalten ist zunächst nur an der Tatsache, daß von dem im Körper kreisenden Eisen unter physiologischen Bedingungen nur Spuren in den Harn übertreten. Daß die Eisenausscheidung aus dem Organismus auch durch die Nieren von der Menge des im Körper kreisenden Eisens und mehr noch von seiner Bindungsart abhängig ist, werden die folgenden Kapitel, die sich mit der Ausscheidung des Eisens unter pathologischen Bedingungen sowie nach Zufuhr von Eisenverbindungen verschiedener Oxydationsstufen und verschiedener Bindungsart befassen, deutlicher zeigen.

Der Eisengehalt des Harns unter pathologischen Bedingungen. Es war naheliegend, bei jenen pathologischen Vorgängen, die mit Blutkörperchenzerfall einhergehen, zu untersuchen, ob das beim Hämoglobinzerfall frei werdende Eisen in den Harn übergeht. Eine Reihe von Angaben bezieht sich nicht bloß auf die mit Blutkörperchenzerfall einhergehenden Krankheiten, sondern auch auf jene, bei denen die Blut- bzw. Hämoglobinbildung aus den verschiedensten Gründen gestört ist.

Cazeneuve[1] untersuchte zwei während einer starken Hämaturie abgegangene Steine im Harn, die aus ungefähr 75% Eisenoxyd bestanden.

Jolles und Winkler[2] fanden bei schwerer Anämie und Diabetes die Eisenausscheidung bedeutend gesteigert. Ihre an sich übermäßig hohen Harneisenwerte waren um das 6—17fache erhöht, bei Chlorose dagegen unverändert. A. Mayer[3] fand sowohl bei schwerer Chlorose wie bei Anämie und Leukämie das Harneisen vermehrt. Abeles hat in 2 Fällen von Hyperglobulie die Normalwerte von 0,74—1,02 mg in der Tagesmenge Harn auf 2,0—3,9 mg Fe erhöht gefunden. Kennerknecht[4] stellte bei perniziöser Anämie und Leukämie Erhöhung der Eisenausscheidung durch Harn und Kot fest. Maria Ines Fini[5] fand die von ihr festgestellten durchschnittlichen Harneisenwerte (0,616 und 0,952 mg) bei Chlorose bis auf 4,984 mg erhöht, bei einem Falle von Purpura haemorrhagica dagegen erniedrigt. Queckenstedt[6] hält die Eisenausscheidung im Harn auch bei der perniziösen Anämie vom Eisenstoffwechsel des Organismus für weitgehend unabhängig und betont, daß aus den Harneisenwerten kein Schluß auf die Größe des Blutzerfalls gezogen werden kann.

Bei ausgedehnten Untersuchungen über die Ausscheidung des Eisens im Harn fand Franz Kisch[7] bei verschiedensten pathologischen Veränderungen

[1] Cazeneuve, P.: Analyse chimique d'un calcul renal. Gaz. méd. Paris **1876**, 422. — [2] Jolles u. Winkler: Z. anal. Chem. **36**, 149 (1897) — Arch. f. exper. Path. **44**, 464 (1900). — [3] Mayer, A.: De ratione qua ferrum mutetur in corpore. Inaug.-Diss. Dorpat 1850. — [4] Kennerknecht, C.: Beiträge zur Kenntnis des Eisenstoffwechsels bei perniziöser Anämie und Leukämie. Virchows Arch. **205**, 89 (1911). — [5] Fini, Maria Ines: Beitrag zur Kenntnis der Ausscheidung des Eisens durch den Harn. Bull. Sci. med. **83**, 257 (1912). — [6] Queckenstedt, H.: Untersuchungen über den Eisenstoffwechsel bei der perniziösen Anämie und Bemerkungen über den Eisenstoffwechsel überhaupt. Z. klin. Med. **79**, 49 (1914). — [7] Kisch, Franz: Beiträge zur Kenntnis über die Ausscheidung des Harneisens. Wien. Arch. inn. Med. **3**, 283 (1921).

im Körper das Harneisen vermehrt, so bei ausgedehnten Verbrennungen, perniziöser Anämie, Chlorose, Leukämie, Lebercirrhose, leukämischer Myelose, Polycythämie und Amyloidose. Als Ursache hierfür wird eine Schädigung der eisenspeichernden Apparate in Leber und Milz angesehen. Eine Beziehung der Eisenmenge im Harn zur Größe des Erythrocytenzerfalls lehnt Kisch ab. Auch im Experiment am Kaninchen wurde nach Zufuhr hämolytischer Gifte (Saponine) die Eisenausscheidung im Harn untersucht[1], aber gegenüber der Norm sogar etwas vermindert gefunden. Lavrand[2] konnte bei Bleivergiftung nur in 3 von 10 Fällen Eisen im Harn nachweisen.

Colasanti und Jacoangeli[3] haben die Eisenausscheidung bei Malaria untersucht, ausgehend von der Annahme, daß infolge des starken Zerfalls des Hämoglobins der dadurch bedingten Bildung von Pigmenten auch eine vermehrte Eisenausscheidung entsprechen müßte. Sie kamen zu folgenden Ergebnissen: Die absolute tägliche Eisenmenge im normalen Harn bewegt sich zwischen einem Maximum von 0,0031 und einem Minimum von 0,0014 g (quantitative Bestimmung nach Hamburger). Die absolute tägliche Menge (Mittel aus 12 Beobachtungen) ist 0,0023. Die Menge schwankt in Promille zwischen maximal 0,002 und minimal 0,001. Auch Jolles und Winkler[4] fanden bei Malaria doppelt so hohe Werte als in der Norm. Die Ausscheidung des Eisens bei Malaria wurde auch von Giemsa[5] untersucht. In Fällen von Tertiana tropica und Mischinfektionen konnte er locker gebundenes Eisen im Harn nachweisen. Er glaubt, eine deutliche Beziehung zwischen der Parasitenzahl und der Menge des Harneisens annehmen zu können, da mit der Abnahme der Infektion auch der Eisenwert sank und beim Verschwinden der Parasiten aus dem Blute den Nullwert erreichte. Für die Diagnose latenter Malariafälle hält er jedoch den Harneisenbefund nicht für anwendbar, da der Harn dieser Fälle keine positive Eisenreaktion gibt.

Goodman[6] hat den Eisengehalt des Harns bei 4 Fällen von croupöser Pneumonie untersucht und auf der Höhe der Infektion vermindert, am Tage der Krisis oder am nächsten Tage erhöht gefunden. Mehrere Untersuchungen liegen über die Menge des Harneisens bei Diabetes vor. Hochgradig gesteigert fanden ihn Jolles und Winkler bei 4 Fällen während der Oxybuttersäureausscheidung. Bei den oben bereits zitierten Untersuchungen, die im Kobertschen Institut über den Eisengehalt im Harn ausgeführt wurden (Damaskin, P. Hoffmann), konnten bei Diabetes 2—22 mg Fe in der Tagesmenge des Harns gegenüber der Normalzahl von 1 mg gefunden werden. Neumann und Mayer[7] konnten einen Parallelismus zwischen Zucker und Harneisen feststellen. Bei 4 Fällen von Diabetes mellitus kamen auf je 100 g Zucker 2,5 mg Eisen. Zucchi[8] konnte jedoch diese Angaben nicht bestätigen.

Die vermehrte Eisenausscheidung bei Malaria wird mehrfach auch zur erhöhten Harnmenge in Beziehung gebracht. So fanden schon Jolles und

[1] Fukui, Tomio: Über den Einfluß von Saponinen auf den Eisenstoffwechsel und auf die Milz. Biochem. Z. **174**, 146 (1926). — [2] Lavrand: Ausscheidung von Eisen und Blei durch Haut und Niere bei akuter Bleivergiftung. Mém. Soc. Biol. **38**, 365 (1886). — [3] Colasanti, G., u. Jacoangeli: L'eliminazione del ferro nella malaria. Riforma med. **1894**. — [4] Jolles u. Winkler: Z. anal. Chem. **36**, 149 (1897) — Arch. f. exper. Path. **44**, 464 (1900). — [5] Giemsa, G.: Über die Ausscheidung von locker gebundenem Harneisen bei Malaria. Arch. Schiffs- u. Tropenhyg. **15**, 305 (1911). — [6] Goodman, E. H.: Die Ausscheidung von Eisen im Harn bei Pneumonie. J. of biol. Chem. **12**, 37 (1912). — [7] Neumann, A., u. A. Mayer: Die Eisenmengen im Menschenharn unter normalen und pathologischen Verhältnissen. Hoppe-Seylers Z. **37**, 143 (1902). — [8] Zucchi: Über den Eisengehalt in Zuckerharnen und seine Beziehung zur Zuckermenge. Hoppe-Seylers Z. **44**, 171, 190 (1905).

Winkler ebenso wie beim Diabetes auch bei der Schrumpfniere und kurz nach einem Gichtanfall das Harneisen vermehrt.

Mit der Beziehung der Harneisenausscheidung zur Nierenfunktion haben sich ausführlich Ehrenberg und Karsten beschäftigt [1]. Es wurde oben schon darauf hingewiesen, daß diese Autoren das Harneisen als aus der Niere und nicht aus dem Blute stammend ansehen, und folgern, daß die Art und Intensität der Nierenleistung sich in der Menge des Harneisens widerspiegeln müßte. Sie nehmen an, daß die Eisenausscheidung mit zunehmender Konzentrationsarbeit der Niere ansteigt. Bei Zulage von Eiweiß, Kochsalz, Salzsäure, aber auch unter Einwirkung von Coffein und Salicylaten stieg die Eisenausscheidung erheblich an, bis 4 mg, und nach Wasserzulage erfolgt ein Anstieg bis auf fast 7 mg. Aus diesen Ergebnissen wird der Schluß gezogen, daß die Harneisenmenge ein Maß der Gesamtfunktion der Niere sei. Auch Neumann und Mayer [2] fanden bei einem Potator die Normalausscheidung an Eisen von ca. 1 mg auf 6,4 und sogar 8 mg erhöht.

Schließlich sei auch noch auf die bereits obenerwähnten Untersuchungen von F. Kisch hingewiesen, der auch in 3 Fällen von chronischer Nephritis das Harneisen außerordentlich stark vermehrt fand (6,9 und 12 mg in der Tagesmenge gegenüber 1 mg im Normalharn). Da nun bei diesen Fällen ein vermehrter Erythrocytenzerfall ausgeschlossen wurde, konnte an eine Schädigung der Zellen der Henleschen Schleife gedacht werden, die nach Heinecke sowie nach Meyer und Eppinger an der Fe-Ausscheidung beteiligt sein soll. Kisch hält es jedoch auch für möglich, daß im Rahmen der allgemeinen Gefäßschädigungen die Capillarendothelien der Pfortader mit angegriffen sein könnten. Erwähnt sei hier auch noch, daß Kisch bei Icterus catarrhalis die Harneisenmenge auf das Doppelte gesteigert, mit abklingender Krankheit wieder auf den Normalwert zurücksinken sah.

Alle diese hier angeführten Untersuchungen, welche bei pathologischen Zuständen eine Vermehrung des Harneisens ergeben, zeigen, daß an dieser Mehrausscheidung ebenso extrarenale wie renale Faktoren beteiligt sein können. Mag in dem einen oder anderen Falle erhöhte oder herabgesetzte Affinität der Eisenverbindungen zu den Geweben oder Änderung in der Durchlässigkeit des Nierenfilters an der Mehrausscheidung schuld sein, so dürfte doch vielleicht unabhängig von diesen Faktoren, insbesondere dem Zustande des Eisens, das bei den erwähnten pathologischen Störungen aus den verschiedensten Ursachen ins Blut gelangt, die größte Bedeutung für die vermehrte Ausscheidung zukommen. Dies werden insbesondere jene Versuche zeigen, bei denen Eisenverbindungen verschiedenster Art direkt ins Blut gebracht werden und bei denen nicht die Quantität des Eisens, sondern seine Qualität für die Ausscheidung durch die Nieren bestimmend ist.

Der Eisengehalt des Tierharns. Im Kaninchenharn fand Wolter [3] 0,90, Starkenstein [4] durchschnittlich 0,5 mg Fe in der Tagesmenge.

Im Hundeharn konnte Hamburger [5] 3,2—3,6, Wolter 0,166, Reich 0,33 mg (0,12 mg%), Brugsch und Irger 1, Starkenstein 1,5—2,0, Henriques und Roland 0,34—0,38 mg Fe pro die nachweisen.

[1] Ehrenberg, R., u. A. Karsten: Harneisen und Nierenfunktion. Pflügers Arch. **193**, 86 (1921). — [2] Neumann, A., u. A. Mayer: Über die Eisenmengen im menschlichen Harn unter normalen und pathologischen Verhältnissen. Hoppe-Seylers Z. **37**, 143 (1902). — [3] Wolter, O.: Über das Harneisen. Inaug.-Diss. Rostock 1909. — [4] Starkenstein, E.: Beiträge zur Pharmakologie des Eisens. Arch. f. exper. Path. **118**, 158 (1926). — [5] Hamburger, W.: Hoppe-Seylers Z. **2**, 191 (1878).

Im Pferdeharn fanden Dhéré ebenso wie Hueck 0,04, Reich 0,07 mg%, im Schweineharn Reich 5 mg pro die (0,14 mg%).

Im Ziegenharn konnte Dhéré 0,032, Hueck 0,181 und Reich 0,05 mg% (0,5 mg pro die) nachweisen.

Für Hammelharn wurden folgende Werte angegeben: Wolter 2,3 mg pro die (0,18 mg%) nach Heu- und Soja-Preßkuchenfütterung, 2,3 mg (0,39 mg%) nach Kleefütterung; Reich 1 mg (0,1 mg%) pro Tag nach Grasfütterung, 1,4 mg (0,107) nach Fütterung mit Stroh, 0,5 mg pro Tag (0,107) nach Reis- und Erdnußfütterung, 0,8 mg (0,09 mg%) nach Heufütterung.

Im Rinderharn (Kuh) fand Dhéré 0,046 mg%, im Harn eines Ochsen Wolter 0,073 mg% (43,8 mg pro Tag) und Reich 0,09 mg% (12,5 mg pro Tag).

Wie aus allen diesen Untersuchungen hervorgeht, zeigen sich bei Untersuchung des Tierharns ungefähr ähnliche Verhältnisse wie beim Menschenharn. Die gefundenen Werte werden mit zunehmender Verbesserung der Methodik immer kleiner und erreichen schließlich ungefähr 1 mg in 1 kg Harn, was also einer Konzentration von 1 : 1000000 entspricht.

Reich hat seine Untersuchungen auch daraufhin ausgedehnt, ob bei eisenreicher Fütterung der Tiere die Eisenausscheidung im Harn zunimmt und fand keine sichtliche Steigerung des Harneisens in Abhängigkeit vom Eisengehalt der Nahrung. Auch Groh[1] hat bei zwei wachsenden Yorckshire-Schweinen während der Verfütterung einer sehr eisenreichen Nahrung im Harn nur Spuren von Eisen nachweisen können. Es kann somit auf Grund der vorliegenden Befunde gesagt werden, daß der Harn aller Species unabhängig vom Körpergewicht des Individuums und unabhängig von der Nahrung nur sehr geringe Eisenmengen enthält, die im Maximum etwa 1 mg pro kg Harn betragen, vielfach aber weit unter diesem Werte bleiben und die Menge von 1 mg Fe oft nicht einmal in der Tagesmenge des Harns erreichen.

Eisenausscheidung im Harn nach Zufuhr verschiedener Eisenverbindungen. Wie einleitend zu diesem Abschnitte bereits ausgeführt wurde, ist der Eisenausscheidung nach Zufuhr verschiedener medikamentös verabreichter Eisenverbindungen größere Aufmerksamkeit geschenkt worden, weil man erwartete, dadurch den Umfang der Resorptionsgröße zu ermitteln. Bei diesen Untersuchungen blieben aber meistens die verschiedenen Eigenschaften der zugeführten Eisenverbindungen unberücksichtigt, und demzufolge waren die Resultate außerordentlich verschieden. Nichtsdestoweniger wurden früher solche Untersuchungsergebnisse stets verallgemeinert und auf Grund der erhaltenen Werte, die einmal nach Zufuhr anorganischer Ferroverbindungen, ein andermal nach Zufuhr komplexer anorganischer und organischer Verbindungen erhalten wurden, ganz einfach auf die Ausscheidung des zugeführten Eisens geschlossen.

Im folgenden soll unter Zugrundelegung der von uns benützten Einteilung der Eisenverbindungen die Ausscheidung des Eisens im Harn einerseits in Abhängigkeit von Bindungsart und Oxydationsstufe, anderseits in Abhängigkeit von der Art der Zufuhr gruppenmäßig zusammengefaßt werden.

Harneisen nach Zufuhr einfacher Ferroverbindungen mit anorganisch gebundenem Eisen. Die ersten Untersuchungen über die Ausscheidung zugeführter Ferrosalze durch den Harn hat Schroff[2] ausgeführt. Wurde schwefelsaures Eisenoxydul in geringer Menge gegeben, so zeigte der Harn keine Veränderung und enthielt auch nur seine normalen Eisenmengen.

---

[1] Groh: Wirkung des Eisengehaltes des Blutmehls auf den Eisenumsatz der mit Blutmehl gefütterten Tiere. Biochem. Z. **53**, 256 (1913). — [2] Schroff, C.: Lehrb. d. Pharmakologie, 1. Aufl. 1856, 2. Aufl. 1868, S. 159.

Hamburger[1] fand, daß nach der Einführung von Eisensulfat in den Darm die Menge des Harneisens in geringem Grade vermehrt wird. Von 441 mg Fe sind 12 mg im Harn nachgewiesen worden, was einer Vermehrung des normalen Eisengehaltes um ca. 50% entspricht. In einem 2. Versuche sind von 448 mg als Ferrosulfat oral verabreichtem Eisen nur 9,6 mg im Harn gefunden worden. Glaevecke[2] konnte nach subcutaner Injektion von Ferrum sulfuricum oxydulatum sowie nach Zufuhr von Ferrum sulfuric. ammoniatum nur Spuren von Eisen im Harn, meist aber gar keine Veränderung gegenüber der Norm nachweisen. Kumberg[3] fand nach oraler Zufuhr von Ferrum carbonicum saccharatum das Harneisen nicht vermehrt.

Weitere Untersuchungen über die Ausscheidung des Eisens nach oraler Verabreichung von Ferrolactat hat Paderi[4] durchgeführt. Nach Verabreichung von 0,5 g Ferrum lacticum waren im 24stündigen Harn einer nierengesunden Frau 1,8 mg, bei einer nierenkranken Frau 4,6 mg Fe nachgewiesen worden; bei einem Hunde mit Cantharidinnephritis (0,85% Eiweiß) enthielt der 24stündige Harn 3,4 mg, nach Verabfolgung von 0,6 g Ferrum lacticum 5,8 mg Fe.

Nach parenteraler Verabreichung von Ferrosulfat bei Kaninchen fand Starkenstein[5] das Harneisen nicht vermehrt, ja selbst nach intravenöser Injektion erfuhr das Harneisen keine deutliche Vermehrung. Kaninchen mit einer normalen Eisenausscheidung von 0,3—0,7 mg im Harn hatten nach 19,3 mg intravenöser Eisenzufuhr 0,34, nach 21 mg 0,44 und nach 33 mg 1 mg Fe im Harn. Auch Lintzel[6] fand nach oraler Zufuhr von Ferrosulfat und Ferrolaktat kein Eisen im Harn.

Nach den Ergebnissen dieser Untersuchungen muß geschlossen werden, daß das Eisen der oral ebenso wie subcutan oder intravenös zugeführten einfachen anorganischen Ferroverbindungen so gut wie überhaupt nicht in den Harn übergehen kann.

Harneisen nach Zufuhr einfacher Ferriverbindungen mit anorganisch gebundenem Eisen. Ferriverbindungen vom Typus des eiweißfällenden Ferrichlorids konnten nur oral gegeben werden, während Ferriverbindungen, die wir als kolloidgeschütztes Ferrihydroxyd kennengelernt haben, auch subcutan und intravenös verabreicht wurden. Die Angaben über die Ausscheidung des Eisens nach Verabreichung solcher Verbindungen sind sehr ungleichmäßig und einander widersprechend.

Glaevecke sah nach subcutaner Injektion von Ferrum peptonatum keinen Übergang des Eisens in den Harn. Socin[7] hat einem Hunde 0,1807 g Eisen in Form der Eisenverbindungen des Eidotters verabreicht; zunächst erschienen 0,0116 g im Harn, die er auf das aus dem Eidotter resorbierte Hämatogen bezieht. Bei einem 2. Versuche fand er nur Spuren von Eisen im Harn. Die Untersuchungen wurden an Hunden ausgeführt, deren Harn nach Socin nur quantitativ nicht bestimmbare Spuren von Eisen enthielt. Bei den mehr-

[1] Hamburger, W.: Über die Aufnahme und Ausscheidung des Eisens. Prag. Vjschr. prakt. Heilk. **130**, 33 II, 145 (1876) — Hoppe-Seylers Z. **2**, 191 (1878); **4**, 248 (1880). — [2] Glaevecke: Über die Ausscheidung und Verteilung des Eisens im tierischen Organismus nach Einspritzung von Eisensalzen. Diss. Kiel 1883 — Arch. f. exper. Path. **17**, 466 (1883). — [3] Kumberg: Über die Aufnahme und Ausscheidung des Eisens aus dem Organismus. Arb. pharmak. Inst. Dorpat **7**, 69 (1891). — [4] Paderi, C.: Intorno al meccanismo dell'azione farmacologica del ferro. Arch. Farmacol. sper. **40**, 119 (1925). — [5] Starkenstein, E.: Arch. f. exper. Path. **118**, 157 (1926). — [6] Lintzel, W.: Amer. J. Physiol. **90**, 432 (1929). — [7] Socin, C. A.: In welcher Form wird das Eisen resorbiert? Hoppe-Seylers Z. **15**, 93 (1890).

fach zitierten Untersuchungen, die im Pharmakologischen Institute in Dorpat unter Kobert von Damaskin, Kumberg, Busch und Stender ausgeführt wurden, waren nach Zufuhr eines Hämatinpräparates 10—17%, nach Zufuhr eines durch Pyrogallol dargestellten Reduktionsproduktes des Blutes (Hämogallol) 21,6% der zugeführten Eisenmenge im Harn nachgewiesen worden.

Diese Ergebnisse scheinen nach allen später gewonnenen Erfahrungen Zufallsbefunde zu sein und offenbar durch die damals vorherrschende Meinung, daß Präparate vom Typus des Hämogallols die einzig resorbierbaren Eisenpräparate seien, beeinflußt gewesen zu sein, dies um so mehr, als bei den gleichen Untersuchungen nach Zufuhr von Ferrum carbonicum saccharatum, ja sogar nach dem später noch zu besprechenden Ferrum citricum oxydatum selbst bei Dosen von über 100 mg Fe pro die nichts vom Eisen dieser Präparate im Harn gefunden wurde. Die verhältnismäßig hohen Prozentzahlen des in diesen Versuchen nach Hämogallol im Harn gefundenen Eisens verlieren aber auch dadurch ihre Bedeutung, daß die absoluten Werte der Mehrausscheidung sich zwischen 0,1—0,8 und nach Hämogallol im Maximum von 1,5 mg bewegen. Dies gilt auch von den Untersuchungen von Grahe[1], der von dem mit Hämol zugeführten Eisen 10% wieder im Harn gefunden haben will.

Monier[2] versuchte aus der Menge des Harneisens die Resorptionsgröße für Eisenpeptonat und dialysiertes Eisen bei einem und demselben Menschen zu bestimmen. Dazu wurde der Trockenrückstand von 100 ccm Harn verascht, die Asche bei 100° mit 5 ccm Salzsäure, 30 ccm Wasser und 10 ccm einer gesättigten Ferrocyankaliumlösung versetzt, der entstandene blaue Niederschlag wurde gewogen und daraus die im Harn (und im Kot) enthaltene Eisenmenge annähernd (!) bestimmt. Der Wert dieser Bestimmungsart dürfte wohl am besten aus dem Ergebnis abzuleiten sein, daß nach Eisenpeptonatdarreichung der Harn eisenreicher gefunden wurde als der Kot, während nach der Verabreichung von dialysiertem Eisen das Gegenteil der Fall war.

Ähnlich zu bewerten sind die Untersuchungen von E. Matzner, der bei der Prüfung der Eisenausscheidung im Harn nach Zufuhr von Eisentropon (einem ebenfalls kolloid geschützten Ferrihydroxyd) zu dem Ergebnis kam, daß der anämische Organismus von dem zugeführten Eisenpräparat weniger Eisen im Harn ausscheide als der normale. Ywao Toku und Mitarbeiter[3] haben die renale Eisenausscheidung beim Kaninchen nach intravenöser Injektion von Jod-Ferratose, einem jodhaltigen, kolloiden Ferrihydroxydpräparat, untersucht. $^1/_2$ Stunde nach der Injektion traten am Bürstensaum der Hauptstückepithelien grobe, die Eisenreaktion gebende Körnchen auf, während die Epithelien selbst und der Glomerulusinhalt nur eine ganz schwache diffuse Eisenreaktion zeigen. Nach 1 Stunde fanden sich in den Epithelien feine eisenhaltige Körnchen, 2—3 Stunden nach der Injektion wiesen auch einige Glomerulus-Endothelzellen Eisenkörnchen auf. Nach intravenöser Injektion einer besonders zubereiteten Jodferratose konnte rasch Eisenausscheidung durch die Niere festgestellt werden. In einigen Fällen traten starke Eisenablagerungen in den Glomerulusschlingen sowie in der Wand des Vas afferens und efferens eine Schwellung der Glomeruli auf.

---

[1] Grahe: Über die Einwirkung des Zinks und seiner Salze auf das Blut und den Blutfarbstoff. Arb. pharmak. Inst. Dorpat 9 (1893). — [2] Monier, M.: Das Eisenpeptonat. Chemische und physiologische Studien. J. Pharm. d'Anvers 59, 441 (1903). — [3] Toku, Iwao, Takekei Fujimoto u. Bainan Matsumoto: Ergebnisse unserer Untersuchungen der Injektion von Eisenpräparaten und intravenöser Carmininjektion sowie anderer Methoden beim Kaninchen. Trans. jap. path. Soc. 18, 309 (1929).

Die Ausscheidung verschiedener Ferriverbindungen wurde auch von Starkenstein bei Kaninchen und Hunden geprüft. Eine Hündin erhielt per os 1750 mg Fe als Ferrum hydroxydatum dialysatum. Die 24stündige Eisenausscheidung im Harn betrug 0,6 mg, nach Zufuhr des Eisens sogar nur 0,35 mg. Bei einer anderen Hündin wurde subcutan das Ferrum hydroxydatum dialysatum in einer Menge von 227,5 mg Fe injiziert. Die Harneisenmenge war von 0,52 (Normalwert) auf 0,7 mg gestiegen, somit innerhalb der Normalwerte geblieben. In einer anderen Versuchsreihe erhielten Kaninchen Eisenzucker (Ferrum oxydatum saccharatum) in Mengen von 19—216 mg intravenös. Bei der qualitativen Prüfung des Harns mit Schwefelammon konnte kein Übergang des injizierten Eisens in den Harn nachgewiesen werden. Auch Liquor ferri peptonati, der in einer Menge von 160 mg Fe zur normalen Fleischnahrung einer Hündin zugesetzt wurde, bewirkte kein Ansteigen des Harneisenwertes.

Auch Lintzel fand nach oraler Zufuhr von 50 mg Fe in Form von Ferrichlorid beim Menschen kein Eisen im Harn.

Eine Zusammenfassung aller Ergebnisse, welche nach oraler subcutaner und intravenöser Zufuhr von einfachen Ferriverbindungen mit anorganisch gebundenem Eisen erhalten wurden, berechtigen zu der Schlußfolgerung, daß auch das Eisen dieser Verbindungen weder nach enteraler noch nach parenteraler Zufuhr in den Harn übergeht.

Harneisen nach Zufuhr komplexer Verbindungen mit anorganisch gebundenem Eisen. Bei einer Reihe alter Untersuchungen, auf grund derer ein Übergang von Eisen in den Harn angegeben wurde, waren Verbindungen verwendet worden, die wir heute zu den komplexen Verbindungen mit anorganisch gebundenem Eisen rechnen müssen. Die meisten der älteren Arbeiten beschränken sich auf den qualitativen Eisennachweis, der aber immerhin in solcher Weise geführt wurde, daß er doch einen deutlichen Unterschied gegenüber der gleichen Reaktion in normalem Harn erkennen ließ.

So hat Rosenthal[1] Ferrum pyrophosphoricum cum natrio citrico (26,6% Fe) in einer Lösung von 1:6 subcutan einem anämischen Mädchen und in einem 2. Versuche sich selbst in den Oberschenkel injiziert und konnte schon nach $^{1}/_{2}$ Stunde Eisen im Harn nachweisen. Auch Neus (Zit. S. 878) fand nach Injektion desselben Präparates 30 Minuten nach der Injektion und ebenso 12 Stunden nachher deutlich Eisenreaktion im entleerten Harn. In gleicher Weise trat nach Injektion von Ferrum pyrophosphoricum cum natrio citrico sowie nach Chininum ferro-citricum eine positive Eisenreaktion im Harn auf, während nach der Injektion von Ferrum albuminatum diese Reaktion unsicher war.

Eingehende Untersuchungen über die Ausscheidung komplexer Eisenverbindungen hat Glaevecke durchgeführt[2]. Er injizierte Kaninchen Ferrum citricum oxydatum subcutan und fand, daß die Ausscheidung des injizierten Eisens schon $^{1}/_{2}$ Stunde nach der Injektion beginnt, nach 2—4 Stunden ihren Höhepunkt erreicht, dann wieder absinkt, um mit der 25. Stunde ihr Ende zu erreichen. Jacobj[3] hatte gefunden, daß nach subcutaner und intravenöser Injektion von Ferricitratnatrium etwa 5% des injizierten Eisens durch die

---

[1] Rosenthal: Wien. med. Presse **19**, 405 (1878). — [2] Glaevecke: Über die Ausscheidung und Verteilung des Eisens im tierischen Organismus nach Einspritzung von Eisensalzen. Diss. Kiel 1883 — Arch. f. exper. Path. **17**, 466 (1883). — [3] Jakobj: Über Eisenausscheidung aus dem Tierkörper nach subcutaner und intravenöser Injektion. Diss. Straßburg 1887 — Arch. f. exper. Path. **28**, 256 (1891).

Niere zur Ausscheidung gelangt. Die Ausscheidung des gleichen Präparats wurde eingehend von Gottlieb[1] studiert. Das Eisen wurde stets quantitativ in der Harnasche der ganzen Tagesmenge bestimmt. Nach Zufuhr von 0,6 g Ferricitratnatrium, die einer gesunden Person zu einer Nahrung mit einem Eisengehalte von 0,0846 g oral zugesetzt wurde, hat die Harnausscheidung nach oraler Zufuhr des Komplexsalzes sogar abgenommen. Auch Kumberg fand nach oraler Verabreichung von Ferricitrat keine Vermehrung des Harneisens.

Giordani[2] wies nach intramuskulärer Einspritzung einer 10proz. Lösung von citronensaurem Eisen in Zwischenräumen und in ansteigenden Dosen (2,2 bis 3,25 g) schon 15 Minuten nach der Injektion Eisen im Harn nach. Der Harn enthielt nie Eiweiß. Bei ihren Untersuchungen über die Ausscheidung verschiedener Substanzen im Glomerulus fanden Heyman und Richards[3], daß Eisenammoniumcitrat in das Glomerulusfiltrat übergeht. Auch Dawson[4] sowie Truc[5] und Stieglitz[6] haben histophysiologisch die Ausscheidung komplexer Eisensalze durch die Niere untersucht. Sie verfolgten bei gleichzeitiger Injektion von Ferriammoncitrat und Ferronatriumcyanid das Auftreten von Berlinerblaukörnchen in den einzelnen Abschnitten der Niere, wobei allerdings die gleichartige Ausscheidung beider Salze zur Voraussetzung genommen wurde, was zwar qualitativ, keineswegs aber quantitativ zutrifft. Dawson stellt seine Untersuchungen im Mesonephros von Necturus an und fand, daß das Eisen, welches die Lumina der Tubuli direkt von der Körperhöhle aus erreicht, resorbiert wird, während das mit dem Blutstrome zugeführte Eisen im Glomerulusfiltrat und wahrscheinlich in den Tubuli zurückresorbiert wird. Bei wiederholter intraperitonealer Zufuhr findet eine Speicherung des Eisens in allen Tubuli statt. Ein Nachweis für eine Sekretion von Eisen in diesem Nierenabschnitte konnte nicht erbracht werden. Truc fand nach subcutaner Injektion der beiden Eisensalze beim Meerschweinchen, daß das Eisen durch die Tubuli contorti ausgeschieden wird. Aus den Gefäßen gelangt es zunächst in die Basalregion, von hier in die supranucleare Zone, wo es längere Zeit verweilt, sich hier anreichert und dann in die Tubuli ausgeschieden wird. Stieglitz kam zu dem Ergebnis, daß sich Eisen nie im Bindegewebe, nie diffus in den Nieren, nie in der Bowmanschen Kapsel findet, auch dann nicht, wenn es in den Capillaren der Glomerulusschlingen nachweisbar war. Vor allem fand es sich im Epithel der gewundenen Kanälchen, und zwar angehäuft an dem dem Lumen zugekehrten Rande der Zellen. Die mikroskopischen Bilder, die in verschiedenen Intervallen nach der Injektion angefertigt wurden, zeigen, daß das Eisen in den Zellen von der Peripherie nach dem Lumen zu wandert. Früher als 10 Min. nach der Injektion erschien das Eisen nie im Harn. Während der Eisenausscheidung sinkt die Wasserausscheidung erheblich, steigt aber nachher wieder an. Wurde mit dem Eisensalz 1 g Coffeinum natrio-benzoicum injiziert,

---

[1] Gottlieb, R.: Beiträge zur Kenntnis der Eisenausscheidung durch den Harn. Arch. f. exper. Path. 26, 139 (1889). — [2] Giordani, L.: Beiträge zum Studium der Herstellung medikamentöser Milch. Die eisenhaltige Milch. Rev. mens. Mal. Enf. 20, 385 (1902). — [3] Heyman, J. M., u. A. N. Richards: Depositions of dyes, iron and urea in the zells of a renal tubule after their injection into its lumen: Glomerular elimination of the same substances. Amer. J. Physiol. 79, 149 (1926). — [4] Dawson, A. B.: Glomerular versus tubular activity in the mesonephros of necturus: Elimination of iron salts. Amer. J. Physiol. 71, 679 (1925). — [5] Truc, E.: Contribution à l'étude histophysiologique de l'élimination rénale des sels de plomb et des sels de fer. Bull. Histol. appl. 6, 393 (1929). — [6] Stieglitz, E.: Histochemical studies on the mechanism of renal secretion. Amer. J. Anat. 29, 33 (1921).

dann erschien das Eisen viel früher und in größerer Menge im Harn. Bei Tubulusschädigung durch Urantartrat, Chromat oder Sublimat war die Eisenausscheidung stark gehemmt. Bei glomerularer Schädigung durch Diphtherietoxin blieb sie dagegen unbeeinflußt.

Aus all dem wird geschlossen, daß Eisen durch einen aktiven Prozeß im Epithel des gewundenen Kanälchens sezerniert wird. Durch Filtration im Glomerulus und Rückresorption kann die Harnsekretion nicht erklärt werden. Es sei jedoch nochmals betont, daß alle diese Schlußfolgerungen von der Bildung einer Verbindung abgeleitet werden, die durch die wechselseitige Reaktion zweier Eisensalze entsteht. Da aber die beiden Salze keineswegs im Organismus den gleichen Weg gehen, dürften die aus diesen Versuchen gezogenen Schlußfolgerungen nach mancher Richtung hin als zu weitgehend anzusehen sein.

Die Ausscheidung komplexer Verbindungen mit anorganisch gebundenem Eisen wurde nach verschiedenen Applikationsarten weiterhin von Starkenstein[1] untersucht. Bei einer Hündin, welche zu ihrem normalen Futter Ferrum citricum in einer Menge von 450 mg zugelegt erhielt, zeigte die Ausscheidung des Eisens im Harn keine Änderung (1,8 normal, 1,9 am Eisentag). Nach subcutaner Injektion von Ferrum citricum (36 mg Fe) stieg das Harneisen bei einer Hündin auf 2,1 mg, nach Zufuhr von 91 mg Fe als Ferrum pyrophosphoricum c. natrio citrico auf 8,7 mg. Nach intravenöser Injektion von Ferricitratnatrium beim Kaninchen war schon wenige Stunden nach der Injektion von 40—50 mg Fe reichlich Eisen im Harn qualitativ mit der Schwefelammoniumreaktion nachweisbar. Nach intravenöser Injektion von 70 mg Fe als Ferricitratnatrium konnten innerhalb von 15 Stunden 53,6 mg Fe im Harn nachgewiesen werden. Bei protrahierter intravenöser Injektion von 100—200 mg Fe, das täglich als Ferricitrat und Ferrolactat von Henriques und Roland[2] gegeben wurde, fanden diese gleichfalls den Eisengehalt des Harns bis zu 13,2 mg Fe pro die vermehrt. K. Klimesch[3] hat die Ausscheidung von intravenös injiziertem Ferricitrat-, Ferrigluconat- und Ferrilactatnatrium untersucht und dabei gefunden, daß das Ferrigluconatnatrium ebenso wie das Ferricitratnatrium schon nach subcutaner, besonders aber nach intravenöser Injektion in kürzester Zeit zum größten Teile im Harn ausgeschieden wird, während Ferrilactatnatrium so gut wie gar nicht im Harn erscheint.

Ein Überblick über die Untersuchungen, welche sich mit der Ausscheidung des Eisens von Komplexverbindungen befassen, in denen das Metall anorganisch gebunden ist, zeigen deutlich, daß nach oraler Verabreichung dieser Verbindungen in kleinen Mengen fast gar nichts, nach großen sehr geringe Anteile des zugeführten Eisens in den Harn übergehen. Nach subcutaner Injektion werden wesentlich größere, nach intravenöser ganz außerordentlich große Eisenmengen in kürzester Zeit durch den Harn zur Ausscheidung gebracht.

Harneisen nach Zufuhr komplexer Verbindungen mit organisch gebundenem Eisen. Bei den Untersuchungen über die Eisenausscheidung, die Kobert und seine Mitarbeiter in Dorpat ausgeführt haben, wurde auch der Übergang von Eisen in den Harn nach intravenöser Hämoglobininjektion geprüft. Die Untersuchungen ergaben jedoch ein negatives Resultat. Diese Ergebnisse sind weiter nicht überraschend, da ja die schon in den früheren Abschnitten nachgewiesene Unangreifbarkeit des Hämoglobins bis zu seiner Ablagerung in den Geweben einen Übertritt

---

[1] Starkenstein: Zit. S. 714. — [2] Henriques u. Roland: Biochem. Z. **201**, 479 (1928). — [3] Klimesch, K.: Unveröffentlichte Untersuchungen des pharmakol. Inst. der dtsch. Univ. Prag.

dieses ganzen Komplexes in den Harn nicht erwarten läßt. Ganz anders verhält sich die Ausscheidung des organischen, komplex gebundenen Eisens, wie es in der Ferrocyanwasserstoffsäure vorliegt. Schon Wöhler[1] hatte gefunden, daß in den Organismus gebrachtes Ferrocyannatrium im Harn erscheint. Später konnte dann auch von Rabudeau[2] dieser Befund bestätigt werden.

Quantitative Untersuchungen über die Ausscheidung der ferrocyanwasserstoffsauren Salze hat Lintzel[3] durchgeführt. Schon nach oraler Verabreichung fand er bei 4 Versuchspersonen einen partiellen Übergang dieser Verbindungen in den Harn. Bei einer oralen Zufuhr von 50 mg als Ferrocyankalium wurden 1,5 und 1,4 mg im Harn ausgeschieden (3% der zugeführten Menge) bei einer Zufuhr von 132,3 mg Fe als Ferrocyankalium 4,8 und 2,7 mg. Nach subcutaner Injektion fand Lintzel sowohl beim Hunde als auch beim Menschen über 90% des injizierten Eisens im Harn. Bei intravenöser Injektion wird das gesamte in dieser Form zugeführte Eisen durch die Niere aus dem Körper eliminiert.

Erwähnt sei schließlich, daß nach den Untersuchungen von E. David[4] Kaliumcyanid in Konzentrationen von $^m/_{1000}$—$^m/_{2000}$ die Ausscheidungsfähigkeit der Niere für Ferrocyankalium aufhebt.

Die Fähigkeit der Niere, Ferrocyansalze so schnell zur Ausscheidung zu bringen, benützte Leschke[5] zur Prüfung der Nierenfunktion. 2 ccm einer 20proz. Lösung von Ferrocyannatrium werden nach intramuskulärer Injektion innerhalb 8 Stunden völlig im Harn ausgeschieden. Bei Schädigung der Tubuli verzögert sich die Ausscheidung und kann bei echter Urämie überhaupt aufhören.

Die Eisenausscheidung nach Zufuhr von Eisenverbindungen verschiedener Bindungsart ist somit keine einheitliche; doch geht aus den mitgeteilten Untersuchungen eindeutig hervor, daß die Ausscheidung des dem Körper zugeführten Eisens in erster Linie von der Bindungsart, in zweiter von der Applikationsart des Eisens abhängig ist. Das Eisen einfacher anorganischer Ferroverbindungen wird ebenso wie das einfacher anorganischer Ferriverbindungen im Harn so gut wie gar nicht ausgeschieden, mag es enteral oder parenteral zugeführt werden.

Nach oraler Zufuhr komplexer Verbindungen mit anorganisch gebundenem Eisen werden nur Spuren dieses Metalls, größere Mengen nach subcutaner und sehr große Mengen nach intravenöser Injektion im Harn ausgeschieden.

Grundsätzlich verschieden von der Ausscheidung des Ferricitratnatriums und des Ferrigluconatnatriums ist die des Ferrilactatnatriums, von dem auch nach intravenöser Injektion nichts in den Harn übergeht.

Von Ferrocyannatrium wird auch nach oraler Verabreichung ein kleiner Teil im Harn ausgeschieden, nach subcutaner Injektion nahezu die ganze Menge; nach intramuskulärer und intravenöser Injektion erfolgt die Ausscheidung mit dem Harn vollständig.

Es ist nicht schwer, eine Gesetzmäßigkeit zu erkennen, welcher diese wechselnde Ausscheidung des Eisens nach Zufuhr verschiedener Verbindungen zugrunde liegt: einfache anorganische Ferriverbindungen werden schon an der

---

[1] Wöhler: Tiedemanns Z. Physiol. **1**, 302 (1824). — [2] Rabudeau: Untersuchungen über die Wirkungen und Ausscheidung von Ferrocyannatrium und Platincyannatrium. C. r. Soc. Biol. Paris **1883**, 268. — [3] Lintzel, W.: Erg. Physiol. **31**, 863 (1931). — [4] David, E.: Über die Harnbildung in der Froschniere. Pflügers Arch. **208**, 146 (1925). — [5] Leschke: Verh. dtsch. Kongr. inn. Med. Warschau **1916**, 408.

Applikationsstelle durch ihre Eiweißfällung in Kolloide umgewandelt, denen vermöge ihrer geringen Diffusibilität ein Ausscheidungsvermögen durch die Niere vollkommen fehlt. Gleiches gilt von jenen Ferriverbindungen, die schon in Form solcher Kolloidverbindungen ins Blut gelangen und die aus dem gleichen Grunde nicht harnfähig sind, sondern im Reticuloendothel der Organe abgelagert und dann ganz allmählich in den Darm ausgeschieden werden.

Die einfachen anorganischen Ferroverbindungen werden, wie in den vorstehenden Abschnitten ausführlich behandelt wurde, im Blute in eine kolloide Ferriglobulinverbindung umgewandelt und verlieren damit ihre Ausscheidungsfähigkeit. Demgegenüber behalten Komplexverbindungen vom Typus des Ferricitratnatriums wegen ihrer Unfähigkeit, im Blute mit den Eiweißkörpern zu reagieren, wenigstens teilweise ihre Diffusibilität, und ganz parallel gehend damit sehen wir einen Teil dieser Verbindungen wechselnd mit der Art der Applikation in den Harn übergehen. Ebenso wie das Ferrocitratnatrium verhält sich auch das Ferrigluconatnatrium. Für das Ferrilactatnatrium konnte dagegen von Starkenstein und Weden[1] nachgewiesen werden, daß dieses sich im Organismus wesentlich anders verhält. Die Nichtausscheidung des Ferrilactatnatriums durch den Harn ist eigentlich auffallend, da ja Ferrilactatnatrium ebensogut wie andere Komplexsalze durch pflanzliche Membranen (Kollodium) dialysiert. Es muß angenommen werden, daß der Unterschied zwischen Ferrilactat- und Ferricitratnatrium darauf beruht, daß im Körper die Milchsäure des Eisenlactats besonders schnell oxydiert wird und daß dann das Eisen dieses Komplexes im Organismus andersartig gebunden wird, als es beim Ferricitrat und beim Ferrigluconat der Fall ist. Daß die Salze der Ferrocyanwasserstoffsäure im Harn vollständig zur Ausscheidung gelangen, erscheint aus dem Grunde verständlich, weil diese Verbindungen im Organismus vollkommen unangreifbar sind und daher aus dem Blute vollständig durch die Niere eliminiert werden.

Diese Übersicht zeigt somit, daß die Niere recht wohl, ohne dabei geschädigt zu werden, imstande ist, Eisen bestimmter Bindungsart aus dem Organismus zu eliminieren. Wenn Nahrungseisen auch nach reichlicher Zufuhr in den Organismus nicht zur Ausscheidung gelangt, so liegt dies somit ausschließlich daran, daß eben jener Teil des Nahrungseisens, der resorbiert wird, im Blute an Eiweiß gebunden, in den bereits näher beschriebenen Ferriglobulinkomplex umgewandelt wird und dadurch seine Eignung für die physiologische Verwertbarkeit erlangt, gleichzeitig aber seine Ausscheidungsfähigkeit durch die Niere verliert.

Der Zustand des Eisens im Harn. Wie schon im Abschnitte über die Resorption näher ausgeführt wurde, haben die Autoren, welche den Nachweis einer stattgefundenen Resorption des Eisens aus der Ausscheidung dieses Metalls im Harn erbringen wollten, überraschenderweise mit den üblichen Eisenreagenzien im normalen Harn nicht einmal nach Zufuhr eisenreicher Nahrung oder medikamentösen Eisens deutliche positive Eisenreaktionen erhalten. Diesen Befunden gegenüber wurde dann betont, daß aus dem negativen Ausfall der Schwefelammonreaktion nicht gefolgert werden dürfe, daß der Harn kein Eisen enthalte, und dies fand eine Stütze darin, daß in Harnen, die keine positive Schwefelammonreaktion geben, Eisen in der Harnasche nachgewiesen werden konnte. Daraus mußte geschlossen werden, daß das Eisen

---

[1] Starkenstein u. Weden: Über das Schicksal des Eisens im Organismus nach Zufuhr von komplexen Verbindungen mit anorganisch und organisch gebundenem Eisen. Arch. f. exper. Path. **149**, 362 (1930).

im Harn in einer solchen Form vorkomme, in der es eben mit den einfachen Eisenreagenzien nicht nachweisbar sei. Dies gab Anlaß, den Zustand des Eisens im Harn, vor allem seine Bindungsart und weiterhin seine Oxydationsstufe genauer zu verfolgen.

Mit Rücksicht auf die eben erwähnte Schwefelammonreaktion, die nur von anorganischen Eisenverbindungen gegeben wurde, hielt man das Harneisen für eine organische Verbindung. Diese Vermutung geht auf Tiedemann und Gmelin (1820) zurück und hat sich fast 100 Jahre erhalten; denn auch O. Wolter, der bei seinen Untersuchungen (1909) auch diese Frage berührt, erwähnt ausdrücklich unter Bezugnahme auf die erwähnte Mitteilung von Tiedemann und Gmelin, daß das Eisen im Harn „in fester organischer Bindung" vorhanden sei und zum Nachweis erst durch komplizierte Methoden aufgeschlossen werden müsse.

Zur Charakterisierung des Harneisens wurden die verschiedensten Methoden angewendet, die dann auch zu verschiedenen Ergebnissen und weiterhin zu den verschiedensten Deutungen der Befunde geführt haben. Magnier[1] schloß auf Grund seiner Untersuchungen, daß das Eisen im Harn in Verbindung mit den Extraktivstoffen zur Ausscheidung gelange. Bei der Fällung der Harnphosphate mit Ammoniak werden nur Spuren von Eisen niedergeschlagen, hingegen konnte das gesamte Eisen mit Bleiacetat gefällt werden. Hamburger[2] folgerte aus dem negativen Ausfall der Schwefelammonreaktion nach Eisenfütterung, daß sich das Eisen im Harn in einer Verbindung vorfindet, die dem Hämatin, dem Urohämatin Harleys bzw. Urorubrohämatin Baumstarks entspreche. Kunkel[3] fand die durch Salzsäure im Harn ausgefällte Harnsäure mit einem Pigment, das sich als eisenhaltig erwies, beladen. Er schloß, daß das Eisen in dieser Form im Harn enthalten sei, doch erwies sich der Harn nach der Ausfällung der normalerweise darin enthaltenen Harnsäure noch nicht eisenfrei; denn es gelingt, durch weiteren Zusatz von harnsaurem Natron bei deren Wiederausfällung neuerlich mit Eisen beladene Harnsäurekrystalle im Niederschlag zu erhalten. Giacosa[4] hat aus dem Harn einen Farbstoff isoliert, der sich als eisenhaltig erwies. Er enthält 0,45% Asche, die fast ganz aus Eisenoxyd besteht. Giacosa hält es für möglich, daß dieser Farbstoff mit dem von Harley beschriebenen identisch sei, sowie mit jenem, der in den Versuchen Kunkels die Harnsäurekrystalle färbt. Er glaubt, daß es sich dabei um ein Spaltprodukt des Bilirubins aus Blutfarbstoff handle, das sich in der Leber bilde, und daß der eisenfreie Bilirubinanteil durch die Galle, der eisenhaltige Komplex des Blutfarbstoffes dagegen durch den Urin zur Ausscheidung komme. Monier[5] nahm an, daß physiologischerweise das Eisen in Form einer in der Hitze nicht koagulierbaren Eiweißverbindung durch die Nieren ausgeschieden wird. Durch Gerbsäure kann die Substanz aus dem Harn ausgefällt werden und verbindet sich mit dem Eisen zu einer von ihm als Tanno-Uroferrin bezeichneten Verbindung. Weder die per os eingenommenen Eisenpeptonsalze noch der Verdünnungsgrad des Harns haben irgendeinen Einfluß auf die Ausscheidung der durch die Gerbsäure fällbaren eisenhaltigen Verbindung,

---

[1] Magnier: Eisengehalt in Harn und Milch. Ber. dtsch. chem. Ges. 7, 1796 (1874). — [2] Hamburger, W.: Hoppe-Seylers Z. 2, 191 (1878); 4, 248 (1880). — [3] Kunkel, A.: Über das Vorkommen von Eisen im Harn und in melanotischen Tumoren. Sitzgsber. physiol.-med. Ges. Würzburg 1881. — [4] Giacosa, P.: Über einen normalen Harnfarbstoff und über die Ausscheidung des Eisens aus dem Organismus. Ann. di Chim. (4) 3, 201 (1868). — [5] Monier, M.: Chemische Untersuchungen über einige organische Verbindungen des Eisens mit der Gerbsäure. J. Pharm. d'Anvers 67, 321 (1905) — Chemische und physiologische Untersuchungen über das durch die Nieren ausgeschiedene Eisen. Ebenda 62, 561.

welche nach Moniers Meinung im Nierengewebe selbst gebildet werden soll. Auch Damaskin suchte durch fraktionierte Fällung des Harns den Zustand des Harneisens zu bestimmen. Beim Versetzen von normalem Menschenharn mit ammoniakalischer Schwefelammonlösung erhielt er ungefähr 11% des Gesamteisens. Er glaubt, daß dieser Anteil des Eisens den morphotischen Elementen des Harns angehöre. Zickgraf hat im Hundeharn das gesamte vorhandene Eisen mit Eiweiß zur Fällung bringen können.

Die von Giacosa oben angeführte Theorie, daß das Harneisen ein Spaltprodukt des Blutfarbstoffes sei, wurde später von Hueck neuerlich auf ihre Richtigkeit geprüft. Er hielt einen Teil des Harneisen für Hämosiderineisen, was er aus der Fällbarkeit durch Schwefelammon im ammoniakalischen Harn schloß. Diesen Teil des Eisens bezeichnete Hueck als locker gebundenes Harneisen. Im pathologischen Menschenharn sowie im Harn von Hunden, Kaninchen und Ziegen, nicht dagegen im normalen Menschenharn war solches locker gebundenes Eisen nachweisbar.

Ähnliche Resultate erhielt dann auch Wolter, der ebenso wie Hueck das Harneisen in Fraktionen scheidet: in eine locker organisch gebundene, die mit Schwefelammon fällbar ist, und in eine fest organisch gebundene, die diese Reaktion nicht gibt. Wolter hat aber noch eine andere Eigenschaft des Harneisens angegeben, die sich für dessen Charakterisierung als besonders wertvoll erwies: er hatte nämlich gefunden, daß das Eisen im Harn nicht dialysabel ist. Dialysierter und nichtdialysierter Hundeharn enthielt die gleiche Menge Eisen.

Bei seinen Untersuchungen über das Verhalten des Harneisens bei Hyperglobulie hat Abeles[1] beobachtet, daß das im Harn bei dieser Krankheit vermehrt ausgeschiedene Eisen anfangs locker gebunden und daher mit Schwefelammon fällbar sei; an den anderen Tagen dagegen nicht mehr. Auch Giemsa[2] hat bei Verfolgung der Eisenausscheidung während der Malariainfektion das Eisen im Harn in lockerer Bindung, d. h. mit Schwefelammon nachweisbar, gefunden.

Diese Untersuchungen wurden dann eingehend von Reich[3] fortgeführt. Schon auf Grund aller vorliegenden Angaben über das Harneisen betonte Reich seine kolloide Natur, und daß alle von den früheren Untersuchern festgestellten Reaktionen, wie insbesondere die Nichtdialysierfähigkeit, die Fällbarkeit mit kolloiden Fällungsreagenzien u. ä., weniger Aufschluß über seine Bindungsart als über seinen physikalisch-chemischen Zustand geben. Reich hat an Menschen- und Tierharn eine größere Anzahl von Dialysierversuchen durchgeführt und dabei folgende Resultate erhalten (Tabelle 45).

Nach diesen Untersuchungen konnte mit Recht der kolloide Zustand des gesamten Harneisens als sicher nachgewiesen gelten. Reich hat weiter das Harneisen durch kolloide Fällungsmittel niedergeschlagen und aus dem reaktionellen Verhalten des Eisenniederschlages nachweisen können, daß das Eisen nicht als organische, sondern als vollkommen anorganische Verbindung zur Ausscheidung gelangt, sich jedoch im Harn in einer durch Harnkolloide geschützten, somit kolloidgelösten Form vorfindet.

---

[1] Abeles, R. A.: Das Verhalten des Harneisens bei Hyperglobulie. Z. klin. Med. **59**, 510. — [2] Giemsa, G.: Über die Ausscheidung von locker gebundenem Harneisen bei Malaria. Arch. Schiffs- u. Tropenhyg. **15**, 305 (1911). — [3] Reich, M.: Das Harneisen der Haustiere. Inaug.-Diss. Rostock 1911.

Tabelle 45.

Menge	Harn	Nach 24 stünd. Dialyse mg Fe	Ohne Dialyse mg Fe	Menge	Harn	Nach 24 stünd. Dialyse mg Fe	Ohne Dialyse mg Fe
1 Liter	Menschenharn	0,27	0,27	633 g	Hammelharn	1,22	1,28
1 „	„	0,38	0,43	582 „	„	0,68	0,71
500 g	Schweineharn	1,04	1,14	676 „	„	1,26	1,25
646 „	„	1,13	0,90	500 „	Ochsenharn	0,52	0,49
446 „	„	0,38	0,41	500 „	„	0,49	0,49
766 „	„	1,03	1,03	555,5 g	Ziegenharn	0,26	0,26
719 „	„	0,95	0,93	497,5 „	„	0,19	0,19
537 „	Hammelharn	1,06	0,93	522 g	Pferdeharn	0,27	0,27
518 „	„	0,54	0,51	522 „	„	0,43	0,43
502 „	„	0,35	0,28				

Auch mit der Frage des Oxydationszustandes des Eisens im Harn haben sich schon frühzeitig verschiedene Autoren befaßt. Schon Glaevecke[1] (1883) gibt an, daß sich das Eisen im Harn vorwiegend als Oxydulsalz vorfindet und daß nach Zufuhr von Eisenpräparaten verschiedener Oxydationsstufen im Harn stets die injizierte Oxydationsstufe die vorherrschende ist. Reich hat gleichfalls die Oxydationsstufe des im Harn ausgeschiedenen Eisen zu erfassen versucht. Er hat das mit Chlorcalcium ausgefällte Eisen mit Alkohol-Äther extrahiert, den Rückstand mit Salzsäure behandelt und dann die Salzsäurelösung mit Rhodanammonium und Kaliumferrocyanid auf seine Oxydationsstufe geprüft. Er fand dabei, daß das im Harn vorhandene Eisen eine anorganische Ferriverbindung sei. Dieser Befund steht allerdings mit den eben erwähnten Angaben von Glaevecke in einem gewissen Widerspruch, und es scheint sehr wahrscheinlich, daß Reich durch Behandlung des Eisenniederschlages, durch das Waschen mit dem häufig peroxydreichen Äther usw. das evtl. vorhandene Ferrosalz in die entsprechende Ferriverbindung umgewandelt und demzufolge dann mit Rhodanammonium in der salzsauren Lösung eine positive Reaktion erhalten hat. Daß die Peroxyde des Äthers genügen, um das Ferroeisen des Harns zu oxydieren, hat Barkan[2] nachgewiesen.

Daß hier durch das von Reich angewandte Verfahren die im Harn vorhandene Oxydationsstufe verändert wurde, geht auch aus späteren Untersuchungen von Amatsu[3] hervor, welcher im Harn zweiwertiges Eisen fand. Auch Starkenstein und Weden[4] haben in Übereinstimmung mit den Angaben von Amatsu im Harn nur zweiwertiges Eisen nachweisen können. Allerdings hat sich bei der Prüfung der Oxydationskraft und der Reduktionskraft des Harns gezeigt, daß dieser Ferroverbindungen ebenso stark zu oxydieren vermag, wie er Ferriverbindungen zu reduzieren imstande ist.

Lintzel gibt an, daß injiziertes Ferrocyankalium im Harn als Ferricyankalium erscheine, daß somit diese komplexe Eisenverbindung mit organisch gebundenem Eisen im Körper oxydiert werde. Nach älteren Angaben soll dagegen Ferrocyankalium als solches mit dem Harn ausgeschieden werden, während umgekehrt Ferricyankalium im Körper gleichfalls zur Ferroverbindung reduziert wird. Wichert[5] konnte nach Verabreichung von $1/2$ g Ferricyankalium beim Kaninchen im Harn nur Ferrocyankalium nachweisen. Zu gleichen

---

[1] Glaevecke: Zit. S. 1009. — [2] Barkan: Zit. S. 787. — [3] Amatsu, H.: Über die Verschiedenheit der biologischen und pharmakologischen Einflüsse der Ferro- und Ferriionen auf den tierischen Organismus. Arch. internat. Pharmacodynic **23**, 325 (1913). — [4] Starkenstein u. Weden: Arch. f. exper. Path. **134**, 290 (1928). — [5] Wichert, E.: Diss. Dorpat 1860.

Resultaten kamen auch Starkenstein und Weden[1]. Das ins Blut injizierte Ferrocyankalium wird hier zum Unterschiede von einfachen anorganischen Ferroverbindungen nicht oxydiert und das Ferrocyankalium verläßt unverändert mit dem Harn den Organismus, was auch schon aus seiner Ungiftigkeit hervorgeht. Würde es nämlich zu Ferricyankalium oxydiert werden, dann müßte es wie dieses giftig wirken; denn Ferricyankalium wird bei seiner das Blut oxydierenden Wirkung reduziert und dann als Ferrocyankalium ausgeschieden. Auch im Harn selbst bleibt Ferrocyankalium unverändert. Versetzt man dagegen frischen Menschenharn mit Ferricyankalium, dann findet man nach einigen Stunden im Harn einerseits gelöstes Ferrocyankalium, andererseits einen Niederschlag. Dieser besteht aus der beim Versetzen von Ferrocyan-kaliumlösungen mit Ferrosalzen auftretenden unlöslichen Ferrokalium-Ferrocyanid-Verbindung, was gleichfalls die stattgefundene Reduktion des zugesetzten Ferricyanidsalzes beweist.

Aus allen diesen Befunden muß geschlossen werden, daß sowohl nach Ferro- als auch nach Ferricyankaliumzufuhr im Harn Ferrocyankalium zur Ausscheidung gelangt und auch im Harn als solches gelöst bleibt und daß auch dem Harn zugesetztes Ferricyankalium hier zur entsprechenden Ferroverbindung reduziert wird.

c) Eisenausscheidung mit dem Kote.

Allgemeines. Die Ausscheidung des Eisens mit den Entleerungen des Darmes war so lange kein Problem, als man der Meinung war, daß das im Kot enthaltene Eisen den nichtresorbierten Anteil des oral zugeführten Eisens darstelle. Es schien naheliegend und selbstverständlich, daß der Gegenüberstellung des per os aufgenommenen und mit dem Kote wieder ausgeschiedenen Eisens die Resorptionsgröße im Magen und Darm berechnen zu können. Wie jedoch schon in dem Abschnitte über die Resorption ausführlich behandelt wurde, führten diese Untersuchungen bald zu einer ganzen Reihe von Überraschungen; denn es zeigte sich frühzeitig bei den darauf gerichteten Untersuchungen, daß das oral zugeführte Eisen nahezu vollständig mit dem Kote zur Ausscheidung gelangt.

Solche Beobachtungen hatten eben zu der Schlußfolgerung geführt, daß Eisen überhaupt nicht vom Magen und Darm aus resorbiert werde; da aber solchen Behauptungen einerseits der Eisengehalt des Blutes, andererseits bestimmte Eisenwirkungen gegenüberstanden, mußte eine ganze Reihe von Hilfshypothesen aufgestellt werden, die alle in dem Abschnitte über die Resorption bereits ihre ausführliche Besprechung gefunden haben.

Von größter Bedeutung für die Fragestellung der Ausscheidung des Eisens im Kote waren die Feststellungen von Bidder und Schmidt, A. Mayer und Buchheim, R. Gottlieb u. a. (s. S. 843; 859), welche die grundlegende Beobachtung gemacht hatten, daß auch parenteral in den Organismus gebrachtes Eisen diesen nicht durch den Harn, sondern durch den Darm verläßt, daß also auch das bereits resorbierte Eisen wiederum in den Darm zur Ausscheidung gelangt.

Die große Bedeutung, die diese Feststellung für die Beurteilung der Frage der Resorption des Eisens besitzt, insbesondere für die Beurteilung des Bilanzversuches ist ebenfalls schon in den früheren Abschnitten ausführlich behandelt worden. Hier im Zusammenhange mit der Frage der Ausscheidung des Eisens mit dem Kote haben diese Feststellungen die Bedeutung, daß das mit

---

[1] Starkenstein u. Weden: Arch. f. exper. Path. **149**, 376 (1930).

dem Kote ausgeschiedene Eisen keineswegs als direkte Ausscheidung betrachtet
werden kann, sondern vielmehr als die Summe des oral zugeführten, nichtresorbierten und des resorbiert gewesenen und wieder in den Darm ausgeschiedenen Eisens.

Mit dieser Feststellung ergaben sich naturgemäß für die Beurteilung der
Eisenausscheidung mit dem Kote Schwierigkeiten hinsichtlich der Verwertbarkeit der gefundenen Zahlen, da es ja nicht ohne weiteres möglich erschien, den nichtresorbierten von dem wieder in den Darm ausgeschiedenen
Anteil zu trennen. Ebenso schwierig war es, irgendwelche Durchschnittszahlen
für den normalen Eisengehalt des Kotes zu gewinnen, da ja naheliegenderweise
diese Zahlen mit dem Eisengehalte der zugeführten Nahrung nach oben und
unten schwanken mußten. Es erschien weiter naheliegend, die Menge des
aus dem Organismus in den Darm wieder ausgeschiedenen Eisens, während
einer Hungerperiode messen zu können, was, wie schon früher ausgeführt wurde
und hier nochmals erwähnt sei, gleichfalls zu Fehlresultaten geführt hat. Schließlich führte auch die Schwierigkeit der Abgrenzung der täglichen Stuhlmenge
zu Ungenauigkeiten hinsichtlich der quantitativen Feststellung der täglichen
Eisenausscheidung.

Die meisten der Arbeiten, die zu diesen hier erwähnten Problemen in Beziehung stehen, wurden, wie schon erwähnt, im Abschnitte über die Resorption
des Eisens aus dem Magen und Darm ausführlich behandelt, und es muß daher
hier, um Wiederholungen zu vermeiden, ebenfalls auf diesen Abschnitt verwiesen werden. Nur im Hinblick auf jene Fragen, die sich unabhänaig von der
Resorption ausschließlich auf die Ausscheidung des Eisens mit dem Kote beziehen, sollen die dort angeführten Arbeiten hier ihre Ergänzung finden.

Der Eisengehalt des normalen Kotes. Die Feststellung, daß von den mit
der Nahrung aufgenommenen Eisenmengen nur wenige Milligramm zur Resorption gelangen, besagt schon, daß Normalzahlen für die Eisenausscheidung im
Kote nur dann verwertbar sind, wenn die Ernährungsweise und der Eisengehalt
der Nahrungsmittel berücksichtigt ist. Immerhin findet man in der Literatur
Eisenzahlen, die bei der Aufnahme der gewöhnlichen Durchschnittsnahrung
erhalten wurden und die auch als Durchschnittswerte für den Eisengehalt des
normalen Stuhles angesehen werden können.

In sehr genauen Untersuchungen über den normalen Kot des Fleischfressers
hat Müller[1] die Eisenausscheidung bei verschiedenartiger Ernährung bei
Hunden bestimmt. Bei einem Eisengehalt des Fleischfutters von 0,052 g Fe_2O_3
fand er an 6 Versuchstagen folgende Fe_2O_3-Mengen im Kote: 0,036, 0,058, 0,045,
0,024, 0,020 und 0,025 g. Diese Versuche zeigen deutlich eine Ungleichmäßig-
keit, die wohl in erster Linie auf die ungleiche Kotabgrenzung zurückzuführen
sein dürfte. Von einem 30 kg schweren Hunde, der mit 500 g Fleisch und
200 g Stärke gefüttert wurde, wurden 7,6 g trockener Kot ausgeschieden, der
23,76% Asche enthielt. Diese selbst bestand wiederum zu 10,6% aus Fe_2O_3.
Von einem 21 kg schweren Hunde, der als Nahrung 1054 g Brot erhalten hatte,
wurden 106,1 g trockener Kot mit 6,63% Asche ausgeschieden, welche 2,83%
Fe_2O_3 enthielt. Dies entspricht einer Tagesausscheidung von 0,3 g Fe_2O_3.

Albanello[2] gab Hunden während einer 6—7 tägigen Versuchsperiode eine
gleichmäßige Milchdiät. In der Asche des 24 stündigen Normalstuhles wurden
bei 3 Untersuchungen 11,12 und 10 mg Fe gefunden.

[1] Müller, Fr.: Über den normalen Kot des Fleischfressers. Z. Biol. **20**, 327 (1884).
— [2] Albanello, G.: Experimentelles über die Ausscheidung des subcutan eingespritzten
Eisens (Ferratin). Ann. Farm. c chim. Biol. **133** (1900).

Dhéré[1] untersuchte die Eisenausscheidung bei Herbivoren. Eine seit 6 Monaten milchende Ziege wurde mit Heu gefüttert, das über Schwefelsäure getrocknet worden war und pro kg 290 mg Eisen enthielt (nach Waschen mit Wasser 270 mg). Die frischen Faeces hinterließen im Schwefelsäurevakuum 39—41% Rückstand mit 620—740, im Mittel 685 mg Eisen pro kg. Die tägliche Ausscheidung in den Faeces werden von Dhéré auf 270—300 mg geschätzt. Bei einem im Freien weidenden Ziegenbock wurden in den Faeces 42—47% Rückstand mit 1,1—1,8 g Eisen pro kg gefunden. Dieser hohe Eisengehalt wird auf den Eisengehalt verschluckter Erde zurückgeführt.

Macfadyen, Nencki und Sieber[2] hatten nach Fleischdiät 8,33% Asche im Trockenrückstande des Kotes gefunden, mit einem Eisengehalte von 0,31% Fe_2O_3. Nach Ernährung mit Erbsen betrug der Gehalt des festen Rückstandes an Asche 8,6%, der Eisengehalt 0,44% Fe_2O_3.

Maggio[3] stellte in Selbstversuchen die tägliche Eisenausscheidung im Kote bei konstanter Diät mit durchschnittlich 0,03 g Fe, nach Zulage von 200 g Brot mit 0,04 g fest. Er hatte gleichzeitig bei seinen Untersuchungen auch die Menge des ausgeschiedenen Schwefelwasserstoffs mitbestimmt und gefunden, daß bei der ersten Diät im Mittel 5 mg, bei der Brotzulage im Mittel 4,3 mg H_2S zur Ausscheidung gelangen. Das Gewichtsverhältnis des ausgeschiedenen H_2S zum ausgeschiedenen Fe betrug bei der ersten Diät durchschnittlich 1:3,69, bei der zweiten Diät 1:6,05. Die Ausscheidung des zugeführten Eisens stieg bis zum 2. Tage und nahm am 3. Tage ab, auch wenn die Zufuhr noch andauerte.

Hinsichtlich des Eisengehaltes des normalen Kotes erwachsener Menschen sei auch auf die Untersuchungen von Oefele[4] verwiesen.

In neueren Versuchen von Fontès und Thivolle[5] schied ein männlicher Hund von 7,3 kg Körpergewicht während einer 6tägigen Vorperiode mit Reis- und Milchfütterung und Zufuhr von ca. 3 mg Fe täglich mit den Faeces etwa 3,7 mg Fe aus. Während der 9tägigen Versuchsdauer bestand das tägliche Futter aus dem koagulierten Eiklar dreier Eier in etwa 200 ccm Wasser und 100 g Saccharose. Der Fe-Gehalt der täglichen Nahrung betrug ca. 30—50 mg, der Brennwert 500 Calorien, die mittlere Eisenausscheidung pro die 1,16 mg.

Alle bisher mitgeteilten Zahlen bestätigen das einleitend zu diesem Abschnitt Gesagte, daß bei der vollkommenen Abhängigkeit des Eisengehaltes des Kotes von dem der Nahrung normale Durchschnittszahlen kaum zu gewinnen sind. Auch der Versuch von Albu[6], durch quantitative Bestimmung der Mineralbestandteile des Kotes bei Schmidtscher Probediät normale Durchschnittszahlen zu gewinnen, zeigt außerordentlich große Schwankungen. Aus all dem ergibt sich, daß aus den Zahlen über den Eisengehalt des Kotes keinerlei Schlüsse gezogen werden können, die für die Physiologie oder Pharmakologie des Eisens von Bedeutung wären, da eben der Eisengehalt des Stuhles in erster Linie vom Eisengehalte der Nahrung abhängig ist und nur noch durch die Ausscheidung des Eisens aus dem Organismus in den Darm beeinflußt werden kann.

---

[1] Dhéré, Charles: Über die Ausscheidung von Eisen bei den Herbivoren. J. de Physiol. **5**, 630. — [2] Macfadyen, Nencki u. Sieber: Untersuchungen über die chemischen Vorgänge im menschlichen Dünndarm. Arch. f. exper. Path. **28**, 321 (1891). — [3] Maggio, G.: Eisen und Schwefelwasserstoff in dem menschlichen Kot. Bull. Sci. Bologna **72 I**, 396 (1901). — [4] Oefele: Eisengehalt des menschlichen Kotes. Pharmaz. Zentralh. **46**, 683 (1905). — [5] Fontès, G., u. L. Thivolle: Sur l'élimination quotidienne minima du fer chez le chien adulte. C. r. Soc. Biol. Paris **93**, 27, 685 (1925). — [6] Albu: Über den Aschengehalt einiger Se- und Exkrete des Körpers. Z. exper. Path. u. Ther. **5**, 17 (1908).

Für die Physiologie und Pharmakologie des Eisens erwies es sich als wichtiger, jenen Anteil kennenzulernen, der auf diese Ausscheidung in den Darm bezogen werden muß. Hierüber hoffte man durch quantitative Bestimmung der Eisenausscheidung Aufschlüsse zu erhalten.

Eisenausscheidung im Kot unter pathologischen Bedingungen. Colasanti und Jacoangeli[1] untersuchten den Eisengehalt Malariakranker während der Fieberperiode. Sie hatten bei normalen Menschen und bei normaler, konstanter Ernährung 4,2 mg Eisen im Tageskot gefunden, welcher Wert beim hungernden Individuum auf 3,1 mg zurückging. In der Annahme, daß das Malariafieber mit Zerfall der roten Blutkörperchen und ihres Farbstoffes einhergeht, vermuteten sie auch eine auf Siderosis zurückzuführende Steigerung des Eisengehaltes im Kote. Sie fanden in der Tat auch eine Zunahme des Eisengehaltes des Malariakotes, die der Schwere der Infektion proportional war und mit den Veränderungen der roten Blutkörperchen, der Zersetzung des Hämoglobins der Dauer der Fieberanfälle und der Höhe der Temperatursteigerungen einherging. Die von Malariakranken im Kot ausgeschiedene Eisenmenge betrug täglich durchschnittlich 59 mg.

Bei der Besprechung der Bedeutung der Milz für den Eisenhaushalt wurde schon darauf hingewiesen (s. S. 944), daß bei den Untersuchungen von Asher und seinen Mitarbeitern bei normalen Hunden eine maximale Fe-Ausscheidung von 11,2 mg pro die, bei milzlosen eine solche von 29,22 mg (minimal 16 mg) gefunden wurde. Die vermehrte Eisenausscheidung konnte auch 5 Monate nach Entfernung der Milz festgestellt werden. Hinsichtlich der Beurteilung dieser Befunde sei auf das in dem erwähnten Abschnitte Gesagte verwiesen. Erwähnt seien hier auch die Untersuchungen von Dubin und Pearce[2], die bei chronischer Infektion mit Trypanosoma equipudum und der dabei auftretenden Anämie des Hundes die Eisenausscheidung in den Faeces nicht erhöht fanden. Ebenso beeinflußt Splenektomie die Eisenausscheidung nicht.

Auch die Unterschungen von Emerich Haam[3] seien hier angeführt, bei denen in 2 Versuchsreihen an Hunden in Übereinstimmung mit zahlreichen anderen Autoren gezeigt werden konnte, daß die Entfernung der Milz zu keiner Steigerung der Eisenausscheidung im Stuhle führt.

Bayer[4] fand bei isolierter Bestrahlung der Milz und in geringem Maße bei einer solchen Bestrahlung der Röhrenknochen eine Steigerung der Eisenausfuhr im Stuhl. Kennerknecht[5] hat bei perniziöser Anämie und Leukämie zu gewissen Zeiten eine Erhöhung der Eisenausscheidung durch Harn und Kot gefunden, während andererseits in anderen Stadien eine Verminderung festgestellt wurde. Demgegenüber sei auf die Untersuchungen von Queckenstedt[6] verwiesen, der zu dem Ergebnis kam, daß das Koteisen eine Größe ist, aus der sich keine bindenden Schlüsse auf die Stärke der Zerstörung roter Blutkörperchen ziehen lassen.

---

[1] Colasanti u. Jacoangeli: Das Eisen in Malariafieberkot. Boll. Accad. Roma 1896, Nr 22, 7. — [2] Dubin, H., u. R. M. Pearce: Die Ausscheidung des Eisens und seine Verteilung in Leber und Milz bei experimenteller Anämie. J. of exper. Med. 25, 675; 27, 679. — [3] Haam, Emerich: Zur Frage des Einflusses der Milz auf den Eisenstoffwechsel. Z. exper. Med. 73, 83 (1930). — [4] Bayer, R.: Ergänzend über den Eisenstoffwechsel bei der myeloiden Leukämie vor und nach Röntgenbestrahlung. Mitt. Grenzgeb. Med. u. Chir. 22, 532. — [5] Kennerknecht, K.: Beiträge zur Kenntnis des Eisenstoffwechsels bei perniziöser Anämie und Leukämie. Virchows Arch. 205, 89 (1911). — [6] Queckenstedt, H.: Untersuchungen über den Eisenstoffwechsel bei der perniziösen Anämie und Bemerkungen über den Eisenstoffwechsel überhaupt. Z. klin. Med. 79, 49.

Wir sehen somit, daß auch die Ausscheidung des Eisens im Stuhle unter pathologischen Bedingungen sehr wechselt und keinerlei Schlüsse auf etwa sich abspielende Vorgänge im Eisenhaushalte gestattet.

Eisenausscheidung im Hungerkot. Wie schon oben erwähnt wurde, hoffte man durch die Bestimmung des Eisens im Hungerkote die für den Eisenhaushalt wichtige Frage entscheiden zu können, wie groß die Eisenmenge ist, die aus dem Körper in den Darm zur Ausscheidung gelangt. Aus dieser Feststellung glaubte man weitere Schlüsse auf die im normalen Stoffwechsel, insbesondere bei Blutmauserung frei werdenden Eisenmengen ziehen zu dürfen und so Anhaltspunkte für das Eisenminimum zu erlangen, d. h. für jene Eisenmenge, welche der Organismus als Ersatz für das zur Ausscheidung gelangende Eisen benötigt. Auch diese Fragen wurden in den früheren Abschnitten bereits ausführlich besprochen; im Zusammenhange mit der hier behandelten Frage sei nur kurz wiederholt, daß die im Hungerkote bestimmten Eisenmengen keineswegs diesen gesuchten Zahlen entsprachen; denn wie in dem oben zitierten Abschnitte schon ausgeführt wurde, hatten die Untersuchungen von Müller, Voit und Gruber bei einem 30 kg schweren Hunde während der Hungerperiode 5,8 mg, bei einem 3 kg schweren 8,3 kg und bei einem 17 kg schweren 9,9 mg Eisen im Tageskot ergeben. Beim Menschen fand Müller in Untersuchungen an dem Hungerkünstler Cetti während einer länger dauernden Hungerperiode 7—8 mg Fe im Kote.

Daß die Ausscheidung des Eisens im Kote auch dann fortdauert, wenn es nicht mit der Nahrung zugeführt wurde, hatten schon Untersuchungen von Coppola[1] ergeben, der bei 2 Hähnen bei genauer Kenntnis der Eisenzufuhr die Eisenmenge bestimmte, welche von diesen innerhalb von 48 Stunden zur Ausscheidung gelangten. Jedem der beiden Hähne wurden 6,5 mg Eisen zugeführt, wogegen die Ausscheidung in den 2 Tagen ungefähr 12 mg betrug. In einer 2. Versuchsperiode erhielten die Tiere eine Nahrung, die aus 30 g Stärke, 2 g Eieralbumin, 5 g Leim, 4 g Zucker, 0,7 g Natriumcarbonat, 0,4 g Natriumchlorid, 0,3 g Kaliumphosphat, 0,15 g Calciumphosphat und 0,15 g Magnesiumphosphat bestand. Die mit dieser Nahrung eingeführte Eisenmenge betrug täglich ungefähr 0,11 mg. Die in der 15- bzw. 23tägigen Versuchsperiode ausgeschiedenen Eisenmengen überstiegen bedeutend die zugeführten.

Fontès und Thivolle[2] hatten im täglichen Hungerkote einer 9,5 kg schweren Hündin durchschnittlich 1,07 mg Fe gefunden. Auch Gottlieb bestätigte, daß im Hunger Eisen in dem Darm zur Ausscheidung gelangt; denn er fand nach einer 18tägigen Hungerperiode beim Hunde im Dickdarminhalt 20,7, im Dünndarminhalt 1,8 mg Eisen.

Daß diese beim Hungern erhaltenen Zahlen nicht das Eisenminimum erschließen lassen konnten, ging schon aus den früher (S. 851) zitierten Untersuchungen von Gottlieb hervor, welcher während des Hungerns eine Vermehrung des Eisengehaltes der Leber feststellen konnte, was auf einen gesteigerten Zerfall eisenhaltigen Materials bezogen werden mußte. Aus solcher Erkenntnis ergab sich die Notwendigkeit, den Zerfall eisenhaltigen Materials durch ausreichende Ernährung zu verhindern. Dieser Forderung entsprach zuerst v. Wendt[3], der eine calorisch ausreichende, aber möglichst eisenarme Ernährung beim Menschen durchführte. Wurden nur 5 mg Fe mit der Nahrung verabreicht, dann blieben

---

[1] Coppola, F.: Über den physiologischen und therapeutischen Wert des anorganischen Eisens. Rend. Accad. Lincei 6 I, 362 (1890). — [2] Fontès, G., u. L. Thivolle: Sur l'élimination quotidienne minima du fer chez le chien adulte. C. r. Soc. Biol. Paris **93**, 27, 685 (1925). — [3] v. Wendt: Skand. Arch. Physiol. (Berl. u. Lpz.) **17**, 211 (1905).

Zufuhr und Ausscheidung im Gleichgewicht. Eine negative Eisenbilanz war somit auch bei einer Zufuhr von 5 mg Fe pro die bei calorisch suffizienter Ernährung nicht zu erreichen.

So wie v. Wendt in Versuchen an Menschen haben dann auch Fontès und Thivolle bei einem 7,3 kg schweren Hunde bei calorisch ausreichender Ernährung das Eisenminimum zu bestimmen versucht. Das Versuchstier erhielt in einer 6tägigen Vorperiode eine Reis-Milch-Nahrung und dann in einer 9tägigen Versuchsperiode täglich 3 Eiklar, 100 g Zucker und 3 g Kochsalz mit einem Eisengehalte von 0,03—0,05 mg. Die durchschnittliche Eisenausscheidung mit dem Kote betrug 1,16 mg pro die.

Noch niedrigere Werte für das Eisenminimum fand bei weiteren Versuchen am Menschen W. Lintzel (Zit. S. 851); denn bei einer Ernährung mit Reis, Eiereiweiß, besonders hergestellter eisenfreier Butter, Zucker, Tee und Bier in calorisch annähernd ausreichender Menge wurden täglich nur etwa 0,9 mg Eisen zugeführt. Nach einer Vorperiode von 4 Tagen, in der 13,8 mg Fe pro die, somit 55,2 mg in toto zugeführt wurden, kamen 56,1 mg zur Ausscheidung. Während der 6tägigen Versuchsperiode, in welcher die calorisch zureichende, aber eisenarme Nahrung (0,9 mg pro die, in toto somit 5,4 mg Fe) aufgenommen wurde, kamen zur Ausscheidung 5,3, 2,9, 1,4, 0,7, 1,1 und 0,8 mg. Sehen wir von den beiden ersten Werten ab, die wohl noch auf Kosten der Vorperiode zu rechnen sind, so zeigt sich eine baldige Einstellung der Ausscheidung auf den Zufuhrswert. Auch in den Versuchen Lintzels war somit selbst bei der minimalen Eisenzufuhr noch keine negative Eisenbilanz zu erzielen. Daraus schließt Lintzel, daß die früheren Befunde von Müller, daß im Hunger noch Werte von 7—8 mg Fe zur Ausscheidung gelangen, nicht als die reinen Ausscheidungswerte, sondern als Folgen abnormalen Zerfalles eisenhaltiger Körperbausteine infolge des Hungers zu betrachten sind.

Wie schon bei der früheren Besprechung dieser Versuche in anderem Zusammenhange hervorgehoben wurde, sind diese Untersuchungen von Wendt, Fontès und Thivolle und besonders von Lintzel von großer Wichtigkeit, weil sie zeigen, daß die Ausscheidung des Eisens aus dem Organismus in den Darm weitgehend davon abhängig ist, ob dem Körper eine quantitativ zureichende Nahrung gereicht wird oder nicht. Ist dies der Fall, dann läßt sich die minimale Ausscheidung beim erwachsenen Menschen auf einen Wert herunterdrücken, der weniger als 0,9 mg pro die betragen muß.

Diese Versuchsergebnisse und die daran geknüpften Überlegungen führten Lintzel zu dem Schluß, daß bei Berücksichtigung der geringen Eisenausscheidung im Harn und der nicht wesentlich größeren im Stuhle die Gesamteisenausscheidung des Menschen eine minimale ist. Lintzel glaubt daher schließen zu dürfen, daß der exogene Eisenstoffwechsel des Erwachsenen kaum 1 mg pro die überschreitet. Die aus solchen Befunden zu ziehenden Schlüsse besagen somit, daß das mit dem normalen Stuhle ausgeschiedene Eisen fast ganz aus dem Nahrungseisen stammt, von dem nur geringe Mengen zur Resorption gelangen und zu dem geringe Mengen aus dem Organismus durch die Ausscheidung in den Darm hinzukommen.

Nach genau messenden klinischen Untersuchungen von Reimann und Fritsch u. a. müßte man dagegen die täglich resorbierte Eisenmenge mit ungefähr 5—10 mg annehmen; der Eisenbedarf des Organismus für den Hämoglobinaufbau kann nach der Größe der angenommenen Blutmauserung und des zur Regenerierung des Blutes benötigten Eisens auf etwa 15—25 mg pro die geschätzt werden, wovon der größte Teil aus dem resorbierten Nahrungseisen, ein Teil aus dem beim Hgb.-Zerfall frei werdenden Fe gedeckt wird. Da aber nach allem die Zufuhr des Eisens das Vielfache der angenommenen Ausscheidung betragen müßte, so würde im Organismus eine ständige Anreicherung an Eisen stattfinden. An sich ist ja gegen diese Möglichkeit gar nichts einzuwenden, doch fehlen uns Zahlen, welche den genauen normalen Eisengehalt der Organe in den verschiedenen Lebensaltern angeben.

Die von Bunge angenommene Gesamtmenge des Eisens im menschlichen Organismus von 2,4—3,2 g, von denen etwa 85% auf das Blut entfallen sollen, müßte nach dem eben Gesagten doch allmählich wesentlich höhere Werte erreichen. Um daher diese Fragen letzten Endes entscheiden zu können, werden wohl genauere Analysen des Gesamteisengehaltes der verschiedenen Organe nötig sein, doch werden auch bei eisenarmer, aber calorisch suffizienter Nahrung durchgeführte Bilanzversuche, wie sie von Lintzel ausgeführt wurden, unter den verschiedensten Lebensbedingungen durchzuführen sein. Dann dürfte sich nach allem bisher Vorliegenden aber wohl ergeben, daß die Eisenausscheidung keinen so absolut gleichmäßigen Wert darstellt, wie es aus solchen Einzelversuchen geschlossen werden könnte, sondern daß wohl, wie wir es bei allen Sekretionen sehen, unter den verschiedensten Einflüssen der allgemeinen Stoffwechselvorgänge auch hier bald größere, bald geringere Mengen an Eisen zur Ausscheidung gelangen, so daß das Ansteigen des retinierten Eisens gehemmt und der Eisenbestand des Organismus auf einem gewissen Gleichgewichtszustande erhalten werden kann.

Die Ausscheidung des Eisens mit dem Kote nach Zufuhr verschiedener Eisenverbindungen. Im Prinzip gleichartig wie nach der Zufuhr des Eisens mit der Nahrung verhält sich die Ausscheidung nach Zufuhr verschiedener Eisenverbindungen. Sie ist in erster Linie abhängig von der Größe der stattgefundenen Resorption. Je mehr von den oral zugeführten Eisenverbindungen zur Resorption gelangen, desto weniger wird naturgemäß direkt im Stuhle ausgeschieden; aber ebenso wie die Resorption von der Bindungsart und der Oxydationsstufe des oral zugeführten Eisens abhängig ist, ist es auch die Wiederausscheidung des resorbierten Eisens in den Darm.

Wir haben schon bei dem in der Nahrung enthaltenen Eisen verschiedene Unterschiede kennengelernt, die dies beweisen. Während das Nahrungseisen schlechtweg, das in den Organen zum Teil in Verbindung mit den Nucleoproteiden enthalten ist, verhältnismäßig gute Lösungsbedingungen im Magen und Darm findet und dadurch die Voraussetzung für die Resorption erlangt, gilt solches nicht für das Hämoglobin, welches den Darm fast vollkommen unverändert durch direkte Ausscheidung mit dem Kote verläßt. Ebenso wie hier in erster Linie die Bindungsart für die Resorption bzw. Nichtresorption entscheidend ist, ist dies bei den verschiedenen Eisenverbindungen der Fall, und darauf beruhen auch die Unterschiede in der Resorption, wie wir sie z. B. für das Ferrochlorid einerseits, für die kolloid geschützten Ferrihydroxyde andererseits kennengelernt haben. Gelangen die Eisenverbindungen nach subcutaner oder insbesondere nach intravenöser Injektion in den Kreislauf, dann ist auch ihre Ausscheidung in den Darm von Bindungsart und Oxydationsstufe weitgehend abhängig.

Wir haben bereits in den früheren Abschnitten darauf verwiesen, daß in den Versuchen von Gottlieb nach subcutaner Injektion von 100 mg Fe in Form von weinsaurem Eisenoxydnatrium bei Hunden, die in einer 9tägigen Versuchsperiode injiziert wurden, 96,9 mg wieder im Kote zur Ausscheidung gelangten. Die Ausscheidung überdauerte die 9 Tage der Eisenzufuhr, da noch 19 Tage nach der letzten Eiseninjektion die Eisenausscheidung mit dem Kote gesteigert war. Nach intravenöser Injektion von 100 mg Fe in Form der gleichen Verbindung konnten, wie oben schon erwähnt wurde, bei einem hungernden Hunde 57,5 mg im Dickdarm, 1,6 mg im Dünndarm gefunden werden.

Dagegen fand Albanello[1] nach subcutaner Applikation von Ferratin (das wir als kolloid geschütztes Ferrihydroxyd kennengelernt haben) die Eisenausscheidung im Stuhle nur an einem Tage unbedeutend erhöht, an 2 Versuchstagen sogar vermindert. Wenn Albanello daraus eine bessere Verwertbarkeit des injizierten Ferratins gegenüber anderen Eisenverbindungen abzuleiten versucht, so darf solches kaum aus diesem Versuchsergebnis geschlossen werden, denn es ist naheliegender, anzunehmen, daß eben das kolloid geschützte Ferrihydroxyd keine solchen Resorptionsbedingungen vom subcutanen Bindegewebe aus findet wie das Ferricitratnatrium und daß auch der resorbierte Anteil als kolloide Eisenverbindung im Reticuloendothel retiniert werden kann (s. S. 976), während das komplexe Ferricitratnatriumsalz günstige Bedingungen der Ausscheidung findet, die sich bei dieser Verbindung sogar zum Teil auf den Harn (s. S. 1011), zum größeren Teil dagegen auf den Darm erstreckt.

Die Zahl der Untersuchungen, die sich auf die Ausscheidung des oral zugeführten sowie subcutan und intravenös injizierten Eisens der nach Bindungsart und Oxydationsstufe verschiedenen Eisenverbindungen beziehen, ist ungemein groß. Diese Untersuchungen fanden bereits bei der Besprechung des Bilanzversuches und seiner Verwertung für die Bestimmung der Resorptionsgröße ausführliche Besprechung, so daß hier diesbezüglich auf den entsprechenden Abschnitt (s. S. 849) verwiesen werden kann.

Ausscheidung des Eisens in den Magen. Während ein großer Teil der Untersuchungen, die sich mit der Frage nach dem Orte der Wiederausscheidung des Eisens in den Darm beschäftigen, vorwiegend den Dickdarm als die Hauptausscheidungsstätte des Eisens annehmen, geben andere, wie insbesondere die Untersuchungen von Henriques und Roche, hierfür keine Anhaltspunkte, und auch mehrere histochemische Arbeiten sprechen dafür, daß nicht nur der Dickdarm, sondern der ganze Darm ebenso wie als Resorptions-, so auch als Wiederausscheidungsorgan in Betracht kommt. Es hängt dabei jedenfalls in erster Linie ebenso wie die Resorption, so auch die Wiederausscheidung von der Bindungsart des Eisens ab. Nach allen bisher vorliegenden Untersuchungen dürfte der Schluß gerechtfertigt sein, daß die Ausscheidungen der kolloiden Eisenverbindungen vorwiegend in den untersten Partien des Darmes erfolgt, während die nichtkolloiden und besser diffusiblen in den oberen Partien des Darmes, ja sogar im Magen zur Ausscheidung gelangen. Dafür sprechen die bereits früher mitgeteilten Untersuchungen von Starkenstein[2] daß nach parenteraler Injektion von Ferrochlorid sehr bald auch die Schleimhaut der oberen Dünndarmpartien und auch des Magens eine starke Eisenreaktion geben.

Schon früher hatte Dhéré[3] die Ausscheidung durch den Magensaft bei Hunden bestimmt. Bei einem 16,2 kg schweren Hunde, der nach der Methode von Frouin operiert worden war, konnten 235—715, durchschnittlich 455 ccm Magensaft erhalten werden. Dieser enthielt durchschnittlich 8,44 g feste Substanzen mit 3,44 g Asche. In der Asche war immer Eisen vorhanden; manchmal

[1] Albanello, G.: Experimentelles über die Ausscheidung des subcutan eingespritzten Eisens (Ferratin). Ann. Farm. e chim. Biol. **133** (1900). — [2] Starkenstein: Arch. f. exper. Path. **127**, 112 (1927). — [3] Dhéré, Ch.: Über die Ausscheidung von Eisen durch den Magensaft. C. r. Soc. Biol. Paris **52**, 597 (1900).

nur in Spuren, meistens aber in Mengen von 0,3—0,5 mg pro Liter. Auch der Schleim, der sich mit den Epithelien beim Stehen im Eisschrank absetzte, enthielt Eisen. Als Mittelwert für die tägliche Ausscheidung des Eisens im Magensafte werden von Dhéré 0,25 mg beim Hunde angenommen.

Der Eisengehalt des Meconiums. Daß die Ausscheidung des Eisens in den Magen-Darmkanal nicht nur beim Erwachsenen, sondern auch schon intrauterin beim Foetus stattfindet, muß aus dem Eisengehalte des Meconiums geschlossen werden. Die ersten diesbezüglichen Analysen wurden von Zweifel[1] und dann von Friedrich Müller[2] ausgeführt. Zweifel fand im menschlichen Meconium rund 80% Wasser. Der Aschegehalt betrug 0,87—1,24% der frischen, somit etwa 5% der Trockensubstanz des Meconiums. Von der Asche waren 81,1—84,6% wasserlöslich.

Müller fand in der Trockensubstanz des menschlichen Meconiums 6,2, in der des Pferdemeconiums 9,33% Asche. Bei der Ascheanalyse wurden von Zweifel in 4 Fällen menschlichen Meconiums 1,36, 2,60, 0,86 und 0,80%, von Müller in der Asche des menschlichen Meconiums 0,87, in der des Pferdemeconiums 0,80% Fe_2O_3 gefunden.

Auch Guillemonat[3] bestätigt das Vorkommen von Eisen im Meconium. Die Ergebnisse seiner Untersuchungen sind in der Tabelle 46 zusammengestellt:

Tabelle 46.

Alter des Fetus	Gewicht des Meconiums	Fe-Menge
4 Monate	1,70 g	Spuren
5 „	5 „	Spuren
5 „	11 „	0,28 mg
Ausgetragen	30 „	0,65 „
„	37 „	0,37 „
„	24 „	0,48 „

Genaue Untersuchungen über den Gesamteisengehalt des menschlichen Meconiums haben auch H. Scherf und M. B. Schmidt[4] durchgeführt. Sie fanden im Meconium 1,275 bzw. 2,129 mg Eisen.

d) Eisenausscheidung mit der Galle.

Nach der Feststellung, daß das im Körper frei werdende Eisen diesen zum geringsten Teile mit dem Harn, zum weitaus größten Teile mit dem Kote verläßt, war es naheliegend, daran zu denken, daß die Ausscheidung in den Darm vorwiegend durch die Galle erfolgen könnte. Die darauf bezüglichen Untersuchungen sind nach den angewendeten Methoden verschieden zu bewerten; denn in einzelnen dieser Versuche wurde das Eisen in der Blasengalle, in anderen in der Fistelgalle nachgewiesen.

Die ersten Untersuchungen, die sich mit dieser Fragestellung befaßten, hat Lussana[5] ausgeführt. Schiff hatte auf Grund seiner Experimente das Bestehen einer unvollkommenen Kreisbewegung der Galle angenommen, die darauf beruhe, daß die in den Darm ergossene Galle aufgesaugt und durch die Pfortader der Leber wiederum zugeführt werde, woselbst sie, ohne in den Körperkreislauf überzutreten, von neuem in den Darm ergossen und schließlich mit den Faeces eliminiert werden soll. Einen solchen Darm-Leberkreislauf nimmt Lussana auch für die Eisenpräparate an. Schon Bouchardat fand bei Tieren, denen er in der Nahrung Eisen zuführte, stets Eisen in der Galle. Als Grund dafür, daß das Eisen in die Galle, nicht aber in den Harn

[1] Zweifel: Arch. Gynäk. **7**, 474 (1875). — [2] Müller, Fr.: Über den normalen Kot des Fleischfressers. Z. Biol. **20**, 327 (1884). — [3] Guillemonat, A.: Eisen im Meconium. C. r. Soc. Biol. Paris **50**, 350. — [4] Schmidt, M. B.: Der Einfluß eisenarmer und eisenreicher Nahrung auf Blut und Körper. Jena 1928. Ref.: Fortschr. Med. **46**, 1160 (1928). — [5] Lussana, Ph.: Zur Lehre vom Darm-Leberkreislaufe und von der rückläufigen Leber-Nierenbewegung. Sperimentale **30** (1872).

übertritt, führt Lussana an, daß es in die Magen-Darm-Leberbahn tritt und durch die Leber eliminiert wird, statt in den großen Kreislauf und dadurch zu den Nieren zu gelangen. Den experimentellen Beweis dieser Annahme sah Lussana darin, daß intravenös injiziertes Eisen, das den Leberkreislauf nicht passiert, ganz andere Wege geht. Schon im Jahre 1868 hat Paganuzzi in Padua im Institut Lussanas solche Versuche ausgeführt. Er spritzte Hunden citronensaures Eisen in die V. femoralis, denen die Tiere nach 8—30 Stunden zu erliegen pflegten. Der Eisengehalt des Harns dieser Tiere hatte erheblich zugenommen, zugleich aber auch der der Galle. Hieraus wurde gefolgert: Wenn Eisen zu den Nieren gelangt, bevor es noch die Leber erreichte, so kann es auch im Harn eliminiert werden. Wenn Eisen direkt in die Leber gelangt, ohne vorher die Nieren zu passieren, dann wird es fast vollständig in der Galle eliminiert, nur ein Minimum tritt in den großen Kreislauf über und wird durch die Nieren ausgeschieden.

Aus diesen Versuchen schloß Lussana, daß nach oraler Verabreichung von Fe dessen Überführung in die Pfortader erfolge, sich im Capillarsystem der Leber verteile und durch die Leberzellen in die Galle gelange; nur geringe Mengen kommen in den großen Kreislauf und erreichen die verschiedenen Organe und Gewebe. Das in solcher Weise verabreichte Eisen werde daher zum größten Teile mit den Faeces ausgeschieden, und zwar in den darin enthaltenen Gallenbestandteilen.

In 100 ccm Galle, die von einem Hunde mit vollständiger Gallenfistel gesammelt wurde, hatte Kunkel[1] 3,6—9,3 mg Fe gefunden. Die in 24 Stunden von einem 4200 g schweren Hunde mit der Galle ausgeschiedene Eisenmenge betrug 4—6 mg; auf 100 Gewichtsteile Bilirubin kamen 1,4—1,5 Teile Eisen in der Galle. Daraus schließt Kunkel, daß beim Zerfall des Hämatins unter Bildung des Gallenfarbstoffes ein eisenhaltiger Rest abgespalten und größtenteils zurückgehalten wird, während der Farbstoff nach außen, d. h. in die Galle, übertritt. Der Gehalt an Eisen in vollständig abgeleiteter Galle betrage ungefähr das Doppelte gegenüber normaler Galle; auch Kunkel ist der von Schiff und Huppert vertretenen Ansicht, daß die in den Darm ergossene Galle stets wieder resorbiert wird und diesen Kreislauf öfter wiederholt.

Nach den Untersuchungen von Joung enthält Ochsengalle 3—6 mg Eisen, die des Menschen 1—4 mg, die des Hundes 16 mg. Hamburger[2] untersuchte die Galle zweier normaler Hunde mit permanente Gallenfistel vor und nach der Zufuhr von Ferrosulfat. Die zwei Hunde entleerten binnen 24 Stunden durchschnittlich 0,6 und 0,9 mg Fe in der Galle; pro kg Körpergewicht und Tag entfallen auf die Galle 0,090 und 0,14 mg Eisen. Daraus schloß Hamburger, daß die Galle weniger Eisen aus dem Körper eliminiere als der Harn, so daß der Galle keine merkliche Beteiligung an der Ausscheidung von Eisensalzen zukomme. H. Stahel[3] konnte bei seinen Analysen nur Spuren von Eisen in der Galle nachweisen.

Die Frage nach dem Übergang von Eisen in die Galle wurde von Peiper[4] untersucht. Während nach der Verabreichung von 5 g Jodkalium dieses 6 bis 8 Stunden nach der Applikation, Natrium salicylicum schon in der ersten halben Stunde nach der Injektion in der Galle nachweisbar und auch der

[1] Kunkel, A.: Eisen- und Farbstoffausscheidung in der Galle. Pflügers Arch. 14, 353. — [2] Hamburger, W.: Über Aufnahme und Ausscheidung des Eisens. II. Hoppe-Seylers Z. 4, 248 (1880). — [3] Stahel, H.: Der Eisengehalt in Leber und Milz nach verschiedenen Krankheiten. Virchows Arch. 85, 26 (1882). — [4] Peiper, E.: Übergang von Arzneimitteln aus dem Blut in die Galle, nach Resorption von der Mastdarmschleimhaut aus. Z. klin. Med. 4, 402 (1882).

Übergang von Rhodankalium feststellbar war, konnte weder Ferro- noch Ferricyankalium nach rectaler Verabreichung in der Galle nachgewiesen werden.

Glaevecke[1] fand in der normalen Galle Eisen in Form eines Oxydsalzes. Nach der Injektion von Eisensalzen—einerlei ob Ferro- oder Ferriverbindungen- wurde in der 4. bis 6. Stunde nach der Injektion eine Vermehrung des Eisengehaltes der Galle nachgewiesen. Zu dieser Zeit waren auch Spuren von Eisenoxydul nachweisbar. Die Hauptmenge des Eisens war jedoch immer in dreiwertiger Form vorhanden, was nach Glaevecke dafür zu sprechen scheint, daß das Eisen im Körper stets in der Oxydform vorhanden sei und nur im Harn zu Oxydulsalz reduziert werde, eine Annahme, die, wie schon oben ausgeführt wurde (s. S. 1016), auch durch spätere Befunde bestätigt werden konnte.

Minkowski und Baserin[2] knüpften ihre Untersuchungen an die Feststellung Kunkels an, daß bei der Umwandlung des Blutfarbstoffes in Gallenfarbstoff in der Leber zunächst eine Abspaltung von Eisen aus dem Hämatin stattfindet: Dieses kann bei der Polycholie, welche nach Arsenwasserstoff- oder Toluylendiaminvergiftung zustande kommt, in Körnchen von Zellen innerhalb der Lebercapillaren und in den Leberzellen nachgewiesen werden. Da dies an die Möglichkeit denken ließ, daß das in der Leber abgespaltene Eisen durch die Galle zur Ausscheidung gelange, wurden bei Gallenfistelhunden in der normalen Galle Eisenbestimmungen durchgeführt, hierauf die Tiere mit Arsenwasserstoff vergiftet und dann in der nach der Vergiftung entleerten, sehr farbstoffreichen Galle deren Eisengehalt wieder bestimmt. Trotzdem der Gehalt an Gallenfarbstoff in der zweiten Galle 7—16mal größer war, zeigte der Eisengehalt keine sichtliche Veränderung. Er schwankte ebenso wie vor der Vergiftung zwischen 1—3 mg in 8 Stunden je nach der Größe des Tieres; bisweilen war er beim vergifteten Tier sogar geringer als beim normalen. Aus diesen Versuchen geht somit ebenso wie aus denen von Kunkel hervor, daß die Eisenausscheidung in der Galle mit der Farbstoffausscheidung nicht parallel geht.

Novi[3] hat an zwei Gallenfistelhunden (29 und 21,5 kg schwer) die Ausscheidung des Eisens in der Galle verfolgt und ist zu folgender Schlußfolgerung gekommen: Die Galle enthält einen bestimmten Prozentgehalt an Eisen, welcher nach der Qualität der Nahrung und nach der Zeit der letzten Fütterung, somit mit der Schnelligkeit der Sekretion wechselt; er kann zwischen 2,1 und 4,5 mg schwanken. Pro Stunde sezerniert ein Hund von 22 kg Körpergewicht mit maximal schneller Sekretion nach Brotfütterung 0,35 mg Fe, bei minimaler Sekretion pro Stunde bei gleicher Fütterung 0,25 mg. Nach gemischter Nahrung wurden pro Stunde bei maximaler Sekretion 0,45, bei minimaler 0,32 mg Fe in der Galle nachgewiesen. Ein 25 kg schwerer Hund sezerniert nach Fleischnahrung in der Stunde bei maximaler Sekretion durchschnittlich 5,5 mg Fe, bei minimaler Sekretion 1,8 mg. Die 24stündige in der Blase zurückgehaltene Galle zeigte außer der bekannten Erhöhung ihrer Konzentration auch eine perzentuell doppelt so große Eisenmenge als die normale. Nach oraler Verabreichung einzelner Eisenpräparate, nicht aber nach subcutaner Injektion, konnte eine Vermehrung der Eisenausscheidung durch die Galle festgestellt werden. Die Verfütterung von 0,1 g Ferrocarbonat pro die und pro Kilogramm bewirkte ebenso wie die Fütterung von Ferrichlorid in einer Menge entsprechend 1 mg Fe_2O_3 pro Tag und Kilogramm bei 5—6tägiger Verabreichung keine nach-

---

[1] Glaevecke: Über subcutane Eiseninjektionen. Arch. f. exper. Path. **17**, 466 (1883). — [2] Minkowski u. Baserin: Über den Eisengehalt der Galle bei Polycholie. Arch. f. exper. Path. **23**, 145 (1887). — [3] Novi: Il ferro nella bile. Mem. Accad. Sci. Ist. Bologna (4) **9** (1888) — Il ferro nella bile. Studio critico-sperimentale. Ann. Chim. e Farmacol. **11**, 3.

weisbare Vermehrung der Eisenausscheidung in der Galle. Dagegen trat nach wiederholter Zufuhr von Ferricitrat in Dosen entsprechend 5 mg Fe_2O_3 eine deutliche, progressive Vermehrung der Ausscheidung während einiger Tage ein, die bis zum Dreifachen der normalen anstieg, worauf eine rasche Verminderung erfolgte, welche in ein oder zwei Tagen zur Norm führte. Bei fortgesetzter Verabreichung dieser Eisenverbindung kann dann eine zweite Erhöhung eintreten. Dosen von 8—16 mg Fe_2O_3, als Ferrisaccharat pro die und pro Kilogramm gegeben, lieferten im allgemeinen ähnliche Ergebnisse mit noch stärkerer Ausscheidung des Eisens in der Galle. Nach subcutaner Injektion von Ferrisaccharat (entsprechend 4 mg Fe_2O_3) trat keine vermehrte Eisenausscheidung mit der Galle ein, eher sogar eine Verminderung. Zwei Tage nach der Injektion des Saccharats war die Eisenausscheidung um 0,005 bis 0,01 mg pro Stunde vermehrt, nicht dagegen nach der Ferricitratinjektion.

Novi glaubt, daß sich das in mittleren Dosen verabreichte Eisen in der Leber ansammle und, wenn die Ausscheidung durch die Galle nicht ausreicht und die Ansammlung zu einer gewissen Grenze gesteigert ist, durch das Blut entfernt und durch die Nieren ausgeschieden wird, eine Voraussetzung, die, wie die vorstehenden Befunde schon gezeigt haben, in keiner Weise zutrifft. Eher könnte das Umgekehrte angenommen werden, da nach subcutaner Injektion von Ferricitratnatrium die Eisenausscheidung durch die Nieren gesteigert ist, so daß im Gegensatz zum Ferrisaccharat, welches nicht im Harn, wohl aber nach den Versuchen Novis in der Galle erscheint, an eine Wechselbeziehung im umgekehrten Sinne, als sie Novi annahm, gedacht werden könnte.

Bei ähnlichen Untersuchungen fand Anselm[1] bei einem 20,5 kg schweren Gallenfistelhunde innerhalb 12 Stunden bei gleichbleibender Fütterung eine durchschnittliche Ausscheidung von 0,38 mg Fe. Nach subcutaner oder oraler Zufuhr organischer oder anorganischer Eisenverbindungen konnte keine Eisenausscheidung durch die Galle nachgewiesen werden. Nach Darreichung von Eisenoxydsaccharat sowie nach Verabreichung von Ferrum hydrooxydatum dialysatum trat gewöhnlich eine 1—2 Tage andauernde Verminderung des Farbstoffes und des Eisengehaltes der Galle ein. Subcutane Hämoglobininjektion bewirkte eine Verringerung des Eisengehaltes der Galle und der Gallenmenge selbst. Aus allen diesen Versuchen wird die Bedeutungslosigkeit der Galle für die Ausscheidung zugeführten Eisens abgeleitet.

Ausgedehnte Untersuchungen über die Ausscheidung des Eisens durch die Galle hat weiter A. Dastre[2] durchgeführt. Er unterschied hämolytisches und zirkulierendes Eisen, in der Annahme, daß das Eisen in der Galle von der Zerstörung der Blutkörperchen in der Leber, also vom Blutfarbstoff oder den zerstörten Geweben oder von der Aufnahme überschüssiger Mengen aus der Nahrung herrühren könne. Wichtiger als die Bestimmung des Prozentgehaltes des Eisens in der Galle sei die Feststellung der absoluten Menge. Er verwendete zu seinen Versuchen einen 25 kg schweren Hund, der frei herumlaufen konnte und bei dem eine Gallenfistel derart angelegt wurde, daß das Sammelgefäß für die Galle vom Hunde mit herumgetragen werden konnte. Das Versuchstier erhielt täglich in zwei Portionen einen Liter Milch, 300 g Weißbrot, 100 g Zucker und 400 g gekochtes entfettetes Fleisch. Das Eisen wurde meistens in der 24stündigen Gallenmenge bestimmt und zur Bestimmung stets größere Mengen, mindestens 100 ccm Galle, verwendet.

---

[1] Anselm: Über Eisenausscheidung durch die Galle. Dorpater pharmak. Inst. (Kobert) 8 (1892). — [2] Dastre, A.: Über die Ausscheidung des Eisens durch die Galle. Arch. f. Physiol. 3, 135 (1892).

Aus diesen Untersuchungen ergab sich, daß die Eisenmenge sehr schwankt, aber vom Wassergehalt und Trockenrückstand unabhängig ist. Da die Eisenausscheidung trotz konstanter Ernährung wechselte, schloß Dastre, daß die ausgeschiedene Eisenmenge von den blutbildenden und blutzersetzenden Faktoren abhängt und nicht von der Ernährung. Die mittlere Eisenmenge beträgt 0,9 mg pro Kilogramm, was mit den von Hamburger gefundenen Werten (0,09—0,14) in guter Übereinstimmung steht.

In seinen Untersuchungen über die Sekretion und Resorption des Eisens im Dünndarm hat Voit[1] auch das Eisen in der Galle untersucht und gefunden, daß mit der Galle nur sehr geringe Eisenmengen entleert werden, daß aber selbst diese den Körper nicht mit dem Kote verlassen, wie sich aus vergleichenden Untersuchungen über den Eisengehalt des Kotes beim normalen und beim Gallenfistelhund ergab; denn es lieferte 1 qm eines abgebundenen Darmstückes fast genau soviel Eisen wie 1 qm des ganzen Darmes, in welchen sich Galle und Pankreas ergießen konnten.

Zur Beurteilung der Eisenausscheidung mit der Galle hat auch Lipski[2] den Ductus choledochus an Hunden und Fröschen unterbunden, Eisen injiziert und die Ausscheidung durch den Darm untersucht. Es zeigte sich, daß trotz Absperrung der Galle die Darmwand ebenso reich an Eisen war, wie sie nach Eiseninjektion bei Tieren ohne Gallengangunterbindung gefunden wurde.

Pugliese[3] hat den Einfluß der Milzexstirpation auf die Eisenausscheidung durch die Galle untersucht. Er fand, daß die Entmilzung bei Hunden zwar eine erhöhte Ausscheidung der Gallenmenge, aber eine Abnahme des Eisens zur Folge hatte. Während die meisten bisherigen Untersuchungen die Eisenausscheidung in der Galle so niedrig finden, daß ihr als Faktor für die Gesamtausscheidung des Eisens kaum eine besondere Bedeutung zugemessen wurde, fanden Brugsch und Irger[4] in der Galle einen Faktor der Eisenausscheidung, der für den Eisenstoffwechsel von großer Bedeutung sei; denn aus einer Gallenfistel bei einem Hunde wurden in 24 Stunden 5—12,4 mg Eisen ausgeschieden, und nach Injektion von Phenylchinolincarbonsäure (Atophan) konnte die Menge sogar auf 20 mg pro die gesteigert werden. Nach Choledochusunterbindung sank der Eisengehalt des Kotes von 30 auf 19 mg. Nach Toluylendiaminvergiftung fanden Brugsch und Irger die eisensekretorische Funktion der Leber so schwer geschädigt, daß die Eisenausscheidung trotz eines erheblich gesteigerten Blutzerfalls, der rund 30—40 % der aktiven Hämoglobinmenge beträgt, auf 20—40 % des Normalwertes herabgedrückt wurde[5].

In weiteren Untersuchungen über die Ausscheidung des Eisens nach Eisenzufuhr bei normaler und durch Toluylendiamin vergifteter Leber fanden Brugsch und Irger[6], daß die in der Galle auffindbaren Eisenwerte, die etwa 2—3 mg % Fe bei voller Ernährung und im Hunger betrugen und die sich ab-

[1] Voit, Fr.: Beiträge zur Frage der Sekretion und Resorption im Dünndarm. Z. Biol. 29, 325 (1893). — [2] Lipski, S.: Über die Ablagerung und Ausscheidung des Eisens aus dem tierischen Organismus. Arb. pharmak. Inst. Dorpat 9 (1893). — [3] Pugliese, Angelo: Neuer Beitrag zur Physiologie der Milz. Das Eisen der Galle und des Blutes bei entmilzten Tieren. Biochem. Z. 52, 423 (1913). — [4] Brugsch u. Irger: Über die Ausscheidung des Eisens durch die Galle, ein Beitrag zur Physiologie des Eisenstoffwechsels und zur Physiologie der Galle. Z. exper. Med. 38, 362 (1923). — [5] Brugsch u. Irger: Über die Ausscheidung des Eisens durch die Galle nach Toluylendiaminvergiftung. Ein Beitrag zur Physiologie und Pathologie der Galle. (II. Mitt.) Z. exper. Med. 43, 710 (1924). — [6] Brugsch u. Irger: Über die Ausscheidung des Eisens durch die Galle nach intravenöser und durch orale Einverleibung von Eisenpräparaten bei ungeschädigter und durch Toluylendiamin geschädigter Leber. III. Mitt. (Zugleich Beitrag zur Physiologie und Pathologie der Galle.) Z. exper. Med. 50, 625 (1926).

solut auf 0,3—0,4 mg pro Kilogramm Körpergewicht des Hundes belaufen, zu
den ausgeschiedenen Farbstoffmengen der Galle als Bilirubin berechnet korre-
spondieren. Das Verhältnis von Bilirubin zu Eisen in der Hundegalle ist annähernd 10:1. Hierin sehen die Autoren eine Bestätigung dafür, daß aus einem
Molekül Hämatin 1 Molekül Bilirubin + 1 Atom Eisen entstehe. Nach intravenöser Injektion kleiner Mengen von Ferrosulfat, die nicht größer waren als
1 mg pro Kilogramm Tier, kam es zu vermehrter Eisenausscheidung durch die
Galle, die etwa $^1/_3$ des intravenös zugeführten Eisens innerhalb von 24 Stunden
zur Ausscheidung bringen soll. Obgleich die Galle relativ wie absolut mehr
Eisen nach der intravenösen Eiseninjektion enthielt, wurde das Verhältnis von
Bilirubin zu Eisen in der Galle nicht geändert gefunden. Eine Vermehrung
der Gallenmenge wurde durch die intravenöse Eiseninjektion nicht erzielt.
Toluylendiaminvergiftung vergrößerte den Quotienten Bilirubin:Eisen erheblich, woraus geschlossen wird, daß die vermehrte Farbstoffausscheidung in der
Galle hämotoxischen Ursprungs sei. Der Eisengehalt des Harns war nach der
intravenösen Injektion von Ferrosulfat nicht vermehrt. Das Ausscheidungs-
verhältnis des Eisens in der Galle zu dem im Harn war im vorliegenden Falle
etwa 4—8:1. Per os verabreichtes Eisen bewirkte keine Mehrausscheidung
durch die Galle, dagegen wurde in einem Falle eine minimale Mehrausscheidung
des Eisens durch den Harn beobachtet.

Durch diese Untersuchungen veranlaßt, hat Dominici[1] den Eisengehalt
der mittels Duodenalsondierung gewonnenen Galle untersucht. Er bediente
sich dabei folgender Methodik:

4 ccm Galle — ein Quantum, dessen Phosphatgehalt den Grenzwert erreicht, der das Colorimetrieren eben noch möglich macht — werden mit 1 ccm
konzentrierter H_2SO_4 (eisenfrei) im Reagensglas auf $^1/_4$ des Volumens eingedampft und Perhydrol (Merck) zugesetzt, wobei teilweise Entfärbung eintritt. Dann wird erneut mit H_2SO_4 erhitzt, Perhydrol zugefügt und dieser
Prozeß so lange wiederholt, bis die Flüssigkeit farblos ist und beim Erwärmen
farblos bleibt. Ihr Eisengehalt wird mittels Rhodanammonium colorimetrisch
bestimmt. Untersucht wurde sowohl Leber- als auch Blasengalle (diese wurde
durch Applikation von $MgSO_4$ oder Hypophysin erhalten), in einzelnen Fällen
auch Galle mit Duodenalsaft verunreinigt ist, konnten die Untersuchungsergebnisse nur relativen Wert haben. Die unter Berücksichtigung dieser Tatsache an 46 gesunden und kranken Personen (meist Fälle von Blut-, Leber- und
Milzerkrankungen, die mit Störungen des Fe-Stoffwechsels zusammenhängen)
erhobenen Befunde ergaben Werte von 0,04—0,31 mg% Fe für Lebergalle und
0,059—0,38 mg% Fe für Blasengalle (gemeinsamer Mittelwert 0,2 mg%). Die
Blasengalle zeigt fast durchwegs die höheren Fe-Werte. Ein Unterschied zwischen Normalfällen und Krankheiten, die mit erhöhtem Blutzerfall und gesteigertem Pigmentgehalt der Galle einhergehen, konnte hinsichtlich der Eisenausscheidung nicht festgestellt werden. Wenn eine feste Relation zwischen Bilirubin und Eisen in der Galle bestünde und das gesamte dem Blut entstam-
mende Eisen durch die Galle ausgeschieden würde, so müßte die Tagesmenge
des Fe in der Galle etwa 43 mg betragen; was auch nicht annähernd der Fall
ist. Da bei Blutkrankheiten, bei denen eine starke Erhöhung des Pigment- und
Eisengehaltes der Faeces und Pleiochromie der Galle besteht, wie z. B. beim
hämolytischen Ikterus, die Eisenmenge in der Galle nicht vermehrt ist, wird
von Dominici angenommen, daß der größte Teil des Stuhleisens durch die

---

[1] Dominici, G.: La determinazione quantitative del ferro nella bile, ottenuta col
sondaggio duodenale, in condizioni normali e patologiche. Arch. Sci. med. **53**, 390 (1929).

Epithelien der unteren Darmabschnitte in den Darm sezerniert wird und daß die Eisenausscheidung durch die Galle keine nennenswerte physiologische Bedeutung besitzt.

Auch Sugiu Kizo und Hisasi Ozu[1] haben an Hunden mit Gallenblasenfisteln den Einfluß der Milzexstirpation sowie den der hämolytisch wirkenden Stoffe, wie Aqua destillata, Hämolysin, Phenylhydrazin, Nitrobenzol und Toluylendiamin, vor und nach der Splenektomie auf die Gallenmenge und den Eisen- und Bilirubingehalt der Galle untersucht. Sie fanden nach Milzexstirpation eine Abnahme der Gallenmenge sowie des Eisen- und des Bilirubingehaltes bis zum 20. bis 30. Tage nach der Operation; dann langsam Rückkehr zur Norm. Injektion von Aqua destillata oder Hämolysin (Kaninchenserum 3mal mit Hundeerythrocyten behandelter Tiere) verursachte eine Zunahme der Gallenmenge sowie des Eisen- und des Bilirubingehaltes vor und nach der Splenektomie. Auf die Injektion von Phenylhydrazin trat zunächst eine geringe Abnahme der Gallenmenge des Eisen- und des Bilirubingehaltes der Galle ein, vom 4. Tage an aber eine erhebliche Steigerung. Das gleiche, wenn auch in geringerem Grade, war nach Milzexstirpation der Fall. Nitrobenzol bewirkte vor und nach der Splenektomie eine Vermehrung der Gallensekretion; nach Toluylendiamin trat vor der Splenektomie eine Zunahme der Gallenmenge sowie des Eisen- und Bilirubingehaltes der Galle ein, während nach der Milzexstirpation der Bilirubingehalt vermindert war.

Daniel Alpern[2] fand sowohl nach intravenöser Injektion von Trypanblau wie nach Ferrum oxydatum saccharatum (0,2 pro Kilogramm Körpergewicht) bei pankreasdiabetischen Hunden eine stärkere Ausscheidung der injizierten Stoffe durch die Galle als bei normalen. Der Cholesteringehalt der Galle stieg nach der Injektion kolloiden Eisens bisweilen sehr stark an. Auch Streicher[3] hat die Ausscheidung des Eisens durch die Galle nach intravenöser Injektion von 2 ccm einer 20proz. kolloiden Lösung von Ferrum oxydatum untersucht. Er fand die gleichen geringen Mengen wie ohne Eisenzufuhr. Wichert[4] fand in seinen Untersuchungen an Kaninchen, daß die Blasengalle 6 Stunden nach Eingabe von $^1/_2$ g Ferricyankalium kein Ferrocyankalium enthielt, während im Harn zur selben Zeit Ferrocyankalium bereits nachzuweisen war. Beim Hunde fand sich 2 Stunden nach der Verabreichung von 3 g Ferrosulfat in der Galle deutlich Eisen, das im Filtrat der angesäuerten Galle durch Zusatz von Ferricyankalium durch Blaufärbung nachgewiesen wurde.

Henriques und Roland[5] haben bei einem 13,7 kg schweren Hunde die durch eine Fistel entleerte Galle untersucht und 0,09—0,4 mg Eisen pro Tag in Gallenmengen von 20—25 ccm gefunden. Die intravenöse Injektion verschiedener Eisenverbindungen beeinflußt die Menge des Galleneisens nicht. Bei einem Patienten mit Choledochusfistel fanden sie bei der täglichen Gallenmenge von 235—720 ccm Eisenmengen von 0,4—0,5 mg.

In der Blasengalle des Menschen hat Schwarz[6] den Fe-Gehalt der Trocken-

[1] Kizo, Sugiu, u. Hisasi Ozu: Experimentelles über den Einfluß der Hämolyse auf die Gallensekretion. Okayama-Igakkai-Zasshi **39**, 1902, 1912 (1927). — [2] Alpern, D.: Beobachtungen über die Leberpermeabilität in bezug auf einige kolloidale Substanzen. Pflügers Arch. **218**, 610 (1928). — [3] Streicher, M. H.: Kolloidales Eisen — Ausscheidung durch den Gastrointestinalkanal. J. Labor. a. clin. Med. **14**, 605 (1929). — [4] Wichert, E.: Zit. S. 1016. — [5] Henriques u. Roland: Zur Frage des Eisenstoffwechsels. Biochem. Z. **201**, 479 (1928). — [6] Schwarz, L.: Einfluß der Ernährung auf die Eisenspeicherung der Leber und Milz der weißen Maus. Virchows Arch. **269**, 628 (1928) — Vergleichende histochemische und chemisch quantitative Untersuchungen über den Eisengehalt der Leber und Galle. Ebenda **275**, 77 (1929).

substanz der Blasengallen von Leichen nach den verschiedensten Krankheiten auf den Eisengehalt untersucht und dabei Werte von 0,011—0,287 mg gefunden. Bezüglich der Einzelheiten sei auf das umfangreiche Tabellenmaterial der Originalarbeit verwiesen.

Ein Überblick der bisher mitgeteilten Resultate über den Eisengehalt der Galle zeigt, daß die Ergebnisse, soweit es sich um Normalwerte handelt, mit der angewendeten Methodik schwanken und daß die Resultate, die nach Zufuhr verschiedener Eisenverbindungen erhalten wurden, wiederum von den Eigenschaften der zugeführten Eisenverbindungen abhängig sind.

Daß die Methodik der Untersuchungen auf die Resultate von großem Einfluß sein mußte, geht aus den systematischen Untersuchungen von Stransky[1] über die Pharmakologie der Gallensekretion hervor. Er hatte gefunden, daß die dauernde Ableitung der Galle, wie sie bei den Gallenfistelversuchen notwendig ist, eine eingreifende Störung physiologischen Gallensekretionsvorgangs bedeutet, weil die in das Duodenum injizierte Galle auf die Gallensekretion selbst einen wichtigen Reiz ausübt, der eben bei der Ablenkung der Galle durch die Fistel verlorengeht. Diese Beobachtung steht in einer gewissen Beziehung zu den Annahmen von Schiff und Lassana, die bereits oben besprochen wurden. Bei dauernder Ableitung der Galle durch eine Choledochusfistel nach außen vermindert sich nicht nur die Gallenmenge, sondern auch die Menge der darin gelösten Stoffe. Stransky injizierte daher bei der Untersuchung der Gallensekretionsvorgänge die in einer bstimmten kurzen Einheit (5—15 Minuten) sezernierte Galle, nach dem sie gemessen und hinsichtlich ihrer physikalischen Werte untersucht worden war, wieder in das Duodenum. Dadurch wurde, wie auch von Steinmetzer bestätigt werden konnte, der physiologische Leber-Darm-Leber-Gallekreislauf aufrechterhalten. Um nun auch in einer Galle, die bei physiologischer Aufrechterhaltung des Sekretionsvorganges gewonnen wurde, den Eisengehalt (neben anderen Bestandteilen der Galle) bestimmen zu können, war natürlich diese Methode nicht anwendbar, weil ja die Galle bei der Untersuchung zerstört wurde und für Reinjektion nicht zur Verfügung stand. Stransky konnte sich jedoch davon überzeugen, daß die Injektion von Decholin (Dehydrocholsäure) als Ersatz für die dem Duodenum entzogene Galle zu verwenden ist. Er benutzte für seine Untersuchungen eine genau durchgearbeitete Methodik, bezüglich welcher auf die Originalmitteilung verwiesen sei. Die Eisenbestimmung erfolgte nach der Methode von Lorber (s. Methodik S. 781).

Bei den Untersuchungen körpereigener anorganischer Stoffe wurden für Eisen bei 9 Tieren folgende Werte gefunden: kleinste Menge 0,09 mg%, größte 0,18 mg%, Durchschnitt 0,13 mg%. Tagesausscheidung durchschnittlich 0,33 mg. Diesen Eisenzahlen stehen Durchschnittswerte von 781 mg Natrium, 683 mg Chlorid, 618 mg Hydrocarbonat gegenüber. Aus solchen Zahlen wird ersichtlich, daß die Menge an Mineralstoffen, welche durch die Galle dem Darm zufließt, eine beträchtliche ist. Na, Cl und HCO_3 dominieren gegenüber allen anderen.

Während die meisten gefundenen Normalwerte Stranskys in guter Übereinstimmung mit den in der Literatur auffindbaren Zahlen stehen, ist hinsichtlich des Eisengehaltes der Kaninchengalle nur mit einem Teile der Literaturangaben eine Übereinstimmung erzielt worden. Stransky hat auch 2 Hunde-

---

[1] Stransky, E.: Untersuchungen über die Pharmakologie der Gallensekretion. IV. Mitt. Z. exper. Med. **77**, 807 (1931).

gallen (akute Fisteln) untersucht, welche 0,31 und 0,43 mg% enthielten. Die an sich unzuverlässige Berechnung der Tagesausscheidungen aus dem Nüchternwert einer oder mehrerer Stunden würde im Mittel 0,335 mg ergeben, demnach identische Werte wie beim Kaninchen.

Der Vergleich der in der Literatur zu findenden Werte zeigt, wie oben schon erwähnt wurde, außerordentlich große Schwankungen. Die Untersuchungen von Stransky aber beweisen, daß selbst bei Einhaltung ganz konstanter Bedingungen und bei sehr genauer Methodik ganz individuelle Schwankungen in der Eisenausscheidung durch die Galle festzustellen sind, die 100 % und mehr betragen können.

Es ergibt sich somit aus den Untersuchungen Stranskys, daß die Ausscheidung des Eisens mit den Sekreten großen, von verschiedenen Faktoren abhängenden Schwankungen unterliegt, deren Ursachen bisher nicht bekannt sind.

Die Bestimmung der anorganischen Stoffe in den Untersuchungen Stranskys hatten weiter das auffallende Ergebnis, daß gerade das Magnesiumion in der Galle im Verhältnis zum Serum in äußerst geringer Menge vorhanden ist, während die übrigen Ionen ein ungefähr gleiches Verhältnis zwischen den Mineralstoffen in Galle und Serum erkennen lassen. Die verhältnismäßig geringe Magnesiummenge läßt einerseits auf eine elektive Tätigkeit der Leber als Sekretionsorgan schließen, andererseits tritt hier ein gewisser Parallelismus zwischen dem Magnesiumion und dem Ferroion zutage, dem wir in der Biologie mehrfach begegnen und auf das noch später bei der pharmakologischen Wirkung der Eisenionen zurückzukommen sein wird.

Stransky hat weiter auch die Ausscheidung injizierter Eisensalze durch die Galle untersucht. Nach Feststellung der Normalsekretion in 1—2stündiger Vorperiode wurden die verschiedenen Eisensalze intravenös oder intraduodenal einverleibt und die Galle sodann bei dauernder Infusion der eingangs beschriebenen Decholinlösung in Perioden von 1—3 Stunden gesammelt. In einigen Versuchen wurden vor der Eiseninjektion noch 0,2—0,5 g Decholin in 5proz. Lösung intravenös eingespritzt, um den Einfluß gesteigerter Lebersekretion auf die Eisenausscheidung zu studieren.

Als Beleg für die eingangs ausgesprochene Behauptung, daß bei dauernder Ableitung der Galle nach außen ohne Ersatz die Gallenproduktion und damit auch die Sekretion der gelösten Stoffe sinkt, sei der folgende in Tab. 47 wiedergegebene Versuch angeführt:

Tabelle 47.

Kaninchen, männlich, 2800 g, Urethannarkose, übliche Operation ohne Zwischenfall, ohne Blutung. Dauernde Ableitung der Galle aus der Choledochusfistel ohne Reinjektion, ohne Infusion.

Stunde	Galle		Eisen		
	ccm	pro Stunde	mg	mg pro Stunde	mg%
1.	10,5	10,5	1,35/100	1,35/100	0,13
2.	10,0	10,0	0,80/100	0,80/100	0,08
3.—6.	36,5	9,1	—	0,30/100	0,045
7.	7,0	7,0	—	0,30/100	0,045
8.—12.	22,5	4,5	—	0,30/100	0,045
24.	3,5	3,5	0,20/100	0,20/100	0,057

Bei dauernder Infusion der Decholinlösung bleibt die Sekretion hinsichtlich Gallenmenge und gelöster Bestandteile ziemlich gleich, wenn nach Decholininjektion (intravenös) oder nach vermehrter Infusion (intraduodenal) die Gallenmenge steigt, so steigt auch die Menge des in der Zeiteinheit ausgeschiedenen Eisens, während die Konzentration nicht oder nur wenig sinkt. Tab. 48 führt die Daten eines solchen Versuches an:

Tabelle 48.
Kaninchen, weiblich, 3000 g, Urethannarkose, übliche Versuchsanordnung, dauernde Infusion intravenös. Zu Beginn der 2. Versuchsstunde 0,1 g Decholin in 5 ccm Wasser intravenös; zu Beginn der 4. Stunde werden 5 ccm 0,8proz. wasserfreies Ferrosulfat und anschließend 0,1 g Decholin in 5 ccm Wasser intravenös injiziert.

Stunde	Galle ccm	Eisen		Anmerkung
		mg	mg%	
1.	17,5	1,6/100	0,09	normal
2.	27,5	2,84/100	0,103	Decholin intravenös
3.	19,5	2,75/100	0,141	normal
4.	25,5	22,8/100	0,89	Decholin und Fe-sulfat intravenös
5.	16,5	12,8/100	0,77	normal

Wie ersichtlich, geht eine kleine Menge Eisen von dem injizierten Ferrosulfat in die Galle über. Zieht man den Eisengehalt der 2. und 3. Stunde von der Summe der Eisenmenge der 4. und 5. Stunde ab, so ergibt sich eine Mehrausscheidung von 0,20 mg Fe innerhalb dieser 2 Stunden. Ohne Decholininjektion ist der Übertritt von Eisen in die Galle viel geringer. So wurden bei einem Tiere von 2080 g von den als Ferrosulfat injizierten 14 mg Fe innerhalb 8 Stunden nur 0,028 mg mehr ausgeschieden, nämlich 0,12 mg, von denen für 8 Normalstunden 0,092 in Abzug zu bringen sind. Von 20 mg komplexen Ferrisalzes, als frisch bereitetes Ferricitratnatrium intravenös gegeben, wurden in einem analogen Versuche in 7 Stunden 0,17 mg Fe mehr ausgeschieden, von 70 mg komplexem Ferrosalz, mit organisch gebundenem Fe als Ferrocyannatrium intravenös injiziert, konnten innerhalb 7 Stunden 0,031 mg als Mehrausscheidung gemessen werden. Höher liegen diese Werte bei Ferrochlorid. Von 14 mg Ferrosalz, als wasserfreies Chlorid intravenös gegeben, wurden innerhalb 7 Stunden 0,50 mg Fe als Mehrausscheidung in der Galle gefunden, wobei eine gelbe Verfärbung der normalerweise grünen Kaninchengalle eintrat, was nach Stranskys Erfahrungen bei den früheren Sekretionsstudien als toxische Wirkung aufzufassen ist. Die Gallenmenge sank auch von 11,5 ccm in der 1. Stunde auf 1,3 ccm in der 6. und 7. Stunde trotz der Decholininfusion intraduodenal. Schließlich wurde nach intravenöser Injektion von 40 mg Ferrisalz als Ferrum oxydatum saccharatum (Eisenzucker) innerhalb 8 Stunden in der Galle nichts ausgeschieden, d. h. der Normalwert blieb unverändert. Zwei Versuche an Hunden ergaben durchaus identische Werte mit den Kaninchenversuchen: nach 14 mg Fe, als Ferrosulfat intravenös injiziert, stieg der Stundenwert von 1,45/100 mg auf 2,3/100 mg, in einem zweiten Versuche wurden von derselben Ferrosulfatmenge innerhalb 8 Stunden 0,02 mg Fe mehr ausgeschieden.

Die beobachtete toxische Wirkung des Ferrochlorids bot Veranlassung, die Toxizität des Ferrosulfats und Ferrochlorids hinsichtlich seiner Leberwirkung miteinander zu vergleichen. Zu diesem Zwecke wurden nach der oben angegebenen Versuchsanordnung bei dauernder Reinjektion der sezernierten Galle ins Duodenum Versuche mit den äquivalenten Mengen Ferrochlorid und -sulfat (beide wasserfreie Salze) angestellt. Nach intravenöser Injektion von 5 ccm 0,635proz. Ferrochlorid (14 mg Fe) sank die innerhalb 15 Minuten sezernierte Gallenmenge von rund 3,18 g sehr schnell auf 2,50 g und stellte sich 2 Stunden nach Injektion auf etwa 1,9 g dauernd ein. In 2 Versuchen mit äquivalenten 5 ccm Ferrosulfat 0,8% (14 mg Fe) intravenös blieb die innerhalb 15 Minuten entleerte Gallenmenge durch 5 Stunden praktisch unverändert. Die halbe Dosis als Ferrochlorid gegeben (7 mg Fe) erwies sich ebenfalls innerhalb 5 Stunden als nicht toxisch. Man kann demnach schließen daß das Ferrochlorid auch für die Gallensekretion wesentlich giftiger ist als das Sulfat (vgl. hierzu die folgende Abb. 18, sowie das bezüglich der Toxizität der Eisenverbindungen S. 1104ff. Gesagte).

Zu den Versuchen über den normalen Eisengehalt der Galle und die Ausscheidung injizierter Eisensalze ist folgendes zusammenfassend zu sagen. Während man sich früher damit begnügte, festzustellen, ob ein Organ oder ein Ex- oder Sekret einen bestimmten Mineralstoff enthält, wird heute der Zustandsform größere Bedeutung beigemessen, in der sich das betreffende Mineral vorfindet. Die Feststellungen solcher Zustandsformen sind zumeist mit großen Schwierigkeiten verbunden, da je nach der angewandten Methode rasch Umwandlung einer Zustandsform in andere erfolgen könnte, die keinen Schluß mehr auf den tatsächlich bestehenden Zustand, in welchem sich das betreffende Mineral im Organismus befindet, erlaubt. Immerhin gelang es Stransky festzustellen, daß

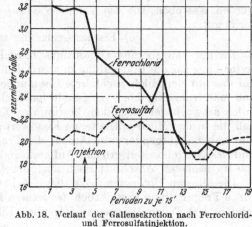

Abb. 18. Verlauf der Gallensekretion nach Ferrochlorid- und Ferrosulfatinjektion.

1. die in der Galle von Kaninchen und Hunden vorhandenen normalen Eisenmengen sehr gering sind und sich innerhalb der Grenzen von 0,09 und 0,18 mg% bewegen, daß

2. dieses Eisen vollständig in anorganischer Bindung vorliegt und

3. in Ferriform vorhanden ist, soweit dies aus den Reaktionen geschlossen werden kann.

Ebenso wie die analytischen Untersuchungen über den Eisengehalt von Organen und Organausscheidungen müssen auch jene Versuche auf die Art des zugeführten Eisensalzes Bedacht nehmen, welche das Ziel haben, dessen Schicksal im Organismus und seine Ausscheidung in bestimmten Sekreten festzustellen. Da nachgewiesen werden konnte, daß das Schicksal des Eisens im Organismus, somit auch seine Ausscheidung, abhängig ist von der Oxydationsstufe und Bindungsart, mußten auch für das Studium der Ausscheidung durch die Galle die zu injizierenden Salze nach diesen Gesichtspunkten ausgewählt und beurteilt werden.

Aus der Gruppe der einfachen anorganischen Ferroverbindungen wurden Ferrochlorid ($FeCl_2$) und Ferrosulfat ($FeSO_4$), aus der Gruppe der einfachen anorganischen Ferriverbindungen der Eisenzucker (kolloid geschütztes Ferrihydroxyd) geprüft, aus der Gruppe der komplexen Ferriverbindungen mit organisch gebundenem Fe das Ferricitratnatrium und schließlich aus der Gruppe der komplexen Eisenverbindungen mit organisch gebundenem Fe das Ferrocyannatrium.

Wenn auch gewisse Unterschiede hinsichtlich der Ausscheidung des Eisens in die Galle zwischen diesen Verbindungen darin bestehen, daß z. B. vom Ferrochlorid mehr ausgeschieden wird als von anderen, so ergibt sich doch als wesentlichster Befund aus dieser Versuchsreihe, daß die normalerweise an sich kleine Eisenmenge durch Injektion von Eisensalzen verschiedener

Gruppen entweder gar nicht oder nur in geringem Grade erhöht wird. Daraus geht hervor, daß auch der Galle als Ausscheidungsweg für Eisen nur eine geringe Bedeutung zukommt. Darin kommt ein prinzipieller funktioneller Unterschied zwischen Leber und Niere zum Ausdruck. Auch der Harn enthält normalerweise nur sehr geringe Mengen an Eisen, meist weniger als 1 mg pro die, aber durch Injektion bestimmter Eisenverbindungen, vor allem nach intravenöser Injektion von Ferricitratnatrium und ganz besonders von Ferrocyannatrium, kann die Eisenmenge im Harn bedeutend erhöht werden, was eben, wie die Versuche Stranskys gezeigt haben, für die Galle nicht gilt.

c) Eisenausscheidung mit der Milch.

Da der neugeborene Organismus hinsichtlich der Eisenzufuhr, die er in erster Linie für die Blutbildung in ausreichendem Maße benötigt, ausschließlich auf das mit der Milch zugeführte Eisen angewiesen ist, erscheint es begreiflich, daß man frühzeitig den Eisengehalt der Milch, und zwar sowohl den der Frauenmilch als auch der Tiermilch, bestimmte. Es sei hier schon darauf verwiesen, daß die in der Milch enthaltenen Eisenwerte außerordentlich gering sind, und dies gab naheliegenderweise Anlaß, der Frage der Eisenversorgung des Fetus und des Neugeborenen größere Aufmerksamkeit zu widmen. Auf diese Fragen soll im nächsten Abschnitt noch ausführlich eingegangen werden.

Die ältesten Untersuchungen dieser Art stammen von Bunge[1], auf den die ganze Fragestellung hinsichtlich des fetalen Eisenstoffwechsels zurückgeht. Er fand in 100 Teilen Milchasche folgenden Eisengehalt:

Fe_2O_3-Gehalt auf 100 Teile Milchasche

Kaninchen	0,23 mg
Hund	0,34 „
Katze	0,24 „
Hundemilch I	0,14 „
Hundemilch II	0,10 „
Frauenmilch I	0,27 „
Frauenmilch II	0,18 „
Stutenmilch	0,37 „
Kuhmilch	0,04 „

Magnier[2] stellte fest, daß beim Gerinnen der Milch nur etwa ein Fünftel des Eisens in den Molken verbleibt, die anderen vier Fünftel mit dem Casein ausgefällt werden.

Mendes[3] fand für den Eisengehalt der Milch folgende Werte (Tab. 49).

Friedrichs[4] bestimmte bei einer Frau, der beim Säugen aus der anderen Brustdrüse eine dünne wäßrige Milch abtropfte, den Eisengehalt. In 4 Portionen Milch wurden 1,1 mg Fe pro Liter gefunden. Nach Zufuhr von phosphorsaurem Eisenoxyd stieg der Eisengehalt nicht in nachweisbarer Menge an. Bei einer Ziege fand sich 1,6 mg Fe im Liter Milch; Eisenphosphatzufuhr in einer Menge von 0,2—0,5 g pro die bewirkte gleichfalls keine Zunahme des Eisengehaltes.

Lewald[5] verabreichte einer Ziege Eisenchloridtinktur oder Eisenoxyduloxyd unter Kontrolle des Eisengehaltes der Milch, nachdem er zunächst den normalen Eisengehalt untersucht hatte.. Er fand im Milchserum direkt sowie

[1] Bunge: Der Kali-, Natron- und Chlorgehalt der Milch verglichen mit dem anderer Nahrungsmittel und des Gesamtorganismus der Säugetiere. Z. Biol. **10**, 295 (1874). —
[2] Magnier: Eisengehalt im Harn (und Milch). Ber. dtsch. chem. Ges. **7**, 1796 (1874). —
[3] Mendes, M. A. de Leon: Eisengehalt der Milch. Nederl. Tijdschr. Geneesk. **1886**, 38, 297. —
[4] Friedrichs, W.: Über Eisen in der Milch. Inaug.-Diss. Würzburg 1893 — Zbl. med. Wiss. **1894**, 444. — [5] Lewald: Untersuchungen über den Übergang von Arzneistoffen in die Milch. Diss. Breslau 1857.

Tabelle 49.

	Milligramm Eisen in 100 mg Asche	Eisen in Proz. der Milchasche
I. Kuhmilch	2	—
II a. „	2,35	1,9
II b. „	2,35	1,9
III. „	6,5	5,6
IV. „	5	4,7
V. „	5	4,7
VI. „	4,5	3,8
VII. „	2,5	2,4
A. Frauenmilch	3,42	2,7
B. „ I-Para 12 Tage nach Geburt . . .	1,16	—
C. „ I „ 14 „ „ „ . . .	3,48	3,1
D. „ I „ 4 „ „ „ . . .	3,42	2,7
E. „ I „ 4 „ „ „ . . .	3,59	2,6
F. „ I „ 18 „ „ „ . . .	3,89	2,9
G. „ II „ 6 „ „ „ . . .	4,51	3,2
H. „ II „ 16 „ „ „ . . .	2,15	5,2
I. „ II „ 24 „ „ „ . . .	1,76	2,01
K. „ II „ 31 „ „ „ . . .	1,508	1,1
L. „ II „ 51 „ „ „ . . .	1,72	1,6
M. „ II „ 53 „ „ „ . . .	2,3	1,8
N. „ III „ 7 „ „ „ . . .	1,62	1,2
O. „ III „ 10 „ „ „ . . .	2,12	1,8
P. „ III „	2,05	3,2
Q. „ III „	1,2	1,5
R. „ III „	2,2	1,9

in der Lösung der Milchasche schwache grüne Färbung mit Ferrocyankalium. 12 Stunden nach Verabreichung von 20 Tropfen Eisenchloridtinktur zeigte sich ziemlich starke Bläuung, nach 24 Stunden ziemlich intensiv grüne Färbung, nach 36 Stunden wieder schwache grüne Färbung wie vorher. Die Asche der Milch jedoch zeigte schätzungsweise noch immer größere Eisenmenge als in der Norm. Nach Verfütterung von 0,73 g schwarzen Eisenoxyduloxyds war 12 Stunden später kein Unterschied der Färbung, ebensowenig 60 Stunden später, dagegen wohl 24 Stunden später zu konstatieren. In einem zweiten analogen Versuch war nach 24 Stunden die Färbung intensiv blau, nach 48 Stunden normal grünlich.

Anselm[1] fand den Eisengehalt der Milch sehr gering: in drei untersuchten Fällen 1,03, 0,99 und 0,87 mg pro Liter.

Bestimmungen über den Eisengehalt der Frauenmilch haben u. a. Friedjung[2] und Camerer[3] durchgeführt. In 100 g Frühmilch wurden 0,2 mg, in Spätmilch 0,1 mg als Fe_2O_3 berechnet gefunden. Weitere Untersuchungen in der Frühmilch vom 3. bis 12. Tage der Lactation ergaben folgende Werte: 0,21 mg Fe_2O_3 in 100 ccm Milch, 66,4 mg Fe_2O_3 in 100 g Asche; Aschengehalt 2,876 g in 845 ccm Milch. Bei einer zweiten Untersuchung von 1,5 Liter Milch wurden 3,765 g Asche mit 1,89 mg Fe_2O_3 gefunden, entsprechend 0,13 mg Fe_2O_3 in 100 ccm Milch und 50,2 mg Fe_2O_3 in 100 g Asche.

Da die Verfärbung von saurem Milchkäse auf Eisen und Kupfersalze zurückgeführt wird, hat Schaeffer[4] untersucht, ob der Eisengehalt des Futters auf den Eisengehalt der Milch einen Einfluß hat, was sich jedoch nicht nachweisen ließ.

---

[1] Anselm: Über Eisengehalt der Milch. Zbl. inn. Med. **16**, 880 (1895). — [2] Friedjung: Über den Eisengehalt der Frauenmilch und seine Bedeutung für den Säugling. Molkereiztg **1901**, 245. — [3] Camerer, W.: Mitteilungen über den Eisengehalt der Frauenmilch. Z. Biol. **44**, 71 (1930); **46**, 371 (1905). — [4] Schaeffer, A.: Über die Verfärbung von saurem Milchkäse durch Eisen- und Kupfersalze und den analytischen Nachweis dieser Eisenmetalle im Käsequark. Milchwirtsch. Zbl. **5**, 425 (1909).

Eisenbestimmungen nach der Methode von Neumann, die Glikin[1] an der Kuh- und der Frauenmilch durchgeführt hat, ergaben, daß der gesamte Eisengehalt der Kuhmilch im Durchschnitt 0,00812 % und der der Frauenmilch 0,00711 % betrage. Von der Gesamteisenmenge entfällt bei der Kuhmilch wie bei der Frauenmilch etwa die Hälfte auf das Lipoideisen, d. h. auf das in dem Lecithin resp. in den Lipoiden enthaltene Eisen. Einem höheren Lecithingehalt entspricht auch ein höherer Eisengehalt nach dem Verhältnis $2\,Fe_2O_3 : 3\,P_2O_3$ wie 80:213. (Vgl. hierzu auch die Untersuchungen Glikins über den Eisengehalt des Knochenmarks in Lipoidform S. 715.) Bahrdt und Edelstein[2] untersuchten den Eisengehalt von 3 Ammen nach der Methode von Neumann und fanden durchschnittlich 1,64 bzw. 1,93 und 1,76 mg Fe_2O_3 pro Liter Milch. Nach Verabreichung von Eisenpräparaten soll der Eisengehalt der Milch eine vorübergehende Steigerung erfahren haben.

Um den Eisengehalt der Milch zu steigern und eine solche „Eisenmilch" medikamentös verwerten zu können, erhielten in Versuchen von Mai[3] zwei Simmenthaler Kühe, deren Milch im Liter 0,001 g Eisen enthielt, zur Erzeugung von Eisenmilch neben Heu in beliebiger Menge und 5 kg Futtermehl pro Kopf und Tag vorschriftsgemäß einige Zeit je 160 g sog. Sangofutter, welches anfangs widerwillig, später aber anscheinend gern genommen wurde. Veränderungen der Tiere, des Milchertrages, der Milchbeschaffenheit durch das Sangofutter waren nicht zu bemerken. Bei der Milch einer Kuh stieg der Fe-Gehalt vorübergehend auf 0,0015 g, sank dann wieder auf die ursprüngliche Menge; in der Milch der zweiten Kuh blieb der Fe-Gehalt während und nach der Sangofütterung unverändert. Hingegen konnte Giordani[4] nach intramuskulärer Injektion einer 10proz. Lösung von Ferricitrat in Zwischenräumen und langsam steigenden Dosen den Eisengehalt der Milch auf diese Weise verdoppeln, manchmal sogar auf den fünffachen Wert steigern. Während der ersten 24 Stunden nach der Einspritzung des Ferricitrats verminderte sich der Eisengehalt der Milch, um nachher wieder normal zu werden.

Eine Übersicht über den Fe-Gehalt der Frauenmilch enthält auf Grund der mit verschiedenen Methoden durchgeführten Bestimmungen folgende tabellarische Zusammenstellung von Thoenes und Aschaffenburg.

Tabelle 50.

Autor	Jahr	Methode	In 1000 g F.-M. enthalten mg Fe		
			Max.	Min.	Durchschnitt
Söldner	1903	Neumann	1,5	0,84	1,40
Camerer u. Söldner	1905	Neumann	1,4	0,9	1,15
Krasnogorski	1906	Neumann	4,3	2,2	2,9
Bahrdt-Edelstein	1911	Neumann	2,05	0,85	1,26
Soxhlet	1912	Zega-Vestner	1,5	0,84	1,12
Lichtenstein	1921	Neumann	1,91	0,87	1,47
Dorlencourt	1926	Fontés-Thivolle	7,09	1,4	2,5—3,5
Lesné-Clément-Zizine	1930	Zizine	1,15	0,75	0,92
Wallgren	1932	Wallgren	1,056	0,226	0,437

[1] Glikin, W.: Über den Lecithin- und Eisengehalt in der Kuh- und Frauenmilch. Biochem. Z. **21**, 348 (1909). — [2] Bahrdt, H., u. F. Edelstein: Ein Beitrag zur Kenntnis des Eisengehaltes der Frauenmilch und seiner Beziehungen zur Säuglingsanämie. Z. Kinderheilk. **1**, 182 (1910). — [3] Mai, C.: Über sogenannte Eisenmilch. Z. Unters. Nahrgsmitt. usw. **19**, 21 (1910). — [4] Giordani: Rev. mens. Malat. Enf. **20**, 385 (1902).

Direkt ins Glas gemolkene Kuhmilch enthält nach den Untersuchungen von Edelstein und Csonka[1] 0,4—0,7 mg Fe im Liter. Der Fe-Gehalt der Kuhmilch beträgt $^1/_3$—$^1/_2$ des Fe-Gehaltes der Frauenmilch.

v. Soxhlet[2] fand, daß der Eisengehalt der Kuhmilch im Durchschnitt nahe $^1/_3$ des Eisengehaltes der Frauenmilch beträgt, häufig nur $^1/_5$ und sehr selten mehr als die Hälfte. Bei der Verdünnung mit Wasser wird nur mit $^1/_6$ oder gar nur $^1/_{10}$ des Wertes zu rechnen sein. Soxhlet betont die Möglichkeit eines Eisenhungers bei künstlich ernährten Säuglingen. Diese Angaben stimmen mit den bereits früher gemachten gleichartigen von Langstein und Edelstein[3] überein.

Den Eisengehalt der Ziegenmilch bestimmte McLean mit 1,27 und 2,63 mg pro Liter. Demgemäß erweist sich der Eisengehalt der Ziegenmilch höher als der der Kuhmilch und ungefähr jenem der Frauenmilch gleich.

Weitere Untersuchungen von Nottbohm und Dörr[4] ergaben, daß der natürliche Fe-Gehalt der Kuhmilch, auf Eisenoxyd berechnet, zwischen 0,03 und 0,13 mg in 100 ccm liegt. Die meisten Werte bewegen sich in den Grenzen von 0,03 und 0,07 mg. Gegen Ende der Lactationsperiode steigt der Fe-Gehalt. Eine Erhöhung des Fe-Gehaltes bei Entzündungsvorgängen im Eutergewebe (Mastitis usw.) ist nicht sicher festgestellt worden. Der Fe-Gehalt der Hamburger Marktmilch liegt innerhalb der Grenzen, die für Stallproben ermittelt worden sind. Beim Füttern mit Eisenzucker kann bei Kühen der natürliche Fe-Gehalt der Milch nicht gesteigert werden. Die Fe-Bestimmungen wurden nach dem Verfahren von Nottbohm und Weisswange ausgeführt.

Den Einfluß der Nahrung auf den Eisengehalt der Milch untersuchten Elvehjem, Herrin und Hart[5]. Zwei lactierende Ziegen wurden 3 Wochen bei einem bestimmten Futter gehalten, das aus zwei Teilen einer Körnermischung und einem Teil Luzerneheu bestand. Während der nächsten 5 Wochen erhielt jedes der Tiere zur Grundkost täglich eine Zulage von 0,4 g Fe_2O_3. In weiteren 5 Wochen wurde zu dieser Kost neben der Eisenzulage noch 450 g frischer Kohl verabfolgt. Obwohl bei diesem Futter die oral zugeführte Eisenmenge um das Fünffache vermehrt wurde, war keinerlei Zunahme des Eisens in der Milch während der 2. und 3. Versuchsperiode festzustellen. Auch biologisch zeigte die Milch aus den 3 Versuchsperioden keinerlei Unterschiede. Auch ein therapeutischer Wert der während der Eisenfütterung erhaltenen Milch bei experimentellen Anämien war nicht festzustellen. Zufuhr von Ferrosulfat vermochte ebenfalls das Milcheisen nicht zu vermehren.

In einer anderen Versuchsreihe wurden Kühe mit Luzerne- und Timotheusheu gefüttert. Das Luzerneheu enthielt 20mal mehr Eisen als das Timotheusheu. Ein Unterschied im Eisengehalt der Milch war bei den beiden Fütterungsarten nicht festzustellen. Untersuchungen des Eisengehaltes der Milch normaler Kühe ergaben Schwankungen um etwa 100 %. Darauf werden die verschiedenen Resultate früherer Untersucher, die im einen oder anderen Falle eine Beeinflussung der Milch durch das Futter beobachtet haben sollen, zurückgeführt.

[1] Edelstein, F., u. F. v. Csonka: Über den Eisengehalt der Kuhmilch. Biochem. Z. **38**, 14 (1911). — [2] Soxhlet, F. v.: Über den Eisengehalt der Frauen- und Kuhmilch. Münch. med. Wschr. **59**, 1529 (1912). — [3] Langstein, L., u. F. Edelstein: Über den Eisengehalt der Frauen- und Kuhmilch. Münch. med. Wschr. **59**, 1717 (1912). — — [4] Nottbohm, F., u. G. Dörr: Über den Eisengehalt der Kuhmilch. Z. Unters. Nahrgsmitt. usw. **28**, 417 (1914) — Zbl. Biochem. u. Biophysik **18**, 16, 417 (1914). — [5] Elvehjem, C. A., R. C. Herrin u. E. B. Hart: Iron in nutrition. III. The effect of diet on the iron content of milk. J. of biol. Chem. **71**, 255 (1927).

Dorlencourt und Calugareanu-Nandris[1] bestimmten mit der Methode von Fontès und Thivolle bei 20 Frauen unter Berücksichtigung verschiedener Zusammenhänge den Eisengehalt der Milch. Die häufigsten Werte lagen zwischen 2,5 und 3,5 mg im Liter. Zwischen dem Eisen und den übrigen Mineralbestandteilen der Milch zeigte sich keine Beziehung; die Tagesschwankungen erfolgen ohne jede Gesetzmäßigkeit. Beide Brüste sind in der Fe-Ausscheidung unabhängig voneinander. Mit dem Alter dürfte insofern ein Zusammenhang bestehen, als der Fe-Gehalt bis zu 27 Jahren zuzunehmen scheint, um dann wieder abzunehmen. Während der Lactationsperiode tritt keine Änderung ein. Zwischen Primiparen und Multiparen fand sich nur der Unterschied, daß bei den (13) Primiparen der Eisengehalt einige Male weniger als 2 mg betrug, bei den (7) Multiparen dagegen die unterste Grenze bei 2,37 mg liegt. Bei täglicher Zufuhr von 200—400 mg Kaliumferritartrat per os 10 Tage hindurch sei der normale Eisengehalt vermehrt worden (von 2,1 auf 4,9 und von 2,4 auf 5,4 mg im Liter).

Sehr eingehende Untersuchungen über den Eisengehalt der Milch und seine Beeinflußbarkeit durch Injektion von Eisensalzen haben Henriques und A. Roche[2] ausgeführt. 100 ccm Milch wurden mit 80 ccm konzentrierter Schwefelsäure im Kjeldahlkolben verascht und mit 10—20 ccm Perchlorsäure von 30 % oxydiert. Nach Zusatz von 30 ccm Bromwasser wurde auf ein kleines Volumen eingedampft und das Eisen in bekannter Weise mit Titantrichlorid titriert. In der Frauenmilch fand sich ebenso wie in der Ziegenmilch ungefähr 1 mg Fe im Liter. Die tägliche orale Zufuhr von ungefähr 0,5 mg Ferrosulfat bei einer Frau und von ungefähr 5 g bei einer 30 kg schweren Ziege durch 29 Tage hindurch bewirkte keinen Unterschied im Eisengehalt der Milch. Die intravenöse Injektion von Eisenlactat bei der Ziege ruft auch keine Vermehrung des Eisengehaltes der Milch hervor. Es ergaben sich keinerlei erkennbare Beziehungen zwischen Serum- und Milcheisen.

Nach der Methode von Zizine untersuchten Lesné, Clément und Zizine[3] Milch auf ihren Eisengehalt, wobei zur Erzielung größerer Genauigkeit je 500 ccm verarbeitet wurden. Die untersuchten Milcharten ergaben ungefähr gleich große, nahe bei 1 mg Fe liegende Werte.

In Versuchen von G. Pfeiffer[4] erhielten 2 Ziegen nach Feststellung des Eisengehaltes der Milch während 5 Wochen 60 g Ferripan (ein Lebereisenpräparat) täglich mit dem Futter. Der normale Eisengehalt der Milch schwankte um 0,5 mg% und erreichte während der Fütterungsperiode ungefähr den doppelten bis dreifachen Wert.

Eine solche Fütterung würde nach der zu obigen Erfahrungen Pfeiffers gemachten Diskussionsbemerkungen von Lintzel insbesondere für Schweine notwendig sein, bei denen der Eisengehalt der Nahrung von großer Bedeutung für das Milcheisen und damit für die Entwicklung der Jungen ist. Auch bei diesen Untersuchungen zeigte sich deutlich, daß die Widersprüche in den Be-

[1] Dorlencourt, H., u. Calugareanu-Nandris: Recherche sur l'élimination du fer médicamenteux par la glaude mammaire. C. r. Soc. Biol. Paris 95, 1038 (1926) — Le fer dans le lait de femme, son dosage, ses variations. Nourrisson 17, 227 (1929). — [2] Henriques, V., u. A. Roche: La teneur en fer du lait peut-elle augmenter sous l'influence d'ingestion ou d'injection de sel de fer? Bull. Soc. Chim. biol. Paris 11, 679 (1929). — [3] Lesné, E., Robert Clément u. P. Zizine: Über den Eisengehalt der Frauenmilch und der Milch verschiedener Säugetiere (Eselin, Ziege und Kuh). C. r. Soc. Biol. Paris 105, 427 (1930). — [4] Pfeiffer, G.: Die Beeinflussung des Eisengehaltes der Milch. Ein Beitrag zur Leber-Eisen-Therapie. 12. Tagg d. Dtsch. Physiol. Ges., Bonn. Ber. Physiol. 61, 369 (1931).

funden hinsichtlich des Überganges oder Nichtüberganges zugeführten Eisens in der Milch durch die Nichtberücksichtigung der Bindungsart des Fe der zugeführten Verbindung hervorgerufen wurden.

Jedenfalls ist auch hier die Ausscheidung des Eisens durch die Milch auf äußerst niedrige Werte beschränkt.

Zustand des Eisens in der Milch. Mit der Frage nach dem Zustande des Eisens in der Milch befaßte sich schon Giordani[1]. Er suchte durch die Macallumsche Hämatoxylinreaktion festzustellen, in welcher Bindung das Eisen in der Milch vorliege, und kam zu dem Schluß, daß dieses wahrscheinlich organisch an die Eiweißkörper der Milch gebunden sei.

Nach Glikin[2] dagegen sei Eisen in der Frauenmilch zur Hälfte in Form von Lipoideisen vorhanden.

Starkenstein und Weden[3] haben gefunden, daß das Gesamteisen der Frauenmilch in Salzsäure löslich ist, folglich in anorganischer Form, und zwar als Ferrisalz vorliegt. Beim Versetzen der Frauenmilch einerseits mit Ferro-, andererseits mit Ferriverbindungen zeigte sich, daß die Milch gar keine Reduktionskraft für Ferriverbindungen, wohl aber außerordentlich starke Oxydationskraft für Ferroverbindungen besitzt. Der Grad der Oxydation ist von der Menge des vorhandenen Salzes abhängig, insofern, als innerhalb der gleichen Zeit von einer größeren Ferrosalzmenge absolut wesentlich mehr oxydiert wird als von einer kleineren. Eine vollständige Oxydation zugesetzter Ferrosalze findet nur bei sehr niedriger Konzentration statt. 7 mg Fe, zugesetzt als Ferrochlorid, waren in $1/_4$ Stunde durch 100 ccm Milch vollkommen oxydiert; 10 mg wurden auch nach 2 Stunden nicht mehr oxydiert. Die bei der Oxydation sich bildende Ferriverbindung findet sich vollständig in der wäßrigen Phase der Milch. Das Milchfett selbst erwies sich eisenfrei, was in einem gewissen Gegensatz zu den Angaben Glikins steht. Die kataphoretische Analyse war bei der unverdünnten Milch nicht durchführbar. Nach dem Einengen bei Zimmertemperatur auf etwa $1/_4$ des Volumens erwies sich das vorhandene Eisen als kathodisch wandernd, doch ist wohl denkbar, daß bei der Einengung bereits eine Änderung des Zustandes der vorhandenen Eisenverbindung erfolgt sein konnte. Die Reaktion war allerdings gegenüber der normalen Milch unverändert geblieben.

f) Eisenausscheidung durch Speichel- und Schweißdrüsen.

Wir haben bisher gesehen, daß die Ausscheidung des Eisens sowohl mit dem Harn als auch mit dem Kote und mit der Galle verhältnismäßig gering ist. Noch geringer ist die Ausscheidung mit dem Speichel und dem Schweiß.

Die ersten Angaben über die Ausscheidung von Eisen durch die Speicheldrüsen finden sich in den bereits mehrfach erwähnten Untersuchungen von Glaevecke[4], welcher nach der Injektion von Ferrinatriumcitrat sowohl das Pankreas wie die Speicheldrüsen an der Ausscheidung vollkommen unbeteiligt fand.

Lavrand[5] überprüfte und bestätigte die Beobachtung von A. Robbins und Dumoulin, daß Eisen durch die Haut mit dem Schweiß ausgeschieden

---

[1] Giordani, L.: Beitrag zum Studium der Herstellung medikamentöser Milch. Rev. mens. Malad. Enf. **20**, 385 (1902). — [2] Glikin, W.: Über den Lecithin- und Eisengehalt in der Kuh- und Frauenmilch. Biochem. Z. **21**, 348 (1909). — [3] Starkenstein, E., u. H. Weden: Arch. f. exper. Path. **135**, 286, 291 (1928). — [4] Glaevecke, L.: Über subcutane Eiseninjektionen. Arch. f. exper. Path. **17**, 466 (1883). — [5] Lavrand: Ausscheidung von Eisen und Blei durch Haut und Niere bei akuter Bleivergiftung. Mém. Soc. biol. **9**, 27 (1886).

werde. Die Größe der Ausscheidung bewege sich zwischen 0,16 und 1,79 mg.
Der normale Schweiß enthalte zwar kein Eisen, wohl aber der bei Blutvergif-
tung, akutem Rheumatismus, akuten Anämien, Hämorrhagien und anderen
pathologischen Zuständen ausgeschiedene. Die Schlußfolgerungen wurden aus
dem Eisengehalt des salzsauren Waschwassers gezogen, mit dem die Untersucher den Körper gewaschen hatten.

Auch Chevallier[1] gibt an, daß die Schweißdrüsen ganz besonders an der
Eisenausscheidung beteiligt se en.

g) Eisenausscheidung durch die Placenta. Eisenstoffwechsel und Eisenhaushalt beim Embryo und beim Neugeborenen.

Die Fragestellung, die sich auf die besonderen Verhältnisse der Eisenversorgung des Fetus und des Neugeborenen bezieht, geht auf die Untersuchungen von G. Bunge zurück. Es schien eigentlich selbstverständlich, daß
der Embryo das für die Blutbildung nötige Eisen aus dem mütterlichen Blute
und der Säugling aus der Muttermilch erhalte; gegen eine solche Annahme
sprechen aber analytische Befunde, die Bunge einerseits hinsichtlich des
Eisengehaltes der Milch, anderseits hinsichtlich des Gesamteisengehaltes im
Fetus erheben konnte.

Bunge hatte festgestellt[2], daß in der Milch die anorganischen Bestandteile bis
auf das Eisen genau in demselben Gewichtsverhältnis zur Ausscheidung gelangen, in
welchem sich die Asche des Säuglings zusammensetzt. Dies schien ihm um so bemerkenswerter, als das Blut, welches das Material zur Milchbereitung liefert, eine ganz
andere Aschenzusammensetzung aufweist[3], wie folgende Tabelle 51 zeigt:

Tabelle 51.

100 Teile Asche ent- halten	Kaninchen	Hund	Katze	Hunde- milch	Hundeblut	Hundeblut- serum
K_2O . .	10,8	8,5	10,1	10,7	3,1	2,4
Na_2O . .	6,0	8,2	8,3	6,1	45,6	52,1
CaO . .	35,0	35,8	34,1	34,4	0,9	2,1
MgO . .	2,2	1,6	1,5	1,5	0,4	0,5
Fe_2O_3 . .	0,23	0,34	0,24	0,14	9,4	0,12
P_2O_5 . .	41,9	39,8	40,2	37,5	13,2	5,9
Cl^2 . . .	4,9	7,3	7,1	12,4	35,6	47,6

Unbekümmert um die Differenz im Eisengehalt der Gesamttasche, der
Asche des Blutes und der der Milch kam dann Bunge[4] zu dem Schluß, ,,daß
die Milchdrüse aus dem ganz anders zusammengesetzten Blute alle anorganischen Bestandteile genau in dem Gewichtsverhältnis sammelt, in welchem der
Säugling ihrer bedarf, um zu wachsen und dem mütterlichen Organismus
gleich zu werden''.

In späteren Untersuchungen befaßte sich Bunge[5] dann mit der erwähnten auffallenden
Differenz, die das Eisen betrifft. Der festgestellte Unterschied, daß die Asche der Hunde-
milch, wie aus obiger Tabelle hervorgeht, nur ein Drittel der Eisenmenge der Asche eines
5 Tage alten Hundes betrug, was im wesentlichen auch durch die Analysen von Mendes
de Leon[6] bestätigt worden war, veranlaßte ihn, der Frage nachzugehen, woher die neu-

---

[1] Chevallier, P.: Presse méd. **31**, 691 (1923). — [2] Bunge, G.: Z. Biol. **10**, 295,
326 (1874). — [3] Von der Summe der Aschenbestandteile muß das Sauerstoffäquivalent
des Chlors abgezogen werden. — [4] Bunge, G.: Eine Bemerkung zur Theorie der Drüsenfunktion. Du Bois-Reymonds Arch. f. Physiol. **1886**, 539. — [5] Bunge, G.: Über die Aufnahme des Eisens in den Organismus des Säuglings. Hoppe-Seylers Z. **13**, 399 (1889). —
[6] Leon, Mendes de: Arch. f. Hyg. **7**, 286 (1886).

geborenen Tiere das für die Blutbildung nötige Eisen nehmen. Er untersuchte zunächst das Junge einer 24 kg schweren Hündin wenige Stunden nach der Geburt, noch bevor es gesaugt hatte, um die von der Milchnahrung noch ganz unbeeinflußte Zusammensetzung der Asche festzustellen. Hierauf sammelte er im Laufe der nächsten 14 Tage Milch derselben Hündin. Das Ergebnis dieser Untersuchung geben die beiden folgenden Tabellen 52 und 53 wieder.

Tabelle 52.			Tabelle 53.		
	Der neugeborene Hund enthielt auf 1 kg Körpergewicht	Auf 1 kg Milch entfielen		Auf 100 Gewichtsteile Asche entfallen	
				neugeborener Hund	Hundemilch
K_2O	2,555	1,701	K_2O	11,42	14,98
Na_2O	2,380	1,000	Na_2O	10,64	8,80
CaO	6,602	3,093	CaO	29,52	27,24
MgO	0,407	0,175	MgO	1,82	1,54
Fe_2O_3	0,160	0,014	Fe_2O_3	0,72	0,12
P_2O_5	8,816	3,886	P_2O_5	39,42	34,22
Cl	1,867	1,919	Cl	8,35	16,90
	22,787	11,788		101,89	103,80
Sauerstoffäquiv. des Cl . . .	0,421	0,433	Sauerstoffäquiv. des Cl . . .	1,88	3,81
Asche.	22,366	11,355		100,00	100,00

Auch aus diesen Untersuchungen ergab sich, daß der Säugling mit Ausnahme von Eisen alle Aschenbestandteile ungefähr in dem Verhältnis erhalte, in welchem er ihrer zu seinem Wachstume bedarf.

Die teleologischen Schlüsse, die Bunge aus diesen Zahlen hinsichtlich der Versorgung des Neugeborenen zog, wurden erschwert durch die auffallende Differenz im Eisengehalte der Milchasche und der Asche des Säuglings. Da der Eisengehalt der Asche des Säuglings 6mal so groß ist als der der Milchasche, schloß Bunge, daß der Säugling seinen Eisenvorrat für das Wachstum der Organe schon bei der Geburt mit auf den Lebensweg bekomme. Diese Annahme schien noch durch die weiteren Befunde gestützt, daß der Eisengehalt des Gesamtorganismus bei der Geburt am größten ist und mit dem Wachstum des Tieres allmählich abnimmt. Hierfür sprachen die in der folgenden Tabelle 54 angeführten analytischen Ergebnisse:

Tabelle 54.

Auf 1 kg Körpergewicht kommen:

Kaninchen, gleich nach der Geburt getötet . . . . . . 0,1195 Fe
  ,,   14 Tage alt . . . . 0,0441 ,,
Hund, 10 Stunden alt . . . . 0,1120 ,,
  ,,   desselben Wurfes, 3 Tage alt . . . . 0,0964 ,,
  ,,   eines anderen Wurfes, 4 Tage alt . . . . . . 0,0749 ,,
Katze, 4 Tage alt . . . . 0,0687 ,,
  ,,   19 ,,   ,, ... 0,0469 ,,

Auf 100 Gewichtsteile der bei 110°C getrockneten Leber kommen:

Neugeborener Hund . . . . 0,3907 Fe
Ausgewachsener Hund 1 . . . . 0,0891 ,,
  ,,   ,,   2 . . . . 0,0429 ,,
  ,,   ,,   3 . . . . 0,0779 ,,

Auch schon früher erhobene Befunde von Zaleski[1] schienen im gleichen Sinne zu sprechen. In 100 Gewichtsteilen der bei 110° getrockneten Leber eines neugeborenen Hundes betrug der Eisengehalt 0,3907 Teile, in der gleichen Menge der Lebern dreier ausgewachsener Hunde dagegen 0,0891, 0,0429 und 0,0779 Teile.

---

[1] Zaleski, St.: Hoppe-Seylers Z. **10**, 453 (1886).

Der Eisengehalt der Leber erwies sich folglich beim neugeborenen Tiere
4—9mal so groß als beim ausgewachsenen. Hierin sah Bunge eine Einrichtung,
deren „Zweckmäßigkeit" er folgendermaßen zu erklären versuchte: Da die
Assimilation der organischen Eisenverbindung Hämatogen (vgl. hierzu S. 711)
offenbar eine sehr schwierige sei, gehe der mütterliche Organismus mit dem
erworbenen Vorrate äußerst sparsam um. Die Menge, die an den Organismus
des Kindes abgegeben werden muß, gelangt entweder durch die Placenta oder
durch die Milchdrüse dorthin. Die Versorgung erfolge vorwiegend auf placen-
tarem Wege, weil die Verbindung bei vorwiegender Aufnahme durch die Milchdrüse im Verdauungskanal des Säuglings noch vor der Resorption ein Raub
der Bakterien werden könnte. Gelange sie dagegen durch die Placenta in den
Organismus des Kindes, so sei sie demselben definitiv gesichert (!). Daß die
große Eisenmenge, welche der mütterliche Organismus dem kindlichen abgibt,
während der relativ kurzen Zeit der Schwangerschaft aus der Nahrung der
Mutter assimiliert wird, schien Bunge nicht wahrscheinlich; er nahm vielmehr
an, daß die allmähliche Aufspeicherung eines Eisenvorrates in irgendwelchen
Organen der Mutter für die spätere Frucht schon längere Zeit vor der ersten
Konzeption beginne, und er suchte aus dieser Annahme zu erklären, warum
die Chlorose vorzugsweise beim weiblichen Geschlechte auftritt und warum
diese gerade zur Zeit der Pubertätsentwicklung einsetzt.

Diese teleologischen Schlußfolgerungen suchte Bunge dann durch weitere
Untersuchungen zu erhärten[1].

Er analysierte zunächst die wichtigsten Nahrungsmittel und fand, daß alle einen viel
höheren Eisengehalt haben als die Milch, so daß der Gegensatz zwischen Eisenbedürfnis
des Säuglings und Eisengehalt der Säuglingsnahrung besonders auffallend wurde und die
obenerwähnte Theorie zu stützen schien.

Die bereits an Hunden festgestellte Tatsache, daß der relative Eisengehalt
des Säuglings bei der Geburt am höchsten ist und mit dem Wachstum des
Tieres abnimmt, wurde von Bunge auch an anderen Tieren festzustellen versucht. Er ging dabei von der Annahme aus, daß seine teleologische Betrachtung
sich als richtig erweisen müßte, wenn der Eisenvorrat, den der Säugling bei
der Geburt mitbekommt, gerade in dem Momente erschöpft ist, wo der Säugling von der ausschließlichen Milchnahrung zur eisenreicheren gemischten
Nahrung übergeht. Die an Kaninchen und Meerschweinchen gewonnenen
Zahlen Bunges geben folgende Tabellen 55 und 56 wieder:

Tabelle 55. Kaninchen.

Tabelle 56.
Meerschweinchen.

Alter	mg Fe auf 100 g Körpergewicht	Alter	mg Fe auf 100 g Körpergewicht	Alter	mg Fe auf 100 g Körpergewicht
1 Stunde	18,2	17 Tage	4,3	6 Stunden	6,0
1 Tag	13,9	22 „	4,3	1½ Tag	5,4
4 Tage	9,9	24 „	3,2	3 Tage	5,7
5 „	7,8	27 „	3,4	5 „	5,7
6 „	8,5	35 „	4,5	9 „	4,4
7 „	6,0	41 „	4,2	15 „	4,4
11 „	4,3	46 „	4,1	22 „	4,4
13 „	4,5	74 „	4,6	25 „	4,5
				53 „	5,2

Die Versuche am Kaninchen schienen in der Tat für die Annahme Bunges
zu sprechen, nicht dagegen die Versuche am Meerschweinchen. Dies suchte

---

[1] Bunge, G.: Weitere Untersuchungen über die Aufnahme des Eisens in den Organismus des Säuglings. Hoppe-Seylers Z. **16**, 173 (1892).

Bunge folgendermaßen zu erklären: Die Kaninchen ernähren sich, wie er durch wiederholt fortgesetzte Untersuchungen des Mageninhaltes festgestellt hatte, während der ersten zwei Wochen ausschließlich von der Muttermilch. Um die Mitte der dritten Woche beginnen sie neben der Milch Vegetabilien aufzunehmen, und in der vierten Woche findet man im Magen bereits vorherrschend Vegetabilien. Die vierte Woche ist nun auch, wie die Zahlen der Tabellen zeigen, jene Zeit, wo der Eisenvorrat verbraucht und der relative Eisengehalt des Körpers auf dem Minimum angelangt ist. Mit der nun beginnenden Aufnahme der eisenreicheren Vegetabilien beginnt auch der Eisengehalt des Körpers wieder zu steigen. Ganz anders liegen dagegen die Verhältnisse beim Meerschweinchen. Diese fressen schon am ersten Tage Vegetabilien, und zwar mit Vorliebe die sehr eisenreichen Blätter, und in den folgenden Tagen spielt die Milch nur noch eine untergeordnete Rolle neben der Pflanzenernährung. Dementsprechend haben die Meerschweinchen, wie aus den Zahlen der Tabelle 57 hervorgeht, bei der Geburt nur einen sehr geringen Eisenvorrat in ihren Organen aufgespeichert. In diesen an zwei verwandten Tierarten erhaltenen Analysenergebnissen sieht Bunge einen Beweis seiner teleologischen Auffassung über die Bedeutung des Eisenvorrates beim Neugeborenen, und er spricht hier von einem Experimentum crucis, das die Natur hier ausgeführt habe.

Aus diesen Befunden zieht Bunge weiter den Schluß, daß fortgesetzte Milchnahrung nach Ablauf der Säuglingsperiode zu einer Anämie führen müsse.

In weiteren Untersuchungen wollte er feststellen, ob seiner teleologischen Theorie, betreffend den Eisenvorrat im Organismus des Neugeborenen, nur die einzige Bedeutung zukomme, die geringen Eisenmengen der Milch zu ergänzen oder ob dieser Eisengehalt auch noch eine andere Rolle in einem gewissen Entwicklungsstadium des jungen Tieres spielt. Er ging dabei von der Tatsache aus, daß das Entwicklungsstadium der Kaninchen und Meerschweinchen bei der Geburt nicht das gleiche sei; denn die Kaninchen sind bei der Geburt blind, sehr schwach behaart und unbeholfen in ihren Bewegungen, die Meerschweinchen dagegen werden mit offenen Augen und dichtem, warmem Pelz geboren, laufen schon nach wenigen Stunden umher und suchen sich selbst ihre Nahrung. Das Gewicht des neugeborenen Kaninchens beträgt nur ca. 50 g, das des neugeborenen Meerschweinchens dagegen etwa 100 g, obgleich das ausgewachsene Meerschweinchen nicht halb so schwer ist wie das ausgewachsene Kaninchen. Bunge hält es daher für möglich, daß das Meerschweinchen im Uterus ein Entwicklungsstadium durchmacht, welches dem Entwicklungsstadium des

Tabelle 57.

	Körpergewicht in g	Absolute Eisenmenge in einem Embryo in mg	mg Eisen auf 100 g Körpergewicht
Meerschweinchen:			
Embryonen	16,6	0,8	4,6
	32,3	1,4	4,4
	43,6	2,5	5,6
	64,3	3,4	5,3
	94,4	4,7	5,0
Neugeborenes Tier	101,8	5,8	6,0
Kaninchen:			
Embryonen	7,8	0,5	6,4
	15,3	1,3	8,5
	33,5	3,0	9,0
Neugeborenes Tier	59,3	9,5	18,2

neugeborenen Kaninchens entspricht. Wäre die Annahme richtig, daß der Eisenvorrat noch eine andere Bedeutung habe als die Ergänzung der geringen Eisenmengen der Milch, so hätte erwartet werden können, daß in der embryonalen Entwicklung der Meerschweinchen ein Stadium anzutreffen sei, wo der Eisenvorrat das Maximum erreicht. Darauf gerichtete Untersuchungen Bunges hatten jedoch ergeben, daß dies nicht der Fall ist, daß vielmehr Meerschweinchen ebenso wie Kaninchen den höchsten Eisenvorrat zur Zeit der Geburt haben. Dies geht aus den in der Tabelle 57 angeführten Zahlen hervor.

Die Befunde Bunges und die daran geknüpften theoretischen Erwägungen, insbesondere die darauf aufgebaute teleologische Theorie über die Bedeutung des Eisenvorrates im Organismus des Neugeborenen, beherrschten lange Zeit die Anschauungen über die Eisenversorgung des Embryos und des Säuglings und waren vielfach auch zur Grundlage klinischer Hypothesen über die Entstehung von Säuglingsanämien genommen worden, dies ungeachtet dessen, daß mehrfach die Befunde Bunges nicht nach jeder Richtung hin bestätigt werden konnten, andererseits dagegen volle Bestätigung fanden.

Lapicque[1] untersuchte die Verteilung des Eisens bei Neugeborenen und bestimmte die Fe-Menge in Milz und Leber junger Tiere. Abweichend vom Verhalten beim Erwachsenen fand er in der Milz des Neugeborenen wenig Eisen, bei neugeborenen Hunden im Mittel 0,14 $^0/_{00}$, dagegen in der Leber 0,37 $^0/_{00}$, während die Thymus 0,04, der Diaphysenknochen 0,08 $^0/_{00}$ enthielten. Auch bei anderen jungen Tieren war die Milz eisenarm, die mit Kochsalzlösung ausgewaschene Leber dagegen eisenreich. Bei Kaninchen von 11 bzw. 21 Tagen fand sich in der Leber 0,20 bzw. 0,14 $^0/_{00}$ Eisen, bei 3 Monate alten Tieren dagegen nur 0,035—0,043 $^0/_{00}$. Es ist naheliegend, daß für diese Fragestellung nicht so sehr den absoluten, als vielmehr den relativen Zahlen größere Bedeutung zukommt.

Da — wie schon aus den Untersuchungen Bunges hervorgeht — grundsätzliche Verschiedenheit im Verhalten der relativen und absoluten Eisenmenge bei Neugeborenen verschiedener Tierarten besteht, erscheint es zweckmäßig, die Untersuchungen, welche sich teils mit der Nachprüfung der Angaben Bunges, teils mit anderen damit in Zusammenhang stehenden Fragestellungen befaßten, nach den einzelnen Tierarten gesondert zu behandeln[2]:

Kaninchen. Fetzer[3] knüpft seine Untersuchungen an frühere an, aus denen hervorgeht, daß nach experimentellen Ergebnissen an verschiedenen Tieren (Kaninchen, Hunden, Bären) die ganze Schwangerschaft mit Zunahme an dem stofflichen Bestand der Mutter verlaufen kann, daß aber auch gleichbleibender Stickstoffbestand und Verlust an demselben als physiologisch angesehen werden müssen. Klinische Erfahrungen am Menschen stehen damit im Einklang. Die Fragestellung Fetzers ist darauf gerichtet, festzustellen, unter welchen Umständen und Bedingungen die Verluste eintreten und in welchem Umfang mütterliches Material verbraucht wird zum Aufbau des Fetus; ferner welche regulative oder beschränkende Einrichtungen dafür vorhanden sind und welches Verhalten die Früchte aufweisen. Als Untersuchungsmaterial dienen Kaninchen, die mehrere Male hintereinander trächtig werden und bei denen unter gleichen Lebens- und Ernährungsbedingungen Eisen einmal in großen, andererseits in minimalsten Quantitäten in der Nahrung gereicht wird. Eisen wurde als Indicator gewählt, weil es zum Aufbau aller Gewebe notwendig ist; es wurde mit Kuhmilch und Weißbrot als künstlich dargestelltes Ferratin gegeben (6% Fe in nichtdissoziierter Form). 7 Versuchsreihen mit 21 Würfen und 127 Feten. Verarbeitung aller Feten eines Wurfes zusammen; Veraschung nach Neumann.

Fetzers Untersuchungen ergaben: Eisengehalt der verschiedenen Würfe geht parallel dem Eisengehalt der Nahrung des Muttertieres während der Schwangerschaft; Luxuszufuhr von Eisen hat somit reichlichere Abgabe von Eisen an die Jungen zur Folge; bei einer größeren Anzahl von Jungen eines Wurfes kommt auf das Einzeltier naturgemäß weniger Eisen; bei eisenreicher Nahrung kommt auch prozentual auf das Einzeltier mehr Fe. Daraus wird gefolgert, daß durch entsprechende Ernährung des Muttertieres eine Beeinflussung der Zusammensetzung der Nachkommenschaft möglich ist. Praktisch wird daraus der Schluß gezogen, daß man durch Modifikation der intrauterinen

[1] Lapicque, L.: Recherches sur la répartition du fer chez les nouveau-nés. C. r. Soc. Biol. Paris 41, 435 (1889) — Recherches sur la quantité de fer contenue dans la bate et le foie des jeunes animaux. Ebenda 41, 510 (1889). — [2] Vorerst sei auf die Untersuchungen von Katsunuma, S. u. Nakamura, H. verwiesen [Nagoya Journ. medic. Sc. VI, 107 (1932)], welche die Verteilung des Eisens in den Frühstadien der Entwicklung des Hühnerembryo untersuchten und eine Zunahme des Eisens parallelgehend dem Wachstum des Embryo feststellten; Anstieg vom 5. bis 20. Tag der Entwicklung von 0,0144 g auf 0,2 g Fe. — [3] Fetzer, Max: Studien über den Stoffhaushalt in der Gravidität nach experimentellen Untersuchungen des Verhaltens trächtiger Tiere und ihrer Früchte bei eisenreicher und eisenarmer Ernährung. Z. Geburtsh. 74, 542 (1913).

Stoffzufuhr entsprechende Ernährung der Mutter auf Konstitutionsanomalien und Erkrankungen des Säuglings einwirken kann. Für die Fälle angeborener Anämie beim Menschen (Anémie des nourrissons à type chlorotique) und schließlich bei allen Graviden käme es darauf an, die Mütter möglichst eisenreich zu ernähren, um ihrer Nachkommenschaft einen genügenden Eisenvorrat im Sinne Bunges mitgeben zu können; besonders für die Besserungen der Lebensaussichten Frühgeborener (durch Eisen gesteigerte Fähigkeit der Hämoglobinbildung) wäre dieses Vorgehen zu empfehlen. Der Wassergehalt des eisenreichen Fetus ist größer als der des eisenarmen (z. B. 69,1%, Fe berechnet auf die Trockensubstanz, hat 83,4% Wasser, 76,4% Fe hat dagegen 79,6% Wasser). Der Gesamteisengehalt der Feten von eisenarm ernährten Müttern ist größer als die mit der Nahrung erfolgende Eisenaufnahme der Mutter, d. h. die Mutter gibt Fe aus ihren bedeutenden Eisenvorräten ab; diese reichen auch für eine zweite und dritte Schwangerschaft, wenn auch in quantitativ verringertem Maße, aus; sinkt der Eisengehalt der Feten unter ein gewisses Minimum, so sterben sie intrauterin ab, dabei behält das Muttertier ein für seine eigenen vitalen Funktionen nötiges Restquantum dauernd fest. Verallgemeinert kann dieser Fruchttod auf Mangel an Zufuhr beliebiger notwendiger Stoffe ausgedehnt werden. Bei Tieren, die in der ersten Schwangerschaft sehr eisenreich ernährt wurden, ist es möglich, eine größere Anzahl Schwangerschaften ohne Eisenzufuhr mit lebensfähigen Jungen zu erzielen, und die Gesamtmenge des Eisens der Jungen ist größer als bei eisenarm gefütterten Müttern. Bei der Mutter zeigten sich nach Erschöpfung des Eisengehaltes bis auf die vital notwendige Eisenmenge Zeichen des Eisenhungers: Das Tier entkräftet und geht ein.

Im Zusammenhange damit seien Untersuchungen von M. B. Schmidt erwähnt, welche ergeben hatten, daß bei eisenarmer Ernährung die eisenarm ernährte Generation selbst keine Schädigungen zeigt, wohl aber spätere Generationen.

Fontés und Thivolle[1] haben den Prozentgehalt des Gesamtorganismus an Eisen zur Grundlage des Eisenstoffwechsels in verschiedenen Lebensaltern genommen. Sie haben zunächst 6 von den 14 Feten eines an akuter Darmdilatation zugrunde gegangenen Kaninchens untersucht. Die Feten waren nach Gewichtsgleichheit ausgesucht und ihr Eisengehalt nach vollkommener Veraschung bestimmt worden. Es ergab sich, daß der Eisengehalt der Feten mit 7,20—7,90 mg% nahezu konstant war. Der Mittelwert wurde zu 7,37 mg% berechnet.

In weiteren Untersuchungen wurde die Veränderung des Gesamteisens eines Tieres während der Lactation verfolgt[2]. Es wurde in verschiedenen Abständen von der Geburt der Gesamteisengehalt der Tiere desselben Wurfes untersucht.

Tabelle 58. Eisengehalt saugender Kaninchen.

Alter Tage	Gewicht g	Gesamteisen mg
0	47	5,37
4	53	5,25
8	83	5,19
11	126	6,33
15	170	6,55
18	195	7,69

Zur Untersuchung kamen Kaninchen, Katzen und Hunde. Bei den Kaninchen zeigte sich während der zwei ersten Lactationswochen ein annäherndes Konstantbleiben des Gesamteisens (s. die folgende Tabelle 59). Dies steht mit den Untersuchungsergebnissen Bunges in Übereinstimmung und kann in dem

---

[1] Fontés, G., u. L. Thivolle: Sur la constance de la teneur en fer rapportée à l'unité de poids chez les fœtus à terme d'une même portée. C. r. Soc. Biol. Paris 93, 266 (1925). — [2] Fontés, G., u. L. Thivolle: Les variations du fer total d'un animal au cours de l'allaitement. C. r. Soc. Biol. Paris 93, 681 (1925).

Sinne gedeutet werden, daß die Tiere mit einer Eisenreserve geboren werden, die den Eisenbedarf in den ersten Lebenswochen deckt.

Auch Lintzel und Radeff[1] haben für das Kaninchen die Angaben Bunges bestätigen können. Sie haben außer dem Gesamteisen der Tiere auch den Gesamthämoglobingehalt und den Eisengehalt der blutfrei gewaschenen Leber bestimmt.

Die in der Tabelle 59 enthaltenen Zahlen lassen den höheren Eisengehalt der Leber des neugeborenen Kaninchens deutlich erkennen sowie dessen allmähliche Abnahme in den ersten Lebenswochen. Gleichzeitig damit steigt der Gehalt des Hämoglobineisens. Die Gesamteisenwerte schwanken; eine Vermehrung des Gesamteisens in den ersten Lebenswochen war jedenfalls nicht nachweisbar. Das mit der Milch aufgenommene Eisen vermag somit diese Werte nicht zu beeinflussen. Erst mit der Aufnahme anderen Futters steigt der Gesamteisengehalt an.

Tabelle 59. Eisen- und Hämoglobingehalt saugender Tiere. Kaninchen.

Alter Tage	Gewicht g	Gesamt-Fe mg	Hämoglobin-Fe mg	Leber-Fe mg
0	52	6,54	1,18	4,05
0	35	4,28	0,82	2,55
5	52	3,96	0,83	2,00
10	193	6,60	3,93	1,84
32	815	24,31	14,46	0,13
0	57	5,20	1,21	1,52
5	66	5,43	1,97	1,60
8	110	5,64	1,75	2,30
11	123	4,45	2,49	1,33
15	154	4,21	2,65	0,29

Hund. Aus seinen Befunden, die hinsichtlich des Kaninchens schon oben erwähnt wurden, glaubte Lapicque auch für den Hund die Angaben und Schlußfolgerungen Bunges bestätigen zu können.

Hunde von 285—2350 g Gewicht (2—30 Tage alt) enthielten in der Milz 0,10—0,22‰ des frischen Organs und 0,6—0,8‰ des festen Rückstands an Eisen. Bei älteren Tieren fand sich mehr Eisen in der Milz, doch ließ sich keine Proportionalität zwischen Eisengehalt und Alter feststellen. Eine 12jährige Hündin hatte 0,5‰ Eisen im frischen Organ, 2,1‰ im festen Rückstande. Bei einer etwa 4—5jährigen Hündin wurden 0,32 bzw. 1,41‰ gefunden. Da diese Hündin kurz vorher geworfen hatte, wird der geringere Eisengehalt von Lapicque darauf zurückgeführt. Bei einem 8 Tage alten Hunde fand sich 0,43‰ Fe im Blut und 0,71 bzw. 3,8‰ in der ausgewaschenen Leber. Ein Tier desselben Wurfes, welches sich weniger gut entwickelte, hatte am 10. Tage nur 0,33‰ Fe im Blut und 0,15 bzw. 0,77‰ in der Leber.

Schon diese Zahlen Lapicques zeigen eigentlich, daß beim Hunde im Gegensatze zum Kaninchen von einer besonderen Eisenreserve bei der Geburt nicht gesprochen werden kann.

Bonnani[2] hatte die Lebern neugeborener Hunde sowie die des Muttertieres unmittelbar nach der Geburt nach dem Verfahren Schmiedebergs auf ihren Ferratingehalt hin untersucht. Während aus der Leber des Muttertieres (Gewicht 6500 g, Gewicht der Leber 250 g) 0,507 g Ferratin dargestellt werden konnte, war dieses in den Lebern der 250—253 g wiegenden Jungen (Lebergewicht 18,5—20 g) nur in Spuren vorhanden. Bonnani schloß daraus, daß Ferratin in der Leber der neugeborenen Hunde noch nicht gefunden werden könne. Im Zusammenhange mit der hier behandelten Fragestellung hat das erwähnte Ergebnis die Bedeutung, daß auch bei diesen Untersuchungen in den Lebern der neugeborenen Hunde keine Eisenreserve festgestellt werden konnte.

Schon diese Befunde zeigen, daß die Bungesche Theorie keinesfalls eine Verallgemeinerung finden kann und daß das, was Bunge selbst schon für das Meerschweinchen festgestellt hat, auch für den Hund gilt. Dies geht besonders deutlich aus den bereits angeführten Untersuchungen von Fontés und Thivolle hervor, welche bei saugenden Hunden fortlaufend den Eisengehalt der

---

[1] Lintzel u. Radeff: Wiss. Arch. Landw. **1930**. — [2] Bonnani, A.: Über die Gegenwart von Ferratin in der Leber neugeborener Hunde. Boll. R. acad. med. di Roma **32** (1906).

Leber bestimmten. Während Bunge in der Leber des neugeborenen Hundes mehr Eisen fand als bei älteren und somit seine teleologische Theorie ebenso wie für das Kaninchen auch für den Hund gelten ließ, konnten Fontés und Thivolle ein Gleichbleiben des Eisengehaltes der Lebern saugender Hunde nicht feststellen; sie fanden vielmehr, wie die Tabelle 60 zeigt, bei Tieren desselben Wurfes, welche innerhalb eines Monats zu verschiedenen Zeiten getötet wurden, ein Ansteigen des Eisengehaltes der Leber um mehr als 100%, wodurch bewiesen wurde, daß diese Tiere reichlich Eisen aus der Muttermilch aufgenommen hatten, daß somit diese und nicht ein angeborener Eisenvorrat als Eisenquelle für das neugeborene Tier in Betracht kommt.

Tabelle 60. Eisengehalt saugender Hunde.

Alter Tage	Gewicht g	Fe mg
0	235	10,5
8	400	15,56
16	555	23,0
23	575	21,6
30	685	21,10

Eine Bestätigung dieser Befunde ergaben die Untersuchungen von Lintzel und Radeff[1] laut Tabelle 61.

Wie aus diesen Untersuchungen hervorgeht, kann bei diesen Tieren von einer Eisenreserve der Leber nicht gesprochen werden, eher von einer Hämoglobinreserve, da der neugeborene Hund in diesen Untersuchungen, pro kg Körpergewicht gerechnet, einen verhältnismäßig hohen Hämoglobingehalt aufwies.

Tabelle 61. Eisen- und Hämoglobingehalt saugender Hunde.

Alter Tage	Gewicht g	Gesamt-Fe mg	Hämoglobin-Fe mg	Leber-Fe mg
0	120	12,20	7,32	2,24
0	244	15,58	10,39	3,32
12	760	22,29	12,14	3,69
24	975	24,72	14,25	1,50

Katze. Untersuchungen über den Eisengehalt saugender Katzen haben Fontés und Thivolle ausgeführt; wie die folgenden, ihren Untersuchungen entnommenen Zahlen zeigen (Tabelle 62), verhalten sich die Katzen ähnlich wie die Kaninchen, insofern, als in den ersten 16 Lebenstagen der Eisengehalt kaum merklich zunimmt und auch nach 24 Tagen nur eine geringe Steigerung erfährt, so daß hier eine Eisenreserve angenommen werden muß.

Tabelle 62. Eisengehalt saugender Katzen.

Alter Tage	Gewicht g	Fe mg
2	132	7,56
9	202	7,63
16	260	7,78
24	245	10,92

Meerschweinchen. Daß die Bungesche Theorie für das Meerschweinchen nicht gilt, war bereits von ihm selbst festgestellt worden. Auch Lintzel und Radeff fanden bei diesen Tieren keine nachweisbare Eisenreserve in der Leber, dagegen, wie die folgenden Zahlen ihrer Untersuchungen zeigen (Tabelle 63), auf das Körpergewicht berechnet, mehr Hämoglobineisen, dessen Konzentration im Körper in den ersten Lebenswochen abnimmt, bis dann mit der Nahrung neues Eisen in den Körper gelangt und neues Hämoglobin gebildet wird.

Tabelle 63. Eisen- und Hämoglobingehalt saugender Meerschweinchen.

Alter Tage	Gewicht g	Gesamt-Fe mg	Hämoglobin-Fe mg	Leber-Fe mg
0	87	3,27	2,48	0,24
0	83	4,28	2,56	0,43
6	115	3,79	2,27	0,23
13	147	4,96	2,37	0,17
16	146	3,76	2,58	0,22
25	215	7,12	4,36	0,64
28	247	7,63	4,68	0,46

[1] Lintzel u. Radeff: Wiss. Arch. Landw. **1930**.

Mit der Frage der Abnahme des Eisengehaltes trächtiger Meerschweinchen als Folge der Versorgung des Fetus befaßten sich Charrin[1], Guillemonat[2] und Levaditi[3]. Obwohl schon Bunge selbst festgestellt hatte, daß der Satz vom relativen Eisenreichtum Neugeborener gerade für das Meerschweinchen nicht gelte, haben diese Autoren doch an dieser Tierart ihre Untersuchungen durchgeführt. Sie fanden auch hier, daß während der Gestation ein Verlust an Eisen eintritt und daß die Eisenabgabe zum größten Teile durch die mütterliche Milch erfolgt. In den Versuchen der Autoren liefert die Milz nichtträchtiger Meerschweinchen 0,34—2,76, im Mittel 1,40 °/$_{00}$ Eisen, jene der trächtigen dagegen 0,46 bis 2,0, im Mittel 1,0 °/$_{00}$. Die Schwankungen sollen zum Teil von der Zahl der Feten abhängen. Auch der absolute Eisengehalt der Milz war bei nichtträchtigen Tieren höher gefunden worden als bei trächtigen. Die Leber zeigte geringere Abweichungen. Es wurde gefunden: 0,1—0,38, im Mittel 0,24 °/$_{00}$, gegen 0,1—0,34, im Mittel 0,20 °/$_{00}$. Ein Verlust während der Gestation war somit hier wenig deutlich. Das Milzeisen des normalen Meerschweinchens soll in Form von Hämosiderinkörnern, teils frei, teils in Zellen eingeschlossen, teils diffus als Eiweißverbindung vorhanden sein und bei den graviden Tieren eine Abnahme in beiden Formen finden. Die Abnahme des Eisens in der hypotrophischen Milzpulpa soll auch mikrochemisch mit Ferrocyankalium oder Schwefelammon nachweisbar sein.

Unter Berücksichtigung dessen, was schon in den früheren Abschnitten über den Eisengehalt von Milz und Leber sowie über die Schwierigkeiten, dieses Eisen auf histochemischem Wege quantitativ zu erfassen, gesagt wurde, scheinen die Schlüsse, die aus diesen Untersuchungen gezogen wurden, doch wohl zu weitgehend durch die Angaben Bunges beeinflußt.

Tabelle 64. Eisengehalt saugender Ratten.

Alter Tage	Gewicht g	Gesamt-Fe mg
0	4,35	0,258
0	4,95	0,222
3	6,90	0,292
3	6,95	0,264
6	11,2	0,344
6	13,1	0,320
10	22,7	0,375
10	22,0	0,384

Ratten. Der Eisengehalt der weißen Ratte in verschiedenen Stadien des Lebenscyclus wurde eingehend von Smythe und Miller[4] untersucht. Der durchschnittliche Eisengehalt der Ratte bei der Geburt betrug 0,0055%. Ein Abstieg bis 0,0020% fand während der Saugperiode statt, ein Anstieg bis 0,0045% wurde zwischen dem 20. und 40. Lebenstage nachgewiesen. Nach dieser Zeit waren leichte Schwankungen zu beobachten. Der Anstieg des Eisengehaltes wird auf die Aufnahme fester Nahrung zurückgeführt. Die absolute Eisenmenge stieg während der Saugperiode langsam, in der folgenden Zeit rascher, und zwar proportional dem Anstiege des Körpergewichtes. Der Eisengehalt der Weibchen wies während der Schwangerschaft eine Abnahme auf. Nach dem Absetzen der Jungen kehrte der Eisengehalt der Weibchen während der Lactation zur Norm zurück (s. Tab. 64).

Schwein. Das Schwein wird, wie Untersuchungen von Lintzel und Radeff ergeben haben, mit einer bedeutenden Eisenreserve in der Leber geboren, die

Tabelle 65. Eisen- und Hämoglobingehalt saugender Schweine.

Alter Tage	Gewicht in g Anfang	Ende	Gesamt-Fe mg	Hämoglobin-Fe mg	Leber-Fe mg
0	1250		27,67	16,23	8,0
0	1200		33,12	—	—
12	1250	3200	77,43	47,58	0,51

[1] Charrin-Levaditi: Beweis der Schwankungen des Eisens in der Schwangerschaft. J. de Physiol. 1, 772 (1899). — [2] Charrin-Guillemonat: Rolle der Hyperglykämie und des Verlustes an Mineralsubstanz in der Genese der krankhaften Prädispositionen der Puerperalzeit. C. r. Soc. Biol. Paris 51, 212 (1899). — [3] Charrin-Guillemonat-Levaditi: Modifikationen, welche die Schwangerschaft im Organismus hervorbringt. C. r. Soc. Biol. Paris 51, 475 (1899). — [4] Smythe, C. V., u. R. C. Miller: The iron content of the albino rat at different stages of the life cycle. U. Nutrit. 1, 209 (1929).

in den beiden ersten Lebenswochen fast vollständig aufgebraucht wird. Unabhängig von dieser Reserve nimmt jedoch auch das Gesamteisen bedeutend zu. Als Quelle hierfür kann nur die Muttermilch in Betracht gezogen werden, da das neugeborene Schwein in den ersten 12 Lebenstagen keine andere Nahrung aufnimmt (vgl. Tab. 65).

Ziege. Auf Grund der Untersuchungen von Lintzel und Radeff muß die Ziege zu jenen Tieren gerechnet werden, welche ohne Eisenreserve geboren werden. Sie gehört, wie Lintzel ausführt, ebenso wie das Meerschweinchen zu jenen Tieren, die „fertig" zur Welt kommen und frühzeitig anfangen, fremde Nahrung aufzunehmen. Ebenso wie eine Eisenreserve fehlt der Ziege auch eine Hämoglobinreserve. Die geringe Zunahme an Gesamteisen muß somit ausschließlich aus der Nahrung stammen, während die Zunahme des Lebereisens von 1,44 mg gegenüber 2,35 mg am 11. Lebenstage wohl aus eigenem Hämoglobinzerfall herrühren dürfte, da die von Lintzel und Radeff untersuchte Ziege am 11. Tage weniger Hämoglobin enthielt als die bei der Geburt untersuchte (vgl. Tab. 66).

Tabelle 66. Eisengehalt saugender Ziegen.

Alter	Gewicht in g		Gesamt-Fe	Hämoglobin-Fe	Leber-Fe
Tage	Anfang	Ende	mg	mg	mg
0	2800		90,21	59,9	1,44
11	2100	2675	90,58	47,6	2,35

Rind. Mit Untersuchungen über den Eisengehalt der fetalen Organe des Rindes haben sich Meyer[1], Pernou und Roussell[2] und Dufour-Deflandre[3] befaßt.

Meyer untersuchte den Eisengehalt der Leberzellen des Rinderfetus, des Kalbes und des erwachsenen Rindes, Pernou den der Milzzellen und Roussell mit Dufour-Deflandre haben die Verteilung des Eisens in den Zellen der embryonalen Leber studiert. Während der ganzen Fetalzeit zeigte sich eine starke Anhäufung von Eisen in der Leber. Nach der Geburt, während der Ernährung mit der verhältnismäßig eisenarmen Milch wird das aufgespeicherte Eisen für die Blutbildung verbraucht. Schon beim einmonatigen Embryo konnte in der Leber kein Eisen mehr nachgewiesen werden; dann nahm der Eisengehalt bis zur Geburt ständig zu. Das Eisen fand sich hauptsächlich in den Leberzellen, die die Pfortaderendäste führen, dagegen nicht oder nur in Spuren in der Nähe der Lebervenenäste. Diese Verteilung hat zur Folge, daß beim Anstellen der Berlinerblaureaktion in den Leberschnitten der untersuchten Embryonen charakteristische blaue Zeichnungen erhalten werden können.

Untersuchungen, wie sie bei den obenerwähnten Tieren ausgeführt wurden, die sich insbesondere auf den Eisenvorrat der Neugeborenen und auf die Änderung des Eisengehaltes während der Lactationsperiode bzw. in den ersten Lebenswochen beziehen, wurden beim Rinde ebenso wie bei Schafen und Pferden nicht durchgeführt, weil ja hier eine Serienuntersuchung schwer möglich ist.

Mensch. Bei der Untersuchung menschlicher Embryonen sowie bei Neugeborenen verschiedenen Alters wurden verschiedene Fragen über den Eisenstoffwechsel und insbesondere den Übergang des Eisens von der Mutter auf den Fetus und schließlich über die Bedeutung der Eisenzufuhr in den ersten Lebenswochen behandelt. Zahlreiche Angaben über den Eisengehalt menschlicher Feten sind in den Untersuchungen von Hugounenq[4] enthalten.

[1] Meyer, C.: Über den Eisengehalt der Leberzellen des Rinderfetus, Kalbes und erwachsenen Rindes, S. 39. Inaug.-Diss. Dorpat 1890. — [2] Pernou, M.: Über den Eisengehalt der Milzzellen des Rinderfetus, Kalbes und erwachsenen Rindes, S. 46. Inaug.-Diss. Dorpat: Karow. — [3] Roussel, G., u. Dufour-Deflandre: Verteilung des Eisens in den Zellen der embryonalen Leber. Ann. d'Anat. path. 8, 139 (1931). — [4] Hugounenq, L.: Rech. sur la statique. C. r. Soc. Biol. Paris 51, 337 (1899).

Tabelle 67. Eisengehalt menschlicher Feten.

Alter Monate	Ge- schlecht	Gewicht kg	Asche g	Eisenoxyd absolut g	pro kg	in Proz. der Asche
4,5	w.	0,522	14,0024	0,060	0,115	0,432
5	w.	0,570	18,7154	0,061	0,107	0,327
5	w.	0,800	18,3572	0,073	0,091	0,400
5—5,5	w.	1,115	28,0743	0,106	0,095	0,378
5,5	w.	1,285	32,0786	0,126	0,098	0,383
6	w.	1,165	30,7705	0,119	0,102	0,387
reif	w.	2,720	96,7556	0,383	0,140	0,396
,,	m.	3,300	106,1630	0,421	0,127	0,397

Demnach ist in den letzten Monaten der Schwangerschaft die Abgabe von Material seitens der Mutter an den Fetus besonders groß; Verfasser regt an, diesen Verlust durch angemessene, an Fe, P und Ca reiche Nahrung zu ersetzen.

Lipski[1] schloß aus seinen mikroskopischen Untersuchungen über die physiologischen und pathologischen Eisenablagerungen im menschlichen und tierischen Organismus, daß während der Schwangerschaft ein Teil des Eisens aus dem Hämoglobin des mütterlichen Blutes frei und von den Leukocyten aufgenommen wird, welche in die Lymphgefäße des Uterus und der Placenta gelangen und so das Eisen dem Fetus zuführen.

In Untersuchungen mit Tirmann[2] hat Lipski dann weiter den Übergang des Eisens zum Kinde studiert.

Sie untersuchten schwangere Uteri von Tieren, ebenso Eihäute und Placenten mit Hilfe der Eisenreaktion und fanden vom Uterus ausgehend Lymphgefäße in die Placenta ziehen, welche reichliche Mengen Eisen enthaltender lymphoider Zellen führen, und lassen es unentschieden, ob die eisenbeladenen Leukocyten aus dem mütterlichen Kreislauf in den kindlichen übergehen oder ob nur ein Aneinanderlagern der eisenbeladenen mütterlichen und der eisenhungrigen kindlichen Leukocyten an der Grenzscheide zwischen mütterlichem und kindlichem Kreislauf stattfindet, wobei das Fe von den beladenen auf die leeren Leukocyten übergeht. In den Chorionzotten einer menschlichen Placenta fand Tirmann die Hauptmenge des Fe an der Peripherie der Zotte. Hieraus wird geschlossen, daß der mütterliche Organismus die Fähigkeit habe, Fe frei zu machen, d. h. aus komplizierter fester Bindung Fe in lockere Bindung überzuführen. Die Fe-haltige Placentamilch wird dafür als Beweis angesehen.

Mit der Frage der Aufnahme des Eisens durch die menschliche Placenta aus dem mütterlichen Blute hat sich auch Hofbauer[3] befaßt. Er konnte in frischen Placenten meist aus frühen Schwangerschaftsmonaten nach Einbettung in dünnen Schnitten im Gewebe der Chorionzotte mit aller Deutlichkeit Eisen nachweisen. Er schließt daraus, daß mütterliche Blutkörperchen zerstört und das Eisen dem fetalen Blutkreislauf weitergegeben wird, um zum Aufbau des kindlichen Blutfarbstoffs zu dienen.

Kottmann[4] fand eine Reaktion, die anzeigen soll, daß durch Serum Schwangerer aus einem Placentaeisenpräparat das nichtionisierbare gebundene Eisen in ionisierbares, mit Rhodan nachweisbares übergehe. Eine Organspezifität fehlt; denn jedes Serum von Graviden ist imstande, eine solche Reaktion zu erzeugen, und zwar nicht nur aus Adsorptionspräparaten von Placenta mit Eisen, sondern auch aus Eisenverbindungen anderer Organ- oder sonstiger Eiweißkörper, so daß die Ursache im Schwangerenserum und nicht in der Eiweißeisenverbindung gelegen sein muß. Die Reaktion gestattet daher nur den Adsorptionszustand des Metalles zu beurteilen. Bei Verwendung von Gravidenserum ist

---

[1] Lipski, S.: Diss. Jurjew 1896 — Chemiker-Ztg 20 — Repertorium 130 (1896). — [2] Tirmann, J., u. Lipski: Göbersdorfer Veröffentlichungen (Kobert) 1898. — [3] Hofbauer, J.: Die Aufnahme des Eisens durch die menschliche Placenta aus dem maternen Blute. Hoppe-Seylers Z. 40, 240 (1903). — [4] Kottmann, K.: Zur pathologischen Physiologie des Eisenstoffwechsels. Schweiz. Rdschau f. Med. 5, 4 (1919).

die Reaktion erheblich verstärkt, nicht dagegen beim Serum der Frucht. Kottmann führt diese Erscheinung auf eine Änderung des Eisenstoffwechsels zurück. Das Serum der Mutter soll die Fähigkeit besitzen, komplex gebundenes Eisen zu ionisieren und damit zu mobilisieren, um der Frucht Eisen zuführen zu können. Dem Fetus mangelt diese Fähigkeit, da er Eisen speichert. Das Gleichgewicht ändert sich also stets in dem Sinne, daß bei der Mutter gebundenes Eisen in Freiheit gesetzt wird, während das eisenspeichernde Organ des Fetus (Leber) dieses aufnimmt. Diese Eigenschaft des mütterlichen Blutes soll durch den Einfluß des Fetus erzeugt werden. Bei Schwangerschaft mit abgestorbener Frucht, ebenso bei extrauteriner Gravidität, wo es nicht zu einer normalen Fruchtentwicklung, also auch zu keiner Speicherung im kindlichen Organismus kommt, blieb die Reaktion mit dem Blute der Mutter aus.

Auch das Serum Krebskranker soll eine bestimmte Fähigkeit der Eisenmobilisierung aus Eisenadsorptionsverbindungen zeigen, insofern, als es aus einer mit Krebsgewebe und Eisen hergestellten Adsorptionsverbindung mehr Eisen zu ionisieren vermag als aus einer mit normalen Organen hergestellten; umgekehrt ist das Carcinomserum gegenüber der Placentaeisenadsorptionsverbindung von geringerem Wirkungsgrade. Der Gehalt der Placenta an Eisen soll nicht abhängig sein vom Alter der Mutter und vom Geschlecht der Frucht.

Sesler[1] konnte bei ausgetragener Schwangerschaft das Eisen in den zentralen Abschnitten eines Teiles der größeren Zotten nachweisen. Bei nichtausgetragener Schwangerschaft war das Gewebe der Zotten in der Regel reicher an Eisen. Es liegt nicht nur im Innern, sondern auch in der Peripherie der Zotten. Im Trophoblasten konnte kein einziges Mal Eisen nachgewiesen werden. Die Rolle des Trophoblasten beim Übertritt des Eisens vom mütterlichen Organismus auf das Kind blieb durch die Untersuchungen ungeklärt.

Durch Eisenbestimmungen in der Placenta suchte Richard Wagner[2] Anhaltspunkte für die Anschauungen über die Entstehung des Ikterus der Neugeborenen zu gewinnen. Er fand die Frühgeburtplacenten relativ eisenreicher als die von ausgetragenen Kindern.

Schwartz[3] hatte in gemeinsamen Untersuchungen mit Baer und Weiser bei den tot zur Welt kommenden oder die Geburt nur bis zu 3 Tagen überlebenden Kindern in Leber und Milz kein Eisen oder nur Spuren davon gefunden. In weniger als einem Drittel der Fälle waren eisenhaltige Sternzellen zu finden, bei 4—10 Tage alten Kindern dagegen in mehr als der Hälfte der Fälle. Auch der Eisengehalt der Milz steigt bei zunehmendem Alter der Neugeborenen. Bei 1—2 Monate alten Säuglingen wurde in fast allen Fällen hochgradige Eisenspeicherung in den Sternzellen und der roten Milzpulpa gefunden. Nach dem 3. Monate nimmt der Eisengehalt wieder ab. Alle diese Erscheinungen sollen nur von der Geburt abhängen und haben mit der Reife der Frucht nichts zu tun. Für den Icterus neonatorum macht Schwartz die traumatischen Blutungen bei der Geburt verantwortlich; die Beteiligung des Unterganges von mütterlichem Blut an der Entstehung dieser Gelbsucht lehnt er ab.

Auch Anselmino[4] versucht die Entstehung von Eisenablagerungen und Icterus neonatorum zu erklären. Er glaubt, daß infolge der geringen Sauerstoffsättigung des fetalen Blutes der Fetus unter ähnlichen Bedingungen lebe wie ein Organismus bei Luftverdünnung. Es komme infolgedessen zu einer Vermehrung des Hämoglobingehaltes. Mit Beginn des extrauterinen Lebens und der Lungenatmung wird dann ein Teil des Hämoglobins nicht mehr benötigt, abgebaut und führt dadurch zum Ikterus und zur Eisenablagerung.

Nakayama und Inoue[5], welche die Beziehungen zwischen dem Eisengehalte des mütterlichen und des fetalen Blutes festzustellen versuchten, kamen diesbezüglich zu keinem positiven Resultate. Der Eisengehalt des Nabelvenenblutes ist beträchtlich höher als der des mütterlichen, doch wurden keine festen, zahlenmäßig ausdrückbaren Beziehungen nachgewiesen. Der Hämoglobingehalt im mütterlichen Blute, im Nabelvenen- und Nabelarterienblut geht mit dem Eisengehalte parallel, nicht dagegen die Zahl der Erythrocyten. Ein höherer Eisengehalt des Nabelschnurblutes findet sich in jenen Fällen, in denen der Icterus neonatorum intensiv und langdauernd ist. Eisen, Hämoglobin und Erythrocyten sind bei der Mutter gegenüber der Norm erniedrigt.

Das Eisen im Blute der Neugeborenen wurde auch von Nicloux und Vyve[6] untersucht. Das Blut wurde bei der Geburt dem placentaren Ende des Nabelstranges entnommen

[1] Sesler, S.: Zur Frage über den Eisen- und Fettgehalt der Placenta. Acta gynaec. 1, 102 (1930). — [2] Wagner, R.: Icterus neonatorum und Eisengehalt der Placenta. Z. Kinderheilk. 27, 251 (1921). — [3] Schwartz, L.: Zur Frage des Icterus neonatorum. Z. klin. Med. 100, 117 (1924). — [4] Anselmino, K. J., u. Fr. Hoffmann: Über den Milchsäureumsatz in der Schwangerschaft und seine Beziehungen zur Leber- und Schilddrüsenfunktion. Klin. Wschr. 1930 II, 1768—1770. — [5] Nakayama, S., u. S. Inoue: Iron content in the maternal and fetal blood. Jap. J. Obstetr. 12, 273 (1929). — [6] Nicloux, M., u. v. Vyve: Das Eisen im Blute der Neugeborenen. C. r. Soc. Biol. Paris 54, 581 (1902).

und durch Schlagen defibriniert. Die Eisenbestimmungen ergaben, daß der Eisengehalt im Blute ausgetragener Neugeborener um 0,45 g pro kg schwankt; für Frühgeborene wurde ein ähnlicher Wert (0,47 g) gefunden. Bei Albuminurie der Mutter war das Eisen im mütterlichen Blute stark vermindert. Bei puerperaler Albuminurie wurden in zwei Fällen nur 0,52 und 0,54 g gefunden; ein macerierter Fetus zeigte nur noch geringen Eisengehalt im Blute.

Gallo[1] fand den Eisengehalt im Blute Neugeborener mit 0,34—0,55%. im Mittel niedriger als in dem Erwachsener. Gewicht und Geschlecht des Kindes sowie Frühgeburten haben keinen Einfluß. Ein Parallelismus zwischen Eisen- und Hämoglobingehalt besteht beim Neugeborenen nicht, wie schon Alfieri früher angegeben hat.

Das Blut neugeborener und älterer Kinder im Alter zwischen 3 Tagen und 8 Jahren sowie das von 96 Kindern verschiedenen Lebensalters, die an verschiedensten Krankheiten litten, wurde von Halfer[2] untersucht. In den beiden ersten Lebensmonaten fanden sich höhere Eisenwerte (35—50 mg%), dann eine Abnahme und Schwankungen bis zum ersten Lebensjahre, die sich zwischen einem Minimum von etwa 21 und einem Maximum von 41 mg% bewegt.

Bei allen eben angeführten Untersuchungen, die den Eisengehalt des fetalen Blutes bzw. des der Neugeborenen und jenes der ersten Lebensmonate festzustellen suchten, fand leider eine Trennung des Hämoglobin- und Nichthämoglobineisens nicht statt.

Mit Rücksicht auf die sich wiederholenden Angaben, daß beim Neugeborenen ein Parallelismus zwischen Eisengehalt und Hämoglobingehalt des Blutes nicht bestehe, wäre gerade eine nach dieser Richtung hin durchgeführte Analyse wünschenswert, da gerade die Nichtübereinstimmung der beiden Werte für einen hohen Nichthämoglobineisengehalt sprechen müßte, was mit gesteigertem Erythrocytenzerfall zusammenhängen, andererseits aber auch durch einen größeren Kernreichtum der Gewebe bedingt sein könnte.

Eine Hypothese über den Stoffwechsel der embryonalen Leber hat Aron[3] aufgestellt. Er glaubt, daß das organisch gebundene, mikrochemisch nicht ohne weiteres nachweisbare Eisen in der embryonalen Leber zur Hämoglobinbildung verwendet werde und daß nur dann, wenn entweder die Blutbildung zurückgeht oder zuviel Eisen in die Leber gelangt, dieses mikrochemisch sichtbar wird.

Daß solche Schlußfolgerungen selbstverständlich keineswegs gerechtfertigt sind, geht aus den Schwierigkeiten hervor, denen die Differenzierung des Eisens auf Grund histochemischer Untersuchungen begegnet, die in den entsprechenden Abschnitten bereits ausführlich behandelt worden sind.

Auch Lewin[4] suchte durch analytische Bestimmung des Eisengehaltes in fetalen Organen Aufschlüsse über den embryonalen Eisenstoffwechsel zu erlangen. Er fand, daß die Milz ausgetragener Säuglinge meist beträchtliche Eisenmengen enthält, während sie bei 6—7 monatigen Frühgeburten fast stets eisenfrei ist. Während Leber und Milz der Feten deutliche Eisenreaktionen zeigen, wurde von Spatz bei seinen bereits früher ausführlich behandelten Untersuchungen über den Eisengehalt des Zentralnervensystems[5] dieses bei Feten eisenfrei befunden.

Sommerfeld[6] hat verschiedene Leichenteile von Säuglingen auf ihren Eisengehalt und Mineralstoffgehalt untersucht und dabei auch viel Eisen gefunden. Da auch bei diesen Untersuchungen eine Trennung des Hämoglobineisens vom Nichthämoglobineisen nicht erfolgt war, können diese Zahlen über den Mineralbestand des Organismus nichts Näheres aussagen.

Schwartz, Baer und Weiser[7] konnten in der Leber Neugeborener während der ersten Lebenswochen Eisen in den Kupfferschen Sternzellen nachweisen. Sowohl die Leber als auch die Milz fünfmonatiger Säuglinge waren eisenfrei.

Boecker[8] hat Leber und Milz von 60 Fällen (Feten und Neugeborene, die bis zu 24 Stunden am Leben geblieben waren) auf ihren Eisengehalt mit

---

[1] Gallo, C.: Richerche sul contenuto in ferro nel sangue di neonati. Pediatria 32, 606 (1924). — [2] Halfer, G.: Das Eisen im Blut bei gesunden und kranken Kindern. Arch. Méd. Enf. 33, 659 (1930). — [3] Aron, M.: Über den Eisenstoffwechsel der embryonalen Leber. C. r. Soc. Biol. Paris 84, 365 (1921). — [4] Lewin, I. E.: Zellenbestand und Eisengehalt der Milz von Feten und Neugeborenen. Virchows Arch. 273, 168 (1929). — [5] Spatz: Zit. S. 953. — [6] Sommerfeld, P.: Zur Kenntnis der chemischen Zusammensetzung des kindlichen Körpers im 1. Lebensjahre. Arch. Kinderheilk. 30, 253 (1900). — [7] Schwartz, Baer u. Weiser: Z. Kinderheilk. 37, 167 (1924). — [8] Boecker, P.: Untersuchungen über das Vorhandensein darstellbaren Eisens in Leber und Milz von Feten und Neugeborenen. Zbl. Path. 41, 193 (1927).

der Turnbullblaumethode untersucht. Er fand ein Maximum der Eisenablagerung am Ende des 5. bzw. am Anfang des 6. Fetalmonats. Der Eisengehalt verringert sich dann, um in den letzten Monaten wieder zuzunehmen, so daß ein zweites Maximum zur Zeit der Geburt erreicht wird.

Becker[1] fand bei Untersuchungen von Neugeborenen mit einer Lebensdauer bis zu 7 Tagen die Gefäßwandzellen der Leber und Milz an der Eisenspeicherung beteiligt. Er hält diese für abgebaute Hämatome, die mechanisch bei der Geburt erzeugt wurden, oder als Folge einer im Anschluß an die Geburt erfolgten intravasalen Hämolyse.

Filia[2] hat den Eisengehalt der kindlichen Leber gleich nach der Geburt sehr hoch gefunden. Allmählich erfolge parallel gehend mit dem Wachstum eine Verminderung des Eisengehaltes bzw. des eisenhaltigen Nucleiproteids.

In vergleichenden histochemischen und chemisch-quantitativen Untersuchungen über den Eisengehalt von Leber und Galle fand Schwartz[3] bei Säuglingen mit hohem Eisengehalt der Leber Siderose der Sternzellen, die in den ersten Lebenswochen rasch abnehmen. Die Galle des Säuglings enthielt 10mal soviel Eisen als die der Erwachsenen.

Eine größere Reihe von Untersuchungen ist dem Eisengehalt der Neugeborenen und Säuglinge unter Berücksichtigung der Eisenzufuhr gewidmet worden. Von den vielen Arbeiten, die sich im Anschluß an die Untersuchungen Bunges mit der Frage des Eisengehaltes der Milch und dem kindlichen Eisenstoffwechsel und im besonderen mit dem Eisenminimum befassen, seien zunächst die von Jolles und Friedjung[4] erwähnt. Sie untersuchten die Milch von 30 stillenden Frauen auf ihren Eisengehalt. Dieser betrug 3,52—7,21 mg, im Durchschnitt 5,09 mg pro Liter. Schlechte Lebensverhältnisse und chronische Krankheiten, auch das Alter der Stillenden erwiesen sich als von Einfluß auf den Eisengehalt der Milch. Auch bei gesunden stillenden Frauen ergab die Untersuchung eine Eisenarmut der Milch, was angeblich Ernährungsstörungen der Kinder zur Folge hatte. Trotzdem der Eisengehalt der Milch verhältnismäßig unbedeutend ist, sei er doch für die Ernährung des Säuglings von ausschlaggebender Bedeutung, unbekümmert um die Eisenreserve, die der Neugeborene mit auf die Welt bringt. Die verschiedenen zur künstlichen Ernährung dienenden Sorten von Kuhmilch zeigten bei den Untersuchungen einen viel niedrigeren Eisengehalt als die Frauenmilch und seien die Ursachen der Eisenverarmung des künstlich ernährten Säuglings.

Mit der Frage des Bungeschen Gesetzes des Minimums für Ca und Fe beschäftigte sich auch W. Stöltzner[5]. Das Gesamtwachstum wird nach diesen Untersuchungen weder durch Ca- noch durch Fe-Mangel beeinträchtigt, wohl aber das Knochengewebe bei Ca-Mangel und die Entwicklung der blutbildenden Organe bei Eisenmangel.

Die Aufnahme des Eisens soll nach den Untersuchungen von Krasnogorsky[6] besser aus Frauenmilch als aus Ziegenmilch erfolgen, obwohl beide Milcharten etwa 1 mg Fe pro Liter liefern.

Bei natürlicher Ernährung von Langstein und Edelstein[7] ausgeführte Stoffwechselversuche an Neugeborenen sowie an 5 und 10 Wochen alten Säuglingen ergaben nur geringe Eisenretention.

Die Schwierigkeiten, denen wir beim Bilanzversuch an und für sich begegnen (s. S. 849), treten besonders deutlich bei den Untersuchungen an Säuglingen zutage. Lichtenstein[8] suchte den Eisenumsatz bei Frühgeborenen zu messen.

[1] Becker, J.: Zur Ausbildung und Leistung des reticuloendothelialen Systems im jugendlichen Körper. Z. exper. Med. 61, 728 (1928). — [2] Filia, A.: Über die Verteilung des Eisens in der kindlichen Leber. Gazz. Osp. 32, 1310 (1911). — [3] Schwartz, L.: Vergleichende histochemische und chemisch-quantitative Untersuchungen über den Eisengehalt der Leber und der Galle. Virchows Arch. 275, 77 (1930). — [4] Jolles, A., und J. K. Friedjung: Zur Kenntnis des Eisengehaltes der Frauenmilch und seiner Bedeutung für den Säugling. Arch. f. exper. Path. 46, 247 (1901). — [5] Stöltzner, W.: Gilt Bunges Gesetz des Minimums für Ca und Fe? Med. Klin. 5, 808 (1909). — [6] Krasnogorsky, H.: Über die Ausnutzung des Eisens bei Säuglingen. Jb. Kinderheilk. 64, 5, 651 (1906). — [7] Langstein, L., u. F. Edelstein: Der Eisengehalt im Säugling. Verh. dtsch. Ges. Kinderheilk. 30, 3 (1913). — [8] Lichtenstein, A.: Der Eisenumsatz bei Frühgeborenen. Acta paediatr. (Stockh.) 1, 194 (1921).

Er hat Stoffwechselversuche an 4 Frühgeborenen mit einer 11-, einer 10-, einer 8- und einer 7 tägigen Periode ausgeführt. Die Nahrung bestand aus abgespritzter Frauenmilch von 4 Ammen verschiedener Lactationszeit. Eine Abgrenzung des Kotes erfolgte nicht. Zur Eisenbestimmung wurden jeweils von 500 ccm Milch 750—1000 ccm Harn und 4—10 g Kot verwendet. Eisenbestimmung nach Neumann. Der Eisengehalt der Frauenmilch betrug pro Liter 1—2 mg. Sämtliche Eisenbilanzen waren negativ im Verhältnis zum Eisenbestand des Körpers; berechnet nach dem Eisengehalte frühgeborener Kinder mußten die Eisenverluste als sehr groß bezeichnet werden. Die Hauptmenge wurde mit dem Kote ausgeschieden. Das Harneisen spielte auch beim Säugling für die Bilanz keine Rolle.

Diese stark negative Eisenbilanz der Frühgeborenen wird zur bekannten Disposition frühgeborener Kinder für Anämien (Stöltzner) in Beziehung gebracht, wobei jedoch der funktionellen Insuffizienz des hämopoetischen Apparates eine entsprechende Rolle zugemessen wird. Eisenzulage in Form von Spinat, Eidotter und Ferrichlorid vermochten die Eisenbilanz kaum positiver zu gestalten. Mit der Frage der Beziehungen der Frühgeburtsanämie zum Eisenstoffwechsel befaßte sich auch Frank[1]. Der Frage der Entstehung von Anämien als Folge von Eisenmangel bei der Ernährung in der ersten Lebenszeit wurde auch hinsichtlich der Ernährung von Haustieren größere Aufmerksamkeit geschenkt. Diese einschlägigen Fragen wurden von Lintzel[2] zusammengestellt.

Beim saugenden Schwein, das offenbar wegen seines raschen Wachstums auf genügende Eisenversorgung angewiesen ist, sind tödliche Anämien namentlich bei eisenarmer Ernährung des Muttertieres überaus häufig. Withers und Brewster fanden eine schwere Erkrankung, deren Genese sie nicht erkannten, besonders nach Fütterung mit Baumwollsaatmehl und konnten sie durch Eisenzufuhr heilen. McGowan und Crichton[3] erkannten den Eisenmangel als Ursache der Erkrankung. Sie fanden bei ihrem großen Material das Knochenmark der Ferkel aplastisch, die Leber zeigte fettige Entartung und Nekrose, das Herz war enorm vergrößert. Durch frühzeitige Eisenzufuhr bei dem Muttertier konnten sie die Erkrankung der Ferkel verhüten. Ähnliche Symptome, Herzhypertrophie bei Eisenmangel, hatte auch M. B. Schmidt bei seinen Versuchen an eisenarmen Mäusen beobachtet und beschrieben.

Zur Bekämpfung des Eisenmangels der Säuglinge sind Versuche gemacht worden, durch Eisenfütterung die Milch an Eisen anzureichern. Mai[4], Nottbohm und Dörr[5], Elvehjem, Herrin und Hart[6] und andere fanden den Eisengehalt der Milch nach Fütterung von Eisenzucker und Ferrosulfat an Kühe nicht vermehrt. Letztere Autoren geben für Kuhmilch 0,3—1,3 mg Fe pro Liter unabhängig von der Eisenzufuhr an. Dorlencourt und Calugareanu-Nandris[7] glaubten bei Frauen durch 200—400 mg Kaliumferritartrat eine Vermehrung des Milcheisens erzielen zu können, doch haben Henriques und Roche[8] das Irrtümliche dieses Befundes nachgewiesen. Auch bei fortgesetzter intravenöser Injektion von Ferrolactat bei Ziegen, wobei ständig merkliche Eisenmengen im Blute kreisten, blieb das Milcheisen unverändert (vgl. hierzu das im Abschnitt über Eisenausscheidung in der Milch S. 1036 Gesagte).

Die Frage des fetalen Eisenstoffwechsels und die Fragen des Überganges des Eisens aus dem mütterlichen Blute in den Fetus, schließlich auch die Fragen des Eisenbedarfes des Säuglings in Abhängigkeit von der angeborenen Eisenreserve einerseits und der Eisenzufuhr mit der Milch andererseits kann, wie aus

[1] Frank, M.: Studien über die Frühgeburtanämie. Mschr. Kinderheilk. 37, 468 (1927). — Ein Beitrag zur Kenntnis der perniciosaähnlichen Anämien im Kindesalter. Arch. Kinderheilk. 86, 13 (1928). — [2] Lintzel, W.: Neuere Ergebnisse der Erforschung des Eisenstoffwechsels. Erg. Physiol. 31, 918 (1931). — [3] McGowan u. Crichton: Biochem. Z. 18, 265 (1924). — [4] Mai: Z. Unters. Nahrgsmitt. usw. 19, 21 (1910). — [5] Nottbohm u. Dörr: Z. Unters. Nahrgsmitt. usw. 28, 417 (1914). — [6] Elvehjem, Herrin u. Hart: J. of biol. Chem. 71, 255 (1927). — [7] Dorlencourt u. Calugareanu-Nandris: Nourrisson 17, 227 (1929). — [8] Henriques u. Roche: Bull. Soc. Chem. biol. 9, 501 (1927); 11, 679 (1929).

den vorstehenden Untersuchungen hervorgeht, nicht einheitlich beurteilt werden. Fontés und Thivolle[1] hatten es versucht, aus dem Eisengehalte des Blutes und der Differenz zwischen Bluteisen und Gesamteisen bei verschieden alten Tieren das Reserveeisen zu berechnen. Der Eisenwert pro ccm Blut nahm bei allen Tieren während der Lactation ab, und zwar beim Hunde um 30, bei der Katze um 50 und beim Kaninchen um 20%. Der absolute Bluteisenwert verdoppelte sich beim Hunde und blieb bei der Katze konstant. Beim Kaninchen stieg er auf das 4fache. Daraus mußte, wie oben näher ausgeführt wurde, der Schluß gezogen werden, daß Katze und Kaninchen mit verhältnismäßig hohen Eisenreserven (30 bzw. 70% des Gesamteisens) zur Welt kommen und daß sich diese Reserven während der Lactationszeit erschöpfen. Der Hund bringt bei der Geburt äußerst geringe Eisenreserven mit (15%), deren absolute Werte während der Lactationsperiode noch ansteigen. Dies gilt als Beweis dafür, daß jene Reserven bei der Blutbildung keine Rolle spielen. Nach der Ansicht von Fontès und Thivolle muß die während der Lactation einsetzende Anämie nicht immer auf Mangel an Austauschstoffen beruhen, wofür der Hund als Beispiel angeführt wird. Es wird vielmehr im mütterlichen Blute irgendeine Substanz angenommen, die während des intrauterinen Lebens einen starken Reiz zur Blutbildung aus dem verfügbaren Material ausübt, selbst nicht in die Muttermilch übergeht und dem Säuglinge fehlt. Das Reserveeisen der Leber soll erst dann angegriffen werden, wenn die Eisenzufuhr durch die Muttermilch ungenügend wird, was nach der Erkenntnis der Untersuchungen von Fontès und Thivolle nicht bei allen Tierarten der Fall sein muß.

Eine Gesamtübersicht der Eisenversorgung junger Säugetiere enthält das von Lintzel aufgestellte und in der folgenden Tabelle wiedergegebene Schema:

Tabelle 68. Schema der Eisenversorgung junger Säugetiere.

	Eisenreserve in der Leber	Hoher Hämoglobingehalt bei Geburt (Hb-Reserve)	Eisenaufnahme aus der Muttermilch	Frühzeitige Aufnahme fremder Nahrung
Ratte	+	+	++	—
Hund	wenig	++	++	—
Schwein	+	+	++	—
Meerschweinchen	—	+	wenig	+
Ziege	—	—	wenig	+
Kaninchen	++	+	wenig	—
Rind	++	?	wenig ?	—
Katze	—	++	wenig	—
Mensch	+	+	+	—

Vergleichbare Werte für den Gesamteisengehalt des Organismus älterer Kinder stehen bisher nicht zur Verfügung. Dafür besitzen wir Analysenergebnisse für einzelne ihrer Organe. Salvadei veröffentlichte die Ergebnisse von Eisenbestimmungen bei 13 Kindern im Alter von 1—4 Jahren, die verschiedenen Krankheiten erlegen waren. Er erhielt dabei folgende Mittelwerte: Milz 15,5 mg-%, Leber 11,9 mg-%, Herz 7,6 mg-%, Lunge 7,5 mg-%, Magen 7,2 mg-%, Niere 6,3 mg-%, Nebennieren 5,9 mg-%, Gehirn 5,8 mg-%, Darm 5,7 mg-%, Lymphdrüsen 5,7 mg-%, Thymus 5,5 mg-%, Pankreas 5,4 mg-%, Schilddrüse 4,7 mg-%, Muskel 4,0 mg-%, Hoden 4,5 mg-%, Uterus 4,8 mg-%, Hypophyse 3,7 mg-%, Blase 3,6 mg-%. Wenn uns diese Zahlen auch keine einwandfreie Unterlagen für den Gesamteisengehalt der Organe zweifelsfrei gesunder Kinder liefern, zumal auch hier keine Trennung von Hämoglobin- und Nichthämoglobineisen erfolgte, so gestatten sie uns doch einen Einblick in die Verteilungsverhältnisse. Dabei zeigt sich, daß Leber und Milz als die eisenreichsten Organe gelten müssen.

[1] Fontés u. Thivolle: Zit. S. 1049.

Die Untersuchungsergebnisse, die den Gesamteisengehalt des Säuglingsorganismus betreffen, sind in folgender Tabelle 69 zusammengestellt. [1]

Tabelle 69.

Autor	Material	Gesamteisengehalt mg Fe$_2$O$_3$		
		in 100 g Frisch-substanz	in 100 g fettfreie Trocken-substanz	in 100 g Asche
Brubacher.	Frühgeburt, 38 cm Länge	10,0	80,0	40,0
Brubacher.	Frühgeburt, 47 cm Länge	10,0	80,0	43,0
de Lange	ausgetragenes Kind, 2680 g	50,0	—	169,0
Hugounenq	ausgetragenes Kind, 2720 g	14,0	—	39,0
Hugounenq	ausgetragenes Kind, 3300 g	13,0	—	40,0
Söldner I	ausgetragenes Kind	20,0	—	100,0
Söldner II	ausgetragenes Kind	20,0	—	70,0

Wir haben nunmehr den großen Abschnitt über das Schicksal des Eisens im Organismus abgeschlossen und gesehen, daß Resorption und Ausscheidung und dazwischenliegend im intermediären Stoffwechsel der Kreislauf des Eisens in den Organen daran entscheidend beteiligt sind; hier besonders die Wanderung von den Resorptionsstätten zu den Stellen, an denen das Eisen einerseits katalytische Wirkungen entfaltet, andererseits zum Baustein des Hämoglobins umgewandelt wird und schließlich in bestimmte Depots und von hier aus zu den Stätten der Ausscheidung gelangt. Wir haben gesehen, daß von einem Schicksal des Eisens im allgemeinen überhaupt nicht gesprochen werden kann, sondern daß schon die Voraussetzungen für die Resorption des Eisens bei den verschiedenen Eisenverbindungen sehr verschieden sind und daß auch das resorbierte Eisen einerseits in Abhängigkeit von seiner Oxydationsstufe, andererseits in Abhängigkeit von der Bindungsart ein ganz verschiedenes Schicksal erleidet.

Einer der wichtigsten Schlüsse, den wir aus dem Gesamtergebnis aller bisher vorliegenden Erfahrungen über das Schicksal des Eisens im Organismus ziehen müssen, ist der, daß die Feststellung, daß Eisen nach seiner Zufuhr im Körper zurückgehalten werde, gar nichts über die Beteiligung dieses Eisens an den physiologischen und pharmakologischen Eisenwirkungen im Organismus aussagt. Wir finden gewöhnlich in der Literatur die Bewertung des Eisens nach seiner Resorptions-, Retentions- und Assimilationsfähigkeit durchgeführt. So kam es, daß Eisenverbindungen vom pharmakologischen Gesichtspunkt aus um so wirksamer galten, je weniger von ihnen ausgeschieden und je länger der nichtausgeschiedene Anteil im Organismus retiniert wurde. Außer von der Eisenassimilation, unter der im allgemeinen die Angleichung des zugeführten Eisens an das physiologisch vorhandene Körpereisen verstanden wird, wurde auch von Eisenansatz gesprochen und in der Anreicherung der Organe an Eisen eine Wertbemessung des im Körper zugeführten Eisens vorgenommen.

Wir dürfen heute aus dem vorliegenden Tatsachenmaterial den Schluß ziehen, daß der Begriff der Eisenassimilation nur so weit haltbar ist, als er sich auf die Umwandlung des zugeführten Eisens zu Hämoglobineisen bezieht. Eisenansatz und Eisenanreicherung des zugeführten Eisens in den Organen besagt dagegen weder in pharmakologischer noch in physiologischer Beziehung etwas über die Verwertbarkeit des Eisens im Organismus. Wenn wir im besonderen die minimalen Eisenspuren

---

[1] Nach Thoenes u. Aschaffenburg: Zit. S. 896.

in Betracht ziehen, welche, wie schon erwähnt wurde und noch ausführlich behandelt werden soll, die Träger der eigentlichen Eisenwirkung im Organismus darstellen, dann zeigt sich so recht, wie bedeutungslos die verhältnismäßig großen Eisenmengen sind, welche in den Organen, insbesondere in Leber und Milz, abgelagert sein können und von deren Anwesenheit oder Abwesenheit der Eisenhaushalt unter normalen physiologischen Bedingungen überhaupt nicht beeinflußt wird. Dies geht am deutlichsten aus dem Verhalten intravenös injizierter kolloider Eisenverbindungen hervor, welche imstande sind, die Eisendepots im reticuloendothelialen Gewebe ganz außerordentlich, oft um das Vieltausendfache gegenüber dem Normalwerte, zu erhöhen, ohne irgendeine Änderung im physiologischen oder pharmakologischen Teil des Eisenhaushaltes hervorzurufen. Daß es sich bei diesen Depots um nicht reagierende und am Eisenstoffwechsel nicht teilnehmende Eisenverbindungen handelt, wird auch durch die Befunde unterstützt, daß diese Depots viele Monate im Reticuloendothel liegen bleiben können und daß ihre Ausscheidung so allmählich vor sich geht, daß sie quantitativ überhaupt nicht verfolgt werden kann.

Solche Feststellungen zeigen uns somit, daß gerade jene Kriterien, welche für die Bewertung der Eisenverbindungen vom pharmakologischen Gesichtspunkt aus einst große Geltung hatten, wie Assimilation, Retention, Eisenanreicherung und Eisenansatz, für die pharmakologische Beurteilung der Eisenwirkung immer mehr an Bedeutung verloren haben und daß die eigentliche Wirkung weniger in quantitativer als vielmehr in qualitativer Beziehung erfaßt werden muß.

So wichtig folglich alle bisher behandelten Abschnitte für das Schicksal des Eisens im Organismus als Grundlage für das Verständnis seiner physiologischen und pharmakologischen Bedeutung sind, so treten sie auf Grund des eben Gesagten doch zurück gegenüber der Bedeutung der reinen pharmakologischen Wirkung, die den verschiedenen Eisenverbindungen in verschiedenem Grade zukommt.

B. Pharmakologische Wirkungen des Eisens.

1. Allgemeines über die Beurteilung der Wirksamkeit.

Das Studium einer jeden pharmakologischen Wirkung wird ebenso wie die Analyse der Eisenwirkung um so sicherere Ergebnisse zeitigen, je einfacher die Reaktionen sind, die als „Wirkungen" in Erscheinung treten und je einfacher das Objekt ist, das auf den zu prüfenden Stoff reagiert. Demzufolge lassen sich die Wirkungen auffassen:

1. als einfache Reaktionen rein chemischer bzw. physikalisch-chemischer Natur zwischen dem wirkenden Metall und den einzelnen Bausteinen bzw. deren Verbindungen im Organismus; diese Wirkungen lassen sich meistens schon in vitro studieren;

2. als Beeinflussung einfacher biologischer Reaktionen, wie die der Fermentwirkungen, die ebenfalls der Untersuchung in vitro zugänglich sind;

3. als Beeinflussung einzelner Organfunktionen, für die teilweise das überlebende Organ das Untersuchungsobjekt sein kann;

4. als Zustandsänderungen an einzelnen Organsystemen, die stets nur am ganzen Organismus durchgeführt werden können.

Es bedarf hier keiner näheren Begründung, daß die Schwierigkeit der Analyse in der angegebenen Reihenfolge wächst.

Wenn in der folgenden Darstellung der Analyse der Eisenwirkungen im allgemeinen in der eben angegebenen Reihenfolge vorgegangen werden soll, so muß doch noch berücksichtigt werden, daß sich die Wirkungen in zwei voneinander grundsätzlich verschiedene Gruppen einteilen lassen. Die erste Gruppe umfaßt die dynamischen Wirkungen, mit denen gewöhnlich die pharmakologischen Wirkungen schlechtweg identifiziert wurden. Wir verstehen darunter bekanntlich jede sichtbar werdende Änderung der Funktion eines Organs oder Organteils, die außerhalb jener Funktionsschwankungen gelegen ist, die wir als physiologische Breite der Organfunktionen zu bezeichnen pflegen. Demzufolge führen die dynamisch-pharmakologischen Wirkungen entweder zu einer Hypofunktion als Ausdruck von Lähmung schlechtweg oder zu einer Hyperfunktion als Ausdruck einer Erregung. Gerade in der Zeit der klassischen experimentellen Pharmakologie wurden alle jene Stoffe als pharmakologisch wirkungslos bezeichnet, welche keine solchen dynamischen Wirkungen erkennen ließen. In den letzten Jahren wurde aber eine ganze Reihe pharmakologischer Wirkungen erkannt, die diesen, äußerlich sichtbaren, dynamischen Effekt hinsichtlich der Funktionsänderung zunächst nicht zeigten, die aber trotzdem eine Wirkung auf verschiedene Organe, ja oft sogar auf den ganzen Organismus dadurch erkennen ließen, daß nachfolgend gesetzte Reize anders verliefen als vor der Applikation des betreffenden Stoffes. Es mußte somit eine Beeinflussung des Organs erfolgt sein, die zwar äußerlich nicht in Erscheinung tritt, sondern erst durch die Änderung des Ablaufes nachfolgender Reize manifest wird. In Anlehnung an die bei der Elektrizität übliche Nomenklatur wurden diese Wirkungen, die nicht als direkt sichtbare Funktionsänderungen in Erscheinung treten, als statische[1] bezeichnet.

In die Gruppe dieser sog. statischen Wirkungen müssen wir auch alle jene rechnen, die sich in der Erhöhung der Resistenz des Organismus gegen Reize verschiedenster Art äußern, so gegen Entzündungserregung, gegen Infektionen, Giftwirkungen im weitesten Sinne des Wortes u. v. a. Die meisten dieser statisch wirkenden Stoffe gehören keiner bestimmten pharmakologischen oder chemischen Gruppe an, sie sind meist auch nicht organspezifisch, sondern beeinflussen zahlreiche Organsysteme, vielfach als sog. Protoplasmagifte das Protoplasma aller Zellen, somit den ganzen Organismus und wirken daher gewissermaßen omnicellulär[2]. Nach ihrer Applikation bleiben die äußerlich sichtbaren Organfunktionen unverändert. Nach einer gewissen Latenzzeit gesetzte Reize (Entzündungserregung, Erregung bestimmter Nerven und Nervengruppen, Infektionen u. a.) bleiben dagegen entweder ganz erfolglos oder zeigen einen vollkommen anderen Verlauf als die am unbehandelten Organ gesetzten[2].

Auf den ersten Blick lassen sich so die dynamischen und die statischen pharmakologischen Wirkungen als zwei grundsätzlich voneinander verschiedene Wirkungstypen darstellen. Dies hatte ja eben dazu geführt, daß lange Zeit hindurch die statischen Wirkungen vollkommen unbeachtet und vielfach sogar unerkannt geblieben waren. Versucht man es nun aber, diese beiden Arten von Wirkungen zu analysieren, so gelangt man, wenigstens in einigen Fällen, zu der Annahme, daß eigentlich die Ursachen dieser beiden Wirkungstypen gar nicht grundsätzlich verschiedenartig sein müssen. Die äußerlich manifest werdenden dynamischen Wirkungen äußern sich z. B. als Folge der Erregung eines Muskels, die wiederum auf die Erregung eines Nerven zurückgeführt wird, oder in Lähmung im Bereiche des Zentralnervensystems oder peripherer Nerven- und Muskelgruppen, u. v. a.

Statische Wirkungen können, wie bereits oben ausgeführt wurde, omnicellulär sein und lassen sich nur durch äußerlich zunächst nicht manifest werdende Zustandsänderung im Protoplasma verstehen. Wir müssen aber berücksichtigen, daß letzten Endes auch jede dynamische Wirkung auf eine Zustandsänderung im Protoplasma des reagierenden Organs bzw. Organteiles zurückgeführt werden muß, die sich dann eben als Erregung oder Lähmung äußert.

Solche Überlegungen führen eigentlich zu dem Ergebnis, daß letzten Endes alle pharmakologischen Wirkungen, mögen sie als dynamische unmittelbar oder als statische mittelbar in Erscheinung treten, auf Beeinflussung des gleichen Angriffspunktes, des Protoplasmas, zurückzuführen sind.

Eine der klassischen statischen Wirkungen ist die der Mutterkornalkaloide von Dale[3]. Es gibt aber eine Reihe von Wirkungen, die eigentlich in gleicher Weise charakterisiert werden

[1] Langecker, H.: Beiträge zur Pharmakologie des Froschherzens. Arch. f. exper. Path. 106, 1 (1925) — Statische Arzneimittelwirkung und die Reaktionslage des Organismus. Klin. Wschr. 9, 1481 (1930). — Wiechowski, W.: Diskussionsbemerkung zum Referat über Proteinkörpertherapie auf der Tagung der dtsch. pharmakol. Ges. Düsseldorf 1926. — [2] Vgl. hierzu Starkenstein: Zustandsänderungen des Organismus als Grundlage pharmakologischer Wirkungen. Münch. med. Wschr. 1919, 205 — Pharmakologie der Entzündung im Handb. der normalen und path. Physiol. 13, 340 (1929). — [3] Dale, H. H.: J. of Physiol. 34, 163 (1906).

müßten. Die Bepinselung eines Schleimhautgebietes mit einer Cocainlösung zeigt keinerlei äußerlich sichtbar werdende Wirkungen. Es fehlt somit dem Cocain jeder primär sichtbar werdende pharmakologische, dynamische Effekt. Daß eine Lähmung sensibler Nerven dabei erfolgte, kann naturgemäß auch nur durch einen nachfolgenden sensiblen Reiz wahrnehmbar gemacht werden.

Aus diesen und noch vielen anderen Beispielen würde hervorgehen, daß letzten Endes statische und dynamische Wirkungen sich als pharmakologisch wesensgleich erweisen müssen, mögen sie direkt sichtbar werdende Änderungen der Organfunktion darstellen oder mag erst nach einer Latenzzeit durch einen nachfolgenden Reiz die bereits früher erfolgte Beeinflussung eines bestehenden Zustandes im Organismus manifest gemacht werden.

Zu diesen Kriterien tritt aber noch eines hinzu, das die statischen Wirkungen in ihrem Wesen vielleicht doch von den dynamischen unterscheidet: die Zeitgebundenheit. Während die dynamische Wirkung mit der Anwesenheit des Giftes in dem Organ, in welchen es seine Wirkung entfaltet, zusammenhängt, ist die statische zwar an eine bestimmte Einwirkungszeit des Giftes gebunden, die Wirkung selbst aber überdauert die Anwesenheit des Giftes; ja es gibt Fälle von statischen Wirkungen, die — auch unter Anwendung eines Hilfsreizes — erst zu einer Zeit manifest werden, wo das Gift entweder das Organ schon verlassen hat oder bereits zerstört worden ist.

Gerade diese Art von Wirkungen zeigt, daß bei der pharmakologischen Prüfung nicht nur auf die unmittelbar sichtbar werdenden dynamischen Wirkungen geachtet werden darf, sondern daß auch beim Fehlen solcher dynamischer Wirkungen stets an die Möglichkeit vorhandener statischer im Sinne obiger Definition gedacht werden muß. Auf diese beiden Wirkungstypen wird auch beim Studium der pharmakologischen Eisenwirkungen bzw. bei der Beurteilung der daraufhin durchgeführten Untersuchungen geachtet werden müssen.

Die größte Schwierigkeit bietet die Analyse pharmakologischer Wirkungen auf Grund klinisch-therapeutischer Beobachtungen. Es kann hier nicht auf alle Einzelheiten hinsichtlich der Beziehungen zwischen experimentell-pharmakologischer und klinisch-pharmakologischer Wirkung eingegangen werden; diesbezüglich sei auf die Methodenlehre der therapeutischen Untersuchung von Paul Martini[1] verwiesen, die auf solche Fragen weitgehend Rücksicht nimmt, die Schwierigkeiten der Analyse am Krankenbette darlegt und zum Ausbau solcher Methoden nach verschiedener Richtung hin Anregung gibt.

2. Wirkung des Eisens auf Bakterien, Pilze und Enzyme.

Hinsichtlich der Beziehungen von Bakterien zu Eisen sei zunächst kurz und nur zusammenfassend die Literatur über die sog. Eisenbakterien angeführt: Schon im Jahre 1879 hat Zopf[2] sich mit der Crenothrix polyspora beschäftigt. Neuerliche Studien über die Eisenbakterien hat dann Winogradsky[3] ausgeführt. Eisenbakterien sind in großer Formenzahl bekannt; sie sind vielgestaltig, gehören zum größten Teile zu den Fadenbakterien und stellen meist gerade, einfache oder verzweigte Fäden oder gewellte bis korkzieherartig gestaltete Gebilde dar. Sie vermögen in einer gallertigen Hülle viel Eisenoxyd einzulagern, häufig so viel, daß sie dadurch ein rostrotes Aussehen erhalten. Wiewohl sie gestaltlich verschieden und so morphologisch nicht immer verwandt sind, gehören sie als physiologische Gruppe eben wegen der Eiseneinlagerung in ihre Gallertscheiden zusammen. Hinsichtlich der Literatur, in der die verschiedenen Formen der in diese Gruppe gehörenden Bakterien beschrieben sind, sei auf die unten angeführten Arbeiten verwiesen[4].

[1] Martini, Paul: Methodenlehre der therapeutischen Untersuchung. Berlin: Julius Springer 1932. — [2] Zopf, W.: Entwicklungsgeschichtliche Untersuchung über Crenothrix polyspora, die Ursache der Berliner Wasserkalamität. Berlin 1879. — [3] Winogradsky, S.: Über Eisenbakterien. Bot. Ztg 261 (1888). — [4] Miyoshi: J. Coll. Sci. Tokyo 10, 139 (1897). — Gasperini: Ann. Igiene sper. 9, 1 (1899). — Adler, O.: Zbl. Bakter. II 11, 215 (1903). — Schorler: Ebenda 12, 681 (1904); 15, 564 (1905). — Rullmann: Lafars Handb. 3, 193 (1904). — Schwers: Zbl. Bakter. II 33, 273, 277 (1912). — Ellis: Proc. roy. Soc. Edinburgh 28, 338 (1908); 31, 499 (1911). — Molisch: Ann. Jard. bot. Buitenzorg I Suppl. 3, 26 (1910). — Mumford: J. amer. chem. Soc. 103, 645 (1913). — Brussoff, A.: Zbl. Bakter. II 45, 547 (1916); 48, 193 (1918). — Naumann, E.: Einsammeln von Eisenbakterien. Ber. dtsch. bot. Ges. 37, 76 (1919).

Erwähnt seien als am häufigsten vorkommend und auch am häufigsten in ihren biologischen Wirkungen auf das Eisen beschrieben: Crenothrix, Cladothrix, Leptothrix, Anthophysa ferruginea und Gallionelle ferruginea. Auch die Leptothrix ochracea oxydiert ebenso wie die anderen Eisenbakterien das Ferrocarbonat der Eisenquellen, welche sie bewohnt, zu Ferrisalz, das dann unter Bildung von Ferrihydroxyd ausfällt.

Molisch[1], der den biologischen Fragen dieser Bakteriengruppe zahlreiche Untersuchungen gewidmet hat, vermochte die Leptothrix in Reinkultur zu erhalten. Während Winogradsky Ferrocarbonatzusatz zum Nährboden als notwendige Voraussetzung für das Wachstum der Bakterien angibt, gelang es Molisch, auch eisenfreie Kulturen zu erzielen. Adler[2] schreibt der Tätigkeit der eisenaufspeichernden Mikroorganismen neben dem Entweichen der Kohlensäure auch die Schuld an der mangelnden Haltbarkeit eisenhaltiger Mineralwässer zu. Die Beteiligung biologischer Ursachen am Ausfallen der Eisensalze schließt Adler aus, da der Zusatz von antiseptisch wirkenden Stoffen die Haltbarkeit der natürlichen Eisenwässer erheblich erhöht. Er fand auch, daß Antophysa vegetans neben dem Eisen auch das Mangan aufzuspeichern vermag, und zwar in viel größerem Maße als das Eisen[3].

Auch Schorler[4] hat sich mit der Biologie der Eisenbakterien beschäftigt. Lieske[5] vermochte nicht mit den von Winogradsky, Büsgen und Molisch verwendeten Methoden ein aus Rostanhäufungen in eisernen Leitungsrohren gefundenes Eisenbacterium, Spirophyllum ferrugineum, zu kultivieren. Erst fortgesetztes Überimpfen in Nährlösungen, die kohlensaures Eisenoxydul, anorganische Salze, aber keine organischen Nährstoffe enthielten, führten zu Reinkulturen. Die Kulturen gelangen am besten bei etwa 6 °C; bei 27 ° hört das Wachstum schon vollständig auf. Für die Entwicklung ist eine gewisse Menge Eisen nötig, die durch kein anderes Metall ersetzt werden kann. Es genügt Zusatz von metallischem Eisen, das wahrscheinlich durch Kohlensäure gelöst, als Ferrocarbonat aufgenommen wird. Direkter Zusatz von Ferrocarbonat wirkt sehr günstig, während andere Eisenoxyd- und Eisenoxydulsalze unwirksam sind. Außer Eisen ist auch atmosphärischer Sauerstoff zum Gedeihen von Spirophyllum ferrugineum nötig. Ein Einfluß freier Kohlensäure ist nicht direkt nachzuweisen, da bei Abwesenheit von Kohlensäure die Bildung des Eisenoxydulcarbonats ausgeschlossen ist. In Reinkulturen wird das Wachstum des Bacteriums schon durch Zusatz von 0,01% organischer Substanz (Pepton, Rohrzucker, Asparagin) bedeutend gehemmt, während andererseits bei vollkommenem Ausschluß organischer Substanzen die Entwicklung sehr günstig verläuft. Daraus wird geschlossen, daß Spirophyllum ferrugineum nicht imstande ist, seinen Kohlenstoff aus organischen Substanzen zu gewinnen. Es bindet ihn mittels anorganischen Kohlenstoffes ohne Mitwirkung des Lichtes.

Die bei der Oxydation frei werdende Wärmemenge läßt sich berechnen nach der Gleichung:

$$2\,FeCO_3 - 3\,H_2O + Fe_2(OH)_6 + 2\,CO_2 \left.\right\} = 29\ gcal,$$
$$2 \cdot 184 \qquad 3 \cdot 69 \qquad 398 \qquad 2 \cdot 103$$

[1] Molisch, H.: Die Eisenbakterien. Jena 1910. — [2] Adler, O.: Biologische Untersuchungen von natürlichem Eisenwasser. Dtsch. med. Wschr. 27, 431, 916 (1901). — [3] Adler, O.: Über Eisenbakterien in ihrer Beziehung zu den therapeutisch verwendeten natürlichen Eisenwässern. Zbl. Bakter. II 11, 215 (1904). — [4] Schorler, B.: Beiträge zur Kenntnis der Eisenbakterien. Zbl. Bakter. II 12, 681 (1904). — [5] Lieske, R.: Beiträge zur Kenntnis der Physiologie von Spirophyllum ferrugineum elis, einem typischen Eisenbacterium. Jber. wiss. Bot. 49, 91 (1911).

also pro Gramm oxydiertes Eisenoxydulcarbonat 125 gcal. Tote Bakterienscheiden nehmen bei der Eisenspeicherung nie an Volumen zu, wenn sie auch fähig sind, gewisse Mengen von Eisensalzen aufzunehmen. Wenn ferner in den Kulturen mit geringer Menge Eisen konstant CO_2 im Überschuß vorhanden ist, tritt keine mechanische Ausfällung von Eisen durch den Luftsauerstoff auf, während die assimilierenden Spirophyllumfäden Eisenoxydhydrat in reichlicher Menge speichern. Die Eisenspeicherung ist somit auf die Lebenstätigkeit des Organismus zurückzuführen.

Während Spirophyllum auf Eisennahrung angewiesen ist, können andere in Mangansalzen einen Ersatz für Eisen finden.

Beijerinck[1] beschrieb den Bacillus manganicum als ein neues Ferrobacterium, welches hervorragend stark $MnCO_3$ oxydiert. Auch Schimmelpilze können sich braunschwarz in Mangankulturen färben, wie Papulaspora manganica u. a. Nach Soehngen[2] kommt es in bestimmten Fällen wieder zur Lösung des abgelagerten Mn_2O_3 unter Bildung von CO_2 und Manganisalzen.

Mangankulturen gelangen ferner Brussoff[3] mit einem stäbchenförmigen Eisenbacterium aus Klärschlamm. Dieses Ferribacterium Calceum speichert auch Kalk, so daß Eisen hier sowohl durch Mn als durch Ca ersetzbar ist; außerdem wurden auch eisenfreie Formen gezüchtet. In diesen Fällen handelt es sich somit um fakultative Eisenbakterien.

In neuerer Zeit wurde verschiedentlich der Prozeß der Eisenaufnahme durch die erwähnten Bakterien studiert. Gickelhorn[4] fand, daß die Berlinerblaubildung als Reaktion auf Fe_2O_3-Verbindungen bei Trachelomonasarten und Eisenbakterien in 3 Typen auftritt: a) lokal, auf Fe führende Teile des Organismus beschränkt; b) als körneliger oder homogenblauer Niederschlag auch außerhalb der Körperteile; c) in Form Traubescher Zellen mannigfachster Gestalt und Größe an der Körper- bzw. Schalen- und Scheibenoberfläche. Eisengehalt und -speicherung können getrennt voneinander auftreten.

Das im Mikroskop beobachtete Ausstoßen der nachgewiesenen Fe-Verbindungen unter Bildung ruckartig anwachsender Traubescher Zellen ist als Reizvorgang aufzufassen, da nur lebende Trachelomonasarten dies zeigen.

Meehan und Baas-Becking[5] fanden, daß die Ablagerungen von Eisenhydroxyd in den lebenden Zellen der Eisenorganismen auf verschiedenen Wegen zustande kommen können.

1. Durch Oxydation von Eisensulfid, wie sie am Grund von Tümpeln und Teichen stattfindet; dort lebende autotrophe Flagellaten sind oft von einer braunen Lage des Niederschlages bedeckt; 2. durch Oxydation von Ferrocarbonat. Diese Reaktion, bei der Energie frei wird, ist in der Natur häufig. Man hat angenommen, daß die frei werdende Energie von Bakterien zur Kohlensäureassimilation verwendet wird. In die Gruppe dieser Organismen gehören die als Spirophyllum, Gallionella, Nodofolium und Toxothrix beschriebenen Formen. 3. Viele Protozoen besitzen Stiele oder Scheiden, in denen das Eisen passiv niedergeschlagen wird, so Anthophysa, Rhipidodendron und Leptothrix. 4. Die Löslichkeit der Ferri- und Ferrosalze hängt von der Acidität ab. Die Ferriform ist löslich bei $p_H < 5$, die Ferroform bei $p_H < 6,5$. Deshalb sind Organismen, die das Medium alkalisch machen, imstande, Eisen auszufällen. Spirophyllum, Gallionella, Nodofolium und Toxothrix sind wahrscheinlich identisch. Die Formen kommen auch in der Luft vor, aus der sie mit geeigneten Methoden isoliert werden können. Typisch für Gallionella sind die mit Eisen inkrustierten Stiele, an deren Ende die kleine Zelle sitzt, die sie ausgeschieden

---

[1] Beijerinck, M. W.: Fol. microbiol. 2, 1, 123 (1913). — [2] Soehngen, N. J.: Chem. Weekbl. II 240 (1914). — [3] Brussoff, A.: Zbl. Bakter. II 45, 547 (1916); 48, 193 (1918). — [4] Gickelhorn, G.: Studien an Eisenorganismen. I. Anz. d. Akad. d. wiss. Wien. Math.-nat. Kl. 1920, Nr 10, 106. — [5] Meehan, W. J., u. L. Baas-Becking: Iron organism. Science (N. Y.) 66, 42 (1927) — Tijdschr. nederl. dierkd. Ver.igg 1, 10 (1928).

hat. Diese Zelle verhält sich im Hängetropfen wie ein Flagellat, schwärmt, setzt sich fest und bildet einen neuen Stiel. Der bohnenförmige Organismus mißt $0,8 \times 0,5\,\mu$. Gute Kulturen des Organismus wurden in stark alkalischen Lösungen erzielt, in denen keine Eisenionen vorhanden sind. Die Oxydation von Ferrosalzen oder metallischem Eisen wird durch den Organismus nicht beschleunigt.

Lewis[1] hat bekannte Bakterienarten, die zu den Eubakterien gerechnet werden, auf ihre Fähigkeit, Eisenverbindungen aus Salzen organischer Säuren zu fällen, untersucht. Diese Eigenschaft zeigte sich auch bei ganz anderen Familien und Gattungen, während sie manchmal bei nahe verwandten Arten oder verschiedenen Rassen derselben Art fehlte. In natürlichen Wässern und Bodenauszügen wurde das für die Bakterienfällung von Eisen nötige Optimum an Phosphaten nicht erreicht. Die Fällung erfolgte hier viel langsamer als in Lösungen, die viel Phosphate enthielten. Eisenfällung fand auch bei Anwesenheit brauchbarerer Kohlenstoffverbindungen statt. Eisencitrat-, -tartrat und -albuminat war für künstliche Medien günstiger als andere Eisenverbindungen. Wegen ihrer großen Verbreitung sind die Bacillen und die grün fluorescierenden Bakterien die wichtigsten eisenfällenden Formen der echten Bakterien. Die Eisenfällung kann benutzt werden zur Bestimmung der Nutzbarmachung gewisser organischer Säuren.

Ausführlich haben sich Cholodny[2] sowie Naumann[3] mit der Eisenbakterienforschung beschäftigt.

In Weiterentwicklung der Anschauungen Molischs und Gaidukows faßt Naumann den Begriff ,,Eisenorganismus'' möglichst weit und stellt darunter alle jene Formen, die sich als Eisenfäller (siderogene) oder als Eisenlöser (sidero phage) Organismen betätigen. Die ersteren sind entweder direkt als solche erkennbar oder erst durch das Kulturverfahren zu bestimmen. Je nachdem sie das Eisen in der Zelle bzw. der Gallerte niederschlagen oder nicht, werden sie in siderophore oder nichtsiderophore unterschieden.

Nach Lieske sind auch gewisse Hyphomyceten wie Cytromyces siderophyllus und mucorähnliche Arten eisenspeichernd. Cytromyces siderophyllus bildet wie die anderen Cytromycesarten aus Rohrzucker Citronensäure, hat aber die spezifische Eigentümlichkeit, daß er unter gewissen Bedingungen Eisen zu speichern vermag. Er wächst auch ohne Eisenzusatz, zeigt aber bei Darbietung von $0,05\%$ $FeSO_4$ beträchtliche Vermehrung der Trockensubstanz. Er erweist sich damit gegen Eisensulfat und ebenso gegen Zinksulfat bedeutend widerstandsfähiger als die gewöhnlichen Schimmelpilze. Während Eisenoxydulsalze auch in höherer Konzentration ungiftig blieben, sind Eisenoxydsalze für Cytromyces siderophyllus ebenso giftig wie für andere Schimmelpilze. Ob das zugesetzte Eisenoxyd innerhalb der Pilzhyphen oder außerhalb in der umgebenden Nährlösung reduziert wird, konnte nicht festgestellt werden. Die Inkrustation der Hyphen mit Eisen ist von der wachstumsfördernden Wirkung des Eisenions unabhängig, jedoch abhängig von der Beschaffenheit der Kohlenstoffquellen. In der Natur beteiligen sich die Eisenpilze neben den Eisenbakterien an der Bildung von Raseneisenstein.

Schon Winogradsky hat auf die Mitwirkung der Eisenbakterien an der Entstehung der natürlichen Raseneisensteinlager hingewiesen, die aber von Molisch bezweifelt wurde, der seine Ansicht darauf stützte, daß in den Raseneisensteinen mikroskopisch keine Bakterien nachzuweisen waren. Die Eisenbakterien sind insgesamt aerob.

Hier seien auch die Untersuchungen von Romanow[4] erwähnt. An der Eisenspeicherung beteiligen sich auch Algen wie Conferva gladophora[5].

[1] Lewis, J. M.: Die Fällung von Eisenverbindungen aus Salzen organischer Säuren durch gewisse Arten von Eubakterien. Zbl. Bakter. II 75, 45 (1928). — [2] Cholodny, N.: Über Eisenbakterien und ihre Beziehungen zu den Algen. Ber. dtsch. bot. Ges. 40, 326 (1922) — Über neue Eisenbakterienarten aus der Gattung Leptothrix Kitz. Zbl. Bakter. II 41, 292 (1924) — Morphologie der Eisenbakterien Gallionella und Spirophyllum. Ber. dtsch. bot. Ges. 42, 35 (1924) — Die Eisenbakterien. Pflanzenforsch. 1926, H. 4. — [3] Naumann, E.: Über den Begriff Eisenorganismus. Ber. dtsch. bot. Ges. 46, 135 (1928) — Zbl. Bakter. II 78, 380 (1929). — [4] Romanow, Th.: Der Eisengehalt des Pilzes der Actinomycosis. Russk. Wratsch 18 (1905). — [5] Gaidukow: Ber. dtsch. bot. Ges. 250 (1905).

Hinsichtlich der Bedeutung des Eisens für die anderen Wasserpflanzen sei auf das im Abschnitt über das Eisen im Pflanzenreiche (s. S. 792) Gesagte verwiesen, im besonderen noch auf die Monographie von Uspenski[1] (vgl. hierzu auch K. Boresch[2]).

Millardet und Gayon[3] beobachteten Hemmung der Zoosporenentwicklung von Peronosporaconidien·durch Ferrosulfat; völlig ungestört ging die Entwicklung eben noch vor sich in einer Lösung von 1:100000.

Calvert prüfte Eisensulfat (Ferrosulfat) in der Verdünnung von 1:1000 an 20proz. Hühnereiweißlösungen und fand eher eine Beschleunigung der Entwicklung von Bakterien und Pilzen als eine Verlangsamung.

Wüthrich[4] untersuchte eine Anzahl sporentragender Pilze unter Benutzung von feuchten Kammern als Objektträger und Deckglas zum Teil in reinem Wasser, zum Teil in Nährlösungen. Es wurden stets Lösungen verwendet, die Ferrosulfat in Äquivalentgewichten enthielten und die immer um das 10fache verdünnt wurden. Festgestellt wurde die Konzentration in der noch normale Keimung, in der keine Keimung mehr erfolgte, sowie dazwischen liegende Stadien, die je nach den einzelnen Arten verschieden zu charakterisieren waren. Es zeigte sich bei Conidien von Phytophthora infestans de By normale Keimung bei 0,00001, verminderte Schwärmsporenbildung bei 0,0001, keine Schwärmsporenbildung, sondern direkte Auskeimung bei 0,001 und endlich keine Keimung mehr bei 0,01 Äquivalent Fe. Diese Versuche wurden in reinem Wasser angestellt, in dem die Keimung durch Bildung von Schwärmsporen normalerweise vorherrscht.

In einer zweiten Versuchsreihe wurde der gleiche Organismus verwendet, jedoch in einer Lösung von Malzextrakt, in der die Conidien normalerweise zu langen Keimschläuchen meist unter Verzweigung auskeimen und keine Schwärmsporen bilden. Es zeigte sich normale Keimung bei 0,0001 und keine Keimung bei 0,01; bei 10fach geringerer Konzentration war die Keimung wenig vermindert.

In einer dritten Versuchsreihe wurden Conidien in destilliertem Wasser zur Bildung von Schwärmsporen veranlaßt. Wenn sehr zahlreiche, in lebhafter Bewegung begriffene Zoosporen vorhanden waren, wurde die Eisenlösung zugesetzt. Es zeigte sich, daß die Weiterentwicklung der Zoosporen noch in Konzentrationen vor sich ging, in denen die Schwärmerbildung bei direkter Aussaat der Conidien bereits merklich behindert war. Normale Keimung der Zoosporen erfolgte in der Konzentration von 0,0001 Äquivalent Ferrosulfat; auch war ihre Bewegung nicht verlangsamt. 10fache Konzentration zeigte verminderte Keimung, verlangsamte Bewegung, 100fache Aufhebung der Keimung und Bewegung.

Conidien von Peronospora viticola wurden in den gleichen Konzentrationen beeinflußt wie Phytophthora infestans. Nur erfolgte bei 0,001 keine Keimung, ebensowenig die Schwärmsporenbildung. Ihre Zoosporen verhielten sich ebenfalls etwa gleichartig, waren aber etwas empfindlicher: bei 0,001 zeigten sie keine Keimung und verlangsamte oder sofort sistierte Bewegung, während sie sich bei 10fach geringerer Konzentration normal verhielten.

Ustilago Carbo wurde in Form seiner Sporen untersucht, und zwar in reinem Wasser sowohl wie in Malzextraktlösung. Es zeigte sich normale Keimung bei der Konzentration 0,0001 oder 0,001 (Nährlösung), wenig verminderte

[1] Uspenski: Über das Eisen als Faktor für die Verbreitung niederer Wasserpflanzen. Pflanzenforsch. H. 9. Jena 1927. — [2] Boresch, K.: Die anorganischen Bestandteile. Handb. d. Pflanzenernährung und Düngerlehre 1, 255ff. Berlin: Julius Springer 1931. — [3] Millardet u. Gayon: C. r. Acad. Sci. Paris 101 II, 929 (1885). — [4] Wüthrich, E.: Z Pflanzenkrkh. 2, 16 (1893).

Keimung bei 10fach, stark verminderte Keimung bei 100fach stärkeren Konzentrationen, keine Keimung bei 0,1 oder 0,5.

Die Uredosporen von Puccinia graminis wurden in reinem Wasser untersucht, zeigten normale Keimung bei 0,0001, Aufhebung der Keimung bei 0,1, dazwischen mehr oder weniger Abschwächung. Die Äcidiumsporen desselben Organismus zeigten normale Keimung in der gleichen Konzentration, dagegen Aufhebung der Keimung bereits bei 0,01.

Conidien von Claviceps purpurea zeigten normale Keimung bei 0,001, keine Keimung bei der Konzentration 1,0 Äquivalent Ferrosulfat, dazwischen mehr oder weniger Abschwächung. An Oberhautzellen des Mittelnerven auf der Blattunterseite von Tradescantia wurden plasmolytische Versuche angestellt, wobei sich der Beginn der Plasmolyse zwischen 0,2 und 0,3 bemerkbar macht.

Über die Versuche, das Eindringen von Eisen in die Zellen nachzuweisen, wird ausgesagt, daß zu den mit Eisen behandelten Sporen „ein Tropfen einer Mischung von Ferro- und Ferricyankaliumlösung zugesetzt und außerdem zur Beförderung der Reaktion eine kleine Menge Salzsäure" gegeben wurde. Fast ausnahmslos konnte in den Konzentrationen, in denen keine Keimung erfolgte, eine deutliche, häufig sogar eine sehr intensive Blaufärbung des Sporeninhalts beobachtet werden. In einem ausführlicher wiedergegebenen Falle wurden Conidien von Pernospora infestans nach Einwirkung einer Eisenvitriollösung von 0,001 Äquivalent so verändert, daß sie keine Schwärmsporen mehr bildeten, aber noch vereinzelt direkte Auskeimungen zeigten. Die Prüfung auf Eisen ergab in zahlreichen Proben übereinstimmend, daß die nichtgekeimten Conidien fast ohne Ausnahme eine tiefblaue Färbung annahmen, während nur sehr wenige farblos blieben. Ein Teil der ausgekeimten Conidien zeigte samt den Keimschläuchen die Färbung ebenfalls, aber in schwächerem Grade. Der andere Teil der gekeimten Conidien zeigte gar keine Blaufärbung.

Raulin[1] hatte schon im Jahre 1869 festgestellt, daß die Entwicklung von Aspergillus niger bei Anwesenheit von Ferrisalzen 2,7mal rascher vor sich geht als ohne Eisen. Er vermutete, daß das Eisen die Bildung gewisser giftiger Substanzen verhindert, ohne sie aber abzubauen; denn nachträglicher Zusatz von Eisen blieb auf die Entwicklung des Pilzes ohne Einfluß. Ohne Eisen bildet sich ein Stoff, der mit Ferrichlorid eine Rotfärbung gibt. Ist zu Beginn des Wachstums Eisen vorhanden, dann bleibt diese Färbung aus. Hinsichtlich des Mineralstoffbedarfes bei der Ernährung der niederen Pilze sei auf die Mitteilung von Naegeli[2] verwiesen.

Linossier[3] hatte beobachtet, daß Aspergillus niger ein schwarzes eisenhaltiges Pigment bildet, das er Aspergilin nannte. Dieses soll ähnliche Eigenschaften besitzen wie das Hämatin. Er fand Eisen als einen integrierenden Bestandteil dieses Pigments und somit auch des Pilzes.

Den Einfluß des Eisens auf die Bildung der Sporen von Aspergillus niger hat Sauton[4] studiert. Das Ausbleiben der Sporenbildung bei Aspergillus in Fe-freier Kulturflüssigkeit ist nicht (wie Fernbach[5] angenommen hat) auf die Giftwirkung der in den Kulturen vorhandenen HCNS zurückzuführen. Eine

[1] Raulin, J.: Etudes chimiques sur la vegetation. Ann. des Sci. natur. V 11, 93 (1869). — [2] Naegeli: Die Ernährung der niederen Pilze durch Mineralstoffe. Sitzgsber. bayer. Akad. Wiss., Math.-physik. Kl. 10, 340 (1880). — [3] Linossier, G.: C. r. Acad. Sci. Paris 2/3 (1891); 151, 1075 (1911). — [4] Sauton, B.: Der Einfluß des Eisens auf die Bildung der Sporen von Aspergillus niger. C. r. Acad. Sci. Paris 151, 241 (1910) — Einfluß des Eisens auf die Kultur einiger Schimmelpilze. Ann. Inst. Pasteur 25, 924 (1911). — [5] Fernbach: C. r. Acad. Sci. Paris 135, 51 (1902) — Chem. Zbl. 1902 II, 531.

solche Dosis $(0{,}05^0/_{00})$ bewirkt höchstens eine Verzögerung der Sporenbildung. Fügt man zu einer infolge Abwesenheit von Fe sporenfreien Lösung $FeSO_4$, so bilden sich Sporen, zuerst an den mit Luft sich berührenden Stellen. Die Bildung von Sporen scheint mit einer, wahrscheinlich durch das Fe vermittelten O-Absorption verbunden zu sein.

Vollständiges Fehlen der Eisensalze verhinderte die Sporenbildung bei manchen auf Raulinscher Flüssigkeit gezüchteten Schimmelpilzen wie Aspergillus niger und fumigatus und Penicillium glaucum und candidum. Die Sporenbildung bleibt auch später bei Übertragung auf eisenhaltige Nährböden aus. Wahrscheinlich kann das Eisen durch Mangan ersetzt werden. Da auch bei Sauerstoffmangel die Sporenbildung ausbleibt, so wirkt das Eisen vielleicht als Sauerstoffüberträger. Die Frage der Bedeutung des Eisens für die Bildung der Conidien des Aspergillus niger wurde weiterhin von Javillier und Sauton[1] untersucht.

In Gegenwart von Zinksulfat (1 : 100000) und bei Abwesenheit von $FeSO_4$ bilden sich selbst nach vier Tagen keine Sporen. Bei Abwesenheit von $ZnSO_4$ und in Gegenwart von $FeSO_4$ (1 : 100000) entstehen nach zwei Tagen schwarze Conidien. Bei Abwesenheit der beiden Sulfate bildet das Micelium, welches hier noch dünner als in den vorhergehenden Fällen ist, mindestens ebenso rasch Sporen als in Gegenwart von $FeSO_4$. In Gegenwart von Zink und Fe entwickelt sich der Aspergillus normal und treibt am vierten Tage Sporen. Diese Ergebnisse bestätigen also die Beobachtungen von Sauton, wonach bei Abwesenheit von Fe und in Gegenwart relativ größerer Mengen Zn der Aspergillus keine Conidien hervorbringt. Zn ist folglich das Element, welches die Sporenbildung verhindert, während Fe zur Bildung der Conidien und deren Färbung nicht unentbehrlich ist.

Gegenüber den oben angeführten Untersuchungen von Raulin, der einen begünstigenden Einfluß der Metallsalze auf das Wachstum der Pilze festgestellt hatte, konnten Frouin und Guillaumie[2] auf Grund ihrer Experimente mit einfachen und zusammengesetzten Nährböden keinen Einfluß von Eisen und Zink auf die Entwicklung des Aspergillus niger in Gegenwart von Glucose feststellen. Sie glauben, daß die von Raulin gezogenen Schlüsse nur für die von ihm gewählten Bedingungen Gültigkeit beanspruchen können.

Mafitano und Catoire[3] schlossen auf Grund ihrer Untersuchungen über die Rolle des Eisens bei der Proteolyse durch Aspergillus niger, daß der Eisengehalt des Nährbodens die gelatineverflüssigende Wirkung dieses Pilzes vermindere. Kostytschew[4] hat angegeben, daß in Wasserstoffatmosphäre bei Gegenwart von Eisen ein Teil des Nitrates durch Schimmelpilze rein anorganisch zu Nitrit reduziert werden kann. Dagegen nimmt Klein[5] Stellung.

Bortels[6] entfernte durch Adsorption an Blutkohle die natürlichen Eisen-, Zink- und Kupferverunreinigungen aus Kulturlösungen. Sehr sorgfältige Kulturversuche ergaben dann, daß Eisen und Zink für Aspergillus niger lebensnotwendig sind, wahrscheinlich auch für den Bacillus prodigiosus, während

---

[1] Javillier, M., u. B. Sauton: Ist das Eisen für die Bildung der Conidien des Aspergillus niger unentbehrlich? C. r. Acad. Sci. Paris 153, 1177 (1911). — [2] Frouin, A., u. Guillaumie: Le fer et le zinc n'ont influence sur le développement de l'Aspergillus niger en présence de glucose. C. r. Soc. Biol. Paris 89, 32, 986 (1923). — [3] Mafitano, G., u. M. Catoire: Le rôle du fer dans la protéolyse de l'Aspergillus niger. C. r. Soc. Biol. Paris 91, 29, 861 (1924). — [4] Kostytschew: Hoppe-Seylers Z. 154, 262 (1926). — [5] Klein, G.: Nitratassimilation bei Schimmelpilzen. Hoppe-Seylers Z. 174, 278 (1928). — [6] Bortels, H.: Über die Bedeutung von Eisen, Zink und Kupfer für Mikroorganismen. Biochem. Z. 182, 301 (1927).

Zink allein für die Hefe lebensnotwendig erscheint. Kupfer erhöht bei Aspergillus niger die Trockensubstanzproduktion und ist unentbehrlich zur Bildung des schwarzen Conidienfarbstoffes, während es für Hefe und Bacillus prodigiosus keine Bedeutung zu haben scheint. Eisen und Zink sind notwendig zur Bildung von Prodigiosin. Ohne Eisen bildet der Bacillus prodigiosus eine Leukoverbindung, aus der erst mit Ferrosalz der Farbstoff entsteht. Zink fördert das vegetative Wachstum und hemmt die Fruktifikation bei Aspergillus niger. Überdies sind noch andere Aschenelemente, z. B. in der Würze, für Aspergillus niger von Bedeutung, deren Untersuchung noch aussteht. Extrakte aus dem schwarzen Sporenfarbstoff von Aspergillus niger geben dieselben Reaktionen wie der Erdhumus. Er stellt also ein Gemisch von verschiedenen Huminen dar. An der Huminbildung ist außer Kupfer auch Eisen beteiligt. Bei Gegenwart von viel Zink und Stickstoff bildet Aspergillus niger einen schönen Farbstoff (alkalisch violett und wasserlöslich, sauer gelb und ätherlöslich), der wahrscheinlich in Beziehung zur Huminbildung steht. In eisenarmen Lösungen wird der von Raulin entdeckte Stoff produziert, aus dem sich wahrscheinlich beim Erwärmen mit Alkali ein phenol- oder enolartiger Körper entwickelt. Die beschriebenen Metalle sind wahrscheinlich für den Stoffwechsel aller Mikroorganismen von gewisser Bedeutung.

Roberg[1] bestätigte die Unentbehrlichkeit des Eisens und Zinks für das Wachstum von Aspergillus niger. Auch mit anderer Methodik wurde nachgewiesen, daß Eisen und Zink unentbehrliche Nährstoffe des Pilzes sind. Das gleiche gilt auch für andere Aspergillusarten, von denen zwei weitere Vertreter geprüft wurden. Zink hat in eisenarmen Lösungen hemmende Wirkung auf Mycelbildung und Fruktifikation. Eisen wirkt in der Beziehung antagonistisch. Größere Eisenmengen ermöglichen ein Gedeihen des Pilzes auf sauren Nährböden, die ihm sonst schädlich werden.

Die Bedeutung des Eisens für die Entwicklung bakterieller Pigmente wurde durch Lasseur[2] (1911) nachgewiesen, der weiterhin mit Thiry[3] diese Untersuchungen auf die Subtilismesentericusgruppe ausgedehnt hat. Nepveux[4] konnte in Fortsetzung dieser Untersuchungen zeigen, daß B. Bruntzii nach Einsaat auf den synthetischen Nährboden Lasseurs binnen 8 Tagen bei Zimmertemperatur weißlich-schleierartig, zart, gebrechlich, mit einer gekräuselten Einfassung von 3—4 mm wächst. Die Kultur schwimmt auf der Kulturflüssigkeit, die am Grunde der Röhre weinrot, in den mittleren Partien pfirsichblütenfarbig ist. Fehlt dem Nährboden das Eisen, so bleiben die Kulturen ungefärbt, nehmen höchstens im Alter eine gelbliche, niemals eine rötliche Tönung an. Fügt man diesen Kulturen 1 Tropfen 1proz. Eisensulfatlösung hinzu, so erscheint augenblicklich eine rote bis veilchenfarbene Färbung. Dieses Salz gibt unter den verschiedenen Eisensalzen die besten Resultate. Diese Eisenwirkung ist spezifisch, da sich das Eisensulfat nicht durch die Salze des Mangans, Nickels, Kobalts oder Chroms ersetzen läßt. Weitere Versuche zeigten, daß geringe Mengen von Eisen die Bildung der chromogenen Muttersubstanzen fördern. Gab Nährlösung mit 10 mg Eisensulfat spontan maximale Rotfärbung, so gaben solche mit dem 10. Teil des Eisens spontan keine Färbung.

---

[1] Roberg, Max: Über die Wirkung von Eisen-, Zink- und Kupfersalzen auf Aspergillen. Zbl. Bakter. II **74**, 15—23, 333 (1928). — [2] Lasseur, Ph., u. G. Thiry: Über farbige Kulturen von Bakterien. C. r. Acad. Sci. Paris **156**, 166 (1915). — [3] Siehe Küater: Kultur der Mikroorganismen, S. 183. 1913. — [4] Nepveux, F.: Influence du fer sur le pouvoir chromogène de Bacillus brutzii nov. sp. C. r. Soc. Biol. Paris **83**, 17, 742 (1920).

aber nach Eisenzusatz eine der ersten gleichkommende, Kulturen ohne Eisenzusatz nach Zufügung der Sulfatlösung nur eine etwa halb so starke Färbung.

Guilford Reed[1] und Chistine Rice[1] zeigten, daß die gelbe, braune oder rote Farbe der säurefesten Bakterien (Tuberkel-, Lepra-, Smegmabacillus) mit der Anwesenheit vom Eisen in den Nährböden in Zusammenhang steht. Der Mangel an stabilisierenden Substanzen oder hohes p_H, das eine Fällung des Eisens ermöglicht, verhindert die Pigmentbildung. Nicht säurefeste Bakterien sind vom Eisengehalt des Nährbodens nicht so beeinflußt.

In Versuchen über Wachstum und Farbstoffbildung einiger Pilze unter dem Einfluß von Eisen, Zink und Kupfer fand Metz[2], daß in physiologisch saurer Nährlösung alle Pilze viel Säure (p_H 1,4—3,1) produzieren. Allgemein ergeben Fe-Cu-Zn-Kulturen die höchsten Ernteerträge überhaupt. Innerhalb der Versuche mit Metallkombinationen folgt Fe-Zn, dann Zn-Cu, und die geringsten Erträge weist Fe-Cu auf. Von den Einzelgaben bringen die Zn-Kulturen die Höchsterträge, dann folgt faßt ausnahmslos Fe und schließlich Cu. Bezüglich der Farbe der Nährlösung dürfte der Zn-Zusatz die normale Lösungsfarbe begünstigen.

Fischl[3] und Abraham[4] fanden, daß der mit $2^1/_2$—3proz. Eisenchloridlösung behandelte Mundsoor des Kindes im Tierreiche eine leichte Abschwächung der Virulenz zeigte. Bei Überimpfung auf Bierwürze-Agarplatten war das Wachstum des Soors nach Eisenbehandlung ein bedeutend schwächeres. Klinisch führte die Eisenchloridbehandlung in 2—4 Tagen zum Verschwinden des Affektes.

Eingehende Untersuchungen über den Einfluß verschiedener Eisensalze auf das Wachstum der Hefe wurden von Bokorny[5] durchgeführt. Er prüfte die abtötende Menge von Eisenvitriol (mit 7 Mol Krystallwasser) bei der Konzentration von 0,5% gegen 10 g Preßhefe. Nach 24 Stunden hatten 0,05 g Eisenvitriol die Hefe abgetötet. Geringere Konzentrationen wurden nicht geprüft. Für Abtötung von Algen wird die Zahl von 0,1% als teilweise hinreichend angegeben, während Blütenpflanzen darin eine Woche am Leben bleiben. Die ausgewaschene Hefe wird in Schwefelkaliumlösung nicht schwarz. Ferrocyankalium reagiert ebensowenig wie Ferricyankalium. Wurde jedoch die Eisenhefe mit Salzsäure gekocht, so stellte sich sofort Reaktion mit Ferro-, schwächer mit Ferricyankalium ein. Eisenchlorid wurde in gleicher Konzentration angewandt (1%). Schwefelammonium rief in der gewaschenen Hefe sofort Schwarzfärbung hervor, zum Unterschied von der Eisenvitriolhefe. Ferrocyankalium und Rhodankalium reagieren jedoch nicht, sondern erst beim Kochen mit Salzsäure.

Bokorny untersuchte dann weiter die Einwirkung von Eisenvitriol auf Sprossung und Gärung der Hefe. 100 ccm 1proz. Ferrosulfats wurden auf 1 g Preßhefe 24 Stunden einwirken gelassen; danach erfolgte Abtrennung und Übergießen der Hefe mit 50 ccm Nährlösung: es trat Gärung ein, während gleichzeitig keine Sprossung zu beobachten war. Das gleiche Resultat ergab sich, wenn der gleiche Versuch mit 1 l 0,1 proz. Ferrosulfatlösung angestellt wurde. Eisen tötet also die Zellen in Konzentrationen ab, die das Ferment noch intakt lassen (Zymase ist offenbar das empfindlichste der verschiedenen Fermente).

---

[1] Reed, G. B., u. Ch. E. Rice: The influence of iron on the pigmentation of acidfast bacteria. J. Bacter. 17, 407 (1929). — [2] Metz, O.: Über Wachstum und Farbstoffbildung einiger Pilze unter dem Einfluß von Eisen, Zink und Kupfer. Arch. Mikrobiol. 1, 197 (1930). — [3] Fischl, R.: Eine neue Behandlungsmethode der Soor-Affektion. Mschr. Kinderheilk. 33, 307 (1926). — [4] Abraham, G.: Soorbehandlung mit Eisenchlorid. Arch. Kinderheilk. 80, 26 (1927). — [5] Bokorny, Th.: Quantitative Wirkung der Gifte. Pflügers Arch. 111, 341; 152, 387 (1913).

Den Einfluß der Schwermetalle auf gärende Flüssigkeiten haben Nathan, Schmidt und Fuchs[1] untersucht. Eisen erwies sich als stark giftig. Eine Steigerung der Giftwirkung gegenüber Hefe bei Anwendung verschiedener Metalle (Cu + Fe) war nicht festzustellen.

Villedieu[2] hat Hefen und Schimmelpilze auf einem Spezialagar saurer Reaktion gezüchtet, dessen Acidität ausschließlich auf organischen Säuren beruht. Dieser Agar wurde in dünner Schicht über Metallstückchen ausgegossen und dann beimpft. Als Metalle dienten Magnesium, Eisen, Zink, Kupfer und Quecksilber. Es zeigte sich, daß die Wachstumsbehinderung am ausgesprochensten beim Magnesium war, etwas schwächer bei Eisen, Zink und Kupfer, am geringsten beim Quecksilber. Villedieu ging bei seinen weiteren Versuchen von der Annahme aus, daß ein Körper, um auf einen Organismus einwirken zu können, in die lebenden Zellen eindringen muß und folglich nur in gelöster Form eine Wirkung ausüben kann. Es wurde die Einwirkung von unlöslichen Metalloxyden auf die Keimung der Conidien von Phytophthora infestans untersucht. Die Beobachtungen führte Villedieu in Hängetropfenkulturen aus. Es wurden die Oxyde von Magnesium, Cadmium, Nickel, Kobalt, Zink, Kupfer und Quecksilber geprüft. Alle erwiesen sich bei Berührung als giftig, was zum Teil auf ihre basischen Eigenschaften zurückgeführt wird, denn bei Anwesenheit von Bi_2O_3, Fe_2O_3, Al_2O_3. Cr_2O_3, Pb_3O_4 und MnO_2 ging die Entwicklung der Zoosporen ganz normal vor sich. Löste er die giftigen Oxyde in Säuren, so zeigte es sich, daß die maximale Konzentration des Metalls in der Lösung, bei der noch eine Entwicklung eintrat, immer größer war als die Konzentration des Metalls in einer gesättigten Lösung des Oxyds. Villedieu schloß daraus, daß nicht der gelöste Teil giftig wirke, sondern der ungelöst gebliebene, und zwar nur bei unmittelbarer Berührung. Er läßt dabei allerdings eine Reihe anderer Erklärungsmöglichkeiten, vor allem die Eigenschaften der gelösten Salze, außer acht. Auch Hodel und Neuenschwander[3] prüften den Einfluß von Eisensalzen auf die Gärung. Ferrosalze (Mohrsches Salz) beeinflussen die alkoholische Gärung nicht. Ferrisalze (Eisenalaun) hingegen hemmen diesen Prozeß, und zwar innerhalb eines gewissen Intervalls proportional der zugeführten Konzentration. Die gleiche differente Wirkung üben die beiden Eisensalze auf die Brenztraubensäuregärung aus. Die durch Ferrisalze hervorgerufene Gärungshemmung ist bei verschiedenen Anionen verschieden stark; es besteht die absteigende Reihe Ferrinitrat — Eisenalaun — Ferrichlorid. Zur Erklärung der Versuchsergebnisse nehmen Hodel und Neuenschwander an, daß die Konzentration der PO_4-Ionen im System mit Ferrosalz größer bleibt (für die Gärung günstiger) als im System mit Ferrisalz; das Phosphation wird hier in einem komplexen Ferriphosphation gebunden, d. h. als solches verbraucht, was für die Gärung ungünstig ist.

Bei seinen Untersuchungen über die biologischen Wirkungen des Wiesbadener Thermalwassers prüfte auch Harpuder[4] den Einfluß von Ferro- und Manganoionen auf die Atmung und Gärung der Hefe. Als Ferro- und Mangano-

[1] Nathan, L., A. Schmidt u. W. Fuchs: Über den Einfluß der Metalle auf gärende Flüssigkeiten. III. Mitt. Versuche mit Bierwürze unter gleichzeitiger Einwirkung verschiedener Metalle. Zb. Bakter. II 15, 349 (1905). — [2] Villedieu, G.: Über die Giftwirkung von Metallen auf Hefen und Schimmelpilze. C. r. Acad. Sci. Paris 173, 18, 797 (1921) — Über die Wirkung von unlöslichen Oxyden auf den Kartoffelmehltau (Phytophthora infestans). C. r. Acad. Sci. Paris 176, 534 (1923). — [3] Hodel u. Neuenschwander: Gärung und Eisensalze. Biochem. Z. 156, 118 (1925). — [4] Harpuder, K.: Beiträge zur allgemeinen Biochemie komplizierter Salzlösungen. II. Mitt. Untersuchungen über die biologischen Wirkungen des Wiesbadener Thermalwassers. Einfluß von Ferro- und Manganoionen auf Atmung und Gärung der Hefe. Biochem. Z. 183, 58 (1927).

salze wurden die krystallisierten Oxydulsulfate mit $7 H_2O$ in Ringer gelöst. Es ergab sich, daß Ferrosulfat von $1 \cdot 10^{-4}$ mol an aufwärts die Atmung der Bäckerhefe hemmt, die Gärung in $1 \cdot 10^{-3}$ mol. Konzentration vermindert, bei $1 \cdot 10^{-5}$ und niedriger erhöht, bei $1 \cdot 10^{-6}$ hört jede erkennbare Wirkung auf. Durch Eisensulfat wird die Gärung der Bierhefe bei $1 \cdot 10^{-3}$ mol. Konzentration gehemmt, die Atmung bleibt unverändert.

Bei allen diesen Untersuchungen wäre es wünschenswert, ebenso wie bei den Untersuchungen am ganzen Organismus Näheres über das Schicksal der zugesetzten Eisensalze zu erfahren, um so feststellen zu können, ob die beobachteten Wirkungen auf Umwandlungsprodukte zurückzuführen sind.

Untersuchungen, die Zuckerkandl und Messiner-Klebermass[1] über die Rolle des Eisens bei der alkoholischen Gärung ausführten, ergaben:

1. α, α'-Phenanthrolin (a) bildet mit Ferroverbindungen höchst beständige Komplexe, α, β-Phenanthrolin (b) reagiert nicht. α, α'-Phenanthrolin hemmt die Gärung der Hefe, während α, β-Phenanthrolin unwirksam bleibt. Gärungshemmung ist in diesem Falle mit Inaktivierung des Eisens verknüpft. Eisen ist so ein notwendiger Bestandteil der Holozymase.

2. α, α'-Phenanthrolin bindet nur Eisen, das nicht hämatinartig fixiert ist. Häminkomplexe scheinen also nicht an der Gärung beteiligt. Es wird wahrscheinlich gemacht, daß die wirksame Form des Eisens in der Ferrostufe vorliegt.

3. Die Phenanthrolinwirkung wird mit der Wirkung anderer spezifisch gärungshemmender Substanzen verglichen. Die schwächere Hemmungswirkung der Blausäure bei Gärung im Vergleich zu der bei Atmung wird mit der lockeren Bindung von Eisen, das nicht häminartig gebunden ist, durch Cyanid begründet.

4. Es werden in den Organismen zwei Eisenfermentsysteme angenommen, die einander ergänzen: ein cyanidempfindliches, das die Atmung katalysiert, und ein relativ cyanid-unempfindliches, das bei der Gärung wirksam ist.

Daß Metallsalze die Fäulnis eiweißhaltiger Flüssigkeiten verhindern, war mehrfach angegeben worden. — Gaglio[2] hatte beobachtet, daß Zusatz von Eisensalzen zum Blut dessen Fäulnis verhindere. — Billroth[3] erhielt beim Übergießen von frischem Rindfleisch mit einer Lösung von 10 Gran Ferrum sulfuricum ($FeSO_4$) in 1 Unze Wasser 4 Tage lang im Hochsommer völlig klare Infuse, die frei von Organismen blieben. Liquor ferri sesquichlorati ($FeCl_3$), zu gleichen Teilen mit Jauche vermischt, tötete die Bakterien unbedingt und nahm der Flüssigkeit den Geruch.

Behring[4] fand Ferro- und Ferricyankalium auch in $^1/_2$proz. Lösung in Blutserum nicht befähigt, das Milzbrandwachstum aufzuheben. Auch schwefelsaures Eisen ($FeSO_4$) und Eisenchlorid ($FeCl_3$) erwiesen sich als die am schwächsten wirksamen Metallsalze. Das Chlorid wirkte stärker als das Sulfat, was Behring dem Chlor (!) zuschreibt. Oxydationsstufe und Lipoidlöslichkeit blieben unberücksichtigt. Wurde Eisen als Metall auf eine Gelatineplatte gelegt, so hinderte es das Wachstum von Bakterien nicht, obwohl es sich in der Gelatine löste, wie an einer gewissen Färbung zu bemerken war. Nach

---

[1] Zuckerkandl, Fr., u. L. Messiner-Klebermass: Über die Rolle des Eisens bei der alkoholischen Gärung. Biochem. Z. **161**, 55 (1933). — [2] Gaglio, G.: Über die blutgerinnungshindernde Eigenschaft einiger Salze des Eisens und der schweren Metalle. Ann. chim. di farmacol. **11**, 233 (1890). — [3] Billroth, Th.: Untersuchungen über die Vegetationsformen von Coccobacterio septica. Berlin. 1874. — [4] Behring: Beiträge zur Ätiolog. d. Milzbrands. IV. Über den entwicklungshemmenden Wert des Auro-Kalium-cyannatriums. Zeitschr. f. Hyg. **6**, 467 (1889).

Versuchen von Lingelsheim mit Streptokokken in Peptonbouillon tötete Eisenchlorid bei 0,28% nach $^1/_4$ Stunde ab, bei 0,2% nach 2 Stunden.

In Versuchen von Frouin und Maylis[1] zeigten Eisensalze eine fördernde Wirkung, die vom Glycerin- und Zuckergehalte sowie von der Reaktion des Mediums abhängig ist. Eisensalzzusatz (Ferriammoncitrat 1 : 1000000) erhöht die Ausbeute an Tuberkelbacillen auf das Zwei- bis Dreifache. — Henley[2] sah nach Zusatz gewisser Mengen von Eisensulfat (0,01—0,03 g auf 100 ccm) eine anfängliche Wachstumsverlangsamung, aber später (nach 8—12 Wochen) größere Ausbeute (Typus humanus). Die Wasserstoffzahlen waren p_H 5,9—8; in jedem Falle war das Bacillenwachstum stärker als bei der Kontrolle ohne Eisensulfatzusatz ($p_H = 7,3$).

Nishibe[3] fand den Bereich der positiven Reaktion lebender Bakterien zwischen $p_H = 5,6—9,8$ liegend, das Optimum bei $p_H = 7,2—9,8$. Eisenzusatz zum Nährboden verstärkt die Reaktion; ähnlich verhalten sich Kupfer und Platin, während andere Metalle nicht wirken oder hemmen. Oxydasennegative Keime bleiben auch auf Eisenagar negativ. Nishibe läßt dahingestellt, welche katalysatorische Rolle das Fe für die Oxydasereaktion spielt.

Webster und Baudisch[4] haben anorganische Eisenverbindungen bekannter chemischer Konstitution auf ihre Eignung geprüft, als X-Faktor beim Wachstum der Bakterien der Hämoglobinophilen, anaeroben und der hämorrhagischen Septicämiegruppen zu fungieren.

Der sog. Faktor X ist mit der Farbstoffreaktion des Blutes verbunden, gibt die Peroxydasereaktion und ist in derart geringen Mengen wirksam, daß man seine Funktion als biokatalytische Wirkung zeigen kann; er besitzt sauerstoffabsorbierende Fähigkeiten und Peroxydaseeigenschaften. Untersucht wurden Verbindungen mit hämoglobinartigen Eigenschaften (vgl. hierzu das bei den katalytischen Wirkungen S. 737 Gesagte, insbesondere die dort besprochenen Arbeiten von Baudisch und Welo).

Diese Untersuchungen wurden später von Baudisch[5] fortgesetzt. Dieser fand dann, daß Virulenz, Lebensdauer und Wachstum gewisser Bakterien von der Topochemie der Eisenoxyde, also von ihrer Feinstruktur, ihrer chemischen Reinheit und den damit zusammenhängenden Eigenschaften der Krystalloberfläche abhängig ist. Durch das Eisenoxyd konnte Blut im Bouillonnährboden für die Wachstumsförderung ersetzt werden, die Resultate waren aber nicht einheitlich, sondern blieben variabel. Die Analyse der früher angewandten Eisenoxyde ergab Verunreinigungen (S, Mn, SiO_2), die auf die Reaktion irgendeinen Einfluß nehmen. Es wurden daher aus reinen Ausgangsmaterialien reine Eisenoxyde hergestellt, und zwar Fe_2O_3 aus Eisencarbonyl, aus diesem Fe_3O_4, $Fe_2O_3 \cdot H_2O$ aus Carbonyleisen A und B, Fe_2O_3 im Lichtbogen; Fe_2O_3 jodhaltig (Nr. 2), Fe_2O_3 durch Erhitzen von 2. Es wurde nun der Einfluß verschieden reiner Eisenoxyde auf das Wachstum von B. hämoglobinophilus und B. influenzae auf Bouillonnährboden und das Wachstum von Hühnercholerabacillus und B. lepisepticum in Asparaginmedium und Casein-Hydrolysatmedium untersucht. In allen Fällen gelang es, das Blut durch diese einfachen Eisenverbindungen zu ersetzen, doch sind nicht alle der angewendeten Eisenverbindungen in ihrer Wirksamkeit gleich stark. Die beste Wirkung wurde mit Fe_2O_3 aus Eisencarbonyl

[1] Frouin, A., u. G. Maylis: Influence des sels de fer sur le rendement en poids du bacille tuberculeux. Action de ces sels sur l'utilisation de la glycerine. C. r. Soc. Biol. Paris 90, 12, 831 (1924) — Ernährung des Tuberkelbacillus mit Mineralstoffen. Ebenda 89, 24, 382 (1923). — [2] Henley, R.: The influence of iron on the growth of the tubercle bacillus upon glycerinated beef broth. Amer. Rev. Tbc. 12, 246 (1925). — [3] Nishibe, Masujiro: The oxydase reaction in bacteria. II. Biological properties of the oxydase reaction with particular reference to the influence of iron on it. Sci. Rep. Gov. Inst. inf. Dis. Tokyo 1927, 5, 195. — [4] Webster, L. T., u. O. Baudisch: Biology of Bacterium lepisepticum. II. The structure of some iron compounds which influence the growth of certain bacteria of the hemophilic, anaerobic, and hemorrhagic septicemia groups. J. of exper. Med. 42, 473 (1925). — [5] Baudisch, O.: Über den Einfluß von Eisenoxyden und Eisenoxydhydraten auf das Wachstum von Bakterien. Biochem. Z. 245, 265 (1932). — Baudisch, O., u. René Dubos: Über Katalasewirkung von Eisenverbindungen im Kulturmedium. Biochem. Z. 245, 278 (1932).

erzielt. Es ist ein wirksamer X-Faktor, der das Blut ersetzen kann. Der Grund der verschiedenen Wirksamkeit konnte nicht erklärt werden. Die hergestellten Eisenoxyde besitzen eine stark katalytische Wirkung.

Weitere Untersuchungen über Katalasewirkung von Eisenverbindungen in Kulturmedien ergaben, daß die Lebensdauer von Pneumokokken mit den Oxydationsprozessen der Zellen eng verknüpft ist. In gewöhnlicher Bouillon sterben Pneumokokken rasch ab. Blutzusatz erhöht die Lebensdauer bedeutend. In flachen Schichten bilden sich Peroxyde, die die Lebensfähigkeit der Zelle herabmindern, durch Katalase werden sie am Leben erhalten. Es wurde weiter die starke Katalaseaktivität der in vorhergehender Arbeit erwähnten Eisenoxyde auf ihre Fähigkeit, die Lebensdauer der Pneumokokken zu erhöhen, untersucht. Die Versuche wurden mit avirulenten Pneumokokken auf Bouillonnährboden angestellt, von Zeit zu Zeit die Probe auf Blutagar gestrichen und nach einigen Tagen geprüft. Pentacyanoaquoferrat hat selbst in großen Verdünnungen einen günstigen Einfluß auf die Lebensdauer der Pneumokokken; Natriumpentacyanoaminoferrat verhält sich negativ, eher als Gift. Das verwendete Aquosalz muß zuerst auf seine Katalaseaktivität in dem Kulturmedium geprüft werden, um festzustellen, ob nicht Eiweißspaltungsprodukte, vor allem Cystein oder Glutathion, das wirksame Eisen vergiftet haben. Ist dies nicht der Fall, kann es erfolgreich als X-Faktor angewendet werden. Aktives Fe_2O_3 und Fe_2O_3 aus Eisencarbonyl sind ebenfalls imstande, die Lebensdauer des Pneumococcus zu verlängern. Beide Oxyde zeigen relativ starke Katalasewirkung. Über die Beständigkeit und die Empfindlichkeit derartig aktiver Eisenoxyde wurden keine Erfahrungen gemacht.

Bourn[1] gelang die Fortzüchtung hämophiler Bacillen (Pfeiffer-Bacillen) in einer Kalbfleischbouillon mit Zusatz von Natriumaquopentacyanoferroat $(CN)_5$, $FeNH_3$ (1 ccm einer 0,2proz. wäßrigen Lösung zu 5 ccm Bouillon), dagegen nicht in gleichem Nährboden ohne den Eisensalzzusatz. Auch in einem synthetischen, chemisch exakt definierten Nährboden gelang die Züchtung einer Erstkultur bei Zusatz des genannten Eisensalzes, jedoch nur, wenn ungewaschenes Impfmaterial verwendet wurde; Fortzüchtung gelang hier nicht. Das Pentacyaneisensalz (vgl. hierzu die Untersuchungen von Baudisch und Webster) wirkt also hinsichtlich der Ernährung hämophiler Bakterien nicht an sich als notwendiger Faktor; die beobachtete biokatalytische Wirkung durch dasselbe wird vielmehr nur im Zusammenwirken mit einem thermostabilen Gewebsderivat tierischen Ursprungs bedingt!

Im Zusammenhange mit diesen Untersuchungen seien die Ergebnisse einer Arbeit mitgeteilt, die Kollath[2] ausgeführt hat:

In dieser Arbeit ist der Versuch gemacht, die neueren Ergebnisse der Vitaminforschung auf die bakterienwachstumsfördernden Stoffe anzuwenden. Vor allem wurde der Einfluß des ultravioletten Lichtes auf diese Stoffe studiert.

Als bisher sichergestellt gelten folgendes gelten: Der Influenzabacillus (IB.) braucht zu seinem Wachstum neben den üblichen Nährbodenbestandteilen zwei Faktoren, den V-Faktor, der vitaminähnlich ist, und den X-Faktor, der eisenhaltig ist. Beide Substanzen kommen gemeinsam in Blut und Pflanzen vor. Wenn der V-Faktor fehlt, kann er durch die Tätigkeit bestimmter Bakterien ersetzt werden, die in ihrem Umkreis ein Riesenwachstum der IB.-Kolonien herbeiführen (Grassbergersche Form des Ammenwachstums). Fehlt der X-Faktor oder ist er irgendwie ungeeignet geworden oder noch nicht vollwirksam, dann kann er durch bestimmte Bakterien vollwirksam werden. Die IB. wachsen aber dann

---

[1] Bourn, M.: The growth of hemophilic bacilli with certain iron salts. J. inf. Dis. **41**, 294 (1927). — [2] Kollath, W.: Vitaminähnliche Substanzen in ihrer Wirkung auf das Wachstum der Influenzabacillen. Zbl. Bakter. I **95**, 158, 279 (1925) — Vitaminsubstanz oder Vitaminwirkung? Ebenda **100**, 138 — Die Beziehungen der Phosphatide und der Eisensalze zum Vitaminbedarf der Bakterien. Klin. Wschr. **6**, 13 (1927).

nur innerhalb oder unmittelbar am Rande der Ammenkolonie (Neissersche Form). Die V-Substanz kann auch allein durch Extraktion von Pflanzenteilen mit destilliertem Wasser gewonnen werden. Bestrahlt man eine verdünnte Blutlösung, die nur noch den Eisenfaktor enthält, dann kann bei Zusatz von Erythrosin dieser Faktor unwirksam werden. Dies kennzeichnet sich dadurch, daß nicht mehr die Grassbergersche Form des Ammenwachstums auftritt. Durch bestimmte Bakterien kann also ein unwirksamer X-Faktor vollwirksam werden. Bei Zusatz von unbestrahltem Ferrocyankalium zu Agar tritt weder die Neissersche noch die Grassbergersche Form des Ammenwachstums auf. Bestrahlt man aber dieses Eisensalz, dann tritt, zunehmend mit der Dauer der Bestrahlung, die Neissersche Form des Ammenwachstums auf. Es wird also durch Bestrahlung und dann einsetzende Bakterientätigkeit der X-Faktor gebildet.

Das bestrahlte Eisensalz ist niemals für sich allein imstande, Wachstum der IB. auf festem Nährboden zu bewirken. Die Bildung eines anorganischen Vitamins, wie sie von Baudisch und Welo behauptet wird, findet also nicht statt. Immer ist die Tätigkeit der lebenden Pflanzenzelle erforderlich. Die gleichen Befunde lassen sich durch Bestrahlung von Manganchlorür erreichen. Mangan vermag somit das Eisen in gewissem Grade für den IB. zu ersetzen.

Gleichzeitig mit dieser Wirksamkeit auf den IB. lassen sich folgende chemische Reaktionen des bestrahlten Eisensalzes finden: Es gewinnt durch die Bestrahlung die Fähigkeit, dem Benzidin gegenüber eine Farbreaktion zu geben, die ähnlich der Peroxydasereaktion des Blutes ist (Neuberg). Die Katalasereaktion wird vermehrt oder tritt neu auf. Bei Zusatz von H_2O_2 sind sämtliche Reaktionen, mit Ausnahme der Wachstumsbeeinflussung, erheblich vermehrt. Bei Zusatz von HCl zu dem bestrahlten Ferrocyankalium tritt eine Blaufärbung ein, die durch weiteren Zusatz von Rohdanammonium verstärkt wird. Ferriverbindungen allein können bei dieser Reaktion nicht in Frage kommen, sondern es muß eine labile Ferro-Ferriverbindung entstehen. Im Dunkeln kann eine Umkehrung der Reaktionen eintreten: farblose Verbindungen können wieder gelbgrün werden.

Es wird daraus geschlossen, daß es sich bei allen Vorgängen um eine Steigerung der Sauerstoffaktivität des Eisensalzes unter dem Einfluß des Lichtes handelt. Allen diesen Erscheinungen übergeordnet ist die Lichtwirkung, die besonders durch das ultraviolette Licht vertreten wird.

Die Entdeckung der oligodynamen Wirkung gewisser Schwermetalle, die sich insbesondere in der bakterientötenden Fähigkeit fester Metalle auf die Agarkulturen äußerte, wurde zunächst nur an jenen Metallen geprüft, deren Salze als „Desinfektionsmittel" in Verwendung standen, so vor allem die des Silbers[1]. Mit der Erforschung des Wesens dieser Erscheinung, insbesondere mit der Behandlung der Frage, ob es sich bei der oligodynamen Wirkung um einen Strahlungsreflex, der vom Metall ausgeht, oder um eine „Lösung" handelt, wurden dann die Untersuchungen auch auf andere Metalle und auch auf das Eisen ausgedehnt.

In diese Reihe von Untersuchungen gehört die Feststellung Bitters[2], daß eine größere Anzahl von Metallen erhebliche bakterienfeindliche Kräfte gegen darauf unter natürlichen Verhältnissen eintrocknende Keime besitzen. Die Reihenfolge der untersuchten Metalle hinsichtlich ihrer keimtötenden Kraft ist ungefähr folgende: Cu, Messing, Ag, Au, Pt, Pb, Gußeisen, Stahl, Al, Ni, Zn, Sn. Das Absterben der Bakterien wird auf den Metallen durch nachträgliches Anfeuchten wesentlich beschleunigt. Bolton brachte einen breiten polierten Eisennagel auf Nährboden, der mit Typhus oder Coli geimpft war. Rings

[1] Saxl, P.: Wien. klin. Wschr. 30 (1917). — [2] Bitter, L.: Über das Absterben von Bakterien auf den wichtigeren Metallen und Baummaterialen. Chem. Zbl. 1912 I, 1391.

um ihn herum entstand eine Verfärbung des Nährbodens und eine bakterienfreie Zone von 7—10 mm. Hoes[1] untersuchte die bactericide Wirkung von Schwermetallsalzlösungen auf Bacterium coli sowie ihre oligodynamische Wirkung gegenüber Spirogyren. Im bakteriologischen Versuch erwiesen sich unter den gewählten Versuchsbedingungen (Beimpfung von je 200 ccm Salzlösung mit 150000—200000 Colikeimen pro ccm, Bebrütung bei 37°) alle diese Salze im Vergleich mit den stark wirksamen Silber- und Kupfersalzen als nur wenig wirksam oder vollkommen unwirksam. Innerhalb 24 Stunden bewirkten u. a. Ferrichlorid Sterilität bis zu 0,01 mol. Lösungen. Bleinitrat zeigte erst in 0,1 mol. Lösung sterilisierende Wirkung, während Strontiumchlorid und Manganosulfat auch in dieser Konzentration völlig unwirksam blieben.

Tammann und Rienäcker[2] untersuchten die Giftwirkung einiger Metalle und Metallegierungen auf Bakterien und fanden das Eisen gar nicht wirksam. Eisenverbindungen verschiedenster Zusammensetzung wurden von Krauss und Collier[3] hinsichtlich ihrer Wirkung auf Bakterien, Blutparasiten sowie auf den experimentellen Mäusekrebs untersucht. Zur Bestimmung der Giftwirkung wurden die zu untersuchenden Substanzen, wenn sie leicht löslich waren, in physiologischer Kochsalzlösung aufgenommen, oder wenn sie sich schwer oder praktisch als unlöslich erwiesen, in sterilem Olivenöl suspendiert. Die Injektion bei der weißen Maus erfolgte stets subcutan, und zwar wurde von verschieden konzentrierten Lösungen je 1,0 ccm auf 20,0 g Maus eingespritzt. Im folgenden ist als Dos. tolerata bzw. Dos. toxica also stets die Konzentration angegeben, die in der oben angegebenen Menge für die Maus unschädlich bzw. tödlich war. Da in manchen Fällen besonders von den Salzen der Edelmetalle nur wenig Material vorhanden war, wurde bei der Auswertung der Toxizität keine höhere Dosierung als $^1/_{100}$ versucht. Wurde also auf 20 g Maus 1,0 ccm der Konzentration $^1/_{100}$ vertragen, so wurde die Dosis nicht weiter gesteigert und keine Dos. toxica festgestellt.

Eisen(III)-chlorid in Kochsalzlösung Dos. tol. $^1/_{100}$.
Eisen(III)-oxyd in Kochsalzlösung Dos. tol. $^1/_{100}$.
Eisen(II)-sulfat in Kochsalzlösung suspendiert Dos. tox. $^1/_{100}$, Dos. tol. $^1/_{200}$.
Eisencarbonat in Kochsalzlösung suspendiert Dos. tol. $^1/_{100}$.
Eisenoxalat in Öl Dos. tol. $^1/_{100}$.
Berlinerblau in Öl Dos. tol. $^1/_{100}$.
Kaliumeisen(II)-cyanid in Kochsalzlösung Dos. tol. $^1/_{100}$.
Kaliumeisen(II)-sulfat, in Kochsalzlösung Dos. tox. $^1/_{100}$, Dos. tol. $^1/_{200}$.
Kalium-heptanitrosotrithiotetraferriat in Kochsalzlösung Dos. tol. $^1/_{1200}$, Dos. tox. $^1/_{1000}$.
Ammonium-eisen-alaun in Kochsalzlösung Dos. tol. $^1/_{100}$.

Die Eisenverbindungen erwiesen sich als weitgehend ungiftig, mit Ausnahme der einen komplexen NO-haltigen Verbindung, die eine hohe Toxizität aufweist und dadurch vollkommen aus der Reihe fällt.

In der folgenden Tabelle finden sich die Konzentrationen, durch welche die Bakterien nach 24 Stunden abgetötet waren. In einer Reihe von Fällen war dies aber selbst bei der Konzentration von $^1/_{100}$ nicht der Fall. Dies ist in der Tab. 70 durch „— $^1/_{100}$" ausgedrückt worden.

---

[1] Hoes, S.: Oligodynamie von Metallsalzlösungen. Helvet. chim. Acta **13**, 153 (1930). — [2] Tammann u. Rienäcker: Über die Giftwirkungen einiger Metalle und Metalllegierungen auf Bakterien. Nachr. Ges. Wiss. Göttingen, Math.-physik. Kl. **1927**, 2, 158 (1927). — [3] Krauss, F., u. W. A. Collier: Über die biologischen Wirkungen von anorganischen Stoffen. I. Mitt. Die Wirksamkeit verschiedener Schwermetallverbindungen auf Bakterien, Blutparasiten und den experimentellen Mäusekrebs. Arch. f. exper. Path. **162**, 452 (1931).

Tabelle 70. Abtötende Wirkung der Metallverbindungen nach 24 Stunden.

	Strepto-kokken	Staphylo-kokken	Bact. coli	Cholera	Pasteurellen
Eisen(III)-chlorid	$1/1600$	$-1/100$	$1/100$	$1/200$	$1/200$
Eisen(III)-oxyd	$-1/100$	$-1/100$	$-1/100$	$-1/100$	$1/100$
Eisensulfat	$1/1600$	$-1/100$	$-1/100$	$1/200$	$1/100$
Eisencarbonat	$-1/100$	$-1/100$	$-1/100$	$-1/100$	$-1/100$
Eisenoxalat	$1/100$	$-1/100$	$-1/100$	$1/100$	$-1/100$
Berlinerblau	$1/400$	$-1/100$	$-1/100$	$1/1600$	$1/100$
Kalium-eisen(II)-cyanid. .	$1/4000$	$-1/100$	$-1/100$	$-1/100$	$-1/100$
Kalium-eisen(III)-cyanid .	$-1/100$	$-1/100$	$-1/100$	$-1/100$	$1/100$
Ammonium-eisen(II)-sulfat	$1/100$	$1/100$	$-1/100$	$1/400$	$1/200$
Kalium-heptanitrosotrithio-tetraferriat	$1/100\,000$	$1/8000$	$1/1600$	$1/1600$	$1/4000$
Ammonium-eisen-alaun . .	$1/200$	$-1/100$	$-1/100$	$1/100$	$1/100$

Von den Eisenverbindungen erwies sich nur eine Substanz als stark keimtötend. Die übrigen Eisenverbindungen wirkten gegen Staphylokokken, Bact. coli, Choleravibrionen und Pasteurellen kaum, nur das Berlinerblau tötete die Vibrionen bis zur Konzentration von $1/1600$ ab. Gegen Streptokokken wirkte stärker das Eisen(III)-chlorid, Eisensulfat und Kaliumeisen(II)-cyanid. Völlig aus der Reihe fällt wegen seiner starken bactericiden Kraft das Kalium-heptanitrosotrithiotetraferriat, das gegen Bacterium coli und Choleravibrionen bis zur Konzentration von $1/4000$, gegen Staphylokokken bis zur Konzentration von $1/8000$ und gegen Streptokokken bis zur Konzentration von $1/100000$ wirkte. Es sei allerdings erwähnt, daß einige später frisch hergestellte Operationsnummern nicht ganz so hohe Werte aufwiesen.

Faßt man diese Befunde zusammen, so ergibt sich, daß von den untersuchten Verbindungen sich die obenerwähnte komplexe nitrose Eisenverbindung und das Kaliumbichromat durch besonders starke bactericide Wirkungen auszeichnen gegenüber den anderen hier geprüften Stoffen.

Gleichzeitig wurde auch die Wirkung der Eisenverbindungen auf den experimentellen Mäusekrebs untersucht. Zur Prüfung wurden nach der früher von Collier angegebenen Technik weiße Mäuse mit dem Ehrlichschen Carcinom subcutan am Bauche infiziert und entweder am gleichen Tage oder nach 24—48 Stunden mit wäßrigen Lösungen oder Suspensionen in Olivenöl der zu untersuchenden Substanzen subcutan am Rücken behandelt. Die unbehandelten Kontrolltiere starben in durchschnittlich 8—10 Wochen am Krebs. Bei den Behandlungsversuchen blieben die untersuchten Kupfer-, Rhodium-, Eisen-, Kobalt- und Osmiumverbindungen wirkungslos gegenüber geringgradiger Wirkung anderer Metalle (Cr, Mn).

Auch Boris Sokoloff[1] hat die Beeinflußbarkeit experimenteller Tumoren durch Eisenverbindungen geprüft. Er hatte schon früher den Einfluß einer Eisen-Nebennierenextrakt-Kombination auf Protozoen (Bursaria, Dyleptus) festgestellt, der sich nach länger dauernder Verabreichung in einer Protoplasmaverflüssigung äußerte. Diese Eisen-Nebennierenextrakt-Kombination wirkte nun auch bei Mäusen und Ratten auf experimentelle Sarkome oft schon nach 3—5 Tagen bei kleineren Tumoren, bei größeren auch 15 Tagen zellauflösend. In vitro wirkte in den Versuchen Colliers nur Kaliumbichromat relativ stark gegen verschiedene Bakterien und auffallend stark bactericid das komplexe Kalium-heptanitrosotrithiotetraferriat.

---

[1] Sokoloff, Boris: Physiological Studies of Malignant Cells. Abstr. XIII. internat. Physiolog. Congress Boston 1929.

Ähnliche Fragestellungen liegen den Untersuchungen zugrunde, die Locke und Main[1] über die Beziehungen von Cu und Fe zur Toxinbildung und zur Enzymwirkung ausgeführt haben.

Bouillon, in der Diphtheriebacillen mit Regelmäßigkeit ein Toxin in der Stärke von 600—800 D. l. m. bilden, enthält 0,001—0,004 mg Kupfer und etwa 10—20 mal weniger Eisen im Kubikzentimeter. Die Toxinproduktion sinkt auf den 13. Teil, wenn der Quotient Cu/Fe 1 oder kleiner wird, was durch Zusatz von Leberextrakt, Cystein, $K_4Fe(CN)_6$, Fe (als Citrat) erreicht wurde. Das Bakterienwachstum wurde durch diese Zusätze nicht beeinträchtigt.

Kleinste Mengen Cystein und 0,45% Natriumthiosulfat regen die Toxinproduktion an, wahrscheinlich wegen der Wachstumsförderung. Wird Cu zu Cysteinbouillon gegeben, so steigt die Toxinbildung wieder an. Fe und Mn hemmen sie. Zink ist ohne Einfluß. Schwefelwasserstoff wirkt ähnlich wie Cystein. Die Giftwirkung steriler Diphtherie- und Tetanuskulturfiltrate wird durch Cysteinzusatz herabgesetzt. Das Tetanushämatoxin wird im Gegensatz zum Neurotoxin durch Cystein nicht beeinflußt. Die Hämatoxinbildung des B. Welchii wird nicht beeinflußt von Cystein, Cyanid und Ferrocyanid, gehemmt durch Ferricyanid, gefördert durch Ferroion. Cu-Ion setze den hämolytischen Titer des Hämatoxins herab. Die Wirkung ist reversibel durch Cystein oder Natriumhydrosulfit. Die Neurotoxine erscheinen als Plasmateilchen, die positiv geladene respiratorische Substanz mit Kupfer als herrschendem Katalysator enthalten. Sie ähneln Atmungsfermenten vom Oxydasetyp und Proteasen vom Erepsintyp. Hämatoxine scheinen umgekehrt negative respiratorische Substanz mit Eisen als Katalysator zu enthalten. Hier besteht Ähnlichkeit mit Enzymen vom Typ der Dehydrogenase und mit Proteasen vom Papaintyp.

Auch die Wirkung des Eisens auf die Fermente im Magen- und Darmkanal waren Gegenstand mehrfacher Untersuchungen. Nach Wasmann[2] wird die verdauende Wirkung des Magensaftes durch Zusatz von schwefelsaurem Eisenoxydul nicht aufgehoben. Nach Buchheim liegt jedoch kein Grund für die Annahme vor, daß der Verdauungsprozeß durch die Gegenwart von Eisenverbindungen gefördert werden könne.

Düsterhoff[3] hat den Einfluß von Eisenpräparaten auf die Magenverdauung geprüft. Zu je 20 ccm künstlichem Schweinemagensaft (durch Extraktion mit $2—4^0/_{00}$ HCl erhalten) setzte Verf. 1 g Fibrin und verschiedene Eisenpräparate, und zwar 0,0614 g Ferr. reduct., Ferr. sesquichloratum, Ferr. lacticum oxydulatum, ließ die Gemische 190 Minuten bei 38° stehen, bestimmte dann das veränderte Fibrin sowie das in Lösung gegangene Eiweiß und errechnete daraus die Menge des gebildeten Peptons. Am wenigsten störend erwies sich Ferr. red. und pyrophosph., am schädlichsten Ferr. lact. oxydul. In einer zweiten Reihe wurden angewendet: Ferr. red. 0,0077 und die äquivalenten Mengen von Ferrum pyrophosphoricum, phosphoricum, oxydulatum, phosphoricum oxydatum, chloratum, sesquichloratum, lacticum oxydulatum, aceticum oxydatum. Die Versuchszeit betrug diesmal $7^1/_2$ Stunden, Temperatur 40°. In den letzten vier Mischungen war erheblich weniger Fibrin in Lösung gegangen. Die Peptonisierung des gelösten Eiweißes wurde ziemlich vollständig erreicht, mit Ausnahme der beiden Proben mit den einfachen Eisensalzen organischer Säuren. Eine Reihe, die mit je 15 ccm verdünntem Hühnereiweiß und 15 ccm Schweinemagensaft unter Zusatz derselben Eisenpräparate angestellt wurde wie die erste Versuchsreihe, gab nach 2 stündiger Dauer dasselbe Resultat. Nur erwies sich hier das Chlorid noch schädlicher als das Lactat. Ähnliche Resultate gab ein weiterer Versuch mit Hühnereiweiß und Schweinemagensaft sowie ein Versuch mit menschlichem Magensaft. Bei dem letzteren erwies sich auch das Ferr. reduct. als sehr störend.

---

[1] Locke, A., u. E. R. Main: Die Beziehung von Kupfer und Eisen zur Toxinbildung und zur Enzymwirkung. J. inf. Dis. 48, 419 (1931). — [2] Zitiert nach Buchheim: Lehrb. der Arzneimittellehre, 2. Aufl., S. 213. 1859. — [3] Düsterhoff, A.: Über den Einfluß von Eisenpräparaten auf die Magenverdauung. Inaug.-Diss. Berlin 1882.

Man kann in diesen Untersuchungen unschwer die hemmende Wirkung der dissoziierten Eisensalze erkennen, während das komplexe Pyrophosphat wirkungslos blieb. Ebenso ist es auffallend, aber auch verständlich, daß die einfachen anorganischen Ferroverbindungen, die mit den vorhandenen Eiweiß-körpern keine Verbindung eingehen, eine stärkere Wirkung entfalten als das eiweißfällende Ferrichlorid, welches vermutlich schnell vom Fibrin gebunden und dadurch der Wirkung entzogen wurde.

Ähnliche Wirkungen kann man auch den Untersuchungen von Bubnow[1] entnehmen, wenn auch Fragestellung und Durchführung der Untersuchungen mangels zureichender Kenntnisse der Eigenschaften der verwendeten Eisenpräparate von unserem heutigen Gesichtspunkte aus nicht als besonders rationell bezeichnet werden können. Insbesondere muß die Wirkung des Eisenoxydhydrates mehr vom Standpunkte seiner Adsorptionsfähigkeit als von dem der Eisenionenwirkung aus beurteilt werden.

Bubnow digerierte in mehreren Portionen Fibrin mit saurem Schweinemageninfus, ließ eine als Kontrollportion ohne Zusatz und fügte zu der anderen verschiedene Quantitäten Eisenoxydhydrat, Eisenvitriol oder Eisenchlorür, ließ in der Wärme stehen, filtrierte, kochte die einzelnen Filtrate mit $CaCO_3$, filtrierte wieder und stellte nun in die Flüssigkeiten „Prismen von Steinsalz". Nach Vergleichung der Menge der Niederschläge wurde filtriert, mit HCl versetzt, die nun entstandenen Niederschläge wieder „miteinander verglichen" und nach neuerlichem Filtrieren auf Pepton mit der Biuretreaktion geprüft. Geringe Mengen Eisenoxydhydrate waren ohne Einfluß, große Mengen verhinderten oder verzögerten die Auflösung des Fibrins durch Neutralisation der Säure. Von Eisenvitriol wurden 4 g und 20 g zu je 7 g zu verdauendem Fibrin und 400 ccm Flüssigkeit gesetzt, wobei in letzterem Falle das Fibrin noch vorhanden war, der Niederschlag durch die Kochsalzprismen aber größer war als in der Kontrollprobe ohne und in der mit nur 4 g Vitriol. Ganz ähnliche Resultate gaben die Versuche bei Zusatz von Eisenchlorür. Auch auf die Fäulnis von Fibrin mit Pankreasdrüsenextrakt bei 40° hat das Eisenhydroxyd keinen Einfluß; alle Fäulnisprodukte entwickeln sich ungehindert, ebenso die niedrigen Organismen. Anders stellt sich der Verlauf bei Zusatz von 5% der Flüssigkeit an Eisenvitriol oder Eisenchlorür; hier treten nur Produkte der reinen fermentativen Wirkung des Pankreatins auf, und ebenso wird durch einen solchen Gehalt an Eisenoxydulsalzen die Entwicklung der niederen Organismen in hohem Grade gehemmt, ja bei Eisenchlorür fast ganz aufgehoben. Deswegen fehlten die Fäulnisprodukte.

Cohn[2] hat den Einfluß von Eisen und Mangan auf die Pepsinverdauung untersucht. Als Verdauungsobjekt wurde Eiweißlösung gewählt; geprüft wurden Lösungen von Manganchlorür, -sulfat, und -acetat, ferner zum Vergleiche Ferrosulfat. Die Proben wurden nach 2 Stunden mit Calciumcarbonat neutralisiert, aufgekocht, das ungelöste Eiweiß gesammelt, getrocknet, gewogen und verascht. Es ergab sich, daß Mangansalze in größeren Mengen die Verdauung stören. Eisensulfat stört in viel höherem Grade als Mangansulfat. Demgegenüber zeigte Pepsin in den Untersuchungen von Tsuchihashi[3] zwar eine besondere Empfindlichkeit gegenüber Zink und Kupfer, eine geringere für Eisen und Kobalt und gar keine für Nickel. Auch auf die Untersuchungen von Genth[4] sei hier verwiesen.

Den Einfluß von Eisensalzen auf das diastatische Ferment untersuchten Gigon und Rosenberg[5]. Zu frischem, durch Zentrifugieren gewonnenem

[1] Bubnow, N.: Einfluß des Eisenoxydhydrates und der Eisenoxydulsalze auf künstliche Magenverdauung und Fäulnis mit Pankreas. Hoppe-Seylers Z. 7, 313 (1884). — [2] Cohn, G.: Über das Mangan in physiologischer Hinsicht nebst Versuchen über den Einfluß von Eisen und Mangan auf die Pepsinverdauung. Leipziger Inaug.-Diss. Laborat. von Dr. Herter. Berlin 1902. — [3] Tsuchihashi, M.: Über die Einwirkung der Metalle auf Pepsin. Biochem. Z. 140, 149 (1923). — [4] Genth, K.: Über den Einfluß des Eisens auf die Verdauungsvorgänge. Jb. nass. Ver. Naturkde Wiesbaden 25 (1898). — [5] Gigon u. T. Rosenberg: Über die Einwirkung des Mangan- und Eisensulfats auf diastatische Fermente. Skand. Arch. Physiol. (Berl. u. Lpz.) 20, 423 (1908).

Blutserum wurde 1—2proz. Stärkekleisterlösung und geringe Mengen von Mangan- oder Ferrosulfat gegeben. Durch Polarisation wurde der Zuckergehalt bestimmt. Die normale amylolytische Wirkung der Blutserumdiastase wurde durch die Gegenwart der geringen Mengen Schwermetallsalze bedeutend erhöht. Auch auf das amylolytische Ferment des Pankreassaftes wird durch diese Salze ein deutlich begünstigender Einfluß ausgeübt. Verff. betrachten sie deshalb als zymodynamogene Agenzien oder Hilfsstoffe im Sinne von Bredig[1].

Bei den Untersuchungen, die Pincussen[2] über den Einfluß von Kolloiden auf Fermente durchgeführt hat, muß wohl einerseits die adsorptive Wirkung des verwendeten kolloiden Eisenhydroxydes, andererseits die in den sauren Lösungen sich bildenden Eisenionen für den eintretenden Effekt verantwortlich gemacht werden.

Es wurde die Wirkung eines definierten Kolloids, des elektropositiven kolloidalen Eisenhydroxyds, auf eine Reihe von Fermenten geprüft, und zwar bei verschiedenen H.. Es ergab sich folgendes: Pepsin wurde bei allen $p_H < 3,7$ gehemmt, bei p_H 3,7 fand keine Einwirkung statt, während bei p_H 4,2 leichte Förderung der Fermentwirkung beobachtet wurde. Auf Labferment erwies sich das Kolloid (die angewandten Konzentrationen waren in allen Versuchen so gewählt, daß 1 ccm 0,1 bzw. 0,05 mg Fe_2O_3 entsprach) zwischen p_H 5,9 und 7,0 als indifferent, bei p_H 7,4 Schädigung. Die Wirkung des Trypins wurde bei allen $p_H > 6,7$ geschädigt: bei p_H 6,0—6,7 war der kolloidale Zusatz indifferent, darunter fördernd, doch wurde auch gelegentlich bei p_H 6,0 und 6,3 Förderung beobachtet. Malzdiastase wurde bei p_H 5—6 nicht beeinflußt; darüber und darunter erfolgte Schädigung. Unter Cl'-Zusatz waren die Ergebnisse die gleichen, bei NO_3''-Zusatz wurde die Fermentwirkung bei p_H 4,0—4,65 geschädigt, bei 5,3—6,0 nicht beeinflußt, bei stärkerer Alkalinität gefördert. Takadiastase verhielt sich ähnlich. Schädigung bei p_H 5,6—4,9, indifferent bei p_H 6,8, Förderung bei 7,4. Speicheldiastase wurde bei p_H 4,6 geschädigt, bei 5,9 war der Zusatz indifferent, bei 6,8—7,4 trat Förderung ein. Chlorid- und Nitratamylase wurden bei jeder Reaktion durch das kolloidale Fe geschädigt.

Wirkungen des Eisens auf oxydative Fermente wurden von Sarthou[3] und hinsichtlich der Beeinflussung der Urikolyse von Kleinmann und Bork[4] untersucht. Harnsäurespaltungen waren auch durch Schwermetallionen (Ferrosulfat) sowie durch das komplexe Ferrocyankalium durchführbar.

K. Kottmann und L. Schapiro[5] fanden nach Zugabe von $FeSO_4$ zu Leberbrei die Autolyse stets gesteigert. Auch subcutane und intravenöse Zufuhr bewirkte, daß die nachfolgende Autolyse schneller verlief. Daraus wird geschlossen, daß auch bei der Chlorose Fe durch Beseitigung proteolytischer Insuffizienzerscheinungen wirke.

In den Abschnitt über die Beeinflussung fermentativer Vorgänge durch Eisen gehören auch alle jene Untersuchungen, die sich mit der Beteiligung des Eisens an der Gewebsatmung befassen. Da es sich bei den im vorstehenden besprochenen Arbeiten durchweg um die Beeinflussung fermentativer Vorgänge durch Eisensalze in vitro handelte, sollen jene Arbeiten, die den Einfluß des Eisens auf die fermentativen Vorgänge in vivo zum Gegenstand der Untersuchungen hatten, im Zusammenhange mit den biokatalytischen Wirkungen des Eisens ihre ausführliche Besprechung finden.

Die Wirkungen der Eisenverbindungen auf höhere Pflanzen wurden in dem Abschnitte über das Eisen im Pflanzenreiche bereits behandelt.

[1] Bredig: Erg. Physiol. 1902 I, 204. — [2] Pincussen, L.: Über den Einfluß von Kolloiden auf Fermente. Biochem. Z. 142, 212 (1923). — [3] Sarthou, J.: Über die Rolle, welche das Eisen bei der Scheinoxydase zu spielen scheint. J. farm. Chim. 6, 11, 583 (1900). — [4] Kleinmann, H., u. Bork: Untersuchungen über Urikolyse. I. Vorkommen und Eigenschaften der Urikase. Biochem. Z. 161, 303 (1933). — [5] Kottmann, K., u. L. Schapiro: Z. exper. Path. u. Ther. 11, 355 (1912).

Untersuchungen über die Wirkungen der Eisenverbindungen auf Avertebraten liegen nicht vor. Soweit Fragen, die den Eisenstoffwechsel von Avertebraten betreffen, untersucht worden sind, fanden sie bereits in dem früheren Abschnitte über die Verteilung und das Schicksal des Eisens im Organismus ihre Besprechung.

3. Wirkungen des Eisens auf Vertebraten.

I. Örtliche Wirkungen.

a) Reizung, Ätzung und Entzündung.

Schon in den ältesten Arbeiten über die pharmakologischen Wirkungen des Eisens finden wir ebenso wie in neueren Zusammenfassungen die Angabe, daß es eine allgemeine Reaktion der Schwermetallsalze sei, mit Eiweißlösungen in chemische Wechselwirkung zu treten und darin Niederschläge hervorzurufen, die aus den sog. Metallalbuminaten bestehen. Da die Fällung des Eiweißes im lebenden Gewebe, z. B. im Protoplasma lebender Epithelzellen, eine tiefgreifende chemische Veränderung infolge Zerstörung bedeutet, seien die Schwermetallsalze Ätzmittel für alle reagierfähigen tierischen Teile und Gewebe (Schleimhäute, Wundflächen), unter gewissen Bedingungen auch für die äußere Haut[1].

Nach Kobert[2] stellt die Reaktion der Schwermetalle mit Eiweiß eine Kombination von Salz- und Säurewirkung dar, und dies selbst auch dann, wenn die Metallsalzlösungen nicht sauer reagieren. Die Eiweißstoffe sollen sich nämlich mit den Metalloxyden zu eigenartigen, in Wasser unlöslichen Metallalbuminaten verbinden. Wenn ein einfaches Metallsalz mit Eiweiß in neutraler Lösung zusammentrifft, so entsteht ein Niederschlag, welcher zunächst aus Eiweiß, Metalloxyden und der betreffenden Säure besteht.

Die Ätzung durch Metallsalze setzt sich nach Kobert so aus zwei Komponenten zusammen; aus der Wirkung des Metalloxyds, welche in Umwandlung von lebendem Organeiweiß in totes Metallalbuminat besteht, und aus der Wirkung der Säure, d. h. aus der gewöhnlichen Säureätzung. Demgemäß wird die Intensität und der Charakter der Metallsalzwirkung einerseits von der Beschaffenheit des entstandenen Metallalbuminats, andererseits von der Menge und den Eigenschaften der in Freiheit gesetzten Säure abhängig sein müssen. Bei den löslichen Metallchloriden sei die Wirkung der daraus frei werdenden Salzsäure die Hauptsache.

Es ist überraschend, daß diese Anschauungen, wie sie hier von Kobert vertreten wurden und wie wir sie von zahlreichen Autoren wiedergegeben finden, für alle Schwermetalle eine solche Verallgemeinerung gefunden haben, obwohl schon verschiedene Angaben in der älteren Literatur gegen eine solche Verallgemeinerung sprechen; denn pharmakologische Untersuchungen der einzelnen Metalle haben vielfach bewiesen, daß die für ein Metall festgestellten Wirkungen von denen anderer Metalle grundsätzlich verschieden sein können, ja sogar die Salze ein und desselben Metalles zeigen so weitgehende Unterschiede hinsichtlich ihrer allgemein-resorptiven sowie insbesondere hinsichtlich ihrer lokalen Wirkungen, daß die pharmakologische Charakterisierung der Schwermetallwirkungen als einheitliche Gruppenreaktionen sich als vollkommen unberechtigt erweist. Dies gilt vor allem von den Eisensalzen.

Unter Hinweis auf die bereits besprochenen eiweißfällenden Eigenschaften bestimmter Eisensalze (s. S. 731) sei hier kurz erörtert, inwieweit dem Eisen und seinen Verbindungen lokale Ätz- und Entzündungswirkungen zukommen und ob dies für alle oder nur für bestimmte Verbindungen dieses Metalls gilt.

---

[1] Kunkel: Handb. der Toxikologie, S. 117ff., 175ff. Jena 1899 sowie die neueren Lehrbücher der Pharmakologie. — [2] Kobert, R.: Kompendium der praktischen Toxikologie, S. 161. Stuttgart 1912.

Für die pharmakologische Beurteilung der Entzündung ist es ganz allgemein von prinzipieller Bedeutung, daß Ätzung ebenso wie Entzündung Folgezustände von Reizungen sind, diese immer die Reizbarkeit zur Voraussetzung haben müssen und daß Reizbarkeit die Grundeigenschaft der lebenden Substanz ist. Demzufolge ist auch bei den Eisensalzen die Entzündungserregung nicht nur von der Eigenschaft des Eisensalzes, sondern auch vom Zustande des Gewebes abhängig.

Hier soll nicht weiter auf die Pharmakologie der Entzündung eingegangen werden; diesbezüglich sei auf die einschlägigen Zusammenfassungen verwiesen[1].

Wie im Abschnitte über die Eigenschaften der Eisensalze näher ausgeführt wurde, muß das Eiweißfällungsvermögen der einfachen anorganischen Ferrisalzlösungen auf die, wenn auch nur in geringer Menge vorhandenen Ferriionen zurückgeführt werden. Daß Eiweiß gegen Ferriionen außerordentlich empfindlich ist, beweist der hohe Verdünnungsgrad, bei welchem noch Eiweißfällung erfolgt.

Daß die pharmakologische Reaktion bei lokaler Applikation der Eisensalze, die uns als Ätzwirkung mit nachfolgender Entzündung in Erscheinung tritt, mit dem Eiweißfällungsvermögen weitgehend einhergeht, läßt sich dadurch beweisen, daß nur jene Eisenverbindungen ätzend wirken, welche auch Eiweiß fällen. So zeigen sich nach Applikation auf die Schleimhäute ebenso wie nach subcutaner Injektion von Ferroverbindungen sowie von komplexen Eisenverbindungen mit anorganisch oder mit organisch gebundenem Eisen keinerlei äußerlich sichtbare Reizerscheinungen, während nach subcutaner Injektion einfacher anorganischer Ferrisalze, welche insgesamt eiweißfällend wirken, selbst schon in großer Verdünnung lokale Ätzwirkungen auftreten, die bei einzelnen Tieren bis zur Abstoßung ganzer nekrotischer Hautpartien führen können. Solche Ätzwirkungen wurden auch verschiedentlich nach Anwendung des Ferrichlorids zur Blutstillung (s. weiter unten), insbesondere nach Applikation auf die Schleimhäute im Uterus und an anderen Orten beobachtet.

Aus allen diesen Untersuchungen geht somit hervor, daß nur die dissoziierten Ferriionen als die Träger der Ätzwirkungen anzusehen sind, während den dissoziierten Ferroionen jede Ätzwirkung fehlt. Aus diesem Grunde wirken Ferrichlorid, Ferrisulfat, Ferrilactat in gleicher Weise ätzend und nekrotisierend wie Ferricitrat oder Ferritartrat. Dem nichteiweißfällenden komplexen Ferricitratnatrium fehlt aber das Ätzvermögen ebenso wie den nichteiweißfällenden Ferroionen.

Daß der Unterschied im Eiweißfällungsvermögen zwischen Ferro- und Ferrisalzen ausschließlich in der Oxydationsstufe des Eisenions gelegen ist, läßt sich leicht dadurch beweisen, daß ein mit einer Ferrosulfatlösung versetztes Blutserum, das vollkommen klar bleibt, beim Versetzen mit einem Tropfen Wasserstoffsuperoxyd augenblicklich koaguliert, was darauf zurückzuführen ist, daß durch das Oxydationsmittel das Ferrosulfat sofort zu Ferrisulfat oxydiert und dadurch eiweißfällend wird. Der Wasserstoffsuperoxydzusatz zum Serum selbst bei Abwesenheit des Ferrosalzes bleibt nach dieser Richtung hin vollkommen wirkungslos[2].

Hendrych und Klimesch[3] hatten beobachtet, daß das subcutan injizierte unlösliche Ferrocarbonat neben den noch später zu besprechenden resorptiven Wirkungen auch lokale Ätzwirkungen zur Folge hatten. Da aber gelöste Ferro-

[1] Starkenstein, E.: Pharmakologie der Entzündung. Handb. d. norm. u. path. Physiologie 13, 340 (1929). — [2] Starkenstein: Zit. S. 732. — [3] Hendrych, F., u. K. Klimesch: Arch. f. exper. Path. 1934.

salze diese Wirkungen nicht hervorrufen, so ist die lokale Ätzwirkung subcutan injizierten Ferrocarbonats nur so zu verstehen, daß dieses zum Teil in lösliches Ferribicarbonat verwandelt und dann weiter zu einem gelösten Ferrisalz oxydiert wurde. Dieses ruft dann durch seine Affinität zum Eiweiß die erwähnte lokale Ätzwirkung hervor. Ähnlich dürften auch die Ätzwirkungen zu verstehen sein, die Leber[1] durch metallisches Eisen im Auge auslösen konnte.

Aseptische Stücke von Nähnadeln riefen nach Einführung in die vordere Augenkammer geringfügige Fibrinausscheidung hervor, die sehr bald rostgelbe Farbe, später mehr braune Farbe annahm. Zuweilen war auch nur an den Enden des Nadelstückes Rostfärbung vorhanden, die sich sehr langsam ausbreitete. Auf der Hornhaut bildete sich ein kleines Gefäßbüschel nach dem Fremdkörper hin. Trübung im Kammerwasser oder Eiter zeigte sich nie. Einführung feinen Eisenpulvers in die vordere Kammer zeigte etwas stärkere Reaktion, aber auch keine eitrige Entzündung. Die Eisenstäubchen waren am nächsten Tag von einer feinen Exsudathülle umgeben, so daß sie als weißliche Pünktchen erschienen. Nach 6—7 Tagen waren die meisten verschwunden und nach 3 Wochen auf der Iris nur noch eine unregelmäßige schwärzliche Zeichnung zu sehen, die in einer aufliegenden dünnen Schicht zellreichen Bindegewebes mit reichlicher Einlagerung von Eisen herrührte. Jedes einzelne Metallteilchen war dabei von Aggregaten kleiner braungelber Körnchen umgeben, die sich leicht in Säure lösten und mit Ferrocyankalium blau wurden (wahrscheinlich allmählicher Übergang in Ferrocarbonat und Ferrihydroxyd). Das Gewebe bestand aus zahlreichen dichtgedrängten Zellen sehr verschiedener Form und Größe, von denen viele Eisenhydroxydkörnchen einige auch gröbere Partikel metallischen Eisens aufgenommen hatten, die ihrerseits wieder in der Zelle von Eisenoxydkörnchen umgeben sein konnten. Riesenzellen waren auch vorhanden, wahrscheinlich auch noch Eisen, das nicht in Zellen lag. Einführung feingepulverten Rostes von Eiseninstrumenten, der durch mehrmaliges Kochen und Auswaschen gereinigt war, hatte etwa das gleiche Resultat wie Einführung von Eisenmetall-Stahlstückchen, die in die Hornhaut eingestochen waren, bewirkten auch da sehr geringe Entzündungserscheinungen und konnten lange liegenbleiben, während sie sich mit einer Oxydschicht umgaben und die angrenzende Hornhautsubstanz gelblich färbten. Sie wurden gewöhnlich schließlich ausgestoßen. In solcher Hornhaut ließ sich an den Stellen der rostgelben Färbung Berlinerblaureaktion erzeugen. In der Linse kennt man aus Beobachtungen am Menschen die Erscheinung, daß ein eingedrungenes Eisenstückchen nach längerer Zeit eine rostgelbe Verfärbung der Umgebung erzeugt. Wahrscheinlich diffundiert das Eisen zunächst um eine gewisse Strecke als Ferroverbindung. — Sehr bemerkenswert waren die Folgen eines Nadelstiches in den Glaskörperraum. Dabei trat eine Umhüllung des Fremdkörpers durch opakes weißes Exsudat auf, das bald eine deutlich rostgelbe Farbe annahm. Nach einigen Tagen zog sich unter immer stärkerer Braunfärbung die Trübung dichter zusammen. An der Retina trat bereits 24 Stunden nach der Einführung des Eisens Erweiterung und Schlängelung der Gefäße und eine leichte weiße Fleckung der markhaltigen Substanz auf, weiterhin Zeichen atrophischer Degeneration, während zu verschiedener Zeit zwischen dem zweiten Tage und der zweiten Woche Netzhautablösung zugleich mit Einreißen der Netzhaut erfolgte. In diesem Stadium waren die Arterien mehr oder weniger verengt. Genaue Verfolgung dieser Vorgänge mit dem Augenspiegel ließ als Ursache für die Netzhautablösung und Zerreißung eine primäre Schrumpfung des Glaskörpers erkennen, der die Netzhaut passiv folgte. Auch die anatomische Untersuchung bestätigte dies durchaus: nach 4—31 Tagen wurde untersucht, wobei man hinter der Linse eine nur geringe Menge eines rostgelb gefärbten, trüben, verdichteten Gewebes fand, in dem eine körnige oder zart fibrilläre Substanz vorherrschte. Mit Säure und Ferrocyankali trat intensive Blaufärbung auf, besonders in den dichteren Körnchen und Fäden. Endlich zeigte sich auch der Versuch am frischen toten Auge, an dem durch Vorsichtsmaßnahmen die Fäulnis verhütet wurde, das Auftreten gelblichweißer Trübung um ein eingeführtes Nadelstück und unter beträchtlicher Schrumpfung Dichtung des Glaskörpers. Auch hier zeigte Behandlung mit Säure und Ferrocyankalium oder mit Schwefelammon Eisenreaktion besonders in den eigentümlichen Körnchen und Stäbchen, die sich im Gewebe bildeten. (Netzhautablösung trat nicht ein, weil sich in der Leiche sehr schnell Netzhaut und Glaskörper voneinander lösen.)

Leber kommt zu dem Schluß, daß sich offenbar eine Verbindung aus Eisen (zunächst Ferrocarbonat) mit Eiweiß bildet und darauf die Oxydation zu Eisenoxyd erfolgt; die chemische Veränderung führt zu Schrumpfung, und der ganze Prozeß ist also passiv. Die Netzhaut zeigte außer der groberen Zerreißung aber auch noch feinere Veränderungen,

---

[1] Leber, Th.: Entstehung der Entzündung, S. 220. Leipzig 1891.

die eine sehr weit gediehene Atrophie sämtlicher nach außen von der Netzfaserschicht gelegenen Schichten darstellte. Diese Schichten waren auf weite Strecken geschwunden und durch große, mosaikartig angeordnete Zellen ersetzt, welche die Zerfallsprodukte der Netzhaut, vorzugsweise die Elemente der Stäbchenschicht in sich aufgenommen hatten. Leber glaubt aus dem Befunde auf tiefgreifende Nekrotisierung dieser Netzhautteile durch eine chemische Wirkung des Eisens schließen zu müssen. Die Papille und Nerven-faserschicht waren wohl erhalten und zeigten nur eine geringe Vermehrung der Kerne im innersten Zellgewebe.

Wurde ein Stahldraht durch Hornhautmitte und Pupille in die Linse bis in den Glas-körper eingestochen, während das vordere Ende die Hornhaut nicht mehr berührte, so fand geringe Linsentrübung statt und keine Netzhautablösung. Die herausragende Spitze im Glaskörper überzog sich mit eiweißreicher, zum Teil der Linse entstammender Masse. Einspritzung von fein verteiltem Rost in den Glaskörper, der kaum löslich war, führte nur außerordentlich langsam zu einer partiellen Netzhautatrophie und nicht zur Ablösung.

Auch in diesen Fällen dürfte es sich um eine Bildung von löslichen Ferro-salzen gehandelt haben, die in statu nascendi bei der Oxydation mit dem Ei-weiß in Reaktion traten, während aus den eingeführten Oxyden (Rost) offenbar direkt reaktionsfähige Ferriionen gebildet worden sind.

Alles das, was hier über die Beziehung der entzündungserregenden Wirkung der Eisensalze zur Eiweißfällung gesagt wurde, bezieht sich indes nur auf jene lokalen Veränderungen, die zur Ätzung und Nekrose führen, während die „Reizwirkung" dieser Metallsalze sicherlich auch noch von anderen Faktoren abhängig ist. Dafür spricht vor allem die Tatsache, daß auch die Eiweiß nicht fällenden und infolgedessen nicht ätzenden Ferrosalze ebenso „reizend" wirken wie die komplexen Ferricitratnatriumsalze. Dies findet vor allem darin seinen Ausdruck, daß auch diese Salze nach subcutaner oder intramuskulärer Injektion Schmerz erzeugen. Innerhalb der Gruppe der einfachen Ferrosalze scheinen nach dieser Richtung hin noch besondere Unterschiede zu bestehen. So tritt die Reizwirkung des Ferrosulfats meist stärker in Erscheinung als die des Ferrochlorids, woraus auf eine besondere Beteiligung des Anions an dieser Reizwirkung geschlossen werden muß. Diese schmerzauslösende Wirkung der Eisensalze, die ohne jede äußerlich sichtbare morphologische Veränderung ein-treten kann, steht zu den Untersuchungen von Schade[1], Gaza und Brandy[2] sowie zu denen von Haebler und Hummel[3] u. a. in Beziehung, aus denen her-vorgeht, daß der Schmerz bei Entzündungen einerseits auf eine H-Ionen-wirkung, andererseits aber auf eine Störung in der Kationen-Isoionie zurück-zuführen ist.

In enger Beziehung zur Eiweißfällung steht die gleichfalls lokale

b) Adstringierende Wirkung der Eisenverbindungen.

Als Adstringentia werden gewöhnlich Stoffe bezeichnet, welche mit den albuminoiden Bestandteilen der Zellen und Zellsekrete mehr oder minder feste, in neutralen oder schwach sauren Medien unlösliche Kolloidverbindungen bilden[4]. Es kommt nach dieser Auffassung somit dabei zu einer oberflächlichen Ko-agulation und damit auch zur Abtötung und Zerstörung von Protoplasma; doch beschränkt sich dies ausschließlich auf die oberflächlichste Gewebsschicht, die verdichtet werden soll und eine Schutzdecke gegenüber chemischen, bakteriellen und mechanischen, somit auch gegenüber allen sensiblen und entzündungs-erregenden Reizen bildet. Da somit die Adstrinktion nach dieser Auffassung nur eine oberflächliche Ätzung darstellt, sei Adstrinktion von Ätzung nur quan-

---

[1] Schade. H.: Die physikalische Chemie in der inneren Medizin, 3. Aufl. Dresden und Leipzig 1923. — [2] Gaza u. Brandy: Klin. Wschr. **5**, 11, 23 (1926); **6**, 11 (1927). — [3] Haebler u. Hummel: Klin. Wschr. **7**, 215 (1928). — [4] Siehe Meyer-Gottlieb: Experimentelle Pharmakologie, 7. Aufl., S. 258. 1925.

titativ, nicht aber qualitativ verschieden. Dieser Auffassung entsprechend werden Metallsalze neben den Gerbstoffen in die Gruppe der Adstringenzien eingereiht.

Die Annahme einer, wenn auch nur oberflächlichen Koagulation sowie Abtötung und Zerstörung von Protoplasma würde besagen, daß der Wirkung der Adstringenzien ein irreversibler Prozeß zugrunde liegen müsse und daß folglich bei einer Conjunctivitis ebenso wie bei der Anwendung von Adstringenzien auf größere Geschwürflächen eine restitutio ad integrum erst nach Abstoßung oberflächlich verätzter Partien erfolgen würde. Die Tatsache aber, daß solches bei Anwendung der Adstringenzien nicht beobachtet wird (außer dort, wo oberflächliche Verätzung mit beabsichtigt ist), muß vom pharmakologischen Standpunkte aus eine scharfe Unterscheidung zwischen wirklich gewollter Verätzung einer Geschwürfläche und der adstringierenden Wirkung fordern. Wir müssen uns insbesondere fragen, ob Stoffe, die in die Gruppe der Ätzmittel gehören, unbedingt auch bei ihrer Anwendung als Adstringenzien qualitativ gleichartige und nur quantitativ verschiedene Wirkungen hervorrufen müssen. Schon Schade[1] macht zwischen Adstrinktion und Ätzwirkung eine scharfe Unterscheidung und sieht das Wesen der Adstrinktion in einer gegen die Schwellung ($\delta\gamma\varkappa o\varsigma$ = Schwellung) gerichtete „antionkische" Wirkung. Diese liege z. B. beim Tannin bei einer Konzentration von 1:20000 bis höchstens 1:5000, während höhere Konzentrationen nicht mehr Adstrinktion, sondern schon mit Zellschädigung einhergehende Ätzung bewirken. Zwischen der eiweißfällenden Wirkung von Ferrisalzen einerseits und Gerbsäure andererseits bestehen nun allerdings außerordentlich weitgehende quantitative Unterschiede. Während Gerbsäure schon in großer Verdünnung Leimlösungen fällt, wird diese durch Eisensalze erst bei höherer Konzentration niedergeschlagen. Daraus geht hervor, daß man die Feststellung der adstringierenden Wirkung eines Eisensalzes nicht im Vergleich mit der Gerbsäure messen kann, sondern nur im Vergleich mit quantitativ gleich stark wirkenden Stoffen. Im wesentlichen wird es bei der pharmakologischen Beurteilung der adstringierenden Wirkung der Eisensalze darauf ankommen, festzustellen, ob die adstringierende Wirkung mit dem Eiweißfällungsvermögen dieser Salze parallel geht, ob nur quantitative Unterschiede im Fällungsvermögen den Grad des Adstrinktionsvermögens bedingen oder ob Adstrinktion und Eiweißfällung zwei voneinander unabhängige Vorgänge sind.

Schon für das Aluminiumacetat hat Straub[2] einen Unterschied zwischen Adstrinktion und Eiweißfällung insofern festgestellt, als er in der Adstringierung ein kolloidchemisches Phänomen sieht, als dessen Reaktionsprodukt Gallertbildung erfolgt, während bei der Schwermetallsalzwirkung ein Niederschlag gebildet wird.

Wir dürfen die Schwermetallsalzwirkung nicht mit der Niederschlagsbildung in der Eiweißlösung nach jeder Richtung hin identifizieren, da — gerade bei den Eisensalzen — innerhalb der Salze des gleichen Metalls nach der erwähnten Richtung hin nicht nur quantitative, sondern so weitgehende qualitative Unterschiede nachweisbar sind, daß die einen adstringieren und Eiweiß nicht fällen, andere dagegen in geringer Konzentration adstringieren, in höherer Eiweiß fällen und demzufolge ätzen.

Für die Beurteilung der Wirkungsweise der Adstringenzien ist die Methode der Untersuchung von großer Wichtigkeit.

Kobert[3] benützte zur Prüfung der Adstrinktionswirkung eine Suspension gewaschener roter Blutkörperchen in physiologischer Kochsalzlösung. Bekanntlich ist eine solche Suspension normalerweise filtrierbar; setzt man dagegen einer solchen Suspension Adstringenzien zu, so erfolgt eine Agglutination der roten Blutkörperchen, die sich nach erfolgter Verklebung rasch flockig zu Boden setzen. Beim Filtrieren erhält man eine klare Flüssigkeit. Mit dieser Methode kann man auch die Konzentrationsgrenze festsetzen, bei der noch Agglutination erfolgt.

Unter den vielen Stoffen, die Kobert geprüft hat, finden sich auch Eisensalze, von denen er sagt, daß Ferrosulfat überhaupt auf die roten Blutkörperchen nicht adstringierend wirke, während die Wirkung des Ferrisulfats noch in einer Verdünnung von 1: 266,403 eintritt.

---

[1] Schade, H.: Zit. S. 1083. — [2] Straub, W.: J. of Pharmacol. 29, 1 (1926). — [3] Kobert: Abderhaldens Handb. der biochemischen Arbeitsmethoden 9, 24 (1919).

Ähnliche Untersuchungen von Starkenstein[1] hatten ergeben, daß sämtliche Ferrosalze, auch in hoher Konzentration, eine Aufschwemmung von Erythrocyten nicht zu agglutinieren vermögen. Es ist fraglich, ob die von Kobert durchgeführte Gleichsetzung von Agglutinationswirkung und Adstrinktionswirkung berechtigt ist; zweifellos fällt die Agglutinationswirkung mit dem Eiweißfällungsvermögen zusammen; denn alle Stoffe, die, mit der Kobertschen Methode geprüft, Blutkörperchen agglutinieren, sind auch eiweißfällend, während umgekehrt alle Eiweiß nicht fällenden auch keine Agglutinationsfähigkeit besitzen. Daß jedoch Eiweißfällungsvermögen keineswegs immer mit adstringierender Wirkung einhergehen muß, das beweist eine andere Methode, die Haffner[2] zur Prüfung der Adstrinktionskraft nach Versuchen von Komiyama angegeben hat:

Metallische Adstringenzien, besonders starke essigsaure Tonerde und Bleiwasser, bewirken, im Gegensatze zu anderen Eiweißfällungsmitteln wie Alkohol, Phenol, Sublimat, eine Verkürzung der Sehne des Rattenschwanzes unter Verminderung ihrer Dehnbarkeit. Diese Methode spricht für eine Mitbeteiligung des Bindegewebes bei der Adstringierung. Tannin macht zwar, mit dieser Methode geprüft, keine erhebliche Verkürzung, wirkt jedoch der Säurequellung entgegen.

Wir sehen somit, daß Stoffe, die eine sicher adstringierende Wirkung besitzen, nicht instande sind, Blutkörperchen zu agglutinieren, und daß andererseits eiweißfällende Stoffe keine Verkürzung der Sehne des Rattenschwanzes und Verminderung ihrer Dehnbarkeit zur Folge haben müssen. Daraus muß geschlossen werden, daß die adstringierende Wirkung nicht mit einer eiweißfällenden unbedingt zusammenhängen muß. Hier zeigen gerade die Eisenverbindungen die schärfsten Gegensätze und dürften für das Gegensätzliche von Adstrinktion und Eiweißfällungsvermögen das beste Beispiel bieten.

Wir haben oben bereits ausführlich dargelegt, daß allen Ferrosalzen auch in den stärksten Konzentrationen jedes Eiweißfällungsvermögen fehlt und parallel damit auch das Agglutinationsvermögen für rote Blutkörperchen; hingegen läßt sich der adstringierende Effekt solcher Lösungen schon an dem zusammenziehenden Geschmack erkennen, den diese Eisensalzlösungen im Munde hervorrufen. Zweifellos handelt es sich hierbei um eine Wirkung freier Eisenionen, die in gleicher Weise mit Ferroionen ebenso wie mit Ferriionen nachzuweisen ist. Komplexe Eisenionen, wie Ferrocyankalium, rufen dagegen den typischen Eisengeschmack im Munde nicht hervor, und diesen Salzen fehlt bekanntlich auch jedes Adstrinktionsvermögen. Die Analyse des ,,metallischen Geschmacks" wurde von M. v. Frey (Verh. dtsch. Ges. Naturf. u. Ärzte Kassel 75, 409 (1903). — Pflügers Arch. 136, 275 (1910) sowie von Herlitzka (Arch. di Fisiol. 5, 217 (1908) durchgeführt. Diesbezügl. sei auf den Abschnitt: Allgemeines zur Pharmakologie der Metalle von W. Heubner in diesem Band, S. 679—681 verwiesen. Daß bei diesen Versuchen Herlitzka ein Parallelgehen der ,,Empfindung der Adstrinktion" mit dem ,,metallischen Geruch" sowie mit dem Entstehen einer ,,Fällung in verdünntem Eiklar" bei Ferrosulfat, Ferrolactat und Ferrisulfat (+) sowie bei Ferriacetat (0) fand, steht allerdings in einem Gegensatz zu dem wiederholten festgestellten Unvermögen der Ferroverbindungen Eiweiß zu fällen. Es dürfte sich vielleicht hier um eine durch Bildung basischer Ferrisalze entstandene Trübung handeln.

Alle diese Befunde beweisen, daß eiweißfällende Eisensalze auch Blutkörperchen agglutinieren und — wie die lokale Entzündungshemmung und der

---

[1] Starkenstein: Arch. f. exper. Path. 118, 136 (1926). — [2] Haffner: Zur Pharmakologie der Adstringenzien. Arch. f. exper. Path. 111, 49 (1926).

Geschmack im Munde beweist — auch Adstrinktionsvermögen besitzen, daß andererseits nichteiweißfällende Eisensalze, die das Eisen in zweiwertiger Form enthalten, wohl adstringieren, aber nicht agglutinieren können und daß schließlich Eisensalzlösungen, die keine freien Eisenionen enthalten, weder agglutinieren noch adstringieren. Es muß jedoch angenommen werden, daß auch die nichteiweißfällenden Eisenverbindungen, wie die einfachen Ferroverbindungen mit dem Eiweiß Verbindungen eingehen, die jedoch, wie wir schon früher gesehen haben, nicht zur wechselseitigen Denaturierung führen, sondern die als reversible Eiweißeisenverbindungen nach einer gewissen Zeit ebenso Eisenionen wie auch die mit ihnen verbundenen Eiweißkörper frei werden lassen. Für die Ferroverbindungen haben wir dies bereits bei ihrem Zusatz zum Blute kennengelernt; während Ferrisalze hier unter Denaturierung des Eiweißes zu den bekannten Ferrialbuminaten führen, bilden Ferroverbindungen unter gleichzeitiger, durch das Hämoglobin bewirkter Oxydation Ferrieiweißverbindungen, die schon bei bloßer Änderung des p_H wiederum dissoziiert werden können. Erfolgt die Oxydation nicht (bei Hämoglobinabwesenheit), dann bleibt die Verbindung eine derart lose, daß die dem Serum zugesetzten Ferroverbindungen sogar durch Dialyse daraus wieder entfernt werden können[1].

Für die Beurteilung der Adstrinktionswirkung der Eisenverbindungen ergibt sich somit der Schluß, daß allen dissoziierten Eisenverbindungen Adstrinktionswirkung zukommt, daß diese aber vom Eiweißfällungsvermögen und damit von der Ätzkraft der Eisenverbindungen unabhängig ist; denn Ferrionen haben Ätzkraft und, vermutlich nur in so großer Verdünnung, in der eine Eiweißfällung nicht mehr möglich ist, auch noch Adstrinktionskraft. Ferroverbindungen dagegen haben noch in hohen Konzentrationen Adstrinktionskraft, ohne selbst bei diesen hohen Konzentrationen Eiweiß zu fällen. Komplexe Eisenionen besitzen weder Adstrinktionskraft noch Eiweißfällungsvermögen.

Wir sehen somit, daß den nichteiweißfällenden Ferroionen sowohl lokale Adstrinktionswirkung als auch eine vom Eiweißfällungsvermögen unabhängige lokale Reizwirkung zukommt, die sich in der Schmerzerzeugung bei subcutaner oder intramuskulärer Injektion sowie im metallischem Geschmack im Munde äußert. Mit dieser Reizwirkung hängt vermutlich auch die

c) Brechenerregende Wirkung der Eisensalze

zusammen, die wir ebenfalls als eine lokale Wirkung der Eisensalze ansehen können. Per os verabreichtes Ferrosulfat ruft beim Hunde von einer bestimmten Dosis ab (etwa 16 mg-Äqu. bei einem 7 kg schweren Tier) Erbrechen hervor[2]. Daß es sich hier nicht um die Folge einer durch Eiweißfällung bedingten Schleimhautreizung handelt, beweisen die Ferrosalze, die überhaupt keine Eiweißfällung bewirken. Die Reizung muß folglich hier ganz anderer Art sein und wahrscheinlich ähnlich wie bei dem als Brechmittel verwendeten Kupfersulfat und Zinksulfat, die allerdings beide ebenso wie die Ferrisalze sowohl brechenerregend als auch eiweißfällend wirken. Bei den nichteiweißfällenden Ferrosalzen dürfte es sich um eine elektive Erregung der das Erbrechen vermittelnden efferenten, emetico-sensiblen Bahnen handeln. Nach subcutaner Injektion tritt das Erbrechen viel schwächer ein, bleibt häufig überhaupt ganz aus; dies beweist, daß es sich hier nicht um eine resorptive Eisenwirkung auf das Brechzentrum handeln kann, sondern offenbar gleichfalls um die Reizung von Nervenendigungen der emetico-sensiblen Bahnen in der Magenschleimhaut, wohin

---

[1] Starkenstein u. Harvalik: Arch. f. exper. Path. **172**, 75 (1933). — [2] Starkenstein, E.: Arch. f. exper. Path. **118**, 139 (1926).

bekanntlich auch die Eisensalze selbst nach parenteraler Injektion wieder ausgeschieden werden.

In einem Selbstversuch blieben 0,5 g Ferrosulfat, als Pulver in einer Oblatenkapsel verschluckt, wirkungslos, dagegen löste eine verhältnismäßig schwache (1 proz.) Ferrosulfatlösung schon bei bloßer Mund- und Rachenspülung Brechreiz aus.

Als lokale Eisenwirkung ist auch die mehrfach beschriebene Veränderung der Zähne unter der Einwirkung eisenhaltiger Arzneistoffe und Mineralwässer zu bezeichnen. Morgenstern[1] ist der Ansicht, daß die meisten Eisenpräparate Zahnschmelz und Zahnbein unter Braunfärbung angreifen, was er auf die saure Reaktion und auf die Entstehung einer FeCaO-Verbindung zurückführt. Er folgert dies allerdings aus Versuchen, in denen er Zahnschliffe in Eisenlösungen hängte, wobei selbstverständlich ganz andere Bedingungen hinsichtlich der Reaktion der Zähne bzw. ihrer Bestandteile mit den Eisenlösungen gegeben waren als in vivo.

Zu den lokalen Wirkungen der Eisensalze können wir auch die Eisenwirkungen auf die Bestandteile des Blutes rechnen, welche bei direktem Kontakt mit dem Blute durch Einwirkung auf Blutkörperchen, Blutfarbstoff und die Bluteiweißkörper zustande kommen. Diese treten ebenso ein, wenn Eisensalze extravasal mit Blut in Berührung gebracht werden, wie nach intravenöser Injektion innerhalb des Gefäßsystems selbst. Diese Art von Eisenwirkungen äußern sich 1. in Koagulation der Bluteiweißkörper (Blutgerinnung), 2. in Agglutination der Erythrocyten, die an sich sowie zusammen mit der Blutgerinnung zur Thrombenbildung führen kann, 3. in Hämolyse und 4. in Veränderung des Blutfarbstoffes.

d) Die örtlich blutstillende Wirkung der Eisensalze,

die vielfach auch klinisch verwendet wird, ist nur durch Ferrisalze möglich. Bekanntlich findet hierzu vor allem das Ferrichlorid, Ferrum sesquichloratum, teils bei direkter Applikation, teils in Form einer mit Ferrichlorid getränkten Watte Verwendung. Es handelt sich dabei ausschließlich um eine durch Eiweißfällung bewirkte Blutgerinnung, durch die gewissermaßen eine lokale Tamponade erfolgt. Wir haben es hier somit nicht mit einer Eisenwirkung zu tun, welche den Blutgerinnungsvorgang, sei es das Thrombin oder die Thrombokinase, beeinflussen würde, sondern mit einer als Folge der Bluteiweißfällung bewirkten mechanischen Tamponade. Die mehrfach geäußerte Vermutung, daß an der Blutgerinnung die saure Reaktion beteiligt sei, trifft hier ebensowenig zu wie bei der bereits besprochenen Eiweißkoagulation. In beiden Fällen handelt es sich um eine Wirkung freier Ferriionen. Die blutkoagulierende Wirkung des ameisensauren Eisens wurde nach dieser Richtung hin von Capoblanco[2] untersucht.

Waele[3] will nach intravenöser Injektion von Ferrocyannatrium bei Hunden eine Abnahme der Gerinnbarkeit des Blutes beobachtet haben. Diese Wirkung dürfte aber ebenso unsicher sein wie der Erklärungsversuch, den Waele dafür gibt. Viel häufiger wird dagegen die gerinnungshemmende Wirkung von Ferrosulfat beobachtet, wofür Buglia 0,02 g-Äqu. pro Liter Blut für nötig hält.

[1] Morgenstern, M.: Untersuchungen über die Einwirkung der eisenhaltigen Medikamente und Stahlwässer auf die Zähne. Ther. Mh. 21, 141 (1907). — [2] Capoblanco, F.: Blutkoagulierende Wirkung des ameisensauren Eisens. Med. Ital. Napoli 7, 162 (1909). — [3] Waele, Henry de: Alternances de fixation et de libération des substances injectées dans le sang. Z. Immun.forsch. 18, 4, 422 (1913).

Auch Gaglio[1] hat die blutgerinnungshemmende Wirkung einiger Salze des Eisens und der Schwermetalle untersucht. Die Injektion von milchsaurem, weinsaurem und schwefelsaurem Eisenoxyd in die Blutgefäße oder unter die Haut von Hunden, Katzen und Kaninchen hebt für immer die Gerinnungsfähigkeit des Blutes auf, wenn die injizierte Menge des Eisensalzes 0,3—0,4 g pro kg Tier beträgt. Eine geringere Menge injizierten Eisensalzes soll die Gerinnung des Blutes verlangsamen; es bleibt 1—10 Stunden flüssig, und nach dieser Zeit bilden sich einige Koagula. Das Blut verliert ebenfalls die Möglichkeit, zu gerinnen, wenn es in einer Eisensalzlösung aufgefangen wird, welche auf 100 Teile Wassers einen Teil Eisensalz enthält. Die Blutkörperchen in dem durch Metallsalze flüssig erhaltenen Blute sollen nur wenig geschrumpft sein. Da Gaglio für alle diese Versuche Ferrisalz verwendete, dürfte wohl der Hemmung der Blutgerinnung vorerst eine Koagulation, also eine Gerinnung vorausgegangen sein und die Gerinnungshemmung insofern auf einer Täuschung beruhen, als das nicht zur Gerinnung kommende Blut vermutlich nur suspendierte Blutkörperchen im defibrinierten Blute waren.

Auch Bordet[2] fand, daß die Blutgerinnung verhindert werden kann, wenn ihn $1/10$ seines Volumens physiologische Kochsalzlösung zugesetzt wird, die 1% Ferrosulfat enthält. Die genauere Analyse dieses Vorganges ergab, daß die Gerinnung vollständig ausbleibt, wenn das Eisensalz vor Zusatz des Cytoxins oder kurz danach weniger als 10 Sekunden einwirkt. Erfolgt der Zusatz des Eisensalzes erst 10—30 Sekunden nach dem des Cytoxins, so wird die Gerinnung nur verzögert. Soll auch nach Bildung des Thrombins noch eine Störung des Gerinnungsvorganges erfolgen, so ist dazu eine mehr als 20 mal stärkere Konzentration an Ferrosulfat nötig.

e) Agglutination und Hämolyse durch Eisensalze.

Die bei direktem Kontakt der Ferriionen mit den roten Blutkörperchen eintretende Erythrocytenkoagulation haben wir oben bei Besprechung der Adstrinktion bereits kennengelernt.

In der auf S. 735 wiedergegebenen Tab. 3 ist das Agglutinationsvermögen der verschiedenen Eisenverbindungen in Gegenüberstellung zu ihrem Eiweißfällungsvermögen enthalten. Diese Tabelle zeigt aber, daß Eisensalze auch die Fähigkeit haben, Erythrocyten aufzulösen. Diese hämolytische Fähigkeit kommt aber ebenfalls nicht allen Eisensalzen zu, sondern grundsätzlich nur den einfachen, anorganischen Ferriverbindungen. Es scheinen in der Norm gewisse Beziehungen zwischen Agglutination und Hämolyse zu bestehen, insofern, als bei bestimmten Konzentrationen agglutinierender Substanzen auch Hämolyse eintritt. Bei den Ferrisalzen scheint ein solches gleichzeitiges Vorkommen der beiden Wirkungen auf die roten Blutkörperchen gesetzmäßig zu sein. Infolge der Eiweißfällung kann unter Umständen nach Zusatz von solchen Ferriverbindungen zum Blute die eintretende Hämolyse unbemerkt bleiben, wenn nämlich der gelöste Farbstoff infolge der Eiweißfällung der Eisenverbindungen niedergeschlagen wird. Die verschiedenen Eisensalze wirken, wie die Tab. 3 zeigt, in verschiedenem Ausmaße agglutinierend und hämolysierend. Die stärkste Wirkung wird auch hier von den anorganischen Salzen ausgeübt, während die organischen, sowohl hinsichtlich der Eiweißfällung als auch hinsichtlich der Hämolyse, weniger stark wirksam sind. Die Ferrisalze der Oxypolycarbonsäuren bewirken ebenso wie stärkere Agglutination auch stärkere Hämolyse; diese ist sogar stärker als bei den einfachen anorganischen Ferriverbindungen. Das geringere Agglutinationsvermögen der Ferrisalze organischer Säuren spricht für einen Mangel an Ferriionen gegenüber den Ferrisalzen anorganischer Säuren, was nicht allein in der dunkelbraunen Farbe, sondern auch in ihrem Verhalten bei der Dialyse zum Ausdruck kommt (s. S. 724). Auch hierfür scheint das p_H der betreffenden Lösung maßgebend zu sein.

[1] Gaglio, G.: Ann. chim. di farmacol. 11, 233 (1890). — [2] Bordet, P.: Action des sels solubles de fer sur la coagulation du sang. C. r. Soc. Biol. Paris 96, 1061 (1927).

Mit Rücksicht auf die Gegensätzlichkeit, die zwischen Eiweißfällung und Hämolyse bei den Eisensalzen besteht, muß daran gedacht werden, daß vielleicht durch die stärkere Adstrinktion der Blutkörperchenmembran ein Eindringen des Eisens oder der Austritt des Hämoglobins verhindert wird und daß infolgedessen bei den schwächer eiweißfällenden Eisenverbindungen die Hämolyse stärker zum Ausdruck kommt. Weiter wird die hämolytische Fähigkeit der aus dem betreffenden Eisensalz hydrolytisch abgespaltenen freien Säure bei der Beurteilung mit in Betracht gezogen werden müssen. Hierbei spielt die Lipoidlöslichkeit der betreffenden Säure eine große Rolle[1].

Die erwähnten Untersuchungen von Starkenstein, die in der Tabelle 3 zusammengefaßt sind, lassen erkennen, daß den Ferrosalzen ebenso wie die eiweißfällende und agglutinierende Fähigkeit auch jede hämolytische fehlt. Demgegenüber hat Messini[2] gefunden, daß die Hämolyse der roten Blutkörperchen auch durch Ferrosalze erzielt werden kann, wenn die Temperatur über 22° erhöht wird. Seine Untersuchungen wurden an Blutkörperchen von Kaninchen und Rind durchgeführt. Dementsprechend müßte auch bei intravenöser Injektion von Ferrosalzen in vivo mit einer Hämolyse gerechnet werden.

Die Veränderung des Blutfarbstoffes unter dem Einfluß der verschiedenen Eisensalze ist keine einheitliche und hängt von einer ganzen Reihe von Umständen ab. Beim Kontakt von Hämoglobin mit hydrolytisch dissoziierten Ferrisalzen spielt in erster Linie die abdissoziierende Säure eine große Rolle insofern, als von ihr die Möglichkeit der Hämatinbildung abhängt.

Neben der Hämatinbildung kann weiter Methämoglobinbildung erfolgen als Folge der Oxydationskraft der Eisensalze. Methämoglobinbildung tritt aber nicht bloß bei der Einwirkung von Ferrisalzen auf das Blut ein, wobei die Oxydation des zweiwertigen Hämoglobineisens zu dreiwertigem vor sich gehen kann, sondern auch bei Einwirkung von Ferrosalzen, was wohl nur im Wege induzierter Oxydation möglich ist.

Beim Zusatz von Ferrosalzen zum Blute erfolgt schließlich rasch, entsprechend der Menge des zugesetzten Ferrosalzes, die Umwandlung von Oxyhämoglobin in reduziertes Hämoglobin als Folge der vor sich gehenden Oxydation des zugesetzten Ferrosalzes.

Hinsichtlich aller dieser Einzelheiten sei auf den erwähnten Abschnitt über das Verhalten des Eisens im Blute verwiesen.

Levy und Henri[3] beobachteten, daß kolloidales Eisenhydroxyd und Saponin zusammen weniger stark hämolytisch wirken als Saponin allein. Dabei werden auch Zahlen für die hämolytische Wirkung des kolloidalen Eisenoxyds allein angegeben. Das Präparat war 10 Tage dialysiert in Kollodium gegen destilliertes Wasser und enthielt 0,5% Eisen. Die roten Blutkörperchen waren in Kochsalzlösung, wurden bei 26° gehalten, nach bestimmten Zeiten zentrifugiert und die Hämolyse colorimetrisch bestimmt. Für 10% Suspension von Blutkörperchen fand sich z. B. nach 3 Minuten durch $1\frac{1}{2}$—2 ccm Eisenlösung auf 20 Blutsuspension Spuren von Hämolyse, durch 3 ccm 20%; in einem anderen Versuch auch durch 4 + 5 ccm nur Spuren, in einem dritten durch 2 ccm 6%, in einem vierten durch 3 ccm 16,6%; nach 30 Minuten zeigten sich in 10% Blutkörperchensuspension durch 3 ccm Eisenlösung 20 Blut 14,2%; bei 20% Blutsuspension 31,2; bei 5% 7; bei 2,5% etwa 5% Hämolyse. Wurden Blutkörperchen erst mit Eisen zusammengebracht und danach zu verschiedenen

---

[1] Vgl. hierzu S. Hermann u. P. Neuschul: Arch. f. exper. Path. **154**, 161 (1930). — [2] Messini, M.: Azione emolitica del solfato ferroso in funzione della temperatura. Arch. internat. Pharmacodynamie **34**, 278 (1928). — [3] Levy, J., V. Henri u. Levy: C. r. Soc. Biol. Paris **61**, 39, 124 (1906).

Zeiten Saponin zugesetzt, so war die Hemmung von dessen Wirkung um so geringer, je länger das Zeitintervall war, woraus geschlossen werden konnte, daß das Eisen von den Blutkörperchen adsorbiert wird, und zwar anfangs rasch, später langsamer.

Auch Izar[1] untersuchte die Hämolyse durch kolloidales Eisenhydroxyd, das nach Krecke hergestellt war und 0,927% Eisen enthielt. Es zeigte sich als geringste sicher hämolysierende Menge 0,5 ccm für die Blutkörperchen verschiedener Tierarten in einer Aufschwemmung von 5 ccm defibrinierten Bluts zu 100 physiologischer Kochsalzlösung und einem Gesamtversuchsvolumen von 2 ccm, indem 1 ccm Blutkörperchensuspension genommen wurde.

Durch Serum verschiedener Tierarten wurde die Hämolyse in der Reihenfolge Kaninchen, Hund, Schwein, Meerschweinchen, Mensch, Kalb, Rind gehemmt, und zwar betrugen die Grenzzahlen in $1/_{1000}$ ccm 475, 300, 225, 175, 125, 100, 75. Bei verschiedenen Individuen sowie bei einem Individuum zu verschiedenen Zeiten waren geringe Schwankungen zu beobachten, ohne daß sich die Reihenfolge im ganzen geändert hätte. Eisensalze übten ebenfalls hämolytische Wirkung aus, und zwar bei einem Eisengehalt in Milligrammen auf 2 ccm Ferronitrat 0,28, Ferrinitrat 0,336, Bromür 0,39, Jodür ebenso, Bromid 0,45, Chlorür und Chlorid 0,56, Ferrosulfat und Ferriacetat 0,56, Ferrisulfat 0,62, einfach basisches Ferroacetat (?) $(FeCH_3CO_2OH)$ 0,62, Ferrolactat 0,67, ebenso FeC_2O_4, Ferrocyankalium 0,84, Ferricyankalium 1,01, Ferrotartrat 1,12, Ferritartrat 1,34, Ferrooxalat 1,4, Ferrioxalat 1,57, Ferrocyanwasserstoff und Ferricyanwasserstoff ebenso, Ferrirhodanid 1,68, Ferricitrat 2,91, Ferrioxykaliumtartrat $FeOKC_4H_4O_6$ 4,68. Zur Aufhebung der Hämolyse genügten Serummengen (immer der gleichen Tierart), die um so geringer waren, je schwächer das Salz an sich hämolysierte, z. B. beim Rind schwankend von 0,25—0,03 ccm, beim Kalb 0,25—0,04, beim Menschen 0,35—0,06, beim Meerschweinchen 0,45—0,07, beim Schwein 0,55—0,1, beim Hund 0,65—0,2, beim Kaninchen 0,85—0,35.

Diese Versuche stehen insofern mit den obenerwähnten Untersuchungen von Starkenstein in Widerspruch, als hier auch bei normaler Temperatur sowohl Ferro- als auch Ferrisalze hämolytisch wirkten.

Starkenstein hatte beobachtet, daß die Ferrosalze und auch die hier als hämolytisch wirksam befundenen komplexen Salze auf die im Serum belassenen Blutkörperchen nicht hämolytisch wirken. Werden die Blutkörperchen dagegen zentrifugiert und mit physiologischer Kochsalzlösung gewaschen, dann verlieren sie außerordentlich an Resistenz, und dann tritt auch bei Zimmertemperatur, sehr leicht auch nach Zusatz von Ferrosalzen, Hämolyse ein. Hier dürfte allerdings durch das Waschen in physiologischer Kochsalzlösung den Blutkörperchen ein kolloider Schutzstoff genommen werden, der normalerweise das Eindringen der Eisensalze in das Blutkörperchen selbst verhindert. Diese Feststellungen dürften die eben erwähnten Widersprüche aufklären.

Hier seien auch noch die Untersuchungen von Hooker[2] über die oligodynamischen, hämolytischen und hämagglutinierenden Eigenschaften einiger Schwermetalle erwähnt. Hooker prüfte eine große Anzahl von Metallsalzen, darunter auch solche des Eisens in verschiedener Verdünnung an Schaf- und Kaninchenerythrocyten. Aus der der Arbeit beigegebenen ausführlichen Tabelle geht hervor, daß das Eisen in der Reihe der weniger wirksamen Metalle steht, während sich Goldchlorid und Quecksilbersalze als besonders wirksam erwiesen haben.

II. Resorptive Wirkungen der Eisenverbindungen.

a) Allgemeines Wirkungsbild.

Die ersten Erfahrungen über pharmakologische Eisenwirkung wurden nach medikamentöser Anwendung der Eisenverbindungen beim Menschen gewonnen. Es ist selbstverständlich, daß die Angaben hierüber sehr unsicher sind, da sie meistens als „Nebenwirkungen" bei klinisch-therapeutischer Eisenanwendung

[1] Izar, G.: Z. Immun.forsch. I 2, 159 (1909). — [2] Hooker, S. B.: Die oligodynamischen, hämolytischen und hämagglutinierenden Eigenschaften einiger Schwermetalle. Proc. Soc. exper. Biol. a. Med. 28, 310 (1930).

zur Beobachtung gelangten und dabei keinesfalls immer mit Sicherheit zu entscheiden ist, ob diese Nebenwirkungen ausschließlich oder überhaupt auf das Eisen bezogen werden durften.

Aber auch die ersten Versuche im Tierexperiment, eine resorptive pharmakologische Eisenwirkung festzustellen, sind meist ebenso ungenau, weil auch hier oft nur „Eisen" schlechtweg als verabreichte Verbindung angegeben wird und außerdem vom Versuch zu Versuch öfter die Applikationsart wechselte. Daß dieser Wechsel in der geprüften Verbindung und in der Applikationsart zu verschiedenen Resultaten und damit zu Widersprüchen in der Beobachtung führen mußte, geht insbesondere aus den später durchgeführten Untersuchungen hervor, die sowohl von der Art der Eisenverbindung als auch von der Art der Zufuhr bei den experimentell-pharmakologischen Analysen die Wirkung abhängig fanden.

Wir müssen daher viele der in der Literatur nachweisbaren Angaben von „Reiz- und Nebenwirkungen", die von einzelnen Autoren behauptet, von anderen in Abrede gestellt wurden, aus den angeführten Gründen übergehen.

Die erste genauere Angabe über pharmakologische Eisenwirkungen finden wir bei Orfila[1]. Dieser erwähnt zunächst die brechenerregende Wirkung des Eisens, „das nach Weinhold ein stärkeres Gift sein soll als Kupfer". Weiter führt er einige Versuche von Smith an, die er selbst nachgeprüft und weiter analysiert hatte:

Smith brachte zwei Drachmen (ca. 7,5 g) des Eisensalzes auf die Schenkel zweier Hunde: der eine von ihnen starb nach 12, der andere nach 15 Stunden. Die innere Magenwand war mit vielen Petechialflecken bedeckt; zahlreiche schwärzliche Runzeln des Mastdarms; Leber weißlich, die konvexe Fläche livid gefleckt. Magen, Duodenum und Dünndarm des anderen Kadavers viel schwarzes, flüssiges Blut enthaltend; rötliche Runzeln des Rectums. Die Herzkammern enthielten schwarzes Blut.

Orfila wiederholte diesen Versuch und nahm folgende Symptome wahr: heftige Entzündung der Applikationsstelle, beschleunigte Herzschläge, erschwertes Atmen, trockene Zunge, Schwäche, Mangel an Freßlust. Das Tier starb nach 27 Stunden. Die Bauchmuskeln und der Fuß in der Nähe der operierten Stelle waren mit schwarzrotem Blute infiltriert. Der Darmkanal war gesund, das Rectum jedoch hier und da entzündet. Gehirn, Herz und Lunge vollkommen normal.

Smith hat 8—10 Gr. (ca. 0,5 g) Eisenvitriol in die Venen von Hunden eingeführt und nach wenigen Minuten Erbrechen, Zeichen des lebhaftesten Schmerzes, nicht jedoch den Tod beobachtet. Die Tiere wurden nach kurzer Zeit wieder gesund. Smith applizierte zwei Drachmen in den Magen eines Hundes. Nach 26 Stunden erfolgte der von allgemeiner Insensibilität herbeigeführte Tod. Der Magen war an mehreren Stellen stark gerötet; der Dünndarm zeigte einige schwärzliche Erhabenheiten. An der oberen Partie des Rectums sah man rote Runzeln. Orfila wiederholte denselben Versuch mit Hilfe der Oesophagotomie. Es erfolgte ein starker Drang zum Brechen, große Schwäche und in der nächsten Nacht der Tod. Die Magenschleimhaut war mit einem zähen, grünlichen Schleime bedeckt und zeigte einige rote Punkte. Alle übrigen Organe schienen von normaler Beschaffenheit zu sein. Er führt weiter Beobachtungen über die Schädlichkeit des Eisens — selbst im metallischen Zustande — an, die man in Nadelfabriken gemacht habe, wo die Arbeiter, welche den feinen Stahlstaub immerwährend einatmen, fast ohne Ausnahme an asthmatischen Anfällen litten, welche nach wenigen Jahren mit dem Tode endigten (!). Abraham, Arzt zu Redditch, wo die größte Nadelfabrik in England existierte, habe mit sehr glücklichem Erfolge einen Schirm mit Magneten, auch magnetische Binden um Mund und Nacken, den Arbeitern als Vorbeugungsmittel empfohlen!

Ähnliche Resultate hatten Frank und seine Mitarbeiter bei Untersuchungen über die Wirkung des Eisens beim gesunden Menschen und in 4 Versuchen an Hunden und Kaninchen erhalten. Beim gesunden Menschen erzeugten 20—40 g Eisen (Ferrum aceticum) im Laufe von 14 Tagen, innerlich genommen, regelmäßig ein Gefühl von allgemeiner Schwäche, Benommenheit und Schlafneigung. Häufig wurden kolikartige Schmerzen in

---

[1] Orfila: Traité des poisons. 3. ed. 1, 609 — Toxikologie 1, 406. Bearbeitet von Seemann und Karls. Berlin 1829.

der Magengegend, Aufstoßen und Erbrechen beobachtet. Das Blut war dunkler als normal, die Zahl der Herzschläge bis um $^1/_4$ gegenüber der Norm herabgesetzt. Bei einer Hündin trat nach der intravenösen Injektion von 2,4 g Ferrum hydrobromicum nach $^1/_4$ Stunde Atemnot und heftiges Zittern auf. Der Herzschlag wurde merklich schwächer, gleichzeitig kam es zur Entleerung flüssigen Stuhls. Unter zunehmender Schwäche des Tieres trat nach 1 Stunde heftiges Erbrechen, Tenesmus, wiederholte Kotentleerungen auf und nach $3^1/_4$ Stunden erfolgte der Tod unter allgemeinem Kollaps. Nach Öffnen des Thorax schlug das Herz noch etwa 5 Minuten. Das Blut war dunkel verfärbt und zeigte keine Neigung zum Gerinnen. Darm, Leber und Milzvenen waren stark injiziert. Die Schleimhaut des gesamten Darmtrakts war dunkel verfärbt und zeigte zahlreiche Ekchymosen und Schwellungen der Peyerschen Drüsen. Ganz ähnliche Erscheinungen traten nach der Injektion der gleichen Dosis von Ferrum hydrobromicum bei einem Kaninchen auf. Unter den beobachteten Wirkungen des Eisens stellt Frank jene auf Darm und Magen als sekundäre Erscheinungen in den Vordergrund.

Claude Bernard[1] hatte von einer kalt gesättigten Lösung von milchsaurem Eisenoxyd, die auf das $1^1/_2$fache Volumen gebracht wurde, 12—20 g einem Kaninchen in die Vene injiziert und dabei keine nachteiligen Erscheinungen beobachtet. Auch die nach einigen Stunden vorgenommene Autopsie ergab keinen positiven Befund.

Kölliker und Müller[2] prüften im Experiment an Kaninchen die Wirkung des citronensauren Eisenoxyds, das 12—18 Stunden nach der intravenösen Injektion den Tod herbeiführte.

Laschkewitz[3] fand sowohl citronensaures als auch milchsaures Eisen weder bei Kalt- noch bei Warmblütern toxisch.

Die Widersprüche in dem wenigen bisher vorliegenden Material über die experimentelle Prüfung der Eisenwirkung veranlaßten Meyer und Williams[4], die Wirkung des Eisens einem genaueren Studium zu unterziehen. Sie führten einen Teil der bisher beobachteten Eisenwirkungen auf die saure Reaktion der von einzelnen Autoren injizierten Eisensalze zurück und wählten daher für die Untersuchungen das schwach alkalisch reagierende weinsaure Eisenoxydnatrium, das sie in 2—20proz. Lösungen verabreichten.

Bei Fröschen, sowohl bei Rana temporaria als auch bei Rana esculenta, trat die Eisenwirkung relativ langsam ein. Nach Injektion von 5—10 mg Eisen unter die Haut wurde in den ersten Stunden die Erregbarkeit in geringem Grade gesteigert. Längere Zeit nachher wurden die Bewegungen träge, schleppend und ungeschickt. Allmählich schwand das Muskelgefühl, das vorgezogene Hinterbein wurde nicht mehr angezogen. In diesem Stadium vertrugen die Frösche dauernd Rückenlage, bis schließlich in der Regel 12—24 Stunden nach der Injektion vollkommene Lähmung eintrat. Das Herz schlug aber auch dann noch stundenlang regelmäßig und ohne irgendein Zeichen von Lähmung fort. Die Muskelerregbarkeit schien etwas herabgesetzt. — Zusammenfassend werden die Eisenwirkungen am Frosch als Lähmung des Zentralnervensystems mit einer vorausgehenden geringen Erregung charakterisiert; im späteren Stadium Herabsetzung der Erregbarkeit der Muskeln, während am Herzen keine Veränderungen eintreten.

Beim Kaninchen erwiesen sich nach intravenöser Injektion des Ferritartratnatriums etwa 25 mg pro kg tödlich; allerdings trat in einzelnen Fällen schon nach 18 mg, in anderen erst nach 60 mg, der Tod ein. Die Tiere gingen durchschnittlich in etwa 5—6 Stunden nach der Injektion zugrunde, doch trat der Tod bisweilen schon nach einer halben Stunde, in anderen Fällen erst im Laufe einiger Tage ein. Als Vergiftungssymptome wurden nach der Injektion des Eisensalzes zunächst Zunahme der Respirationsfrequenz (bis zu

[1] Bernard, Claude: Arch. gén. Méd. 16, 63 (1848). — [2] Kölliker u. Müller: Eisenausscheidung. Verh. physik.-med. Ges. Würzburg 6, 516 (1856). — [3] Laschkewitz: Zbl. med. Wiss. 1866, 370. — [4] Meyer, H., u. F. Williams: Über acute Eisenwirkung. Arch. f. exper. Path. 13, 70 (1881).

200 Atmungen pro Minute) festgestellt, die dann wieder zur Norm zurückkehrte. Die Tiere verloren ihre Freßlust, zeigten aber unmittelbar nachher keine Erscheinungen; erst nach Verlauf einiger Zeit trat Durchfall ein, wobei erst breiige, später ganz flüssige Massen entleert wurden. Dann wurden die Tiere matt und träge, ließen den Kopf hängen, waren durch Stöße oder sensible Reize nur schwer zu einigen schlaffen Bewegungen zu bringen. Die Sensibilität nahm fortschreitend ab. Die Tiere wurden zusehends schwächer, die Atmung dyspnoisch und aussetzend, bis schließlich, meist nach einigen kurzen Krampfanfällen, der Tod eintrat. Auch bei den Kaninchen ist das Herz das ultimum moriens.

Muskel und Nerven behielten ihre normale Erregbarkeit, der Blutdruck fiel nach Injektion genügender Menge des Eisensalzes sofort erheblich, stieg dann wieder an, um dann allmählich und konstant bis zum Eintritt des Todes abzusinken. Die Pulsfrequenz war nicht wesentlich verändert. Die Sektion ergab in allen Fällen normales Herz und Lunge, Dünndarm leer und stark kontrahiert, die Schleimhaut des oberen Teiles vom Duodenum abwärts geschwellt und hyperämisch, die Mesenterialgefäße sichtlich ausgedehnt, Leber, Nieren und Milz stark blutgefüllt, Dickdarm und Blase normal. Das in den Gefäßen vorhandene ungeronnene Blut intensiv dunkel gefärbt. In drei Fällen kleine Blutmengen in der Peritonealhöhle und in zwei dieser Fälle konnte auch eine Leberruptur nachgewiesen werden, die als Folge eines Zwerchfellkrampfes gedeutet worden war.

In Versuchen an Katzen erwiesen sich 30—60 mg Ferritartratnatrium pro kg Tier nach intravenöser Injektion als tödlich, doch traten die Vergiftungserscheinungen hier meist erst am 3. Tage ein. Nach anfänglicher Abnahme der Freßlust erfolgte heftiges Erbrechen, so daß die geringsten Mengen eingenommener Milch sofort wieder ausgeworfen wurden. Dazu kamen dann gewöhnlich im Laufe des 4. Tages Durchfälle. Die Tiere wurden zusehends schwächer und gingen unter Erscheinungen eines Kollapses zugrunde. Ganz große Eisengaben töteten auch Katzen innerhalb einiger Stunden. Der Blutdruck verhielt sich ähnlich wie bei den Kaninchen und sank nach der Injektion beträchtlich, um dann wieder — wenn auch nicht zur Norm — anzusteigen; er fiel endlich nach wiederholten Gaben konstant bis zum Eintritt des Todes. In diesem Stadium gelang es nicht mehr, durch Erstickung den Druck zu steigern. Bei der Sektion zeigte sich in 5 Versuchen nur mäßige Hyperämie der Schleimhaut des Dünndarms und starke, strickähnliche Darmkontraktionen, sonst aber keine weitere Organveränderung. Auch hier war das Blut dunkel und ungeronnen.

In Versuchen an Hunden bewirkte dasselbe Eisensalz viel schnelleren Eintritt der Vergiftungserscheinungen als bei Katzen. 20—50 mg pro kg erwiesen sich als tödlich, und schon eine Stunde nach der Injektion trat heftiges Erbrechen und Durchfall ein. In der Regel zeigten sich diese Symptome allerdings erst nach 6—24 Stunden. Bisweilen erfolgte Bluterbrechen und Entleerung blutiger Stühle, die immer durch das gebildete Schwefeleisen dunkel gefärbt waren und einen charakteristischen säuerlichen, höchst unangenehmen Geruch hatten. Nach Zufuhr nichtletaler Dosen trat allmählich Besserung und Genesung ein. Bei fortschreitender Vergiftung wurden die Hunde ebenfalls träge und apathisch; die Freßlust war vollständig aufgehoben, dagegen zeigte sich intensiver Durst, doch wurde jedes eingenommene Quantum von Wasser oder Milch binnen 1—2 Minuten wieder erbrochen. Dieser Zustand dauerte einige Stunden, bis die Tiere unter enormer Schwäche, Somnolenz und Empfindungslosigkeit zugrunde gingen. Die Sektion ergab hier in allen Fällen hochgradige „Hyperämie und Lockerung der Magen- und Dünndarmschleimhaut", die mit blutigem, dunklem Schleim bedeckt war. Nieren, Leber und in einem Falle auch die Hoden stark hyperämisch und eigentümlich übelriechend. Das ungeronnene Blut dunkel, Herz und Lunge normal.

Meyer und Williams stellen unter den Allgemeinwirkungen, die nach der intravenösen Injektion des Ferricitratnatriums bei Säugetieren in Erscheinung treten, die Darmerscheinungen und die zentrale Lähmung in den Vordergrund.

Die Hyperämie und entzündliche Schwellung der Darm- und Magenschleimhaut sowie die davon abhängigen Durchfälle und das Erbrechen werden nicht als eine unmittelbare Ätzwirkung des Eisens aufgefaßt, was schon aus dem Grunde nicht der Fall sein kann, weil ja gerade diese komplexen Eisensalze, wie oben näher ausgeführt wurde, nicht ätzend wirken; sie werden vielmehr als eine Folge der Kreislaufstörung (ähnlich wie die von Böhm festgestellte Capillarlähmung bei der Arsenvergiftung) angesehen. Die dunkle Farbe des Blutes wurde zunächst als Kohlendioxydanhäufung gedeutet, die als Folge der respiratorischen Lähmung zustande kommen könnte. Blutgasanalysen führten jedoch zu einem entgegengesetzten Resultat; denn die Sauerstoffmenge war normal, die Kohlensäuremenge dagegen erheblich herabgesetzt. Meyer und Williams führten die Verminderung der Kohlensäure im Blute auf eine teilweise Neutralisation der Blutalkalien zurück, obwohl das Blut stets seine normale Reaktion bewahrt hatte.

Wie wir schon im Abschnitte über das Verhalten des Eisens im Blute ausgeführt haben, dürfte die dunkle Farbe des Blutes unter dem Einflusse der Eisenwirkung auf das Überwiegen reduzierten Hämoglobins zurückzuführen sein.

In den Versuchen, die pharmakologische Eisenwirkung auch bei oraler Verabreichung des Ferritartratnatriums zu erzeugen, erhielt eine kleine Hündin von $2^{1}/_{2}$ kg Körpergewicht 5 Wochen hindurch täglich 0,68 g Eisen durch die Schlundsonde in den Magen. Die Faeces wurden flüssig und eigentümlich riechend, ein einziges Mal trat Erbrechen ein, im übrigen aber zeigte sich das Tier munter und wies keine abnormen Symptome auf. Dieser Versuch fand vielfach auch in späteren Untersuchungen die Deutung, daß es zum Unterschiede von der intravenösen Injektion nicht gelinge, nach oraler Verabreichung der parenteral giftig wirkenden Eisenverbindungen Vergiftungssymptome zu erzeugen.

Weitere Untersuchungen über die pharmakologischen Wirkungen des Eisens wurden zusammen mit solchen über die Wirkungen des Mangans von Kobert ausgeführt. Ebenso wie Meyer und Williams gelang es diesem nicht, durch orale Verabreichung von weinsaurem und citronensaurem Eisenoxyd- und Eisenoxyduldoppelsalzen eine Vergiftung zu erzielen. Als einziges Symptom traten Durchfälle (schwarze Darmentleerungen) auf. Diese Versuche führten Kobert bekanntlich zu dem Schlusse, daß Eisen vom Magen und Darm aus überhaupt nicht zur Resorption gelange. Bei diesen Untersuchungen will Kobert auch eine Gewöhnung der Kaninchen an Eisensalze festgestellt haben. Im übrigen befassen sich die Untersuchungen Koberts, soweit sie das Eisen betreffen, vorwiegend mit der Frage der chronischen Eisenvergiftung, von der später noch die Rede sein wird.

Gaglio[1] hat bei den bereits obenerwähnten Untersuchungen nach intravenöser Injektion von milchsaurem, weinsaurem und schwefelsaurem Eisenoxyd beobachtet,

---

[1] Gaglio, G.: Ann. chim. di farmacol. **11**, 233 (1890).

daß nach rascher Injektion der erwähnten Salze sofort der Tod eintritt, den er auf Herzlähmung bezieht, bei sehr langsamer Injektion dagegen können größere Mengen zugeführt werden, und der Tod tritt dann erst mehrere Stunden nach der Injektion ein. Da Gaglio Ferrisalze injizierte, so mußte es durch Eiweißfällung zu der bereits besprochenen intravasalen Blutgerinnung kommen. Gaglio stellte auch fest, daß das injizierte Eisensalz rasch von den Albuminsubstanzen des Blutes gebunden wird, und er glaubt, daß die Verminderung der Toxizität nach langsamer Injektion durch die allmähliche Bindung zustande komme. Als weiteres Symptom der Vergiftung stellte er zunächst Respirationsstillstand und nachher erst Herzstillstand fest. Aus der Trachea fließt eine große Menge schaumiger weißer oder leicht blutiger Flüssigkeit. Bei der Sektion fand er die Lungen hyperämisch und ödematös, auf der Schleimhaut der Bronchien manchmal zahlreiche Ekchymosen im Herzen, häufiger in der linken als in der rechten Kammer, ebenfalls Ekchymosen. Die Symptome sprachen deutlich für ein Lungenödem, welches wohl als Folge einer Thrombose zustande gekommen sein dürfte.

Wir müssen somit bei diesen und allen folgenden Untersuchungen, welche sich mit den pharmakologischen Wirkungen eiweißfällender Eisensalze befassen, mit diesen eben beschriebenen Erscheinungen rechnen, die aber eben nicht als eine spezifische Eisenwirkung, sondern nur als die Wirkung eines eiweißfällenden Stoffes angesehen werden können.

Ähnliche Erscheinungen traten nach intravenöser Injektion von dialysiertem kolloidem Eisenhydroxyd auf. Auch diese Verbindung muß im Blute unter Einfluß der vorhandenen Elektrolyte ausgefällt werden und zu Thrombosen und ihren Folgezuständen führen. Es kommen somit die gleichen Symptome wie bei den eiweißfällenden Verbindungen zustande, wenn auch die letzte Ursache hier vom physikalisch-chemischen Standpunkte aus eine andere ist. Hingegen wird intravenöse Verabreichung der elektrokolloidalen Eisenlösungen vollkommen reaktionslos vertragen; denn bei diesen Präparaten handelt es sich um kolloide Verbindungen, welche überhaupt keine Eisenionen enthalten und die auch im Blute keinerlei Veränderungen erfahren. Das letzte Schicksal dieser Verbindungen ist reaktionslose Ablagerung im reticuloendothelialen System.

So sind die Untersuchungen von Duhamel[1] zu verstehen, der nach intravenösen Injektionen elektrokolloidalen Eisens, das er Kaninchen in isotonischer Kochsalzlösung verabfolgte, selbst nach Mengen von 40 ccm keinerlei Erscheinungen sah. Die innerhalb von 35 Tagen in 18 Injektionen verabfolgte Eisenmenge betrug 0,277 g. Die Wirkungen, die er im Anschlusse daran beobachtet haben will, wie Änderung des Gewichts, dürften wohl nicht mit der Wirkung des Eisens selbst zusammenhängen. Hingegen sah er in einem Kontrollexperiment, in welchem kolloidales Eisen und Ferricitrat verabreicht wurde, unter dem Einflusse des citronensauren Eisens schließlich eine Verschlechterung des Allgemeinzustandes und bei der Sektion schwere parenchymatöse und intrastitielle Veränderungen von Leber und Nieren. Gerade dieses Experiment beweist den großen Unterschied hinsichtlich der Reagierfähigkeit des Ferricitratnatriums und des vollkommen reaktionslosen elektrokolloidalen Eisens.

Dozzi[2] konnte auch beim Menschen große Dosen des kolloidalen Eisens intravenös injizieren und sah keinerlei toxische Nebenerscheinungen, was mit obigen Angaben im Tierversuche übereinstimmt. Seine daraus gezogene Schlußfolgerung allerdings, daß auf diese Weise bei Blutkrankheiten so ,,auf raschem und direktem Wege eine therapeutische Einwirkung auf die blutbildenden

---

[1] Duhamel, B. G.: Über die Giftigkeit elektrokolloidalen Eisens. C. r. Soc. Biol. Paris 74, 511 (1913). — [2] Dozzi, Luigi: Ricerche cliniche sul osido idrato ferrico colloidale. Gazz. Osp. 41, 16, 182 (1920).

Organe" ausgeübt werde, ist durch keinerlei Tatsachen zu beweisen und läßt die Reaktionslosigkeit des injizierten Präparates unbeachtet.

Vollkommen reaktionslos bleiben auch jene komplexen Eisensalze, in denen das Eisen organisch gebunden ist. Es sind dies die Eisenverbindungen vom Typus des Hämatins und die Salze der Ferrocyanwasserstoffsäure. Bei den letzteren bestand die Möglichkeit, daß unter bestimmten Bedingungen einerseits die Blausäure, andererseits das Eisen toxische Wirkungen im Körper entfalten könnte. Wir haben schon bei der Besprechung des Schicksals der Eisenverbindungen im Organismus darauf hingewiesen, daß Komplexverbindungen dieser Art gerade nach intravenöser Injektion vollkommen unverändert den Organismus wieder verlassen (s. S. 1011), was dafür spricht, daß auch während der Passage durch den Organismus keinerlei Spaltung dieser Verbindungen erfolgt und daß der Komplex als solcher nicht zur Wirkung kommen kann. Dies bewiesen schon die Untersuchungen, die Combemale und Dubiquet[1] über die physiologischen Wirkungen des Kaliumferrocyanids ausgeführt haben. Das Salz wurde in Dosen von 2 g pro kg per os gegeben. Bei Hunden wurde nach Dosen von mehr als 0,080 g pro kg Erbrechen beobachtet, bei Tieren, die nicht erbrechen, z. B. Meerschweinchen, deutlich diuretische Wirkungen. Die Autoren erklären diese Wirkungen durch Abspaltung von Kalium bei der im Körper stattfindenden Oxydation zu Kaliumferricyanid, und sie sind der Meinung, daß das eingeführte Ferrocyanid im oxydierten Zustande durch den Harn austrete, wenn die Dosis nicht 0,045 g pro kg übersteige. Bestimmte Wirkungen auf Temperatur, Zirkulation, Respiration und Nervensystem wurden nicht beobachtet.

Es wurde schon bei der Besprechung des Schicksals der Eisenverbindungen dieser Art im Organismus darauf hingewiesen, daß die ferrocyanwasserstoffsauren Salze unverändert in dieser Oxydationsstufe den Körper mit dem Harn verlassen. Es ist infolgedessen sehr wahrscheinlich, daß die hier beobachteten Brechwirkungen und diuretischen Wirkungen auf die mechanische Reizung der emeticosensiblen Bahnen bzw. auf das zugeführte Wasser zurückzuführen sind. Die Annahme einer indirekten Kaliumwirkung ist vollkommen ausgeschlossen, da, ebenso wie keine Cyanid- und Ferroionen entstehen, auch keine Kaliumionen bei der Passage durch den Organismus aus dem komplexen Salze abdissoziieren können.

Auch in den Untersuchungen von Ganassini[2] erwies sich Ferrocyankalium für den Organismus als unschädlich; selbst wenn es in größeren Mengen gleichzeitig mit Salzsäure, mit Salpeter- und Weinsäure gegeben wird, wirkt es nicht toxisch, so daß die Möglichkeit einer Spaltung des Ferrocyankaliums im Magen bei zu starkem Salzsäuregehalt nicht vorhanden ist. In der älteren Literatur finden sich verschiedene Angaben über Vergiftungsfälle mit Ferrocyankalium; diese sind, worauf auch Ganassini hinweist, auf Unreinheit der Präparate zurückzuführen, evtl. auf einen Gehalt des Ferrocyankaliums an Cyaniden. Während Ferrocyankalium im festen Zustande absolut stabil ist, treten in Ferrocyankaliumlösungen mit der Zeit freie Cyanidmengen und dementsprechend auch freie Ferroionen auf, die mit teilweise oxydierten Ionen in den Lösungen unter Bildung von Berlinerblau reagieren. Frisch bereitete Ferrocyankaliumlösungen sind aber, selbst wenn sie in größeren Dosen ein-

---

[1] Combemale u. Dubiquet: Über die physiologischen Wirkungen von Kaliumferrocyanid. C. r. Soc. Biol. Paris 42, 169 (1890). — [2] Ganassini, D.: Beiträge zum Studium von Eisen und Ferricyankalium vom chemisch-toxikologischen Gesichtspunkte. Boll. Chim. farm. 44, 121, 162 (1905).

genommen oder subcutan injiziert werden, ungiftig. Nach den Untersuchungen von Ganassini erwies sich auch Ferricyankalium als ungiftig, was mit der schon oben (s. S. 1017) besprochenen Reduktion zu Ferrocyankalium im Organismus einhergehen dürfte. Hingegen ist die direkte Injektion von Ferricyankalium ins Blut naturgemäß nicht gleichgültig wegen der dabei eintretenden Beeinflussung des Blutfarbstoffes.

Im Zusammenhange mit der Prüfung pharmakologischer Wirkungen von Eisenverbindungen seien auch die Untersuchungen von Wohlwill[1], Eiler[2] und Plessi[3] erwähnt.

Sehr ausführliche Untersuchungen über die pharmakologische Wirkung verschiedener Eisenverbindungen hat Sabbatani durchgeführt. Zunächst prüfte er die Wirkung kolloidalen Eisenhydroxyds mit verschiedener elektrostatischer Ladung[4].

Ein von H. Fischer mit Glycerin hergestelltes Eisenhydroxyd war elektronegativ geladen und sehr toxisch, ein von Sabbatani und seinen Mitarbeitern hergestelltes dagegen elektropositiv und pharmakologisch wirkungslos. In weiteren Untersuchungen über die Wirkung des Ferrichlorids[5] ergaben sich zwei Wirkungsphasen: die erste unmittelbare, welche sofort nach Darreichung des Mittels eintritt, und eine zweite nachträgliche, welche sich allmählich entfaltet. Die erste ist bedingt durch die chemisch-physikalische Wirkung der Eisenchloridlösung bzw. ihrer Komponenten, die zweite wird als reine Eisenwirkung angesehen, welche in den Körpersäften vor sich gehen soll. Die pharmakologische Wirkung des Eisenchlorids nach subcutaner und intravenöser Injektion soll dieselbe sein wie diejenige, die man mit kolloidalen Lösungen erhält. Bei diesen Untersuchungen dürfte es sich wohl um das gleiche Wirkungsbild handeln, wie wir es schon oben bei den Untersuchungen über die Wirkung intravenös injizierter eiweißfällender Eisenverbindungen kennengelernt haben. Die von Sabbatani angenommene zweite Phase der Wirkung, die er auf die chemischen Eigenschaften der Eisenverbindung bezieht, dürfte wohl eher als die auch von anderen Autoren beschriebene Folgeerscheinung der Eiweißgerinnung Thrombose und Embolien anzusehen sein. Daß das Ferrichlorid nach subcutaner Injektion allgemein resorptive Wirkungen entfalten sollte, steht mit später noch zu besprechenden Untersuchungen in Widerspruch.

Bei der Prüfung der Wirkung des Ferrosulfats[6], die Sabbatani an einer Anzahl von Kaninchen und Fröschen bei intravenöser, subcutaner und oraler Verabreichung durchführte, benützte er eine Lösung, die 0,05 Mol im Liter enthielt. Versuche an Fröschen ergaben als tödliche Dosis interperitoneal 0,00216, subcutan 0,00359 Mol pro kg. Die minimal tödliche Dosis beim Kaninchen wechselt je nach den Versuchsbedingungen sehr stark. Bei intravenöser Injektion war sie am geringsten (0,0004 Mol pro kg Körpergewicht). Die Vergiftungssymptome bestanden in Lähmung des Zentralnervensystems, Magen- und Darmstörungen, Blutveränderungen, allgemeiner Thrombose, Ungerinnbarkeit des Blutes, Hämoglobinurie. Der bei hohen Dosen beobachtete schnelle Eintritt des Todes soll eine Folge der Giftwirkung des Ferroions sein; dagegen sei die bei geringen Dosen erst nach vielen Stunden auftretende tödliche Wirkung auf andere Faktoren zurückzuführen, die in engster Beziehung zur therapeutischen Verwendung des Eisens stehen.

Die Unterschiede, die Sabbatani zwischen der Wirkung des Ferrichlorids und des Ferrosulfats beobachtete, veranlaßten ihn, auch vergleichende Untersuchungen über die Wirkung der Ferro- und Ferrisalze durchzuführen[7]. Er prüfte die Wirkung intravenöser Injektionen von Ferrosulfat und Ferrichlorid und fand die Giftigkeit des Ferrosulfats viel geringer. Die kleinste tödliche Dosis betrug beim Ferrosalz 0,0004 g (nach mehrstündiger Vergiftung), beim Ferrisalz bei sofortigem Tode 0,00008 Mol per kg Kaninchen. Die Abhängigkeit von der Konzentration der Lösung war sehr bedeutend. Der Vergleich der beiden Versuche führten ihn zu dem Schlusse, daß das Ferriion 10mal giftiger sei als das

---

[1] Wohlwill: Über die Wirkung der Metalle der Nickelgruppe. 1907. — [2] Eiler, O.: Über die Schädlichkeit des stark eisenhaltigen Wassers. Diss. Bern 1910. — [3] Plessi, A.: Über die Störungen nach subcutanen Injektionen von Eisenpräparaten. Gazz. Osp. 22, 836 (1901). — [4] Sabbatani, L., u. S. Salvioli: Azione dell'ossido ferrico colloidale. Arch. di Fisiol. 16, 81 (1918). — [5] Sabbatani, L.: Richerche farmacologiche sul ferro. I. Azione del cloruro ferrico. Arch. di Fisiol. 19, 57 (1921). — [6] Sabbatani, L.: Arch. di Fisiol. 19, 57 (1921). — [7] Sabbatani, L.: Ricerche farmacologiche sul ferro. IV. Arch. di Fisiol. 19, 197 (1921).

Ferroion. Die Giftigkeit der Anionen spielt, nach Sabbatanis Meinung, keine Rolle; denn Ferrichlorid und Ferrisulfat zeigen gleiche Giftigkeit. Bei intravenöser Injektion von Ferrisalzen gingen die Tiere sofort zugrunde, oder sie überlebten sie ohne besondere Erscheinungen. Dagegen kamen bei mittleren Dosen von Ferrosalzen mehrstündige Vergiftung mit Lähmungserscheinungen vor, Blutveränderungen, Erbrechen, Durchfälle, angeblich auch Nierenentzündungen. Bei der Sektion zeigten sich allgemeine Thrombose; beim Ferrisalz dagegen fehlte das langsam verlaufende Vergiftungsbild, und der Tod trat, nach Sabbatanis Meinung, infolge Herzstillstand schnell ein. Das Blut war ungerinnbar. Das Ferrosalz setzt den Blutdruck herab, verlangsamt die Herztätigkeit und bewirkt Lähmung des Zentralnervensystems. Sehr verdünntes Ferrichlorid sei infolge der Hydrolyse unwirksam. Bei subcutaner Injektion konzentrierter Lösungen komme es auch bei Ferrosalzen zu Ätzwirkungen. Die Resorption der Ferrosalze geht leichter vor sich als die der Ferrisalze. Im Gewebe erfolgt schnell Veränderung der injizierten Eisensalze unter Bindung und dadurch bedingter Verhinderung der Resorption. Vom Magen aus rufen die Eisensalze Erbrechen hervor, bei verdünnter Lösung seien hier die Ferrosalze wirksamer. Die Veränderung der Ferrisalze in den Geweben beruhe angeblich auf Hydrolyse und auf den Übergang in den kolloidalen Zustand, wodurch sie schnell unwirksam werden.

Sabbatani hat mit diesen Untersuchungen eine der wichtigsten Fragestellungen auf dem Gebiete der Eisenpharmakologie in Angriff genommen: die vergleichende Prüfung der Wirkung der Eisenverbindungen nach ihrer Oxydationsstufe, auf die im folgenden im Zusammenhange mit der Besprechung der schon früher durchgeführten Untersuchungen von Amatsu noch ausführlicher eingegangen werden wird. Es ist aber sehr bedauerlich, daß Sabbatani diese vergleichenden Untersuchungen an Ferrosulfat und Ferrichlorid bzw. Ferrisulfat durchgeführt hat, weil er so die bereits mehrfach beschriebene eiweißkoagulierende Wirkung des Ferriions als spezifische Eisenwirkung gedeutet hat und diese der wirklichen Eisenwirkung des Ferroions gegenüberstellte. Dadurch wurden zwei Wirkungen miteinander verglichen, die nichts miteinander zu tun haben, und so kam es auch, daß Sabbatani die Ferriionen für giftiger hielt als die Ferroionen, wobei er aber als Giftwirkung der Ferriionen nur deren thrombosierende Wirkung maß.

Auch an die Möglichkeit des Einflusses des Anions auf die Wirkung des Kations dachte Sabbatani bei seinen Untersuchungen, führte diese aber leider an den Ferrisalzen durch (Ferrichlorid und Ferrisulfat), bei denen naturgemäß das Anion keine Wirkungsunterschiede entfalten konnte. Daß solche Einflüsse des Anions bei den Ferrosalzen in der Tat vorhanden sind, wird aus den später zu besprechenden Untersuchungen noch hervorgehen.

Sabbatani hat weiter unter Verwendung von Gelatine ein kolloidales Ferrosulfid hergestellt[1], das er zunächst auf seine lokalen Wirkungen hin untersuchte[2]. Das Präparat enthielt 5% Gelatine und 0,5 Mol FeS im Liter. Versuche an Meerschweinchen, denen die Lösungen subcutan eingespritzt wurden, ergaben, daß 0,00001 Mol in etwa 16 Stunden resorbiert werden. „In dieser Zeit verschwindet der intensiv schwarz gefärbte Fleck an der Injektionsstelle fast völlig. Aus allen bisherigen Versuchen an Tieren geht hervor, daß das kolloidale Eisensulfid als solches, ebenso wie viele andere schwer lösliche kolloidale Schwefelmetalle, ungiftig ist. Nach subcutaner Injektion wird es langsam, aber doch viel schneller als viele andere kolloidale Lösungen resorbiert. Nach intravenöser Injektion wird es in gewissen Organen und Geweben, die intensiv schwarz gefärbt werden, fixiert. Infolge des hohen Dispersitätsgrades erscheint nach sehr hohen Dosen das unveränderte Sulfid auch im Harn. Das fixierte Sulfid geht im Organismus in Ferrihydroxyd über und führt dann zu schweren, sich langsam entwickelnden Vergiftungserscheinungen. Der Verlauf erinnert an die Vergiftung durch Ferrosulfat. Das toxische Agens ist das zweiwertige Eisenkation."

Es bleibt hier allerdings unverständlich, daß ein derartig kolloides Eisenpräparat unverändert in den Harn übertreten soll, dies um so mehr, als Sabbatani in weiteren Untersuchungen[3] festgestellt hatte, daß bei intravenöser Injektion einer Lösung von 0,05 Mol Eisensulfid pro Liter bei Kaninchen auch im lebenden Tiere das Sulfid durch Oxydation in rostfarbiges Ferrihydroxyd übergeht und als solches dann dort abgelagert wird, wo das schwarze Sulfid zuerst fixiert war. Die Tiere zeigten zunächst keinerlei Erscheinungen. Allmählich aber traten allgemeine Lähmung, Herzschwäche, von Zeit zu Zeit Unruhe, Schreien und Krämpfe auf. Der Tod erfolgt oft überraschend schnell. 0,001 bis 0,002 Mol pro kg Körpergewicht sind innerhalb 1 Stunde tödlich. Im Harn findet

---

[1] Sabbatani, L.: Ricerche farmacologiche sul ferro. I. Solfuro ferroso colloidale preparato in presenza di gelatina. Atti Accad. naz. Lincei, V. s. **32**, 326 (1923). — [2] Sabbatani, L.: Ricerche farmacologiche sul ferro. V. Solfuro ferroso colloidale preparato in presenza di gelatina. Esperienze sul lazione locale. Atti Accad. naz. Lincei. V. s. **33**, 4, 122 (1924). — [3] Sabbatani, L.: Atti Accad. naz. Lincei **32**, 473 (1923).

sich kolloidales Eisensulfid. Bei der Sektion zeigen sich die Gewebe geschwärzt bzw. rostfarbig, kleine Hämorrhagien im Unterhautzellgewebe und im Darm, Lungeninfarkte, gelegentlich auch Gerinnsel im Herz und in den großen Gefäßen. Die minimale tödliche Dosis beträgt etwa 0,00004 Mol. Die braunen bis intensiv schwarzen Niederschläge im Gewebe erinnern an vitale Färbungen und sind besonders schön an Albinos darstellbar.

Auch bei weiteren Untersuchungen an Hunden[1] zeigten sich unmittelbar nach der Einspritzung keine auffallenden Vergiftungserscheinungen. Allmählich aber traten zunehmende Lähmungserscheinungen auf, die Atmung wurde langsam und oberflächlich, der Puls schwach, es kam zu Erbrechen und Durchfall, manchmal auch zu Hämoglobinurie; die tödliche Dosis liegt etwa bei 0,0001—0,0002 g-Mol. In einem Falle fand sich bei schnellem Tode des Tieres Schwarzfärbung der Organe, besonders der Leber, der Milz und der Nierenrinde. Bei anderen Versuchen wurde beobachtet, daß noch während des Lebens die Schleimhäute ihre während der Injektion entstehende braune Färbung langsam verloren. Das Sulfid wird also zunächst fixiert und geht dann in ein Oxyd über. Charakteristisch sind punktförmige Hämorrhagien in allen Organen.

Schließlich wurde ein ähnliches Präparat geprüft, das statt mit Gelatine mit Zucker hergestellt war[2]. Dieses erwies sich nach subcutaner Injektion beim Kaninchen unwirksam. Nach intravenöser Injektion war das mit Zucker hergestellte Präparat nicht so schnell tödlich wie das mit Gelatine hergestellte. Die Dosis letalis minima für Kaninchen betrug bei intravenöser Injektion des Gelatinesols 0,00004 Mol, beim Rohrzuckersol 0,0001 Mol und mehr. Leider ist die Analyse aller dieser kolloiden Eisenverbindungen nicht so überzeugend durchgeführt, daß man die eintretenden Wirkungen wirklich als Eisenwirkungen bezeichnen könnte. Hier dürften wohl Blutgerinnung, Thrombose u. ä. am Zustandekommen der beobachteten Wirkungen beteiligt sein. Dafür sprechen insbesondere die Unterschiede, die die gleiche Eisenverbindung in Abhängigkeit von ihrem Dispersitätsgrade zeigte, wie sie z. B. beim Gelatinesol einerseits, beim Rohrzuckersol andererseits zum Ausdruck kamen.

In weiteren Untersuchungen prüfte Sabbatani die Wirkung des Protoferrins und Ferratins[3], die sich in Übereinstimmung mit den Untersuchungsergebnissen anderer Autoren bloß als kolloid geschütztes Ferrihydroxyd erwiesen (vgl. hierzu S. 713).

Ähnlich zu beurteilen wie die eben angeführten Arbeiten von Sabbatani, bei denen er kolloide Eisenpräparate intravenös injizierte, sind die bereits früher besprochenen Untersuchungen von Messini[4], der ebenfalls durch Schutzkolloide in kolloidale Lösung gebrachte Ferrosalze (Ferrophosphat) auf ihre Wirkung prüfte[1]. Größere Dosen von Ferrophosphat, und zwar über 0,004 g-Äqu. pro kg Kaninchen, verursachen den sofortigen Tod des Tieres mit fast gleichzeitigem Herz- und Atmungsstillstand. Dosen zwischen 0,003 und 0,0008 g-Äqu. töten das Tier im Verlauf einiger Stunden bis einiger Tage. Bei Dosen von 0,0006 und weniger bleiben die Tiere am Leben. Bei den nicht sofort nach beendeter Injektion zugrunde gegangenen Tieren wurde Hämoglobinurie beobachtet.

Die Unterschiede in der Löslichkeit des Ferrosulfats einerseits und des kolloid geschützten Ferrophosphats andererseits und der Unterschied in der Toxizität der beiden Salze führten Messini zu der bereits früher besprochenen Hypothese, daß Ferrosalze im Körper in Ferrophosphate übergehen müßten. Zur Beurteilung dieser Beweisführung sei auf das im Abschnitt über das Schicksal der Eisenverbindungen im Blute (s. S. 923) Gesagte verwiesen.

Pharmakologische Untersuchungen über die Wirkung des Ferrotetrathionats hat F. Chytil[5] durchgeführt. Eine Mischung von 2 Teilen n-Na-Thiosulfat und 1 Teil 2n-Ferrichlorid enthält nach Reuter-Rosemont Ferrotetrathionat oder nach Treadwell Ferrochlorid und Natriumtetrathionat. Die letale Dosis bei intravenöser Injektion, bezogen auf Eisen, beträgt beim Hund 0,132—0,173 g pro kg und beim Kaninchen 0,13—0,217 g pro kg, während sie nach Meyer bei Hund, Katze und Kaninchen 0,03—0,05 pro kg und nach Amatsu beim Kaninchen 0,008—0,02 pro kg für zweiwertiges und 0,026 g pro kg für dreiwertiges Eisen beträgt. Verfasser nimmt an, daß das Thiosulfat entgiftend wirkt. Die therapeutische Dosis beträgt beim Hund 0,0068—0,0086 g pro kg und beim Kaninchen 0,0045—0,0006 g pro kg. Höhere Dosen bewirken eine chronische Vergiftung: Somnolenz, Apathie, Diarrhöen, Polyurie, beschleunigte Atmung, Temperaturerniedrigung, Hinfälligkeit, Appetitlosigkeit und starke Abmagerung. — Der Vergleich der toxikologischen Be-

---

[1] Sabbatani, L.: Atti Accad. naz. Lincei 33, 1, 8 (1924). — [2] Sabbatani, L.: Atti Accad. naz. Lincei 33, 223 (1924). — [3] Sabbatani, L.: Biochimica e Ter. sper. 12, 8 (1926). — [4] Messini, M.: Arch. f. exper. Path. 135, 346 (1928) — Boll. Soc. Biol. sper. 3, 368 (1928) — Arch. internat. Pharmacodynamie 35, 206 (1929) — Kolloid-Z. 46, 322 (1928). — [5] Chytil, Fr.: Zur Pharmakologie und Toxikologie des Eisens. C. r. Soc. Biol. Paris 102, 265 (1929).

rechnungen, die in diesen Untersuchungen durchgeführt wurden, ist für die quantitative Beurteilung der Giftwirkung der geprüften Eisenverbindungen nicht verwendbar, da hier Eisenverbindungen von ganz verschiedener Konstitution und ganz verschiedenen physikalischen und chemischen Eigenschaften miteinander verglichen wurden, für die lediglich der Fe-Gehalt als tertium comparationis genommen wurde.

In den bisher besprochenen Arbeiten, welche sich ganz allgemein mit der Feststellung der pharmakologischen Wirkung des Eisens beschäftigen, wurden von den Autoren verschiedene Eisenverbindungen bei ihren Untersuchungen verwendet. Mehrfach wurden von einem Autor bei ein und derselben Arbeit verschiedene Eisenverbindungen geprüft und die erhaltenen Resultate für „Eisen" verallgemeinert. Oft begegnen wir dabei dem Fehlschluß, daß Wirkungen, die auf bestimmte physikalisch-chemische Eigenschaften der Verbindungen zurückgeführt werden müssen, dem Eisen zugeschrieben wurden, so daß allmählich die Schilderungen von „Eisenwirkungen" in die Literatur Eingang gefunden haben, die dem Eisen als solche überhaupt nicht zukommen, wohl aber eisenfreien Verbindungen mit ähnlichen physikalischchemischen Eigenschaften. Meyer und Williams haben zum ersten Male ihre Untersuchungen mit einer bestimmten, genau definierten Eisenverbindung durchgeführt, so daß alle von ihnen erhobenen Befunde sowohl durch die Art der Verbindung als auch durch die Eisenmenge der Verbindung und schließlich auch durch die Art der Zufuhr genau definiert waren. Diese Befunde von Meyer und Williams wurden aber dann später von anderen Autoren derart weitgehend verallgemeinert, daß sie aus diesen Ergebnissen wirksame, toxische und letale Dosen des Eisens „berechneten". Ebenso wurde aus diesen Untersuchungen ganz allgemein die pharmakologische Wirkungslosigkeit aller oral verabreichten sowie die starke Toxizität aller parenteral verabreichten Eisenverbindungen abgeleitet, ein Fehlschluß, der viele Jahrzehnte als allgemein gültige Anschauungen über die pharmakologische Eisenwirkung die Literatur beherrschte.

Daß die von Meyer und Williams erstmalig genau festgestellten und eingehend analysierten Wirkungen des Eisens nur für die von diesen Forschern verwendeten Verbindungen bzw. für die Verbindungen der gleichen Gruppe Geltung haben, geht deutlich aus den späteren Arbeiten hervor, die bei der Untersuchung der pharmakologischen Wirkungen des Eisens sowohl die Oxydationsstufe als auch die Bindungsart des Eisens in der betreffenden Verbindung berücksichtigen. Diese Arbeiten, die auf alle Eigenschaften der Eisenverbindungen Rücksicht nahmen und dadurch zu einer genaueren Kenntnis der Wirkung des Eisens in seinen verschiedenen Verbindungen führten, sollen nun im folgenden zusammenfassend besprochen werden.

b) Pharmakologische Wirkungen des Eisens in Abhängigkeit von seiner Oxydationsstufe und seiner Bindungsart.

Wir haben in den vorstehenden Abschnitten schon eine Reihe von Untersuchungen kennengelernt, welche gelegentlich mit auf die Oxydationsstufe des geprüften Eisens Rücksicht nahmen. So erwähnten wir die Befunde von Düsterhoff[1], der bei der Prüfung des Einflusses verschiedener Eisenpräparate auf die Magenverdauung fand, daß die Oxydulsalze besser vertragen werden als die Oxydsalze. Bubnow[2] hatte bei ähnlichen Untersuchungen gefunden,

---

[1] Düsterhoff, A.: Über den Einfluß von Eisenpräparaten auf die Magenverdauung. Inaug.-Diss. Berlin 1882. — [2] Bubnow, N.: Einfluß des Eisenoxydhydrates und der Eisenoxydulsalze auf künstliche Magenverdauung und Fäulnis mit Pankreas. Hoppe-Seylers Z. 7, 313 (1884).

daß Ferrihydroxyd, Ferrosulfat und Ferrichlorid, dem künstlichen Magensafte zugesetzt, die Fibrinverdauung hemmen; am stärksten Ferrosulfat in 5proz. Lösung.

Jaques Loeb[1] hatte den Einfluß von Ferro- und Ferriionen auf die Auskeimung der Embryonen aus den Funduluseiern untersucht und dabei gefunden, daß die Ferriionen weit größere Giftigkeit zeigen als die Ferroionen.

Bei der Besprechung des Verhaltens der verschiedenen Eisensalze zu Eiweißlösungen und der damit zusammenhängenden Ätzwirkung wurde ebenfalls schon auf die Untersuchungen von A. Meyer und Buchheim hingewiesen, die ebenso wie später Pauli und Heubner das Fehlen der Eiweißfällung für Ferrosalze festgestellt hatten. Heubner hatte auch bereits auf die geringe Ätzwirkung der Ferrosalze hingewiesen. Er war der erste, der den Unterschied zwischen Ferro- und Ferriverbindungen zu pharmakologischen Problemen in engere Beziehung brachte, und zwar einerseits zu der erwähnten Ätzwirkung, anderseits zum Eisenstoffwechsel selbst, worauf bereits in früheren Abschnitten hingewiesen wurde.

Mit dem Unterschiede der resorptiven pharmakologischen Wirkung zwischen Ferro- und Ferrisalzen hat sich jedoch zum ersten Male Amatsu[2] beschäftigt. Zur Bestimmung der absoluten Giftigkeit wurde einer Reihe von Versuchstieren weinsaures Eisenoxydul, einer anderen weinsaures Eisenoxydnatrium injiziert. Die Symptome bestanden in allen Fällen „in hochgradiger Gefäßlähmung der Pfortadergebiete und Sugillation der Magenschleimhaut. Die Tiere waren apathisch und benommen. Bei Kaninchen und Meerschweinchen zeigte sich eine deutliche größere Giftigkeit der Ferroverbindung, von der 10 mg pro kg notwendig waren, um den gleichen Effekt zu erzielen. Beim Meerschweinchen waren 5 mg Ferroeisen tödlich, dagegen erst 15 mg Ferrieisen. Bei Untersuchungen des Blutdrucks bewirkten 2 mg Ferrieisen intravenös keine Veränderung, 2 mg Ferroeisen dagegen eine starke Senkung. Wie schon in den früheren Abschnitten ausgeführt wurde (s. S. 907), glaubte Amatsu auch die bei Applikation von Ferrieisen beobachteten Wirkungen auf die Reduktion eines Teiles des injizierten Präparats zu Ferroeisen zurückführen zu müssen. Diesbezüglich sei auf das bereits früher Gesagte verwiesen.

In weiteren Versuchen prüfte Amatsu auch noch den Unterschied zwischen Ferro- und Ferriverbindungen hinsichtlich der Wirkung auf das Blut, worüber im folgenden Abschnitte Näheres gesagt werden wird. Es sei jedoch hier schon erwähnt, das Amatsu zu diesen Versuchen subcutan injiziertes Ferrocarbonat und Ferrihydroxyd benützte, 2 Verbindungen, die an sich sehr schlechte und im Vergleich zueinander sehr verschiedene Lösungsbedingungen besitzen, so daß ein Vergleich der beiden Verbindungen überhaupt nicht möglich ist. Auch die für die Toxizitätsbestimmungen benützten Eisenverbindungen Amatsus waren nicht sehr geeignet, weil gerade die Ferrosalze dieser Art außerordentlich wenig beständig sind. Immerhin gaben diese Untersuchungen eine Reihe von Anhaltspunkten über die Differenzierung der pharmakologischen Wirksamkeit von Eisenverbindungen verschiedener Oxydationsstufe.

Wie oben bereits erwähnt wurde, hat auch Sabbatani diese Fragestellung der unterschiedlichen Wirkung zweiwertigen und dreiwertigen Eisens bei seinen Untersuchungen zu berücksichtigen versucht. Ebenso wie in den oben-

---

[1] Loeb, Jaques: Pflügers Arch. **88**, 68 (1902). — [2] Amatsu, H.: Arch. internat. Pharmacodynamie **23**, 325 (1913).

erwähnten Untersuchungen von Düsterhoff, Bubnow und Loeb konnten auch die Untersuchungen Sabbatanis nichts zur Beantwortung der gestellten Frage beitragen, weil hier der toxische Effekt, der durch die Eiweißfällung bedingt ist, in allen diesen Versuchen mit den Wirkungen nichteiweißfällender Ferroionen verglichen wurde.

Der quantitative Vergleich von Eisensalzen verschiedener Oxydationsstufen hinsichtlich ihrer pharmakologischen Wirkung in der bisher angeführten Form ist aber noch aus einem anderen Grunde undurchführbar: Es bedarf hier keiner weiteren Ausführung, daß zum Vergleich des pharmakologischen Wirkungswertes zweier Verbindungen diese nicht nach ihrem absoluten Gewichtswerte, sondern nur in äquivalenten Mengen miteinander verglichen werden können. Dies spielt insbesondere beim Vergleich von Ferro- und Ferriverbindungen eine große Rolle; denn gerade hier läßt sich nicht 1 mg Fe einer Ferroverbindung 1 mg Fe einer Ferriverbindung gleichsetzen. Es ist vielmehr Mol/2 einer Ferroverbindung Mol/3 einer Ferriverbindung chemisch und daher auch biologisch äquivalent. Daß unter Umständen die Unterschiede sehr groß sein können, ergibt sich schon daraus, daß 1 mg Ferroeisen 0,036 mg-Äqu., 1 mg Ferrieisen dagegen 0,054 mg-Äqu. entspricht. Da das mg-Äquivalent unabhängig von der Größe des Moleküls allgemein gilt, so sind alle Berechnungen und alle Beurteilungen viel einfacher, übersichtlicher und aufklärender, wenn sie in mg-Äquivalenten ausgedrückt werden.

Eine weitere Forderung für den exakten Vergleich von Ferro- und Ferriionen besteht darin, nur solche Eisenverbindungen miteinander in ihrem Wirkungswerte zu vergleichen, die wirklich Ferro- und Ferriionen enthalten. Um aber speziell bei den Ferriionen diese mit den Ferroionen vergleichen zu können, müßte deren eiweißfällende Wirkung ausgeschaltet bleiben, da ja diese gerade dem Zustandekommen der reinen Ferriionenwirkung entgegensteht. Es ergab sich daher von allem Anfang an für solche Prüfungen die Notwendigkeit, stets nichteiweißfällende Verbindungen experimentell-pharmakologisch miteinander zu vergleichen. Weiter mußte selbstverständlich der Vergleich der beiden Oxydationsstufen jeweils bei gleicher Applikationsart, also nach oraler, subcutaner und intravenöser Injektion durchgeführt werden.

Eine wichtige Forderung, die bei den vergleichsweisen pharmakologischen Untersuchungen ebenfalls viel zuwenig Berücksichtigung findet, sind die individuellen Unterschiede in der Giftempfindlichkeit. Bekanntlich sind diese Empfindlichkeitsunterschiede einzelner Versuchstiere gegenüber Insulin, Digitalispräparaten usw. außerordentlich weitgehend und erfordern stets eine große Anzahl von Versuchstieren für jede einzelne Auswertung, um einen annähernd richtigen Durchschnittswert erhalten zu können. Wie weitgehend solche Empfindlichkeitsunterschiede sind, geht aus den bereits angeführten Untersuchungen von Meyer und Williams hervor, welche gefunden hatten, daß beim Kaninchen selbst bei intravenöser Injektion, wo alle durch die Resorption bedingten Schwankungen wegfallen, die tödliche Dosis sich zwischen 18 und 60 mg pro kg Tier bewegte. Zu diesen individuellen Unterschieden treten weiter noch solche, die mit der Jahreszeit wechseln und die nach verschiedener Richtung hin einen Vergleich der im Herbste gewonnenen Resultate mit solchen im Frühjahre oder Sommer gewonnenen unmöglich machen. Wenn auch bei der Prüfung des Eisens vielleicht die Unterschiede in der Empfindlichkeit nicht so groß sind, wie bei den Digitalispräparaten, beim Insulin u. a. nachgewiesen werden konnte, so ist doch die Aufstellung eines Vergleiches auch bei diesem Metall nur auf Grund größerer Versuchsreihen möglich. Um so verwunderlicher ist es, daß in einzelnen Arbeiten, die sich mit solchen Fragen beschäftigen, gerade auch bei der pharmakologischen Prüfung des Eisens oft aus der vergleichenden Untersuchung einer Eisenverbindung an einem Versuchstiere, dem ein Normaltier gegenübergestellt wird, allgemeine Sätze über die Wirkung und quantitative Wirkungsgrade abgeleitet werden. Es ist gewiß bedauerlich, daß durch solche Untersuchungen die Literatur belastet wird und daß selbst in der Gegenwart solche Methodik aus den experimentellen Untersuchungen noch nicht ausgeschaltet erscheint.

Alle diese Forderungen fanden Berücksichtigung bei den pharmakologischen Prüfungen des Eisens, die von Starkenstein und seinen Mitarbeitern systematisch durchgeführt wurden. Im folgenden sollen die Ergebnisse dieser Untersuchungen einerseits unter Berücksichtigung der Oxydationsstufe, andererseits unter Berücksichtigung der Applikationsart übersichtlich wiedergegeben werden.

Wie oben erwähnt wurde, ist aus den Untersuchungen von Meyer und Williams der Satz abgeleitet worden, daß oral verabreichtes Eisen in jeder Form ungiftig sei, und zwar aus dem Grunde, weil es vom Magen und Darm aus nur so langsam in den Kreislauf gelange, daß die Aufnahme mit der Ausscheidung Schritt halten kann; aus diesem Grunde kann die zur Vergiftung notwendige Konzentration niemals erreicht werden; andererseits wurde aus den erwähnten Untersuchungen weiter gefolgert, daß auch oral ungiftige Eisenverbindungen nach parenteraler Injektion zur Eisenvergiftung führen, wenn sie in einer Eiweiß nicht fällenden Form zur Anwendung kommen.

Daß weder der Satz von der absoluten Ungiftigkeit oral zugeführten Eisens noch der von der sicheren Giftigkeit aller Eisenverbindungen nach parenteraler Injektion allgemeine Geltung hat, konnte schon durch orientierende Versuche über den Vergleich der Toxizität verschiedener Eisenverbindungen bewiesen werden; denn Ferrum albuminatum, Ferrum peptonatum, Ferrum oxydatum saccharatum erwiesen sich sowohl bei subcutaner als auch bei intravenöser Injektion ungiftig; dies auch in den gleichen und noch viel größeren Dosen, in denen die Eisendoppelsalze vom Typus des Ferricitratnatriums bereits die von Meyer und Williams festgestellten toxischen Wirkungen zeigen[1]. Andererseits war leicht zu beweisen, daß von bestimmten Dosen an die parenteral giftig wirkenden Eisenverbindungen gleiche Giftwirkungen auch nach oraler Verabreichung auszulösen imstande sind. Durch diese Versuche hat die Fragestellung nach der pharmakologischen Wirkung der Eisenverbindungen eine ganz andere Richtung erhalten, insofern, als es nicht mehr galt, die Ungiftigkeit oral verabreichten Eisens und die Giftigkeit parenteral verabreichten Eisens zu begründen, sondern vielmehr die Frage zu beantworten, wovon es abhänge, daß nur bestimmte Verbindungen sowohl nach oraler wie auch nach parenteraler Injektion bestimmte pharmakologische bzw. toxikologische Wirkungen entfalten, während umgekehrt andere Eisenverbindungen weder nach oraler noch nach parenteraler Verabreichung solche Wirkungen aufweisen.

Von Meyer und Williams wurde zu den pharmakologischen Untersuchungen über die Wirkung des Eisens das Ferricitratnatrium verwendet, weil diese Verbindung nicht eiweißfällend wirkt und infolgedessen auch intravenös verabreicht werden kann. Seit der Feststellung, daß auch den Ferroverbindungen jedes Eiweißfällungsvermögen fehlt, wurden diese für das Studium der pharmakologischen Eisenwirkung noch als viel geeigneter befunden, weil es

---

[1] Starkenstein, E.: Verh. dtsch. pharmak. Ges. Leipzig **1922**. Arch. f. exp. Path. **96**, 1923. XL.

sich hier um einfach aufgebaute Verbindungen handelt, die aus dem zweiwertigen Eisen als Kation und einem einfachen Anion bestehen. Schwieriger war es dagegen, eine entsprechende Ferriverbindung zum Vergleich heranzuziehen.

Zunächst soll im folgenden

α) die pharmakologische Wirkung einfacher Ferroverbindungen mit anorganisch gebundenem Eisen

besprochen werden.

Froschversuche. Die Vergiftungserscheinungen, die Ferrosalze bei Fröschen hervorrufen, unterscheiden sich nicht wesentlich von jenen, die durch die komplexen Ferrisalze der Weinsäure ausgelöst werden (Meyer und Williams[1]). Zu den dort beschriebenen Lähmungserscheinungen tritt aber noch ein Symptom, das zu den charakteristischsten Erscheinungen der Eisenvergiftung beim Frosche zu gehören scheint: eine auffallende Gewichtszunahme, die auch dann eintreten kann, wenn sich die Tiere wieder erholen. Die Eisenvergiftung verläuft bei den Fröschen meistens — auch nach Injektion tödlicher Dosen — protrahiert; Grenzdosen töten meist erst nach 3—4 Tagen. Die Toxizität der einfachen Ferrosalze ist beim Kaltblüter bei Berücksichtigung der Äquivalentgewichte nicht sonderlich verschieden von der Toxizität der komplexen Eisensalze (s. S. 1116); nach dieser Richtung hin besteht also ein wesentlicher Unterschied gegenüber den Toxizitätsverhältnissen der beiden Gruppen beim Warmblüter.

Die Toxizitätsbestimmungen bei den Fröschen wurden stets an 3—7 Tieren für eine Dosis durchgeführt. Es kamen ausschließlich männliche Temporarien im Gewichte von 25—35 g zur Verwendung, die in Glasglocken im Dunkeln gehalten und erst dann in Versuch genommen wurden, wenn sie bei täglicher Wägung gewichtskonstant blieben. Da sich die tägliche Wägung als ein Mittel zur Erkennung sonst nicht merkbarer pathologischer Verhältnisse erwiesen hat, wurden auch beim Studium der Toxizität der Eisenverbindungen diese täglichen Wägungen durchgeführt und dabei die Beobachtung gemacht, daß die sich allmählich ausbildende obenerwähnte Gewichtszunahme zu den charakteristischen Symptomen der Eisenvergiftung beim Frosch gehört. Allerdings ist die Gewichtszunahme bei den Ferrosalzvergiftungen viel weniger konstant als bei den noch zu beschreibenden Wirkungen komplexer Eisenverbindungen, meist sogar nur angedeutet (s. Tab. 71). Sonst unterscheidet sich die Vergiftung aber nicht sichtlich von der durch die komplexen Eisenverbindungen. Sie besteht im wesentlichen aus den sich immer mehr ausbildenden Paresen; die Tiere liegen bei noch schlagendem Herzen und allerdings sehr verlangsamter Zirkulation vollständig gelähmt und scheinbar tot da, bis schließlich auch das Herz als ultimum moriens seine Tätigkeit einstellt.

Aus diesen Versuchen kann geschlossen werden, daß bei der Eisenvergiftung beim Frosch das Überdauern der Zirkulation darauf hindeutet, daß die Ursache der Lähmung nicht in einem Versagen der Herztätigkeit, sondern in einer zentralen und peripheren Lähmung des gesamten somatischen motorischen Apparats gesehen werden kann, während die Herzmuskulatur und wohl auch die der Gefäße und die übrige glatte Muskulatur weit weniger betroffen sind. Dies mag mit Rücksicht auf die sonst immer angenommene primäre Herzschädigung durch resorptive Schwermetallsalzvergiftungen hervorgehoben sein.

---

[1] Meyer u. Williams: Zit. S. 1092.

Tabelle 71.
Toxizität der Ferroverbindungen bei Fröschen nach subcutaner Injektion.

Verbindung	Injizierte Menge in mg-Äqu. pro g Tier	Gewicht des Tieres in g am					Anmerkung
		1. Tag	2. Tag	3. Tag	4. Tag	5. Tag	
Ferro-sulfat	0,0025	26 30 29	26 30 29	25 30 28	25 29+ 26	+ 31 27+	Von sechs Tieren starben eins am 4. Tag, drei am 5. Tag.
Ferro-sulfat	0,005	22 27 24	22 31 25	21 32 25	22+ 30 24	22 31+ 25	Von drei Tieren starben eins am 4. Tag, zwei am 5. Tag.
Ferro-sulfat	0,01	22 20 20	27+ 23+ 20	26 25 20	25 25 19	24 23 21+	Von zehn Tieren starben drei am 1. Tag, fünf am 3. Tag, eins am 4. Tag, eins am 5. Tag. Die Lähmung trat bei vier Tieren schon einige Stunden nach der Injektion ein, bei den anderen allmählich.

Tabelle 72.
Toxizität der Ferroverbindungen bei Fröschen nach enteraler Verabreichung.

Substanz	Konzentration der Lösung	Verabreichte Menge in mg-Äqu.	Wirkung
Ferrochlorid	2 n	0,8	12 Stunden ohne Erscheinung. Nach 24 Stunden tot.
	2 n	1,2	Nach 30 Minuten gelähmt. Nach 4 Stunden tot.
	2 n	0,7	Vor der oralen Fütterung Pylorus unterbunden. 12 Stunden ohne Erscheinung. Nach 24 Stunden tot.
	2 n	0,8	Pylorus unterbunden. Nach 24 Stunden noch normal, allmählich Lähmung, nach 48 Stunden tot.
	2 n	2,0	Pylorus unterbunden. 1½ Stunde normal. Nach 2 Stunden vollständig gelähmt. Nach 3 Stunden tot.
	2 n	1,2	Nach Pylorusligatur intraduodenale Injektion. Nach 24 Stunden normal. Dann beginnende Lähmung. Nach 48 Stunden tot.
	2 n	0,8	Nach intraduodenaler Injektion 48 Stunden normal. Dann Lähmung.
	3 n	3,0	Nach intraduodenaler Injektion 24 Stunden normal. Dann Lähmung.
Ferrosulfat	2 n	0,8	Nach 24 Stunden noch normal. Dann Lähmung und tot.
	2 n	0,8	Nach Pylorusunterbindung orale Verfütterung. Erst nach 3 Tagen Lähmung. Dann tot.
	3 n	3,0	Pylorus unterbunden. Dann oral gefüttert. Nach 2 Stunden matt. Nach 7 Stunden gelähmt. Stirbt.
	2 n	0,8	Nach Pylorusunterbindung intraduodenale Injektion. 48 Stunden normal. Dann Lähmung. Stirbt.
	3 n	3,0	Ebenso. Nach 48 Stunden tot.

Auch oral verabreichte Ferrosalze führen beim Frosch zu ähnlichen Lähmungserscheinungen, wie aus der Tabelle 72 hervorgeht. In dieser Tabelle sind Versuche enthalten, welche teils unter normalen Bedingungen, teils nach Unterbindung des Pylorus, teils nach intraduodenaler Injektion durchgeführt worden sind. Durch diese verschiedenen Versuchsbedingungen sollte gezeigt werden, von welchem Teile des Magens und Darms aus die betreffenden Verbindungen resorbiert werden; diesbezüglich sei auf das im Abschnitte über die

Resorption Gesagte (S. 822) verwiesen. Im besonderen kommt in diesen Versuchen auch der Einfluß des Anions auf das Kation zum Ausdruck. Hierauf soll im folgenden Abschnitt noch näher eingegangen werden.

Kaninchenversuche. Die Wirkung oral verabreichter Ferrosalze ist durch eine allgemeine Lähmung charakterisiert. Die Tiere liegen je nach der verabreichten Dosis oft stundenlang in einem schlafartigen Zustand, aus welchem sie je nach dem Grade der Vergiftung durch Reize vorübergehend erweckbar sind. Diesem Stadium schließt sich nach höheren Dosen unmittelbar ein terminales Krampfstadium an, welches mit seinen bald rein tetanischen, bald tonisch-klonischen Anfällen unter allen Umständen die völlige Intaktheit des peripheren Nervensystems beweist, wodurch dieser Lähmungstypus sich von dem Charakter der curareartigen Lähmung unterscheidet. Nach toxischen Grenzdosen tritt oft ein sehr langes Stadium scheinbar völligen Wohlbefindens ein, dem dann, ganz unvermutet und plötzlich einsetzend, das mit Krämpfen einhergehende terminale Stadium folgt.

Den Verlauf der pharmakologischen Wirkung oral verabreichter Ferrosalze zeigt die folgende Tabelle 73, in der ebenso wie bei den Froschversuchen der Ort der Resorption sowie der Einfluß des Anions zum Ausdruck kommt.

Tabelle 73. Toxizität der Ferroverbindungen bei Kaninchen.

Substanz	Konzentration der Lösung	Verabreichte Menge in mg-Äqu.	Wirkung
		pro kg	
Ferrochlorid	2 n	6	Ohne Wirkung (oral).
	2 n	8	
	2 n	8	
	2 n	9	Nach einigen Stunden Lähmung, in der das Tier nach 24 Stunden zugrunde geht.
	2 n	10	Tier frißt am 2. Tage nicht. Diarrhöen. Dann Lähmung und tot.
	2 n	10	2 Stunden normal; dann Lähmung. Nach 7 Stunden Seitenlage. Nach 12 Stunden tot.
	2 n	12	Ähnlicher Verlauf der Vergiftung. Stirbt.
	2 n	14	Nach einigen Stunden gelähmt. Dann tot.
	2 n	20	Unter rasch eintretender Lähmung nach 5 Stunden tot.
	2 n	10	Nach Pylorusunterbindung (Äthernarkose) oral gefüttert; nach einigen Stunden Lähmung. Nach 24 Stunden tot.
Ferrochlorid	2 n	10	**Rectal.** Ein Teil wieder herausgeflossen. Bleibt ohne Wirkung.
	2 n	10	**Rectal.** Nach Injektion Abklemmung des Afters. Nach 1 Stunde Seitenlage. Nach 5 Stunden tot.
Ferrosulfat	2 n	10	Bleibt ohne Wirkung.
	2 n	10	
	3 n	20	Nach 2 Stunden beginnende Lähmung. Nach 8 Stunden tot.
	2 n	10	Nach Pylorusabbindung oral gegeben. Ohne Wirkung.
	2 n	20	Ebenso. Nach 24 Stunden tot.
	2 n	10	**Rectal.** Nach 6 Stunden tot.

Auch nach subcutaner Injektion von Ferrosalzen ist das Vergiftungsbild von der bereits beschriebenen Lähmung beherrscht. Nach Dosen von 2 bis etwa 10 mg-Äqu. pro kg Kaninchen treten diese Lähmungserscheinungen noch nicht ein, die Tiere gehen aber ungeachtet dessen nach etwa 9 Stunden unter Paresen und Krämpfen zugrunde. Bei größeren Dosen (12 bis 16 mg-Äqu.) erfolgt nach etwa 1 Stunde die Ausbildung eines narkoseartigen Zustandes; die Tiere lassen den Kopf auf die Unterlage sinken und behalten Seitenlage bei, die sie bei fortschreitender Vergiftung auch spontan einnehmen. Zunächst sind die Tiere noch durch starke Reize erweckbar, allmählich aber werden die Reaktionen immer schwächer, und schließlich gehen die Kaninchen im Verlaufe von etwa 4 Stunden ohne sonstige auffallende Erscheinungen zugrunde.

Nach intravenöser Darreichung der Ferrosalze fallen die Tiere für eine verhältnismäßig kurze Zeit in einen narkoseähnlichen Zustand. Sie vertragen Seitenlage, nehmen diese evtl. nach größeren Dosen spontan ein, doch bleiben die Reflexe erhalten. Die Tiere richten sich dann spontan wieder auf und zeigen selbst nach Dosen, die zum Tode führen, zunächst normales Verhalten. Nach tödlichen Dosen folgt dann meist erst nach einigen Stunden ein zweites, ganz andersartiges Vergiftungsbild, das zumeist ganz plötzlich einsetzt; die Tiere gehen dann in sehr kurzer Zeit unter Krämpfen zugrunde, die die sonst paretischen Tiere anfallsweise tonisch-klonisch unabhängig von äußeren Reizen erschüttern. Es macht den Eindruck, daß die beiden Symptomgruppen ganz unabhängig voneinander auftreten und auf verschiedene Angriffspunkte sowie auf verschiedene Zustandsformen des Eisens im Blute bzw. im ZNS zurückzuführen sind.

Es wurde schon bei der Besprechung des Schicksals des Eisens im Organismus darauf hingewiesen, daß die ins Blut gebrachten Ferrosalze hier sehr rasch in eine Ferriverbindung übergehen. Die Zeitdauer des Verweilens der Ferroverbindungen im Blute fällt mit der Zeitdauer dieses narkoseartigen Zustandes zusammen, so daß schon daraus geschlossen werden darf, daß diese Lähmung eine direkte Wirkung der Ferroionen ist, während die späteren krampfartigen, zum Tode führenden Vergiftungssymptome auf das Stoffwechselprodukt zurückgeführt werden müssen, die aus den Ferroverbindungen im Organismus entstehen.

Diese an die Magnesiumnarkose erinnernde Wirkung der Ferrosalze gewinnt besonderes Interesse unter Berücksichtigung der sonstigen Ähnlichkeiten, die Ferrosalze und Magnesiumsalze auch vom chemischen Standpunkte aus zeigen. Beide sind vielfach isomorph und geben auch mehrfach die gleichen Ionenreaktionen.

Hier sei auch weiter erwähnt, daß der bekannte Antagonismus, der zwischen Ca-Salzen und Magnesiumsalzen besteht, insofern auch gegenüber Ferrosalzen vorhanden ist, als diese hinsichtlich der narkotischen Komponenten durch Ca-Salze antagonistisch beeinflußt werden. Wir dürfen aber bei diesem Antagonismus nicht den gleichen Mechanismus voraussetzen wie bei dem bekannten Calcium-Magnesium-Antagonismus, weil Calciumsalze auch die toxischen Wirkungen von Ferrisalzen, über die später noch die Rede sein wird, antagonistisch beeinflussen. Es muß sich somit hier um eine grundsätzlich andere Art der Entgiftung handeln. (Vielleicht Abdichtung bestimmter Zellelemente und Verhinderung der Diffusion bzw. Eindringungsfähigkeit des Eisens ins Zellprotoplasma.)

Der Verlauf der pharmakologischen Wirkung der verschiedenen Ferrosalze beim Kaninchen ist in der folgenden Tabelle 74 wiedergegeben.

Tabelle 74. Pharmakologische Wirkung der Ferrosalze beim Kaninchen.

Substanz	Appli-kation	Ge-wicht des Tieres in g	mg-Äqu. pro kg	mg-Äqu. in toto	mg pro kg	mg in toto	ccm in toto	Wirkung
Ferro-sulfat	per os	1560	10	15,6	278	434	31,2	} Wirkungslos.
		2260	0,5	1,1	15	33	5,9	
	intra-venös	1380	0,5	0,7	14	19,3	3,5	} Wirkungslos; kurz vorübergehende Nar-kose.
		2090	0,5	1,0	15	30	5,4	
		1440	0,5	0,72	13,8	21	3,8	Wirkungslos.
		2100	0,7	1,45	20	42	28	Einige Minuten nach der Injektion Nar-kose, dann normal. Nach 8 Stunden Lähmungen, Krämpfe, tot.
		2260	1,4	3,2	40	90	30	
	sub-cutan	1830	16	29,3	444,8	814	14,5	Narkosebeginn nach $^1/_2$ Stunde. Narkose wird immer tiefer. Tot in Narkose.
		1870	16	29,9	444,8	832	15	
		1920	16	30,7	444,8	854	15,3	
		2170	14	30,4	389,2	854	12	Narkosebeginn nach $^1/_2$ Stunde. Narkose wird immer tiefer. Tot nach 6 Stunden.
		2170	14	30,4	389,2	854	12	Narkosebeginn nach $^1/_2$ Stunde. Narkose wird immer tiefer. Tot nach 7 Stunden.
		2400	12	28,8	333	799	14,4	Narkosebeginn nach $^1/_2$ Stunde. Narkose wird immer tiefer. Tot nach 9 Stunden.
		2230	10	22,3	278	620	11	Erst normal, dann ante exitum (nach 9 Stunden). Lähmung und Krämpfe.
		2000	8	16	222	444	8	} Tot nach 10 Stunden.
		2700	6	16,2	177	478	5,4	
		2100	4	8,4	111	233	4,2	} Tot nach 12 Stunden.
		1900	2	3,8	55,6	106	1,9	
		2120	2	4,2	55,6	118	2,1	} Tot nach 9 Stunden.
		2250	2	4,5	55,6	124	45	
		2180	1,5	3,3	42	91,6	1,6	
		2380	1,5	3,6	42	100	5	
		2160	1,4	3,0	40	86	1,5	} Bleibt ohne Wirkung.
		2100	1,0	2,1	30	63	55,3	
		2160	0,5	1,1	15	32,4	28,5	
Ferro-chlorid	sub-cutan	2140	2	4,3	55,6	119	18	Tot nach 12 Stunden.
		2000	1,6	3,2	45,6	91	8	Bleibt ohne Wirkung.
Ferro-nitrat	sub-cutan	2200	3	6,6	83	180	13,8	Tot nach 24 Stunden.
		2200	2	4,4	55,6	122	8	Erst ohne Wirkung, dann tot nach 5 Tagen.
Ferro-acetat	sub-cutan	2030	2	4,0	55,6	113	8	} Bleibt ohne Wirkung.
		2340	3	6,0	83,4	194	13	
		1940	4	7,8	111,2	216	11,6	Tot nach 18 Stunden.
Ferro-lactat	sub-cutan	2090	0,5	1,04	14	29,3	10,9	} Bleibt ohne Wirkung.
		2320	2	4,6	56	130	23	
		2090	2	4,1	56	117	21	
		2260	3	6,8	84	190	34	Bleibt ohne Wirkung; tot nach 7 Tagen.
		2370	4	9,5	112	265	47	Tot nach 48 Stunden.
	intra-venös	2240	2	4,4	55,6	125	22,5	Durch 5 Minuten nach der Injektion ge-ringe narkot. Erscheinungen. Rasche Erholung. Durch 7 Stunden dann nor-mal. Später Lähmungen, Krämpfe. Tot nach 8 Stunden.

Rattenversuche. Die Wirkung der Ferrosalze an Ratten im Gewichte von 100—200 g ist ganz gleichartig denen am Kaninchen. Den Verlauf zeigt die folgende Tabelle 75.

Tabelle 75. Toxizität der Ferroverbindungen bei Ratten.

Substanz	Konzen- tration der Lösung	Ver- abreichte Menge in mg-Äquiv.	Wirkung
Ferrochlorid	0,5 n	0,5	Kurze Zeit nach der oralen Verfütterung matt. Dann Erholung.
	0,67 n	0,67	Ohne Erscheinungen.
	n	1	Nach 2 Stunden matt. Allmählich Erholung.
	2 n	2	10 Minuten nach der Fütterung matt. Allmählich sich ausbildende Lähmung, in der das Tier nach 5 Stunden zugrunde geht.
	2 n	2	Nach 1 Stunde gelähmt. Langsame Atmung. Unregel- mäßig verlangsamter Herzschlag. In diesem Zu- stand nach 10 Minuten tot.
	2 n	2	Nach 10 Minuten matt. Nach $^1/_4$ Stunde narkoseartige Lähmung. Stirbt.
	2 n	2	Ebenso.
	2 n	2	Nach 20 Minuten beginnende Lähmung, die bis zu 30 Stunden anhält. Dann Tod.
	2 n	2	Nach 10 Minuten beginnt das Tier den Kopf auf die Unterlage zu legen. Seitenlage wird vertragen; dann aktive Seitenlage. Beim Anfassen des Tieres keine Abwehrbewegung, ebensowenig beim Kneifen des Schwanzes. Nach 40 Minuten tot.
	2 n	2	Gleicher Verlauf.
	2,63 n	2,63	Nach Pylorusunterbindung orale Verfütterung. Nach 10 Minuten beginnende Lähmung, in der das Tier nach 2 Stunden zugrunde geht.
	2 n	2	In Äthernarkose intraduodenal injiziert nach vor- hergehender Pylorusunterbindung. Nach 10 Minuten beginnende Lähmung. Tod nach zwei Stunden.
	2 n	2	Rectal. Nach 5 Minuten Lähmung und Tod.
	2 n	1	Nach 5 Minuten Lähmung. Nach 2 Stunden vollkom- men erholt. Nach 48 Stunden plötzlicher Tod. Ein- tritt nicht beobachtet.
Ferrosulfat	2 n	2	Nach der Fütterung matt. Dann rasche Erholung.
	2 n	2	Nach der Fütterung einige Stunden matt. Allmählich Lähmung. Nach 24 Stunden tot.
	2 n	2	Ohne Erscheinungen.
	2 n	2	Rectal. Nach $^1/_2$ Stunde gelähmt. Nach 3 Stunden tot.
	2 n	1	Rectal. Nach $^1/_2$ Stunde gelähmt. Nach 4 Stunden tot.
	2 n	2	Rectal. Nach 1 Stunde gelähmt. Nach 3 Stunden tot.
	2 n	2	Rectal. Nach 10 Minuten gelähmt. Nach $^1/_2$ Stunde tot.

Hundeversuche. Die per os-Verabreichung von Ferrosulfat führt beim Hunde von einer bestimmten Dosis ab (etwa 16 mg-Äqu. bei einem 7 kg schweren Tiere) zu dem bereits beschriebenen Erbrechen (s. S. 1086). Sonstige Erschei- nungen sind bei den Versuchen mit oraler Ferrosalzverabreichung beim Hunde nicht beobachtet worden. Nach subcutaner Injektion von Ferrosulfat bis zu Mengen von etwa 2 mg-Äqu. pro kg trat überhaupt keine Wirkung ein; nach größeren Dosen bisweilen lediglich Erbrechen, sonst aber keine weiteren Er- scheinungen. Dies ist um so bemerkenswerter, als bei Kaninchen die tödliche Dosis bereits unter 2 mg-Äqu. für Ferrosulfat liegt. Man muß daher eine weit- gehende Unempfindlichkeit des Hundes für Ferroionen annehmen. In einem

Versuche erhielt ein 6800 g schwerer Hund 16 mg-Äqu. Ferrosulfat in 27 ccm subcutan injiziert. Die Dosis war innerhalb von 24 Stunden tödlich, doch trat während der 9stündigen Beobachtungszeit nicht die beim Kaninchen beobachtete magnesiumartige Lähmung ein. Das Tier war wohl matt und traurig, lag auch zeitweilig da, doch blieb es, aufgerichtet, aufrecht sitzen. Auch Erbrechen war in diesem Falle nicht eingetreten.

Der Verlauf der Ferrowirkung am Hunde ist in der auf S. 1115 wiedergegebenen Tabelle 81 über die Wirkung der Ferrisalze mit enthalten.

β) Einfluß des Anions von Ferrosalzen auf deren pharmakologische Wirkung.

Bei Versuchen über die pharmakologische Wirkung der Calciumsalze hatte Starkenstein[1] gefunden, daß diese Wirkung pro Äquivalent Ca mit dem Anion auf und ab schwankt. Von den untersuchten Calciumsalzen waren die Salze anorganischer Säuren und die organischer Säuren mit nichtverbrennbarem Anion wesentlich stärker wirkend als die mit verbrennbarem Anion. Es war naheliegend, diesen Unterschied auf den Einfluß des Anions auf das Schicksal der betreffenden Verbindung im Organismus zu beziehen. Sabbatani hatte, wie oben schon ausgeführt wurde, von ähnlichen Gedankengängen ausgehend, den Einfluß des Anions bei den Ferrisalzen studiert, konnte jedoch dabei keinen Unterschied feststellen, weil ja die dort studierte Wirkung nicht in der spezifischen Wirkung des Kations Fe, sondern lediglich in der erwähnten Eiweißfällung ihren Ausdruck fand. Hingegen gestattet es der protrahierte Wirkungsverlauf der nichteiweißfällenden Ferrosalze, auch den Einfluß des Anions zu untersuchen. Zu diesem Zwecke bestimmte Starkenstein die Toxizität von Ferrosalzen mit verschiedenem Anion. Das Ergebnis dieser Versuche ist in der folgenden Tabelle 76 zusammengestellt. Daraus ergibt sich die ungleich höhere Toxizität jener Ferrosalze, deren Anion die Bildung von Komplexen ermöglicht. Wie aus den späteren Darlegungen hervorgeht, ist die Toxizität dieser komplexen Ferroverbindungen von der gleichen Größenordnung wie die der entsprechenden komplexen Ferriverbindungen.

Tabelle 76.
Vergleich der Toxizität von Ferroverbindungen mit verschiedenem Anion.

Verbindung	Dosis letalis in mg-Äqu. pro kg Kaninchen subcutan injiziert	Verbindung	Dosis letalis in mg-Äqu. pro kg Kaninchen subcutan injiziert
Chlorid . . .	2	Lactat	4
Sulfat	2	Malat	0,35
Nitrat	3	Tartrat . . .	0,1
Acetat	3	Citrat	0,17

Da es sich also hier offenbar um die Wirkung des Komplexes, welcher selbst ein Anion ist, und dabei nicht um eine durch die Anionen modifizierte Kationenwirkung handelt, müssen diese Verbindungen aus dem hier zu führenden Vergleiche ausgeschaltet werden.

Die übrigbleibenden Ferrosalze folgen hinsichtlich ihrer Toxizität der Regel, welche sich beim Studium der Calciumverbindungen ergeben hatte: Ähnlich wie Acetat und Lactat verhält sich das Nitrat, entsprechend der Tatsache, daß die Salpetersäure als solche im Organismus verschwindet. Diese

---

[1] Starkenstein, E.: Ther. Halbmh. 1921, 533. 588.

Verbindungen sind, wie aus der Tabelle 76 ersichtlich ist, etwa nur halb so giftig wie das Chlorid und Sulfat.

Der Einfluß des Anions auf die pharmakologische Wirkung der verschiedenen Ferroverbindungen äußert sich außer hinsichtlich der Verbrennbarkeit des Anions auch darin, daß durch das Anion die Lipoidlöslichkeit der betreffenden Eisenverbindung und dadurch wiederum ihre Resorptionsfähigkeit und ihre Verteilung im Organismus weitgehend beeinflußt wird. Diesen Einfluß haben wir schon im Abschnitt über das Schicksal des Eisens im Organismus kennengelernt.

Wie die oben angeführten Tabellen zeigen, erwiesen sich die verschiedenen Ferrosalze verschieden giftig. Während Kaninchen nach 10 mg-Äqu. Fe, als Ferrosulfat in den Magen gebracht, keinerlei Vergiftungserscheinungen zeigen, ist die gleiche Eisenmenge, als Ferrochlorid verfüttert, in wenigen Stunden tödlich. Die doppelte Eisenmenge von Ferrosulfat erwies sich dagegen auch vom Magen aus als letal. Auch bei Ratten sind 2 mg-Äqu. Fe als Ferrosulfat, oral gegeben, meist wirkungslos, die gleiche Menge als Ferrochlorid dagegen wirkt immer letal. Rectal gegeben ist dagegen schon die Hälfte der oral ungiftigen Ferrosulfatdosis tödlich, und auch Ferrochlorid wirkt rectal schneller und stärker als nach oraler Verabreichung.

Die Ursache der schnelleren Resorption des Chlorids gegenüber der des Sulfats dürfte vorwiegend auf dessen Lipoidlöslichkeit (Alkohollöslichkeit!) zurückzuführen sein. Wiewohl eine genaue Toxizitätsbestimmung für die enteral verabreichten Ferrosalze noch nicht durchgeführt wurde, läßt sich doch heute schon nach den vorliegenden Ergebnissen sagen, daß die Toxizität des enteral verabreichten Ferrosulfats ungefähr 10mal geringer ist als nach subcutaner Injektion, die des Ferrochlorids dagegen nur ungefähr 5mal geringer. Daß vielleicht die Toxizität des Ferrosulfats überhaupt nur auf dessen Umwandlung in das Chlorid zurückzuführen ist, wurde schon in dem betreffenden Abschnitte über das Schicksal des Eisens im Magen und Darm sowie über seine Resorptionsfähigkeit ausführlich besprochen (s. S. 822).

γ) Pharmakologische Wirkung einfacher Ferriverbindungen mit anorganisch gebundenem Eisen.

Beim Studium der Ferrisalzwirkung muß scharf zwischen den dissoziierten Ferrisalzen und den nichtdissoziierten, vorwiegend aus kolloidem Ferrihydroxyd bestehenden unterschieden werden. Es wurde schon bei Besprechung der Eisenverbindungen darauf hingewiesen, daß auch das Ferrichlorid zum größten Teile aus Ferrihydroxyd besteht, das bei der Dialyse dann in kolloidem Zustande als Ferrum hydrooxydatum dialysatum erhalten wird. Entsprechend dem geringen Grade der elektrolytischen Dissoziation dieser Salze ist nur ein kleiner Teil in Lösung in Form von Ferriionen vorhanden, und diese Menge ist wieder weitgehend vom Verdünnungsgrade des Ferrichlorids abhängig.

Bei der Besprechung der lokalen Wirkungen der Eisensalze wurde schon näher ausgeführt, daß diesen an sich geringen Ferriionenmengen die eiweißfällende und damit die Ätzwirkung zuzuschreiben ist. Diese Ätzwirkung steht nun bei allen Versuchen, die Wirkung der Ferriionen im Organismus zu studieren, hinderlich im Wege, da sie bei oraler und subcutaner Injektion einerseits das für die Eisenwirkung selbst nicht charakteristische Bild der Verätzung bewirkt, andererseits dadurch die Ferriionen an der Resorption hindert.

Alle Versuche, die Ätzwirkung der Ferrisalze zu vermindern[1], haben zu keinem brauchbaren Resultat geführt. Ein Zusatz von Gummilösung blieb ohne wesentlichen Einfluß. Ebenso erwiesen sich Lösungen des Ferrichlorids in Öl nicht weniger ätzend als die entsprechenden wäßrigen Lösungen. Immerhin haben sich auch von den Ferrisalzen Konzentrationen, die zu nicht lebensgefährlicher Verätzung führten, oral in größeren Mengen beibringen lassen. Diese Versuche hatten ergeben, daß Eisenmengen, die in der Ferroform unter allen Umständen tödlich wirken, in Form von Ferrichlorid oder von Ferriacetat gegeben, überstanden werden. Alle bei der Zufuhr ätzender Ferriverbindungen auftretenden Symptome müssen nach Art dieser Symptome ausschließlich auf die Ätzwirkung und deren Folgezustände bezogen werden. Die nichtätzenden Ferriverbindungen, wie das Ferrum oxydatum saccharatum und das Ferrum hydrooxydatum dialysatum sind, oral verabreicht, in jeder Menge wirkungslos.

Der Verlauf dieser Versuche ist in der folgenden Tabelle 77 übersichtlich zusammengestellt.

Tabelle 77. Toxizität der Ferriverbindungen nach oraler Verabreichung.

Tierart	Substanz	Konzentration der Lösung	Verabreichte mg-Äqu. Fe	Erscheinungen
Kaninchen	Ferr. hydrooxydat. dialysatum	—	79	∅
	Ferrioxydatsaccharat	—	26,3	∅
Ratte	Ferrichlorid	2 n	2	Während mehrstündiger Beobachtung normal. Am nächsten Tage tot. Verätzung des Magens und oberen Dünndarms.
		2 n	2	Nach der Injektion matt. Eingezogener Leib! Bleibt aber am Leben.
		n	1	Nach 2 Stunden vorübergehende Krankheitserscheinungen wie oben. Dann Erholung.
		n	2	Nach der Injektion gleiche Erscheinungen. Frißt nicht, obwohl 3. Hungertag. Nach 8 Stunden tot. Sektion ergibt hochgradige Verätzung im Magen und Darm.
	Ferriacetat	0,77 n	2	∅
		0,77 n	1	∅
		2 n	2,5	∅
	Ferrioxydatsaccharat	2 n	2	∅
	Ferr. hydrooxydat. dialysatum	2 n	2	∅
Rana temporaria	Ferrichlorid	2 n	1,5	Nach 6 Stunden tot. Verätzter Magen und Darm.
	Ferrisaccharat	2 n	1,5	∅

Das Ergebnis dieser Versuche beweist, daß Ferriverbindungen nach oraler Verabreichung keinerlei resorptive Erscheinungen hervorrufen. Daß diese Wirkungslosigkeit nicht die Folge davon ist, daß die Ferrisalze aus dem Magen-

---

[1] Starkenstein, E.: Arch. f. exper. Path. **127**, 119 (1927).

Darmkanal überhaupt nicht resorbiert werden, ließ sich dadurch beweisen, daß auch nach oraler Verabreichung dieser Eisenverbindungen in den Organen nach Behandeln mit Schwefelammonlösung überall Schwärzung in einem solchen Grade auftrat, wie sie an unbehandelten Tieren nie beobachtet wurde. Diesbezüglich sei auf den Abschnitt über die Resorption der Ferriverbindungen verwiesen.

Daß die Wirkungslosigkeit der oral verabreichten Ferrisalze nicht auf einen Mangel an Resorption beruht, ließ sich auch durch die parenterale Verabreichung der Ferrisalze zeigen, die, wie im folgenden dargelegt werden wird, gleichfalls wirkungslos blieben.

Die pharmakologische Wirkung der Ferriverbindungen nach subcutaner Injektion geht aus der folgenden Tabelle hervor:

Tabelle 78.
Vergleich der Toxizität von Ferriverbindungen mit verschiedenem Anion.

Verbindung	Dosis letalis in mg-Äqu. pro kg Kaninchen subcutan injiziert
Chlorid Sulfat Nitrat Acetat Lactat	Bis 16 mg-Äqu. pro kg subcutan: Lokale Reizerscheinungen mit nachfolgenden Nekrosen, aber keinerlei resorptive Wirkung. Größere Dosen wurden nicht geprüft.
Ferrum glycerinatum Ferrum mannitatum Ferrum oxydat. saccharatum Ferrum albuminatum Ferrum peptonatum Ferrum hydrooxydatum dialysatum	Selbst in den größten Konzentrationen und Mengen subcutan injiziert ohne jede lokale oder resorptive Wirkung.
Malat	0,4
Tartrat	0,2
Citrat	0,2
Ferripyrophosphat-Natr. pyrophosph.	1,5

Von den Eiweiß nichtfällenden Ferriverbindungen Ferrum oxydatum saccharatum, Ferrum albuminatum, Ferrum peptonatum, Ferrum mannitatum, Ferrum glycerinatum, Ferrum hydrooxydatum dialysatum und anderen in diese Gruppe gehörenden können beliebig große Mengen Kaninchen subcutan injiziert werden, ohne daß die Tiere irgendwelche Erscheinungen zeigen. Ebenso indifferent sind diese Verbindungen auch für Frösche. Diese können zwar nach großen Dosen eingehen, aber der Tod ist dann nicht auf das Eisen, sondern auf die mit dem Eisen in unverhältnismäßig großen Mengen zugeführten Beistoffe zurückzuführen.

Auch Lösungen von Ferrisulfat, -chlorid, -nitrat, -acetat und -lactat wurden Kaninchen, Hunden und Fröschen subcutan injiziert; mögen nun diese Lösungen in großen Verdünnungen oder ohne Rücksicht auf die zu erwartenden lokalen Wirkungen in hohen Konzentrationen (bis zu 16 mg-Äqu. pro kg Tier und in Konzentrationen bis zu 2n) verabreicht werden, niemals wurde bei den Tieren irgendeine resorptive Wirkung beobachtet. Frösche gingen verhältnismäßig bald an den Folgen der lokalen Ätzung zugrunde. 10 Kaninchen und 3 Hunden wurden auf diese Weise die genannten Ferrisalze in Dosen von 0,3 bis 16 mg-Äqu. pro kg Tier injiziert. Während bei subcutaner Injektion der Ferrosalze im Maximum 4 mg-Äqu. pro kg von den am wenigsten wirksamen Verbindungen und etwa 2 mg-Äqu. pro kg Tier von dem wirksameren Chlorid und Sulfat schon tödlich waren, blieben hier 16 mg-Äqu. — mehr konnte aus technischen Gründen nicht injiziert werden — ohne jede resorptive Wirkung. Daraus mußte geschlossen werden, daß den Ferrisalzen überhaupt, auch nach subcutaner Injektion, jede resorptive Wirkung abgeht. Daß es sich auch hier nicht um eine mangelhafte Resorption handelt, geht aus weiteren Versuchen von Starkenstein hervor, in denen gezeigt werden konnte, daß die nichteiweißfällenden Ferriverbindungen (Eisenzuckerlösung) auch nach intravenöser Injektion vollkommen wirkungslos blieben.

Von einer Prüfung der Toxizität der eiweißfällenden Ferriverbindungen durch intravenöse Injektion wurde aus den bereits bei den Versuchen von Sabbatani erörterten Gründen abgesehen, weil ja auf diese Weise infolge der Fällung der Bluteiweißkörper und der dadurch bedingten Thrombenbildung und Embolien Wirkungen eintreten, die nicht auf eine resorptive Wirkung des Fe-Ions bezogen werden können.

Den Verlauf der Wirkung parenteral zugeführter Ferriverbindungen an Fröschen, Kaninchen und Hunden zeigen die folgenden Tabellen.

Tabelle 79.
Toxizität der Ferriverbindungen bei Fröschen nach subcutaner Injektion.

Verbindung	Injizierte Menge in mg-Äqu. pro g Tier	Gewicht des Tieres in g am						Befund
		1. Tag	2. Tag	3. Tag	4. Tag	5. Tag	6. Tag	
Ferrum hydrooxydatum saccharatum	0,06	37,5 37,5 38	38 38 38	38 37 37	38 37 37	37 37 38	37 37 38	Sämtliche Tiere blieben normal und gewichtskonstant.
Ferrum oxydatum saccharatum	0,06	35 29 33	36 29 33	35 29 32	34 29 32	33 29 31	33 28 31	Sämtliche Tiere blieben normal und gewichtskonstant.

Ferrisulfat.

Von je 7 Fröschen, die 0,005, 0,01 und 0,02 mg-Äqu. pro g erhalten hatten, überlebten alle die ersten Tage und gingen dann unter ganz anderen Erscheinungen als die Ferrosulfattiere zugrunde. (Vermutlich an den Folgen der lokalen Verätzungen.)

Tabelle 80. Toxizität der Ferriverbindungen bei Kaninchen.

Substanz	Applikation	Gewicht des Tieres in g	Verabreichte Menge Fe in				ccm in toto	Wirkung
			mg-Äqu.		mg			
			pro kg	in toto	pro kg	in toto		
Ferrichlorid	subcutan	2090	0,3	0,6	5	10	25	Sämtliche Tiere bleiben am Leben, zeigen keinerlei Vergiftungserscheinung., lediglich nach einigen Tagen mehr oder minder starke lokale Nekrosen an den Injektionsstellen.
		2380	0,79	1,88	15	36	92	
Ferrisulfat		2100	0,79	1,66	15	31,5	42	
		2240	1,58	3,54	30	67,2	89,5	
		2380	16	37	298	709	19	
Ferr. hydroox. dialys.	per os	1850	79	146	1500	2775	—	∅
	subcutan	1850	1,9	3,4	35	64,7	—	
		1850	3,8	6,8	70	129,4	—	
		1850	15,8	29	300	555	—	
Ferr. oxydat. sacch.	per os	2200	26,3	57,9	500	1100	—	0
	subcutan	1740	12	20,9	230	400	—	
	intra-	2200	1	2,2	20	44	—	Starke Diurese; sonst ohne Wirkung
	venös	2450	1,6	3,9	30	73,5	—	

Tabelle 81. Toxizität der Ferriverbindungen bei Hunden.

Substanz	Applikation	Gewicht des Tieres in g	mg-Äqu. pro kg	mg-Äqu. in toto	mg pro kg	mg in toto	Wirkung
Ferrisulfat	per os	7000	2	14	42,5	298	Nach 1 Stunde Erbrechen. Frißt das Erbrochene wieder auf, ohne weiter zu erbrechen.
	subcutan	7000	2	14	42,5	298	Bleibt ohne Wirkung. Später lokale Nekrose.
Ferrosulfat	per os	7000	13	91	353	2475	Einmaliges Erbrechen nach etwa 1 Stunde. Sonst ohne Wirkung.
	subcutan	7000	2,3	16	63,5	444,8	Nach 5 Stunden einmaliges Erbrechen.
		7000	2,3	16	63,5	444,8	Erbricht nicht; bleibt ohne Wirkung.
Ferr. hydroox. dialysat.	per os	6500	1,9	12,3	35	228	Bleibt ohne Wirkung.
		8950	10	89,5	196	1750	
		7320	12,5	91,5	239	1750	
	subcutan	7320	5,5	40,1	105	770	
Liquor ferri albuminati	intravenös	9000	1,7	15,3	33	300	Bleibt ohne Wirkung.

Alle diese Untersuchungen führten zu dem Schluß, daß den Ferriverbindungen im Organismus jede resorptive Wirkung fehlt.

Wie wir bei der späteren Analyse der Eisenwirkungen im Organismus sehen werden, kommt es — wie bei jeder pharmakologischen Wirkung — auch hier darauf an, daß der betreffende Stoff mit den Elementen des Protoplasmas an den Stellen seiner Wirksamkeit in Reaktion trete. Alle bisher wiedergegebenen Versuche besagen somit über die Wirkung der Ferriverbindungen, daß das dreiwertige Eisen bei diesen Verbindungen nicht an das Protoplasma in den Zellen herangelangen kann; denn von den eiweißfällenden Ferriverbindungen ist dies aus dem Grunde nicht zu erwarten, weil das Eiweiß schon an den Orten seiner Applikation, sei es im Magen und Darm oder im subcutanen Bindegewebe oder nach intravenöser Injektion im Blute, mit dem Eiweiß in Reaktion treten muß und dadurch entweder in eine unlösliche Verbindung oder im besten Falle unter den im Organismus herrschenden Bedingungen in eine kolloid geschützte Ferrihydroxydlösung umgewandelt wird. Ebenso wie diese können auch die nichteiweißfällenden, direkt in den Organismus gebrachten Ferriverbindungen, die durchweg aus kolloid geschütztem und dadurch nur kolloid löslichem Ferrihydroxyd bestehen, nicht in die Zellen eindringen.

Wir haben schon beim Schicksale des Eisens im Organismus gesehen, daß gerade diese Verbindungen vorwiegend im reticuloendothelialen System abgelagert werden. Jedenfalls ergibt sich daraus der Satz, daß die einfachen Ferriverbindungen mit anorganisch gebundenem Eisen, von den lokalen Wirkungen der Eiweißfällung abgesehen, keinerlei pharmakologische Wirkung im Organismus entfalten, weil sie nur in kolloid gelöstem Zustande im Körper kreisen und als solche im Reticuloendothel abgefangen werden und nicht in die Zellen gelangen können.

Daß dieser Satz von der Ungiftigkeit des dreiwertigen Eisens im Organismus keine allgemeine Gültigkeit hat, geht aus der bereits im Abschnitte über das Schicksal des Eisens im Organismus besprochenen Umwandlung hervor, die die Ferroverbindungen im Blute erfahren: Wir haben gesehen, daß die unmittelbar ins Blut gelangenden Ferroverbindungen zunächst einen narkoseartigen Zustand hervorrufen, der nur so lange anhält, als die Ferroverbindungen

im Blute kreisen. Er verschwindet mit deren Oxydation zu jener Ferriglobulinverbindung, die wir bereits früher als die Passageform des Eisens im Organismus kennengelernt haben (s. S. 903).

Aus den oben besprochenen Untersuchungen über die pharmakologische
Wirkung der Ferroverbindungen geht aber weiter hervor, daß diese auch nach
Abklingen der narkoseartigen Wirkung noch später eine zum Tode führende
Vergiftung herbeiführen, die folglich nicht auf die Ferroverbindung, sondern
auf die im Organismus entstandene Ferriverbindung zurückgeführt werden
muß. Schon aus dem toxischen Verhalten dieser im Blute gebildeten Ferriglobulinverbindung muß geschlossen werden, daß sie ein ganz anderes Schicksal im Körper erleidet als die direkt ins Blut injizierbare kolloide Ferriverbindung vom Typus des Ferrisaccharats, des Ferrialbuminats oder der
anderen in diese Gruppe gehörenden kolloiden Ferriverbindungen.

Wir sehen somit, daß nicht gesagt werden kann, daß Ferriverbindungen im
Organismus wirkungslos sind; es muß vielmehr dieser Satz dahin modifiziert
werden, daß nur die einfachen anorganischen Ferriverbindungen
nach ihrer Zufuhr in den Organismus wirkungslos bleiben, während die
Ferriverbindung, welche aus den Ferroverbindungen im Blute entsteht, Träger
bestimmter pharmakologischer Wirkungen ist. Das gleiche gilt von einer
Gruppe anderer Ferriverbindungen, die sich in ihrem chemischen und physikalisch-chemischen Verhalten ebenso von den einfachen Ferriverbindungen
unterscheiden wie in ihrem pharmakologischen: es sind dies die komplexen
Verbindungen mit anorganisch gebundenem Eisen, deren pharmakologische
Wirkung wir aber zum Teil schon in den Versuchen von Meyer und Williams kennengelernt haben und die im folgenden durch die sich daran an-
schließenden Untersuchungen von Starkenstein noch ergänzt werden können.

δ) Pharmakologische Wirkung komplexer Verbindungen mit anorganisch gebundenem Eisen.

Bei der pharmakologischen Prüfung der komplexen Eisenverbindungen mit
anorganisch gebundenem Eisen wurden von Starkenstein vom apfelsauren
Eisenoxydnatrium 0,4, von weinsaurem und citronensaurem 0,2 und vom pyro-
phosphorsauren Eisenoxydnatrium 1,5 mg-Äqu. nach subcutaner Injektion als
Dosis letalis gefunden.

Die Erscheinungen, welche die Tiere, und zwar sowohl Hunde wie Kaninchen
und Frösche, darboten, unterschieden sich in den Versuchen Starkensteins
nicht wesentlich von denen, die Meyer und Williams beschrieben hatten.
Bei den Fröschen ist das Wesentliche des Vergiftungsbildes eine sich allmählich
ausbildende Lähmung des gesamten somatischen motorischen Apparates, der
die Tiere nach kleineren Dosen erst im Laufe einiger Tage erliegen, während
größere schon in einigen Stunden zum Tode führen. Auffällig ist, wie oben
bereits erwähnt wurde, die Gewichtszunahme, welche die mit größeren, meist
zum Tode führenden Dosen vergifteten Frösche zeigen. Diese ist bei den
Komplexsalzen gegenüber den Ferrosalzen so ausgesprochen, daß gerade sie
hier als ein besonders charakteristisches Symptom angesehen werden muß.
Bei Hunden und bei Kaninchen ist eines der ersten Symptome der beginnenden Vergiftung Verweigerung der Nahrungsaufnahme. Nach intravenöser Injektion von Ferricitratnatrium setzt bei Kaninchen gelegentlich eine starke
Diurese ein, die dann meistens das einzig sichtbare Symptom bleibt. Bisweilen treten sowohl nach intravenöser als auch subcutaner Injektion Diarrhöen auf.

In diesem Zusammenhange sei erwähnt, daß bei intravenöser Injektion die letale Dosis bei den Komplexsalzen höher liegt als bei subcutaner Injektion, was auf die Ausscheidungsverhältnisse zurückgeführt werden muß. Bei Hunden ist besonders bemerkenswert, daß schon nach den kleinsten subcutan verabreichten Dosen dieser komplexen Salze Erbrechen eintritt, während dieses bei oraler Verabreichung, ebenso wie jede andere Erscheinung, auch nach den größten Dosen ausbleibt. Gerade darin ist ein bemerkenswerter Unterschied gegenüber den einfachen Ferrosalzen gelegen. Denn wie berichtet wurde, erzeugt Ferrosulfat per os verabreicht Erbrechen, und zwar früher als bei subcutaner Darreichung. Das Erbrechen, das nach oraler Verabreichung der echten, eiweißfällenden Ferrisalze beobachtet wird, hat dagegen eine ganz andere Bedeutung, insofern, als es sich dabei in Anbetracht der sonstigen Ungiftigkeit der Ferrisalze und des Fehlens einer Brechwirkung nach oraler Verabreichung von Eisenzucker um ein durch unspezifische Schleimhautreizung ausgelöstes Erbrechen handelt. Das Erbrechen, das die Komplexsalze auslösen, muß demnach zum Unterschied von dem der Ferrosalze ein rein zentrales sein.

Nach größeren subcutanen Dosen entwickelt sich bei den Hunden folgendes Vergiftungsbild: Die Tiere werden matt, liegen dauernd im Käfig, reagieren kaum auf Reize, bellen nicht und haben jede Freßlust verloren. Wird ihnen Nahrung beigebracht, dann wird diese immer wieder erbrochen. Im Harn ist auch bei schweren Vergiftungen mit Ferricitratnatrium fast nie Eiweiß nachzuweisen. Gelegentlich tritt es in Spuren auf. Nach nicht tödlichen Dosen erfolgt innerhalb von 4—6 Tagen wieder vollständige Genesung. Sektionsbefunde bei den der Vergiftung erlegenen Tieren ergaben, daß namentlich die Leber, gelegentlich auch die Nieren starke Veränderungen aufweisen, die zum Teil auf fettiger Degeneration beruhen.

In Versuchen von Hendrych und Klimesch[1] wurde bei der histologischen Untersuchung eines nach der Injektion von Ferricitratnatrium (1 mg-Äqu. Fe = 15,40 mg Fe pro kg) akut zugrunde gegangenen Tieres folgender Befund erhoben: Die Leber zeigte starke Hyperämie, die Zellen waren abgerundet und lagen fast isoliert, das Plasma war homogen gefärbt, die Kerne fast aller Zellen stark piknotisch; Fett war nicht nachweisbar. Die Nieren waren hyperämisch.

Bei diesen komplexen Eisensalzen besteht nun hinsichtlich Ausmaß von Toxizität und Wirkung kein wesentlicher Unterschied zwischen den Ferri- und den Ferroverbindungen der gleichen Gruppe. Dagegen erweist sich in den beiden Reihen das Malat deutlich weniger giftig als das Citrat und das Tartrat. Dies erscheint hier um so bemerkenswerter, als es sich dabei nicht um die Beeinflussung der Toxizität eines Kations durch das Anion handelt, aber doch immerhin auch hier um den Einfluß des Anions auf die Toxizität der ganzen Verbindung.

Das eben beschriebene Vergiftungsbild der komplexen Eisensalze unterscheidet sich so wesentlich von dem des Ferroions; denn der Vergleich der beiden Vergiftungsbilder zeigt, daß es sich hier um zwei verschiedene Vorgänge handeln muß. Die Toxizität der komplexen Eisenverbindungen ist außerdem, einerlei, ob komplexe Ferro- oder Ferriverbindungen verabreicht wurden, weit größer, etwa 10mal so groß als die der Ferrosalze. Da die komplexen Ferrosalze hier dieselbe Wirkung haben wie die komplexen Ferrisalze, kann man annehmen, daß im Organismus die Ferroverbindung durch Oxydation zur

---

[1] Hendrych, F., u. K. Klimesch: Gibt es eine chronische Eisenvergiftung? (noch unveröff.).

Ferriverbindung wird. Die Unterschiede zwischen der Toxizität der einfachen Ferroverbindungen und der der komplexen Eisensalze treten besonders bei Hunden und Kaninchen deutlich in Erscheinung, sind dagegen bei den Kaltblütern kaum nachweisbar.

Den Verlauf der eben geschilderten Versuche an Fröschen, Kaninchen und Hunden zeigen die folgenden Tabellen.

Tabelle 82. Toxizität der komplexen Eisenverbindungen bei Fröschen.

Ferrocitratnatrium.

Von einer Versuchsreihe mit 3 Tieren, die 0,004 mg-Aqu. pro g Tier = 0,1 mg Fe pro g erhalten hatten, blieben alle normal. Von 3 Tieren mit 0,01 mg-Äqu. pro g = 0,3 mg Fe pro g überlebten 2 Tiere, bei 0,02 mg-Äqu. gingen alle zugrunde.

Ver-bindung	Injizierte Menge in mg-Äqu. pro g Tier	Gewicht des Tieres in g am						Anmerkung
		1. Tag	2. Tag	3. Tag	4. Tag	5. Tag	6. Tag	
Ferri-citrat-natrium	0,006	32 31 33	33 34 32	32 33 32	33 32 31	34 31 31	33 30 31	Die beiden ersten Tiere blieben normal, das dritte Tier zeigt am 1. Tag geringes Ödem der hinteren Extremitäten. Allmähliche Besserung, aber keine vollständige Erholung.
Ferri-citrat-natrium	0,016	33 33 32	37 34 33	40 38 37	+ 38 40	— + +	— — —	Bei allen Tieren Lähmung und Ödem am 2. Tag. Herz schlägt zunächst verlangsamt weiter bei sonstiger vollständiger motorischer Lähmung.

Ein Vergleich dieser Untersuchungen mit den oben bereits ausführlich wiedergegebenen von Meyer und Williams zeigt weitgehende Übereinstimmung, soweit es sich um die pharmakologische Wirkungen des betreffenden Eisensalzes nach parenteraler Injektion handelt. Hingegen konnte von Starkenstein nachgewiesen werden, daß auch nach oraler Verabreichung dieser komplexen Eisensalze pharmakologische Wirkungen bis zur tödlichen Vergiftung eintreten können. Die tödliche Dosis für Kaninchen liegt etwa bei 20 mg-Äqu. Fe pro kg Tier, für Ratten von etwa 150 g bei 2—3 mg-Äqu. Die Vergiftungserscheinungen beginnen auch hier mit Lähmungen, welche bei Ratten häufig von Dyspnoe und Krämpfen unterbrochen werden.

Tabelle 83. Toxizität der komplexen Eisenverbindungen bei Kaninchen.

Substanz	Appli-kation	Gewicht des Tieres in g	Verabreichte Menge Fe in				ccm in toto	Wirkung
			mg-Äqu.		mg			
			pro kg	in toto	pro kg	in toto		
Ferrimalat-natrium	sub-cutan	1960 2000 1580 1770	0,26 0,8 1 2	0,5 1,6 1,6 3,5	5 15 20 40	9,5 30 31,6 70	2 4,5 4 8	Bleibt ohne Wirkung. Tot nach 24 Stunden. Tot nach 8 Stunden.
Ferromalat-natrium	sub-cutan	2260 2260	0,21 0,35	0,47 0,79	6 10	13 22,6	2,2 4	Bleibt ohne Wirkung. Tot nach 24 Stunden.
Ferritartrat-natrium	sub-cutan	2060 2380 2100	0,16 0,32 0,64	0,33 0,76 1,34	3 6 12	6,2 12,3 25,2	4,1 9,5 17	Bleibt ohne Wirkung. Tot nach 48 Stunden. Tot nach 36 Stunden.

(Fortsetzung.)

Substanz	Appli-kation	Gewicht des Tieres in g	Verabreichte Menge Fe in				ccm in toto	Wirkung
			mg-Äqu. pro kg	mg-Äqu. in toto	mg pro kg	mg in toto		
Ferrotartrat-natrium	sub-cutan	2160	0,1	0,22	3	6,4	4,6	Tot nach 48 Stunden.
		2380	0,2	0,47	6	14,3	10,2	3 Tage schwerkrank, allmähliche Erholung.
		2320	0,4	0,93	12	27,8	20	Tot nach 48 Stunden.
Ferricitrat-natrium	sub-cutan	1760	0,1	0,18	2	3,5	3,5	Bleibt ohne Wirkung.
		1930	0,15	0,29	3	5,8	5,8	Tot nach 24 Stunden.
		2920	0,15	0,30	3	6,0	6,0	Bleibt ohne Wirkung.
		1920	0,2	0,38	4	7,7	7,7	Tot nach 8 Stunden.
		2000	0,26	0,52	5	10	10	Nach kurzer Krankheit erholt.
		1500	0,6	0,9	11	17	1,7	48 Std. krank, dann tot.
		1470	1	1,5	20	29,4	2,9	Tot nach 24 Stunden.
		1360	1	1,4	20	27,2	2,7	Tot nach 30 Std. Sektionsbefund: Lungenblutungen. Nieren vergröß., Leber verfettet.
		1500	1	1,5	20	30	3	
	per os	1740	2	3,5	40	69,6	7	Tot nach 24 Stunden.
		2370	3	7,1	60	122	12	Tot nach 10 Stunden.
		1120	16	18	304	342	8	Tot in 1 Stunde.
		2000	5,2	10,4	100	200	20	Bleibt ohne Wirkung.
		1840	0,78	1,15	15	28	28	Nach 24 Stunden tot.
		1400	1	1,4	20	28	2,8	Bleibt ohne Wirkung. Nach 48 Stunden getötet. Organe ohne pathologisch. Befund.
		1500	1	1,5	20	30	3	
	intra-venös	3200	1	3,2	20	64	6,4	Starke diuretische Wirkung 300 ccm Harn in 15 Stunden. Sonst ohne Wirkung.
		2670	1	2,7	20	53,4	5,3	Nach 7 Stunden setzt starke Polyurie ein. Sonst ohne Wirkung.
		2670	1,3	3,5	25	66,8	6,7	Tot nach 30 Stunden.
		1570	1,5	2,3	30	47	4,7	
		1650	2	3,3	40	66	6,6	Tot nach 24 Stunden.
Ferrocitrat-natrium	sub-cutan	1840	0,1	0,18	3	5,5	1,1	Bleibt ohne Wirkung.
		2150	0,18	0,39	5	10,5	2,2	Tot nach 24 Stunden.
		1160	0,36	0,42	10	11,5	2,3	Bleibt ohne Wirkung.
	intra-venös	1970	0,36	0,72	10	20	4	Tot nach 20 Stunden.
		2100	0,53	1,11	15	31,5	6	Bleibt ohne Wirkung.
		2200	0,53	1,12	15	33,0	6,6	Tot nach 24 Stunden.
Ferr. pyrophosphoric. cum natrio citrico	sub-cutan	1600	0,63	1,0	12	19	—	Ø
		1600	1,0	1,6	18	28,8	—	
		1600	1,3	2,1	25	40	—	
Ferr. pyrophosphoric. cum natrio pyrophosphoric.	sub-cutan	1700	1,7	2,9	33	56	10	Tot nach 6 Stunden.
		1880	3	5,6	56	105,3	19	
		2260	0,76	1,72	14,4	32,5	2,2	Entgiftung durch Injektion von CaCl₂. Daraufhin wirkungslos.
		2260	1,52	3,44	28,8	65,0	4,5	
		2000	2,3	4,6	43,2	86,4	6	
		1950	2,3	4,6	43,2	86	5,9	Ohne CaCl₂-Injektion. Tot nach 16 Stunden.

Tabelle 84. Toxizität der komplexen Eisenverbindungen bei Hunden.

Substanz	Appli-kation	Gewicht des Tieres in g	Verabreichte Menge Fe in				Wirkung
			mg-Äqu.		mg		
			pro kg	in toto	pro kg	in toto	
Ferricitrat-natrium	per os	7320	3,2	23,4	62	450	Bleibt ohne Wirkung.
	subcutan	7320	0,2	1,5	5	36	{ Erbrechen, Mattigkeit, rasche Erholung.
		6500	0,5	3,2	11	72	{ Erbrechen, Mattigkeit, keine Nahrungsaufnahme. Allmähliche Erholung.
		8950	0,7	6,3	14	140	} Erbrechen galligen, schleimigen Magensaftes. Erholung nach 4 Tagen.
		6500	1,0	6,5	18	117	
		7320	2,0	14,6	37	270	{ Erbrechen galligen, schleimigen Magensaftes. Tot nach 3 Tagen.
		6500	2,0	13,0	38	248	{ Erbrechen galligen, schleimigen Magensaftes. Tot nach 4 Tagen.
Ferrotartrat	per os	7000	4,3	30	120	840	Bleibt ohne Wirkung.
Ferritartrat-natrium	subcutan	6500	1,4	9,1	28	182	{ Erbrechen, Mattigkeit. Keine Nahrungsaufnahme.
Ferr. pyrophosphoric. cum natrio citrico	subcutan	7320	0,6	4,3	12	91	Ohne Wirkung.
		7320	0,8	5,8	17	126	{ Erbrechen. Sonst ohne Wirkung. Langsame Erholung.

Den Verlauf der Vergiftung mit komplexen Eisenverbindungen nach oraler Verabreichung zeigt die folgende Tabelle.

Tabelle 85. Toxizität der komplexen Fe-Verbindungen nach enteraler Verabreichung.

Tierart	Substanz	Konzentration der Lösung	Verabreichte mg-Äqu. Fe pro kg	Erscheinungen
Kaninchen	Ferro-citrat }	3 n	10	Durch 12 Stunden normal. Nach 24 Stunden tot.
	Ferri-citrat {	2 n	5,2	Ohne Wirkung.
		3 n	10	Durch 12 Stunden normal. Nach 24 Stunden tot.
	Ferri-citrat-natrium	2 n	10	{ Vor der Verabreichung des Ferricitrats per os 2 g NaHCO₃. Nach 2 Stunden Krämpfe, Dsypnoe. Dann Lähmung. Keine Reflexe. Herz verlangsamt, aber kräftig. Nach 4 Stunden tot. Das Kontrolltier mit der gleichen Menge Natriumbicarbonat ohne Erscheinungen.
		2 n	10	Rectal. Der gleiche Verlauf wie nach oraler Fütterung.
Ratte	Ferro-citrat }	2 n	2	} Ohne Erscheinungen.
	Ferri-citrat-natrium	2 n	2	
		n	1	
		n	4	{ Nach 2 Stunden matt. Sichtlich krank. Allmählich Lähmung. Dann hochgradige Dyspnoe. Krämpfe. Nach 1½ Stunden tot.
		2 n	2	Nach ½ Stunde matt. Nach 2 Stunden tot.
		2 n	2	{ Rectal. Nach 1 Stunde noch normal. Nach 1½ Stunden beginnende Lähmung. Nach 5 Stunden tot.
Rana temporaria	Ferri-citrat-natrium	2 n	0,6	Ohne Wirkung.
		2 n	1	Nach 2 Tagen geringe Intoxikationserscheinungen.

Die in dieser Tabelle enthaltenen Zahlen zeigen, daß die tödliche Menge einer komplexen Eisenverbindung beim Kaninchen bei oraler Verabreichung ungefähr 100 mal größer ist als jene, die nach subcutaner Injektion den Tod des Versuchstieres herbeiführt. Dies ist von Wichtigkeit für die Beurteilung des Schicksals, das diese Verbindungen bei der Resorption vom Magen und Darm aus erfahren. Aus den früheren Untersuchungen über die Toxizität der einfachen Ferrosalze ging hervor, daß die letale Dosis der Ferrosalze nach subcutaner Injektion etwa 2 mg-Äqu. pro kg Tier beträgt, die der komplexen Eisensalze vom Typus des Ferricitratnatriums dagegen 0,1—0,3 mg-Äqu. pro kg, daß somit die komplexen bei parenteraler Injektion rund 10 mal wirksamer sind als die einfachen Ferroverbindungen.

Nach enteraler Verabreichung geht dieser Unterschied in der Wirksamkeit der beiden Gruppen von Eisenverbindungen verloren. Daraus ergibt sich, daß das Verhältnis der Toxizität der Ferrosalze bei parenteraler Verabreichung zur Toxizität bei enteraler 1 : 5 bis 1 : 10 beträgt, das gleiche Verhältnis bei den komplexen Eisensalzen dagegen 1 : 100.

Diese Unterschiede dürften weitgehend mit dem verschiedenen Schicksal der betreffenden Verbindungen an den Orten der Applikation zusammenhängen. Diesbezüglich sei auf das in den betreffenden Abschnitten Gesagte verwiesen.

Außer der pharmakologischen Wirkung der bisher besprochenen komplexen Eisenverbindungen mit anorganisch gebundenem Eisen wurden von Starkenstein und Weden auch die des Ferrilactats und -gluconatnatriums nach subcutaner und intravenöser Injektion geprüft. Diese Versuche sind in nachstehender Tabelle zusammengefaßt.

Tabelle 86. Toxizität der komplexen Fe-Verbindungen nach parenteraler Verabreichung.

Gewicht des Tieres in g	Verabreichte Eisenverbindung	Art der Zufuhr	Verabreichte Menge Fe in					Wirkung
			mg-Äqu.		mg		ccm in toto	
			pro kg	in toto	pro kg	in toto		
1550	Ferrilactatnatrium	intravenös	1,5	2,3	27,8	43,1	7,8	} Bleibt ohne Wirkung.
1950			1,7	3,3	31,0	60,5	8,1	
1800			1,7	3,1	31,0	55,8	9,0	Tot nach 20 Stunden.
1850			2,0	3,7	37,2	68,8	12,2	Am andern Tage tot.
2220	Ferrilactatnatrium	subcutan	3,0	6,7	55,8	24,0	22,2	Keine Wirkung.
1400			6,4	9,0	119,0	167,0	20,0	Am andern Tage tot.
2350	Ferrigluconat-natrium	intravenös	0,75	1,64	13,9	32,6	7,0	Bleibt ohne Wirkung.
2350			0,75	1,64	13,9	32,6	5,2	{ Stirbt nach 4 Tagen. unter Krämpfen.
2350			1,0	2,3	18,6	43,7	9,4	Tot nach 30 Stunden.
2600			1,5	3,9	27,9	72,5	11,7	Tot nach 48 Stunden.
2300	Ferrigluconat natrium	subcutan	1,0	2,3	18,6	42,8	9,2	Bleibt ohne Wirkung.
2300			3,0	6,9	55,8	128,0	13,8	Tot nach 12 Stunden.
1400			6,4	9,0	119,0	167,0	10,0	{ Starke Diurese. Am anderen Tage tot.
2200	Ferrilactat mit Milchsäure	subcutan	9,0	19,8	167,0	367,0	13,7	{ Am anderen Tage tot.
2150	Ferrilactat ohne Milchsäure	subcutan	6,0	12,9	111,6	240,0	25,8	{ Keine resorptive Wirkung, lediglich Nekrosen an den Injektionsstellen.
2200			10,0	22,0	186,0	411,0	44,0	
1570	„Ferrikörper"	subcutan	6,0	9,4	111,0	175,0	76,0	{ Bleibt ohne Wirkung. Tot nach 7 Tagen.
1950	Ferrocyannatrium	intravenös	10,0	19,5	279,0	530,0	23,8	Wirkungslos

Während nach intravenöser Injektion die minimal-tödliche Dosis für 1 kg Kaninchen beim Ferrosulfat zwischen 0,5 und 0,7 mg-Äqu. und bei Ferricitratnatrium zwischen 1 und 1,3 mg-Äqu. liegt, töten von Ferrilactatnatrium erst etwa 1,7 mg-Äqu. pro kg. Dies dürfte darauf zurückzuführen sein, daß das Ferrilactatnatrium zwar ebenso schwer in die Zellen eindringt wie die aus FeCl$_2$ entstehende komplexe Ferrieiweißverbindung, andererseits aber fast ebenso schnell unwirksam wird wie das Ferricitratnatrium; denn während dieses ausgeschieden wird, wird jenes zu einer unwirksamen Verbindung abgebaut. In Übereinstimmung damit steht die verhältnismäßig große Toxizität des Ferrigluconatnatriums (Dosis letalis minima zwischen 0,75 und 1 mg-Äqu. pro kg) und andererseits die außerordentliche Toxizität des Ferricitratnatriums bei subcutaner Injektion. Hier wird infolge der raschen Resorption der Gehalt des Blutes an dem Komplexsalz dauernd hoch gehalten, und daher genügen schon 0,2 mg-Äqu. pro kg, um ein Kaninchen zu töten, während erst 2 mg-Äqu. Ferrosulfat nach subcutaner Injektion die gleiche Wirkung haben. Von Ferrilactatnatrium sind sogar 6 mg-Äqu. notwendig und von Ferrigluconatnatrium 3 mg-Äqu.

Auch hier steht die Wirkung dieser Komplexsalze in enger Beziehung zu ihrem Schicksal, über das gleichfalls schon in den vorhergehenden Abschnitten das Nötige gesagt wurde.

Alle bisher besprochenen Untersuchungen über die Wirkung verschiedener Eisenverbindungen gestatten jetzt schon den Schluß, eine Abhängigkeit der Wirkung des Eisens von der Konstitution seiner Verbindungen annehmen zu müssen: in erster Linie von der Oxydationsstufe und in zweiter Linie von der Bindungsart.

Wir haben in den vorstehenden Abschnitten eine Reihe von Eisenverbindungen als pharmakologisch wirkungslos, andere als stark wirksam kennengelernt. Die Feststellung, daß sich unter dem Einfluß anorganischer Eisenverbindungen die Ferroverbindungen als wirksam, die Ferriverbindungen als unwirksam erwiesen haben, würde zunächst zur Aufstellung des Satzes verleiten, daß nur Ferroverbindungen wirksam, Ferriverbindungen aber unwirksam sind. Da sich aber bei den komplexen Eisenverbindungen mit anorganisch gebundenem Eisen sowohl die Ferro- als auch die Ferriverbindungen als wirksam erwiesen haben, verliert der eben aufgestellte Satz seine allgemeine Anwendbarkeit. Aber auch der Satz, daß komplexe Eisenverbindungen, einerlei, ob es sich um Ferro- oder Ferriverbindungen handelt, pharmakologisch wirksam sind, verliert wiederum seine allgemeine Anwendbarkeit durch die Feststellung, daß Komplexverbindungen vom Typus des Hämatins ebenso wie die vom Typus der Ferro- und Ferricyanwasserstoffsäuren pharmakologisch unwirksam sind. Es erweisen sich somit die einfachen anorganischen Ferroverbindungen und die komplexen Eisenverbindungen mit anorganisch gebundenem Eisen als **pharmakologisch wirksam,** während die einfachen anorganischen Ferriverbindungen und alle Komplexverbindungen mit organisch gebundenem Eisen **pharmakologisch unwirksam** sind.

Es erscheint begreiflich, daß die weiteren Untersuchungen darauf hinzielten, den Grund zu finden, warum gerade diese beiden Gruppen allein als die einzigen pharmakologisch wirksamen innerhalb aller Eisenverbindungen eine Sonderstellung einnehmen. Den Schlüssel hierzu boten die Untersuchungen von Starkenstein und Weden, welche das Schicksal des Eisens im Organismus weiter verfolgten und feststellen konnten, daß die Ferroverbindungen im Blute rasch in eine komplexe Ferriglobulinverbindung umgewandelt werden.

Daß die Ferroverbindungen als solche eine Wirkung entfalten, konnte in den oben besprochenen Versuchen nachgewiesen werden; doch bezieht sich diese Wirkung lediglich auf die an die Magnesiumnarkose erinnernde Lähmung, die mit der Umwandlung des Ferrosalzes in die eben erwähnte Ferriverbindung beendet ist. Hingegen scheint die später einsetzende und meist zum Tode führende Wirkung, die nach Zufuhr von Ferroverbindungen sowie nach Zufuhr der Komplexverbindungen des Eisens eintritt, mit der Wirkung der Oxypolycarbonsäuren (Typus des Ferricitratnatriums) gleicher Natur zu sein.

Da aus den Ferroverbindungen ebenfalls eine komplexe Eisenverbindung im Eisenstoffwechsel entsteht, so würde sich die einfache Schlußfolgerung ergeben, daß diese komplexen Eisenverbindungen Träger der pharmakologischen Eisenwirkung sind. Es sind dies, wie schon bei der Besprechung der verschiedenen Eisenverbindungen ausführlich behandelt wurde, jene Eisenverbindungen, bei denen das Eisen Bestandteil des Anions der Verbindung ist.

Um diesen Schluß ziehen zu können, war es weiter notwendig, festzustellen, ob sich die eben erwähnten komplexen Eisenverbindungen der Oxypolycarbonsäuren im Eisenstoffwechsel ebenso verhalten wie jene komplexe Eisenverbindung, die aus den einfachen Ferroverbindungen im Blute gebildet werden. Solche Untersuchungen wurden von Starkenstein[1] und H. Weden[2] durchgeführt. Bei diesen Untersuchungen wurde einerseits das Schicksal der beiden Gruppen von Eisenverbindungen im Blute und in den Organen verfolgt, andererseits die Überführung des Eisens im elektrischen Gefälle vorgenommen, und zwar sowohl in wäßriger Lösung und im defibrinierten Blute in vitro als auch im defibrinierten Blute in vivo. Die Ergebnisse dieser Untersuchungen sind in der Tabelle 87 zusammengestellt.

Für die Beurteilung der in dieser Tabelle mitgeteilten Resultate sei auf das bereits früher Gesagte verwiesen, daß die Bestimmung der Oxydationsstufe in der Leber mit Rücksicht auf die dort angewandte Methodik keine richtigen Zahlen liefert, so daß die auch in dieser Tabelle angegebenen Werte wohl für die quantitativen Schätzungen der in der Leber enthaltenen Eisenmengen, nicht aber für die qualitative Beurteilung der Oxydationsstufe brauchbar erscheinen.

Wie aus diesen Untersuchungen hervorgeht, besteht zwischen dem ins Blut injizierten Ferrochlorid, dem Ferricitratnatrium und dem Ferrum albiminatum bzw. Ferrum saccharatum ein prinzipieller Unterschied. Es wurde früher schon darauf hingewiesen, daß die Komplexe vom Typus des Ferrialbuminats und Ferrisaccharats nur in wäßriger Lösung Komplexcharakter haben und bei der Kataphorese anodisch wandern, daß aber schon im Blute ihre Umladung erfolgt, so daß sie sich hier wie einfaches kathodisch wanderndes Fe verhalten. Wir haben es also hinsichtlich der pharmakologischen Wirkung mit einem kolloid geschützten Ferrihydroxyd zu tun, dessen Wirkungslosigkeit vorstehend schon begründet wurde. Für die Beurteilung der Abhängigkeit der Wirkung von der Konstitution bleiben somit die beiden erwähnten Komplexe übrig, welche in Form der Ferrioxypolycarbonsäuren als fertige Komplexe ins Blut injiziert werden und beim Ferrochlorid aus diesem erst durch Oxydation im Blute und Bindung an die Serumglobuline entstehen.

---

[1] Starkenstein: Über den intermediären Eisenstoffwechsel. Z. exper. Med. **68**, 425 (1929). — [2] Weden, H.: Definition und Wirkung komplexer Schwermetallverbindungen. Arch. f. exper. Path. **150**, 332 (1930).

Tabelle 87. Verteilung des Eisens in den Organen

Injiziertes Präparat	Nach Minuten	Blut			
		Mit HCl extrahiertes Vollblut		Mit Trichloressigsäure enteiweißtes Plasma	
		Ferro	Ferri	Ferro	Ferri
Ø Ferrochlorid	Ø	Spur	Spur	Ø	Spur
	0	++++++	„	+++++++	„
	2	+++++	+	+++++	+
	20	+	+++++	+	+++++
	40	+	++++	+	++++
	60	+	++++	+	++++
	90	Spur	++++	Spur	++++
	120	„	++++	„	++++
	300	„	+++	„	+++
Ferricitrat-natr.	0	Spur	+++++++	Ø	++++++
	2	„	+++++	Ø	++++
	20	„	++++	Ø	++++
	40	„	+++	Ø	+++
	60	„	++	Ø	++
	90	„	++	Ø	++
	120	+	+	Ø	+
	300	+	Spur	Ø	Spur
Ferrum albuminatum, saccharatum	Ø	Spur	++++++	Ø	?
	2	„	++++++	Ø	Spur
	20	+	+++	Ø	„
	40	+	++	Ø	„
	60	+	++	Ø	„
	90	++	Spur	Ø	„
	120	++	„	Ø	„
	300	+	„	Ø	„

Die Prüfung des Verhaltens des Eisens dieser beiden komplexen Verbindungen bei der elektrischen Überführung ergab, wie gleichfalls aus der Tabelle 87 ersichtlich ist, daß aus dem kationischen Ferrochlorid im Organismus in wenigen Minuten ein Eisenkomplex entsteht mit anodisch wanderndem Eisen, während aus dem Ferricitratnatriumkomplex mit anionischem Eisen im Organismus rasch ein Teil kathodisch wird, das anodische dagegen rasch im Harn erscheint, so daß schon nach 90 Minuten im Blute Eisen an keiner der beiden Elektroden mehr nachweisbar ist, während nach Ferrochloridinjektion auch noch nach 5 Stunden reichlich Eisen an der Anode niedergeschlagen wird.

Wir sehen somit, daß zwischen den injizierten fertigen Komplexen, welche das Eisen im Anion enthalten (Typus Ferricitratnatrium), und der aus Ferrochlorid gebildeten komplexen Ferriglobulinverbindung, welche erst im Blute komplex wird, ein prinzipieller Unterschied besteht, dahingehend, daß die dem Organismus injizierten fertigen komplexen Eisenverbindungen im Organismus verhältnismäßig rasch ihre Komplexität verlieren und zu Eisenverbindungen mit kationischem Eisen umgewandelt werden, zum Teil rasch im Harn zur Ausin Abhängigkeit von seiner Zustandsform im Blute.

Kataphorese			Leber		Milz		Harn		
in vitro	in vivo		HCl-Extrakt		HCl-Extrakt		Ferro	Ferri	Kataphorese
in H_2O	im def. Blut	im def. Blut	Ferro	Ferri	Ferro	Ferri			
—	—	—	+	?	Spur	Spur	Spur	∅	—
kathod.	kathodisch	vorwiegend kathodisch	+	?	„	„	„	∅	—
„	vorwiegend kathodisch	„	+	?	„	„	„	∅	—
„	vorwiegend anodisch	vorwiegend anodisch	+	?	„	„	„	∅	—
„	anodisch	anodisch	++	Spur	„	„	„	∅	—
„	„	„	++	„	„	„	„	∅	—
„	vorwiedend anodisch	vorwiegend anodisch	++	„	„	„	„	∅	—
„	„	„	+++	„	„	„	„	∅	—
„	anodisch und kathodisch	anodisch und kathodisch	+++	„	„	„	„	∅	—
anodisch	anodisch	anodisch	+	?	Spur	Spur	Spur	∅	—
„	„	„	+	?	„	„	+	∅	—
„	„	anodisch und kathodisch	++	?	„	„	+	∅	anodisch
„	„	„	++	?	„	„	-+	∅	„
„	„	„	++	?	„	„	+++	∅	„
„	„	nicht mehr feststellbar	++	Spur	„	„	+++	∅	„
„	„	„	++	„	„	„	+++	∅	„
„	„	„	+++	„	„	„	+++	∅	„
anodisch	kathodisch	kathodisch	+	?	Spur	Spur	Spur	∅	—
„	„	„	+	?	„	„	„	∅	—
„	„	„	++	?	„	+	„	∅	—
„	„	„	+++	?	„	+	„	∅	—
„	„	nicht mehr feststellbar	+++	?	„	++	„	∅	—
„	„	„	+++	?	„	++	„	∅	—
„	„	„	++	?	„	++	„	∅	—

scheidung gelangen, während die nach der Verabreichung von Ferrochlorid im Organismus gebildete komplexe Eisenverbindung viele Stunden in unveränderter Form im Blute kreist und überhaupt nicht im Harn erscheint, was wohl als günstige Voraussetzung für die biologische Verwertbarkeit dieser Eisenverbindung angesehen werden kann.

Erwähnt muß hier werden, daß bei den einzelnen Tierarten die Schnelligkeit der Umwandlung der Eisenverbindung mit anionischem Eisen zu kationischem und umgekehrt sehr verschieden ist. Während die Bildung der aus Ferrochlorid gebildeten komplexen Ferriglobulinverbindung durch Oxydation im Blute sehr rasch erfolgt, geht die Ablagerung in der Leber bei Kaninchen, Hunden und Menschen sehr langsam, bei Ratten dagegen sehr rasch vor sich. Ungeklärt bleibt zunächst noch die Tatsache, daß die injizierten Ferrikomplexe vom Typus des Ferricitratnatriums trotz der verhältnismäßig raschen Ausscheidung und Umwandlung eine so starke Toxizität besitzen, die sogar wesentlich größer ist als jene der Ferroverbindungen bzw. des aus ihnen gebildeten Ferrieiweißkomplexes. Es hat den Anschein, als ob die leicht diffusiblen Salze eben schneller in die Zellen eindringen als der kolloide Ferrikomplex, so daß die akute Giftwirkung bei den Komplexen der Oxypolycarbonsäuren größer ist als bei den aus den Ferroverbindungen entstandenen kolloiden Ferri-komplexen.

Starkenstein und Weden prüften weiterhin auch andere komplexe Eisensalze hinsichtlich ihrer elektrostatischen Ladung im Blute. Über diese Untersuchungen wurde ebenfalls schon im Zusammenhange mit dem Schicksale dieser Verbindungen im Organismus berichtet. Hier ist nur die Frage zu unter-suchen, ob auch diese Verbindungen einen Zusammenhang zwischen der elektrostatischen Ladung und der pharmakologischen Wirkung erkennen lassen. Das auf S. 984 besprochene Verhalten des Ferricitrat-, Ferri-gluconat- und Ferrilactatnatriums, das auch in der auf S. 987 beigegebenen Abb. 11 deutlich zum Ausdruck kommt, hatte ergeben, daß das Ferrilactat-natrium sich prinzipiell anders verhält als das Ferrigluconat und das Ferricitrat-natrium, die ungefähr gleiches Verhalten zeigen; denn Ferrigluconat und Ferri-citratnatrium bleiben nach der intravenösen Injektion nur kurze Zeit im Blute, während Ferrilactatnatrium hier lange Zeit nachgewiesen werden kann. In dieser Beziehung verhält sich das Ferrilactatnatrium ähnlich wie der aus Ferrochlorid im Blute entstehende Ferriglobulinkomplex, der ebenfalls lange im Blute nach-weisbar bleibt. Daß aber zwischen diesem und dem Ferrilactatnatrium auch im Blute ein grundsätzlicher Unterschied besteht, ergab die Überführung des Eisens dieser Verbindungen im elektrischen Gefälle[1]. Die aus dem Ferrochlorid im Blute entstehende komplexe Ferriglobulinverbindung behält dauernd während ihrer Anwesenheit im Blute ihre elektronegative Ladung, der Ferrilactatkomplex dagegen ändert allmählich seinen Ladungssinn; denn während sein Eisen nach Einbringung ins Blut anodisch wandert, geht nach 5 Stunden bereits die Haupt-menge des Eisens an die Kathode, was wohl auf den bereits früher besprochenen Abbau zurückzuführen sein dürfte, der wiederum mit der Verbrennung der Milchsäure dieser Verbindung im Zusammenhange steht. Wir haben bereits oben den Eisenzucker und die Verbindungen gleicher Art, wie das Eisenalbumi-nat, die sich im Blute wie Ferrihydroxyd verhalten, als Verbindungen kennen-gelernt, die im Blute kathodisch wandern. Es wäre denkbar, daß der Lactat-komplex sich mit der Zeit dem Typus dieser Verbindungen nähert.

Die Unterschiede, die hier in der elektrostatischen Ladung der einzelnen Verbindungen nachgewiesen werden konnten, gehen nun auch mit Unterschieden in der pharmakologischen Wirkung parallel. Es wurde oben bei der Besprechung der pharmakologischen Wirkung dieser Verbindungen schon darauf hingewiesen, daß Ferrigluconat- und Ferricitratnatrium mit einer Dosis letalis minima zwischen 0,75 und 1 mg-Äqu. pro kg nach subcutaner Injektion wesentlich toxischer sind als der aus Ferrosulfat im Blute entstehende Ferriglobulin-komplex, der erst nach subcutaner Injektion von 2 mg-Äqu. Ferrosulfat tödlich wirkt, während von Ferrilactatnatrium sogar erst 6 mg-Äqu. letal wirken.

Im Zusammenhange mit diesen Ausführungen sei auch auf das bereits besprochene verschiedene Schicksal des elektropositiv und elektronegativ ge-ladenen Eisens verwiesen, nämlich auf die bereits in früheren Abschnitten erwähnten Feststellungen von Starkenstein und Weden, daß sich die Milz dem anodisch wandernden Eisen verschließt und nur das kathodisch wandernde speichert.

Aus allen diesen Versuchen ergab sich nun zunächst die Folgerung, daß nur jene Eisenverbindungen pharmakologisch wirksam sind,

---

[1] Starkenstein u. Weden: Arch. f. exper. Path. **150**, 363 (1930).

deren Eisen im Organismus anodisch wandert, somit elektronegativ geladen ist, während kathodisch wandernde, also elektropositive, pharmakologisch unwirksam bleiben. Bis zu einem gewissen
Grade stimmt diese Folgerung aus den experimentellen Befunden mit den
oben bereits zitierten Angaben Sabbatanis überein, der gefunden hatte, daß
das von Fischer[1] dargestellte elektronegative Ferrihydroxyd pharmakologisch
wirksam, das von Sabbatani dargestellte elektropositive pharmakologisch
unwirksam blieb. Es ist allerdings nichts darüber bekannt, wie sich diese Verbindungen im Organismus verhalten, doch mag immerhin der nachgewiesene
Unterschied zwischen diesen beiden Verbindungen mit entgegengesetzter
elektrostatischer Ladung im Zusammenhange mit der eben erörterten Frage
hier angeführt sein.

Daß auch der Satz von der Abhängigkeit der pharmakologischen Wirkung
einer im Organismus kreisenden Eisenverbindung von ihrer elektrostatischen
Ladung keine absolute Verallgemeinerung finden kann, beweist der Fall der
pharmakologischen Wirkung bzw. Wirkungslosigkeit der ferrocyanwasserstoffsauren Salze. Auch hier handelt es sich um komplexe Eisenverbindungen, bei
denen sich das Eisen im Anion befindet und elektronegativ geladen ist. Wir
haben aber bereits bei der Besprechung der Eigenschaften der Eisenverbindungen und bei deren Einteilung darauf hingewiesen, daß der prinzipielle
Unterschied zwischen den komplexen Eisensalzen der Oxypolycarbonsäuren
und denen der Ferrocyanwasserstoffsäure darin besteht, daß bei den letzteren
das Eisen direkt am Stickstoff bzw. durch Vermittlung von Stickstoff an
Kohlenstoff gebunden ist und daß damit die Stabilität der Verbindung im
Organismus zusammenhängt. Der Satz über die Abhängigkeit der Wirkung von der elektrostatischen Ladung einer Eisenverbindung
ist somit dann richtig, wenn er sich nur auf Eisenverbindungen mit anorganisch gebundenem Eisen bezieht. Gerade der Unterschied, der
zwischen diesen beiden Gruppen von Eisenverbindungen festgestellt werden
konnte, gibt nun den Schlüssel dazu, wie man sich das Zustandekommen der
pharmakologischen Eisenwirkung und umgekehrt ihr Ausbleiben im Organismus vorstellen kann. Starkenstein und Weden gehen bei dieser Erklärung
von folgender Annahme aus:

Die Voraussetzung für das Zustandekommen einer pharmakologischen
Eisenwirkung ist das Eindringen des Eisens in die Zelle bzw. ins Zellprotoplasma oder in die Zellmembran. Diese Fähigkeit haben nach ihrem physikalisch-
chemischen Verhalten (vgl. hierzu die Dialysierversuche S. 724) nur die komplexen bzw. die metallorganischen Verbindungen. Alle in den Organismus
gelangenden Ferriverbindungen können im Organismus nach den oben dargelegten Gründen — soweit sie nicht überhaupt in unlöslicher Form niedergeschlagen werden — nur in Form kolloid geschützter Ferrihydroxydlösungen
kreisen und haben als kolloide Lösungen nicht die Möglichkeit, in die Zelle
einzudringen. Diese Möglichkeit haben dagegen alle jene komplexen Eisenverbindungen, welche nicht eiweißfällend wirken und deren Komplexgröße eben
noch diese Möglichkeit bietet. Wir haben nun aber gesehen, daß die Komplexverbindungen nicht einheitlich beurteilt werden können. Wie schon aus den
Eigenschaften dieser Verbindungen hervorgeht, sind die Komplexverbindungen
der Oxypolycarbonsäuren und in gleicher Weise die Komplexverbindung, welche
aus den Ferrosalzen im Blute entsteht, nur in schwach alkalischer oder absolut

---

[1] Fischer, H. W.: Das negative Eisenhydroxyd. II. Das Eisenhydroxyd und das
Serum. Biochem. Z. **27**, 238 (1910).

neutraler Lösung beständig. In schwach saurer Lösung, also bei einem p_H von ungefähr 7, erfolgt die Spaltung des Komplexes unter Bildung freier Ferriionen; hingegen sind die Komplexe, deren Eisen organisch gebunden ist, ebenso bei alkalischer wie bei saurer Reaktion stabil und lassen infolgedessen bei Reaktionsänderung keine freien Fe-Ionen abdissoziieren. In der arbeitenden Zelle finden sich nun verschiedentlich Bedingungen für die Änderung in der Reaktion des Milieus (es sei z. B. nur an die Milchsäurebildung erinnert); unter solchen Umständen muß es somit innerhalb der Zelle zur Bildung freier Ferriionen kommen. Diese können, wenn sie in äußerst großer Verdünnung vorhanden sind, die noch später ausführlich zu besprechenden katalytischen Wirkungen bei den oxydativen Vorgängen im Gewebe entfalten; werden die Ferriionen dagegen in größerer Konzentration in Freiheit gesetzt, dann müssen sie auch hier als eiweißfällend, protoplasmaschädigend wirken.

Nach dieser Feststellung würden alle in den Organismus gelangenden einfachen anorganischen Ferriverbindungen aus dem Grunde keine pharmakologische Wirkung entfalten können, weil sie nicht die Bedingungen finden, in die Zellen einzudringen, und weil somit dort Ferriionen nicht in Freiheit gesetzt werden und zur Wirkung gelangen können. Organische Eisenverbindungen wiederum würden aus dem Grunde keine pharmakologische Wirkung entfalten können, weil auch dann, wenn sie in die Zelle gelangen, ihr Eisen auch bei einer sauren Reaktion in der arbeitenden Zelle nicht abgespalten werden kann.

In die Zelle selbst können somit nur jene Eisenverbindungen kommen, welche während der Passage nicht durch Eiweißfällung denaturiert werden. Davor scheinen nur jene geschützt, welche eben in die bereits beschriebene Ferriglobulinverbindung im Blute überführt werden, in jene Verbindung, die wir als die Passageform des Eisens im Organismus bezeichnet haben. Diese Verbindung bringt das während der Passage geschützte Eisen in die Zellen, wo es dann seine biologischen und bei Anwesenheit größerer Mengen seine pharmakologischen bzw. toxischen Wirkungen zu entfalten vermag.

Wenn diese Feststellung nach mehrfacher Richtung hin heute noch als Hypothese bezeichnet werden muß, so geschieht dies vornehmlich aus dem Grunde, weil uns naturgemäß jede Messung der Vorgänge innerhalb der Zellen fehlt. Es sind aber doch mehrfache Anhaltspunkte vorhanden, welche diese Vorstellung von der Wanderung des Eisens im Organismus und vom Zustandekommen biologischer und pharmakologischer Eisenreaktionen in der Zelle stützen. Zunächst ist es die oben ausführlich beschriebene Abhängigkeit der Wirkung bestimmter Eisenverbindungen von ihrer Konstitution; ein zweiter Beweis liegt in folgender Feststellung: Nach der eben gegebenen Darlegung würden die Eisenverbindungen als Komplexe wirkungslos sein. Wenn diese Feststellung richtig ist, dann müßten die Wirkungen den Komplexverbindungen fehlen. Dies würde aber dem oben angeführten Befunde widersprechen, nach welchem sich gerade die Komplexverbindungen, d. h. jene, in denen das Eisen anorganisch gebunden und elektronegativ geladen ist, als wirksam erwiesen haben. Es handelt sich hier jedoch nur um einen scheinbaren Widerspruch; denn die Komplexverbindung wird zwar als solche fertig dem Organismus zugeführt, oder sie kann im Blute entstehen und dann im Organismus kreisen; zur Wirkung kommen diese Verbindungen dagegen erst in der Zelle, und zwar in jenem Augenblicke, wo sie aufhören, Komplex zu sein, und wo die Abdissoziation freier Fe-Ionen erfolgt.

Auf Grund dieser Überlegungen kommen wir zu dem Schluß, daß die Wirkungen des Eisens im Organismus letzten Endes Wirkungen des Ferriions sind.

Dies steht wiederum im Gegensatz zur obigen Darlegung, daß Ferrisalze bei ihrer Zufuhr in den Organismus sich als unwirksam erwiesen haben. Es ist aber nach allen Darlegungen jetzt schon vollkommen klar, daß auch hier nur scheinbare Widersprüche vorhanden sind und daß die Verhältnisse in Wirklichkeit so liegen, daß die Eisenwirkungen in der Zelle Wirkungen des Ferriions sind, daß aber Ferriionen von außen her nur dann in die Zelle gelangen können, wenn sie in Form eiweißnichtfällender und genügend diffusibler Komplexsalze der Zelle zugeführt werden. Alle Ferriverbindungen, die im Körper als kolloides Ferrihydroxyd kreisen, haben diese Eigenschaften nicht. Das Freiwerden des Ferriions in der Zelle kann nur durch Änderung der Reaktion nach der sauren Seite zu erfolgen.

Unabhängig von diesen Wirkungen des Ferriions ist die Wirkung des Ferroions, die sich unmittelbar entfalten kann; da Ferroionen auch in Form von eiweißnichtfällenden einfachen Eisensalzen in den Körper gebracht werden können, erweisen sich diese direkt und unmittelbar, die Ferriionen dagegen erst indirekt, d. h. nach primärer Komplexbindung und sekundärer Abspaltung pharmakologisch wirksam.

In den vorstehenden Ausführungen wurden zur Stützung der aufgestellten Hypothese über das Zustandekommen der pharmakologischen Wirkung verschiedener Eisenverbindungen vielfach Annahmen gemacht, die in den bisher besprochenen Arbeiten eigentlich noch nicht bewiesen worden sind; so vor allem die Wirkungslosigkeit der komplexen Eisenverbindungen und der Eintritt ihrer Wirkung beim Freiwerden des einfachen Ions. Diese Eigenschaften der verschiedenen Eisenverbindungen bzw. diese Unterschiede in der Wirkung des komplexen und des einfachen Eisenions lassen sich naturgemäß nur schwer im ganzen Organismus nachweisen. Hierzu bedarf es eingehender Analysen, die nur an einfachen Objekten, nicht aber am ganzen Organismus durchgeführt werden können.

Diesen geforderten Beweis erbringen alle jene Untersuchungen, die sich mit den Einzelheiten der Analyse der Wirkung des Eisens auf die verschiedenen Organsysteme und Organe befassen. Diese sollen im folgenden Abschnitt behandelt werden.

III. Analyse der pharmakologischen Eisenwirkungen.

Es ist schon in den vorhergehenden Abschnitten darauf hingewiesen worden, daß die beiden dem Eisen zugeschriebenen Hauptfunktionen, Baustein des Hämoglobins zu sein und katalytische Wirkung bei der Gewebsatmung zu entfalten, vielleicht derart nahe beieinander liegen, daß die Priorität der einen oder der anderen Funktion beim Zustandekommen der betreffenden Eisenwirkung schwer zu trennen ist; ja es ist nicht ausgeschlossen, daß die eine Wirkung die Folge der anderen ist, so daß vielleicht die beiden Wirkungen gar nicht nebeneinander, sondern nacheinander ablaufen. Es ist schließlich auch möglich, daß in beiden Fällen die Wirkung insofern eine einheitliche ist, als das Eisen nicht nur für das Hämoglobin, sondern auch für bestimmte Zellbestandteile die Bedeutung eines „Bausteins" besitzt. Die Komplexe allerdings, denen es als Baustein zugeführt wird, können grundsätzlich verschieden sein, und auf dieser Verschiedenheit können die verschiedenen, durch das Eisen mitbedingten Erscheinungen beruhen. Hämoglobin einerseits und Atmungsfermente andererseits werden heute vielfach als die beiden Komplexe bezeichnet, die des Eisens als Baustein bedürfen und durch das die Komplexe erst ihre biologischen Fähigkeiten erlangen.

Während die Bedeutung des Eisens für das Hämoglobin nur zur Funktion eines bestimmten Organs bzw. Organsystems in Beziehung steht, kommt der biokatalytischen Wirkung des Eisens, die es in allen lebenden Zellen zu entfalten hat, eine allgemeine Bedeutung für den Organismus bzw. für alle Organismen zu.

Im folgenden sollen daher zunächst jene Arbeiten besprochen werden, welche sich auf die Analyse dieser biokatalytischen Eisenwirkungen beziehen.

A) Die biokatalytischen Eisenwirkungen im Organismus.

Mit der Erkenntnis der Bedeutung des Eisens für den Ablauf der Oxydation in den Geweben beginnt eine neue Epoche in der Erforschung der Vorgänge im Zelleben, die von allen Vorgängen innerhalb der lebenden Substanz übereinstimmend als die wichtigsten bezeichnet werden. Das richtige Verständnis für die Rolle, die das Eisen bei diesen Prozessen spielt, kann nur im Zusammenhange mit der Darlegung aller Erkenntnisse ermittelt werden, die wir über die oxydativen Prozesse in den Geweben besitzen. Es ist hier natürlich nicht möglich, auf diese Probleme näher einzugehen, obwohl sie mit den Wirkungen des Eisens im engsten Zusammenhange stehen; es muß diesbezüglich auf die zusammenfassenden Darstellungen dieser Probleme hingewiesen werden[1]. Nur die Hauptphasen der Entwicklung dieser Probleme bis zur Erkenntnis der Beteiligung des Eisens an diesem und dann die Mitwirkung des Eisens an diesem Teile des Zellstoffwechsels sollen hier übersichtlich zusammengefaßt werden:

In der Erforschung des Zellstoffwechsels im Zusammenhange mit dem Studium der Probleme des Gesamtstoffwechsels und des Kraftwechsels bedeutete die Erkenntnis, daß die Nahrungsstoffe bei ihrer Verbrennung in den Zellen die Energiequelle des Organismus werden, einen großen Fortschritt. Man folgte dabei der Vorstellung, daß Kohlehydrate und Fette ebenso wie Eiweißstoffe zu Kohlensäure und Wasser abgebaut werden und daß dieser Abbau dem Prozeß einer einfachen Verbrennung gleiche.

Beim Studium dieser Vorgänge war das Hauptaugenmerk auf das Erkennen der Bedingungen gerichtet, unter denen der Sauerstoff in die organische Substanz eingreift. Die Erkenntnis, daß die Bildung der Stoffwechselendprodukte auf ganz anderen Vorgängen beruht als bei der Verbrennung organischer Substanzen unter Zuhilfenahme von Sauerstoff, schuf neue Probleme. Unter diesen ist jenes von größter Bedeutung, welches den stufenförmigen Abbau der Nahrungsstoffe und die Entstehung intermediärer Zwischenprodukte betrifft. Dies gilt vor allem für die Feststellung, daß der Abbau der organischen Substanz in der Zelle kein gleichmäßiger, kontinuierlicher Vorgang ist, der jeweils dann einsetzt, wenn verbrennbares Material vorhanden ist, sondern daß dieser nur unter bestimmten Bedingungen erfolgt, die von den Reaktionen des Mediums, in welchen sich die Oxydationsprozesse abspielen, abhängig sind. Diese Bedingungen sind auch dafür maßgebend, daß verbrennbares Nahrungsmaterial als solches gespeichert und im Bedarfsfalle bis zu bestimmten Zwischenstufen abgebaut werden kann. Wieder unter anderen Bedingungen können diese Zwischenprodukte teils zu Synthesen verwendet, teils zu den Stoffwechselendprodukten abgebaut werden.

Auf dem Wege der Erforschung dieser Probleme bedeutete die Fragestellung Warburgs[2] nach dem Einflusse der Struktur der Zellen auf die Oxydationsvorgänge einen Markstein und ebenso die Versuche, die zur Beantwortung dieser Frage unternommen

---

[1] Vgl. z. B. Abderhalden: Lehrb. der physiologischen Chemie, 5. Aufl., 2. Teil, S. 244 ff. Berlin u. Wien 1923. — Oppenheimer, C.: Aufbau und Abbau der Nähr- und Zellstoffe, in Gellhorns Lehrb. der allg. Physiologie, S. 297 ff. Leipzig 1931. — Haurowitz: Biochemie, 2. Teil. Wissenschaftl. Forschungsberichte, S. 23 ff. Dresden u. Leipzig 1932. — [2] Warburg, O.: Hoppe-Seylers Z. 57, 1 (1909); 59, 112 (1909); 60, 443 (1909); 66, 305 (1910); 69, 452 (1910); 70, 413 (1911) — Erg. Physiol. 14, 253 (1914).

wurden. In gleicher Weise nahm Meyerhof[1] in seinen Untersuchungen zu diesen Fragen Stellung. Diese Arbeiten führten zu der Erkenntnis der Beteiligung des Eisens an diesen Oxydationsvorgängen. Die Fragestellungen, die sich an diese Erkenntnis knüpften, bezogen sich auf die Rolle, die das Eisen bei diesen Zellvorgängen spielt.

Im Abschnitt über die Eigenschaften des Eisens, die für seine biologischen Reaktionen von Bedeutung sind, wurden bereits übersichtlich die oxydativen und katalytischen Wirkungen besprochen, die das Metall vorwiegend extra corpus in chemischen Systemen auszuführen vermag. Im Zusammenhange damit wurden auch die Theorien besprochen, die von verschiedenen Forschern über das Zustandekommen des oxydativen Abbaues der organischen Substanz aufgestellt wurden, so die Annahme von der Beteiligung des aktiven (atomistischen) Sauerstoffs (Hoppe-Seyler), die Oxydation unter H_2O_2-Bildung, also durch molekularen Sauerstoff (Traube), die Peroxydtheorie, die Wielandsche Dehydrierungstheorie (Sauerstoffanreicherung infolge Wasserstoffverarmung) und schließlich die Warburgsche Oxydationstheorie.

In den betreffenden Abschnitten wurde schon ausgeführt, inwieweit dem Eisen selbst in vitro die Fähigkeit zukommt, Sauerstoff auf die organische Substanz zu übertragen und dadurch oxydierend zu wirken und inwieweit es bei solchen Prozessen die Rolle eines Katalysators spielt. Im Zusammenhange mit den hier zu behandelten Fragen war nun die Feststellung von grundlegender Bedeutung, welche Rolle dem Eisen bei den Oxydationsprozessen in der lebenden Zelle zukommt.

Die Oxydationsvorgänge im Gewebe werden durch Fermente in Gang gebracht. Die Fermentreaktionen werden bekanntlich als katalytische aufgefaßt, wenn auch die völlige Identifizierung der Fermentwirkung mit der Wirkung der Katalysatoren Schwierigkeiten bereitet.

Nach der Definition von Ostwald sind Katalysatoren Stoffe, die die Geschwindigkeit der in Gang befindlichen Reaktionen zeitlich beeinflussen, ohne jedoch das zu erreichende Gleichgewicht des Vorganges zu verändern. Sie erscheinen selbst nicht in den Reaktionsprodukten und lösen selbst keine Reaktion aus.

Mit der Feststellung der Beteiligung des Eisens an diesen fermentativen Vorgängen im Gewebe ergab sich nun die Frage, ob das Eisen selbst als Katalysator die Oxydationen in den Geweben beeinflußt oder ob es als Teil fermentartiger Katalysatoren diese gewissermaßen aktiviere. Der Beantwortung solcher Fragen dienten die meisten jener Untersuchungen, die wir im Abschnitt über die oxydative und katalytische Fähigkeit des Eisens bereits kennengelernt haben (s. S. 737).

Eine richtige Beurteilung der katalytischen Funktion des Eisens kann nur auf der richtigen Vorstellung basieren, die heute über das Wesen der Katalyse herrscht. Diesbezüglich sei auf die einschlägige Spezialliteratur sowie auf die zusammenfassende Darstellung dieser Fragen bei Haurowitz[2] verwiesen.

Die Beschleunigung oder Auflösung chemischer Reaktionen durch Katalysatoren beruht anscheinend primär auf einer Ablenkung der Elektronen aus ihrer Ruhelage. Man kann dies am besten bei heterogenen Katalysen nachweisen, d. h. bei Katalysen durch ungelöste Katalysatoren wie Palladiummoor oder Nickelasbest. Man nimmt an, daß jedem katalytischen Prozeß eine lockere koordinative Bindung des Substrates an bestimmte aktive Punkte oder Linien an der Oberfläche des Katalysators vorangeht[3]. Die Lebensdauer dieser Verbindung zwischen Katalysator und Substrat wird auf etwa 10^{-8} bis 10^{-13} Sekunden geschätzt[4]. An der Phasengrenze Katalysator-Lösungsmittel bilden sich zweifellos sog. elektrische Doppelschichten aus. Das an den Katalysator gebundene Substrat gelangt also in den Wirkungsbereich dieser Ladungen. Eine Lockerung des Gefüges, ein Zerfall des Substrates, wird dann eintreten, wenn die elektrostatischen Ladungen der Doppelschicht räumlich so angeordnet sind, daß sie die Elektronen der zu spaltenden Verbindung aus ihrer Ruhelage dislozieren[5].

Die Gesetze der Elektrostatik lehren, daß die Ladungen an Kanten und Spitzen besonders dicht angeordnet und daher besonders wirksam sind. Es ist eine starke Stütze der eben gegebenen Anschauung, daß chemische Reaktionen vorwiegend an Kanten und Spitzen, also an stark gekrümmten Stellen der Phasengrenzen, beginnen. So beginnt bei Einwirkung von Schwefelwasserstoff auf Kupfersulfatkrystalle die Ablagerung von dunklem

---

[1] Meyerhof, O.: Pflügers Arch. 146, 159 (1912); 157, 251 (1914) — Biochem. Z. 35, 246, 280, 316 (1911). — [2] Haurowitz, F.: Fortschritte der Biochemie. Leipzig 1932. — [3] Ostwald, W.: Kolloidwissenschaft, Elektrotechnik und heterogene Katalyse. Dresden 1930. — Amstrong u. Hilditch: Proc. roy. Soc. London A 108, 111 (1925) — Nature 116, 294 (1925). — [4] Born u. Frank: Z. Elektrochem. 31, 411 (1925). — Dhar u. Mukerji: Ebenda 31, 283 (1925). — [5] Rideal: Chem. Rev. 5, 67 (1928).

Kupfersulfid an den Krystallkanten[1], bei Eintauchen eines Eisenbleches in Kupfersulfatlösung die Ablagerung des metallischen Kupfers an den Kanten des Eisenbleches[2].

In gleicher Weise erfolgt im mikroheterogenen System die Katalyse nicht an der ganzen
Phasengrenze, sondern an jenen Stellen, an denen durch besondere räumliche Anordnung
oder durch besondere chemische Beschaffenheit die Bedingungen für eine Adsorption des
Substrates und für eine Ablenkung seiner Elektronen am günstigsten sind[3]. Eine Oxydation bzw. Reduktion des Substrates wird also erfolgen, wenn das zu diesem Vorgange
notwendige Oxydoreduktionspotential mit Hilfe des Katalysators erreicht wird.

Ähnliches dürfte für die katalytischen Oxydationsprozesse im Organismus
gelten, die an die Anwesenheit eines unlöslichen Atmungsfermentes geknüpft sind. Dieses ist prinzipiell verschieden von den löslichen Oxydations-
fermenten, weswegen Batelli und Stern es diesen gegenüber als Oxydon bezeichnet haben.

Während die Oxydasen aus den Geweben herausgelöst werden können, geht
der Versuch, das Atmungsferment aus der Zelle zu isolieren, mit einer Schädigung der Zellstruktur und damit mit einer Schädigung der typischen Sauerstoffatmung der Zelle einher[4]. Durch eine Reihe systematisch durchgeführter
Untersuchungen hat Warburg gezeigt, daß dieses Atmungsferment den Schwer-
metallkatalysatoren chemisch sehr nahe steht und er hat insbesondere die Bedeutung des Eisens für die Tätigkeit dieses Atmungsferments und damit für die
katalytischen Prozesse im lebenden Gewebe bewiesen.

Die Beteiligung des Eisens an den Oxydationsvorgängen in der Zelle wurde
schon vor langem von verschiedenen Forschern geahnt und teilweise auch
nachgewiesen.

Spitzer[5] kam bei seinen Untersuchungen über das Studium der oxydativen
Vorgänge in der Zelle zu dem Schluß, „daß in der oxydativen Funktion der
Leberzelle eine dem Zellkern angehörige Substanz beteiligt ist, die im übrigen
im wäßrigen Auszuge der Organe sogar das ausschließliche O-übertragende
Prinzip darstellt. Es erscheint infolgedessen nicht mehr angebracht, von einem
unbekannten ‚Oxydationsferment‘ in den Geweben zu sprechen‘‘.

Die oxydierende Kraft soll nach den Untersuchungen Spitzers einem
Nucleoproteid zukommen. Weiter wurde geschlossen, „daß das im Molekül in
eigenartiger organischer Form wohl an C- oder CN-Gruppen gebundene Eisenatom eben kraft der Eigenart seiner Bindung imstande ist, jeweils O aufzunehmen und abzustoßen, sich in Anwesenheit von molekularem O abwechselnd
zu oxydieren und zu reduzieren, die frei werdenden O-Atome an schwer oxydierbare Verbindungen zu übertragen‘‘.

Endlich führten die Untersuchungen Spitzers zu der Annahme, „daß die
eisenhaltige organische Gruppe im Nucleoproteid eine andere Konfiguration
besitzt als die Säurespaltungsprodukte, entsprechend der außerordentlich verschiedenen Intensität in der sauerstoffübertragenden Wirkung beider‘‘. „Nicht
der verschiedene Gehalt an Eisen bewirke die Differenz in der oxydativen
Kraft der einzelnen Zellarten, sondern die Art der Bindung, die bald mehr, bald
weniger für die O-Übertragung geeignet ist. Durch Einwirkung von Hydroxylamin, Cyankali, starken Säuren, Alkalien und Alkohol wird die oxydierende
Substanz zerstört.‘‘

Später hat dann N. Sacharoff[6] bei seinen Untersuchungen über die Akti-

[1] Pietsch u. Mitarbeiter: Hoppe-Seylers Z. B 5, 1 (1928). — [2] Luce: Ann. Physique
11, 167 (1929). — [3] Taylor: J. physic. Chem. 30, 145 (1926). — Schwab u. Pietsch:
Hoppe-Seylers Z. A 1, 385 (1928). — [4] Warburg, O.: Biochem. Z. 201, 486 (1928). —
[5] Spitzer: Die Bedeutung gewisser Nucleoproteine für die oxydative Leistung der Zelle.
Pflügers Arch. 67, 615 (1897). — [6] Sacharoff, N.: Das Eisen als das tätige Prinzip der
Enzyme und der lebendigen Substanz. Jena 1902.

vierung der Enzyme geschlossen, ,,daß die Enzymwirkung auf die Oxydation und Reduktion irgendeiner Substanz begründet ist, andererseits aber, daß die in den Enzymen befindliche oxydations- und reduktionsfähige Substanz eisenhaltiges Nuclein ist''. Er nannte es Bionuclein. Die Wirkung der Enzyme beruhe auf Oxydation und Reduktion geringster Mengen von in den Enzymen enthaltenen Eisen; das Eisen könne daher vollkommen mit Recht als ,,Enzym aller Enzyme'' bezeichnet werden.

Von der Überlegung ausgehend, daß es nur Spuren von Eisen sein können, welche in den Enzymen ihre Wirkung entfalten, glaubte Sacharoff Beziehungen zwischen der Enzymwirkung und den olygodynamischen Erscheinungen Naegelis annehmen zu dürfen.

Schtscherbatschow[1] hatte bei der Untersuchung der Gewebe gefunden, daß die Hornhaut von Rindern 0,0042%, der Krystallkörper 0,0026%, der Glaskörper 0,0015% Eisen enthalten. Da es sich hier um Organe handelt, die keine Blutgefäße führen, wurde der Schluß gezogen, daß das Eisen auch für Organe, welche mit der Funktion des Blutes nicht in Verbindung stehen, notwendig sei.

Die Bedeutung des Eisens für das Wachstum der Zelle ging aus den Feststellungen von Eusèbe Gris[2] hervor, daß das Zellenwachstum aufhört, wenn das Eisen der Nährlösung verbraucht ist.

Im Abschnitte über die oxydativen Fähigkeiten des Eisens wurde schon auf die Befunde Thunbergs[3] verwiesen, daß Eisensalze die Oxydation organischer Substanzen zu fördern imstande sind. Wenn man fein zerschnittene Muskel mit einer Lösung von Eisenchlorid behandelt, zeigt ihr Gasaustausch nachher eine bedeutende Veränderung. Dabei spielt die Konzentration der Eisenchloridlösung eine ausschlaggebende Rolle. Weiter hatte Thunberg[4] gefunden, daß Eisensalze die Oxydation wäßriger Lecithinsuspensionen durch molekularen Sauerstoff beschleunigen. Über weitere Beeinflussungen der Oxydation organischer Substanzen durch Eisen sei auf den entsprechenden Abschnitt (s. S. 737) verwiesen.

So war im Laufe von etwa 60 Jahren eine Reihe von Tatsachen gefunden worden, welche für die Beteiligung des Eisens an den Oxydationsvorgängen sprachen. Ein sicherer Beweis dafür und für den näheren Modus dieser Wirkung war durch diese Feststellungen nicht erbracht worden. Erst durch die Untersuchungen von O. Warburg, der dieses Problem systematisch untersuchte, wurde die Bedeutung des Eisens für die katalytischen Vorgänge bei der Zellatmung und das Wesen dieser Wirkung näher erschlossen. Anknüpfend an die obenerwähnten Untersuchungen prüfte Warburg[5] die Rolle des Eisens bei der Atmung des Seeigeleies und kam dabei zu folgenden Ergebnissen:

Die aus Seeigeleiern gewonnene atmende Flüssigkeit enthält auf 100 mg N 0,02—0,03 mg Fe. Der Acetonniederschlag der Flüssigkeit gibt mit Rhodankali und HCl Fe-Reaktion. Fügt man zu der frisch hergestellten Flüssigkeit eine kleine Menge Fe-Salz, so steigt die Oxydationsgeschwindigkeit, höchstwahrscheinlich auch die Geschwindigkeit der CO_2-Produktion; und zwar beträgt die Steigerung der Oxydationsgeschwindigkeit 70—100%, wenn man

[1] Schtscherbatschow, D.: Über den Eisengehalt in Geweben, die keine Gefäße führen. Pharmazeut. **10**, 7 — Chemiker-Ztg Repert. **1902**, 109. — [2] Gris, E.: C. r. Acad. Sci. Paris **1844—47**. — [3] Thunberg, T.: Über katalytische Beschleunigung der Sauerstoffaufnahme der Muskelsubstanz. Zbl. Physiol. **23**, 19, 625 (1909). — [4] Thunberg, T.: Skand. Arch. Physiol. (Berl. u. Lpz.) **24**, 90 (1910). — [5] Warburg, O.: Über die Rolle des Eisens bei der Atmung des Seeigeleies nebst Bemerkungen über einige durch Eisen beschleunigte Oxydationen. Hoppe-Seylers Z. **93**, 231 (1914).

auf 100 mg N hundertstel mg Fe zusetzt. Größere Fe-Mengen wirken nicht erheblich stärker, bedeutend kleinere Fe-Mengen wirken nicht. Die Größenordnung der bei Zusatz gerade wirksamen Fe-Mengen und der im Ei natürlich vorkommenden Fe-Menge sind also gleich. Fügt man Fe erst zu, wenn die Atmung sehr schwach geworden ist, so ist der Mehrverbrauch an O_2 viel geringer, als wenn das Fe zur Zeit der ungeschwächten Atmung zugefügt wird. Der Stoff, auf dem das zugesetzte Fe den O_2 überträgt, wird also offenbar im Atmungsprozeß verbraucht. Der bei Fe-Zusatz auftretende Mehrverbrauch an O_2 wird durch das Narkoticum Äthylurethan um fast genau den gleichen Bruchteil gehemmt wie die Atmung selbst. Setzt man der Flüssigkeit Substanzen zu, deren Oxydation unter Einfluß von Fe beschleunigt wird, so beobachtet man einen Mehrverbrauch von O_2; die Flüssigkeit verhält sich also als Katalysator wie Fe-Salz; oder: das in der Flüssigkeit natürlich vorkommende Fe ist imstande, Oxydationen zu beschleunigen. Durch die Versuche wird auch die hemmende Wirkung kleiner Blausäuremengen erklärt. Diese verwandelt das Fe-Ion in das komplexe und katalytisch unwirksame Ferrocyanid.

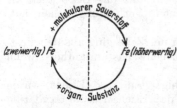

Abb. 19. Kreislauf des Eisens (n. Warburg).

Diese Befunde waren der Ausgangspunkt einer Reihe weiterer Untersuchungen, die die Rolle des Eisens als sauerstoffübertragenden Bestandteil des Atmungsferments aufklären sollte. Die Ergebnisse dieser Untersuchungen Warburgs[1] seien im folgenden zusammengefaßt wiedergegeben: Ausgangspunkt dieser Untersuchungen ist die Behauptung, daß in atmenden Zellen ein Kreislauf vorliegt in der Form der Abb. 19.

In diesem Kreislauf reagiert der molekulare Sauerstoff mit zweiwertigem Eisen, wobei eine höhere Oxydationsstufe des Eisens entsteht. Die höhere Oxydationsstufe reagiert mit der organischen Substanz unter Rückbildung zweiwertigen Eisens. Reaktionen in der Richtung der gestrichelten Linie kommen nicht vor. Niemals reagiert der molekulare Sauerstoff mit der organischen Substanz direkt. Nach obiger Auffassung ist die organische Substanz in der Zelle ebensowenig autoxydabel (Autoxydation = Oxydation durch molekularen Sauerstoff, „autoxydabel" ist eine Substanz, die direkt ohne Vermittlung einer anderen Substanz mit molekularem Sauerstoff reagiert) wie außerhalb der Zelle; autoxydabel ist ausschließlich das Eisen, das im Reagensglase mit molekularem Sauerstoff reagieren kann. Nicht jede Form zweiwertigen Eisens reagiert mit molekularem Sauerstoff, und nicht jede Form höherwertigen Eisens reagiert mit organischen Substanzen. Damit Eisen katalytisch wirke, müssen gewisse Bedingungen hinsichtlich der Form, in der das Eisen vorliegt, erfüllt sein.

Wenn das Eisen im Zelleben ubiquitär als Gewebskatalysator eine Rolle spielen soll, dann muß es in jeder Zelle vorhanden sein. Die Lebensnotwendigkeit für das Zellenwachstum ging schon aus den erwähnten Untersuchungen von E. Gris hervor, und auch die Kultivierung tierischer Zellen gelingt nicht ohne Eisenanwesenheit. Da das Eisen in allen Zellen gefunden wurde, wurde es zunächst für einen Bestandteil der organischen Substanz selbst gehalten.

Eiweiß hatte sich zwar auch nach vollständig durchgeführter Dialyse nicht als eisenfrei bewiesen. Doch konnte der Nachweis geführt werden, daß die reinen

[1] Warburg, O.: Über Eisen, den sauerstoffübertragenden Bestandteil des Atmungsferments. Biochem. Z. 152, 479 (1924) — Ber. dtsch. chem. Ges. 58, 1001 (1925).

Protonen und Nucleinsäuren ebenso wie das Chlorophyll eisenfrei sind. Das Eisen müsse also in der Zelle eine andere Rolle spielen als die Mineralstoffe, die am Aufbau der in der Zelle vorkommenden organischen Moleküle beteiligt sind. Die Bestimmung des Eisengehaltes verschiedenartiger Zellen ergab pro Gramm Zellsubstanz zehntel bis hundertstel Milligramme Eisen, im Seeigelei und gewissen eisenarmen Samen hundertstel Milligramm, in den Geweben höherer Tiere nach Abzug des Hämineisens zehntel Milligramme. Mittels der später noch zu besprechenden Reaktion des Zelleisens mit Kohlenoxyd haben Warburg und Kubowitz[1] das Eisen in den Hefezellen zu bestimmen versucht. Sie fanden, daß 5 ccm Zellen (1 g Trockengewicht) weniger als $0,05 \cdot 3,3 = 0,16$ ccm CO chemisch binden. Da 1 mg Eisen 400 ccm CO äquivalent ist, enthielt 1 g Zelltrockensubstanz weniger als $4 \cdot 10^{-4}$ g Atmungsfermenteisen. Da ferner Bäckerhefe pro Gramm Trockensubstanz rund 10^{-4} g Eisen enthält, so liegt weniger als $^1/_{250}$ des Eisens als Atmungsfermenteisen vor.

Es war nun die Frage zu entscheiden, ob diese Eisenmenge genügt, um den Sauerstoff, der bei der Atmung verbraucht wird, zu übertragen. Zur Entscheidung dieser Frage wurde die Atmung von Zellen bestimmt, deren Eisengehalt bekannt war. Unter Zugrundelegung der in obiger Abbildung veranschaulichten Annahme über die Sauerstoffübertragung kann die Reaktionsfähigkeit des Eisens in der Zelle nach dem Quotienten

$$\frac{\text{Sauerstoffverbrauch}}{\text{Eisengehalt} \cdot \text{Zeit}}$$

gemessen werden.

Unter Zuhilfenahme dieser Formel sowie der Reaktionsfähigkeit des Eisens im Reagensglase bei der Oxydation des Cysteins zu Cystin ergab sich, daß der Eisengehalt der Zelle mehr als ausreichend ist, um den Sauerstoffverbrauch der Atmung zu erklären.

Wenn so der Nachweis geführt wurde, daß die Oxydation in der Zelle an das Vorhandensein von Eisen geknüpft sein kann, so müßte nach der Annahme Warburgs auch jede Substanz, die mit Eisen reagiert, die Sauerstoffübertragung in der Zelle stören können, vorausgesetzt, daß sie in die lebende Zelle eindringt und daß ihre Affinität zu Eisen ausreicht, um die natürlichen Bindungen des Eisens zu lösen. Diese Annahme schien bestätigt durch den Nachweis, daß arsenige Säure, Schwefelwasserstoff, Blausäure, die mit Eisen reagieren, in die Zelle gebracht, die Atmung hemmen. Am eingehendsten wurde die Wirkung der Blausäure nach dieser Richtung hin untersucht. Schon in Konzentrationen von $^n/_{10\,000}$ bis $^n/_{100\,000}$ wurde die Atmung gehemmt, wobei sich nachweisen ließ, daß die Zelle nur wenig Blausäure aus der Lösung herausnimmt. Da nach der Annahme Warburgs eine stöchiometrische Beziehung zwischen der gebundenen Blausäure und dem Stoff, der sie bindet, bestehen müsse, so war aus dem Gesagten zu folgern, daß die Zelle eine sehr kleine Menge eines Stoffes enthielt, der imstande ist, einerseits Sauerstoff zu übertragen, andererseits mit Blausäure zu reagieren. Diese Bedingungen erfüllt von den in der Zelle vorkommenden Bestandteilen nur das Eisen. Warburg hatte nur noch zu zeigen, daß das Eisen in der Zelle auch wirklich den Sauerstoff überträgt. Dieser Beweis war schon durch die oben besprochenen Atmungsversuche mit unbefruchteten Eiern von Strongylus centrotus erbracht worden.

---

[1] Warburg, O., u. Kubowitz: Über die Konzentration des Fermenteisens in der Zelle. Biochem. Z. **203**, 95 (1928).

Es ergab sich durch Berechnung für die Reaktionsfähigkeit des Eisens der Wert 7000, was besagt, daß jedes Milligramm Eisen, sei es das natürliche Eisen des intakten Eies, sei es der Eisubstanz zugesetzt, pro Stunde die gleiche Menge Sauerstoff, nämlich 7000 cmm, überträgt. Diese früher schon mit Otto Meyerhof durchgeführten Untersuchungen bewiesen Warburg, daß seine Annahme über die Bedeutung des Eisens als sauerstoffübertragender Bestandteil bei der Gewebsatmung zumindest für den Fall des Seeigeleies zutrifft.

Diese Fragen wurden dann weiter in den bereits im Abschnitte über die Oxydationswirkung des Eisens besprochenen Modellversuchen genauer studiert. Diese führten Warburg dazu, den Begriff des Atmungsferments und die Beziehung des Eisens zu diesem näher zu umschreiben. Unter Beschränkung dieser Begriffe auf den Vorgang der Oxydation wird das Atmungsferment als die Summe aller katalytisch wirksamen Eisenverbindungen, die in der Zelle vorkommen, definiert. Rechnet man aber der Atmung auch Vorgänge hinzu, in denen, wie in der Reaktion zwischen Fructose und Phosphat, besondere Affinitäten zum Eisen erst entstehen, so ist auch Phosphorsäure als ein Bestandteil des Atmungsferments zu bezeichnen und mit ihr alle Stoffe, die durch Spaltung und Kondensation Bindungsmöglichkeiten für das Eisen schaffen. Ob nun aber der Begriff der Atmung eng oder weit gefaßt ist, immer wird dabei von Warburg das Eisen als der sauerstoffübertragende Bestandteil des Atmungsferments in das Zentrum des ganzen Geschehens gerückt.

In weiteren Untersuchungen[1] wendet sich dann Warburg dem Studium der chemischen Konstitution des Atmungsferments zu. Die Ergebnisse dieser Untersuchungen faßte er selbst folgendermaßen zusammen:

Für die Beurteilung des Wesens des Atmungsferments war die Feststellung von grundlegender Bedeutung, daß es in seiner chemischen Konstitution näher mit dem Hämoglobin verwandt sei. Wie schon bei der Besprechung des Aufbaues des Hämoglobins und seiner beiden Spaltprodukte, des Hämins und des Globins, näher ausgeführt wurde (s. S. 717), ist Hämin der reaktionsfähige Kern aller Häminverbindungen (zu denen auch das Hämoglobin gehört), und Eisen ist der reaktionsfähige Kern des Hämins. Die spezifisch und biologisch richtigen Reaktionen des Hämins sind Reaktionen des hier komplex gebundenen Eisens.

Von den Häminverbindungen ist am genauesten untersucht das Hämoglobin. Das Eisen des Hämoglobins reagiert reversibel mit molekularem Sauerstoff nach der Gleichung

$$Hb + O_2 \rightleftarrows HbO_2,$$

wobei ein Atom Eisen ein Molekül Sauerstoff aufnimmt.

Auf dieser Reaktion beruht die Funktion des Hämoglobins im Körper. In den Lungencapillaren nimmt das Hämoglobin den Sauerstoff auf, transportiert ihn von hier durch den Blutstrom in den Körper und gibt ihn in den Gewebscapillaren, wo der Sauerstoffdruck niedriger ist, durch Dissoziation wieder ab. Aus den Gewebscapillaren diffundiert dann der Sauerstoff durch die Gefäßwände zu den Gewebszellen, wo er in der Atmung verbraucht wird. Hämoglobin ist also Transportmittel für Sauerstoff, nicht Katalysator oder Ferment. Es überträgt nicht Sauerstoff auf organische Moleküle, sondern es überträgt den Sauerstoff von einer Stelle des Körpers an andere Stellen. Eine katalytische Wirkung des Hämoglobins wäre seiner Bestimmung sogar entgegengesetzt; denn es soll den Sauerstoff, den es in den Lungen aufgenommen hat, in den Geweben wieder abliefern, ihn aber nicht unterwegs in chemischen Reaktionen verbrauchen.

Das Eisen des Hämoglobins reagiert nicht nur mit Sauerstoff, sondern auch mit Kohlenoxyd reversibel nach der Gleichung

$$Hb + CO \rightleftarrows HbCO,$$

wobei ein Atom Eisen ein Molekül Kohlenoxyd aufnimmt.

---

[1] Warburg, O.: Über die chemische Konstitution des Atmungsferments. Naturwiss. **16**, 345 (1928).

Läßt man Sauerstoff und Kohlenoxyd gleichzeitig auf Hämoglobin einwirken, so konkurrieren beide Gase um das Eisenatom, und je nach den Partialdrucken verdrängt das Kohlenoxyd den Sauerstoff oder der Sauerstoff das Kohlenoxyd:

Kohlenoxydhämoglobin hat die merkwürdige, von John Haldane 1897 entdeckte Eigenschaft, daß es bei Belichtung[1] in Kohlenoxyd und Hämoglobin gespalten wird. Die Sauerstoffverbindung des Hämoglobins dagegen ist lichtbeständig. Deshalb ändert sich die Verteilung des Hämoglobins zwischen Kohlenoxyd und Sauerstoff bei Belichtung. Bringt man Hämoglobin mit Kohlenoxyd und Sauerstoff im Dunkeln ins Gleichgewicht und belichtet, so nimmt die Kohlenoxydverbindung ab, die Sauerstoffverbindung zu, bis zu einem neuen stationären Zustand, der von der Intensität der Belichtung abhängt.

Im Prinzip ähnlich wie das Hämoglobin verhalten sich das freie reduzierte Hämin und die Verbindungen des Hämins mit anderen Basen, nur ändern sich mit Substanz zu Substanz die Reaktionsgeschwindigkeiten und Affinitäten des Eisenatoms gegenüber Sauerstoff und Kohlenoxyd. Damit hängt es zusammen, daß die eine Häminverbindung katalytisch wirkt, wie das Hämonicotin, in welchem das Globin durch Nicotin ersetzt ist, die andere nicht, wie das Hämoglobin.

Hämoglobin kommt vorwiegend im Blut der höheren Tiere vor. Andere Häminverbindungen kommen, wie MacMunn 1886 entdeckte, in den Zellen vor, und zwar nicht nur in den Zellen der hämoglobinführenden Tiere, sondern in allen Zellen. Keilin wies die Zellhämine 1925 auch in Pflanzenzellen, Bakterien und Hefen nach. Entwicklungsgeschichtlich ist also das Hämin in der Natur früher aufgetreten als das Hämoglobin, worauf schon MacMunn hingewiesen hat.

MacMunns Arbeiten wurden wenig beachtet, zum Teil nicht geglaubt, und erst vor wenigen Jahren durch Hans Fischer und Keilin zu Ehren gebracht. Hans Fischer isolierte Porphyrin, das ist Hämin minus Eisen, aus Hefe, und zeigte, daß die Hefe aus Porphyrin und Eisen Hämin aufbauen kann. Keilin bestätigte und erweiterte in einer ausgezeichneten spektroskopischen Arbeit die Entdeckungen MacMunns und gab dem Zellhämin den Namen Cytochrom[2].

Diese Grundtatsachen aus der Chemie und Physiologie der Häminverbindungen: allgemeine Verbreitung des Hämins in der Natur, reversible Reaktion seines Eisenatoms mit Kohlenoxyd, Verteilung zwischen Sauerstoff und Kohlenoxyd nach der Verteilungsgleichung und endlich Lichtempfindlichkeit seiner Kohlenoxydverbindung waren die Grundlage Warburgs für die Weitererforschung der Konstitution des Atmungsferments.

Läßt man den Kohlenoxyddruck bis auf etwa eine Atmosphäre steigen, so reagiert das Atmungsferment mit Kohlenoxyd. Dann hört die Atmung der Zellen auf, weil die Kohlenoxydverbindung des Ferments keinen Sauerstoff katalytisch übertragen kann. Das katalytisch wirksame Eisenatom des Atmungsferments ist durch Kohlenoxyd blockiert. Läßt man den Kohlenoxyddruck wieder sinken, so erscheint wieder die normale Atmung. Das Atmungsferment (Fe) reagiert also, wie Hämoglobin, reversibel mit Kohlenoxyd:

$$Fe + CO \leftrightarrows FeCO.$$

Diese bei Versuchen mit Hefe entdeckte Reaktion wurde später als eine allgemeine Zellreaktion erkannt.

Außer dieser Eigenschaft des Atmungsferments, daß es nämlich reversibel mit Kohlenoxyd und Sauerstoff reagiert, hat es mit dem Hämoglobin auch noch die Eigenschaft gemeinsam, daß es sich zwischen Kohlenoxyd und Sauerstoff nach der Verteilungsgleichung verteilt und daß es in der Verbindung mit Kohlenoxyd lichtempfindlich ist. Dagegen unterscheidet sich das Atmungsferment vom Hämoglobin durch folgendes: Hämoglobin wirkt im Gegensatz zum Atmungsferment nicht wesentlich katalytisch; Hämoglobin bindet Kohlenoxyd fester als das Atmungsferment und diese Verbindung wird schwerer durch Licht gespalten als die Kohlenoxydverbindung des Atmungsfermentes.

Die Feststellung, daß das Atmungsferment eine Häminverbindung ist und andererseits die bereits obenerwähnten früheren Befunde von Keilin, daß sich

---

[1] Die erste Angabe über die Lichtempfindlichkeit einer Eisen-Carbonyl-Verbindung findet sich bei L. Mond und C. Langer [J. chem. Soc. Lond. **59**, 1090 (1891)]. Sie fanden, daß Fe(CO)$_5$ bei Belichtung CO abspaltet. — [2] Vgl. hierzu auch: Setsu Ito: Studien über das Cytochrom. Transactions of the Japanese Pathological Society XX. 1930. (Funktionseisen dürfte teils Oxydase, teils Cytochrom Peroxydase sein.)

in allen Zellen das von ihm gleichfalls als Häminverbindung festgestellte Cytochrom befindet, legte die Vermutung nahe, daß Atmungsferment und Cytochrom identisch sind. Die Versuche Warburgs und seiner Mitarbeiter führten aber zu dem Ergebnis, daß Atmungsferment und Cytochrom zwei verschiedene Substanzen sind, die sich durch die Konzentration, in der sie in den Zellen vorkommen, und durch ihr Verhalten zu Sauerstoff und Kohlenoxyd fundamental unterscheiden.

Zu den Grundeigenschaften der Fermente gehört die, daß sie in der lebenden Substanz in unendlich kleinen Konzentrationen vorkommen.

Die Feststellung, daß das immerhin in merklicher Konzentration in der Zelle vorkommende Cytochrom keinen Fermentcharakter hat, wird von Warburg als eine Bestätigung der erwähnten Erfahrung angesehen. Gerade die kleine Konzentration an Ferment und die große an Zellhämin (Cytochrom), das nicht Fermenthämin ist, erwies sich als eine Erschwerung für die Identifizierung des Atmungsfermentes als Hämin. Doch gelang diese Differenzierung durch folgende Methode: Die CO-Vergiftung der Zellatmung kann durch Belichtung rückgängig gemacht werden; dies erinnert an die schon lange bekannte Tatsache, daß CO-Verbindungen des Blutfarbstoffes durch Licht gespalten werden. Die CO-Vergiftung des Atmungsfermentes wird nach Warburg[1] durch Licht jener Wellenlängen, die von Häminen absorbiert werden, rückgängig gemacht. Lichtstrahlen, die Häminlösungen passieren, sind auf die CO-Vergiftung ohne Einfluß. Warburg zieht auf Grund dieser Versuche den Schluß, daß das Atmungsferment ein Farbstoff mit häminartigem Spektrum sein müsse. Von den bekannten Häminen unterscheidet es sich durch eine deutliche Verschiebung seines Absorptionsspektrums um etwa 20 μ nach dem roten Spektralende[2]. Durch Messung der absoluten Lichtmengen und ihres Effektes auf die CO-Vergiftung berechnet Warburg, daß die absolute Konzentration des wirksamen Atmungsfermentes in den Zellen so gering ist, daß es durch chemische Mittel kaum nachgewiesen werden kann. Nur ein Bruchteil des in den Zellen vorhandenen Eisens wäre Fermenteisen, in 1 g Zellsubstanz etwa $3 \cdot 10^{-8}$ Eisen (s. oben).

Keines der bekannten Hämine vermag die Zellatmung wesentlich zu steigern; dagegen beobachtete Warburg fördernde Effekte bei Häminen, die aus Chlorophyllderivaten durch Eiseneinführung dargestellt wurden.

In weiteren Untersuchungen hatte sich Warburg[3] und seine Mitarbeiter bemüht, das Atmungsferment möglichst rein zur Darstellung zu bringen. Die Atmungstheorie Warburgs, die in der oben wiedergegebenen Abb. 19 ihren Ausdruck findet, besteht somit im wesentlichen darin, daß das Atmungsferment Ferroeisen enthalte, das durch molekularen Sauerstoff in Ferrieisen verwandelt wird. Mit diesem vermag das Atmungsferment die organische Substanz zu oxydieren, wobei das Eisen wieder auf die Ferrostufe zurückgeführt wird. Letzten Endes würde also durch das Eisen eine Aktivierung des molekularen Sauerstoffs erfolgen, der in seine Atome gespalten und auf das organische Substrat übertragen wird.

Gegen die Warburgsche Atmungstheorie wurden verschiedene Einwände erhoben. So schien dagegen die Tatsache zu sprechen, daß man durch Extraktion der Organe eisenfreie lösliche Oxydationsenzyme erhalten kann, und zwar sowohl Katalasen als auch Peroxydasen und echte Oxydationsenzyme. Wir folgen nun bei der Besprechung dieser Einwände und Gegeneinwände der oben zitierten zusammenfassenden Darstellung von Haurowitz.

Die Wirkung dieser löslichen Enzyme wird durch HCN oder CO häufig nicht gehemmt[4]. So fanden Dixon, Malcolm und Sylva Thurlow, daß die Oxydation des Hypoxanthins durch molekularen Sauerstoff in Gegenwart von Xanthinoxydase durch Cyanide oder Pyrophosphate nicht gehemmt wird. Zufügung von Eisen zum System bewirkt keine

[1] Warburg, O., u. Negelein: Biochem. Z. **202**, 202 (1929). — Krebs: Ebenda **193**, 347 (1928). — Warburg: Z. Elektrochem. **35**, 549 (1929). — [2] Warburg, O., u. Kubowitz: Biochem. Z. **214**, 5 (1929); **227**, 184 (1930). — [3] Warburg, O., u. W. Kristian: Über das neue Oxydationsferment. Naturwiss. **20**, 980 (1932) — Biochem. Z. **257**, 492 (1933). — [4] Bach u. Michlin: Ber. dtsch. chem. Ges. **60**, 827 (1927). — Wieland u. Sutter: Ebenda **61**, 1060 (1928).

Beschleunigung. Sauerstoffaktivierung durch Eisen kommt also in diesem System nicht in Frage. Diese Beobachtung wird von den Autoren als eine Ausnahme von der Warburg-schen Regel aufgefaßt, nach welcher molekularer Sauerstoff nur mit Eisen und nicht mit organischen Molekülen reagieren kann.

Dies kann aber nicht als entscheidender Einwand gegen Warburgs Theorie angesehen werden, denn die Wirkung der löslichen Enzyme hat mit der Zellatmung wenig gemein. Es handelt sich hier nicht um den biologischen Abbau von Kohlehydraten oder Fetten zu Wasser und CO_2, sondern um Oxydation von Xanthin zu Harnsäure, von Bernstein-säure zu Fumarsäure, von Tyrosin zu Farbstoffen, also um ganz spezifische Reaktionen. Warburg betrachtet daher die löslichen Oxydationsenzyme als Umwandlungs- und Zer-fallsprodukte der zerstörten Zellen, aus deren Wirkung kein Rückschluß auf die Atmung der unversehrten Zellen möglich ist[1]. Der oft gegen Warburg erhobene Einwand, daß die Oxydationsenzyme eisenfrei sind, daß also Oxydationen ohne Eisen möglich sind, entspricht nicht den Tatsachen; nach Willstätters Analysen enthalten die reinsten Peroxydasepräparate etwa 0,06% Fe, also weit mehr, als von Warburgs Theorie gefordert wird, und zeigen eine porphyrinähnliche Farbe; ebenso enthalten die reinsten Katalase-präparate Eisen, und zwar an Porphyrine gebunden[2]. Die katalytische Wirksamkeit des Fermenteisens ist in diesen löslichen Enzymen etwa ebenso groß wie in Warburgs Atmungs-ferment; pro Sekunde vermag 1 Atom Fermenteisen etwa 10000—100000 Mol O_2 bzw. H_2O_2 umzusetzen.

Kuhn[3] untersuchte weiter die Stellung der Peroxydase als Eisensystem zur Zellatmung und erklärt Peroxydase als ein Eisensystem, das nach Reduktion das Hämochromogen-spektrum von reduziertem Hämin zeigt. Katalase sei ebenfalls ein Eisenporphyrinkomplex. Es lasse sich berechnen: 1 Mol Peroxydase setzt in einer Sekunde 10^5 Mol H_2O_2 um, 1 Mol Katalase aus Leber $6 \cdot 10^4$ Mol, aus Kürbiskeimlingen $2 \cdot 18^5$. 1 Mol Fermenteisen des Atmungsferments nach Warburg 10^5 Mol O_2, Hämin dagegen nur 0,01 Mol. Das Atmungs-ferment Warburgs sei hinsichtlich der Spezifität seiner Wirkung noch nicht hinreichend definiert.

Hennichs[4] suchte bei der Katalase Zusammenhänge zwischen Wirksamkeit und Eisengehalt zu finden. Als Katalasematerial wurde nach Willstätters Methode das Enzym aus Pferdeleber isoliert. Bei der Reinigung steigt der Eisengehalt, doch scheint die Bestimmung desselben in Katalasepräparaten verschiedenen Reinheitsgrades keine Beziehung zwischen Eisengehalt und enzymatischer Wirksamkeit zu liefern. Die quanti-tativen Beziehungen lassen sich nicht für die Frage der Beteiligung des Eisens an der Enzymwirkung vermerken. Die Blausäure wirkt auf die Katalase anders als auf Eisen-salze, so daß das Verhalten der Katalase gegenüber Blausäure nichts für die enzymatische Rolle des Eisens beweist. Gegen die Warburgsche Theorie der Oxydation im Organismus wird auch allgemein sowohl experimentell als auch theoretisch Stellung genommen. Für die Kinetik der Katalase wurde noch gefunden, daß der Einfluß der Substratkonzentration auf die Geschwindigkeit der Katalasewirkung von derselben Größenordnung wie bei anderen Enzymen ist. Die Abhängigkeit der Thermoinaktivierung des Enzyms von der Zeit liefert eine Stütze für die Annahme von Enzymhomologen verschiedener Stabilität. Die In-aktivierungskonstante ($Kc = 1/t \, 10 \, g \, Ka/Kt$) läßt sich auf 0,0534 und 0,0020 berechnen. Die v. Eulerschen Aktivierungen von Hefe- und Blutkatalase durch Protoplasmagifte, wie Toluol und Alkohol, lassen sich auch an Lebersubstanz reproduzieren. Auch hier sind sie durch die Gegenwart von Zellen bedingt.

Gegen Warburgs Theorie wird weiter eingewendet, daß die Gewebsatmung in manchen Fällen auch ohne Sauerstoffaktivierung vor sich gehe, wenn man den Luftsauerstoff durch Wasserstoffacceptoren ersetzt, z. B. durch Methylenblau, o-Dinitrobenzol[5], Cystin, Gluta-thion.

Man muß mit Wieland annehmen, daß hier primär Wasser an den zu oxydierenden Stoff angelagert wird und daß sekundär eine Abspaltung von Wasserstoff aus dem an-gelagerten Wasser erfolgt; der abgespaltene Wasserstoff hydriert den Wasserstoffacceptor; es entstehen also aus den genannten Stoffen Leukomethylenblau, o-Nitrophenylhydroxyl-amin, Cystein bzw. reduziertes Glutathion.

Die Methylenblauatmung wird im Gegensatz zur normalen Sauerstoffatmung der Zellen durch HCN oder CO nicht wesentlich gehemmt[6]. Dies und der Umstand, daß hier

---

[1] Warburg, O.: Biochem. Z. 214, 1 (1929). — [2] v. Euler, Zeile u. Hellström: Hoppe-Seylers Z. 192, 171 (1930); 195, 31 (1931). — [3] Kuhn: Naturwissensch. 19, 771 (1930). — [4] Hennichs, S.: Zur Kenntnis der Katalase und ihre Beziehung zu bio-logischen Oxydationen. II. Leberkatalase. Biochem. Z. 171, 314 (1926). — [5] Lipschitz u. Osterroth: Pflügers Arch. 205, 254 (1924). — [6] Wieland, Frage u. Rosenfeld: Liebigs Ann. 477, 1, 32 (1929).

keine Sauerstoffaktivierung erfolgt, sprechen eindeutig für die Wirkung von Dehydrasen. Warburg hält es jedoch für wahrscheinlich, daß sein Fe-haltiges Atmungsferment unter Umständen auch dehydrierend wirken und gegen HCN unempfindlich sein kann [1].

Auf Grund von Untersuchungen über die Hitzeempfindlichkeit der Zellatmung und der Oxydasen und auf Grund der oben erörterten Einwände zieht Keilin [2] den Schluß, daß der von Warburg nachgewiesene Atmungskörper nur im Verein mit den Dehydrasen der Zelle wirksam ist. Zur normalen Sauerstoffatmung der Zelle ist nach Keilin eine Reihe von Stoffen nötig; das Warburgsche Atmungsferment sei nur ein Glied dieser Reihe. Diese Auffassung scheint den Tatsachen am besten gerecht zu werden, wenn sie auch nicht so einfach ist, wie die älteren Theorien. Sie vermag sowohl die normale Sauerstoffatmung als auch die intra- oder extracelluläre Oxydation mit H-Acceptoren verständlich zu machen, ferner die Tatsache, daß durch Blausäure nur ein Teil der Atmung gehemmt wird [2].

Die Möglichkeit, daß die die Atmung hemmenden Stoffe auch in anderen Teilen des Oxydationssystems als am Eisen angreifen, wurde schon bei den Untersuchungen einer Reihe von Autoren betont. So haben Abderhalden und Wertheimer [3] Versuche angestellt, aus denen hervorgeht, daß auch ohne Spuren von Eisen die Oxydation des Cysteins erfolgt; ferner zeigte sich ganz deutlich ohne Ausnahme, daß auch bei eisenfreien Präparaten die Autoxydation des Cysteins durch Cyankali gehemmt wurde. Daraus schließen Abderhalden und Wertheimer, daß die Ansicht, die O. Warburg über die Blausäurewirkung ganz allgemein vertritt, in diesem Falle keine Geltung haben kann. Gibt man einen Tropfen einer stark verdünnten Eisenchloridlösung zu der Lösung hinzu, so wird die Oxydation beschleunigt. Eisen wirke also lediglich als Katalysator, die Blausäure greife nicht am Eisen an.

Auch Lipschitz [4] und seine Mitarbeiter haben in einer Reihe von Untersuchungen gefunden, daß unter bestimmten Bedingungen auch unter hoher Blausäurekonzentration meßbare Oxydationen und Reduktionen in den Zellen stattfinden, ja daß Blausäure unter den studierten Bedingungen verbrennen und damit unwirksam werden kann. Diese eisenfreie Atmung ließ sich auch im Modellversuche mittels einer aus reinstem Rohrzucker dargestellten äußerst eisenarmen Kohlesuspension unter Anwendung von Aminosäuren als Brennstoffe realisieren, deren Verbrennung dementsprechend wenig blausäureempfindlich war [5].

Lipschitz hatte weiter auch die hemmende Wirkung des Chinins und anderer dem Chinin nahestehender Basen auf die Oxydationsgeschwindigkeit von Muskelzellen genauer studiert [6], das einen anderen Angriffspunkt im Atmungssystem als am Eisen haben muß.

Aus allen diesen Untersuchungen ergaben sich jene Probleme, die sich auf die nicht durch das Eisen bzw. das Atmungsferment bedingten Oxydationsvorgänge, auf ihre Förderung und ihre Hemmung beziehen. Es kann, wie aus dem Vorstehenden hervorgeht, sogar eine cyanempfindliche und doch vom eigentlichen Atmungsferment unabhängige Teilatmung durch Zwischenkatalysatoren geben. Dies gilt für den Fall der Sulfhydrylverbindungen, speziell für das Glutathion. Dieses kann als Disulfid Wasserstoff aufnehmen, gibt ihn aber nur ab, wenn Eisensalze vorhanden sind, die sich komplex an das Glutathion binden. Diese Eisensalze können ihre Wirkung unabhängig vom Atmungsferment entfalten. Die Hauptrolle dürfte aber das Glutathion nicht bei der Zellatmung, sondern viel eher als Aktivator der Zellproteasen spielen.

Schließlich seien hier noch die Untersuchungen von B. Kisch [7] erwähnt, die sogar eine Steigerung der Gewebsatmung durch kleine Cyanmengen ergeben haben.

---

[1] Warburg, O.: Biochem. Z. **231**, 493 (1931). — [2] Keilin: Proc. roy. Soc. London B **104**, 206 (1929). — Dixon u. Elliot: Biochemic. J. **23**, 812 (1929). — Banga, Schneider u. Szent-Györgyi: Biochem. Z. **240**, 454 (1931). — [3] Abderhalden, E., u. E. Wertheimer: Studien über Autoxydationen. II. Versuche über die Umwandlung von Cystein in Cystin unter verschiedenen Bedingungen. Pflügers Arch. **198**, 122 (1923). — [4] Lipschitz, W., u. Gottschalk: Pflügers Arch. **191**, 1, 33 (1921); **196**, 463 (1922). — [5] Warburg, O.: Über die antikatalytische Wirkung der Blausäure. Biochem. Z. **136**, 266 (1923). — [6] Lipschitz, W., u. H. Freund: Die Beziehung der bactericiden Wirkungsstärke von Chinin und Hydrocupreinhomologen zu ihrer Atmungshemmung gegenüber Bakterien und Körperzellen. Arch. f. exper. Path. **99**, 226 (1923). — Lipschitz, W., u. B. Rosenthal: Die Wirkung von Chinin und Chininderivaten auf Stoffwechsel und Wärmehaushalt. Ebenda **116**, 39 (1926). — [7] Kisch, B.: Biochem. Z. **263**, 75, 187 (1933) — Nichtenzymatische Zwischenkatalysatoren. Handb. d. Biochemie, 2. Aufl., **1**, 563 (1933).

In der Atmungstheorie von Warburg ist die Feststellung von prinzipieller Wichtigkeit, daß Hämoglobin Transportmittel für Sauerstoff, nicht aber Katalysator sei; denn es übertrage nicht den Sauerstoff auf organische Moleküle, sondern übertrage nur den Sauerstoff von einer Stelle des Körpers an eine andere. Dort bewirke das Atmungsferment mit Hilfe seines Eisens als Katalysator die Übertragung des Sauerstoffs auf die organische Substanz. Diese Arbeiten Warburgs haben die Aufmerksamkeit auf die katalytischen Eigenschaften des Blutfarbstoffes und seiner Derivate gelenkt.

Tatsächlich kommt auch dem Hämoglobin und den Häminen eine zwar schwache, aber doch deutlich meßbare peroxydatische und katalatische Wirkung zu[1]. Die peroxydatische Wirkung läßt sich z. B. durch die Sauerstoffübertragung von Wasserstoffperoxyd auf Benzidin oder Guajac feststellen; sie ist weit geringer als jene der pflanzlichen Peroxydasen. Die katalatische Wirkung wird an der Zersetzung von Wasserstoffperoxyd erkannt; sie ist ebenfalls weit schwächer als jene der echten vom Hämoglobin abtrennbaren Blutkatalase oder der Gewebskatalasen. Peroxydatische und katalatische Wirkung findet man auch bei bekannten komplexen Metallsalzen, z. B. beim Kalium-pentacyano-aquoferriat $K_3[FeCy_5(H_2O)]$ und beim Triamin-trinitro-kobaltiat $[Co(NO_2)_3(NH_3)_3]$, vielleicht kommen beide Wirkungen — peroxydatische und katalatische — stets nebeneinander vor[2]. Die katalytischen Eigenschaften werden allgemein dem Ferroeisen zugeschrieben[3]. Ferrieisen ist unwirksam. Die besondere katalytische Fähigkeit der Hämine und der genannten komplexen Metallsalze, durch die sie sich vor anderen unwirksamen Ferrosalzen auszeichnen, beruht vermutlich darauf, daß die intermediär gebildete oxydierte Eisenverbindung wieder spontan auf die Ferrostufe zurückfällt. Kuhn[4] hat kürzlich zeigen können, daß Hämine auch als echte Oxydasen auftreten können; es ist bemerkenswert, daß nur die Häminoxydation löslicher Substrate durch Blausäure gehemmt wird; die Oxydation unlöslicher Fettsäuren wird nicht gehemmt. Dies zeigt, daß auch echte Schwermetallkatalysen gegen Blausäure unempfindlich sein können. Häminartige Körper sind von Keilin[5] in vielen tierischen und pflanzlichen Zellen gefunden worden; vielleicht kommt einem Teil dieser als Cytochrom a, b und c bezeichneten Substanzen eine katalytische Funktion bei der Zellatmung zu; denn reduziertes Cytochrom c wird weder durch Eisensalze noch durch nichtautoxydable Hämatinverbindungen oxydiert, wohl aber durch Herzmuskelextrakte. Die Wirkung der Herzmuskelextrakte wird durch Blausäure oder Schwefelwasserstoff gehemmt. Cystein wird in Gegenwart von Cytochrom c, das frei von Metallverunreinigungen ist, nicht katalytisch oxydiert, auch nicht in Gegenwart von Herzmuskelextrakt. Ein Gemisch von Herzmuskelextrakt und Cytochrom c ist jedoch ein stark wirksamer Katalysator für die Cysteinoxydation. Diese Katalyse wird durch Blausäure, Schwefelwasserstoff und Kohlenoxyd im Dunkeln gehemmt. Licht hebt die Kohlenoxydwirkung auf. Das System Herzmuskelextrakt plus Cytochrom c aus Hefe verhält sich also als Katalysator ähnlich dem Pyridin-Hämatin und Nicotin-Hämatin und ähnlichen lebenden Zellen.

Robinson[6] fand, daß das nach Ausspülen der Blutgefäße in den Geweben verbleibende Hb (oder Derivate) als Stoffwechselkatalysator wirken kann. Als Substrat wird Leinöl gewählt, das als Suspension in Wasser oder Pufferlösung in einer dem Barcroftschen Differentialmanometer ähnelnden Apparatur auf seine Sauerstoffzehrung untersucht wird. 40proz. KOH sorgt für Absorption etwa entwickelter CO_2. Für Kobaltoxyd als bekannten Katalysator ergab sich, wie zu erwarten, für den Reaktionsverlauf die typische Sinuskurve. Hb und alle eisenhaltige Hb-Derivate wirkten sehr stark katalytisch mit augenblicklichem Anstieg der Reaktionskurve, nicht dagegen Hämatoporphyrin. Zwischen Hb und Met-Hb war in der Wirkung kein Unterschied nachweisbar; CO-Hb war nur unwesentlich schwächer. Hämin wirkte stärker als Hb; in einer Verdünnung, daß sein Eisengehalt dem des Hb entsprach, etwa gleich stark. Kaliumcyanid in einer Konzentration, die eben genügte, das Eisen zu besetzen, äußerte keinerlei Einfluß auf den Verlauf der Katalyse. (Er wurde erst bei höheren Konzentrationen bemerkbar.) Es kann also auch Cyan-Hb eine katalytorische Wirkung ausüben. Von Eisensalzen gibt Eisenammonsulfat

[1] Lipschitz: Hoppe-Seylers Z. 146, 1 (1925). — Kuhn u. Brann: Ber. dtsch. chem. Ges. 59, 2370 (1926); 61, 1550 (1928). — Euler u. Mitarbeiter: Sv. kem. tidskr. 41, 85 (1929). — Zeile: Hoppe-Seylers Z. 189, 127 (1930). — Haurowitz: Ebenda 198, 9 (1931). — [2] Shibata: Acta phytochim. (Tokyo) 4, 373 (1929). — [3] Wieland u. Franke: Ann. de chem. 465, 101 (1928). — [4] Kuhn: Hoppe-Seylers Z. 185, 193 (1929). — [5] Keilin: Proc. roy. Soc. London B 106, 418 (1930). — [6] Robinson, M. E.: Haemoglobin and methaemoglobin as oxidative catalyts. Biochemic. J. 18, 255 (1924).

einen ähnlich steil ansteigenden Kurvenverlauf wie die Hb-Verbindungen, ist jedoch von schwächerer Wirkung. Mit der äquivalenten Menge KCN versetzt, verliert es jede katalytische Wirkung sofort.

Auch Heubner hatte mit seinen Mitarbeitern Rolf Meier und R. Rhode beobachtet, daß Hämoglobin unter Umständen ebenfalls unverkennbare katalytische Wirkungen ausüben kann, wenn auch nur in verhältnismäßig sehr hoher Konzentration. Am deutlichsten ist ihm dies geworden bei der Reaktion zwischen Hämoglobin und Hydrochinon: Unter Bedingungen, unter denen eine Hydrochinonlösung keine meßbaren Mengen von Sauerstoff aufnimmt, genügt der Zusatz von $^1/_{200}$ Äquivalent Blutfarbstoff, um das Hydrochinon rasch durch den Sauerstoff der Luft zur Oxydation zu bringen[3]. Gleiches gilt für Hydrazobenzol[2], Phenylhydroxylamin[3] und für Chlorat, wie R. L. Mayer[4] gefunden hat.

Der Mechanismus der Blutgiftwirkung des Chlorats wird von Mayer in der Weise definiert, daß die Methämoglobinbildung durch Chlorat eine Eisenkatalyse ist: Die Ferroverbindung Hämoglobin reduziert katalytisch das Chlorat zu Chlorid und geht dabei selbst in die Ferriverbindung Methämoglobin über. Ein Vergleich dieser Reaktion mit der Chloratkatalyse durch Ferrosalze ergibt weitgehende Ähnlichkeiten; fügt man nämlich zu einem Gemisch Ferrosulfat-Chlorat einen oxydablen Körper wie Jodkalium, Natriumsulfid, Indigo oder Alkohol, so wird ein größerer Chlorumsatz erreicht als $^1/_6$ Mol, was den stöchiometrischen Verhältnissen entspräche, weil das entstandene Ferrisalz wieder reduziert werden und von neuem mit Chlorat reagieren kann. Entsprechendes wird für das Blut angenommen. Es wurde der zeitliche Ablauf der Reaktion, die Temperaturwirkung, die Wirkung von H'- und OH'-Ionen und der Einfluß von verschiedener Katalysator- und Chloratkonzentration auf die Reaktionsgeschwindigkeit einerseits in dem System: Chlorat-Ferrosulfat-Jodkalium studiert, andererseits in dem System: Chlorat-Hämoglobin-Jodkalium. Als Maß der Reaktionsgeschwindigkeit diente das durch Oxydation gebildete titrierbare Jod oder auch im organischen System — bei Fortlassung des Jodkalis — das erste Auftreten des Methämoglobinstreifens. Bei Verwendung von Natriumsulfit ergab sich, daß neben dem zu Hämoglobin reduzierbaren, also katalytisch wirksamen Methämoglobin ein inertes braunes Methämoglobin entsteht, das anorganischem basischem Ferrisalz vielleicht entspricht.

Es handelt sich also nach Heubner und Mitarbeitern auch bei der katalytischen Wirksamkeit zwischen den verschiedenen komplexen Eisenverbindungen in letzter Instanz um quantitative Unterschiede wie bei dem Verhalten gegen Kohlenoxyd usw. Heubner betont ausdrücklich, daß die katalytische Wirksamkeit des Hämoglobins biologisch nur in Frage kommen dürfte, wenn eine der obenerwähnten Substanzen oder ähnliche abnorme Produkte in den Organismus geraten.

Dies gilt wohl auch vom anorganischen Eisen selbst; denn wenn Ferrosalze ins Blut gelangen, werden sie, wie oben schon ausführlich behandelt wurde, rasch in eine komplexe Ferriglobulinverbindung umgewandelt. Die quantitative Messung dieser Umwandlung durch Starkenstein und Harvaliks hatte ebenfalls ergeben, daß es sich hier um eine Funktion des Hämoglobin[5] bzw. seines Eisens handelt (s. S. 904).

[1] Heubner, W., u. R. Meier: Arch. f. exper. Path. **100**, 138 (1923). — [2] Heubner, W., u. R. Meier: Arch. f. exper. Path. **100**, 143ff. (1923). — [3] Heubner, W., R. Meier u. R. Rhode: Arch. f. exper. Path. **100**, 156 (1923). — [4] R. L. Mayer: Arch. f. exper. Path. **95**, 351 (1922). — [5] Starkenstein, E., u. Z. Harvalik: Über eine im intermediären Eisenstoffwechsel entstehende Ferriglobulinverbindung. Arch. f. exper. Path. **172**, 75 (1933).

Unter welchen Bedingungen solche katalytische Reaktionen im strömenden Blute erfolgen können, soll später noch besprochen werden.

Die Untersuchungen über die Beziehungen des Eisens zur Gewebsatmung sowie deren Beeinflussung durch die eisenbindenden Stoffe wurden nach verschiedenen Richtungen hin durchgeführt.

Shoup und Boykin[1] haben die Wirkung von Blausäure und verschiedenen anorganischen Eisenverbindungen auf die Atmung von Paramaecium caudatum manometrisch in dem Apparat von Thunberg-Winterstein gemessen. $^n/_{200}$-Blausäure und geringere Konzentrationen hatten keine wesentliche Wirkung auf die Atmung (in manchen Fällen leichte Steigerungen). Zusatz von Eisensalzen hatte nur Verminderung oder gar keine Veränderung des Sauerstoffverbrauchs zur Folge.

Elvehjem[2] hat die Rolle von Eisen und Kupfer im Wachstum und Stoffwechsel der Hefe untersucht. Er beschreibt zunächst ein synthetisches Nährmedium, das extrem arm an Kupfer und Eisen ist. Hefe wächst in diesem Kulturmedium langsam, zeigt geringen Cytochromgehalt und niedrige Atmung. Durch Zusatz von Eisen zum Medium steigt die Wachstumsgeschwindigkeit, der Cytochromgehalt und die Atmung an. Noch wirksamer war Zusatz von Eisen und Kupfer. Es stieg nachher besonders der Gehalt an Cytochrom. Optimal ist 0,01 mg Kupfer in 100 ccm. Mit dem Alter der Kultur sinkt die Empfindlichkeit der Atmung gegen Blausäure derart, daß alte Kulturen schließlich nicht mehr durch Blausäure ($^m/_{100}$) gehemmt werden.

In Verfolgung der Gedankengänge der Warburgschen Atmungstheorie prüfte Keeser[3] den Gehalt und die Widerstandsfähigkeit des Organismus gegen Blausäure und Schwefelwasserstoff.

3 Würfe von 6 Wochen alten Kaninchen wurden in 3 Gruppen aufgeteilt und verschieden ernährt. Gruppe I erhielt Milchreis (eisenarm), Gruppe II erhielt Grünfutter und Gruppe III Grünfutter mit $FeCl_2$ (täglich in Brotkügelchen per os 20—40 mg steigend, insgesamt während der Fütterung daher 2,76 g $FeCl_2$). Nach 3 Monaten war der Erythrocytengehalt und die Hämoglobinmenge im Blut bei den verschiedenen Gruppen nicht wesentlich unterschieden, dagegen war der Eisengehalt der untersuchten Organe in Gruppe III höher als in Gruppe I. An diesen Tieren wurden die toxischen Wirkungen gleicher Dosen von solchen Giften, die im Organismus eine Bindung mit Eisen eingehen, geprüft. 8 mg NaCN pro Kilogramm per os riefen an Tieren der Gruppe II schwere Vergiftungserscheinungen hervor, in Gruppe I waren diese stärker, während sie in Gruppe III nur einen geringen Grad erreichten und schnell abklangen. 10 mg NaCN führten in allen Gruppen zum Tode. Auch für die Schwefelwasserstoffvergiftung ergaben sich Unterschiede der Empfindlichkeit. 300 mg Na_2S pro Kilogramm subcutan waren bei den Tieren der Gruppe I in 4 bis 6 Stunden tödlich, in Gruppe II klang die Vergiftung in 24—48 Stunden und in der Gruppe III in 6—8 Stunden ab. Diese Unterschiede in der Widerstandsfähigkeit der verschieden ernährten Tiere gegen die beiden Gifte werden durch den verschiedenen Eisengehalt der Organe zu erklären versucht.

---

[1] Shoup, Ch. S., u. J. T. Boykin: Die Unempfindlichkeit von Paramäcien gegenüber Blausäure und die Wirkungen von Eisen auf die Atmung. J. gen. Physiol. 15, 107 (1931). — [2] Elvehjem, C. A.: Die Rolle von Eisen und Kupfer im Wachstum und Stoffwechsel der Hefe. J. of biol. Chem. 90, 111 (1931). — [3] Keeser, F.: Eisengehalt und Widerstandsfähigkeit des Organismus gegen Blausäure und Schwefelwasserstoff. Arch. f. exper. Path. 156, 340 (1930).

Zum Problem der Gewebskatalyse wurde auch eine Reihe ganz anderer Probleme in Beziehung gebracht. Beim Studium der induzierten Oxydation, wie sie z. B. bei der Oxalsäure vorliegt, die eine Quecksilberchloridlösung nur zu oxydieren vermag, wenn eine ganz kleine Menge Kaliumpermanganat zugesetzt wird, kamen Mittra und Dhar[1] auf den Gedanken, daß die mangelnde Verbrennung des Zuckers beim Diabetes sich vielleicht auf das Fehlen einer derartigen Kontaktsubstanz zurückführen läßt. In Anlehnung an die Untersuchungen von Warburg wollen sie durch das Vorhandensein ganz kleiner Spuren von Eisen in Insulin und Vitamin die Wirksamkeit dieser Stoffe und die Möglichkeit einer energischen Sauerstoffübertragung erklären. Sie gehen so weit, aus dieser theoretischen Vorstellung die therapeutische Anregung abzuleiten, Diabetiker mit kolloidalen Eisensalzen zur Beförderung der Oxydationskraft zu behandeln (!).

In Fortsetzung dieser Gedankengänge haben dann Hira Lal Dube und Dhar[2] die induzierte Oxydation von Glucose in Gegenwart von Insulin als Induktor studiert. Die Glucoseoxydation in Lösung durch Luft wurde bei Gegenwart bestimmter Katalysatoren unter bestimmten Bedingungen ermittelt. Sie beträgt mit

Insulin	Na$_2$PO$_4$	Eisenoxyd	Ceroxyd
1,8%	0,3%	15,5%	7,7%
	32%	21,2%	19,4%

bei gleichzeitiger Verwendung von Insulin und Katalysator.

Die Wirkung des Eisens und anderer Schwermetalle auf den Harnsäureabbau hat Rosenthal[3] untersucht. Er fand, daß Fe, Cu, Mn, Methylenblau, Glutathion keine beschleunigende Wirkung auf die Harnsäurezerstörung durch Hydroxylionen haben.

Auf Grund der Beobachtung, daß die an sich praktisch ungiftige Pyropalloldisulfosäure nach Injektion von Ferrosalzen ein stark wirksames Krampfgift bildet, versuchten Eichholtz[4] und Ortega[5] die allgemeinen katalytischen Eigenschaften des Eisenmoleküls im lebenden Organismus quantitativ zu verfolgen. Sie kamen dabei zu folgenden Ergebnissen: Das oben erwähnte stark wirksame Krampfgift entsteht im Körper beim Zusammentreffen von Pyropalloldisufosäure mit anorganischem zweiwertigen Eisen oder mit Ferricitratnatrium. Die durch Ferrosulfat oder Ferricitratnatrium hervorgerufenen Vergiftungserscheinungen laufen parallel der allgemein katalytischen Wirkung. Das körpereigene Eisen besitzt keine nachweisbaren allgemein katalytischen Wirkungen. Es ist durch Schwermetallkomplexbildner, wie Brenzkatechindisulfosäure, Thyroxin, Campolon u. a. nicht in katalytisch wirksame Form überzuführen.

Es war naheliegend, daß die Warburgsche Atmungstheorie, die insbesondere vom Standpunkte des Eisenstoffwechsels aus eine besondere Stellung einnahm, bei ihrer Prüfung auf Richtigkeit den früheren Atmungstheorien gegenübergestellt wurde. Dies tat schon Warburg[6] selbst:

Bei der Beurteilung des Begriffes der Aktivierung äußert Warburg die Meinung, daß bei genügend weiter Fassung dieses Begriffes das Eisen höherer Oxydationsstufen als „aktivierter" Sauerstoff und die Atome der aufgelockerten organischen Moleküle als „aktivierter" Kohlenstoff, Wasserstoff, Schwefel usw. angesehen werden können. Alle an dem Vorgange der Atmung beteiligten Moleküle seien also aktiviert, der Sauerstoff durch chemische Kraft, die übrigen Moleküle durch unspezifische Oberflächenkräfte. Auf Grund dieser Ergebnisse schließt Warburg, daß die früheren Theorien der Atmung teils richtig, teils falsch waren. Die Theorien von Traube und Back seien richtig gewesen, insofern sie eine Aktivierung des Sauerstoffs annahmen, unrichtig, insofern sie eine Akti-

---

[1] Mittra, N. N., u. N. R. Dhar: Indued reactions and diabetes from the viewpoint of induced oxidation. J. physic. Chem. 29, 376 (1925). — [2] Dube, Hira Lal, u. N. R. Dhar: Induzierte Oxydation von Glucose in Gegenwart von Insulin als Induktor. J. physic. Chem. 36, 444 (1932). — [3] Rosenthal, Fr.: Harnsäureabbau und Wasserstoffionenkonzentration. Biochem. Z. 255, 200 (1932). — [4] Eichholtz, E.: Über Schwermetallkatalysen in der lebenden Substanz. Klin. Wschr. 10, 721 (1931). — [5] Eichholtz, E., u. A. Ortega: Arch. f. exp. Path. 174, 217 (1933). — [6] Warburg, O.: Biochem. Z. 152, 488 (1924); 142, 518 (1923).

vierung der organischen Moleküle übersahen. Die Theorien von Pfeffer und Wieland[1] waren richtig, insofern sie eine Aktivierung der organischen Moleküle annahmen, unrichtig, insofern sie die Aktivierung des Sauerstoffs übersahen. Das Unbefriedigende aller früheren Atmungstheorien sei deren Unbestimmtheit gewesen.

Das ganze Problem, in dessen Mittelpunkt letzten Endes die beiden Theorien von Wieland und Warburg stehen, finden ihre kritisch zusammenfassende Behandlung in dem am Physiologen-Kongreß in Stockholm gehaltenen Vortrage von Hopkins[2], der als der Entdecker des Glutathions besonders auch die Stellung dieses Stoffes zu den Atmungsvorgängen ausführlicher behandelt.

Weiter bearbeitet auch Karl Oppenheimer[3] diese Probleme in ausführlichen Zusammenfassungen. In einer Generalübersicht faßt er schematisch alle sich aus der Diskussion ergebenden Möglichkeiten folgend zusammen:

I. Ausschließliche Wasserstoffaktivierung. 1. Reine Dehydrasenwirkung, direkte Übertragung von Wasserstoff der Zellstoffe auf mol. O_2; noch nicht endgültig als zellbiologischer Prozeß erwiesen, aber für einige Fälle wahrscheinlich. 2. Übertragung von H_2 der Zellstoffe zunächst an Zwischenkatalysatoren (Chinone oder Peroxyde), die ihrerseits (Typus Methylenblau) den Wasserstoff an molekulares O_2 weitergeben. Beide Gruppen zusammen bilden den nichtcyanempfindlichen Anteil der Zellatmung.

II. Ausschließliche Sauerstoffaktivierung, keine katalytische Dehydrierung. 1. Aktivierung als H_2O_2. Im Modell vielfach reproduzierbar, im Zelleben nicht sicher nachweisbar. 2. Aktivierung durch gelöste Schwermetalle: Beispiel SH-Systeme, viele Chromogene, darunter wahrscheinlich auch zellbiologisch wichtige Atmungschromogene als Zwischenkatalysatoren. 3. Aktivierung durch definierte schwermetallhaltige Komplexe: Warburgs Atmungsferment. Beispiel wahrscheinlich Aminosäure. 4. Höchstaktivierung durch Eisensysteme (Atmungsferment) + Peroxydase; modellmäßig durch H_2O_2 + Peroxydase. Beispiele im Modellversuch gewisse Chromogene, aber auch Zucker, Ameisensäure.

III. Kombinierte Wirkung von Wasserstoffaktivierung mit Sauerstoffaktivierung; wahrscheinlich biologisch der wichtigste Fall. Die Aktivierung des Sauerstoffes kann sich auch hier nach 2. bis 4. vollziehen. Modellversuch: Dehydrierung der Bernsteinsäure an der Luft durch Gewebe. Nach Keilin in der Zelle unter Einschaltung eines Zwischenkatalysators, des Cytochroms; Sauerstoffaktivierung durch eine besondere Oxydase.

Aus all dem ergibt sich die Abgrenzung für die Beteiligung des Eisens an den katalytischen Prozessen bei der Gewebsatmung.

Nach einer bestimmten Richtung hin sei hier nochmals auf den Weg des Eisens zu den Orten der Gewebsoxydationen hingewiesen: Es wurde oben bereits besonders betont, daß nach Warburg das Eisen des Hämoglobins im strömenden Blute keine katalytische Wirkung entfalte, und hierin liege sogar ein Schutz für den Sauerstoff, den das Hämoglobin in die Zellen zu transportieren hat und der eben dadurch auf diesem Wege nicht verbraucht wird. Wir haben allerdings gesehen, daß unter bestimmten Bedingungen die Möglichkeit der Sauerstoffabgabe auch im Blute besteht, und haben als eines dieser Beispiele die Oxydation des zweiwertigen Eisens zu dreiwertigem als eine Funktion des Hämoglobins bzw. des Hb-Fe kennengelernt. Dieser Verbrauch an Sauerstoff erfolgt hier in einem Milieu, dessen p_H immerhin nach der alkalischen Seite zu liegt, also bei einer Reaktion, bei der Ferroverbindungen leichter oxydiert werden als bei saurer Reaktion.

Dieses ins Blut gelangte Ferroeisen wird nun, wie oben schon ausführlich dargelegt wurde, während der Oxydation gewissermaßen als dreiwertiges Eisen in statu nascendi an Globulin komplex gebunden. Diese Komplexbindung be-

---

[1] Wieland, H.: Über den Verlauf der Oxydationsvorgänge. Ber. dtsch. chem. Ges. **55**, 3639 (1922) — Arch. f. Physiol. **20**, 477 (1922) — Oppenheimers Handb. d. Biochemie, 2. Aufl., **2**, 252 (1923). — Tanaka: Versuche zur Prüfung der Wielandschen Atmungstheorie. Biochem. Z. **157**, 425 (1925). — [2] Hopkins, F. G.: On current Views concerning the Mechanism of biological Oxidation. Skand. Arch. Physiol. (Berl. u. Lpz.) **1926**, 1. — [3] Oppenheimer: Gellhorns Lehrb. der allg. Physiologie, S. 375ff. Leipzig 1931.

deutet einen ähnlichen Schutz für das Eisen, wie er im Hämoglobin vorliegt; außerdem ist es gewissermaßen dem Hämoglobin gegenüber entgiftet, das es nicht zu weiterer O_2-Abgabe im strömenden Blute veranlassen kann. Ist die Bindung dieses durch Hb unter Sauerstoffverlust des Blutfarbstoffs zu Fe III oxydierten Eisens an das Globulin erfolgt, dann kann das Hämoglobin rasch wieder regeneriert werden, und beide Arten von komplexen Verbindungen können- nunmehr, ohne wechselseitig in Reaktion treten zu müssen, in die Zellen transportiert werden. Bei der hier herrschenden oder richtiger gesagt möglichen Reaktion, die, wie schon oben ausgeführt wurde, unter bestimmten Bedingungen nach der sauren Seite zu liegt, kann nun ein Reaktionsablauf erfolgen, der dem im strömenden Blute entgegengesetzt ist: Das Ferrieisen des Ferriglobulinkomplexes kann als Ferriion in Freiheit gesetzt werden und hier vielleicht als solches, vielleicht aber erst nach Aufnahme durch das Atmungsferment zum Katalysator werden und den durch das Hämoglobin hertransportierten Sauerstoff, der ebenfalls bei der geänderten Reaktion ganz andere Bedingungen für die Abspaltbarkeit findet, auf die organische Substanz übertragen.

Die katalytischen Vorgänge können sich nach dem eben Gesagten in allen Organen abspielen. Die Vielseitigkeit der katalytischen Vorgänge läßt es aber verständlich erscheinen, daß diese keineswegs bloß in der Oxydation der Organsubstanz bis zu Kohlensäure und Wasser ihren Ausdruck finden muß. Wir haben schon in der Einleitung zu diesem Kapitel gesehen, daß bei diesen Prozessen die Entstehung intermediärer Zwischenstufen eine besondere Bedeutung besitzt, weil ja diese Zwischenstufen vielleicht erst die Eignung haben, zur Synthese organisierter Substanz verwendet zu werden. Wir haben weiter mit der Möglichkeit zu rechnen, daß durch die Förderung der Oxydation Stoffwechselvorgänge nach einer bestimmten Richtung hin beeinflußt werden, was wiederum mit weitgehenden Änderungen nach anderen Richtungen hin verbunden sein kann. Gerade die sich auf diese Weise ergebende große Anzahl von Möglichkeiten schaffen Beziehungen zu den experimentell pathologisch, pharmakologisch und auch klinisch ganz ungeklärten Problemen der seit alters her dem Eisen zugeschriebenen „roborierenden" Wirkungen. Daß gerade solche Wirkungen allgemeiner Natur, d. h. nicht organspezifisch sein werden und mit den Stoffwechselwirkungen des Eisens im engsten Zusammenhange stehen können, muß als sehr wahrscheinlich angenommen werden. Aber auch die Stoffwechselvorgänge selbst, die durch das Eisen beeinflußt werden, können wohl nur vom Standpunkte der Wirkung des Eisens als Biokatalysator aufgefaßt werden.

Alles das, was wir vom pharmakologischen Standpunkte aus als pharmakologische Organwirkungen des Eisens nun noch näher kennenzulernen haben, steht innerlich vielfach mit den eben hier geschilderten biokatalytischen Wirkungen des Metalls in engstem Zusammenhange.

B. Die Wirkung des Eisens auf Organsysteme und Organe.

1. Blut und blutbildende Organe.

Allgemeines. Die direkten Wirkungen auf das Blut erschöpfen sich in den bereits oben besprochenen Wirkungen auf die Blutkörperchen und die Bluteiweißkörper. Sie sind bei direkter Einbringung der Eisenverbindungen in die Blutbahn nicht wesentlich verschieden von denen, die bei direktem Kontakt mit dem Blute in vitro eintreten. Sowohl die Fällung der Serumeiweiß-körper als auch die Agglutination, Hämolyse und Blutfarbstoffveränderung sind mit diesen Wirkungen identisch. Ein Unterschied besteht nur darin, daß bei der intravenösen Injektion solcher blutschädigender Eisenverbindungen höhere Konzentrationen notwendig sind als bei den Versuchen in vitro, weil die eintretende Verdünnung und das schnellere Wegschaffen der betreffenden Eisenverbindungen aus dem Kreislauf die Konzentration dauernd vermindert. Aus diesem Grunde ist ein quantitativer Vergleich der Wirkungsstärke der blutschädigenden Eisensalze aus in vitro-Versuchen auf die Verhältnisse im Organismus selbst nicht möglich. Sämtliche Wirkungen der Eisenverbindungen auf das strömende Blut sind somit nur destruktiver Natur.

Ganz anderer Art sind dagegen jene typischen Wirkungen des Eisens auf das Blut, denen dieses Metall seine Einführung in die Therapie verdankt; diese beziehen sich eigentlich weniger auf das Blut selbst als auf die blutbildenden Organe.

Wie im geschichtlichen Teile bereits ausgeführt wurde, waren die ersten Zufalls-beobachtungen, die eine Wirkung des Eisens auf das Blut vermuten ließen, mit ganz unklaren Vorstellungen über dessen Wirkungsweise verbunden. Die Entdeckung des Eisens in der Asche tierischer Organe, der Befund, daß sich das Metall in der Blutasche befindet, die Feststellung, daß die Blutkörperchen und schließlich das Hämoglobin der Sitz des Eisens im normalen Organismus sei, war dann der Ausgangspunkt für eine Reihe von Erklärungsversuchen über die empirisch festgestellte Wirkung bei Blutkrankheiten. Als dann später auch noch Verminderung des Eisengehaltes des Blutes bei Blutkrankheiten festgestellt worden war, wurde die Erklärung dieser Eisenwirkung einfach in dem Sinne gegeben, daß zur Blutbildung Eisen benötigt werde, daß dieses bei bestimmten Krankheiten fehle, aus diesem Grunde zugeführt werden müsse und daß dadurch wiederum die normale Blutbildung ermöglicht werde.

Es erscheint nicht verwunderlich, daß in dieser Zeit, wo die physiologischen Grund-lagen über die Blutbildung bzw. über die Tätigkeit der hämatopoetischen Organe noch gänzlich unbekannt waren, die Vorstellung herrschte, daß die Blutbildung in den Gefäßen erfolge und daß das in dem Blutkreislauf gelangte Eisen in den Blutgefäßen die blut-bildende Wirkung ermögliche. Verwunderlich aber muß es sein, daß selbst in der Gegenwart noch solche Vorstellungen herrschen und jetzt noch einzelne Untersucher eine Eisen-verbindung für um so wirksamer halten, je länger sie im Kreislauf nachgewiesen werden kann, in der Annahme, daß dadurch das Eisen um so ausgiebiger für die Blutbildung ver-wendet werden könne[1]. Es bedarf hier keiner näheren Ausführung, daß die Untersuchungen über den Einfluß des Eisens auf die Blutbildung mit der Funktion der blutbildenden Organe, also vor allem mit dem Knochenmark, zusammenhängen. Wir dürfen folglich auch nur in dem Ausmaße, als uns die Funktion der Blutbildung im Knochenmark selbst bekannt ist, Aufschluß über den Eintritt des Eisens in das Hämoglobin und andererseits über die Bildung des Hämoglobins in den Erythrocyten erwarten.

Von prinzipieller Wichtigkeit ist die Frage, ob unter normalen Bedingungen, d. h. bei jenen Individuen, die normale Blutkörperchenzahl und Hämoglobin-menge besitzen, durch Zufuhr von Eisen die Blut- bzw. Hämoglobinmenge ge-steigert werden kann. Diese Fragestellung ist bei einer pharmakologischen Untersuchung des Einflusses des Eisens auf die Blutbildung von grundlegender Wichtigkeit, weil es von der darauf zu gebenden Antwort abhängen wird, ob überhaupt die Wirkung des Eisens auf die Blutbildung an normalen Tieren und Menschen untersucht werden kann oder ob diese Wirkung nur bei verminderter Blutbildung nachweisbar ist.

Bevor wir uns mit dieser wichtigen Frage befassen, wollen wir hier das über die Blutbildung Bekannte kurz zusammenfassen, um gewissermaßen die Angriffs-punkte des Eisens im hämatopoetischen System kennenzulernen.

---

[1] Vgl. hierzu z. B. C. Fleig: Die künstlichen Sera. C. r. Acad. Sci. Paris **145**, 286 (1907).

Unsere Vorstellungen von der Bedeutung des Eisens bei der Erythrocyten- und Hämoglobinbildung. Das Organ, in welchem die Bildung der Erythrocyten und des Hämoglobins erfolgt, ist das Knochenmark. Die Feststellung, daß beim Neugeborenen dieses fast vorwiegend aus „rotem Mark" besteht, zeigt, daß um diese Zeit die blutbildende Tätigkeit eine besonders starke ist; denn mit dem 3. Monat ist bei den meisten Säugetieren die Blutbildung im wesentlichen vollendet, und wir sehen dann an Stelle des roten Markes, insbesondere in den Diaphysen der Röhrenknochen, immer mehr und mehr gelb gefärbte Fettzellen auftreten, wodurch das früher rot gefärbte Mark eine weißlichgraue Färbung erhält. In den Epiphysen bleibt auch im späteren Alter das Knochenmark rot, ebenso in den kleineren Knochen, in den Wirbelkörpern, im Schädel, im Brustbein und in den Rippen, doch kann auch im späteren Alter, bei plötzlich einsetzender stark vermehrter Neubildung von Blutkörperchen rotes Mark sich auch an solchen Stellen bilden, wo es vorher schon durch das gelbe Mark verdrängt worden war. Hinsichtlich der Einzelheiten der Beschaffenheit und der Funktion des Knochenmarks sei auf die einschlägige Literatur verwiesen[1]. Hier sei nur kurz erwähnt, daß die Markzellen des Knochenmarks als Erythroblasten die Mutterzellen der roten Blutkörperchen darstellen; diese kernhaltigen Normoblasten bilden den roten Blutfarbstoff, das Hämoglobin, mit dessen Zunahme bei der „Reifung" des Erythrocyten es zur Ausstoßung bzw. Auflösung des Kernes kommt. Auf dem Wege zur Reifung sehen wir dann noch die als Reticulocyten beschriebenen, vitalfärbbaren Zwischenformen auftreten. Der nunmehr fertige Erythrocyt tritt dann aus dem Capillarsystem des Knochenmarks in die Blutbahn über.

Im Zusammenhange mit der hier behandelten Frage ist für uns insbesondere die Hämoglobinbildung im Normoblasten von größter Bedeutung, weil aller Wahrscheinlichkeit nach diese unter dem Einflusse des Zellkernes vor sich geht, der selbst wiederum durch seinen Eisengehalt an diesem Prozesse beteiligt ist. Der Prozeß der Blutfarbstoffbildung im Knochenmark ist leider heute noch so gut wie unbekannt; namentlich gilt dies hinsichtlich der Vorstufen des Hämoglobins. Wir müssen nun annehmen, daß der Zellkern an dieser Bildung ausschlaggebend beteiligt ist und daß er gewissermaßen der Übertrager des Eisenatoms auf das noch eisenfreie Chromogen darstellt; dies können wir daraus schließen, daß nach Bildung der nötigen Menge Hämoglobin im Erythroblasten der Kern ausgestoßen wird oder durch Auflösung verschwindet[2] und andererseits kernfreie Erythrocyten Hämoglobin nicht mehr zu bilden imstande sind.

Wir müssen folglich von allem Anfang an die Bedeutung des Eisens für die Blutbildung darin sehen, daß die Markzellen des Knochenmarks genügend Eisen erhalten, das der Zellkern dann bei der Synthese des Hämoglobins an dieses abgibt.

Es ist nicht unwahrscheinlich, daß wir in dieser Funktion des Eisens im Knochenmark nur einen besonderen Fall der Funktionen des Eisens überhaupt vor uns haben, da vermutlich auch in allen anderen Geweben die Funktion des Eisens sich im Zellkern entfaltet, der ebenso wie im Knochenmark das Eisen auf das Hämoglobin, in hämoglobinfreien Zellen das Eisen auf die dort vorhandenen anderen Hämine überträgt und so die Entstehung der Atmungsfermente ermöglicht, die dann wiederum mit Hilfe ihres Eisens den ihnen vom Hämoglobin zugeführten Sauerstoff auf die organische Substanz übertragen und dadurch erst die Gewebsatmung ermöglichen.

Im Zusammenhange mit diesen Fragen sei auf jene Untersuchungen verwiesen, welche sich mit dem Eisengehalte des Zellkerns befassen, so insbeson-

---

[1] Külbs: Virchows Arch. **191**, 421 (1908). — Helly, K.: Die hämatopoetischen Organe in ihrer Beziehung zur Pathologie des Blutes. Nothnagels spezielle Path. u. Therap. **8**. Wien 1906. — Abderhalden: Lehrb. der Physiologie **2**, 121. Berlin-Wien 1925 — und die einschlägigen Handbücher über Physiologie und Pathologie des Blutes, wie Naegeli: 5. Aufl. Berlin 1931. — Hirschfeld: Handb. d. allg. Hämatologie. Berlin-Wien 1932—34. — Bethe, Bergmann, Emden u. Ellinger: Handb. der normalen u. pathologischen Physiologie **6 II** (V. Schilling). Berlin 1928. — [2] Bezüglich der Theorien der Entkernung der erythrocytären Vorstufen im Marke: Kernausstoßung, Karyorrhexis und intracelluläre Kernauflösung, sei ebenfalls auf die oben zitierten Spezialwerke der Hämatologie verwiesen.

dere auf die zum Teile bereits besprochenen von R. Schneider[1], G. Gilson[2], Macallum[3], Scott[4] u. a.

Schneider stellte schon 1888 die Teilnahme der Zellkerne im Eisenstoffwechsel fest und fand dagegen die Nervenzellen und die Axone eisenfrei. Das Eisen ist in den Zellkernen durch Ferrocyankaliumsalzsäure nachweisbar. Gilson fand 1892 Eisen im Kernchromatin. Sehr eingehend hat sich Macallum mit der Frage nach der Bildung des Hämoglobins aus dem Anteil des Eisens in den Zellkernen befaßt. Im Jahre 1890 berichtete er über die Ergebnisse seiner Untersuchungen über die Entstehung des Hämoglobins in den Hämatoblasten bei Amphibienlarven. Er wies nach, daß das Hämoglobin durch Umbildung von Kernchromatin des Hämatoblasten entsteht, zumindest bei den Amphibien. Entgegen der bestehenden Ansicht, daß das resorbierte Eisen direkt Hämoglobin bildet, war durch die Untersuchungen Macallums festgestellt worden, daß dieses Eisen aus dem Chromatin der Kerne des Hämatoblasten frei wird, und es sei auch das Chromatin des reifenden Eies, welches das Hämatogen der Dotterkügelchen erzeugt, das bei der Entwicklung der Larven wieder zu Chromatin in den Zellen des Körpers und im Hämatoblasten in Hämoglobin verwandelt wird, nachdem es durch den Chromatinzustand hindurchgegangen ist.

Macallum betonte besonders, daß die Veränderungen, welchen die Eisenverbindungen von ihrer Resorption bis zu ihrer Verbindung im Hämoglobinmolekül unterliegen, einen sehr komplizierten Charakter haben und daß dies offenbar eine bemerkenswerte synthetisierende Kraft seitens der tierischen Zellen voraussetzte.

Es war somit festgestellt worden, daß das Hämoglobin aus den Hämatoblasten oder in diesen entsteht und daß sein erstes Auftreten in den Chromosomen der Hämatoblasten im mitotischen Zustande erfolgt. Macallum kam zu der Schlußfolgerung, daß sich im Chromatin immer „maskiertes" Eisen befinde, und die Ergebnisse seiner Untersuchungen in den Jahren 1892—1896 ermöglichten den Nachweis, daß dies für alle Tiere und auch für die pflanzlichen Zellen Geltung hat. In seinen Untersuchungen 1896—1926 hatte Macallum seine Arbeiten über die Bildung des Hämoglobins in den Hämatoblasten der Säugetiere weiter fortgesetzt und in den letzten 6 Jahren hat er diese Untersuchungen insbesondere auf das Verhalten der Hämato-

---

[1] Schneider, R.: Beobachtungen über natürliche Eisenreaktion. Mitt. zool. Stat. Neapel 12 (1895) — Über Eisenresorption in tierischen Organen und Geweben. Berlin. Acad. 1888 — Neue histologische Untersuchungen über die Eisenaufnahme in dem Körper des Proteus. Berlin. Acad. 1890 (2), 88 — Verbreitung und Bedeutung des Eisens im animalischen Organismus. Humboldt 8, 337 (1889) — Arch. (Quart. u. Phys. 1890, 173) — Verh. dtsch. physiol. Ges. Berlin. — [2] Gilson, G.: On the affinity of nuclein for iron and other substances. Report. Brit. Ass. for the Advanc. of Sc. 1892, 778. — [3] Macallum, A. B.: On the demonstration of the presence of iron in chromatin by microchemical methods. Proc. roy. Soc. London 50, 277 (1891) — Contribution to the Morphology and Physiology of the cell. Trans. Can. Inst. 1, 247 (1891) — Studies on the blood of amphibia. Trans. Can. Inst. 2, 221 (1893) — On the Absorption of iron in the animal body. J. of Physiol. 16, 268 (1894) — On the distribut. of assimilated iron compounds, other than haemoglobin and haematin in animal and vegetable cells. Quart. J. microsc. Sci. 38, 175 (1895) — On a new Method of distinguishing between organics compounds of iron. J. of Physiol. 22, 92 (1897) — On the Cytology of Non-nucleated Organisms. Trans. Can. Inst. 6, 439 (1899) — Methoden und Ergebnisse der Mikrochemie in der biologischen Forschung. Erg. Physiol. 7, 552 (1908) — The origin of haemoglobin. XIV. Congr. internat. de Physiol. Roma. Arch. di Sci. biol. 18, 233 (1933). — [4] Scott, F. H.: On the structure microchemistry and development of nerve cells with special reference to their nuclein compounds. Trans. Can. Inst. 6, 405 (1899).

blasten im Knochenmark und das Blut von Kaninchen bei anämischen
Tieren ausgedehnt. Hierbei fand er, daß die Vorstufe des Hämoglobins im
Kern eines jeden Hämatoblasten entsteht und mehr oder weniger langsam
in das Cytoplasma übergeht. Das „maskierte" Eisen in den Kernen wurde in
den Vorstufen als viel fester gebunden erkannt, als es im Chromatin selbst enthalten ist, aus dem es entsteht und welches seine reticuläre Form allmählich
verliert, wenn der Kern in das piknotische Stadium übergeht. In den späteren
Stadien beginnt es an Quantität abzunehmen, evtl. vollständig zu verschwinden; bevor dies aber erfolgt, wird die Kernmembran undeutlich, und schließlich werden alle Kernreste kaum wahrnehmbar. Während dieser Kerndegene-
ration schreitet die Netz- oder Granulabildung fort und beginnt im Cytoplasma
zu erscheinen, und das maskierte Eisen wird in Form einer organischen Phos-
phatverbindung nachweisbar. Daraus mußte der Schluß gezogen werden, daß
Reticula und Granula das Produkt der Chromatindegeneration darstellen. Das
Bestehenbleiben der Kerne in den Erythrocyten der nicht zu den Säugetieren
gehörenden Vertebraten steht in bezug zu dem Überfluß an Chromatin in den
Erythroblasten, aus denen sie sich entwickeln, während bei den Erythrocyten
der Säugetiere die Abwesenheit der Kerne mit der relativen Chromatinarmut
im Erythroblastenstadium zusammenhängt. Die Entstehung von Hämoglobin
aus oder im Chromatin führt zu der Annahme, daß die Hämine, welche mit Ausnahme der anaeroben Bakterien im Cytoplasma aller Organismen, der tierischen
ebenso wie der pflanzlichen, nachweisbar sind, auf die gleiche Art entstehen.

In diesem Zusammenhange seien auch die Untersuchungen von Petry[1]
über die eosinophilen Granula des Pferdeknochenmarkes besprochen, die ihn
zu folgenden Ergebnissen führten:

Der Aschenrückstand betrug bei 2 Präparaten 11% und 18,4%; er ist in verdünnter
HCl löslich; bei Ammoniakzusatz zur Lösung scheidet sich ein rotbrauner, flockiger Niederschlag ab, der mit Schwefelammonium schwarz wird. Die Lösung gibt Eisenreaktion. Außerdem ließ die Asche einen gewissen Kalkgehalt, spektroskopisch auch Anwesenheit von K
und Na erkennen. Der Kalkgehalt der Substanz dürfte vielleicht nicht auf die Granula
zu beziehen sein, sicherlich aber der Eisengehalt. Dieser ist sehr bedeutend. Quantitative
Bestimmungen in 5 Fällen ergaben Zahlen zwischen 5,3 und 6,11% Fe. (Das Hb war aufs
peinlichste bei der Vorbehandlung entfernt worden.) Dieser den Granulis zugehörende
Fe-Gehalt weist auf Beziehungen zwischen ihnen und den Hb hin, auf die Weidenreich
schon lange aufmerksam machte. Es schwärzen sich bereits unverändert Granulapräparate
bei Zusatz von Ammonsulfid und nehmen bei Zugabe von Ferrocyankali dunkelblaue
Farbe an. Das Fe der Präparate ist leicht ionisierbar. Unter dem Mikroskop zeigten die
so behandelten Präparate, daß ein Teil der Granula von der Färbung frei geblieben war.
Es fragte sich daher, ob das Eisen nicht doch anderweitigen Beimengungen der Präparate
zukomme, was durch mikroskopische Untersuchung zu entscheiden war. Bei Vergleichung
von Granulasubstanz und von frischen Knochenmarkpräparaten im Naturzustand, bei
Anwendung von verschiedenen Eisenreaktionen und Färbungen unter dem Mikroskop
ergab sich die Anwesenheit von zweierlei Körnchengebilden mit fließenden Übergängen,
so daß ein Zusammenhang vorhanden erscheint. Man gewinnt den Eindruck, daß sich die
eosinophilen Granula in eine geschrumpfte, stärker lichtbrechende, spontan dunkler gefärbte, nicht mehr acidophile Masse mit starkem Gehalt an ionisiertem Fe umwandle. An
stark mit Eosin sich tingierenden Körnchen konnte Fe-Reaktion deutlich hervorgerufen
werden. Es gelang nicht, aus der Präparatesubstanz die beiden Granulaarten zu isolieren.
Da das periphere Blut frei von Eosinophilen ist, deren Granula sich sofort mit Fe-Reagenzien
färben, wurden die Eosinophilen aus 30 Liter Pferdeblut zur Untersuchung herangezogen.
Nach der Darstellung mittels Pankreatin wurde im Vorversuch die Nichtfärbbarkeit dieser
eosinophilen Granula mit Ammonsulfid festgestellt. Der Fe-Gehalt der veraschten Substanz belief sich auf 3%. Es läßt sich auch färberisch unter gewissen Voraussetzungen ein
schwacher Fe-Gehalt der eosinophilen Granula des Blutes nachweisen. Jedenfalls sind aber
die dunklen eosinophilen Körnchenkugeln des Markes bedeutend eisenreicher. Unter An-

---

[1] Petry, Eugen: Biochem. Z. **38**, 92 (1912).

wendung der Häminprobe gelang es aber nie, in der Granulasubstanz Hämatin nachzuweisen oder den Absorptionsstreifen des Hämochromogens zu erhalten.

Die Granulasubstanz weicht vom Hb und dem Globin ab im physikalischen Verhalten, in der Löslichkeit, im Verhalten gegen Fermente. Die Fe-Bindung läßt einen direkten Übergang von Hb in eosinophile Granula unwahrscheinlich werden; es muß sich bei der Fe-Bindung in den Granulis um einen Neuaufbau aus den Bausteinen handeln. Die eosinophilen Granula des Pferdes scheinen also eher eine Art Sekretsubstanz des Zellplasmas zu sein; ob dies auch für andere Tierarten zutrifft, ist fraglich. Die eosinophilen Zellen scheinen zum Transport und zur Deponierung von Fe sehr brauchbare Gebilde zu sein.

Breumer und Bürger[1] analysierten bei mehreren Fällen von perniziöser Anämie, je einem Fall von Carcinomanämie, Leukämie, Pankreasatrophie und bei einem verunglückten Gesunden das Knochenmark. Bestimmt wurden Trockensubstanz, Eiweißgehalt, Fett, Lecithin, Cholesterin, Cholesterinester, Fettsäuren und Eisen. Bei den Fällen von Anämie zeigte sich auch in der chemischen Zusammensetzung ein Rückschlag in embryonale Verhältnisse, in dem der Fettgehalt stark herabgesetzt, der Lecithingehalt relativ stark vermehrt war. Auch das Cholesterin machte den Schwund des Fettgewebes nicht mit.

Auch auf die obenerwähnten Ansichten Spitzers über die Bedeutung des Eisens in den Leberzellkernen (s. S. 1132) sei hier verwiesen.

Wichtig für die Beurteilung der Aufgabe des Eisens bei der Hämoglobinbildung wird die Frage sein, ob es nur eine Eigenschaft der Zellkerne ist, Eisen aufzunehmen, oder ob nicht vielmehr auch umgekehrt die Kernbildung von der Menge und noch mehr von der Qualität des vorhandenen Eisens abhängt. Das Verschwinden der Kerne nach Abgabe des Eisens an das Hämochromogen muß die Annahme gerechtfertigt erscheinen lassen, daß ohne Eisen eine Kernbildung überhaupt nicht möglich ist.

Wie in den vorstehenden Abschnitten schon mehrfach besprochen wurde, geht eine ganze Reihe von Untersuchungen von der Fragestellung aus, ob das Eisen für das Hämoglobin nur als Baustein verwendet wird oder ob ihm eine Reizwirkung auf das Knochenmark zukomme, als dessen Folge es zur Blutbildung kommt. Nach der eben dargelegten Vorstellung von der Bedeutung des Eisens in den Zellen des Knochenmarks würde sich ergeben, daß diese beiden Wirkungen nacheinander erfolgen, so daß nicht einfach das ins Knochenmark gelangende „Eisen" für den Hämoglobinaufbau verwendet werden könnte, sondern nur jenes, das vom Zellkern des Erythroblasten aufgenommen und vermöge seiner Eigenschaften und durch die besondere Funktionsfähigkeit des Zellkerns von diesem auf das sich bildende Hämoglobingerüst übertragen werden kann. Diese Vorstellung läßt eine ganze Reihe von Beobachtungen verständlich erscheinen, so vor allem die von Franz Müller[2], daß nach Zufuhr von Eisensalzen in der sonst eisenarmen Nahrung das Knochenmark anämisch gemachter Tiere erheblich mehr kernhaltige rote Blutkörperchen enthält als das Mark der ohne Eisenzufuhr ernährten Kontrolltiere.

Wir kommen somit zu dem Ergebnis, daß in der Tat das dem Organismus zugeführte Eisen als Baustein für das sich bildende Hämoglobin verwendet wird, aber erst nach Einorganisierung in den Zellkern der Erythroblasten, welcher es dann erst auf das Hämoglobin überträgt und nach Abgabe des Eisens aus dem Erythroblasten ausgestoßen bzw. aufgelöst wird. Daraus ergibt sich

---

[1] Breumer, H., u. M. Bürger: Ein Beitrag zur Chemie des Knochenmarks. V. Mitt. Z. exper. Path. u. Ther. **13**, 367 (1913). — [2] Müller, F.: Virchows Arch. **64** (1901).

weiter die Schlußfolgerung, daß die zur Anämie führende verminderte Hämoglobinbildung ihre Ursache ebenso im Eisenmangel haben kann wie andererseits in einer Störung der Knochenmarksfunktion, die darin bestehen kann, daß die Organisierung der Zellkerne aus irgendwelchen im Knochenmark gelegenen Ursachen behindert ist.

Aus diesen Darlegungen ergibt sich weiter die Folgerung, daß die physiologische Bedeutung des Eisens darin besteht, normaler Bestandteil der Zellkerne zu werden, um von diesen einerseits dem Hämochromogen, andererseits den Zellhäminen (Cytochrom) bei deren Synthese einverleibt zu werden, wodurch die ersteren zum Hämoglobin, die letzteren zum Atmungsferment werden.

Um der physiologischen Bedeutung des Eisens im Organismus gerecht zu werden, muß angenommen werden, daß das Eisen nicht nur in der nötigen Menge, sondern auch in der richtigen Beschaffenheit zugeführt werden muß. Dieser letzteren Forderung ist durch die Einrichtungen des normalen Eisenstoffwechsels im Organismus entsprochen. Störungen im Stoffwechsel können somit einerseits in einem Eisenmangel liegen, andererseits in der Unfähigkeit der Verwertung des Eisens bei der Zellkernbildung, und hier kann dann das Eisen offenbar nur dann verwertet werden, wenn es in bestimmter Form und in bestimmter Menge dem Organismus angeboten wird. Da es sich in solchen Fällen nicht mehr um physiologische Bedingungen handelt, können wir hier von pharmakologischen Eisenwirkungen sprechen.

Kann eine Eisenwirkung auf die Blutbildung am normal funktionierenden Organismus über die physiologischen Grenzen hinaus sichtbar gemacht werden? Eine Steigerung der Blutbildung über die physiologischen Grenzen hinaus müßte sich in einer Erythrämie bzw. in einer Polyglobulie äußern. Wir wissen, daß diese Zustände fast stets nur sekundär als Folge pathologischer Vorgänge auftreten können. Durch großen Wasserverlust und damit zusammenhängender Eindickung des Blutes kann ebenso wie auf reflektorischem Wege oder kardial als Folge von Dekompensationsstörungen eine Polyglobulie auftreten, die zu 6—7 Millionen Erythrocyten im Kubikmillimeter führen kann. Es ist weiter bekannt, daß bei Regenerationen nach Anämien zeitweilig sog. postregenerative Polyglobulien entstehen, die nach Reimann als Restpolyglobulien durch eine Summation der neugebildeten und der noch nicht abgebauten Erythrocyten zustande kommt. Alle diese Polyglobulien wie auch die als Folge primärer Funktionssteigerungen im Knochenmark zustande kommenden Erythrämien sind derart bedingt, daß eine Beteiligung des Eisens an ihrer Entstehung nicht angenommen werden kann. Hingegen ist die sog. Höhenpolyglobulie, die bis zu 8 Millionen roter Blutkörperchen führen kann, eine Zustandsänderung, welche beweist, daß schon eine Milieuveränderung — in diesem Falle eine Verminderung der Sauerstoffversorgung — auf die hämatopoetischen Organe derart einwirken kann, daß diese — voraussichtlich als Kompensationserscheinung — durch gesteigerte Tätigkeit Erythrocyten in vermehrter Menge bilden. Es ist infolgedessen von Anfang an auch nicht auszuschließen, daß auch vermehrte Eisenzufuhr die blutbildenden Organe zu gesteigerter Tätigkeit bringt. Unter normalen Bedingungen ist solches jedoch nicht wahrscheinlich; denn bei der Höhenglobulie ist ja erst durch den Wegfall einer normalen physiologischen Bedingung (Änderung des Sauerstoffäquivalents) als Kompensationserscheinung die gesteigerte Tätigkeit veranlaßt worden.

Es ist nun zu untersuchen, ob Eisen allein, ohne eine solche Voraussetzung, das gleiche hervorzurufen imstande ist. Es liegen mehrere Arbeiten vor, welche sich mit dieser Fragestellung befassen. Viele dieser Untersuchungen liegen weit zurück und fallen in eine Zeit, wo die mangelhafte Methodik der Blutuntersuchung viele Fehlschlüsse zur Folge hatte, und manche dieser Arbeiten haben deshalb heute nur mehr historische Bedeutung und sind auch bereits im historischen Teile dieser Monographie erwähnt worden. Hier seien nur einige Untersuchungen aus späterer Zeit angeführt.

Cervello und Barabini[1] wollen nach Eisensalzen ebenso wie nach Mangan-, Kupfer- und Quecksilberverbindungen bei Hühnern und Hunden eine Hämoglobinzunahme beobachtet haben.

Gaule[2] hatte für seine Versuche „mehrere gleichartige Kaninchen" ausgesucht, von denen dem einen zur Ermittlung des Anfangsgehaltes an Hämoglobin Blut entnommen wurde, während die anderen Eisen bekamen und dann untersucht wurden. Von sieben mitgeteilten Versuchen konnte in sechs Fällen eine Steigerung der Blutkörperchenzahl festgestellt werden, während diese bei unbehandelten Tieren sogar etwas geringer wurde. Dies galt für Gaule als Beweis, daß das per os verabreichte Ferrichlorid resorbiert wurde und daraus neues Hämoglobin und neue Blutkörperchen gebildet worden sind. Die Hämoglobinbildung war schon nach 24 Stunden wahrnehmbar, die Blutkörperchenvermehrung erst nach 3 Tagen sicher zu konstatieren. Gaule hatte sich selbst die Frage vorgelegt, ob mit Rücksicht darauf, daß bei dem normalen Tiere zur Zeit der Versuche in den Monaten November und Dezember sehr hohe Blutkörperchenzahlen (7—8 Millionen) beobachtet wurden, die von ihm gefundenen Zahlen beweisend für die Blutbildung wären. Er dachte an die Möglichkeit, daß es zu einer Verminderung der Blutmenge und dadurch zu einer Erhöhung der Blutkörperchenzahl und der Hämoglobinmenge gekommen sein könnte. Diese Bedenken glaubte er damit zerstreuen zu können, daß das Eisenchlorid, das in 200 ccm Wasser verabreicht worden war, das Blut hätte eher verdünnen müssen.

Alle diese Untersuchungen Gaules und die Gedankengänge bei der Beurteilung der gewonnenen Resultate zeigen, daß diesen Ergebnissen, welche eine Vermehrung des Hämoglobins und der roten Blutkörperchen im normalen Tiere schon nach 24 Stunden bzw. nach 3 Tagen ergeben hatten, keine Beweiskraft zukommen kann, weil die noch ausführlich zu besprechenden großen normalen Schwankungen unberücksichtigt geblieben sind.

Während in diesen Versuchen an normalen Tieren aus unzulänglichen Untersuchungen weitgehende und unzutreffende Schlußfolgerungen gezogen wurden, betonte Battistini[3] bei seinen Untersuchungen über die Resorption des als Ferratin verabreichten Eisens den geringen Wert, den Untersuchungen über die Hämoglobinbildung nach Eisenverabreichung an normalen Versuchstieren haben. Er führte solche deshalb nur an künstlich anämisch gemachten Tieren sowie an anämischen Kranken durch.

Nach Aufrecht[4] soll nach Zufuhr eines milchsauren Ferrum-Ammonium-Doppelsalzes der Hämoglobingehalt der Versuchstiere nicht unwesentlich gesteigert worden sein.

Heinz[5] hat das Plasma eines durch Blutentziehung oder Phenylhydrazin künstlich anämisierten Kaninchens Normaltieren injiziert und danach das Auftreten junger Erythrocyten und Erythroblasten im Blute und Bildung von Himbeermark beobachtet. Er bezeichnet die dabei wirksamen Stoffe als Blutaktole und rechnet hinzu auch sämtliche Schwermetalle, wenn sie in kolloidaler Lösung intravenös injiziert werden, vor allem das Eisen nach Injektion solcher kolloidaler Eisenverbindungen, wie sie im Elektroferrol vorliegen. Beim Menschen will er Hämoglobinzunahme von 10—14% beobachtet haben. Bei der Injektion stellte sich Schüttelfrost mit Fieber bis 38,6° ein.

Petranyi[6] hatte normalen Hunden Arsen und Eisen in Form des Deerschen Ferrum protoxalatum verabreicht und will danach Zunahme der kreisenden Blutmenge, hauptsächlich des Blutzellenquantums, beobachtet haben.

Nach intravenöser Injektion von komplexem Ferritartratnatrium in einer Menge, die 0,1—0,3 g metallischen Eisens entspricht, beobachtete Schreiber[7] toxische Wirkungen.

---

[1] Cervello, V., u. F. Barabini: Die hämatogene Wirkung einiger Schwermetalle. Arch. ital. de Biol. (Pisa) 23, 252 (1896). — [2] Gaule, J.: Resorption von Eisen und Synthese von Hämoglobin. Z. Biol. 35, 377 (1897). — [3] Battistini, F.: Ricerche nell'assorbimento del ferro aministrato sotto forma di ferratina. Giorn. Accad. Med. Torino 59, 12, 511. — [4] Aufrecht, S.: Allg. med. Ztg 79, 391 (1910). — [5] Heinz, R.: Über Reizmittel für blutbildende Organe. Elektroferrol, ein kolloides Eisenpräparat für intravenöse Injektion. Dtsch. med. Wschr. 46, 674 (1920). — [6] Petranyi, G.: Die Wirkung des Arsens und des Eisens auf die gesamte Blutmenge und sonstigen Eigenschaften des Blutes. Magy. orv. Arch. 27, 597 (1926) — Fol. haemat. (Lpz.) 35, 97 (1927). — [7] Schreiber, H.: Über ein injizierbares Eisenpräparat. Z. klin. Med. 106, 183 (1927).

Bei normalen Kaninchen sah er bei wiederholter Zufuhr des Präparates einen Anstieg des Körpergewichtes, des Hämoglobingehaltes sowie der Zahl der roten und weißen Blutkörperchen. Im Knochenmark lebhaft erythroblastische Reaktionen.

Auch Chatterjee[1] fand bei normalen Hunden nach Verabreichung von Ferriammoncitrat (per os und intravenös) eine entschiedene Vermehrung der kernhaltigen roten Blutkörperchen im Milzausstrich sowie der Reticulocyten im Blute, was auf die gesteigerte Tätigkeit der erytropoetischen Organe (Milz und Knochenmark) zurückgeführt wird.

Mattis und Mandrysch[2] haben ein (!) Kaninchen durch 12 Wochen täglich mit 2,5 g eines Eisenpräparates (Ferripan), enthaltend 65 mg Fe, gefüttert und nach dieser Zeit 6,2 Millionen Erythrocyten pro ccm gefunden, während das zum Vergleich untersuchte Kontrolltier nur 4,6 Millionen Erythrocyten aufwies. Da Leber, Nieren und Milz des Versuchstieres starke Eisenablagerungen zeigten, scheint den beiden Autoren hinreichend bewiesen, daß das betreffende Eisenpräparat gut resorbiert wird und schon beim normalen Tiere eine Steigerung der Blutbildung bewirke!

Sadafumi[3] konnte nach Zufuhr des reinen biologischen aktiven Baudischen Ferrioxyds Siderac beim normalen Kaninchen (zum Unterschiede von Kupfer) keine Hyperglobulie erzeugen.

Auch Keeser[4] konnte bei den bereits oben angeführten Untersuchungen nach Zufuhr von 2,76 g $FeCl_2$ durch 3 Monate hindurch keine Änderung des Hämoglobingehaltes nachweisen. Dieser betrug am Ende der Fütterungsperiode bei Milchreistieren 78—85%, bei Grünfutter-$FeCl_2$-Tieren 78—88%. Die erstere Gruppe hatte 4—4,3 Millionen Erythrocyten pro cmm, die letztere Gruppe 4,3—4,9 Millionen. Ebenso konnte bei zahlreichen anderen Untersuchungen, die noch im Zusammenhange mit anderen Fragen der pharmakologischen Eisenwirkung besprochen werden sollen, eine Veränderung des Hämoglobins oder Erythrocytengehaltes bei normalen Tieren nicht nachgewiesen werden.

Aus allen diesen Untersuchungen muß der Schluß gezogen werden, daß eine Beeinflussung der Blutbildung am normalen Tiere durch Eisenverbindungen nicht erzielt werden kann, und dies steht auch mit gleichen Untersuchungen an normalen Menschen vollkommen im Einklang. Es entspricht dies auch auf Grund der obigen Ausführungen den Erwartungen; denn es würde allen physiologischen Grundregeln widersprechen, wenn eine Organfunktion, die unter normalen Bedingungen auf ziemlich gleiche Werte eingestellt ist, so leicht gesteigert werden könnte. Dies ist bei der Blutbildung ebensowenig zu erwarten wie etwa eine Steigerung des Knochenwachstums nach vermehrter Zufuhr von Phosphaten oder Calciumsalzen.

Wenn somit eine Vermehrung der Erythrocyten und des Hämoglobins beim Normaltier unter Einfluß des Eisens nicht nachgewiesen werden kann, so soll doch nicht in Abrede gestellt werden, daß nicht geringgradige Funktionssteigerungen des hämatopoetischen Systems nach Eisenzufuhr eintreten könnten. Dafür scheinen die beobachteten Veränderungen im Knochenmark zu sprechen, die von einigen Autoren festgestellt wurden und die in einer gesteigerten Tätigkeit des erythroblastischen Gewebes unter Bildung vermehrter kernhaltiger sowie reticulosierter Erythrocyten ihren Ausdruck finden. Hierin erschöpft sich im besten Falle die Wirkung des Eisens am Normaltier, und es erscheint um so wahrscheinlicher, daß bei einer Hypofunktion dieses Organs dessen Tätigkeit über diese Anfangsreize hinaus bis zu einer Vermehrung der gereiften Elemente, der Erythrocyten und des Hämoglobins führen kann. Es ist an den oben angeführten Beispielen leicht zu erkennen, daß entgegengesetzte

---

[1] Chatterjee, B.: The effect of iron on the haemogenic organs. Indian. J. med. Res. **16**, 887 (1929). — [2] Mattis u. Mandrysch: Einfluß von peroral verabreichtem Eisen auf den tierischen Organismus. Arch. Pharmaz. **5**, 269 (1931). — [3] Sadafumi, O.: Die Kombination von Eisen und Kupfer in ihren Beziehungen zur Blutbildung und zum allgemeinen Stoffwechsel und die Abhängigkeit dieser Wirkungen von der krystallischen Beschaffenheit des Zustandes dieser Metalle. Z. exper. Med. **84**, 718 (1932). — [4] Keeser, F.: Eisengehalt und Widerstandsfähigkeit des Organismus gegen Blausäure und Schwefelwasserstoff. Arch. f. exper. Path. **156**, 340 (1930).

Resultate bei anderen Untersuchungen durch methodische Fehler bedingt waren.

Zusammenfassend muß daher der Schluß gezogen werden, daß die Prüfung der pharmakologischen Wirkung auf das Blut bzw. die blutbildenden Organe nur bei einer Hypofunktion dieses Organsystems möglich ist.

Bevor wir uns mit diesem Fragekomplex beschäftigen, soll im folgenden die Methodik der Prüfung der pharmakologischen Eisenwirkung auf die Blutbildung sowie die Beurteilung der experimentellen und klinischen Anämien als Grundlage für eine solche Prüfung kritisch besprochen werden.

Kritik der Untersuchungsmethoden zur Messung der pharmakologischen Eisenwirkung auf die Blutbildung. Bei jeder Messung eines zahlenmäßig ausdrückbaren Zustandes bzw. bei der Messung der Beeinflußbarkeit eines solchen Zustandes ist es nötig, vorerst festzustellen, innerhalb welcher Breite die zu messende Zahl nach oben oder unten hin schwankt. Bekanntlich gibt es eine Reihe von Konstanten im tierischen Organismus, die hinsichtlich ihrer Konstanz außerordentlich scharf definiert sind, wie vor allem die Isotonie, die Isohydrie und die Isoionie. Diesen folgt die Isothermie, der sich dann weiter jene Werte anschließen, die sich auf die Zusammensetzung der Körperflüssigkeiten beziehen. In diese letzte Gruppe kann auch die Konstanz der Zusammensetzung des Blutes eingereiht werden. Dabei ist es aber von Wichtigkeit, zu berücksichtigen, daß die Konstanz der Werte des Blutes nicht nur von Mensch zu Tier und innerhalb der Tierreihe weitgehende Unterschiede zeigt, sondern daß auch innerhalb der Tierreihe bei ein und derselben Spezies die Schwankungen verschieden groß sein können. Ganz allgemein kann gesagt werden, daß beim erwachsenen Menschen die Konstanz der Blutwerte wesentlich größer ist als bei den übrigen lebenden Tieren und daß unter diesen insbesondere das Kaninchen die größten Schwankungen aufweist. Alle Versuche, einen normalen Mittelwert für Erythrocyten und Hämoglobin beim Kaninchen aufzustellen, haben zu keinem brauchbaren Resultat geführt, und zwar aus dem Grunde, weil diese Tiere normalerweise und unter ganz gleichen Bedingungen nicht nur untereinander außerordentlich große Schwankungen in ihren Blutwerten aufweisen, sondern sogar ein und dasselbe Tier keine Konstanz dieser Werte selbst bei Einhaltung ganz gleichartiger Versuchsbedingungen erkennen läßt.

Diese Schwankungen an Hämoglobin- und Erythrocytengehalt des Kaninchens sind vielen Experimentatoren aufgefallen, und sie veranlaßten z. B. Vedder[1], seine Untersuchungen an Kaninchen lediglich zu dem Zwecke zu veröffentlichen, um zu zeigen, daß das Kaninchen wegen der außerordentlich starken Schwankungen im Hämoglobin- und Erythrocytengehalt und namentlich im Färbeindex für Untersuchungen über die Beeinflussung des Blutes nicht zu verwenden sei. In der Tat zeigt die große Anzahl der von ihm untersuchten normalen Kaninchen eine Schwankung des Hämoglobinwertes von 59—115, des Erythrocytenwertes von 2,74—8,97 Millionen und des Färbeindexes von 0,42—1,57.

In einer ähnlichen Versuchsreihe fand Starkenstein[2] die Hämoglobinwerte des Kaninchens von 52—110 schwankend, die der Erythrocyten von 4,46 bis

---

[1] Vedder, A.: Das Blutbild des Kaninchens. Z. exper. Med. **73**, 402 (1930). — [2] Starkenstein, E.: Periodische Schwankungen der Knochenmarksfunktion und der Blutbildung und ihre Abhängigkeit von der Jahreszeit. XIV. Intern. Physiologenkongreß Rom 1932. Arch. f. exper. Path. **172**, 36 (1933).

6,9 Millionen und des Färbeindexes von 0,43—1,05. Würde man somit nur diese extremen Werte als Grenzwerte berücksichtigen, so würde sich schon daraus die Schwierigkeit ergeben, auch nur einen der als pharmakologisch beeinflußten Blutwerte als Folge der pharmakologischen Wirkung anzuerkennen. Als. minimale Forderung für solche Untersuchungen ergab sich zunächst die, daß jede Untersuchung am Kaninchen stets an einer verhältnismäßig großen Anzahl von Versuchstieren durchgeführt wird, um so wenigstens einen halbwegs brauchbaren Durchschnittswert als Normalzahl zu erhalten, wobei natürlich stets das Ergebnis der Messung nur als eine Wahrscheinlichkeitsrechnung angesehen werden darf. Diese großen Fehler, die bei der Untersuchung des

Tabelle 88. Jahreszeitliche Schwankungen des Hb- und Erythrocyten-gehalts sowie des Färbeindexes beim Kaninchen.

A. Versuchsreihe Prag.

Monat	Anzahl der Zäh-lungen	Hämoglobin (Sahli)			Erythrocyten in Millionen			Färbeindex		
		Maxim.	Minim.	Durch-schnitt	Maxim.	Minim.	Durch-schnitt	Maxim.	Minim.	Durch-schnitt
Januar	26	102	75	91	6,95	4,46	5,58	0,86	0,72	0,76
Februar . . .	19	92	74	84	6,40	4,97	5,77	0,85	0,64	0,73
März	25	96	73	82	6,85	4,73	5,74	0,82	0,52	0,71
April	35	81	52	68	6,69	4,64	5,25	0,83	0,43	0,65
Mai	2	70	60	65	5,07	4,63	4,85	0,65	0,69	0,67
Juni	2	66	64	65	5,03	4,88	4,96	0,66	0,66	0,66
Juli	—	—	—	—	—	—	—	—	—	—
August	—	—	—	—	—	—	—	—	—	—
September . . .	5	110	80	98	6,29	5,02	5,86	0,91	0,71	0,84
Oktober	25	109	82	101	6,54	5,16	5,85	1,05	0,73	0,87
November . . .	4	96	76	91	6,42	5,32	5,80	0,86	0,72	0,80
Dezember . . .	12	102	78	98 ↓	6,48	5,40	5,97 ↓	1,05	0,72	0,82
Jahresdurchschn.	155	94,2	71,4	84,3 → 82,8[1]	6,27	4,92	5,56 → 5,59[1]	0,85	0,65	0,75 0,75

B. Versuchsreihe Amsterdam.

Monat	Anzahl der Zäh-lungen	Hämoglobin, Leitz-Einh.			Erythrocyten in Millionen			Färbeindex		
		Maxim.	Minim.	Durch-schnitt	Maxim.	Minim.	Durch-schnitt	Maxim.	Minim.	Durch-schnitt
Januar	12	109	60	81	6,09	3,22	4,72	1,22	0,64	0,88
Februar	7	101	70	86	5,13	3,94	4,53	1,16	0,76	0,96
März	17	95	59	78	7,11	2,74	5,13	1,57	0,59	0,85
April	8	98	64	75	5,86	4,51	5,12	1,02	0,54	0,75
Mai	16	92	63	75	8,52	4,66	5,93	0,78	0,42	0,60
Juni	—	—	—	—	—	—	—	—	—	—
Juli	—	—	—	—	—	—	—	—	—	—
August	—	—	—	—	—	—	—	—	—	—
September . . .	—	—	—	—	—	—	—	—	—	—
Oktober	20	115	72	91	8,97	3,07	5,84	1,16	0,51	0,77
November . . .	4	108	72	90	6,33	4,09	5,18	1,19	0,62	0,90
Dezember . . .	2	93	79	86 ↓	5,05	4,52	4,78 ↓	0,91	0,88	↓0,90
Jahresdurchschn.	86	101	67	80 → 84	6,63	3,84	5,15 → 5,23	1,13	0,62	0,83 → 0,87

[1] Differenz infolge der vorgenommenen Korrekturen der Dezimalstellen und der zwischen + und — liegenden Zahlen.

Blutes durch die bedeutenden Schwankungen der Blutwerte gegeben sind, werden verringert, wenn die Ursachen dieser Schwankungen bei der Messung Berücksichtigung finden. Als eine Ursache dieser großen Schwankungen gerade beim Kaninchen fand Starkenstein bei den obenerwähnten Untersuchungen den Einfluß der Jahreszeiten. Sowohl die von ihm durchgeführte Untersuchungsreihe als auch die obenerwähnten Untersuchungen Vedders lassen deutlich diesen Einfluß der Jahreszeiten erkennen.

Die vorstehende Tabelle und die dazugehörige Abb. 20 zeigen deutlich, daß die niedrigen und hohen Werte in verschiedene Abschnitte der Jahreskurve fallen. Die Untersuchungen selbst führten zu dem Ergebnis, daß diese Schwankungen auf einer periodischen Tätigkeit des Knochenmarkes beruhen. Der absteigende Schenkel der Kurve fällt mit der sog. Mauserungsperiode zusammen, die wahrscheinlich eine Art Ersatz für den Winterschlaf darstellt. In dieser Periode kommt es zu einer Verminderung an lebenswichtigen Nahrungsstoffen und vielleicht direkt, vielleicht indirekt im Wege von Hormon- und Vitaminverlust zu einer „Abnahme an Blut". Der schließlich erreichte Mangel dürfte der Anreiz für das Knochenmark sein, auf welchen hin dann das Organ mit neuer Tätigkeit reagiert.

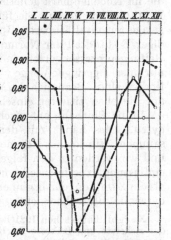

Abb. 20. Verlauf der in Tabelle 88 wiedergegebenen jahreszeitlichen Schwankungen des Färbeindexes (Durchschnittswert). A = ausgezogene Linie, B = gestrichelte Linie.

Diese Annahme gewinnt insbesondere dadurch an Wahrscheinlichkeit, daß in den Frühjahrsmonaten, wo Hämoglobin, Erythrocyten und Färbeindex den größten Tiefstand zeigen, die Knochenmarktätigkeit am stärksten ist. Diese Erscheinungen werden in den folgenden Abschnitten über die experimentellen Anämien noch ausführliche Behandlung finden.

Schon diese Feststellungen zeigen, wie wenig aus Blutbefunden beim Kaninchen namentlich im Vergleich zu sog. Normalzahlen geschlossen werden kann; jede solche Untersuchung erfordert nicht nur eine große Anzahl von Versuchstieren, sondern auch die Durchführung von Vergleichsuntersuchungen in derselben Jahreszeit.

Wie eben erwähnt wurde, dürften diese mit der Jahreszeit zusammenfallenden Schwankungen auf gewisse Vorgänge zurückzuführen sein, die mit Mauserung und Winterschlaf im engsten Zusammenhange stehen. Daß dies der Fall ist, konnte insbesondere durch Untersuchungen von Kahn, Starkenstein und Weden sowie von Hendrych, Klimesch und Rosenkranz erwiesen werden, die zeigen, daß die mit der Jahreszeit zusammenfallenden Schwankungen des Gehaltes an Erythrocyten und Hämoglobin am größten bei Winterschläftieren (Ziesel) sind, bei welchen Differenzen ein und demselben Tier innerhalb eines Jahres von 7—12 Millionen pro cmm und Schwankungen im Hämoglobingehalte von 100—140, schließlich Färbeindexschwankungen von 0,55—0,72 gemessen werden konnten. Deutlich, aber sichtlich geringer sind diese Schwankungen beim Kaninchen. Beim Hunde sind sie ebenfalls noch angedeutet, aber wesentlich geringer, während sie beim Menschen zwar auch noch von einzelnen Untersuchern behauptet, bei anderen systematischen Untersuchungen an der gleichen Person und unter gleichen Bedingungen jedoch kaum mehr festgestellt werden konnten.

Ebenso wie das gesunde Tier wurde in letzter Zeit auch der gesunde Mensch für die Versuche zur Messung der auf hämatopoetische Organe wirkenden Stoffe herangezogen.

Schon aus den obigen Ausführungen geht hervor, daß eine Änderung von Erythrocyten- und Hämoglobingehalt beim gesunden Menschen schon aus dem Grunde nicht erwartet werden kann, weil diese Werte beim Menschen noch konstanter sind als beim Tier und die geringere Schwankung den Beweis dafür bietet, daß diese Werte durch äußere Einflüsse nicht so leicht aus dem Gleichgewicht gebracht werden können. Aus diesem Grunde haben in letzter Zeit Wichels und Höfer[1] als Untersuchungstest der auf die blutbildenden Organe wirkenden Stoffe den Anstieg der Reticulocyten gewählt.

Wir haben die Reticulocyten bereits oben als Zwischenformen kennengelernt, die im Knochenmark genetisch zwischen den Erythroblasten und den gereiften Erythrocyten liegen. Sie führen ihren Namen von dem um den Kern herum gelagerten vitalfärbbaren Reticulum, das von verschiedenen Autoren als ständiger Bestandteil der Normoblasten angesehen wird und das nur im Laufe des Reifungsprozesses verschwindet. Im normalen Blute kommen diese Reticulocyten nur in sehr geringer Menge vor, während sie im Knochenmark zu jeder Zeit auffindbar sind. Bezüglich des Wesens und der Bedeutung dieser Reticulocyten sei auf die oben zitierten einschlägigen Spezialwerke der Hämatologie verwiesen.

In die Blutbahn anämischer Kranker gelangen häufig die unreifen Erythrocyten. Dies hängt mit den Regenerationsvorgängen im Knochenmark zusammen. Ein solcher Regenerationsvorgang ist nun auch der der Eisenwirkung, und wir werden in den folgenden Abschnitten über die pharmakologische Beeinflussung experimenteller und klinischer Anämien noch sehen, daß tatsächlich als ein Symptom der beginnenden Regeneration das Auftreten unreifer Erythrocyten im Blute beobachtet werden kann.

Naegeli hatte schon 1921 betont, daß das Erscheinen der Reticulocyten im Blute als das sicherste und früheste Zeichen einer reaktiven Überfunktion des Knochenmarks zu deuten sei. Swjadskaja[2] sowie Johnson und Berglund[3] hatten auch in Tierversuchen einen Parallelismus zwischen der Reticulocytenzahl und der Tätigkeit des Knochenmarks festgestellt und angegeben, daß zur Beurteilung der Regenerationstätigkeit des Knochenmarks nicht die Prozentzahlen, sondern die absoluten Zahlen der Reticulocyten von großer Wichtigkeit sind.

Nach Istomanowa[4] gibt die Reticulocytenzahl auch beim Menschen ein getreues Bild der Regenerationstätigkeit des Knochenmarks.

Die Diskussion über die Bewertung der unreifen Formen bewegte sich einerseits hinsichtlich der Fragestellung, ob diese Frühformen als Ausdruck der Regenerationstätigkeit des Knochenmarks angesehen werden können, andererseits, ob sie nur durch einen geänderten Mechanismus ins Blut ausgeschwemmt werden, schließlich nach der Richtung hin, ob sie bei allen regenerativen Prozessen nachweisbar sind und ob sie nicht viel mehr bei sicher nachgewiesenen Regenerationsvorgängen fehlen. Naegeli hatte nicht nur das Erscheinen der Reticulocyten, sondern auch das anderer Frühformen, wie Normoblasten, Polychromatophile, Basophil punktierte als Zeichen der Überfunktion des Knochenmarks angesehen, während Engel[5] hierin nur eine Änderung im Ausschwemmungs- bzw. Retentionsmechanismus sieht. Das ganze Problem wird von Boros[6] unter Anführung der einschlägigen Literatur ausführlich kritisch behandelt. Auf diese Darstellung sei hier im besonderen verwiesen. Im einzelnen sei noch hervorgehoben, daß die Reticulocytenzahl im kreisenden Blute auch aus anderen Gründen zunehmen kann, und zwar in solchen Fällen, wo eine Regenerationstätigkeit des Marks durchaus nicht anzunehmen ist. Als Beispiel hierfür wird die Chlorose angeführt.

---

[1] Wichels u. Höfer: Blutbildungsstudien. Klin. Wschr. **12**, 591, 903 (1933). — [2] Swjadskaja: J. of exper. Med. **52** (1926). — [3] Johnson u. Berglund: Significance of reticulocyte as index of regeneration in different Types of exp. anemias. Proc. Soc. exper. Biol. a. Med. **25** (1928). — [4] Istomanowa: Klinische Beobachtungen über vital granuläre Erythrocyten bei schweren Anämien. Dtsch. Arch. klin. Med. **153**, 106 (1926). — [5] Engel, H.: Über die Bedeutung der Anzahl der vitalgefärbten Erythrocyten bei Anämien, insbesondere bei der Eisenmedikation. Wien. Arch. inn. Med. **7** (1923). — [6] Boros, J. v.: Die Behandlung der Anämien. Erg. inn. Med. **42**, 672 (1932).

Auch nach Splenektomie können im Blute unreife Erythrocyten auftreten, ohne daß deren Zahl im Knochenmark wesentlich zugenommen hätte. Hingegen kann im Knochenmark anämisierter Tiere eine gesteigerte Regeneration (Normoblasten) einsetzen, ohne daß im peripheren Blute eine entsprechende Zunahme der unreifen Formen erfolgen müßte[1].

Kaznelson[2] konnte beim Menschen eine reichliche Zunahme der unreifen Zellen nach Splenektomie beobachten, obwohl in seinem Falle eine bemerkenswerte Regeneration nicht in Frage kam. Andererseits kreisen trotz bedeutend gesteigerter Knochenmarkstätigkeit oft nur unverhältnismäßig wenig Reticulocyten im Blute.

Auf Grund der ausführlich behandelten Literatur über diese Frage kommt Boros zu dem Schluß, daß die Anwesenheit von Reticulocyten in vermehrter Anzahl in anämischen Blutbildern vor einem therapeutischen Eingriff zu bedeuten hat, daß im Knochenmark eine lebhafte Regeneration im Gange ist, das Knochenmark jedoch eine pathologische, fehlerhafte Funktion ausübt. Bei einer richtigen Funktion sollte es den gesteigerten Zellbedarf mit reifen Zellen decken können. Wenn also diese einerseits der Ausdruck eines pathologischen Prozesses ist und somit auf eine fehlerhafte Knochenmarkstätigkeit, auf eine qualitative Knochenmarksinsuffizienz hinweist, muß es jedoch andererseits als Ausdruck einer lebhaften Knochenmarkstätigkeit und als ein günstiges Zeichen begrüßt werden. Vor einem therapeutischen Eingriffe kann jedoch die Erythrocytenzahl im kreisenden Blute niemals ein Maß der Regenerationstätigkeit des Knochenmarks geben. Sie zeigt zwar an, daß dem Knochenmark eine Regenerationsfähigkeit innewohnt, die Größe dieser potentiellen Energie kann jedoch nur beurteilt werden, wenn sie im Verlaufe einer erfolgreichen Therapie in Form der sog. Reticulocytenkrise frei wird und sich vollständig entfalten kann.

Die Reticulocytenkrise gestattet in der überwiegenden Mehrzahl der Fälle auch prognostische Schlüsse: eine ausgiebige Krise berechtigt zur Aufstellung einer günstigen Prognose, d. h. man kann mit großer Sicherheit auf einen Erfolg des therapeutischen Eingriffes rechnen.

Die Reticulocytenkrise ist weiter geeignet zur Beurteilung der Wirksamkeit eines antianämischen Mittels, d. h. zur Standardisierung der in diese Gruppe gehörenden Arzneimittel. Nach dem Vorschlage von Minot, Murphy und Cohn und deren Mitarbeiter ist es allgemein gebräuchlich geworden, die Wirksamkeit sämtlicher antanämischer Mittel auf diese Weise zu kontrollieren.

Alle diese Feststellungen sind nur für die Beurteilung der pharmakologischen Eisenwirkung auf die blutbildenden Apparate von großer Wichtigkeit, und sie gestatten uns, die Brauchbarkeit dieser Methode richtig abzugrenzen. Im wesentlichen werden wir die Reticulocytenkrise als Maß der pharmakologischen Eisenwirkung hinsichtlich der Blutbildung, somit nur bei Anämien verwenden können. Selbst für diesen Fall ist aber schon hier darauf hinzuweisen, daß diese Reticulocytenkrise oft sehr bald nach Einsetzen der Eisentherapie beginnt und manchmal schon in wenigen Tagen mit der fortschreitenden Regeneration der Erythrocyten und des Hämoglobins abklingt. Diese Feststellung ist deswegen von großer Wichtigkeit, weil das Vorhandensein einer solchen Reticulocytenkrise von einzelnen Autoren geleugnet wird. Das Übersehen der Reticulocytenkrise ist aber bei diesen Autoren darauf zurückzuführen, daß sie die Blutuntersuchung nur in größeren Zwischenräumen vornahmen (z. B. achttägig) und daß sie auf diese Weise nur die Hämoglobin- und Erythrocytenzunahme, nicht aber die Erythrocytenkrise feststellen konnten.

Nach allen bisher wiedergegebenen Ausführungen haben wir somit in der Ausschwemmung der Reticulocyten ins Blut nur ein Symptom einer Regeneration bei vorausgehender Hypofunktion des Knochenmarks zu sehen. Wichels und Höfer haben nun aber den Anstieg der Reticulocyten beim gesunden Menschen mit normalen Blutzahlen als Testobjekt benützt, um daraus die Wirkung von Mitteln auf die Blutbildung abzuleiten. Im Gegensatz zu den anderen oben zitierten Autoren gilt nun die Anzahl der sog. vital granu-

[1] Waltz, W.: Über den Einfluß der Milz auf das rote Blutbild und auf die Knochenmarksfunktion. Z. exper. Med. 31, 325 (1923). — [2] Kaznelson: Erfahrungen über Indikationen der Splenektomie und deren Wirkungsmechanismus. Wien. Arch. inn. Med. 7 (1924).

lierten Erythrocyten im Blute als feinstes Kriterium der Knochenmarkstätigkeit und als Gradmesser der Erythropoese. Eine Vermehrung dieser Zellen im peripheren Blute läßt zwar auch nach ihrer Ansicht nur auf ihre vermehrte Aufschwemmung aus dem Knochenmark schließen; da aber der gesteigerten Ausschwemmung auch eine gesteigerte Neubildung entspricht, ist ihre Anzahl in der Peripherie als Test der Neubildung anzusprechen. Wichels und Höfer hatten nun mit dieser Methode auch die verschiedensten Eisenverbindungen beim gesunden Menschen untersucht und waren dabei zu dem Ergebnis gelangt, daß metallisches Eisen, Ferro- und Ferriverbindungen, komplexe Eisenverbindungen und Blutpräparate in gleicher Weise eine mächtige Vermehrung der Reticulocyten bewirken und daß der Wirkungsgrad der verabreichten Eisenverbindungen von der Eisenmenge, nicht aber von ihrer Oxydationsstufe oder Bindungsart abhängig ist. Die Vermehrung der Reticulocytenzahl im peripheren Blute wird von ihnen als Kriterium für den Beweis einer gesteigerten Blutbildung angesehen; denn der vermehrten Ausschwemmung aus dem Knochenmark entspricht auch eine vermehrte Neubildung.

Aus diesen Untersuchungen müßte sich der Schluß ergeben, daß das Eisen nicht nur beim anämischen, sondern auch beim normalen Menschen eine Steigerung der Blutbildung bewirke, ein Schluß, der allerdings von den Autoren gezogen wurde, ohne daß der Beweis gleichzeitiger Zunahme von Erythrocyten und Hämoglobin erbracht worden wäre, d. h. somit, auch ohne Zunahme dieser Blutbestandteile wird in der Vermehrung der Reticulocyten eine gesteigerte Bluttätigkeit gesehen. Wichels und Höfer fanden aber nicht nur das Eisen beim normalen Menschen wirksam auf die Blutbildung, sie fanden auch im Gegensatze zu den Untersuchungen von Starkenstein und seinen Mitarbeitern sowie zahlreichen klinischen Untersuchungen alle Eisenverbindungen ohne Unterschied der Bindungsart und der Oxydation wirksam. Sie betonen allerdings, daß die Untersuchungen am anämischen Individuum fehlen. Da nun die Einführung einer derartigen Unteruschungsmethode am gesunden Menschen und die daraus gezogene Schlußfolgerung von prinzipieller Bedeutung für die pharmakologische Prüfung der Eisenwirkung auf die Blutbildung sind, erfordert diese hier eingeführte Methodik eine kritische Beurteilung hinsichtlich ihrer Brauchbarkeit.

Wichels und Höfer fanden bei ihren Untersuchungen einen Anstieg der Reticulocyten von $8^0/_{00}$ auf $29^0/_{00}$, in anderen Fällen von 4 auf $18^0/_{00}$; Hämoglobin und Erythrocyten blieben unverändert. Nun ist darauf hinzuweisen, daß normalerweise von den einzelnen Autoren die verschiedensten Angaben über den normalen Gehalt des Blutes an Reticulocyten vorliegen. Einzelne Autoren fanden normalerweise $1—2^0/_{00}$, Rosin einige Prozente, Roessingh $4—18^0/_{00}$, Engel $6—13^0/_{00}$. Die Differenzen dürften von der angewandten Methodik der Reticulocytenbestimmung im Blute abhängig sein. Obwohl hier Normalzahlen einzelner Autoren angegeben werden, welche hinsichtlich der niedrigsten und höchsten Werte von den extremen Werten von Wichels und Höfer gar nicht so weitab liegen, so würde doch für die Brauchbarkeit der Methode Wichels der gleichmäßige Anstieg und Wiederabfall sprechen. Es müßten aber doch gegen die Brauchbarkeit dieser Methode und insbesondere gegen die daraus gezogenen weitgehenden Schlüsse noch andere Kriterien angeführt werden. Die Reticulocytenkrise, die bei klinischen Anämien im Stadium der Regeneration beobachtet und als Ausdruck der gesteigerten Tätigkeit des Knochenmarks gedeutet wird, beträgt bisweilen, wie in den Versuchen von Naegeli und denen von Reimann und Fritsch, $300—600^0/_{00}$, also Werte, die sich mit dem beim Normalen naturgemäß gar nicht vergleichen lassen. Wenn aber selbst quantitative Unterschiede entsprechend einem möglichen Unterschiede in der Tätigkeit des Knochenmarks unter normalen und pathologischen Bedingungen gar nicht als Kriterium herangezogen werden sollen, so ist noch zu berücksichtigen, daß Wichels und Höfer erstens nur Eisen und Arsen zu ihren Prüfungen herangezogen hatten und bei beiden zu gleichen Ergebnissen gelangten, obwohl gerade Arsenik bei jenen Anämien, bei denen durch Eisen die stärkste Reticulocytenkrise erzielt werden kann, wirkungslos bleibt. Weiter fehlen in diesen Untersuchungen jene wichtigen Kontrollen, ob es nicht gelingt, durch eine ganze Reihe von Stoffen, denen jede antanämische Wirkung fehlt, eine Reticulocytenausschwemmung im gleichen Umfange wie nach Eisen und Arsen zu erzielen, und schließlich fehlt, worauf ja Wichels und Höfer selbst hinweisen, noch das wichtigste Kriterium, die Wirkung dieser Stoffe beim Anämischen.

So wertvoll somit eine Methode wäre, um am Gesunden die Wirkung solcher Arzneistoffe, in deren Gruppe das Eisen gehört, prüfen zu können, so kann doch das bisher von Wichels und Höfer beigebrachte Material nicht als ausreichend angesehen werden, um eine solche Methode für die Messung der Eisenwirkung auf die blutbildenden Organe als brauchbar ansehen zu können; noch weniger können die mit dieser Methode erhaltenen Ergebnisse als Beweis dafür angesehen werden, daß beim normalen Menschen durch Eisenverbindungen jeder Art (auch durch Hämoglobin!) eine gesteigerte Blutbildung erfolgt, wobei dieser Schluß lediglich aus einer Vermehrung der Reticulocyten im Blute ohne jede nachweisbare Vermehrung des Hämoglobins und der Erythrocyten gezogen wird.

Wir müssen somit schließen, daß sich ein Einfluß des Eisens auf die Blutbildung beim normalen Menschen über die physiligschen Grenzen hinaus ebensowenig nachweisen läßt wie im Tierversuch.

Es bleibt somit noch zu untersuchen, welche Methoden uns zur Messung der Eisenwirkung auf die Blutbildung bei bestehender Hypofunktion des blutbildenden Apparates zur Verfügung stehen: Unsere Kenntnisse über die pharmakologische Wirkung des Eisens auf die Blutbildung sind weit mehr aus den klinischen Erfahrungen über die „therapeutische Wirkung des Eisens bei Blutkrankheiten" als aus experimentell pharmakologischen Analysen abgeleitet worden. Dieser Wirkung verdankte ja, wie schon mehrfach betont wurde, das Eisen seine Einführung in die Therapie und seine Indikationsstellung. Es ist noch nicht so lange her, daß Anämie ein scheinbar klinisch abgegrenzter Begriff war, der das Indikationsgebiet für die Eisentherapie darstellte. Wenn wir vom Standpunkte unserer heutigen Kenntnisse über die Pathogenese und therapeutische Beeinflussung der Anämien diese beiden Begriffe einander gegenüber stellen, dann wird es uns nicht verwunderlich erscheinen, daß manche Anämie durch die Eisentherapie nicht beeinflußt werden konnte, was vielfach dazu führen mußte, daß der therapeutische Wert des Eisens in Zweifel gezogen wurde und daß dieses Metall dann oft auch dort keine Anwendung fand, wo es seine Wirkung mit aller Sicherheit hätte entfalten können. Hier bietet die verallgemeinerte Anwendung zweier Begriffe: Anämie vom pathologischen Standpunkte aus und Eisen als Heilmittel für die Anämien vom pharmakologischen Standpunkte aus, das beste Beispiel dafür, wie sehr der Mangel der Pathogenese einerseits und der Mangel der pharmakologischen Analyse des Angriffspunktes andererseits zur falschen Anwendung pharmakologisch wirksamer Arzneistoffe Anlaß gab, und deren richtige Anwendung verhinderte.

Charakterisierung und Einteilung der Anämien. Wir können bei der Beurteilung der klinischen Methodik zur Analyse pharmakologischer Wirkungen die vielen Jahrhunderte der Eisentherapie bei Blutkrankheiten unberücksichtigt lassen und brauchen nur den Abschnitt über Anämien und ihre Behandlung in den Lehrbüchern der inneren Medizin etwa um die Mitte des 19. Jahrhunderts, um die Jahrhundertwende und in der Gegenwart durchzulesen, um verstehen zu lernen, wie weitgehend durch die Analyse des Krankheitsbildes auch die pharmakologische Analyse des Eisens gefördert wurde.

So war noch um das Jahr 1860 herum „Anämie der Zustand der Blutleere und des Blutmangels, der sich auf einen Teil, ein Organ beschränken oder auf den ganzen Organismus ausdehnen kann. Entweder mangelt es an Blut überhaupt (eigentliche Anämie) oder an den belebenden Bestandteilen des Blutes (Blutkügelchen, Fibrine), ohne daß das Serum des Blutes verändert oder überwiegend ist. Die Anämie geht mit der Zeit in Dyskrasie über. Das Blut der Anämischen ist hell, wäßrig, schleimig, hat geringen Gehalt an Blutkügelchen, Faserstoff, Eisen, desto größeren an Wasser, dann aber Hydrämie genannt. Der Blutkuchen ist weich, zerfließend. Die Therapie besteht in der Beseitigung schädlicher äußerer Verhältnisse, krankhafter Zustände der hämopoetischen Organe, z. B. Dyspepsie, oder in direkt restaurierender tonischer Kur. Obenan steht das Eisen in seinen verschiedenen Präparaten". Soweit die Anschauungen in der zweiten Hälfte des 19. Jahrhunderts.

Um die Jahrhundertwende finden wir die Anämien eingeteilt in einfache Anämien (Blutungsanämien, Vergiftungen durch hämolytische Stoffe, Infektionskrankheiten, Darmparasiten, Anämien infolge ungenügender einseitiger Ernährung, geistige und körperliche Überanstrengung, Kummer und Sorgen, ausschweifende Lebensführung, die alle die Blutneubildung hemmen) und in die perniziöse Anämie. Von diesen abgetrennt steht die Chlorose. Eine grundsätzliche Trennung der einfachen Anämie von der schweren oder perniziösen Anämie wird als nicht zulässig erklärt; aus jeder einfachen Anämie könne eine perniziöse werden.

Therapeutisch wird für die Anämien neben Beseitigung der Krankheitsursachen in erster Linie Arsen empfohlen, während das Eisen hier „mindestens als zweifelhaft bewertet werden muß"; seine eigentliche Domäne ist die Chlorose". Arsen ist auch das einzige empfohlene Arzneimittel für die perniziöse Anämie.

Verfolgen wir das Bestreben der Einteilung der Anämien, so finden wir schon frühzeitig die Krankheitsursachen als die gesuchte Grundlage für die zu gebende Einteilung. Darauf beruht auch das alte Schema, das die Anämien in primäre, mit unbekannter, und sekundäre, mit bekannter Ursache, einteilt. Diese Einteilung schwindet immer mehr mit der Erkenntnis, daß alle Anämien eigentlich sekundäre sind.

Die verschiedenen Kriterien, die im Laufe der Zeit der Einteilung der Anämien zugrunde gelegt wurden, finden wir bei Boros[1] zusammengefaßt. Wir sehen da, daß als Kriterium für die Einteilung entweder morphologische Gesichtspunkte nach dem Blutbilde oder ätiologische Gesichtspunkte (myelogene, hämatogene, hämorrhagische, hämolytische, toxische, parasitäre, infektiöse Ursachen) gewählt wurden.

Unter Zugrundelegung der Lehre von den hypo- und hyperchromen Anämien teilt Boros die Anämien ein:

1. in mykrocytäre (Typus der Chlorose), 2. in normocytäre (aregenerative und hyporegenerative), 3. in makrocytäre (Perniciosagruppe).

Diese Gruppierung der Anämien ist nach der Anschauung von Boros auch zum Aufbau einer nach gewissen Gesichtspunkten einheitlich therapeutischen Indikationsstellung geeignet. Diesen Zweck verfolgt auch noch eine Reihe anderer Einteilungen, wie die von Naegeli, Morawitz[2], Feil und Denecke[3], Witts[4], Watkins[5], Ottenberg[6], Reimann u. a.

Unter diesen Einteilungen der Anämien seien hier noch die von Ottenberg sowie die von Reimann angeführt, weil sie uns am besten die Gegenüberstellung der experimentellen Anämien zu den klinischen gestatten und es uns ermöglichen, aus der großen Gruppe aller Anämien jene herauszugreifen, welche sowohl methodisch zur Prüfung der pharmakologischen Eisenwirkung auf die Blutbildung als auch therapeutisch für die Anwendung des Eisens als Heilmittel geeignet sind. Umgekehrt zeigt eine solche Einteilung auch, inwieweit die Versuche der experimentell pharmakologischen und klinischen Analyse erfolglos bleiben mußten und auch bei weiteren Versuchen keine positiven Resultate erwarten lassen durften.

Einteilung der Anämien nach Ottenberg.

I. Mangelanämien. *A. Eisenmangel.* 1. Blutungsanämien: a) akute, b) chronische, c) Hackenwurmanämie. 2. Hypochrome Anämien: a) Chlorose, b) einfache hypochrome Anämie, c) Salzsäuremangelanämie, d) hypochrome Schwangerschaftsanämie. 3. Einfache Ernährungsanämie der Kinder (bei ausschließlicher Milchdiät): a) Frühgeburtsanämie. *B. Mangel an einem „antianämischen Prinzip".* 1. Perniziöse Anämie. 2. Sprue.

---

[1] Boros, J. v.: Die Behandlung der Anämien. Erg. inn. Med. **42**, 660ff. (1932). — [2] Morawitz: Handb. d. inn. Med. **4**, 1. Berlin 1926. — [3] Feil u. Denecke: Erg. inn. Med. **15**, 139. — [4] Witts, L. J.: Lancet **5**, 495; **12**, 549; **19**, 601; **26**, 653 (1932). — [5] Watkins, Ch. H.: A classification of chronic idiopathic secondary anemia. J. amer. med. Assoc. **93**, 1365 (1929). — [6] Ottenberg: Reclassification of the anemias. J. amer. med. Assoc. **100**, 1303 (1933).

3. Perniziöse Schwangerschaftsanämie. 4. Bothriocephalusanämie (gewisse Fälle). *C. Nahrungsmangelanämien.* 1. Avitaminosen. Anämien bei Beriberi, Pellagra, Skorbut, Rhachitis. 2. Mangel an Galle oder Pankreassekret: a) Gallenfistelanämie, b) Pankreas- oder Duodenalfistelanämie. 3. Mangelhafte enterale Resorption: a) chronische Diarrhöen, Sprue (gewisse Fälle, Colonerkrankungen). b) geringgradige Darmstenosen. 4. Ernährungsanämien der Erwachsenen. 5. Gewisse Anämien der Kinder (Anaemia infantum pseudoleucaemica v. Jaksch, Cooley).

II. Funktionsstörungen der blutbildenden Organe (Behinderung der Blutregeneration). *A. Toxische Knochenmarkszerstörung.* 1. Aplastische Anämien als Folge der Einwirkung von a) Röntgenstrahlen, Radium, Thorium, b) Benzol, Salvarsan, Nitrobenzol, Trinitritoluol, c) Blei, Quecksilber usw. 2. „Primäre" aplastische Anämie (noch unbekannte toxische Ursachen). *B. Mechanische Rückbildung des Knochenmarks.* 1. Osteosclerosis: a) osteosklerotische Anämie, b) Marmorknochenkrankheit (Albers-Schönberg). 2. Lipoidablagerungen im Knochenmark (Gaucher, Niemann-Pick, Schüller-Christian). 3. Leukämie und Hopkinsche Krankheit (gleichfalls toxische Ursachen). 4. Metastatische Neubildung im Knochenmark. *C. Behinderung der Blutregeneration und einige intermediäre Stadien.* 1. Milzerkrankungen: a) Bantisches Syndrom („Milzanämie"), b) Sklerose oder Thrombose der Milzvenen. 2. Lebererkrankungen: a) Cirrhose, b) chron. Verschlußikterus.

III. Blutauflösung (Hämolyse). *A. Bedingt durch angeborene Schädigungen der roten Blutkörperchen.* 1. Hämolytischer Ikterus. 2. Sichelzellenanämie. *B. Toxische Blutzerstörung.* 1. Infektionen: a) Bakterien aller Art, besonders jene, die das Blut befallen, Streptococcus haemolyticus, Staphylococcus aureus, Streptococcus viridans (bakterielle Endokarditis), b) Protozoen-Malaria, Kalaazar, Syphilis, c) akute fieberhafte hämolytische Anämie (unbekannter Ursache). 2. Darmwürmer-Bothriocephalus. 3. Carcinom (einschließlich Leukämie und verwandte Erkrankungen). 4. Nephritis-Urämie. 5. Ausgedehnte Verbrennungen. 6. Hämolytische Gifte: a) Serumhämolysine: paroxysmale Hämoglobinurie, Transfusionshämolyse (Blutgruppen-), b) chemische: Saponin, Pyrodin, Toluylendiamin, Pyrogallol, Schlangengift, Pilzgift, Phenylhydrazin, Kaliumchlorat.

Diese Einteilung Ottenbergs ist für unsere Zwecke aus dem Grunde von großem Wert, weil sie wohl alle in Betracht kommenden Ursachen der Anämien berücksichtigt. Sie ist für den vorliegenden Abschnitt, der nur die Relation von Eisen und Blutbildung betrifft, auch deswegen wertvoll, weil die durch Eisenmangel bedingten Anämien als Gruppe für sich Berücksichtigung gefunden haben. Hingegen wird die Einteilung nicht allen seitens der experimentellen Pharmakologie gestellten Anforderungen gerecht, weil aus der Einteilung nicht hervorgeht, ob alle durch Eisenmangel bedingten Anämien auch durch Eisenzufuhr zu beeinflussen sind und ob nicht andererseits auch andere Gruppen auf die für Eisen nachgewiesenen Richtungen hin reagieren.

Dieser Forderung entspricht mehr die von Reimann durchgeführte nachstehende Einteilung der Anämien.

Einteilung der Anämien nach Reimann (auf Grund der Reaktion auf Arzneistoffe). I. Auf Arzneistoffe reagierende: 1. eisenempfindliche, 2. leberempfindliche, 3. vitaminempfindliche. II. Auf Arzneistoffe nicht reagierende und nur kausaler Therapie zugängliche: 1. aplastische, 2. hämolytische, 3. alle übrigen.

Reimann zählt zu den als eisenempfindliche Anämien bezeichneten Asiderosen: chronische posthämorrhagische Anämien, achylische Chloranämien, postenteritische und postdysenterische Anämien, Anämien bei Hungerzuständen, postinfektiöse Anämien nach gewissen fieberhaften Erkrankungen, postoperative Anämien nach Ausschaltung des Magens (Resectio ventriculi, Gastroenterostomie), kryptogene Chloranämien unbekannter Ursache.

Charakteristika dieser Anämien sind: hypochromes Blutbild als Folge der Störung der Hämoglobinversorgung der Erythroblasten, meist niedriger Färbeindex, chronischer aregenerativer Verlauf, Eisenempfindlichkeit.

Die Eisenwirkung tritt mit gesetzlicher Promptheit und Sicherheit ein. Nach Aussetzen der Zufuhr erfolgt zunächst ein Rückfall. Neue Eisenzufuhr führt gleich wieder die Regeneration herbei. Das soll sich mehrmals wiederholen, ohne daß eine Gewöhnung an Eisen und dadurch bedingtes Nichtwirken eintreten würde. Die Spezifität der Eisenempfindlichkeit ist auch dadurch erwiesen, daß bei der ganzen Gruppe dieser Anämien, wie genaue Vergleichsuntersuchungen ergeben haben, ebenso wie Mangan auch Arsen, Germanium, Kupfer sowie Leber wirkungslos sind. Weitere Charakteristika sind Mikrocytose, die mit der Verarmung an Hämoglobin einhergeht, im Knochenmark 30—60% Erythroblasten gegenüber etwa 20% in der Norm. Im Knochenmark viel Hämoglobin, daher reichlich rotes Mark, das das gelbe, fettreiche verdrängt.

Die experimentellen Anämien und ihre Beeinflussung durch Eisen. Allgemeines. *Methodik.* Die experimentellen Anämien unterscheiden sich je nach der angewendeten Methodik grundsätzlich voneinander; es kann daher selbstverständlich eine Blutungsanämie nicht einer durch Änderung der Ernährung erzeugten und diese wiederum nicht einer toxischen gleichgesetzt werden. Ebensowenig ist es zulässig, die durch eine bestimmte Methode erzeugten Anämien als von Fall zu Fall, bzw. von Individuum zu Individuum gleichartig zu beurteilen.

Es bedarf hier keiner weiteren Ausführung, daß beim Blutentzug die Menge und die Wiederholung des Blutentzuges nicht nur für den Grad der eintretenden Anämie, sondern auch für deren Verlauf und insbesondere für deren Regeneration entscheidend bleibt. Ebenso spielt bei der durch Ernährungsanomalien hervorgerufenen Anämie nicht nur der Eisengehalt der Nahrung, sondern eher noch die Qualität der verabreichten Nahrung eine entscheidende Rolle, wobei nicht so sehr die Quantität als vielmehr die Qualität dieser Nahrung, insbesondere der Eisen- und Vitaminreichtum und ähnliches von Entscheidung ist. Daß diese Faktoren insbesondere bei der Kombination mehrerer dieser Methoden besonders ins Gewicht fallen werden, erscheint selbstverständlich. Noch mehr untereinander verschieden sind die toxischen Anämien, weil hier das anämisierende Gift bald durch Zerstörung des fertigen Blutes, bald durch Beeinflussung der Blutbildung, bisweilen nach beiden Richtungen hin wirkt.

Eine ganze Reihe dieser für die Beurteilung der experimentellen Anämien wichtigen Faktoren blieben bei den früheren Untersuchungen unbeachtet und führten daher zu den vielfachen Widersprüchen hinsichtlich der therapeutischen Ergebnisse. Bei der folgenden Besprechung der Untersuchungen über die Wirkung des Eisens auf die Blutbildung wollen wir die darauf bezüglichen Arbeiten nach der Art der für die Prüfung gewählten experimentellen Anämien einteilen.

Zur Erzeugung experimenteller Anämien wurden folgende Methoden benützt: 1. Blutungsanämie, 2. Ernährungsanämie, 3. Anämien durch Entzug der Galle, 4. toxische Anämien, 5. Anämien nach Knochenmarkschädigung, 6. Anämien nach Milzexstirpation, 7. Anämien durch Änderung des Luftdrucks und der Säurestoffversorgung, 8. Anämien durch Lichtmangel, 9. Anämien durch experimentelle Dünndarmstruktur, 10. Anämien durch Kombination zweier oder mehrerer der obigen Schädigungen.

Jede dieser Anämien zeigt sowohl in Qualität als auch in Quantität ihre Abhängigkeit von der Intensität und Zeitdauer der Einwirkung und insbesondere bei den toxischen Anämien vom Angriffspunkt des schädigenden Giftes.

Im folgenden sollen die Methoden zur Erzeugung dieser Anämien, deren Verlauf und deren Beeinflußbarkeit durch Eisenverbindungen besprochen werden.

Blutungsanämien. Die großen Unterschiede, die im Blutbilde, im Gehalte des Blutes an Erythrocyten und Hämoglobin und in der Regenerationsfähigkeit der durch Blutentzug erzeugten Anämien beobachtet werden können, sind darauf zurückzuführen, daß bei den Versuchen bald nur ein einmaliger Aderlaß, bald mehrere in verschiedenen Zeitabständen durchgeführt wurden. Hierbei wurde bei den einzelnen Aderlässen von einigen Untersuchern mehr, von anderen weniger Blut entzogen. Verschiedenheit der Ernährung teils vor, teils während der Versuche beeinflußte ebenfalls den Grad der Anämie weitgehend.

Die niedrigste Zahl an Erythrocyten, bei der das Leben noch erhalten werden kann, beträgt nach den Versuchen von Messini[1] 23,33% des Normalgehaltes.

---

[1] Messini, M.: Sul limite massimo di perdita dei *globuli rossi* compatibile con la vita. Biochimica e Ter. sper. **16**, 4 (1929).

Den Verlauf einer Anämie bei einem Hunde nach einem einmaligen Aderlaß von 25 ccm Blut pro Kilogramm (insgesamt 200 ccm) gibt die folgende Tabelle wieder.

Tabelle 89. Verlauf einer Aderlaßanämie beim Hunde.

Datum	Erythrocyten in Millionen	Hämoglobin (Sahli)	Vitalgefärbte Erythrocyten %	Datum	Erythrocyten in Millionen	Hämoglobin (Sahli)	Vitalgefärbte Erythrocyten %
22. II.	5,86	77	—		Aderlaß		
24. II.	5,64	74	—	17. III.	5,83	74	42
				20. III.	5,95	75	42
	Aderlaß			24. III.	6,00	73	30
3. III.	4,78	52	30	30. III.	6,15	80	30
6. III.	5,00	55	42	8. IV.	6,25	80	30
8. III.	4,95	57	40	20. IV.	6,70	84	26
9. III.	4,78	60	—	28. IV.	6,90	89	15
10. III.	5,00	62	56	6. V.	7,20	90	12
11. III.	5,05	63	64	13. V.	7,45	87	10
13. III.	5,60	65	56	20. V.	7,50	88	4
15. III.	5,77	70	48	27. V.	7,33	89	10

In diesem Falle war die vollkommene Regeneration nach etwa 15 Tagen erreicht. Hierauf folgte ein Anstieg über die Norm, was wohl der oben beschriebenen Restpolyglobulie Reimanns entsprechen dürfte.

Bei Hunden, denen $^1/_4$ bis $^1/_3$ ihres Blutes entzogen worden war, sank die Zahl der roten Blutkörperchen um 11%, der Hämoglobingehalt um 21% (Baumann).

Wesentlich anders gestaltet sich der Verlauf einer Blutungsanämie, wenn die Aderlässe mehrmals hintereinander in verschieden großem Umfange durchgeführt werden. Die Regenerationszeit wird in diesen Fällen immer länger. Quincke konnte im Verlaufe von 4—5 Monaten Hunden das Doppelte ihrer gesamten Blutmenge entziehen und fand, daß die Tiere selbst diese Mengen noch zu regenerieren vermögen. Eine Anämie, die dadurch hervorgerufen wurde, daß Hunden $^1/_4$ ihrer berechneten Blutmenge in zwei aufeinanderfolgenden Tagen entzogen wurde, erforderte 3—4 Wochen bis zur vollständigen Regeneration. Noch häufiger wiederholte Aderlässe während der Regenerationszeit schieben diese noch bedeutend weiter hinaus.

Solcher Methoden bedienten sich besonders Whipple und Robscheit-Robbins bei ihren ausgedehnten systematischen Untersuchungen über den Einfluß verschiedener Nahrung und antianämisch wirkender Arzneistoffe. Sie entzogen den von ihnen verwendeten Hunden so lange Blut, bis der Hämoglobingehalt sich auf einen bestimmten niedrigen Wert hielt. Das Zustandekommen dieser Anämie insbesondere hinsichtlich ihrer Zeitdauer und der langen Dauer der Regeneration wurde so gedeutet, daß durch die mehrmaligen unverhältnismäßig großen Blutverluste dem Organismus alles zur Verfügung stehende Reserveeisen entzogen wird. Es ist aber kaum anzunehmen, daß die hier einsetzende Schädigung nur auf den Eisenmangel des Organismus zurückzuführen ist; denn mit dem reichlichen Blutentzug werden dem Organismus sicherlich auch andere für die Synthese des Blutfarbstoffes wichtige Stoffe entzogen. Daß diesen für die Regeneration der Anämie eine ganz bedeutende Rolle zukommt, geht aus dem später noch zu besprechenden Versuchen von Whipple und Robscheit Robbins und ihren Mitarbeitern hervor, die ergeben hatten, daß verschiedene Diätformen mehrfach die Regeneration günstiger zu beeinflussen imstande sind als Eisenzulagen allein; daß aber an dem Zustandekommen dieser Anämie und insbesondere an der Schwere ihrer Regeneration neben dem Verlust solcher für die Regeneration wichtiger Stoffe auch der Verlust an Eisen seinen Anteil hat, geht daraus hervor, daß die Kombination bestimmter Nahrungsstoffe mit Eisen die schnellste Regeneration ermöglicht. Dieses Zusammenwirken von Fehlen des Eisens und der zur Hämoglobinsynthese notwendigen organischen Verbindungen kommt auch bei den noch später zu besprechenden Anämien zur Geltung, die durch einseitige, qualitativ unzureichende Ernährung und Aderlässe erzeugt wurden.

Ritz hatte die Ansicht vertreten, daß nach Aderlässen die Regeneration langsamer eintrete als nach Giftwirkungen, weil angeblich bei solchen toxischen Anämien Residuen der Blutzellen im Körper erhalten bleiben, die bei Blutverlusten verlorengehen und die für die Regeneration von Wichtigkeit sein sollen. Als Regenerationszeiten (auch für Menschen) werden angegeben: Nach geringen Blutverlusten 2—5 Tage, nach Verlust von 1—3% des Körpergewichtes an Blut 5—14 Tage, von 3—4% 14—30 Tage. Wiederholte Blutungen führen zu einer Erschöpfung der Erythroblastik und Schwund der Erythroblasten und Granulocyten im Knochenmark; dann schwinden auch die erythroblastischen Herde außerhalb des Markes in Milz, Leber und Lymphdrüsen.

Beeinflussung einfacher Blutungsanämien durch Eisenverbindungen. Kunkel[1] fütterte zwei junge, noch wachsende Hündchen vom selben Wurf und 2000 bzw. 2300 g Anfangsgewicht 2 Wochen lang vor dem Versuche nur mit Milch. Sie erhielten dann durch 7 Wochen die gleiche, sehr eisenarme Nahrung: 750 g Milch pro Tag (1,05 mg Fe_2O_3). Der schwächere Hund erhielt noch außerdem täglich 30 Tropfen Liqu. ferri albuminati mit 6,3 mg Fe_2O_3. Allwöchentlich wurde den Tieren durch Aderlaß etwa $^1/_3$ der vorhandenen Blutmenge entzogen, im ganzen 7mal, so daß jedes Tier die 2—2$^1/_2$fache Blutmenge, die es bei Beginn besessen hatte, und zwar der Eisenhund im ganzen 355 g mit 134,0 mg Fe_2O_3, der Hund ohne Eisen 350,9 g mit 112,2 mg Fe_2O_3 verlor. Die Tiere ertrugen diesen Eingriff sehr gut, waren normal und vollkommen munter, nahmen an Gewicht zu, so daß dasselbe am Ende des Versuches 3150 bzw. 3300 g betrug. Nur zeigte der Hund ohne Eisen Erscheinungen einer hochgradigen Anämie (große Blässe der Schleimhäute), während der Eisenhund diese Erscheinungen nicht aufwies. Es mußte daher dieser Hund das ihm dargebotene anorganische Eisen resorbieren. Noch deutlicher zeigt sich das an dem großen Unterschiede im Eisengehalte der Organe beider Tiere. Diesbezüglich sei auf das im Abschnitte über die Resorption Gesagte verwiesen.

Woltering[2] entzog durch Aderlaß den Versuchstieren Hämoglobin und untersuchte, ob nach der Applikation etwaiger Eisensalze die Wiederherstellung rascher erfolgt. Der Hämoglobingehalt betrug nach Fleischl bei den normalen Tieren etwa 74, die Zahl der Erythrocyten schwankte zwischen 4,6 und 6,15 Millionen pro ccm, während der Versuchsdauer von 4—6 Wochen wurden 3 Aderlässe durchgeführt. Der Verlauf der Blutregeneration bei den normalen, den mit Eisen und mit Mangan gefütterten Tieren gibt die der Arbeit beigegebene Übersichtskurve wieder.

Eger[3] fand, daß der tierische Organismus nach einer Entziehung von $^1/_7$ seines auf $^1/_{13}$ des Körpergewichtes berechneten Blutes dieses bei verhältnismäßig eisenarmer Nahrung nur langsam, unvollständig, mitunter gar nicht zu ersetzen vermag. Der Zusatz von anorganischem Eisen beschleunigt den Blutersatz, wurde aber nicht so wirksam gefunden wie eine Nahrung, die genügende Mengen organisch gebundenen Eisens enthält (Fleisch). Auch bei dieser Nahrung schien Zusatz von anorganischem Eisen und organischer Eisenpräparate noch eine Beschleunigung der Wiederherstellung bewirken zu können.

Kuntzen und Krummacher[4] haben einer 9 kg schweren Hündin, die mit einer analysierten eisenarmen Nahrung ernährt wurde, annähernd so viel Blut entzogen, als nachher Hämoglobin eingespritzt wurde. Die Tagesnahrung (20 g Eucasein, 60 g Reis, 25 g Schweineschmalz und 1 g Fleischextrakt) enthielt 3,34 g N und 5,1 mg Eisen. Am 3. Tage nach Entziehung von 96 g Blut befand sich das Tier wieder im N-Gleichgewicht und erhielt hierauf 201,94 g Lösung injiziert, die 8 g H, 1,35 g N und 0,0323 g Fe enthielt. Nach der Injektion stieg die N-Ausscheidung rasch an, um dann allmählich zur Norm zurückzukehren. Die Vermehrung betrug im ganzen 3,72 g, also fast das Dreifache der im injizierten Hb enthaltenen N-Menge. Es ist natürlich unentschieden, ob dabei das ganze Hb zersetzt wurde; jedenfalls aber ist die Vermehrung der N-Ausscheidung durch die Injektion bedingt. Auch die Fe-Bilanz brachte keine Entscheidung. Während des ganzen Versuches wurde mehr Fe ausgeschieden, als in den Einnahmen war, und zwar vor der Injektion noch mehr (10,8 mg) als nach derselben (7,6 bzw. 7,4 mg gegen 5,1 mg der Nahrung), wogegen das Hb-Eisen (32,3 mg) die Fe-Ausscheidung nicht beeinflußte. Es wurde angenommen, daß das Hb im Körper zersetzt und das Fe desselben in Form von Fe-Albuminaten oder ähnlichen Verbindungen im Körper zurückgehalten wurde, die nach Ansicht der Verfasser als Vorstufen des Blutfarbstoffes angesehen werden können. Die beim Versuchstiere ausgeführte Blutkörperchenzählung ergab, daß die Blutkörperchenzahl am 8. Tage nach der Blutentnahme wieder normal war.

Baumann[5] prüfte die Wirkung des Aderlasses auf den Erythrocyten- und Hämo-

---

[1] Kunkel, A.: Blutbildung aus anorganischem Eisen. Pflügers Arch. **61** 595 (1896). — [2] Woltering, H. W. F. C.: Über die Resorption von Eisensalzen im Digestionstractus. Hoppe-Seylers Z. **21**, 186 (1895). — [3] Eger: Über die Regeneration des Blutes und seiner Komponenten nach Blutverlusten und die Einwirkung des Eisens auf diese Prozesse. Z. klin. Med. **32**, 335 (1898). — [4] Kuntzen, A., u. O. Krummacher: Über subcutane Hämoglobininjektionen. Z. Biol. **40**, 228 (1900). — [5] Baumann, E. P.: Die Wirkung einer Blutentziehung auf die Zusammensetzung des Blutes unter gewöhnlichen Umständen und bei Verabreichung von Eisen und Arsenik. J. of Physiol. **29**, 18 (1903).

globingehalt des Blutes unter normalen Bedingungen sowie nach Verabreichung von Eisen und Arsenik.

Hunde wurden, nachdem ihnen $1/4$—$1/3$ des Blutes entzogen worden war, nach einer Woche getötet und ihr Blut untersucht. Es sank die Zahl der roten Blutkörperchen um 11%, Hämoglobingehalt um 21%, die Zahl der Leukocyten stieg um 41%, Trockenrückstand und Aschengehalt nahmen ab (um 11 bzw. 2%), ebenso der Eiweißgehalt (11,5—12%); der Fibringehalt war höher. Wurde dem Hunde in der Woche nach der Blutentziehung ein anorganisches Eisenpräparat (Blaudsche Pillen) gereicht, so änderte dies nichts an der Blutzusammensetzung, nur der Hämoglobingehalt war nicht so deutlich geringer. Bei Darreichung eines organischen Eisenpräparates sowie nach Arsenik (Sol. Fowleri) war das Blutbild dasselbe, günstig war die gleichzeitige Verabreichung von Arsenik und Eisen (Eisen als Blaudsche Pillen), wobei die Zahl der Blutkörperchen fast unverändert blieb und der Hämoglobingehalt nur um 6% sank. Ähnliche Untersuchungen wurden von K. Bergmann[1] ausgeführt.

Bei einer Reihe solcher Untersuchungen wurde insbesondere die schon obenerwähnte Frage zu lösen versucht, ob das zugeführte Eisen lediglich als Baustein für die Hämoglobinbildung verwendet wird oder ob es der Ansicht verschiedener Autoren gemäß durch eine Reizwirkung auf die blutbildenden Organe seine Wirkung entfalte. Die Anschauungen der einzelnen Autoren sollen bei den anzuführenden Untersuchungen jeweils erwähnt werden. Eine Zusammenfassung dieser Frage und ihre Beurteilung soll dann am Ende dieses Abschnittes erfolgen. Ebenso wird bei verschiedenen der folgenden Untersuchungen geprüft werden, ob die Oxydationsstufe des verabreichten Eisens und die Bindungsart auf die Blutbildung einen Einfluß hat oder nicht. Auch diese Fragen sollen in den folgenden Arbeiten miterwähnt und gleichfalls am Schluß des Abschnittes zusammengefaßt werden.

Im Gegensatze zu v. Noorden glaubt Zahn[2] durch seine Versuche beweisen zu können, daß Eisengaben nicht reizend auf die Blutbildungsorgane wirken. Er machte Kaninchen durch Aderlässe stark anämisch, bestimmte Hämoglobin, Erythrocyten und Körpergewicht in allen Phasen dieser Versuche und gab nach dem letzten Aderlaß entweder subcutan 4—6 mg Eisen pro die als Ferrum citricum oxydatum oder als Ferrum natrio-tartaricum oder per os 4—10 mg Fe pro die als Liquor ferri albuminati bei genügend eisenhaltiger Normalnahrung. In diesem letzten Punkte weicht er von der Versuchsanordnung früherer Autoren, die eisenarme Nahrung gaben, ab. Zahn hält aber gerade diesen Punkt für sehr wichtig, und seine Versuche ergaben, daß bei den Tieren, die noch medikamentöses Eisen außer der Nahrung erhielten, die Zunahme an Hämoglobin, Erythrocyten und Körpergewicht durchaus nicht schneller erfolgte als bei den Kontrolltieren.

Amatsu[3] prüfte gleichfalls die Wirkung von Eisensalzen bei Kaninchen, die durch Aderlässe anämisiert wurden. Er untersuchte gleichzeitig damit, ob die Wertigkeit des Eisens einen Einfluß auf die pharmakologische Wirkung ausübe, und kam bei seinen Versuchen an Kaninchen und Meerschweinchen zu folgenden Ergebnissen: Zweiwertiges Fe befördert bei künstlich durch Aderlaß anämisierten Tieren in hohem Grad die Regeneration der roten Blutkörperchen und des Leberferratins. Dreiwertiges Eisen hat diese Wirkung nur in geringem Maße. Diese günstige Wirkung komme aber wahrscheinlich nicht dem dreiwertigen Eisen als solchem zu, sondern sei darauf zurückzuführen, daß im Organismus das Ferriion zu Ferroverbindungen reduziert wird.

Hinsichtlich der Methodik seiner Untersuchungen und über die sonstige Bewertung der Wirkung seiner geprüften Eisensalze hinsichtlich ihrer Oxydationsstufe sei auf das schon auf S. 907 darüber Gesagte verwiesen.

H. P. T. Oerum[4] suchte zunächst experimentell zu entscheiden, ob anorganische oder organische Eisenpräparate sich am leichtesten im Organismus zurückhalten lassen. Dazu entzog er Kaninchen 6mal in Pausen von je 1 Woche $1/6$ der gesamten Blutmenge, um das Reserveeisen möglichst vollständig aus den Organen zu entfernen. Dann wurde den Kaninchen 0,02 g Eisen pro kg täglich 24 Tage hindurch in Form von Eisenpräparaten (zur Anwendung kamen Ferratin, Hämatin-Albumin, Ferrisulfat, Ferrilactat) gegeben. Jeden 4. Tag wurde Hämoglobinmenge und Erythrocytenzahl bestimmt. Aus den Versuchen wurde geschlossen, daß die Hämoglobinmenge am schnellsten beim Gebrauch von

---

[1] Bergmann, K.: Die Wirkung des Arsens und Eisens auf die morphologische Zusammensetzung des Blutes und auf den Hämoglobingehalt bei Tieren nach Blutentziehung. Diss. Petersburg 1904 — Russ. Med. Rdsch. 3, 481 (1905). — [2] Zahn, A.: Experimentelle Untersuchungen über Eisenwirkung. Dtsch. Arch. klin. Med. 104, 245 (1910) — Verh. d. 28. Kongr. f. inn. Med. 1910. — [3] Amatsu, H.: Über die Verschiedenheit der biologischen und pharmakologischen Einflüsse der Ferro- und Ferriionen auf den tierischen Organismus. Arch. internat. Pharmacodynamie 23, 325 (1913). — [4] Oerum, H. P. T.: Unorganische oder organische Eisenpräparate. Z. exper. Path. u. Ther. 3, 145 (1907).

organischen Eisenverbindungen im eisenarmen Organismus restituiert wird, und zwar am bequemsten bei Hämatin-Albumin. Nach 24 Tagen wurden die Tiere getötet und die Eisenanalyse von Leber, Milz und Knochenmark nach der Neumannschen Methode angestellt. Es ergab sich bei allen Präparaten (am meisten bei anorganischen, am wenigsten beim Ferratin) eine Vermehrung des Lebereisengehaltes, nach Hämatin-Albumin-Fütterung Vermehrung des Eisens in Knochenmark und Milz. In weiteren Versuchen an Hunden suchte Oerum zu ermitteln, ob das Reserveeisen, das nach Füttern mit organischen oder anorganischen Eisenpräparaten angesetzt wird, für die Organeisenbildung von gleicher Bedeutung ist. Die Tiere wurden mit 0,25 g Eisen pro 10 g gefüttert (10mal). 10 Tage nach Abschluß der Eisenfütterung wurden sie in Morphiumnarkose zur Ader gelassen und $^1/_3$ der Blutmenge (nach $^1/_{13}$ des Körpergewichtes berechnet) entnommen (2 Kontrolltiere, die nur mit Milch gefüttert waren, starben sofort bzw. 2 Tage nach dem Aderlaß). Nach dem Aderlaß wurde Hämoglobinmenge und Erythrocytenzahl bestimmt wie zuvor. Dabei zeigte sich, daß die mit organischen Präparaten gefütterten Tiere den Anfangswert des Hämoglobingehaltes überschritten haben, ehe bei den mit anorganischen Präparaten gefütterten Tieren eine Steigerung der Hämoglobinmenge auftritt. Das in der Leber aufgespeicherte Eisen muß also von verschiedener Bedeutung sein; das organische vermag direkt Hämoglobin zu bilden, anorganische Eisensalze dagegen stimulieren die Blutbildung, sind aber für die Hämoglobinbildung ohne Bedeutung.

Bei diesen Untersuchungen ist von allem Anfang an zu berücksichtigen, daß die Begriffe anorganisch und organisch nicht in dem heute üblichen Sinne benutzt wurden und daß hier Eisenverbindungen als organische bezeichnet wurden, die in Wirklichkeit kolloidgeschütztes Ferrihydroxyd darstellen.

Unter den Versuchen, welche durch größere und wiederholte Blutverluste länger dauernde Anämien bei Hunden erzeugten, sind vor allem die der amerikanischen Forscher, insbesondere jene von Whipple und Robscheit-Robbins sowie deren Mitarbeiter hier zu besprechen [1-6]. Wenn sich auch nicht alle Arbeiten dieser Forscher auf die unmittelbare Prüfung der pharmakologischen Wirkung des Eisens auf die Blutbildung beziehen, so stehen sie doch mehr oder weniger mit dieser Frage in engstem Zusammenhang. Aus diesem Grunde sollen die wichtigsten dieser systematischen Untersuchungen hier angeführt werden. Insbesondere sollen von diesen Untersuchungen jene in chronologischer Reihenfolge besprochen werden, die sich speziell mit dem Einfluß des Eisens auf die Blutbildung befassen.

Nach den Untersuchungen von Hooper, Robscheit-Robbins und Whipple wirken Blaudsche Pillen auf die Blutregeneration nicht, weder bei einer für die Blutregeneration günstigen noch bei einer ungünstigen Standardkost. Auf Grund dieser Befunde wird von den Autoren anorganisches Eisen als für die Blutfarbstoffregeneration unwirksam erklärt. Hingegen soll Hämoglobin intravenös, interperitoneal und per os wirksam sein. Milzexstirpation war ohne sichtlichen Einfluß [7]. Ebenso erwies sich subcutan beigebrachtes Ferrum citricum und oral verabreichtes Ovoferrin bei Brot-Milch-Kost bei diesen Aderlaßanämien als unwirksam. Einer Standardsalzmischung, bei gemischter Kost, beigegeben, wirkt Eisensalz nicht stärker als irgendeine Änderung der Diät. Die Wirkung des organisch gebundenen Eisens war ebenfalls ohne Einfluß, und die Hämoglobinwirkung beruhe nur auf seinem Pyrrolkomplex. Allen diesen Wirkungen weit überlegen war die Wirkung von Fleisch [8-10].

[1] Whipple, H. G.: Fibrinogen. I. Eine Untersuchung betreffend Ursprung und Zerstörung im Körper. Amer. J. Physiol. 33, 50 (1914). — [2] Whipple u. Mitarbeiter: J. of exper. Med. 28 (1918) — Amer. J. Physiol. 43 (1918). — [3] Whipple, G. H., C. W. Hooper, u. F. S. Robscheit: Blood Regeneration following simple Anemia. I. Mixed Diet Reaction. Amer. J. Physiol. 53 (1920). — [4] Whipple, G. H., C. W. Hooper, u. F. S. Robscheit: Blood Regeneration following simple Anemia. II. Fasting Compared with Sugar Feeding. Amer. J. Physiol. 53, 167 (1920). — [5] Hooper, C. W., F. S. Robscheit u. G. H. Whipple: Blood Regeneration following simple Anemia. III. Influence of Bread and Milk, Crackermeal, Rice and Potato, Casein and Gliadin in Varying Amounts and Combinations. Amer. J. Physiol. 53, 234 (1920). — [6] Whipple, G. H., F. S. Robscheit, u. C. W. Hooper: Blood Regeneration following simple Anemia. IV. Influence of meat, Liver and Various Extractives, alone or combined with standard diets. Amer J. Physiol. 53, 236 (1920). — [7] Hooper, C. W., F. S. Robscheit, u. G. H. Whipple: Blood Regeneration following simple Anemia. V. The influence of Blauds Pills and Hemoglobin. Amer J. Physiol. 53, 263 (1920). — [8] Whipple, G. H., u. F. S. Robscheit: Iron and arsenic as influencing blood regeneration following simple Anemia. VI. Negative influence of familiar drugs on the curve of hemoglobin regeneration following hemorrhage. Arch. int. Med. 27, 591 (1921). — [9] Whipple, Hooper u. Robscheit: Amer. J. Physiol. 5, 13 (1922). — [10] Whipple, G. H., u. Robscheit-Robbins: Proc. Soc. exper. Biol. a. Med. 21, 554 (1924).

Eine andere Wirkung zeigten die Blaudschen Pillen bei länger dauernden Anämien. Hier erwiesen sie sich auf die Blutregeneration wirksam[1]. Günstiger als das Fleisch quergestreifter Muskeln erwies sich die Verfütterung von glatten Muskeln[2-4]. Eine Übersicht des Einflusses verschiedener Diäten mit und ohne Eisenzulage auf die Hämoglobinbildung geben die Tabellen 90 und 91.

Ein Teil der Hämoglobinzunahme bei der Verfütterung von Knochenmark und Milz wird dem in diesen Organen vorhandenen Blute und für das Gehirn dem darin enthaltenen Eisen zugeschrieben. Organisches und anorganisches Eisen wird für den eisenhungrigen anämischen Körper für gleichwertig gehalten[5, 6]. Intraperitoneal oder intravenös in Form von Blut eingeführtes Hämoglobin soll beim Hund bis zu 80 und 90% zum Aufbau neuer Blutkörperchen verwendet werden. Werden die Blutkörperchen vor ihrer intravenösen Einführung mit Pankreasextrakt behandelt, so werden nur etwa 40% des vorhandenen Materials ausgenutzt. Bei verfütterten roten Blutkörperchen beträgt die

Tabelle 90. Einfluß der Diät auf die Hämoglobinbildung bei anämischen Hunden in einer zweiwöchigen Periode.

Diät	Hämoglobin g
Brot	3
Brot und Milch	3
Brot und Spinat	15
Brot und Aprikosen	48
Brot und Eier	45
Brot und Fisch	13
Brot und Rindfleisch	17
Brot und Nieren	70
Brot und Rindsleber	95
Brot und Leberextrakt Nr. 343 . .	10—20
Brot und Eisen	60
Brot, Rindsleber und Eisen	140

Tabelle 91. Hämoglobinregeneration und anorganische Elemente.

Mineral	Tägliche Menge in mg	In zwei Wochen gebildetes Hämoglobin	Zahl der Experimente
Brotkontrolle[7]	—	2—5	—
Eisen (Chlorid)	25	0—10	6
Eisen (Citrat)	60	10—70	2
Eisen (Citrat)	300	40—70	4
Kupfer (Tartrat)	40	—	2
Kupfer (Sulfat)	65	13	2
Kupfer (Tartrat) und Eisen (Chlorid) . . .	40+140	27	1
Kupfer (Tartrat) und Eisen (Chlorid) . . .	20+36	27	1
Kupfer (Tartrat) und Eisen (Chlorid) . . .	40+70	60	1
Zink (Chlorid)	11	20	2
Zink (Chlorid) und Kupfer (Tartrat) . . .	24+40	9	1
Magnesium (Peptonat)	110	0	1
Aluminium (Natriumsulfat)	38	0	2
Arsenik (Kalium-Arsenic.)	2	0	1
Antimon (Chlorid)	9	0	1
Jod (Natrium)	420	0	1

---

[1] Whipple, G. H., u. F. S. Robscheit-Robbins: Blood regeneration in severe anemia. III. Iron reaction favorable, arsenic and germanium dioxide almost inert. Amer. J. Physiol. 72, 395, 408, 419, 431 (1925). — [2] Whipple, G. H., Robscheit-Robbins u. Sperry: Blood regeneration in severe anemia. V. Influence of striated and smooth muscle feeding. Amer. J. Physiol. 79, 260 (1927). — [3] Robscheit-Robbins, Whipple u. Sperry: Blood regeneration in severe Anemia. VI. Influence of kidney, chicken and fish livers and wohole fish. Amer. J. Physiol. 79, 271 (1927). — [4] Whipple, Robscheit-Robbins u. Sperry: Blood regeneration in severe anemia. VII. Influence of dairy products on hemoglobin production. Amer. J. Physiol. 79, 280 (1927). — [5] Whipple, Robscheit-Robbins u. Sperry: Blood regeneration in severe anemia. VIII. Influence of bone marrow, spleen, brains and pancreas feeding. The question of organic iron in the diet. Amer. J. Physiol. 80, 391 (1927). — [6] Robscheit-Robbins, Whipple a. Sperry: Blood regeneration in severe anemia. IX. Influence of fresh and fried fruits. Amer. J. Physiol. 80, 400 (1927). — [7] Standard-Brotration von 300 g enthält 18 mg Fe. Alle Werte wurden in mg der Elemente verabreicht, mit Ausnahme des Mangans, welches als Peptonat gegeben wurde.

Ausbeute 5—20 %[1]. Die Wirkung der allein verfütterten Eisensalze erwies sich nicht als eindeutig. Der Erfolg wird als von Gleichgewichtsverhältnissen im Mineralstoffwechsel abhängig erklärt. Im Zusammenhange mit der Verfütterung von Leber und Nieren wird dagegen den Eisensalzen große Bedeutung zugeschrieben. Die guten Erfolge bei der Verfütterung von Leber und Nieren sollen auf einer Summation der Wirkung der organischen Substanz und der in diesen Organen vorhandenen Eisensalzen beruhen[2, 3]. Bei oraler Zufuhr erweist sich Eisen als sehr günstig, wenn es dem Organismus vorher gefehlt hat. Die Leberwirkung kann der des Eisens noch überlegen sein, was als Zeichen dafür gedeutet wird, daß die Leberwirkung nicht auf den Eisengehalt zurückzuführen ist[4, 5].

In besonderen Versuchen wurden die Aschen von Organen und Früchten geprüft. Es werden verascht frische Rindsleber, Schweinsniere oder getrocknete Aprikosen. Das im Mörser zum Schluß zerkleinerte und gesiebte Material enthielt noch 4—8 % Kohle. Bei Leber und Niere erhielt man von 500—600 g frischem Material 2,0—5,0 g Asche, von 200 g getrockneten Aprikosen 2,0—6,0 g. Leberasche zur Standardbrotnahrung anämischer Hunde hinzugereicht, bewirkte 40—50 g Hämoglobinüberschußproduktion während der 2 Wochenperioden, während bei frischer Leber 60—100 g über die Kontrollperioden hinaus produziert wurden. Bei Eisendarreichung in reichlicher Menge betrugen die Überschußwerte 20—25 g (Ferrum citricum 0,2 oder Ferrum chloratum 0,06). Nieren ergeben das gleiche Resultat wie Leber. Aprikosenasche bewirkte einen Hämoglobinproduktionsüberschuß in der Zweiwochenperiode von 40—45 g, etwa halb soviel als frische Aprikosen. Himbeeren waren trotz ihres Eisengehaltes unwirksam. Es wird für möglich gehalten, daß gewisse Salze und anorganische Stoffe Einfluß auf den Eisenstoffwechsel und einen richtunggebenden Einfluß auf die Verteilung der organischen Bausteine haben[6, 7].

In der Reihe ihrer Untersuchungen über die wirksame Substanz in den stark hämoglobinbildenden Aschen von Leber, Nieren und Aprikosen haben Verfasser auch Versuche angestellt mit reinen anorganischen Salzen als Zusatz zur Diät bei durch Blutungen anämisch gemachten Hunden. Hierbei erwiesen sich lediglich Eisensalze, und zwar Citrate, als stark hämoglobinbildend, während die fast an die toxische Grenze gehenden Gaben von Kupfer-, Zink- und anderen Metallsalzen eine viel geringere Wirksamkeit zeigten[8]. Eine kombinierte Kupfer- und Eisensalzfütterung hatte zeitweilig außergewöhnlich günstigen Erfolg, zeitweilig blieb er aber auch hinter dem eines reinen Eisensalzes zurück[9—13].

Als optimal wirksame Dosis Eisen bei peroraler Zufuhr als Zusatz zur täglichen Kost wurden 40 mg Eisen pro Tag gefunden. Größere Mengen Eisen darüber hinaus üben keinen Einfluß mehr auf die Hämoglobinproduktion aus. Die durchschnittliche Wochenproduktion an Hämoglobin beträgt bei optimaler Eisenzufuhr etwa 25 g. Das Eisen wurde als Eisenchlorid, Eisencitrat, Eisencarbonat, Eisensulfat und Eisenammonsulfat verabreicht und dabei als das wirksamste Metall zur Förderung der Hämoglobinproduktion bei Blutungsanämie bei Hunden befunden. — Da die tägliche Brotration außerdem 20 mg Eisen auf

---

[1] Whipple u. Robscheit-Robbins: Blood regeneration in severe anemia. X. Assimilation and conservation of bilepigment, blood hemoglobin and muscle hemoglobin. Amer. J. Physiol. 83, 60 (1927). — [2] Robscheit-Robbins u. Whipple: Blood regeneration in severe anemia. XI. Iron effect separated from organ effect in diet. Amer. J. Physiol. 83, 76 (1927). — [3] Whipple, Robscheit-Robbins u. Sperry: Simple experimental anemia and liver extracts. Proc. Soc. exper. Biol. a. Med. 24, 860 (1927). — [4] Whipple, G. H.: Der Hämoglobinaufbau im Körper unter dem Einfluß von Ernährungsfaktoren. Amer. J. med. Sci. 175, 6, 721 (1928). — [5] Whipple: J. amer. med. Assoc. 91, 863 (1928). — [6] Robscheit-Robbins, Elden, Sperry u. Whipple: Blood regeneration in severe anemia. Influence of inorganic ash of liver, kidney and apricots. Proc. Soc. exper. Biol. a. Med. 25, 416 (1928). — [7] Robscheit-Robbins, Elden, Warren, M. Sperry u. Whipple: Blood regeneration in severe anemia. XII. Potent influence of inorganic Ash of Apricots, Liver, Kidney and Pineapple. J. of biol. Chem. 79, 562 (1928). — [8] Whipple, Robscheit-Robbins, Elden, Sperry: Blood regeneration in severe experimental anemia. Influence of inorganic elements. Proc. Soc. exper. Biol. a. Med. 25, 748 (1928). — [9] Elden, Warren, M. Sperry, Robscheit-Robbins u. Whipple: Blood regeneration in severe anemia. XIII. Influence of certain Copper selts upon Hemoglobin Output. J. of biol. Chem. 79, 577 (1928). — [10] Robscheit-Robbins u. Whipple: Blood regeneration in severe anemia. XIV. A liver fraction potent in pernicious anemia fed alone and combined with whole liver. Liver ash and fresh bile. J. of exper. Med. 49, 215 (1928). — [11] Robscheit-Robbins: The regeneration of hemoglobin and erythrocytes. Reprinted from Physiologic. Rev. 9, Nr 4 (1929). — [12] Whipple, Robscheit-Robbins u. Sperry: J. of biol. Chem. 81, 251 (1929). — [13] Whipple-Robscheit-Robbins: Blood regeneration in severe anemia. XVI. Optimum iron therapy and salt effect. Amer. J. Physiol. 92, 362 (1930).

300 g Futter enthielt, so betrug die optimal wirksame tägliche Eisenzufuhr das Dreifache des Körperverlustes an Eisen durch Blutungen und den Verbrauch an roten Blutkörperchen. Dieser Eisenüberschuß soll einen Einfluß auf den inneren Stoffwechsel ausüben, und zwar in dem Sinne, daß mehr Hämoglobin produziert wird. Diesen Effekt bezeichnen Whipple und Robscheit-Robbins als „Salz", d. h. eine Art katalytische Wirkung, weil er im Endprodukt nicht wieder erscheint, und vergleichen ihn mit der in früheren Arbeiten beobachteten Wirkung der gefütterten Salzmischungen von Kupfer und anderen Metallen sowie von Gewebeaschen[1].

Weiter wurden verschiedene Arten von Metallsalzen auf ihre hämoglobinbildende Wirkung bei anämischen Hunden geprüft. Die Salze wurden einzeln und in Mischungen dem Futter zugesetzt. Mangan, das an anämische Hunde an sich peroral leicht toxisch wirkt, wurde in Dosen von 40—43 mg täglich gut vertragen. Der Einfluß auf die Hämoglobinbildung war teils günstig, teils ungünstig. Zusammen mit Eisen ergibt sich keine verstärkte Wirkung. — Der Effekt von Zinksalzen ist ebenso wie der von Aluminium und Antimon praktisch negativ. — Ebenso haben Kalium- und Calciumphosphat keinen nennenswerten Einfluß auf die Hämoglobinproduktion. — Kombinationen von Eisen mit Mangan, Kupfer oder Zink ergeben keine verstärkte oder summierte Wirkung, sondern haben lediglich den Erfolg des Eisens allein. Natriumjodid ist allein unwirksam und scheint als Zusatz zu Eisen und Kupfer eher einen hemmenden Einfluß auszuüben[2–4].

Die Untersuchungen der amerikanischen Autoren waren verschiedentlich Anlaß einerseits für Nachprüfungen mit gleicher, zum Teil mit geänderter Methode.

Musser machte gesunden erwachsenen Hunden, zum Teil nach Milzexstirpation, jede Woche einen Aderlaß von 100 ccm mehrere Monate lang und gab einem von 2 Vergleichstieren $FeSO_4 + NaHCO_3$ in einer Menge, die beim Menschen 1 g Eisen pro Tag entspricht. Er fand in 2 von 4 Versuchen anfangs durch Eisengabe schnellere Blutregeneration, doch wurde das Maximum von den Kontrolltieren ebenso schnell erreicht. In zwei anderen Versuchen war Eisen ohne Einfluß. Er schließt daraus, daß anorganisches Eisen keinen konstanten Einfluß auf die Blutneubildung hat. Sonst wurden die Tiere normal, also mit eisenhaltigem Futter ernährt.

Riecker[5] anämisierte Hunde in monatelangen Versuchen durch häufig wiederholte Aderlässe von 30—300 ccm. Die Hämoglobinneubildung wurde dabei als wesentlich von einem genügenden Angebot an Eisen in der Nahrung abhängig gefunden. Eine spezifische Wirkung von Leberfütterung ließ sich bei dieser Anämie nicht feststellen; Leber wirkt entsprechend ihrem Eisengehalte, aber nicht wesentlich anders als Fe-Citrat oder -Carbonat. Die Erythrocytenregeneration, die von der Hämoglobinregeneration durchaus zu trennen ist, sei von der Eisenzufuhr wesentlich weniger abhängig.

McCay[6] machte Ratten und Hunde durch Herzpunktion anämisch. Im Anschluß an die Operation wurde der Hämoglobinanstieg längere Zeit verfolgt, wobei folgende Ergebnisse festgestellt wurden. Das zentrale und periphere Blut hat bei der Ratte denselben Hämoglobin- und Erythrocytengehalt; die Ratte kann Eisencitrat für die Blutregeneration gut verwenden. Auch bei einer Standardcaseindiät (synthetisch) kann die Ratte Blut bilden, während der Hund dies nur mit großen Schwierigkeiten vermag. Dagegen ermöglicht die Verfütterung von getrockneter Leber bei beiden Tieren eine sehr rasche Regenerierung. Getrocknetes Blut kann ebenfalls herangezogen werden, seine Wirkung ist aber weit geringer als die der Leber. Die Blutbildung der Ratte ist in weiten Grenzen unabhängig von der Eiweißzufuhr, wenn das Tier nur ca. 10% Eiweiß mit der Nahrung erhält. Albumin und Casein sind bei der Ratte in ihrer Wirkung ungefähr gleich, und wenn das Futter sonst ausreichend ist, spielt der Fettgehalt keine Rolle.

Die Schnelligkeit der Regeneration nach Aderlässen bei Hunden und Kaninchen unter dem Einflusse von Eisen sowie von Leber prüften auch Adlersberg und Gottsegen[7].

[1] Whipple-Robscheit-Robbins: Zit. S. 1169. — [2] Robscheit-Robbins u. Whipple: Blood regeneration in severe anemia. XVII. Influence of manganese, zinc, copper, aluminum, iodine and phosphates. Amer. J. Physiol. 92, 378 (1930). — [3] Whipple u. Robscheit-Robbins: Blood regeneration in severe anemia. XVIII. Influence of liver and blood sausage, veal, eggs, chicken and gelatin. Amer. J. Physiol. 92, 388 (1930). — [4] Robscheit-Robbins u. Whipple: Blood regeneration in severe anemia. XIX. Influence of spinach, cabbage, onions and orange juice. Amer. J. Physiol. 92, 400 (1930). — [5] Riecker, H. H.: A study of experimental anemia in dogs. The action of beef liver and iron salts on hemoglobin regeneration. J. clin. Invest. 5, 1, 141 (1927). — [6] McCay, C. M.: The influence of protein, blood, liver, fat iron and potassium in the diet upon the rate of blood regeneration after hemorrhage in the rat and dog. Amer. J. Physiol. 84, 1, 16 (1928). — [7] Adlersberg u. Gottsegen: Die Wirkung der Leberextrakte im Tierversuch. Arch. f. exper. Path. 142, 343 (1929).

Während sich Eisen als regenerationsfördernd erwies, blieb die Zufuhr von Leber-extrakten auf diese Art von Anämie wirkungslos.

Die Untersuchungen der amerikanischen Autoren über die Wirkung der Eisensalze auf die Regeneration bei der hämorrhagischen Anämie des Hundes wurden auch von Stieger[1] nachgeprüft. Es wurden grundsätzlich die Wirkungen an demselben Individuum unter-sucht. Zwischen den einzelnen Anämieperioden wurden monatelange Schonzeiten ein-geschaltet. Es ergab sich im Gegensatz zu den Ergebnissen von Whipple, Robscheit, Musser u. a., daß sowohl Ferro- wie Ferrisalze einen günstigen Einfluß ausüben; in Übereinstimmung mit Whipple glaubte Stieger auch vom Hämoglobin einen günstigen Einfluß auf die Blutregeneration gesehen zu haben. Heubner[2] hat jedoch später mit-geteilt, daß das von Stieger verwendete Hämoglobinpräparat anorganisches Eisen bei-gemischt enthielt, was gegen die vermutete Ausnützbarkeit des zugeführten Hämoglobin-eisens spricht.

Gegenüber den in Amerika durchgeführten Untersuchungen, nach denen den Nahrungs-stoffen bzw. den in der Nahrung enthaltenen Vitaminen für die Regeneration der Blutungs-anämie eine größere Bedeutung beigemessen wurde als dem Eisen, dem bisweilen überhaupt jede Bedeutung hinsichtlich seines Einflusses auf die Blutbildung abgesprochen wurde, betonte F. Müller[3], ohne die Bedeutung der Vitamine leugnen zu wollen, daß die Rolle des Eisens bei der Blutneubildung auf Grund zahlreicher Versuche für erwiesen gelten müsse. Die Versuchsanordnung, die zu gegenteiligen Ergebnissen führte, sei nicht einwandfrei. Anämische müßten pro Tag 0,1—0,2 g Eisen zu sich nehmen. Auch Arsen wirke wachs-tumsfördernd und zellzerstörend und damit anreizend auf Assimilation und Zellneubildung. Nur dreiwertiges Arsen wie auch dreiwertiges Eisen sei wirksam.

Ebenso fanden Riecker und Winters[4], daß bei Tieren mit Blutungsanämien bei eisen-freier Ernährung die Werte für Serumeisen von etwa 1 mg% auf 0,7 mg% sinken. Zufuhr von Eisen bewirke eine Steigerung der Hämoglobin- und der Serumeisenwerte, einerlei, ob das Eisen in Form von Eisensalzen oder eisenhaltigen Nahrungsmitteln zugeführt wird. Die Hämoglobinzunahme gehe mit der Fe-Zufuhr unmittelbar parallel.

Die im vorstehenden wiedergegebenen Untersuchungsresultate, die bei Blutungsanämien nach Eisenzufuhr gewonnen wurden, bestätigen reichlich das einleitend Gesagte, daß nicht nur bei experimentellen Anämien schlecht-weg, sondern selbst bei einer anscheinend mit gleicher Methodik erzielten die widersprechendsten Resultate erhalten worden sind. So ergibt sich auch aus dem eben Gesagten, daß nach den Resultaten einzelner Autoren bei Blutungs-anämien Eisen jeder Art die Regeneration beschleunige, während von anderen dem Eisen jeder Wert hierbei abgesprochen wurde. Einzelne Autoren fanden nur anorganisches Eisen wirksam, andere nur organisches. Von einigen wurde eine Eisenwirkung nur nach Zufuhr des zweiwertigen, von anderen nach Zufuhr des dreiwertigen Eisens gesehen, während wieder andere einen Unterschied in der Wertigkeit nicht feststellen konnten.

Es kann nach solchen Ergebnissen kaum wundernehmen, daß insbesondere von klinischer Seite, welche experimentell-pharmakologische Untersuchungen zur Grundlage therapeutischen Handelns nehmen möchte, der experimentellen Methodik vielfach jede Beweiskraft abgesprochen wird. Daß solche Folgerungen nicht gerechtfertigt sind, ergibt sich aus einer kritischen Beurteilung der bei den experimentellen Untersuchungen angewendeten Methodik. Eine solche kritische Beurteilung soll am Schlusse dieses ganzen Abschnittes zu geben ver-sucht werden. Hier aber kann bezüglich der Blutungsanämien schon gesagt werden, daß die Widersprüche in den erhaltenen Resultaten wohl darauf zurück-

---

[1] Stieger, G.: Über die Wirkung von Eisen- und Blutpräparaten bei Blutungsanämie. Arch. f. exper. Path. **138**, 158 (1928). — [2] Heubner, W.: Bedeutung der Schwermetalle für physiologische und pathologische Vorgänge. Verh. dtsch. Ges. innere Med. Wies-baden 1933, S. 270. — [3] Müller, F.: Die Förderung der Blutbildung durch Eisen und Arsen. Dtsch. med. Wschr. 48, 836 (1922). — [4] Riecker, H., u. M. Winters: Die Bestimmung des Serumeisens bei der Untersuchung experimenteller Anämien. Amer. J. Physiol. **92**, 196 (1930).

geführt werden müssen, daß Blutungsanämie kein definierter Begriff ist und unberechtigterweise als Grundlage für das Studium der Wirkung des Eisens auf die Regeneration der Blutungsanämie genommen wird; denn wie schon oben ausgeführt wurde, ist es nicht gleichgültig, ob wenig oder viel Blut einmal oder mehrmals hintereinander den Versuchstieren entzogen wird, dies insbesondere dann, wenn auf die den Versuchen vorausgehende Ernährung sowie auf die Ernährung während des Versuches keine oder nur ungenügende Rücksicht genommen wird.

Da Ernährung und Größe der Blutentziehung bei der Erzeugung der experimentellen Anämie nicht gleichmäßig berücksichtigt wurden, kann auch die Verschiedenheit der erhaltenen Resultate nicht überraschen. Hingegen gestattet jeder einzelne dieser Versuche für sich betrachtet bestimmte Schlußfolgerungen auf die Beeinflussung der Blutbildung durch Eisen, die später noch zusammengefaßt werden sollen.

Ernährungsanämien und ihre Beeinflussung durch Eisenverbindungen. Wir können zwei Hauptgruppen von Ernährungsanämien unterscheiden: solche, welche durch eisenarme, calorisch quantitativ zureichende, aber qualitativ unzureichende Ernährung zustande kommen, und solche, die lediglich auf der Eisenarmut der Nahrung bei quantitativ und qualitativ in allen anderen Punkten zureichender Ernährung beruhen.

Selbst innerhalb dieser beiden Gruppen finden wir aber wiederum verschiedene Ergebnisse, die im wesentlichen darauf zurückzuführen sind, daß von einzelnen Autoren jüngere, evtl. neugeborene Tiere, von anderen dagegen ausgewachsene zu ihren Versuchen verwendet wurden. Es ist selbstverständlich, daß die meisten Untersuchungen dieser Art, die in die Zeit vor der Entdeckung der Vitamine fallen, die Forderung nach einer auch qualitativ zureichenden Ernährung unberücksichtigt gelassen haben[1].

Wir haben schon im Abschnitt über die Blutungsanämien Versuchsreihen kennengelernt, welche die Bedeutung des eben Gesagten bei den Blutungsanämien erkennen ließen. In reiner Form kommt dies bei jenen Anämien zur Auswirkung, die ohne Blutentziehung, lediglich durch Ernährungsanomalien erzeugt und durch Eisenzufuhr beeinflußt wurden.

Dies gilt zunächst von den Untersuchungen von Hösslin[2, 3] über Ernährungsstörungen infolge Eisenmangels in der Nahrung (s. Tabelle 92). Er konnte nachweisen, daß sich der Hämoglobingehalt des Blutes säugender Tiere durch vermehrte Eisenzufuhr erhöhen läßt.

Von zwei säugenden, 6 Tage alten Katzen erhielt die eine täglich Eisenalbuminat eingeflößt. Nach 54 Tagen hatte diese von 147 auf 495 g zugenommen, das nicht mit Eisen gefütterte Kontrolltier von 155 auf 415 g. Der Hämoglobingehalt des Blutes der Eisenkatze betrug 9,5, der der normalen 6,2%.

Coppola[4] stellte bei den bereits früher besprochenen Untersuchungen (s. S. 1021) fest, daß bei Hähnen, die eine künstliche, fast eisenfreie Nahrung erhielten, rasch eine Verminderung des Hämoglobins ohne gleichzeitige Verminderung der Blutkörperchenzahl erfolgte. Im Blute fanden sich fast vollständig farblose Blutkörperchen mit unregelmäßigen Konturen und einem grobkörnigen Kern und Kerne auch gegen die Peripherie. Eisen, in Form von 10,3 mg milchsauren Eisens in 2 Tagen verabreicht, bewirkte Änderung des

---

[1] Vgl. hierzu Hofmeister: Über qualitativ unzureichende Ernährung. Erg. Physiol. **16**, 36 (1918). — [2] Hösslin, H. v.: Über Ernährungsstörungen infolge Eisenmangels in der Nahrung. Z. Biol. **18**, 612 (1882). — [3] Hösslin, H. v.: Münch. med. Wschr. **1890**, 654. — [4] Coppola, F.: Über den physiologischen und therapeutischen Wert des anorganischen Eisens. Rendiconti Atti Accad. naz. Lincei **6**, 362 (1890).

Tabelle 92.

Hämoglobinvermehrung bei Aderlaßanämie der Hunde nach Eisenzufuhr.

Datum	Ge-wicht des Tieres	Hämo-globin-menge	Hämo-globin-gehalt in Proz.	Ver-hältnis	Blut-menge in g	Blut-menge in Proz.	Ver-hältnis	Hämo-globin-menge pro kg	Ver-hältnis
Hund III:									
Vor dem Aderlaß, 5. Tag	10,05	116	14,5	1	837	8,33	1	11,56	1
Nach dem Aderlaß . . .	—	97,8	—	—	708	7,05	0,85	9,7	0,85
Vor dem 2. Aderlaß . .	20,4	86,2	8,5	0,59	1065	5,22	0,63	4,23	0,37
54. Tag									
Nach dem 2. Aderlaß .	—	61,5	—	—	785	3,90	0,49	3,06	0,27
61. Tag	20,0	59,5	—	—	—	—	—	2,98	0,26
Hund IVa:									
3. Juni									
Vor Blutentziehung. . .	7,4	81,3	13,73	1	617	8,33	1	10,09	1
Nach Blutentziehung . .	—	74,3	13,73	—	563	7,60	0,92	10,0	0,92
1. Juli									
Vor Blutentziehung. . .	12,0	73,5	8,145	0,594	938	7,82	0,94	6,13	0,56
Nach Blutentziehung . .	—	68,0	—	—	869	7,25	0,87	5,66	0,52
22. Juli									
Vor Blutentziehung. . .	12,95	67,5	7,26	0,53	967	7,465	0,896	5,20	0,48
Nach Blutentziehung . .	—	65,6	—	—	942	7,26	0,87	5,07	0,46
17. August									
Vor Blutentziehung. . .	15,4	65,9	6,6	0,48	1023	6,64	0,80	4,21	0,39
Nach Blutentziehung . .	—	57,9	—	—	912	5,92	0,71	3,76	0,34
4. September									
Vor Blutentziehung. . .	17,83	57,3	6,52	0,475	878	4,92	0,59	3,21	0,29
Nach Blutentziehung . .	—	47,3	—	—	718	4,02	0,48	2,65	0,24
Hund IVc: ·									
3. Juni									
Vor Blutentziehung. . .	5,8	65,4	14,11	1	483	8,33	1	11,3	1
Nach Blutentziehung . .	—	57,1	—	—	421	7,26	0,87	9,9	0,87
1. Juli									
Vor Blutentziehung. . .	9,35	63,2	9,56	0,68	688	7,35	0,882	6,74	0,60
Nach Blutentziehung . .	—	55,4	—	—	602	6,43	0,77	5,92	0,52
17. August									
Vor Blutentziehung. . .	13,5	65,5	8,81	0,62	773	5,73	0,69	4,85	0,43
Nach Blutentziehung . .	—	52,7	—	—	620	4,60	0,55	3,90	0,35
24. September									
Vor Blutentziehung. . .	15,0	60,9	7,98	0,57	793	5,29	0,635	4,06	0,36
Nach Blutentziehung . .	—	47,8	6,6	0,47	594	3,96	0,47	3,19	0,28

histologischen Verhaltens des Blutes. Dadurch wurde auch die Resorptions-
und Assimilationsfähigkeit anorganischen Eisens erwiesen, das nicht nur Hämoglobinvermehrung, sondern auch Eisenretention bewirke. Ist der Körper
mit Eisen gesättigt, dann werde Eisen nicht retiniert. Nur der im
Eisenhunger befindliche Organismus halte das mit dem Futter
zugeführte Eisen zurück.

Oddi und Lo Monaco[1] haben einen Hund 9 Tage lang bei durchaus eisenfreier Diät gehalten. Dabei wurden die Schleimhäute deutlich blässer; dementsprechend nahm das Hämoglobin erheblich ab, während sich keine mikro-

---

[1] Oddi u. Lo Monaco: Über den physiologischen und therapeutischen Wert des un-
organischen Eisens. Sperimentale **1891**, 13, zit. nach Zbl. klin. Med. **1892**, 3.

cytische Vermehrung der roten Blutkörperchen zeigte. Zuletzt sank die Zahl der roten Blutkörperchen, welche schwärzliche Granulationen und kleinere Formen aufwiesen. Als auf der Höhe dieser Veränderungen 8 Tage lang milchsaures Eisen gegeben worden war, wurde die Beschaffenheit des Blutes normal, die Blässe der Schleimhäute verschwand, und das Allgemeinbefinden hob sich. Ein Teil des Eisens war im Organismus retiniert worden.

Cloetta[1] fütterte 9 junge Hündchen, die gleich nach Ablauf der Säugeperiode dem Versuch unterworfen wurden, nur mit Milch. 6 von ihnen erhielten dazu täglich 35 mg Eisen in Form von Ferrum lacticum oder Ferratin. In verschiedenen Zeitabständen wurde der Hämoglobingehalt des Blutes untersucht. Die Resultate sind in der folgenden Tabelle 93 zusammengefaßt.

Tabelle 93. Wirkung des Eisens auf die Blutbildung bei Hunden.

Zeitabstand	Hämoglobin im Blut in Proz. des Normalgehaltes								
	Gruppe I Ausschließlich Milch 3 Hündchen			Gruppe II Milch + Ferr. lacticum 3 Hündchen zusammen 35 mg Fe pro die als Ferr. lacticum			Gruppe III Milch + Ferratin 3 Hündchen zusammen 35 mg Fe pro die als Ferratin		
	1	2	3	1	2	3	1	2	3
Nach 4 Wochen	78	81	51	95	97	94	96	94	94
„ 7 Wochen	66	67	31	92	95	93	95	93	91
„ 9 Wochen	45	40	28	87	94	95	98	94	90
„ 12 Wochen	35	—	24	—	99	94	99	—	93

Diese Versuche zeigen deutlich einerseits die Möglichkeit der Erzeugung experimenteller Anämien bei Neugeborenen durch ausschließliche Milchfütterung, andererseits die Wirkung der der Nahrung zugelegten Eisenverbindungen.

In einer ganzen Reihe von Parallelversuchen fütterte Abderhalden Ratten, Hündchen (nach Beendigung der Lactationsperiode), Meerschweinchen und Kaninchen des gleichen Wurfes mit normaler oder mit eisenarmer Nahrung und beides wiederum mit und ohne Eisenzusatz. Das Metall wurde entweder in Form von Eisensalzen oder organisch gebundenem Eisen (Hämatin u. dgl.) zugeführt. Die Untersuchungen Abderhaldens[2], deren Resultate in seinen Arbeiten in einer Reihe ausführlicher Tabellen niedergelegt sind, führten ihn zu folgenden Ergebnissen:

1. Das Körpergewicht wird bei Verabreichung a) von anorganischem Eisen zur eisenarmen Nahrung vergrößert, b) von Hämoglobin resp. Hämatin zur eisenarmen Nahrung nicht beeinflußt, c) von anorganischem Eisen zur Normalnahrung vergrößert, d) von Hämoglobin resp. Hämatin zur Normalnahrung nicht beeinflußt.

2. Die absolute und relative Hämoglobinmenge wird bei Verabreichung a) von anorganischem Eisen zur eisenarmen Nahrung vermehrt, b) von Hämoglobin resp. Hämatin zur eisenarmen Nahrung vermehrt, c) von anorganischem Eisen zur Normalnahrung vermehrt, d) von Hämoglobin resp. Hämatin zur Normalnahrung nicht beeinflußt.

Kontrollversuche mit reiner Normalnahrung ergaben:

Die mit Normalnahrung ernährten Tiere vermögen aus ihrer Nahrung viel mehr Eisen zu assimilieren als die mit einem anorganischen Eisenzusatz zur eisenarmen Nahrung und als die mit Hämoglobin- resp. Hämatinzusatz zur selben Nahrung gefütterten Tiere.

[1] Cloetta: Arch. f. exper. Path. 37, 69 (1896); 44, 363 (1900). — [2] Abderhalden, E.: Die Beziehungen des Eisens zur Blutbildung. Z. Biol. 39, 246, 268, 483 (1900).

Unabhängig von den Wirkungen des Eisens, die sich auf die Zunahme des Körpergewichtes beziehen und die im Abschnittte über die Stoffwechselwirkung des Eisens noch besprochen werden sollen, ergeben diese Untersuchungen Abderhaldens, daß anorganisches Eisen, zur eisenarmen Nahrung zugesetzt, eine Hämoglobinvermehrung bewirkte, ebenso wie Hämoglobin resp. Hämatin, zur eisenarmen Nahrung zugesetzt, eine Hämoglobinsteigerung zur Folge hatte. Ebenso wirkte anorganisches Eisen nach Zusatz zur Normalnahrung auf die Hämoglobinbildung steigernd, während Hämoglobin ebenso wie Hämatin, der Normalnahrung zugesetzt, keinen Einfluß erkennen ließen.' Kontrollversuche mit reiner Normalnahrung hatten gezeigt, daß die Tiere aus ihrer Nahrung viel mehr Eisen zu assimilieren imstande sind als jene Tiere, die zur Nahrung noch anorganisches Eisen zugelegt erhielten, sowie die mit Hämoglobin resp. Hämatinzusatz zur Normalnahrung gefütterten Tiere. Nach einer gewissen Zeit war allerdings auch der positive Einfluß nicht mehr erkennbar.

Jaquet[1] mißt der vom Eisengehalt unabhängigen qualitativen Zusammensetzung der Nahrung bei den Versuchen Abderhaldens einen Anteil an den erhaltenen Resultaten bei. Er hält anorganisches und organisches Eisen hinsichtlich seines Einflusses auf die Blutbildung für gleichwertig und glaubt, daß der Vorteil organischer Eisenverbindungen nur in ihrer besseren Verträglichkeit liege. Demgegenüber bleibt Abderhalden[2] bei seinen früheren Schlußfolgerungen, „daß anorganisches Eisen als Reizmittel" verwertbar, organisches aber als Zulage zu eisenreicher Nahrung zwecklos sei.

Iljascheff[3] hat Versuche an jungen Hunden von $1\frac{1}{2}-2$ Monaten angestellt, die mit der aus Milch und Weißbrot bestehenden Nahrung Ferrum lacticum, Hydrargyrum lacticum, Manganum lacticum, Cuprum aceticum und Hydrargyrum bichloratum erhielten. Die Beobachtungen erstreckten sich auf 3—5 Monate. Die Hämoglobinmenge wurde mittels eines Spektrophotometers von Clan, welches nach Lösungen krystallinischen Hundehämoglobins normiert war, festgestellt. Die Versuche ergaben: Eine Vermehrung der Zahl roter Blutkörperchen wird bei wachsenden Tieren sogar bei ungenügendem Eisengehalt der Nahrung beobachtet. Die Hämoglobinmenge des Blutes steht in direkter Abhängigkeit von dem im Organismus vorhandenen, zu seiner Bildung notwendigen Material. Kupfer-, Quecksilber- und Mangansalze haben, in geringer Menge in den Organismus eingeführt, keinen merklichen Einfluß auf die Bildung roter Blutkörperchen und des Hämoglobins bei jungen Tieren im Falle eines ungenügenden Eisengehaltes der Nahrung. Die Eisensalze haben jedoch hierbei eine positive Wirkung; der Einfluß derselben dauert noch längere Zeit nach Aufhören der Einführung dieser Salze an. Der Prozentgehalt der eosinophilen Zellen im Blute der Tiere stieg nach der Eisengabe an. Die gleichzeitige Eingabe von Eisensalzen mit Mangan-, Kupfer- und Quecksilbersalzen erhöhte die positive Wirkung des Eisens auf die morphologische Zusammensetzung des Blutes und die Hämoglobinbildung nicht.

Landau[4] kam bei seinen Untersuchungen an Kaninchen und weißen Mäusen zu folgenden Ergebnissen: Der Zusatz von anorganischen Eisenverbindungen zu

[1] Jaquet, A.: Über die Resorbierbarkeit der anorganischen Eisenverbindungen im Organismus. Ther. Mh. 15, 333 (1901). — [2] Abderhalden, E.: Ther. Mh. 15, 472 (1901). — [3] Iljascheff, M.: Über den Einfluß der Salze verschiedener Schwermetalle auf die morphologische Zusammensetzung des Blutes und die Hämoglobinbildung. Inaug.-Diss. 1901. — [4] Landau, H.: Experimentelle Untersuchungen über das Verhalten des Eisens im Organismus der Tiere und Menschen. Z. klin Med. 46, 223 (1903).

künstlicher eisenfreier Nahrung steigert den Eisengehalt der Tiere ziemlich bedeutend, obwohl nicht in dem Grade, daß derselbe dem Eisengehalte der normal gefütterten Tiere gleich wird. Der Grund der Wirksamkeit der anorganischen Eisenpräparate bei manchen der anämischen Zustände wird nicht in der Nebenwirkung (Reizung) auf die blutbildenden Organe, sondern in der direkten Wirkung gesehen. Mit dem zugeführten Eisen wird das Material zur Hämoglobinbildung resp. zur Neubildung der roten Blutkörperchen geliefert.

Ebenso wie mit der Frage des Stoffwechsels hat sich M. B. Schmidt auch mit der Frage der Blutbildung unter Einfluß von Eisen beschäftigt[1]. Bei ausgewachsenen weißen Mäusen trat bei Fütterung mit eisenfreier Nahrung keine Anämie ein, weil das vorhandene Fe den Bedarf des Organismus deckt. Werden aber von eisenfrei ernährten Muttertieren stammende Tiere eisenfrei ernährt, so tritt schwere Anämie auf. Bei Eisenzufuhr bilden die Tiere bald wieder das normale Blutbild. Eisenfrei gefütterte Tiere bleiben im Wachstum stark zurück. Der mikroskopisch nachweisbare Eisengehalt der Leber verschwindet, das eisenhaltige Pigment der Milz bleibt in vermindertem Maße erhalten. Bei Fütterung steigt das Milzeisen stark an, woraus geschlossen wird, daß die Milz das Speicherungsorgan des Eisenstoffwechsels ist. Diese Versuche wurden später noch eingehender durchgeführt und hatten folgende Ergebnisse: Weiße Mäuse wurden mehrere Generationen hindurch bei sehr eisenarmer Reismilchkost gehalten. Während bei erwachsenen Tieren hierbei keine Anämie erzielt wurde, werden die Jungen anämisch, die Zahl der Erythrocyten geht von normal 8 Millionen unter Umständen bis auf 1 Million herunter, es treten Mikro- und Poikilocytose und starke Polychromasie auf, der Färbeindex ist herabgesetzt. Kernhaltige Blutkörperchen wurden nicht gefunden. Heilung erfolgt durch Verfütterung von Ferrum oxydat. saccharatum, Ferrum lacticum oder Ferrum colloidale in gleicher Weise; das Blutbild wird innerhalb von 14 Tagen annähernd normal. In der Leber der eisenarmen Tiere ist histologisch kein Fe nachweisbar. In der Milz sind Körner zu finden. Die Milz stellt hiernach das einzige Organ des Eisenstoffwechsels dieser Tiere dar. Nach Eisenzufuhr erscheint zuerst in der Leber diffus im Protoplasma verteiltes Eisen, später Hämosiderin in der Milz und auch in der Leber. Eisen zur Normalnahrung steigert die Blutkörperchenzahl auf 10, 11, ja 14 Millionen, was als Reizwirkung auf das Knochenmark gedeutet wird. Die eisenreich gefütterten Tiere haben einen größeren Sauerstoffverbrauch als normale, diese einen größeren als eisenarme. Im Wachstum bleiben die eisenarmen Tiere zurück. Kahlheit an manchen Körperstellen, großes Wärmebedürfnis und Schwäche fallen auf. Nach Eisenzufuhr setzt Wachstum ein, auch wenn die Wachstumsperiode längst überschritten war. Die Thymusdrüse der eisenarmen Tiere ist abnorm klein, nach Eisenzufuhr wächst sie zur normalen Größe. Andere innersekretorische Drüsen zeigen keine Besonderheiten. Auffallend ist die enorme Herzhypertrophie der anämischen Tiere. Die kleinen, im Wachstum zurückgebliebenen Tiere haben größere Herzen als normale ausgewachsene. Beinahe noch bemerkenswerter ist die Tatsache, daß die Herzen nach Eisendarreichung auf normales Gewicht zurückgehen.

Die Fortschritte in der Vitaminforschung prägen sich wohl deutlich in den folgenden Arbeiten aus, bei denen die Wechselbeziehungen von Eisenmangel

---

[1] Schmidt, M. B.: Über die Organe des Eisenstoffwechsels und über die Blutbildung bei Eisenmangel. Z. Pathol. 23, Erg.H., 91 (1912) — Der Einfluß eisenarmer und eisenreicher Nahrung auf Blut und Körper. Jena 1928 — Die Bedeutung des Eisens für den Körper. Verh. physik.-med. Ges. Würzburg, N. F. 54, 145 (1930).

und Vitaminmangel einerseits bei Entstehung der Anämien, andererseits bei deren Heilung Berücksichtigung fanden.

Brinchmann[1] hat junge Meerschweinchen monatelang mit 3 Typen von einseitiger Kost, und zwar mit roher Milch, gekochter Milch und Weizenmehlsuppe ernährt. Es wurde hierbei bezweckt, die Eigentümlichkeiten klarzulegen, die im Verhalten des Blutes auftreten. Ein Teil der Tiere erhielt außerdem noch Zusätze von Eisenpräparaten, frischem Gemüse und Kohl. Aus den zahlreichen Tabellen über die Blutbefunde geht hervor, daß lange Zeit hindurch fortgesetzte Ernährung mit eisenarmer Kost bei jungen Meerschweinchen zu einer Anämie führt, die zum Teil durch einen gesteigerten Eisenzusatz abgewehrt oder behoben werden kann. Die längste Lebensdauer der Tiere wurde erzielt durch Fütterung mit Weizenmehlsuppe in Vollmilch, die kürzeste Lebensdauer bei Hafer und Wasser. Hier starben die Tiere bereits nach 30 Tagen. Die mit roher Milch ernährten Tiere lebten doppelt so lang, die mit Weizenmehlsuppe viermal so lang wie die mit gekochter Milch gefütterten. Auch der Zusatz einer kleinen Menge Weizenmehl zur Milch verlängerte die Lebensdauer und wirkte günstig auf die Gewichtskurve. Auch der Zusatz von Eisen zur Milch verlängerte die Lebensdauer.

Rapp[2] hat Versuche an Ratten angestellt, die bei 14 verschiedenen Kostformen gehalten wurden. Diese Versuche ergaben, daß sich Eisenmangel in der Nahrung allein bei der ersten Generation nicht äußert, was mit den obenerwähnten Untersuchungen von Schmidt übereinstimmt.

Auch James Scott[3] hat die Rolle des Eisens und Fettes bei der Erholung von Ratten mit chronischer experimenteller Anämie untersucht.

McGowan, Pool und Crichton[4] haben bei säugenden Ferkeln gefunden, daß eine charakteristische Erkrankung entsteht, wenn die milchgebenden Säue eisenarm ernährt werden. Die saugenden Ferkel werden blaß, ihr Hämoglobingehalt sinkt, und unter Erscheinungen von Atemnot, Auftreten von Ödemen gehen sie plötzlich zugrunde. Diese Krankheit kann durch die Fütterung der verschiedensten eisenarmen Nahrungen entstehen. Daß der Eisenmangel das ausschlaggebende Moment für die Entstehung der Krankheit ist, ergibt sich daraus, daß sie durch Verabreichung großer Mengen von Eisenoxyd an die Säue verhütet werden kann. Mit Vitaminmangel hat die Krankheit sicher nichts zu tun, obwohl Beziehungen zu der sog. feuchten, d. h. der „ödematösen" Form der Beriberi zu bestehen scheinen.

Die Wirkungen des anorganischen Eisens bei alimentärer Anämie bildeten den Gegenstand mehrerer Untersuchungen von Mitchell und seinen Mitarbeitern[5].

An extrem anämischen Ratten, deren Eltern mit eisenarmem Futter ernährt worden waren (Milch, Weißbrot), läßt sich die Wirksamkeit gleicher Eisenmengen verschiedener Herkunft besser herstellen als bei der Aderlaßanämie. Eine bessere Vermehrung und geringere Mortalität der anämischen Ratten konnte erzielt werden durch Zusatz von Mangan, Fluor, Kieselsäure, Aluminium und Jod zur Milch in den von Daniels und Hutton an-

[1] Brinchmann, A.: Über alimentäre Anämien. Das Verhalten des Blutes junger Tiere bei einseitiger und eisenarmer Ernährung. Z. Kinderheilk. **30**, 158 (1921). — [2] Rapp, W.: Anämie bei mangelhaft ernährten Ratten. Bull. Hopkins Hosp. **23**, 163 (1922). — [3] Scott, James, u. M. Duncan: The part played by iron and fat in the recovery of rats from chronic experimental anemia. Biochemic. J. **18**, 347 (1924). — [4] McGowan u. Crichton: Biochemic. J. **17**, 204 (1923). — McGowan: On the pathology of iron deficiency and cotton-seed poisoning in pigs. J. of Path. **27**, 201 (1924). — McGowan, J. Pool u. Crichton: Iron deficiency in pigs. Biochemic. J. **18**, 265 (1924). — [5] Mitchell, H. S., u. L. Schmidt: The relation of iron from various sources to nutritional anemia. J. of biol. Chem. **70**, 471 (1926).

gegebenen Mengen. Die jungen Ratten kamen im Alter von etwa 6 Wochen in den Versuch und wurden allein oder zu zweien in eisenfreien Käfigen gehalten. Die Kontroll- und Versuchstiere bekamen beliebige Mengen eisenarmer Kuhmilch, die nicht von Weidevieh stammte und die Daniels-Huttonschen Salzmengen enthielt. Die eisenhaltigen Zusätze wurden dem ersten Futter am Morgen beigegeben und so dosiert, daß täglich genau 0,4 mg Eisen verabreicht wurden. Mit dieser Tagesmenge wurde bei wirksamen Präparaten ein rasches Ansteigen des Hämoglobingehaltes beobachtet, ohne daß feinere Unterschiede dadurch verlorengingen. Die Eisenquellen waren 1. Nahrungseisen: Sellerie, Eidotter, Fleisch, Rosinen, Datteln und Spinat; 2. medizinales Eisen: Ovoferrin; 3. anorganische Eisen: Ferrichlorid, Ferriammoniumcitrat, Ferrioxyd, Ferrocarbonat. Zweimal wöchentlich wurden die Tiere gewogen, einmal wöchentlich aus den Schwanzvenen Blut zur Erythrocytenzählung und Hämoglobinbestimmung nach Cohen und Smith entnommen. Von eisenliefernder Nahrung und sonstigen organischen Eisenquellen zeigten sich als sehr gut wirksam Melasse, Fleisch und Ovoferrin, als gut Eidotter und Spinat; unsicher wegen unvollständigen Verbrauchs Rosinen und Datteln. Von den anorganischen Eisensalzen wirkten sehr gut die leicht löslichen Präparate Ferrichlorid und Ferriammoniumcitrat, während das unlösliche Ferrioxyd und Ferrocarbonat nur geringe Wirkung zeigten.

Mitchell hat in Fortsetzung seiner Untersuchungen[1] die physiologische Wirksamkeit einer Anzahl der am wenigsten ätzenden Eisensalze untersucht. Die Versuchsanordnung war im wesentlichen dieselbe wie früher. Von den geprüften Eisensalzen waren gut wirksam Ferriacetat, Ferrialbuminat, Ferrichlorid und Ferricitrat. Genügend wirksam waren Eisenpeptonat, Ferrioxydsaccharat und Ferrojodid. Wenig wirksam erwiesen sich Ferrioxyd, Ferrocarbonat, Kaliumferritartrat, Ferrolactat, Ferrum reductum und Ferrosulfat. Bei reiner Kuhmilchdiät entwickelte sich bei Ratten eine rasch vorschreitende Anämie mit Hämoglobinverarmung. Die Hämoglobinbildung konnte durch Zusatz von Eisensalzverbindungen wieder in Gang gebracht werden. Gut lösliche Salze waren in dieser Hinsicht viel wirksamer als die schlecht löslichen Eisenverbindungen. Ratten erhielten als Ergänzung zu einer Milchdiät, die an sich Anämie hervorruft, einen konzentrierten wäßrigen Extrakt von Spinat in einer Menge, die 0,5 mg Fe pro Tag lieferte. Der Extrakt enthielt Fe und Cu im Verhältnis von 37 : 1. Die Hämoglobinsynthese war eine rapide und der Hämoglobingehalt um etwa 25% höher als bei Zufütterung von Eisen- und Kupfersalzen in derselben Menge und im selben Verhältnis. Der getrocknete und veraschte Spinatextrakt hatte, in entsprechenden Mengen verabreicht, dieselbe Wirkung, falls die an sich schwer lösliche Asche in geringen Mengen konzentrierter HCl aufgenommen und nach entsprechender Verdünnung verfüttert wurde. Hinsichtlich der Ansicht, daß bei der Wirksamkeit von Eisensalzen vielleicht deren Lösungsvermögen in Wasser maßgebend sei, wurden folgende Salze, nach absteigendem Effekt geordnet, untersucht: Eisenacetat, Eisenalbuminat, Eisenchlorid, Eisencitrat, peptonisiertes Eisenoxyd, Eisenoxydsaccharat, Eisencarbonatsaccharat, Eisenjodid, Eisenoxyd, Eisencarbonat, Eisenkaliumtartrat, Eisenlactat, Ferrum reductum, Eisensulfat.

Obwohl in diesen Untersuchungsreihen eine große Anzahl von Eisenverbindungen geprüft wurde, die unsere Kenntnisse über die Abhängigkeit der Eisenwirkung von der Konstitution der betreffenden Eisenverbindungen hätten sehr bereichern können, zeigen sich doch gerade hier derart zahlreiche Widersprüche teils untereinander, teils mit den Ergebnissen anderer Untersucher, daß wohl methodische Fehler hierfür verantwortlich zu machen sein dürften. Schon die Abhängigkeit der Wirkung von der Löslichkeit trifft auch für anorganische Eisenverbindungen nicht zu, ebenso wie z. B. Ferrichlorid, das bei der Untersuchung der wenig ätzenden Eisenverbindungen benützt wurde, sicher nicht in diese Gruppe gezählt werden darf. Es dürften somit hier doch vielfach Resultate darauf zurückzuführen sein, daß die individuellen Schwankungen mangels der nötigen Anzahl von Kontrolltieren nicht die nötige Berücksichtigung fanden.

Ein ähnlicher Gegensatz, wie er in diesen Untersuchungen gegenüber früheren zum Ausdruck kommt, zeigt sich in zwei großen Versuchsreihen, die gleichfalls

---

[1] Mitchell, H. S., u. M. Vaughn: The relation of inorganic iron to nutritional anemia. J. of biol. Chem. 74, 78 (1927); 75, 123 (1927). — Mitchell, H. S., u. L. Miller: Inorganic elements of spinach in treatment of nutritional anemia. Proc. Soc. exper. Biol. a. Med. 26, 835 (1929).

in Amerika über die Bedeutung des Eisens auf die Regeneration bei Blutungsanämien ausgeführt wurden.

Williamson und seine Mitarbeiter Ets und Ewing[1] haben den Wert des Eisens bei Anämien im Zusammenhang mit dem Studium des Problems der Eisenreserve in einer Reihe von Untersuchungen festzustellen versucht. Ihre Untersuchungen sind besonders dadurch charakterisiert, daß sie an einem großen Tiermaterial vorgenommen wurden, wodurch begreiflicherweise die Fehlerquellen, die solchen Untersuchungen anhaften, stark reduziert wurden.

Je 50 gleichaltrige Ratten erhielten ein gleichmäßiges Futter in Form des Caseinfutters von Osbron und Mendel, dem Hafer zugefügt worden war. Bei einer Gruppe von Tieren wurde aus dem zugesetzten Salzgemisch das Ferrolactat weggelassen. Bei beiden Gruppen entwickelte sich in derselben Zeit das Bild der Anämie. Die spektrophotometrische Hämoglobinbestimmung ergab bei beiden Gruppen gleiche Werte. Bei den mit Eisen gefütterten Tieren konnte ein erhöhter Eisengehalt der Gewebe nachgewiesen werden. Die Untersuchungen wurden $6^1/_2$ Monate nach Beginn des Versuches ausgeführt. In einer weiteren Versuchsreihe, bei der je 17 Tiere nach $4^1/_2$ Monaten untersucht wurden, ergaben sich die gleichen Resultate. Schließlich wurden noch je 40 Tiere im Alter von 3—4 Wochen in Versuch genommen; auch hier wurden die gleichen Ergebnisse erhalten. In weiteren Versuchen wurde dann untersucht, ob bei Tieren, die durch größeren Blutverlust anämisch gemacht waren, die Neubildung des Hämoglobins durch Zugabe von Eisen zum Futter beschleunigt wird. Auch hier zeigten sich keine Unterschiede zwischen den eisenfreien und den mit Eisen gefütterten Tieren. Auch durch Injektion zugeführtes Eisen konnte die Hämoglobinbildung nicht beeinflussen. In zahlreichen ähnlichen, an Hunden durchgeführten Versuchen wurden dieselben Befunde erhoben.

Da in diesen Untersuchungen die Resorption des zugeführten anorganischen Eisens durch die Anreicherung im Gewebe mit Sicherheit nachgewiesen war, ein Einfluß auf die Hämoglobinbildung aber nicht festgestellt werden konnte, wird von Williamson dem anorganischen Eisen ein Einfluß auf die Blutbildung bei Anämien abgesprochen.

Williamson[2] suchte weiter festzustellen, ob das Nahrungseisen, wenn überhaupt, in einer solchen Form im Körper deponiert wird, daß es im Bedarfsfalle zur Hämoglobinbildung verfügbar und nutzbar ist. Diese Untersuchungen ergaben die in Tabelle 94 wiedergegebenen Resultate.

Aus dieser Übersicht ergibt sich also, daß Leberfütterung zur Aufstapelung von Eisen in Leber und Milz führen kann, und zwar in einer für die Hämoglobinbildung leicht verwertbaren Form. Nach Blutverlusten bei erschöpften oder geringen Eisenreserven führt Leberfütterung zu raschem Anstieg des Hämoglobins und zur Wiederauffüllung des Eisendepots in Leber und Milz.

In einer weiteren Versuchsreihe sollte festgestellt werden, ob auch Fütterung von Eisensalzen zur Bildung von Eisenreserven führt, die für die Hämoglobinbildung verwendet werden kann.

Williamson, Spencer und Ewing[3] haben Ratten zu einer eisenfreien Standarddiät Eisencitrat zugefüttert; es zeigte sich keine Zunahme des Hämoglobingehaltes gegenüber den mit gleichem Futter, aber ohne Eisenzusatz ernährten Tieren. Nach einem Blutverlust von 25% der gesamten Blutmenge steigt der Hämoglobingehalt bei den Tieren, die vor der Blutung lange Zeit zur Standarddiät Eisencitrat erhalten hatten, nicht rascher zur Norm an als

[1] Williamson, Ch. S.: The value of iron in anemia. Trans. Assoc. amer. Physicians 39, 285 (1924). — Williamson, Ch. S., u. H. N. Ets: Arch. int. Med. 36, 333 (1925) — The problem of the iron reserve. Ebenda 40, 668 (1927). — Williamson, Ch. S., u. P. Ewing: Effect of administration of medical iron on the iron reserve. Ebenda 42, 600 (1928). — [2] Williamson, Ch. Spencer u. H. Ets: The problem of the iron reserve. Arch. int. Med. 40, 668 (1927). — [3] Williamson, Ch. Spencer u. P. Ewing: Effect of administration of medicinal iron on the iron reserve. Arch. int. Med. 42, 600 (1928).

Tabelle 94. Verwertbarkeit des Depoteisens für 'die Hämoglobinbildung.

| | In spektrophotometr. Einheiten | |
	Leberdiät	Caseindiät
Vor der Blutentziehung:		
Hämoglobin	0,770	0,766
mg Fe in 100 g Leber	22,3	14,2
mg Fe in 100 g Milz	51,2	21,3
Nach der Blutentziehung:		
(Übergang zur Caseindiät)		
6 Tage nach Blutentnahme Hämoglobin	0,927	0,745
14 Tage nach Blutentnahme Hämoglobin	1,005	0,732
28 Tage nach Blutentnahme Hämoglobin	1,033	0,735
mg Fe in 100 g Leber	13,3	9,9
mg Fe in 100 g Milz	29,5	14,1
Fe-Verminderung in mg pro 100 g Leber .	8,9	4,3
Fe-Verminderung in mg pro 100 g Milz .	21,7	7,2
Übergang von Casein zur Leberdiät:		
Hämoglobin bei Beginn	0,780	—
Hämoglobin 24 Tage später	1,093	—
mg Fe in 100 g Leber	14,6	—
mg Fe in 100 g Milz	23,8	—

bei den eisenfrei ernährten Tieren. Die Zufütterung von Eisencitrat führte so, ganz im Gegensatz zum Verhalten des Nahrungseisens (Leberdiät), jedenfalls nicht zur Aufstapelung solcher Eisendepots, die bei Blutverlust für den Hämoglobinaufbau rasch verwertbar sind.

So wertvoll diese ausgedehnten Untersuchungen von Williamson und seinen Mitarbeitern auch sind, so gestatten sie doch keine so weitgehenden Schlußfolgerungen, wie sie Williamson gezogen hat; denn das bloße Weglassen des Ferrolactats aus einer Standardnahrung ist für die Beurteilung der Wirkung des Eisens von keiner ausschlaggebenden Bedeutung, weil ja nicht festgestellt ist, in welchem Zustande sich das Ferrolactat in dieser Salzmischung befand, ob es nicht durch die anderen gleichzeitig mitanwesenden Stoffe in eine unresorbierbare oder nicht verwertbare Form übergeführt wurde. Ebenso kann auch Citrat allein für die Beantwortung der gestellten Frage nicht herangezogen werden, weil, wie schon in früheren Abschnitten über das Schicksal des Eisens im Organismus ausgeführt wurde, diese komplexen Eisenverbindungen ein ganz anderes Schicksal erleiden als andere. Die Ergebnisse der Untersuchungen von Williamson können sich somit nur auf die von ihm verwendete Methodik sowie auf die hierbei verwendeten Eisenverbindungen beziehen, können dagegen eine Verallgemeinerung hinsichtlich des Wertes von anorganischem Eisen nicht finden. Dies kommt auch in den Ergebnissen zum Ausdruck, die eine Reihe anderer Forscher bei gleichfalls ausgedehnten Untersuchungen erhalten haben.

Hart, Steenbock, Elvehjem und Waddell[1] haben bei ausschließlicher Milchdiät eine Nahrungsanämie erzeugt und dabei die Verwertung von anorganischem Eisen zur Hämoglobinbildung untersucht.

[1] Hart, E. B., H. Steenbock, C. A. Elvehjem u. J. Waddell: Iron in nutrition. I. Nutritional anemia on whole milk diets and the utilization of inorganic iron in hemoglobinbuilding. J. of biol. Chem. **65**, 67 (1925). — Iron in Nutrition. IV. Nutritional anemia on whole milk diets and its correction with the ash of certain plat and animal tissues or with soluble iron salts. J. of biol. Chem. **72**, 299 (1927).

Junge Kaninchen (4—5 Wochen alt, Gewicht 300—500 g) wurden bei reiner Milchdiät gehalten und bekamen lediglich pro Liter Milch 3 g Kaliumcitrat dazu zur Vermeidung der sonst leicht auftretenden Gastritiden. In wenig Wochen entwickelte sich bei den Tieren, die im übrigen gut an Gewicht zunahmen, eine hochgradige Anämie. Hinzufügen von Fe_2O_3 zu diesem Futter genügte allein nicht, um diese Anämie zu beseitigen; wohl aber trat Heilung ein, wenn außer dem anorganischen Eisen täglich 50 g frischer Kohl zugefüttert wurde. Derselbe Effekt wurde erzielt durch Verabfolgung von Eisen und eisenfreiem alkoholischem Extrakt aus getrocknetem Kohl in einer Menge, die 50 g frischen Kohles entsprach. Ebenso wirkte anorganisches Eisen heilend in Gegenwart eines Extraktes aus Maismehl und von Chlorophyl, das nach Willstätter dargestellt wurde.

Diese Untersuchungen sollen nach Ansicht der amerikanischen Forscher eine Stütze für die Annahme Abderhaldens bilden, daß verfüttertes anorganisches Eisen nur dann vom Organismus zur Blutfarbstoffbildung verwendet werden kann, wenn gleichzeitig die Kost gewisse anorganische Komplexe enthält, die für den Hämatinaufbau notwendig sind. Der Milch fehle nicht nur Eisen, sondern auch dieser erwähnte chemische Komplex, der sich z. B. im Kohl, im Maismehl sowie im Chlorophyll findet.

Die Beweiskraft dieser Versuche wird aber leider dadurch eingeschränkt, daß hier ebenfalls lediglich eine bestimmte Eisenverbindung, nämlich Eisenoxyd, geprüft wurde, welches, wie schon in den vorstehenden Abschnitten ausgeführt wurde, mit Rücksicht auf Löslichkeit und Umwandlungsfähigkeit in resorbierbares und verwertbares Eisen mit zu den ungeeignetesten Verbindungen gehört. Daß diese Untersuchungen hinsichtlich der Verwertbarkeit des Eisens für die Regeneration von Ernährungsanämien keine Verallgemeinerung verträgt, bewiesen die Autoren selbst durch ihre weiteren Untersuchungen.

In diesen haben sie gezeigt, daß die bei ausschließlicher Milchdiät bei Kaninchen auftretende Ernährungsanämie durch Hinzufügen von anorganischem Eisen zur Nahrung nicht beseitigt werden kann, aber daß dies gelang, wenn außer dem anorganischen Eisen (Fe_2O_3) der Kost noch frischer Kohl oder ein kalter Auszug von 95proz. Alkohol aus getrocknetem Kohl oder aber ein alkoholischer Extrakt von Maismehl dem Futter beigegeben wurde. Diese Extrakte waren praktisch frei von Eisen. Auch ein Chlorophyllpräparat, das eisenfrei war, erwies sich als therapeutisch und prophylaktisch brauchbar. In vorliegender Mitteilung wird nun gezeigt, daß auch die Asche von Lattich und die Asche von Kohl wirksam ist. Während nun die alkoholischen Extrakte aus diesen Substanzen ebenso wirksam sind wie der Alkoholextrakt aus Maismehl, zeigte sich die Asche von letzteren als unwirksam. Ebenso zeigte sich, daß Milzpulpa, die an sich gegenüber der Nahrungsanämie wirksam ist, ihre Wirksamkeit, wenigstens teilweise, verliert, wenn man das Material verascht. Die Wirksamkeit von Aschen überhaupt läßt Verfasser darauf schließen, daß es sich um anorganische Bestandteile handeln muß, die fördernd wirken. Da die Zufütterung von anorganischem Eisen notwendig ist, wird geschlossen, daß es sich in den genannten Fällen um die Zufuhr von Substanzen handle, die die Ausnutzung jenes anorganischen Eisens erst ermöglichen. Aus den zahlreichen Versuchen seien jene hervorgehoben, bei denen die Wirksamkeit von löslichen Eisensalzen gegen jene Anämien ausprobiert wurde. Es zeigte sich, daß gewöhnliches $FeSO_4 + H_2O$, das keiner besonderen Reinigung unterzogen war, im Gegensatz zu der fehlenden Wirkung des ja immer beigefütterten Fe_2O_3 in ausgesprochener Weise prophylaktisch und therapeutisch gegen solche Anämien wirksam war. Teilweise beruht diese Wirkung, wie sich herausstellte, auf der Löslichkeit dieses Salzes. Denn es zeigte sich, daß Fe_2O_3 sich in Salzsäure selbst von 2% auch nicht spurenweise löste. Die bessere Löslichkeit der Eisensalze wird aber nicht allein für die Wirksamkeit gegen die Anämien verantwortlich gemacht, da besonders gereinigte Eisensalze einen Teil ihrer Wirksamkeit verlieren sollen, wenn sie auch noch immer besser waren als das Eisenoxyd. Den Verunreinigungen anorganischer Art wird daher bei dem anfänglich benutzten Präparat von Eisensulfat ein Teil des Effektes zugeschrieben. In weiteren Versuchen gelang es J. Waddell, H. Steenbock, C. A. Elvehjem, E. B. Hart und Blanche M. Riising[1] im Gegensatz zu M. B. Schmidt u. a. junge Ratten durch vollständige Milchdiät bereits in der ersten Generation schwer anämisch zu machen.

In weiteren Untersuchungen haben Hart, Steenbock, Waddell, Elvehjem, v. Donk und Riising[2] Kupfer als eine wirksame Ergänzung des Eisens für die Hämoglobinbildung bei der Ratte erklärt, da dieselbe Menge Eisen, die allein nicht wirke, zusammen mit Kupfer wirksam werde.

Durch diese Befunde angeregt, haben Waddell, Steenbock und Hart[3] kleine und große Eisendosen auf ihre Wirkung bei alimentärer Anämie untersucht und dabei die evtl. Mitwirkung einer Kupferverunreinigung berücksichtigt. Bei der durch reine Kuhmilchfütterung bewirkten Anämie junger Ratten zeigten mehrere Eisengaben (2 mg Fe täglich in Gestalt der Chloride, Sulfate, Acetate, Citrate und Phosphate) im Gegensatz zur Wirkungslosigkeit kleinerer (0,5 mg Fe täglich) einen Effekt hinsichtlich Zunahme von Körpergewicht und Hämoglobingehalt. Mit Rücksicht auf die früher gefundene Tatsache, daß Kupfer wirksam ist, wurde erst daran gedacht, daß möglicherweise die Verunreinigung mit diesem Metall das Wirksame beim vorher geschilderten Effekt der höheren Eisendosen sein könnte. In der Tat zeigte sich, daß nach sehr sorgfältiger Reinigung des Eisensalzes (Ferrichlorid) von Kupferspuren mittels Schwefelwasserstoff jegliche Eisenwirkung auf die Rattenanämie ausblieb. Die genannten Verfasser erörterten die Frage, ob nicht die mehr oder weniger starke Beimengung von Kupfer bei den Eisenpräparaten bzw. der Unterschied in den Kupferreserven der Versuchstiere schuld sei an dem so verschiedenen Erfolg der Eisentherapie bei verschiedenen Untersuchern. Insbesondere wiesen sie darauf hin, daß möglicherweise auch bei gewissen menschlichen Anämien der günstige therapeutische Erfolg hoher Eisendosen auf Rechnung der Verunreinigungen des Eisens mit Kupferspuren zu setzen sei.

Alle diese Untersuchungsergebnisse werden von Elvehjem[4] in folgenden Sätzen zusammengefaßt:

1. Bei Abwesenheit von Kupfer ist organisches Eisen (Hämatin) ebenso unwirksam wie anorganisches (Ferrichlorid) für die Behandlung alimentärer Rattenanämien.

2. Bei Anwesenheit von Kupfer bewirkt organisches Eisen eine teilweise Heilung der alimentären Rattenanämie, aber die Blutregeneration geht nicht so schnell und so vollständig vor sich als bei der Benützung von Ferrichlorid als Eisenquelle.

3. Der Hämoglobingehalt des Rattenblutes, welcher sich auf einer Höhe von 6—7% so lange hielt, als Hämatin und Kupfer zugeführt wurde, stieg auf 16% in 3 Wochen, wenn Ferrichlorid der Nahrung zugesetzt wurde.

4. Der Eisengehalt der Leber verschiedener Tiere beweist, daß die geringe

[1] Waddell, J., H. Steenbock, C. A. Elvehjem, E. B. Hart u. Blanche M. Riising: Iron in nutrition. V. The availability of the rat for studies in anemia. J. of biol. Chem. 77, 769 (1928). — [2] Hart, E. B., H. Steenbock, J. Waddell, C. A. Elvehjem, Evelyn van Donk u. Blanche M. Riising: Iron in nutrition. VII. Copper as a supplement to iron for hemoglobin building in the rat. J. of biol. Chem. 77, 797 (1928). — [3] Waddell, J., H. Steenbock u. E. B. Hart: J. of biol. Chem. 83, 243 (1929). — [4] Elvehjem: J. amer. med. Assoc. 98, 13 (1932).

Wirksamkeit des organischen Eisens durch die Unfähigkeit der Ratte bedingt ist, das Eisen des Hämatinmoleküls zu assimilieren.

Auch diese Untersuchungsreihe enthält eine Anzahl auffallender Widersprüche. Die Versuche zeigten deutlich den Unterschied verschiedener Eisensalze hinsichtlich ihrer Fähigkeit auf die Regeneration von Nahrungsanämien. Dieser Unterschied kommt schon deutlich zwischen dem Eisenoxyd einerseits und dem Ferrosulfat andererseits zum Ausdruck. Weiter zeigt sich ein deutlicher Unterschied zwischen organischem und anorganischem Eisen.

Die Bedeutung des Kupfers bei diesen Untersuchungen kann durch diese Resultate nicht recht verständlich gemacht werden; denn die angenommene katalytische Beeinflussung der Eisenwirkung durch Kupferspuren müßte sich auch durch Hinzufügen von Kupfer zu den verschiedenen Eisenverbindungen zeigen lassen, was anderen Autoren jedoch nicht gelungen ist.

Im Sinne der eben besprochenen Untersuchungsergebnisse fielen weiter die Untersuchungen von Titus, Cave, Hughes und Keil[1] aus. Diese haben beobachtet, daß bei 4 Wochen alten Ratten, deren Hämoglobingehalt durch Verabfolgung einer reinen Milchdiät stark reduziert worden war, Zulage von Eisen zur Milchdiät weder zu Hämoglobinanstieg noch Gewichtszunahme führte. Erhielten die hämoglobinarmen Ratten eine Zulage von Eisen und Kupfer zur Milch, so stiegen Hämoglobin und Gewicht gut an. Der gleiche Effekt wurde bei den meisten Tieren, jedoch nicht immer, durch Zulage von Eisen und Mangan zur Milch hervorgerufen. Die besten Erfolge bezüglich des Hämoglobinanstieges wurden durch gleichzeitige Verabfolgung von Eisen, Mangan, Kupfer und Milchdiät erzielt.

Beard, Howard und Myers[2] fanden, daß Eisen in Kombination mit anderen Elementen die Bildung von Reticulocyten nicht stärker anregt als Eisen allein; dagegen soll die Produktion reifer Erythrocyten durch die Kombination beschleunigt werden.

Die Frage der Substituierbarkeit des Eisens durch Kupfer soll im Zusammenhange mit der Frage der Substituierbarkeit des Eisens durch Mangan noch später erörtert werden (s. S. 1285).

Die Frage nach der Wirkung des Eisens auf die Hämoglobinbildung wurde eingehend auch von Lintzel[3] sowie von Lintzel und Radeff[4] bearbeitet.

Bei diesen Untersuchungen wurde besonderer Wert darauf gelegt, daß die Tiere trotz Eisenarmut eine hinsichtlich der Nahrungsbeistoffe qualitativ zureichende Nahrung erhielten. Zu den Versuchen dienten Ratten gleichen Wurfes. Die Nahrung war praktisch eisenfrei und bestand aus gekochtem Eiereiweiß, Schweinefett und Rohrzucker sowie Reis, Milch und Orangensaft. Das Eiereiweiß wurde ohne besondere Vorbereitung verwendet. Da keine große Neigung zum Fettkonsum bestand, wurde Fett nur gelegentlich gegeben. Zur Darstellung wurde Schweinefett erhitzt und durch ein aschefreies Filter gegossen. Von den verschiedenen Rohrzuckerarten des Handels erwies sich grobkörniger Krystallzucker als vollkommen eisenfrei. Zur Darstellung von eisenfreiem Reis wurde ein Reis ausgewählt, der nur 0,6 mg Eisen in 100 g enthielt. Dieser wurde mit wiederholt gewechselter 10proz. Salzsäure 6 Stunden in der Kälte unter häufigem Umrühren extrahiert, dann tagelang in Wasser gelegt und mit Wasser unter Zusatz von etwas KCl, $MgCl_2$, CaO, Na_3PO_4 und NaCl gekocht. Mit den in Form von Milch und Orangensaft gegebenen Vitaminen wurde bei 50tägiger Versuchsdauer insgesamt nur 0,2 mg Fe zugeführt. Diese unvermeid-

---

[1] Titus, R. W., H. W. Cave, J. S. Hughes u. L. Keil: J. of biol. Chem. **80**, 565 (1928); **83**, 463 (1929). — [2] Beard, H. Howard u. V. C. Myers: Die Wirkung von Eisen und Eisen in Kombination mit anderen Elementen auf die Bildung von Reticulocyten und Erythrocyten bei Ernährungsanämie der Ratten. J. of biol. Chem. **92**, 72 (1931). — [3] Lintzel, W.: Zur Frage des Eisenstoffwechsels. II. Mitt. Eisen und Blutfarbstoffbildung. Z. Biol. **87**, 97 (1928). — [4] Lintzel, W., u. T. Radeff: Über die Wirkung parenteral zugeführten Eisens auf die Blutbildung. Biochem. Z. **250**, 519 (1932).

liche Eisenmenge ist bei den Berechnungen berücksichtigt worden. Bei der Haltung der Tiere und bei der Darreichung des Futters wurde dafür gesorgt, daß kein Eisen aus ungewollten Quellen zugeführt wurde. Die Eisenzulagen bestanden vergleichsweise bei je einem Teil der Tiere des gleichen Wurfes aus Rinderblut bzw. aus Eisenchlorid. Die aufgenommenen Eisenmengen wurden durch Rückbestimmungen am Ende der Versuchsreihen ermittelt.

Es ergab sich als Resultat verschiedener Versuchsreihen, daß aus dem der eisenfreien Nahrung zugesetzten Eisenchlorid Hämoglobin gebildet werden konnte, nicht dagegen aus dem Blutfarbstoff der Nahrung (s. die folgende Tabelle).

Tabelle 95. Hämoglobinbildung aus $FeCl_3$ bei Ratten.

Art des Versuches	Tiergewicht g	Gesamt-Fe mg	Hb-Fe mg
Bei Versuchsbeginn getötet . . . . {	31	0,48	0,28
	35	0,54	0,30
6 Wochen eisenfrei ernährt . . . . {	45	0,71	0,45
	48	0,69	0,42
	48	0,68	0,43
Mit Zulage von 3,0 mg Eisen als $FeCl_3$ . . {	81	2,13	1,33
	69	2,10	1,39
	90	2,73	1,58

Regelmäßig zeigt sich auch bei den Tieren mit Zulagen von anorganischem Eisen ein fördernder Einfluß auf das Wachstum. Hämoglobinvermehrung und Wachstumsförderung bei Zufuhr von anorganischem Eisen werden als ein Ausdruck der Tatsache aufgefaßt, daß das Eisen zum Aufbau der Gewebe notwendig ist. Die Zufuhr eines erforderlichen Bausteines, nicht die eines spezifischen Reizstoffes sei hierbei maßgebend.

Diese Versuche beweisen die Bedeutung des Eisens für die Blutbildung auch bei genügender Vitaminanwesenheit in der Nahrung.

Auch Blut, Fleisch, Eidotter, Vegetabilien sowie Verfütterung überschüssiger komplexbildender Säuren zeigten sich hinsichtlich ihres Einflusses auf die Hämoglobinbildung weniger geeignet als einfache anorganische Eisenverbindungen. In zwei weiteren Versuchsreihen wurde von Lintzel[1] aktives Eisenoxyd (Siderac) an junge weiße Ratten bei Normalkost bzw. bei fast eisenfreier Kost verfüttert. Über die Eigenschaften dieser Eisenverbindung und über die ihr von Bickel und Mitarbeitern zugeschriebenen besonderen Wirkungen wird noch im Abschnitt über die Fe-Wirkung auf den Stoffwechsel näher eingegangen werden. In Kontrollversuchen wurden die Tiere mit der Grundnahrung allein sowie mit Zulage von Eisenchlorid ernährt. Bei Normalkost war ein Einfluß der Eisenzulagen auf Körpergewicht und Gesamthämoglobingehalt der Tiere nicht erkennbar. Der Eisenansatz (Gesamteisen, nicht Hämoglobineisen in Milz und Leber) wurde nur unbedeutend vermehrt. Zu eisenarmer Kost zugelegt, zeigte das aktive Eisenoxyd eine viel geringere Wirkung auf Blutbildung, Wachstum und Eisenansatz als gleiche Mengen Ferrichlorid. Die geringe Wirksamkeit des Siderac wird dadurch erklärt, daß es in den Verdauungssäften nur zu einem geringen Prozentsatz löslich ist. Ein Grund, Siderac als biologisch aktives Eisen zu bezeichnen, ist daher nicht vorhanden.

Um die Wirkung des Eisens auf die Blutbildung unabhängig von den im Körper vorhandenen Eisenvorräten studieren zu können, suchten Lintzel

---

[1] Lintzel, W.: Über die Wirkung des aktiven Eisenoxyds auf Blutbildung und Wachstum bei weißen Ratten. Biochem. Z. **210**, 76 (1929).

und Radeff[1] vor der Inangriffnahme ihrer Versuche den Eisenvorrat der Versuchstiere zu erschöpfen. Sie haben dazu noch im Wachstum befindliche Ratten einige Wochen bei eisenfreier Kost gehalten. Daß in dieser Zeit die Eisenreserve zum Wachstum der jungen Tiere verbraucht wurde, ist durch Analysen von Kontrolltieren festgestellt worden. Die Tiere wurden dann für 3 Wochen in eine Unterdruckkammer gebracht (s. hierüber Näheres S. 1200), wobei sie ihren gesamten Hämoglobinbestand beim Fehlen assimilierbaren Eisens in der Nahrung nur unbedeutend vermehrten, bei Vorhandensein solchen Eisens dagegen annähernd verdoppelten. Derart behandelte junge Ratten erhielten Ferricitratnatrium in kleinen täglichen Mengen subcutan injiziert, während zugleich eisenfreie Nahrung verabfolgt wurde. Nach 4—5 Wochen wird eine Hämoglobinbildung aus injiziertem Eisen nachweisbar, die jedoch hinter der Hämoglobinbildung von Kontrolltieren, die gleiche Eisenmengen per os erhielten, zurückblieb. Bei kombinierter Zufuhr des Eisens per os und parenteral war der Effekt nicht größer als bei oraler Zufuhr allein. Eine Reizwirkung des parenteral zugeführten Eisens auf die blutbildenden Organe wird daher abgelehnt, bei parenteraler wie bei oraler Zufuhr handle es sich nur um die Materialwirkung des Eisens für die Hämoglobinbildung.

Die im vorstehenden behandelten Arbeiten, die sich mit der Frage des Einflusses des Eisens auf die alimentären Anämien befassen, zeigen ebensowenig Einheitlichkeit hinsichtlich der Ergebnisse wie die Arbeiten, die sich der Blutungsanämie für das Studium dieser Frage bedienten. Es ist auch hier aus den Untersuchungen leicht zu erkennen, daß die Ungleichheit der Methodik, insbesondere die Benützung verschiedener Eisenverbindungen, sowie die Art der Ernährung die Verschiedenheit der Resultate bedingte.

Anämien durch Entzug der Galle. Die Konstanz der Blutzusammensetzung läßt einen Regulationsmechanismus vermuten, dessen sinnfällige Wirksamkeit sich in dem dauernden Ersatz der fortwährend zugrunde gehenden Erythrocyten äußert.

Ehrström nimmt ein besonderes Hormon an, das von irgendeinem dem Intestinaltractus übergeordneten drüsigen Organe gebildet werden soll, um den Aufbau der roten Blutkörperchen gegenüber dem Abbau einzustellen. Daran anknüpfend, vermuteten Seyderhelm und Tammann, daß eine bestimmte chemische Substanz, die beim physiologischen Abbau der Erythrocyten frei werde, dem Organismus nicht verlorengehe, sondern im Blute kreisend dem Knochenmark wieder zugeführt werde, um hier — sei es als Reiz-, sei es als Bildungsstoff — den Erythrocytenaufbau zu beherrschen. Diese Überlegung führte Seyderhelm und Tammann dazu, dem Organismus die Galle, das wichtigste Abbauprodukt der Blutmauserung, durch Ableitung nach außen zu entziehen. Daß durch Galleentzug eine Anämie zustande kommen könnte, schien um so wahrscheinlicher, als schon Adler und Brehm[2] das Auftreten von Anämien bei Gallenfisteltieren festgestellt hatten.

Seyderhelm und Tammann[3] haben zunächst den Versuch gemacht, mit dem einfachen Verfahren der Gallenfistel dieses Ziel zu erreichen. Sie nähten die Gallenblase an

---

[1] Lintzel, W., u. T. Radeff: Über die Wirkung parenteral zugeführten Eisens auf die Blutbildung. Biochem. Z. **250**, 519 (1932). — [2] Adler u. Brehm: Z. exper. Med. **48**, 148 (1926). — [3] Seyderhelm, R., u. H. Tammann: Über die Blutmauserung. I. Mitt. Die Gallenfistelanämie des Hundes. Z. exper. Med. **57**, 641 (1927) — II. Mitt. Über die Beeinflussung der Gallenfistelanämie durch Bestandteile der Galle. Ebenda **66**, 539 (1929) — III. Mitt. Über die Gallenfistelanämie des wachsenden Hundes und ihre Beeinflussung durch Kastration. Ebenda **66**, 557 (1929) — Die Bedeutung der Galle für die Blutmauserung. Klin. Wschr. **1927**, 6.

der äußeren Bauchdecke unter die Ligatur des Choledochus mit Resektion eines Stückes von 1—2 cm Länge schon vor seiner Einmündung ins Duodenum ein. Dieses Verfahren erwies sich jedoch für langdauernde Versuche als unbrauchbar, insbesondere wegen aufsteigender Infektion der Gallenwege. Ein weiterer Nachteil dieser Methode bestand darin, daß die Tiere an den Gallenfisteln leckten, wodurch ungewollte Zufuhr von Galle bzw. Gallenbestandteilen in den Organismus erfolgte. Wesentlich besser als die Anlegung der Gallenfistel bewährte sich ein von Tammann[1] ausgearbeitetes Verfahren, das darin bestand, die Gallenblase durch einen Schlauch mit der Harnblase zu verbinden. Diese Methodik, die auch R. H. Kahn bei seinen noch später zu besprechenden Versuchen benutzte, wird folgendermaßen durchgeführt: An Hunden wird — evtl. nach Milzexstirpation — der Ductus choledochus doppelt unterbunden und reseziert; dann wird die Gallenblase am Scheitel eröffnet und entleert. Nach Einführung eines Gummischlauches wird der Rand der Gallenblasenwand und die Schlauchwand miteinander durch Kopfnaht vereinigt. Der Schlauch wird properitoneal, also zwischen Peritoneum parietale und Muskelwand deckenwärts geleitet, schließlich in das Becken eingeführt, die Harnblase nach vorheriger Entleerung am Scheitel geöffnet und wiederum nach Einführung des Schlauches Blasenwand und Schlauchwand miteinander vernäht.

Diesen ziemlich schweren Eingriff ertrugen die Tiere sehr gut. Trotzdem sie unter schwerer Ernährungsstörung litten, achylische Stühle hatten, abmagerten und an Gewicht verloren, vertrugen sie den Fremdkörper viele Wochen lang (bis zu 2 Monaten) und entleerten ihre Galle auf dem neuen Wege in die Harnblase, von wo sie mit dem Harn nach außen gelangte. Nach einer Reihe von Wochen, nachdem sich Adhäsionen zwischen dem Peritoneum und dem Blasenscheitel gebildet hatten, durchschnitten die Nähte die Schlauchwand, der Schlauch wanderte dann in seinem künstlich gebildeten Bette nach abwärts und erschien — da zu den Versuchen ausschließlich weibliche Tiere verwendet wurden — vor der Vulva und wurde dann gewöhnlich von den Tieren mit den Zähnen erfaßt und herausgezogen.

Die Untersuchungen von Seyderhelm und Tammann ergaben, daß es auf diese Weise im Verlaufe von 2—3 Wochen zur Ausbildung einer Anämie kam, die dadurch gekennzeichnet war, daß der Färbeindex annähernd konstant blieb und daß jugendliche Erythrocyten in irgendwelchen nennenswerten Mengen in der peripheren Blutbahn nicht auftraten. Im weißen Blutbilde fanden sich, abgesehen von zum Teil hochgradigen Leukocytosen, die als allgemeine Operationsfolgen gedeutet werden, Veränderungen in der Zahl der eosinophilen Leukocyten, die unmittelbar nach dem Anlegen der Gallenfistel viele Tage lang vollständig verschwanden, um dann häufig in vermehrter Zahl wieder aufzutreten. Eine wesentliche Eigenschaft der Gallenfistelanämie ist es, daß sie durchschnittlich bei $^2/_3$ der Ausgangswerte von Hämoglobin- und Erythrocytenzahl haltmacht.

Auf Grund dieser Beobachtungen wurde ein besonderer, in seinem Wesen noch unbekannter Regulationsmechanismus angenommen, der ein dauerndes Fortschreiten der Anämie verhindert. Morphologisch fand sich bei der mikroskopischen Untersuchung der Organe der Gallenfistelhunde keine gröbere Schädigung der Leberzellen und der Gallenwege, hingegen Hämosiderose der Milz, der Leber, der Bauchlymphdrüse, der Nebennieren und der Lungen, und zwar ausschließlich der reticuloendothelialen Elemente. Beim Versuch, diese Eisenspeicherungen zu deuten, ergab sich, daß es sich hierbei um Hämoglobineisen handelt, das aus dem physiologischen Kreislauf als unbrauchbar ausgeschieden wird, weil die Rückresorption wichtiger, zunächst unbekannter Bestandteile der Galle fortfällt. Wurde bei einem Gallenfistelhunde bei vollentwickelter Anämie die Milz exstirpiert, so folgte ein rapides Fortschreiten der Anämie, die im Gegensatz zur einfachen Gallenfistelanämie durch das Auftreten zahlreicher jugendlicher Erythrocyten, Normoblasten und Erythrocyten mit Substantia granulofilomentosa gekennzeichnet war. Der Prozentsatz dieser Erythrocyten stieg mit fortschreitender Anämie bis auf 30%. Die Zahl der Erythrocyten sank nach der Milzexstirpation von 7,08 auf 3 Millionen, und gleichzeitig fiel das Hämoglobin von 113 auf 48%. Während die Gallenfistelanämie allein nach einigen Wochen durch Einsetzen eines Regulationsmechanismus zum Stillstand kommt, fällt mit der Exstirpation der Milz diese Regulation weg. Es kommt zur Ausbildung einer schweren progredienten Anämie, wobei das Knochenmark, in stürmischer Regeneration begriffen, massenhaft unreife Erythrocyten in die Blutbahn wirft. Sogar Megaloblasten, die nur im Embryonalleben auftreten und beim Erwachsenen nur bei der perniziösen Anämie bekannt sind, werden in die Blutbahn ausgeschwemmt.

Den Verlauf einer solchen Gallenfistelanämie zeigt die folgende Abbildung, die der Arbeit von Seyderhelm und Tammann entnommen sind.

---

[1] Tammann, H.: Zbl. Chir. **1927**, 920.

　　　Die Gallenfistelanämie ist durch Gallezufuhr zu beheben. Sofortige tägliche Galleverfütterung nach Anlegung der Gallenfistel vermindert den Eintritt der Anämie. Solange das Tier regelmäßig zugeführte Galle bei sich hält, entwickelt sich keine Blutstörung, doch tritt eine solche ein, wenn die Tiere nach mehrwöchiger Galleverfütterung die zugeführte Galle zu erbrechen beginnen.

　　　Bei den mit Galle gefütterten Hunden zeigt die morphologische Untersuchung der Organe eine wesentlich geringere Eisenspeicherung als bei Hunden mit Gallenfistelanämien. Bilirubin, Lecithin und Cholesterin beeinflussen die Gallenfistelanämie nicht. Cholesterin erweist sich sogar bei Gallenfistelhunden als Blutgift. Hingegen verhindert die Verfütterung von cholesterinfreier Galle die Entstehung der Gallenfistelanämie ebenso wie Vollgalle. Das gleiche ist nach Verfütterung von gallensauren Salzen der Fall, doch treten hierbei bedeutende Schwankungen von Hämoglobin und Erythrocytenzahl ein. Lichtaktiviertes Ergosterin verhindert in vollkommener Weise die Entstehung der Gallenfistelanämie,

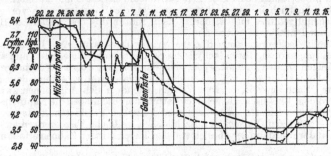

Abb. 21.　Verlauf der Gallenfistelanämie beim Hunde.
———— Hämoglobin,　– – – – Erythrocyten.

während nichtaktiviertes Ergosterin von geringem Einfluß ist. Während beim erwachsenen Gallenfistelhunde die Kastration ohne Einfluß auf die Gallenfistelanämie bleibt, stellen sich beim wachsenden Hunde als Folge der Kastration Hämoglobinsenkung und Erythrocytenanstieg ein. Es kommt zur Entwicklung einer ausgesprochenen hypochromen Anämie. Die Veränderungen im Blutbilde nach Kastration sind bei den männlichen Gallenfisteltieren quantitativ geringer als bei weiblichen.

　　　Von besonderem Interesse erwiesen sich die Untersuchungen hinsichtlich Beeinflußbarkeit dieser Gallenfistelanämie durch Eisenverbindungen. Schon Seyderhelm und Tammann haben orientierende Versuche über den Einfluß oral verfütterten Eisens auf den Ablauf der Gallenfistelanämie ausgeführt. Perorale Zufuhr von zweimal 0,1 g Ferrum reductum bei Gallenfistelhunden haben die Entwicklung einer Anämie zunächst nicht verhindert, dann aber in etwa 2 Wochen repariert. Der Färbeindex blieb während der ganzen Versuchsdauer konstant. Diese Eiseneinwirkung wird als katalytischer Effekt des Metalls bezeichnet. Bei mit Eisen gefütterten Gallenfistelhunden fand sich außer einer allgemeinen Eisenspeicherung eine Ablagerung von Eisen in der Dickdarmschleimhaut, die auf die Ausscheidung des Eisens aus dem Organismus bezogen wurde.

　　　Eingehende Untersuchungen über den Einfluß verschiedener Eisenverbindungen auf die Gallenfistelanämie wurden weiter von R. H. Kahn[1] durchgeführt.

　　　Die Ergebnisse der Untersuchungen Kahns über die Wirkung verschiedener Eisenverbindungen bei dieser Art von experimenteller Anämie gehen aus den hier in Abb. 22—26 wiedergegebenen Kurven hervor.

　　　Abb. 22 zeigt zunächst in ihrem ersten Teile den Verlauf einer solchen Anämie, die unbehandelt bleibt. Aus dem weiteren Verlauf der Kurve ergibt sich, daß

---

[1] Kahn, R. H.: Med. Klin. 25 (1929).

Eisenzufuhr in Form einer Ferriverbindung den Verlauf der Gallenanämie zunächst nicht zu beeinflussen vermag und das Absinken der Erythrocytenzahl durch Gaben dreiwertigen Eisens (1 g Eisenzucker pro die) ebensowenig behindert wurde wie das Sinken des Hämoglobingehaltes. Dagegen zeigte sich eine sehr rasche Reparation auch hochgradiger Gallenanämie durch das zweiwertige Eisen, das in Form von Ferrochlorid (0,2 g pro die) oral verabreicht wurde. Blutkörperchenzahl und Hämoglobingehalt stiegen bei etwa gleichbleibendem Färbeindex und verharrten auf ihrem Höchststand so lange, als die Eisenmedikation andauerte. Nach Aufhören der Eisenzufuhr schritt die Anämie in diesen Experimenten weiter fort (Abb. 23).

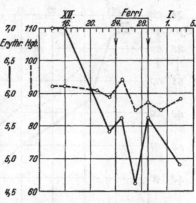

Abb. 22. Gallenanämie beim Hunde.
Vom 9. Tage an 1 g Ferrisaccharat pro die.

Der in Abb. 24 wiedergegebene Versuch zeigt die Erfolglosigkeit des Ferrisaccharats und dagegen den sichtlichen Effekt des Ferrochlorids bei einem gallenanämischen Hunde. Die Abb. 25 gibt den Verlauf einer Gallenanämie beim Hunde durch 34 Tage hindurch wieder. Vom 35. Tage an bis zum 39. werden täglich 0,2 g $FeCl_2$ verabreicht, worauf deutlicher Hämoglobin- und Erythrocytenanstieg erfolgt. Nach dem Aussetzen der Fe-Zufuhr wieder Abfall, der dann durch neuerliche Eisenzufuhr in Form des zweiwertigen Ferrochlorids (49. bis 52. Tag) wieder gehemmt wird und in einen neuerlichen Anstieg übergeht. Schließlich zeigt noch der Verlauf des in Abb. 26 wiedergegebenen Versuches die Wirkungslosigkeit oder nur geringe Spätwirkung einfacher Ferriverbindungen (Ferrisaccharat) bei der Gallenanämie, während die Zufuhr von anorganisch-komplexem Eisen (Ferricitratnatrium) eine sichtliche, wenn auch nicht bedeutende Zunahme von Hb und Erythrocyten bewirkt.

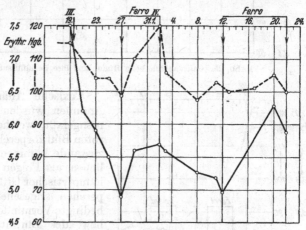

Abb. 23. Gallenanämie beim Hunde. Vom 7. bis 13. und vom 23. bis 33. Tage nach der Operation 0,2 g Ferrochlorid pro die.

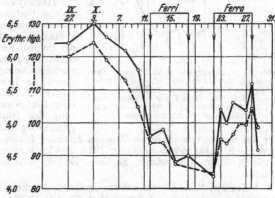

Abb. 24. Gallenanämie beim Hunde. Vom 12. bis 18. Oktober Ferrisaccharat, vom 22. bis 28. Oktober Ferrochlorid.

Hier seien auch die Untersuchungen von A. v. Jeney[1] über die Wirkung der künstlichen Gallenstauung auf die Blutbildungsorgane bei Kaninchen erwähnt.

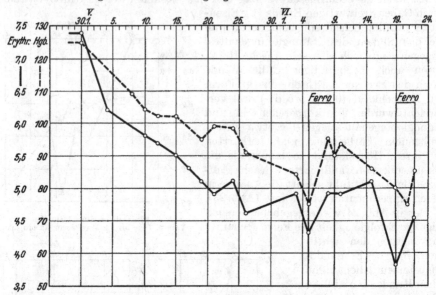

Abb. 25. Gallenanämie beim Hunde und ihre Beeinflussung durch Ferrosalze.

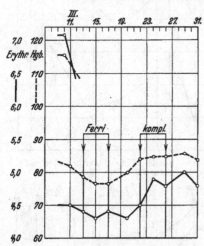

Abb. 26. Gallenanämie beim Hunde. Der obere Teil der Kurve zeigt Hb und Erythrocyten bei Versuchsbeginn (7. Februar), der untere Teil den Verlauf der Anämie unter Einfluß von einfachem Ferrisaccharat und komplexem Ferricitratnatrium.

Toxische Anämien. Unter toxischen Anämien wurden meist alle jene zusammengefaßt, welche durch Schädigung der roten Blutkörperchen oder des Hämoglobins zustande kommen. Sie wurden im wesentlichen als Folgen des direkten Kontaktes hämolytischer Gifte mit den roten Blutkörperchen angesehen und auf eine dadurch bedingte Verminderung der Blutkörperchen bzw. des Blutfarbstoffes im strömenden Blute bezogen.

Hämolytisch können alle jene Stoffe wirken, welche bestimmte Bestandteile des Blutkörperchenstromas chemisch oder physikalisch-chemisch verändern. Auf diese Weise werden die Wirkungen der Saponine erklärt, bei denen die Blutkörperchenschädigung durch die Affinität zum Cholesterin zustande kommt, dann lipoidlösliche Stoffe, die durch das Herauslösen der Lipoide die Kolloidstruktur des Blutkörperchens schädigen. Bei manchen Blutgiften folgt die Auflösung der Veränderung des Blutfarbstoffs oder geht mit dieser gleichzeitig einher. Als Blutgifte der Gruppen, die auf diesem beschriebenen Wege zu Anämien führen, gelten: destilliertes Wasser (von dem nach intravenöser Injektion 122 g pro kg Kaninchen nach Bouchardart[2] tödlich wirken), Äther, Chloroform, Saponin, Seifen, gallensaure Salze, Schlangengift, Helvella-

---

[1] Jeney, A. v.: Über die Wirkung der künstlichen Gallenstauung auf die Blutbildungsorgane bei Kaninchen. Z. exper. Med. **60**, 102 (1928). — [2] Bouchardart: Paris 1887; zit. nach Kunkel: Toxikologie, S. 27. Jena 1899.

säure (Morchelgift), Arsenwasserstoff, Pyrogallol, Naphthol, Glycerin, Phenylhydrazin (Acetylphenylhydrazin = Pyrodin), Toluylendiamin, ferner chlorsaure Salze, Nitrite, Anilin, Nitroglycerin, Nitrobenzol, Hydroxylamin u. a. Weiter wurden Anämien nach Sulfonalvergiftung sowie nach Blei- und Quecksilbervergiftung beobachtet.

Hinsichtlich der Untersuchungen, die sich auf die Frage nach dem Wesen dieser Anämien beziehen, sei auf die Arbeiten von Itami[1] und Duesberg[2] verwiesen.

Duesberg teilt die Anämien unter Zugrundelegung der Regenerationsfähigkeit sowie der Ausscheidung von Porphyrin in drei Gruppen: In Anämien mit gesteigerter Regeneration, gekennzeichnet durch Vermehrung der Reticulocyten und Erhöhung der O_2-Zehrung des Blutes. Solche Anämien sind hervorgerufen durch Aderlaß, destilliertes Wasser, Saponine, Phenylhydrazin und hämolytischen Ikterus. Bei ihnen ist eine Vermehrung der Porphyrinausscheidung nicht nachweisbar. Die zweite Gruppe von Anämien umfaßt jene mit gestörter Regeneration. Im Blute lassen sich weder Reticulocyten noch erhöhte Sauerstoffzehrung nachweisen; hingegen sind diese Anämien mit vermehrter Porphyrinausscheidung verbunden. Hervorgerufen werden die Anämien dieser Gruppe durch Blei, Sulfonal sowie durch Ursachen der perniziösen Anämie. In einer dritten Gruppe werden von Duesberg die aplastischen Anämien zusammengefaßt.

Diese Einteilung ist für die pharmakologischen Untersuchungen der Blutbildung und ihrer Zerstörung sowie insbesondere ihrer Beeinflussung durch Eisen deswegen von Wert, weil zu den schon früher erwähnten Kriterien, die mehr von klinischem Standpunkte aus für die Einteilung der Anämien zur Grundlage genommen wurden, auch noch die Porphyrinausscheidung hinzukommt. Gerade im Zusammenhange mit der oben durchgeführten Diskussion über die Blutbildung im Knochenmark kommt der Beachtung der Porphyrinausscheidung große Bedeutung zu; denn wir müssen vor Augen halten, daß nur bei der ersten Gruppe von Anämien die primäre Schädigung im Blute liegt und sich sekundär auf das Knochenmark überträgt, das zu gesteigerter Neubildung angeregt wird. Ist genug Eisen vorhanden, bzw. sind entsprechend unseren obigen Ausführungen genügend funktionierende Kerne gebildet, dann kann von diesen das Fe zur Hämoglobinsynthese bereitgestellt werden. Das gebildete Protoporphyrin wird durch die Eisenaufnahme zum Hämatin, das sich mit dem Globin zum Hämoglobin verbindet und so den Erythroblasten zur Reifung bringt. Bei der Schnelligkeit dieses Vorganges treten auch schon die in vermehrter Zahl vorhandenen unreifen Formen (Erythroblasten, Reticulocyten) in das Blut über. Im Harn kann es zu Urobilinausscheidung kommen, die aber nur von den zerstörten Erythrocyten ihren Ursprung ableitet. Ganz anders sind die Verhältnisse bei der zweiten Gruppe von Anämien. Hier setzt die primäre Schädigung im Knochenmark ein, so daß die einzelnen Phasen der Blutbildung gehemmt sind. Wir finden auch hier im Knochenmark reichlich kernhaltige Vorstufen der Erythrocyten, die aber nicht reifen können, woraus wir auf eine Schädigung der Kernfunktion schließen dürfen. Die geschädigten Kerne dürften kaum imstande sein, Eisen aufzunehmen und noch weniger das aufgenommene für die Hämatinbildung abzugeben, und so treten statt der unreifen Formen der Blutkörperchen die Bausteine des Blutfarbstoffs, das noch eisenfreie Porphyrin, ins Blut über. Es sei schon in diesem Zusammenhange darauf hingewiesen, daß die Anämien mit gesteigerter Regeneration in der Einteilung Reimanns unter den eisenempfindlichen erscheinen, die Gruppe der nichtregenerativen dagegen unter den leberempfindlichen. Dies steht mit der dargelegten Vorstellung in guter Übereinstimmung.

Bei erhaltenem blutbildendem Apparat genügt es, das fehlende Eisen zur Bildung neuer Kerne beizustellen; die neugebildeten Kerne vermögen es dann an den sich bildenden Blutfarbstoff weiter abzugeben. Ist dagegen, wie in der zweiten Gruppe, der blutbildende Apparat geschädigt, dann nützt auch Eisen nicht. Wie hier die Leber und teilweise Arsen ihre antanämische Wirkung entfalten können, muß hier außer Diskussion bleiben.

Wir sehen somit zwischen der von Duesberg gegebenen Einteilung und der bereits mitgeteilten Einteilung der Anämien nach Ottenberg insofern eine gute Übereinstimmung, als eine Reihe der sog. Blutgifte als knochenmark-

---

[1] Itami, S.: Über die Atemvorgänge im Blute und Blutregeneration. Arch. f. exper. Path. **62**, 93, 105 (1910). — [2] Duesberg, R.: Über die Anämien. Arch. f. exper. Path. **162**, 249 (1931).

schädigend solche Funktionsstörungen der blutbildenden Organe bewirken, bei denen die Blutregeneration gestört ist, während andere Blutgifte sich in der Gruppe jener finden, deren Angriffspunkte im Blute selbst liegen und bei deren Wirkung die Regeneration nicht nur nicht gestört ist, sondern sogar gesteigert sein kann. Wir wollen somit auch hier unter den toxischen Anämien nur jene anführen, welche durch Blutkörperchenzerstörung ohne Beeinflussung der Blutbildung zustande kommen und in Verbindung damit auch jene Arbeiten kennenlernen, die sich mit dem Einflusse des Eisens auf diese Art von Anämien befassen. Hingegen sollen die gleichfalls toxischen Anämien, die aber durch Beeinflussung der Blutbildung im Knochenmark wirken, im Zusammenhange mit der durch Knochenmarkschädigung zustande kommenden Anämie besprochen werden.

Bezüglich der Anämien durch destilliertes Wasser sei auf die Untersuchungen von Strisower[1] verwiesen.

Schwarz[2] benützte die magnetische Suszeptibilität für die Beurteilung antanämischer Stoffe. Diese werden nach zwei Methoden bestimmt, wobei die Manometermethode nach Quincke sich für die Untersuchung von Körperflüssigkeiten als geeigneter erwies. Die magnetische Suszeptibilität von Körperflüssigkeiten soll sich mit deren Hämoglobingehalt ändern. Bei Kaninchen, die durch die Wasserhämolyse anämisch gemacht wurden, wurde die Wirkung von Siderac, einem magnetischen Eisenoxyd, geprüft. Dieses war in eine kolloide Form gebracht und intravenös injiziert worden. Dabei soll es zu einer Erhöhung der Hämoglobinwerte mit einer Zunahme der magnetischen Suszeptibilität gekommen sein. Leider sind gerade solche Untersuchungen für die gezogenen Schlußfolgerungen recht wenig beweisend, weil ein kolloid geschütztes Ferrioxyd nach intravenöser Injektion nach allen vorliegenden Erfahrungen keinerlei Eisenwirkung entfalten kann. Es konnten daher die Untersuchungen, die eine Erhöhung der magnetischen Suszeptibilität erweisen sollen, nur auf die kolloide Lösung als solche und nicht auf das Metall bezogen werden. Das Fehlen von Kontrolluntersuchungen jeder Art erschwert noch mehr die Beurteilung derartiger Arbeiten.

Tomio Fukui[3] hat den Einfluß von Saponinen auf den Eisenstoffwechsel und auf die Milz untersucht. Diese Arbeiten wurden, soweit sie sich auf die Verteilung des Eisens im Organismus unter der Saponinwirkung beziehen, bereits in dem betreffenden Abschnitt (s. S. 942) besprochen.

Duesberg hat bei den obenerwähnten Untersuchungen sowohl bei der Wasser- als auch bei der Saponinhämolyse kein Porphyrin, wohl aber eine vermehrte Ausscheidung von Urobilin aus den obenerwähnten Gründen feststellen können. Ähnlich wie Wasser- und Saponinanämie verhält sich die durch Phenylhydrazin bzw. Acetylphenylhydrazin (Pyrodin) hervorgerufene Anämie.

Die Wirkung einiger Eisenpräparate auf die Phenalhydrazinanämie wurde von Astolfini[4] untersucht. Meinertz[5] prüfte den Einfluß des Pyrodins auf den Eisenstoffwechsel, im besonderen auf die Bedeutung der Milz für diesen, während auch hier umgekehrt der Einfluß des Eisens auf die Phenylhydrazinanämie unberücksichtigt blieb.

Chistoni[6] injizierte Kaninchen, welche durch subcutane Injektionen 0,5proz. wäßriger Lösungen von salzsaurem Phenylhydrazin anämisch gemacht wurden, grünes ammoniakalisches Eisencitrat (Merck) und Protoferrin (Merck). Nach Protoferrin sistierte bald die Abnahme der Erythrocyten, und es stieg verhältnismäßig rasch der Hämoglobingehalt des Blutes. Unter dem Einfluß

[1] Strisower: Wien. med. Wschr. 43, 1371 (1928). — [2] Schwarz, Th.: Die magnetische Suszeptibilität von Körperflüssigkeiten, ein neues Kriterium für die hämatopoetische Wirkung von Antianämika. Z. exper. Med. 76, 99 (1931). — [3] Fukui, Tomio: Biochem. Z. 174, 146 (1926). — [4] Astolfini, G.: Wirkung einiger Eisenpräparate auf die Phenylhydrazinanämie. Sperimentale 59, 307 (1905). — [5] Meinertz, J.: Beiträge zur Kenntnis der Beziehungen von Leber und Milz zur Hämolyse. Z. exper. Path. u. Ther. 2, 602 (1906). — [6] Chistoni, A.: Influenza delle iniezioni ipodermiche di preparati organici et anorganici di ferro nella anemia sperimentale. Sperimentale 68, 1, 53 (1914).

des anorganischen Eisenpräparates erfolgte zunächst eine Zunahme der Erythrocyten, auf welche erst später in geringerem Maße als bei Protoferrinbehandlung der Hämoglobinanstieg erfolgte. Es wird daher geschlossen, daß das eingeführte anorganische Eisen nicht direkt zur Hämoglobinbildung verwendet wird, sondern nur als Katalysator wirkt und die Hb-Synthese im Organismus fördere.

Mansfeld, Blum und Neuschlosz[1] benützten die Phenylhydrazinanämie zum Studium des Einflusses der Schilddrüse auf das Zustandekommen der Anämie und zur Feststellung, ob zwischen Schilddrüse und Eisenwirkung eine Wechselbeziehung bestehe.

Mansfeld hatte gezeigt, daß Höhenklima sowie künstliche Anämie, die beim normalen Tier eine gesteigerte Blutbildung hervorrufen, nach Entfernung der Schilddrüse unwirksam sind. Er untersuchte mit seinen Mitarbeitern, ob die blutbildende Wirkung von Arsen und Eisen an schilddrüsenlosen Tieren ebensowenig zustande kommt wie die Wirkung des O_2-Mangels und der Anämie. Bei schilddrüsenlosen Tieren bewirkt das Eisen keine Vermehrung von Blutzellenzahl und Hämoglobin; bei den (durch Phenylhydrazin) anämisch gemachten Tieren wirkt es in demselben Maße blutbildend nach Entfernung der Schilddrüse wie ohne diesen Eingriff. Die blutbildende Wirkung des Arsens dagegen wurde nach Entfernung der Schilddrüse nicht beobachtet sowohl beim blutgesunden wie beim anämisch gemachten Tier. Es wird daraus geschlossen, daß Arsen in jedem Falle und Eisen beim nichtanämischen Tier auf die Schilddrüse wirkt, daß das Eisen jedoch beim anämischen Tier direkt auf die blutbildenden Organe einwirkt. Diese Feststellungen sind hier für die Beeinflussung der Phenylhydrazinanämie durch Eisen von Wichtigkeit. Für die Beurteilung der Arsenwirkung mögen sie hier aus der Diskussion ausgeschaltet bleiben.

In Versuchen, die Nikolajew und Sparo[2] über die Frage der therapeutischen Anwendung des Eisens bei der Phenylhydrazinvergiftung ausgeführt haben, wurden folgende Resultate erhalten:

Das peroral dem Meerschweinchen zugeführte Eisen wird hauptsächlich in den reticuloendothelialen Zellen des Darmtraktes und der Milz abgelagert; bei langdauernden Versuchen (über 1 Monat lang) wird das Eisen auch in anderen Teilen des reticuloendothelialen Systems und in den Epithelzellen der Nierenkanälchen vorgefunden. Absorption und Elimination des Eisens erfolgt sehr langsam.

Die Versuche mit der peroralen Darreichung des Phenylhydrazins sprechen zugunsten der Verminderung der intracellulären Hämolyse bei den mit Eisen per os blockierten Meerschweinchen; Phenylhydrazin gibt dabei ein sehr ausgeprägtes Bild der Erythrophagocytose und Hämolyse mit der Pigmentbildung; bei den vor oder nach der Phenylhydrazinvergiftung mit Ferrum met. gefütterten Versuchstieren war der Hämoglobinverlust kleiner als bei den Kontrolltieren. Würde die günstige Wirkung des Eisens auf die Blutbereitung bei Meerschweinchen hauptsächlich von der Reizung der hämopoetischen Gewebe abhängen, so gäbe die Regeneration vor allem eine Vergrößerung der Erythrocytenmenge mit Erniedrigung ihres Hämoglobingehaltes. In diesen Versuchen war gerade das Umgekehrte der Fall: die Menge der Erythrocyten stieg bedeutend schwächer und nicht bei allen Tieren. Das Eisenalbuminat in Dosen von 10—15 Tropfen übte — selbstverständlich — auf Meerschweinchen keine Wirkung im Sinne der Beschleunigung der Blutregeneration aus.

---

[1] Mansfeld, G., Z. Ernst, P. Blum u. S. Neuschlosz: Beiträge zur Physiologie der Schilddrüse. V. bis VIII. Mitt. Pflügers Arch. **161**, H. 8—10, 399, 488, 492, 502 (1915). — [2] Nikolajew, N. M., u. L. Sparo: Zur Frage der therapeutischen Anwendung des Eisens. Z. exper. Med. **76**, H. 5 u. 6 (1931).

W. Heymann[1] fand den Verlauf einer durch Pyrodin hervorgerufenen akuten Anämie beim Kaninchen durch intravenöse Darreichung von kolloidalem aktivem Eisenoxyd in verschieden großen Dosen nicht beeinflußbar.

Die Toluylendiaminanämie war Gegenstand von Untersuchungen hinsichtlich ihrer Beeinflußbarkeit durch Eisen. Petow, Kosterlitz und Probst[2] konnten durch subcutane Injektion kleinerer Dosen (5 mg pro die und kg) beim Hunde eine für längere Zeit relativ konstante Anämie erzeugen. Die Untersuchungen wurden bei gleichzeitig genügender Fleischfütterung durchgeführt, so daß allfällige Wirkungen aus zugeführtem Eisen ausschließlich auf dieses bezogen werden konnten. Ferrum reductum und „benzidinaktives" Ferroferricarbonat in großen Dosen (1 g pro die) hatte einen fördernden Einfluß auf die Blutregeneration; das Ferroferricarbonat zeigte bessere Wirkungen als das Ferrum reductum. Die Untersucher betonten aber selbst, daß diese Wirkung nicht notwendigerweise auf die „Aktivität" zurückzuführen ist, da das benzidinaktive Ferroferricarbonat eine bessere Löslichkeit im Magen besitzt als das Ferrum reductum. Im übrigen zeigt ja auch das im Magen entstehende Ferrochlorid ähnliche Eigenschaften, während umgekehrt für das aktive Eisenoxyd Siderac nach den Untersuchungen von Lintzel und von Doan, Sabin und Fortner gar keine oder nur eine geringere Wirkung als von gewöhnlichen Eisenverbindungen nachgewiesen werden konnte. Hierbei dürfte allerdings auch wiederum der geringe Lösungsgrad dieser Eisenoxydsalze mitbeteiligt sein.

Die wenigen Untersuchungen, die über die pharmakologische Beeinflussung der toxischen Anämien durch Eisen vorliegen, gestatten natürlich keine weitgehenden Schlüsse. Im allgemeinen ist ja damit zu rechnen, daß gerade die hier bezeichneten Gifte, wie aus den Untersuchungen von Duesberg hervorgeht, bloß die fertigen Blutkörperchen im strömenden Blute schädigen, nicht dagegen den Blutbildungsapparat im Knochenmark, den sie vielmehr zu gesteigerter Tätigkeit anregen. Daß dabei ein Angebot an verwertbarem Eisen der gesteigerten Kern- bzw. Zellneubildung von Nutzen sein kann, erscheint recht wohl verständlich; dies würde die wenigen, nach dieser Richtung hin positiven Befunde erklärlich erscheinen lassen. Ob sich alle blutschädigenden Gifte sowohl hinsichtlich der Entstehung der Anämie als auch hinsichtlich ihrer Beeinflußbarkeit durch Eisen ganz gleich verhalten, läßt sich ebenfalls aus den wenigen vorhandenen Untersuchungen nicht entscheiden.

Sicher ist dagegen der bereits obenerwähnte Unterschied zwischen der Gruppe der bisher besprochenen Gifte und jener zweiten Gruppe, die durch ihren Angriffspunkt im Knochenmark bzw. in dem blutbildenden Organ, also durch Störung der Blutbildung, anämisch wirken.

Anämien nach Knochenmarkschädigung. Die Besprechung der Untersuchungen, die sich mit dem Einfluß des Eisens auf die durch Knochenmarkschädigung hervorgerufenen Anämien befassen, muß an die physiologischen Vorgänge der Blutbildung im Knochenmark und an unsere Kenntnisse über die Rolle des Eisens bei diesen Vorgängen anknüpfen. In gleicher Weise müssen wir die Vorgänge bei Störungen der Blutbildung im Knochenmark ebenso für die Beurteilung einer positiven Eisenwirkung wie für die Beurteilung des Ausbleibens dieser Wirkung heranziehen.

---

[1] Heymann, W.: Über den Verlauf der akuten experimentellen Blutgiftanämie im Höhenklima und im Tieflande unter Darreichung von kolloidalem Eisenoxyd. Beitr. Klin. Tbk. 82, 418 (1933). — [2] Petow, H., H. Kosterlitz u. H. Probst: Zur Frage des aktiven Eisens. III. Mitt. Wirkung auf die Blutregeneration bei der Toluylendiaminanämie des Hundes. Z. exper. Med. 72, 717 (1930).

Bei der morphologischen Untersuchung des Knochenmarkes finden wir kreisrunde, hämoglobinhaltige Zellen mit einem mittleren Durchmesser von 6—9 μ (Erythroblasten), welche Kerne in der Größe von 2—4 μ enthalten. Die größeren Kerne sind verhältnismäßig chromatinärmer als die kleineren. Sie zeigen eine radiäre Anordnung des Chromatins, die sog. Radfigur, während bekanntlich die Kerne der Leukocyten eine Netzfigur aufweisen. Die kleineren Kerne sind intensiver färbbar, das Chromatin ist zusammengedrückt, der ganze Kern hat sich verdichtet (Pyknose), was als Altersveränderung des Kerns angesehen wird. Normalerweise sind die Erythroblasten von mittlerer Größe und werden entsprechend der von Ehrlich eingeführten Nomenklatur als Normoblasten bezeichnet. Erythroblasten mit doppeltem Durchmesser sind die Megaloblasten, die einen Rückschlag der Blutbildung ins Embryonale beweisen. Die Erythroblasten zeigen eine mitotische Zellteilung; es kommt zu einer gleichmäßigen Verkleinerung des Kernes, der sich schließlich auflöst und verschwindet. Von großer Bedeutung für den biologischen Vorgang der Erythrocytenbildung ist die Entkernung der Erythroblasten, weil ja, wie wir schon oben näher ausgeführt haben, erst mit der Ausstoßung des Kernes die Reifung vollendet ist. Diese Ausstoßung des Kernes erfolgt stets vor Eintritt in die Zirkulation. Auf die verschiedenen Theorien über die Vorgänge bei der Entfernung der Erythroblastenkerne soll hier nicht näher eingegangen werden. Diesbezüglich sei auf die einschlägigen Spezialwerke der Hämatologie verwiesen. Im allgemeinen geht die Diskussion dahin, ob der Kern innerhalb der Zelle aufgelöst wird und dadurch verschwindet oder ob er als solcher aus der Zelle ausgestoßen wird. Vorwiegend wird heute die Anschauung vertreten, daß die Auflösung des meist pyknotischen Kerns auch in den Erythroblasten normaler Größe durch Zerfall in einzelne gröbere Partikelchen erfolgt, und diese verschwinden dann in der Zelle selbst, da sonst an den zahlreichen derartigen Zellen des zirkulierenden Blutes wenigstens hin und wieder ein Austritt von Kernfragmenten gesehen werden müßte.

Wie schon oben näher ausgeführt wurde, müssen wir dem Kern eine wichtige Funktion bei der Hämoglobinbildung und aller Wahrscheinlichkeit nach bei der Übertragung des Eisens auf die Vorstufen des Hämoglobins zuschreiben.

Eine Knochenmarkschädigung, die zu einer Anämie führt, kann einerseits auf toxischem, andererseits auf mechanischem Wege erreicht werden. Toxische Schädigungen erfolgen durch Blei, Quecksilber, Benzol, Nitrobenzol und Trinitrotoluol.

Vom Blei sah man frühzeitig bei Untersuchung des Blutes das Auftreten von basophil getüpfelten Erythrocyten, die lange Zeit hindurch hinsichtlich ihrer Entstehung verschiedene Deutung gefunden haben. Es steht heute fest, daß Blei kein Blutgift ist, welches im strömenden Blut die Blutkörperchen schädigt, sondern ein Knochenmarkgift, das die Erythropoese hemmt (Nägeli).

Schmidt-Kehle hat Selbstversuche mit Blei an sich durchgeführt, dabei keine Zunahme der Sauerstoffzehrung und der Reticulocyten trotz fortschreitender Anämie nachweisen können. Erst von der dritten Woche an nach Aussetzen der Bleizufuhr begann die Regeneration.

Das Knochenmark ist bei Bleiintoxikation mit kernhaltigen Vorstufen der Erythrocyten erfüllt, die nicht zur Reifung gelangen können. In den Versuchen von Duesberg wurden Kaninchen 50—500 mg pro kg Bleicarbonat innerhalb 2—8 Wochen zugeführt. Die Dauer der Versuche war durch spontanen Tod der Tiere bestimmt. Es wurden Hämoglobinwerte von 30% bei 2,8 Millionen Erythrocyten gefunden. Die Vermehrung der Porphyrinausscheidung setzte am 4. bis 6. Tage ein. Die Zahl der Erythroblasten war normal (30—50⁰/₀₀), selbst bei 15% Hämoglobin und 1,6 Millionen Erythrocyten waren nur 25—40⁰/₀₀ junge Erythrocyten im Blute nachweisbar gegenüber einem Reticulocytenanstieg bis zu 1000⁰/₀₀ bei Phenylhydrazinvergiftung oder 200—400⁰/₀₀ bei der Aderlaßanämie.

Ähnlich wie die Bleivergiftung verhielt sich die Sulfonalanämie, wo ebenfalls im Knochenmark reichlich Erythroblasten, dagegen weniger Normoblasten nachweisbar sind. Die Knochenmarkschädigungen sind stets von Porphyrinausscheidung begleitet.

Wenn auch bei diesen toxischen Anämien Untersuchungen über ihre Beeinflußbarkeit durch Eisen nicht vorliegen, so wurden trotzdem diese Differenzierungen und der Verlauf hier angeführt, weil sie zum Problem der Wirkung des Eisens auf die Blutbildung in engster Beziehung stehen. Es kann angenommen werden, daß ein Einfluß von Eisen auf diese Art von Anämien kaum nachweisbar sein dürfte; Anhaltspunkte für diese Behauptung bieten die Untersuchungen, die hinsichtlich des Einflusses des Eisens bei mechanischer Knochenmarkschädigung durchgeführt wurden (R. H. Kahn).

Nach dem von chirurgischer Seite schon früher geübten Verfahren einer Schädigung des Knochenmarks in einzelnen Röhrenknochen in Fällen von Anaemia perniciosa beim Menschen wurden Versuche an Hunden durchgeführt, bei denen das Knochenmark einer größeren Anzahl von langen Röhrenknochen zerstört wurde. Die Knochen wurden einzeln mit der Knochenfräse eröffnet und mit den gerieften Köpfen langer dünner Stahldrähte ausgerieben. Die Blutung war hierbei in der Regel unbedeutend. Die Weichteilwunden über den Knochenöffnungen wurden durch wenige Nähte geschlossen. Diese Eingriffe vertrugen die Tiere eigentlich ganz symptomlos mit Ausnahme der zu besprechenden Veränderungen im Blutbilde. Es kam einige Tage nach der Ausreibung zu einer hochgradigen Anämie mit hochgradiger Abnahme der Erythrocytenzahl und des Hämoglobingehaltes bei nicht ganz gleichmäßigem Färbeindex. Nachdem dieser Zustand einige Tage bis zu einer Woche angedauert hatte, stellte sich ebenfalls mit verhältnismäßiger Schnelligkeit das ursprüngliche Verhältnis im Blute wieder her. Ähnliche Wirkungen der Knochenmarkzerstörung hatte Dornkaat sowie der italienische Chirurg Pacetto erhoben.

Die folgende Abbildung zeigt den Verlauf einer solchen durch Knochenmarkzerstörung hervorgerufenen Anämie, deren Spontanregeneration ungefähr im Laufe von 14 Tagen erfolgte.

Bei der Weiterverfolgung dieser Knochenmarkanämie als Grundlage für die pharmakologische Beeinflussung durch Eisensalze fand Starkenstein[1], daß die durch Knochenmarkzerstörung erzeugbare Anämie nur in den Herbst- und

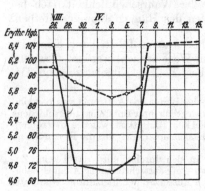

Abb. 27. Verlauf einer Anämie infolge Knochenmarkzerstörung beim Hunde.

Wintermonaten zu derselben geschilderten hochgradigen Verminderung an Erythrocyten und Hämoglobin führt und zur Spontanregeneration meist mehrere Wochen benötigt. Hingegen gelingt es im Frühjahre nicht, diese Anämie zu erzeugen. In dieser Jahreszeit bleibt die Knochenmarkzerstörung ohne wesentlichen Einfluß auf das Blutbild. Die Funktionssteigerung des intakt gebliebenen Knochenmarks, welches dem sonst zur Anämie führenden Knochenmarkausfall paralysiert, ist nicht auf eine direkte Lichtstrahlung, sondern auf bestimmte an die Jahreszeit gebundene Einflüsse zurückzuführen.

Diese Befunde stehen somit in Zusammenhang mit den bereits oben angeführten jahreszeitlichen Schwankungen in der normalen Blutbildung (s. S. 1156) und beweisen, daß ebensowenig wie für Kaninchen und andere Versuchstiere Normalzahlen ohne Berücksichtigung der Jahreszeit aufgestellt werden können, auch störende Eingriffe in der Blutbildung keine Allgemeinbeurteilung finden dürfen; es können eben nur gleiche Eingriffe unter Berücksichtigung der jahreszeitlichen Schwankungen miteinander verglichen werden.

Die folgenden Abbildungen zeigen den Effekt solcher Knochenmarkausreibungen auf das Blutbild im Winter und im Frühjahre.

Diese Abbildungen zeigen den schnell einsetzenden Effekt der Knochenmarkausreibung in den Wintermonaten (*A*) und den wesentlich geringeren Effekt in den Frühjahrs- und Sommermonaten (*B*). Der Unterschied in beiden Kurven kommt auch darin zum Ausdruck, daß Erythrocyten- und Hämoglobinkurve in den Wintermonaten nahe beieinander

[1] Starkenstein: Zit. S. 1155.

liegen, sich sogar mehrfach kreuzen, was besagt, daß hier bei diesen Versuchen der Färbeindex immer nahe um 1 herum liegt, während die beiden Kurven in den Sommermonaten weiter auseinander liegen, was einem sehr niedrigen Färbeindex entspricht. Da somit in den Wintermonaten der Färbeindex am höchsten und gleichzeitig der Effekt der Knochenmarkausreibung am stärksten ist, im Frühjahr der Färbeindex am niedrigsten und der Effekt der Knochenmarkausreibung minimal, so muß daraus geschlossen werden,

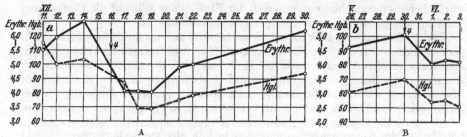

A   B

Abb. 28. Verlauf der nach Knochenmarkszerstörung eintretenden Anämie beim Kaninchen.
A) Im Winter, B) im Sommer.

daß in jener Zeit, wo der Blutvorrat der Versuchstiere am höchsten ist, sich die Tätigkeit des Knochenmarks am geringsten entfaltet, so daß der Ausfall eines Teils des Knochenmarks wesentlich größere Folgen hinsichtlich der Blutbildung zeigt als der Ausfall derselben Knochenmarkmenge im Frühjahre, wo eben das Knochenmark seine größte Tätigkeit entfaltet, um den in den Wintermonaten aufgebrauchten Blutvorrat wieder aufzufüllen.

Es fehlen bisher noch Untersuchungen, welche auch die morphologischen Unterschiede des Knochenmarks im Winter und im Sommer zu erfassen suchen, und es darf erwähnt werden, daß wahrscheinlich auch der Reichtum an Erythroblasten gegenüber den Normoblasten im Sommer und Winter ein verschiedener sein wird. Anhaltspunkte hierfür bieten die Untersuchungen von Friedländer und Wiedemer[1], die eine Jahresschwankung in der Kurve der Reticulocyten nachweisen konnten, deren tiefster Punkt im Herbst und deren höchster im Frühjahr liegt. Auch darin äußert sich die eben erwähnte gesteigerte Tätigkeit des Knochenmarks im Frühjahr.

Den Einfluß des Eisens auf diese durch Knochenmarkschädigung hervorgerufene Anämie erbrachten Untersuchungen von R. H. Kahn. Aus der Abb. 29 geht hervor, daß sogar Ferroverbindungen nicht jenen deutlichen Erfolg der Wirkung zeigen, wie er bei der Gallen-

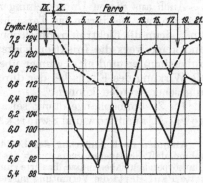

Abb. 29. Verlauf einer Knochenmarkanämie beim Hunde unter Ferrochlorideinfluß.

anämie beobachtet werden konnte, zumindest nicht hinsichtlich der raschen Rückkehr des Hämoglobingehaltes und der Erythrocytenzahl zur Norm.

Es dauert hier bei den mit Ferrochlorid behandelten Tieren ebenso lange, bis die Normalzahl wieder erreicht wird, wie bei unbehandelten; andererseits jedoch kommt auch bei den mit Ferrochlorid behandelten Tieren im Verlaufe der Hämoglobin- und Erythrocytenkurve ein deutlicher Einfluß des Ferrosalzes zum Ausdruck, der sich in auffallenden Schwankungen der beiden Werte äußert. Diese Schwankungen dürften wohl durch den Einfluß zustande kommen, den Franz Müller schon 1900 bei seinen Untersuchungen erhoben hatte und der darin bestand, daß nach Zufuhr von Eisensalzen das Knochenmark erheblich

---

[1] Friedländer u. Wiedemer: Arch. int. Med. **45**, 209 (1929).

mehr kernhaltige rote Blutkörperchen enthielt als das der ohne Eisenzufuhr ernährten Kontrolltiere.

Anämien nach Milzexstirpation. Die Beteiligung der Milz am Eisenstoffwechsel und die Folgen ihrer Ausschaltung für die Blutbildung wurden schon in dem darauf bezüglichen Abschnitte (s. S. 944) ausführlich behandelt. Dort wurde bereits darauf hingewiesen, daß der Einfluß der Milz auf die Blutbildung ein sehr ungleichmäßiger und keinesfalls anhaltender ist.

Für die Beurteilung aller dieser Versuche muß auf das im früheren Abschnitt über die Bedeutung der Milz für den Eisenstoffwechsel Gesagte verwiesen werden. Jedenfalls erscheint heute noch die Rolle der Milz sowohl für das Zustandekommen der experimentellen Anämien als insbesondere für ihre Rolle bei der Eisenwirkung auf die Blutbildung noch recht ungeklärt. Auch die Untersuchungen von Belák und Sághi[1] konnten diese Frage nicht entscheiden.

Sie haben bei Hunden 1 ccm Elektroferrol intravenös injiziert und sofort die auf den Eiweißgehalt des Blutserums bezogene relative und die absolute Erythrocytenzahl erhöht gefunden. Dabei vermindert sich der Färbeindex, weil die austretenden Zellen hämoglobinarm seien. Bei Hunden, denen die Milz exstirpiert wurde, trat keine entsprechende Wirkung auf. Die operierten Tiere wurden erst 14 Tage nach völliger Heilung zum Versuch verwendet. Beim milzlosen Hund komme es nach Elektroferrolinjektion im Gegensatz zum normalen Tiere zur Abnahme der Erythrocytenzahl und des Hämoglobins. Die Blutkörperchenvermehrung dauert nach den ersten Injektionen nicht an, sie sinkt ab; demnach handle es sich um keine Neubildung roter Blutzellen. Letztere stammen nur aus dem Knochenmark, die Blutverteilung bleibe unverändert. Der formative Reiz des Fe greift nach der Ansicht von Belák und Sághi an der Milz an. Diese vermittle ihn vielleicht durch ein Hormon an das Knochenmark weiter. Dadurch werde der Austritt fertiger und halbfertiger Blutzellen erleichtert.

Auch aus diesen Untersuchungen wurden hier viel weitergehende Schlüsse gezogen, als sie durch das Tatsachenmaterial der Experimente gerechtfertigt sind; denn die Elektroferrolinjektion ist gleichzeitig die Injektion eines Kolloids und keineswegs die Injektion wirksamer Eisenionen, so daß die an sich ganz unbestimmten und nicht immer übereinstimmenden Resultate nicht unbedingt als Wirkung des Eisens bei der durch Milzexstirpation gestörten Hämatopoese angesehen werden können.

Im Zusammenhange damit sei auch auf die Untersuchungen von Istomanowa, Mjassnikow und Swjatskaja[2] sowie auf die von Bennett[3] verwiesen.

Anämien nach Änderung des Luftdrucks und der Sauerstoffversorgung. Die Annahme, daß die Sauerstoffversorgung des Organismus einen Einfluß auf die Zahl der roten Blutkörperchen haben müsse, basierte zunächst auf theoretische Überlegungen. Schon 1877 hatte Paul Bert[4] die Vermutung ausgesprochen, daß sich bei Menschen und Tieren in großen Höhen die Blutkörperchenzahl und die Hämoglobinmenge vermehren müsse, um eine genügende Sauerstoffaufnahme aus der verdünnten und damit an Sauerstoff ärmeren Luft zu ermöglichen. Seine Vermutung fand eine Bestätigung durch die Untersuchungen von Viault, der 1890 an sich selbst und an seinen Begleitern nach dreiwöchigem Aufenthalt in einer Höhe von über 4000 m (Peru) die Zahl der roten Blutkörperchen von anfänglich 5 auf $7^1/_2$—8 Millionen pro cmm steigen sah. Diese Untersuchungen wurden dann von einer Reihe anderer Autoren bestätigt. Daß die Ursache der Blutkörperchenvermehrung in der Tat eine Folge der Verminderung der Sauerstoffspannung in der Atmungsluft ist, konnte experimentell dadurch bewiesen werden, daß auch längere Zeit durchgeführte Einatmung verdünnter oder sauerstoffarmer Luft bei Versuchstieren zu einer relativen Vermehrung der Blutkörperchenzahl führt.

[1] Belák u. Sághi: Arch. f. exper. Path. **99**, 365 (1923). — [2] Istomanowa, Mjassnikow u. Swjatskaja: Experimentelle Untersuchungen über Erythropoese. III. Über den Einfluß der Milz auf den Verlauf experimenteller Anämien. Z. exper. Med. **52**, 160 (1926). — [3] Bennett, G. A.: Sickle cell anemia. Further investigation of a case of splenic atrophy with calcium and iron incrustation (nodular splenic atrophy). Arch. of Path. **7**, 801 (1929). — [4] Bert, Paul: Sur la Pression barometrique. 1877.

Daß es sich dabei wirklich um eine vermehrte Bildung der roten Blutkörperchen und nicht etwa um eine Verminderung des Blutplasmas, somit um eine Vermehrung des Gesamthämoglobins handelt, wurde durch eine Reihe darauf gerichteter Untersuchungen bei Aufenthalten in großen Höhen an Fliegern und auch in entsprechenden Tierversuchen festgestellt. Die Vermehrung der Blutkörperchen und des Hämoglobins bei verminderter Sauerstoffspannung ist als eine kompensatorische, regulierende Reaktion der hämoglobinbildenden Apparate, namentlich des Knochenmarks, zu betrachten und kommt auch in der Zellmorphologie des Knochenmarks zum Ausdruck. Allerdings erfolgt die Neubildung der Blutkörperchen nicht ausdrücklich unter der Einwirkung verdünnter Luft, sondern erst nach mehreren Tagen.

Parallel mit diesen Untersuchungen wurden auch solche über den Eisengehalt von Leber und Milz verschiedener Tierarten in der Norm und in verdünnter Luft angestellt.

Loewy und Cronheim[1] stellten bei Kaninchen, Meerschweinchen, Ratten, Mäusen die Veränderung des Gewichtes fest, die Leber und Milz durch den Aufenthalt der Tiere unter Luftverdünnung erfahren. Zugleich wurde der Eisengehalt der Lebern und Milzen, zum Teil auch des Blutes ermittelt. Die Luftverdünnung dauerte 4—7 Tage, der Barometerdruck entsprach dabei im Mittel $1/_2$ Atmosphäre. Die Wirkung erwies sich je nach der Tierart verschieden und war an der Milz stärker ausgeprägt als an der Leber. An letzterer war die Gewichtsabnahme gering bei Ratten und Meerschweinchen, stark bei den Mäusen. Die Milz nahm zu bei den Ratten und Meerschweinchen, ab bei den Kaninchen; keine Veränderung oder eine sehr geringe Abnahme fand sich bei den Mäusen. Dabei ergaben Trockensubstanzbestimmungen, daß die Zunahme der Milz nicht durch vermehrten Wassergehalt verursacht wird, vielmehr durch feste eisenarme oder eisenfreie Stoffe. Auch der Eisengehalt wurde je nach der Tierart verschieden beeinflußt. Wo das Organgewicht vermehrt war, war die Trockensubstanz perzentuell vermindert, so besonders bei der Milz der Meerschweinchen und Ratten, bei denen eine absolute Abnahme des Eisens, also eine Abwanderung bestand. Bei den Kaninchen und Mäusen fand sich eine weniger deutliche Zunahme des prozentischen Eisengehaltes, verbunden mit der Gewichtsabnahme. Auch die Leber zeigt, wenn auch weniger ausgesprochen, ein gegensätzliches Verhalten von Gewicht und prozentischem Eisengehalt. Eine Veränderung des Verhältnisses von Bluteisen : Blutfarbstoff war nicht sicher festzustellen.

Zalka[2] hat gefunden, daß die Blutkörperchenzahl der Meerschweinchen, welche vorausgehend mit Eisenzucker oder Carmin gespritzt wurden, infolge der Luftverdünnung nicht zunimmt. In dem Knochenmark ist eine starke Proliferation nachweisbar. Das Ausbleiben der Zunahme der roten Blutkörperchen wird mit der „Abdichtung" des Endothels erklärt.

Die Leberveränderungen, welche bei Meerschweinchen infolge Luftverdünnung regelmäßig auftreten, werden in den vorbehandelten Tieren nicht oder sehr geringfügig beobachtet.

Die Untersuchungen über die Änderung der Erythrocytenzellen und des Hämoglobins unter dem Einflusse von Sauerstoffmangel[3] stehen zu den Fragen

[1] Loewy, A., u. Georg Cronheim: Über den Eisengehalt von Leber und Milz verschiedener Tierarten in der Norm und unter Luftverdünnung. Biochem. Z. 234, 283 (1931). — [2] Zalka, E. v.: Blutkörperchenzahl und Organveränderungen nach Luftverdünnung und das reticuloendotheliale System. Z. exper. Med. 76, 120 (1931). — [3] Wolfer, R.: Blutbildung im Hochgebirge. Festschr. f. d. 110. Jahresversammlung der schweiz. naturforsch. Ges. in Davos 1929. — Drastich, L.: Le taux de L'hémoglobine dans les hématies. Est-il constant chez tous les animaux. C. r. Soc. Biol. Paris 98, 266 (1928). — Loewy, A.: Über die Bindungsverhältnisse des Sauerstoffs im menschlichen Blute. Physiol. Ges. Berlin — Dtsch. med. Wschr. 1899, 283 — Zbl. Physiol. 13, 449.

der Wirkung des Eisens auf diese Art von Anämien nur insofern in Beziehung, als durch Analogieschlüsse von manchen die Wirkung des Eisens auf die Blutbildung in ähnlicher Weise zu erklären versucht wurde, nämlich daß sie auch durch eine Verminderung der Sauerstoffspannung das Knochenmark zu gesteigerter Tätigkeit anregt. In dieser Beziehung wurde die Wirkung des Eisens vielfach der des Arsens gleichgesetzt. Die Tatsache aber, daß bei menschlichen Anämien gerade das Eisen dort wirkt, wo Arsen unwirksam bleibt, und umgekehrt Arsen und Leber bei solchen Anämien Wirkungen entfalten, wo Eisen wirkungslos bleibt, beweist, daß keineswegs der Einfluß von Eisen, Arsen und Leber und insbesondere der der Sauerstoffspannung einander gleichgesetzt werden kann.

Eine geeignete Vorrichtung, um Ratten bei meßbarem, erniedrigtem Luftdruck zu halten, hat Lintzel[1] angegeben. Er hat Tiere in Exsiccatoren von 20—30 ccm Durchmesser untergebracht, auf deren Einschnürung eine gelochte Zinkblechscheibe liegt. Der Seitentubus ist mit einem doppelt durchbohrten Gummistopfen verschlossen und steht über je eine Woulfesche Flasche mit der Wasserstrahlluftpumpe einerseits, mit einem Reduzierventil andererseits in Verbindung.

Im Laufe von Wochen wurden die Tiere an eine Luftverdünnung von 280 mm, entsprechend einer Höhe von 8000 m, gewöhnt. Hierbei wurde Abnahme des Körpergewichts, Zunahme des absoluten Hämoglobingehaltes bis zu 100%, Zunahme des Gesamteisengehaltes und Vermehrung des Herzgewichtes und des Herztrockengewichtes beobachtet. Die Akklimatisation war in drei Wochen beendet.

Über die Wirkung der Luftverdünnung auf die Hämoglobinbildung und den Eisenhaushalt bei Tieren haben mit dieser Methode Lintzel und Radeff[2] Untersuchungen ausgeführt.

Sie bestimmten die Eisenreserven in Milz und Leber bei Ratten, die mehrere Wochen in Unterdruck lebten und starke Vermehrung ihres Gesamthämoglobins zeigten. Die Leber der mit Leuchtgas getöteten Tiere wurde mit Ringerlösung erst in situ, dann nach Herausnahme blutfrei ausgespült und analysiert. Die Milz wurde zu einem Brei verrieben und mit Wasser zu einer fast homogenen Flüssigkeit aufgeschwemmt. Aliquote Teile von dieser dienten zur Bestimmung des Hämoglobins und des Gesamteisens, woraus sich das Resteisen als Differenz ergab. Das Resteisen der Leber und Milz nimmt beim Aufenthalt der Tiere in der Unterdruckkammer stark ab, verschwindet unter Umständen bis auf geringe Spuren. Die Hämoglobinbildung im Unterdruck geht auf Kosten des Leber- und Milzeisens, ferner auf Kosten von Nahrungseisen vonstatten. Durch Verfütterung eisenfreier Nahrung ließ sich Hämoglobinbildung auf Kosten der Eisenreserven allein demonstrieren, während bei Tieren, die nach der Art der Verfütterung keine Reserven hatten, die Hämoglobinbildung aus verfüttertem Ferrosulfat in erheblichem Umfange nachweisbar war. Bei Wiedergewöhnung an normalen Luftdruck wird das gebildete Hämoglobin im Laufe einiger Wochen abgebaut, das verfügbar werdende Eisen reichert sich zunächst in der Milz, dann auch in der Leber an. Eine Ausscheidung solchen Eisens war in der Versuchszeit nicht nachweisbar. In Versuchen an hungernden Ratten wurde gezeigt, daß Gewichtsabnahme der Leber, wie sie auch in den Unterdruck-

---

[1] Lintzel, W.: Zur Frage des Eisenstoffwechsels. III. Mitt. Beobachtungen an Tieren beim Aufenthalt in verdünnter Luft. Z. Biol. **87**, 137 (1928). — [2] Lintzel u. Radeff: Über die Wirkung der Luftverdünnung auf Tiere. II. Mitt. Hämoglobinbildung und Eisenhaushalt. Pflügers Arch. **224**, 451 (1930).

versuchen nachweisbar war, an sich nicht zu einer Mobilisierung des Lebereisens führt.

Müller und Cronheim[1] haben gefunden, daß unter dem Einfluß starker Luftverdünnung im Vollblut und Plasma von Ratten sauerstoffzehrende Stoffe auftreten. Gelegentlich wurde diese Zehrung durch Zusatz von Glutathion noch gesteigert. Beim Menschen war die Sauerstoffzehrung im Plasma nach Übergang von der Tiefebene in Höhen bis zu 2500 m eher geringer, dagegen trat nach Zusatz von Glutathion im Hochgebirge unter allen Umständen, im Tiefland nur nach starker Bestrahlung im Sommer eine starke Steigerung der Zehrung auf. Cystein wirkt prinzipiell ebenso wie Glutathion, Histamin und Histidin dagegen nicht.

Heimann[2] stellte fest, daß im Höhenklima bzw. unter künstlicher Luftverdünnung (3000 m) die Blutregeneration etwa doppelt so schnell verläuft wie im Tiefland; als regenerationsfördernder Reiz ist der verminderte Sauerstoffteildruck anzusehen. Die blutzerstörende Wirkung des Pyrodins ist unter Luftverdünnung eine schwächere, was offenbar auf vergrößerter Resistenzbreite beruht. Das Prinzip einer pneumatischen Tierkammer, durch die die Tiere unbeschränkt lange Zeit unter einem bestimmten Barometerdruck verbleiben können, ohne eine noch so kurze Unterbrechung zu erfahren, wird beschrieben. Intravenöse Injektionen von kolloidalem aktivem Eisenoxyd vermögen die Reizwirkung des verminderten Sauerstoffdruckes nicht zu steigern; es wird im Gegenteil bei Anwendung größerer Dosen eine gewisse Hemmung der Erythropoese gegenüber unbehandelten Tieren beobachtet. Eine direkte Wirkung auf die jungen Zellen des proliferierten Knochenmarks ist anzunehmen. Eisen in dieser Form scheint für den anämischen Organismus nicht verwertbar zu sein (Pyrodinanämie).

Leider wurden bei diesen eingehenden Untersuchungen andere Eisenverbindungen nicht geprüft, so daß ein allgemeiner Schluß auf das Verhalten des Eisens bei diesen Anämien aus den Untersuchungen nicht gezogen werden kann, da insbesondere, wie schon des öfteren ausgeführt wurde, das kolloide Eisenoxyd besonders bei intravenöser Injektion in kolloider Form als die unbrauchbarste Eisenverbindung zur Prüfung derartiger Wirkungen angesehen werden muß.

Auch die Untersuchungen von Oudendal, Donath und Mengert-Presser[3] seien im Zusammenhang mit der hier diskutierten Frage erwähnt. Nach ihren Untersuchungen zeigte sowohl das Hämoglobin als auch das Fe im Blute der gesunden Bevölkerung von Niederländisch-Indien hohe Werte, das der Bergbewohner noch höhere als das der Bewohner der Ebene. Hämoglobin und Eisenzahlen gehen ziemlich konstant miteinander parallel. Auffallend ist, daß auch der Europäer, Mann wie Frau, nach längerem Aufenthalt in Indien höhere Hämoglobin- und Eisenwerte zeigt, als wir sie von Europa her kennen. Wie lange es dauert, bis diese Erhöhung erreicht ist, konnte bisher nicht festgestellt werden; jedenfalls geschieht es nicht so schnell, daß man z. B. während der Seereise, d. h. beim Übergang von einem Klima zum andern, sofort eine Erhöhung feststellen kann. Die Tierversuche lassen vermuten, daß das Ansteigen der Hämoglobinkurve nicht in gerader Linie erfolgt, sondern daß diese erst nach einem gewissen Absinken langsam in die Höhe geht, um dann über die normalen europäischen Ziffern hinauszustreben. Vielleicht ist eine Beziehung zu suchen zwischen den sog. Akklimatisationserscheinungen und den Veränderungen im Blute des zum ersten Male in die Tropen kommenden Europäers.

[1] Müller, Fr., u. Georg Cronheim: Die unter dem Einfluß des Höhenklimas im Blut auftretende Sauerstoffzehrung. Veröff. Z.stelle Baln. 1932, H. 31. — [2] Heimann, W.: Über den Verlauf der akuten, experimentellen Blutgiftanämie im Höhenklima und im Tieflande unter Darreichung von kolloidalem Eisenoxyd. Beitr. Klin. Tbk. 82, 418 (1933). — [3] Oudendal, A. J. F., W. F. Donath u. H. Mengert-Presser: Über Eisenhaushalt und Hämoglobin in den Tropen. Ber. Physiol. 47, 447 (1929).

Doyon und Morel[1] haben die Wirkung des Druckes auf die Zusammensetzung des Blutes untersucht. 2 Kaninchen wurden 21 Tage in einem Caisson gehalten, welcher beim Fundamentieren eines Brückenbaues diente; sie waren einem von einer Atmosphäre plus 505 g bis zu einer Atmosphäre plus 1118 g steigenden Druck ausgesetzt; ein Kontrolltier (III), welches dieselbe Nahrung erhielt, verbrachte die Zeit in einem verdunkelten Keller. Es wurden folgende Resultate erhalten (Tabelle 96):

Tabelle 96. Wirkung des erhöhten Luftdrucks auf die Blutbildung.

		14 Tage vorher	am Anfang	am Ende	10 Tage nachher
			der Versuchszeit		
	I	5363000	5239000	3115000	5487000
Zahl der Blutkörperchen .	II	5033000	5301000	3239000	5394000
	III	5146000	5394000	5301000	5239000
	I	14	14	13	13,5
Hämoglobin (in Proz.) . .	II	13,5	13,5	13	13
	III	13,5	13,5	13,5	13,5
	I	0,33	0,33	0,33	0,34
Eisen (in Proz.)	II	0,29	0,30	0,29	—
	III	0,31	0,31	0,32	—
	I	1062	1062	1062	1062
Spez. Gewicht bei 15° . .	II	1059	1057	1059	1061
	III	1060	1057	1057	1057

Unter dem Einfluß des erhöhten Druckes hatte sich die Zahl der roten Blutkörperchen um mehr als ein Drittel vermindert, bei Aufhebung des Überdruckes stieg sie wieder bis zur normalen Höhe. Der Durchmesser der Erythrocyten betrug für die 3 Tiere am Ende der Versuchszeit 7,0, 6,3 und 5,9 μ. 10 Tage nachher 6,3, 5,7 und 5,9 μ.

Anämien durch Lichtmangel. Daß Lichtmangel allein bzw. langdauernder Aufenthalt der Versuchstiere im Dunkeln nicht zu Anämien führen muß, dafür werden als Beweis Pferde angeführt, die lange Zeit in Bergwerken gehalten wurden, ohne daß nachweisbare Anämien aufgetreten wären.

In den obenerwähnten Untersuchungen von Doyon und Morel wurden Versuche erwähnt, bei denen eines der Versuchstiere bei gleicher Ernährung in einem verdunkelten Keller gehalten wurde. Aus der oben angeführten Tabelle ergibt sich, daß die Hämoglobin- und Erythrocytenkurve während der Versuchsdauer sinkt und nach Beendigung des Versuches zur Norm zurückkehrt, während diejenigen des Kontrolltieres konstant blieben.

Auch Hendrych[2] hat den Einfluß der Dunkelheit auf die Blutbildung untersucht.

Ein Kaninchen wurde vom 22. Oktober 1929 bis 13. August 1931 in vollkommener Dunkelheit gehalten; auch die Fütterung erfolgte im Dunkeln. Es zeigte sich keine wesentliche Änderung des Hämoglobingehaltes, der Erythrocyten und des Färbeindexes. Das Tier hat während seines Aufenthaltes im Dunkeln zweimal geworfen. Die 5 Jungen des ersten Wurfes wurden nun gleichfalls dauernd im Dunkeln gehalten, und die Jungen des zweiten Wurfes gingen nach 4 Wochen zugrunde. Die Blutzählung bei einem Tiere des ersten Wurfes ergab: Hämoglobin 63, Erythrocyten 5,37 Millionen, Färbeindex 0,59, Reti-

---

[1] Doyon u. Morel: Wirkung des Druckes auf die Zusammensetzung des Blutes. C. r. Soc. Biol. Paris **53**, 741 — Lyon méd. **1**, Nr 29 (1901). — [2] Hendrych, F.: Unveröffentl. Untersuchungen aus dem deutschen pharmakolog. Instit. Prag.

culocyten 0. Die seit ihrer Geburt im Dunkeln gehaltenen Tiere erwiesen sich als nicht fruchtbar. Mehrmalige Belegversuche blieben erfolglos. Ein Unterschied zwischen normalen und Dunkeltieren zeigte sich an den Folgen der Milzexstirpation. Diese führte beim Dunkeltier zu einem leichten Absinken des Hämoglobins und der Erythrocyten und dann zu einem allmählichen Anstieg, beim Normaltier dagegen erfolgt erst ein Anstieg. Die Blutregeneration nach Aderlaß beim Dunkeltier zeigte keine Änderung gegenüber der Norm. Auch die Knochenmarkszerstörung verlief beim Dunkeltier ebenso wie beim normalgehaltenen.

Weitere Untersuchungen über die Wirkung des Eisens auf Dunkeltiere liegen noch nicht vor.

Experimentelle Anämien durch Erzeugung einer Dünndarmstriktur. Derartige Versuche wurden von Seyderhelm, Lehmann und Wichels ausgeführt[1].

Bei 10 Hunden wurde operativ wenige Zentimeter oberhalb der Bauhinischen Klappe durch Strikturierung mittels Aponeurosestreifens eine Dünndarmstenose anzulegen versucht. Abgesehen von 3 Hunden, die bald darauf an Peritonitis starben, entwickelte sich bei 7 Hunden im Verlauf der nächsten Wochen nach der Operation eine mehr oder weniger hochgradig ausgebildete Dünndarmstenose. Bei 3 Hunden trat keine Veränderung im Blutbilde auf, insbesondere keine Anämie. Der Dünndarm erwies sich bei all diesen Hunden oberhalb der Dünndarmstenose als keimarm resp. steril. Bei 2 Hunden entwickelte sich im Anschluß an die Dünndarmstenose eine progrediente hyperchrome Anämie mit Anisocytose, Megalocyten und Megaloblasten, begleitet von Urobilinurie und Indicanurie. Histologisch fand sich ausgedehnte Hämosiderosis in Milz, Leber und Knochenmark. In den Knochenmarkausstrichen vorwiegend Megaloblasten. Bei diesen Hunden hatte sich oberhalb der Dünndarmstenose eine hochgradige Darmstauung mit Eiweißfäulnis gebildet, charakterisiert durch die Entwicklung einer üppigen Dickdarmflora im Bereich des ganzen Dünndarms, bei einem Hunde auch bis hinauf zum Magen reichend. Bei 2 Hunden kam es im Anschluß an den operativen Eingriff zur vorübergehenden Entwicklung einer Anämie von hyperchromem Charakter, begleitet von Urobilinurie und hochgradiger Indicanurie. Nach kurzer Zeit völlige Rückkehr zur Norm. Bei einem dieser Hunde war die Dünndarmstenose stark entwickelt, bei dem anderen Hunde nur in mäßigem Maße ausgebildet. Keine Infektion des Dünndarms.

Der Ausfall dieser Versuche demonstriert zum ersten Male die experimentelle Genese einer hyperchromen Anämie von perniziös-anämischem Charakter als Folgezustand einer Intoxikation vom Dünndarm aus. Die durch die experimentelle Dünndarmstenose bei einem Teile der Stenosenhunde hervorgerufene Infektion des gesamten Dünndarms mit Dickdarmflora und die hierdurch bedingten Fäulnisprozesse werden die Giftquelle für die Entwicklung der schweren Anämie. Die Hunde mit Dünndarmstenose und ohne sekundäre bakterielle Dünndarmfäulnis erkrankten nicht bzw. wurden nicht anämisch. In diesem verschiedenen Verhalten der Stenosenhunde manifestiert sich das Moment der „Konstitution", das im Verlauf des Experiments durch die verschiedenartige Reaktionsfähigkeit der Dünndarmschleimhaut gekennzeichnet wird, die entweder der durch die Stenose entstehenden mechanischen Stauung und der hieraus drohenden Darminfektion Herr wird oder ihr unterliegt.

Wie in der Einleitung zu diesem Abschnitt hervorgehoben wurde, kann sich das Studium des Einflusses des Eisens auf die Blutbildung nicht bloß auf die experimentell erzeugten Anämien erstrecken. Wir haben zwar in der experimentellen Anämie eine einfachere Versuchsbedingung vor uns, als es vielfach bei den menschlichen Anämien der Fall ist, andererseits aber wurde in den vorstehend besprochenen Arbeiten gezeigt, daß auch trotz dieser Einhaltung gleicher experimenteller Grundlagen für die Anämie keine einheitlichen Resultate hinsichtlich der Einwirkung des Eisens erzielt werden konnten; dies aus dem Grunde, weil eben Ernährung, Menge der Blutentziehung, deren Wiederholung, jahreszeitliche Einflüsse und eine ganze Reihe anderer Faktoren sich hinsichtlich ihrer Auswirkungen auf die Blutbildung mit der primären, die Blutbildung schädigenden Ursache kombinierten. Die mitgeteilten Unter-

---

[1] Seyderhelm, R., W. Lehmann u. Wichels: Intestinale, perniziöse Anämie beim Hund durch experimentelle Dünndarmstriktur. Krkh.forsch. **4**, H. 4.

suchungen als solche sind dabei nicht imstande gewesen, die Fragestellungen, die die Einwirkung des Eisens auf die Blutbildung betreffen, eindeutig zu beantworten. Es kann nur der Versuch gemacht werden, durch Zusammenfassen einheitlich durchgeführter Versuche aus der großen Zahl der vorliegenden Untersuchungen zu solchen Schlußfolgerungen zu gelangen. Es muß aber auch das Ergebnis der Untersuchungen am Menschen mit herangezogen werden, dies um so mehr, als hier Untersuchungen vorliegen, die an Exaktheit und Konstanz der Bedingungen den Tierexperimenten nicht nur nicht nachstehen, sondern ihnen vielfach überlegen sind.

Auf den Vorteil solcher Untersuchungen beim Menschen haben besonders Lintzel sowie Reimann und Fritsch hingewiesen. Es können aber die Untersuchungen an Menschen, die sich auf die Wirkung des Eisens bei Störungen der Blutbildung beziehen, nicht einheitlich beurteilt werden. Einer großen Anzahl von Untersuchungen über die Wirkung verschiedener Eisenpräparate beim Menschen mangelt jede Exaktheit. Es blieben oft mitbeeinflussende Bedingungen wie Änderung der Lebensweise und der Ernährung, anderweitige Arzneimittelzufuhr sowie Spontanregeneration usw. unberücksichtigt, so daß die auf das zugeführte Eisen bezogenen Wirkungen keineswegs immer als erwiesen gelten können.

Die Schwierigkeit der Beurteilung solcher Arbeiten liegt darin, daß mangels näherer Angaben diese Fehler nicht ohne weiteres erkennbar sind. Nach Möglichkeit soll in den folgenden Ausführungen stets auf diese Umstände hingewiesen werden; wo solches nicht möglich ist, muß gegebenenfalls die Einsichtnahme in die betreffende Originalarbeit die Beurteilung der Ergebnisse unterstützen.

Wirkung des Eisens auf Blut und blutbildende Organe auf Grund der Versuche beim Menschen. Das Eisen verdankt seiner Wirkung bei menschlichen Anämien die Einführung in die Therapie. Im einleitenden geschichtlichen Abschnitte wurde schon darauf hingewiesen, daß diese empirische Feststellung später Zweifeln begegnete; es wurden auch die Gründe behandelt, die zu diesen Zweifeln, dann zu neuen Widersprüchen und schließlich wieder zu neuen Behauptungen führten. Es wäre verfehlt, den Versuchsergebnissen, die später begründeten Widersprüchen begegneten, insgesamt den Vorwurf der Ungenauigkeit bzw. ungenauer Beobachtung zu machen; denn vielfach lagen solchen Behauptungen, den bejahenden ebenso wie den verneinenden, richtige Beobachtungen zugrunde, die nur dadurch unrichtig wurden, daß sie, trotz mangelhafter Analyse, eine zu weitgehende Verallgemeinerung gefunden haben: Irgendeine zur Anämie führende Krankheitsursache wurde ganz allgemein als Ursache der Anämien bezeichnet, und in gleicher Weise wurde auch das in bestimmten Fällen antanämisch wirkende Eisen zum Heilmittel aller Anämien erhoben. Die immer weiter fortschreitende Erkenntnis von der Verschiedenheit der Anämien, die im vorstehenden bereits näher besprochen wurde, sowie die Erkenntnis von der Abhängigkeit der Eisenwirkung von Bindungsart und Oxydationsstufe läßt es uns heute begreiflich erscheinen, daß in einem bestimmten Falle festgestellte antanämische Eisenwirkung in vielen anderen Fällen nicht bestätigt werden konnte. Die außerordentlich große Literatur über die klinische Anwendung des Eisens bei Anämien erbringt hierfür reichlich Bestätigung.

Es kann hier in einem Handbuche der Pharmakologie nicht unsere Aufgabe sein, alle Untersuchungen über die Eisenwirkung bei menschlichen Anämien zu besprechen. Obwohl solche Untersuchungen, wie schon angeführt wurde, vielfach genau messenden experimentell-pharmakologischen Untersuchungen gleichkommen, ja diese bisweilen an Genauigkeit übertreffen, so ist doch andererseits die Mehrzahl solcher Untersuchungen unexakt, teils hinsichtlich der Methodik und nicht allzu selten bedingt durch die unverkennbare Absicht, unbedingt zu einem positiv therapeutischen Resultat gelangen zu müssen.

Letzten Endes ist die Fragestellung, welche der Untersuchung der Eisenwirkung am Menschen zugrunde liegt, der therapeutische Effekt. Die pharmakologische Fragestellung dagegen ist von einem Zweck unabhängig und muß daher alle Beobachtungen, die bei der Anwendung des Eisens bei menschlichen Anämien gemacht wurden, im Auge behalten und kann demzufolge im therapeutischen Effekt nur eine Teilwirkung der pharmakologischen Wirkung sehen. Durch deren genaue Analyse wird es aber oft möglich, den Angriffspunkt des Eisens in bestimmten Organen zu erkennen und diese Erkenntnis für die weitere pharmakologische Analyse zu verwerten.

Von diesem Gesichtspunkte aus muß für den vorliegenden Zweck die Auswahl der klinischen Arbeiten über die Wirkung des Eisens bei menschlichen Anämien aus der großen Zahl der vorliegenden Untersuchungen getroffen werden.

Für den speziellen Fall der Wirkung des Eisens auf das Blut und die blutbildenden Organe muß es unsere Aufgabe sein, aus den zahlreichen Untersuchungen an Menschen eine Beantwortung folgender Fragen zu versuchen:

Läßt sich eine Wirkung des Eisens auf die Blutbildung mit solcher Sicherheit nachweisen, daß anderweitige Ursachen der Blutveränderung ausgeschlossen werden können ?

Wirkt Eisen bei bestimmten Erkrankungen des Blutes bzw. der blutbereitenden Organe immer oder nur unter bestimmten Bedingungen ?

Sind diese Bedingungen vom Zustande des Organismus oder von der Beschaffenheit des Eisens abhängig ?

Ist die von klinischer Seite durchgeführte Einteilung der menschlichen Anämien in eisenempfindliche und eisennichtempfindliche auch vom pharmakologischen Standpunkte aus gerechtfertigt ?

Sind für die klinisch-therapeutische Eisenwirkung ebenso wie für die im Tierversuche studierte pharmakologische Wirkung die Grundeigenschaften der verschiedenen Eisenverbindungen maßgebend: anorganisch oder organisch, einfach oder komplex, Wertigkeit ?

Auf die großen, zusammenfassenden Arbeiten, die sich vom klinischen Standpunkte aus mit diesen Fragen befassen, sei in dem unten[1] angeführten Literaturverzeichnisse ver-

---

[1] Hirschfeld: Lehrbuch der Blutkrankheiten, 2. Aufl. Berlin 1928—33. — Jagic u. Spengler: Therapie der Blutkrankheiten. Wien-Berlin 1928. — Kraus-Brugsch: Handb. der speziellen Path. und Therap. inn. Krankh. 8. Berlin-Wien 1919. — Mohr-Staehelin: Handb. der inn. Med. Berlin 1926. — Morawitz: Blutkrankheiten. München 1923. — Naegeli, O.: Blutkrankheiten und Blutdiagnostik, 5. Aufl. Berlin 1931. — Schittenhelm: Handb. der Krankheiten des Blutes. Berlin 1925. — Schlecht, H.: Blutkrankheiten. Med. Praxis **13**. Hrsgeg. von Grote-Fromme und Warnekros. Dresden 1932. — v. d. Velden u. Wolff: Handb. der Therapie. Berlin 1926—27. — Nothnagel, H., u. M. J. Rossbach: Handb. der Arzneimittellehre, 6. Aufl., S. 118. 1887. — Kobert u. Koch: Über den jetzigen Stand der Eisenfrage. Petersburg. med. Z. **1891**, 9 — Über das Eisen in diätetischer Hinsicht. Dtsch. med. Wschr. **20**, Nr 28 u. 29, 573 (1894). — Quincke, H.: Über Eisentherapie. Referat am 13. Kongr. f. inn. Med., S. 138—72. München 1895. — Stockmann, R.: Über den Gehalt an Eisen in gewöhnlichen Diätformen und in einigen Nahrungsmitteln. J. of Physiol. **18**, 484 (1896). — Jolles, A.: Zur Eisentherapie. Wien. med. Bl. **1901**, Nr 26. — Müller, F. C.: Die wissenschaftlichen Grundlagen der Eisentherapie. Med. Wschr. **1902**, Nr 38, 389. — Abderhalden, E.: Die Eisenfrage. Med. Wschr. **1906**, Nr 16. — Laspeyres: Die experimentellen Grundlagen der

wiesen. In einem weiteren Literaturverzeichnisse sei eine Reihe klinischer Arbeiten angeführt, von denen wohl manche klinisch wertvolles Material für die rein therapeutischen Fragestellungen enthält, die aber für die Beantwortung pharmakologischer Fragen, weil methodisch unzureichend, gar nicht oder nur in geringem Umfange verwertbar sind[1]; von einer Wiedergabe des Inhaltes dieses Teiles der Eisenliteratur muß hier abgesehen werden.

Eisentherapie. Med. Klin. 3, 599 (1907), Sammelreferat. — Schirokkauer, H.: Theorie und Praxis der Eisentherapie nach dem gegenwärtigen Stand der Wissenschaften. 1909 — Morawitz: Untersuchungen über Chlorose. Münch. med. Wschr. 1910, 27/28 (Kongr. f. inn. Med.). — Morawitz u. Zahn: Klinische und experimentelle Beobachtungen über Eisentherapie. Verh. d. Kongr. f. inn. Med. 28, 269 (1911). — Morawitz: Über Eisen- und Arsenpräparate. Gutachten für die Dtsch. Gemeinsame Arzneimittelkommission. Dtsch. med. Wschr. 50, Nr 37, 1238 (1924) — Über Eisen und Arsenpräparate. Med. Klin. 1924, 1407. — Wiechowski, W.: Mineralstoffwechsel und Ionentherapie. Tag. d. dtsch. Ges. f. inn. Med. Kissingen 1924. — Heubner, W.: Pharmakologie des Eisens im Lichte neuer Erkenntnisse. Z. ärztl. Fortbild. 23, Nr 20 (1926). — Wiechowski, W.: Die Eisentherapie im Lichte der neueren Forschung. Med. Klin. 23, 46, 1765 (1927). — Seyderhelm, R.: Praktische Therapie der Krankheiten der blutbildenden Organe des Blutes. Handb. der prakt. Therapie als Ergebnis experimenteller Forschung 2. Leipzig: Johann Ambrosius Barth 1927. — Decastello, A.: Therapie und Pathogenese der Blutkrankheiten. Med. Klin. 27, Nr 15 (1931) — Die Grundlagen der Bluttransfussion. Wien. med. Wschr. 1931, Nr 17 u. 18. — Boros, J. v.: Die Behandlung der Anämien. Erg. inn. Med. 42 (1932).

[1] La Casta: N. Y. med. record. 15 (1878). — Castellino, Pietro: Sul valpre terapeutico della Emoglobina. Riv. Clin. med. 29 (1890). — Kündig, A.: Über die Wirkung des Ferratins bei der Behandlung der Blutarmut. Dtsch. Arch. klin. Med. 53, 498 (1894). — Deutsch, R.: Über den therapeutischen Wert des Ferratins. Wien. ned. Bl. 1895, Nr 43. — Reinert, Em.: Zur Eisentherapie. Wien. med. Bl. 1895, Nr 17. — Gellhorn: Zur Frage der Eisentherapie. Ther. Mh. 1897, Nr 5. — Winkler, Ferd.: Über die Aufnahme des im Fersan enthaltenen Eisens in den Tierkörper. Ther. Gegenw. 1900. — Sonntag, Fr.: Neue Versuche über die Wirkung der Somatose und Eisensomatose. Wien. med. Bl. 44 (1900). — Brunner, A.: Über Fersan, ein neues Eisenpräparat. Wien. klin. Rdsch. 110 (1901). — Reichelt, J.: Zur Eisentherapie. Ebenda 110, 23/24 (1901). — Matolcsy: Über Eisenjodürsirup und -pillen sowie über die Bestimmung des Eisenjodürgehaltes derselben. Pharm. Post 37, 1—2 (1904). — Gerber, H.: Über die therapeutische Verwendbarkeit eines blutbildenden Organpräparates „Bioferrin", dargestellt an einer Reihe von Versuchsfällen. Wien. med. Bl. 28, 328 (1905). — Meissner, P.: Neue Form der Eisendarreichungen. Dtsch. med. Wschr. 31, 344 (1905). — Laquer: Erfahrungen über die Anwendung von Eisen und Arsen. 1905. — Klautsch, A.: Beitrag zur Eisentherapie: Das Bioferrin. Zbl. Kinderheilk. 1905, 303. — Zwintz, J.: Über Bioferrin. Wien. med. Presse 46, 1390 (1905). — Svoboda, N.: Über moderne Eisentherapie in der Kinderpraxis. Wien. med. Pr. 18 (1906). — Herzog, Hans: Therapeutische Versuche mit Bioferrin bei Anämien im Kindesalter. Dtsch. med. Wschr. 32, 1119 (1906). — Hauschild: Über Euferrol, ein neues Eisenpräparat. Ebenda 33, 1045 (1907). — Eulenburg: Zur Eisenarsentherapie. 1907. — Schnütgen: Über Ernährung mit eisenhaltiger Milch. Berl. klin. Wschr. 44, 1502 (1907). — Dubnikoff, D.: Klinische Untersuchungen über Eisenwirkung und „larvierte Chlorose". Ein Beitrag zur Lehre von der Chlorose, S. 30. Diss. Bern 1908. — Scherk: Eisenmedikation in ihrer Beziehung zur Hydrolyse und Katalyse. Reichsmed. Anz. 33, 383 (1908). — Gordan, J.: Zur Eisen-Arsen-Behandlung. Med. Klin. 5, 737 (1909). — Meyer, E.: Eisensajodin in seiner rhinolaryngologischen Verwendung. Berl. klin. Wschr. 47, 1935 (1910). — Januszkiewicz, L.: Über Metaferrin, ein neues Eiweißpräparat. Med. Klin. 7, 1123 (1911). — Seel, E., u. A. Friedrich: Über Eisenpräparate. Bericht über die Untersuchung einer Reihe von Eisenpräparaten. Ber. dtsch. pharmaz. Ges. 21, 213, 124 (1911). — Amrein, O.: Zur Behandlung der Lungentuberkulose mit Eisentuberkulin. Beitr. Klin. Tbk. 23, 249—264 (1912). — Dierbach: Über die Wirkung des Eisensajodins bei Skrofulose. Dtsch. med. Wschr. 38, 1651 (1912). — Armand-Delille, P. F.: Anaemia splenomegalica durch Fragilität der Blutkörperchen beim Kind. Vortrag a. d. 1. Kongreß d. Association internat. de pediatrie. Paris, 7. X. 1912. — Grüning, W.: Über Eisenalbuminate. Pharm. Zentralh. 53, 1231 (1912). — Schultz, W.: Weitere Mitteilung über Eisentuberkulin. Beitr. Klin. Tbk. 29, 29 (1913). — Schumacher, M.: Die cutane Diagnostik und das Eisentuberkulin. Z. Tbk. 20, 28 (1913). — Rist: La chlorose des jeunes filles et l'oligosidérémie des jeunes enfants. Bull. méd. 27, 315 (1913). — Reinhardt, E.: Über Eisentherapie bei Anämien. Diss. Heidelberg 1914. — Heinz: Über Reizmittel für die blutbildenden Organe. Elektroferrol, ein

In dem Abschnitte über die Resorption wurde schon ausgeführt, warum die Resorption der Eisenverbindungen vom Magen und Darm aus in Zweifel gezogen wurde. Diese Unsicherheit hatte verschiedene Autoren veranlaßt, bestimmte Eisenverbindungen auf ihre Eignung für die subcutane Injektion zu prüfen und dann die Wirkung des subcutan injizierten Eisens auf die Blutbildung zu untersuchen.

Doenitz[1] hatte durch Zusatz von Ferrichlorid zu Eiereiweiß eine Eisenalbuminatlösung hergestellt und zur subcutanen Eisentherapie verwendet. Pick[2] hatte für die gleichen Zwecke den Eisenzucker benutzt. Neuss[3] versuchte die subcutane Injektion wegen zu geringer Resorption nach oraler Verabreichung und wegen der dabei beobachteten Digestionsstörungen.

Alle Versuche der bisher genannten Autoren erwiesen sich wegen der starken lokalen Reaktionen bei der Einspritzung der von ihnen verwendeten Eisenpräparate als ergebnislos. Bessere Resultate glaubten folgende Autoren feststellen zu können: Riva-Rocci[4], Senator[5], Eckhard[6], Kowler[7], Löwenburg[8], Arndt[9], Lührs[10], Weber[11], Stoffel und Schwab[12], Engel[13], Aschner[14], Andreani[15] und Batanoff[16].

Die Eignung der Eisenverbindungen hinsichtlich ihrer Verwendbarkeit zur subcutanen Injektion wurde eingehend von Sabbatani untersucht[17].

kolloidales Eisenpräparat für intravenöse Injektion. Dtsch. med. Wschr. **46**, 674 (1020). — Halbertsma, T.: Ein Fall von Anämie bei Zwillingen, wobei das eine Kind mit Bluttransfusion, das andere mit Arzneien behandelt wurde. Nederl. Tijdschr. Geneesk. **65 II**, Nr 15, 1837 (1921). — Kayser-Peterson, J. E., u. R. Stoffel: Unsere Erfahrungen mit Elektroferrol. Münch. med. Wschr. **68**, Nr 37, 1194 (1921). — Steinbrinck, W.: Über die Behandlung der hämolyt. Anämie mit Elektroferrol. Dtsch. med. Wschr. **48**, Nr 19, 628 (1922). — Kayser-Peterson, J. E.: Erfahrungen mit Duploferrin. Ebenda **70**, Nr 24, 771 (1923). — Hittmair, A.: Erfahrungen mit Neosalvarsan und Elektroferrol als Therapie der kryptogenetischen perniziösen Anämie. Wien. klin. Wschr. **36**, Nr 40, 711 (1923). — Moldau, H.: Eikaletten, ein neues Eisen-Kalk-Präparat. Med. Klin. **1926**, Nr 47, 1776. — Luda, D.: Meine Erfahrungen mit „Aegrosan", einem kombinierten Eisen-Kalk-Präparat. Allg. Med. Zentral-Zg **94**, Nr 20—21 (1927). — Moldawsky, L.: Beobachtungen über die Wirkungen von aktivem Eisenoxyd „Siderac" auf die Blutregeneration. Klin. Wschr. **6**, 998 (1927). — Baar, A.: Pathogenese und Therapie alimentärer Kleinkinderanämien. Mit besonderer Berücksichtigung der sog. Ziegenmilchanämie. Berlin 1927. — Knust, Erdmann: Über „Aegrosan", eine neue Eisenindikation. Fortschr. Ther. **1929**, H. 1. — Niessing, Gerhard: Über Verwendung von Ferripan in der geburtshilflich-gynäkologischen Praxis. Med. Klin. **1931**, Nr 16, 581.

[1] Doenitz (Japan): Berl. klin. Wschr. **1879**, 36. — [2] Pick: Dtsch. med. Wschr. **1879**, 3. V. 31. — [3] Neuss: Über die Benützung von Eisenpräparaten zu subcutanen Injektionen. Z. klin. Med. **3**, 1 (1881). — [4] Riva-Rocci: Le insiezioni di sali di ferro nella cura delle anemie. Policlinico III, 168 (1896). — [5] Senator, A.: Über subcutane Eiseneinspritzungen. Charité-Ann. Berlin **29**, 161 (1905). — [6] Eckhard, H.: Zur Eisenarsentherapie. Münch. med. Wschr. **58**, 1186 (1911). — [7] Kowler, S.: Zur Behandlung von hochgradiger sekundärer Anämie durch intramuskuläre Injektion von defibriniertem Blut und Eisenarsenammoniumcitrat. Diss. Jena 1912. — [8] Löwenburg, H.: The hypodermic use of hematinics in the treatment of anemia in children with report of cases. Amer. J. Dis. Childr. **4**, 160 (1912). — [9] Arndt, Th.: Über die Verwendung von Elektroferrol bei Anämien. Münch. med. Wschr. **68**, 48, 1557 (1921). — [10] Lührs, G. J.: Über die Wirksamkeit der gebräuchlichsten Reizmittel für die blutbildenden Organe. Dtsch. med. Wschr. **47**, Nr 20, 564 (1921). — [11] Weber, O.: Über parenterale Behandlung schwerer Anämien, insbesondere der perniziösen Anämie mit kolloidaler Eisenlösung. Med. Klin. **17**, Nr 9, 253 (1921). — [12] Stoffel, R., u. E. Schwab: Über ein neueres Eisenarsenpräparat in kolloidaler Lösung. Münch. med. Wschr. **70**, Nr 6, 174 (1923). — [13] Engel: Wien. Arch. inn. Med. **7**, 55 (1923). — [14] Aschner: Über die Behandlung von Anämien mit kolloidalen Metallen (Kritik der Elektroferroltherapie). Wien. Arch. inn. Med. **5**, 523 (1923). — [15] Andreani, A.: L'uso delle soluzioni colloidali di ferro nella cura della anemia. Giorn. Clin. med. **5**, 262 (1924). — [16] Batanoff, B.: Beitrag zur Behandlung der Anämien. Ther. Gegenw. **68**, 339 (1927). — [17] Sabbatani, L.: Saggio biologico dei preparati di ferro per uso ipodermico. Biochemica e Ter. sper. **11**, H. 6 (1926).

Zusammenfassend läßt sich auf Grund der in obigen Arbeiten erhaltenen Ergebnisse sagen, daß durch die subcutane Injektion für die Besserung der Blutbildung nicht mehr erreicht werden kann als durch die orale Verabreichung der wirksamen Eisenverbindungen. In einer Reihe der erwähnten Untersuchungen wurden sogar günstige Wirkungen nach der subcutanen Injektion solcher Eisenverbindungen beobachtet, die, wie im Abschnitt über das Schicksal der verschiedenen Eisenverbindungen ausgeführt wurde, überhaupt meßbare Eisenmengen gar nicht zur Resorption kommen lassen. Gerade solche Eisenverbindungen haben sich pharmakologisch nach oraler Verabreichung als wirksamer erwiesen als nach subcutaner Injektion, weil sie im salzsauren Magensafte bessere Bedingungen für Resorption und Wirkung finden als nach subcutaner Injektion. Es ist somit die subcutane Injektion zur Erzielung einer pharmakologischen Beeinflussung der Blutbildung in keinem Falle mit einem Vorteile, in vielen Fällen dagegen mit einem Nachteile gegenüber der oralen Verabreichung verbunden.

Wenn trotzdem klinisch nach Verabreichung bestimmter kolloidaler Eisenverbindungen gewisse klinisch meßbare Veränderungen festgestellt werden konnten, so muß dies wohl mehr auf den kolloiden Charakter der betreffenden Eisenverbindung als auf das Eisen selbst zurückgeführt werden. Solche Wirkungen können somit nur als Effekt der proteinkörperartigen, unspezifischen Resistenzsteigerung bezogen werden und haben mit einer Eisenwirkung nichts zu tun (s. hierüber das im Abschnitt über die Beeinflussung des reticuloendothelialen Systems Gesagte).

Ebenso wie bei den pharmakologischen Untersuchungen nimmt auch bei den klinischen Untersuchungen die Frage einen angemessenen Raum ein, ob anorganische oder organische Eisenverbindungen einen stärkeren Effekt auf die Blutbildung erkennen lassen. Hier zeigt sich allerdings wieder der Nachteil der unzureichenden Definition dessen, was als organisch und anorganisch bezeichnet wird.

Bekanntlich geht diese ganze Frage auf die Arbeiten Bunges über das Hämatogen und Schmiedebergs über das Ferratin zurück. Es wurde jedoch in den vorhergehenden Abschnitten schon mehrfach dargelegt, daß es sich dabei um eine irrtümliche Auffassung über das Wesen der organischen Bindung handelt insofern, als dort kolloidgeschütztes Ferrihydroxyd für organisch gebunden gehalten wurde. Eine scharfe Definition des Begriffes anorganisch und organisch wurde erst durch Wiechowski gegeben. Diesbezüglich sei auf das S. 715 Gesagte verwiesen.

Hinsichtlich der Beziehungen dieser Frage zu klinischen Untersuchungen seien die folgenden Arbeiten angeführt, die sich allerdings zum Teil noch an die Auffassung Bunges und Schmiedebergs anlehnen und eine bessere Resorption und bessere Assimilierbarkeit der organischen Eisenverbindungen gegenüber den anorganischen als erwiesen annehmen. Dies gilt vor allem von den Untersuchungen von Grumme[1], von Baumgarten[2] und Stephan[3]. Zu diesen Arbeiten nehmen ausführlich R. Seyderhelm[4] und W. Heubner[5] Stellung. Schließlich wird diese Frage auch in den noch später ausführlich

---

[1] Grumme: Betrachtungen zur Eisenwirkung. Klin. Wschr. **2**, 1314 (1923) — Beitrag zum Mineralstoffwechsel. Münch. med. Wschr. **71**, 985 (1924). — [2] Baumgarten, O.: Beitrag zur Eisenfrage. Münch. med. Wschr. **28**, 938 (1924) — Organisches oder anorganisches Eisen? Dtsch. med. Wschr. **52**, 1037 (1926). — [3] Stephan: Dtsch. med. Wschr. **1925**, Nr 12 u. 13. — [4] Seyderhelm, R.: Organisches und anorganisches Eisen. Dtsch. med. Wschr. **51**, 2120 (1925); **25**, 1037 (1925); **25**, 1 (1926). — [5] Heubner, W.: Über organische Eisenpräparate. Klin. Wschr. **5**, 588 (1926) — Weiteres über organische Eisenpräparate. Ebenda **5**, 29 (1926).

zu besprechenden Untersuchungen von Reimann und Fritsch berührt, die in Übereinstimmung mit früheren genauen Beobachtungen zu dem Ergebnis kamen, daß die organischen Eisenverbindungen, d. h. jene, in denen das Eisen an Stickstoff und Kohlenstoff gebunden ist (Hämoglobin und Ferrocyan-wasserstoffsäure), überhaupt keine Wirkung auf die Blutbildung erkennen lassen.

Aus diesen Ergebnissen kann aber noch nicht etwa geschlossen werden, daß die anorganischen Eisenverbindungen immer eine pharmakotherapeutische Wirkung auf den hämatopoetischen Apparat entfalten; denn wie diese Unter-suchungen gezeigt haben und wie später noch näher ausgeführt wird, genügt es nicht, daß eine wirksame Eisenverbindung anorganisch gebundenes Eisen enthalte; es müssen vielmehr zum Zustandekommen dieser Wirkung ebenso wie bei jeder anderen pharmakologischen auch noch andere Voraussetzungen erfüllt sein. Eine dieser Voraussetzungen ist vor allem die Bindungsart, in der sich das Eisen in dem betreffenden Molekül befindet. Schon der eben besprochene Unterschied zwischen organisch und anorganisch ist letzten Endes auf die Bindungsart des Eisens zurückzuführen, und eben von dieser Bindungs-art hängt die leichtere oder schwere Dissoziierbarkeit und damit das Schicksal des Eisens der betreffenden Verbindung im Organismus ab. In gleicher Weise kommt die Bedeutung der Bindungsart für die Wirkung in den beiden Gruppen von Eisenverbindungen zum Ausdruck, die einerseits als einfache, andererseits als komplexe Eisenverbindungen bezeichnet werden. Diesbezüglich sei auf das S. 707 Gesagte verwiesen.

Ein weiteres Kriterium für die Beurteilung der Wirkung des Eisens auf die hämatopoetischen Organe ist die Wertigkeit des Eisens in den dem Organismus zugeführten Verbindungen. Auch diese Frage wurde bei der Be-urteilung der pharmakologischen Wirkung des Eisens bereits ausführlich be-handelt (s. S. 1100), und es wird hier an den Beispielen klinischer Untersuchungen zu zeigen sein, ob das, was bezüglich der Bedeutung Wertigkeit für die pharma-kologische Wirksamkeit einer Eisenverbindung gesagt wurde, auch für die Wirkung des Eisens bei klinischen Bluterkrankungen Geltung hat.

A. Adler[1] fand durch Krankengeschichten belegt, daß ein Versagen der Eisentherapie bei sekundärer Anämie oder Chlorose häufig darauf zurück-zuführen sei, daß zu niedrige Dosen gegeben wurden. Bei Anwendung höherer als der bisher üblichen Dosen (bis 1 g Fe pro die als Ferrum reductum) gelang es, unkomplizierte Fälle in kürzester Zeit wieder herzustellen und auch Pa-tienten zu heilen, die mit kleineren Eisendosen und mit Arsenpräparaten vorher vergeblich behandelt worden waren. Es handle sich eben bei der Thera-pie der Blutarmut darum, die Blutbildung im Knochenmark anzuregen, und um den erforderlichen Reiz auf dieses Organ auszuüben, seien in manchen Fällen recht hohe Eisenmengen erforderlich. Sind hohe Dosen von Fe in den Körper eingeführt, dann hält auch die Nachwirkung länger an.

Lindberg[2] hat während der Influenzaepidemien in den Jahren 1918—1921 19 Fälle von oligochromämischen Anämien beobachtet, die einige Zeit nach der Krankheit auftreten, ohne daß eine besondere Schwere der vorausgegangenen Influenza zu konstatieren war. Es handelt sich um 18 Patienten weiblichen und 1 männlichen Geschlechts. Sehr gute Erfolge wurden erzielt mit Pulver

---

[1] Adler, A.: Zur Dosierung des Eisens. Die Vorzüge hoher Dosen. Schweiz. med. Wschr. **50**, 31, 663 (1920). — [2] Lindberg, Gustaf: Über Anämie nach Influenza nebst einigen Bemerkungen zur Eisentherapie der Anämien. Acta med. scand. (Stockh.) **56**, H. 2, 162, 187 (1922).

von Ferrum reductum à 1,0, gewöhnlich 3mal täglich 1 g Eisen vor den Mahlzeiten genommen. Eine stopfende Wirkung trat niemals ein. 30 g Ferrin (mit ca. 1% Eisengehalt) täglich waren ohne Einfluß, ebenso Arsen. Eisen in großen Dosen in anorganischer Form hatte eine bessere Wirkung als in kleinen Dosen in' organischer Bindung.

Weiter hat Meulengracht[1] die Wirkung von großen Dosen verschiedener Eisenpräparate bei verschiedenen Anämiearten untersucht. Es wurde gegeben: Eisenlactat 0,5 3mal täglich, reduziertes Eisen 0,5—1,0 3mal täglich und Idozan, eine leicht dissoziierende, kolloidale Lösung von Eisenhydrooxyd und 5% Fe 10,0—15,0, 3mal täglich. Am geeignetsten für die Behandlung waren Anämien bei chronischer Achylia gastrica und Chlorose, besonders alte chronische Fälle von letzterer. Chlorosefälle, die auch hierauf nicht reagieren, lassen falsche Diagnose vermuten. Eine Steigerung der Dosis von Ferrum reductum über 3 g auf etwa 10,0 g pro die bot keine Vorteile.

Sehr gute Erfolge der großen Dosen von metallischem Eisen beobachtete weiter Naegeli[2] und seine Mitarbeiter in zahlreichen Fällen, weiter Barkan[3], Faber und Gram[4], Rausch[5], Sauer[6], Morawitz[7], Seyderhelm[8], Schulten[9], Buresch[10], Sonne[11] u. a.

Wir haben schon bei den auf S. 817 besprochenen Untersuchungen von Bauer darauf hingewiesen, daß dieser Effekt der großen Dosen durch das Reaktionsverhältnis vom metallischen Fe zur Salzsäure des Magens verständlich wird; denn ebenso wie bei den pharmakologischen Wirkungen muß auch bei den klinischen das aus dem metallischen Fe sich bildende $FeCl_2$ als die zur Resorption und weiterhin zur Wirkung kommende Eisenverbindung angesehen werden. Nach den von Bauer ermittelten Gesetzmäßigkeiten ist nun aber die Reaktionsgeschwindigkeit der Bildung von $FeCl_2$ nicht nur von der Salzsäuremenge, sondern weitgehend von der Menge des vorhandenen metallischen Fe abhängig, und es bedarf, wie schon oben ausgeführt wurde, bei gleicher Salzsäurekonzentration eines großen Fe-Überschusses, um die zur Wirkung notwendigen Mengen von $FeCl_2$ entstehen zu lassen.

Die obenerwähnten Kriterien: Bedeutung der Bindung (organisch und anorganisch, einfach und komplex), Bedeutung der Wertigkeit und der Dosierung des Eisens, hatten zwar beim Studium der pharmakologischen Eisenwirkung genaue Berücksichtigung gefunden, waren aber bei den klinischen Untersuchungen über die Wirkung des Eisens auf das Blut und die blutbildenden Organe lange Zeit ganz unberücksichtigt geblieben. Nur gelegentlich finden wir einzelne Angaben, die uns gewisse Schlüsse auf die Bedeutung dieser Kriterien auch in der Klinik gestatten.

---

[1] Meulengracht, E.: Large doses of iron in the different kinds of anaemia in a medical department. Acta med. scand. (Stockh.) 58, H. 6, 594 (1923). — [2] Naegeli, O.: Blutkrankheiten und Blutdiagnostik, 5. Aufl. Berlin 1931. — [3] Barkan, G.: Therapie der Anämien mit großen Eisengaben. Klin. Wschr. 2, 1748 (1923). — [4] Faber, K., u. H. C. Gram: The Association of Achylia and Anemia of Different Types in Three Members of the Same Family, and the Behavior of the Color Index in Pernicious Anemia. Arch. int. Med. 34, 827 (1924) — Relations Between Gastric Achylia and Simple and Pernicious Anemia. Ebenda 34, 658 (1924). — [5] Rausch, Z.: Über große Eisengaben bei Anämien. I. Der „Eisenstoß" bei der Perniciosa. Klin. Wschr. 3, Nr 48, 2190 (1924). — [6] Sauer, W.: Zur Therapie der Anämien mit großen Eisengaben. Fortschr. Ther. 2, H. 13, 422 (1926). — [7] Morawitz: Über Eisen- und Arsenpräparate. Dtsch. med. Wschr. 50, 1238 (1924) — Med. Klin. 1924, 1407. — [8] Seyderhelm: Dtsch. med. Wschr. 1925, 25, 51. — [9] Schulten, H.: Zur Behandlung hypochromer Anämien mit maximalen Eisendosen. Münch. med. Wschr. 1930, Nr 9, 355. — [10] Buresch, A.: Dtsch. med. Wschr. 59, 882 (1933). — [11] Sonne, C.: Hosp.tid. 63, Nr 46, 713.

Erfreulicherweise haben auch die pharmakologischen Untersuchungen und deren Ergebnisse, die die Bedeutung der erwähnten Kriterien deutlich zeigten, auch genau messende klinische Versuche angeregt (vgl. hierzu R. Schmidt[1]). Diese Versuche und deren Ergebnisse, die wegen ihrer exakten Durchführung den Wert pharmakologischer Analysen am Krankenbette besitzen, sollen nun hinsichtlich der oben gestellten Fragen über die Wirkung des Eisens auf das Blut und die blutbildenden Organe beim Menschen hier ihre Besprechung finden.

Solche Untersuchungen wurden mit großer Genauigkeit an der Klinik R. Schmidt (Prag) von Reimann und Fritsch, von Naegeli und seinen Schülern, dann weiter von Wagner[2], Heymann[3], Witts[4] vorgenommen.

Engel hat messende Untersuchungen über die Wirkung des Ferricitratnatriums allein sowie im Vergleiche zu anderen Präparaten durchgeführt, und zwar bei subcutaner Anwendung. Bei diesen Untersuchungen wurde, so wie es exakte Untersuchungen über die Beeinflussung der Blutbildung fordern, nicht nur das Verhalten der Erythrocyten und des Hämoglobins, sondern auch das prozentuelle Verhältnis der vital gefärbten roten Blutkörperchen (VgR) mitberücksichtigt.

In einem Falle von sekundärer Anämie (post abortum?) stieg die Zahl der roten Blutkörperchen nach 20 Injektionen von Ferricitratnatrium wohl nur von 4,7 auf 5,1 Millionen, Hämoglobin (Sahli, korr.) von 61 auf 70, Färbeindex von 0,58 auf 0,61; dagegen die der VgR von 11$^0/_{00}$ über 52,2 auf 16,5, dann wieder auf 37,5$^0/_{00}$. In einem zweiten Falle von posthämorrhagischer Anämie (Ulcus duodeni) erfolgte nach 16 Injektionen von Elektroferrol ein Anstieg der roten Blutkörperchen von nur 4 über 4,8 auf 4,5 Millionen, Hämoglobin (Sahli, korr.) von 40 über 44 auf 40, Färbeindex von 0,49 über 0,53 auf 0,44 und VgR von 21 über 40 und 14 auf 23$^0/_{00}$. Im Anschluß daran erhöhte sich dagegen nach 8tägigem Intervall nach 22 Injektionen von Ferricitratnatrium die Erythrocytenzahl von 4,5 auf 5,9 Millionen, Hämoglobin (Sahli, korr.) von 40 über 72,5 auf 70, Färbeindex von 0,44 über 0,65 auf 0,58 und VgR von 23 über 42,5 auf 7$^0/_{00}$.

Reimann und Fritsch[5] untersuchten die verschiedenen Eisenverbindungen stets unter Berücksichtigung einer genauen Auswahl geeigneter Fälle. Dies schien schon aus dem Grunde besonders wichtig, weil — wie oben bereits näher ausgeführt wurde — keineswegs alle Anämien ein geeignetes Untersuchungsobjekt für die Prüfung der Wirkung des Eisens als Heilmittel darstellen. Am besten eigneten sich neben den Chlorosen, dem alten Prüfungsobjekte der Eisenwirkung, die aregenerativen achylischen Chloranämien mit ihrem konstanten Blutbefunde, die jedoch relativ selten sind. Weiter wurden chlorotische Anämien von torpid regenerierendem Typus zur Eisenprüfung herangezogen, nachdem dieser eine mindestens 14tägige Vorbeobachtung vorangegangen war.

Bei den Untersuchungen wurde zunächst davon ausgegangen, mit einer möglichst kleinen Eisendosis zu arbeiten, um gewissermaßen ein Minimum der Wirkung als Vergleichsgrundlage für die einzelnen Eisenverbindungen zu haben. Die Eisendosen wurden daher derart bemessen, daß ihr Gehalt an Fe vorerst stets 0,1 g pro die betrug, welche Menge durch einen Zeitraum von 7—10 Tagen gegeben wurde, worauf zwecks Beobachtung eventueller Nachwirkungen eine ebenso lange Pause eingeschaltet wurde. Als Indicator für den Effekt der Eisenwirkung diente Reimann die Anzahl der vital gefärbten Roten, der Anstieg der Erythrocyten und des Hämoglobins, aber auch die Gewichtszunahme und die oft auffallende Besserung des subjektiven Befindens.

---

[1] Schmidt, R.: Diskussionsbemerkung zum Vortrage von F. Fritsch und F. Reimann in der Sitzung des Vereins dtsch. Ärzte in Prag 1933. Med. Klin. (Prager Ausg.) 1933, Nr 11. — [2] Wagner, A.: Med. Klin. 1931, S. 542 (Prager Ausgabe). — [3] Heymann, W.: Klin. Wschr. 11, 1102 (1932). — [4] Witts, L. J.: The therapeutic uses of iron. Proc. roy. Soc. Med. 24, 7 (1931) — Simple achlorhydric anemia and allied forms of anemia. Practitioner 127, 760, 445 (1931). — [5] Reimann u. Fritsch: Med. Klin. 1929 — Z. klin. Med. 115, 13 (1930); 117, 304 (1931); 120, 16 (1932) — Med. Klin. 11 (1933).

Tabelle 97. Wirkung von Eisenverbindungen bei Anämien verschiedener Ätiologie.

Fall Nr	Diagnose	Geschlecht und Alter in Jahren	Aciditätgrad des Magensaftes	Ferrum reduct.	Ferrioxyd	Siderac	Ferrialbumin.	Ferrisacharat	Ferrichlorid	Komplexe Ferricitratnatrium	Ferrochlorid	Ferrosulfat
				A. Wirkung von 0,1 g Fe pro die.								
1	Typische achylische Chloranämie	W. 49	anacid	—	—	0,5 g Fe pro die	—	—	—	—	starke	—
2	Desgl.	W. 42	,,	—	keine	keine	—	—	—	—	starke	—
3	,,	W. 47	,,	—	—	—	—	—	—	—	—	starke
4	,,	W. 42	,,	geringe	—	—	—	—	—	—	starke	—
5	,,	W. 43	,,	keine	—	0,5 g Fe pro die keine	—	—	—	—	starke	—
6	,,	W. 46	,,	5,0 g Fe pro die starke	—	keine	—	—	fragliche	deutliche	starke	—
7	,,	W. 48	,,	—	—	—	—	—	—	—	starke	—
8	Sekundäre Anämie. Resectio ventriculi	M. 32	,,	—	—	—	keine	—	—	—	starke	—
9	Posthämorrhagische Anämie, Lues, Oophoritis	W. 32	hypacid	geringe	—	keine	—	keine	—	—	starke	—
10	Sekundäre Anämie, Oophoritis	W. 25	normacid und hyperacid	—	—	keine	—	—	fragliche	—	starke	starke
11	Postinfektiöse Chloranämie	M. 22		—	—	keine	—	—	—	geringe	starke	—
12	Sekundäre Anämie, Hämorrhoidalblutungen	M. 58		—	—	—	—	—	—	—	starke	—
13	Postoperative Anämie	W. 36	hyperacid	—	—	—	—	—	—	—	—	starke
				B. Wirkung von großen Ferridosen.								
14[1]	Sekundäre Anämie post Resectio ventriculi	M. 36	anacid	—	2 g Fe p.d. keine	1 g Fe p.d. keine	—	1 g Fe p.d. geringe	—	—	0,1 g Fe pro die starke	—
15	Desgl.	M. 41	,,	—	2 g Fe p.d. fragliche	4 g Fe p.d. keine	—	—	—	—	starke	starke
16	Postinfektiöse Anämie	W. 40	normacid	—	—	—	—	—	—	—	—	starke
17	Sekundäre Anämie, Ulcus duodeni	W. 44	hyperacid	—	—	—	—	1 g Fe p.d. geringe	—	0,4 g Fe p.d. starke	starke	—

[1] 100 g Blut pro die = 0,050 g Fe. — Keine Wirkung.

Reimann und Fritsch fanden, daß die Ferriverbindungen in dieser Dosierung unwirksam sind, ebenso das sog. aktive magnetische Eisen, welches auch in höheren Dosen wirkungslos blieb. Komplexverbindungen, wie das Ferricitratnatrium, waren nur schwach wirksam; die einzigen, bei weitem wirksamsten Eisenpräparate waren Ferrochlorid und Ferrosulfat, welche 3—4 Tage nach Beginn der Therapie ein mächtiges Emporschnellen der VgR bis über das 10fache der normalen Werte hervorriefen. Ferrum reductum wirkt bei den Achylien in Dosen von 0,1 g garnicht, bei Normaciden entweder gar nicht oder nur schwach. Ein Unterschied in der Wirkung des Ferrochlorids bei den Anämien mit oder ohne Anacidität konnte dagegen nicht beobachtet werden [s. hierzu Abb. 30 bis 33 sowie die Tabelle 97 aus Reimann und Fritsch[1]].

Ferrochlorid wirkt auch bereits in geringeren Mengen. Reimann konnte bei einer achylischen Chloranämie schon mit 22 mg Fe pro die einen Anstieg der VgR, der Erythrocytenzahl und des Hämglobingehaltes erreichen, wenn auch in geringerer Intensität und bei längerer Dauer der Verabreichung.

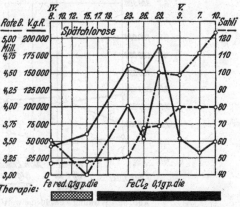

Abb. 30. Wirkung von Ferr. reduct. und FeCl₂ bei Chlorose.

Bei weiteren Untersuchungen stellte sich dann heraus, daß sehr große Dosen von Ferriverbindungen, wie z. B. von Eisenzucker, ebenfalls allmählich, doch geringe Wirkungen im Sinne eines Ansteigens der VgR sowie eines solchen von Hämoglobin und Erythrocyten erkennen lassen, ohne daß jedoch diese großen Dosen imstande gewesen wären, die Wirkungen selbst kleiner Dosen von Ferrochlorid zu erreichen.

Fassen wir zunächst alle jene Ergebnisse zusammen, die sich aus den

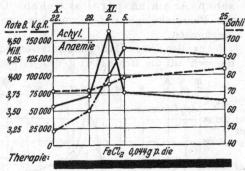

Abb. 31. Wirkung von FeCl₂ bei Achyl. Anämie.

klinischen Untersuchungen für eine schärfere Determinierung der Eisenwirkung bei klinischen Anämien als brauchbar erweisen, so muß im besonderen hervorgehoben werden, daß bei bestimmten Anämien, wie aus den von Reimann und Fritsch veröffentlichten Kurven hervorgeht, kleine Dosen von Ferrum reductum noch keine sichtliche Wirkung erkennen lassen; dieselbe Menge Fe, in Form von Ferrochlorid oder Ferrosulfat gegeben, zeigt schon Maximalwirkungen, während andererseits dieselbe Eisenmenge in Form von Ferricitratnatrium nur eine schwache, in Form von Ferrisaccharat, Ferrioxyd oder Siderac noch gar keine Wirkung erkennen läßt.

Wir haben somit hier zum erstenmal eine Bestätigung dafür, daß die pharmakologischen Wirkungen des Eisens, die ihren Ausdruck

in der Toxizität der verschiedenen Eisenverbindungen finden, nicht nur
mit den Wirkungen der verschiedenen Eisenverbindungen bei
experimentellen Anämien, sondern auch mit denen bei klini-

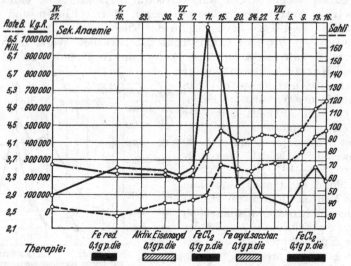

Abb. 32. Wirkung verschiedenwertiger Eisensalze bei Sekund. Anämie.

schen Anämien parallel gehen. Damit wäre die Kette, ausgehend von
der Pharmakologie des Eisens, bis zur klinisch-therapeutischen Anwendung
geschlossen.

Aus allen diesen Darlegungen lassen sich nun Schlußfolgerungen ableiten,
die sich auf die Bewertung des Eisens, sei es als physiologischer Baustein für die Hämo-
globinbildung, sei es als
Arzneimittel bei be-
stimmten Blutkrank-
heiten, beziehen. Diese
Schlußfolgerungen haben
bei den Untersuchungen
am Menschen folgendes
zu berücksichtigen:

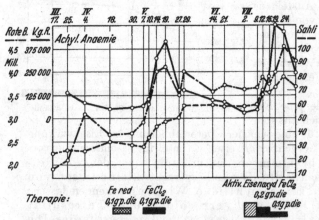

Abb. 33. Wirkung verschiedenwertiger Eisensalze bei Achyl. Anämie.

1. Wie erfolgt die nor-
male Versorgung des Or-
ganismus mit Eisen und
wie geht die Ausnutzung
des in der Nahrung ent-
haltenen Eisens unter
physiologischen Bedin-
gungen vor sich?

2. Reicht bei bestehenden Störungen in der Blutbildung die Nahrung nur
quantitativ oder auch qualitativ nicht aus, um den Eisenbedarf zu decken oder
um die Regeneration der Blutbildung in die Wege zu leiten?

3. Sind für die Beeinflussung gestörter Blutbildung beim Menschen nur
bestimmte Eisenpräparate brauchbar?

4. Hängt diese Brauchbarkeit von der Zusammensetzung dieser Präparate bzw. von der Bindungsart des in ihnen enthaltenen Eisens oder von der Menge des zuzuführenden Eisens ab?

5. Wie kann auf Grund des vorliegenden Tatsachenmaterials die Wirkung des zugeführten Eisens erklärt werden?

Im folgenden soll nun die Beantwortung dieser 5 Fragen auf Grund der darüber vorliegenden Literatur versucht werden:

1. Wie erfolgt die normale Versorgung des Organismus mit Eisen und wie geht die Ausnutzung des in der Nahrung enthaltenen Eisens unter physiologischen Bedingungen vor sich?

Es bedarf hier naturgemäß keiner näheren Ausführung, daß unter normalen Bedingungen das in der Nahrung enthaltene Eisen qualitativ und quantitativ zur Deckung des physiologischen Eisenbedarfes des Organismus vollkommen ausreichend ist, und zwar in gleicher Weise für die Hämoglobinbildung wie auch für die sonstigen (katalytischen) Funktionen des im Organismus ubiquitären Eisens. In gleicher Weise ist es selbstverständlich, daß Eisenmangel im Organismus dann eintreten kann, wenn

a) der Verlust des Organismus an Eisen größer ist, als daß er durch die in der normalen Nahrung enthaltene Eisenmenge gedeckt werden könnte;

b) infolge besonderer Umstände eine Nahrung verabreicht werden muß, die eisenärmer ist als die normale Durchschnittsnahrung;

c) das in der Nahrung enthaltene Eisen vom Organismus nicht in richtiger Weise erschlossen, somit auch nicht in der richtigen, brauchbaren Form an jene Stellen gebracht werden kann, wo es als Baustein für das Hämoglobin oder entsprechend seiner katalytischen Funktionen verwendet werden soll.

Zu einem abnormen Verlust des Organismus an Eisen kann es in erster Linie durch chronische und starke akute Blutungen kommen; doch sei hier gleich darauf hingewiesen, daß damit natürlich dem Organismus nicht nur Eisen, sondern auch eine Reihe anderer Bausteine des Hämoglobins verlorengehen. Die dauernde Verabreichung einer an Eisen unzureichenden Nahrung dürfte wohl nur selten als Ursache eines Eisendefizits in Betracht kommen, und dieses wird sich zunächst gar nicht bemerkbar machen, weil ja der Organismus auch das im Eisenstoffwechsel frei werdende Eisen immer wieder verwerten kann. Wir haben schon oben darauf hingewiesen, daß der exogene Eisenstoffwechsel ein äußerst geringer ist und daß selbst eine eisenarme, aber hinsichtlich ihrer sonstigen Qualität ausreichende Ernährung zu keinem nennenswerten Eisenmangel des Organismus führt. Wird dagegen die Nahrung, unabhängig von ihrem Eisengehalte, auch in sonstiger qualitativer Beziehung unzureichend, dann steigt die Eisenausscheidung in übermäßigem Grade und führt allmählich zur Eisenverarmung des Organismus (Lintzel).

Von großer Bedeutung für die richtige Bewertung des Nahrungseisens sind die fermentativen Vorgänge im Magen und im Darm, vor allem die des Magens. Sie sind in erster Linie an die Anwesenheit von Pepsin und Salzsäure gebunden, welche einen so weitgehenden Aufschluß des Nahrungseisens bewirken, daß dieses in freier einfacher anorganischer Form zutage tritt, zu Ferroeisen reduziert und von der Salzsäure des Magens zu Ferrochlorid umgewandelt werden kann. Den Nachweis dieser Vorgänge haben insbesondere Reimann und Fritsch durch genaue Untersuchungen erbracht und gezeigt, daß normalerweise etwa 30% des mit der gesamten Nahrung zugeführten Eisens in eine solche Form umgewandelt werden können. Das mit der Nahrung zugeführte Eisen beträgt nach den Untersuchungen von Stockmann, Horne-

mann, Lintzel u. a. etwa 10—15 mg pro die, ist somit an sich sehr gering.
Da von diesem Nahrungseisen nur etwa 30% in die brauchbare Form übergeführt werden, wie die erwähnten Untersuchungen von Reimann und Fritsch
ergeben haben, so folgt daraus, daß der normale Organismus mit einer verhältnismäßig sehr geringen Eisenmenge sein Auslangen findet. Es ergibt sich aber
gleichzeitig, daß dort, wo die Voraussetzungen für den richtigen Aufschluß der
Nahrung nicht gegeben sind — sei es, daß es sich um Salzsäuremangel im
Magen oder um sonstige Störungen der fermentativen Verdauungsvorgänge
handelt —, leicht ein Eisendefizit entstehen kann, das besonders dann pathologische Bedeutung erlangen dürfte, wenn gleichzeitig auch in anderer Beziehung die zugeführte Nahrung qualitativ unzureichend wird.

Besonders ist darauf hinzuweisen, daß der Begriff Nahrungseisen nicht
einheitlich beurteilt werden darf; denn auch beim Nahrungseisen spielt die
Qualität eine große Rolle; wie nämlich aus den Untersuchungen von Reimann hervorgeht, kann z. B. das Hämoglobin im Magen durch Salzsäure
und die Verdauungsfermente nicht ausreichend aufgeschlossen werden, d. h.
ein Freiwerden des im Hämoglobin enthaltenen Eisens ist im Magen nicht
möglich, und somit ist auch, zum Unterschiede von dem aus anderen Eisenverbindungen gebildeten Ferrochlorid, eine Resorption vom Magen aus ausgeschlossen. Der Abbau des Hämoglobins könnte folglich überhaupt erst in
den tieferen Darmpartien vor sich gehen, was aber nach allen bisher vorliegenden Untersuchungen (Abderhalden, Lintzel u. a.) nicht der Fall ist. Es
ergibt sich somit, daß gerade das Hämoglobin und die Hämoglobinpräparate
als Nahrungseisen dem vegetabilischen Eisen als nicht gleichwertig angesehen
werden können. Daß dies auch für andere Eisenpräparate gilt, die mit dem
Hämoglobin zusammen in die Gruppe des organisch gebundenen Eisens gehören, wie z. B. das Ferrocyankalium, ist selbstverständlich.

2. Reicht bei bestehenden Störungen in der Blutbildung die Nahrung nur
quantitativ oder auch qualitativ nicht aus, um den Eisenbedarf zu decken
oder um die Regeneration der Blutbildung in die Wege zu leiten?

Um diese Frage hinsichtlich ihrer Bedeutung für die pharmakologische
Beeinflussung von Blutkrankheiten richtig beurteilen zu können, ist es notwendig, auf das bereits Gesagte zurückzugreifen und in diesem Zusammenhange insbesondere an den bereits mehrfach zitierten Satz von Abderhalden
zu erinnern, daß die einseitige Betrachtung der Blutbildung bloß von der
Eisenfrage aus dieses Problem wenig gefördert hat, da ja zur Blutbildung noch
andere wichtige Bestandteile dem Organismus zugeführt werden müssen, vor
allem Pyrrolkerne. Dieser seinerzeit ausgesprochene Satz von Abderhalden hat seither vielfache Bestätigung gefunden, insbesondere durch Untersuchungen der amerikanischen Forscher Whipple, Robscheit-Robbins,
Minot und Murphy u. a., welche die große Bedeutung der Qualität der
Nahrung an und für sich und insbesondere bei gleichzeitiger Verabreichung
des Eisens nachweisen konnten. Für die hier zu besprechende Frage erscheint
es aber wichtig, noch einmal darauf hinzuweisen, daß die unter normalen
Bedingungen nach jeder Richtung hin als qualitativ und quantitativ zu-
reichend geltende Nahrung eben auch hinsichtlich ihres Fe-Gehaltes sowie der
sonstigen Bausteine, die der Organismus für die Blutbildung benötigt, vollkommen ausreicht. Aber auch unter pathologischen Bedingungen kann nicht
einfach von einem „Mangel" gesprochen werden; denn wir wissen jetzt hin-
länglich, daß zwischen den verschiedenen Anämien hinsichtlich des Fehlens
lebenswichtiger Stoffe grundsätzliche Unterschiede bestehen und daß bei ein-

zelnen Anämienformen, wie bei der Chlorose und bei den achylischen Anämien, Eisen allein als Heilmittel wirkt, während bei anderen Anämieformen, wie insbesondere bei der Anaemia perniciosa, erst die Zufuhr bestimmter in der Nahrung enthaltener Bestandteile heilend wirkt, Eisen hingegen hier wirkungslos bleibt[1].

Wenn wir somit hier die Frage zu beantworten haben, ob bei bestehenden Störungen in der Blutbildung die Nahrung nur quantitativ oder auch qualitativ nicht ausreicht, um den Eisenbedarf zu decken, so kann die Antwort darauf nicht allgemein, sondern nur unter Berücksichtigung ganz bestimmter pathologischer Störungen gegeben werden. Da wir uns hier nur mit dem Eisen und seiner Bedeutung als Heilmittel für Blutkrankheiten zu beschäftigen haben, wollen wir uns nur auf jene pathologischen Störungen beziehen, für die eben Eisen als Heilmittel, unabhängig von den sonstigen in der Nahrung enthaltenen Stoffen, in Betracht kommt. Auf diese Störungen bezieht sich die nächste oben gestellte Frage:

3. Sind für die Beeinflussung gestörter Blutbildung beim Menschen alle Eisenpräparate gleichwertig oder sind nur bestimmte brauchbar?

Sowohl die Prüfung der verschiedenen Eisenverbindungen auf ihre pharmakologische Wirkung im allgemeinen als auch bei den verschiedenen experimentellen Anämien und letzten Endes die genau messenden Untersuchungen, die an der Klinik über die Wirkung verschiedener Eisenverbindungen bei den klinischen Anämien durchgeführt wurden, haben übereinstimmend ergeben, daß pharmakologische Wirksamkeit und therapeutische Brauchbarkeit einer Eisenverbindung vollkommen parallel gehen und daß nur jene Eisenverbindungen, die sich als pharmakologisch wirksam erweisen, auch einen pharmakotherapeutischen Wert besitzen.

Dies gilt neben den komplexen Eisenverbindungen mit anorganisch gebundenem Eisen vor allem für die einfachen anorganischen Ferroverbindungen.

Solche sind auch in den eisenhaltigen Mineralwässern vorhanden.

Für die Beurteilung des therapeutischen Wertes der Eisenwässer (vgl. hierzu die folgende übersichtliche Zusammenstellung der eisenhaltigen Mineralquellen) ist jedoch die Tatsache von Entscheidung, daß die für den Gebrauch zu „Eisenkuren" vorwiegend in Betracht kommenden Ferrohydrocarbonatquellen nur einen sehr geringen Fe-Gehalt besitzen (0,01—0,03 g Ferroion in 1 kg Wasser) und daß dieses verhältnismäßig rasch mit dem Entweichen der Kohlensäure als Ferro- bzw. Ferricarbonat ausfällt und damit unwirksam wird. Aber auch die Ferrosulfatquellen, deren Fe-Gehalt entsprechend der Löslichkeit dieser Verbindung höher sein kann (bis zu etwa 2 g Ferroion in 1 kg Wasser), sind nicht gut haltbar, da die Ferroverbindung leicht in eine unwirksame Ferriverbindung umgewandelt wird. Aus allen diesen Gründen ist eine Eisenwirkung von den „Eisenwässern" nur dann zu erwarten, wenn sie frisch, d. h. direkt an der Quelle, nicht aber als Versandwasser getrunken werden.

So fanden wir in einem Eisenwasser, dessen Gehalt 23 mg in 1 l betragen sollte, verhältnismäßig bald nach Entnahme 7,4 mg in 1 l. Dementsprechend erwies sich auch in den Versuchen Reimanns dieses Wasser in der Dosierung von 1 l pro die als wirkungslos. Ob das Eisen aus den Mineralwässern direkt

---

[1] Vgl. hierzu auch die Untersuchungen von A. H. Müller: Die Bedeutung des Eisens bei Anämien. IV. Der Einfluß des Nahrungseisens auf die Eisenbilanz unbehandelter sekundärer und perniziöser Anämien. Z. exper. Med. **91**, 579 (1933). V. Ebenda **91**, 585 (1933).

Tabelle 98. Mineralwässer.

Eisenquellen und Quellen mit bedeutendem Eisengehalt.

Name des Ortes, des Brunnens und Eisengehalt in mg/l	Name des Ortes, des Brunnens und Eisengehalt in mg/l

I. Eisencarbonatquellen.

Alexandersbad (Bay.)[1]: Ältere Quelle 18, Luisenquelle 18,4.

Alexisbad (Harz)[1]: Alexisbrunnen 15,6, Ernabrunnen 25,8.

Alt-Heide (Schles.)[1]: Georgenquelle 13,9, Feldquelle 10,3.

Andelsbuch (Vorarlberg)[2]: 19,8.

Antogast (Schwarzw.)[1]: Antoniusquelle 11,7, Petersquelle 16,2, Badequelle 13,4.

Arimura (Jap.)[3]: Warme Quelle 72,3.

Augustusbad (Sa.)[1]: Stollenquelle 11,0, Sodaquelle 9,1.

Bechin (Libušabad, Böhm.)[2]: Karlsquelle 19,0.

Berggießhübel (Sa.)[1]: Augustusbrunnen 100, Friedrichsbrunnen 36,4.

Beppu (Jap.)[3]: Kusunoki-Onsen 35,2.

Biasca (Schweiz)[3]: Acquarossa 243 (?).

Bocklet (Bay.)[1]: Stahlquelle 42,4, Schwefelquelle 25.

Buzias (Ung.)[3]: Josefsquelle 32,9.

Cellentino (Tir.)[2]: 22,7.

Clermont-Ferrand[3]: Loiselotbrunnen 136 (?).

Bad Diezlings (Vorarlberg)[2]: 34,4; daneben 14,7 Fe[III] als Chlorid, Sulfat, Phosphat.

Doberan (Meckl.-Schw.)[1]: Stahlquelle 31,4.

Dorna-Watra (Bukow.)[2]: Falkenhaynquelle 35,5, Arkadiusquelle 26,7, Ferdinandsquelle 34,2, Peterquelle 84,3.

Driburg (Westf.)[1]: Hauptquelle 26,0, Kaiserstahlquelle 15,3, Wilhelmsquelle 10,2.

Bad Einöd (Steierm.)[2]: St. Georgsquelle 13,5.

Elöpatak (Siebenb.)[3]: 147,7 (?).

Bad Elster (Sa.)[1]: Marienquelle 22,0, Königsquelle 29,4, Moritzquelle 30,0, Salzquelle 15,1, Moorstichquelle B 40,0.

Ems (Hess.-Nass.)[1]: Eisenquelle 13,5.

Fentsch (Südsteierm.)[2]: St. Lorenzer Quelle 35,1, Fentscher Quelle 14,9.

Franzensbad[2]: Franzensquelle 14,5, Louisenquelle 19,8, Kalter Sprudel 12,5, Neuquelle 44,4, Loimannsquelle 25,5, Stahlquelle 27,6.

Freiersbach (Schwarzw.)[1]: Alfredsquelle 15,4, Friedrichsquelle 20,5, Stahlquelle 13,4, Gasquelle 18,0, Schwefelquelle 35,4.

Goldberg (Meckl.-Schw.)[1]: 45,8.

Griesbach (Schwarzw.)[1]: Antoniusquelle 21,4, Alte Badquelle 11,4, Trinkquelle 27,4, Melusinenquelle 19,2.

Hermsdorf an der Katzbach[1]: Rote Flußquelle 44,2.

Höllensprudel (Oberfranken)[1]: 14,8.

Homburg vor der Höhe[1]: Elisabethbrunnen 11,0, Stahlbrunnen 34,4, Louisenbrunnen 38,7, Solsprudel 413,4 (?).

Wildbad Innichen (Tir.)[3]: Stahlquelle 68,5.

Bad Iselsberg (Kärnt.)[2]: Schwefelquelle 55,3.

Iwonicz (Galiz.)[2]: Helenenquelle 9,3.

Johannisbrunn (Schles.)[2]: Marienquelle 34,7, Paulaquelle 28,1.

Jordanbad (Wrttb.)[1]: Jordanquellen 9,3.

Karlsbad[2]: Eisenquelle 27,3 (Fe(HCO$_3$)$_2$ und FeSO$_4$).

Karlsbrunn (Schles.)[2]: Wilhelmsquelle 41,8, Maxquelle 12,3.

Kislowodsk (Kaukas.)[4]: Hassauthquelle.

Bad Kissingen[1]: Rakoczy 15,3, Pandur 13,4, Schönbornsprudel 12,8, Solsprudel 14,5.

Kohlgrub (Oberbay.)[1]: Schmelzhausquelle 30.

König-Otto-Bad (Oberpf.)[1]: Ottoquelle 37,8, Sprudel 44,8, Wiesenquelle 25,1.

Bad Königswart (Böhm.)[2]: Viktorsquelle 41,2.

Konstantinsbad (Böhm.)[2]: Karlsquelle 31,9, Stachelsäuerling 15,1.

Korytnicza (Slowakei): 34,0[3], Béla-Quelle[4], Sophienquelle[4], Franz-Josefsquelle[4].

Kronthal am Taun.[1]: Wilhelmsquelle 14,3, Kronthalbrunnen 9,2.

Krynica (Galiz.)[2]: Zdrój Glowony 10,5, Zdrój Slotwina 10.

Kudowa (Schles.)[1]: Oberbrunnen 9,9, Eugenquelle 23,3, Gottholdquelle 12,4, Gasquelle 14,0.

Lamalou (Frankr.)[4]: Source chaud u. andere.

Lamscheider Stahlbrunnen (Rheinl.)[1]: 24,9.

Langenau (Schles.)[1]: Emilienquelle 15,4.

Langenschwalbach (Taun.)[1]: Weinbrunnen 20,2, Stahlbrunnen 29,3, Paulinenbrunnen 23,6.

Liebenstein (Thür.)[1]: Charlottensprudel 30,4.

Lobenstein (Thür.)[1]: Agnesquelle 14,5, Wiesenquelle 19,9.

Malmedy (Belg.)[1]: Inselquelle 23,2, Pouhon de Geromont 109.

Marienbad[2]: Rudolfsquelle I 33,1, Ambrosiusbrunnen 52,4, Prälatenquelle 24,2, Pfarrsäuerling 31,1.

Marienborn (Sa.)[1]: 33,5.

Maximilianbad (Tir.)[2]: 750 (?).

Mellau (Vorarlberg)[2]: 30,5.

Möders am Brenner[2]: 22,2.

St. Moritz[4]: Alte Quelle, Paracelsusquelle, Funtauna Surpunt.

Neuenahr (Rhl.)[1]: Augustaquelle 30,1.

Niedernau (Wrttb.)[1]: Stahlquelle 49,6.

---

[1] Deutsches Bäderbuch. Leipzig 1907. — [2] Diem, Karl: Österreichisches Bäderbuch. Berlin-Wien 1914. — [3] Dietrich-Kaminer: Handb. der Balneologie, medizinischen Klimatologie und Balneographie. Leipzig 1916. — [4] Strasser-Kisch-Sommer: Handb. der klinischen Hydro-, Balneo- und Klimatotherapie. Berlin-Wien 1920.

Name des Ortes, des Brunnens und Eisengehalt in mg/l	Name des Ortes, des Brunnens und Eisengehalt in mg/l

Orahovica (Slaw.)[3]: Eisensäuerling 47,6.
Orezza (Korsika)[3]: Obere Quelle 62.
Ovári bei Szatmár (Ung.)[3]: 44,5.
(Acidule di) Pejo (Südtir.)[2]: Antica fonte 26,9.
Petersthal (Schwarzw.)[1]: Petersquelle 16,0.
Bad Poděbrad (Böhm.)[2]: Valech- oder Schloß-grabenquelle 77,6.
Pojani Negri (Bukow.)[2]: Ludwigsquelle 15,6.
Polzin (Pomm.)[1]: Friedrich-Wilhelmsquelle 30,6, Marienbadquelle 32,1.
Provins (Frankr.)[3]: Eisenquelle 51.
Pyrawarth (Nied.-Österr.)[2]: Parkquelle 39,5.
Pyrmont (Waldeck)[1]: Hauptquelle 26,9, Brodelbrunnen 26,0.
Rabbi (Südtir.)[2]: Fonte antica 16,8.
Radein (Steierm.)[2]: Eisenquelle in Schrottendorf 14,4.
Rapaggio (Korsika)[3]: Perettiquelle 44.
Reinerz (Schles.)[1]: Große Wiesenquelle 12,6.
Reipertsweiler (Voges.)[1]: Spachquelle 53,8.
Bad Reuthe (Vorarlberg)[2]: 17,8.
Rippoldsau (Schwarzw.)[1]: Wenzelquelle 43,0, Leopoldsquelle 20,7.
Römerbrunnen bei Eckzell (Hess.)[1]: 21,1.
Sangerberg (Böhm.)[2]: Rudolfsquelle 43,3.
Bad Salzbrunn (Schles.)[1]: Kramerbrunnen 19,2, Sonnenbrunnen 25,8.
Bad Salzhausen (Hess.)[1]: Stahlquelle 31,7.
Sassendorf (Westf.)[1]: Charlottenquelle 150,1.
Schelesnowodsk (Rußl.)[4].
Schwarzbach (Schles.)[1]: Viktoriaquelle 16,5.
Silvaplana (Engadin)[4].
Val Sinestra (Engadin)[4]: Ulrichquelle, Johannquelle und andere.
Spaa (Belg.)[4]: Pouhon Prince de Condé, Tonelet, Sauvenière, Grössbeek, Geronstère, Marie Henriette.
Steben (Oberfr.)[1]: Tempelquelle 21,8.
Sulzegg-Sauerbrunn (Südsteierm.)[2]: Helenenquelle 37,8.
Szliács (Ung.): Lenkeyquelle 41,9[3], Josephsquelle 45,4[3].
Tarasp-Schuls (Graubünd.)[4]: Bonifaziusquelle, Wyquelle, Valsinestraquelle, Karolaquelle.
Tauschim (Böhm.)[2]: Eisenquelle 55,2.
Überlingen (Bodensee)[1]: 29,3.
Veldes (Krain)[2]: Therme des Louisenbades 21,2.
Bad Vellach (Kärnt.)[2]: Quelle IV 13,9.
Vilbel (Hess.)[1]: Viktoria-Melita-Sprudel 24,3.
Visk-Várhegy[3]: 39,9.
Viterbo (Ital.)[4].
Wattweiler (Vog.)[1]: Schwefelbrünnlein 9,6.

Wildungen (Waldeck)[1]: Stahlquelle 26,6.
Wilhelminaquelle (Holl.)[4].
Wysowa (Galiz.)[2]: Rudolfsquelle 13,3, Bronislawaquelle 17,0.
Zajzon (Siebenb.)[4]: Ludwigsbrunnen.

II. Eisenvitriolquellen.

Alaunseebad bei Komotau (Böhm.)[2]: Eisenquelle 19,9.
Alexisbad (Harz)[1]: Selkebrunnen 66,8.
Auteuil (Frankr.)[3]: Vitriolquelle 81.
Büdös (Siebenb.)[3]: Tropfwasser der Schwefelhöhle 41,2, Alaunquelle 33,9.
Cavelonte (Tir.)[2]: Vitriolquelle 15,4.
Collioure (Westpyren.)[3]: Quelle de Roufaque 104.
Harrowgate (Engl.)[3]: Alaunquelle 356 Fe^{II} u. 319 Fe^{III} als Sulfat.
Karlsbad[2]: Eisenquelle 27,3 (teilweise als Bicarbonat).
Kap der guten Hoffnung[2]: Vitriolquelle 3790 Fe^{II}, 610 Fe^{III} als Sulfat.
Lausigk (Sa.)[1]: Herrmannsquelle 1539, Albertquelle 524.
Levico (Südtir.)[2]: Starkquelle 1886, Schwachquelle 172,6 (teilweise als Bicarbonat).
Linda (Vogtl.)[1]: Moorstichquelle 986 Fe^{II}, 1129 Fe^{III} als Sulfat.
Mitterbad (Südtir.)[2]: Fe^{II} 66,7, Fe^{III} 7,4 als Sulfat.
Muskau (Laus.)[1]: Badequelle 475 (teilweise als Bicarbonat), Trinkquelle 82,1 (teilweise als Bicarbonat).
Oppelsdorf (Sa.)[1]: Quelle des Kaiserbades 25,4 (teilweise als Bicarbonat).
San Orsola (Südtir.)[2]: Stärkere Quelle 135 Fe^{II}, 1005 Fe^{III} als Sulfat.
Passy (Frankr.)[4].
Raitz (Mähr.)[5]: Eisensulfatquelle Hudec 280.
Rennes les bains (Aude)[3]: Gemeindequelle d'amour 56,8, Madeleinequelle I 55,9,
Roncegno (Südtir.)[3]: Vitriolquelle Fe^{II} 7,8, Fe^{III} 845 als Sulfat.
Ronneby (Schwed.)[3]: Ekholtzquelle 919, Alte Quelle 121.
Saudefjord (Norw.)[4].
Srebrenica (Bosn.)[3]: Guberquelle 137, Mala Kiselica 118, Velika Kiselica 63.
Valli Schio[3]: Virgilianaquelle 934.
Vals (Frankr.)[4]: Source Dominique.
Yellowstone-Nationalpark[3]: Alaunbucht 25 Fe^{III} als Sulfat.

III. Eisenchlorürquelle.

Harrowgate (Engl.)[3]: Kaiserstahlquelle 158,7.

---

[1] Deutsches Bäderbuch. Leipzig 1907. — [2] Diem, Karl: Österreichisches Bäderbuch. Berlin-Wien 1914. — [3] Dietrich-Kaminer: Handb. der Balneologie, medizinischen Klimatologie und Balneographie. Leipzig 1916. — [4] Strasser-Kisch-Sommer: Handb. der klinischen Hydro-, Balneo- und Klimatotherapie. Berlin-Wien 1920. — [5] Gawalowski: Pharm. Post **38**, 444 (1905).

als Ferrobicarbonat oder erst nach Umwandlung im Magen als Ferrochlorid resorbiert wird, ist noch nicht untersucht worden.

Eisenhaltige Mineralwässer wurden seit vielen Jahrhunderten zur klinischen Eisentherapie verwendet. Wir haben schon früher darauf hingewiesen, daß die Bevorzugung der eisenhaltigen Mineralwässer gegenüber anderen Eisenpräparaten darauf zurückzuführen sein dürfte, daß mit dem Fortschritte der Chemie und mit dem Auftauchen immer neuer Eisenverbindungen das ursprünglich fast ausschließlich verwendete metallische Eisen durch Eisenverbindungen mit dreiwertigem Eisen verdrängt wurde, was offenbar zu immer schlechter werdenden Erfahrungen über den Wirkungswert der Eisenverbindungen führte. Nur so kann es verständlich erscheinen, daß schon vor etwa 200 Jahren Boerhave den Wirkungswert der eisenhaltigen Mineralwässer gegenüber den künstlichen Eisenpräparaten folgendermaßen charakterisierte: In ferro aliquid divinum est. Nunquam praeparati ferri artificialia id operantur quod acidulae martiales.

Nach einem längeren Intervall wurde erst in neuerer Zeit der Versuch gemacht, die Wirkung des in den Mineralwässern gelösten Eisens, die auch weiterhin als den Eisenpräparaten überlegen angesehen wurden, durch besondere Eigenschaften der in den betreffenden Wässern gelösten Eisenverbindungen zu erklären[1]. Namentlich die Inkonstanz der Wirkung eisenhaltiger Mineralwässer, die Abnahme der Wirkung mit dem „Altern" des Wassers veranlaßte Baudisch und Welo[2], sich mit dieser Eisenverbindung näher zu befassen. Ihre Untersuchungen führten sie zu den bereits S. 742 besprochenen Ergebnissen der Verschiedenheit chemisch gleichartig zusammengesetzter Eisenverbindungen. Sie konnten durch das Röntgenstrahleninterferenzbild zeigen, daß dieselbe Substanz (Fe_2O_3) verschiedene physikalische Eigenschaften aufweisen kann, je nachdem ihr atomärer Aufbau im Molekül Veränderungen erleidet. Sie gelangten so zur Unterscheidung zweier Eisenoxyde, die sie als aktives und inaktives bezeichnen, und fanden durch verschiedene Versuche in vitro, daß die beiden Eisenoxyde nicht nur chemisch, sondern auch biologisch vollkommen verschieden reagieren. Sie bezeichneten als akitve Eisenverbindungen jene, welche 1. die gewöhnliche Benzidinreaktion geben; 2. Einfluß auf Bakterienwachstum zeigen und 3. Sauerstoff absorbieren.

Baudisch und Welo nahmen an, daß auch das Eisen der „Stahlquellen" in einer besonderen aktiven Form vorliege und durch ungemein schnelles Altern seine Aktivität verliere.

Wie schon in dem Abschnitte über die Eigenschaften der Eisenverbindungen, welche für die Biologie von Bedeutung sind, näher ausgeführt wurde, haben sich dann einerseits Bickel[3], andererseits Starkenstein[4], Simon und Kötschau[5], Schöller und Rothe[6], Fresenius und Haarpuder[7], Heub-

---

[1] Vgl. hierzu Fridberg, J.: Die Wirkung der Eisenwasser, des Ferrum sulfur. und des Hämogallols auf den Hämoglobingehalt und die Zahl der roten Blutkörperchen im Blute Anämischer. Petersburg. med. Z. 1895, Beil. S. 27. — Weissmann: Über Trinkkuren mit dem Lammscheider Stahlbrunnen. Zbl. inn. Med. 28, 801. — Wybauw, R., u. v. d. Weyer: Wirken die eisenhaltigen Wasser nur als Zufuhrart des Eisens? J. méd. Brux. 11, 385. — [2] Baudisch, O., u. Welo: J. of biol. Chem. 64, 771 (1925) — Arch. f. Baln. 1, 76 (1925). — Chemische und physikalische Studien zum Mineral-, insbesondere zum Eisenstoffwechsel. Naturwiss. 13, 749 (1925); 14, 1005 (1926). — Baudisch, O., u. D. Davidson: Natural mineral waters in the light of modern research. Arch. int. Med. 40, 496 (1927). — Baudisch, O.: Z. Bäderkde 1929, 6. — [3] Bickel, A.: s. Literatur S. 1245. — [4] Starkenstein, E.: Arch. f. exper. Path. 118, 179 (1926) — Klin. Wschr. 7, 217, 267, 846 (1928). — [5] Simon u. Kötschau: Z. anorg. u. allg. Chem. 168, 129 (1927). — [6] Schöller u. Rothe: Klin. Wschr. 6 (1927). — [7] Fresenius u. Haarpuder: Klin. Wschr. 8, 69 (1929).

ner[1], Hediger[2], Kochmann und Seel[3], Nonnenbruch[4] mit diesen Fragen beschäftigt. Sie kamen dabei zu dem Ergebnis, daß der aktive Zustand des Eisens in den Mineralwässern nur eine Funktion der Ferroionen sei und daß das Inaktivwerden (Altern) der eisenhaltigen Mineralwässer stets mit dem Verschwinden der Ferroionen parallel geht. Diese Untersuchungen führten somit zu dem Endergebnis, daß der Wert des Mineralwassers ebenso wie der einer jeden anderen Eisenverbindung einerseits nach der Oxydationsstufe und Bindungsart, andererseits nach der Fe-Menge bewertet werden müsse. Demzufolge erscheint es auch begreiflich, daß von klinischer Seite dort, wo die Untersuchungen genau messend vorgenommen wurden, selbst mit „aktiven" Eisenwässern kein nennenswerter therapeutischer Erfolg erzielt werden konnte, weil eben die mit einem solchen Eisenwasser zugeführten Eisenmengen unterhalb der minimalen therapeutisch wirksamen Dosis lag. Andererseits wäre es verständlich, daß bei längerer (mehrwöchiger) Zufuhr solcher Eisenverbindungen, wie es in Kurorten der Fall ist, insbesondere dann, wenn das Eisenwasser ganz frisch an der Quelle getrunken wird, die charakteristischen Wirkungen des Eisens hinsichtlich der Blutbildung in Erscheinung treten können.

Zusammenfassend kann somit die gestellte Frage, ob für die klinische Eisentherapie nur bestimmte Eisenpräparate brauchbar sind, dahin beantwortet werden, daß wir heute die einfachen, anorganischen Ferroverbindungen als die nach jeder Richtung hin brauchbarsten bezeichnen können, da diese sowohl physiologisch im Organismus entstehen als auch nach direkter Zufuhr die optimalsten Bedingungen für das Zustandekommen einer therapeutischen Eisenwirkung besitzen.

Im Zusammenhang mit der eben beantworteten Frage steht die folgende:

4. Hängt die Brauchbarkeit der Eisenpräparate von ihrer Zusammensetzung bzw. von der Bindungsart des in ihnen enthaltenen Eisens oder von der Menge des zuzuführenden Eisens ab?

Um diese Frage richtig beantworten zu können, müssen wir uns zunächst darüber im klaren sein, wie groß der Eisenbedarf des Organismus unter normalen und unter pathologischen Bedingungen, d. h. bei bestehenden Anämien, ist. Wir haben schon auf die Untersuchungen hingewiesen, welche auf Grund eingehender Eisenanalysen der Nahrung zu dem Schluß gekommen sind, daß mit der normalen Durchschnittsnahrung etwa 10—50 mg Eisen pro die in den Organismus gelangen und daß von diesen, wie die Untersuchungen von Reimann und Fritsch ergeben haben, etwa 30% in eine brauchbare resorbierbare Form übergeführt werden. Wir wissen aber weiter aus der klinischen Literatur, daß dort, wo eine Eisentherapie durchgeführt werden soll, auch mit reichlicher Zufuhr eisenreicher Nahrung allein niemals der gewünschte Effekt erzielt werden kann. Daraus wurde früher geschlossen, daß das Nahrungseisen qualitativ als therapeutisches Eisen nicht brauchbar ist; doch müssen wir diese Frage heute, wo festgestellt ist, daß auch aus Nahrungseisen einfaches anorganisches Ferroeisen entsteht, auch von dem Gesichtspunkte diskutieren, ob nicht doch vielleicht nur zuwenig Eisen dem Organismus zugeführt wird.

Um diese Frage beantworten zu können, war es wichtig, festzustellen, wie groß etwa der Bedarf des anämischen Organismus an Nahrungseisen ist. Die Beantwortung dieser Frage ermöglichen Untersuchungen, die Reimann und

[1] Heubner, W.: Z. ärztl. Fortbildg 23, 655 (1926) — Z. Bäderkde 1926, H. 2 — Med. Klin 47 (1927). — [2] Hediger: Schweiz. med. Wschr. 58, 377 (1928). — [3] Kochmann u. Seel: Biochem. Z. 198, 362 (1928) — Dtsch. med. Wschr. 1928, 1321. — [4] Nonnenbruch, W.: Fortschr. Ther. 7, 414 (1931).

Fritsch durch die Anstellung eines Bilanzversuches ausgeführt haben und die oben schon ausführlich besprochen werden (s. S. 858).

Aus diesen Untersuchungen ergab sich, daß jedenfalls dem Körper viel mehr Eisen zugeführt werden muß, als rechnerisch für den Hämoglobinaufbau benötigt wird.

Die Untersuchungen Reimanns, die sich auf die Feststellung der minimal wirksamen Eisendosis beziehen, die für eine vollkommene Heilung notwendig ist, und die wir als die genauesten vergleichenden, messenden Versuche in der einschlägigen Literatur bezeichnen dürfen, haben ergeben, daß mit rund 0,1 g pro die zugeführtes Eisen selbst bei stark darniederliegendem Hämoglobin- und Erythrocytengehalt, in einzelnen Fällen schon mit 0,022 g, eine deutliche therapeutische Wirkung erzielt werden kann, wenn das Eisen in dieser Menge als Ferrochlorid in den Organismus gebracht wird, während Ferriverbindungen sowohl in dieser als auch in vielfach größerer Dosierung nicht wirken und auch das in der Nahrung enthaltene Eisen selbst in vielfach größerer Dosierung unwirksam bleibt.

Aus diesen Untersuchungen geht somit hinsichtlich des Eisenbedarfes des Organismus und hinsichtlich der Dosierung des als Heilmittel für Anämien zuzuführende Eisens hervor, daß, absolut genommen, der Eisenbedarf des Organismus auch bei bestehenden Anämien im Verhältnis zu den therapeutisch notwendigen Dosen ein geringer ist und daß er selbst bei schwerem Darniederliegen von Hämoglobin- und Erythrocytenbildung mit rund 100 mg Fe, also mit etwa der dreifachen Menge des normalerweise mit der Nahrung zugeführten Eisens gedeckt werden kann. Die naheliegende Frage, warum aber selbst dann eine mehrfach größere Dosis von Ferrieisen oder eine Vergrößerung der Fe-haltigen Nahrungsmenge nicht zu dem gewollten hämopoetischen Effekt führt, kann auf Grund der Untersuchungen von Reimann dahin beantwortet werden, daß eben aus dem Nahrungseisen nur ein Bruchteil aufgeschlossen und in die brauchbare Form übergeführt werden kann und daß offenbar selbst bei maximalster Leistung die mit einer noch möglichen Nahrungsmenge zugeführte Eisenmenge, die für physiologische Zwecke mehr als ausreichend ist, bei dem während der Anämie herrschenden Defizit an wirksamem Eisen bei weitem nicht ausreichend ist.

Ähnliches muß auch für die Dosierung der einfachen anorganischen Ferriverbindungen gelten, mit welchen, wie ja die Untersuchungen von Reimann ergeben haben, bei sehr großer Zufuhr ein immerhin meßbarer Effekt erzielt werden kann, was beweist, daß die im Magen vor sich gehende Reduktion zu Ferroeisen und dessen Lösung durch die Salzsäure des Magens zu Ferrochlorid immerhin wirksame Mengen entstehen läßt. Doch ist der Effekt niemals gleich dem, der durch kleinste Dosen des fertigen, wirksamen Ferrochlorids erzielt werden kann.

Über die Dosierung der Eisenwässer und ihre Bewertung hinsichtlich des in ihnen enthaltenen wirksamen Eisens wurde oben schon das Nötige gesagt und darauf hingewiesen, daß die im Mineralwasser enthaltene Eisenmenge nur unter günstigsten Bedingungen, d. h. wenn das Wasser frisch an der Quelle in genügender Menge sowie genügend lange Zeit hindurch getrunken wird, für eine Eisentherapie ausreichend sein kann.

Eine besondere Besprechung erfordert schließlich noch die Dosierung desjenigen Eisenpräparates, welches zu allen Zeiten als das beste, brauchbarste und wirksamste angesehen wurde, das metallische Eisen, das in Form von Ferrum pulveratum und Ferrum reductum dem Organismus zugeführt wird;

denn dieses Eisenpräparat löst sich im Magen mit Hilfe der vorhandenen Salzsäure zu Ferrochlorid, so daß auch hier die von uns als die wirksamste Eisenverbindung erkannte, gewissermaßen physiologische Eisenverbindung gebildet wird. Es wurde oben bereits darauf hingewiesen, daß das metallische Eisen gewöhnlich in Dosen von 0,1 g mehrmals täglich verabreicht wurde, eine Menge, welche nach obiger Berechnung hinreichend sein müßte, um optimalste Eiseneffekte zu erzielen. Demgegenüber wurde aber auch betont, daß gerade in den letzten Jahren genau messende Untersuchungen ergeben hatten, daß diese Mengen bei weitem nicht immer zur Erreichung der gewollten Wirkung ausreichten. Daß aber größere Dosen von metallischem Eisen diesen Anforderungen genügen, konnte durch die Untersuchungen Bauers ausreichend begründet werden (vgl. S. 817 ff.).

Die oben gestellte Frage läßt sich somit dahin beantworten, daß in der Tat die Brauchbarkeit der Eisenverbindungen von ihrer Zusammensetzung bzw. von der Bindungsart des in ihnen enthaltenen Eisens und von der Menge des zuzuführenden Eisens abhängig ist.

Allerdings erklären diese Momente allein noch nicht den wesentlich besseren Wirkungseffekt auf die Blutbildung, der unter Berücksichtigung dieser Momente in klinischen Versuchen einwandfrei gezeigt werden konnte.

Hierzu kommt aber auch noch die Notwendigkeit einer schärfer umschriebenen Indikationsstellung für die Eisentherapie bei Blutkrankheiten.

Es wurde oben bei der Einteilung der Anämien schon darauf hingewiesen, daß diese von klinischer Seite in eisenempfindliche und eisennichtempfindliche geschieden werden. Eine solche Einteilung erscheint vor allem aus dem Grunde gerechtfertigt, weil eben gewisse Typen von Anämien durch keine Art von Eisenverbindungen, mögen sie pharmakologisch als wirksam oder unwirksam befunden worden sein, zu beeinflussen sind, während derselbe Anämietypus durch Arsenverbindungen oder durch die Lebertherapie in seinen Verlauf unter Heilungstendenz überzeugend günstig beeinflußbar ist. Umgekehrt haben sich gerade bei den als eisenempfindlich erkannten Anämien sowohl Arsen- als auch Lebertherapie als zwecklos erwiesen[1].

Es ist noch gar nicht lange her, daß auf solche Unterschiede keinerlei Rücksicht genommen wurde, und wir finden bis in die neueste Zeit in den verschiedensten Lehr- und Handbüchern, die sich mit diesen Fragen beschäftigen, Eisen und Arsen (neben einer Reihe anderer Arzneistoffe, insbesondere Mangan) gewissermaßen als gleichwertige Heilmittel für diese Anämien angeführt. Andererseits wurde auch Eisen bei den verschiedensten als eisenunempfindlich erkannten Anämien vielfach verabreicht, was durch gelegentliche, wohl auf Spontanregeneration zurückzuführende Besserungen des Krankheitsbildes gestützt wurde. Erst die systematisch genau messende Untersuchung am Krankenbette, die mit der Exaktheit eines Experimentes unter Ausschaltung aller Nebenumstände durchgeführt wurde, konnte zu einer solchen scharfen Umschreibung der Indikationsstellung, insbesondere zu einer Differenzierung der Eisenwirkung von der Arsenwirkung bei Blutkrankheiten führen.

Solche klinische Beobachtungen sind insbesondere für die pharmakologische Bewertung dieser die Blutbildung beeinflussender Stoffe von großer Wichtigkeit, weil sie im Zusammenhange mit den Untersuchungen über die Ätiologie der betreffenden Anämien auch Rückschlüsse auf den Angriffspunkt der diese Krankheit beeinflussenden Arzneistoffe gestatten. Von den Arbeiten, die zu einer solchen Differenzierung der Anämien hinsichtlich ihrer Ätiologie und ihres Symptomverlaufes sowie ihrer Beeinflußbarkeit durch Eisen bzw. Arsen und Leber geführt haben, seien hier die wichtigsten angeführt: Meulengracht[2], Minot und Murphy[3], Minot, Murphy und Stetson[4], Minot, Cohn, Murphy und

---

[1] Zwetkow, A.: Beitrag zur Kenntnis der Wirkung von Eisen und Arsenik als Mittel gegen die Chlorose. Z. exper. Path. u. Ther. 9, 393 (1911). — Reimann, F.: Zit. S. 1211. — [2] Meulengracht, E.: Resultate der Eisentherapie auf einer medizinischen Abteilung. Bibl. Laeg. 115, H. 5, 179 (1923). — [3] Minot, G. R., u. W. P. Murphy: A Diet Rich in Liver in the Treatment of Pernicious Anemia. J. amer. med. Assoc. 89, 759 (1927). — — [4] Minot, G. R., W. P. Murphy u. R. P. Stetson: The Response of the reticulocytes to liver therapy particularly in Pernicious anemia. Amer. J. med. Sci. 175, 581 (1928).

Lawson[1], Heymann[2], Adler, Sinek und Reimann[3], Belonogowa[4], Seyderhelm und Opitz[5], Gram[6], Dyke[7]. Weiter seien hier die bereits oben (S. 1209f.) zitierten Arbeiten von Reimann und Fritsch, Naegeli und Mitarbeiter, Lindberg, Faber, Morawitz, Kaznelson, Barkan, Sauer, Rausch, Schulten, Buresch und Sonne erwähnt.

Die Beantwortung der oben gestellten 5. Frage, wie auf Grund des vorliegenden Tatsachenmaterials die Wirkung des zugeführten Eisens erklärt werden soll, wurde zu allen Zeiten versucht, seit der Zusammenhang zwischen Eisentherapie und Blutregeneration bei Anämien festgestellt worden war.

Die im Abschnitte über die Geschichte des Eisens näher ausgeführte Aufeinanderfolge von Entdeckungen: Nachweis des Eisens in der Blutasche, dann in den roten Blutkörperchen bzw. im Hämoglobin; Feststellung von Hämoglobin- bzw. Eisenmangel bei Anämien, schließlich die Neubildung von Hämoglobin nach Eisenzufuhr — legten es nahe, die Wirkung des Eisens einfach darin zu sehen, daß der dem Organismus fehlende Baustein des Hämoglobins mit dem therapeutisch verabreichten Eisen zugeführt und dadurch die Neubildung von Hämoglobin ermöglicht werde.

Diese Vorstellung von der Bedeutung des Eisens als Baustein organischer Substanz blieb viele Jahre die vorherrschende, und sie kommt in den verschiedensten Lehrbüchern der Pharmakologie in verschiedener Fassung zum Ausdruck.

So naheliegend die Bausteintheorie auch war, so ließ sie in dieser Fassung doch unberücksichtigt, daß mit der Eisenzufuhr allein noch nicht ein Hämoglobinaufbau ermöglicht wird, daß vielmehr auch die anderen Bausteine des Hämoglobins, soweit sie der Körper nicht selbst synthetisieren könne, dabei in Betracht gezogen werden mußten.

Eisen wirke als Baustein für das Hämoglobin somit nur dort, wo lediglich Mangel an Eisen die Ursache der Anämie ist und wo dann eben durch die Eisenzufuhr dem Körper der einzige fehlende Baustein zugeführt wird. Die Erkenntnis aber, daß bei den Anämien noch zahlreiche andere ursächliche Momente den Symptomenkomplex bedingen, daß trotz Eisenzufuhr viele Anämien nicht heilbar sind und schließlich Beteiligung anderer Organsysteme, Hormon- und Vitaminwegfall als Ursachen solcher Blutkrankheiten nicht ausgeschlossen werden können, dies alles lenkte die Aufmerksamkeit darauf, ob Eisen nicht vielleicht eine indirekte Wirkung entfalte, gewissermaßen in pharmakodynamischem Sinne, derart, daß es einen pharmakologischen Reizeffekt auf jene Organe ausübt, in denen das Hämoglobin gebildet wird. Durch

---

[1] Minot, E. J. Cohn, W. P. Murphy u. Lawson: Treatment of pernicious anemia with liver extract effects upon the production of immature and mature red blood cells. Amer. J. med. Sci. 175, 599 (1928). — [2] Heymann, Kurt: Leberdiät und Beefsteakkur? Fortschr. Med. 46, Nr 4, 77 (1928). — [3] Adler, H. F. Sinek u. F. Reimann: Beitrag zur Ätiologie der Anaemia perniciosa. I. Mitt. Z. klin. Med. 110, 309 (1929). — [4] Belonogowa, N. S.: Über den Blutumsatz bei verschiedenen Anämien und die Beeinflussung desselben durch die Behandlung mit Bluttransfusion. Salvarsan, Arsen, Eisen und Leberdiät. Dtsch. Arch. klin. Med. 162, 297 (1928). — [5] Seyderhelm, R.: Über wirtschaftliche und doch sachgemäße Behandlung der Anämien. Klin. Wschr. 4, 1693 (1925). — Seyderhelm u. G. Opitz: Über Leberextrakt-Behandlung der perniziösen Anämie. Klin. Wschr. 7, Nr 5, 205 (1928). — Seyderhelm: Ergebnisse der diätetischen Behandlung der perniziösen Anämie. Klin. Wschr. 7, Nr 1, 1 (1928) — Möglichkeiten und Grenzen der Lebertherapie. Dtsch. med. Wschr. 1929, Nr 41, 1 — Die Lebertherapie der perniziösen Anämie. Erg. inn. Med. 13, H. 3/4 (1929). — [6] Gram, H. C.: Eisen- und Leberbehandlung bei einfacher Blutarmut. Ugeskr. Laeg. 1928 II, 895. — [7] Dyke, S. C.: Liver therapy in secondary anaemia. Lancet 1929 I, 1192.

diesen Reizeffekt werde dann erst die Aufnahme des Eisens in das Hämoglobinmolekül möglich. Hierbei müsse nicht notwendigerweise das als Arzneimittel zugeführte Eisen verwendet werden, sondern es könne hierzu auch das in der Nahrung enthaltene, an sich pharmakotherapeutisch unwirksame Eisen oder auch die noch im Körper vorhandenen Eisenreserven als Baustein für das Hämoglobin herangezogen werden. Schließlich war auch an die Möglichkeit gedacht worden, daß das Eisen direkt die Krankheitsursachen der Anämien, die nicht unbedingt in den blutbildenden Organen gelegen sein müssen, beeinflussen könnte. Vor allem wurde nach dem eben Gesagten aber jenes Organsystem zur Eisenwirkung in unmittelbare Beziehung gebracht, das als hämatopoetisches für die Blutbildung verantwortlich ist: das Knochenmark.

Die Annahme, daß Eisen als Reizmittel auf das Knochenmark wirke, geht auf Trousseau[1] zurück und wurde teils in gleicher, teils in geänderter Fassung von Harnak[2], v. Noorden[3], Abderhalden[4], Hoffmann[5], Franz Müller[6], Tartakowsky[7], Stockmann[8], Schmincke[9], Aubertin[10] und in neuerer Zeit besonders von Naegeli[11, 12], Bendel[13], Heinz[14], Nissen[15], Baumgarten[16], Roessingh[17] und Weiss[18] vertreten.

Die Anschauungen über das Wesen des Reizes, den das Eisen auf das Knochenmark ausüben soll, waren eigentlich niemals genau dargelegt worden. Nach der Meinung einzelner Autoren käme es als Folge dieses Reizes primär zu einer gesteigerten Erythrocytenbildung und erst sekundär zu vermehrter Hämoglobinbildung (Schmincke), während nach der Meinung anderer wiederum diese vermehrte Hämoglobinbildung der primäre Effekt der Reizwirkung sei. So sehen z. B. Barlow und Cunningham[19] die Wirkung der Eisenverbindungen in einer Vermehrung des Hämoglobingehaltes, während Arsenverbindungen eine Vermehrung der roten Blutkörperchen bewirken sollen.

Nach v. Noorden beruht die Störung in der Blutbildung auf einer Herabsetzung des Atmungsvermögens in den hämatopoetischen Organen. Aus diesem Grunde kann dieses Organ nach der Vorstellung v. Noordens die ihm mit dem Blute zuströmende eisenhaltige Nucleoalbumine nicht verwerten und läßt diesen Strom unbenutzt vorbeigehen, ähnlich wie der rachitisch erkrankte Knorpel die genügend reichlich vorhandenen Kalksalze nicht auszunützen vermag. Durch den Reiz, den das Eisen auf das Knochenmark ausübt, erlange dieses die Fähigkeit, das Baumaterial richtig zu verwerten.

---

[1] Trousseau: Clin. méd. 3, 515 (1868). — [2] Harnak: Lehrb. d. Pharmakologie, S. 459. 1883. — [3] v. Noorden: Altes und Neues über Pathologie und Therapie der Chlorose. Berl. klin. Wschr. 1895, 181. — [4] Abderhalden: Z. Biol. 39 (1900). — [5] Hoffmann, A.: Die Rolle des Eisens bei der Blutbildung. Zugleich ein Beitrag zur Kenntnis der Chlorose. Virchows Arch. 160, 235 (1901). — [6] Müller, Franz: Virchows Arch. 164, 436 (1901) — Dtsch. med. Wschr. 21, 51 (1900); 22, 349 (1901); 48, 836 (1923). — [7] Tartakowsky: Pflügers Arch. 101, 102 (1904). — [8] Stockmann, K., u. F. J. Charteris: Die Wirkung von Blei, Quecksilber, Phosphor, Eisen und Chinin auf das Knochenmark bei Kaninchen. J. Path. a. Bact. 9, 202 (1905). — [9] Schmincke, R.: Ein Beitrag zur Blutregeneration bei Eisenverabreichung. Münch. med. Wschr. 60, Nr 22, 1199 (1913). — [10] Aubertin, Ch.: Action comparée de l'arsenic et du fer dans les anémies. Presse méd. 2, 381 (1914). — [11] Naegeli: Zur Frage der Eisenwirkung bei Anämien, speziell bei Chlorose. Schweiz. med. Wschr. 50, 31, 661 (1920). — [12] Naegeli: Blutkrankheiten und Blutdiagnostik, 4. Aufl. Berlin 1923. — [13] Bendel, D.: Diss. Zürich 1920. — [14] Heinz: Dtsch. med. Wschr. 25 (1920) — Münch. med. Wschr. 46 (1920). — [15] Nissen: Z. exper. Med. 28, 1—4 (1922). — [16] Baumgarten: Verh. dtsch. Ges. inn. Med. 36. Tag. — [17] Roessingh: Klin. Wschr. 1924, 3, 673. — [18] Weiss, M. A.: Does iron or arsenic act the bone marrow (as shown by the reticulated erythrocytes) in post-hemorrhagic anemias? Fol. haemat. (Lpz.) 33, 57 (1926). — [19] Barlow, J., u. R. L. Cunningham: Effect of hypodermic injection on the secondary anemia of chronic pulmonary tuberculosis. J. amer. med. Assoc. 57, 1435 (1911).

Nach der Vorstellung von Franz Müller übt das Eisen einen formativen Reiz im Sinne Virchows aus. Es kommt zu einem vermehrten Auftreten von kernhaltigen roten Blutkörperchen und zu vermehrter Kernteilung im Knochenmark der langen Röhrenknochen. Wo sonst Fettmark ist, tritt jetzt unter Einfluß des Eisens rotes Mark auf.

Die systematisch durchgeführten Untersuchungen Naegelis stützen die Annahme von der Reizwirkung des Eisens auf das Knochenmark durch die festgestellten Blutbefunde. Die während der Eisendarreichung im Blute erscheinenden Frühformen, wie Normoblasten, polychromatophile, basophil-punktierte und besonders vitalgefärbte Erythrocyten, werden als Zeichen der Überfunktion des Knochenmarks angesehen.

Auch Roessingh glaubt aus seinen Blutuntersuchungen auf die knochenmarkreizende Wirkung des Eisens schließen zu können. Seine Untersuchungen basieren auf folgenden Erfahrungen: Normale Blutkörperchen von Säugetieren brauchen für ihre eigene Atmung keinen Sauerstoff; sie haben keine Sauerstoffzehrung[1]. Nach Aderlaß und nach Anämien zeigen auch die Säugetiererythrocyten ebenso wie normale (kernhaltige) Vogelerythrocyten Sauerstoffzehrung[2]. Roessingh glaubt in dieser Methode eine Funktionsbestimmung des Knochenmarks zu sehen und benutzt sie auch zur Prüfung der Eisenwirkung. Aus seinen Versuchen (Bestimmung der Sauerstoffzehrung der roten Blutkörperchen bei Patienten vor und nach der Eisenbehandlung) glaubt Roessingh die Reizwirkung des Eisens auf das Knochenmark bestätigt zu sehen. Im gleichen Sinne sprechen seine gemeinsam mit Hijmans van den Berg[3] ausgeführten Untersuchungen.

Im wesentlichen sind wohl die Befunde von der gesteigerten Sauerstoffzehrung des Blutes nach Eisentherapie im gleichen Sinne zu deuten wie die von Franz Müller und Naegeli, da sie die Anwesenheit von kernhaltigen Blutkörperchen, also von unfertigen bzw. Frühformen beweisen. Die Behauptung, daß das Eisen eine Reizwirkung auf das Knochenmark ausübe, fand aber auch Widerspruch. Litten konnte die Befunde Müllers von der vermehrten Kernbildung im Knochenmark nicht bestätigen, wobei allerdings, wie schon früher ausgeführt wurde, der Zeitpunkt der Untersuchung, der gerade bei solchen verhältnismäßig rasch ablaufenden Erscheinungen eine große Rolle spielt, unberücksichtigt geblieben war.

Ohne sich der sog. Bausteintheorie anzuschließen, konnten andere Autoren doch auch keine Anhaltspunkte für die erwähnte Reizwirkung auf das Knochenmark finden und nehmen daher eher eine Wirkung des Eisens auf die unmittelbaren Ursache der Anämie an. Dies gilt vor allem von den Untersuchungen von Warfvinge[4]. Nach seiner Anschauung liege das Wesen der Chlorose darin, daß die roten Blutkörperchen das Hämoglobin nicht in genügender Menge zu assimilieren vermögen. Man könne sich dabei vorstellen, daß irgendein Gift die katalytischen Eigenschaften des Protoplasmas, z. B. die Bildung von Hämoglobin aus den Hämatogenen der Nahrung zu vermitteln, behindere.

[1] Itami: Arch. f. exper. Path. **62** (1909). — Warburg: Hoppe-Seylers Z. **59** (1909); **69**, 70 (1910). — Morawitz: Dtsch. Arch. klin. Med. **100** (1910). — [2] Morawitz: Arch. f. exper. Path. **60** (1908). — Douglas: J. of Physiol. **1909/10**, 39. — Harrop: Arch. int. Med. **1919**, 23. — Roessingh: Dtsch. Arch. klin. Med. **1922**, 138. — Denecke: Z. exper. Med. **1923**, 36. — [3] Hijmans van den Berg u. M. J. Roessingh: Über den Einfluß von Eisenverabreichung an den Organismus auf die Atmung der roten Blutkörperchen. Versl. Akad. Wetensch. Amsterd., Wis- en natuurkd. Afd. **32**, 999 (1923). — [4] Warfvinge, F. W.: Über Chlorose als eine spezifische Krankheit und über Eisen als spezifisches Heilmittel gegen dieselbe. Nord. med. Ark. II **1**, 3 (1907).

Das Eisen wirke nach der Anschauung von Warfvinge weder dadurch, daß es assimiliert werde und am Aufbau des Hämoglobinmoleküls teilnehme, noch durch einen Reiz auf die blutbildenden Organe. Er glaubt vielmehr, daß die Eisenionen, die durch die Dissoziation der medikamentösen Eisenverbindungen frei gemacht werden, als Katalysatoren die Zerlegung der wahrscheinlich vorhandenen und für die Hämoglobinbildung hinderlichen giftigen Stoffe beschleunigen.

Morawitz[1] hält ebenfalls einen Reiz des Eisens auf das Knochenmark für nicht erwiesen. Er glaubt vielmehr, daß die Eisenwirkung in einer direkten kausalen Beeinflussung der Krankenursache liege, als die er ebenso wie v. Noorden und Naegeli u. a. auch endokrine Störungen annimmt.

Ebenso hält es M. A. Weiss[2] nicht für erwiesen, ob der Reiz des Eisens auf das Knochenmark — den er allerdings gelten läßt — direkt erfolge oder auf dem Umwege über die endokrinen Drüsen.

Asher[3] hält es auf Grund seiner Untersuchungen für wahrscheinlich, daß Schilddrüsenstoffe einen Reiz auf das Knochenmark ausüben, der sich allerdings nur im weißen Blutbilde äußere. Auf das rote Blutbild blieben jedoch in diesen Versuchen Schilddrüsenstoffe ebenso wie Eisenzufuhr ohne Wirkung.

Belák und Sághi nehmen an, daß der formative Reiz des Eisens an der Milz angreife und daß diese ihn vielleicht durch ein Hormon an das Knochenmark weiterleite, wodurch der Austritt fertiger und halbfertiger Blutzellen erleichtert werde.

Paderi[4] ist der Ansicht, daß die pharmakologische Wirkung des Eisens nicht durch eine Reizung der blutbildenden Organe zu erklären sei, sondern darauf beruhe, daß sich Stoffwechsel und oxydative Prozesse im Organismus bei Eisendarreichung bessern und daß infolgedessen auch eine Steigerung der Funktion der blutbildenden Organe zustande kommt. Die Besserung der oxydativen Vorgänge stellt er sich so vor, daß z. B. bei der Chlorose zunächst das im Blutplasma gelöste Eisen die Rolle des fehlenden Hämoglobins als Sauerstoffträger übernimmt. Ein Beweis für diese Hypothese wird begreiflicherweise nicht erbracht.

Ebenso wie verschiedene Anämien mit der herabgesetzten Resistenz der roten Blutkörperchen im Zusammenhang gebracht werden, wird von einzelnen Autoren auch die Eisenwirkung durch eine Beeinflussung der Resistenz der Erythrocyten und Vorgänge gedeutet.

Ventrini[5] fand bei der Chlorose die Resistenz der Blutkörperchen vermindert; bei Anämien schwankt sie innerhalb normaler Grenzen. Eisensalze sollen die Resistenz der Blutkörperchen bei Chlorose bis zur Norm erhöhen, noch ehe eine Zunahme der Erythrocyten und des Hämoglobingehaltes nachweisbar werden.

Nach Atrasser und Neumann[6] bringen die Eisenwirkung zur Resistenz der roten Blutkörperchen in Beziehung. Marchesini[7] ist der Ansicht, daß

---

[1] Morawitz, P.: Fortschritte der medikamentösen Therapie bei Blutkrankheiten. Ther. Mh. 28, 389 (1914). — Morawitz, P., u. G. Kühl: Der Blutumsatz des Normalen unter verschiedenen Bedingungen (Eisen, Arsen, Fleisch). Klin. Wschr. 4, 7 (1925). — [2] Weiss, A. M.: Fol. haemat. (Lpz.) 33, 57 (1926). — [3] Asher: Z. Biol. 71, 107 (1920). — [4] Paderi, C.: Sur le mécanisme de l'action pharmacologique du fer. Arch. ital. de Biol. 76, 227 (1926). — [5] Ventrini: Die Eisensalze und die Resistenz der roten Blutkörperchen. Giorn. Accad. Med. Torino 1897, Nr 5. — [6] Atrasser, A., u. Neumann: Über die Resistenz der roten Blutkörperchen und die Wirkung von Eisen und Arsen. Med. Klin. 5, 1262 (1909). — [7] Marchesini, R.: Beitrag zur Kenntnis der Wirkung der Eisensalze, des Arseniks, des Jodkaliums und des frischen Hämoglobins auf das Blut. Clin. med. ital. 37 (1898).

das Eisen die „Blutkrasis" durch Selektion der Erythrocyten verbessere, indem es die Hämolyse herabsetze oder aufhebe; hingegen wird im Arsenik ein Stimulans für die hämopoetischen Organe gesehen.

Auch Starlinger[1] nimmt Beziehungen des Eisens zur Hämolyse an. Kottmann und Schapiro[2] glauben, daß das Eisen bei der Chlorose zunächst durch Beseitigung proteolytischer Insuffizienzerscheinungen das Baumaterial für das Hämoglobinmolekül liefere.

Thieulin[3] fand eine Beziehung der Eisenwirkung zur Viscosität des Blutes, die nach Aderlaß vermindert, durch Injektion von kolloidem Eisen wieder zur Norm gebracht wurde. Es kann sich jedoch bei derartigen Wirkungen nur um einen Einfluß des injizierten Kolloides, nicht aber um eine Eisenwirkung in engerem Sinne handeln.

In neuerer Zeit wurde die Eisenwirkung bei Anämien zu bestimmten physikalischen Eigenschaften des Eisens in Beziehung gebracht. Unter diesen spielt besonders der Ferromagnetismus eine Rolle, der von Baudisch für verschiedene Eisenoxydverbindungen festgestellt werden konnte und der im Zusammenhange mit den Erklärungsversuchen für die Wirkung der Eisenwässer (s. S. 1220) bereits besprochen wurde. Verschiedene Autoren glaubten, daß von dieser Eigenschaft auch die biologische Aktivität der Eisenverbindungen abhänge und daß mit diesen die Wirkung der Eisenverbindungen bei Anämien zusammenhänge. Während Bickel und die meisten seiner Mitarbeiter hierin die Ursache bestimmter Stoffwechselwirkungen des Eisens sehen, auf die wir später in den betreffenden Abschnitten noch zurückkommen werden, gibt Moldawski[4] an, durch biologisch aktives Eisen (also jenes, welches die Benzidinreaktion gibt, s. S. 742) günstige Wirkungen auf die Anämien auch dort gesehen zu haben, wo andere Eisenverbindungen versagten, Angaben, die jedoch von Goldbloom[5] sowie von Lintzel[6] und, wie wir später sehen werden, von einer Reihe von Autoren auch hinsichtlich der Stoffwechselwirkungen nicht bestätigt werden konnten.

Mit der gleichen Frage über die Wirkung ferromagnetischen Eisens auf einfache Anämien befassen sich auch Doan, Sabin und Forkner[7]. Schließlich seien bei den Erklärungsversuchen, die für die Eisenwirkung gegeben wurden, auch die Untersuchungen von Bürgi[8] und seinen Mitarbeitern über die biologischen und pharmakologischen Eigenschaften des Chlorophylls angeführt. Die Autoren fanden, daß bei experimentell anämisch gemachten Kaninchen Chlorophyll blutbildend wirkt. Es tritt jedoch diese Wirkung bei alleiniger Darreichung von Chlorophyll erst bei relativ hohen Dosen deutlich zutage. Die Wirkung ist ungefähr gleich stark wie die größerer Eisenmengen. Kleine Chlorophylldosen sensibilisieren energisch die Eisenwirkung, sie zeigen also in dieser Kombination eine große blutbildende Kraft. Chlorophyll und Eisen sollen auch bei durch Blutentzug wie durch Phenylhydrazin anämisch gemachten Tieren ungefähr gleich wirken.

[1] Starlinger: Die Reversion der Hämolyse bei Erkrankungen des roten Blutes und nach Verfütterung von Eisen, Leber und Milz. Klin. Wschr. **10**, 1391 (1931). — [2] Kottmann, K., u. L. Schapiro: Beiträge zur Chlorose und Eisentherapie. Z. exper. Path. u. Ther. **11**, 355 (1912). — [3] Thieulin u. Bernard: Wirkung des elektrisch hergestellten kolloidalen Eisens auf die Viscosität des Blutes. C. r. Soc. Biol. **82**, 1278 (1919). — [4] Moldawski: Klin. Wschr. **6**, 1998 (1927). — [5] Goldbloom: Biochem. Z. **192**, 284 (1919). — [6] Lintzel: Biochem. Z. **210**, 76 (1929). — [7] Doan, C. A., F. R. Sabin u. C. E. Forkner: An experimental study of the influence of ferromagnetic cubic and paramagnetic amorphous iron oxit on the blood in simple anemia and in the normal. Amer. J. med. Sci. **177**, 201 (1929). — [8] Bürgi, Traczewski, Bass, Braunstein u. Fridkiss: Über die biologischen und pharmakologischen Eigenschaften des Chlorophylls. Biochem. Z. **98**, 256 (1929).

Sehen wir von vereinzelten Erklärungsversuchen ab, die die Wirkung des Eisens auf das Blutbild in einer direkten Beeinflussung der Blutkörperchen annehmen, so stimmen doch eigentlich alle anderen Erklärungsversuche, die sich in den beiden Hypothesen der Bausteintheorie und der Reiztheorie erschöpfen, im wesentlichen darin überein, daß sie den Wirkungseffekt in die Blutbildungsstätte verlegen; denn auch die Bausteintheorie kann ja nur so aufgefaßt werden, daß das Eisen in der nötigen Menge an die Blutbildungsstätten gebracht wird, wo es in das Hämoglobinmolekül eintritt. Während diese Theorie somit einen dynamischen Effekt des Eisens ausschließt und die Wirkung des therapeutisch verabreichten Eisens dem physiologischen Blutbildungsvorgang gleichsetzt, nimmt die Knochenmarkreiztheorie einen Effekt an, der erst sekundär den Eintritt des Eisens in das Hämoglobinmolekül vermittelt.

In neuerer Zeit hat Lintzel eine Reihe von Versuchen durchgeführt, die ihn wiederum zur Bausteintheorie zurückführen. Nach seiner Anschauung dient das dem Körper zugeführte Eisen ausschließlich als Baustein des Hämoglobins, während ihm hierbei ein dynamischer Effekt nicht zukomme; lediglich in seiner Verwendung als Baustein liege die physiologische Bedeutung des Eisens, die auch bei den Anämien zur Entfaltung komme, während die pharmakologisch nachgewiesenen Eisenwirkungen hiervon vollständig unabhängig seien und nichts mit der Blutbildung zu tun hätten.

Wenn wir jetzt versuchen wollen, auf Grund des vorhandenen Tatsachenmaterials die eine oder andere Anschauung über die Bedeutung des Eisens bei der Blutbildung zu stützen, so müssen wir wohl von der bereits öfter besprochenen Feststellung ausgehen, daß sich in den ebenso experimentell wie klinisch genau messenden Untersuchungen keineswegs Eisen jeder Bindungsart hinsichtlich seiner Brauchbarkeit für die Hämoglobinbildung als gleichwertig erwiesen hat. Daß es hierbei nicht nur auf Unterschiede in der Resorption ankommt, konnte dadurch bewiesen werden, daß auch intravenöse Injektionen bestimmter Eisenverbindungen, z. B. des Eisenzuckers, die darniederliegende Blutbildung gar nicht oder nur in sehr geringem Grade zu beheben vermag, während umgekehrt bestimmte Eisenverbindungen sowohl nach oraler als auch parenteraler Verabreichung in ganz kurzer Zeit diesen Effekt außerordentlich deutlich zeigen. Da sich die Eisenverbindungen, die diesen Effekt auf die Blutbildung besonders deutlich zeigten (vgl. hierzu die Untersuchungen von Reimann und Fritzsch, Minot, Wagner, Heymann u. a.), auch als pharmakologisch bzw. pharmakodynamisch wirksam erwiesen hatten, so mußte dieser Parallelismus naheliegenderweise zu der Annahme führen, daß in der Tat die Wirkung des Eisens auf die Blutbildung mit der pharmakologischen Eisenwirkung parallel gehe, was somit zu einer Stützung der Annahme führt, daß die Blutbildung die Folge eines pharmakodynamischen Reizes auf die Blutbildungsstätten darstelle.

Eine Verbindung dieser Anschauungen versuchte Reimann zu erreichen; er glaubt aus seinen mit Fritsch durchgeführten Versuchen schließen zu können, daß in der Tat das zugeführte Eisen zur Blutbildung verwendet werde, also im Sinne der Bausteintheorie der Hämoglobinbildung diene. Es sei aber eben nicht Eisen schlechtweg als Baustein verwendbar, sondern nur Eisen von bestimmten Eigenschaften, d. h. nur das pharmakodynamisch wirksame Eisen sei auch als Baustein für das Hämoglobin geeignet. Diese Annahme Reimanns regt dazu an, die reichlichen Ergebnisse experimentell pharmakologischer und klinischer Forschung zu einer befriedigenden Beantwortung der gestellten Frage verwenden zu können:

Als wichtigste Tatsache müssen wir an die Spitze dieser Ausführungen stellen, daß unabhängig von jeder Resorption auch die im Blut kreisenden Eisenverbindungen sich ebenso pharmakodynamisch wie hinsichtlich ihrer Brauchbarkeit für die Blutbildung verschiedenartig verhalten.

Wir wissen aus den bereits oben ausführlich dargelegten Gründen, daß hierfür das Schicksal der betreffenden Eisenverbindungen von entscheidendem Einfluß ist; denn während die pharmakologisch unwirksamen Eisenverbindungen rasch an bestimmten Stellen des Organismus (Reticuloendothel) niedergeschlagen werden und dort wochen- und monatelang nachgewiesen werden können, bleiben die pharmakodynamisch und auch hämatopoetisch wirksamen längere Zeit im Kreislauf. Wir haben bereits gesehen, daß eine Voraussetzung für das Zustandekommen einer pharmakologischen Eisenwirkung die Eindringungsfähigkeit der betreffenden Eisenverbindung in die Zelle ist. Es ist selbstverständlich, daß gleiches für jene Eisenverbindungen vorausgesetzt werden muß, welche die Eignung zur Blutbildung haben sollen; denn auch diese Verbindungen müssen in die Stätten der Blutbildung eindringen können, um hier Verwendung zu finden. Es besteht somit indirekt ein Parallelismus zwischen den pharmakologisch und hämatopoetisch wirksamen Eisenverbindungen: die Eindringungsfähigkeit in die Zellen ist für beide die Voraussetzung für das Zustandekommen einer Wirkung.

Die nächste Frage ist nun die, ob die nach Eindringen der wirksamen Eisenverbindungen in die Zelle in Erscheinung tretenden pharmakodynamischen Wirkungen die Voraussetzung für die Aufnahme des Metalles in das Hämoglobinmolekül darstellen oder ob diese beiden Vorgänge unabhängig voneinander ablaufen können.

Wir haben bei der Besprechung der allgemeinen pharmakologischen Wirkung der Eisenverbindungen schon darauf hingewiesen, daß das Zustandekommen eines pharmakodynamischen Effektes von der Menge des in den Zellen frei werdenden Ferriions abhängig ist; geringere Eisenmengen, die in die Zelle gelangen und die unterhalb des Schwellenwertes einer pharmakologischen Wirkung liegen, können aber recht wohl zum Aufbau der organischen Substanz Verwendung finden. Daraus ergibt sich als weiterer Schluß, daß es in der Tat Eisen gleicher Qualität ist und nur Eisen dieser Qualität sein kann, welches einerseits zur pharmakologischen Wirkung führt und anderseits als Baustein für das Hämoglobin verwendet wird.

Die weitere Aufgabe geht nun dahin, Anhaltspunkte dafür zu erlangen, ob die in den Zellen frei werdenden Eisenmengen die Eignung haben, die bekannten Funktionen des Eisens: Hämoglobinaufbau, katalytische Eisenwirkung und pharmakologische bzw. pharmakotoxische Wirkungen, auszuführen. Wir haben diese Eignung bereits bei der Besprechung der Eigenschaften der Eisenverbindungen, die für die Biologie von Bedeutung sind, kennengelernt und haben dort gesehen, daß einerseits die Art der Bindung im Molekül, andererseits die Möglichkeit des Wechsels der Oxydationsstufe die Grundbedingungen für das Zustandekommen solcher Eisenwirkungen sind. Die Verfolgung des Schicksals des Eisens von den Resorptionsstätten bis in die Zellen gibt uns die weitere Möglichkeit, daraus auch die Antwort auf die oben gestellte Frage abzuleiten:

Das Studium des Schicksals der Eisenverbindungen im Organismus hat — um es hier nochmals kurz zusammenzufassen — ergeben, daß die in kolloidem

Zustand, also als kolloid geschützte Ferrihydroxyde in den verschiedensten Formen, ins Blut gelangenden Eisenverbindungen in die Gruppe jener gehören, die sich als phamarkologisch unwirksam erweisen und schnell im Reticuloendothel zur Ablagerung gelangen. Auch alle eiweißfällenden Eisenverbindungen müssen im Blute in Verbindungen dieser Art umgewandelt werden und, falls sie nicht rasch durch Thrombosierung und Embolien zum Tode führen, das gleiche Schicksal erleiden.

Hingegen werden Ferroverbindungen vom Typus des Ferrochlorids im Blute rasch zu einer Ferriverbindung oxydiert, unter gleichzeitiger Bindung an die Serumglobuline. Diese Oxydation ist, wie näher ausgeführt wurde (s. S. 904), eine direkte Wirkung des Hämoglobins bzw. seines Eisens. Der Prozeß verläuft hier so, daß das Ferroeisen unter Entzug des Sauerstoffs des Hämoglobins in Ferrieisen verwandelt wird, während das Hämoglobin dabei gleichzeitig reduziert wird. Das Eisen des Hämoglobins bleibt jedoch dabei unverändert, so daß es seine Aufnahmefähigkeit für Sauerstoff nicht verliert und durch neu zugeführten Sauerstoff sofort wieder regeneriert werden kann.

Durch diesen Vorgang der Bildung des Ferriglobulinkomplexes ist das ins Blut gelangende Eisen davor geschützt, in eine inerte Ferrihydroxydform umgewandelt zu werden; andererseits aber bedeutet dies auch einen Schutz für das Hämoglobin, welches nur vorübergehend verändert wird, aber vollkommen regenerierfähig bleibt und durch die Ferriglobulinverbindung nicht weiter alteriert wird. Komplexe Ferriverbindungen mit anorganisch gebundenem Eisen verhalten sich, von gewissen Unterschieden abgesehen, im Blute so wie die physiologisch sich bildende Ferriglobulinverbindung. Auch in ihnen ist das Eisen gewissermaßen reaktionslos gemacht, so daß es in dieser Form im Kreislauf verbleiben kann.

Komplexe Ferriverbindungen mit organisch gebundenem Eisen verhalten sich verschieden. Während Hämatin begreiflicherweise vollkommen reaktionslos bleibt und wegen seiner hochmolekularen Strukturform rasch zur Ablagerung kommt, sind die Komplexverbindungen vom Typus des Ferro- und Ferricyankaliums in ihrem Verhalten nicht gleich. Ferrocyankalium verläßt verhältnismäßig rasch und unverändert den Organismus. Ferricyankalium dagegen bewirkt einen Prozeß, der, wenn auch im umgekehrten Sinne, jenem ähnelt, der sich beim Eindringen von einfachen Ferrosalzen im Blute abspielt; denn Ferricyankalium bewirkt umgekehrt eine Oxydation des Hämoglobineisens unter Umwandlung des Hämoglobins in Methämoglobin. Dadurch wird das Ferricyankalium eben zum Blutgift, während es selbstverständlich dabei in das wirkungslose Ferrocyankalium umgewandelt wird und als solches zur Ausscheidung gelangt.

Die obenerwähnte Ferriglobulinverbindung stellt somit, wie schon mehrfach ausgeführt wurde, die für den gesamten Stoffwechsel wichtigste Form einer Eisenverbindung dar, weil sie die Passageform des Eisens ist, in der das Eisen zunächst im Kreislauf erhalten bleibt und in der es in die Zelle oder zumindest an die Zellwand herantransportiert werden kann.

In der Zelle müssen bei sinkender p_H-Zahl (unter 7) aus dieser Verbindung freie Ferriionen abgespalten werden. Diese Ferriionen können, wenn sie in verhältnismäßig großer Zahl in der Zelle vorhanden sind, durch ihr Eiweißfällungsvermögen zum Protoplasmagift werden, und damit haben wir den Beweis, daß die in die Zelle gelangende Eisenverbindung die Voraussetzung hat, unter bestimmten Bedingungen in der Zelle pharmakodynamische Wirkungen zu entfalten. Gelangt diese Eisenverbindung in einer unter dem Schwellenwert der pharmakodynamischen Wirkung liegenden Menge in die Zelle, dann können die frei werdenden Ferriionen ihren Sauerstoff auf die organische Substanz übertragen, wobei sie selbst reduziert werden und somit jene Oxydationsstufe erlangen, in der wir das Eisen im Hämoglobin finden.

Wie oben näher ausgeführt wurde, wird das Eisen in allen Zellen unabhängig von der Funktion des betreffenden Organs von häminartigen Körpern aufgenommen. Im Knochenmark sind es die Kerne der Knochenmarkskörperchen, welche als eisenhaltig befunden wurden und die, nach allen bisher bekannten biologischen Vorgängen zu schließen, dieses Eisen in sich aufnehmen, um es bei der Hämoglobinbildung durch einen bisher noch vollkommen unbekannten Vorgang auf das Hämochromogen (Protoporphyrin) zu übertragen und dieses dadurch zu Hämoglobin zu machen. Ja wir glauben schließen zu können, daß das ins Knochenmark gelangende Eisen für die Kernbildung selbst eine gewisse Voraussetzung darstellt und daß Eisenfunktion und Kernfunktion miteinander eng verknüpft sind. Es ist somit recht wohl denkbar, daß das ins Knochenmark gelangende Eisen hier direkt die Kernbildung anregt und daß hierin gewissermaßen der Reizeffekt des Eisens zu sehen ist, der auch in den Untersuchungen von Franz Müller histologisch nachgewiesen werden konnte. Da das Eisen in das Hämoglobinmolekül nach den oben dargelegten Vorstellungen nur im Wege der Kerne eintreten kann, so muß die als Folge der Eisenwirkung bewirkte Neubildung von Kernen nur ein Zwischenstadium auf dem Wege der durch das Eisen geforderten Blutbildung darstellen.

Lintzel[1] stellt mit Recht die Forderung auf, daß der eigentliche Beweis, daß eine Reizwirkung des Eisens auf das Knochenmark stattfinde, nur dadurch erbracht werden könnte, daß eine Hämoglobinbildung über die Norm hinaus demonstriert wird. Dieser Beweis ist bisher nicht erbracht worden. Wir haben auch im vorangehenden Abschnitt (s. S. 1152) zeigen können, daß in der Tat eine Eisenwirkung auf die Blutbildung unter normalen Bedingungen nicht zu erbringen ist, während durch Einwirkung verdünnter Luft eine Steigerung der Blutbildung auch beim Normaltier möglich sein soll. Wir haben dort auch näher ausgeführt, daß eine Funktionssteigerung eines Organs, die zu einer Vermehrung eines unter normalen Bedingungen vollkommen konstanten Körperbestandteiles führt, wie es Hämoglobin und Erythrocyten sind, nicht gut denkbar wäre. Wir müssen in der Tat auch die Fähigkeit der Kernbildung als eine spezifische Organfunktion ansehen, die allerdings nur bei Vorhandensein der nötigen Bausteine möglich ist.

Es ist anzunehmen, daß das Optimum dieser Funktion keineswegs mit dem Maximum zusammenfallen muß. Gelangt unter normalen Bedingungen mehr Eisen zu den Blutbildungsstätten ins Knochenmark, dann könnte vielleicht als Folge der sich auch in diesem Organ notwendigerweise abspielenden katalytischen Vorgänge eine Vermehrung der Kernbildung erfolgen, die aber wiederum durch die Leistungsfähigkeit des Organs begrenzt ist. Es erscheint daher recht wahrscheinlich, daß ein solcher Effekt, wie ihn Franz Müller beschrieben hat, als Folge der Eisenwirkung zwar im histologischen Bilde nachweisbar ist, ohne daß er im normalen Organismus in einer Vermehrung der ins Blut ausgeschwemmten Erythrocyten oder deren Vorstufen seinen Ausdruck finden müßte.

Aus diesen Überlegungen ergibt sich, daß in der Tat der zur Blutbildung führende Effekt des Eisens an den Stätten der Blutbildung im Knochenmark mit der Funktion des Eisens, als Baustein zu dienen, eng verknüpft ist. Dies

---

[1] Lintzel: Erg. Physiol. **31**, 886 (1931).

findet seinen Ausdruck darin, daß einerseits das hierhergelangende Eisen Kernbildung anregt, andererseits das Metall dabei selbst in den Kern aufgenommen, von diesem im Erythroblasten an das sich bildende Hämoglobin abgegeben wird und nach Vollendung dieser Aufgabe zur Auflösung gelangt.

Ein solcher Vorgang würde am besten der von Reimann aufgestellten Hypothese entsprechen, daß der dynamische Effekt des Eisens, der als Reizung der hämatopoetischen Organe gedeutet wurde, mit der Funktion des Eisens, als Baustein für das Hämoglobin zu dienen, eng zusammenfällt. Auch die Tatsache, daß der Effekt der verschiedenen Eisenverbindungen im Organismus sich hinsichtlich der Blutbildung quantitativ verschiedenartig erweist und teils in kürzester Zeit maximalste Effekte herbeiführt, teils eben noch und teils gar keine Wirkungen erkennen läßt, wird durch diese Erkenntnis das Schicksal des Eisens in seinem Kreislauf im Organismus verständlich.

Wir haben gesehen, daß im Organismus gleichzeitig Eisen in den verschiedensten Zustandsformen, in verschiedener Oxydationsstufe und in verschiedener Bindungsart vorhanden ist. Im Magen und im Darm finden wir gelöstes und ungelöstes, einfaches und komplexes, zweiwertiges und dreiwertiges Eisen. Von allen diesen Eisenverbindungen befindet sich nur ein kleiner Teil auf dem Wege der Lösung, der Reduktion zu zweiwertigem und dann auf dem Wege zur Resorption, während der größere Teil sich auf dem Wege der direkten Ausscheidung mit dem Kote befindet. Im Blute finden wir kolloidgeschützte komplexe Ferriverbindungen auf dem Wege ins Reticuloendothel, Ferroverbindungen auf dem Wege der Umwandlung in dreiwertiges Eisen und dieses wiederum auf dem Wege der Bindung durch Serumglobuline. Weiter finden wir diesen hier gebildeten Ferriglobulinkomplex auf dem Wege in die Zelle und in der Zelle auf dem Wege zur Dissoziation, zur Reduktion und unter Eingehen neuer, noch unbekannter Verbindungen auf dem Wege in den Zellkern.

Mag der Weg von der Resorption bis zu diesen Stätten, wo das Metall seine Wirkungen entfaltet, zeitlich gemessen, auch kurz sein, er ist lang im Verhältnis zu den Geschwindigkeiten, mit denen sich im Organismus Reaktionen abspielen. Daraus ergibt sich das Verständnis dafür, daß Eisenverbindungen im Organismus verschieden schnell und auch in ihrem Wirkungsgrade verschieden wirken können; denn wenn wir berücksichtigen, daß in 24 Stunden etwa 1 Million roter Blutkörperchen gebildet wird, dann ist es auch verständlich, daß stets eine genügende Menge an reaktionsfähigem Eisen an den Stätten der Blutbildung vorhanden sein muß, wenn dieser Prozeß nicht unterbrochen werden soll.

Unter normalen Bedingungen finden wir überall im Körper die Zwischenstufen des Eisenstoffwechsels in ständiger Umwandlung, so daß der Vorrat an wirksamem Eisen an den Stätten der Wirksamkeit dauernd gleich erhalten bleibt. Fehlt dieser dagegen und fehlen auch die sonst im Körper kreisenden Zwischenstufen, dann reicht es nicht aus, dem Körper einfach Eisen zuzuführen, sondern dann kommt es darauf an, Eisen dem Körper in jener Form zur Verfügung zu stellen, in der es, ohne erst viel Umwandlungen auf dem Wege von den Resorptionsstätten bis an die Stätte der Wirksamkeit durchmachen zu müssen, möglichst schnell in der fertigen Form an diese Stätten der Wirksamkeit gelangen kann.

Wir sehen somit, daß in der Zelle das Eisen in einer wirksamen Form vorhanden sein muß und daß es in dieser wirksamen Form einerseits, wie schon oben erwähnt, ebenso pharmakologische bzw. pharmakotoxische wie auch katalytische Wirkungen entfalten kann und daß es die gleiche Form sein dürfte, in der es die Eignung hat, im Wege der Zellkerne Baustein des Hämoglobins zu werden. Hier zeigt sich, daß die physiologische Funktion des Eisens von der pharmakologischen nicht getrennt werden kann.

Wenn es sich hier im wesentlichen darum handelte, die pharmakologische und gleichzeitig damit auch die physiologische Funktion des Eisens bei der Blutbildung kennenzulernen, so ist damit doch auch der Weg gezeigt worden, den das Eisen bis an die Stätten seiner sonstigen Wirksamkeit zurückzulegen hat. Mögen somit auch die letzten Wirkungen des Eisens in der Zelle verschiedenartige sein, so bleibt es doch stets Eisen einer bestimmten, gleichartigen Qualität, welches nur in dieser Fom an die Stätte dieser Wirksamkeit gelangen kann. Welche Wirkungen es dort entfaltet, hängt dann nicht mehr von dem Eisen, sondern von der spezifischen Funktion des Organs ab, von dem es aufgenommen wird. Im wesentlichen dürfte sich dabei ein prinzipiell gleichartiger Mechanismus abspielen, da es wohl immer häminartige Verbindungen in den Zellen sind, die das Eisen aufnehmen. Im Knochenmark sind es die Hämine, die zum Hämoglobin werden, in den Zellen der anderen Organe jene Hämine, die wir als die von Keilin beschriebenen Cytochrome kennengelernt haben und die durch Aufnahme des Eisens zum Atmungsferment Warburgs werden. Zustandsform und Schicksal des Eisens auf seiner Wanderung im Organismus und letzten Endes in der Zelle bewirken es dann, daß nur ein bestimmter, und zwar, wie wir oben gesehen haben, verhältnismäßig kleiner Teil des in die Zelle gelangenden Eisens die Eignung besitzt, die Cytochrome in Atmungsfermente zu verwandeln, so daß das 250 fache dieser Menge als nicht für die Funktion des Atmungsfermentes geeignet in der Zelle deponiert wird. Es läßt sich heute naturgemäß nicht sagen, ob diese Menge bereits wieder umgewandeltes Eisen oder mit dem Hämoglobin zugeführtes und dann abgelagertes Eisen darstellt.

Die Geschwindigkeit, mit der das wirksame Eisen in die Zellen der hämopoetischen Organe gelangt, spielt für die Funktion dieser Organe anscheinend keine so große Rolle, daß es bei einer Störung der Eisenzufuhr hier zu akuten oder gar lebensbedrohlichen Erscheinungen kommen müßte. Dies ist aber um so mehr dort der Fall, wo das Eisen zu den lebenswichtigen Funktionen in engster Beziehung steht: bei der Gewebsatmung.

Jedem katalytischen Prozesse soll eine lockere koordinative Bindung des Substrats an der Oberfläche des Katalysators vorangehen. Nach den Untersuchungen von Born und Frank[1], sowie von Dhar und Mukerji[2] soll die Lebensdauer dieser Verbindung zwischen Katalysator und Substrat nur etwa 10^{-8} bis 10^{-13} Sekunden betragen. Es muß somit verhältnismäßig viel Eisen in reaktionsfähiger Form an diesen Stätten der Wirkung zur Verfügung stehen. Ist dies nicht der Fall, dann wird es das Mehrhundertfache an Zeit erfordern, um Eisen in seinem normalen Kreislauf in reaktionsfähiger Form an die Stätten seiner Wirksamkeit heranzuführen. Bleiben die lebenswichtigen Reaktionen auch nur Sekunden aus, dann ist dieser Zeitabschnitt unter Berücksichtigung der hier gemessenen Reaktionsgeschwindigkeiten so ungeheuer groß, daß wir recht wohl das „plötzliche" Aufhören jeder Lebenstätigkeit bei momentanem Entzug des reaktionsfähigen Eisens verstehen können; denn der reaktionslose Intervall in der Zelle kann erst dann wieder unterbrochen werden, bis das Eisen von seinen „Umladestellen" in der wirksamen Endform an die Stätte der Wirksamkeit herangebracht werden kann.

---

[1] Born u. Frank: Z. Elektrochem. **31**, 411 (1925). — [2] Dhar u. Mukerji: Ebenda **31**, 283 (1925).

Solche Überlegungen machen es verständlich, daß es unter Umständen von entscheidender Bedeutung ist, in welcher Form das Eisen in den Körper gebracht wird. Am schnellsten wirksam wird sich dann jene Form erweisen, die an den „Umladestellen" im Magen, in den Schleimhäuten, im Blute und in der Zelle nicht erst gelöst und reduziert werden muß, sondern die in möglichst „gebrauchsfertiger Form" direkt an die Verbrauchsstellen herangebracht werden kann. Dies gilt insbesondere für jene Funktion, die das Eisen im allgemeinen Zellstoffwechsel entfaltet.

2. Pharmakologische Wirkung des Eisens auf den Stoffwechsel.

Wenn wir den „Wechsel des Zustands der Stoffe", die wir in Form großer Komplexe oder einfacher Bausteine dem Organismus zuführen, auf ihrem Wege von der Resorption angefangen über die Synthesen und Spaltungen, die zum Aufbau der organischen Substanz führen, und dann weiter über deren Abbau bis zur Ausscheidung der Stoffwechselprodukte verfolgen, dann wird es uns möglich, das Schicksal gewisser Stoffgruppen und ihre Beeinflussung isoliert betrachten zu können; dies gibt an sich die Berechtigung, von einem „Eiweiß- und Fettstoffwechsel" ebenso zu sprechen wie von einem „Kohlehydrat- und Purinstoffwechsel". Aber schon der Begriff „Mineralstoffwechsel" ist ganz anders aufzufassen; denn hier handelt es sich nicht mehr um den Wechsel, den die Mineralstoffe hinsichtlich Form und Zusammensetzung erleiden, sondern vielmehr darum, daß sie durch „Kontakt" andere Stoffwechselvorgänge so weitgehend beeinflussen, daß sie bis zu einem gewissen Grade überhaupt die Funktionen der verschiedenen Organsysteme beherrschen. Es sei hier nur an die Abhängigkeit der Erregungszustände des Nervensystems vom Gleichgewichte im Mineralhaushalt erinnert. In diesem Sinne ist auch das Eisen zu den Mineralstoffen zu rechnen, da auch dieses weitgehenden Einfluß auf die verschiedenen Stoffwechselvorgänge nimmt. Allerdings besteht, wie der Abschnitt über das Schicksal des Eisens im Organismus gezeigt hat, insofern auch die Berechtigung, von einem Eisenstoffwechsel hinsichtlich des Eisenatoms an sich zu sprechen, als dieser Stoff eben bei seiner Wanderung im Organismus verschiedene Formen (Bindungart, Oxydationsstufe) annimmt und eben durch diesen Wechsel das physiologische Geschehen innerhalb der verschiedensten Organfunktionen zu beeinflussen vermag.

Wenn wir nun im folgenden alle Untersuchungsergebnisse kennenlernen sollen, welche eine solche Beeinflussung der Stoffwechselvorgänge durch das Eisen beweisen, so müssen wir an das oben Gesagte anknüpfen, daß der Eisenstoffwechsel nicht an und für sich einen Teil des energetischen Stoffwechsels darstellt, sondern daß von der Intaktheit des Stoffwechsels, der sich im Schicksal des Eisens von seinen Resorptionsstätten bis zu seiner Ausscheidung kundgibt, der Ablauf des eigentlichen Energiestoffwechsels abhängig ist.

Wir haben somit in erster Linie alle katalytischen Wirkungen des Eisens als eine Teilwirkung dieses Metalls auf die Stoffwechselvorgänge, und zwar als die wichtigste Teilwirkung anzusehen. Alles das, was über die katalytische Wirkung des Eisens beim Abbau organischer Substanz in vitro und noch mehr bei den Atmungsvorgängen im lebenden Gewebe gesagt wurde, ist vor allem als Wirkung dieses Metalls auf die Stoffwechselvorgänge zu bewerten. Wir können hier unter Hinweis auf die betreffenden Abschnitte von einer Darlegung der Zusammenhänge zwischen katalytischer Wirkung und Stoffwechselvorgänge absehen. Hier sollen daher nur jene Untersuchungen Besprechung finden, welche sich auf die einzelnen Teilerscheinungen des Gesamtstoffwechsels beziehen, so insbesondere der Eiweißabbau, der Grundumsatz, das Körpergewicht und alle sonstigen Einzelheiten der Stoffwechselvorgänge, soweit ihre Beeinflußbarkeit durch das Eisen angenommen oder nachgewiesen werden konnte.

Zum Teil haben wir schon bei der Besprechung der durch die Eisenverbindungen hervorgerufenen allgemeinen pharmakologischen Wirkungen solche kennengelernt, die bei der genaueren Analyse des gesamten Wirkungskomplexes zu den Stoffwechselvorgängen gerechnet werden müssen. So sei nur an die schweren Organveränderungen, an die Leber- und Nierendegenerationen erinnert, die bei den Untersuchungen von Meyer und Williams, Kobert, Duhamel u. a. als Folge der Wirkung komplexer Eisenverbindungen mit anorganisch gebundenem Eisen (Typus des Ferricitratnatriums) hervorgerufen wurden, während durch Injektion von kolloiden Eisenverbindungen solche nicht erzeugt werden konnten. Auch die von Chytil[1] beobachtete starke Abmagerung nach der Injektion von Ferrotetrathionat ist hierher zu rechnen.

Schon I. Munk[2] hat bei seinen Untersuchungen über die Wirkungen des Eisens dessen Einfluß auf den Eiweißzerfall studiert. Er ist dabei zu folgenden Ergebnissen gekommen:

Man hat neben der blutbildenden Wirkung des Eisens angenommen, daß die ihm zukommende Stoffwechselwirkung darin bestehen könnte, daß durch das Eisen eine Ersparnis im N-Umsatz erfolgt. Im Gegensatze hierzu will allerdings Rabuteau bei Eisengebrauch eine Steigerung des Eiweißzerfalles gefunden haben. Die von Munk durchgeführten Versuchsreihen, in denen bei N-Gleichgewicht täglich $^1/_3$ bis fast $^1/_2$ g metallisches Eisen in Form von Eisenchlorid mit der Fleischbrühe, also in so genügender Verdünnung, daß von einer lokal reizenden Wirkung keine Rede sein konnte, einverleibt wurde, haben ein anderes Resultat ergeben. Der Versuch umfaßte drei Perioden, eine Vorperiode von 5 Tagen, eine Periode der Eiseneinführung und eine Nachperiode von je 3 Tagen. Die Mittelwerte für die tägliche N-Ausscheidung sind:

1.		13,17 N	mit dem Harn,	0,36 N	mit dem Kot,	macht			13,53 N
2. (0,44 Fe)		12,93 N	„ „	0,41 N	„ „	„	„		13,34 N
3.		13,25 N	„ „	0,37 N	„ „	„	„		13,62 N

Es ist also die Zufuhr von Eisen auf den Eiweißverbrauch durchaus ohne Einfluß geblieben; die geringe Differenz in der N-Ausscheidung bei Eisengebrauch liegt innerhalb der Fehlergrenzen. Auch war weder eine Verminderung der Harnmenge noch eine Zunahme des spezifischen Gewichtes, wie Rabuteau angibt, zu beobachten. Die Ausnutzung des Eiweißes der Nahrung erfolgt bei Eisengebrauch, wie der N-Gehalt des Kotes zeigt, ziemlich ebenso vollständig als in der Norm. Es hat also die Einführung von Eisen (in Dosen von etwa 0,02 g pro kg Tier) in den Verhältnissen der Aufnahme der Zersetzung des Eiweißes keine nachweisbare Veränderung zur Folge. Eine Verallgemeinerung für das Eisen überhaupt vertragen allerdings diese Versuche nicht, weil sie mit sehr kleinen Dosen von Eisen ausgeführt wurden und außerdem mit einer Verbindung, die insbesondere bei Zusatz zur Nahrung wegen ihres Eiweißfällungsvermögens wenn überhaupt, dann nur in Spuren, zur Resorption gelangt, so daß hier keinesfalls mehr Fe in den Kreislauf kam als bei normaler Ernährung.

Fubini und Santangello la Seta[3] haben nach Genuß von 1 g citronensauren Eisens bei einem jungen Manne eine kleine Harnstoffvermehrung (100 zu 119) beobachtet.

Abderhalden[4] hat bei seinen Untersuchungen über die Beziehung des Eisens zur Blutbildung auch die Beeinflussung des Körpergewichts während

---

[1] Chytil: Zit. S. 1099. — [2] Munk, I.: Über den Einfluß des Alkohols und des Eisens auf den Eiweißzerfall. Verh. d. physiol. Ges. Berlin 1879. — Vgl. hierzu auch Weyer u. Wybaum: Wirkungen der Stahlwässer auf den Stoffwechsel. Z. physiol. Ther. **10**, 453 (1906). — [3] Fubini, S., u. Santangello la Seta: Influenza del citrato di ferro sulla quantita giornaliera di urea. Riv. Chim. Med. e Pharm. **1**, 386 (1884). — [4] Abderhalden: Die Beziehungen des Eisens zur Blutbildung. Z. Biol. **39**, 483 (1900).

der Eisenzufuhr berücksichtigt. Er stellte dabei fest, daß anorganisches Eisen, sowohl der eisenarmen als auch der normalen Nahrung zugesetzt, zu einer Vergrößerung des Körpergewichts führt, während Hämoglobin resp. Hämatin in beiden Fällen keine Wirkung erkennen ließ.

Kochmann[1] fand, daß die Zulage von Kohlehydraten und Fett zur Normalnahrung und die Darreichung von Eiweiß die Eisenbilanz des Hundes ungünstig beeinflußt. Er schließt, daß der Stoffwechsel von der Menge des in der Nahrung vorhandenen Eisens, aber auch weitgehend vom Gewebsaufbau oder Gewebszerfall abhängig sei, daß er somit von der Art und der Menge der Nahrung bedeutend beeinflußt wird. Natürlich wird sich diese Beziehung zwischen Eisen und Stoffwechsel auch umgekehrt als eine Beeinflussung des Umsatzes dieser Stoffe durch das Eisen erklären lassen.

Gemeinsam mit Seel hat Kochmann[2] auch die Wirkung natürlich vorkommender Eisenverbindungen auf den Stoffwechsel untersucht. In langdauernden Versuchen an jungen Ratten, denen ein natürliches Eisenbicarbonat enthaltendes Mineralwasser mit starker Benzidinreaktion (Liebensteiner Wasser) verabreicht wurde, zeigte sich eine erhebliche Beschleunigung des Wachstums. Tiere, denen eine entsprechende Menge Eisen als $FeSO_4$ zum Futter zugesetzt wurde, zeigten ebenfalls eine wenn auch geringere Gewichtszunahme, doch übertreffen sie noch diejenigen Tiere, welche fast nur eisenfreies Leitungswasser bekamen. Die „Liebensteiner" Tiere zeigten bei gleichem Körpergewicht erhöhten Sauerstoffverbrauch. Solche Tiere gleichen in ihrem Stoffwechsel jüngeren Tieren, die auch physiologisch beschleunigtes Wachstum aufweisen. Die Hauptwirkung des Liebensteiner Wassers wird seinem Gehalt an Eisenbicarbonat zugeschrieben. Auch das Eisensulfat hat aber eine ähnliche, wenn auch schwächere Wirkung, die sogar dem dreiwertigen und möglicherweise auch dem komplexgebundenen Eisen nicht fehlt. Kochmann und Seel sprechen die Vermutung aus, daß das therapeutisch verabreichte Eisen das „Plasmaeisen" des Blutes vermehrt und dieses die Stoffwechselsteigerung hervorruft. Es ergibt sich aus den Versuchen kein ausreichender Grund für die Annahme einer besonderen Form von aktivem Eisen, das lediglich durch biologische Wirkungen, nicht aber durch chemische und physiologische Eigenschaften charakterisiert ist.

Amatsu[3] hat bei seinen Untersuchungen über den Vergleich der Wirksamkeit von Eisenverbindungen verschiedener Oxydationsstufen auch die Beeinflussung des Körpergewichts berücksichtigt, ist dabei allerdings zu keinem eindeutig zu beurteilenden Ergebnis gelangt.

Zahn[4] hat bei durch Aderlaß anämisch gemachten Kaninchen keinen Einfluß des Eisens auf das Körpergewicht der Versuchstiere feststellen können, hat allerdings auch weder eine Regeneration des Hämoglobins noch der Erythrocyten nachweisen können!

Bei seinen Untersuchungen über die Wirkung des elektrokolloidalen Eisens auf die Harnausscheidung hat Duhamel[5] Vermehrung von Harnstoff und Phosphaten vor allem in der Nachperiode, Verminderung der Chloride während

---

[1] Kochmann: Über die Beeinflussung des Eisenstoffwechsels durch organische Nahrungskomponenten und die Darreichung von Eisenpräparaten. Biochem. Z. **36**, 268 (1911). — [2] Kochmann, M., u. H. Seel: Biochem. Z. **198**, 362 (1928) — Dtsch. med. Wschr. **1928**, 1321. — Vgl. hierzu auch B. Rchwald: Mineralwasserfabrikant **1930**, 34, 137. — [3] Amatsu: Zit. S. 1101. — [4] Zahn: Experimentelle Untersuchungen über Eisenwirkungen. Dtsch. Arch. klin. Med. **104**, 245 (1911). — [5] Duhamel, B. G.: Wirkung des elektrokolloidalen Eisens auf die Harnausscheidung. C. r. Soc. Biol. Paris **74**, 786 (1913).

der Behandlung und geringe Vermehrung in der Nachperiode festgestellt. Die Behandlung dauerte 13 Tage bei dem einen Kaninchen, 23 bei einem anderen. Daß es sich in diesem Falle um keine Eisenwirkung, sondern um eine Wirkung des Kolloidstoffes als solchen handelte, geht aus den eigenen Angaben Duhamels hervor, der den gleichen Effekt auch bei der Injektion von kolloidalem Selen beobachtete.

Homer[1] fand bei Zusatz von Tryptophan zu einer bestimmten Diät die Ausscheidung von Kynurensäure, Harnsäure und Gesamt-N im Urin vermehrt. Wurde außerdem noch Eisensalz verabreicht, trat eine auffallende Steigerung der Kynurensäureabgabe ein, während die Harnsäuremenge gleichblieb und Gesamt-N nur eine leichte Steigerung erfuhr. Der Stuhl des Hundes färbte sich nach Verabfolgung von Eisen nicht schwarz, nach Ansicht der Autoren deshalb, weil die Schwarzfärbung beim Menschen auf der Bildung von Komplexen mit Indol, das aus dem Tryptophan stammt, beruht, während beim Hunde die Bildung von Kynurensäure das Übergewicht besitzt.

Asher und Doubler[2] haben den Gaswechsel des Hundes nach Milzexstirpation bei eisenarmer Ernährung verfolgt. Die Kombination zweier Eingriffe wie der Milzentfernung und der eisenarmen Ernährung zeigte keinen Einfluß auf die Höhe des respiratorischen Umsatzes des Hundes.

Langfeldt[3] hat 2 Hunden intravenös je 5 ccm kolloidale Eisenoxydlösung eingespritzt und den Gaswechsel, die N-Ausscheidung im Darm und die Wärmeabgabe im Respirationscalorimeter mit den vor der Einspritzung ermittelten Werten verglichen. Es fand sich eine Steigerung des Gaswechsels mit geringer Erhöhung des respiratorischen Quotienten. Die Wärmebildung nahm um 7% bei dem einen, um 15% bei dem 2. Hunde zu. Sie kommt wesentlich auf Rechnung der N-freien Stoffe, da die N-Ausscheidung nicht deutlich geändert war. Zu berücksichtigen ist bei diesen Untersuchungen allerdings, daß sie mit kolloider Eisenoxydlösung ausgeführt wurden, so daß die Ergebnisse nicht auf das Eisen als solches, sondern, wie schon in den vorher erwähnten Untersuchungen mitgeteilt wurde, mehr auf die kolloide Lösung (im Sinne einer Proteinkörpertherapie) bezogen werden müssen.

Nishiura[4] hat die Beeinflussung des Gasstoffwechsels durch Eisen untersucht und kam zu folgenden Ergebnissen. Weinsaures Eisenoxydnatrium, welches bei intravenöser Injektion von 10 mg wirkungslos war, verursachte bei 20 mg vorübergehende Lähmungen und Dyspnoe und bei 30 mg sofortigen Tod. Bei intravenöser Injektion (im ganzen 51 Versuche an 8 Ratten) setzten Gaben von 0,1—1 mg den O_2-Verbrauch herab, Gaben von 10—20 mg erhöhten ihn. Bei subcutaner Verabreichung erfolgte bei 10 mg eine Steigerung, bei 30—50 mg eine Verminderung des Grundumsatzes. Die Wirkung von 10 mg ist also subcutan und intravenös die gleiche, während die Wirkung hoher Dosen intravenös wegen der toxischen Nebenwirkungen nicht geprüft werden konnte. Bei täglicher subcutaner Injektion von 0,1 mg nahm der O_2-Verbrauch ab, bei 1 mg stieg er in hohem Maße an; dieser Anstieg geht mit Gewichtsansatz einher, was eine enorme Steigerung der Assimilation voraussetzt.

Nonnenbruch[5] untersuchte bei 4 Versuchspersonen den Grundumsatz

---

[1] Homer, A.: Über den Einfluß von Eisensalzen auf den Umsatz von Tryptophan beim Hund. J. of Physiol. 50, Proceed. XIX—XX (1916). — [2] Asher u. Doubler: Biochem. Z. 122, 161 (1921). — [3] Langfeldt, E.: Animal calorimetry 17 — The influence of colloidal iron on the basal metabolism. J. of biol. Chem. 47, 557 (1921). — [4] Nishiura, S.: Über die Beeinflussung des Gasstoffwechsels durch Eisen. Arch. f. exper. Path. 102, 320 (1924). — [5] Nonnenbruch, W.: Über die Wirkung großer Eisengaben auf den Gesamtstoffwechsel. Verh. dtsch. Ges. inn. Med. 1926, 332.

mit der Kroghschen Methode während der Darreichung großer Eisengaben. 10 Tage lang wurden täglich 20mal 0,1 g Ferrum reductum oral verabreicht. Der Grundumsatz wurde während dieser Zeit in gewissen Abständen weiter bestimmt. Im Vergleich mit dem Grundumsatzwert der Vorperiode fehlte während und am Ende der Eisendarreichung jegliche Änderung des Grundumsatzes.

Funakubo[1] untersuchte gleichfalls den Einfluß des Eisens auf den Grundumsatz, gleichzeitig mit dessen Einfluß auf die Regeneration der Erythrocyten bei verschiedenen Formen der Anämie. Zunächst wurde gezeigt, daß der Grundumsatz bei verschiedenen Formen der Anämie in den meisten Fällen die normalen Werte nur in einigen eine ziemlich deutliche Erhöhung bzw. Erniedrigung zeigt. Durch den „Eisenstoß" (Verabreichung großer Eisendosen) wurden in 8 unter 10 Fällen die Regeneration der Erythrocyten bedeutend erregt. Bei 7 Fällen wurde am Anfang und auf dem Höhepunkt der Regeneration der Erythrocyten der Grundumsatz bedeutend herabgesetzt, der nach der Besserung zur Norm zurückkehrte. In anderen Fällen wurden entweder die Regeneration und gleichzeitig eine ziemlich deutliche Steigerung des Grundumsatzes hervorgerufen oder kein Einfluß auf die Regeneration, jedoch eine bedeutende Erhöhung des Grundumsatzes oder gar kein Einfluß sowohl auf Grundumsatz als auch auf die Regeneration beobachtet. Daraus wird der Schluß gezogen, daß die Regeneration keineswegs eine Teilerscheinung der Stoffwechselsteigerung durch das Eisen als Tonicum, sondern eine Begleiterscheinung der durch das Eisen bewirkten Dissimilationshemmung sei. Zwischen diesen beiden Prozessen scheint keine innige ätiologische Beziehung zu bestehen. Die Regeneration wird als eine Erscheinung des Knochenmarkreizes durch das Eisen gedeutet.

Oonk[2] fand, daß intravenöse Injektion von Eisensalzen eine deutliche Steigerung des Sauerstoffverbrauches der Nierenzellen hervorruft, auch ohne daß eine nachweisbare granuläre Speicherung des Eisens in den Zellen auftritt. Diese Wirkung klingt nach 24 Stunden wieder ab. Auch hier ist der Effekt kolloider Stoffe und die Beeinflussung des reticuloendothelialen Systems einer eigentlichen Eisenwirkung gegenüberzustellen.

Bertrand und Nakamura[3] führten vergleichende Untersuchungen über die physiologische Bedeutung von Eisen und Zink an 33 aus 7 Würfen stammenden Mäusen (21—29 Tage alt) aus. Von jeder Gruppe wird ein Teil mit durch Salzsäure eisenfrei gemachter Nahrung, der andere mit der gleichen Nahrung unter Zusatz von Eisenammoniakalaun gefüttert. Daß das Eisen resorbiert wurde, konnte dadurch bewiesen werden, daß 10 einwandfrei ernährte Mäuse (Verdauungsapparat und Darminhalt) 1,479 mg Fe enthielten, 10 Mäuse mit Eisenbeigabe dagegen 2,694 mg. In bezug auf die Lebensdauer macht sich nur bei einer Gruppe (am 26. Tage zum Versuch von der Mutter getrennt) ein deutlich lebensverlängernder Einfluß der Eisenzulage bemerkbar. Der Tod erfolgte bei den 3 Tieren ohne Fe am 16., 15. und 14. Tage, bei den 4 Tieren mit Fe am 23., 27., 27. und 27. Tage. Sonst war die Lebensdauer bei beiden Teilen jeder Gruppe gleich (2¹/₂—3¹/₂ Wochen). Es machten sich also Unzu-

---

[1] Funakubo, Haru: Über den Grundumsatz und die Regeneration der Erythrocyten bei versch. Formen der Anämie. II. Einfluß der Eisentherapie. Jap. J. med. Sci., Trans. IV Pharmacol. 6, 2 (1932). — [2] Oonk, H.: Über die Beeinflussung des Nierenstoffwechsels durch Speicherung körperfremder Substanzen (vitale Farbstoffe u. Metallsalze). Beitr. path. Anat. 79, 756 (1928). — [3] Bertrand, G., u. H. Nakamura: Recherche sur l'importance physiologique comparée du fer et du zinc. Ann. Inst. Pasteur 39, 698 (1925) — Bull. Soc. sci. Hyg. aliment. Paris 13, 371 (1925); 7, 933 (1925).

länglichkeiten der Ernährung geltend, welche den Einfluß des Fe maskieren. Ein Vergleich mit der Wirkung des Zink ergibt, daß die Unzulänglichkeit der Nahrung sich bei Eisenzusatz viel stärker bemerkbar macht als bei Zinkzusatz.

Gasstoffwechselversuche unter Einfluß von Eisen wurden von Sanders[1] an Hunden ausgeführt. Ihr Beginn wurde stets 8—10 Stunden nach dem vollkommenen Verzehren der gereichten Nahrung verlegt, um eine Beeinflussung durch eine spezifisch dynamische Wirkung auszuschalten. Als Eisenpräparat diente Ferrochlorid. Beim ersten Versuchstiere ergaben sich hinsichtlich des Gewichtes, daß dieses in der Vorperiode und in der ersten Eisenperiode annähernd konstant blieb, in der zweiten Eisenperiode und noch mehr in der Nachperiode dagegen eine geringe Senkung zeigte. Dem Verhalten des Gewichts entsprach die Stickstoffbilanz. Der Gasstoffwechsel paßte sich dem allmählich abnehmenden Körpergewicht an und blieb sowohl in der ersten wie in der zweiten Eisenperiode annähernd konstant. In der Nachperiode stieg der Sauerstoffverbrauch etwas an, jedoch in so geringem Maße, daß diese Erhöhung als in die normalen Schwankungen fallend angesehen werden mußte. Die in diesem Versuche mäßig fallende Gewichtskurve und die entsprechend ansteigende N-Ausscheidungskurve wird auf die nicht ganz ausreichende Nahrung zurückgeführt. Das zugeführte Eisen, das allerdings nur einer Menge von 0,05 bzw. 0,1 g $FeCl_2$ entsprach, beeinflußte weder in der Periode der Eisenzufuhr noch in der Nachperiode den Eiweiß- oder Gasstoffwechsel in irgendeiner Weise. In einem zweiten Versuche erhielt ein Hund eine zur Erhaltung der Gewichtskonstanz ausreichende Nahrung. In diesem Versuche erhielt das Tier 0,2, 0,4 und 0,8 g $FeCl_2$. Das Gewicht hielt sich hier auf vollkommen gleicher Höhe, und erst im Verlaufe der Nachperiode machte sich mäßiges Ansteigen des Gewichtes bemerkbar. Die Stickstoffbilanz verlief im allgemeinen mit den Gewichtsveränderungen parallel; in der Nachperiode wurde in den ersten 7 Tagen die Stickstoffausscheidung, und zwar hauptsächlich im Harn so stark, daß die vorher positive Bilanz negativ wurde. In den folgenden 6 Tagen dagegen erfolgte ein Umschlag, und die Bilanz ergab wieder einen positiven Wert. Die Änderung der N-Bilanz wird auf einen Einfluß des Eisens zurückgeführt. Der R. Qu. zeigte im Verlaufe des Versuches keine besonderen Veränderungen, so daß eine spezifische Wirkung des Eisens auf den Fett-, Eiweiß- und Kohlehydratstoffwechsel ausgeschlossen erscheint.

In den Bereich der toxischen Eisenwirkungen gehören die Untersuchungen von Waltner[2] über die Wirkung großer Eisendosen auf dem Calcium und Phosphorstoffwechsel. Wurde der bekannten, nicht rachitogenen Mc Collumschen „Stockdiät" (Weizen, Mais, Hafer, Leinsamenkuchen, Casein und $CaCO_3$) 2% reduziertes Eisen beigemischt, so bewirkte sie bei Ratten schwere rachitische Veränderungen. Ferrophosphat in äquivalenter Menge hatte den gleichen Effekt. Ferriphosphat war primär giftig. Ferrum citricum erzeugte jedoch wiederum Rachitis. Die schon primär rachitogenen Ca-armen oder die P-armen Diätformen erfahren durch 2% Ferrum reductum eine starke Steigerung ihrer rachitogenen Wirkung. Ferrum reductum und Ferrum citricum erzeugen eine Rachitis mit Hypophosphatämie, Ferrophosphat dagegen eine solche mit Hypocalcämie. Waltner führt die rachitogene Wirkung großer Eisendosen auf eine Markschädigung zurück.

[1] Sanders, R.: Die Stoffwechselwirkung des Eisens. Arch. f. exper. Path. 151, 1 (1930). — [2] Waltner, K.: Über die Wirkung großer Mengen Eisens. I. Über die Wirkung des Eisens auf die Knochenentwicklung. Biochem. Z. 188, 381 (1927).

Bei seinen Untersuchungen über die Wirkung der Metallsalze auf den Blutzuckergehalt hat Tkachenko[1] kleine Mengen verschiedener Metallsalze (0,1 mg pro Kilogramm) eingespritzt, in anderen Versuchen Insulin mit derselben Metallmenge und schließlich zum Vergleich Insulin allein. Stündlich wurde der Blutzuckergehalt festgestellt. Es ergab sich, daß CO, Ni, Cu und Zn den Blutzuckergehalt beträchtlich herabzusetzen vermögen. Besonders Ni und CO verstärken die durch Insulin hervorgerufene Hypoglykämie. Mn, Fe, Au und Hg hatten keinen Einfluß auf den Blutzucker. Wiederholte Injektionen von Cu und Zn führten zu Intoxikationserscheinungen, in deren Gefolge eine Erhöhung des Blutzuckers festgestellt wurde.

In weiteren Untersuchungen[2] prüfte er die Wirkung des Eisens auf Blut, Wachstum, Fertilität und Lactation. 2% Ferrum reductum, einer normalen vitaminreichen Grunddiät beigemischt, hatte keine Wirkung auf das Blut (Hämoglobingehalt, Blutkörperchenzahl) der Versuchsratten. Wurde diese Menge Eisen einem rachitogenen Nährgemisch (McCollum Nr. 3143) zugesetzt, so entwickelte sich bei Ratten eine ausgesprochene Anämie. Bei ganz jungen Tieren führten 2% Fe zu einer deutlichen Wachstumshemmung. Das Wachstum älterer Tiere erlitt durch Zugabe von 2% Eisen keine Störung. Ferrum reductum zu 2% der Grunddiät beigemischt, schädigte die Fertilität der Ratten beiderlei Geschlechts, ebenso auch die Stillfähigkeit der Muttertiere. Die Eisenwirkung wurde in allen diesen Fällen durch das Vitamin D neutralisiert.

Auch Cox, Dodds, Wigman und Murphy[3] haben den Einfluß größerer Eisengaben auf den Phosphorstoffwechsel untersucht. Auf große Mengen löslicher Aluminiumsalze in der Nahrung ging bei Meerschweinchen der anorganische Phosphor des Blutes bis auf 15% der Norm herab; Ca und P der Knochen gingen binnen 4 Wochen auf 70% der Norm herunter; Ferrisalze haben eine ähnliche, aber schwächere Wirkung. Ähnlich wie das Meerschweinchen verhielt sich das Kaninchen, bei dem die P-Ausscheidung im Harn rasch nachließ. Der Effekt beruhe auf der Ausfällung der Nahrungsphosphorsäure als Aluminium- bzw. Eisenphosphat und soll durch Verfütterung äquivalenter Mengen Mononatriumphosphats aufhebbar sein.

Eine Reihe von Untersuchungen berührt die Frage der Beziehung der Eisenwirkung zum Vitaminstoffwechsel. Yoshiue[4] untersuchte die Bedeutung der verschiedenen Vitamine für die Eisenassimilation. An jungen Mäusen wurden Fütterungsversuche mit verschiedener Kost angestellt; dann wurde der Einfluß der Vitamine der Nahrung auf den Mineralgehalt des Körpers durch Aschenanalysen ermittelt. Die Tiere erhielten vitaminfreie Kost (Reis + Salzgemisch), dazu ein Eisenpräparat (Triferrin); ferner entweder Butter oder Reiskleie oder Kohlrübenpreßsaft. Eine Gruppe blieb ganz ohne Vitamin, eine 5. erhielt alle 3 Vitamine gleichzeitig. Aus den Versuchen ergab sich, daß die Mineralien der Weichteile (Fe, K und Cl) bei jenen Gruppen vermindert waren,

[1] Tkachenko, L.: Über die Wirkung der Metallsalze auf den Blutzuckergehalt. J. of orient. Med. 8, 49 (1928). — [2] Waltner, K.: Über die Wirkung großer Mengen Eisen. II. Über die Wirkung des Eisens auf Blut, Wachstum, Fertilität und Lactation. Biochem. Z. 205, 467 (1929). — [3] Cox, G. J., M. L. Dodds, H. B. Wigman u. F. J. Murphy: The effects of high doses of aluminum and iron on phosphorus metabolism. J. of biol. Chem. 92, 11 (1931). — [4] Yoshiue, S.: Über die Bedeutung der verschiedenen Vitamine für die Eisenassimilation beim heranwachsenden Individuum und über die Zusammensetzung der Körperasche bei vitaminfreier und vitaminhaltiger Ernährung. Biochem. Z. 134, 363 (1922).

bei denen während der Versuchszeit Gewichtsverlust eingetreten war, und daß umgekehrt die Mineralien des Skelets (P, Ca und Mg) bei den abgemagerten Tieren prozentual vermehrt waren.

Bliss und Thomason[1] haben Ratten und Mäuse bei eisenarmer Kost gehalten, aber neben allen übrigen Nährstoffen auch reichlich Vitamin B zugeführt. Es entwickelten sich Symptome, die mit bilateralsymmetrischem Haarverlust, Dünnwerden der Haut und Dermatitis der sog. Rattenpellagra oder C-Avitaminose ähnlich waren. Nach Verfütterung von Leber, Blut und krystallisiertem Hämin gingen die Erscheinungen zurück. Die Möglichkeit wird erörtert, daß die Ursachen der C-Avitaminose komplexer Natur sind und daß dabei Eisenmangel eine Rolle spielt, was aber durch diese Fütterungsversuche mit Blut allein nicht bewiesen erscheint.

Simmonds, Becker und McCollum[2] kamen bei ihren Untersuchungen über die Beziehung von Vitamin E zur Assimilation des Eisens zu dem Ergebnis, daß Eisensulfat zu 0,2% unter das Futter gemischt, Ratten schädlich ist. Wenn die Tiere als einzige Eisenquelle die von den Verfassern zusammengesetzte Salzmischung 20 erhielten, nahmen sie rasch an Gewicht ab, wurden schwach, und bei den meisten entwickelte sich eine sog. „Salzophthalmie". Durch Verfüttern von Öl aus Weizenkeimlingen oder bei Ersatz des Ferrosulfats durch Ferricitrat erholten sich die Tiere wieder. Die Versuche zeigten, daß Ferrisalze als Eisenquelle für wachsende Ratten den Ferrosalzen weit überlegen sind und daß Vitamin E und Eisenassimilation in gewisser Beziehung zusammenhängen; denn bei diesem Vergleich blieb allerdings die absolute Eisenmenge und ihre Bindungsart unberücksichtigt, so daß der Schluß von der besseren Wirkung der Ferrisalze hier nicht genügend begründet ist, da ein komplexes Ferrisalz mit einem einfachen Ferrosalz in nicht gleichen Mengen verglichen wurde.

Untersuchungen über den Einfluß kleiner Mengen von Eisen auf das Wachstum von A-Vitamin-frei ernährten Ratten haben Chidester, Eaton, Thompson und Speicher[3] ausgeführt. Da bei diesen Untersuchungen aber neben Eisen auch kleine Mengen von Mangan, Jod und in anderen Fällen Arsen bzw. Kupfer dem Futter beigemischt wurden, scheint der dem Eisen hier zugeschriebene Einfluß auf diese Stoffwechselvorgänge nicht einwandfrei erwiesen, zumal es sich hierbei um außerordentlich geringe Eisenmengen (Bruchteile von Milligramm) handelt, die bei oraler Verabreichung kaum allein so weitgehenden Einfluß zeigen dürften.

Im Anschluß an die eben mitgeteilten Versuche über die Beeinflussung der Stoffwechselvorgänge durch Eisen sei auch auf folgende Untersuchungen verwiesen: Bianca dal Bianco[4] fand, daß Eisensulfat die Eierproduktion und die Entwicklungsgeschwindigkeit des Rädertieres (Proales Felis) steigert.

[1] Bliss, Sidney, u. M. L. Thomason: Eisenmangel bei weißen Ratten und Mäusen. Proc. Soc. exper. Biol. a. Med. 28, 636 (1931). — [2] Simmonds, N., J. E. Becker u. E. V. McCollum: The relation of vitamin E to iron assimilation. J. of biol. Chem. 74, 58 (1927). — [3] Chidester, F. E., A. G. Eaton u. G. P. Thompson: The influence of minute doses of iodine and iron ongrowth of rats furnished vitamin A free diet. Science (N. Y.) 1928 II, 432 — Influence of modified Fowlers solution of arsenic on rats receiving vitamin A-free diet with iron iodile added. Proc. Soc. exper. Biol. a. Med. 26, 143 (1928). — Chidester u. Eaton: Influence of arsenic, ferrous suphate and coppe suphate on rats furnished a vitamin A-free diet with iron added. Ebenda 26, 141 (1928). — Chidester, F. E., A. G. Eaton u. N. K. Speicher: Der Einfluß von Eisenjodid auf Ratten bei Vitamin A-freier Diät. Ebenda 28, 187 (1930). — [4] Bianca dal Bianco: Der Einfluß einiger Substanzen auf die Vermehrung eines Rädertieres (Proales Felis). J. of exper. Zool. 39, 1 (1924).

Wither, Brewster und Carruth[1] sahen eine eigenartige Wirkung von Eisensalzen auf bestimmte Stoffwechselstörungen. Baumwollsaatmehl wirkt tödlich, wenn man es für längere Perioden in großen Mengen an Schweine und kleinere Säugetiere verfüttert. Kaninchen starben nach Verfütterung von ca. 48—225 g zwischen 6 und 22 Tagen; im Durchschnitt nach Aufnahme von 132 g in 13 Tagen, bei einem Gewichtsverlust von 340 g. Es erwies sich, daß schon erkrankte Tiere gerettet werden konnten, wenn man ihnen 0,7 g citronensaures Fe in Wasser zuerst täglich, dann jeden 2. Tag verabreichte. Gab man regelmäßig zu der Nahrung von Baumwollsaatmehl sofort eine bestimmte Menge citronensaures Fe und Ammoniak, so erkrankten die Tiere nicht bzw. erst erheblich später; sie konnten ungefähr 5mal soviel Baumwollsaatmehl fressen, als im Durchschnitt genügte, um ein eisenfreies Tier zu töten. In weiteren Untersuchungen ergab sich, daß die toxischen Eigenschaften, welche Baumwollsaatmehl bei der Verfütterung zeigt, sich durch die gleichzeitige Verabreichung von Eisensalzen (Versuche an Schweinen) bedeutend herabsetzen lassen.

Eine alte Frage, die die Stoffwechselwirkung des Eisens berührt, betrifft die sog. „Roborierung". Tonica und Roborantia spielten vielleicht in früheren Zeiten im Rahmen der Arzneitherapie eine größere Rolle als jetzt. Sie dienten dazu, dem Körper seine Spannkraft wiederzugeben und die namentlich in der Rekonvaleszenz zutage tretende Schwäche zu beseitigen. Das Unbestimmte im Wesen dieser Stoffe und die Unklarheiten, die über den Angriffspunkt solcher Mittel bestand, dürften wohl mit daran schuld sein, daß mit der Entwicklung der experimentellen Medizin solche Stoffe immer weniger Berücksichtigung fanden oder unter anderen Namen mit umschriebenen Indikationsgebieten in den Arzneischatz Eingang fanden. Unter den Mitteln dieser Gruppe spielte seit alters her neben dem Chinin, dem „Summum roborans", das Eisen eine bedeutende Rolle.

Die Tonica zielten, wie schon ihr Name besagt, mehr auf die Steigerung des subjektiven Kräftegefühls hin, und so wird uns die Wirkung der Coffeindroge ebenso wie des Strychnins in dieser Arzneimittelgruppe verständlich. Die Wirkung der Roborantia wurde dagegen vorwiegend in der Zunahme des Körpergewichts und der Wiedererlangung gesunder Hautfarbe zusammen mit der Steigerung des subjektiven Kräfteempfindens gemessen. Es erscheint von Anfang an ausgeschlossen, nach dieser Richtung hin Chinin und Eisen als gleichsinnig wirkende Arzneimittel anzusehen.

Wir können recht wohl die Wirkung des Chinins, die dieses Alkaloid als Roborans entfaltet, in der Hemmung der katabolen Prozesse sehen, in der Einschränkung eines pathologisch gesteigerten Gewebszerfalles, die durch die Hemmung der oxydativen Vorgänge erreicht werden kann und die zunächst zu einer Hemmung der Gewichtsabnahme und dann bei Eintritt normaler Stoffwechselvorgänge zu einer Steigerung des Körpergewichts führen muß.

In diesem Sinne kann die roborierende Eisenwirkung nicht aufgefaßt werden; im Gegenteil, wir müssen dabei vielleicht an einen direkt entgegengesetzten Vorgang denken. Besonders dort, wo infolge Darniederliegens der oxydativen Vorgänge ein zu geringer Energiewechsel besteht, wird vielleicht die Steigerung der Oxydationsvorgänge durch gesteigerten Abbau die Bausteine

---

[1] Withers, W. A., u. J. F. Brewster: Studies on cotton seed meal toxicity. II. Iron as an antidote. J. of biol. Chem. **15**, 161 (1913). — Withers, W. A., u. F. E. Carruth: Iron as an antidote to cotton seed meal injury. Ebenda **32**, 245 (1917).

für die Synthesen zum Aufbau neuer Organsubstanz liefern können. Daraus würde sich gewissermaßen eine direkt gegensätzliche Indikation für Chinin einerseits und für Eisen andererseits als Roborantia ergeben.

Wir haben im vorstehenden eine Reihe von Stoffwechselvorgängen kennengelernt, die durch das Eisen bald in der einen, bald in der anderen Richtung, bald mehr, bald weniger deutlich, beeinflußt werden können. Wir dürfen vielleicht schon in diesen einen Teil jener Eisenwirkungen sehen, die als roborierende Wirkung dieses Metalls rein empirisch zur Beobachtung gelangt war.

Diesen Untersuchungen über die Wirkung des Eisens auf die einzelnen Stoffwechselvorgänge sind jene anzuschließen, die sich auf das Verhältnis der Kohlenstoff- zur Stickstoffausscheidung, also auf den sog. C:N-Quotienten, beziehen. Diese Untersuchungen wurden fast durchweg mit dem sog. aktiven Eisenoxyd ausgeführt, so daß die Beurteilung dieser Stoffwechselversuche mit der Beurteilung des aktiven Eisenoxyds zusammenfällt. Die darauf bezüglichen Arbeiten sollen daher im folgenden ihre zusammenfassende Besprechung finden.

Das Wesentlichste über den Begriff des aktiven Eisens wurde bereits im Abschnitte über die Eigenschaften des Eisens, die für die Biologie von Bedeutung sind (s. S. 743), besprochen. Der Begriff der „Eisenaktivität" geht besonders auf die Untersuchungen von Baudisch und seinen Mitarbeitern zurück, die ergeben hatten, daß eine Reihe von Eisenoxyden gleicher chemischer Zusammensetzung, aber verschiedener Struktur verschiedene katalytische Wirkungen entfalten. Diese Aktivität geht allmählich verloren. In ähnlicher Weise wurde von Baudisch auch in den eisenhaltigen Mineralwässern das Vorhandensein gewisser aktiver Komplexe angenommen, deren Aktivität beim sog. Altern des Wassers verlorengehe (s. S. 1220).

Diese Arbeiten führten zu weitgehenden Diskussionen über die Frage der sog. Eisenaktivität.

Was zunächst die Mineralwässer anlangt, so wurde durch eingehende Untersuchungen von Simon und Kötschau, Schöller und Rothe, Starkenstein, Fresenius und Haarpuder, wie oben schon S. 744 u. 1220 ausgeführt wurde, nachgewiesen, daß die Aktivität eine Funktion der Ferroionen ist und daß entsprechend deren Labilität mit ihrem Verschwinden auch die Aktivität des betreffenden Mineralwassers verlorengeht.

Für das Eisenoxyd konnte Baudisch in vitro Unterschiede in der Abhängigkeit von der Struktur der Verbindung nachweisen. Eines dieser Eisenoxyde kam unter dem Namen Siderac auch zur klinischen Verwendung, und mit diesem wurden auch fast alle im folgenden zu besprechenden Untersuchungen von Bickel und seinen Schülern über die Wirkung des Eisens auf bestimmte Stoffwechselvorgänge durchgeführt.

Die Annahme, daß ein solches Eisenoxyd im Organismus in bestimmter magnetischer Form zur Wirkung komme, war naturgemäß unwahrscheinlich. Das per os zugeführte Eisenoxyd konnte nur in der Salzsäure des Magens oder in bestimmten sauren Valenzen des Darms Lösungsbedingungen finden. Die Lösungs- und Umwandlungsmöglichkeiten dieses Eisenoxyds im Magen und Darmkanal wurden schon in den betreffenden Abschnitten (s. S. 817) ausführlich behandelt. Aus den dort angeführten Untersuchungen von Bauer geht hervor, daß dieses als Siderac bezeichnete aktive Eisenoxyd in der Salzsäure des Magens besser löslich ist als das gewöhnliche Eisenoxyd, daß aber doch die Löslichkeit nur eine äußerst minimale ist. Im Magen kann es folglich nur zur Bildung von Ferrichlorid kommen, das als solches nie zur Resorption gelangen kann, sondern im besten Falle nur nach Reduktion zu Ferrochlorid.

Aus all dem ergab sich, wie schon in dem erwähnten Abschnitte ausgeführt wurde, daß sich vom Eisenoxyd — mag es sich nun um das magnetische oder um das gewöhnliche handeln — nur äußerst geringe Teile der zugeführten Mengen lösen können, von denen wiederum nur ein Teil zur Resorption gelangen kann. Was somit von einem oral verabreichten Eisenoxyd zur Wirkung kommt, ist ebenso wie nach Zufuhr metallischen Eisens das Ferrochlorid, das aber aus dem metallischen Eisen direkt und in genügender Menge, nach Zufuhr von Eisenoxyd nur indirekt und selbst bei Aufnahme äußerst großer Mengen vom Ferrioxyd nur in sehr geringem Maße im Magen und Darm gebildet und zur Resorption gebracht werden kann.

Da von Bickel und seinen Schülern die Behauptung aufgestellt wurde, daß mit diesem aktiven Eisenoxyd Stoffwechselwirkungen erzielt wurden, die durch andere Eisenverbindungen nicht erreicht werden können, so schien es mit Rücksicht auf die schlechten Lösungs- und Resorptionsbedingungen für Eisenoxyd naheliegend, eine besondere Energie anzunehmen, die das magnetische Eisen gegenüber dem gewöhnlichen besitze und die sich auch biologisch im Organismus entfalte. Solches schien zunächst aus den Untersuchungen hervorzugehen, die Bickel und seine Schüler über die Beeinflussung des allgemeinen Körperstoffwechsels und insbesondere über die Beeinflussung des Harnquotienten C : N durch Eisen ausgeführt haben.

Das Verhältnis des im Körper umgesetzten und durch die Lunge als Kohlensäure ausgeschiedenen Kohlenstoffs zu dem im Harn als dysoxydabler Kohlenstoff zur Ausscheidung gelangenden beträgt beim Menschen ungefähr 270 g zu 10 g pro Tag. Dieser dysoxydable Kohlenstoff ist im Harn teils in stickstofffreien bzw. stickstoffarmen Molekülen, teils in solchen enthalten, die aus wenig Kohlenstoff, aber viel Stickstoff aufgebaut sind (Harnstoff, Purinbasen, Aminosäure). Bei bestimmter gleichmäßiger Ernährung soll das Verhältnis von C:N beim Menschen einen Wert darstellen, der nur innerhalb enger Grenzen schwankt. Bei einer gemischten, calorisch suffizienten Nahrung, bei der das Stickstoffgleichgewicht erhalten bleibt und in der Eiweiß und Fett etwa zu gleichen Teilen und Kohlehydrate in der ungefähr $2\frac{1}{2}$ fachen Menge gegeben werden, liegt nach den Beobachtungen von Bickel[1] beim gesunden erwachsenen Menschen dieser Quotient im Durchschnitt bei 0,7. Bei den verschiedenen Tierarten sei die Lage des Quotienten verschieden, beim Pflanzenfresser besonders hoch (so beim Kaninchen gewöhnlich zwischen 1 und 2, er zeigt aber auch noch größere tägliche Schwankungen).

Da die Lage des Quotienten eng mit der Oxydation im intermediären Stoffwechsel zusammenhängt, können diese Oxydationsänderungen entweder Änderungen im N-Umsatz oder Änderungen in der Bildung von dysoxydablen Kohlenstoff oder beides herbeiführen. Ein erhöter Quotient zeigt in der Regel eine Oxydationseinschränkung, ein gesenkter aber eine Oxydationssteigerung an. Nicht jede Quotientenerhöhung ist pathologisch, wenn sie auch fast immer als dysoxydative Carbonurie bezeichnet werden muß. Änderungen in der Lage des Harnquotienten C:N sollen somit Änderungen in der Umsatzmasse und in der Intensität einerseits der Oxydation der N-haltigen Moleküle, andererseits in der kohlenstoffhaltigen Substanz erkennen lassen. Die Bildung des dysoxydablen Kohlenstoffs im Körper erfolgt in weitgehender Unabhängigkeit von der Bildung des harnfähigen Stickstoffs. Bickels Untersuchungen gingen nun dahin, die Frage zu studieren, ob es möglich sei, durch therapeutische Maßnahmen einen erhöhten Quotienten zu senken oder einen gesenkten zu erhöhen und so die Wirkung von Arzneimitteln im weitesten Sinne des Wortes auf die Lage des Quotienten zu prüfen.

Unter den Mitteln, die bei diesen Untersuchungen zur Prüfung gelangten, spielte bei den Arbeiten Bickels und seiner Schüler das Eisen eine Hauptrolle, insbesondere das obenerwähnte aktive Eisenoxyd sowie die angeblich aktive Eisenverbindungen enthaltenden Mineralwässer.

In den Untersuchungen von Wada[2] wurden 2 Kaninchen von 1900 bzw. 1600 g Körpergewicht bei gleichmäßiger Fütterung mit Mohrrüben gehalten. In einer 5 tägigen Vorperiode wurde die tägliche Lage des Harnquotienten

[1] Bickel, A.: Über Oxydationsstörungen im Kohlenstoffwechsel und die Beeinflussung des Harnquotienten C:N durch Mineralien. Klin. Wschr. 5, 43 (1926). — Vgl. ferner hierzu A. Bickel: Über die Verschiedenheit in der Stoffwechselwirkung der frischen und gealterten Stahlquelle vom Bad Elster. Med. Klin. 1927, Nr 3 — Der C- und N-Stoffwechsel in der Physiologie und Pathologie. Med. Welt 1928, Nr 3 u. 4 — Praktische Therapie mit Eisenpräparaten und Stahlquellen. Dtsch. med. Wschr. 1928, Nr 38 — Allgemeine Stoffwechselwirkungen der Trinkkur mit frischen Eisenquellen. Z. Kurortwiss. 1, H. 7, 323 (1931). — [2] Wada, Hideo: Biochem. Z. 175, 62 (1926).

C : N durch Analyse der 24stündigen Harnmenge auf C und N bestimmt und daraus die Lage des Quotienten im Periodendurchschnitt berechnet. Darauf erhielt jedes Tier 5 Tage lang täglich 5 mg bzw. 4 mg aktives Eisenoxyd in Form einer Suspension in etwa 30 ccm Wasser mittels einer Schlundsonde in dem Magen. Nach einer Zwischenperiode von 11 bzw. 10 Tagen mit reiner Rübenfütterung folgte eine 2. Versuchsperiode, in der wiederum 5 bzw. 4 mg inaktives Eisenoxyd verfüttert wurde. Hierauf wurde eine 8tägige Nachperiode angeschlossen.

Diese an 2 (!) Kaninchen durchgeführten Untersuchungen führten zu dem Ergebnis, daß aktives Eisenoxyd eine starke Steigerung des C zu N-Quotienten hervorrief, die sofort auftrat und die auch noch einige Tage nach Aussetzen der Medikation bestehen blieb, wogegen das inaktive Eisenoxyd während seiner Verabreichung praktisch gar keinen Einfluß auf die Quotientenlage hatte, höchstens eine Nachwirkung im Sinne einer geringfügigen Erhöhung erkennen ließ. Die Quotientenerhöhung als Folge dieser Wirkung des aktiven Eisens wird durch Stickstoffzehrung erklärt. Der Harn wird ärmer an Stickstoff, wobei die Kohlenstoffausscheidung im 1. Falle unverändert, im 2. Falle leicht erhöht befunden wurde.

Es sei schon hier darauf hingewiesen, daß dieser Effekt nach einer Zufuhr von ungefähr 3 mg Fe pro die erhalten wurde, also nach oraler Zufuhr einer Eisenverbindung, die nach mehrfach durchgeführten Untersuchungen nur zum Teil im Magen und Darm in eine lösliche bzw. resorbierbare Form überführt werden kann!

Von Rosenfeld[1] durchgeführte Untersuchungen führten allerdings zu dem Schluß, daß aus der Intensität der chemischen Reaktivität einer Eisenverbindung (Vermögen, H_2O_2 zu ersetzen, die Benzidinreaktion zu geben) sowie aus ihrem Verhalten gegenüber dem Magneten kein Schluß auf die Größe der biologischen Aktivität und den therapeutischen Wert einer solchen Verbindung gezogen werden kann.

Ähnlich prüften dann Remesov[2] und Rosenkranz[3] das aktive Eisenoxyd an Hunden. Diese Untersuchungen führten Remesow zu folgendem Ergebnis:

1. Das nach Baudisch hergestellte aktive Eisenoxyd (Siderac der Auer-Gesellschaft) ruft in der Regel beim Hunde eine N-Retention hervor, die in erster Linie auf einer Einschränkung der Eiweißoxydation in intermediärem Stoffwechsel, in zweiter Linie auf einer besseren Ausnützung der Nahrung im Darm beruht.

2. Dieses Eisenoxyd läßt ferner Wirkungen auf den Fett- und Kohlehydratstoffwechsel erkennen, wobei aber die Oxydationen in verschiedener Richtung verlaufen können.

3. Diese Wirkungen des aktiven Eisenoxyds sind in erster Linie an die Nahrungsverwertung geknüpft.

Zu gleichen Resultaten kam Rosenkranz, der nach $2^1/_2-5$ mg aktiven Eisenoxyds pro Kilogramm Körpergewicht, das Hunden oral verabreicht wurde, eine Besserung der Nahrungsausnützung im Darm fand, also bei gesteigerter C- und N-Resorption auf eine starke Einschränkung in der Eiweißoxydation und nach Maßgabe der erhöhten Werte des dysoxydablen Harn-C auch auf eine zumindest qualitative Herabsetzung in der Oxydation der N-freien, C-haltigen

[1] Rosenfeld, L.: Über das Verhältnis von chemischer Reaktivität zu biologischer Aktivität bei Eisenverbindungen. Biochem. Z. **190** (1927). — [2] Remesov, I.: Über die Wirkung der biologisch aktiven Eisenverbindungen auf Wachstum und Stoffwechsel. Ž. exper. Biol. i. Med. **12**, 262, 272 (1929) — Weitere Untersuchungen über den Einfluß der Verfütterung aktiven Eisenoxyds auf den Stoffwechsel. Biochem. Z. **186**, 64 (1927). — [3] Rosenkranz, G.: Weitere Untersuchungen über die optimale Dosierung für die Stoffwechselwirkung des aktiven Eisenoxyds. Biochem. Z. **185**, 320 (1927).

Substanzen (Fett und Kohlehydrate) schließt. Die Stoffwechselwirkung des aktiven Eisenoxyds äußere sich somit in einer Einschränkung der Eiweißoxydation, vielleicht auch in einer Einschränkung des gesamten Umsatzes.

Moldawski[1] prüfte die Wirkung des aktiven Eisenoxyds auch bei anämischen Kindern. Er fand, daß dieses bei normalen gesunden Kindern keine Hyperglobulie hervorrufe, glaubt aber bei anämischen stets in wenigen Tagen einen Erfolg dieser Eisenbehandlung gesehen zu haben.

Auch Brodski und Goldbloom[2] kamen in Versuchen an Kaninchen zu ähnlichen Resultaten.

Schließlich seien hier auch noch die bereits erwähnten Untersuchungen von Doan, Sabin und Forkner[3] erwähnt, die bei der experimentellen Aderlaßanämie an Kaninchen weder von magnetischem noch von unmagnetischem Ferrioxyd irgendeine Wirkung feststellen konnten.

Durch diese Untersuchungen angeregt, führte Goldbloom[4] auch Untersuchungen über die Wirkung des aktiven Eisenoxyds Siderac hinsichtlich des Stoffwechsels aus.

An 8 nichtfiebernden Kranken mit verschiedenen Krankheiten ergaben die durchgeführten Stoffwechselversuche eine Verbesserung der Nahrungsresorption, Einschränkung der Eiweißverbrennung und Anreicherung des Körpers mit Stickstoff, wenn 3mal täglich 5 mg Siderac pro kg Mensch verabreicht wurden. Während beim erwachsenen Menschen die Werte für den Harnquotienten C:N zwischen 0,6 und 0,85 befunden wurden, konnte unter Einwirkung des aktiven Eisenoxyds ein „starker Anstieg" dieses Quotienten festgestellt werden. Dieser starke Anstieg bestand, um dies einmal zahlenmäßig anzuführen, in einer Erhöhung 1. von 0,795 auf 0,814, 2. von 0,856 auf 0,875, 3. von 0,78 auf 0,92, 4. von 0,58 auf 0,71, 5. von 0,696 auf 0,804, 6. von 0,644 auf 0,689, 7. von 0,609 auf 0,688, 8. von 0,616 auf 0,746.

Alle diese Versuche „rechtfertigen" es nach dem zusammenfassenden Urteile Goldblooms, das aktive Eisenoxyd Siderac als ein Tonicum par excellence zu bezeichnen, das in allen Krankheitsfällen Anwendung verdient, „in denen man eine allgemein roborierende Wirkung auf dem Wege der Stoffwechselumstellung und Ansatzbeförderung herbeiführen will"[5].

Diese Befunde waren für Bickel die Anregung, auch eisenhaltige Mineralwässer hinsichtlich ihres Einflusses auf den C:N-Quotienten sowohl im Tierversuch als auch in Versuchen am Menschen zu prüfen. Vor diesen Untersuchungen wurden zunächst die Eigenschaften des aktiven Eisens näher studiert. Gemeinsam mit Eweyk[6] wird von Bickel angegeben, daß es sich bei der aktiven Modifikation des Eisenoxyds, welches die erwähnte Wirkung auf den C:N-Quotienten ausübe, um eine sehr beständige Substanz handelt, im Gegensatz zu den aktiven Komplexen wäßriger Lösungen und der Mineralwässer, die nach kurzer Zeit die Fähigkeit verlieren, eine positive Benzidinreaktion zu geben und damit inaktiv werden. Bei der Untersuchung des frischen Mineralwassers der Moritz-Quelle im Bad Elster[7] wurde in gleicher Weise wie in früheren Unter

[1] Moldawski: Beobachtungen über die Wirkung vom aktiven Eisenoxyd Siderac auf die Blutregeneration. Klin. Wschr. 6, 1998 (1927). — [2] Goldbloom, A. A.: Über die Beeinflussung der Blutbildung und des N durch die Verfütterung vom aktiven Eisenoxyd und Radiothorium beim normalen Kaninchen. Unter Berücksichtigung des Harnquotienten C:N. Biochem. Z. 192, 250 (1928). — [3] Doan, C. A., F. R. Sabin u. C. E. Forkner: An experimental study of the influence of ferromagnetic cubic and paramagnetic amorphous iron oxit on the blood in simple anemia and in the normal. Amer. J. med. Sci. 177, 201 (1929). — [4] Goldbloom, A.: Z. exper. Med. 59, 514 (1928) — Dtsch. med. Wschr. 1928, Nr 11. — [5] Goldbloom: Z. exper. Med. 59, 521 (1928). — [6] Bickel, A., u. C. van Eweyk: Biochem. Z. 186, 178 (1927). — [7] Bickel, A.: Experimentelle Untersuchungen über die Änderungen der Stoffwechselwirkung des eisenhaltigen Mineralwassers der Moritz-Quelle beim Altern dieses Wassers nach seiner Entnahme aus der Quelle unter besonderer Berücksichtigung des Verhaltens des Harnquotienten C:N. Z. exper. Med. 55, 303 (1927).

suchungen die charakteristische Stoffwechseländerung, die in der Steigerung des Harnquotienten C : N gipfelt, nachgewiesen, während das gealterte Wasser diese Wirkungen nicht mehr zeigt. Zu gleichen Ergebnissen führte Bickel seine gemeinsam mit Gleichmann und Taslakowa[1] durchgeführten Untersuchungen. Aus der beobachteten Stoffwechselwirkung, die in einer Begünstigung der Eiweißanreicherung des Körpers gipfeln soll, wird versucht, die allgemeine tonisierende (!) Wirkung der alten ärztlichen Erfahrungen bei Trinkkuren mit dieser Quelle zu erklären[2].

Sadafumi[3] gibt an, durch Kombination von aktivem Eisenoxyd mit Kupferverbindungen eine Verstärkung der Sideracwirkung nachgewiesen zu haben.

Eine zusammenfassende Darstellung dieser Untersuchungen gibt Laland[4].

Bickel[5] selbst studierte den Einfluß des Siderac hinsichtlich seiner wachstumsfördernden Eigenschaften. Die aktiven Eisenpräparate zeigten bei Versuchen an Ratten in einigen Fällen einen deutlichen Einfluß auf das Wachstum, während in anderen Versuchen jede Wachstumsbeschleunigung vermißt wurde.

Arnoldi[6] untersuchte die Einwirkung von aktivem Eisen auf Körpergewicht und Sauerstoffverbrauch des Organismus in einem 5 Wochen dauernden, an einer (!) Ratte durchgeführten Stoffwechselversuch, mit 14 tägiger Zufuhr von 0,1 g magnetischen aktiven Eisenoxyds. Wirkungen: erhebliche, 4 Wochen anhaltende Gewichtszunahme, beträchtliche Erhöhung des Sauerstoffverbrauchs, unveränderter respiratorischer Quotient. Auch bei zwei Kranken bewirkte ein aktives nichtmagnetisches Eisencarbonat Gewichtszunahme, Steigerung des Grundumsatzes, was auf eine Schilddrüsenanregung durch das Eisen zurückgeführt wird. Arnoldi gewinnt den Eindruck, daß Zufuhr von aktivem Eisen eine energische Stoffwechselwirkung sowie günstige Wirkungen bei der Behandlung asthenischer Frauen und Mädchen entfalte. Weitere Untersuchungen führte Arnoldi[7] in Tierversuchen aus. Mäuse und Ratten wurden teils mit eiweiß- und fettreicher, teils mit vorwiegend Kohlehydrat enthaltender Kost ernährt, daneben wurde auch die Wasserzufuhr variiert. Nach einer längeren Vorperiode wurde der Nahrung Eisen in wechselnder Menge, meist in großen Dosen zugesetzt. Die Eisenzufuhr erfolgte in Form von Siderac, zum Teil auch als Ferrum reductum. Die Untersuchung der Tiere erstreckte sich auf Körpergewicht, Gaswechsel (Grundumsatz) und Harnausscheidung (N, Cl, Vakat-O) nach bekannten Methoden. Die in Tabellen niedergelegten Versuchszahlen zeigen die Abhängigkeit der Eisenwirkung von der Nahrung. Bei Eiweiß-Fettkost zeigte sich unter Eisenzufuhr bessere Gewichtszunahme, Verminderung des Eiweißumsatzes und des Vakat-O (bessere Verbrennung der Nahrungsstoffe) und nur unbedeutende Vermehrung der Harnausscheidung. Bei kohlehydratreicher Kost rief die Eisendarreichung entgegengesetzte Wirkungen hervor. Arnoldi empfiehlt auf Grund dieser Versuche bei Eisenmedikation eine vorwiegend Eiweiß und Fett ent-

[1] Bickel, A., F. Gleichmann u. Th. Taslakowa: Experimentelle Untersuchungen über den Einfluß von Trinkkuren mit dem eisenhaltigen Mineralwasser der Moritz-Quelle in Bad Elster auf den Stoffwechsel unter besonderer Berücksichtigung des Harnquotienten C:N. Z. exper. Med. 54, 87 (1927). — [2] Vgl. hierzu auch A. Bickel: Über eine neue Methode zur Prüfung der antidiabetischen Wirkung von Mineralwasserkuren nach Versuchen mit dem Neuenahrer Sprudel. Arch. f. Baln. 1, H. 10 (1926). — Bickel, A.: Über den Einfluß der peroralen Gabe von Emser Kränchen auf die Lage des Harnquotienten C:N beim Kaninchen. Z. Bäderkde 1928, H. 7 — Über den Einfluß der peroralen Gabe von Salzschlirfer Bonifaciusbrunnen auf die Lage Harnquotienten C:N beim Kaninchen. Ebenda 1928, H. 6 — Über die Verschiedenheit der Stoffwechselwirkung der gealterten Stahlquelle von Bad Elster. Med. Klin. 1927, Nr 3. — Chaskin: Z. exper. Med. 65 (1929). — [3] Sadafumi, O.: Die Kombination von Eisen und Kupfer in ihren Beziehungen zur Blutbildung und zum allgemeinen Stoffwechsel und die Abhängigkeit dieser Wirkungen von der krystallischen Beschaffenheit des Zustandes dieser Metalle. Z. exper. Med. 84, 718 (1932). — [4] Laland, P.: Über biologisch aktives Eisen. Med. Rev. 46, 487 (1929). — [5] Bickel, A.: Untersuchungen über den wachstumsfördernden Einfluß verschiedener anorganischer Eisenverbindungen und über die Eisenanreicherung des Körpers bei der Fütterung mit dem aktiven magnetischen Ferrioxyd „Siderac". Biochem. Z. 199, 60 (1928). — [6] Arnoldi, W.: Die Einwirkung von aktivem Eisen auf Körpergewicht und Sauerstoffverbrauch des Organismus. Fol. haemat. (Lpz.) 35, 21 (1927). — [7] Arnoldi, W.: Die Bedeutung der Kost für eine verschiedene Wirkung des Eisens auf den Stoffhaushalt. Fol. haemat. (Lpz.) 38, 339 (1929).

haltende Diät. In einem Nachtrage berichtet er über Gaswechselversuche an drei in ambulanter Behandlung stehenden Frauen, wobei in zwei Fällen Eisenmedikation zu kohlehydratarmer Kost eine Erhöhung des Grundumsatzes hervorzurufen schien.

Bei der Untersuchung der Frage, ob durch ultraviolette Bestrahlung der wachstumsfördernde Einfluß des Eisensulfats verstärkt werden kann, ergab sich kein positives Resultat[1].

Zimmer[2] gibt an, daß er am Menschen auch Änderungen am Grundumsatz nach peroraler Zufuhr von Siderac hat nachweisen können.

Eine Reihe von Untersuchungen mit dem aktiven Eisenoxyd bezieht sich auf die Beeinflussung von Avitaminosen.

Banerjee[3] fand, daß es nicht möglich ist, durch Verfütterung von Natriumbicarbonat oder von aktivem Eisenoxyd den Verlauf von Avitaminosen bei Reistauben in dem Sinne zu beeinflussen, daß der Eintritt des Todes hinausgeschoben wird. Hinsichtlich der Beeinflussung des Körpergewichtssturzes konnten keine sicheren Ergebnisse erzielt werden.

Ähnliche Untersuchungen hatte Suski[4] durchgeführt. An Tauben, die mit poliertem Reis und Wasser bei freiwilliger Nahrungsaufnahme ernährt wurden, wurden folgende Eisenverbindungen zugefüttert: Eisencarbonat (nach Eweyk und Tennenbaum hergestellt, benzidinaktiv, unmagnetisch) 10 mg pro Tier und Tag, Eisenoxyd (nach Baudisch, benzidinaktiv, stark magnetisch) 5 mg pro die und Tier, Eisensulfat, unmittelbar vor der Verfütterung mit Ultraviolettlicht 30 Minuten bei einer Lampenentfernung von 20 cm bestrahlt, stark benzidinaktiv, 50 mg pro Tier und Tag; Eisensulfat unbestrahlt, 50 mg pro Tier und Tag. Bei Reistauben hält die Zufuhr von aktivem Baudischschen Eisenoxyd, von bestrahltem und nicht bestrahltem Eisensulfat den Gewichtssturz etwas auf; der Eintritt des Todes wurde nur bei Zufuhr von bestrahltem Eisensulfat hinausgeschoben. In jeder Beziehung ungünstig wirkte das benzidinaktive Eisencarbonat auf den Verlauf der Avitaminose bei Reistauben. In weiteren Untersuchungen prüfte Suski[5] den Einfluß verschiedener Eisenverbindungen auf die avitaminöse Anämie, dabei wurde untersucht, ob Sideracgaben Einfluß auf den Verlauf der Avitaminose haben, die bei Tauben durch Fütterung mit poliertem Reis entsteht. Die Lebensdauer und das Absinken des Körpergewichts war genau so wie bei den Tieren, die neben der vitaminfreien Nahrung Ferricitrat statt Siderac erhielten. Hingegen war das Absinken von Hämoglobin und Erythrocyten bei den Sideractieren deutlich geringer als bei den Ferricitrattieren.

Wadell und Steenbock[6] prüften den Einfluß des Eisens auf das Vitamin E in trockener Nahrung. Wurde das Futter von Ratten mit einer 1proz. ätherischen Eisenchloridlösung übergossen und dann bei Zimmertemperatur getrocknet, so verloren die Tiere nach einiger Zeit ihre Zeugungsfähigkeit. Bei den Männchen war die Spermatogenese gestört, in schweren Fällen war das Keimepithel degeneriert. Die von normalen Männchen befruchteten Weibchen konnten die Jungen nicht austragen, die Feten wurden resorbiert. Wurde

---

[1] Suski, P. M.: Kann durch Ultraviolettlichtbestrahlung der wachstumsfördernde Einfluß des Eisens verstärkt werden? Biochem. Z. **199**, 69 (1928). — [2] Zimmer: Dtsch. med. Wschr. **1929**, 12. — [3] Banerjee, Dhirendranath: Kann durch Verfütterung von Natrium bicarbonicum oder aktivem Eisenoxyd der Verlauf der Avitaminose bei Reistauben beeinflußt werden? Biochem. Z. **180**, 27 (1927). — [4] Suski, P. M.: Über den Einfluß der Verfütterung verschiedener aktiver Eisenverbindungen auf den Verlauf der Avitaminose bei Reistauben. Biochem. Z. **188**, 459 (1927). — [5] Suski, P. M.: Kann durch Gabe von aktivem Ferrioxyd „Siderac" der Verlauf der avitaminösen Anämie beeinflußt werden? Fol. haemat. (Lpz.) **40**, 427 (1930). — [6] Wadell, J., u. H. Steenbock: Vitamin E in trockener Nahrung nach Behandlung desselben mit Eisen. J. Nutrit. **4**, 79 (1931).

Weizensamenöl (200 mg sechsmal wöchentlich) zugefüttert, so zeigten die
Testikel keine pathologischen Veränderungen, doch war die Zeugungsfähigkeit bei den Männchen gering; die Weibchen konnten lebende Junge zur
Welt bringen. Wurde statt der ätherischen Lösung eine wäßrige Eisenchloridlösung verwendet und das Futter nicht getrocknet, so war die Fruchtbarkeit
nicht beeinträchtigt.

Diese Ergebnisse werden dahin gedeutet, daß die Sterilität der Tiere durch
einen innigen Kontakt des Eisens mit ätherlöslichen Bestandteilen der Nahrung
verursacht wird. Das Vitamin E wird durch die hierbei entstehende Substanz,
das „Avitamin", nicht zerstört, aber in seiner Aktivität gehemmt. Der Gehalt
einer Nahrung und auch des Körpers der Tiere an Vitamin E scheint, wie auch
aus den Arbeiten von Mattil und seinen Mitarbeitern hervorgeht, durch das
Gleichgewicht zwischen oxydationshemmenden und -fördernden Substanzen
stark beeinflußt zu werden. Weitgehende Oxydation der Fettbestandteile
scheint die Vitamin E-Wirkung aufzuheben.

Die von Bickel und seinen Schülern ausgeführten Untersuchungen über die
verschiedentlichen Wirkungen des aktiven Eisenoxyds, die einerseits hinsichtlich der Beeinflussung des C : N-Quotienten, andererseits anderer Stoffwechselvorgänge durchgeführt wurden, haben fast durchweg und in auffallender Übereinstimmung zu Schlußfolgerungen geführt, die mit anderen Beobachtungen
über die verschiedentlichen Eisenwirkungen nicht übereinstimmen. Insbesondere mußte es auffallen, daß so ungemein kleine Dosen einer an sich schwer
löslichen und sicher nur in Spuren resorbierbaren Eisenverbindung zu so starken Stoffwechselwirkungen führen sollen. Die von diesen Untersuchern selbst
gemachten Angaben, daß sie die gleichen Wirkungen mit anderen Eisenverbindungen nicht erzielen konnten, mußte unbedingt zu der Annahme führen, daß
in der Tat im aktiven Eisenoxyd ein Faktor zur Wirkung komme, der abseits
von der eigentlichen Wirkung stehe.

Die sowohl experimentell als auch klinisch durchgeführten und in der oben
angegebenen Literatur veröffentlichten Untersuchungen müssen aber doch bei
genauer Durchsicht der Versuchsresultate zu einer anderen Beurteilung führen.
Es ist zunächst zu berücksichtigen, daß nahezu alle Untersuchungen an einem
sehr geringen Tiermaterial ausgeführt wurden, oft nur an einem oder zwei
Versuchstieren, so daß die Belege für genügend normale Durchschnittswerte
eigentlich nicht vorliegen. Nimmt man nun aber die in diesen Versuchen angegebenen Normaldurchschnittswerte als hinreichend an, dann ergibt sich, daß
die in den Versuchen mit Eisen erhaltenen Resultate sehr wenig konstant sind
und so gering in ihren Abweichungen von den Normalzahlen, daß man sie wohl
als noch innerhalb der normalen physiologischen Schwankungen gelegen wird
bezeichnen müssen. Keinesfalls können sie die Grundlage für so weitgehende
Schlußfolgerungen bilden, wie sie hier gezogen wurden, zumal entsprechende
Kontrollversuche fast durchweg fehlen.

Eine solche Kritik dieser Versuche, zu der das bloße Studium der Resultate
und der daraus gezogenen Schlußfolgerungen schon anregt, wird aber besonders
verstärkt durch die Gegenüberstellung jener Untersuchungen, die sich mit einer
Nachprüfung dieser Fragestellungen befassen.

Daß der Begriff der biologischen „Aktivität" dem Eisen nicht mit einer
bestimmten Konfiguration des eisenhaltigen Moleküls und mit bestimmten
Reaktionen in vitro identifiziert werden kann, vielmehr weitgehend von der
Anwesenheit von Ferroionen abhängig ist, wurde schon in früheren Abschnitten
an der Hand der Untersuchungen von Fresenius und Harpuder, von Petow

und Kosterlitz, Simon und Kötschau, Starkenstein, Lintzel, Sostberg und Stäuber[1] nachgewiesen (s. S. 744 u. 1220).

Kochmann und Seel[2] haben bei der Untersuchung der Wirkung der Stahlquellen auf den Stoffwechsel gefunden, daß das in einem natürlichen Mineralwasser vorhandene Ferrocarbonat eine besonders günstige Wirkung ausübt, wobei die Assimilationsvorgänge die gesteigerten Dissimilationsvorgänge überwiegen. Es erscheinen somit auch hier die allenfalls nachweisbaren Stoffwechselwirkungen als Wirkungen des Ferroions.

Fresenius und Harpuder[3] haben in ähnlicher Weise wie Goldbloom bei stoffwechselgesunden erwachsenen Männern die Wirkung des Siderac auf die Stickstoff- und Kohlenstoffausscheidung untersucht. Die Versuchspersonen wurden auf Stoffwechselgleichgewicht eingestellt. Das Ergebnis von 4 derartigen Versuchen war, daß Siderac keine Veränderung des Harnquotienten der C- und N-Elimination bewirkt, die außerhalb der normalen Schwankungsbreite des Stoffwechselversuches liegt.

Da sich daraus ein schroffer Gegensatz zu den Angaben und Schlußfolgerungen der Bickelschen Schule, namentlich zu denen Goldblooms ergab, wurden von Fresenius und Harpuder die Protokolle der Arbeit Goldblooms einer kritischen Durchsicht unterzogen. Dabei ergaben sich derart große Widersprüche gegenüber feststehenden und von keiner Seite angezweifelten Erfahrungen hinsichtlich der Stoffwechsellage beim Menschen, weiter derart große Schwankungen innerhalb der Normalperioden, schließlich Angaben, die die absolute Unverläßlichkeit der Versuchsdurchführung beweisen (z. B. Harnmengen von 260—580 ccm als volle Tagesausscheidung bei gesunden Erwachsenen!), so daß die von der Bickelschen Schule erhaltenen widerspruchsvollen Resultate auf die großen technischen Mängel der Untersuchung zurückgeführt werden.

Fresenius und Harpuder kommen auf Grund ihrer eigenen Untersuchung und auf Grund der erwähnten kritischen Nachprüfung der Versuchsresultate von Bickel und seinen Mitarbeitern zu dem Ergebnis, daß die experimentellen Grundlagen der vorliegenden Arbeiten ungenügend sind, so daß es sich erübrigt, auf die außerordentlich übertriebene Wertung des Harnquotienten überhaupt einzugehen. Sie schließen, daß durch die Bickelsche Hypothese vom biologisch aktiven Eisen und seine zugehörigen experimentellen Arbeiten unsere Kenntnisse über die Bedeutung des Eisens für den Organismus nicht gefördert worden sind.

Zu diesen Untersuchungen nimmt Bickel[4] neuerlich Stellung und führt in 10 Punkten aus, daß die aktive Eisenwirkung im Siderac eine januskopfartige sei, da sie sich ebenso in einer Erhöhung wie in einer Herabsetzung des Harnquotienten C : N und Vakat-O : N äußern kann. Bei einer Nachrechnung der Versuchsresultate von Fresenius und Harpuder gelangte Bickel sogar zu dem Schluß, daß die beiden Autoren, ohne es selbst zu merken, durch ihre Versuche die Bickelschen Anschauungen über die Sideracwirkung bestätigt hätten.

Fresenius und Harpuder legten auf Grund dieser Behauptungen dar, daß die von Bickel berechneten Änderungen der Perioden-N-Werte fast durch-

---

[1] Sostberg u. Stäuber: Biochem. Z. **203**, 385 (1928). — [2] Kochmann u. Seel: Dtsch. med. Wschr. **1928**, 1321. — [3] Fresenius, L., u. H. Harpuder: Untersuchungen zur biologischen Wirkung des aktiven Eisenpräparats Siderac. Klin. Wschr. 8, 69 (1929). — [4] Bickel, A.: Biologische Wirkung des aktiven Eisenpräparates Siderac. Klin. Wschr. **8**, 791 (1929).

weg innerhalb der normalen Schwankungsbreite des Stoffwechselversuches liegen; da aber nach der Erläuterung von Bickel die Wirkung des aktiven Eisenpräparates Siderac darin besteht, daß nach seiner Zufuhr der Harnquotient entweder steigt oder fällt oder unverändert bleiben kann, und zwar während oder nach der Eisenverabreichung, so erübrige sich eine weitere Erörterung der Bickelschen Sideracergebnisse, zumal dieser gegen die obenerwähnten Einwendungen gegen die Versuchsmethodik nichts zu erwidern hatte[1].

Es fällt nicht schwer, aus der Gegenüberstellung der von Bickel und seinen Schülern ausgeführten Untersuchungen beim kritischen Studium der dort niedergelegten Untersuchungsergebnisse und den von Fresenius und Harpuder ausgeführten Kontrollversuchen zu einer Schlußfolgerung zu gelangen, die mit jener der letzgenannten Autoren vollkommen übereinstimmt, dies insbesondere unter Berücksichtigung aller hier genannten Arbeiten, die sich mit dem Probleme des aktiven Eisens befassen.

Bickel hat zwar unbekümmert um die letztgenannten Untersuchungen von Fresenius und Harpuder das Problem nochmals auf Grund von Versuchen „Über die Beeinflussung des allgemeinen Körperstoffwechsels durch enterale Eisen- und Kupferzufuhr und über den Einfluß der Nahrungszusammensetzung auf den Oxydationsquotienten des Harns"[2] behandelt und kommt dabei zu gleichen Ergebnissen wie früher, ohne daß allerdings die mitgeteilten Versuchsresultate überzeugender wirken würden. Stärker als Eisen soll außerdem Kupfer auf den C : N- sowie Vakat-O : N-Quotienten wirken, das „in vielfach stärkerem Grade und in scheinbar regelmäßigerer Weise vorzüglich Steigerungen, aber auch Senkungen dieser Quotienten bewirkt, als das beim Eisen der Fall ist". Das Kupfer unterstütze das Eisen nicht nur bei seiner blutbildenden, sondern auch bei seiner stoffwechselregulierenden tonisierenden Funktion.

Wie in der Einleitung zu diesem Abschnitte ausgeführt wurde, war es ein Bedürfnis, bestimmte Stoffwechselwirkungen ausfindig zu machen, deren Beeinflußbarkeit durch Eisen die klinisch bekannte roborierende Wirkung dieses Metalls erklären sollten. Durch die Ermittlung des Angriffspunktes des Eisens bei diesen Stoffwechselvorgängen sollte eine schärfer umschriebene Indikationsstellung für die therapeutische Verwendbarkeit dieser Eisenwirkung ermöglicht werden. Man hatte gehofft, in dem Harnquotienten C : N und Vakat-O : N solche Kriterien gefunden zu haben; leider konnte, wie die obigen Ausführungen gezeigt haben, die große Mühe, die in zahlreichen experimentellen und klinischen Untersuchungen aufgewendet wurde, zur Lösung dieses Problems nichts beitragen. Die Erforschung jener Stoffwechselwirkung des Eisens, welche die klinisch behauptete roborierende Eisenwirkung erklären sollte, kann derzeit somit nur in den katalytischen Eisenwirkungen auf die Gewebsatmung eine Stütze finden.

3. Wirkung des Eisens auf den Wärmehaushalt.

Genaue Untersuchungen hierüber liegen nicht vor. Wir finden gelegentlich nur Angaben im Zusammenhange mit der Schilderung des allgemeinen Wirkungsbildes. Es ist begreiflich, daß in dem Stadium der Lähmung die durch pharmakologisch wirksame Einverbindungen hervorgerufen wird, es zu einer Temperatursenkung kommt, die teils durch zentrale Lähmung, teils durch die noch später zu besprechende Wirkung auf den Kreislauf hervorgerufen ist.

---

[1] Fresenius, L., u. H. Harpuder: Klin. Wschr. 8, 792 (1919). — [2] Festschrift für Bürgi, S. 25. Basel 1932.

Bei seinen Untersuchungen über die Wirkung des Ferrotetrathionats hat Chytil unter den schon oben mitgeteilten Wirkungen auch Temperatursenkung angeführt, die wohl auf gleiche Ursachen zurückzuführen ist.

Daß Ferrocyankalium, ebensowenig wie es sonstige Wirkungen zeigt, auch die Temperatur unbeeinflußt läßt, erscheint selbstverständlich[1].

Die Temperaturerhöhung, die Foà und Aggazzotti[2] nach Injektion verschiedener kolloider Metalle beobachteten, trat nach intravenöser Injektion von 0,07 g kolloiden Ferrihydroxyds nicht ein.

4. Wirkung des Eisens auf den Wasserhaushalt.

Auch hinsichtlich der Wirkungen des Eisens auf den Wasserhaushalt liegen keine genauen Analysen vor; daß aber Störungen im Wasserhaushalt nach Eisensalzen bestimmter Bindungsart hervorgerufen werden, zeigt sich einerseits in der gelegentlich beobachteten diuretischen Wirkung, andererseits in dem Auftreten von Ödemen. Inwieweit für diese Störungen renale und inwieweit extrarenale Faktoren verantwortlich zu machen sind, ist noch nicht genau festgestellt worden.

Die Angaben, daß Eisensalze bei der Ausscheidung durch die Nieren diese schädigen und zu Eiweißausscheidung sowie zu Störungen im Wasserhaushalt führen, gehen auf die Untersuchungen von Kobert[3] zurück. Ausgehend von der chronischen Manganvergiftung, die schwere Nephritiden mit vollkommenem Schwund des sezernierenden Parenchyms hervorruft, untersuchte Kobert auch die Wirkung länger dauernder Eisenzufuhr auf die Nieren. Er konnte feststellen, daß das Eisen erst bei relativ großen Dosen zu deutlichen und bleibenden Nierenveränderungen führt. Bei einem 3580 g schweren Hunde, der innerhalb 24 Tagen 11 Injektionen einer citronensauren Eisenoxydullösung (im ganzen 0,22 g Fe) erhielt und der nach 27 Tagen starb, konnten im Harn der letzten 30 Stunden Gallenfarbstoffe und Zylinder nachgewiesen werden. In beiden Nieren fanden sich deutliche Zeichen einer empfindlichen Hyperämie, wie sie für eine beginnende Nephritis charakteristisch ist, mit sehr starker Erweiterung der Rindengefäße, Auswanderung weißer Blutkörperchen und Zylinderbildung in den Harnkanälchen. Nebenbei fanden sich noch Verkalkungen einzelner Kanälchen.

Auch Petroff[4] gibt an, nach subcutaner Injektion von Ferritartratnatrium Nierenschädigungen beobachtet zu haben (Hyperämie sowie kleine Blutungen und Vermehrung der interstitiellen Zellen, dagegen normales Epithel). Andererseits wollen Schücking und Kuttner[5] im Eisen der Pyrmonter Stahlbäder (allerdings in Verbindung mit diätetischen Maßnahmen, Freiluftbehandlung, rectaler Instillation von Natriumsaccharat-Kochsalzlösung) ein geeignetes Mittel zur methodischen Behandlung chronischer Nephritiden gesehen haben.

Auch Starkenstein[6] fand bei der Prüfung der Toxizität der komplexen Eisensalze gelegentlich, daß die Nieren pathologische Veränderungen aufweisen. Nach den Untersuchungen von Hendrych und Klimesch[7] an Kaninchen kommt es aber bei großen Eisendosen, die als Ferrochlorid und Ferricitrat-

---

[1] Ganassani: Zit. S. 1096. — [2] Foà, C., u. A. Aggazzotti: Giorn. Accad. Med. Torino 70 (1907). — [3] Kobert, R.: Zur Pharmakologie des Mangans und Eisens. Arch. f. exper. Path. 16, 361 (1883). — [4] Petroff, Th.: Einwirkung der Metalle auf die Nieren. Diss. Würzburg 1905. — [5] Schücking u. Kuttner: Das Eisen zur methodischen Behandlung der chronischen Nephritis. Z. ärztl. Fortbildg 10, 267 (1913). — [6] Starkenstein, E.: Arch. f. exper. Path. 118, 131 (1926). — [7] Hendrych, F., u. K. Klimesch: Noch unveröffentlichte Untersuchungen aus dem deutschen pharmakol. Institut in Prag.

natrium injiziert wurden, nur manchmal zu Nierenveränderungen, die fast immer nur leichten Grades sind. Bei einem Kaninchen, das 9,8 mg Fe als $FeCl_2$ jeden 2. Tag injiziert erhielt und das nach 39 Tagen starb, fand sich nur Degeneration der Epithelien in einigen Kanälchen. Ähnlich wirkte die Zufuhr von 5,43 mg Fe als Ferricitrat (Gesamtmenge 254,2 mg Fe in 17 Tagen). Das nach 38 Tagen getötete Kaninchen wies nur Epitheldegeneration einiger Tubuli recti auf, ohne irgendwelche entzündliche Erscheinungen. Intra vitam konnte zwar im Harn etwas Eiweiß nachgewiesen werden, jedoch keine geformten Elemente. Bei Kaninchen darf aber bekanntlich auf den Eiweißbefund im Harn kein großer Wert gelegt werden, da es sehr häufig vorkommt, daß die Eiweißreaktionen positiv sind, später aber trotz weiterer gleichartiger Behandlung nicht mehr. Leukocyten oder Zylinder sind in solchen Fällen aber nie nachweisbar.

Wie aus diesen Untersuchungen hervorgeht, ist die Vermutung, daß das die Nieren passierende Eisen zu deren Schädigung führen müsse, keineswegs zutreffend; es zeigt sich vielmehr, daß verschiedene Eisenverbindungen in großen Mengen im Harn ausgeschieden werden können, ohne daß diese Ausscheidung von Eiweißfällung begleitet sein müsse.

In den oben bereits erwähnten Untersuchungen von Combemale und Dubiquet[1] wurde nach Gaben von 2 g Kaliumferrocyanid pro kg Meerschweinchen deutliche diuretische Wirkung beobachtet, die aber, wie oben schon (S. 1096) ausgeführt wurde, kaum als Eisenwirkung gedeutet werden kann. Chytil[2] fand nach Ferrotetrathionatzufuhr bei Hunden und Kaninchen nach größeren Dosen u. a. Polyurie.

Ganz verschiedenartig sind die Wirkungen auf den Wasserhaushalt, die Starkenstein[3] bei der Prüfung verschiedener Eisenverbindungen an verschiedenen Versuchstieren beobachtet hat. Bei Fröschen ruft die Injektion einfacher Ferrosalze eine auffallende Gewichtszunahme hervor, die auf Ödembildung zurückgeführt werden muß. Noch deutlicher tritt dies nach Injektion komplexer Ferrisalze ein, bei denen insbesondere auch die erwähnte Ödembildung hohe Grade erreichen kann. Sowohl die Gewichtszunahme als auch die eben erwähnten Ödembildungen sind aus den in den Tabellen 71, S. 1105 und 82, S. 1118 wiedergegebenen Versuchsresultaten ersichtlich. An Kaninchen wurde nach Injektion von Ferricitratnatrium starke Polyurie beobachtet, die nach Injektion von 1 mg-Äqu. Fe pro kg Tier, die in 6,4 ccm einem 3200 g schweren Tiere injiziert wurden, zu einer Eliminierung von 300 ccm Harn in 15 Stunden führte, ohne daß sonstige Wirkung zur Beobachtung gelangten. In einem anderen Falle setzte 7 Stunden nach Injektion der gleichen Menge ebenfalls starke Polyurie ein (s. Tabelle 83, S. 1119). Zu gleichen Erscheinungen führten intravenöse Injektionen von Eisenzucker (s. Tabelle 80, S. 1114).

Da die Steigerung der Harnausscheidung nicht mit nachweisbarer Veränderung der Nierenepithelien vor sich geht, scheint die Ursache in der Störung im Wasserhaushalt vorwiegend extrarenaler Natur zu sein, wofür insbesondere die erwähnten Ödembildungen bei Fröschen sprechen. Eine nähere Analyse aller dieser den Wasserhaushalt betreffenden Eisenwirkungen liegt nicht vor.

5. Wirkung des Eisens auf das Nervensystem.

Schon aus der Schilderung der allgemeinen Wirkungen, die nach Zufuhr von Eisensalzen bei den verschiedenen Versuchstieren in Erscheinung treten,

---

[1] Combemale u. Dubiquet: Zit. S. 1096. — [2] Chytil: Zit. S. 1099. — [3] Starkenstein, E.: Zit. S. 1086.

ging deutlich die starke Beteiligung des Nervensystems an diesen Wirkungen hervor (s. S. 1090 ff.). Es zeigte sich dort aber auch, daß diese Wirkungen ebenso wie alle übrigen bekanntgewordenen Eisenwirkungen nicht dem Eisen als solchem zugeschrieben werden können, sondern daß auch sie weitestgehend von Bindungsart und Oxydationsstufe der betreffenden Eisensalze abhängig sind. In den obenerwähnten Untersuchungen von Frank wurde der allgemeine Kollaps der Versuchstiere und die allgemeine schwache Benommenheit beim Menschen nach Einnahme von 20—40 g Ferrum aceticum (innerhalb 14 Tagen) hervorgehoben. Meyer und Williams stellten bei ihren Untersuchungen an Fröschen nach Injektion von 5—10 mg Eisen als Ferritartratnatrium nach anfänglicher Erregbarkeitssteigerung allgemeine Lähmung des Zentralnervensystems fest. Auch an Katzen und Hunden traten die Lähmungserscheinungen nach Injektion derartiger komplexer Eisenverbindungen stark in den Vordergrund. Ebenso hatten Sabattani nach Injektion von Ferrosulfat bei Fröschen und Kaninchen einen Teil der beobachteten Vergiftungssymptome auf die Lähmung des Zentralnervensystems zurückgeführt. Gleicher Art sind die als Somnolenz, Apathie und Benommenheit charakterisierten Symptome, die Chytil nach Ferrotetrathionat und Amatsu nach Ferritartratnatriumzufuhr bei Hunden und Kaninchen beschrieben haben.

Ebenso wie in diesen Untersuchungen, insbesondere in denen von Meyer und Williams, ergaben die oben bereits angeführten Untersuchungen von Starkenstein, daß es nach Injektion von komplexen Eisensalzen mit anorganisch gebundenem Eisen sowie nach Injektion einfacher Ferrosalze sowohl an Fröschen wie auch an Kaninchen zu einer sich allmählich ausbildenden Lähmung des gesamten somatischen motorischen Apparates kommt, der die Tiere nach kleineren Dosen im Laufe einiger Tage erliegen, während größere Gaben schon nach einigen Stunden zum Tode führen.

Wenn auch die Beteiligung sowohl des Zentralnervensystems als auch der peripheren motorischen Nerven an diesen Lähmungserscheinungen wahrscheinlich war, so ging dies doch insbesondere erst aus der genaueren Analyse dieses Vergiftungsbildes hervor. Bei der intravenösen Injektion von einfachen anorganischen Ferrosalzen (Ferrochlorid und Ferrosulfat) beobachtete Starkenstein, daß bei Kaninchen ein Vergiftungsbild auftritt, welches auffallend der sog. Magnesiumnarkose ähnelt. Die vielfache Verwandtschaft, die Ferrosalze und Magnesiumsalze zeigen, ließ eine Gleichartigkeit des Angriffspunktes dieser Salze im Nervensystem annehmen, dies um so mehr, als auch für die Manganosalze die gleiche Wirkung festgestellt werden konnte (s. hierzu die Ausführungen von Langecker im Abschnitte Mangan dieses Handbuches).

Nach intravenöser Injektion von etwa 3 mg-Äqu. Fe als Ferrochlorid in Form von $^n/_5$-Lösungen verfallen die Tiere in einen narkoseähnlichen Zustand. Sie vertragen Seitenlage, nehmen diese evtl. nach größeren Dosen spontan ein, doch bleiben die Reflexe erhalten. Nach einiger Zeit richten sich dann die Tiere spontan wieder auf und zeigen dann selbst nach Dosen, die erst viele Stunden später unter neuen Vergiftungserscheinungen zum Tode führen, zunächst ein ganz normales Verhalten. Auch nach subcutaner Injektion großer Mengen dieser Ferrosalze treten, wie schon oben ausgeführt wurde, Lähmungserscheinungen ein, die dann allerdings unmittelbar zum Tode führen. Da nach der intravenösen Injektion von Ferrisalzen die Tiere nur wenige Minuten in diesem narkoseartigen Zustand bleiben und hierauf ganz spontan wieder erwachen, muß angenommen werden, daß es sich hier um die Wirkung des zweiwertigen Eisens, also der Ferroverbindung handelt, weil ja diese Ferroverbindung nur ganz kurze Zeit im Blute bleibt, hier rasch in die oben schon näher beschriebene Ferriglobulinverbindung umgewandelt wird. Es ist somit anzunehmen, daß der Lähmungszustand nur so lange bestehen bleibt, als diese Ferroverbindung im Blut nachweisbar ist. Dafür spricht auch die Feststellung, daß der gleichartige Lähmungszustand nach der Injektion der äquivalenten Menge von Manganochlorid viel länger andauert, was gleichfalls mit dem Schicksale dieser Verbindung, die im Blute nicht oxydierbar ist, zusammenhängen dürfte. Durch die Feststellung, daß es sich bei dieser Lähmung um eine Wirkung der Ferrosalze handelt, wird, wie oben erwähnt wurde, erst recht die Beziehung zu der Magnesiumlähmung wahrscheinlich gemacht.

Es war nun weiter die Frage zu entscheiden, ob es sich bei dieser Lähmung um eine rein zentrale Narkose oder um eine periphere motorische Lähmung oder evtl. um ein Nebeneinander beider Lähmungen handelt. Bekanntlich ist ja die Erklärung der Magnesiumnarkose nach dieser Richtung hin keine einheitliche, da hierfür ebenso zentrale Narkose wie periphere, curareartige Lähmung angenommen wurde.

Der Synergismus und Antagonismus der Magnesiumsalze zu zentrallähmenden Narkoticis einerseits und zum Physostigmin andererseits[1] führten bekanntlich zu dem Ergebnis, daß es nicht möglich ist, die Magnesiumnarkose als eine nur zentrale oder nur periphere Lähmung zu deuten, daß vielmehr alle Teile des Nervensystems durch die Magnesiumionen in ihrer Erregbarkeit herabgesetzt werden.

Ähnliches dürfte wohl auch von der Lähmung gelten, die durch Ferrosalze hervorgerufen werden kann. Allerdings spricht die kurze Dauer dieser Lähmung nach kleinen Dosen von Ferrosalzen dafür, daß in dem Vergiftungsbild in erster Linie das Zentralnervensystem beteiligt ist und daß erst in größeren Dosen auch periphere motorische Lähmung hinzutritt, die wir dann bei den großen rasch tödlichen Dosen finden und die nicht so wie die leichte zentrale Lähmung so rasch behoben werden kann.

Der Versuch, eine Ähnlichkeit der Ferrosalzlähmung und der Magnesiumlähmung auch durch den Antagonismus zu Calciumsalzen festzustellen, hatte in der Tat einen solchen Antagonismus zwischen Ferrosalzen und Calciumsalzen ergeben; da sich dieser Antagonismus auch gegenüber den vollkommen andersartigen Erscheinungen der komplexen Ferrisalze nachweisen ließ[2], muß geschlossen werden, daß dieser Antagonismus ganz andersartig ist als der Ionenantagonismus, der zwischen Magnesiumsalzen und Calciumsalzen besteht.

Die Beziehung der Eisenwirkung zum Zentralnervensystem geht auch aus den Untersuchungen von Gautrelet[3] hervor. Dieser brachte ein Hinterbein vom Frosch in eine verdünnte Kochsalzlösung, das andere in eine 3 proz. Eisenlösung. Mit Hilfe von Kohleelektroden wurde ein Strom von 3 mA hindurchgeschickt. Dabei ergab sich, daß dreiwertiges Eisen das Nervensystem schädigte; in höherer Dosis wurde auch nach Anwendung von dreiwertigem Eisen das Nervensystem derart geschädigt, daß es gewöhnlich in der 4. Versuchsstunde vollkommen gelähmt war. Von Wichtigkeit war naturgemäß die Feststellung, ob durch den elektrischen Strom nicht auch die Ferrisalze gewisse Veränderungen hinsichtlich Oxydationsstufe und Bindungsart erfahren haben.

---

[1] Starkenstein, E.: Untersuchungen über die Magnesiumnarkose. Zbl. Physiol. 28, 63 (1924). — [2] Starkenstein, E.: Arch. f. exper. Path. 118, 131 (1926). — [3] Gautrelet, J.: C. r. Acad. Sci. Paris 145 II, 1308 (1907) — C. r. Soc. Biol. Paris 63, 447 (1907).

Auch auf die Arbeiten von A. Meyer hinsichtlich der Beziehung von Kohlenoxyd und Eisenwirkung sei hier verwiesen. Pentschew und Kasso-witz[1] haben die Wirkung von Eisensalzen neben der anderer Metalle auf das Zentralnervensystem bei Kaninchen untersucht. Die unzulängliche Methodik dieser Versuche läßt eine Verwertung der dabei erhaltenen Resultate für die Beurteilung der Eisenwirkung auf das Zentralnervensystem in keiner Weise zu.

Im besonderen muß hier noch auf die zahlreichen Untersuchungen ver-wiesen werden, welche über die Befunde von Eisen im Zentralnervensystem bei verschiedenen Gehirnerkrankungen durchgeführt wurden. Alle diese Arbeiten sind bereits im Abschnitte über die Verteilung des Eisens im Organis-mus erwähnt, wo auch die Frage über die Beziehung des Eisens zum Zentral-nervensystem behandelt wurde, soweit die diesbezüglich durchgeführten Unter-suchungen zu solchen Ergebnissen geführt hatten (s. S. 952).

Daß die Beteiligung der Peripherie an diesen Lähmungszuständen wenig-stens zu Beginn der Eisenvergiftung gegenüber der Beteiligung des Zentral-nervensystems zurücktritt, ging schon aus den Untersuchungen von Meyer und Williams hervor, die ergeben hatten, daß schon bei ausgesprochener Ver-giftung beim Kaninchen nach Injektion von Ferricitratnatrium Muskeln und Nerven ihre normale Erregbarkeit erhalten hatten. Beim Frosch war aller-dings die Muskelerregbarkeit besonders im späteren Stadium der Vergiftung herabgesetzt.

Um die Beteiligung der peripheren Nerven und der Muskulatur in den nach Eisenverbindungen auftretenden Lähmungen zu erforschen, hat Hen-drych[2] die Wirkung verschiedener Eisenverbindungen auf das Nerv-Muskel-präparat des Frosches untersucht. Es wurde in üblicher Weise die Reizschwelle bestimmt, wobei nach Einzelschlägen der Muskel einerseits bei indirekter Rei-zung im Wege des Nervus ischiadicus, andererseits bei direkter Reizung zur Kontraktion gebracht wurde. Hierauf wurde das Nerv-Muskelpräparat jeweils in die zu prüfende Lösung gelegt und nach einer bestimmten Zeit wiederum die Reizschwelle untersucht. Das Ergebnis dieser Untersuchungen zeigt Tabelle 99.

In dieser Tabelle sind die Rollenabstände des Induktoriums angegeben, bei denen eben noch direkte bzw. indirekte Erregbarkeit nachweisbar war. Diese Übersicht zeigt, daß das Frosch-Nerv-Muskelpräparat, welches in eine 1proz. Ferrochloridlösung in carbonatfreiem Ringer gelegt wurde, schon nach 30 Minuten die indirekte Erregbarkeit vollkommen verloren hatte, während die direkte zwar noch erhalten war, aber nach dieser Zeit etwa auf die Hälfte, nach 40 Minuten schon auf ein Drittel herabgesetzt wurde.

Ferrisaccharat in 2proz. Lösung, entsprechend einem Gehalte von 0,2% Fe, zeigt in einzelnen Fällen selbst nach einer Stunde nur eine geringe Veränderung der direkten Erregbarkeit, während die indirekte in einzelnen Fällen etwas abnimmt, wofür jedoch mehr die in diesem Präparate enthaltenen Beistoffe als das Eisen selbst verantwortlich zu machen sind. Das komplexe Ferricitratnatrium hingegen übte selbst nach einer Stunde weder auf die direkte noch auf die indirekte Erregbarkeit irgendeinen nennenswerten Ein-fluß aus.

---

[1] Pentschew u. Kassowitz: Vergleichende Untersuchungen über die Wirkung verschiedener Metallsalze auf das Zentralnervensystem von Kaninchen. Arch. f. exper. Path. **164**, 667 (1932). — [2] Hendrych, Franz: Zur Analyse der pharmakologischen Eisenwirkung. Arch. f. exper. Path. **161**, 419 (1931).

Diese Versuche zeigen die Wirksamkeit der Ferrochloridlösung und die Wirkungslosigkeit der komplexen Ferricitratnatriumlösung. Weiter ergibt sich, daß der Nerv dem wirksamen Eisen gegenüber wesentlich empfindlicher ist als der quergestreifte Muskel, sie zeigen aber auch einen auffallenden Unterschied gegenüber der Wirkung der Eisenverbindungen am ganzen Tier. Während nämlich am lebenden Tiere Ferrochlorid sich ebenso wie Ferricitratnatrium

Tabelle 99. Schwellenwert der direkten (d.) und indirekten (i.) Erregbarkeit des Nerv-Muskelpräparates des Frosches nach Einwirkung verschiedener Eisenverbindungen.

In	Bei einer Einwirkungszeit von													
	0 Min.		15 Min.		20 Min.		30 Min.		40 Min.		50 Min.		60 Min.	
	i.	d.	i.	d.	i.	d.	i.	d.	i.	d.	i.	d.	i.	d.
Ringer	47	30					42	24						
Ringer + 1% NaCl	55	34					53	22						
1% FeCl₂ = 0,35% Fe	59	33			38	23								
1% FeCl₂	45	25					uner-regbar	13						
1% FeCl₂	36	32							uner-regbar	11				
1% Fe-Citratnatrium = 0,20% Fe	43	28			35	26					34	23		
1% Fe-Citratnatrium	49	37							37	37			31	35
1% Fe-Citratnatrium	67	24					41	23			42	25		
2% Fe-Saccharat = 0,2% Fe	36	21					32	23					29	20
2% Fe-Saccharat	42	26	29	22					30	14			28	20
2% Fe-Saccharat	40	24	32	17							33	19		

als stark giftig erweist, das letztere sogar in wesentlich stärkerem Maße, bleibt dieses komplexe Eisensalz hier unwirksam. Da nun dieser Unterschied in der Wirkung auch bei der Prüfung dieser Eisensalze auf andere Organsysteme in gleicher Weise zutage trat, soll auf die Bedeutung dieses Befundes erst am Schlusse dieses Abschnittes näher eingegangen werden.

Über die Beteiligung des vegetativen Nervensystems an der pharmakologischen Wirkung der Eisenverbindungen liegen selbständige Untersuchungen nicht vor. Nur die Mitbeteiligung der vegetativ innervierten Organe an den Symptomen dieser Vergiftung gestatten diesbezügliche Schlußfolgerungen. Dies gilt besonders von den noch zu berechnenden Wirkungen auf Herz und Kreislauf sowie auf die glattmuskulären Organe.

6. Wirkung des Eisens auf Herz und Kreislauf.

Die oben (S. 1090 ff.) geschilderten allgemeinen Eisenwirkungen haben verschiedentlich die Beteiligung von Herz und Kreislauf an diesen Wirkungen gezeigt. Orfila fand nach subcutanen Injektionen von Ferrosulfat bei Hunden zunächst eine Beschleunigung des Herzschlags, Frank beim Menschen nach großen Ferrosulfatdosen den Herzschlag bis auf ein Viertel der Norm herabgesetzt. Besonders deutlich zeigte sich dies beim Hunde nach intravenöser Injektion. Das Herz, als das Ultimum moriens, schlug noch bei sonstiger vollständiger Lähmung der Atmung und des Nervensystems. Zu ähnlichen Ergebnissen kamen auch Meyer und Williams bei ihren Untersuchungen mit Ferrotartrat- und Ferricitranatrium an Kaninchen, Katzen und Hunden. Sie stellten insbesondere nach größeren Dosen eine plötzliche starke Senkung des Blutdruckes fest, der aber dann allmählich wieder anstieg, um gegen das Ende zu wieder zu sinken. Die Blutüberfüllung der Organe und die starke Gefäßerweiterung in diesen wird auf eine Capillarlähmung bezogen, die ähnlicher Art sein soll wie die durch Arsenik eintretende. Auch die Durchfälle, die nach Injektion von Eisenverbindungen auftraten und von verschiedenen Autoren, wie Meyer und Williams, Kobert u. a., beobachtet wurden, werden auf Capillarlähmung im Splanchnicusgebiet bezogen. Gaglio stellte nach intravenöser Injektion von Ferrilactat, -tartrat und -sulfat Herzlähmung fest. Es dürfte sich jedoch hier nicht um eine direkte Eisenwirkung, sondern wahrscheinlich um die Folgen eingetretener Thrombose nach Applikation derartiger eiweißfällender Eisensalze gehandelt haben. Sabattani beobachtete nach Injektion von Ferrosulfat Blutdrucksenkung, Abnahme der Pulsstärke und Herabsetzung der Pulsfrequenz. Ebenso sah Amatsu nach Injektion von Ferritartratnatrium bzw. Ferrotartrat nach 2 mg Eisen eine starke Blutdrucksenkung und Gefäßlähmung im Pfortadergebiet. Diese Blutdrucksenkung erreichte nach 20 Sekunden ihr Maximum, worauf die Blutdruckkurve wieder rasch anstieg; nach einer Minute hatte der Blutdruck wieder seine normale Höhe erreicht.

In Ganassinis Versuchen blieben nach Injektion von Ferrocyankalium Herz und Gefäße unbeeinflußt. In den obenerwähnten Untersuchungen von Gautrelet prüfte dieser das elektrophoretisch zugeführte Eisen am bloßgelegten Froschherzen und registierte die Herzbewegung mit dem Mareyschen Kardiographen. Ferrochlorid rief schon 15 Minuten nach Beginn der Zufuhr eine beträchtliche Pulsverlangsamung hervor, die allmählich zunahm, aber auch nach vielen Stunden nicht zum Stillstand führte und dauernd eine normale oder sogar übernormale Amplitude besaß. Ferrichlorid führte dagegen zu keiner Vergrößerung der Amplitude, sondern zu einer Allorhythmie und rascher Vergiftung des Tieres. Ebenso wie bei den Untersuchungen Gautrelets über die Wirkung der auf diese Weise in den Organismus gebrachten Eisensalze auf das Nervensystem wäre auch bei diesen hier die Feststellung von Wichtigkeit, ob durch den elektrischen Strom nicht Umwandlungen der zugeführten Eisenverbindungen in bestimmte Komplexsalze erfolge. Der Wechsel der Wirkung bei ein und demselben Salze einerseits und der Eintritt von Wirkungen bei den sonst unwirksamen Ferrisalzen würde dafür sprechen.

Geisse[1] prüfte Eisenzucker und kolloidgeschützte Ferrihydroxydverbindungen (Eisensomatose) auf Blutdruck und am Froschherzen sowie auf die Gefäßwände und stellte für diese Verbindungen geringe Giftigkeit fest.

---

[1] Geisse, W. P.: Versuche über neuere Eisenpräparate. Diss. Bonn 1898.

Freund und Saadi-Nazim[1] haben u. a. die Wirkung von Ferriammoniumcitrat auf das Elektrokardiogramm untersucht. Es ergaben sich keine konstanten und insbesondere keine erheblichen Veränderungen gegenüber der
Norm; die T-Zacke wird gewöhnlich kleiner, sonstige bemerkenswerte Veränderungen des Elektrokardiogramms waren nicht festzustellen.

Starkenstein hat bei seinen Untersuchungen über die Wirkung der verschiedenen Eisensalze in Übereinstimmung mit den früheren Untersuchungen
von Meyer und Williams festgestellt, daß die Zirkulation auch noch bei vollkommen eingetretener Lähmung bei Fröschen bestehen bleibt, so daß die Ursache der Lähmung nicht in einem Versagen der Herztätigkeit, sondern eben
in einer zentralen und peripheren Lähmung des gesamten somatischen motorischen Apparates gesehen werden kann, während die Herzmuskulatur und
wohl auch die der Gefäße und die der übrigen glatten Muskulatur weit weniger
betroffen sind. Dies muß insbesondere aus dem Grunde hervorgehoben werden,
weil früher allgemein primäre Herzschädigung als Folge einer resorptiven
Schwermetallvergiftung angegeben wurde. Die eben erwähnten Untersuchungen
sprechen aber dafür, daß eine solche höchstens sekundärer Art sein kann.

Sallant und Connet stellten eine Herabsetzung der Frequenz und schließ-
lichen Stillstand des isolierten Froschherzens nach Ferricitratzufuhr fest.
Dieser Zustand war gut reversibel.

Abderhalden und Gellhorn konnten am stillstehenden Froschherz-
streifenpräparat durch Zusatz von $FeCl_3$ vorübergehend Automatie erzeugen.
Cook fand, daß Aufträufelung von Ferrosulfat auf das freigelegte Froschherz
die Herzfrequenz nicht beeinflußt, Ferrinitrat dagegen verlangsamend wirkt.

Eingehender wurden die Wirkungen der Eisenverbindungen auf den Kreislauf und das isolierte Herz von Hendrych[2] untersucht. Die Kreislaufwirkung
der verschiedenen Eisensalze wurde durch Blutdruckregistrierung an Kaninchen
im Urethanschlaf geprüft. Blutdruckmessung erfolgte von der Carotis aus,
die Injektion der Eisensalzlösungen in die Vena jugularis. Als Vertreter der
einfachen anorganischen Ferroverbindungen wurde Ferrochlorid gewählt.
0,1 mg-Äqu. Fe pro kg = 2,8 mg Fe in 1proz. Ferrochloridlösung injiziert,
bewirkte Blutdrucksenkung von 100 auf 60 mm. Eine größere Menge der
gleichen Lösung bis zur 10fachen Eisendosis hat nur eine um weniges stärkere
Wirkung. Injiziert man jedoch dieselbe Eisenmenge (0,1 mg-Äqu. pro kg) als
10proz. Ferrochloridlösung, so erfolgt unmittelbar eine so weitgehende Blutdrucksenkung, daß das Tier nach ganz kurzer Zeit zugrunde geht. Vagus-
durchschneidung hat auf den Ablauf dieser Wirkung gar keinen Einfluß. Der
Verlauf der Blutdrucksenkung geht derart vor sich, daß bei nicht sofort tödlichen Dosen nach Beginn der Injektion der Druck bis zu seiner größten Tiefe
sinkt; während der Injektion tritt in der Regel sofort wieder eine Steigerung
bis zur ursprünglichen Höhe ein; nur in einzelnen Fällen erfolgt der Anstieg
ganz langsam. Dies ist meist dann der Fall, wenn beide Vagi durchschnitten
sind. Ebenso wie Ferrochlorid wirken auch die anderen einfachen anorganischen
Ferrosalze und ebenso auch das Ferrocitrat.

Auch nach subcutaner Injektion von Ferrochlorid konnte die Kreislauf-
lähmung nachgewiesen werden, doch waren hierzu größere Dosen notwendig.
Wurden 3,15 g $FeCl_2$ subcutan injiziert, dann verlief die Lähmung allmählicher
und führte ohne Unterbrechung zum Tode. Der Verlauf eines solchen Versuches sei im folgenden kurz wiedergegeben.

---

[1] Freund, J., u. Saadi-Nazim: Action des poisons capillaires sur l'électrocardio-
gramme. J. Physiol. et Path. gén. **25**, 500 (1927). — [2] Hendrych, F.: Zit. S. 1257.

Ein Kaninchen von 2450 g Gewicht erhält subcutan 3,15 g Ferrochlorid = 1,09 g Fe = 16 mg-Äqu. pro kg; binnen einer halben Stunde war der Blutdruck von 105 auf 80 mm Hg gesunken. 4 Stunden nach der Injektion betrug er 50 mm; die Atmung war zu dieser Zeit dyspnoisch, das Tier vollständig gelähmt und zeigte manchmal kurz andauernde Krämpfe; der Cornealreflex war noch erhalten. $5^1/_2$ Stunden nach der Injektion war der Blutdruck weiter unverändert 50 mm, die Atmung war flach und wurde beim Berühren des Tieres unregelmäßig. 6 Stunden nach Versuchsbeginn betrug der Blutdruck nur mehr 25 mm, und jetzt erst begann der Cornealreflex allmählich zu verschwinden. Nach 6 Stunden 28 Minuten ging das Tier zugrunde.

Versuche mit intravenöser Injektion der eiweißfällenden Ferriverbindungen wurden von Hendrych nicht ausgeführt, da diese ja bekanntlich nach intravenöser Injektion momentan zum Tode führen, ohne daß dabei eine Analyse hinsichtlich einer Wirkung des Ferrikations möglich wäre.

Die intravenöse Injektion von nichteiweißfällenden kolloiden Ferriverbindungen blieb in Übereinstimmung mit den bereits früher mitgeteilten Untersuchungen von Starkenstein wirkungslos. Der Blutdruck zeigte nach intravenöser Injektion von Ferrisaccharat keine Änderung.

Die intravenöse Injektion von 9,3 mg Ferricitratnatrium = 1,86 mg Fe = 0,1 mg-Äqu. pro kg blieb auf den Blutdruck ohne Wirkung. Aber selbst die 10fache Eisenmenge des gleichen Eisensalzes bewirkte nur eine minimale Senkung des Blutdrucks (um 8 mm Hg), die nach etwa 20 Sekunden verschwunden war. Der Blutdruck blieb dann weiter vollkommen normal.

Auch der Ausfall dieses Versuches steht in einem auffallenden Gegensatz zur Wirkung der gleichen Eisenverbindungen am ganzen Tier. Während dort die komplexen Ferriverbindungen mit anorganisch gebundenem Eisen zu den pharmakologisch stark wirksamen gehören, erwies sich die gleiche Verbindung, wie zahlreiche Versuche dieser Art zeigten, im akuten Versuch auf den Blutdruck auch in Dosen, die das Mehrfache der tödlichen Dosis am ganzen Tiere betrugen, wirkungslos. Diese auffallende, aber sehr wichtige Tatsache sei zunächst nur registriert und soll gleichfalls später noch ihre ausführliche Besprechung finden.

Die Wirkungen der Eisensalze auf das Herz selbst wurden von Hendrych teils am Froschherzen bei erhaltenem Kreislauf, teils an dem nach W. Straub isolierten Froschherzen untersucht. Bei der Prüfung der Wirkung der Eisenverbindungen auf das Froschherz bei erhaltenem Kreislauf wurden diese in die Bauchvene injiziert. Vorhof- und Ventrikelschreibung erfolgte mittels der Suspensionsmethode. Ferrochlorid bewirkte schon in Dosen von 0,1 ccm einer 0,001 proz. Ferrochloridlösung = 0,00035 mg Fe eine deutliche Herabsetzung der Kontraktionshöhe des Ventrikels und Vorhofes, 0,2 ccm der gleichen Lösung = 0,007 mg Fe vollkommenen Herzstillstand. Bei einzelnen Fröschen blieben diese kleinen Dosen noch ohne Wirkung, während größere Dosen den gleichen Verlauf zeigten. Die beigegebene Abb. 34 zeigt den vollständigen Ventrikelstillstand bei erhaltener Vorhoftätigkeit nach 0,1 ccm der 0,1 proz. Ferrochloridlösung. Die Kurve zeigt weiter, daß nachfolgende Injektion von Ringerlösung keine Änderung hervorruft, daß nach 0,1 ccm einer 0,1 proz. Atropinsulfatlösung eine vorübergehende Erholung beginnt, der aber nachher vollständiger Ventrikel- und Vorhofstillstand folgt. 0,1 ccm einer 1 proz. Coffeinlösung stellt Ventrikel- und Vorhoftätigkeit wieder vollkommen her.

Ferrisaccharat blieb bis 0,1 ccm einer 1 proz. Lösung = 0,04 mg Fe ohne jede Wirkung. Ferricitratnatrium zeigte bei dieser Versuchsanordnung in geringen Dosen keine Wirkung. Erst nach Dosen von 0,1 ccm einer 1 proz. Ferricitratnatriumlösung = 0,194 mg Fe bewirken, wie aus der in Abb. 35

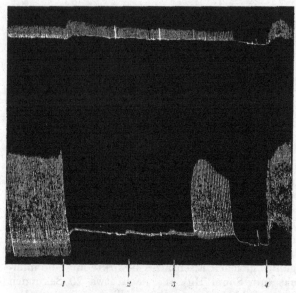

Abb. 34. Froschherz in Verbindung mit dem Kreislauf. Bei Marke *1*
intravenöse Injektion von 0,1 ccm 0,1 proz. FeCl₂-Lösung (0,035 mg
Fe). Bei Marke *2* Waschen mit Ringerlösung. Bei Marke *3* intravenöse Injektion von 0,1 ccm 0,1 proz. Atropinlösung. Bei Marke *4*
intravenöse Injektion von 0,1 ccm 1 proz. Coffeinlösung.

wiedergegebenen Kurve hervorgeht, eine ganz geringe Herabsetzung der Kontraktionshöhe des Ventrikels, der sofortige Erholung folgt. Auch mehrmalige Injektion der gleichen Dosis und schließlich selbst die doppelte Dosis führen zum gleichen Effekt.

Die Prüfung der Eisenverbindungen auf das nach W. Straub isolierte Froschherz führte zu folgenden Ergebnissen:

Bringt man die zur Speisung benützte Froschringerlösung auf einen Gehalt von 0,0001% FeCl₂ = 0,000035% Fe, so zeigt sich keine sichtbare Änderung in der Kontraktionshöhe oder in der Frequenz des schlagenden Herzens. Wird diese Menge auf das 5–10fache erhöht, so kommt es allmählich zu einer Abnahme der Systolenhöhe, die gelegentlich bis zum vollständigen Herzstillstand führen kann. Ein Einfluß auf die Frequenz ist dabei nicht zu beobachten. Auswaschen des Herzens mit frischer Ringerlösung führt dieses wiederum zur normalen Tätigkeit zurück. Erreicht aber der Eisengehalt der Nährlösung 0,01% FeCl₂, so tritt fast immer augenblicklicher Stillstand ein, der aber selbst nach längerem Bestehen auch noch durch frische Ringerlösung behoben werden kann. Einen solchen Versuch zeigt Abb. 36.

Um gewisse Anhaltspunkte über den Angriffspunkt dieser Eisenwirkung am Froschherzen zu erhalten, wurden einige antagonistische Versuche mit Atropin und mit Coffein durchgeführt. Diese

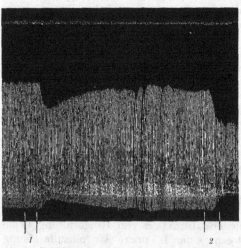

Abb. 35. Froschherz in Verbindung mit dem Kreislauf.
Bei den Marken intravenöse Injektion von je 0,1 ccm
1 proz. Ferricitratnatriumlösung 0,194 mg Fe.

ergaben, daß ein nach Ferrochloridspeisung stillstehendes Herz, das, der großen Eisendosis entsprechend, weder durch Auswaschen, noch durch Atropin, noch durch Adrenalin wieder zum Schlagen gebracht werden kann, durch Coffein seine normale Tätigkeit wieder erlangt.

Speist man das Herz mit einer Lösung, die 0,2% Coffein und 0,0001% FeCl₂ enthält, so zeigt sich eine starke Zunahme der Kontraktionshöhe. 0,2% Coffein in einer 0,001 proz. FeCl₂-Lösung ruft nur mehr eine ganz unbedeutende Zunahme der Kontraktionshöhe hervor.

Die Wirkung einer Eisendosis, die, allein gegeben, schon das Herz lähmt, wird durch eine gleichzeitige Coffeindosis nicht nur vollkommen aufgehoben, sondern es kommt dabei, wenn auch nur in geringem Grade, noch die Coffeinwirkung zum Ausdruck. 0,2% Coffein in einer 0,01 proz. FeCl₂-Lösung führt dagegen zu einer ziemlich raschen Abnahme der Kammerkontraktion. Vereinzelt kann es zwar hierbei zu geringen Besserungen kommen, vollständige Wiederherstellung der normalen Herztätigkeit ist aber erst nach vollkommenem Auswaschen mit Ringerlösung zu erzielen.

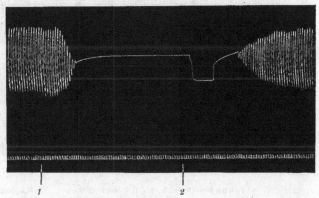

Abb. 36. Straubsches Froschherz. Bei Marke *1* Zusatz von 0,01 proz. FeCl₂-Lösung in die Kanüle. Bei Marke *2* Auswaschen mit Ringerlösung.

Dem Ferrochlorid gegenüber zeigt das Ferrichlorid analog den Versuchen bei intravenöser Injektion, entsprechend seiner stark eiweißfällenden Wirkung, ein ganz anderes Verhalten des Froschherzens. Konzentrationen von 0,001% FeCl₃ = 0,00014% Fe rufen einen augenblicklichen Herzstillstand hervor, der auch durch Auswaschen nicht behoben werden kann. Hingegen vermag hier noch Coffein eine Besserung der Herztätigkeit herbeizuführen.

Die Wirkung eines nicht eiweißfällenden Vertreters anorganischer Ferrisalze wurde am Eisenzucker geprüft. Hierbei ergab sich, daß Konzentrationen von 1% keine Wirkung auf das Froschherz zeigten. Eine solche Lösung entspricht einem Gehalte von 0,04% Fe. Größere Dosen rufen wohl Herzschädigung hervor, doch handelt es sich hierbei um keine Eisenwirkung mehr, sondern hier ist die Schädigung auf die hohe Konzentration der in der Nährlösung gelösten Stoffe zurückzuführen. Es konnte nämlich gezeigt werden, daß eine gleichartige aus Zucker und Alkali bereitete Lösung, die gar kein Eisen enthält, in dieser Konzentration die gleichen Schädigungen hervorrief.

Als Vertreter der komplexen Eisenverbindungen mit anorganisch gebundenem Eisen wurde auch hinsichtlich der Wirkung auf das isolierte Froschherz das Ferricitratnatrium gewählt. Es ergab sich, daß die Nährlösung noch bei einem Gehalte von 0,1% Ferricitratnatrium = 0,02% Fe keine Wirkung zeigte. Eine höher konzentrierte Lösung mit einem Gehalte von 0,5—1% Ferricitratnatrium hatte aber überraschenderweise nicht nur keine Abnahme, sondern eine deutliche Zunahme der Systolenhöhe zur Folge, die nach Auswaschen des Ventrikels mit frischer Ringerlösung wiederum zur Norm zurückgeführt werden konnte. Dieses gegenüber der Wirkung am ganzen Tiere sehr auffallende Verhalten zeigt Abb. 37.

Interessanterweise konnte diese Zunahme der Ventrikelkontraktion nur bei Winterfröschen beobachtet werden, während Sommerfrösche auch bei noch höheren Konzentrationen des Ferricitratnatriums keine Wirkung zeigten.

Daß diese Zunahme nicht vielleicht auf vorhandenes freies Natriumcitrat zurückzuführen sei, wurde dadurch bewiesen, daß in einem Versuche das Froschherz mit einer 1proz. Natriumcitratlösung gespeist wurde. Hierbei zeigte sich im Gegenteil eine Abnahme, die schließlich zum Herzstillstand

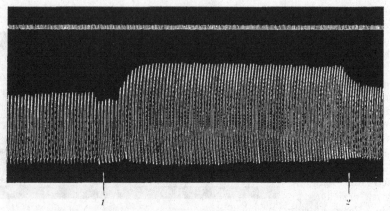

Abb. 37. Straubsches Froschherz. Bei Marke *1* Zusatz von 0.5proz. Ferricitratnatriumlösung. Bei Marke *2* Waschen mit Ringerlösung.

führte, der durch Auswaschen nicht behoben werden konnte; wohl aber konnte durch 1proz. Ferricitratnatriumlösung die normale Schlagfolge und Kontraktionshöhe wiederhergestellt werden (Abb. 38). Diese auffallende Wirkung, die nicht nur im Gegensatz zur lähmenden Wirkung der Ferrosalze steht, sondern, was noch viel auffallender ist, im Gegensatz zur stark toxischen Wirkung der gleichen Eisenverbindung am ganzen Tiere, soll gleichfalls hinsichtlich ihrer Deutung noch eine nähere Besprechung finden.

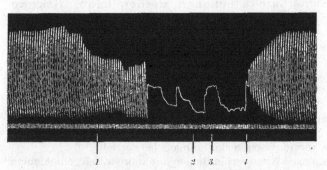

Abb. 38. Straubsches Froschherz. Bei Marke *1* Zusatz von 1proz. Natriumcitratlösung. Bei Marke *2* und *3* Waschen mit Ringerlösung. Bei Marke *4* Zusatz von 1proz. Ferricitratnatriumlösung.

Im Anschluß an die Versuche mit Ferricitratnatrium wurden von Hendrych auch solche mit jenem Komplexe durchgeführt, der im Blute aus einfachen anorganischen Ferroverbindungen entsteht. Wie aus den (S. 911) besprochenen Untersuchungen von Starkenstein und Weden hervorgeht, wird das dem Blute zugesetzte Ferrochlorid sehr rasch in eine Ferriverbindung verwandelt, die das Eisen im Anion erhält, sich also wie eine komplexe Verbindung mit anorganisch gebundenem Eisen verhält. Setzt man einem frischen, defibrinierten Blute eine Ferrochloridmenge bis zu einem Gehalte von 0.2% zu und wartet so lange, bis das zweiwertige Eisen zu dreiwertigem oxydiert ist, was durch die Kaliumrhodanidreaktion oder durch die Ferro- und Ferricyankaliumreaktion im Trichloressigsäurefiltrat genau festgestellt werden kann, und zentrifugiert nachher, so erhält man ein Serum, das einem Eisengehalte von 0,07% Fe entspricht. Ein solches Serum, das durch Verdünnen auf Froschringerkonzentration gebracht wurde, zeigt auch am isolierten Herzen keinerlei Wirkung.

Setzt man jedoch dem Blute eine größere Ferrochloridmenge zu (über 0,3% $FeCl_2$) und bereitet aus dieser in der angegebenen Weise das Serum, so erhält man mit diesem Serum die typische lähmende Wirkung des Ferrochlorids. Da das Blut eine größere Menge Ferrochlorid als 0,3% nicht vollständig zu oxydieren vermag, so bleibt hier eben ein Überschuß von freiem Ferrochlorid vorhanden, das dann zur Wirkung kommt.

Dieser Versuch beweist, daß nicht etwa die Anwesenheit der Bluteiweißkörper die Ferrochloridwirkung hemmt, sondern daß der aus dem Ferrochlorid entstandene Komplex sich ebenso wie der direkt der Ringerlösung zugesetzte Ferricitratnatriumkomplex als unwirksam erwies. Ist dagegen neben diesem auch nur eine geringe Menge des nicht umgewandelten Ferrochlorids enthalten, so kommt dieses in gleicher Weise wie in der reinen Ringerlösung zur Wirkung.

7. Wirkung des Eisens auf die Atmung.

Die Wirkung der verschiedenen Eisenverbindungen auf die Atmung kommt nur in den Angaben über die allgemeine Wirkung der Eisenverbindungen zum Ausdruck (s. S. 1090ff.).

Schon Orfila erwähnt bei seinen Untersuchungen an Hunden, denen Ferrosulfat beigebracht wurde, erschwertes Atmen. Frank stellte nach intravenöser Injektion von 2,4 g Ferrum hydrobromicum bei Hunden nach einer Viertelstunde heftige Atemnot und Zittern fest, dem bald vollständiger Atemstillstand bei noch schlagendem Herzen folgte. Gleiche Wirkungen zeigten solche Injektionen bei Kaninchen.

In den Untersuchungen von Meyer und Williams wurde nach der intravenösen Injektion von Ferricitratnatrium erst Zunahme der Atemfrequenz bis zu 200 Atemzügen und dann allmählich fortschreitende Lähmung festgestellt. Dieser Befund scheint für die Beurteilung der Wirkung der Eisensalze besonders wichtig, weil er zeigt, daß bei Verwendung eines komplexen Eisensalzes mit anorganisch gebundenem Eisen zunächst eine leichte Erregung der Funktion und dann erst eine Lähmung erfolgte, während nach Injektion des einfachen Ferrosalzes, wie es in den Untersuchungen von Frank verwendet wurde, sofort die atemlähmende Wirkung einsetzt.

Wir werden auf die Bedeutung dieses Unterschiedes am Schlusse dieses Abschnittes bei der Besprechung der pharmakologischen Eisenwirkungen in ihrer Gesamtheit gleichfalls noch zurückkommen.

Ganassini (Zit. S. 1096) sah nach intravenöser Injektion von Ferrocyankalium überhaupt keine Wirkung auf die Atmung, während Sabattani (Zit. S. 1097) nach der Injektion von kolloidem Ferrosulfid und Ferrophosphat bei Hunden verlangsamte und oberflächliche Atmung beschrieb, die schließlich zum Atemstillstand führte. Hier ist allerdings noch an die Möglichkeit zu denken, daß die kolloide Lösung bei der intravenösen Injektion im Blute allmählich zur Ausfällung kommt und dadurch Thrombosierung und in weiterer Folge erst die beobachtete Wirkung auslösen konnte.

Starkenstein hatte nach der Injektion von einfachen anorganischen Ferrosalzen Abnahme der Atemfrequenz festgestellt, die mit fortschreitender allgemeiner Lähmung zu einem Stillstand des Atemzentrums führt. Intravenöse Injektion größerer Dosen tötet augenblich unter Atemlähmung bei noch schlagendem Herzen. Künstliche Atmung vermag hier gelegentlich noch das Tier zu retten.

Kolloide Ferriverbindungen blieben ebenso wie komplexe Verbindungen mit organisch gebundenem Eisen (Ferrocyankalium) wirkungslos auf die Atmung, während komplexe Ferriverbindungen mit anorganisch gebundenem Eisen (Ferricitratnatrium) gar keine Wirkung oder leichte Steigerung zur Folge hatten. Erst größere Dosen führten fortschreitend zur Atemlähmung. Auch Hendrych stellte bei seinen bereits erwähnten Untersuchungen, die sich mit der Blutdruckmessung beim Kaninchen befaßten, bald einsetzende Dyspnoe fest. Die Atmung wurde flach und beim Berühren des Tieres unregelmäßig. Mit der fortschreitenden Vergiftung trat Atemstillstand ein.

8. Wirkung des Eisens auf die Drüsen.

Die Wirkung des Eisens auf die verschiedenen Drüsen im Organismus wurde zum Teil schon bei den Untersuchungen über die Ausscheidung des Eisens durch verschiedene Sekrete des Organismus erwähnt. Der Übergang injizierter Eisenverbindungen in die betreffenden Sekrete (Milch, Galle, Schweiß, Magensaft usw.) kann aber unabhängig von einer Wirkung auf die Drüsenfunktion selbst vor sich gehen. Mit der Förderung oder Hemmung der Drüsenfunktion hängen allerdings dann indirekt andere Wirkungen des Eisens zusammen; so können einerseits Einflüsse auf die fermentativen Vorgänge im Magen und Darm als Wirkungen auf die Verdauung in Erscheinung treten, anderseits Wirkungen, die Wiesinger[1] beobachtet hat (Haarausfall, Acne), auf Störungen der Drüsenfunktion der Haut bezogen werden.

Buzdygan[2] untersuchte den Einfluß des Eisens auf die Magensaftabsonderung an 16 Fällen von Anämie und Chlorose. Der Mageninhalt wurde nüchtern, nach Eis-, Eiweiß- und Beefsteakprobe, vor und nach der Darreichung von Eisenpräparaten (Ferrum hydrog. reductum, Ferrum carb. sacchar., Ferrum jodatum je 0,2 g pro dosi) analysiert. Die untersuchten Fälle zerfallen in 3 Gruppen: 1. normale Magensaftabsonderung (3); 2. sekretorische und motorische Mageninsuffizienz (7); 3. Hypersecretio digestiva (6). In den zwei ersten Gruppen wirken Eisenpräparate günstig, indem sie die Magenschleimhaut zur Ausscheidung der Salzsäure anregen; bei der Hypersecretio digestiva verursacht der Überschuß an HCl dagegen verschiedenartige Beschwerden.

Auch Klocmann[3] prüfte die Wirkung des Eisens auf die Sekretion und im Zusammenhange damit den Einfluß auf die Magenentleerung. Nach Verabreichung von Ferrum lacticum fand er die Sekretion herabgesetzt, und zwar auf etwa 70% des normalen Wertes; die Ausscheidungszeit wird durch das Eisensalz, auf leeren Magen gegeben, stärker beeinflußt als durch das bloße Frühstück.

Nach den Untersuchungen von Mock[4] scheinen Eiweißkörper unter dem Einflusse der Eisenpräparate den Magen schneller zu verlassen.

Versuche über den Einfluß des Eisens auf die Verdauungsvorgänge wurden schon bei Besprechung des Einflusses des Eisens auf die Fermente (s. S. 1077) erwähnt.

---

[1] Wiesinger, O.: Untersuchungen über die Wirkung metallischen Eisens auf den gesunden menschlichen Organismus. Inaug.-Diss. (H. Schulz) Greifswald 1895. — [2] Buzdygan, M.: Einfluß des Eisens auf die Magensaftabsonderung. Wien. klin. Wschr. 1897, 713 — Med. doświadcz. i społ. 1897, 23. — [3] Klocmann, L.: Über die Wirkung einiger Arzneimittel auf den gesunden Magendarmkanal. Hoppe-Seylers Z. 80, 17 (1912). — [4] Mock: Über den Einfluß von Eisenpräparaten auf die Magenverdauung. Inaug.-Diss. Erlangen 1895.

Im Zusammenhange mit der Frage der Beeinflußbarkeit der Magensaftsekretion durch Eisenverbindungen untersuchte Feigl[1] an Magenblindsack-
hunden die Wirkung des Eisens in seinen verschiedenen Formen (Ferr. sesquichloratum, Ferr. sulfuric. oxydulatum, Ferr. hydrogenio reductum, Ferr.
hydric. dialysatum, Ferr. citric. oxydatum, ferner Liqu. ferri manganici pepton.
Helfenberg, Schwalbacher Stahlbrunnen, Roncegnowasser). Der Gehalt des
Magensaftes an Pepsin wurde nach der Methode von E. Fuld bestimmt. Die
Wirkung der Ferriionen und die des nicht dissoziierten kolloidalen Eisenhydroxyds wurde als antagonistisch befunden. Eine Ferrisalzlösung (0,5proz.
FeCl$_3$) hatte eine deutliche Hemmung der Sekretionstätigkeit im Gefolge, eine
rein kolloidale Lösung von Fe(OH)$_3$ hingegen regt die Sekretion ein wenig an.
Das metallische Eisen (0,5 g in 200 ccm Wasser) erwies sich als sekretions-
förderndes Agens ersten Ranges. Die Ursache der Steigerung der Salzsäuresekretion durch metallisches Eisen schreibt Feigl nicht diesem zu, sondern
dem Wasserstoff, welcher sich bekanntlich beim Lösen des metallischen Eisens
in der Salzsäure bildet.

Wenn Rabe[2] bei gleichzeitiger Darreichung von Eisen und Arsen in Form
von Arsenferratose die magensafthemmende (!) Wirkung des Eisens durch die
fördernde des Arsens aufgehoben findet, so wird dabei allerdings eine Voraussetzung angenommen, die, wie die vorher angeführten Untersuchungen ergeben
haben, keineswegs Allgemeingültigkeit beanspruchen kann; denn gerade dort,
wo eine wirkliche Eisenwirkung möglich ist, haben wir eine Förderung der Magensaftsekretion und ebenso der Sekretion der Salzsäure und des Pepsins gesehen,
während hemmende Wirkungen, wie z. B. bei Ferrichloridzufuhr, wohl auf die
durch Eiweißfällung bedingte Schädigung der Magenwand und der Drüsen
zurückzuführen sein dürfte. Wenn bei den Untersuchungen von Rabe die
Säurewerte normal blieben, so ist damit wohl eher die Wirkungslosigkeit einer
solchen Verbindung, wie sie in der Arsenferratose vorliegt, auf die Magensaftsekretion erwiesen als die wechselseitige Beeinflussung einer fördernden
und einer hemmenden Wirkung, aus der die Zweckmäßigkeit einer solchen
Eisen-Arsenkombination abgeleitet wird.

Eine Förderung der Magensaftsekretion unter dem Einflusse von Ferrum
reductum bzw. Ferrochlorid haben auch K. Reimann und Synek festgestellt,
und sie sehen hierin auch eine der Ursachen der günstigen Wirkungen des
Eisens bei achylischen Chloränamien, weil ja eben durch die Förderung der
Salzsäuresekretion der Krankheitsprozeß kausal mit beeinflußt wird und infolge
der Förderung der Magensaftsekretion die Voraussetzungen für eine bessere
Verdauung und in weiterer Folge einer besseren Aufschließung des Nahrungseisens erreicht wird.

Medelje[3] will bei der Prüfung der Bildung und Ausscheidung des Gallenfarbstoffes unter der Einwirkung „organischer" Eisenverbindungen sowohl eine
Steigerung der Ausscheidung wie eine Bildung von Gallenfarbstoff gesehen
haben. Geprüft wurden Hämol, Hämogallol, Hämoglobin und Hämatin. Die
nachgewiesene Steigerung der Gallenfarbstoffausscheidung soll auch den
Beweis der besseren Resorbierbarkeit des Hämols und Hämogallols gegenüber
dem Ferratin und dem Ferrum oxydatum saccharatum liefern.

---

[1] Feigl, J.: Experimentelle Untersuchungen über den Einfluß von Arzneimitteln
auf die Magensaftsekretion. 1. Eisen und Eisenpräparate. Biochem. Z. 6, 17 (1907).
— [2] Rabe, F.: Physiologisch begründete Diätetik. Dtsch. Arch. klin. Med. 134, 92, 129
(1920). — [3] Medelje, J.: Über den Einfluß einiger organischer Eisenverbindungen auf
die Bildungen und Ausscheidung des Gallenfarbstoffes. Inaug.-Diss. Jurjew 1894.

Bei Untersuchungen von Hashimoto[1] über die Wirkung des Eisens auf die Genitalorgane des Kaninchenweibchens wurde präpuberalen, puberalen und postpuberalen Kaninchenweibchen eine ammoniakalische Lösung von Ferrum citricum intravenös oder in manchen Versuchen auch Ferrum reductum peroral gegeben. Gesamtdosen im Verlaufe von 32—103 Tagen 32—56 ccm einer 1proz. Lösung von Ferrum citricum oder 9,9—20,1 g Ferrum reductum. Die Behandlung wurde im allgemeinen gut vertragen. Ergebnisse: Proliferation der interstitiellen Drüsenelemente des Ovariums; Degeneration der in Entwicklung begriffenen Follikel; Zunahme der Zahl der reifen Follikel, allgemeine Hypertrophie des Genitalapparates (besonders bei den puberalen und postpuberalen Tieren) als Folge der Hypertrophie der interstitiellen Zellen.

Giordani[2] hat ·nach intramuskulärer Injektion von Ferricitratnatrium eine Verminderung der Milchsekretion beobachtet. Auch Waltner[3] fand nach Zusatz von Ferrum reductum zur Grunddiät (2%) neben der Schädigung der Fertilität der Ratten weiblichen Geschlechts auch die Stillfähigkeit der Muttertiere ungünstig beeinflußt, Eisenwirkungen, die, wie schon oben ausgeführt wurde, durch das Vitamin D neutralisiert werden können.

9. Wirkung des Eisens auf die Muskulatur.

Eine Trennung der Wirkung von Eisensalzen auf die peripheren motorischen Nerven einerseits und auf die quergestreifte Muskulatur andererseits ist auf Grund der bisher vorliegenden Untersuchungen mangels genauer Analysen nur schwer zu definieren. Die obenerwähnten Untersuchungen von Meyer und Williams (Zit. S. 1092) haben gezeigt, daß die Erregbarkeit der quergestreiften Muskulatur auch noch bei eingetretener Lähmung nachweisbar ist, woraus schon auf eine größere Empfindlichkeit der Nerven gegenüber der Muskulatur geschlossen werden kann.

Zu ähnlichen Schlußfolgerungen führten die Untersuchungen von Starkenstein (Zit. S. 1086, 1103, 1112). Die genauere Analyse von Hendrych (Zit. S. 1257) am Muskelpräparate führte zu gleichen Ergebnissen und ermöglichte die Feststellung, daß die einfachen anorganischen Ferroverbindungen auf die quergestreifte Muskulatur lähmend wirken, jedoch bei weitem nicht in dem Grade wie auf die peripheren motorischen Nerven. Komplexe Ferriverbindungen vom Typus des Ferricitratnatriums zeigten selbst nach einer Stunde keinerlei Wirkung. W. Schwarze[4] hatte gefunden, daß Eisensalze (Ferrochlorid, Ferrichlorid und Ferrinitrat) keine Erregbarkeitssteigerung der Muskulatur zeigen. Allein geprüft führen weder Ferro- noch Ferrisalze in Konzentrationen bis zu $n/_{200-300}$ zu einer Erregung der Blutegelmuskulatur; stärkere Lösungen wurden nicht geprüft, doch wirkten die eiweißfällenden Ferriverbindungen wesentlich stärker lähmend und hemmend auf die Erregbarkeit als Ferrosalze.

Die Wirkung der Eisensalze auf die glatte Muskulatur muß zum weitaus größten Teile aus den Wirkungen abgeleitet werden, die bei Zufuhr von Eisensalzen im Magen und Darm zur Beobachtung gelangten.

Frank beobachtete nach Ferrosulfatzufuhr bei Kaninchen Durchfälle, Meyer und Williams solche nach Ferricitratnatrium an Kaninchen ebenso wie an Katzen und Hunden. Bei der Sektion wurde der Darm stark kontrahiert gefunden. Dies spricht dagegen, daß diese Durchfälle auf eine Lähmung der

---

[1] Hashimoto, T.: The effect of iron on the rabbit female. Jap. J. Obstetr. **13**, 59 (1930). — [2] Giordani, L.: Beitrag zum Studium der Herstellung medikamentöser Milch. Die eisenhaltige Milch. Rev. mens. d. malat. de enf. **20**, 385. — [3] Waltner, K.: Biochem. Z. **205**, 467 (1929). — [4] Schwarze, W.: Arch. f. exper. Path. **152**, 91 (1930).

glatten Muskulatur zurückzuführen wären. Mit Rücksicht auf die starke Hyperämie wurde eine Capillarlähmung wie nach Arsenik angenommen und diese ebenso wie dort als Ursache der starken Durchfälle gedeutet. Gleiche Beobachtungen machten Kobert, Sabattani und Chytil.

Eine direkte Analyse der Wirkung von Eisensalzen auf die glatte Muskulatur liegt nur in der obenerwähnten Arbeit von Hendrych (Zit. S. 1257) vor, der die verschiedenen Eisenverbindungen auf den isolierten Kaninchendünndarm prüfte. Die Untersuchungen wurden am Magnus-Apparat durchgeführt. Hierbei ergab sich eine gewisse Schwierigkeit in der Deutung der Befunde. Wurde nämlich als Badeflüssigkeit für das isolierte Darmstück Tyrodelösung verwendet, dann waren die Resultate auch bei Prüfung derselben Eisenverbindung anders als bei Verwendung von physiologischer Kochsalzlösung. Es war nicht schwer zu erkennen, daß diese Unterschiede darauf zurückzuführen sind, daß die der Badeflüssigkeit zugesetzten Eisenverbindungen bei Anwendung von Tyrodelösung ebenso wie

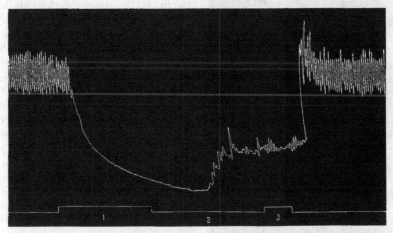

Abb. 39. Kaninchendünndarm in 0,9proz. NaCl-Lösung.
1 Zusatz von 0,1⁰/₀₀ Ferrochlorid, *2* Auswaschen, *3* Zusatz von 1% Ferricitratnatrium.

bei Ringerlösung mit den Carbonaten und Phosphaten in Reaktion treten und dadurch das Resultat bestimmen. Um daher die reine Eisenwirkung auf die glatte Muskulatur des Darmes studieren zu können, war es notwendig, die physiologische Kochsalzlösung als Badeflüssigkeit zu verwenden, wobei naturgemäß nicht jene optimalen Bedingungen gegeben sind wie bei der Tyrodelösung.

Wurde einer solchen aus physiologischer Kochsalzlösung bestehenden Badeflüssigkeit Ferrochlorid bis zu einem Gehalte von 4 mg% zugesetzt, dann erfolgte rasch Tonusabnahme und Verminderung der peristaltischen Kontraktionswelle. Schließlich trat vollkommener Stillstand der Peristaltik ein. Durch Auswaschen konnte wieder normale Darmtätigkeit erzielt werden.

Ferrisaccharat als Vertreter der nichteiweißfällenden einfachen Ferriverbindungen blieb vollkommen wirkungslos.

Ferricitratnatrium als Vertreter der komplexen Eiweißverbindungen mit anorganisch gebundenem Eisen zeigte dagegen eine deutlich fördernde Wirkung sowohl auf den Tonus als auch auf die Pendelbewegungen. Diese Förderung tritt sowohl an einem spontan stillstehenden Darm in Erscheinung als auch an solchen Darmstücken, die durch Ferrochlorid gelähmt sind. Diese Wirkungen zeigt die Abb. 39.

Auch ein durch Atropin in seiner Peristaltik gehemmtes Darmstück erfährt durch Ferricitratnatrium Förderung. Ganz anders wirken, wie oben erwähnt wurde, diese Eisensalze bei Zusatz zur Tyrodelösung. Wie aus der Abb. 40 deutlich hervorgeht, bewirkt der Zusatz von Ferrochlorid eine starke

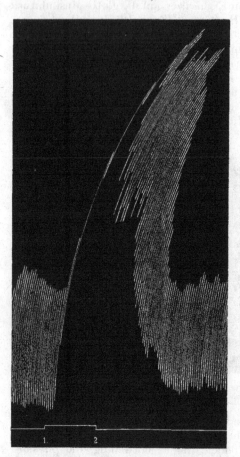

Steigerung des Tonus bei kleinen Dosen (1 ccm = 1 mg% Fe) ebenso wie nach zweimaligem Zusatz der doppelten Menge. Dabei merkt man, daß in der Badeflüssigkeit Trübung und Niederschlag erfolgt. Man könnte daher annehmen, daß der Entzug von Carbonat oder Phosphat aus der Nährlösung diese Reaktion der glatten Muskulatur bewirke; da dies aber in gleichem Maße durch andere fällende Stoffe nicht derart in Erscheinung tritt, bleibt noch die Möglichkeit bestehen, daß das Eisen mit den Phosphaten bei der bestehenden Wasserstoffionenkonzentration Komplexe bildet und daß wir somit in diesem Falle nicht mehr die Wirkung des einfachen zweiwertigen Fe-Kations, sondern die eines komplexen Ions vor uns haben. Dadurch würde es verständlich werden, daß in diesem Falle zum Unterschiede von den Versuchen an reiner physiologischer Kochsalzlösung der Effekt der Wirkung der einer Funktionssteigerung bzw. Tonuszunahme ist.

C) Sonstige Wirkungen des Eisens.

Eisenoxydhydrat als Antidotum arsenici. Beobachtungen von Robert Bunsen[1] über das chemische Verhalten des Eisenoxydhydrats gegen die arsenige Säure veranlaßten ihn, dieses Eisensalz als Gegenmittel bei der Arsenikvergiftung zu prüfen.

Abb. 40. Kaninchendünndarm in Tyrodelösung. *1* 4 mg% Fe als Ferrochlorid. *2* Waschen.

In einer ausführlichen Untersuchung prüfte er gemeinsam mit Bertholdi das Eisenoxydhydrat hinsichtlich seiner Eignung als Antidotum arsenici. Er erzeugte das Eisenoxydhydrat durch Fällung von Ferrisulfat mit Ammoniak und prüfte es sowohl in vitro als auch in Tierversuchen. Es bewährte sich in der Tat und vermochte die Toxizität zugeführter arseniger Säure abzuschwächen oder innerhalb bestimmter Grenzen ganz aufzuheben. Bunsen ging dabei von der Annahme aus, daß das Eisenoxydhydrat mit der arsenigen Säure unter Bildung einer schwer löslichen Verbindung reagiere:

$$Fe_2O_3 + As_2O_3 \quad (FeAsO_3).$$

Auf Grund späterer Untersuchungen erwies es sich als zweckmäßig, das Eisenoxydhydrat im Bedarfsfalle frisch zu bereiten. Nach dem Vorschlage von Fuchs erfolgte diese Herstellung derart, daß man eine wäßrige Lösung von Ferrisulfat mit gebrannter Magnesia schüttelt. Die Ansichten über die Wirkung des Antidotum arsenici und der dabei vor sich gehenden Reaktionen haben im Laufe der Jahre vielfach Änderungen erfahren. Nach der

[1] Bunsen, R. W., u. A. A. Bertholdi: Das Eisenoxydhydrat, ein Gegengift der arsenigen Säure. Göttingen 1834.

Ansicht von Bussy[1] reagiert auch schon das Magnesiumhydrat mit der arsenigen Säure unter Bildung einer unlöslichen Verbindung, und auch Filehne[2] sah bei seinen Untersuchungen antitoxische Wirkungen von Magnesiumhydrat insbesondere gegenüber den lokal ätzenden Arsenikwirkungen. De Busscher[3] glaubte bei Versuchen an Kaninchen und Hunden nur bei Vergiftung mit der Fowlerschen Lösung (Liquor Kalii arsenicosi) eine Beeinflussung der Vergiftung durch das Antidotum arsenici gesehen zu haben.

Die Annahme, daß es dabei zu einer unlöslichen Verbindung von Arsenik und Eisen komme, führte dann später dazu, an Stelle des frisch gefällten Eisenoxydhydrats auch den Eisenzucker (Ferrum oxydatum saccharatum) zu empfehlen[4].

Wie schon im Abschnitt über die Eigenschaften der Eisenverbindungen näher ausgeführt wurde (s. S. 730), haben die Untersuchungen von W. Biltz[5] zu dem Ergebnis geführt, daß bei der Einwirkung des Eisenoxydhydrats auf arsenige Säure nicht zur Bildung einer bestimmten Arseneisenverbindung führt, sondern daß es sich vielmehr nur um eine Adsorption der arsenigen Säure an das Eisenoxydgel handle. Durch diese Feststellung, durch die auch die Angaben von Paul Heymann[6] über die Wirkung des Antidotum arsenici zu ergänzen sind, findet nicht nur der Vorgang bei der Einwirkung des Eisenoxydhydrats auf arsenige Säure eine andersartige Erklärung, sondern es wird dadurch auch die Anwendungsmöglichkeit des Eisenoxydhydrats bei der Arsenikvergiftung und bei Vergiftungen überhaupt genauer umschrieben, da das „Antidotum arsenici" eben dadurch in die Gruppe der Adsorbenzien eingereiht wird. Die elektropositive Ladung des kolloiden Eisenhydrats macht allerdings seine besondere Eignung als Adsorbens gegenüber der elektronegativen arsenigen Säure verständlich.

Versuche von Rakusin[7], die allerdings nur in vitro ausgeführt wurden, hatten ergeben, daß arsenige Säure von Eisenhydroxyd, Aluminiumhydroxyd und Magnesiumhydroxyd adsorbiert wird, nicht dagegen Arsensäure und Natriumkakodylat.

McGugan, Atkinson und Brough[8] sprechen dem Eisenoxydhydrat als Gegenmittel gegen Arsenikvergiftung jeden praktischen Wert ab. Diesen Angaben gegenüber fand C. H. Wood[9], daß auch in den schlechtesten Fällen von Arsenikvergiftung durch Anwendung von Eisenhydroxyd als Adsorbens die Lebensdauer mindestens verlängert werde.

Beeinflussung der Infektionsvorgänge u. ä. durch Eisensalze.

Borrel, de Coulon und Boez[10] prüften die Beeinflussung von Rattensarkomen durch Ferrosulfat, das iontophoretisch dem Gewebe zugeführt wurde. Die nachgewiesene Wirkung stand der anderer Schwermetalle, insbesondere jener des Bleies, nach.

Ähnliche Untersuchungen wurden von H. Spude[11] ausgeführt. Auch auf die bereits früher erwähnten Untersuchungen von Sokoloff[12] sei im Zusammenhange mit diesen Untersuchungen verwiesen. Collier und Krauss[13] fanden anorganische Schwermetallverbindungen (darunter auch Eisen) bei Mäusekrebs im allgemeinen unwirksam.

Weiter seien hier die Untersuchungen von Warburg[14], Woodcock[15],

[1] Bussy: C. r. Acad. Sci. Paris 22, 845 (1846). — [2] Filehne: Arch. f. pathol. Anat. 83, 1 (1881). — [3] De Busscher: Arch. internat. Pharmacodynamie 10, 415 (1902). — [4] Binz: Vorlesungen über Pharmakologie, S. 437. Berlin 1891. — [5] Biltz, W.: Über die Einwirkung arseniger Säure auf frisch gefälltes Eisenoxydhydrat. Ber. dtsch. chem. Ges. 37, 3138 (1904). — [6] Heymann, P.: Dieses Handb. 3 I, 80. — [7] Rakusin: Über das Verhalten von Eisen- und Tonerdehydrat gegen arsenige und Arsensäure. Münch. med. Wschr. 75, 421 (1928). — [8] McGugan, Atkinson u. Brough: J. amer. pharmaceut. Assoc. 12, 327 (1923). — [9] Wood, C. H.: Die Wirksamkeit von Eisenhydroxyd als Gegenmittel für Arsenik. J. amer. pharmaceut. Assoc. 12, 482 (1923). — [10] Borrel, A., A. de Coulon u. L. Boez: Wirkung verschiedener Metalle auf transplantierte Rattengeschwülste durch Inotherapie. C. r. Soc. Biol. Paris 87, 1118 (1922). — [11] Spude, H.: Erfolgreiche Behandlung von Gesichtskrebsen durch Einstichelung von Eisenoxyduloxyd. Z. Krebsforsch. 13, 139 — Berl. klin. Wschr. 50, 1104. — [12] Sokoloff, B.: L'extrait de surrénales régulator du métabolisme ferrique. C. r. Soc. Biol. Paris 101, 1098 (1929). — [13] Collier, W. A., u. F. Krauss: Zur experimentellen Therapie der Tumoren. III. Die Wirksamkeit verschiedener Schwermetallverbindungen auf den exp. Mäusekrebs. Z. Krebsforsch. 34, 536 (1931). — [14] Warburg, O.: Über den Stoffwechsel der Tumoren. Berlin 1926. — [15] Woodcock, H. M.: A modification of Dr. Charles Creightons view of malignant growths. J. Army med. Corps 41, 241 (1923).

Zondek und Bandmann[1] erwähnt, welche Beziehungen des Eisenstoffwechsels zur Bildung der Krebsgeschwulst betreffen und zum Teile Anregung
geben, auch exogen zugeführte Eisenverbindungen auf ihre Fähigkeit zu
prüfen, die Bildung der Krebsgeschwülste zu beeinflussen. Okkels[2] prüfte
den Einfluß verschiedener Eisenverbindungen auf Kulturen von Lebergewebe.
Vor Anlegung von Oberflächenkulturen von Lebern 10—15 Tage alter Hühner-
embryonen in autogenem Plasma + Embryonalextrakt wurde dem Kulturmedium 1 Tröpfchen steriler Eisenlösung zugesetzt; nach verschieden langer
Zeit ($^1/_4$—72 Stunden) wurde mit Alkohol fixiert und die Turnbullblaureaktion
vorgenommen. Manchmal wurden den Kulturen sekundär Tropfen von Eisenlösungen zugesetzt. Zur Anwendung gelangten: Natriumferricitrat (komplex
gebundenes Eisen), Ferrum oxydatum peptonatum (kolloidales Eisen), Ferrichlorid. Nach Zusatz aller 3 Eisenverbindungen zeigten die Wanderzellen eine
spezifische und charakteristische Speicherung von kolloidalem Eisen, während
sich das komplex gebundene Eisen vorwiegend in den Leberzellen ablagerte. Das
Ferrochlorid übt dagegen eine ausgesprochene Giftwirkung auf die Kulturen aus.

Paul Hanzlik[3] und seine Mitarbeiter beobachteten, daß bei intravenöser
und schwächer bei intraperitonealer Injektion verschiedener Substanzen,
darunter auch von kolloidem Eisen, anaphylaktoide Erscheinungen hervorgerufen werden. Hieran dürfte aber vielleicht mehr der kolloide Stoff, vielleicht
sogar vorhandene eiweißartige Schutzkolloide mitbeteiligt sein. Cot[4] konnte
durch intravenöse Einspritzung von 0,5—1,0 ccm einer 20proz. Lösung von
Ferrocyannatrium beim Kaninchen den anaphylaktischen Shock verhüten,
wenn die Injektion des Salzes der auslösenden Serumeinspritzung vorangeht.
Gleichzeitige Einspritzung verhindert den Shock nicht. Auch die sensibilisie-
rende Injektion wird wirkungslos, wenn einige Minuten vorher 1 ccm der Salzlösung gegeben wurde. Die Desensibilisierung eines vorbehandelten Kaninchens
gelingt durch 4—5 subcutane Salzeinspritzungen innerhalb zweier Wochen.
Auch der direkte Shock nach artfremdem Eiweiß wird durch Ferrocyannatrium
verhütet. Ob es sich dabei aber um eine Wirkung des Eisensalzes handelt
und nicht vielmehr um eine Wirkung der hypertonischen Salzlösung, erscheint
durch diese Untersuchungen nicht entschieden.

Gallup[5] sah antitoxische Wirkungen von Eisensalzen gegenüber dem
Gossypol, einer toxischen Substanz, die sich im Baumwollsamenmehl vorfindet. Werden Ratten mit einer Diät gefüttert, die 10—20% Baumwollsamenmehl enthält, so ist die Wachstumszunahme gering, bzw. die Tiere sterben
zum Teil bei höheren Prozentsätzen unter Gewichtsabnahme. Durch Behandlung der Ölkuchen im Autoklaven kann die toxische Substanz zerstört werden.
Andererseits hebt reichliche Zufuhr löslicher Eisensalze auch ihre schädliche
Wirkung auf die Tiere auf. Die Gewichtsabnahme bzw. der Wachstumsstill-
stand der Tiere ist nicht allein auf die Giftigkeit rohen Baumwollsamenmehls

[1] Zondek, S. G., u. M. Bandmann: Über Schwermetalle in der Zelle. Dtsch. med.
Wschr. 1933, 91. — [2] Okkels, H.: Histochemische und mikrurgische Studien an Ge-
webskulturen von Lebergewebe. Über einige morphologische Erscheinungen bei Speicherung von Eisen in den Gewebszellen. Arch. exper. Zellforsch. 8, 432 (1929). —
[3] Hanzlik, P. J.: Weitere Beobachtungen über anaphylaktoide Erscheinungen, hervorgerufen durch verschiedene Substanzen, unter anderem Histamin. Proc. Soc. exper.
Biol. a. Med. 19, 302 (1922). — Hanzlik, P., u. H. T. Karsner: Effects from the interperitoneal injection of various agents causing anaphylactoid phenomena. J. of Pharmacol. 23, 243 (1924). — [4] Cot, P.: Le ferrocyanure de sodium dans la prévention des
phénomènes de choc. C. r. Soc. Biol. Paris 99, 1461 (1928). — [5] Gallup, W. D.: The value of
iron salts in counteracting the toxic effects of gossypol. J. of biol. Chem. 77, 437 (1928).

zurückzuführen, sondern auch darauf, daß sich die Tiere weigern, von dieser Diät genügende Mengen zu verzehren. Die Nahrungsaufnahme stieg ebenfalls durch die Zufuhr von Eisencitrat. Eisensalze bilden nach Ansicht Gallups mit dem toxischen Körper eine unlösliche Verbindung und schützen so das Tier.

D) Zusammenfassung und Diskussion über das Wesen der pharmakologischen Eisenwirkung.

Die in den vorstehenden Abschnitten behandelten Wirkungen der Eisenverbindungen auf das ganze Tier und auf die einzelnen Organe und Organsysteme führte zu einer Reihe gut übereinstimmender, zum Teil aber einander widersprechender Ergebnisse. Die Widersprüche sind zum Teil darauf zurückzuführen, daß in den einzelnen Untersuchungen nicht immer gleiche, insbesondere nicht äquivalente Eisenmengen hinsichtlich ihrer Wirkung miteinander verglichen wurden und daß andererseits Eisenverbindungen verschiedener Konstitution und insbesondere verschiedener Oxydationsstufe zur Anwendung gelangten.

Unter Berücksichtigung dieser Momente kann eine Reihe von scheinbaren Widersprüchen ausgeschaltet werden. Andererseits aber haben sich selbst gleiche Eisenverbindungen, die in äquivalenter Menge zur Anwendung kamen, ganz verschiedenartig verhalten, je nachdem, ob ihre Wirkung am ganzen Tier oder an isolierten Organen geprüft wurde.

Alle einfachen Ferroverbindungen, in denen das Eisen anorganisch gebunden und als Kation vorhanden ist (Typus des Ferrochlorids, $FeCl_2$), wirken sowohl am ganzen Tiere als auch an den isolierten Organen lähmend. Diese Lähmung äußert sich nach intravenöser Injektion am ganzen Tiere in einem narkoseartigen Zustand, der an die Magnesiumnarkose erinnert, weiter in der Herabsetzung des Blutdrucks und in der Herabsetzung der Pulsfrequenz, dann in Atemlähmung, der schließlich die Lähmung des Herzens folgt. Als Ausdruck gleicher Herzschädigung nimmt die Herzfrequenz auch am isolierten Herzen ab. Die Darmperistaltik wird durch diese einfache Ferroverbindung gehemmt und schließlich vollkommen gelähmt. Das Nerv-Muskelpräparat wird erst in seiner indirekten, dann allmählich auch in seiner direkten Erregbarkeit herabgesetzt. Auch die Gallensekretion wird durch Eisenverbindungen dieser Gruppe hemmend beeinflußt.

Da die oben beschriebene, an die Magnesiumnarkose erinnernde Lähmung verschwindet, wenn im Blute die Ferroionen in komplexe Ferriionen umgewandelt sind, darf geschlossen werden, daß die eben beschriebene Lähmung, die die einzelnen Organsysteme betrifft, als direkte Wirkungen der freien Ferroionen anzusehen sind. Da das durch Ferroverbindungen gelähmte Herz zwar durch Coffein, nicht aber durch Adrenalin wieder zum Schlagen gebracht werden kann, dürfte es sich hierbei um eine muskuläre Lähmung des Ventrikels durch das Schwermetallion handeln.

Ferriverbindungen, in denen das Eisen als dreiwertiges Kation vorhanden ist, wirken dann, wenn die betreffende Verbindung eiweißfällend ist (Typus des Ferrichlorids, $FeCl_3$), auf alle Organe wegen ihrer Eiweißfällung augenblicklich schädigend. Dort, wo die Ferriionen durch Überführung in einen kolloiden Zustand ihrer eiweißfällenden Wirkung beraubt sind (Typus des Ferrisaccharats), fehlt den Ferriverbindungen sowohl am ganzen Tiere als auch in ihrer Einwirkung auf die isolierten Organe und Organsysteme jede pharmakologische Wirkung.

Komplexe Ferriverbindungen mit anorganisch gebundenem Eisen, in denen sich also das Eisen in Form eines komplexen Anions vorfindet (Typus des Ferricitratnatriums), wirken am ganzen Tiere stark toxisch, und zwar bei parenteraler Injektion etwa 10mal so stark wie die einfachen anorganischen Ferroverbindungen, bei oraler Verabreichung gleich stark wie diese. Bei der Prüfung an den isolierten Organen zeigten sie dagegen entweder gar keine oder eine geringe fördernde Wirkung.

Komplexe Eisenverbindungen mit organisch gebundenem Eisen (Typus des Hämatins oder der Ferrocyanverbindungen) sind ebenso wie am ganzen Tiere auch an den isolierten Organen wirkungslos.

Wie aus dieser übersichtlichen Zusammenfassung hervorgeht, verhalten sich sowohl die einfachen Ferroverbindungen als auch die einfachen Ferriverbindungen und in gleicher Weise die komplexen Eisenverbindungen mit organisch gebundenem Eisen am ganzen Tiere ebenso wie bei der Prüfung an isolierten Organen in ihrem Wirkungstypus gleichartig. Hingegen zeigen die komplexen Eisenverbindungen mit anorganisch gebundenem Eisen in dieser Beziehung einen auffallenden Gegensatz, insofern, als sie, am ganzen Tiere geprüft, zu den toxischesten Verbindungen gehören (Typus der Wirkung: Lähmung), während sie an den isolierten Organen gar keine oder sogar eine fördernde Wirkung zeigen. Ein solcher Befund zwingt naheliegenderweise zu der Annahme, daß diese Verbindungen an den isolierten Organen als solche zur Wirkung kommen, während sie am ganzen Tiere im lebenden Organismus Veränderungen erleiden, und daß dann erst diese intermediären Zwischenprodukte Träger der Wirkung sind. Dies steht in voller Übereinstimmung mit der bereits früher angeführten Theorie, die Starkenstein und Weden über das Zustandekommen der Wirkung der Eisenverbindungen aufgestellt haben[1]. Der eben festgestellte Unterschied zwischen der Wirkung der einfachen Komplexsalze mit anorganisch gebundenem Eisen am ganzen Tiere einerseits und an den isolierten Organen andererseits bildet eine wichtige Stütze dieser Theorie: einfache anorganische Ferroverbindungen wirken lähmend, wo immer sie mit der lebenden Substanz in Berührung kommen, am Herzen und am zentralen Nervensystem in vivo ebenso wie am isolierten Herzen, am isolierten Darm so wie am isolierten Nerv und Muskel. Im lebenden Organismus werden die Ferroverbindungen aber nach wenigen Minuten in komplexe Ferriverbindungen verwandelt, und solange diese im Körper bestehen, zeigen sie keinerlei Wirkung. Nach einem längeren Intervall treten aber dann wiederum schwere, sogar zum Tode führende Vergiftungserscheinungen auf, was mit dem Freiwerden von Ferriionen innerhalb der Zelle erklärt wurde.

Aus diesen Darlegungen muß die Schlußfolgerung abgeleitet werden, daß im Organismus ebenso wie im isolierten Organe nur Eisenionen Träger einer pharmakologischen und physiologischen Eisenwirkung sind und daß die Wirkung der Ferroionen grundsätzlich verschieden ist von der der Ferriionen; Ferroionen haben vorwiegend lähmenden Wirkungstypus, Ferriionen dagegen sind einerseits durch ihre Reagierfähigkeit mit dem lebenden Eiweiß, andererseits durch ihre Reagierfähigkeit mit der organischen Substanz unter Sauerstoffabgabe Träger jener Wirkungen, in denen sich die physiologischen Funktionen des Eisens im Organismus erschöpfen. Hingegen erwiesen sich komplexe Eisenverbindungen wirkungslos, oder sie zeigten eine Wirkung, die dem ganzen Komplex als solchem zukommt und die grundsätzlich

---

[1] Starkenstein u. Weden: Zit. S. 1013.

verschieden ist von der Wirkung der freien Eisenionen, der Ferroionen ebenso wie der Ferriionen. Darum sehen wir, daß an sämtlichen isolierten Organen komplexe Verbindungen mit anorganisch gebundenem Eisen gar keine oder eine der Wirkung freier Ionen entgegengesetzte, geringe Funktionssteigerung der Organtätigkeit bewirken und daß auch am ganzen Tiere Aufhören der Ferrowirkung in dem Augenblicke erfolgt, wo die freien einfachen Ferroionen in eine komplexe Ferrieiweißverbindung umgewandelt sind.

Es gilt seit langem als ein pharmakologisches Gesetz, daß wirksame Ionen jede Wirkung verlieren, wenn sie in komplexe Ionen umgewandelt werden. Die Giltigkeit dieses Gesetzes wurde bekanntlich an der antibakteriellen Wirkung freier Metallionen und der Wirkungslosigkeit komplexer Ionen des gleichen Metalls (Quecksilber) in den ausgedehnten Untersuchungen von Paul und Krönig[1] festgelegt. Dies gilt auch für das Verhalten der Metalle in den beiden Zustandsformen gegenüber Eiweiß und anderen Organelementen[2]. Im gleichen Sinne spricht auch die Tatsache, daß komplexes Ferrocyannatrium weder die Toxizität des Cyanids noch die des Ferroions zeigt. Da Eisenionen, die direkt an Kohlenstoff oder durch Vermittlung des Stickstoffs an Kohlenstoff gebunden sind (Wesen der organischen Bindung), auch im Kreislauf des Organismus nicht gespalten und somit nicht in freie Ionen verwandelt werden können, bleiben derartige komplexe Verbindungen im Organismus überhaupt wirkungslos, während jene komplexen Verbindungen, die schon bei einer geringgradigen Änderung der Wasserstoffionenkonzentration nach der sauren Seite zu freie Ionen abdissoziieren lassen, im Organismus wiederum die Bedingungen der Wirksamkeit erlangen, was durch die oben angeführten Untersuchungen deutlich bewiesen werden konnte.

Die eben dargelegte Anschauung, daß die Wirkungen der Eisenverbindungen Ionenreaktionen darstellen, steht in Widerspruch mit Anschauungen, die im Laufe der letzten Jahre geäußert wurden und die die Komplexe als solche als Träger der Wirkung bezeichnen. Diese Anschauung wird besonders von W. Heubner[3] vertreten. Er gelangte zu dieser Auffassung durch Prüfung der Wirkung verschiedener komplexer Calciumverbindungen, dann auch durch den Vergleich von Dissoziation und Wirkung verschiedener Schwermetallsalze. Er kommt zu dem Schluß, „daß wir in biochemischen Systemen, bei denen wir ‚Wirkungen‘ von Metallen beobachten, in der Hauptsache Komplexverbindungen der Metalle vor uns haben und neben diesen verschwindende Spuren freier Metallionen, die im Gleichgewichte mit den gebundenen Metallanteilen stehen‘‘. Daß die komplexen Metallionen überhaupt solche Träger von Wirkungen sein können, wird von Heubner insbesondere mit der Tatsache begründet, daß auch die komplexen Metallverbindungen zu reagieren vermögen, ohne daß Metallionen auftreten.

Diesen Anschauungen gegenüber bedeuten die oben wiedergegebenen experimentellen Untersuchungen keinen Widerspruch, da ja gezeigt werden konnte, daß in der Tat den komplexen Eisenverbindungen als solchen bestimmte Wirkungen zukommen können, daß aber die eigentlichen physiologischen und pharmakologischen Wirkungen doch erst nach dem Freiwerden von Eisenionen auftreten.

Heubner lehnt es auch keineswegs ab, daß nicht auch freie Ionen Träger

---

[1] Paul u. Krönig: Hoppe-Seylers Z. **12** (1896) — Münch. med. Wschr. **1897**, 12 — Z. Hyg. **25**, 1 (1897). — [2] Scheuerlen: Arch. f. exper. Path. **37**, 74 (1896). — [3] Heubner, W.: Biochem. Z. **145**, 431 (1924) — Klin. Wschr. **10**, 1999 (1931) — Verh. dtsch. Ges. inn. Med. Wiesbaden-München **1933**, 264.

pharmakologischer Wirkungen im Organismus sein können, denn er sagt ausdrücklich, „daß heute die Frage nicht zu entscheiden sei, ob, wann und wie diese Spuren elektroaktiver Ionen als solche durch echte Salzbildung, Entladung negativer Ionen oder Micellen irgendwelche biologische Wirkungen ausüben, wann sie etwa als Zwischenprodukt auf dem Wege von einem Komplex zu einem andersartigen auftreten u. dgl. m.

Wenn schlecht dissoziierte Metallsalzlösungen sehr starke pharmakologische Wirkungen verschiedenster Art (antibakteriell, toxisch, narkotisierend usw.) zeigen, so zwingt dies doch keineswegs zu der Schlußfolgerung, daß diese Wirkungen von den nichtdissoziierten Molekülen oder von sich bildenden Komplexen herrühren müssen. Wir können recht wohl annehmen, daß eben die Ionen dieser Salze so außerordentlich wirksame sind, daß die geringen Spuren von freien Ionen Träger so starker Wirkungen werden. Es besteht somit keineswegs ein Widerspruch darin, daß nicht eben Spuren dissoziierter Verbindungen starke pharmakologische Wirkungen entfalten könnten. Wir haben ein solches Beispiel schon bei der eiweißfällenden Wirkung von Eisenverbindungen kennengelernt. Die außerordentlich schlechte elektrolytisch dissoziierte Ferrichloridlösung, von der Heubner mit Recht sagt, daß deren übliche Schreibweise $FeCl_3$ den Tatsachen kaum gerecht werden dürfte, wirkt noch in größter Verdünnung eiweißfällend, und da der nichtdissoziierte Anteil, der in der Lösung als kolloid gelöstes Ferrihydroxyd vorhanden ist, absolut nicht eiweißfällend wirkt, so müssen wir eben den freien Eisenionen die Fähigkeit der Eiweißfällung zuschreiben.

Das Auftreten starker, toxischer Eisenwirkungen im Organismus bei der Spaltung von komplexen Eisenverbindungen, umgekehrt das Verschwinden der toxischen Wirkung im Augenblicke der Komplexbildung und das vollkommene Ausbleiben solcher Wirkungen bei jenen komplexen Eisenverbindungen, die im Organismus nicht die Möglichkeit finden, freie Ionen abdissoziieren zu lassen, alle diese Umstände zwingen zu der Annahme, daß auch die biologischen Eisenwirkungen Ionenreaktionen sind.

Wir dürfen uns allerdings nicht vorstellen, daß sich diese Ionenreaktionen im Sinne der Auffassung der klassischen Ionentheorie abspielen. Schon bei den Untersuchungen über die pharmakologische Wirkung von Calciumverbindungen verschiedenen Dissoziationsgrades hat Starkenstein[1] auf den Parallelismus hingewiesen, der zwischen der Wirkung und den Ausscheidungsverhältnissen solcher Calciumverbindungen besteht. Da z. B. Calciumchlorid sehr stark wirksam ist und verhältnismäßig gut im Harn ausgeschieden wird, Calciumlactat und Calciumacetat dagegen schwach wirksam und nur zum kleinen Teile im Harn erscheinen, mußte mit Recht geschlossen werden, daß das Anion der Verbindung für die Wirkung und für das Schicksal (Verteilung und Ausscheidung) im Organismus maßgebend ist. Dort, wo das Anion die Möglichkeit hat, mit dem Kation beisammen zu bleiben (Ca und Cl), sehen wir stärkere Wirkungen als dort, wo das Anion der an sich dissoziierten Calciumlösung verbrennbar ist (Acetat und Lactat) und dadurch im Organismus dem Kation die Möglichkeit bietet, sich in ein schlecht dissoziiertes Calciumsalz (Phosphat oder Carbonat) zu verwandeln. Wir sehen somit, daß trotz der starken Dissoziation im Organismus das Anion und Kation im Organismus beisammen bleiben und nicht etwa, wie es die klassische Ionentheorie fordert, während der Dissoziation unabhängig voneinander eigene Wege gehen. Da aber trotzdem Dissoziationsgrad und pharmakologischer Wirkungsgrad miteinander parallel gehen, so dürfen wir annehmen, daß im Molekül Anion und Kation so eng miteinander verbunden sind, daß keinem von beiden eine eigene ungehemmte Reaktionsmöglichkeit belassen ist. Wir müssen uns dies etwa so vorstellen, daß in der dissoziierten Verbindung Anion und Kation gewissermaßen wie durch ein Gummiband miteinander verbunden sind, so daß sowohl das Anion wie das Kation mit irgendwelchen freien Valenzen noch eine gewisse Reagierfähigkeit besitzt, die bei der vollständigen nichtelastischen molekularen Bindung fehlt. Diese elastische Bindung gestattet zwar eine

---

[1] Starkenstein, E.: Ther. Halbmh. 1921.

freiere Beweglichkeit von Anion und Kation, aber trotzdem kein weitgehendes Voneinander-wandern. Zweifellos spielt aber dabei auch die elektrostatische Ladung der Salze in ihrer Gesamtheit und in Wechselwirkung dazu die elektrostatische Ladung der Gewebe eine entscheidende Rolle für die Wanderung der Salze im Organismus; auch Umladungen in bestimmten Körpersäften und dadurch bewirkte Ablenkung an andere Stellen sind am Zustandekommen der biologischen Reaktionen im Organismus weitgehend beteiligt. Diesbezüglich sei auf die systematischen Untersuchungen von R. Keller[1] und seinen Mitarbeitern verwiesen.

Ganz ähnlich müssen wir uns die Verhältnisse auch beim Eisen denken. Wir haben bereits oben (S. 1110) gesehen, daß das Anion in gleicher Weise wie bei den Calciumsalzen das Schicksal und die Wirkungsweise des Eisenkations bestimmt. Der Wechsel im Dissoziationsgrade und der Wechsel in der Oxydationsstufe sind es letzten Endes, die das Eisenatom befähigen, Träger so starker biologischer Reaktionen zu sein, und diese Fähigkeit, so schnell aus der wirksamen in die unwirksame, aus der dissoziierten in die nichtdissoziierte Form übergehen zu können, macht dieses Metall für jene biologischen Wirkungen geeignet, durch die es das wichtigste aller Metalle im Reaktionsablauf der lebenden Substanz wird.

IV. Toxizität der Eisenverbindungen.

Die akut-toxischen Wirkungen der Eisenverbindungen fallen naturgemäß mit den pharmakologischen Wirkungen zusammen, so daß sie hier nicht mehr im besonderen angeführt werden müssen. Das Wesentlichste für die Beurteilung einer Eisenvergiftung ist, daß nicht von einer Giftwirkung der Eisensalze schlechtweg gesprochen werden kann, sondern daß nur bestimmte Eisenverbindungen toxisch wirken, während solche Wirkungen anderen Verbindungen des Eisens vollkommen abgehen. Die frühere Annahme, daß alle Eisenverbindungen per os gegeben nur lokale Schädigungen bewirken können, nicht aber zu einer resorptiven Eisenvergiftung führen, läßt sich heute ebensowenig aufrechterhalten wie der früher als Regel aufgestellte Satz, daß parenteral einverleibte Eisenverbindungen immer toxisch sind.

Die Toxizität des Eisens ist, wie in den früheren Abschnitten ausgeführt wurde, von Bindungsart und Oxydationsstufe des Eisens abhängig; die toxisch wirkenden Eisenverbindungen wirken dann aber auch oral gegeben toxisch, während die oral ungiftigen Eisenverbindungen, auch parenteral verabreicht, wirkungslos bleiben. Die toxisch wirkenden Eisenverbindungen sind in der ausführlichen Tabelle 4 über die Einteilung der Eisenverbindungen auf S. 752 durch besondere Schrift hervorgehoben. Die folgende Tabelle 100 gibt eine Übersicht des Toxizitätsgrades dieser Verbindungen und der toxischen Dosen bei der verschiedenartigen Einbringung in den Organismus.

V. Chronische Eisenvergiftung.

Die Frage, ob es eine chronische Eisenvergiftung gibt, ist namentlich in der letzten Zeit öfter gestellt worden. Während klinisch eine ganze Reihe chronischer Vergiftungen durch Schwermetalle mit aller Sicherheit festgestellt ist und solche auch experimentell erzeugt werden können, ist eigentlich über eine chronische Eisenvergiftung nichts bekannt, obwohl die Möglichkeit der kontinuierlichen Eisenaufnahme durch lange Zeit hindurch ohne weiteres gegeben ist.

Kobert (s. S. 1094 [Arch. f. exper. Path. 16, 361 (1883)]) gibt zwar an, daß Hunde bei wiederholter subcutaner Injektion von citronensaurem Eisen-

---

[1] Keller, R.: Die Elektrizität in der Zelle, 3. Aufl. Mähr.-Ostrau 1932.

Tabelle 100. Toxische und letale Dosen der Eisenverbindungen.

Verbindung	Tierart	Applikation	Verabreichte Menge Fe in				Wirkung
			mg-Äquivalenten		mg		
			pro kg	in toto	pro kg	in toto	
Ferrochlorid . . .	Frosch	per os	20	0,8	558	22,3	tot nach 24 Std.[1]
		subcutan	2	4,3	55,8	119	tot nach 12 Std.[2]
	Kaninchen	per os	9	14—18	250	380—500	tot nach 24 Std.[1]
		rectal	10	15—20	279	420—558	tot nach 6 Std.[1]
	Ratte	per os	10—20	2	279—558	55,8	tot nach einigen Min. bis Std.[1]
		rectal	5—10	1	140—279	27,9	tot nach 48 Std.[1]
Ferrobromid . . .	Hund	intravenös		86		2400	tot nach 3¼ Std.[3]
Ferrosulfat	Frosch	subcutan	7,2		200		Dos. let. minim.[4]
		subcutan	2,5		69,7		von 6 Tieren 4 tot im Laufe von 5 Tgn.[2]
		intraperit.	4,4		123		Dos. let. minim.[4]
		per os	20	0,8	558	22,3	tot nach 24 Std.[1]
		intraduoden.	20	0,8	558	22,3	tot nach 48 Std.[1]
	Kaninchen	intravenös	0,8		22,3		tot nach einig. Std.[4]
		intravenös	0,7	1,45	20	42	tot nach 8 Std.[2]
		subcutan	2	4,2	55,8	118	tot nach 9 Std.[2]
		per os	20	30—40	558	835—1120	tot nach 8 Std.[1]
		rectal	10	15—20	279	420—558	tot nach 6 Std.[1]
	Ratte	per os	10—20	2	279—558	55,8	von 3 Tieren 1 tot[1]
		rectal	5—10	1	140—279	27,9	tot nach 4 Std.[1]
	Hund	intravenös		3,4		100	toxisch, nicht tödl.[5]
		subcutan	2,3	16	63,5	445	von 3 Tieren 1 tot nach 24 Std.[2]
		per os		90		2500	tot nach 24 Std.[5]
		per os	13	91	353	2475	einmaliges Erbrech.[3]
	Mensch	per os	0,24	3,4	1,4	100	wirkungslos[2]
Ferrosulfid, kolloid, durch Gelatine geschätzt	Kaninchen	intravenös	2—4		55,8—112		tot nach 1 Std.[6]
		intravenös	0,08		2,24		Dos. let. minim.[6]
	Hund	intravenös	0,2—0,4		5,6—11,2		tödlich[7]
do., durch Saccharose geschätzt	Kaninchen	intravenös	0,2		5,6		Dos. let. minim.[8] (Thrombose?)
Ferronitrat	Kaninchen	subcutan	3	6,6	83	180	tot nach 24 Std.[2]
Ferrophosphat, kolloid	Kaninchen	intravenös	0,8		22,4		Dos. let. minim.[9]
		intravenös	4		112		sofort tot[9]
Ferroacetat . . .	Kaninchen	subcutan	4	7,8	112	216	tot nach 18 Std.[2]
	Mensch	per os	im Laufe von 14 Tg. 20—40 g				toxisch[3]

(Die Klammer bei Ferrosulfid, kolloid: „(Thrombose?)")

[1] Starkenstein, E.: Über die Resorbierbarkeit von Eisenverbindungen aus dem Verdauungskanal. Arch. f. exper. Path. 127, 101 (1927). — [2] Starkenstein, E.: Beiträge zur Pharmakologie des Eisens. Arch. f. exper. Path. 118, 131 (1926). — [3] Frank: Mag. f. physiol. u. klin. Arzneimittellehre u. Toxikologie 1845, II, 369 u. IV, 173. — [4] Sabbatani, L.: Arch. di Fisiol. 19, 57 (1921). — [5] Smith: Zitiert nach Orfila. — Orfila: Traité des poisons, 3. éd. 1, 609. — Toxikologie 1, 406, bearbeitet von Seemann u. Karls. Berlin 1829. — [6] Sabbatani, L.: Atti Accad. naz. Lincei 32, 473 (1923). — [7] Sabbatani, L.: Atti Accad. naz. Lincei 33, 1, 8 (1924). — [8] Sabbatani, L.: Atti Accad. naz. Lincei 33, 223 (1924). — [9] Messini, M.: Arch. f. exper. Path. 135, 346 (1928) — Boll. Soc. Biol. sper. 3, 368 (1928) — Arch. internat. Pharmacodynamie 35, 206 (1929).

Toxische und letale Dosen der Eisenverbindungen (Fortsetzung).

Verbindung	Tierart	Applikation	Verabreichte Menge Fe in mg-Äquivalenten pro kg	in toto	mg pro kg	in toto	Wirkung
errolactat . . . . {	Kaninchen {	intravenös	2	4,4	55,6	125	tot nach 8 Std.[1]
		subcutan	4	9,5	112	256	tot nach 48 Std.[1]
errotetrathionat . {	Kaninchen	intravenös	4,7— 7,8		130— 217		Dos. let. minim.[2]
	Hund	intravenös	4,7— 6,2		132— 173		Dos. let. minim.[2]
erromalatnatrium	Kaninchen	subcutan	0,35	0,79	10	22,6	tot nach 24 Std.[1]
	Kaninchen	intravenös	0,35		10		tödlich[3]
errotartrat . . . {	Hund	per os	4,3	30	120	840	wirkungslos[1]
	Meerschweinchen	intravenös	0,18		5		tödlich[3]
errotartratnatrium	Kaninchen	subcutan	0,4	0,93	12	27,8	tot nach 48 Std.[1]
	Kaninchen	per os	10		279		tot nach 24 Std.[4]
errocitrat . . . . {	Ratte	per os	10—20	2	279— 558	55,8	wirkungslos[4]
	Frosch	subcutan	20		558		tödlich[1]
errocitratnatrium {	Kaninchen {	intravenös	0,53	1,12	15	33	von 2 Tieren 1 tot nach 24 Std.[1]
		subcutan	0,18	0,39	5	10,5	tot nach 24 Std.[1]
errocyannatrium .	Kaninchen	intravenös	10	19,5	279	530	wirkungslos[5]
errichlorid . . . {	Frosch	per os	60	2,4	1120	44,6	tot nach 6 Std. infolge Verätzungen im Magen und Darm[4]
	Kaninchen {	intravenös	0,08		1,49		sofort tot[6] (Eiweißfällung, Thrombose!)
		subcutan	0,79	1,88	15	36	Verätzungen[1]
	Ratte {	per os	10—20	2	186	37,2	tot infolge Verätzung[4]
		per os	5—10	1	93— 186	18,6	Verätzungen, überlebt[4]
	Frosch	subcutan	20		372		tot nach einigen Tagen infolge Verätzung[1]
errisulfat . . . . {	Kaninchen	subcutan	16	37	298	709	Nekrose an der Injektionsstelle[1]
erriacetat	Hund {	subcutan	2	14	42,5	298	lokale Nekrose[1]
		per os	2	14	42,5	298	einmaliges Erbrech.[1]
	Ratte	per os	12—25	2,5	223— 465	46,5	wirkungslos[4]
errum hydroxydatum dialysatum	Frosch	subcutan	60	2,3	1120	42,7	wirkungslos[1]
	Kaninchen {	subcutan	15,8	29	300	550	wirkungslos[1]
		per os	79	146	1500	2770	wirkungslos[1]
	Ratte	per os	10—20	2	186— 372	37,2	wirkungslos[4]
	Hund {	subcutan	5,5	40,1	105	770	wirkungslos[1]
		per os	12,5	91,5	239	1750	wirkungslos[1]

[1] Starkenstein, E.: Zit. unter Fußnote 2, S. 1278. — [2] Chytil, Fr.: Zur Pharmakologie und Toxikologie des Eisens. C. r. Soc. Biol. Paris 102, 265 (1929). — [3] Amatsu, H.: Arch. internat. Pharmacodynamie 23, 325 (1913). — [4] Starkenstein, E.: Zit. unter Fußnote 1, S. 1278. — [5] Starkenstein, E., u. H. Weden: Über das Schicksal des Eisens im Organismus nach Zufuhr von komplexen Verbindungen mit anorganisch und organisch gebundenem Eisen. Arch. f. exper. Path. 149, 354 (1930). — [6] Sabbatani, L.: Ricerche farmacologiche sul ferro IV. Arch. di Fisiol. 19, 197 (1921).

Toxische und letale Dosen der Eisenverbindungen (Fortsetzung).

Verbindung	Tierart	Applikation	mg-Äquivalenten pro kg	mg-Äquivalenten in toto	mg pro kg	mg in toto	Wirkung
Ferrum oxydatum saccharatum	Frosch	subcutan	60	1,9	1120	35	wirkungslos[1]
	Kaninchen	intravenös	1,6	3,9	30	73,5	Diurese[1]
		subcutan	12	20,9	230	400	wirkungslos[1]
		per os	26,3	57,9	500	1100	wirkungslos[1]
	Ratte	per os	10—20	2	86—372	37,2	wirkungslos[2]
Liquor ferri albuminati	Hund	intravenös	1,7	15,3	33	300	wirkungslos[1]
Ferr. pyrophosphor. C. natrio citrico	Kaninchen	subcutan	1,3	2,1	25	40	wirkungslos[1]
	Hund	subcutan	0,8	5,8	17	126	Erbrechen[1]
Ferr. pyrophosphor. C.natriophosphorico	Kaninchen	subcutan	1,7	2,9	33	56	tot nach 6 Std.[1]
Ferrilactatnatrium	Kaninchen	intravenös	1,7	3,1	31,0	55,8	tot nach 20 Std.[3]
		subcutan	6,4	9,0	119	167	tot nach 24 Std.[3]
Ferrimalatnatrium	Kaninchen	subcutan	0,8	1,6	15	30	tot nach 24 Std.[1]
Ferritartratnatrium	Frosch	subcutan		0,27—0,54		5—10	tödlich[4]
	Kaninchen	intravenös	1,3	2,1	25	40	mittl. tödl. Dosis[4]
		intravenös	1,4		26		tödlich[5]
		subcutan	0,32	0,76	6	12,3	tot nach 48 Std.[1]
	Meerschweinchen	intravenös	0,8		15		tödlich[5]
	Hund	intravenös	1,1—2,7		20—50		tödlich[4]
		subcutan	1,4	9,1	28	182	toxisch[1]
	Katze	intravenös	1,6—3,2		30—60		tot nach 3 Tagen[4]
Ferricitrat	Kaninchen	per os	10	15—20	186	279—372	tot nach 24 Std.[2]
Ferricitratnatrium.	Frosch	subcutan	16	0,48	298	8,9	tot innerh. 5 Tagen[1]
		per os	25	1	465	18,6	schwach toxisch[2]
	Kaninchen	intravenös	1,3	3,5	25	66,8	tot nach 30 Std.[1]
		subcutan	0,2	0,38	4	77	tot nach 8 Std.[1]
Ferricitratnatrium + Natriumbicarbonat	Kaninchen	per os	10	15—20	186	279—372	tot nach 4 Std.[2]
		rectal	10	15—20	186	279—372	tot nach 4 Std.[2]
Ferricitratnatrium.	Ratte	per os	10—20	2	186—372	37,2	tot nach 2 Std.[2]
		rectal	10—20	2	186—372	37,2	tot nach 5 Std.[2]
	Hund	subcutan	2	14,6	37	270	tot nach 3 Tagen[1]
		per os	3,2	23,4	62	450	wirkungslos[1]
Ferrigluconatnatrium	Kaninchen	intravenös	1	2,3	18,6	43,7	tot nach 30 Std.[3]
		subcutan	3	6,9	55,8	128	tot nach 12 Std.[3]
„Ferrikörper". . .	Kaninchen	subcutan	6	9,4	111	175	wirkungslos[3]

---

[1] Starkenstein, E.: Zit. unter Fußnote 2, S. 1278. — [2] Starkenstein, E.: Zit. unter Fußnote 1, S. 1278. — [3] Starkenstein, E., u. H. Weden: Zit. S. 1279. — [4] Meyer, H., u. F. Williams: Über absolute Eisenwirkung. Arch. f. exper. Path. 13, 70 (1881). — [5] Amatsu, H.: Zit. S. 1279.

oxyd Symptome einer chronischen Eisenvergiftung zeigen; das von Kobert beobachtete und oben bereits geschilderte Vergiftungsbild muß aber wohl noch als das einer akuten Eisenvergiftung bezeichnet werden.

Auch Chytil will bei Zufuhr von Ferrotetrathionat in Dosen über 0,0006 g pro kg Kaninchen und 0,009 g pro kg Hund chronische Vergiftungen durch dieses Eisensalz festgestellt haben, als deren Symptom Somnolenz, Apathie, Diarrhöen, Polyurie, beschleunigte Atmung, Temperaturerniedrigung, Hinfälligkeit, Appetitlosigkeit und starke Abmagerung angegeben werden.

Hoff[1] glaubte eine chronische Eisenvergiftung beim Hunde dadurch erreichen zu können, daß er die primäre Bindung des Eisens durch die Leber durch Anlegung einer Eckschen Fistel verhinderte.

Die so operierten Tiere erhielten bei eiweißfreier Kost täglich 3 mal 20 Tropfen Liquor Ferri sesquichlorati per os. Ein Kontrolltier wurde bei gleicher Kost ohne Eisen nach Anlegung der Fistel am Leben erhalten, ein zweites, nichtoperiertes Tier erhielt bei normaler Kost ebenfalls gleiche Eisenmengen wie die Versuchstiere. Eines dieser operierten Tiere soll bereits nach etwa einer Woche chronische cerebrale Intoxikationserscheinungen gezeigt haben, die an postencephalitische Zustandsbilder erinnerten: Bewegungsarmut, Speichelfluß, vermehrter Muskeltonus, Starre, Stellungsanomalien, bei einem Tiere auch epileptische Anfälle. Auch durch histologische Untersuchungen wurden schwere diffuse Nervenzellendegeneration festgestellt. Anreicherung von Eisen im Gehirn war histologisch nachweisbar, besonders im Mittelhirn. Der Fistelhund dagegen war an Erschöpfung, aber ohne zentrale Erscheinungen gestorben; der andere war gesund geblieben. Die chemische Untersuchung hatte bei den Versuchstieren einen um mehr als das Doppelte gesteigerten Eisengehalt ergeben, wobei der Globus pallidus den größten Wert aufwies. Bei den Kontrolltieren war der chemische Befund normal.

Diese Befunde stehen mit allen bisher gesammelten Erfahrungen über die pharmakologische Wirkung der Eisensalze in Widerspruch, und es ist kaum wahrscheinlich, daß auch bei Ausschaltung der Leber die Verabreichung von 3 mal täglich 20 Tropfen einer Ferrichloridlösung zu derart schweren cerebralen Erscheinungen führen könnte. Hier dürften doch wohl andere Momente, die mit der Operation selbst zusammenhängen, für die Entstehung des Krankheitsbildes größere Bedeutung besitzen als das Eisen selbst. Jedenfalls bedarf es einer Wiederholung solcher Versuche und auch der Verwendung anderer Eisenverbindungen, um Näheres aussagen zu können; keinesfalls aber können diese Erscheinungen ebenso wie die in den Untersuchungen von Chytil als chronische Eisenvergiftung angesehen werden. Hier handelt es sich — wenn sie überhaupt in gleicher Weise auszulösen sein sollten — doch nur um akute oder subakute Eisenvergiftungen.

Die Entscheidung der Frage, ob es überhaupt möglich ist, eine chronische Eisenvergiftung hervorzurufen, konnte nur durch systematische Verfütterung von sicher toxisch wirkenden Eisenverbindungen in nichttoxischer Dosis durch längere Zeit hindurch erbracht werden. Solche Untersuchungen wurden von Hendrych und Klimesch[2] systematisch durchgeführt und führten zu folgenden Ergebnissen:

Kaninchen, welchen jeden zweiten Tag Ferrochlorid in Dosen von 2—3—5 mg Fe pro kg subcutan injiziert wurde und die im ganzen 235—482 mg Fe während dreier Monate erhielten, zeigten an Leber und Nieren keine pathologischen Veränderungen. Große Dosen Ferrochlorid (9,8 mg Fe pro kg), jeden zweiten Tag injiziert, führen in etwa einem Monate zum Tode. Bei einem von zwei Tieren fanden sich Nierenveränderungen, bestehend in Degeneration der Epithelien einiger Kanälchen. Von Kaninchen, denen jeden zweiten Tag 2,09—5,43 mg Fe als Ferricitratnatrium injiziert wurde, und die nach 38 Tagen getötet wurden, zeigten jene Tiere, welche die größeren Eisenmengen erhalten hatten, Leberveränderungen im Sinne einer Verklumpung des Protoplasmas. Eines dieser Tiere wies auch stellenweise Degeneration der Epithelien der Tubuli recti auf, jedoch ohne irgendwelche entzündliche Erscheinungen. Intra vitam konnte zwar im Harn etwas Eiweiß nachgewiesen werden, jedoch keine geformten Elemente. Bei Kaninchen darf aber bekanntlich auf den Eiweißbefund im Harn kein großer Wert gelegt werden, da es sehr häufig vor-

---

[1] Hoff, Hans: Die experimentelle Eisenvergiftung beim Hund mit Eckscher Fistel. Arb. neur. Inst. Wien 25, 389 (1924). — [2] Hendrych, F., u. Klimesch, K.: Zit. S. 1117.

kommt, daß die Eiweißreaktionen positiv sind, später aber, trotz weiterer gleichartiger Behandlung nicht mehr. Leukocyten oder Zylinder sind in solchen Fällen aber nie nachweisbar.

Aus diesen Untersuchungen muß der Schluß gezogen werden, daß es nicht gelingt, eine chronische Eisenvergiftung hervorzurufen und dies auch dann nicht, wenn selbst sicher toxisch wirkende Eisenverbindungen durch lange Zeit hindurch dem Organismus zugeführt werden. Es erscheint von Anfang an unverständlich, daß es zwar so leicht gelingt, durch Mangansalze im Experimente chronische Vergiftungserscheinungen auszulösen, deren Symptome den klinischen Vergiftungssymptomen ähneln, während das dem Mangan chemisch so nahestehende Eisen weder klinisch noch experimentell zur chronischen Vergiftung führt.

Die Beantwortung der Frage, warum eine chronische Eisenvergiftung nicht möglich ist, und gleichzeitig der Frage, warum eine chronische Manganvergiftung so leicht zustande kommen kann, wird ermöglicht, wenn wir das Schicksal verfolgen, das die beiden Metalle im Organismus erleiden[1].

Die früher bereits ausführlich besprochenen Untersuchungen über die Toxizität der verschiedenen Eisenverbindungen hatten schon ergeben, daß das Eisen im Organismus sowohl die Oxydationsstufe als auch die Bindungsart wechselt und daß als giftig nur jene anorganischen Ferroverbindungen erkannt wurden, die im Organismus in die an sich ungiftige Komplexverbindung umgewandelt werden. Die Entstehung dieser Ferriverbindung ist biologisch für den ganzen Eisenstoffwechsel von größter Wichtigkeit und an die intakte Oxydationskraft der Blutkörperchen bzw. des Oxyhämoglobins geknüpft. Dies läßt sich dadurch beweisen, daß in einem mit CO gesättigten Blute diese Oxydation der Ferroverbindung zu der erwähnten komplexen Ferriverbindung nicht erfolgt.

Diese Ferriverbindung, die aus der Ferroverbindung im Blute rasch entsteht, ist dann gewissermaßen die Passageform, in der das Eisen im Organismus kreist, bis es unter bestimmten Bedingungen wieder zur Abspaltung biologisch wirksamer freier Ferriionen kommt, die dann wieder zu zweiwertigem Eisen reduziert werden. Das, was somit den Eisenstoffwechsel charakterisiert, ist der Wechsel zwischen der Ferro- und der Ferriform und der Wechsel zwischen der einfachen und komplexen Bindungsart des Metalls. Aus den Wirkungen des Eisens haben wir für die Frage der chronischen Eisenvergiftung nur eine herauszugreifen, nämlich jene, die zu akuten Lähmungserscheinungen im Bereiche des Zentralnervensystems führt, die sich in einem narkoseartigen Zustande äußern. Nach einer intravenösen Injektion einer einfachen Ferroverbindung (Ferrochlorid oder Ferrosulfat) tritt diese narkoseartige Lähmung sofort ein, hält aber nur wenige Minuten an. Es konnte nachgewiesen werden, daß die Zeitdauer dieser Lähmung parallel geht mit der Anwesenheit von Ferroionen im Blute und daß deren Umwandlung in eine Ferriverbindung das Aufhören dieser Lähmung bewirkt.

Wir können somit sagen, die wirksame Form des Eisens, die die Lähmung des Zentralnervensystems bewirkt, ist die Ferroform. Wir haben aber gesehen, daß auch im Organismus ebenso wie extra corpus die Ferroform die labile Form des Eisens darstellt.

Wir wollen nun diesen Untersuchungsergebnissen über die Eisenwirkung solche über die Manganwirkung gegenüberstellen. Auch nach der Injektion von Manganosalzen tritt eine an die Magnesiumnarkose erinnernde Lähmung

---

[1] E. Starkenstein: Experimentelle Analyse chronischer Vergiftungen. Klin. Wschr. **11**, 1697 (1932).

ein. Nun gelingt es aber nicht, eine Oxydation des Manganosalzes zu einem Manganisalz im Organismus nachzuweisen, was vollkommen mit den chemischen Eigenschaften der Manganosalze übereinstimmt. Es ist ja bekannt, daß entgegengesetzt dem Eisen die Manganosalze die stabile Form, die Manganisalze dagegen die labile Form darstellen, und es gelingt nur schwer, eine Oxydation der Manganosalze zu Manganiverbindungen durchzuführen; aber auch hinsichtlich der Beständigkeit liegen ähnliche Verhältnisse vor: die Manganosalze sind sowohl in fester Form als auch in ihren Lösungen beständig, nicht dagegen die Manganisalze.

Daß ein solches gegensätzliches Verhalten zwischen Mangano- und Ferrosalzen ebenso wie in vitro auch im Blute nachweisbar ist, zeigt folgendes, ebenso einfaches wie anschauliches Experiment: Versetzt man frisches, defibriniertes oxyhämoglobinhaltiges, also hellrotes Blut mit einer Ferrochloridlösung, dann wird das Blut in wenigen Minuten dunkel und schließlich fast schwarzbraun, was durch die Oxydation des Ferrosalzes zur Ferriverbindung und durch die dabei erfolgte Bildung von teils reduziertem, teils Methämoglobin bedingt ist.

Führt man das gleiche Experiment statt mit Ferrochlorid mit der äquivalenten Manganolösung aus, dann bleibt das Blut — oft tagelang — hellrot, was wohl anschaulich das gegensätzliche Verhalten von Ferro- und Manganosalzen hinsichtlich ihrer Oxydierbarkeit auch im Blute beweist.

In diesem Parallelismus zwischen chemischem Verhalten der Mangano- und Manganisalze in vitro einerseits, in vivo andererseits glauben wir nun auch den Schlüssel dafür gefunden zu haben, warum es zwar eine chronische Manganvergiftung, nicht aber eine chronische Eisenvergiftung gibt. Das Organ, das bei der chronischen Manganvergiftung die charakteristischen Schädigungen aufweist, ist das Zentralnervensystem, und dieses ist es auch, welches sowohl durch die Ferrosalze als auch durch die Manganosalze bei der akuten Vergiftung zunächst betroffen wird.

Nach dem oben Gesagten ist es leichtverständlich, daß bei dauernder Zufuhr auch kleiner Mengen von Manganosalzen sich deren schädigende Wirkung auf das Zentralnervensystem summieren können, während solches bei den Ferrosalzen aus dem Grund nicht möglich ist, weil diese Form der Eisenverbindungen eben nicht die stabile ist und nach deren Umwandlung ganz andere Eisenwirkungen auftreten, die nichts mit der lähmenden Wirkung auf das Zentralnervensystem zu tun haben. Wenn auch nach der Injektion von Manganosalzen die narkoseartige Lähmung nicht lange anhält, nicht viel länger als nach Injektion entsprechender Mengen von Ferrosalzen, so beweist dies nichts gegen die eben aufgestellte Behauptung; denn die Unterbrechung der akuten Ferrolähmung ist, wie nachgewiesen werden konnte, auf die Umwandlung der Ferroverbindungen in eine — zumindest für das Zentralnervensystem — ungiftige Ferriform zurückzuführen, während die Unterbrechung der akuten Manganolähmung nur auf einem Abtransport der Verbindung aus dem Blute bzw. auf eine Abwanderung an andere Stellen des Organismus beruht. Aber auch nach Aufhören der akuten Wirkung können die betreffenden Manganosalze ihre lähmende Wirkung offenbar an ganz anderen Stellen des Zentralnervensystems weiter ausführen. Wirkungen, die sich dann eben zu den Erscheinungen der chronischen Vergiftung summieren.

Hinsichtlich der Einzelheiten der Manganvergiftung selbst sei auf den Abschnitt „Mangan" von H. Langecker in diesem Handbuche verwiesen.

VI. Läßt sich Eisen hinsichtlich seiner physiologischen und pharmakologischen Wirkungen durch andere Metalle ersetzen?

Die im vorstehenden Abschnitte behandelte Frage der chronischen Eisenvergiftung zeigte einen grundsätzlichen Unterschied zwischen den Eisen- und Mangansalzen hinsichtlich ihrer chronischen, dagegen weitgehende Ähnlichkeit hinsichtlich ihrer akuten Wirkungen. Wir begegnen sowohl in den Arbeiten, die sich mit der physiologischen, als auch in denen, die sich mit den pharmakologischen und therapeutischen Wirkungen des Eisens befassen, immer wieder Versuchen, dieses Metall durch andere Metalle der gleichen oder nahestehender Gruppen zu ersetzen.

Es wurde schon in einem früheren Abschnitte (s. S. 695) der Versuch gemacht, die besondere Stellung des Eisens unter den Metallen als Baustein der lebenden Substanz zu beweisen. Die dort behandelten Grundeigenschaften des Eisens, die dieses Metall befähigen, bei den biologischen Reaktionen so lebenswichtige Wirkungen zu entfalten, spielen auch bei der hier zu behandelnden Frage eine entscheidende Rolle: denn es fragt sich nun, ob Eisen gerade hinsichtlich der erwähnten Eigenschaften durch andere Metalle vertreten werden kann.

Die seit langem vorhandenen Bemühungen, Eisen durch Mangan zu ersetzen, dürften darauf zurückzuführen sein, daß in früheren Zeiten der in der Natur vorkommende Braunstein lange Zeit hindurch mit dem Magneteisenstein verwechselt wurde und daher auch den Namen Magnesia nigra erhalten hatte. Erst durch die Chemiker Pott (1740) und insbesondere Scheele (1774) wurde der Braunstein als ein von den Eisenerzen verschiedenes Mineral erkannt. Mehr als diese alten, vermeintlichen Beziehungen zwischen Eisen und Mangan, die in Wirklichkeit gar nicht bestanden, dürften für den Versuch einer Substituierung des Eisens durch das Mangan erst die genaueren Untersuchungen späterer Jahrzehnte Anlaß gegeben haben, welche eben dazu führten, Mangan und Eisen auf Grund gewisser gleicher Eigenschaften in eine chemische Gruppe, die Eisen-Mangangruppe, zu vereinigen. Gerade das gemeinsame Charakteristikum der beiden Metalle, sowohl in der zweiwertigen als auch in der dreiwertigen Form aufzutreten, war für diese Einteilung maßgebend. Die Versuche, das Eisen pharmakologisch und therapeutisch durch Mangan zu ersetzen, stammen erst aus einer späteren Zeit. Während das Eisen seit vielen Jahrhunderten in Gebrauch war, ist das Mangan noch in der Mitte des 19. Jahrhunderts als Arzneimittel nicht verwendet worden.

Der Vergleich der pharmakologischen Wirkungen von Eisen und Mangan führte, wie schon früher (s. S. 1282) ausgeführt wurde, zu der Feststellung, daß beide Metalle in der zweiwertigen Oxydationsstufe gleichartige Wirkungen entfalten. Die Frage der Substituierbarkeit kann sich aber nicht auf diese rasch vorübergehende akute Wirkung beziehen, sondern in erster Linie darauf, ob die charakteristischen Wirkungen, vor allem die auf das Blut und die blutbildenden Organe durch Mangan ersetzbar sind und im Zusammenhange damit, ob evtl. das Mangan an Stelle des Eisens als Baustein des Hämoglobins Verwendung finden kann.

Es wurde schon oben ausgeführt, daß diese Eisenwirkung mit der Fähigkeit des Metalls in engstem Zusammenhange steht, leicht aus der zweiwertigen in die dreiwertige und dann wieder aus der dreiwertigen in die zweiwertige Form überzugehen. Gerade diese Eigenschaft fehlt nun dem Mangan, worauf ja der Unterschied der beiden Metalle beruht, der sich in der Möglichkeit des Zustandekommens einer chronischen Vergiftung äußert.

Da die Ferroform labil ist, die Manganoform dagegen stabil, können auch die weiteren biologischen Reaktionen, denen das Eisen nach Umwandlung in eine höhere Oxydationsstufe seine charakteristischen Wirkungen verdankt, vom Mangan nicht erwartet werden. Dadurch allein verliert das Mangan schon die Möglichkeit, das Eisen biologisch zu vertreten. Versuche, den Eisengehalt des Blutes bei Hunden durch fortgesetzten Gebrauch von Mangansalzen teilweise durch dieses Metall zu ersetzen, haben nach Buchheim[1] kein positives Resultat gezeigt. Auch Laschkewitz[2] betont den bedeutenden Unterschied zwischen der physiologischen Wirkung des Eisens und des Mangans. In gleicher Weise seien auf die Untersuchungen von Blacke[3] verwiesen. Nach diesem steigt innerhalb derselben Gruppe von Elementen die Giftigkeit mit dem Atomgewicht; dies soll auch für die Metalle der Eisengruppe gelten. ¦Demnach müßte Mangan weniger giftig sein als Eisen, Nickel und Cobalt, was aber nach Koberts Erfahrungen nicht der Fall ist.

Kobert fand, daß die Manganwirkung bei Fröschen sehr schnell eintritt, während beim Eisen mehrere Stunden vergehen (Meyer und Williams). Die toxische Dosis sei eine weit geringere als beim Eisen.

Kobert schließt, daß die chronische Manganvergiftung der chronischen Eisenvergiftung recht ähnlich sei. Allerdings fand er, daß das Eisen erst bei relativ großen Dosen deutliche und bleibende Nierenveränderungen setzt.

Eine pharmakologische bzw. pharmakotherapeutische Brauchbarkeit des Mangans als Ersatzpräparat des Eisens erscheint ausgeschlossen. Klinische Untersuchungen, die ebenso mit dem Eisen auch mit dem Mangan von Reimann und Fritsch durchgeführt wurden, bestätigen auch vom klinisch-therapeutischen Standpunkte aus diese experimentell-pharmakologisch gewonnenen Erfahrungen.

Bei der Prüfung der quantitativen Wirkung verschiedener Metalle auf Hefen und Infusorien durch Bokorny[4] ergaben sich gleichfalls grundsätzliche Verschiedenheiten zwischen der Eisen- und der Manganwirkung, die ebenso mit dem Schicksal der beiden Metalle eng verknüpft sind.

Bertrand und Nakamura[5] prüften die Ersetzbarkeit des Eisens durch Zink und glaubten eine solche annehmen zu dürfen. Solche Schlüsse wurden aus der Lebensdauer verschieden gefütterter Mäuse gezogen, Versuche, die allerdings derart weitgehende Schlußfolgerungen nicht rechtfertigen können.

In neuerer Zeit haben Untersuchungen über die Bedeutung des Kupfers auf die Blutbildung die Frage der Ersetzbarkeit des Eisens auch auf dieses Metall bezogen. Die Arbeiten, die sich mit dieser Frage beschäftigen, fallen mehr in das Gebiet der pharmakologischen Kupferwirkung und sollen dort ausführlich behandelt werden. Hier sei nur erwähnt, daß diese Untersuchungen keinesfalls die Möglichkeit einer sicher nachweisbaren Substituierbarkeit des Eisens durch Kupfer erkennen lassen. Eine solche biologische Vertretbarkeit scheint schon aus dem Grunde unwahrscheinlich, weil den Kupfersalzen noch mehr als den Mangansalzen jene Grundeigenschaft abgeht, die eben das Eisen

[1] Buchheim, R.: Lehrb. d. Arzneimittellehre, 3. Aufl., S. 224. 1878. — [2] Laschkewitz: Zbl. med. Wiss. 1866, 369. — [3] Blacke, I.: Sur le rapport entre l'isomorphisme, les poids atomiques et la toxicité comparée des sels métalliques. C. r. Acad. Sci. Paris 94, 1055 (1882). — [4] Bokorny, Th.: Quantitative Wirkung der Gifte, Pflügers Arch. 111, 341 (1906). — [5] Bertrand, G., u. Hirosi Nakamura: Sur l'importance physiologique comparée du fer et du zinc. C. r. Acad. Sci. Paris 175, 129 (1924). — Bertrand, G., u. P. Serbescu: Über die Giftigkeit des Aluminiums verglichen mit der des Eisens, Nickels und anderer Metalle. Ann. Inst. Pasteur 47, 451 (1931).

für seine charakteristischen biologischen Wirkungen geeignet macht und ihm seine Sonderstellung unter den Metallen verleiht.

Nur gewisse Atmungsfermente wirbelloser Tiere enthalten Kupfer statt Eisen. So fand man bei den Cephalopoden, bei manchen Lamellibranchiaten, bei Gastropoden, Crustaceen und Arachniden einen kupferhaltigen Blutfarbstoff, der Hämocyanin genannt wird. Dieser besteht aus Eiweiß und einem kupferhaltigen Anteil noch unbekannter Natur; er vermag Sauerstoff zu binden und geht dabei ähnlich wie das Hämoglobin in ein Oxyhämocyanin über. Auch im Blute von Pinna squamosa wurde eine manganhaltige Verbindung gefunden, die Pinnaglobin genannt wurde.

Alle diese Beispiele beweisen, daß zwar unter bestimmten biologischen Bedingungen die Funktion des Eisens durch andere Metalle, wie durch Mangan und Kupfer ersetzt erscheint und daß unter den gegebenen Bedingungen diese Metalle wohl die gleiche Funktion ausüben wie das Eisen bei den Vertebraten; überall dort aber, wo Eisen physiologischer Bestandteil des Hämoglobins und der Gewebe ist, kann es weder durch Mangan noch durch ein anderes Metall substituiert werden und behält damit seine spezifische Sonderstellung sowohl hinsichtlich seiner physiologischen wie hinsichtlich seiner eng damit verbundenen pharmakologischen Wirkungen.

Mangan[1].

Von
Hedwig Langecker - Prag.

Mit 3 Abbildungen.

1. Allgemeines.

Geschichtliches[2]. Im Jahre 1774 legte Scheele der Akademie der Wissenschaften in Stockholm eine Arbeit über eine neue Darstellungsweise des Sauerstoffs vor und charakterisierte dabei sehr genau die Natur des schon im Altertum bekannten Minerals Braunstein. Plinius erwähnte den Braunstein und wußte von seiner Verwendung in der Glasbereitung. Er unterschied eine männliche und weibliche Art des „Magnes"; die erste war der eigentliche Magneteisenstein, die zweite, die kein Eisen anzog, Braunstein. Im Mittelalter hieß der Braunstein Femininum Magnesia nigra, während der Magnetit Magnes oder Magnesius lapis genannt wurde. Später hieß der Braunstein Pseudomagnes oder falscher Magnet. Der Name Braunstein stammt von Basilius Valentinus, der den Braunstein noch für ein Eisenerz hielt. Man verstand unter Braunstein damals nicht nur das Mangandioxyd, sondern alle oxydischen Manganerze, die auf Tongeschirren eine braune Glasur bildeten. Die Glasmacher nannten die Erze Manganes (Lapis manganensis, Manganesa, Mangadesum), was vom griechischen Verbum μαγγανιζω-reinigen[3] abgeleitet wird, weil die Manganerze das durch Eisenoxyd gefärbte Glas reinigten, weshalb sie auch in Glashütten Glasseifen genannt wurden.

Über die Zusammensetzung des Braunsteins war man sich lange im unklaren. Während man früher annahm, daß außer Eisen auch noch andere Metalle in ihm enthalten wären, wies Pott[4] im Jahre 1740 die Eisenfreiheit nach. Erst Scheele bewies, daß der Braunstein ein Oxyd ist, und auf seine Anregung hin hat Gahn die Untersuchungen fortgeführt und dabei aus ihm das regulinische Mangan erhalten. Es wurde Braunsteinkönig oder Braunsteinmetall genannt, Bergmann bezeichnete es als Magnesium, andere als Manganesium, und als man in der Magnesia alba ein metallisches Radikal nachgewiesen hatte, wurde von Buttmann der abgekürzte Name Mangan vorgeschlagen, der von Klaproth und anderen übernommen wurde.

Vorkommen. Mangan ist im Mineralreich und in der belebten Natur weitverbreitet. W. Clarke[5] berechnet, daß Mangan 0,08% der Erdrinde ausmacht. Nach Berg[6] beträgt der Mangangehalt der Gesamterde 0,07—0,14%, der der Erdrinde 0,09%. Berg gibt eine kurze Darstellung der Geochemie des Mangans, insbesondere die Entstehung der Manganlager auf der Erde berücksichtigend. — Auch in der Sonne ist Mangan nachgewiesen.

Mangan ist ein steter Begleiter des Eisens; wir finden es daher in fast allen Eisenerzen. Nächst dem Eisen findet sich das Mangan am häufigsten im Gestein, oft als färbendes Prinzip in Silicaten, in fast allen vulkanischen und metamorphischen Gesteinen, in Chromiten, Magnetiten, in allen Eisenerzen, in vielen Kalksteinen. Infolge seiner großen Verwandtschaft zum Sauerstoff kommt Mangan nicht gediegen vor. Zahlreich und weitverbreitet sind Manganmineralien. Unter den Mineralien sind die oxydischen die wichtigsten: Manganosit, MnO; Pyrochroit, $Mn(OH)_2$; Pyrolusit oder Braunstein, rhombisch, MnO_2;

---

[1] Die Literatur ist bis zum Jahre 1933 berücksichtigt. — [2] Handb. der anorganischen Chemie **4 II**, Mangan (Miolati). Von Abegg und Auerbach. Leipzig 1913. — [3] Diese Erklärung findet sich bei Abegg und Auerbach. Nach dem Greek-English Lexikon Liddel and Scott, Oxford 1932, existiert ein Verbum μαγγανιζω nicht; hier findet sich μαγγανεύω und das zugehörige μαγγανον in der Bedeutung: Zaubermittel gebrauchen. [4] Pott: Examen chymicum magnesia vitrariorum, Germanis Braunstein. 1740. — [5] Clarke, W.: Chem. News **61**, 31 (1890). — [6] Berg, G.: Das Vorkommen der chemischen Elemente auf der Erde. Berlin 1932.

Polianit, MnO_2, tetragonal, seltene Varietät des Braunsteins; Wad oder Mangan-schaum, H_2MnO_3; Braunit, Mn_2O_3 oder $MnO_2 \cdot MnO$; Manganit, Mn_2O_3 oder $HMnO_2$; Hausmannit, Mn_3O_4 oder $2 MnO \cdot MnO_2$; Psilomelan, $RO \cdot 4 MnO_2$ oder manchmal auch $RO \cdot 3 MnO_2$, wo $R = Mn$, Ba, K_2, Li_2 sein kann. Außer-dem kann Mangan neben den Oxyden des Magnesiums, Eisens, Zinks, Kobalts, Kupfers usw. in verschiedenen Mineralien vorkommen. In der Natur finden sich ferner noch Sulfide, Chloride, Carbonate (Manganspat), Sulfate, Wolframate, Phosphate, Arsenate und Silicate.

Von vielen Quellen ist bekannt, daß sie Mangan enthalten (Pyrmont, Schwalbach, Nauheim, Elster, Spaa, Franzensbad, Marienbad, Teplitz, Karls-bad u. a., vgl. auch Buttersack, S. 1368). Besonders die heiße Quelle Coco-nuco am Fuße des Vulkans Purace ist sehr manganreich. Das Coconucowasser scheidet beim Kochen 0,1 g Mangancarbonat pro Liter ab. Auch in Brunnen-wässern, Flußwasser und Grundwasser wurde Mangan gefunden. Es findet sich in den Wässern nicht immer als Bicarbonat, sondern auch als Sulfat und Arsenat. Die Acqua delle Piazzuole im Arnotal enthält 0,146 g Mangansulfat im Liter (Bechi[1]). Auch im Meerwasser wurde Mangan nachgewiesen.

Infolge des normalen Mangangehalts der meisten Nahrungsmittel enthält auch der tierische und menschliche Organismus geringe Mengen dieses Elements, ähnlich wie Zink und Arsen.

Die diesbezüglichen Befunde bei niederen Organismen, Pflanzen und Tieren finden sich in den Kapiteln 5, S. 1306; 6, S. 1312; 7, S. 1323.

2. Chemische und physikalische Eigenschaften[2].

Zeichen Mn. Atomgewicht = 54,932 (O = 16, Ag = 107,890).

Mangan steht mit den Halogenen als einziges Metall in der 7. Gruppe des periodischen Systems. In seiner höchsten Oxydationsstufe ist es nämlich siebenwertig, und das Kaliumpermanganat ist mit dem Kaliumchlorat iso-morph. Außerdem hat es aber als Metall große Ähnlichkeit mit dem Chrom, Eisen und Kobalt, besonders in den drei- und zweiwertigen Verbindungen, weshalb es von manchen Autoren in die 8. Gruppe gestellt wird. Mangan hat im allgemeinen Schwermetallcharakter; in der zweiwertigen Form erinnert es an Magnesium und Eisen (Ferrostufe). Die höheren Oxyde bilden Säuren; es tritt zwei-, drei-, vier-, sechs- und siebenwertig auf.

Mangan ist ein grauweißes Metall. Das spezifische Gewicht ist 7,4, der Schmelzpunkt liegt bei 1245°, der Siedepunkt bei 2200°. Es ist aber bereits über dem Schmelzpunkt flüchtig. Es wird an feuchter Luft oxydiert und von verdünnten Säuren, sogar von Essigsäure, angegriffen. Das gewöhnliche Mangan ist paramagnetisch. Es ist sehr reaktionsfähig, zersetzt kochendes Wasser und läuft beim Erhitzen an der Luft mit ähnlichen Farben an wie Stahl. Dar-gestellt wird es am besten nach dem Verfahren von Goldschmidt durch Reduktion von Braunstein mit Aluminiumpulver, wobei ein schöner glänzender Regulus erhalten wird. Es wird als Legierung mit Eisen bei der Herstellung von Stahl und als Legierung mit Kupfer und Zink zur Herstellung der Mangan-bronze verwendet, ferner in der Siderurgie als Desoxydans und Desulfurans.

---

[1] Bechi: Ber. dtsch. chem. Ges. 5, 292 (1872). — [2] An zusammenfassenden Dar-stellungen wurden benützt: Handb. der anorganischen Chemie 4 II, Mangan, S. 611 (Miolati), Kolloidchemie des Mangans, S. 890 (Lottermoser). Von R. Abegg und Fr. Auerbach. Leipzig 1913. — Treadwell, F. P.: Lehrb. der analytischen Chemie, 11. Aufl., 1. Leipzig 1920. — Woker, G.: Die Katalyse, Allgemeiner Teil, S. 548. Stuttgart 1910. — Schmidt, E.: Lehrb. der pharmazeutischen Chemie, 6. Aufl., 1. Braunschweig 1919.

Das Mangan bildet folgende Oxyde: MnO, Mn_2O_3, Mn_3O_4, MnO_2, Mn_2O_7.

Durch Lösen dieser Oxyde in Salzsäure in der Kälte erhält man in allen Fällen, außer bei MnO, eine dunkelgrünbraune Lösung, die sich beim Erwärmen unter Chlorentwicklung entfärbt, besonders beim Verdünnen mit Wasser ($MnO + 2\,HCl = H_2O + MnCl_2$, $Mn_2O_3 + 6\,HCl = 3\,H_2O + 2\,MnCl_2 + Cl_2$). Die Lösung enthält zweiwertiges Manganosalz. In der Kälte bilden sich sehr unbeständige höhere Manganchloride, die beim schwachen Erwärmen Chlor abspalten und Manganosalz liefern. In konzentrierter Schwefelsäure lösen sich in der Wärme alle Oxyde des Mangans unter Entwicklung von Sauerstoff und Bildung von Manganosulfat ($2\,Mn_2O_3 + 4\,H_2SO_4 = 4\,H_2O + 4\,MnSO_4 + O_2$). Nur MnO löst sich ohne Sauerstoffentwicklung.

Das MnO ist das einzige Oxyd des Mangans, das sich in allen Fällen wie ein Basenanhydrid verhält. Durch Lösen dieses Oxyds in Säuren erhält man glatt die Manganosalze, in welchen das Mangan als zweiwertiges Element auftritt. Sehr interessant ist das Verhalten der höheren Oxyde MnO_2, Mn_2O_3 und Mn_3O_4 zu kochender verdünnter Salpetersäure oder Schwefelsäure; MnO_2 wird gar nicht von der verdünnten Säure angegriffen, Mn_2O_3 gibt die Hälfte seines Mangans an die Säure ab, während die andere Hälfte als braunes Mangandioxydhydrat $Mn{\overset{OH}{\underset{OH}{{-}O}}}$ ungelöst zurückbleibt. Mn_3O_4 gibt an die Säure zwei Drittel seines Mangans ab und hinterläßt ebenfalls braunes Mangandioxydhydrat. Das Mangandioxydhydrat verhält sich in der Tat in den meisten Fällen genau so wie eine Säure: die Oxyde Mn_2O_3 und Mn_3O_4 verhalten sich wie Manganosalze dieser Säure und müssen daher als Manganite aufgefaßt werden. MnO_2 und Mn_2O_3 können zwar auch die Rolle von Basenanhydriden bilden, indem sie mit Schwefelsäure Sulfate bilden. Sie sind aber im Vergleich mit den Ferri- und Chromiverbindungen schwächere Basen und ihre Salze daher viel unbeständiger; sie werden durch Wasser zersetzt.

Die Manganoverbindungen, in denen das Mangan zweiwertig auftritt, sind im krystallisierten Zustand sowie in Lösungen schwach rosa, im wasserfreien Zustand meist weiß; nur das Sulfid ist gefärbt; sie sind die beständigsten Verbindungen des Metalls und werden durch Auflösen des Metalls in Säure oder durch Reduktion der höheren Verbindungsstufen in saurer Lösung erhalten. Die wäßrigen Lösungen der Manganosalze röten Lackmus nicht, sind also nicht merklich hydrolysiert, sie schmecken bitter, schwach adstringierend und vertragen mäßiges Erhitzen. Die Manganosalze sind in saurer Lösung beständig, in alkalischer nicht mehr. Schon durch den Sauerstoff der Luft wird Manganoxydulhydrat auch bei Abwesenheit von Alkali zu Mn_2O_3 und Mn_3O_4 oxydiert.

$MnCl_2$, äußerst zerfließliche Krystalle, wird bei höherer Temperatur von Sauerstoff in Mn_2O_3 überführt. Es ist alkohollöslich und in Äther unlöslich. $MnSO_4$ ist bitter, metallisch schmeckend, gut wasserlöslich, unlöslich in absolutem Alkohol und in Aceton; wäßrige Lösungen sind beständig, nur ganz verdünnte oxydieren sich; Manganophosphat ist in Wasser fast unlöslich, Manganocarbonat ist in Wasser sehr wenig löslich, auch nicht bei Anwesenheit von Kohlensäure. Frisch gefälltes Manganocarbonat löst sich in Ammonsalzen auf. Manganoacetat ist in Wasser und Alkohol löslich. Manganooxalat löst sich schwer in Wasser, wohl aber in Säuren. Das Tartrat ist in kaltem Wasser wenig, mehr in siedendem Wasser löslich.

Die dreiwertigen Manganiverbindungen sind nicht beständig, weil das dreiwertige Mangan leicht eine Ladung abgibt. Deshalb treten dreiwertige Verbindungen nur dort auf, wo stark elektroaffine Anionen gegenüberstehen. Ferner besteht hier die Möglichkeit, an der Bildung von komplexen Salzen teilzunehmen (s. später). Die Manganiverbindungen sind daher entweder schwer löslich oder wenig dissoziiert oder mehr minder komplex. Die schwach basischen Eigenschaften der Manganiverbindungen äußern sich in der stärkeren Hydrolysierung. Man kennt Manganisalze in gelöstem Zustand nur bei Gegenwart von viel Säure, deren Anion auf die Bildung undissoziierter oder komplexer Salze hinwirkt. Beim Verdünnen mit Wasser bildet sich Manganihydroxyd oder aber ein Manganosalz und Mangandioxyd $2\,Mn^{III} = Mn^{II} + Mn^{IV}$. Die Möglichkeit zum Zerfall der dreiwertigen Oxydationsstufe in eine niedere und eine höhere trägt wahrscheinlich zur Unbeständigkeit der Manganiverbindungen bei, besonders auch deshalb, weil sich die vierwertige Oxydationsstufe gewöhnlich in unlöslicher Form als MnO_2 abscheidet.

Das dreiwertige Mangan besitzt alle spezifischen Eigenschaften dreiwertiger Kationen: Man kennt Manganalaune mit Phosphorsäure, Essigsäure und Oxalsäure, die relativ beständig sind. Bei Gegenwart der genannten Säuren lassen sich die Manganosalze durch Mangandioxyd oder Permanganat zu Manganisalzen oxydieren. Die einfachen Manganisalze sind in ihrer Lösung nur bei großem Säureüberschuß beständig, sonst erfolgt Spaltung in Manganosalz und Mangandioxyd. Lösungen von Manganisalzen sind daher bei Gegenwart von Manganosalzen beständiger. Für die Bildung löslicher Manganisalze sind ziemlich stark saure Lösungen bei hoher Konzentration des Anions erforderlich, um der Hydrolyse vorzubeugen, die elektrolytische Dissoziation zurückzudrängen und die Komplexbildung zu begünstigen.

Die Farbe der wäßrigen Lösungen von Manganisalzen ist braun bis rot in verschiedenen Abstufungen, die wahrscheinlich von dem Grad der Komplexität der Manganiverbindungen abhängen. Lösungen des Chlorids z. B. in salzsaurem Alkohol und Äther sind grün. Hoppe-Seyler hat unter Widerlegung anderer Autoren nachgewiesen, daß die Fällungen einiger Manganisalze und der Übermangansäure zwar äußerlich ähnlich erscheinen, in verdünnter wäßriger Lösung aber spektroskopisch verschieden sind. Manganisalze sind lichtempfindlich; sie werden reduziert und oxydieren dabei. Oxydierbare Stoffe entfärben alle Manganisalzlösungen unter Bildung von Manganosalz. Manganichlorid ist wasser-, alkohol- und ätherlöslich und bildet Doppelsalze mit den Alkalichloriden. Manganisulfat ist sehr hygroskopisch.

Die andern drei Oxydationsstufen des Mangans haben nicht mehr basischen Charakter. Vierwertiges Mangan ist in den wenigen löslichen Verbindungen immer Bestandteil von Anionen. In dem Mangandioxyd, der beständigsten Verbindung des vierwertigen Mangans, ist der saure Charakter nur schwach, aber deutlich entwickelt, da es mit den Erdalkalien Manganite gibt.

Das Mangandioxyd ist das in der Natur am häufigsten vorkommende Manganmineral; als solches führt es den Namen Pyrolusit oder Braunstein. Der Pyrolusit bildet kleine, rhombische, dunkelstahlgrau bis schwarz gefärbte, meist nadelförmige oder fasrige Krystalle vom spezifischen Gewicht 4,7—5,0. Bisweilen kommt der Pyrolusit auch in nieren- oder traubenförmigen Gebilden mit nadelförmigem oder fasrigem Gefüge vor. Der Braunstein bildet meist derbe oder erdige, schwarze Massen, welche gewöhnlich durch Kieselsäure und Verbindungen des Eisens, Calciums usw. stark verunreinigt sind. Das spezifische Gewicht des Braunsteins schwankt zwischen 4,7—5,1. Größere Braunsteinlager finden sich in Thüringen, im Harz, im Erzgebirge, an der Lahn, in Mähren, in Spanien, im Kapland, auf Neuseeland usw. Als Polianit bezeichnet man ein stahlglänzendes, in kurzen, quadratischen Prismen krystallisierendes Mangandioxyd. Von andern oxydischen Manganerzen unterscheidet sich der Braunstein durch die Farbe des Striches. Während der Braunstein auf Papier oder auf rauhem Porzellan grauschwarz abfärbt und zerrieben auch ein grauschwarzes, graphitfarbiges Pulver liefert, geben die übrigen Manganerze meist einen braunen Strich und liefern ein mehr oder weniger braun gefärbtes Pulver.

Das Mangandioxyd ist gegen Reagenzien ziemlich indifferent. Von Wasser, von Salpetersäure — von verdünnter ebenso wie von konzentrierter — wird dasselbe nicht angegriffen, ebensowenig von verdünnter Schwefelsäure. Mit konzentrierter Schwefelsäure, aber erst in der Hitze, wird unter Entwicklung von Sauerstoff Manganisulfat gebildet ($2\,MnO_2 + 3\,H_2SO_4 = Mn_2(SO_4)_3 + 3\,H_2O + O$); bei Temperaturen über 200° wird nur Manganosulfat gebildet: $MnO_2 + H_2SO_4 = MnSO_4 + H_2O + O$. Bei Gegenwart leicht oxydierbarer Substanzen, wie Ferrosulfat, Zucker, Oxalsäure, ebenso bei Anwesenheit von Wasserstoffsuperoxyd löst sich Mangandioxyd auch schon in verdünnter Schwefelsäure unter Bildung von Manganosulfat und Entwicklung von Sauerstoff, der die organischen Substanzen oxydiert. Salzsäure hingegen löst das Mangandioxyd unter Entwicklung von Chlor zu Manganochlorid.

Für die gewerbliche Manganvergiftung (s. S. 1353) ist die Löslichkeit des MnO_2 im Magensaft von großer Bedeutung. Reiman und Minot[1] bestimmten an Mangandioxyd und andern Manganerzen, wie Franklinit (ein Gemisch von Mangan-, Eisen- und Zinkoxyden), Rhodenit (reines Mangansilicat) die Löslichkeit, indem sie die Erze zu 1 g mit 50 ccm Nüchtern-Magensaft längere Zeit digerierten. Sie fanden z. B., daß nach 96 Stunden bei 37° bei einer Acidität des Saftes von 74 14,13 mg Mangan gelöst wurden bzw. 5,56 mg nach 22 Stunden bei 37° bei einer Acidität von 40 und 1,1 mg bei einer Acidität von 21. (In diesem Fall wurde das Erz per os gegeben und nach 30 Minuten der Magen ausgespült.) Zweifellos sind die Erze im Magensaft bis zu einem gewissen Grad löslich je nach Acidität und Verweildauer, aber doch hinreichend, daß der Arbeiter, der dem Manganerzstaub dauernd ausgesetzt ist, Mangan als Manganosalz resorbieren kann. Die verschiedenen Erze scheinen unabhängig von der Oxydationsstufe im Magensaft praktisch gleich löslich zu sein.

Mangandioxyd dient zur Darstellung von Manganverbindungen, von Sauerstoff, von Chlor, zur Färbung und Entfärbung des Glases, zur Fabrikation von Firnis, Herstellung von Manganfarben (Bister, Braunocker, Umbra, Kastanienbraun, Samtbraun, Mangansamtbraun), Herstellung von Emaille, marmorierten Seifen, Füllen von galvanischen Elementen, Herstellung von Akkumulatoren, Herstellung von Legierungen mit Nickel und Stahl.

Von sechs- und siebenwertigem Mangan kennt man die Oxyde MnO_3 und Mn_2O_7, von denen sich die Manganate (K_2MnO_4) bzw. Permanganate ($KMnO_4$) ableiten. Die höheren Oxydationsstufen sind Oxydationsmittel. Die Verbindungen der in freiem Zustand nicht bekannten Mangansäure MnO_3 bzw. H_2MnO_4 zeichnen sich durch dunkelgrüne Farbe aus. Ihre Bildung wurde von Scheele beim Erhitzen von Braunstein mit Salpeter entdeckt. Scheele

---

[1] Reiman, Cl. K., u. A. S. Minot: Absorption and elimination of manganese ingested as oxides and silicates. J. of biol. Chem. **45**, 133 (1920).

erkannte bereits, daß dabei die Säure des Salpeters ausgetrieben und das Salz einer manganhaltigen Säure gebildet wird. Bei Auflösung in Wasser entsteht zunächst eine grüne Lösung, die jedoch bei längerem Stehen sowie beim Verdünnen mit viel Wasser eine rote Farbe annimmt. Scheele nannte deshalb das neue Salz mineralisches Chamäleon. Die weitere Aufklärung verdankt man Mitscherlich und Aschoff, die einwandfrei bewiesen, daß das violette Permanganat das Salz einer höheren Oxydationsstufe und nicht, wie man früher annahm, das saure Salz der Mangansäure ist.

Die Permangansäure $HMnO_4$, auch Übermangansäure genannt, obgleich viel beständiger als die Mangansäure, ist nur in wäßriger Lösung bekannt, dagegen ist ihr Anhydrid Mn_2O_7 isoliert worden. Die Salze der Permangansäure, die Permanganate, sind alle mit rotvioletter Farbe in Wasser löslich und sehr energische Oxydationsmittel. Je nachdem die Oxydation in saurer oder in alkalischer Lösung vorgenommen wird, wird dabei die Permangansäure zu MnO oder MnO_2 reduziert. Als Beispiel einer Oxydation in saurer Lösung sei angeführt: Die Halogenwasserstoffsäuren werden leicht zu den Halogenen oxydiert, die schweflige Säure zu Schwefelsäure und Dithionsäure, die Oxalsäure zu Kohlensäure. Auch durch Weinsäure wird die Permangansäure reduziert. Beispiele für Oxydation in alkalischer Lösung: Viele organische Substanzen werden durch Permanganat unter Abscheidung von Braunstein oxydiert, z. B. Ameisensäure zu Kohlensäure, Äthylalkohol zu Aldehyd und Essigsäure, Cellulose hauptsächlich zu Oxalsäure.

Das wichtigste Salz der Permangansäure ist das Kaliumpermanganat. Es krystallisiert in wohlausgebildeten, metallglänzenden, fast schwarzen rhombischen Prismen, welche isomorph mit dem Kaliumchlorat sind.

Nach Worden lösen sich in 100 Teilen Wasser[1]:

	bei 10°	15°	20°	30°	40°	50°	75°
Teile $KMnO_4$:	4,4	5,4	6,51	9,06	12,53	16,75	32,35

Das Färbevermögen der Kaliumpermanganatlösung ist ein so intensives, daß eine wäßrige Lösung 1 : 500000 in 20 cm hoher Schicht noch rötlich gefärbt erscheint. Bei der Verdünnung 1 : 500000 treten im Gelb und Grün des Spektrums fünf Absorptionsstreifen auf. Bei der Aufbewahrung erleiden die Lösungen, namentlich wenn sie sehr verdünnt sind, allmählich unter der Abscheidung von Mangandioxyd eine Zersetzung. Unter dem Einfluß des Lichtes vollzieht sich diese Zersetzung mit noch größerer Leichtigkeit.

Das Kaliumpermanganat dient als Oxydationsmittel zu maßanalytischen Zwecken, ferner als Desinfektionsmittel sowie als Desodorans.

Die Wirkung der Permanganate wird auf S. 1391 besprochen.

Über die Fähigkeit des Mangans, komplexe Verbindungen zu bilden, liegen einige Untersuchungen vor. Das Verhalten des Mangans (Mn^{II} und Mn^{III}) zu Säuren, Oxysäuren und aromatischen Säuren studierten Tamm[2], Boeseken[3], Spencer[4]. Nach dem Verhalten des Mangans in Gegenwart von Weinsäure hinsichtlich Absorptionsspektrum, elektrischer Leitfähigkeit, Drehungsvermögen hält Hakomori[5] die Bildung eines Komplexsalzes nicht für vollkommen

[1] Worden: Chem. Z. **1907 II**, 779. — [2] Tamm, O.: Zur Kenntnis der Mangankomplexverbindungen der Oxysäuren. Z. physik. Chem. **74**, 496 (1910), zit. nach Chem. Z. **1910 II**, 1204. — [3] Boeseken, J., u. P. E. Verkade: Über komplexe, organische Manganiverbindungen. Chem. Weekbl. **14**, 34 (1916). — [4] Spencer: Umfreville Pickering. J. chem. Soc. Lond. **109**, 235 (1915). — [5] Hakomori, Shin'iduro: Über die Reaktion einiger Metallionen in Gegenwart von Weinsäure. Sci. Rep. Tohoku Imp. Univ. **16**, 841 (1927).

erwiesen. Main und Schmidt[1] maßen colorimetrisch die Tendenz der Komplexbildung gegenüber Oxalsäure, Malonsäure, Bernsteinsäure und Glutarsäure, ferner gegen Asparaginsäure und Glutaminsäure. Die Aminosäuren erreichten nicht die Wirkung der Dicarbonsäuren.

Bei Sato[2] finden sich einige Bemerkungen über die Darstellung organischer Mangandoppelsalze; er stellte die Lösung des zweiwertigen Komplexes durch Auflösen des frisch gefällten Carbonats in Citronensäure und Neutralisieren mit Kaliumhydroxyd dar. Sorgfältig hergestellte Lösungen haben eine weiße Farbe und bleiben blank. Bei alkalischer Reaktion setzen sie infolge Hydrolyse allmählich Hydroxyd ab. Zum Stabilisieren der Lösung empfiehlt Sato einen geringen Säurezusatz, der im Augenblick des Versuches neutralisiert werden muß. Damit die Lösungen stabil erhalten werden, muß Luftzutritt vermieden und die Lösung dem Sonnenlicht ausgesetzt werden. Sato hat nämlich festgestellt, daß die dreiwertigen Lösungen unter dem Einfluß des Sonnenlichtes reduziert und beim Beschatten wieder oxydiert werden. Er weist auf die Ähnlichkeit im Verhalten von Eisensalzlösungen hin. Die Darstellung der dreiwertigen Komplexverbindung erreicht er durch mehrtägiges Durchleiten von Luft durch die Lösung des zweiwertigen Salzes. Dabei verändert sich die Lösung hinsichtlich ihrer Farbe zu einem tiefbraunen Ton. Diese dreiwertigen Komplexe sind nur in stark saurer Lösung beständig, während sie sonst in zwei- und vierwertige Verbindungen zerfallen. Daher kann man dreiwertige Verbindungen auch durch Zusatz von zweiwertigen stabil erhalten. Im dreiwertigen Komplexsalz ist immer nebeneinander die zwei- und vierwertige Oxydationsstufe enthalten.

Darauf sei deshalb hier näher eingegangen, weil gerade in der Literatur zahlreiche experimentelle Befunde mit den „komplexen" Citraten erhoben wurden. Schon Sato bezweifelt, daß die von Kobert verwendete Verbindung tatsächlich eine komplexe Verbindung war, und das war für ihn auch die Veranlassung zum Studium der komplexen Verbindungen des zwei- und dreiwertigen Mangans mit der Citronensäure.

Die sich über die meisten Schwermetalle erstreckenden Untersuchungen Wedens[3] (nicht veröffentlicht) ergaben, daß die Komplexsalze mit den in Tabelle 1 angeführten Verbindungen im allgemeinen bei neutraler oder alkalischer Reaktion im elektrischen Gefälle an die Anode wandern. Beim Mangan speziell fehlen solche Überführungsversuche, da sich dieses an den als Elektrode verwendeten Papierstreifen nicht hinreichend scharf nachweisen läßt. Weden nimmt indessen an, daß auch diese Komplexe sich ebenso verhalten, das Metall also als Bestandteil eines Anions enthalten ist. Doch gilt dies natürlich nur dann, wenn die auf ein Säuremolekül kommende Manganmenge die in der Tabelle 1 angeführte Größe nicht überschreitet. Sonst muß ein Teil des Metalls kathodisch bleiben und beim Neutralisieren oder Alkalischmachen der Lösung als Hydroxyd ausfallen. Eine Ausnahme machen nur gewisse Verbindungen des dreiwertigen Mangans, bei dem das Hydroxyd kolloidal gelöst bleibt, wobei sich die Hydroxydmoleküle an das komplex gebundene Mangan anlagern.

Nach den Angaben Satos und Wedens ist die Klarstellung der komplexen Verbindungen des Mangans mit der Citronensäure noch nicht völlig geglückt. Ähnliches gilt ja auch für die Weinsäure. Es ist daher für die Untersuchungen der andern Autoren, insbesondere Kobert, Handovsky (s. später), nicht mit Sicherheit festzustellen, was sie in den Händen hatten. Es kann sich auch um einfache Doppelsalzbildung handeln, wie sie Pfaff[4] für das Tartrat beschrieben hat.

Unsere Kenntnisse über die biologisch bedeutsamen Komplexaffinitäten (Heubner) des Mangans sind noch ganz unzureichend, so daß auch die Frage nach dem intermediären Schicksal der Manganverbindungen noch ganz offen ist.

Im folgenden Absatz finden sich einige biologisch bedeutsame Reaktionen zusammengestellt:

[1] Main, R. K., u. Carl L. A. Schmidt: Untersuchungen über die Verbindung von Mangan mit einigen Aminosäuren u. verw. Verbind. Proc. Soc. exper. Biol. a. Med. **28**, 830 (1931). — [2] Sato, J.: Neue biologische Untersuchungen über Mangan. Arch. internat. Pharmacodynamie **36**, 49 (1929). — [3] Weden: Vgl. Arch. exper. Path. **150**, 332 (1930). — [4] Pfaff, zit. nach Abegg und Auerbach: Handb. der anorg. Chemie. Leipzig 1913.

Tabelle 1 (nach unveröffentlichten Versuchen von H. Weden).

Komplexbildner	Äqu. Mn pro Mol		Reaktion		Fällbarkeit durch									
					OH'		CO_3''		S''		PO_4'''		Eiweiß	
	Mn''	Mn'''	Mn''	Mn'''	Mn''	Mn'''	Mn''	Mn'''	Mn''	Mn'''	Mn''	Mn'''	Mn''	Mn'''
Milchsäure	0	0												
Gluconsäure[1]	1	1	alkalisch	alkalisch	—	Hitze	—	—	++	++		Hitze	—	—
Glykoheptonsäure[2]	3	?	alk.	neutr.	—	—	—	—		+	Hitze	Hitze	—	—
Äpfelsäure	0	0												
Weinsäure[3]	2	3	neutr.	alk.	+	Hitze	+	+	+++	+	+	+	—	—
Schleimsäure[4]	4	0	alk.	alk.	—	—	(Hitze)	(Hitze)		·∤·	(Hitze)	(Hitze)	—	—
Pentaoxypimelinsäure[5]	5	?	alk.	—alk.	—	+				·∶·		+	—	—
Citronensäure[6]	1	?	neutr.	alk.	Hitze	+	—	—	Hitze	Hitze	Hitze	+	—	—
Glycerin, Mannit, Saccharose	0	0												
Brenzcatechin	1	1	alkalisch		—	—	—	+	++	++	÷	++	+	+
Alizarin[7]	?	?	„											
Salicylsäure	0	0			—		—						—	—
Akaziengummi	?	?	„						+		Hitze			
Gelatine	?	?	„		Hitze	Hitze	Hitze	„Hitze	Hitze	Hitze		Hitze		
Protalbinsäure	?	?	„			„		„ Hitze	+	+	÷	Hitze		
Pepton	0	0					+							
Thioschwefelsäure, schweflige Säure[8]	0	0								+				
Blausäure[9]	0	0												
Pyrophosphorsäure	0	?	?		+	+	÷		+			—		

[1] Aus dem Natriumsalz und den $Mn(OH)_2$ bzw. $Mn(OH)_3$ zu erhalten. — [2] Mn'': aus dem Natriumsalz und $Mn(OH)_2$ erhalten; Mn''': erhalten durch Oxydation des Mn''-Salzes, $Mn(OH)_3$ wird nicht gelöst. — [3] Die Natriumsalze lösen die Hydroxyde nicht; Mn''': aus $Mn(OH)_3$ Weinsäure und NaOH dargestellt. — [4] Das Natriumsalz löst kein $Mn(OH)_2$. — [5] Aus dem Natriumsalz und $Mn(OH)_2$ darstellbar; Mn''': durch Oxydation des Manganosalzes erhalten. — [6] Natriumcitrat löst $Mn(OH)_2$; Mn''': durch Oxydation des Manganosalzes erhalten. — [7] Das zwei-wertige Salz oxydiert sich rasch an der Luft. — [8] Die zweiwertigen Salze sind in der Literatur beschrieben. — [9] Die Salze sind auf anderen als den hier eingeschlagenen Wegen darstellbar. Das dreiwertige Salz wird beim Kochen reduziert.

Die Angabe von Hüfner[1], daß Lösungen von Manganosalzen Stickoxyd aufnehmen, wird von Manchot[2] bestritten. Nach Hartmann[3] lassen sich keine Kohlenoxydverbindungen des Glutathions mit Mangan nachweisen. — Chakravarti und Dhar[4] studierten die Adsorption von Elektrolyten durch Mangandioxyd. — Simon und Fehrer[5] nehmen an, daß in den Mangandioxyd-hydraten das Wasser nicht stabile, stöchiometrisch-chemische Verbindungen eingeht, sondern kolloidchemisch, capillar oder osmotisch gebunden ist. — Oryng[6] berichtet über die Adsorption von Permanganationen an Blutkohle, wobei sich reduzierende Prozesse anschließen, die auch von Bedeutung für das Verständnis der pharmakologischen Wirkung des Permanganats seien (Austauschadsorption). — Lassaigne[7] gibt an, daß Rohrzucker mit Mangano-salzen zusammen auf Alkalizusatz einen Niederschlag gibt, der sich in Alkali-überschuß wieder löst. Die Lösung oxydiert sich jedoch schnell an der Luft und läßt bald braune Flocken von Mangandioxydhydrat ausfallen. — Inger-soll[8] fand bei den Untersuchungen der Oxydation von Glucose durch Mangan-oxyde bei gewöhnlicher Temperatur die weitaus am stärksten oxydierende Wirkung von den geprüften MnO, Mn_2O_3, Mn_3O_4 MnO_2 bei dem MnO_2. — Über die ausflockende Wirkung von Mangansalzen gegen Cholesterin- und Lecithinsuspensionen berichten Porges und Neubauer[9].

Katalytische Wirkungen von Schwermetallsalzen findet man besonders bei Salzen solcher Metalle, die leicht aus einer Oxydationsstufe in eine andere übergehen, wie es auch beim Mangan zutrifft. Mangansalze spielen daher bei der Oxydation organischer und auch anorganischer Stoffe eine Rolle. Die Neigung der Manganosalze, sich besonders in alkalischer Lösung zu oxydieren, erklärt ihre Wirkung als Sauerstoffüberträger (L. Meyer[10]) (s. auch S. 1302).

Als Katalysatoren bei der Zerlegung von Peroxyden, also bei der Über-tragung von aktivem Sauerstoff, können Schwermetallsalze, besonders Eisen-,und Mangansysteme auftreten, die die Neigung der organischen Peroxyde an sich, Sauerstoff abzugeben, also ihre primäre Wirkung katalysieren. Sie sollen nach Bach[11] sich mit Peroxyden zu unbeständigen Komplexen verbinden, die den Peroxydsauerstoff leichter als die ursprünglichen Peroxyde an oxydierbare Stoffe abgeben. In mehreren Fällen sind auch diese peroxydartigen Zwischen-produkte isoliert und untersucht worden.

Bredig und Marck[12] sowie Sjollema[13] untersuchten die katalytischen Eigenschaften des Mangandioxydsols gegenüber Wasserstoffsuperoxyd. Wasserstoffsuperoyd löst Mangandioxyd zu einem farblosen Salz; daß in dieser Lösung ein Manganosalz enthalten ist, hat Marck dadurch nach-gewiesen, daß die Leitfähigkeit zunimmt. Die Reaktion der katalytischen

[1] Hüfner: Z. physik. Chem. **59**, 416 (1907). — [2] Manchot: Hoppe-Seylers Z. **70**, 234 (1910). — [3] Hartmann, H.: Über das Verhalten von Kohlenoxyd zu Metallverbindungen des Glutathions. Biochem. Z. **223**, 489 (1930). — [4] Chakravarti, M. N., u. Dhar: Adsorption von Elektrolyten durch Mangandioxyd und Diskussion der Freundlichschen Adsorptionsformel. J. physic. Chem. **31**, 997 (1927). — [5] Simon, A., u. F. Fehrer: Bei-träge zur Kenntnis von Hydrogelen. Über Mangandioxydhydrate. Kolloid-Z. **54**, 49 (1931). — [6] Oryng: Kolloid-Z. **11**, 169 (1912). — [7] Lassaigne, J. L.: J. Chim. méd. de Pharmac. et Toxicol., 2. Serie 8, 413. — [8] Ingersoll, C. D.: Oxydation von Glucose durch Manganoxyde bei gewöhnlicher Temperatur, zit. nach Ber. dtsch. phys. Ges. **38**, 187 (1916). — [9] Porges, O., u. E. Neubauer: Biochem. Z. **7**, 152 (1907). -- [10] Meyer, L.: Ber. dtsch. chem. Ges. **20**, 3058 (1887). — [11] Bach, A., u. Maryanowitsch: Biochem. Z. **42**, 417 (1912). — [12] Bredig, G., u. A. Marck: Bemelen-Festschrift, S. 342, zit. nach Zbl. Physiol. **1910**, 1009. — [13] Sjollema: Bemelen-Festschrift, S. 399; zit. nach Chem. Z. **1911 I**, 496. — Über die Bedeutung kolloidaler Manganoxydlösungen bei bioch. Oxydationen — ferner Chem. Weekbl. **6**, 287 (1909).

Wasserstoffsuperoxydzersetzung durch Mangandioxydhydrosol steigt in alkalischer Lösung mit fallender OH'-Konzentration bis zu einem Maximum, um dann wieder abzunehmen. Es ist dies eine Erscheinung, die ebenfalls bei allen Wasserstoffsuperoxydkatalysen durch kolloidale Metalle von Bredig und seinen Schülern beobachtet worden und ein Kennzeichen sämtlicher negativ geladener Hydrosole ist. Auch ein Zusatz von Gelatine, die, wie alle negativen Hydrosole, auch das Mangandioxyd beständig macht und gegen gelbildende Einwirkung schützt, scheint die katalytischen Eigenschaften des Hydrosols ein wenig zu erhöhen, die durch längeres Erhitzen eine weitere Steigerung erfahren. Stoffe, die die Platinkatalyse der Wasserstoffsuperoxydzersetzung und ähnliche Katalysen energisch vergiften, haben in gleicher Konzentration ($1/_{4000}$ molar) keine vergiftende Wirkung auf die Mangandioxydkatalyse, so z. B. H_2S, Hydroxylamin, KCN, CO. Dagegen wirken P, seine Oxydationsprodukte und Natriumphosphat hemmend, Sublimat und Kaliumfluorid in $1/_{4000}$ molarer Lösung beschleunigend. Auch die Reduktion von Sublimat durch Wasserstoffsuperoxyd wird durch Gegenwart des Manganhydrosols katalytisch beschleunigt. Nach Foa und Aggazzoti[1] wirkt Bredigsches Mangansol zum Unterschied von den Mangansalzen nur schwach oxydierend auf Guajakharz und Paraphenylendiamin bei Gegenwart von Wasserstoffsuperoxyd. Cappelli[2] beschreibt die katalytische Wirkung des Mangans bei Farbenreaktionen mit Guajaktinktur. Nach Goffin[3] verstärkt Mangan und andere kolloide Metalle die Spaltung des Traubenzuckers durch Alkali. Hugonnenq und Loiseleur[4] studierten die Wirkungen von an Kolloiden adsorbiertem Mangan. Manganglykogen kann als Oxydase auf Adrenalin, Brucin, Benzidin, Pyrogallol, Guajakol, Hydrochinon, Benzylalkohol wirken. Kolloidales Mangan, an Lecithin absorbiert, wirkt als Katalase in alkalischer Lösung. Piaux[5] fand eine Beschleunigung der Bildung eines Zwischenkörpers bei der Harnsäureoxydation durch Mangandioxydhydrat, der bei essigsaurer Reaktion in Allantoin übergehen kann. $Fe(OH)_3$ beschleunigt die normale Oxydation. Braun und Keller[6] fanden, daß Manganverbindungen, und zwar vor allem fein verteiltes Mangandioxyd, die Autoxydationsgeschwindigkeit von Aldehyden erhöhen. Die erforderliche Menge wurde auf $1/_{1000}$ bis $1/_{4000}$ Mol MnO_2 für 1 Mol Aldehyd festgestellt. Der Reaktionsmechanismus scheint ähnlich wie bei der Katalyse durch Ferrosalze zu sein, indem sich Mangandioxyd in lockerer Weise an die C=O-Bindung in der Aldehydgruppe anlagert und sie dem molekularem Sauerstoff zugänglich macht. Ungesättigte Aldehyde wie Zimtaldehyd, Citronellal, werden durch Mangandioxyd nicht oxydiert, was darauf zurückgeführt wird, daß die Anlagerung an die C=C-Gruppe bevorzugt wird.

Eine große Literatur liegt über die katalytische Wirkung von Mangansalzen vor.

Bertrand[7] konnte zeigen, daß die oxydierende Wirkung der Oxydasen durch einen Zusatz von Manganosulfat erhöht werden kann. Er stellte fest,

---

[1] Foa, G., u. Aggazzoti: Biochem. Z. **19**, 1 (1909). — [2] Capelli, G.: Sperimentale **80** (1926). — [3] Goffin, I., u. M. Goffin: C. r. Soc. Biol. Paris **86**, 283 (1922). — [4] Hugonnenq, L., u. J. Loiseleur: Über die auswählende Adsorption durch Kolloide. Wirkung von an Kolloiden adsorbierten Mangans. Bull. Soc. Chim. biol. Paris **8**, 523; zit. nach Chem. Z. **1926 II**, 1936. — Über Anwendung von Glykogen zur Herstellung kolloider Metalle. C. r. Acad. Sci. Paris **182**, 851 (1926). — [5] Piaux, L.: Der Einfluß von Katalysatoren auf die Oxydation der Harnsäure. Eisen und Mangan. C. r. Acad. Sci. Paris **178**, 782 (1924). — [6] Braun, J., u. W. Keller: Autoxydation von Aldehyden in Gegenwart von Mangandioxydhydrat. Ber. dtsch. chem. Ges. **1933**, 215. — [7] Bertrand, G.: C. r. Acad. Sci. Paris **124**, 1355 (1897).

daß bei Anwesenheit von sehr kleinen Manganosalzmengen auch ohne die Wirkung eines Ferments Lösungen von Hydrochinon, Pyrogallol, p-Amidophenol rasch oxydiert werden. Trillat[1] hat die sauerstoffübertragende Wirkung der Manganosalze am Beispiel der Absorption von Sauerstoff durch Gallussäurelösung zu messen gesucht. Neutrale Manganosalze waren fast wirkungslos, hingegen erhöhten sie die Absorptionsgeschwindigkeit beträchtlich in Gegenwart von Alkali.

Albuminoide sowie Eieralbumin erhöhen die katalytische Wirkung von Mangan; auch reine Gelatine wirkt aktivierend. Trillat führt diese Wirkung auf die Fähigkeit des Albumins zurück, die Fällungen des Mangans durch Alkali zu verhindern. Auch feste suspendierte Manganosalze scheinen die Oxydation gewisser Stoffe durch den Luftsauerstoff zu fördern. Stearinsaures Manganoxydul (0,01—0,1% Mn) bewirkt bei reinen Fetten eine Verstärkung des Oxydationsprozesses (Daletzki[2]).

Nach Warburg[3] oxydiert sich eine Lösung von Cystein in m-Boratpuffer ($p_H \doteq 9,5$) an der Luft bei Zusatz kleiner Mengen Manganosalz ($MnSO_4$). Die 200fache Menge Blausäure hemmt die katalytische Wirkung des Mangans nicht merklich, während die katalytische Wirkung des Eisens unter gleichen Bedingungen sehr stark gehemmt wird. Danach kann man mit Hilfe der Blausäure entscheiden, ob eine Katalyse, die man findet, eine Eisen- oder eine Mangankatalyse ist. Rosenthal und Voegtlin[4] studierten die Wirkung von Schwermetallen auf Cystein und auf Sulfhydrylgruppen von Eiweißkörpern. Während sich Kupfersalze bei der Oxydation des Cysteins und hitzekoagulierten Eiweißes sehr wirksam erwiesen, führte Mangan nur zur Oxydation des Cysteins bis zu Cystin; koaguliertes Eiereiweiß wurde unter Manganzusatz bei geringer Sauerstoffaufnahme nicht bis zum Verschwinden der Nitroprussidnatriumreaktion und nicht bis zur Bildung von Kohlensäure oxydiert.

Nach Beobachtungen von Warburg wird die Autoxydation von Zuckern in ammoniakalischer Lösung durch Blausäure antikatalytisch gehemmt. Hiernach schien keine wahre Autoxydation vorzuliegen, sondern eine Sauerstoffübertragung durch Metalle. Krebs[5] hat diese Frage näher studiert. Fügt man Schwermetallsalze zu ammoniakalischen oder bicarbonathaltigen Zuckerlösungen, so steigt die Oxydationsgeschwindigkeit. Die Wirksamkeit der zugesetzten Metalle wird ausgedrückt durch den Quotienten aus: $\dfrac{\text{Kubikmillimeter verbrauchter O}}{\text{Milligramm Metall} \cdot \text{Stunden}}$. Aus der beschleunigenden Wirkung der Schwermetalle und der hemmenden Wirkung der Komplexbildner ist zu schließen, daß die Kohlehydrate in ammoniakalischer und bicarbonathaltiger Lösung nicht direkt mit dem molekularen Sauerstoff reagieren, sondern durch Vermittlung von Schwermetallen. Damit erweist sich ein zuerst für die lebendige Substanz aufgestelltes Prinzip außerhalb der Zelle bei der Autoxydation physiologisch wichtiger Substanzen als gültig. Manganosulfat erwies sich gegenüber Fructose bei $p_H = 8,5$ stärker katalytisch wirksam als Ferrichlorid; bei $p_H = 7,4$ war das Eisen wirksamer. Auch gegenüber andern Kohlehydraten, wie Glucose,

---

[1] Trillat, A.: Oxydierende Fähigkeit von Mangansalzen bei Gegenwart von Eiweiß. C. r. Acad. Sci. Paris 137, 922 (1903); 138, 94 (1904). — [2] Daletzki, P.: Inaug.-Diss. Petersburg 1903, zit. nach Malys Jber. Tierchem. 33, 86 (1904). — [3] Warburg, O.: Wirkung der Blausäure auf die katalytische Wirkung des Mangans. Biochem. Z. 233, 245 (1931). — [4] Rosenthal, S. M., u. C. Voegtlin: The action of heavy metals on cysteine and sulphydryl groups of proteins. Publ. Health Rep. 1933, 347. — [5] Krebs, H. A.: Über die Rolle der Schwermetalle bei der Autoxydation von Zuckerlösungen. Biochem. Z. 180, 377 (1926).

Mannose, Galaktose und Maltose, beschleunigte Mangan so wie Kupfer und Eisen die Geschwindigkeit der Oxydation.

Omori[1] studierte den Einfluß der Gegenwart von Cystin auf den Stärkeabbau durch das Schwermetall-Wasserstoffsuperoxydsystem. Während Eisen- und Kupfersalze den Abbau merklich fördern, wird diese Erscheinung bei Mangan-, Nickel- und Kobaltsalzen vermißt.

Am Wiesbadener Thermalwasser hat Fresenius[2] mit seinen Mitarbeitern gezeigt, daß seine katalytischen Eigenschaften — die Fähigkeit, Wasserstoffsuperoxyd zu zerlegen und die Benzidinreaktion zu geben — auf seinem Gehalt an Ferro- und Manganoionen beruhen und der mit dem Altern des Wassers verbundene Verlust dieser Eigenschaften auf die Oxydation und den Ausfall dieser Schwermetallbestandteile zurückzuführen ist.

Eichholtz[3] versuchte die biologischen Reaktionen aufzudecken, die durch ein Schwermetall katalysiert werden. Er prüfte zu diesem Zweck die Beeinflussung der Toxizität von Schwermetallen an weißen Mäusen nach Vorbehandlung mit den Komplexbildnern. Unter den geprüften Komplexbildnern: Glykokoll, Alanin, Brenzcatechinalanin, Glycerinaldehyd, Brenzcatechindisulfosäure, 8-Oxychinolinsulfosäure, 2-Amidophenol-4-sulfosäure, 1-Amido-5-naphthol-7-sulfosäure, 1-Amido-8-naphthol-4-sulfosäure, 5-Nitro-4-chlor-2-Amidophenol wirkte nur 8-Oxychinolinsulfosäure gegen zweiwertiges Mangan entgiftend.

Rousseau[4] stellte bei der Titration einer Formaldehydlösung mit Fehlingscher Lösung vor und nach dem Belichten mit einer Quecksilberlampe eine starke photokatalytische Wirkung des Manganochlorids fest. Bei der Zerstörung von Blausäure durch ultraviolette Strahlen in Gegenwart von Metallsalzen fand er, daß der photochemische Effekt auf die Blausäure durch Manganochlorid erhöht wird. Nach Noack[5] wirken Manganosalze beschleunigend auf die Photooxydation von Benzidinlösungen in Gegenwart von Eosin.

3. Nachweis und Bestimmungsmethoden für Mangan.

Hier sollen nur für biologisches Material speziell ausgebildete Reaktionen und Methoden besprochen werden; im übrigen wird auf die Lehrbücher der analytischen Chemie und auf das Lehrbuch der chemischen Toxikologie von J. Gadamer 2 (1924), verwiesen. Für mikrochemische Reaktionen bringt Heller[6] und für die mikrochemischen Bestimmungsmethoden Z. Stary[7] ein Sammelreferat.

Qualitativer Nachweis. Nach G. Lode[8] kann man mittels Kaliumferrocyanid noch 0,1 γ Mangan (als Manganferrocyanid gefällt) in 100 ccm Wasser nachweisen. Diese hohe Empfindlichkeit der Reaktion, welche von Croner[9] vorgeschlagen wurde, wird durch Anwendung des Tyndalleffekts erreicht.

[1] Omori, T.: Über Schwermetallkatalyse von biologischem Interesse. II. Mitt. Der Einfluß des Cystins auf die künstliche Peroxydase. J. of Biochem. **16**, 483 (1932). — [2] Fresenius, F.: Z. anorg. u. allg. Chem. **160**, 273; **166**, 99 (1927). — [3] Eichholtz, F.: System biologischer Schwermetallreagenzien. Arch. f. exper. Path. **148**, 369 (1930). — [4] Rousseau, E.: Übertragung der ultravioletten Energie durch das Mangan. C. r. Soc. Biol. Paris **91**, 1190 (1924) — Zerstörung von Blausäure durch ultraviolette Strahlen in Gegenwart von Metallresonatoren. Ebenda **96**, 613 (1927). — [5] Noack, K.: Einfluß von Mangansalzen auf die Photooxydation von Benzidinlösungen in Gegenwart von Eosin. N. W. **14**, 383, zit. nach Chem. Z. **1926 II**, 238. — [6] Heller, K.: Sammelreferat Kobalt, Nickel, Mangan, Zink. Mikrochem. **12**, 388 (1933). — [7] Stary, Z.: Mikrochem. (im Druck). Vom Verfasser wurde mir das Manuskript freundlicherweise überlassen. — [8] Lode, G.: Arch. f. Hyg. **97**, 227 (1926), zit. nach Heller. — [9] Croner, F.: Gesdh.ing. **1905**, 12, zit. nach Heller.

Lode gibt auch an, wie man die durch Ammoniaküberschuß hervorgerufene Verhinderung der Fällung aufheben kann und beseitigt Störungen der Reaktion durch Eisen dadurch, daß er Citronensäure zusetzt. Nach Schmidt[1] ist die Erfassungsgrenze beim Mangannachweis mittels Dimethyl-p-phenylendiamin-chlorhydrat 4 γ in 100 ccm Wasser. Zusatz von Citronensäure beseitigt die Störung der Reaktion durch Eisen.

Wester[2] verwendet zum Nachweis von Mangan in Pflanzenaschen die von Gutzeit[3] angegebene Tüpfelprobe mit Tetralin (Rosafärbung), mit Tetra-methylendiaminodiphenylmethan (Blaufärbung). Über spektrographischen Nachweis des Mangans in den Aschen von menschlichen Lebern berichten Turnwald und Haurowitz[4], über einen solchen in Organen von Würmern und Mollusken Fox und Ramage[5]. Orent und McCallum[6] bedienen sich der spektrographischen Methode zur Untersuchung von Pflanzen, Tieren, Chemikalien usw., insbesondere auch als Kontrolle bei der Herstellung einer manganfreien Diät. — Nach Probst[7] gibt Mangan im Flammenbogen vor allem drei intensive Linien: 2801, 2798, 2795. Nachweisbar ist auf diese Weise mit der angeführten Methode eine Konzentration von mindestens $5 \cdot 10^{-4}\%$ Mangan.

Warburg[8] hat gezeigt, daß Cystein sich nur bei Gegenwart von Schwer-metallen oxydiert. Man kann die Oxydation von Cysteinlösungen dazu benützen, um Schwermetalle nachzuweisen und zu bestimmen. Wirksam sind bei der Cysteinoxydation im wesentlichen Eisen, Mangan und Kupfer. Bei der Eisen- und Manganbestimmung wird als Pufferlösung Borat verwendet. Ändert man das p_H des Borats, so ändert sich im allgemeinen die Wirkung der Metalle, jedoch in verschiedenem Maße, je nachdem, ob Kupfer, Eisen oder Mangan vorliegt. Durch Änderungen von p_H kann man also entscheiden, ob ein Borat-ausschlag durch Kupfer oder Eisen oder durch Mangan hervorgebracht ist.

Nach Fulton[9] zeigen Salicylsäure und Acetylsalicylsäure bei Behandlung mit H_2O_2, NH_3 und verdünnten Manganosalzlösungen eine rosa oder rote Farbe, die in Braun übergeht. Phenol und Acetylderivate des Phenols geben die Reaktion nicht. Die Reaktion kann umgekehrt als Test für kleine Mn-Mengen gelten (Empfindlichkeit der Reaktion: 1 : 1000000).

Quantitative Bestimmung. Das Prinzip aller für den Nachweis kleiner Manganmengen im biologischen Material in Betracht kommenden Methoden beruht auf der Oxydation zu Permangansäure, die heute so gut wie ausschließ-lich mit Jodat oder Persulfat in Gegenwart von Silberionen ausgeführt wird. Über die älteren Methoden liegt eine Zusammenfassung von Wester vor.

Reiman und Minot[10] beschreiben die Manganbestimmung im Blut und in den Organen bei der Verarbeitung von 20—100 g Ausgangsmaterial (Methode:

[1] Schmidt, R.: Chem.-Ztg 51, 1015 (1927). — [2] Wester, D. H.: Rec. Trav. chim. Pays-Bas et Belg. (Amsterd.) 39, 414 (1920). — [3] Gutzeit, G.: Helvet. chim. Acta 12, 841 (1929). — [4] Turnwald, H., u. F. Haurowitz: Über die Schwermetalle der mensch-lichen Leber und ihren spektrographischen Nachweis. Hoppe-Seylers Z. 181, 176 (1929). — [5] Fox, H. M., u. H. Ramage: Spektrographische Analyse von tierischen Geweben. Nature 126, 682 (1930). — [6] Orent, E. R., u. E. V. McCallum: Effects of Deprivation of Mn in the rat. J. of biol. Chem. 92, 651 (1931). — [7] Probst, R.: Spektralanalytischer Nachweis von Wismut im Gewebe, quantitativer Nachweis von Quecksilber im Harn. Arch. f. exper. Path. 169, 119 (1933). — [8] Warburg, O.: Methode zur Bestimmung von Kupfer und Eisen und über den Kupfergehalt des Blutserums. Biochem. Z. 187, 255 (1927). — [9] Fulton, Ch.: Eine Probe auf Aspirin, Salicylsäure und Mangan. Amer. J. Pharmacy 105, 59 (1933). — [10] Reiman, Cl. K., u. A. S. Minot: A method for manganese quantitation in biological material together with data on the manganese content of human blood and tissues. J. of biol. Chem. 42, 329 (1920).

trockene Veraschung, Oxydation mit Persulfat und Colorimetrie). Gleichzeitig kritisieren sie die älteren Methoden. Für die Untersuchung von Nahrungsmitteln wird heute vielfach die Methode nach Willard und Greathone[1] angewendet.

1—15 g je nach der Manganmenge werden im Muffelofen bei matter Rotglut verascht, bis die Kohle verbrannt ist. Der Rückstand mit 25—30 ccm HCl (1:4) aufgenommen und zur Trockene gebracht, um die Silicate unlöslich zu machen. Der Rückstand wird mit 2,5 ccm konzentrierter HCl befeuchtet und mit 30 ccm Wasser versetzt. Nach einstündigem Erhitzen auf dem Sandbad filtriert und gewaschen. Zum Filtrat (ca. 150 ccm) werden 4 ccm konzentrierte Schwefelsäure zugegeben und das Ganze auf 8 ccm konzentriert. Nach dem Abkühlen werden 2,5 ccm konzentrierte Salpetersäure zugefügt, eingeengt, bis Dämpfe aufsteigen. Nach Zugabe von 50 ccm Wasser wird die Lösung erhitzt, um die Eisensalze zu lösen. Dann werden 0,3 g Kaliumjodat zugegeben und die Lösung gekocht, um zu Kaliumpermanganat zu oxydieren. Die Lösung wird dann colorimetriert.

Nach Marion Richards[2] hat sich diese Methode in biologischem Material dann bewährt, wenn vor der Oxydation die Chloride sorgfältig ausgetrieben werden und die Säuremenge in 100 ccm Lösung 15 ccm H_2SO_4 nicht überschreitet. Leeuwen[3] verwendete für die Mn-Bestimmung in Blättern das Persulfatverfahren. Skinner und Peterson[4] gehen bei der Bestimmung des Mangans in tierischer Substanz so vor, daß 10—20 g in einem Porzellantiegel im Muffelofen bei Kirschrotglut verascht, zur Asche 5 ccm sirupöse Phosphorsäure und 30—50 ccm Wasser hinzugefügt und am Wasserbad erhitzt werden. Nach dem Abkühlen wird filtriert, mit 0,3 g Kaliumjodat versetzt und bis zum Auftreten der Permanganatfärbung in gelindem Kochen erhalten. Bei 40° wird dann colorimetriert. Mengen bis zu 0,01 mg werden noch ermittelt. Cracken und Passamaneck[5] veraschen für die Manganbestimmung den Harn feucht nach Neumann. Nach dem Abkühlen wird der Rückstand in einen Meßkolben überführt, 5 ccm Salpetersäure, 1 ccm $^n/_{10}$-AgNO$_3$ und 1 ccm 50proz. Ammoniumpersulfat zugegeben und auf 100 ccm verdünnt, im Wasserbad erhitzt und nachher colorimetriert. Auf diese Weise kann noch in 1 Liter Harn 0,02 mg Mangan noch nachgewiesen werden. Die Fehler der Colorimetrie betragen 3—5$^o/_{oo}$. Herkel[6] verarbeitet analog tierisches Material. Alten und Weiland[7], die auch die Persulfatmethode benützen, bestimmen die Extinktion im Stufenphotometer,

Zahlreiche Methoden liegen für die Bestimmung des Mangans im Trinkwasser vor. Ernyei[8] verwandte zur Bestimmung die Oxydation mit Silber und Persulfat, nachher wird mit Thiosulfat titriert. Tillmans[9] hat als Verbesserung dieser vielfach verwendeten Methode angegeben, daß zur Beseitigung des störenden Einflusses von Eisensalzen Natriumphosphat zugesetzt und das erhaltene Permanganat colorimetrisch bestimmt wird. Eine ähnliche Methode stammt von Lührig[10]. Marschall[11] beschreibt eine Methode, die sich der Oxydation durch Persulfat bedient. Über die Vorsichtsmaßregeln beim Entnehmen und Sammeln des Wassers orientiert eine Arbeit von Winkler[11].

[1] Willard, H. H., u. L. H. Greathone: J. amer. chem. Soc. **39**, 2366 (1917), zit. nach C. W. Lindow u. W. H. Peterson: J. of biol. Chem. **75**, 169 (1927). — [2] Richards, Marion B.: Die colorimetrische Manganbestimmung in biologischem Material. Chem. Z. **1930 II**, 2550. — [3] Leeuwen, M. van: Untersuchungen über den Gehalt eines Pflanzengewebes an Cu und Mn. Ann. de Physiol. **6**, 178 (1930). — [4] Skinner, J. T., u. W. H. Peterson: Die Bestimmung des Mangans in tierischer Substanz. J. of biol. Chem. **88**, 347 (1930). — [5] McCracken, R. F., u. E. Passamaneck: Mangan im Harn. Arch. Path. a. Labor. Med. **1**, 585 (1926). — [6] Herkel, W.: Mangananalyse. Beitr. path. Anat. **85**, 530 (1930). — [7] Alten, F., u. H. Weiland: Untersuchungen über die colorimetrische Manganbestimmung mit Persulfat. Z. Pflanzenernähr. Tl A **30**, 193 (1933). — [8] Ernyei: Chem. Z. **1908 I**, 556. — [9] Tillmans: Chem. Z. **1914 II**, 1249. — [10] Lührig: Chem. Z. **1914 II**, 546 — Chem.-Ztg **1914**, 781. — [11] Marschall: Zit. nach L. W. Winkler: Nachweis und Bestimmung des Mangans im Trinkwasser. Pharmaz. Zentralh. **1933**, 148.

Graaff[1] beschreibt, wie am besten zur Vermeidung von Verlusten Boden- und Wandbelag berücksichtigt werden.

Für die Analyse des Bodens benützt Horwath[2] ebenfalls die colorimetrische Bestimmung des nach dem Persulfatverfahren erhaltenen Permanganats. In Pflanzenaschen bestimmt man das Mangan ebenfalls als Permanganat (Newcomb[3] und Davidson[4], Keilholz[5]).

Die elektrometrische Titration des Mangans geschieht nach der Volhardschen Methode (Braun-Clapp[6]).

Die Frage, ob Mangansalze oder Permanganate dem Organismus zugeführt wurden, ist im forensischen Nachweis nach Gadamer[7] nicht immer mit Sicherheit zu entscheiden. Permanganate oder Manganate werden als solche nicht mehr vorhanden sein, aber das aus ihnen durch Reduktion gebildete Mangandioxyd wird sich durch eine braune Farbe des Materials verraten. Da dieses in Wasser nicht löslich ist, könnte man zur Entscheidung der Frage so verfahren, daß man von dem zu prüfenden Material zuerst einen wäßrigen und dann einen salzsauren Auszug herstellt. Falls Dioxyd vorliegt, erfährt die Farbe des Organs durch Salzsäure eine Aufhellung, und im salzsauren Auszug ist Mn nachweisbar, während die Manganosalze bereits in den wäßrigen Auszug gehen. Ein Beitrag zum chemisch-toxikologischen Nachweis von Kaliumpermanganat stammt von Vitali[8].

4. Wirkung auf Eiweiß und Fermente.

Verhalten zu Eiweiß. Vom citronensauren Manganoxydulnatrium beschreibt schon Stuart[9] und später Kobert[10] und Cahn[11], daß Eiweißlösungen bzw. Blutserum nicht gefällt werden. Marti und Luchsinger[12] sowie Brunner[13] geben an, daß schwefelsaures Manganoxydul Eiweißlösungen nicht zum Gerinnen bringt. Pauli und Flecker[14] gelang es nicht, mit Manganochlorid (analog wie mit Ferrochlorid) in reinen Serum-Albuminlösungen Fällungen zu erzielen. Auch Červinka[15] gibt an, daß Manganochlorid Albuminlösungen nicht fällt.

Diese Sonderstellung unter den Schwermetallen, die die Manganosalze mit den Ferro-, Kobalto- und Cadmiumsalzen teilen, ist für die Resorptionsbedingungen von größter Bedeutung (vgl. hierzu Starkenstein[16]). Schuster[17] untersuchte die Einwirkung von Manganosulfat auf Serum. Es erzeugt keine Albuminfällung, hingegen werden die Globuline ausgefällt. — In Versuchen

---

[1] Graaff, J. de: Bemerkungen über die Manganbestimmung im Wasser. Chem. Weckbl. **1929**, 103. — [2] Horwath: Chem. Z. **1914 II**, 1283 — Z. anal. Chem. **1914**, 581. — [3] Newcomb: Chem. Z. **1929 I**, 1719. — [4] Davidson: Chem. Z. **1929 II**, 2081. — [5] Keilholz: Chem. Z. **1922 I**, 113. — [6] Braun, B. F., u. M. H. Clapp: Die elektrometrische Titration des Mangans nach der Volhardschen Methode. J. amer. chem. Soc. **51**, 39 (1929). — [7] Gadamer, J.: Lehrb. der chemischen Toxikologie und Anleitung zur Ausmittlung der Gifte **2**, 253. Göttingen 1924. — [8] Vitali, Diosc.: Beitrag zum chemisch-toxikologischen Nachweis von Kaliumpermanganat, zit. nach Chem. Z. **1904 II**, 794. — [9] Stuart, A.: Über den Einfluß der Nickel- und Kobaltverbindungen auf den tierischen Organismus. Arch. f. exper. Path. **18**, 151 (1884). — [10] Kobert, R.: Zur Pharmakologie des Mangans und Eisens. Arch. f. exper. Path. **16**, 361 (1883). — [11] Cahn, J.: Über die Resorption und Ausscheidungsverhältnisse des Mangans im Organismus. Arch. f. exper. Path. **18**, 129 (1884). — [12] Marti u. Luchsinger: Beiträge zur Lehre von den Metallvergiftungen. Zbl. med. Wiss. **1882**, Nr 38, 673, zit. nach Cahn S. 137. — [13] Brunner, A.: Diss. Würzburg 1897. — [14] Pauli, W., u. L. Flecker: Die Beziehungen von Eiweiß zu anorganischen Kolloiden und Schwermetallsalzen. Biochem. Z. **41**, 461 (1912). — [15] Červinka, F.: Pharmakologie u. Toxikologie des Mangans. C. r. Soc. Biol. Paris **102**, 262 (1929). — [16] Starkenstein, E.: Eisen. Dieses Handb., S. 816. — [17] Schuster, F. A.: Beiträge zur Pharmakologie der Nickel-, Kobalt- und Mangansalze. Diss. Würzburg 1925.

über die Quellung der Gelatine in Salzlösungen fand Moraczewski[1] das Manganosulfat dank seiner Löslichkeit unter den Salzen zweiwertiger Kationen am stärksten wirksam.

Von 9 auf den experimentellen Mäusekrebs untersuchten Manganverbindungen fanden Krauss und Collier[2] 6 als unwirksam, beim Manganochlorid zeigte sich eine angedeutete und beim Kaliummanganarseniat eine schwache Wirkung. Das Kaliummangansulfat wirkte deutlich. Die Verbindungen sind in Tabelle 8 bei der Toxizität für die Maus angeführt.

Maxwell und Bischoff[3] fanden Mn-Acetat unwirksam auf transplantable Rattentumoren.

Fermente. Unter den Schwermetallen spielt in manchen Fällen das Mangan die Rolle eines Hilfskatalysators, wobei es noch zweifelhaft ist, ob das Mangan zum Molekül des Fermentes selbst gehört oder nur seine Wirkung unterstützt.

Oxydasen. Bei einigen Oxydasen spielen komplexe Salze des Mangans eine wesentliche Rolle. Es handelt sich hier wahrscheinlich darum, daß unter Umständen einfache Systeme von Salzen, sogar ohne jede organische Substanz, dieselbe Wirkung ausüben können wie wahre Fermente, bei denen dann das Mangan entbehrlich ist. Evtl. können sich beide Wirkungen addieren, so daß eine scheinbare Aktivierung des Enzyms entsteht (Oppenheimer[4]).

Die grundlegenden Untersuchungen stammen von Bertrand[5]. Er entdeckte, daß die Laccase, das Oxydationsferment des Lackbaums (Rhus vernicifera) — die ersten Beobachtungen gehen auf Yoschida zurück; das Ferment oxydiert Hydrochinon zu Chinon, Pyrogallol zu Gallussäure —, durch einen konstanten Gehalt an Mangan ausgezeichnet ist (in 1 g Laccase 1,17 mg Mn entsprechend 2,5% der Asche), der eine Beziehung zur fermentativen Funktion des Mangans nahelegte. In Verfolgung dieser Beziehung fand Bertrand, daß die durch fraktionierte Fällung mit Alkohol erhaltenen Oxydaseportionen eine mit ihrem verschiedenen Mangangehalt (bis zu 0,159% Mn) korrespondierende, ungleiche oxydative Wirkung ausübten. Bertrand konnte auch einem durch Manganentziehung inaktivierten Laccasepräparat durch einen Manganzusatz die frühere Wirksamkeit zurückgeben.

Gemäß der organischen Bindung der Mangansalze handele es sich nicht um eine Wirkung von Manganionen. Vielmehr führte eine vergleichende Prüfung der Mangansalze auf ihre katalytische Wirksamkeit Bertrand zu dem Resultat, daß dieselbe abnimmt mit der Zunahme der Stärke der in dem Mangansalz enthaltenen Säure. Das weniger dissoziierte, dafür um so kräftiger hydrolytisch gespaltene Mangansuccinat ergab eine mehr als 10mal stärkere Oxydationsbeschleunigung als die Salze der starken Mineralsäuren. Die Hydrolyse geht auch daraus hervor, daß die organischen Mangansalze Mangandioxyd absetzen.

[1] Moraczewski, W. v., u. St. Grycki: Biochem. Z. **221**, 331 (1930). — [2] Krauss, F., u. W. A. Collier: Über die biologischen Wirkungen von anorganischen Stoffen. 1. Mitt. Die Wirksamkeit verschiedener Schwermetallverbindungen auf Bakterien, Blutparasiten und den experimentellen Mäusekrebs. Arch. f. exper. Path. **162**, 452 (1931). — [3] Maxwell, L. C., u. F. Bischoff: Versuche zur Chemotherapie des Krebses. J. of Pharmacol. **43**, 61 (1931). — [4] Oppenheimer, C.: Die Fermente und ihre Wirkungen, 5. Aufl., S. 79. Leipzig 1925. — [5] Bertrand, G.: C. r. Acad. Sci. Paris **118**, 120, 266, 1215 (1894); **121**, 166 (1895); **122**, 1132 (1896); **123**, 463 (1896); **124**, 1032, 1355 (1897) — Ann. Chim. physiol. **12**, 115 — Bull. Soc. Chim. biol. Paris **17**, 619, 753 (1897). — Bertrand u. Bourqelot: C. r. Acad. Sci. Paris **121**, 783 (1895) — Bull. Soc. mycolog. **12**, 18, 27 (1896). — Bourqelot: C. r. Acad. Sci. Paris **123**, 260, 315, 423 (1896) — J. Pharmacie **4**, 145, 241 (1896) — C. r. Soc. Biol. Paris **49**, 25 (1897). — Struve: Liebigs Ann. **163**, 160 (1872).

Es kann daraus gefolgert werden, daß die Bindung des Mangans an das amphotere Ferment eine noch weitere Stärkung seiner Wirksamkeit zur Folge haben muß, wie auch Bertrand die Oxydasen als Mangansalze schwacher, kompliziert gebauter organischer Säuren betrachtet. Hierfür spricht, daß Trillat (Zit. S. 1297) in eiweißhaltigen, schwach alkalischen Lösungen kräftige Oxydationswirkungen durch Mangansalze erzielen konnte. Es kann dieses Resultat als eine Stütze für die Anschauung von Ruff[1] gelten, daß eine Fermentwirkung im eigentlichen Sinn bei der Laccase und ähnlichen Substanzen überhaupt nicht vorhanden ist. Es dürfte sich nur um eine durch den Modus der organischen Bindung verstärkte Mangansalzkatalyse handeln.

Die Anschauungen Bertrands sind nicht unwidersprochen geblieben. Dony-Hénault[2] lehnt die Bertrandsche Theorie ab. Die Versuche Bertrands sagen nur, daß Mangan bei gewissen katalytischen Oxydationen eine Rolle spielen kann. Die Laccase existiere nicht, sondern ihre Eigenschaften sind katalytischer Natur infolge Verkuppelung von Mangansalzen mit OH-Ionen. Die katalysierende Aktivität der Citrate, Tartrate und ähnlicher Salze gegenüber Mangan und Polyphenolen ist im wesentlichen den von ihnen infolge hydrolytischer Spaltung erzeugten OH-Ionen zuzuschreiben. Auch Euler und Bolin[3] leugnen den Zusammenhang der Oxydationen durch Rhus- und Medicago-Laccase mit den Wirkungen der Mangan- und Hydroxylionen. Marfan[4] fand Mangan ebenfalls ohne Einwirkung auf Phenolase. Bach[5] ist es gelungen, völlig manganfreie Oxydasepräparate von großer Wirksamkeit zu gewinnen. Auf die primäre oxydative Tätigkeit dieser Fermente würde die Gegenwart von Metallionen somit keinen Einfluß ausüben; hingegen kommt den letzteren nach Bach eine indirekte Beschleunigung des fermentativen Oxydationsprozesses zu, indem sie die primär entstehenden Oxydationsprodukte weiter umwandeln, wodurch diese aus dem Reaktionsgleichgewicht entfernt werden, so daß ein Weiterschreiten des fermentativen Primärvorganges ermöglicht wird. Van de Haar[6] hat durch Züchtungsversuche bewiesen, daß die Bertrandsche Theorie für die Hederaoxydase keine Gültigkeit hat, da das Mangan für die Bildung des Oxydasemoleküls entbehrlich ist. Auch von anderen Autoren sind Mn-freie Oxydasen gewonnen worden (Oppenheimer). Suminokura[7] fand in neueren Versuchen keinen Einfluß von Manganosalzen auf die Wirkung der Laccase des japanischen Lackbaums. Mangansalze allein zeigten bei $p_H = 6,0$ keine Oxydationswirkung auf Pyrogallol. Daher ist die Angabe, nach welcher die Oxydationswirkung der Laccase auf ihren Mangangehalt zurückgeführt wird, nicht richtig.

Biedermann und Jernakoff[8] fanden bei ihren Untersuchungen über die Salzhydrolyse der Stärke, daß Manganochlorid im Gegensatz zu Eisen- und Kupfersalzen bei einer Temperatur von 40—50° auch für sich allein, ohne jeden Zusatz, nicht nur Guajak bläuen, sondern auch Amylose bis zum Verschwinden der Jodreaktion zu verändern imstande ist. Offenbar sind bei diesem Vorgang nicht nur die Metall-, sondern auch die Chlorionen beteiligt, und es beruht darauf wohl auch die so sehr viel stärkere Wirkung eines Gemisches von Mangano-

[1] Ruff, zit. nach Oppenheimer. — [2] Dony-Hénault, Oct.: Bull. Soc. roy. Sci. méd. nat. de Bruxelles 65, 172 (1907); ferner ebenda 1909, 342, zit. nach Chem. Z. 1909 II, 1670. — [3] Euler, H., u. I. Bolin: Hoppe-Seylers Z. 61, 72 (1909). — [4] Marfan: J. Physiol. et Path. gén. 18, 985 (1920). — [5] Bach, A., u. V. Maryanowitsch: Biochem. Z. 42, 417 (1912). — [6] van de Haar: Biochem. Z. 113, 191 (1921). — [7] Suminokura, K.: Über die Laccasa des japanischen Lacks. Biochem. Z. 224, 321 (1930). — [8] Biedermann, W., u. C. Jernakoff: Die Salzhydrolyse der Stärke. III. Hydrolyse durch anorganische Katalysatoren („künstliche Oxydasen"). Biochem. Z. 149, 309 (1924).

chlorid mit Citrat als die eines solchen mit Sulfat. Der günstige Erfolg einer solchen Beimischung neutraler Na-Salze gewisser organischer Säuren dürfte wohl, wie schon Euler vermutete, darauf beruhen, daß die betreffenden Säuren mit Mangan komplexe Anionen bilden.

Dadurch, daß Mangansalze auch ohne Peroxyd, also im Sinne direkter Oxydasen, Stärke hydrolytisch zu spalten vermögen, nehmen sie unter den geprüften Schwermetallsalzen eine Sonderstellung ein und bilden gewissermaßen den Übergang zu der typischen Salzhydrolyse durch Salze der Alkali- und Erdalkalimetalle (s. auch S. 1312).

Katalase. Während Santesson[1] in Versuchen mit Wasserstoffsuperoxyd und Muskelextrakt durch $n/_{1000}$-Manganosulfat eine Steigerung der Katalasewirkung sah, beschreibt Favre[2] eine Hemmung der Katalase. Smirnow und Alissowa[3] untersuchten die Einwirkung von Neutralsalzen auf die Arbeit der Katalase im Wasserauszug an Weizensamen. Manganochlorid rief eine starke Hemmung hervor. Außerdem trat eine Säuerung im Substrat ein. Euler und Josephon[4] sahen von Manganochlorid in einer Konzentration von $1 \cdot 10^{-7}$ molar und weniger keine aktivierende Wirkung, bei Steigerung der Konzentration Hemmung der Katalasewirkung. Charmandarjan und Tjutjunnikowa[5] studierten den Einfluß der Salze auf die Tätigkeit der Malzkatalase. Sie fanden eine Abhängigkeit der Kationenwirkung vom Atomgewicht, und zwar mit steigendem Atomgewicht einen Anstieg der hemmenden Wirkung. Die Manganoverbindungen riefen in höheren Konzentrationen hochgradige Hemmung hervor, und nur bei geringer Konzentration ließ sich eine unbedeutende Aktivierung nachweisen. Dem Ausmaß der Hemmung nach beurteilt kommt das Mn zwischen Ca und Zn zu stehen. — Schwicker[6] beobachtete ein Parallelgehen von Mn- und Katalasegehalt im Weizen- und Roggenmehl.

Amylase. Gigon und Rosenberg[7] fanden mit höheren Konzentrationen von Mangansalzen eine Förderung der Amylase des Blutserums. Harpuder[8] prüfte die Wirkung von Manganoverbindungen auf die Speicheldiastase. Mit fallenden Konzentrationen begünstigen Manganoverbindungen die Diastasewirkung; bei $1 \cdot 10^{-7}$ hört jeder Effekt auf.

In Untersuchungen über die Wirkung von Metallsalzen auf ein gereinigtes Ferment, nämlich Saccharase, hat Euler[9] mit seinen Schülern den Nachweis einer quantitativ dosierbaren Hemmung der Fermentwirkung durch gewisse Metallsalze und deren vollständige Rückkehr nach Einwirkung geeigneter Mengen H_2S oder Cyanid erbracht. Mangan gehört zu der Gruppe Aluminium und Kobalt, die kaum hemmten (vgl. auch Schüller[10]).

Lipase. Schon Gigon und Rosenberg[7] beobachteten eine Verstärkung der Wirkung der Lipase des Blutserums, ferner Magnus[11] eine solche der Pankreas-

[1] Santesson, C. G.: Arch. f. exper. Path. Suppl.-Bd. Schiedeberg-Festschrift, 480 (1908). — [2] Favre: Biochem. Z. **33**, 32 (1911). — [3] Smirnow, A. J., u. Fr. S. Alissowa: Das Einwirken von Neutralsalzen auf die Katalase. Biochem. Z. **149**, 63 (1924). — [4] Euler, H., u. K. Josephon: Über Katalase. Liebigs Ann. **455**, 1, zit. nach Chem. Z. **1927 II**, 836. — [5] Charmandarjan, M. O., u. A. W. Tjutjunikowa: Biochem. Z. **222**, 272 (1930). — [6] Schwicker, A.: Ausmahlungsgrad und Mn-Gehalt der Weizen- und Roggenmehle. Z. Unters. Nahrgsmitt. usw. **48**, 311 (1924). — [7] Gigon u. Rosenberg: Skand. Arch. Physiol. (Berl. u. Lpz.) **20**, 423 (1908). — [8] Harpuder, K.: Über den Einfluß von Ferro- und Manganoionen auf Fermente. Biochem. Z. **193**, 380 (1928). — [9] Euler, H. v., u. Svanberg: Hoppe-Seylers Z. **107**, 269, 302 (1919) — Fermentforsch. **3**, 330, 429 (1920/1921). — v. Euler u. Myrbäck: Hoppe-Seylers Z. **121**, 177 (1922). — Myrbäck: Ebenda **158**, 160; **159**, 1 (1926). — [10] Schüller, F.: Über den Einfluß von Kupfer- und Mangansalzen auf die Dehydrierungsvorgänge im Gewebe. Diss. Münster 1933. — [11] Magnus, R.: Hoppe-Seylers Z. **48**, 376 (1906).

lipase durch Mangansulfat. Pighini[1] glaubt vom Blute Geisteskranker festgestellt zu haben, daß es in Gegenwart von Mangansulfat Lecithin spaltet. Beschleunigende Wirkung von Mangansalzen auf Lipolyse wurde von Neuberg und Reicher[2] bei der lipolytischen Wirkung von Schlangengiften, von Falk und Hamlin[3], Sudborough und Watson[4] bei Ricinuslipase (nur bei Gegenwart von Essigsäure), von Tanaka[5] bei der Phytolipase beobachtet; Etsuo[6] leugnet hingegen den Einfluß von Mangansalzen auf Ricinuslipase. Neuberg und Rosenberg[7] stellten eine Förderung der lipolytischen Wirkung von Agglutininen und Hämolysinen durch $MnSO_4$ fest. $MnSO_4$ wird in der Technik als Katalysator bei der Fettspaltung verwendet.

Proteolytische Fermente. Ascoli und Izar[8] sahen eine Beschleunigung der Leberautolyse durch das negativ geladene kolloidale MnO_2 schon in Mengen von $^3/_{100}$ mg; größere Mengen wirkten hemmend; durch Erhitzen wird die Wirksamkeit stark beeinträchtigt. Nach Preti[9] bewirken Mangansalze in kleinen Mengen eine Zunahme des nichtkoagulierbaren Stickstoffs bei der Leberautolyse. Die Wirkung steigt bei allen untersuchten Salzen, außer dem Acetat, mit der zugesetzten Menge. Desgleichen sah Bradley und Morse[10], daß nach Zusatz von $MnCl_2$ die normalerweise resistenten Leberproteine der Proteasewirkung zugänglich wurden. Hierbei spielen aber auch die freien H-Ionen eine ausschlaggebende Rolle, indem sie den Prozeß fördern. Die Verdauung von Pepton und Casein wurde nicht gefördert. Edestin, das durch Leberenzyme gewöhnlich nicht verdaut wird, wird bei Gegenwart von Mn-Salzen gelöst. Stern[11] untersuchte den Effekt von zweiwertigen Mangansalzen auf die bei optimalem p_H ablaufenden autolytischen Reaktionen tierischer Gewebsproteinasen. Allgemein wirkte Manganzusatz aktivierend; bei den Fermenten der verschiedenen Organe und verschiedenen Spezies zeigten sich quantitative und reproduzierbare Differenzen im Verhalten gegen Mn-Zusatz. Die Speziesunterschiede sind größer als die bei verschiedenen Organen derselben Spezies. Stern verwendete bei seinen Versuchen ausschließlich Manganosulfat. Leider wurden diese Untersuchungen bisher nicht auf verschiedene Komplexverbindungen des Mangans ausgedehnt, die für die Beurteilung des Schicksals der Komplexe im Organismus herangezogen werden könnten. Für das Eisen wurde bekanntlich eine ganze Reihe verschiedener Komplexverbindungen hinsichtlich der Wirkung auf das Kathepsin aus tierischen Geweben quantitativ durchgeprüft (L. Michaelis und K. Stern[12]). Dabei hat sich die ausschlaggebende Bedeutung der Natur des Komplexes für die Wirkung gezeigt. Hinsichtlich der Hemmung der Proteolyse des proteolytisch besonders wirksamen Rattennierenextraktes durch Schwermetalle steht nach Krebs[13] das $Mn^{..}$-Sulfat unter den Metallen mit nur geringer hemmender Wirkung.

[1] Pighini: Biochem. Z. **33**, 190 (1911); **42**, 443 (1912). — [2] Neuberg u. Reicher: Pflügers Arch. **65**, 473 (1896); **69**, 76 (1897). — [3] Falk, G., u. M. Hamlin: Die Einwirkung von Manganosulfat auf Ricinuslipase. J. amer. chem. Soc. **35**, 210 (1913). — [4] Sudborough, J. F., u. H. Watson: Fettspaltung mittels Ricinuslipase. J. Ind. Inst. Sci. **5**, 119 (1922). — [5] Tanaka: J. Coll. Engen. Tokio **5**, 142 (1912). — [6] Etsuo, T.: Studien über Ricinusbohnenlipase. Bull. agricult. chem. Soc. Japan **5**, 23 (1929). — [7] Neuberg, C., u. Rosenberg: Berl. klin. Wschr. **1907**, 54. — [8] Ascoli, M., u. G. Izar: Biochem. Z. **6**, 192 (1907); **17**, 381 (1909). — [9] Preti, L.: Hoppe-Seylers Z. **60**, 337 (1909). — [10] Bradley, H. C., u. M. Morse: J. of biol. Chem. **21**, 209 (1915); **22**, 113 (1915). — [11] Stern, K. G.: Über die autolytische Wirksamkeit der tierischen Gewebsproteinasen und ihre Beeinflussung durch Schwermetalle. Biochem. Z. **234**, 116 (1931). — [12] Michaelis, L., u. K. Stern: Biochem. Z. **240**, 192 (1931). — [13] Krebs, A.: Versuche über die proteolytische Wirkung des Papains. Biochem. Z. **220**, 289 (1930) — Über die Proteolyse der Tumoren. Ebenda **238**, 182 (1931).

Pepsin. Mangansalze (-chlorür, -sulfat und besonders -acetat) stören schon bei 0,06% die Pepsinverdauung in Eiweißlösungen. Eisensulfat schädigt in viel höherem Grade als $Mn^{..}$-Sulfat (Cohn[1]). Nach Harpuder (Zit. S. 1304) wird die Tätigkeit des Pepsins durch Manganosulfat von Konzentrationen bis zu $1 \cdot 10^{-5}$ gehemmt, bei noch stärkerer Verdünnung wird Mangan wirkungslos. — Die Salzsäurepepsinverdauung in vitro (Mettsche Röhrchen) wird nach Faludi[2] von kolloidaler MnO_2-Lösung nicht beeinflußt, sondern erst von stark konzentrierten MnO_2-Lösungen gehemmt.

Papain. Nach Krebs gehört Mangan ($MnSO_4$, $3 \cdot 10^{-3}$) nicht zu den Metallen, die die Wirkung des Papains hemmen.

Trypsin. Nach Harpuder (Zit. S. 1304) wird die Trypsinwirkung durch Manganosulfat in Konzentrationen von $1 \cdot 10^{-2}$ bis $1 \cdot 10^{-7}$ nicht erkennbar beeinflußt. Der verhältnismäßig geringe Einfluß von Mn (u-Fe¨) auf die Trypsinverdauung ist um so erstaunlicher, als bei den höheren verwandten Konzentrationen in den Verdauungsgemischen Fällungen auftraten. Vielleicht hängt das damit zusammen, daß bei den für die Trypsinwirkung nötigen Reaktionen auch bei vorsichtigem Arbeiten die Bildung unlöslicher Oxyde aus den Schwermetallen unvermeidbar ist. Michaelis und Stern[3] fanden mit steigenden Manganosulfatmengen eine wachsende Hemmung der tryptischen Gelatinespaltung.

Nach Rosenthaler[4] verhindert Mangansulfat weder die aktivierende noch die hydrolysierende Wirkung des Emulsins. — Bernhauer[5] gelang es, unter bestimmten Bedingungen zur Entwicklung gebrachte Pilzdecken von Aspergillus niger, die kein Vermögen zur Gluconsäurebildung hatten, durch Zusatz von Manganosulfat zur zweiten Kulturflüssigkeit sofort zu normaler Gluconsäurebildung zu veranlassen. Es scheint sich hierbei um eine Aktivierung der Glucoxydase zu handeln. — Hinsichtlich der inaktivierenden Wirkung der Metalle gegenüber Urease steht Mangan an letzter Stelle in der Reihe (Schmidt[6]).

5. Über Vorkommen des Mangans in niederen Organismen und seine Wirkung auf diese.

Vorkommen. Bei niederen Wasserpflanzen konnte Anhäufung von Mn in der Asche beobachtet werden. Es findet sich in Membranen und Gallerten als Hydroxyd niedergeschlagen. Peklo[7] beschreibt eine manganspeichernde Meeresdiatomee (Cocconeis), deren Hüllen gewöhnlich braun bis schwarz waren und aus Manganhydroxyd bestanden. Peklo nimmt an, daß das Manganhydroxyd in den Gallertscheiden dem Manganbicarbonat des Seewassers seine Entstehung verdankt, nachdem seine Kohlensäure von der Diatomee assimiliert worden ist. Die Diatomee tritt auf einer Cladaphoraart als Epiphyt auf, die Cladaphora war aber manganfrei. Gewisse Bakterien verarbeiten Manganosalze, ähnlich wie die Eisenbakterien die Ferrosalze, unter Oxydation.

---

[1] Cohn, G.: Über das Mangan in physiologischer Hinsicht nebst Versuchen über den Einfluß von Mangan und Eisen auf die Pepsinverdauung. Diss. Leipzig 1902. Zit. nach Malys Jber. Tierchem. **32**, 163 (1903). — [2] Faludi, F.: Therapeutische Versuche mit stabilisierter kolloidaler Mangandioxydlösung. Z. exper. Med. **58**, 381 (1928). — [3] Michaelis, L., u. K. G. Stern: Über den Einfluß von Schwermetallen und Metallkomplexen auf proteolytische Vorgänge. Biochem. Z. **240**, 192 (1931). — [4] Rosenthaler, L.: Biochem. Z. **17**, 262 (1909). — [5] Bernhauer, K.: Beiträge zur Enzymchemie der durch Aspergillus bewirkten Säurebildungsvorgänge. Hoppe-Seylers Z. **177**, 86 (1928). — [6] Schmidt, E. G.: Die Inaktivierung der Urease. J. of biol. Chem. **78**, 53 (1928). — [7] Peklo, J.: Über eine manganspeichernde Meeresdiatomee. Österr. bot. Z. **59**, 289 (1909).

Molisch[1] u. a. ist es auch gelungen, experimentell Manganeinlagerungen bei Eisenbakterien zu erzielen. Beijerink[2] beschrieb Bacillus manganicus als eine neue Ferrobakterie, welche besonders stark Mangancarbonat oxydiert. Auch Schimmelpilze können sich in Mangankulturen braunschwarz färben, wie Papulospera manganica u. a. Nach Söhngen[3] kommt es in bestimmten Fällen wieder zur Lösung des abgelagerten Mn_2O_3 unter Bildung von Kohlen- säure und Manganisalzen. Manganhaltige Kulturen gelangen ferner Brusoff[4] mit einer stäbchenförmigen Eisenbakterie aus Klärschlamm. Über den hohen Gehalt von Crenothrix, Diatomeen und Infusorien wird bei Bradley (s. S. 1325) berichtet. Jackson[5] erklärt die Tatsache, daß Mangan selten in genügender Menge im Wasser gelöst ist, damit, daß durch spezielle Bakterien, wie Crenothrix manganifera, Mangan als Oxyd ausgefällt wird. In neuerer Zeit hat Thiel[6] die Fällungen des Manganoxyds durch ihre Lebenstätigkeit hervorrufenden Pilze und Bakterien nach bakteriologischen Methoden isoliert und die beobachteten Arten beschrieben. Aus der außerordentlich weiten Ver- breitung dieser Mikroorganismen schließt Verfasser, daß sie bei der Bildung von sedimentären Mangan- und Mangan-Eisenerzlagern eine große Rolle spielen.

Bei der für gewisse Algen angegebenen Vertretbarkeit des Eisens durch zugesetztes Mangansalz (Boresch[7], Noga[8]) könnte nach Uspenski[9] auch ein Inlösunggehen niedergeschlagenen Eisens infolge der Acidität des hydro- lytisch gespaltenen Mangans in Frage kommen.

Wirkung. Bokorny[10], der die Giftigkeit verschiedener Metallsalze auf lebende Zellen untersuchte, betont die Merkwürdigkeit, daß die Mangansalze so weit von den übrigen Metallsalzen in der Toxizität abstehen. Hingegen sind zahlreiche stimulierende Einflüsse des Mn bekannt.

Nach Brunynoghe und Brutsart[11] ist die Resistenz verschiedener Bakteriophagen gegenüber Manganochlorid sehr different. Gerretsen[12] untersuchte die Einwirkung von verschiedenen Salzen auf Photobakterien (Pseudomonas javanica) und fand, daß Manganchlorid das Leuchtvermögen und das Wachstum schädigt.

Nägeli[13] beobachtete in gesättigter Mangandioxydlösung keine olygo- dynamischen Erscheinungen. Gottschalk[14] prüfte die Metalle auf ihre olygodynamische Wirkung gegen Colibacillen und gelbe Staphylokokken im N-Kontaktversuch. Mangan gehörte zu den unwirksamen Metallen.

---

[1] Molisch, H.: Sitzgsber. Akad. Wiss. Wien, Math.-naturwiss. Kl. **105**, 1, 642 (1896). — [2] Beijerink, M. W.: Fol. microbiolog. **2**/1, 123 (1913), zit. nach Malys Jber. Tierchem. **43** (1925). — [3] Söhngen, M. L.: Das Entstehen und Verschwinden von Manganiverbin- dungen unter dem Einfluß von Mikroben. Chem. Weekbl. **2**, 240 (1914). — [4] Brusoff, A.: Zbl. Bakter. II **45**, 547 (1916); **48**, 193 (1918). — [5] Jackson, D. D.: Die Fällung von Mangan durch die Einwirkung von Bakterien. J. Soc. chem. Ind. **21**, 681 (1901/02) — Trans. amer. micr. Soc. **23**, 31 (1902). — [6] Thiel, G. A.: Durch Mikroorganismen gefälltes Mangan. Econ. Geol. **20**, 301 (1925), zit. nach Chem. Zbl. **1927 I**, 1568. — [7] Boresch, K.: Zur Frage der Ersetzbarkeit des Eisens bei der Chlorose. Ber. dtsch. bot. Ges. **42**, 284 (1924). — [8] Noga, T.: Bot. Közlem **24**, 164 (1927). — [9] Uspenski, E. E.: Eisen als Faktor für die Verbreitung niederer Wasserpflanzen. Pflanzenforsch. **1927 II**. — [10] Bokorny, Th.: Pflügers Arch. **64**, 275 (1896); **110**, 207 (1905); **111**, 341 (1906). — [11] Brunynoghe, R., u. P. Brutsart: Resistenz der Bakterio- phagen gegenüber chemischen Substanzen. C. r. Soc. Biol. Paris **88**, 966 (1923). — [12] Gerretsen, F. C.: Zit. nach Erg. Physiol. **21 I**, 175 (1923). — [13] Nägeli, C. v.: Über die olygodynamischen Erscheinungen an lebenden Zellen. Neue Denkschr. allg. schweiz. Ges. Naturwiss. **33 I** (1893). — [14] Gottschalk, H.: Zit. nach M. Neisse u. Fr. Eichbaum: Die olygodynamische Metallwirkung in Theorie und Praxis. Erg. Hyg. **13**, 177 (1932).

Hoes[1] sah von Mangansulfat und -chlorid keine Wirkung bei Bacterium coli und Spirogyren. Krauss und Collier[2] prüften die Wirksamkeit verschiedener Manganverbindungen auf Bakterien und konnten keine starke keimtötende Wirkung nachweisen (Tab. 2).

Tabelle 2. Abtötende Wirkung der Metallverbindungen nach 24 Stunden (nach Krauss und Collier: Zit. S. 1348).
In einer Reihe von Fällen war dies aber selbst bei Konzentrationen von $1/100$ nicht der Fall. Dies ist in der Tabelle durch „$-1/100$" ausgedrückt worden.

	Strepto-kokken	Staphylo-kokken	Bact. coli	Cholera	Pasteu-rellen
Mangan(II)-chlorid	$1/200$	$-1/100$	$-1/100$	$1/2000$	$1/2000$
Mangan(IV)-oxyd	$-1/100$	$-1/100$	$-1/100$	$-1/100$	$-1/100$
Mangancarbonat	$-1/100$	$-1/100$	$-1/100$	$-1/100$	$-1/200$
Kalium-pentachloromanganiat . . .	$1/200$	$-1/100$	$-1/100$	$-1/100$	$1/200$
Ammonium-pentachlormanganiat .	$1/800$	$-1/100$	$-1/100$	$-1/100$	$-1/100$
Kaliummangansulfat	$-1/100$	$-1/100$	$-1/100$	$-1/100$	$-1/100$
Kaliumpermanganat	$1/200$	$1/100$	$1/100$	$1/100$	$1/100$
Kalium-mangan(III)-acetat	$1/200$	$1/100$	$1/200$	$1/200$	$1/100$

Gegen Streptokokken wirkte nur das Ammonium-pentachloromanganiat bis zu Konzentrationen von $1/800$, während es gegenüber den andern Keimen unwirksam war. Etwas stärker, bis zur Konzentration $1/2000$, wirkte das Manganochlorid gegen Choleravibrionen und Pasteurellen, die andern Keime beeinflußte es kaum.

Mangansalze beeinflussen die Nitrifikationsvorgänge im Boden. Olazu[3] beobachtete, daß durch Mangansulfat die Stickstoffaufnahme durch die Bakterien der Erbsenknollen begünstigt wird. Pietrusczýnski[4] fand eine Förderung der Nitrifikation von Ammoniak im Boden und auch in flüssigen Nährmedien. In Topfversuchen mit Hafer wurde Ammonsulfat bei Mangansulfatzusatz besser ausgenützt. Auf das Ausnützen des Salpeters übt das Mangan keinen Einfluß aus. Auch Roy[5] fand eine Aktivierung durch Mangansulfat bei bakterieller Oxydation von Ammoniak. Nelson[6] beobachtete gleichfalls eine Stimulierung der Nitrifikation von Blutmehl und Ammonsulfat im Boden durch Mangansalze (-sulfat und -chlorid). Er führt diese Stimulation aber auf das Anion zurück. Eine hohe Konzentration von Mangansalzen verzögert die Nitrifikation, ohne sie jedoch ganz zu verhindern. Diese giftige Wirkung der Mangansalze kann durch Kalksalze verringert werden.

Beijerink[7] berichtet über die Oxydation des Mangancarbonats durch bestimmte humusbewohnende Bakterien und Pilze. Nach Söhngen[8] wird durch den Prozeß der im Ackerboden vor sich gehenden Umwandlungen der

---

[1] Hoes, S.: Olygodynamie von Metallsalzlösungen. Helvet. chim. Acta 13, 153 (1930). — [2] Krauss, F., u. W. A. Collier: Über die biologischen Wirkungen von anorganischen Stoffen. I. Die Wirksamkeit verschiedener Schwermetallverbindungen auf Bakterien, Blutparasiten und den experimentellen Mäusekrebs. Arch. f. exper. Path. 162, 452 (1931). — [3] Olazu, D.: C. r. Acad. Sci. Paris 159, 544 (1915). — [4] Pietrusczýnski, Z.: Über den Einfluß des Mangans auf den Nitrifikationsprozeß des Ammoniaks. Zit. nach Ber. Physiol. 29, 68 (1923). — [5] Roy, M. B.: Untersuchungen über intensive bakterielle Oxydation. J. Ind. Inst. Sci. 10, 100 (1927). — [6] Nelson, A. H.: Einige Wirkungen von Mangansulfat und Manganchlorid auf die Nitrifikation. J. amer. Soc. Agronom. 21, 547 (1929). — [7] Beijerink, M. W.: Oxydation des Mangancarbonats durch Mikroben. Zit. nach Malys Jber. Tierchem. 43, 925 (1916). — [8] Söhngen, N. L.: Die Entstehung und der Schwund der Manganiverbindungen unter dem Einfluß des mikrobiellen Lebens. Zit. nach Malys Jber. Tierchem. 44, 663 (1916).

Manganverbindungen unter dem Einfluß mikrobiellen Lebens deren Löslichkeit und damit auch der Wert für den Boden bestimmt.

Fulton und Bowman[1] berichten über die Konservierung von Früchten mit Mangansalzlösungen.

Einen günstigen Einfluß haben Mangansalze auf die Oxydationswirkung der Essigbakterien. Nach Rothenbach und Hoffmann[2] wirken schon Konzentrationen von 0,01—0,1% Mangansulfat stimulierend. Auch Bertrand und Sazerac[3] fanden eine Erhöhung der Ausbeute bei der Essigsäuregärung aus Alkohol durch Mangansulfat. Die optimale Konzentration lag bei 1 : 1000. Wüstenfeld[4] fand den Zusatz von 0,002% Mangansulfat ohne Einfluß. Bei Bacterium Pasteurianum und Bacterium Vini fanden Rosenblatt und Mordkowitsch[5] bis zu einer gewissen Konzentration eine stimulierende Wirkung, später Hemmung. Die optimale Konzentration lag bei 1 : 30000%; unter den untersuchten Ionen nahm die Giftigkeit in der Reihe Ni, Co, Fe, Mn ab. — In olygodynamischen Versuchen an Bact. Brassicae und Essigbildnern war das Mangan unter den schwach oder gar nicht giftigen Metallen (G. Tammann und W. Rienäcker[6]).

Zahlreiche Arbeiten befassen sich mit der Beeinflussung der Hefegärung durch Mangansalze. Nach Kayser und Marchand[7] erhöhen Mangansalze die Alkoholausbeute. Ist die Hefe durch fortgesetzte Züchtung in manganhaltigen Flüssigkeiten an diese gewöhnt, so behält sie die erworbene Eigenschaft bei und liefert mehr Alkohol, weniger Glycerin und flüchtige Säuren. Die Weingärung wird durch Zusatz von 3°/₀₀ Mangansalz günstig beeinflußt, insofern auch die Lävulose rascher und vollständiger in Alkohol übergeführt wird, wodurch die Weine haltbarer werden. Bokorny[8] fand Mangansalze außerordentlich wenig giftig für Hefe. Erst in 10proz. Mangansulfatlösung unterblieb Gärung und Sprossung. Mangan wird von der Hefe nicht gebunden.

Picado und Vicente[9] beobachteten eine Beschleunigung der alkoholischen Gärung und Erhöhung der Ausbeute an Alkohol durch einen natürlichen Eisenmangandünger (Mineral an der Küste Costaricos). Rosenblatt und March[10] konnten zeigen, daß die aktivierende Wirkung des Mn auf die Alkoholgärung nicht allgemeingültig ist; in vielen Fällen ist Mn ein die Alkoholgärung hemmendes Element. Sie untersuchten den Einfluß des Mangans in Anwesenheit verschiedener Heferassen im Macerationssaft ohne lebende Zellen sowie die Beeinflussung durch verschiedene Konzentrationen von zuckrigem Substrat auf die Wirkung des Metalls. Auf den allgemeinen Gang der lähmenden Manganwirkung üben weder verschiedene Medien noch die Anionen der Mangansalze

[1] Fulton, H. R., u. J. J. Bowman: Chem. Z. 1931 I, 3626. — [2] Rothenbach, F., u. W. Hoffmann: Versuche zur Erhöhung der Oxydationswirkung der Essigbakterien durch Zusatz von Eisen- und Mangansalzen. Dtsch. Essigind. 11, 125 (1907) — Chem. Zbl. 1907 I, 1637. — [3] Bertrand u. Sazerac: C. r. Acad. Sci. Paris 157, 149 (1913) — Ann. Inst. Pasteur 29, 178 (1915). — [4] Wüstenfeld, H.: Versuche über die Wirkung von Mangansalzen auf die Oxydationstätigkeit von Essigbakterien. Dtsch. Essigind. 29, 267 (1925) — Chem. Zbl. 1925 II, 1633. — [5] Rosenblatt, M., u. Mordkowitsch: Chem. Zbl. 1929 II, 2271. — [6] Tammann, G., u. W. Rienäcker: Über die Giftwirkungen einiger Metalle und -legierungen auf Bakterien. Nachr. Ges. Wiss. Göttingen, Math.-physik. Kl. 1927, 158. — [7] Kayser, E., u. H. Marchand: C. r. Acad. Sci. Paris 144, 714 (1907); 145, 1343 (1908). — [8] Bokorny, Th.: Pflügers Arch. 152, 365 (1913) — ferner Bindung von Metallsalzen durch die Hefe. Allg. Brauer- u. Hopfenztg 53, 223; 54, 1155 — Chem. Zbl. 1914 I, 2196 — Über die Ungiftigkeit des Mangans. Ebenda 1915 I, 2661. — [9] Picado, C., u. E. Vicente: Ann. Inst. Pasteur 37, 891 (1923). — [10] Rosenblatt, M., u. A. March: Über die Wirkung des Mangans auf die alkoholische Gärung. Biochem. Z. 170, 344 (1926) — Chem. Z. 1931 I, 3579.

eine besondere Wirkung aus; hingegen wirkt der anwachsende Alkohol regulierend. Unter den auf die alkoholische Gärung katalytisch wirkenden Metallen Ni, Fe, Co und Mn ist das Mangan am wenigsten giftig. Harpuder[1] beobachtete eine Erhöhung der Gärkraft der Bäckerhefe bei Konzentrationen von $1 \cdot 10^{-6}$ bis $1 \cdot 10^{-3}$ Mol Mangansulfat, während die Atmung unbeeinflußt blieb. Bei Bierhefe trat selbst in Konzentrationen von $1 \cdot 10^{-3}$ Mol keine Wirkung auf Atmung und Gärung ein. Hargue und Calfee[2] fanden eine Steigerung des Wachstums von Saccharomyces cerevisisae und eine Förderung der Kohlensäurebildung durch kleine Mengen Mangansulfat.

Bertrand und Janvillier[3] und später Hergue und Calfee[2] beobachteten eine Begünstigung der Entwicklung von Aspergillus durch Mangansulfat insbesondere auf die Conidienbildung. Auch Niethammer[4] fand eine Wachstumsförderung durch Mangansalze bei Aspergillus. Rossi und Marescotti[5] sahen durch Mangansulfat bei Aspergillus niger eine Förderung der Invertaseproduktion, aber eine Hemmung der Invertasewirkung.

Nach Villedieu[6] wirken unlösliche Aufschwemmungen von Mangandioxyd nur bei Berührung giftig auf Kulturen von Phytophthora infestans. Dieselbe Wirkung zeigten auch viele andere Oxyde.

Hopkins[7] untersuchte die Bedeutung des Mangans für das Wachstum der Grünalge Chlorella. In Kulturen von 1 T. Mn auf 5 000 000 Nährlösung stieg bei p_H 8 das Wachstum auf das 170 fache, bei p_H 7 nur auf das 17 fache. Der Autor nimmt an, daß das Mangan die Oxydationsstufe des Eisens in der Nährlösung bestimmt, indem es die Ferriionen stabilisiert und ihre Reduktion zu Ferroionen verhindert. Nährlösungen, die Ferriionen und Natriumcitrat enthalten, weisen angeblich nach Manganzusatz ein höheres Oxydationsreduktionspotential auf. Tanaka[8] beobachtete eine Beschleunigung der Zellatmung bei Algen durch Metallsalze. In der Reihe Cu, Fe, Zn, Mn wirkte Mn am schwächsten. Bokorny[9] fand das Mangansulfat für Infusorien, Bakterien und andere niedere Organismen nur wenig giftig. Selbst Konzentrationen von 1% töteten nicht alle Organismen in 24 Stunden, sondern nur die wenig resistenten Individuen. Auch Schuster[10] fand Infusorien noch in einer Konzentration von 1 : 1000 Mangansulfat und -acetat lebend erhalten.

Hier seien auch zusammenhängend die Erfahrungen mitgeteilt, die auf Grund von Beobachtungen an verschiedenen pflanzlichen und tierischen Objekten über die Stellung des zweiwertigen Mangans in Elektrolytkombinationen unterrichten[11]. Nach den Versuchen Loebs[12] entwickeln sich be-

[1] Harpuder, K.: Beiträge zur allgemeinen Biochemie komplizierter Salzlösungen. II. Mitt. Untersuchungen über die biologischen Wirkungen der Wiesbadner Thermalwässer. Einfluß von Ferro- und Manganoionen auf Atmung und Gärung der Hefe. Biochem. Z. **183**, 58 (1927). — [2] Hargue, J. S., u. R. K. Calfee: Einfluß von Mangan, Kupfer und Zink auf das Wachstum von Hefe. Plant. Physiol. **6**, 559 (1931) — ferner Wirkung von Mangan auf das Wachstum und den Stoffwechsel von Aspergillus usw. Bot. Gaz. **91**, 183 (1931). — [3] Bertrand u. Janvillier: C. r. Acad. Sci. Paris **152**, 225 (1912); **154**, 481 (1912). — [4] Niethammer, A.: Über die verschiedenen Möglichkeiten der Beeinflussung des Wachstums von Aspergillus niger durch abgestufte Mengen von Zink und Mangansalzen. Beitr. Biol. Pflanz. **17**, 51 (1929). — [5] Rossi, G., u. Marescotti: Biochimica e Ter. sper. **19**, 55 (1932). — [6] Villedieu, G.: C. r. Acad. Sci. Paris **176**, 534 (1923). — [7] Hopkins, E. F.: Die Notwendigkeit und Bedeutung des Mangans für das Wachstum der Grünalge Chlorella. Science (N. Y.) **1930 II**, 609. — [8] Tanaka, K.: Die Beschleunigung der Zellatmung durch Metallsalze. J. of orient. Med. **4**, 11 (1925). — [9] Bokorny, Th.: Pflügers Arch. **111**, 341 (1906). — [10] Schuster, F. A.: Beiträge zur Pharmakologie der Nickel-, Kobalt- und Mangansalze. Diss. Würzburg 1925. — [11] Die Darstellung erfolgt nach dem Höberschen Lehrb. der physikal. Chemie **6** (1926). — [12] Loeb, J.: Americ. J. of Physiol. **6**, 411 (1902) — Pflügers Arch. **88**, 68 (1901).

fruchtete Funduluseier zwar nicht in einer Kochsalzlösung von osmotischem Druck des Meerwassers ($^5/_8$ mol.), wohl aber, wenn man ihr kleine Mengen eines Salzes mehrwertiger Kationen zusetzt.

Die Beobachtung von Loeb, daß die Giftwirkung von Elektrolyten auf die Entwicklung der Funduluseier teilweise durch Zusatz eines zweiten Elektrolyten, insbesondere eines zwei- oder dreiwertigen Metalls (mit Ausnahme von Cu und Hg), aufgehoben wird, erstreckte sich auch auf die Mangansalze. Loeb und Gies[1] fanden, daß Mangansalze die Giftwirkung einer Kochsalzlösung völlig aufheben. Die Menge des zugesetzten Mn ist auffallend klein im Verhältnis zur angewendeten Kochsalzmenge (100 ccm $^5/_8$ m-NaCl + 4 ccm $^m/_{16}$-Manganchlorür). Diese „Entgiftung" gelingt aber nur bei den von der Eimembran umhüllten Embryonen, nicht bei den ausgeschlüpften Fischchen. Lillie[2] beobachtete an den Cilien von Meerestieren, daß die ungemein schädliche Wirkung reiner Kochsalzlösungen durch zweiwertige Kationen gemildert wird, indem die Cilien vor der Verflüssigung durch Kochsalzlösung bewahrt werden. Das Mangan steht als fünftes unter den zweiwertigen Kationen hinter dem Strontium, was im wesentlichen der Reihenfolge der elektrolytischen Lösungsdrucke entspricht (Mathews[3]). Ähnliches fand Lillie auch bei dem Kiemenepithel von Mytilus edulis. Nach Höber[4] beruht die quellende Wirkung insbesondere der Kalisalze auf den Froschmuskel in einer Auflockerung der Plasmahaut durch Quellung der Kolloide. Diese Kaliumwirkung läßt sich durch die zweiwertigen Ionen Ca, Sr, Mg, Co, Ba, Mn und Nickel in der angegebenen Reihenfolge hemmen, während andere zweiwertige Ionen unwirksam sind. Ähnlich verhält sich der Nerv des Frosches. Nach Höber soll es sich hier um eine Abdichtung durch Entquellung handeln. Die Narkose der in einer Narkoticum-Ringerlösung liegenden Muskulatur wird hingegen in der Reihe: Ni, Co, Mn, Ba, Sr, Ca verstärkt. Die durch Kochsalz ausgelösten fibrillären Muskelzuckungen werden in ähnlicher Reihenfolge von den zweiwertigen Ionen gehemmt. Die Hämolyse der Blutkörperchen läßt sich gleichfalls wie die Muskellähmung durch die zweiwertigen Kationen beeinflussen, wobei sich die Kationen in entgegengesetzter Reihenfolge abstufen, je nachdem es die Hämolyse durch Narkoticum oder durch Hypotonie betrifft. Die Hämolyse durch Narkoticum wird in der Reihenfolge Ca, Sr, Ba, Mg, Mn, Co, Ni, die durch Hypotonie in der Reihenfolge Ni, Co, Mn, Ba, Mg, Sr, Ca gehemmt. Auch für das Verhalten von Pflanzenzellen ist das Vorhandensein eines bestimmten Gleichgewichts zwischen ein- und mehrwertigen Kationen erforderlich. Nach Netter[5] wird die Desplasmolyse an Zellen von Tradescantia durch Ca, Sr, Ba, Mg, Co, Ni und Mn gehemmt. Nach Wiechmann[6] leidet die Wurzelentwicklung, besonders die Ausbildung der Wurzelhaare, wenn man reine Alkalisalzlösungen verwendet. Durch Zufügen von Ca, Sr, Ba, Co, Mn und Ni läßt sich diese Wirkung verhindern.

Höber versucht diese Ionenantagonismen durch Hinweise auf kolloidchemische Vorgänge dem Verständnis näherzubringen. Die zweiwertigen Kationen sind untereinander nicht gleichwertig. Die Erdalkaliionen sind im allgemeinen den Schwermetallionen überlegen, was mit ihrem verschiedenen

[1] Loeb, J. u. W. J. Gies: Pflügers Arch. **93**, 250, 265 (1903). — [2] Lillie, R. S.: Amer. J. Physiol. **10**, 419 (1904); **17**, 89 (1906); ferner **5**, 56 (1901); **7**, 25 (1902). — [3] Mathews: Amer. J. Physiol. **10**, 290 (1904); **12**, 419 (1905). — [4] Höber, R.: Zur Analyse der Calciumwirkung. Pflügers Arch. **166**, 531 (1917); **182**, 104 (1920). — [5] Netter, H.: Über die Beeinflussung der Alkalisalzaufnahme lebender Pflanzenzellen durch mehrwertige Kationen. Pflügers Arch. **198**, 225 (1923). — [6] Wiechmann, E.: Zur Theorie der Magnesiumnarkose. Pflügers Arch. **182**, 74 (1920).

Verhalten gegenüber Plasmakolloiden zusammenhängt. Das Mn gleicht vielfach in seiner Wirkung den Erdalkalisalzen, was auch in den Versuchen Lillies in der direkten Beeinflussung der Cilien im Sinne einer Verflüssigung und Quellung beobachtet wurde (s. auch S. 1304). Schließlich hat Kotte[1] an den Zellmembranen einer Meeresalge, die, aus dem Meerwasser in Kochsalzlösung gebracht, enorm anschwillt, zeigen können, daß diese quellende Wirkung des Kochsalzes sehr gut durch $MnSO_4$ und $ZnSO_4$ behoben wird, obwohl diese beiden Schwermetallsalze für sich die Membran stark verquellen.

6. Über Vorkommen des Mangans in Pflanzen und seine Wirkung auf Pflanzen.

Vorkommen. Die botanische und landwirtschaftliche Literatur ist überaus reich an Angaben über das Vorkommen, die Bedeutung und die Beeinflussung des Wachstums der Pflanzen durch Mangan (Czapek[2]).

Boden. Mangan ist fast in jeder Bodenart enthalten und muß in kleiner Menge zur Resorption durch die Wurzeln kommen. Schon die ältere Literatur, besonders Fürst zu Salm Horstmar[3], befaßt sich mit der Frage, ob das Mangan bei der Ernährung der Pflanzen durch die Bestandteile des Bodens eine Rolle spiele.

Die Manganverbindungen des Bodens sind wenig lösliche Stoffe, und deshalb kann gewöhnlich nicht viel zur Aufnahme in die Pflanzen gelangen. Mangan findet sich im Boden viel spärlicher als Aluminium. Trotzdem zeigen viele Befunde einen hohen Mn-Gehalt der Pflanzenaschen. In der Achse liegt das Mangan meist als Manganphosphat vor. Söhngen[4] hat den Einfluß mikrobiellen Lebens auf die Manganverbindungen des Bodens untersucht und zeigen können, daß durch die im Ackerboden vor sich gehenden Umwandlungen die Löslichkeit und damit der Wert der Manganverbindungen für den Boden beeinflußt wird. Beijerinck[5] beschreibt die Oxydation des Mangancarbonats durch bestimmte, humusbewohnende Pilze und Bakterien. Bertrand[6], der mit andern Forschern der Ansicht ist, daß Mangan einen unentbehrlichen Bestandteil für die Pflanze darstellt, unterscheidet zur Orientierung über die im Boden enthaltenen und der Pflanze zugänglichen Manganmengen in verdünnter Essigsäure lösliche, an Humus gebundene, in konzentrierter Salzsäure lösliche Manganmengen.

In den Fällen, in denen die Böden kein Mangan enthalten, empfiehlt er eine Mangandüngung. Auch Piper[7] studierte die Löslichkeit des Mangans im Boden. Für die Nachlieferung von assimilierbarem Mn kommt in Frage MnO_2 und austauschbares Mn. Die Wurzellöslichkeit dieser beiden Formen wird durch hinreichende Bodenacidität und durch ein bestimmtes Gleichgewicht zwischen Reduktions- und Oxydationskraft des Bodens bedingt. Manganmangelversuche in Töpfen zeigten bei Erhöhung der Acidität oder bei Vermehrung der Reduktionskraft des betreffenden Bodens durch vorübergehende Sättigung mit Wasser mehr als 100% Ertragszunahme.

---

[1] Kotte: Wiss. Meeresunters., N. F. **17**, 118, Abt. Kiel (1914). — [2] Czapek, F.: Biochemie der Pflanzen, 2. Aufl. II, 501, II, 410, II, 444, I, 182, 183, III, 751, III, 190. Jena 1921. — [3] Fürst zu Salm Horstmar: J. prakt. Chem. **40**, 302 (1897). — [4] Söhngen, N. L.: Die Entstehung und der Schwund der Manganiverbindungen unter dem Einfluß des mikrobiellen Lebens. Chem. Weekbl. **1914**, 241, zit. nach Malys Tierchem. **44**, 663 (1916). — [5] Beijerinck, M. W.: Oxydation des Mangancarbonats durch Mikroben, zit. nach Malys Tierchem. **43**, 925 (1913). — [6] Bertrand, G. M.: Über die Bestimmung von in verschiedener Form gebundenem Mangans in der Ackerkrume. Annales agronom. **1924**, 41, 305. — [7] Piper, C. S.: Die Löslichkeit des Mn im Boden. J. agricult. Sci. **21**, 762 (1931).

Nach Wester[1] ist beackerter Boden reicher an Mangan als Grundboden. Besonders Lehmboden enthält viel Mangan. Der Mn-Gehalt des Bodens ist beträchtlich geringer als der der Asche von Blättern und Samen, die auf ihm wachsen. Bodenart und Mangangehalt bei verschiedenen Digitalisarten zeigen keinen Zusammenhang. Mangandüngung steigert den Mangangehalt der Blätter. Der Mangangehalt der Asche der Blüten sowie der Samen ist ungleich höher als der der Gartenerde. Peterson und Lindow[2] fanden keine Beziehungen zwischen Mangangehalt der untersuchten Gemüsesorten und dem Bodentypus und sind der Meinung, daß die Aufnahme an Mangan durch den jeweiligen schwankenden Mangangehalt des Bodenstücks, auf dem die Pflanze wächst, bedingt ist. Brewer und Carr[3] untersuchten die Fruchtbarkeit eines Bodens (Scottburger Versuchsstation, USA.) in Beziehung zu den Formen seines Eisens und Mangans. Das Eisen ist meist in der dreiwertigen Form da. Die gleichen Ursachen, die die Oxydation des Mangans zu Mangandioxyd bewirken, wandeln auch das zweiwertige Eisen in das dreiwertige um.

Diesen oxydierenden Bedingungen wirkt die reduzierende Wirkung des Stalldüngers entgegen, während künstlicher Handelsdünger keinerlei derartige Einflüsse ausübt. Der Stalldünger setzt zwar den Prozentgehalt der Böden an Eisen und Mangan etwas herab, doch scheint er durch die reduzierende Wirkung insofern einen günstigen Einfluß auf das Pflanzenwachstum zu haben, als er die Elemente Mangan und Eisen in zweiwertiger Form erhält, die offenbar für das Wachstum weniger abträglich ist. Hierauf scheint die Tatsache zurückzuführen zu sein, daß Mais und Weizen unter Stalldüngung ein Drittel höhere, Klee annähernd doppelte Erträge liefern. Die Anwesenheit kleiner Mengen von Mangandioxyd im Boden befähigt diesen nach Robinson[4], Wasserstoffsuperoxyd so kräftig zu zersetzen, daß man auf diese Weise Mangandioxyd im Boden nachweisen kann. Mangandioxyd findet sich hauptsächlich in der Sandfraktion und im Schlamm. Böden, die viel Mangandioxyd enthalten, sind durch eine charakteristische, schokoladenbraune Farbe gekennzeichnet. Nach Nagendra[5] beruht die phenolzersetzende Kraft des Bodens in erster Linie auf der Gegenwart von Mangandioxyd.

Über eine Erhöhung des Mangangehalts der Pflanzen durch Erhöhung der Mangankonzentration im Boden durch Düngung berichten Ehrenberg und Nolte[6]. Mangelnde Wasserableitung im Boden erhöht den Mangangehalt der Pflanzen, während der Eisengehalt nicht sonderlich beeinflußt wird (Goddens und Grimmets[7]).

---

[1] Wester, D. H.: Mangan, Wasser, Asche- und Eisengehalt im selben Garten kultivierter Rosen sowie der betreffenden Gartenerde. (Eine Notiz über die Beziehung des Aschengehalts bzw. Mangangehalts zum Trockenrückstandgehalt bei Blüten und Samen.) Arch. Pharmaz. 261, 1 (1922), zit. nach Ber. Physiol. 25, 200 (1924) — ferner: Über den Mangangehalt einiger Digitalisarten aus verschiedenen Gegenden, die Brauchbarkeit dieses Merkmals zur Untersuchung der Digitalisarten und über den Einfluß einer Mangandüngung. Ber. dtsch. pharmaz. Ges. 30, 376 (1920) — Der Mangangehalt einiger Gartenerdenspezies. Pharmak. Weekbl. 60, 446 (1926). — [2] Peterson, W. H., u. C. W. Lindow: Schwankungen im Mangangehalt einiger Gemüse. Soil Sci. 26, 149 (1928). — [3] Brewer, P. H., u. R. H. Carr: Fruchtbarkeit eines Bodens in Beziehung zu den Formen seines Eisens und Mangans. Soil. Sci. 23, 165 (1927). — [4] Robinson, W. O.: Feststellung und Bedeutung des Mangandioxyds im Boden. Soil. Sci. 27, 335 (1929). — [5] Nagendra, Nash-Sen-Supta: J. Agricult. Sci. 15, 497 (1925), zit. nach Chem. Z. 1926 I, 1021. — [6] Ehrenberg, P., u. O. Nolte: Landw. Versuchsstat. 90, 139 (1917), zit. nach K. Boresch: Die anorganischen Bestandteile. Handb. der Pflanzenernähr. und Düngelehre von Honcamp. Berlin 1931. — [7] Goddens, W., u. R. E. R. Grimmets: J. Agricult. Sci. 18, 363 (1928), zit. nach K. Boresch unter Fußnote 6.

Wie beim Eisen wird auch die Manganaufnahme durch einen hohen Kalkgehalt und alkalische Reaktion des Bodens erschwert, so daß dadurch das Auftreten krankhafter Symptome gefördert wird (s. später). Brown[1] studierte den Einfluß der Düngung auf die chemische Zusammensetzung und Vegetation der Weideflächen und fand auf allen ungekalkten Parzellen den Mangangehalt des Grasschnittes im Durchschnitt um 100% höher als bei den übrigen. Willis[2], der die Wirkung des Kalkens der Böden auf die Ausnutzbarkeit des Mangans und Eisens studierte, gibt eine Übersicht über die wichtigsten Arbeiten auf diesem Gebiet. Er nimmt an, daß beim Kalken der Böden bis zum Neutralpunkt die löslichen Manganverbindungen in unlösliches Mangandioxyd übergeführt werden.

Biermann[3], der sich mit den Beziehungen zwischen Mangangehalt des Bodens und Gedeihen von Digitalis purpurea beschäftigte, hält das Vorhandensein von Mn im Boden für diese Pflanzen als sehr nützlich. In der Schweiz soll wegen des geringen Mangangehalts des Bodens Digitalis purpurea selten sein, während sie nach Freund[4], der in allen Digitalissorten verhältnismäßig reichlich Mangan fand, in der Gegend von Manganlagern reichlich gedeihen. Nach Kobert [Lehrbuch der Toxikologie 2, 415 (1902)] entwickelt sich auf Braunsteinlagern oft ein üppiger Pflanzenwuchs. Er meint, daß es ein allgemeines Gesetz ist, daß pflanzliche Oxydasen und Peroxydasen der Gegenwart von Mangansalzen im Pflanzenorganismus zu ihrer Tätigkeit bedürfen. Nach den Untersuchungen von Dafert und Löwy[5] in Sandkulturen mit manganreichen und manganarmen Naturerden besteht kein klarer Zusammenhang zwischen Mangangehalt des Bodens und Wirksamkeit der Digitalisdroge, so daß noch weitere Versuche zur Klärung dieser Frage nötig sind.

Conner[6] studierte die Faktoren, welche die Ausnutzbarkeit des Mangans in Böden beeinflussen. Schlechte Haferernten auf sandigem Lehmboden ließen sich durch Mangansulfat und -chlorid verbessern, wenn die Substanzen bei neutraler oder alkalischer Reaktion angewandt wurden, hingegen fehlten die Wirkungen, wenn sie mit sauer reagierenden Stoffen zur Anwendung gelangten. Die Fehlernten werden auf einen Mangel an ausnützbarem Mangan zurückgeführt. Durch Mangangaben oder durch Erhöhung der Löslichkeit des bodeneigenen Mangans konnten die Ernteausfälle behoben werden.

Nachteilige Wirkung des Mangans in löslicher Form im Boden beschreiben Carr und Brewer[7] von 0,015—0,03% Mangan an. Johnson[8] beobachtete bei Ananas auf stark mangandioxydhaltigem Boden ein schlechtes Wachstum. Auch die Eisenaufnahme war herabgesetzt. Jacobson und Swanback[9] beobachteten bei Tabackpflanzen in stark manganhaltigen Böden Schädigungen. Kelley[10] sieht in dem hohen Mangangehalt hawaischer Böden die Ursache für die Unfruchtbarkeit von Ananas.

[1] Brown, A.: Die Einwirkung der Düngung auf die chemische Zusammensetzung und Vegetation der Weidefläche. J. amer. Soc. Agronomy 24, 129 (1932). — [2] Willis, L. G.: Die Wirkung des Kalkes der Böden auf die Ausnutzbarkeit des Mangans und Eisens. J. amer. Soc. Agronomy 24, 716 (1932). — [3] Biermann: Schw. W. f. Chem. u. Pharm. 49, 562 (1911). — [4] Freund: Pharm. Zentralh. 55, 481 (1914). — [5] Dafert, O., u. H. Löwy: Der Mangangehalt des Bodens und sein Einfluß auf die Entwicklung von Digitalis purpurea. Heil- u. Gewürzpflanz. 13, 23 (1930). — [6] Conner, S. D.: Faktoren, welche die Ausnutzbarkeit des Mangans in Böden beeinflussen. J. amer. Soc. Agronomy 24, 726 (1932), zit. nach Ber. Physiol. 70, 270 (1933). — [7] Carr, R. H., u. P. H. Brewer: Ind. Chem. 15, 634, zit. nach Chem. Z. 1923 IV, 321. — [8] Johnson, M. O.: Ind. Chem. 9, 47 (1917), zit. nach Chem. Z. 1918 I, 280. — [9] Jacobson, H. H. M., u. T. R. Swanback: Die Giftigkeit von Mangan für Tabak. Science (N. Y.) 70, 283, zit. nach Chem. Z. 1929 II, 2689. — [10] Kelley, W. P.: Hawaii Agricult. Exp. Stat. Press. Bull. Nr 23 — Bot. Gaz. 58, 213, zit. nach Z. Physiol. 30, 156.

Über das Vorkommen von Mangan in Pflanzen liegen systematische Untersuchungen bei Maumené[1], Pichard[2], insbesondere aber bei Jadin und Astruc[3] sowie bei Bertrand und Mitarbeitern[4] vor. Die systematische Verwandtschaft spielt beim Mangangehalt keine Rolle. In welcher Verbindung Mangan im Pflanzenorganismus vorkommt, ist noch nicht genügend untersucht. Nach Aso[5] ist fast das gesamte Mangan der Pflanzen in Wasser und verdünnter Salzsäure löslich. Außer dem Vorkommen von Mangan in anorganischer, wasserlöslicher Form glaubt Aso auch organische Manganverbindungen annehmen zu können.

Die fast allgemeine Verbreitung des Mangans bei den Pflanzen kann heute wohl als gesichert gelten. Nach Gössl[6] speichern Sumpf- und Wasserpflanzen das Mangan reichlicher als Landpflanzen; auch sollen Nadelhölzer es leichter aufnehmen als Laubhölzer. Jadin und Astruc[3] fanden keine Beziehung zwischen Mangangehalt bei Schmarotzerpflanzen und ihrem Wirtsorganismus. Leeuwen[7] fand in zahlreichen Pflanzengeweben ein weitgehend gleiches Verhältnis zwischen Kupfer- und Mangangehalt. Bei Garnier[8], der neuerdings Mangan normalerweise bei allen Pflanzen nachweisen konnte, findet sich eine tabellarische Übersicht über den Mangangehalt von Pflanzenarten. Keilholz[9] vermißte in Leinsamen, Bohnen und Erbsen Mangan. Das dendrologische Vorkommen bei unsern einheimischen Laub- und Nadelhölzern behandelt Kleinstück[10]. Er hält es für möglich, daß die besonders große Empfindlichkeit der Coniferen gegen Rauchschäden durch ihren Mangangehalt bedingt ist, indem das Mangan die Reaktion des Schwefeldioxyds der Rauchgase mit dem ätherischen Öl katalytisch beschleunigt. Den Mangangehalt offizineller Drogen hat O. Willmann[11] untersucht; über den Mangangehalt von Rhamnusarten berichtet Westman und Rowat[12]. Nach Krauze[13] besteht eine Beziehung zwischen Mangan- und Coffeingehalt bei Maté. Das Mangan kommt hier in anorganischer Form als Manganosalz vor.

Sehr ausführlich sind pflanzliche Nahrungs- und Futtermittel hinsichtlich ihres Mangangehalts untersucht. Jones und Bullis[14] geben den Maximal-, Minimal- und Durchschnittsgehalt für zahlreiche Hülsenfrüchte an. Bode und Hembd[15] haben bei 16 Kartoffelsorten Mittelwerte von 1,4 mg in 100 g Trockensubstanz gefunden, was gegenüber den Werten bei Jadin und Astruc[3] das 10fache bedeutet. Bei der Untersuchung zahlreicher Gemüse

---

[1] Maumené, E.: C. r. Acad. Sci. Paris 98, 1416 (1884), zit nach Malys Tierchem. 14, 52. — [2] Pichard, P.: C. r. Acad. Sci. Paris 126, 550 (1898), zit. nach Malys Tierchem. 28, 521. — [3] Jadin, F., u. A. Astruc: C. r. Acad. Sci. Paris 155, 6; 159, 268, zit nach Malys Tierchem. 44, 688; 47, 310. — [4] Bertrand, G., u. M. Rosenblatt: Ann. Inst. Pasteur 34, 815 (1921); 35, 805 (1921) — Biochem. Z. 124, 84 (in Kartoffeln Mn). — [5] Aso, K.: Bull. Agric. Coll. Tokyo 4, 387 (1902), zit. nach K. Boresch: Zit. S. 1316. — [6] Gössl, J.: Beih. z. bot. Zbl. I 18, 119 (1905). — [7] Leeuwen, M. van: Untersuchungen über den Gehalt eines Pflanzengewebes an Kupfer und Mangan. Ann. de Physiol. 6, 178 (1930). — [8] Garnier, M.: Über die Dosierung von Mangan in Pflanzenaschen. Bull. Sci. pharmacol. 36, 140 (1929). — [9] Keilholz, A.: Der Nachweis einiger Metalle und des Arsens in pflanzlichen und menschlichen Organen. Pharmac. Weekbl. 58, 1482 (1921). — [10] Kleinstück, M.: Das dendrologische Vorkommen des Mangans. Chem.-Ztg 52, 598, zit. nach Chem. Z. 1928 II, 1105. — [11] Willmann, O.: Der Mangangehalt offizinelle Drogen liefernder Pflanzen. Chem. Z. 1928 I, 1533. — [12] Westman, L. E., u. R. M. Rowat: Über den Mangangehalt der Asche von gewissen Drogen. J. amer. chem. Soc. 40, 558 (1918), zit. nach Chem. Z. 1918 II, 140. — [13] Krauze, St.: Beitrag zur Untersuchung von Maté. Mitt. Lebensmittelunters. 23, 218 (1932), zit. nach Ber. Physiol. 70, 465. — [14] Jones, J. S., u. D. E. Bullis: Mangan in angebauten Hülsenfrüchten. Ind. Chem. 13, 524 (1921). — [15] Bode, G., u. K. Hembd: Über den Mangangehalt von Kartoffeln. Biochem. Z. 124, 84 (1921).

und Früchte fanden Lindow und Peterson[1] besonders viel Mn in roten Rüben, Blaubeeren, Ananas, Spinat (s. auch Tabelle 3). Skinner und Peterson[2] und Richards (Zit. S. 1327) fanden bei Futtermitteln den Mangangehalt in weiten Grenzen wechselnd (712,4—54 mg pro kg Trockengewicht). Peterson und Skinner fanden in den Lebensmitteln an Mangan Extreme von 0,028 mg/l Milch bis 49,9 mg/kg Kleie. Die einzelnen Lebensmittel gruppieren sich nach ihrem Mangangehalt in absteigender Reihe: Nüsse, Zerealien, Leguminosensamen, Blattgemüse, Wurzeln, Früchte, tierische Gewebe, Milch, Fische. Zerealien und ihre Produkte haben den Hauptteil an der Manganzufuhr bei der menschlichen Ernährung. Außer Jahreszeit und Sonnenbestrahlung ist auch von Einfluß, ob die Futtermittel im Freiland oder im Gewächshaus gezogen werden; im letzteren Fall enthalten sie viel weniger Mangan. Der durchschnittliche Mangangehalt ist etwa ein Drittel des durchschnittlichen Eisengehalts; nur in 9 von 54 Fällen war der Mangangehalt größer. Die Resultate sind in ausführlichen Tabellen zusammengetragen.

Tabelle 3. Mangangehalt pflanzlicher Nahrungsmittel nach den Tabellen bei C. W. Lindow u. W. H. Peterson: J. of biol. Chem. **75**, 169 (1927) und J. T. Skinner u. W. H. Peterson: Ebenda **79**, 685 (1929) und M. B. Richards: Biochemic. J. **24**, 1577 (1930) (gekürzt).

mg Mn je kg	Material (trocken)
Spuren	Grapefruit, Orangen (Fleisch und Saft), Quitten.
1—6,5	Äpfel, Aprikosen, Birnen, Datteln, Erdbeeren, Feigen, Johannisbeeren, Kirschen, Orangenschalen, Pflaumen, Stachelbeeren, rote Weintrauben.
4—15	Hefe, Karotten, Kohl, Kraut, Lauch, Pfirsiche, Raps, Tapioka, Zwiebeln.
12—30	Bohnen, Gerste, grüne Erbsen, Kürbis, Reis, Rosenkohl, Spargel, Sellerie.
33—76	Bananen, Brombeeren, Leinsamen, Hafer, Roggen, Rüben, Weizen.
80—90	Petersilie, Spinat.
120—135	Ananas, Blaubeeren.
100—216	Salat.

Mit Rücksicht auf die großen Schwankungen des Eisen-Manganverhältnisses in den Pflanzen glaubt Boresch[3], daß es sich nur um ein zufälliges Verhältnis handelt. Auch Newcomb und Sankaran[4] bringen Tabellen über den Mangangehalt der wichtigsten Nahrungsstoffe. Beim Schönen und Verfälschen des Reises und anderer Zerealien geht ein großer Teil des Mangans verloren. Öle fanden sich meist manganfrei. Roe und Shiver[5], ebenso Hargue, Roy und Pelphrey[6] geben Übersichten über den Gehalt an Kupfer und Mangan bzw. Eisen, Mangan, Kupfer, Zink und Jod einiger wichtiger Nahrungsmittel. Die letzteren fanden den Gehalt aller Futtergewächse an den obigen Elementen ausreichend für die tierische Ernährung. Davidsohn[7] fand keinerlei Beziehung zwischen Mangangehalt und Aschegehalt in Getreide und Mahlprodukten.

---

[1] Lindow, C. W., u. W. H. Peterson: Der Mangangehalt von Pflanzen- und Tiermaterial. J. of biol. Chem. **75**, 169 (1927) — ferner Schwankungen im Mangangehalt einiger Gemüse. Soil. Sci. **26**, 149 (1928). — [2] Skinner, J. T., u. W. H. Peterson: Der Eisen- und Mangangehalt von Futtermitteln. J. of biol. Chem. **79**, 679 (1928) — Die Verteilung des Mangans in Nahrungsstoffen. J. Nutrit. **4**, 419 (1931). — [3] Boresch, K.: Die anorganischen Bestandteile. Handb. der Pflanzenernährung und Düngerlehre, S. 257. 1931. — [4] Newcomb, O., u. G. Sankaran: Das Mangan in Nahrungsstoffen. Indian J. med. Res. **16**, 788 (1929). — [5] Roe, E., u. H. E. Shiver: J. Assoc. offic. agricult. Chem. **13**, 129 (1930). — [6] McHargue, W. R. Roy u. J. G. Pelphrey: Der Fe-, Mn-, Cu-, Zn- und Jodgehalt von einigen wichtigen Futtergewächsen. J. amer. Soc. Agronomy **24**, 562 (1932). — [7] Davidsohn, J.: Mangan in Getreide und Mahlprodukten. Cereal. Chem. **6**, 128 (1929).

ebenso nicht zwischen Mangangehalt und diastatischer Kraft. Mais und ge-
schälter Reis zeigen die niedrigsten Manganwerte. Schwicker[1] beobachtete
ein Parallgehen zwischen Mangangehalt und Katalasegehalt der Weizen- und
Roggenmehle. Von der Frage ausgehend, ob Mangan bei der Ätiologie der
Lebercirrhose insofern eine Rolle spielen könnte, daß gerade der Alkoholiker
an besonders manganreiche Nahrungs- und Genußmittel gewöhnt sei, untersuchten Boycott und Cameron[2] den Mangangehalt der in Betracht kommenden Stoffe. In Teeblättern fanden sie 27—43 mg pro 100 g, in Kaffee und
Kakao nur Spuren. Von den untersuchten Gewürzen enthielten Zimt 2,
Ingwer 4—12, Coriander 10, Gewürznelken 48—50, Weinessig 1, Currypulver 4,
Oliven 6, Pfeffer 10—20 mg in 100 g Trockensubstanz. Dem Trinker wird also
auf diese Weise weniger Mangan zugeführt als dem Vegetarier, so daß der
obige Zusammenhang nicht besteht.

Die **Verteilung** des **Mangans** in den verschiedenen Teilen von Lupinus
albus, eine Leguminose, die die Eigenschaft besitzt, größere Mengen Mangan
aus dem Boden aufzunehmen, wurde von Passerini[3] untersucht. In Prozenten
der Asche ausgedrückt, verteilt sich das Mangan: Wurzeln 1,107, Wurzel-
knöllchen 0,272, Stengelbasis 3,3, Rest des Stengels und Zweige 3,048, Hülsen
im mittleren Teil der Pflanze 5,101, Hülsen im äußeren Teil 4,207, Blätter
8,960, reife Samen 1,578. Der hohe Mangangehalt ist für die Pflanze aber nicht
von Bedeutung, da Kulturen auch in manganarmen Böden gut wachsen.

Sehr sorgfältige Untersuchungen über die Verteilung des Mangans an
Tabak und einer Lilie liegen von Bertrand und Rosenblatt[4] vor, die in
ausführlichen Tabellen zusammengestellt sind.

Sie finden die größten Manganmengen an den Stätten lebhaftesten Stoffwechsels (Blätter, junge Triebe, Geschlechtsorgane und Samen). Besonders
chlorophyllreiche Teile enthalten viel Mangan, verholzte wenig. Die Autoren
glauben, daß mit dieser Verteilung in der jungen Pflanze die ersten Bedürfnisse
an diesem Metall erleichtert werden. Dubuisson[5] untersuchte den Mangangehalt in Blättern, Blattstielen und Stengeln und fand mit dem Alter ein Ansteigen des Mangangehalts. Der Mangangehalt der Stengel und Blattstiele
befindet sich fast ausschließlich an der Oberfläche dieser Teile. Gleichaltrige
Blätter und Stengel enthalten auf die Einheit der Oberfläche gerechnet fast
die gleiche Manganmenge.

Bertrand und Rosenblatt[6] untersuchten die Veränderungen im Mangangehalt der Blätter mit dem Alter und fanden ein Maximum für den Mangangehalt in der ersten Periode der Blattentwicklung, was nach ihrer Meinung für
eine Rolle des Mangans bei Oxydationsprozessen spräche. Die diesbezüglichen
Zahlen in der Arbeit von Leeuwen (Zit. S. 1300) zeigen ein sehr wechselndes
Verhalten des Mangans bei jungen und erwachsenen Blättern. Bei den Hülsenfrüchten fand Jones und Bullis (Zit. S. 1315) den größten Mangangehalt in

---

[1] Schwicker, A.: Z. Unters. Lebensmitt. **48**, 311 (1924). — [2] Boycott, A. E., u.
G. R. Cameron: Mangan in Nahrungsmitteln. Seine möglichen Beziehungen zur Lebercirrhose. Lancet **1930 II**, 959. — [3] Passerini, N.: Über die Verteilung des Mangans in
den verschiedenen Teilen von Lupinus albus. Bull. Soc. bot. italiana **1904**, 148, zit. nach
Malys Tierchem. **34**, 835. — [4] Bertrand, G., u. M. Rosenblatt: Ann. Inst. Pasteur
36, 230 (1922), zit. nach Ber. Physiol. **16**, 209. — [5] Dubuisson, M.: Untersuchungen
über die Verteilung des Mangans in Pflanzen. Ann. de Physiol. **5**, 845 (1929). —
[6] Bertrand, G., u. M. Rosenblatt: Über die Variationen des Mangangehalts der
Blätter mit dem Alter. C. r. Acad. Sci. Paris **173**, 1118; **174**, 491 (1922) — Ann. Inst.
Pasteur **36**, 230, 494 (1922) — C. r. Acad. Sci. Paris **194**, 140 (1932) — Ann. Inst. Pasteur
49, 492 (1932).

den Blättern. Nach Bertrand und Rosenblatt[1] enthalten etiolierte Blätter weniger Mangan als grüne.

Den Mangangehalt einiger Blüten untersuchte Wester[2] und fand 0,92 bis 14,5 mg Mangan pro 100 g Trockengewicht.

Auch eine systematische Untersuchung über den Mangangehalt von Samen liegt von Wester vor. Die Differenzen des Mangangehalts verschiedener Pflanzengeschlechter und -familien waren denen zweier Gattungen desselben Pflanzengeschlechts nicht überlegen. In der Mehrzahl der Fälle betrug der Mangangehalt 2—6 mg pro 100 g Trockengewicht. Skinner und Peterson (Zit. S. 1316) fanden im Samen selbst nicht viel Mangan, wohl aber in der Schale. Nach Richards[3] schwanken die ♂ und ♀ Fortpflanzungsorgane der Pflanzen nur geringfügig im Mangangehalt. Bei Lupinensamen wurde im Laufe der Entwicklung eine deutliche Zunahme an Mangan festgestellt. Er hält das Mangan für ein wesentliches Element für die Entwicklung der Pflanzen. In dieser Arbeit finden sich ausführliche Tabellen über den Mangangehalt der Fortpflanzungsorgane verschiedener Pflanzen.

Molisch[4] beobachtete bei einigen Wasserpflanzen die Fähigkeit, Mangan einzulagern (Helodea canadensis, Vallisneria spiralis, Ranunculus aquatilis und Myrophyllum verticillatum). Ob es sich bei diesen Manganeinlagerungen aus anorganischen und organischen Manganverbindungen um Manganoxyd oder Manganoxydhydrat handelt, ist nicht entschieden. Die Einlagerung nimmt gewöhnlich ihren Ausgangspunkt von einer Schmalseite der Epidermiszellen. Sie kann einen so hohen Grad erreichen, daß die Blätter eine tiefbraune bis schwarzbraune Farbe annehmen. Die Asche solcher Manganpflanzen ist nicht formlos, die Struktur der Oberhautzellen bleibt in Form von tiefbraunem Manganoxyd erhalten. Die charakteristische Einlagerung des Manganoxyds erfolgt nur im Lichte, und zwar um so stärker, je stärker das Licht ist. Die Lokalisierung der Manganeinlagerungen läßt vermuten, daß in der äußeren Wandschicht der oberen Blattepidermis besondere Umstände zusammentreffen, die gerade hier die Abscheidung des Mangans bedingen. Perušek[5] stellte fest, daß die Einlagerungen nur bei lebenden Objekten erfolgen, und zwar fast bei allen submersen Wasserpflanzen, in geringerem bei amphibischen und Schwimmpflanzen, und bei Landpflanzen fehlen. Gewöhnlich erfolgt die Speicherung nur in der äußeren Epidermismembran. Wasserpflanzen, die in größerer Menge Mangan speichern, bewirken durchwegs Alkalescenz des Wassers. Küster[6] bemerkte auf der oberseitigen Blattfläche von Helodea eine eigenartige braune Zeichnung, die aus Manganniederschlägen bestand. Der Mangangehalt des Wassers, aus dem das Material stammte, war gering. In der Nähe von toten Zellen fehlten die Niederschläge. Uspenski[7] fand auch in der Natur die von Molisch beschriebenen Manganablagerungen

[1] Bertrand, G., u. M. Rosenblatt: Zit. S. 1315. — [2] Wester, D. H.: Über den Mangangehalt der Blüten. Pharmac. Weekbl. 59, 2 (1922) — Das Vorhandensein und die Bedeutung des Mangans in Pflanze und Tier. Chem. Weekbl. 22, 258 (1925) — Über den Samengehalt niederländischer Samen. Biochem. Z. 118, 158 (1921) — Pharmac. Weekbl. 58, 1613 (1921), s. auch Zit. S. 1313. — [3] Richards, Marion Brock: Das Mangan in seiner Beziehung zur Ernährung. Biochemic. J. 24, 1572 (1930). — [4] Molisch, H.: Über lokale Membranfärbung von Wasserpflanzen durch Manganverbindungen. Sitzgsber. Akad. Wiss. Wien, Math.-naturwiss. Kl. 118, 1427 (1909), zit. nach Malys Tierchem. 39, 759. — [5] Perušek, M.: Über Manganspeicherung in den Membranen von Wasserpflanzen. Anz. Akad. Wiss. Wien 1919, 40, zit. nach C. Phys. 34, 360. — [6] Küster, E.: Manganniederschläge auf photosynthetisch tätigen Pflanzenzellen. Z. Mikrosk. 40, 299 (1923), zit. nach Ber. Physiol. 27, 82. — [7] Uspenski, E. E.: Eisen als Faktor für die Verbreitung niederer Wasserpflanzen. Jena 1927.

auf Helodea. Gicklhorn[1] nimmt auf Grund von physikalisch-chemischen Betrachtungen der Manganausscheidung und der Diffusionsvorgänge an, daß die Manganspeicherung bei der Assimilation die Folge der alkalischen Reaktion ist, die die Bicarbonatlösung durch die Kohlensäureabsorption annimmt. Eine ungewöhnlich hohe Mangananhäufung findet sich nach Gorup-Besanez[2] bei Trapa natans (bis 14,50 g auf 1 kg Trockensubstanz).

Eine besonders reiche Literatur knüpft sich an die **Wirkungen** des Mangans auf Pflanzen. Zahlreiche Berichte über ertragsteigernde Wirkung der Mangansalze führten zu der Auffassung, daß dem Mangan eine wesentliche Bedeutung im Stoffwechsel zukomme. Die Ergebnisse sind aber noch nicht genügend gesichert, und so stehen auch heute die verschiedensten Theorien über die Wirkung des Mangans auf Pflanzen einander gegenüber.

Zahlreich sind die Versuche über die Wirkung von Mangansalzen in künstlichen Nährlösungen. Spampani[3] beobachtete bei Versuchen mit Hafer, Weizen, Mais und Lupinen, daß der Ersatz des Eisens in den Nährlösungen durch Mangan zur Folge hat, daß sich nur chlorotische Blätter entwickeln, woraus er schließt, daß Mangan das Eisen bei der Chlorophyllbildung nicht ersetzen kann. Loew[4] beobachtete bei Rettich und Sojabohnen einen wachstumsfördernden Einfluß in 0,02proz. Mangansulfatlösungen. Bokorny[5] konnte einen fördernden Einfluß auf das Wachstum verschiedener Keimlinge (Feuerbohne, Erbsen, Linsen, Gerste u. a.) nicht konstatieren und war erstaunt über die starke Giftigkeit der Mangansalze für Phanerogamen; noch 0,1% Mangansulfat wirkte bei den meisten nachteilig. Er konnte auch keine niedrigere, wachstumsfördernde Konzentration ausfindig machen. Acqua[6] beobachtete bei einer großen Zahl von Pflanzen eine Störung der Wurzelentwicklung durch Mangansalze, während die Stengelpartie des Keimes keine merkbare Wirkung erkennen ließ. In den Geweben, die Mangan leicht aufnehmen, treten rotbraune Niederschläge auf. Bei genügender Verdünnung der Manganlösungen wachsen die Pflanzen trotzdem ungestört, erst Konzentrationen von 1:3 bis 5000 hemmen das Wachstum. An der Manganaufnahme scheinen besonders die Zellkerne beteiligt zu sein. Acqua nimmt an, daß durch den ausfallenden Niederschlag das Mangan als ein Fremdkörper die Vorgänge der Zellteilung stört. Nach Tottingham und Beck[7] ist das Manganchlorid in Konzentrationen von $^n/_{10000}$ bis $^n/_{100000}$ für das Wurzelsystem von Weizenkulturen schädlich, während es in kleineren Konzentrationen das Wachstum anregt. Auch in neutralen Lösungen erwies es sich giftiger als Eisen. Als anregendes Agens beim Keimungsprozeß von Getreidesamen fand Stoklasa[8] das Manganchlorid in Konzentrationen von 0,0001—0,0005 Atomgewicht pro Liter Nährlösung. In Konzentrationen von 0,001—0,002 g Atomgewicht übte Manganchlorid einen ungünstigen Einfluß auf den Keimungsvorgang aus. Bei 0,005 g Atomgewicht wirkte Mangansulfat bei Mesophyten stark deprimierend auf die Entwicklung der Pflanzen, und bei 0,008 g Atomgewicht pro Liter der Nährlösung sind alle Pflanzen nach 12—20 Vegetationstagen abgestorben. Clark,

[1] Gicklhorn, J.: Über die Entstehung und die Formen lokalisierter Manganspeicherung bei Wasserpflanzen. Protoplasma (Berl.) 1, 372 (1926). — [2] Gorup-Besanez, zit. nach K. Boresch. — [3] Spampani, G.: Zbl. Agrik. 20, 112 (1891), zit. nach Malys Tierchem. 21, 335. — [4] Loew, O.: Allg. Bot. Ztg 1902, zit. nach Th. Bokorny. — [5] Bokorny, Th.: Über den Einfluß verschiedener Substanzen auf die Keimung der Pflanzensamen. 3 Arbeiten. Biochem. Z. 50, 1, 48, 87 (1913). — [6] Acqua, C.: Arch. Farmacol. sper. 14, 81 (1912). — [7] Tottingham, W. W., u. A. J. Beck: Plant World 19, 359 (1916). — [8] Stoklasa, J.: Über den Einfluß des Aluminiums auf die Keimung des Samens und die Entwicklung der Pflanzen. Biochem. Z. 91, 137 (1918).

Norman und Claude[1] untersuchten die Entwicklung von Lemna major in manganhaltigen und manganfreien Nährlösungen und konnten bis zu 1% Mangan keine Steigerung der Gesamtproduktion nachweisen, wohl aber eine Größen- und Gewichtszunahme der Blätter. Konzentrationen über 1% schädigten bereits. Es kann auch eine gewisse Gewöhnung an den Mangangenuß eintreten. Nach dem positiven Ausfall seiner kritischen Nachuntersuchung zweifelt Clark[1] nicht mehr an der Unentbehrlichkeit kleiner Manganmengen für das normale Gedeihen von Lemna. Hopkins[2] fand das prozentuelle Wachstum am größten bei Lemna, wenn Mangan da war. Auch Hargue und Calfec[3] konnten an Lemnakulturen ohne Mangan Chlorose und Nekrosen feststellen, die auf Zugabe von 10 T. Mn als Manganosulfat pro Billion zurückgingen.

Eisler und Portheim[4] konnten zeigen, daß die Hemmung der Plasmaströmung durch Chinin in den Blättern von Helodea canadensis durch gleichzeitige Anwendung von Metallsalzlösungen verzögert wird. Besonders auffallend war die Verzögerung der Chininwirkung bei Zusatz von Calcium-, Mangan- und Aluminiumsalzen. Sie beziehen die Wirkung auf eine Veränderung der Plasmakolloide. Nothmann-Zuckerkandl[5] wies für Mangansalze eine fördernde Wirkung auf die Plasmaströmung nach ($^m/_{3000}$-Mangansulfat). Sie prüfte auch die Wirkung der Narkotica auf die Plasmaströmung und ihre Beeinflussung. Die Kombination von Mangansulfat mit Alkohol wirkte schwächer als der Alkohol allein. Sie nimmt eine Veränderung der Permeabilität der Plasmahaut durch Mangansulfat an.

Iljin[6] prüfte die Durchlässigkeit von Pflanzenzellen (Speicherzellen von Dahlia, Solanum u. a.) und ihre Beeinflussung durch Salze. Manganochlorid vermindert in schwachen Konzentrationen die Durchlässigkeit des Plasmas für Zucker; hypertonische Lösungen bewirken eine Permeabilitätserhöhung.

Zahlreich sind die Berichte über Stimulierung der Keimung und ertragsteigernde Wirkungen einer Düngung mit Mangansalzen. Von den meisten Forschern wird die Manganwirkung als eine Reizwirkung angesehen. Dabei kann das Mangan das Eisen nicht etwa ersetzen. Die ältere Literatur über diese Manganwirkungen findet sich bei Czapek[7] zusammengetragen, aber auch die neuere Literatur enthält zahlreiche Berichte. Bei Popoff[8], Bokorny[9], Wester[10], Kotowski[11], Micheels und De Heen[12], Rutschkin[13] finden sich

---

[1] Clark, Ashwell Norman, u. L. Fly Claude: Die Bedeutung des Mangans für die Ernährung von Lemnapflanzen. Plant. Physiol. **5**, 241 (1930). — Clark, N. A.: Mangan und das Wachstum von Lemna. Plant. Physiol. **8**, 157 (1933). — [2] Hopkins, E. F.: Science (N. Y.) **1931 II**, 551. — [3] McHargue, J. S., u. R. K. Calfec: Die Bedeutung des Mangans für das Wachstum von Lemna major. Plant. Physiol. **7**, 697 (1932). — [4] Eisler, M. v., u. L. v. Portheim: Über die Beeinflussung der Giftwirkung des Chinins auf Helodea canadensis durch Salze. Biochem. Z. **21**, 59 (1909). — [5] Nothmann-Zuckerkandl, H.: Die Wirkung der Narkotica auf die Plasmaströmung. Biochem. Z. **45**, 412 (1912). — [6] Iljin, W. S.: Die Durchlässigkeit des Protoplasmas, ihre quantitative Bestimmung und Beeinflussung durch Salze und durch die Wasserstoffionenkonzentration. Protoplasma (Berl.) **3**, 558 (1928). — [7] Czapek, F.: Biochemie der Pflanzen. **1**, 182, 183; **2**, 729 900; **3**, 751. Jena: Fischer 1913. — [8] Popoff, M.: Über Zellstimulation und ihre theoretische Begründung. Jb. Univ. Sofia, Med. Fak. **19**, 51 (1922/23). — [9] Bokorny, Th.: Basen als wachstumsfördernde Mittel, Beizung von Samen. Z. Pflanzenernährg A **4**, 178 (1925). — [10] Wester, D. H.: Über das Vorkommen und die Bedeutung von Mangan in Pflanzen. Festschr. f. Tschirch, S. 321. 1926. — [11] Kotowski, F.: Die Semipermeabilität der Samenhaut und die Frage der Samenstimulation. Chem. Z. **1927 II**, 1970. — [12] Micheels, H., u. P. De Heen: Zit. nach Malys Tierchem. **36**, 731 (1906). — [13] Rutschkin, W. N.: Einfluß von positiven und negativen Oxydationskatalysatoren auf die Keimung der Samen von Ölpflanzen. Trans. Sibirian Inst. Agricult. Forestry **12**, 59 (1929).

Untersuchungen über die Entwicklung des Samens unter Manganzusatz; Niethammer[1] studierte den Einfluß von Mangansulfat auf die Pollenkeimung.

Berichte über Ertragsteigerung durch Mangandüngung bringt Curini-Galetti[2], Loew[3], Ippolito[4], Pietruzczyński[5], Picado und Vincente[6], Fracanzani[7], Schreiner und Dawson[8] und Leonardi[9]. Einen Sammelbericht über die Wichtigkeit von Mangansulfat als Stimulans geben Rue und Mazzuchetti[10].

Christos und Krauss[11] konnten zeigen, daß Mangan bei Ananas und Maiskulturen je nach den Eisenkonzentrationen die Erträge zu vermehren oder zu vermindern vermag. Die Eisenkonzentration ist für die Entwicklung wichtiger als die Zuführung stimulierender Elemente. Die stimulierende Wirkung des Mangans beschränkt sich auf die Konzentrationen bis zu 1 p. p. m., über 5 p. p. m. wirkt bereits giftig. Die Giftigkeit besteht in einer chemischen Reaktion mit Eisen, das nicht ionisiert und infolgedessen immobilisiert wird. Bei Impatiens balsamica spielt Mangan eine stimulierende, nicht „biotisch" unentbehrliche Rolle; in Nährlösungen, denen selbst Spuren von Mangan fehlen, wachsen Balsaminepflanzen Generationen hindurch völlig normal. Neben den unentbehrlichen Stoffen gibt es wichtige Stoffe, die für die Entwicklung bedeutungsvoll sind. Fehlen sie, so können manche Pflanzen ihren Entwicklungsgang nicht vollenden. Nicht die Abwesenheit dieser Elemente führt zu den Hemmungserscheinungen, sondern die durch die Abwesenheit dieser Elemente bedingte Inkonformität der Nährlösung. Keine Erntesteigerungen mit Mangansalzen konnten Haselhoff und Fluhrer[12] sowie Costa[13] erzielen. Jacobson und Swanbeck[14] stellten fest, daß die Tabakpflanze das freie Mangan des Bodens bis zu 1,67% begierig aufnimmt. Das Wachstum des Tabaks wird schon durch geringe Mangankonzentrationen beeinträchtigt, insbesondere das der mittleren Blätter, die den höchsten Mangangehalt aufwiesen. Freies Mangan kommt nur bei sauren Böden in großen Mengen vor und kann durch reichliche Kalkung erheblich eingeschränkt werden.

Mazé[15] hat als erster die Notwendigkeit des Mangans für Mais erkannt. Seither sind für verschiedene Pflanzenarten **Ausfallserscheinungen bei Mangan-**

---

[1] Niethammer, A.: Die Pollenkeimung und chemische Reizwirkung im Zusammenhang mit der Mikrochemie des Kornes. Biochem. Z. **249**, 412 (1932). — [2] Curini-Galetti, Albizzo: Mangan in der Pflanze. Staz. sperim. agrar. ital. **57**, 178 (1924). — [3] Loew, O.: Biologische Möglichkeiten zur Hebung des Ernteertrages. Biol. Zbl. **44**, 188 (1924). — Die früheren Arbeiten von O. Loew, S. Sawa, K. Aso, M. Nagaoka, Y. Fukutome, S. Monda aus den Bull. coll. of Agricult. Tokio **5** und **6**, zit. nach Malys Tierchem. **32**, 1066; **34**, 855 (1905). — [4] D'Ippolito, G.: Neuere Versuche und Erwägungen über die Wirkung des Mn auf die Vegetation. Zit. nach Chem. Z. **1924** I, 952. — [5] Pietruzczyński, J.: Zit. nach Ber. Physiol. **29**, 68 (1923). — [6] Picado, C., u. E. Vincente: Ann. Inst. Pasteur **37**, 891 (1923). — [7] Fracanzani, G. A.: Mangan in der Landwirtschaft. Chem. Z. **1932** I, 2883. — [8] Schreiner, O., u. P. Dawson: Manganmangel in Böden und Düngemittel. Ind. Chem. **19**, 400 (1927). — Schreiner, O.: Die Rolle seltener Elemente in Böden, Nahrungsmitteln und Drogen. J. Assoc. offic. agricult. Chem. **12**, 16 (1929). — [9] Leonardi, P.: Contributo allo studio dell'azione del manganese nella vita vegetale. Riv. Biol. **14**, 469 (1932). — [10] Rue, Frank B., u. Chas A. Mazzuchetti: Amer. Fertilizer **69**, 24 (1928). — [11] Christos, Sideris, u. H. Krauss: Fehlende Mineralien der Pflanzen. Die physiologische Rolle von Eisen, Mangan, Titan, Bor und Fluor auf die Entwicklung von Ananas sativus und Zea mays. Verh. 2. internat. Kongr. vergl. Path. **2**, 416 (1931). — [12] Haselhoff, E., u. K. Fluhrer: Landw. Versuchsstat. Harleshausen **100**, 59 (1922). — [13] Costa, T.: Die Salze des Mangans bei der Düngung der Rübe. Staz. sperim. agrar. ital. **57**, 430 (1924). — [14] Jacobson, H. G. M., u. T. R. Swanbeck: Der Mn-Gehalt gewisser Böden von Connecticut und seine Beziehung zum Wachstum des Tabaks. J. amer. Soc. Agronomy **24**, 237 (1932). — [15] Mazé, P.: Ann. Inst. Pasteur **28**, 21 (1914).

mangel nachgewiesen worden (McHargue[1], Schreiner und Dawson [Zit. S. 1321], Miller[2], Bishop[3], Samuel und Piper[4]). In Wasserkulturen gezogene Pflanzen von Getreide und Gramineen, Erbsen, Bohnen, anderen Leguminosen, ferner Tomaten bleiben bei sorgfältiger Ausschaltung des Mangans aus der Nährlösung in der Entwicklung zurück oder gehen ein. Das Mangan kann in seiner unbekannten Funktion durch kein anderes der selteneren Elemente wie Zn, Cu, Al, B, Co, Ni, Ba, Sr, Y, Si ersetzt werden. Die bei Manganmangel auftretenden Symptome bestehen in Wachstumseinstellung, Absterben der jüngeren Teile, Vergilben der Blätter. Die Autoren halten die Symptome des Manganmangels bei Hafer identisch mit jenen der „Dörrfleckenkrankheit", die von Hudig[5] 1905 als „Moorkoloniale Krankheit" (dänisch Lyso Plettsyge, englisch Grey speck disease) beschrieben wurde. Der Manganbedarf des Hafers scheint größer zu sein als der des Roggens. Die für ein gesundes Wachstum erforderliche Mindestmenge schätzen sie auf 14 Teile Mangan in 1 000 000 Teilen Hafertrockensubstanz. Mangansalze gelten als wirksames Heilmittel für die „Dörrflecken"krankheit des Hafers (Hudig[5], L. Hiltner und Korff[6], Riehm[7], Hiltner[8], E. Wagner[9], Scherpe[10]).

Auch bei andern Pflanzen konnte natürlich vorkommender Manganmangel festgestellt werden, so bei Spinat von Gilbert und McLean[11], bei Tomaten (Schreiner und Dawson: Zit. S. 1321), Pferdebohnen (Willis[12]) und schließlich bei der als Pahala blight bezeichneten Zuckerrohrerkrankung (Lee und McHargue[13]). Gilbert und Pember[14] stellten fest, daß sich Bor- und Manganmangel auf Trifolium pratense wachstumshemmend auswirkt. Zugabe beider Elemente stellte das Wachstum wieder her. In chlorotischen Pflanzen fanden Gilbert[14] und Mitarbeiter einen geringeren Mangangehalt als in normalen grünen bei gleich hohem oder sogar erhöhtem Eisengehalt. Die Chlorose muß daher nicht mit einem Eisenmangel zusammenfallen, und die Eisenbehandlung kann auch unwirksam sein. Über den Zusammenhang zwischen Manganaufnahme und Kalkgehalt des Bodens s. S. 1314. Bei Sommer[15] findet sich eine Literaturübersicht über die Wichtigkeit kleinster Manganmengen für die Pflanzenernährung.

Bei der Giftigkeit des Mangans sind auch nachteilige Wirkungen nicht ausgeschlossen. Mangan kann auch der Eisenfunktion bei der Chlorophyll-

---

[1] McHargue: Die Rolle des Mangans in Pflanzen. J. amer. chem. Soc. **44**, 1592 (1923) — Eisen- und Mangangehalt gewisser Samengattungen. J. agricult. Res. **23**, 395 (1923) — Das Vorkommen von Mangan in Grünfutter, Pflanzen und Tieren und seine mögliche Funktion als lebenswichtiger Faktor. Sugar **29**, 81 (1927) — Die Bedeutung des Vorkommens von Mangan in Getreide und Futterpflanzen. J. agricult. Res. **30**, 193 (1925) — Mangan in Pflanzengewächsen. J. amer. Soc. Agronomy **17**, 368 (1925) — Ind. Chem. **18**, 172 (1926). — [2] Miller, L. P.: Amer. Fertilizer **1928** (3. März). — [3] Bishop, W. B. S.: Die Verteilung des Mn in der Pflanze und seine Bedeutung für den Pflanzenstoffwechsel. Austral. J. exper. Biol. a. med. Sci. **5**, 125 (1928). — [4] Samuel, G., u. C. S. Piper: Mangan ein notwendiges Element für das Pflanzenwachstum. Ann. appl. Biol. **16**, 524 (1929). — [5] Hudig, J.: Landw. Jb. **1911**, 613. — [6] Hiltner, L., u. G. Korff: Prakt. Bl. Pflanzenbau **15**, 549 (1917). — [7] Riehm, E.: Dtsch. landw. Presse **44**, 62 (1917). — [8] Hiltner, E.: Die Dörrfleckenkrankheit des Hafers und ihre Heilung durch Mangan, zugleich ein Beitrag zur Kohlensäurefrage. Ernährg Pflanze **19**, 129 (1923). — [9] Wagner, H.: Landw. Jb. **62**, 785 (1925). — [10] Scherpe, R.: Arb. biol. Reichsanst. Land- u. Forstw. **10**, 307 (1921), zit. nach Chem. Z. **1922** I, 978. — [11] Gilbert, Basil, u. Forman McLean: Das Verhalten von Mangan und Eisen zu einer durch Kalk hervorgerufenen Chlorose. Soil Sci. **22**, 6, 437 (1926); **26**, 27 (1928) — Science (N. Y.) **61**, 636 (1925). — [12] Willis, L. G.: Bull. agricult. Exper. Stat. North-Carolina **257**, 1 (1928). — [13] Lee, H. A., u. J. S. McHargue: Phytopathology **18**, 775 (1928). — [14] Gilbert, B. E., u. F. R. Pember: Die Empfindlichkeit von Trifolium pratense gegenüber geringen Mengen von Bor und Mn. Plant. Physiol. **6**, 727 (1931). — [15] Sommer, A. L.: Amer. Fertilizer **72**, 15 (1930).

bildung entgegenwirken, so daß eine Eisenchlorose verursacht wird. Nach Rippel[1] besteht zwischen Eisen und Mangan ein Antagonismus.

Die funktionelle Bedeutung des Mangans im Stoffwechsel der Pflanze ist nocht nicht klargestellt. An Theorien darüber hat es nie gefehlt. Am meisten Bedeutung hat die Theorie von Bertrand[2] bekommen, daß zwischen Mangan und den Oxydasen Beziehungen bestünden, bzw. daß Mangan der wirksame Bestandteil der Oxydasen sei (s. S. 1302). Diese Auffassung Bertrands, daß Mangan zu den „katalytischen Elementen" zu rechnen sei, ist nicht unwidersprochen geblieben. Insbesondere van de Haar[3], der für die Hederaperoxydase das Mangan entbehrlich fand, bestreitet die Bertrandsche Theorie. Konsuloff[4] führt die Steigerung des Ernteertrages durch Manganverbindungen auf chemische Reizung der Embryonalzellen, wahrscheinlich durch Steigerung der Oxydationsprozesse, zurück. Auch Garnier[5] hält neuerdings das Mangan für sehr wichtig als aktivierende Substanz enzymatischer Phänomene. Seitdem Neuberg[6] es wahrscheinlich gemacht hat, daß Mangansulfat ähnlich wie Ferrosulfat wie ein Sensibilisator in die Stoffwechselvorgänge durch Lichtwirkung eingreifen kann, wurde dem Mangan auch eine Rolle bei der Assimilation und Chlorophyllsynthese zuerkannt. E. Hiltner (Zit. S. 1322) bezieht die ertragsteigernde Wirkung der Manganverbindungen auf eine Förderung der Assimilation in den Blättern. Daneben soll das Mangan im Boden die Denitrifikationsvorgänge und damit die Bildung von niedrigeren Stickstoffverbindungen verhindern. Auch Hargue (Zit. S. 1322) glaubt an eine Funktion des Mangans bei photosynthetischen Prozessen und der Chlorophyllbildung. Ebenso nimmt Bishop (Zit. S. 1322) eine Rolle des Mangans bei Chlorophyllbildung und Assimilation an. In späteren Untersuchungen äußert Hargue[7] die Ansicht, daß zwischen Mangan und den vitalen Faktoren von Pflanzen und Tieren, vor allem aber zu dem Vorkommen von Vitaminen Beziehungen bestehen.

Auch von Rutzler[8] ist eine Beziehung von Mangan zu den Vitaminen vermutet worden. Er faßt das Mangan als den Träger des Vitamin B auf und meint, daß durch die organischen Bestandteile, die die anorganischen Elemente begleiten, letztere erst dem Organismus zugänglich werden.

7. Vorkommen des Mangans im tierischen Organismus.

Das Mangan gehört zu den Elementen, die sich in der belebten Natur überall verbreitet finden. Die Frage, ob Mangan im normalen tierischen Stoffwechsel eine Rolle spielt oder ob es nur zu den zufälligen Begleitstoffen gehört, ist noch nicht entschieden. Mit zunehmender Verfeinerung der analytischen Methoden wuchs ja die Zahl der im tierischen Organismus stets nachweisbaren Elemente. Freilich wachsen gleichzeitig auch die Fehlerquellen, die auf un-

---

[1] Rippel, A.: Über die durch Mangan verursachte Eisenchlorose bei grünen Pflanzen. Biochem. Z. **140**, 315 (1923), daselbst auch die Literatur über diese Frage. — [2] Bertrand, G.: Über die physiologische Bedeutung des Mangans und andere Elemente, die sich in den Organismen spurenweise vorfinden. Z. angew. Chem. **1931 II**, 917. — [3] Haar, A. W. van de: Biochem. Z. **113**, 19 (1921). — [4] Konsuloff, St.: Die Erhöhung des Ernteertrages durch die Popoffschen Stimulationsmethoden. Umsch. **28**, 24 (1924). — [5] Garnier, M.: Über die Dosierung von Mangan in Pflanzenaschen. Bull. Sci. pharmacol. **36**, 140 (1929). — [6] Neuberg, C.: Beziehungen des Lebens zum Licht. Berlin 1913. — [7] McHargue, J. S.: Die Verknüpfung von Mangan mit Vitaminen. J. amer. chem. Soc. **44**, 1592 (1922) — J. agricult. Res. **27**, 417 (1924) — Die Bedeutung des Vorkommens von Mangan in Kentucky-Blaugras. Ind. Chem. **19**, 274 (1927) — Metalle in Pflanzen, ihre Bedeutung für den Menschen. Res. Narrativ. **1927 VII**. — [8] Rutzler, J. E.: Vitamine und lebenswichtige Elemente. Ein Vorschlag zu einer möglichen chemischen Basis der Vitaminaktivität. Zit. nach Chem. Z. **1929 I**, 2201.

reine Reagenzien zurückzuführen sind. Es ist daher notwendig, bei der Verwertung rein analytischer Befunde für Erklärung biologischer Vorgänge vorsichtig zu sein. Ähnlich liegen wohl auch die Verhältnisse beim Mangan. Die Versuche von Orent und McCollum (s. S. 1375) sprechen gegen eine spezifische Bedeutung des Mangans im tierischen Stoffwechsel. Ebenso ist noch nicht entschieden, ob das Mangan unter pathologischen Verhältnissen (vielleicht als Katalysator) eine Bedeutung erlangen kann.

Seine nahe chemische Verwandtschaft mit dem Eisen hat wiederholt die Meinung auftauchen lassen, daß auch die biologischen Wirkungen denen des Eisens ähnlich seien. Dagegen spricht aber, daß dem Mangan die beim Eisen so bedeutsame Eigenschaft fehlt, aus einer Oxydationsstufe leicht in eine andere übergehen zu können. Das gilt wohl in vitro, aber nicht in vivo.

Die ältere Literatur über das Vorkommen von Mangan im lebenden Organismus findet sich bei Kobert[1] zusammengestellt. Das weitverbreitete Vorkommen in Tieren und Pflanzen wurde systematisch bei Maumené[2] bearbeitet. Er wies nach, daß das durch die Nahrungsmittel eingeführte Mangan nur zum geringen Teil resorbiert wird, Spuren davon fand er im Blut, in der Milch, in Knochen und Haaren. Cahn[3] konnte mittels der Methode der Manganschmelze Mangan im Tierkörper nicht nachweisen. Auch Harnack[4] bezweifelt noch die von Hannon[5] u. a. vertretene Anschauung, daß Mangan ein normaler Bestandteil des Organismus sei.

Nach neueren Untersuchungen aber scheint das Mangan ganz allgemein im Tierreich verbreitet zu sein, was insbesondere aus den Arbeiten von Bertrand und Mitarbeitern[6] hervorgeht, die in Hunderten von Analysen das Vorkommen des Mangans im tierischen Organismus bei Wirbellosen bis zu den Echinodermen, sowie bei den Vertebraten und Säugern nachgewiesen haben (s. auch Tabelle 4). Mit Ausnahme im Weißei des Vogeleis war Mangan in sämtlichen Geweben nachweisbar, bei den gleichen Organen derselben Spezies ziemlich konstant, bei verschiedenen Arten variierend. Den höchsten Mangangehalt zeigte der Voguterus: 0,786—2,201 mg pro 100 g, Leber: 0,256—0,416 mg, Niere: 0,063 bis 0,238 mg. Die Vögel sind reicher an Mangan als die Säuger. Bei Reptilien, Mollusken, Insekten, Crustern, Würmern, Seesternen, Seewalzen fand sich Mangan, am meisten bei den Mollusken. Bei den Anneliden Mesochaetopterus und Chaetopterus variopedatus findet sich Mangan in den Röhren. Berkeley[7] hält es für unnützes Material, das wahrscheinlich von gefressenen Diatomeen oder aus dem Sand stammt. Fox und Ramage[8] haben mit spektrographischen Methoden im Gewebe von Würmern Mangan nachgewiesen. Den Mangangehalt bei vielen Insekten hat Winogradow[9] studiert und insbesondere bei den Formicidae einen hohen Mangangehalt nachgewiesen (5% Mangan in der Asche).

Sehr eingehend ist der Mangangehalt bei den Mollusken studiert worden. Nach einer alten Angabe von Griffiths (1892) sollte sich im Blut von Pinna squamosa (Lamelli-

[1] Kobert, R.: Zur Pharmakologie des Mangans und Eisens. Arch. f. exper. Path. 16, 361 (1883). — [2] Maumené, E.: C. r. Acad. Sci. Paris 98, 1416 (1884). — Vgl. auch P. Pichard: Ebenda 126, 550 (1898). — [3] Cahn, F.: Über die Resorptions- und Ausscheidungsverhältnisse des Mangans. Arch. f. exper. Path. 18, 129 (1884). — [4] Harnack, E.: Über die Resorption des Mangans. Arch. f. exper. Path. 46, 372 (1901). — [5] Hannon, D.: Etudes sur le Manganèse de ses applications thérapeutiques et de l'utilité de sa présence dans le sang. Brüssel 1849. Zit. nach Kobert unter Fußnote 1. — [6] Bertrand, G., u. F. Medigreceanu: Bull. Soc. France 11, 4, 857 (1912) (hier die frühere Literatur) — ferner C. r. Acad. Sci. Paris 154, 1450 (1912); 155, 82 (1912) — Ann. Inst. Pasteur 26, 1013; 27, 1 (1913). — [7] Berkeley, C.: Das Vorkommen von Mn in der Röhre von Chaetopterus variopedatus. Biochemic. J. 16, 70 (1922). — [8] Fox, H. M., u. H. Ramage: Spektrographische Analysen von tierischen Geweben. Nature (Lond.) 126, 682 (1930). — [9] Winogradow, A. P.: Mangan bei Insekten. C. r. Acad. Sci. U. R. S. S., s. A 1929, 227; 1930, 127.

branchia) eine manganhaltige Proteinsubstanz finden. Er gab auch für dieses Protein eine besondere Kapazität für die Sauerstoffbindung an, was aber durch spätere Untersucher nicht bestätigt werden konnte. Winterstein[1], Bradley[2] haben bei ihren Untersuchungen über den Mangangehalt der Gewebe von niederen Tieren im Mantel der beiden Teichmuscheln Anodonta und Unio einen außerordentlich hohen Mineral- und Mangangehalt feststellen können. Die Unioniden ernähren sich von Diatomeen und Infusorien, also durchweg manganreichen Organismen, und das ist nach Bradley offenbar die Ursache des hohen Mangangehalts. Wenn man die Unioniden vollkommen hungernd in Bassins hält, deren Wasser kontinuierlich erneuert wird, so beobachtet man, daß die Tiere zuerst manganreiche Exkremente ausscheiden, daß dann allmählich der Mangangehalt der Exkremente abnimmt und daß schließlich nach einer Woche bis 10 Tagen überhaupt kein Mangan mehr in den Exkrementen zu entdecken ist. Trotzdem enthalten die Muscheln in ihren Geweben noch Mangan in erheblichen Mengen. Das deutet darauf hin, daß die Tiere unter normalen Bedingungen sich im Mangangleichgewicht befinden, d. h. Zufuhr in der Nahrung und Abgabe in den Exkrementen sind gleich groß, daß aber bei Manganhunger ganz bestimmte Mengen dieses Elementes vom Organismus zurückgehalten werden. Dementsprechend sind auch die Gewebe der Muscheln im Frühjahr nach mehreren Monaten vollkommenen Hungerns nicht merklich manganärmer als im Hochsommer, wo manganreiche Organismen, wie Grenothrix, reichlich vorkommen. Botazzi[3] erklärt die Befunde Bradleys so, daß ein beträchtlicher Teil des im Organismus der Muscheln enthaltenen Mangans einen integrierenden Bestandteil der Gewebszellen bildet, der die Gewebszellen in großer Menge wieder verlassen kann, wenn die Gleichgewichtsbedingungen zwischen Zelle und extracellulärem Milieu gestört sind.

Der Mangangehalt der Muschel Anodonta cygnea ist nach Heuverswyn[4] im Gewebe größer als in der Schale, besonders groß in den Kiemen. Dabei ist wiederum der Mangangehalt in den innern Kiemen größer als in den äußern. Der Grad der Manganspeicherung im Körper der Muschel ist unabhängig vom Alter und Geschlecht; die Faktoren, die ihn regulieren, sind nicht bekannt. Dubuisson und Heuverzwyn[5] fanden den Mangangehalt einer Reihe von Muscheln des Mittelmeers (Tapes, Avicula, Mytilus, Pinna) schwankend zwischen 0,09 mg und 31,23 mg Mangan pro 100 g frischer Substanz, bei Pinna pectinata wurden individuelle Schwankungen von 0,09—2,24 mg festgestellt. Boycott und Cameron[6] fanden in verschiedenen Austern, Muscheln, Schnecken und Garnelen teilweise kein Mangan, teils Spuren bis zu 40 mg in 100 g Trockensubstanz. Fox und Ramage (Zit. S. 1299) konnten bei Mollusken Mangan vielfach spektrographisch nachweisen. Daumézon[7] fand bei der eßbaren Ascidie Microcosmus Sabbattieri einen allerdings je nach Ernährungsstadien und Sexualepoche stark wechselnden Mangangehalt des Gesamtkörpers. Über den Mangangehalt von Mollusken und Crustern berichtet Harguc[8]. Nach Waele[9] bestehen die Schalen von Lamellibranchiern aus $CaCO_3$, organischer Substanz und wenig Mangan bzw. Eisen in Form von Carbonat und

[1] Winterstein, H.: Zur Kenntnis der Blutgase wirbelloser Seetiere. Biochem. Z. 19, 384 (1909). — [2] Bradley, H. C.: Manganese of the tissues of lower animals. J. of biol. Chem. 8, 237 (1910). — [3] Botazzi, Fil.: Das Cytoplasma und die Körpersäfte. Handb. der vergleichenden Physiologie 1 I, 231. Von H. Winterstein. Jena 1925. — [4] Heuverswyn, J.: Über den erhöhten Mangangehalt in den Kiemen von Anodonta cygnea. Arch. internat. Physiol. 32, 423 (1930). — [5] Dubuisson, M., u. J. Heuverzwyn: Neue Untersuchungen über die Verteilung des Mangans bei den Mollusken. Arch. internat. Physiol. 33, 86 (1930). — [6] Boycott, A. E., u. G. R. Cameron: Mangan in Nahrungsmitteln. Seine mögliche Beziehung zur Lebercirrhose. Lancet 1930 II, 959. — [7] Daumézon: Dosage du fer assimilable chez une ascidie alimentaire. C. r. Soc. Biol. Paris 76, 142 (1914). — [8] McHargue, J. S.: 1. Vorkommen von Kupfer, Mangan, Zink usw. im Boden, Pflanzen und Tieren. J. agricult. Res. 30, 193 (1925) — 2. Weitere Beweise, daß kleine Mengen von ... Mangan eine Rolle im Stoffwechsel der Tiere spielen. Amer. J. Physiol. 77, 245 (1926) — 3. Die Mengen und Bedeutung von Mangan bei einigen Mollusken und Crustaceen. Kentucky. Accad. Sc. 1927 II, 46 — Gemeinsam mit D. Heale u. E. Hill: Die Beziehung des Kupfers zum Hämoglobingehalt des Rattenblutes. J. of biol. Chem. 78, 638 (1928). — [9] Waele, A. de: Über die Schalenbildung von Lamellibranchiern. Chem. Z. 1932 II, 13.

Phosphat. — Nach Parks und Rose[1] schwankt der Mangangehalt bei verschiedenen Fischspezies von $0,1-0,4^0/_{00}$ und liegt für Süßwasserfische etwas höher als für Salzwasserfische.

Organe. Über das Vorkommen des Mangans in tierischen und menschlichen Organen liegen außer den bereits zitierten Arbeiten von Bertrand und Mitarbeitern (Zit. S. 1324) zahlreiche Angaben anderer Autoren vor, s. auch Tabelle 4. Picinini[2] sieht das Mangan als ein konstituierendes Element des Tierkörpers an, da es konstant im Blut und in den Organen vorkommt. Es wird hauptsächlich durch vegetabilische Nahrung zugeführt. Auch Jadin und Astruc[3] führen den Mangangehalt tierischer Gewebe auf pflanzliche Nahrung zurück. Sie fanden Mangan in allen untersuchten Organen und Produkten von Säugetieren, Vögeln und Fischen. Nur das Weißei von Vogeleiern war manganfrei. Besonders viel Mangan fanden sie im Vogeluterus (2,2 mg pro 100 g frische Substanz; vgl. Bertrand S. 1324), bei Säugern weniger, im Nervensystem nicht über 0,03 mg, in Haaren und Nägeln relativ viel. Hargue fand Mangan in der Leber, 0,003% auf Trockengewicht, Niere, Pankreas, Milch, Eigelb, Pferdebohnen, Kabeljau. Eingehende Untersuchungen über den Mangangehalt menschlicher Organe stammen von Reiman und Minot[4] (s. auch Tabelle 4). Keilholz[5] bestimmte in menschlichen Organen auf elektrolytischem Wege das Mangan und fand in der Leber $0,416-0,750$ mg pro 1 kg, Herz $0,15-0,22$ mg, Blut $0,417-0,5$ mg, Placenta 0,12 mg. In neuester Zeit bestimmte Richards[6] bei verschiedenen Säugern, Vögeln und Fischen den Mangangehalt einzelner Organe (s. Tabelle 4).

Katsunuma[7] bestimmte den Gehalt des Mangans im tierischen Gewebe und fand auffallend divergente Ergebnisse in den quantitativen Verhältnissen zwischen Mangan und Gewebsoxydase, während Gewebsoxydase und Gewebseisen nach seinen Untersuchungen ausnahmslos Hand in Hand gehen. Nachdem Dubuisson früher gezeigt hatte, daß pflanzliche Gewebe mit zunehmender Vegetationszeit mehr Mangan enthalten, untersuchte er mit Thomas[8] die Verteilung des Mangans bei einigen Säugern. Der Mangangehalt des Herzmuskels war bei Rindern verschiedenen Alters annähernd konstant gleich $0,21-0,78$ mg pro kg frische Substanz. Offenbar scheiden die Tiere überschüssiges Mangan wieder aus. In den Organen des Menschen, die an verschiedenen Krankheiten gestorben waren, fanden sich Manganmengen von $0,33-4,0$ mg pro kg. Eine Deutung für die beobachteten Schwankungen konnte nicht gegeben werden.

Leber. Die Leber ist von allen tierischen Organen am gründlichsten hinsichtlich ihres Mangangehalts untersucht worden. Sugihara[9] fand in der

---

[1] Parks, Th. B., u. E. R. Rose: Der Kupfer-, Eisen- und Mangangehalt der Fische. J. Nutrit. **6**, 95 (1933). — [2] Picinini, G. M.: Beitrag zum biochemischen Studium des Mangans. Arch. Farmacol. sper. **10**, 419 — Biochimica e Ter. sper. **2**, 385, zit. nach Malys Jber. Tierchem. **41**, 895 (1912). — [3] Jadin u. Astruc: C. r. Acad. Sci. Paris **154**, 1415; **155**, 6 (1913). — [4] Reiman, C. K., u. A. S. Minot: Der Mangangehalt des menschlichen Blutes und Gewebes. J. of biol. Chem. **42**, 329 (1920). — [5] Keilholz, A.: Der Nachweis einiger Metalle in pflanzlichen und menschlichen Organen. Pharmac. Weekbl. **58**, 1482 (1921). — [6] Richards, M. B.: Manganese in relation to nutrition. Biochemic. J. **24**, 1572 (1930). — [7] Katsunuma, Sc.: Gewebsmangan und Indophenolblauoxydase im tierischen Gewebe. Trans. jap. path. Soc. **16**, 155 (1928), zit. nach Ber. Physiol. **47**, 719. — [8] Dubuisson, M., u. F. Thomas: Untersuchungen über die Verteilung des Mangans bei einigen Säugern. Ann. de Physiol. **5**, 857 (1929). — [9] Sugihara, N.: Über die tödlichen Dosen und über die Verteilung von Kupfer und Mangan bei Kaninchen nach Injektion in den portalen wie auch peripheren Blutkreislauf. Acta Scholae med. Kioto **7**, 491 (1925).

Leber normaler Kaninchen 2,57 mg Mangan pro kg. Turnwald und Haurowitz[1] konnten auf spektrographischem Wege Mangan in der Asche mensch-

Tabelle 4. Der Mangangehalt tierischer und menschlicher Organe in mg pro 100 g
des frischen Organs[2].

Organ	Mensch	Hund	Schwein	Rind	Schaf	Pferd	Kaninchen	Huhn	Frosch	Fisch
eber. . . .	0,175	[0,306]	0,393 (m) [0,263]	0,250 [0,290]	0,277	[0,289]	0,259	0,303 [0,041] Hühn- chen	[0,040]	0,115 [0,089]
ankreas . .	0,115 (0,076)		0,207 (m)	0,171	0,205		0,233	0,222		
iere	(m) 0,075	[0,106]	0,128 (m)	0,132 (m) [0,07]	0,12 (m)	[0,077]	0,088	0,21 (m)		
ubmaxillaris	(0,091)		0,105	0,110	0,114					
arotis . . .			0,086	0,050						
oden . . .			0,053 (m)	0,028	0,080			0,053		
var	0		0,054 (m)		0,056			0,046		
terus . . .			0,036							
lacenta . .	(m) 0,0068									
ebenhoden .			0,033 (m)		0,058					
erz	(0,021)		0,020 (m)					0,069		
unge . . .	0,040 (0,020)	0,010	0,028	0,016		[0,006]	[0,010]	[0,010]		
uskel . . .	(m) 0,017		0,015	0,015						
hyreoidea .	(m) 0,049		0,054 (m)	0,037	0,036					
ebennieren .	(0,013)									
ilz	0,018 (0,032)		0,036 (m)							
ymph- knoten . .	(0,063)									
ehirn . . .	(0,028)									
agen . . .	(0,026)		0,224 Kardia (m) 0,133 Pylorus (m)				0,135	0,344 Kropf		
ünndarm .	(0,029) 0,092		0,115		0,30 (m)					
ickdarm . .	(0,033)									
allenblase .			0,071 (m)	0,052	0,0234					
alle	0,003–0,01		0,052 (m)	0,031	0,164					
lut	[0,002]	[0,002]	[0,002]	[0,002]	[0,006] 0,005	[0,002]	[0,002]	0,004 [0,002]		
ilch [3] . . .	0,0041 als dialisables Mn 0,003 (Kemmerer u. Todd[4]) 0,00187 undialisabel (Laxa[5])									

[1] Turnwald, H., u. F. Haurowitz: Über die Schwermetalle der menschlichen Leber und ihren spektrographischen Nachweis. Hoppe-Seylers Z. **181**, 176 (1929). — [2] Die in der Tabelle angeführten Zahlen entsprechen zum großen Teil den Angaben von Richards [Biochemic. J. **24**, 1577 (1930)]; soweit Ergänzungen nötig waren, sind auch Zahlen aus der Arbeit von Reiman und Minot [J. of biol. Chem. **42**, 343 (1920); **45**, 1331 (1920), in der Tabelle in runder Klammer] sowie aus der Arbeit von Bertrand und Medigreceanu [Ann. Inst. Pasteur **26**, 1013 (1912), in der Tabelle in eckiger Klammer] aufgenommen worden. m == Mittelwert. — [3] Vgl. auch die Angaben bei Hargue [J. agricult. Research **24**, 781 (1925)], Richards [Manganese in relation to nutrition. Biochemic. J. **24**, 1572 (1930)], Krauss [Die Unwirksamkeit von Mangan bei Ernährungsanämie. J. of biol. Chem. **90**, 267 (1931)], Peterson und Skinner [J. Nutrit. **4**, 419 (1931); zit. nach Ber. Physiol. **65**, 391], Büttner und Miermeister [Über den Magangehalt von Kuhmilch, Rindfleisch und einigen andern Lebensmitteln. Z. Unters. Lebensmitt. **65**, 644 (1933)]. — [4] Kemmerer, A. R., u. W. R. Todd: Der Einfluß der Nahrung auf den Mangangehalt der Milch. J. of biol. Chem. **94**, 317 (1931). — [5] Laxa, O.: Die mineralischen Bestandteile der Frauenmilch. Lait **1922**, 428.

licher Lebern nachweisen, ohne daß sich ein Zusammenhang zwischen Enzym-
gehalt und Metallgehalt hat feststellen lassen, weshalb sie annehmen, daß die
Hauptmenge des Metalls sicher in katalytisch unwirksamer Form da ist.
Herkel[1] fand in einer Reihe normaler Lebern des Menschen nicht eine Spur
Mangan, ebensowenig in einer Anzahl von Hämatochromatoselebern; Spuren
von Mangan fanden sich in einer Kalbsleber, in der Leber eines 5jährigen
Kindes und in einem Pulver von mit Äther extrahierten Cholesterinpigment-
steinen. Das Fehlen des Mangans in den menschlichen Lebern bringt der
Autor mit dem Fehlen des Mangans im Trinkwasser der Freiburger Gegend
in Zusammenhang. Roussel und Dufour-Deflandre[2] stellten in fetalen
Rinds- und Schafslebern Mangan in wechselnder Menge fest (s. ferner die
Tabelle 4).

Unter den Metallen, die sich in Gallensteinen finden, ist auch das Mangan
genannt (Neumeister[3]). Schönheimer und Herkel[4] fanden es in erheblichen Mengen in menschlichen Gallensteinen angereichert.

Medigreceanu[5] untersuchte den Mangangehalt transplantierter Car-
cinome und Sarkome von Mäusen, Ratten und Hunden und fand 0,000004
bis 0,000012% Mangan des frischen Materials.

Blut. Abgesehen von älteren Angaben bei Hannon[6], Campani[7], Riche[8]
über das Vorkommen von Mangan im Blut befassen sich Bertrand und Medigreceanu (Zit. S. 1324) ausführlich mit dem normalen Gehalt des Blutes an
Mangan. Diese Arbeit enthält auch eine Übersicht über die ältere Literatur
(s. auch Tabelle 4). Nur beim Hammel fanden sie Werte bis zu 0,06 mg im Liter,
während bei den andern Tieren die Mengen an der Grenze der Bestimmbarkeit
lagen. Im Schafsblut fand sich das Mangan vor allem im Plasma (0,06 mg pro
1 l im Plasma, 0,02 mg in den Erythrocyten). Im Hämoglobin fanden sie
kein Mangan. In der oben zitierten Arbeit von Reiman und Minot (Zit.
S. 1291) finden sich 40 Werte über den Mangangehalt im menschlichen Blut zusammengestellt, die zwischen 0,004 und 0,025 mg Mangan pro 100 g liegen.
Desgrez und Meunier[9] fanden in 1 kg Pferdeserum einige Hundertel mg
Mangan. Abderhalden und Möller[10] hingegen fanden in 1000 ccm Pferdeserum 1,15 mg Mangan. Hargue (Zit. S. 1327) fand im Rinderblut, sowohl im
Serum als auch in den Zellen, nur Spuren von Mangan.

Milch. Die in der Literatur sich findenden Angaben über den Mangangehalt der Milch sind in der Tabelle 4 zusammengestellt. Aus diesen gut
übereinstimmenden Zahlen geht hervor, daß sich in der Milch zwar regelmäßig, aber nur in sehr kleinen Mengen Mangan nachweisen läßt, was auch
Zbinden[11] für die Frauen- und Kuhmilch hervorhebt.

Nach Sato und Kiichi[12] enthält bei Kühen die Erstmilch weit mehr Mangan
als die normale Milch. Die Schafsmilch soll sich durch einen höheren Mangan-

[1] Herkel, W.: Über die Bedeutung des Kupfers (Zinks und Mangans) in der Biologie
und Pathologie. Beitr. path. Anat. **85**, 513 (1930). — [2] Roussel, G., u. Dufour-
Deflandre: C. r. Soc. Biol. Paris **106**, 1118 (1931). — [3] Neumeister: Lehrb. d. physiol.
Chemie, S. 225. 1897. — [4] Schönheimer, R., u. W. Herkel: Über das Vorkommen von
Schwermetallen in menschlichen Gallensteinen. Klin. Wschr. **1931**, 345. — [5] Medigre-
ceanu, F.: Über den Mangangehalt transplantierter Tumoren. Proc. roy. Soc. Lond. **86**,
174. — [6] Hannon 1849, zit. nach Kobert: Arch. f. exper. Path. **16**, 364. — [7] Campani:
Il manganese nel sangue. 1874, zit. nach Malys Jber. Tierchem. **2**, 57. — [8] Riche 1878,
zit. nach Malys Jber. Tierber. **7**, 98. — [9] Desgrez, A., u. J. Meunier: C. r. Acad. Sci.
Paris **171**, 179 (1920). — [10] Abderhalden, E., u. P. Möller: Untersuchungen über den
Gehalt des Blutserums an Eisen, Kupfer und Mangan. Hoppe-Seylers Z. **176**, 95 (1928).
— [11] Zbinden, Chr.: Lait **11**, 113 (1931). — [12] Sato, M., u. M. Kiichi: Mangangehalt der Milch. J. Dairy Sci. **15**, 461 (1932), zit. nach Ber. Physiol. **71**, 513.

gehalt gegenüber der Kuh- und Pferdemilch auszeichnen, und am Ende der Säugezeit soll sich der Mangangehalt in dieser Milch vermehren.

Colostrum hat einen höheren Mangangehalt als Milch (Tabelle 5). Die Unterschiede wurden aber von Richards (Zit. S. 1327) gegenüber Hargue[1], der die Menge an Mangan im Colostrum fast 7mal so groß fand als in Milch, nicht so groß gefunden. Büttner und Miermeister (Zit. S. 1327) fanden hingegen in 100 ccm Kolostralmilch 0,031 mg Mn.

Tabelle 5. Mangangehalt des Colostrums (nach Richards[2]) in mg/1 Liter.

	Kuh 1	Kuh 2	Kuh 3
Erstes Melken	0,07	0,05	0,09
Zweites ,, ...	0,05	0,04	0,06
Drittes ,, ...	0,07	0,04	0,03

Ei. Richards, der eine Zunahme des Mangangehalts der Lupinensamen während der Reife feststellen konnte, untersuchte auch Hühnereier verschiedener Entwicklung und fand, wenn auch weniger ausgesprochen, eine Zunahme des Mangans während der Entwicklung. Beziehungen zwischen der Fruchtbarkeit der Henne und dem Mangangehalt waren nicht festzustellen. (Tabelle 6.)

Tabelle 6. Gesamtmangangehalt in mg pro Ei.

Henne	Ovarium	Kleine Ova	Ei 1 und 2	Ei 3	Ei 4	Ei 5	Ei 6	Ei 7 (voll entwickelt)
1	0,0022	—	0,002	0,004	0,0055	0,0086	0,0101	0,00098
2	—	0,001	0,002	0,0043	0,0076	0,0106	—	—
3	—	0,0005	0,0013	0,0023	0,0065	0,0077	0,0101	0,0126
4	0,0016	0,0018	0,0013	—	0,0064	—	0,0110	0,0126

Richards hält die Zunahme des Mangangehalts während der Eientwicklung, bei konstantem Gehalt der Fortpflanzungsorgane an Mangan (s. Tabelle 4), der auch beibehalten wird, wenn große Manganmengen gereicht werden, für einen Beweis, daß Mangan kein zufälliger Bestandteil des Organismus sei, sondern Beziehungen zu den Lebensprozessen habe.

Van Dyke und Wallen Lawrence[3] konnten in dem Hypophysenvorderlappen des Schafes spektrographisch kein Mangan nachweisen (s. auch S. 1386).

8. Resorption, Verteilung, Schicksal und Ausscheidung.

Mangan hat infolge seiner nahen chemischen Verwandtschaft zum Eisen die Aufmerksamkeit der Ärzte frühzeitig auf sich gelenkt (s. S. 1388), und es wurden auch seine pharmakologischen Wirkungen frühzeitig studiert; wenn auch unsere Kenntnisse über die Resorption weitgehend aufgeklärt wurden, sind sie über das Schicksal im Organismus noch wenig befriedigend.

Resorption. Die Frage nach der Resorption des Mangans ist vielfach mit der des Eisens studiert worden. Man hat auch aus dem Verhalten des einen Metalls auf das des andern Schlüsse gezogen. Doch waren die Ansichten im Laufe der Zeit wiederholten Schwankungen unterworfen.

a) *Perorale Resorption.* Aus der Tatsache, daß peroral beigebrachtes Eisen nahezu vollständig im Stuhl erscheint, wurde der Schluß gezogen, daß das Eisen, wenigstens in Form organischer Verbindungen überhaupt nicht vom Magen-Darmkanal resorbiert werden könne. Von einigen älteren Autoren wurde

---

[1] McHargue: J. agricult. Res. **27**, 417 (1924). — [2] Richards, M. B.: Biochemic. Z. **24**, 1572 (1930). — [3] Dyke, H. B. van, u. Wallen Lawrence: Further observations on the gonad-stimulating principle of the anterior lobe of the pituitary body. J. exper. Path. a. Ther. **47**, 163 (1933).

für die Aufklärung dieser Frage das Mangan herangezogen, weil seine Bestimmung und Verfolgung im Organismus dadurch bedeutend erleichtert ist, daß es normalerweise nur in minimalen Mengen im Organismus vorkommt. Die älteren Versuche, wie sie Gmelin[1], Orfila[1], Wichert[1], Hühnefeld[1] angestellt haben, konnten nicht als beweiskräftig angesehen werden. Denn es gelang ihnen nur dann durch Einführung von Manganverbindungen in den Magen Vergiftungserscheinungen zu erzeugen, wenn eine große Dosis auf einmal beigebracht wurde, die Ätzwirkungen hervorrief. Wibmer[2] verfütterte an Kaninchen lange Zeit hindurch Mangancarbonat bis zu 12 g und fand im Blut, Muskel und Leber kein Mangan. Kobert[3] und dann später Cahn[4] haben auch am Kaninchen das komplexe Citrat verfüttert. Die Versuche Koberts erstrecken sich auf 3 Monate, die Cahns allerdings nur auf wenige Tage. Es gelang ihnen nicht, Vergiftungserscheinungen hervorzurufen. Die Organe der Tiere blieben frei von Mangan, und auch im Harn war Mangan nicht nachweisbar. Um eine Schädigung der Schleimhaut zu verhindern, verabreichte Kobert steigende Dosen, und Cahn brachte das Salz den Tieren in Milch bei. Beide Autoren ziehen aus ihren Versuchen den Schluß, daß Mangan von der unverletzten Schleimhaut des Magen-Darmkanals in irgendwie in Betracht kommender Menge nicht resorbiert wird. Auch Wohlwill[5] schließt sich später dieser Ansicht an und hebt diese Eigenschaft des Mangans als Unterschied, z. B. gegenüber der arsenigen Säure, hervor.

Nachdem nun in der Frage der Eisenresorption eine Umwandlung in den Anschauungen eingetreten war (Hofmann[6]), stellte Harnack[1] neuerliche Versuche über die perorale Resorption des Mangans an. Er verfütterte an Kaninchen durch Wochen hindurch das lösliche Manganpeptonat und das schwer lösliche $Mn^{..}$-Phosphat. Er konnte in den Organen, vor allem in der Leber und Milz, mit einer gegenüber Kobert und Cahn verbesserten Methode Mangan nachweisen. Die Tiere boten keine Vergiftungserscheinungen. Auch bei einer Patientin mit einer Gallenfistel, der er Manganpeptonat verabreichte, trat Mangan in der Fistelgalle auf. Harnack schließt aus seinen Versuchen, daß das Mangan vom Magen-Darmkanal, auch bei intakter Schleimhaut resorbiert wird, wenn auch nicht in Mengen, die bei wochenlang wiederholter Zufuhr genügen können, um eine subakute Vergiftung hervorzurufen. Das könne aber in erster Linie darauf beruhen, daß einer langsamen stetigen Resorption eine ebenso stetige Ausscheidung entspricht. Das Mangan verhält sich somit in dieser Beziehung wie das Eisen, mit dem es zur Gruppe der schwer resorbierbaren Metalle gehört. Das ist auch die heute geltende Ansicht, die durch zahlreiche neuere Untersuchungen belegt ist. Bargero[7] und ebenso Picinini[8] fanden bei einem Hund, dem sie das komplexe $Mn^{..}$-Citrat verfütterten, Mangan

[1] Gmelin, Orfila, Wichert u. Hühnefeld: Über die Resorption des Mangans. Zit. nach Harnack: Arch. f. exper. Path. **46**, 372 (1901). — [2] Wibmer: Bemerkungen über die Wirkungen verschiedener Arzneimittel und Gifte. Repertorium f. d. Pharmazie **39**, 77 (1831). Hrsgeg. von Buchner. — [3] Kobert, R.: Zur Pharmakologie des Mangans und Eisens. Arch. f. exper. Path. **16**, 361 (1883). — [4] Cahn, F.: Über die Resorptions- und Ausscheidungsverhältnisse des Mangans. Arch. f. exper. Path. **18**, 129 (1884). — [5] Wohlwill, H.: Über die Wirkung der Metalle der Nickelgruppe. Arch. f. exper. Path. **56**, 403 (1907). — [6] Hofmann: Virchows Arch. **151**, 488 (1898), zit. nach Harnack: Arch. f. exper. Path. **46**, 372 (1901). — [7] Bargero, A.: Bull. sc. med. Bologna **8**, 6, 199 (1906), zit. nach Malys Jber. Tierchem. **36**, 10 (1907). — [8] Picinini, G. M.: Beitrag zum biochemischen Studium des Mangans. Arch. Farmacol. sper. **10**, 419 (1910) — Manganumsatz und das Gesetz des Minimums zwischen Mn und Fe. Biochimica e Ter. sper. **2**, 385, zit. nach Malys Jber. Tierchem. **41**, 895 (1912) — Die physiologische Bedeutung des Mangans im tier. Organismus. Arch. ital. de Biol. (Pisa) **58**, 3 (1912).

im Harn. Reiman und Minot[1] untersuchten in Hinblick auf die gewerbliche Manganvergiftung die Resorption, Verteilung und Ausscheidung von Manganoxyden und Silicaten (Franklinit, ein Gemisch von Oxyden des Mangans, Eisens und Zinks mit einem Mangangehalt von 9,49%, Rhodenit, ein Mangansilicat, 24% Mangan und chemisch reines Mangandioxyd mit 48% Mangan). 6 Hunde verfütterten sie über 1 Jahr lang Franklinit (täglich 3,5—6,7 g Erz, im ganzen 228—768 g Mangan). Vergiftungserscheinungen wurden nicht beobachtet, wohl aber durch chemische Untersuchung der Organe die Resorption nachgewiesen, s. auch Tabelle 7. Beim Menschen trat nach Verfüttern von Franklinit Mangan im Harn und bei Gallefistelpatienten in der Galle auf. Nach Zufuhr von 3—5 g Franklinit stieg der Mangangehalt der Galle bis auf 0,12 mg pro 100 ccm. Der normale Mangangehalt der Galle ist sehr gering: 0,003—0,01 mg/100 g.

Über die Aufnahme von Mangan aus dem dem Futter zugesetzten Mangan bei Mäusen berichten Bertrand und Nakamura[2]. Skinner, Peterson und Steenbock[3] studierten den Manganstoffwechsel der Ratte. Bei einer 10,47 mg Mn/kg enthaltenden Grundkost nahm der Mangangehalt des Rattenkörpers von 0,0015 mg pro Tier bei der Geburt in 180 Tagen auf 0,0676 mg zu. Mit 70 Tagen, wenn Geschlechtsreife erreicht war, war der Mangangehalt der Ratte am größten. Orent und McCallum[4] sowie Hargue[5] zeigten bei der erwachsenen Ratte die Resorption zur Nahrung zugelegten $MnCl_2$ bzw. Manganpeptonats.

Was die Bedeutung der Löslichkeit der Präparate für die Resorption aus dem Magen-Darmkanal anlangt, so ist natürlich nicht allein das Verhalten der Verbindungen gegenüber Wasser maßgebend. So wie Reiman und Minot (s. S. 1291) für manganhaltige Erze und MnO_2 nachgewiesen haben, daß der Magensaft je nach Acidität und Verweildauer beträchtliche Manganmengen zu lösen vermag, so muß man auch für das schwer lösliche Carbonat und Phosphat annehmen, daß sie bei Anwesenheit von Salzsäure im Magensaft bzw. in den Darmabschnitten mit saurer Reaktion als $MnCl_2$ gelöst werden. Das komplexe Citrat und das von Harnack verwendete Peptonat sind schon im Wasser gut löslich. Wieweit Unterschiede zwischen anorganisch-komplex gebundenem Mangan einerseits und andererseits zwischen Manganoverbindungen verschiedener Säuren hinsichtlich der Resorptionsgeschwindigkeit bestehen, darüber fehlen noch vergleichende Untersuchungen. Über Unterschiede bei Manganerzen berichten Schwarz und Pagels[6]: der besser lösliche Pyrolusit wirkt rascher als Braunstein (s. S. 1352).

b) Parenterale Resorption. Von der Resorbierbarkeit der Manganverbindungen vom Unterhautzellgewebe haben sich ältere Untersucher bereits überzeugen können (Lit. bei Kobert: Zit. S. 1324). Es sind ja auch die meisten neueren Versuche über akute, subakute und chronische Manganvergiftung auf diese Weise durchgeführt worden. Auch die intraperitoneale Verabreichung

---

[1] Reiman, Cl. K., u. A. S. Minot: Resorption und Ausscheidung des als Oxyd oder Silicat zugeführten Mangans. J. of biol. Chem. **45**, 1331 (1920). — [2] Bertrand, G., u. H. Nakamura: Über die Bedeutung des Mangans für Tiere. C. r. Acad. Sci. Paris **186**, 1480 (1928). — [3] Skinner, J. T., W. H. Peterson u. H. Steenbock: Der Manganstoffwechsel der Ratte. J. of biol. Chem. **90**, 65 (1931). — [4] Orent, E. R., u. E. McCallum: Effekt of Mn-Deprivation on the rat. J. of biol. Chem. **92**, 651 (1931). — [5] McHargue, J. S.: Amer. J. Physiol. **77**, 245 (1926). — [6] Schwarz, L., u. J. Pagels: Versuche zur Frühdiagnose der gewerblichen Manganvergiftung. Arch. f. Hyg. **92**, 77 (1923) — Klin. Wschr. **1923**, 1000. — Schwarz, R. u. L. Schwarz: Kurze Mitteilung über Blutuntersuchungen an Manganarbeitern. Zbl. Gewerbehyg. **2**, 1 (1925).

(Mela[1], Rao[2]) sowie die intramuskuläre (Vignes[3]) hat sich für diese Zwecke bewährt.

Daß auch bei der parenteralen Resorption die Löslichkeit bzw. der Zustand, in dem die Verbindung verwendet wird, maßgebend ist, zeigt der Versuch Gmelins[4], der bei einem jungen Hund mit 2 Drachmen pulverisiertem Mangansulfat (das gut wasserlöslich ist), unter die Haut gebracht, keine Vergiftungserscheinungen auslösen konnte. Hendrych und Klimesch[5] konnten durch i. m. Injektion des unlöslichen Mangancarbonats keine Vergiftungen beim Kaninchen hervorrufen.

Für die chronische Manganvergiftung beim Menschen scheint neben der Schleimhaut des Magen-Darmkanals vor allem die Respirationsschleimhaut eine wichtige Rolle zu spielen. Schopper[6] konnte bei Pneumonietodesfällen von Braunsteinarbeitern die hochgradige Fremdkörpereinlagerung in den Lungen als manganhaltig erkennen. Im Experiment ist dieser Resorptionsweg bis auf die Versuche von Schwarz und Pagels (Zit. S. 1331) bisher nicht benützt worden, wiewohl es denkbar wäre, daß man auf diese Weise den aus der menschlichen Pathologie bekannten Verhältnissen auch im Experiment tatsächlich näher käme.

Versuche, Tiere einer mangandioxydhaltigen Atmosphäre auszusetzen, fehlen bis jetzt.

Verteilung. Die älteren pharmakologischen Arbeiten über das Mangan berücksichtigen auch die Verteilung in den einzelnen Organen und die Ausscheidung sowohl bei der akuten als auch bei subakuten und der chronischen Vergiftung.

Blut und Liquor. Buchheim[7] konnte im Blut eines Hundes, der 6 Monate lang fast täglich ebensoviel Mangan in Form von $MnSO_4$ und -carbonat erhalten hatte, als ihm mit dem Futter an Eisen zugeführt wurde, Mangan nicht in größeren Mengen nachweisen als gewöhnlich. Cahn (Zit. S. 1340) beobachtete bei der akuten Manganvergiftung des Kaninchens etwa 1—3 Stunden nach i. v. Verabreichung des komplexen Citrats im Blut 29—46% des zugeführten Mangans. Bei subcutaner Injektion waren 9—10 Stunden nach Versuchsbeginn im Blut nur noch 4,2% Mangan enthalten. Nach Walbum und Mörch[8] verschwindet bei Ziegen i. v. injiziertes $MnCl_2$ rasch aus dem Kreislauf.

Faludi[9] beobachtete bei der Behandlung von Hunden mit kolloidaler Mangandioxydlösung im Blut nach wiederholter i. v. Injektion nur recht geringfügige Manganzunahmen. Allerdings liegen nur Werte nach 4—6 Tagen vor. Coronedi[10] gibt an, daß kolloidale Manganhydroxydlösungen beim Kaninchen nach subcutaner und subkonjunktivaler Injektion an der Applikationsstelle nach 30 Minuten nicht mehr nachweisbar waren.

Hierher gehören auch die Versuche über die quantitative Verteilung von fein gepulvertem MnO_2 (Teilchengröße unter 1 Mikron) nach i. v. Einspritzung

[1] Mela, H.: The experimental production of basal ganglion symptomatology in Macacus Rhesus. Trans. amer. neur. Assoc. **1923**, 131. — [2] Rao, P. K.: Beitr. path. Anat. **87**, 599 (1931). — [3] Vignes, H.: C. r. Soc. Biol. Paris **91**, 82 (1924). — [4] Gmelin, C. G.: Versuche über die Wirkung des Baryts usw. auf den tierischen Organismus. Tübingen 1824. — [5] Hendrych, F., u. K. Klimesch: Gibt es eine chronische Eisenvergiftung? Zugleich ein Beitrag zur exp. chronischen Manganvergiftung. Unveröffentlicht. — [6] Schopper, W.: Arch. f. Hyg. **104**, 181 (1930). — [7] Buchheim: Lehrb. der Arzneimittellehre, 3. Aufl., S. 219. 1878. — [8] Walbum, L. D., u. Mörch: Ann. Inst. Pasteur **37**, 396 (1923). — [9] Faludi, F.: Therapeutische Versuche mit stabilisiert-kolloidaler Mangandioxydlösung. Z. exper. Med. **58**, 370 (1928). — [10] Coronedi, G.: Pharmakologische Untersuchungen und therapeutische Beobachtungen über Mangan. Zit. nach Ber. Physiol. **4**, 437 (1920); **5**, 148 (1920).

bei Hunden, Kaninchen, Meerschweinchen, Ratten, Hühnern und Schildkröten von Drinker und Shaw bzw. Lund, Shaw und Drinker[1], die zum Zwecke des Studiums der Verteilung corpusculärer Elemente im Organismus unternommen wurden. Nach Injektion von 1—2,5 mg pro kg Tier war das Blut nach 18 Minuten bereits manganfrei, seltener erst nach einer Stunde. Bei höheren Dosen verweilte Mangan länger im Blut.

Reiman und Minot (Zit. S. 1291) haben bei Arbeitern in Franklinitbetrieben den Mangangehalt des Blutes nicht erhöht gefunden (s. S. 1360). Beim Verfüttern größerer Mengen Franklinits (8 g in Wasser aufgeschwemmt) an Menschen zeigte sich nur in den ersten 2 Stunden ein Anstieg des Mangangehalts im Blut, der rasch wieder normalen Werten Platz machte. Auch bei der Injektion beträchtlicher Mengen $MnCl_2$ ist der Mangangehalt des Blutes nach wenigen Minuten normal. Nur bei einigen der untersuchten Personen ließ sich der Mangangehalt des Blutes durch perorale Aufnahme von Franklinit wenigstens temporär verdoppeln. Vielleicht sind diese Individuen besonders manganempfindlich, was das relativ seltene Vorkommen gewerblicher Manganvergiftung erklärlich erscheinen ließe. Auch in den noch zu beschreibenden Versuchen (s. S. 1351) über Verfüttern von Manganerzen an Hunden zeigte sich keine Beeinflussung des Mangangehalts im Blut. Dagegen konnte Hilpert[2] in einem frischen Falle von gewerblicher Manganvergiftung Mangan im Blute nachweisen. Oettingen und Sollman[3] konnten in den S. 1350 beschriebenen Versuchen nach Verfütterung von Manganerzen an Tauben keine merkliche Änderung im Mangangehalt des Blutes feststellen.

Der Liquor wurde bei Manganvergifteten frei gefunden (Gayle[4], Hygiène du travail[5], Reichmann[6]).

Über die Verteilung des Mangans im Blut haben die Versuche von Cahn (Zit. S. 1340) an Kaninchen ergeben, daß nach intravenöser Injektion des citronensauren Doppelsalzes und Verbluten des Tieres nach einer Stunde das Mangan im Serum, aber in keinem Fall in den Blutkörperchen selbst nachzuweisen war. Die roten Blutkörperchen haben demnach nichts mit dem Transport des Mangans zu tun.

Organe. Während Kobert (Zit. S. 1324) beim Kaninchen nach monatelanger Verfütterung großer Dosen des komplexen Manganocitrats in Leber und Niere der getöteten Tiere kein Mangan nachweisen konnte, fand er bei der subcutanen Verabreichung in allen Organen minimale Mengen des Metalls, in Leber und Niere in reichlichem Ausmaß. Cahn (Zit. S. 1340) beobachtete bei der akuten Manganvergiftung des Kaninchens nach intravenöser Verabreichung des komplexen Mangancitrats etwa 1—3 Stunden nach der Einverleibung folgende Verteilung des Metalls in den einzelnen Organen: Blut 29—46,9% des zugeführten Mangans, Niere 4—9%, Leber 5—7,2%, Darmwand 7,9—14,9%, Mageninhalt 1,2—5,1%, Dünndarminhalt 5—8,1%, Dick-

---

[1] Drinker, C. K., u. L. A. Shaw: J. of exper. Med. **33**, 77, 231 (1921). — Lund, Ch. C., L. A. Shaw u. C. W. Drinker: Über die quantitative Verteilung von fein gepulvertem Mangandioxyd nach i. v. Einspritzung bei Hunden, Kaninchen, Meerschweinchen, Ratten, Hühnern und Schildkröten. — Drinker, C. K., u. L. A. Shaw: Über die Ablagerung und das weitere Schicksal gewisser i. v. injizierter Partikel (Mangandioxyd und Manganmetasilicat) bei Katzen und Kaninchen. J. of exper. Med. **37**, 829 (1923). — [2] Hilpert, P.: Manganvergiftung, chronische gewerbliche Samml. v. Vergiftungsfällen, S. 81. 1930. Sammelbericht C1. — [3] Oettingen u. Sollman: J. ind. Hyg. **9**, 48, zit. nach Chem. Z. **1927 I**, 2447. — [4] Gayle, R. Finlay: Die Manganvergiftung und ihre Wirkung auf das zentrale Nervensystem. J. amer. Assoc. **1925**, 85, 2008. — [5] Hygiène du travail. Manganèse 1933. — [6] Reichmann: Zit. nach A. Chop: Über chronische Manganvergiftungen. Diss. Jena 1913.

darminhalt 4%, Harn 0—5,4%, Gehirn 0%. Bei subcutaner Injektion waren
9—10 Stunden nach Versuchsbeginn im Blut nur noch 4,2%, im Dickdarminhalt aber 5,5 bzw. 10,6% des Mangans nachweisbar. In der Niere fand sich
bei diesen Versuchen bedeutend mehr Mangan als in der Leber. Die Lebern
enthielten 0,09—0,17% Mangan, die Nieren dagegen 0,33—0,85%. In den
Versuchen von Harnack (Zit. S. 1363) mit Verfütterung von Manganpeptonat
beim Kaninchen durch lange Zeit hindurch war in allen Organen Mangan in
geringen Mengen nachweisbar, am meisten in der Milz, dann Leber, Magen,
Dickdarm; am wenigsten in der Niere. Auch bei Verfüttern von Manganphosphat war in allen Organen die Manganreaktion positiv. Darm, Magen,
Leber gaben eine deutliche Reaktion, die Milz nur eine schwache. In einem
Fall war die Leber besonders manganreich. Bargero (Zit. S. 1341) beobachtete
am Hund nach Verfütterung des komplexen Mangancitrats eine Ablagerung
des Mangans in Herz und Leber in ziemlich großer Menge, nach intravenöser
Verabreichung besonders viel in der Leber. Picinini (Zit. S. 1330) fand Mangan-
ablagerungen beim Hund nach peroraler Verabreichung in Leber, Niere und
Milz, nach intravenöser Verabreichung am meisten in der Leber. Bertrand
und Medigreceanu[1] wiesen beim Kaninchen, das subcutan oder intravenös
Manganosulfat erhalten hatte, eine rasche Imprägnierung aller Gewebe mit
Mangan nach. In den Versuchen von Walbum und Mörch (Zit. S. 1389) an
Ziegen nahm der Mangangehalt in den Organen zu. Mela[2] fand bei Affen, denen
er durch 18 Monate $MnCl_2$ intraperitoneal injizierte, in Leber, Lunge, Gehirn,
Niere, Milz, Herz 10—15mal soviel Mangan als in der Norm. Handovsky[3]
fand in den S. 1340 beschriebenen Versuchen eine sehr wechselnde Verteilung
des Mangans. Das Verbleiben des Metalls in den einzelnen Organen scheint
von lokalen Bedingungen abzuhängen und ist für den Ausfall der Giftwirkung
belanglos. Sehr groß waren die Manganmengen, die in der Knochensubstanz
gefunden wurden. Handovsky nimmt an, daß die hier vorhandenen Carbonate und Phosphate zu einer Niederschlagung des Metalls disponieren.

Diese Anschauung Handovskys erinnert an das Schicksal des Bleies im
Organismus, von dem eine Deponierung im Knochen als Phosphat nachgewiesen ist. Es fehlen noch diesbezügliche Versuche beim Manganismus des
Menschen und bei experimentell erzeugter, chronischer Mn-Vergiftung, ob eine
solche Depotbildung im Knochen die Ursache für eine fortgesetzte Mangan-
ausschwemmung bildet.

In Milz und Gehirn fand Handovsky ebenfalls Mangan gespeichert. Die
Manganspeicherung in der Leber war bei 4 Tieren sehr wechselnd. In der Muskulatur fand sich Mangan nur in den Versuchen mit Manganochlorid. Sugihara[4]
verglich beim Kaninchen nach Injektion des komplexen Manganocitrats in
den portalen bzw. peripheren Kreislauf die Verteilung von Kupfer und Mangan.
Die Leber speicherte diese Metalle von allen Organen am meisten; sie zeigte
nach Injektion in die Portalvene einen höheren Metallgehalt als nach der
Injektion in die Ohrvene. Zwischen Kupfer und Mangan bestand insofern ein
Unterschied, als die Menge des in der Leber gespeicherten Kupfers fester in

[1] Bertrand, G., u. F. Medigreceanu: C. r. Acad. Sci. Paris **155**, 1556 (1912), zit.
nach Malys Jber. Tierchem. **42**, 1208. — [2] Mela, H.: The experimental produktion of
Basal ganglion symptomatology in Macasus Rhesus. Trans. amer. neur. Assoc. **1923**, 49
— Arch. of Neur. **11**, 405 (1924). — [3] Handovsky, H., H. Schulz u. M. Stämmler:
Über akute und chronische Schwermetallvergiftungen. I. Mitt. Manganovergiftung. Arch.
f. exper. Path. **110**, 265 (1925). — [4] Sugihara, N.: Acta Scholae med. Kioto **7**, 491 (1925),
zit. nach Ber. Physiol. **34**, 900.

diesem Organ verankert war. Ueyda[1] fand bei Kaninchen, die durch Verfütterung von gelbem Phosphor geschädigt waren, in derselben Versuchs, anordnung beide Metalle ebenfalls vorwiegend in der Leber gespeichert, Mangan etwas weniger als Kupfer. Beim Mangan fand er dementsprechend eine höhere Konzentration im Blut. Skinner, Peterson und Steenbock (Zit. S. 1375) legten Ratten nach der Geburt Mangan in Form von Manganosulfat zu einer manganarmen Grundkost zu und beobachteten eine Steigerung des Mangangehalts besonders in Knochen, Fell, Leber und Niere (um 191%, 79%, 29% und 29%), die mit Erreichen der Geschlechtsreife am größten war. Auch bei reiner Milchkost zeigten junge Ratten nach Manganzulagen eine erhebliche Retention des Mangans. Wurde bei Milchkost mit Manganzulage außerdem Kupfer und Eisen oder eines von beiden verfüttert, so war die Manganretention geringer. Hingegen fand Richards[2] beim Verfüttern des komplexen Citrats an Schweine durch Monate keinen deutlichen Einfluß auf den Gehalt an Mangan von Leber und Pankreas; es fehlt demnach ein Anhaltspunkt für eine Manganspeicherung in diesen Organen.

An Ferkeln, die anämisch gemacht worden waren und einen auffallend niedrigen Mangangehalt von Leber und Pankreas zeigten, gelang es ihm nicht, diesen durch Manganzulagen zu beeinflussen.

Reiman und Minot[3] fanden in Versuchen an Hunden nach Verfütterung von Manganerzen in allen Organen einen erhöhten Mangangehalt, am meisten ausgesprochen in der Leber (s. Tabelle 7).

Tabelle 7. Der Mangangehalt der Organe von Hunden nach langdauernder Zufuhr von Franklinit, Rhodenit und Mangandioxyd.
Die Versuchsdauer schwankte zwischen 477 und 270 Tagen. Die verfütterte Manganmenge zwischen 768 g und 228 g. (Cl. K. Reiman und A. S. Minot[3].)

Organ	Mangan pro 100 g in mg	Durchschnittlicher normaler Mangangehalt nach Lund, Shaw und Drinker in mg	Organ	Mangan pro 100 g in mg	Durchschnittlicher normaler Mangangehalt nach Lund, Shaw und Drinker in mg
Leber	0,276—0,9	0,238	Colon	0,06 —1,56	0,08
Niere	0,11 —0,216	0,087	Lunge	0,024—0,56	0,023
Milz	0,025—0,112	0,022	Herz.	0,025—0,3	
Pankreas . . .	0,089—0,284		Gehirn. . . .	0,022—0,15	0,062
Magen	0,059—0,211	0,043	Muskel . . .	0,016—0,042	0,02
Duodenum . .	0,051—0,377		Knochenmark.	0,043—0,225	0,101
Dünndarm . .	0,062—0,42	0,028	Galle	0,666—3,68	

Oettingen und Sollman hingegen konnten in den S. 1350 beschriebenen Versuchen an Tauben mit Verfüttern von Manganerzen keine merkliche Änderung im Mangangehalt der Gewebe erzeugen. Hierher gehören auch die Versuche über die quantitative Verteilung von fein gepulvertem Mangandioxyd (Teilchengröße unter 1 Mikron) nach intravenöser Einspritzung bei Hunden, Kaninchen, Meerschweinchen, Ratten, Hühnern und Schildkröten von Drinker und Shaw bzw. Lund, Shaw und Drinker (Zit. S. 1342), die zum Zwecke des Studiums der Verteilung corpusculärer Elemente im Organismus unternommen wurden. Bei allen Tieren, außer Katzen, wurde weitaus die Haupt-

---

[1] Ueyda, S.: Acta Scholae med. Kioto 7, 491 (1925), zit. nach Ber. Physiol. 34, 900.
— [2] Richards, M. B.: Manganese in relation to Nutrition. Biochemic. J. 24, 1572 (1930).
— [3] Reiman, Cl. K., u. A. S. Minot: Aufnahme und Ausscheidung des Mangans, zugeführt als Oxyd oder Silicat. J. of biol. Chem. 45, 133 (1920).

menge in der Leber abgelagert (nach einer Stunde 90%). Bei Katzen findet sich zunächst ein großer Teil auch in der Lunge und wird erst später in die Leber übergeführt. Es zeigte sich eine Zunahme der Retention in der Leber mit abnehmender Teilchengröße. Die Autoren machen die Annahme, daß die Gefäßendothelien dieser Organe phagocytäre Eigenschaften besitzen, welche die Capillaren befähigen, corpusculäre Elemente aufzunehmen.

Metallablagerungen in der Niere lassen sich nach Voigt und Fritz[1] bei Betrachtung im Dunkelfeld ausgezeichnet beobachten. Ein Kaninchen erhielt intravenös 10 mg kolloides Mangan; nach 24 Stunden wiesen die Nieren keine groben Veränderungen auf. In den Rindengefäßen und im Epithel der benachbarten gewundenen und geraden Kanälchen lagen zahlreiche leuchtende Partikelchen. In einer späteren Arbeit werden die Ablagerungen in Leber, Milz und Lunge beschrieben. Die Versuche haben allerdings nichts mit einer Manganowirkung zu tun.

Der Übergang von Mangan in die Placenta ist von Bargero (Zit. S. 1341) am Hund bei peroraler Verabreichung des komplexen Mangancitrats in ziemlich großen Mengen nachgewiesen worden. Vignes (Zit. S. 1332) injizierte Meerschweinchen intramuskulär Manganosulfat und fand in den Feten unverhältnismäßig wenig Mangan im Vergleich zur zugeführten und der in den mütterlichen Eingeweiden sowie in der Placenta gefundenen Menge. Skinner, Peterson und Steenbock (Zit. S. 1375) fütterten trächtige Ratten mit Mangansulfat und erzielten dadurch eine Erhöhung des Mangangehalts der jungen Ratten bei der Geburt. Dagegen konnte dieser Effekt nicht dadurch erreicht werden, daß die Jungen bis zu 12 Tagen nur die Milch der manganreich gefütterten Mutter bekamen. Orent und McCallum (Zit. S. 1375) konnten im Körper junger Ratten Mangan nur dann nachweisen, wenn sie von Tieren stammten, die mit manganchloridhaltigem Futter ernährt worden waren, während die Jungen manganfrei ernährter Mütter manganfrei waren. Das Mangan aus der Nahrung geht also durch die Placenta auf den Fetus über.

Umwandlung. Über das Schicksal der Manganverbindungen wissen wir so gut wie nichts, da insbesondere alle Versuche fehlen, die die „Komplexaffinitäten" (Heubner) derselben zu biologisch in Betracht kommenden Atomgruppen aufklären. Man kann daher auch nur Vermutungen diesbezüglich äußern, soweit sich solche aus toxikologischen Ergebnissen ableiten lassen. Bemerkenswert ist die von Schulz[2] geäußerte Ansicht, zu der er auf Grund des Verhaltens in vitro geführt wurde:

. „Über die Anwesenheit kräftig oxydierender Faktoren im lebenden Organismus besteht kein Zweifel; daß nun das Oxydul des Mangans, wenn es in den Organismus gelangt ist, nicht als solches bestehen bleibt, sondern bei seiner ausgesprochenen Neigung, sich zu oxydieren, derselben auch Folge leisten wird, dagegen läßt sich nach seinem chemischen Verhalten nichts einwenden. Es würde sich also Manganoxyd bilden, welches dann weiterhin wieder zu Dioxyd und Oxydul würde. Das Oxydul wird dann durch erneute Sauerstoffaufnahme wieder zu Oxyd, wohingegen das Dioxyd den umgekehrten Prozeß unter Sauerstoffabgabe durchmacht. Man muß sich die Vorgänge nebeneinander in denkbar kürzester Zeit verlaufend vorstellen.

Man muß beim Mangan eine beständige Oxydation und Reduktion im Organismus annehmen, und das Wesentliche der Manganwirkung liegt in einer Störung des Verhältnisses Zelle/Sauerstoff."

Schulz erklärt auch die von Kobert an Hunden festgestellte Wirkungsrelation Mn:Fe wie 5:1 damit, daß „die Sauerstoffbewegung durch das Mn" in viel ausgeprägterem Maß betätigt wird als beim Eisen.

[1] Voigt, J., u. M. Fritz: Biochem. Z. **120**, 303 (1921) — Beitrag zur Kenntnis der Verteilung kolloider Metalle im Säugetierorganismus. Virchows Arch. **257**, 851 (1925). — [2] Schulz, H.: Über die Giftigkeit der Phosphor-Sauerstoffverbindungen und über den Chemismus der Wirkung unorganischer Gifte. Arch. f. exper. Path. **18**, 190 (1884).

Dieser Analogieschluß in vitro = in vivo ist nach den, wenn auch sehr spärlichen Erfahrungen über das Schicksal der Manganverbindungen im Organismus, völlig unzulässig. Im Organismus scheinen nur die zweiwertigen Verbindungen beständig zu sein, während die höheren Oxydationsstufen in die zweiwertige übergeführt werden. Dreiwertige Manganverbindungen sind nach dem chemischen Verhalten im Organismus niemals existent (s. S. 1290).

Sabbatani[1] bestimmte die tödlichen Dosen (s. Tabelle 8, S. 1346) verschiedener Manganverbindungen bei intravenöser Injektion am Kaninchen. Mit Mangandioxyd und Natriumpermanganat, die beide nur sehr wenig löslich sind, tritt auch bei Verwendung hoher Dosen erst nach einiger Zeit der Tod ein. Mit dem gut löslichen Chlorür und dem hinreichend löslichen Manganocarbonat kann je nach der Dosis sofortiger oder verspäteter Tod der Versuchstiere erzielt werden. Je geringer die Löslichkeit, um so kleiner wird die Spanne zwischen nichttödlichen und tödlichen Dosen. Der Organismus zeigt nach der Auffassung Sabbatanis die Tendenz, das zugeführte Mangansalz in die schwer lösliche Form des Manganophosphats überzuführen. Das Mangandioxyd scheint zunächst keine besondere Wirkung zu haben. Es wird erst langsam zu Manganoverbindungen reduziert. Sabbatani sieht in der Bildung des Manganophosphats eine Entgiftungsmaßnahme des Organismus. Reiman und Minot (Zit. S. 1335) erklären das rasche Verschwinden der Manganverbindungen aus dem Blut mit einer raschen Ausscheidung oder mit einer Speicherung in einer unlöslichen Form im Organismus.

Ausscheidung des Mangans. Stuhl. Die Ausscheidung des Mangans erfolgt unabhängig von der zugeführten Verbindung, unabhängig von der Art der Zufuhr und bei allen geprüften Laboratoriumstieren, wie schon die älteren Untersucher gefunden (Kobert: Zit. S. 1339, Cahn: Zit. S. 1340) und alle späteren (Harnack: Zit. S. 1363, Bertrand und Medigreceanu: Zit. S. 1334, Picinini: Zit. S. 1330, Reiman und Minot: Zit. S. 1335, Handovsky u. a.: Zit. S. 1334) bestätigt haben, hauptsächlich durch die Drüsen des Magen-Darmkanals und nur in sehr kleiner Menge durch die Niere. Im Erbrochenen fanden schon Marti und Luchsinger[2], später Kobert (Zit. S. 1339) und Cahn nach subcutaner Injektion (Zit. S. 1340) Mangan. Harnack (Zit. S. 1363) spricht von einem Kreislauf des Mangans: Aufnahme durch den Darm und Wiederausscheidung durch den Darm. Gayle (Zit. S. 1354) und später Baader[3] beschreiben bei gewerblicher Manganvergiftung das Vorkommen von Mangan im Stuhl. Im Falle Baaders fand sich in einem Fall gewerblicher Manganvergiftung noch 16 Monate nach Einstellung der Arbeit 3,93 mg Mangan pro 100 g Stuhl. Nach Handovsky (Zit. S. 1334) wird das subcutan injizierte Mangan beim Kaninchen sehr schnell zu etwa 50% im Kot ausgeschieden. Nach Skinner, Peterson und Steenbock (Zit. S. 1375) beträgt die Manganausscheidung im Kot bei der erwachsenen Ratte nach Zugabe von Manganosulfat (täglich 5 mg Mangan) zum Futter 99%.

Harn. Schon Kobert (Zit. S. 1339) bezeichnet die Versuchsresultate Kletzinskys (1857)[4], daß Manganoxydulsalze vom Magen aus leicht in den Harn übergehen, als unrichtig. Bei der gewerblichen Manganvergiftung

---

[1] Sabbatani, L.: Boll. Soc. ital. Biol. sper. **3**, 268 (1928) — Arch di Sci. biol. **16**, 141 (1931), zit. nach Ber. Physiol. **47**, 336; **63**, 821. — [2] Marti, J., u. B. Luchsinger: Med. Zbl. **1882**, 673, Nr 38 — Beiträge zur Lehre von den Metallvergiftungen. Inaug.-Diss. Bern 1883. — [3] Baader, E. W.: Zbl. Gewerbehyg. **9**, 1 (1932). — [4] Kletzinsky, V.: Über die Ausscheidung der Metalle in den Sekreten. Wien. med. Wschr. **1857** u. **1858**.

wurde nur ausnahmsweise (Embden[1], Mosheim[2], Gayle: Zit. S. 1354, z. B. 1 mg/1 Liter bei einem frischen Falle) im Harn Mangan gefunden. Cracken und Passamaneck[3] fanden bei 5 Personen, die in einem Manganwerk arbeiteten, in 3 Fällen eine Manganurie. Im Harn normaler Menschen fanden sie kein Mangan, d. h. der Mangangehalt des Harns war kleiner als 0,02 mg pro 1 Liter. Auch Wagner[4] ist es nicht gelungen, Mangan im normalen Harn nachzuweisen.

Probst[5] studierte den spektralanalytischen Nachweis von Metallen im Gewebe und im Harn. Mangan ist im Flammenbogen vor allem durch die sehr intensive Liniengruppe 2801, 2798, 2795 Å sehr empfindlich nachweisbar, konnte aber bisher niemals im Harn von Patienten, die i. v. Psorimangan-injektionen erhalten hatten, nachgewiesen werden. Da es möglich sein dürfte, Mangan auf andere Weise noch empfindlicher nachzuweisen, betrachten die Autoren ihre Ergebnisse als vorläufig. Nachweisbar gewesen wäre mit der angeführten Methode eine Konzentration von mindestens $5 \cdot 10^{-4}$ Mangan.

Galle. Über die Ausscheidung des Mangans in der Galle berichtet schon Wichert[6]. Eine Katze erhielt 1,5 g Mangansulfat in den Magen, und nach 6 Stunden war in der Galle Mangan nachweisbar. Die Versuche von Harnack (Zit. S. 1363) an Gallenfistelpatienten sind bereits erwähnt worden. Bargero (Zit. S. 1337) und Picinini (Zit. S. 1330) beschreiben beim Hund, Bertrand und Medigreceanu (Zit. S. 1334), ferner Handovsky (Zit. S. 1334) beim Kaninchen die Ausscheidung des Mangans in der Galle.

Reiman und Minot (Zit. S. 1335) beobachteten bei Patienten mit Gallen-fisteln nach Zufuhr von 3—5 g Franklinit per os einen Anstieg des Mangan-gehalts der Galle bis auf 0,12 mg pro 100 g. Der normale Mangangehalt der Galle ist sehr gering: 0,003—0,011 mg pro 100 g.

Richards (Zit. S. 1327) fand nach Verfüttern des komplexen Citrats einen besonders hohen Mangangehalt der Galle zweier Schweine, die an Darmverschluß gestorben waren (3,52 und 0,785 mg pro 100 g). — Die von Faludi (Zit. S. 1380) angewandte kolloidale Mangandioxydlösung wurde bei Hunden nach i. v. In-jektion in 4—5 Tagen ausgeschieden. Bei Gallenfistelhunden erreichte der Mangangehalt der Galle am 4. und 5. Tage das 5—10fache des normalen Wer-tes. Es ist demnach die Galle ein wesentlicher Faktor bei der Ausscheidung resorbierten Mangans. — Handovsky (Zit. S. 1334) fand auch große Mengen Mangan in der Ascitesflüssigkeit und im Eiter.

Die Milch scheint für die Ausscheidung des Mangans keine bedeutende Rolle zu spielen. Skinner und Mitarbeiter (Zit. S. 1375) vermißten eine Zunahme des Mangangehalts junger Ratten, wenn die Tiere die Milch einer manganreich ernährten Mutter erhielten. Kemmerer und Todd[7] fanden nach Erhöhung des Mangangehalts im Futter auf das 5—10fache durch Manganosulfatzusatz bei Kühen und Ziegen keine Beeinflussung des Mangangehalts der Milch.

Zusammenfassend ergibt sich für Verteilung und Ausscheidung des Mangans: Aus dem Blut wird das Mangan rasch an die Gewebe abgegeben, so daß auch bei akuter Vergiftung nur kurze Zeit ein erhöhter Manganspiegel nachweisbar

[1] Embden, H.: Über die chronische Manganvergiftung der Braunsteinmüller. Dtsch. med. Wschr. 1901, Nr 46. — [2] Mosheim, D.: Klin. Wschr. 1932, Nr 48. — [3] McCracken, R. F., u. E. Passamaneck: Mangan im Harn. Arch. Path. a. Labor. Med. 1, 585 (1926). — [4] Wagner: Vjschr. gerichtl. Med. 1904. — [5] Probst, R.: Spektralanalytischer Nach-weis von Wismut im Gewebe, quantitativer Nachweis von Quecksilber im Harn. Arch. f. exper. Path. 169, 119 (1933). — [6] Wichert, E.: Über den Übergang von Metallsalzen in die Galle. Diss. Dorpat 1860. Zit. nach Harnack. — [7] Kemmerer, A. R., u. W. R. Todd: J. of biol. Chem. 94, 317 (1931).

bleibt. Bei der chronischen Vergiftung scheint erhöhter Mangangehalt im Blut nur ausnahmsweise vorzukommen. Das Mangan wird bei der akuten, subakuten und chronischen Vergiftung unabhängig von der Art der Verbindung (abgesehen von dem durch Handovsky [Zit. S. 1334] beobachteten Unterschied des Verhaltens der Muskulatur gegenüber Manganochlorid und einer komplexen aromatischen Verbindung) und bei allen untersuchten Laboratoriumstieren in den meisten Geweben abgelagert. Unter den Organen, die Mangan speichern, steht an erster Stelle die Leber, ferner Milz und Gehirn. Auch in der Knochensubstanz und im Fell wird viel Mangan abgelagert. Die Menge des in den einzelnen Organen deponierten Mangans scheint für die anatomische Veränderung nicht wesentlich zu sein (Handovsky). Histochemische Untersuchungen fehlen noch völlig. Ebenso fehlen noch Untersuchungen über Mangandepots bei der chronischen Manganvergiftung des Menschen. Mangan geht durch die Placenta von der Mutter auf den Fetus über. Die Ausscheidung des Mangans erfolgt vorwiegend durch die Drüsen des Magen-Darmkanals, während die Niere Mangan nur in Spuren durchläßt. Bedeutung für die Ausscheidung scheint auch die Galle, nicht aber die Milchdrüsen zu haben.

9. Akute Allgemeinwirkung auf Wirbeltiere.

Amphibien. Bouveyron[1] beschreibt das Vergiftungsbild an der Unke Bombinator igneus nach subcutaner Injektion von $MnCl_2$. Unter zunehmender Bewegungslosigkeit traten Lähmungen auf, die in 2—24 Stunden zum Tode führten.

Auch beim Frosch äußert sich die Wirkung des Mangans als zentrale Lähmung. Die Wirkung am Frosch wurde von Laschkewitz[2] mit dem Citrat, Lactat, Chlorür und Sulfat, von Harnack[3] mit dem Sulfat, von Kobert[4] und schließlich von Wohlwill[5] mit dem Doppelsalz Manganocitratnatrium[6] geprüft. In den Beschreibungen des Vergiftungsbildes stimmen die Autoren völlig überein, so daß das Anion bzw. die Art der Bindung für die Wirkung keine große Rolle zu spielen scheint. Unmittelbar nach der Injektion sind die Tiere unruhig und bemerkenswert ungeschickt in den Hüpfbewegungen. Nach einigen Minuten hören die willkürlichen Bewegungen auf. Das Herz schlägt verlangsamt. Bei großen Dosen kann es frühzeitig zu einem diastolischen Herzstillstand kommen. Aufregungssymptome, fibrilläre Muskelzuckungen, Erbrechen wurden nicht beobachtet. Die direkte und indirekte Muskelerregbarkeit bleibt erhalten. Nach Marti[7] werden der Reihe nach Großhirn, Mittelhirn, Gleichgewichtszentren, spinale Reflexe und endlich das Atemzentrum gelähmt. Wohlwill[5] sah im Gegensatz zu den anderen Autoren bei der Autopsie nicht unbeträchtliche Magen-Darmveränderungen unter dem Bilde einer Capillarhyperämie.

---

[1] Bouveyron, A.: C. r. Soc. Biol. Paris **103**, 396 (1930). — [2] Laschkewitz, W.: Vergleichende Untersuchungen über die Wirkung der Mangan- und Eisensalze. Med. Zbl. IV **1866**, Nr 24, 369. — [3] Harnack, E.: Über die Wirkung der Emetika auf die quergestreiften Muskeln. Arch. f. exper. Path. **3**, 58 (1875). — [4] Kobert, R.: Zur Pharmakologie des Mangans und Eisens. Arch. f. exper. Path. **16**, 361 (1883). (Hier findet sich eine Zusammenstellung der älteren pharmakologischen Literatur einschließlich Toxikologie und Therapie.) — [5] Wohlwill, H.: Über die Wirkung der Metalle der Nickelgruppe. Arch. f. exper. Path. **56**, 403 (1907). — [6] Es handelt sich bei derartigen Manganverbindungen wohl nicht um charakterisierte Doppelsalze mit feststehenden Formeln, sondern um Gemische, die durch Auflösen frisch gefällter Hydroxyde in Natriumcitrat erhalten wurden. Der Metallgehalt ist wechselnd und für jedes Präparat erst bestimmt worden (s. auch S. 1293). — [7] Marti, J., u. B. Luchsinger: Zur Wirkung einiger Metallgifte. Med. Zbl. **1882**, 673.

Säugetiere. Bei den Säugetieren äußert sich die Manganwirkung unter Lähmungserscheinungen am Zentralnervensystem. Gegen das Ende der Vergiftung können Krämpfe auftreten.

Auch die Kreislauf- und Verdauungsorgane können beteiligt sein. Starkenstein[1] hat darauf hingewiesen, daß Manganoverbindungen (so wie Ferroverbindungen) nach parenteraler Zufuhr zu einer Lähmung des Zentralnervensystems unter dem Bilde der Magnesiumnarkose ähnlichen Erscheinungen führen. Während aber die Wirkung der Ferroverbindungen zwar prompt eintritt, aber nur wenige Minuten anhält, parallel der Anwesenheit von Ferroionen im Blut, deren rasche Umwandlung in Ferriionen das Aufhören der Lähmung bewirkt, ist die Manganowirkung anhaltender, weil die Manganoverbindungen in vitro und in vivo sich als stabil erweisen.

Zwischen den Vergiftungen bei den Nagern einerseits, Katze und Hund andererseits, bestehen gewisse Differenzen.

Kaninchen. a) Per os: Gmelin[2] sah nur nach großen Dosen von Mangansulfat Lähmung mit Krämpfen auftreten, gleichzeitig die Erscheinungen einer Gastritis. Cahn[3] fand das Manganocitratnatrium unwirksam. b) Subcutan: Marti und Luchsinger[4] beschreiben Versuche mit Mangansulfat, Kobert (Zit. S. 1339), Cahn[3], Wohlwill (Zit. S. 1339) verwendeten das komplexe Citrat des Mangans. Handovsky, Schulz und Stämmler[5] gingen von der Fragestellung aus, ob die Wirkung von Schwermetallen mit der Art der Bindung des Metalls im Molekül der Substanz zusammenhängt. Sie studierten die Wirkung von Manganochlorid, komplexem $Mn^{..}$-Citrat und einem aromatischen Brenzcatechin-Komplexsalz. In der akuten Vergiftung zeigte sich kein qualitativer oder quantitativer Unterschied, wohl aber stellte sich ein solcher, wenigstens quantitativ, bei der subakuten Vergiftung heraus (s. S. 1349).

Die Vergiftung verläuft unter dem Bilde einer aufsteigenden Lähmung. Nachschleppen der hintern Extremitäten ist das erste Zeichen; diese werden nur schwer bewegt, allmählich werden auch die vordern Extremitäten betroffen. Schließlich kommt es zur Abnahme der Reflexerregbarkeit und zentraler Lähmung. Agonal werden häufig klonische und tonische Krämpfe beobachtet. Nach mittleren Dosen können die Tiere im Gegensatz zur Vergiftung bei Hund und Katze viele Stunden normal bleiben (Cahn[3]). Bei großen Dosen kommt es plötzlich zu heftigen Krämpfen, die zum Tode führen. Marti[4] und Kobert (Zit. S. 1339) beobachteten auch Sinken der Temperatur. Das Herz ist das Ultimum moriens. Bei Marti[4], Kobert (Zit. S. 1339) (allerdings nur bei minimal letalen Dosen mit protrahiertem Verlauf) und bei Wohlwill (Zit. S. 1340) werden auch Reizerscheinungen am Magen-Darmkanal berichtet. Besonders Wohlwill (Zit. S. 1340) betont gegenüber Kobert (Zit. S. 1339), daß er auch bei nicht unmittelbar tödlichen Dosen sehr oft Magen-Darmerscheinungen in Form von profusen, blutigen Durchfällen mit evtl. nachfolgender Verstopfung gesehen hat. Nur in den Fällen akutester Vergiftung mit rasch eintretendem Tod hat er sie vermißt. In den Versuchen Handovskys (Zit. S. 1334) wird von Magen-Darmerscheinungen nichts erwähnt. Die Differenzen in den Angaben sind

[1] Starkenstein, E.: Verh. dtsch. pharmak. Ges. **1932**, 67 — Zur experimentellen Analyse chronischer Vergiftungen. Klin. Wschr. **1932**, 1697. — [2] Gmelin, C. G.: Versuche über die Wirkungen des Baryts usw. auf den tierischen Organismus. Tübingen 1824. Zit. nach Kobert. — [3] Cahn, J.: Resorptions- und Ausscheidungsverhältnisse des Mangans im Organismus. Arch. f. exper. Path. **18**, 129 (1884). — [4] Marti, J., u. B. Luchsinger: Zur Wirkung einiger Metallgifte. Med. Zbl. **1882**, 673, zit. nach Kobert. — [5] Handovsky, H., H. Schulz u. M. Stämmler: Über akute und chronische Schwermetallvergiftungen. I. Mitt.: Manganovergiftung. Arch. f. exper. Path. **110**, 265 (1925).

wohl auf den verschiedenen Ablauf der Vergiftung zurückzuführen. Handovskys (Zit. S. 1334) Tiere starben innerhalb 12 Stunden, während die Magen-Darmsymptome offenbar nur bei langsam verlaufenden Fällen zu sehen sind, wenn das im Darm ausgeschiedene Metall lokale Reizerscheinungen ausüben kann.
c) Intravenös: Laschkewitz (Zit. S. 1339), Kobert (Zit. S. 1339) und Cahn (Zit. S. 1340) sahen bei der Anwendung des komplexen Citrats akute Lähmungserscheinungen mit Krämpfen in der Agonie. Sato[1] arbeitete mit dem zwei- und dreiwertigen Mangannatriumcitrat und beobachtete an den Tieren: Lähmung der hintern Extremität, Abgang von Harn und Kot, Cyanose und Dyspnoe, Temperatursenkung, schließlich allgemeine Schwäche, abwechselnd mit klonischen Krämpfen.

Hund. Per os: Gmelin (Zit. S. 1340) sah nach Sulfat Erbrechen. Bargero[2] fand das komplexe Citrat des Mn˙˙ unwirksam. Subcutan: Gmelin (Zit. S. 1340) beobachtete bei einem jungen Hund, dem er 2 Drachmen (3,7 g) pulverisiertes $MnSO_4$ unter die Haut brachte, keine Vergiftungserscheinungen. Das Vergiftungsbild ist dann von Marti und Luchsinger (Zit. S. 1337) mit dem Sulfat und von Kobert (Zit. S. 1339) sowie Wohlwill (Zit. S. 1339) mit dem komplexen Citrat in gelöster Form studiert worden. Sehr bald nach der Injektion zeigten die Hunde Nausea, die mit schwerer Depression der Tiere einhergeht, später Erbrechen, das bis zum Tode nicht aufhört. Anfangs bestand das Erbrechen aus Mageninhalt, später in reinem, aber oft gallig tingiertem Schleim. Marti und Luchsinger (Zit. S. 1337) beschreiben Brechdurchfälle. Die Symptome können auch bei nichtletalen Dosen 1—3 Tage anhalten. Die Tiere verschmähen jede Nahrung, nur Wasser wird gierig gesoffen, so daß ein stark diluierter Harn entleert wird, der in den späteren Stadien oft ikterisch ist. Auch eine ikterische Verfärbung der Conjunctiva wurde beobachtet, während die Haut nicht ikterisch verfärbt war. Kobert (Zit. S. 1339) gibt an, daß die Subcutanvergiftung, wenn sie länger als einen Tag und die i. v. Vergiftung, wenn sie länger als 2 Stunden gedauert hatte, immer Abnormitäten in der Niere zur Folge hatte (s. die chronische Vergiftung). Wohlwill (Zit. S. 1339) beobachtete außerdem konstant eine Magen-Darmaffektion, der eine Capillarhyperämie bis zum Rectum herab zugrunde lag, und intensiven Ikterus. Im Anschluß an die gastrointestinalen Erscheinungen entwickelte sich bei den Tieren eine große Hinfälligkeit, Abschwächung der Motilität und Sensibilität und schließlich allgemeine Lähmung. Krämpfe wurden im Gegensatz zur i. v. Verabreichung nicht beobachtet. Intravenös: Nach kleinen Dosen beschreibt Gmelin (Zit. S. 1340) Erbrechen, nach großen Dosen akuten Herztod. Bei mittleren Dosen können sich die Tiere wieder von akut eintretenden Lähmungserscheinungen erholen. Es zeigt sich dann Erbrechen, Mangel an Appetit, Prostration. Die Tiere sterben langsam. Dabei fällt ihm eine vermehrte Gallensekretion auf, kenntlich an einer gelben Verfärbung aller Eingeweide und wachsgelber Verfärbung selbst der größeren Gefäße. Kobert (Zit. S. 1339) beschreibt Krämpfe und Červinka[3], der mit Chlorür gearbeitet hat, Blutdrucksenkung, Herzlähmung und auch Temperatursturz.

Katze. Marti und Luchsinger (Zit. S. 1337) beschreiben bei subcutaner Injektion von Mangansulfat zentrale Lähmungserscheinungen, Sinken des Blutdrucks, Sinken der Temperatur und gleichzeitig Brechdurchfall.

---

[1] Sato, J.: Neue biologische Untersuchungen über Mangan. Arch. internat. Pharmacodynamie 36, 49 (1929). — [2] Bargero, A.: Bull. Sci. med. Bologna 6, 199 (1906). — [3] Červinka, Fr.: Pharmakologie et toxikologie du Manganèse. C. r. Soc. Biol. Paris 102, 262 (1929).

Meerschweinchen. Nach Kobert (Zit. S. 1339) sowie nach Handovsky (Zit. S. 1334) ist die Wirkung am Meerschweinchen mit der am Kaninchen identisch. Dasselbe fand Handovsky auch für die Maus.

Die intravenöse Injektion von Mangandioxydsuspensionen an Kaninchen, Hunden, Katzen, Meerschweinchen, Ratten, Hühnern und Schildkröten führte in den Versuchen Drinkers und Shaws bzw. Lunds, Shaws und Drinkers[1] nicht zu Vergiftungserscheinungen, wenn die Partikeln nicht größer als 1 Mikron waren. Die Suspensionen enthielten in 1 ccm 0,14—0,903 mg Mangan.

Die akute Vergiftung wird nur bei parenteraler Zufuhr des Mangans in Form seiner löslichen Mn''- und Mn'''-Verbindungen beobachtet. Sie kommt offenbar dadurch zustande, daß auf einmal im Blut eine bestimmte Konzentration an Manganoverbindungen vorhanden ist, und das ist bei der schlechten Resorbierbarkeit der Manganoverbindungen vom Magen-Darmkanal aus nicht möglich (s. Resorption).

Bemerkenswert ist auch die Angabe Koberts[2], daß die Manganfarben bei kurzdauernder Einwirkung kaum eine auf Mangan zu beziehende Giftwirkung besitzen. Auch der in der Natur sich reichlich findende Braunstein ist wie die Manganfarben im Wasser unlöslich und daher nicht imstande, akute Vergiftungen zu veranlassen.

Ein Vergleich der Wirkung bei Frosch und Säugetieren ergibt nach Kobert (Zit. S. 1339), daß bei Fröschen Krämpfe nicht vorkommen, während sie bei Kaninchen und Hund nach intravenöser Injektion stets beobachtet werden. Erbrechen, das bei brechfähigen Warmblütern nie fehlt, ist bei Fröschen nicht zu beobachten. Es scheinen also bei den höher stehenden Tieren in einem ersten Stadium Reizerscheinungen von seiten des Zentralnervensystems aufzutreten, während bei den Fröschen nur das Stadium der Lähmung sich entwickelt.

Hier seien auch die wenigen Erfahrungen über antagonistische Beziehungen zu Mangansalzen angeführt.

Bouveyron (Zit. S. 1339), der die lähmende Wirkung von $MnCl_2$ an der Unke Bombinator igneus feststellte, konnte zeigen, daß mit Calciumchloridlösung versetzte $MnCl_2$-Lösung die Tiere nicht tötete. Die Wirkung des Calciums ist unabhängig vom Anion. Lactat und Formiat geben dieselben Resultate. Auch gegenüber mehrfach tödlichen Mangankonzentrationen ist das Calcium antagonistisch wirksam. Diese Versuche zeigen eine weitere Analogie zwischen Magnesiumnarkose und Manganlähmung (vgl. auch Wiechmann[3] und Starkenstein[4]).

Nach unveröffentlichten Untersuchungen von S. Hermann[5] kann die durch Mangansalze hervorgerufene Narkose (10 ccm $n/_5$-$MnCl_2$ i. v.) bei Kaninchen durch Injektion verschiedener Substanzen, insbesondere Calciumchlorid und Kochsalzlösungen, unterbrochen bzw. aufgehoben werden. Es handelt sich also nicht um spezifische Antagonisten, sondern um unspezifische Wirkungen, welche wohl die Zustandsform des Calciums im Organismus zu ändern vermögen, was sich analytisch im Blutserum feststellen läßt[6]. Die Anschauung, daß es sich um keine spezifisch-chemischen Reaktionen oder Antagonismen handelt, stützt Hermann u. a. auch auf die Beobachtung, daß die Barium-

[1] Drinker, C. K., u. L. A. Shaw: J. of exper. Med. **33**, 77 (1921). — Lund, C. C., L. A. Shaw u. C. K. Drinker: Ebenda **33**, 231 (1921). — Drinker, C. K., L. A. Shaw u. K. Drinker: Ebenda **37**, 829 (1923). — [2] Kobert: Lehrb. der Toxikologie **2**, 415 (1902). — [3] Wiechmann, E.: Zur Theorie der Magnesiumnarkose. Pflügers Arch. **182**, 74 (1920). — [4] Starkenstein, E.: Verh. dtsch. pharmak. Ges. **1932**, 67 — Arch. f. exper. Path. **118**, 131 (1926). — [5] Hermann, S.: Unveröffentlichte Versuche. — [6] Hermann, S., u. M. Zentner: Arch. f. exper. Path. **163**, 219 (1931).

chloridvergiftung beim Warmblüter ebensogut durch Calciumsalze oder unspezifisch wirkende Mittel, welche die Ca-Zustandsform im Organismus ändern, wie durch Natriumsulfat behoben werden kann.

Dorlencourt[1] gelang es, tödliche Strychnindosen durch $CaMnO_4$ unwirksam zu machen, wenn er sie gemeinsam i. m. injizierte. Ebenso wirkten Manganosalze ($MnCl_2$). Auch bei intracerebraler Injektion war die Manganwirkung nachweisbar (die Tierart ist im Referat nicht genannt). Der Autor denkt daran, die Mangansalze als therapeutisches Hilfsmittel zu verwenden. Man wird hierbei an den Vorschlag, die Magnesiumnarkose zur Therapie der Strychninvergiftung zu verwenden, erinnert.

Perrin und Cuénot[2] studierten die entgiftende Wirkung von Manganosulfat und -hypophosphat gegenüber Pikrotoxin an Culexlarven und fanden, daß die Mangansalze unter die Gruppe der Salze mit wenig ausgesprochenem entgiftendem Effekt gehören.

Hesse[3] gelang es, durch fortgesetzte kleine Gaben von Ferri- oder Kupfersulfat die Wirkung tödlicher Schilddrüsendosen an Hunden vollständig aufzuheben, während Mangan ($MnCl_2$) unwirksam blieb. Nach Orten, Underhill, Mugrage und Lewis[4] scheint Mangan die Toxizität fortgesetzter kleiner Kobaltgaben bei weißen Ratten herabzusetzen.

10. Die Toxizität der Manganverbindungen bei Wirbeltieren (akute Vergiftung).

a) **Tierart.** *Fische.* Richet[5] fand $MnCl_2$ für Fische weniger giftig als Co, Ni, NH_4, Cd, Fe''', Zn, Cu und Hg, hingegen giftiger als die alkalischen Erdmetalle. Matthews[6] konnte zeigen, daß die Wirkung der Kationen auf die Entwicklung von Funduluseiern von der Lösungstension abhängt. Ionen mit geringer Lösungstension sind sehr giftig, die mit höherer weniger. Mangan verhält sich entsprechend seiner hohen Lösungstension. Erst $^n/_4$ $MnCl_2$-Lösungen hemmen die Entwicklung der Funduluseier (s. auch die Versuche von Loeb an Funduluseiern S. 1311).

Amphibien. Dodel und Jouve[7] zeigten, daß $MnCl_2$ 1 : 100000 das Wachstum und die Metamorphose von Amphibienlarven beschleunigt. Die Giftigkeit beim Frosch ist nach Kobert (Zit. S. 1339) größer als bei Fe'', Co und Ni. Die Wirkung tritt im Gegensatz zum Eisen rasch ein, bei dem erst nach mehreren Stunden Giftwirkungen auftreten. Danach gilt auch das von Blake aufgestellte Gesetz nicht, daß die Giftigkeit in derselben Gruppe mit steigendem Atomgewicht zunimmt (Atomgewichte: Mn 54,93; Fe 55,84; Co 58,94; Ni 58,69). Die beiden Froscharten Rana temporaria und esculenta reagieren gleich.

Vögel. Hier liegen nur die Versuche von Oettingen und Sollmann (Zit. S. 1350) sowie die von Hanzlik und Presho (Zit. S. 1348) vor, die sämtlich durch Verfüttern von Manganerzen bzw. metallischem Mangan angestellt wurden und daher sowohl wegen des ungünstigen Resorptionsweges als auch wegen der geringen

[1] Dorlencourt, H.: Vermeintliche Gegengifte gegen Alkaloide und künstliche Antitoxine. Bull. Sci. pharmacol. **15**, 82, zit. nach Chem. Z. **1908** I, 1568. — [2] Perrin, M., u. Alain Cuénot: Essai de quelques sels anagotoxiques. C. r. Acad. Sci. Paris **102**, 1038 (1929). — [3] Hesse u. Jacobi: Klin. Wschr. **1932**, 2117. — Hesse, Jacobi u. Bregulla: Arch. f. exper. Path. **170**, 13 (1933). — [4] Orten, J., F. A. Underhill, E. R. Mugrage u. R. Lewis: Die Wirkung des Mangans auf die Kobalt-Polycythämie. J. of biol. Chem. **99**, 465 (1933). — [5] Richet: C. r. Acad. Sci. Paris **93**, 679 (1881). — [6] Matthews: Amer. J. Physiol. **10**, 290 (1904); **12**, 419 (1905). — [7] Dodel, C., u. R. Jouve: C. r. Soc. Biol. Paris **104**, 1159 (1930).

Löslichkeit derVerbindung keinenVergleich mit den andern Manganverbindungen zulassen, da es sich nicht um akute Vergiftungen handelt.

Säugetiere. Nach den Versuchen Koberts (Zit. S. 1339) ist die Empfindlichkeit für das komplexe Citrat des Mn'' bei Katze und Hund größer als bei den Nagern. Kobert (Zit. S. 1339) betont, daß Hunde wiederum empfindlicher sind als Katzen. Gegenüber Eisen fand er das Mangan bei Hunden 5mal giftiger. Die Empfindlichkeit der Nager scheint gegenüber den verschiedenen Manganoverbindungen ziemlich gleich zu sein, wofür vor allem die Untersuchungen Handovskys (Zit. S. 1334) sprechen (s. Tabellen 8 und 9).

Bemerkenswert ist hier, daß Baader[1] beim Versuch, Beziehungen zwischen Atomgewicht und Giftwirkung aufzustellen, hervorhebt, daß Mangan aus der Reihe der Metalle insofern herausfällt, als es trotz des niedrigen Atomgewichts ausgesprochen resorptive Wirkungen hat, während sonst diese Eigenschaft Metallen hoher Atomgewichte zukommt.

b) Oxydationsstufe. Die Bedeutung der verschiedenen Oxydationsstufen des Mangans für die akute Giftigkeit hängt aufs engste mit dem Schicksal der Manganverbindungen im Organismus zusammen. Wiewohl darüber noch nicht genügend experimentelle Untersuchungen vorliegen (s. Kap. 8, S. 1329), so ist doch aller Wahrscheinlichkeit nach die Manganoform die im Organismus wirksame; als stabile Form stellt sie das Reaktionsprodukt dar, das der Organismus aus den andern Oxydationsstufen bildet. Auf die Bedeutung für das Zustandekommen einer chronischen Vergiftung im Gegensatz zum Eisen, bei dem die Ferriform die stabile ist, ist von Starkenstein[2] nachdrücklich hingewiesen worden. Die zweiwertige Oxydationsstufe ist ja auch viel weniger sauer, führt viel weniger leicht zur Koagulation und hat daher die günstigsten Resorptionsbedingungen.

Auch der Vergleich mit den Oxydationsstufen des Quecksilbers drängt sich auf. Die Mercuristufe ist die stabile Form, in der die Quecksilbersalze zur Resorption kommen, während die Mercuroverbindungen erst allmählich in die Mercuriform übergeführt werden. Es unterscheiden sich die Symptome einer Kalomelvergiftung kaum qualitativ von denen einer Sublimatvergiftung, sondern der Unterschied ist vorwiegend ein quantitativer, weil im Organismus die Bedingungen zum Übergang der Mercuroform in die Mercuriform nicht immer sehr günstig liegen.

Das qualitative Bild der akuten Vergiftung mit Manganverbindungen verschiedener Oxydationsstufe ist nicht different, sondern nur quantitative Unterschiede lassen sich nachweisen, die damit zusammenhängen, daß z. B. dreiwertige Manganverbindungen erst in zweiwertige umgewandelt werden müssen, was sich in einer geringeren Giftigkeit der dreiwertigen äußert. Sato[3] stellte Untersuchungen über die Giftigkeit von zwei- bzw. dreiwertigen Mangannatriumcitratlösungen bei i. v. Injektion am Kaninchen an und fand, daß das erstere $2^{1}/_{2}-3^{1}/_{2}$mal so toxisch ist wie das letztere. Auch beim Vergleich der durch Mangan hervorgerufenen Blutdrucksenkung am Kaninchen ergibt sich eine viel (10mal) stärkere Wirksamkeit des zwei- gegenüber dem dreiwertigen Mangan.

Ebenso liegt es beim Mangandioxyd. Als schwer lösliche Verbindung erfolgt seine Reduktion zur Manganostufe nur sehr langsam, und deshalb eignet sich diese Verbindung nicht zur Erzeugung akuter, sondern chronischer

---

[1] Baader: Verh. dtsch. Ges. inn. Med. **1933**. — [2] Starkenstein: Verh. dtsch. pharmak. Ges. **1932**, 67. — [3] Sato, J.: Neue biologische Untersuchungen über Mangan. Arch. internat. Pharmycodynamie **36**, 49 (1929).

Manganvergiftungen, die aber, wie aus den Versuchen Melas[1] an Affen zu ersehen ist, auch mit kleinen Dosen $MnCl_2$, wenn es durch lange Zeiträume gegeben wird, zu erzielen sind. Über Unterschiede in der Giftigkeit von Manganerzen berichten Schwarz und Pagels (Zit. S. 1331) nach Versuchen an Katzen, denen sie die Erze verfütterten oder in die Trachea einbliesen. In einigen Versuchen mit Manganoxyduloxyd und Manganoxydul ließ sich keine stärkere Giftigkeit als bei Braunstein erkennen. Pyrolusit wirkte rascher und stärker als Braunstein, was sie mit der besseren Löslichkeit erklären.

Auch die Beobachtungen mancher Autoren, z. B. Edsall, Wilbur und Drinker[2], daß chronische Manganvergiftung beim Menschen durch Aufnahme von Staub, bestehend aus Manganerzen der zweiwertigen Oxydtationsstufe, hervorgerufen wird, spricht für die Annahme, daß das wirksame die zweiwertige Oxydationsstufe ist. Bei den von Meyer[3] bzw. Davis und Huey[4] beschriebenen Fällen chronischer Manganvergiftung handelt es sich um die Aufnahme manganhaltigen Dampfes. Ob Mangan als solches vorliegt oder bereits ein Oxyd, kann nicht entschieden werden, aber sicherlich kann es sich höchstens um ein niedriges Oxyd handeln. Es stimmen also die Beobachtungen am Menschen mit den Ergebnissen Melas[1] überein, daß nämlich chronische Vergiftung auch durch zweiwertige Verbindungen möglich ist. Schließlich ist auch die geringe Toxizität des Kaliumpermanganats bei parenteraler Zufuhr, die aus Tabelle 8 zu ersehen ist, nur ein Ausdruck dafür, daß von der Subcutis aus sehr wenig resorbierbare Manganoverbindungen und nur sehr langsam aus der hohen Oxydationsstufe gebildet werden können. Daß es sich bei den resorptiven Erscheinungen der Kaliumpermanganatvergiftung um Manganowirkung handeln kann, ist S. 1395 besprochen.

Es spielt also beim Mangan die Oxydationsstufe nur eine quantitative Rolle in dem Sinne, daß sie Ausmaß und Schnelligkeit bestimmt, in der Manganoverbindungen im Organismus zur Resorption kommen, während beim Eisen (s. Starkenstein in diesem Handbuch S. 814ff.) die beiden Oxydationsstufen qualitativ verschieden wirken, was, wie gesagt, damit begründet werden kann, daß die Ferriform die stabile, die Ferroform die labile ist.

Heubner[5] lehnt es hingegen ab, die Wirkungen des MnO_2 am Zentralnervensystem mit einer Wirkung des zweiwertigen Mangans in Zusammenhang zu bringen, da das Dioxyd dem Gleichgewicht zwischen Mangani- und Manganosalz schon etwas ferner steht und sich den sauren, anionischen Verbindungen nähert. Er will die Vergiftungen der Braunsteinmüller nicht mit den experimentellen Vergiftungen durch Mangansalze in eine Reihe stellen und hält die „Komplexaffinitäten" des MnO und MnO_2 prinzipiell für verschieden. Dieser Annahme widerspricht die Tatsache, daß Reiman und Minot (Zit. S. 1335) zeigen konnten, daß oxydische Manganerze im Magensaft als Manganochlorid gelöst werden und daß es ferner Mela (Zit. S. 1334) gelang, durch Zufuhr sehr kleiner Dosen Manganochlorids durch sehr lange Zeiträume bei Affen ein dem menschlichen Manganismus ähnliches Bild hervorzurufen. Ebenso stehen dieser Auffassung die eben zitierten Befunde chronischer Manganvergiftung durch niedrige Oxydationsstufen beim Menschen entgegen.

[1] Mela, H.: The exp. production of basal gangroin in Macasus Rhesus. Trans. amer. neur. Assoc. 1923, 49. — [2] Edsall, D. L., C. K. Drinker u. F. P. Wilbur: J. ind. Hyg. 1919/1920, 183. — [3] Meyer, A.: Chronische Manganvergiftung des Zentralnervensystems. Slg. Vergiftungsf. 1, 79 (1930). — [4] Davis, G. G., u. W. B. Huey: Chronische Manganvergiftung. J. ind. Hyg. 3, 231. — [5] Heubner, W.: Bedeutung der Schwermetalle für physiologische und pathologische Vorgänge. Chemische und biologische Grundlagen. Verh. dtsch. Ges. inn. Med. 1933, 254.

Tabelle 8. Toxische und tödliche Dosen für Wirbeltiere.

Tierart	Verwendete Verbindung	Dosis und Wirkung	mg-Äqu.* pro kg	Art der Verabreichung	Autor
Frosch	Manganosulfat	25 mg MnO/Tier tödlich 10 mg MnO/Tier toxisch	0,7 }proTier 0,28 }		Harnack[1]
Für beide Froscharten gleich	komplexes Citrat des Mn··	3 mg MnO/Tier von 50 g tödlich = 60 mgMnO/kg	1,7 0,56		Kobert[2]
Unke (Bombinator igneus)	Manganochlorid	1 mg MnO/Tier toxisch 2—5 mg MnO/Tier in 2—8 Tagen 8 mg MnO/Tier binnen 1 Std. tödlich	0,1 }proTier 0,22 }		Wohlwill[3]
	Manganochlorid	1,1 mg MnCl₂/Tier von 6—11 g tödlich = 140 mg MnCl₂/kg	2,2—1,4	in den Lymphsack	Bouveyron[4]
Taube	metallisches Mangan	0,97—2,7 g/kg vertragen	37—100	per os	Hanzlik u. Presho[5]
Maus	Manganochlorid komplexes Citrat des Mn·· komplexes Brenzcatechin	50 mg Mn/kg innerhalb 12 Std. tödlich	1,8	subcutan	Handovsky, Schulz u. Stämmler[6]
	Manganchlorid (2)	je 1 ccm pro 20 g Maus 1/200 tox. = 5mg = 250mg/kg	8,8	subcutan	Krauss u. Collier[7]
	Mangancarbonat (2)	1/100 vertragen = 10mg = 500mg/kg			
	Kaliummangansulfat	1/100 vertragen = 10mg = 500mg/kg			
	Kaliummanganacetat (3)	1/100 vertragen = 10mg = 500mg/kg			
	Calciummanganarseniat (2)	1/200 toxisch = 5mg = 250mg/kg	23,0		
	Mangandioxyd (4)	1/100 toxisch = 10mg = 500mg/kg			
	Kaliumpentachlormanganat	1/200 toxisch = 5mg = 250mg/kg			
	Ammoniumpentachlormanganat	1/100 toxisch = 10mg = 500mg/kg			
	Kaliumpermanganat	1/100 toxisch = 10mg = 500mg/kg	16,0		
	Manganochlorid	1 ccm n/10 wird gut vertragen/kg	1/10	intravenös	Schmidt[8]
Meerschweinchen	komplexes Citrat des Mn··	28—30 mg MnO/kg in 25 Std. tödlich 35—40 mg MnO/kg in 17—20 Std. tödlich	0,81 1,1	subcutan	Kobert[2]
	komplexes Brenzcatechin	57—60 mg MnO/kg in 12—15 Std. tödlich	1,6	subcutan	
	Manganochlorid komplexes Citrat des Mn·· komplexes Brenzcatechin	50 mg Mn/kg innerhalb 12 Std. tödlich	1,8	subcutan	Handovsky u. Mitarbeiter[6]
	Manganosulfat	100 mg MnSO₄/kg, die Tiere überlebten 7 Stunden	1—1,3	subcutan	Bertrand u. Serbescu[9]
	Manganochlorid	1 ccm n/10 wird gut vertragen/kg 0,15—0,25 (mit 4 Aqu.) pro kg tödlich	1/10 0,75—1,2	intravenös	Schmidt[8]
		10—11 mg MnO/kg meistens Erholung 12—13 mg MnO/kg minimal tödliche Dosis, Tod in 45 Stunden	0,3 0,37	subcutan	Hurst u. Hurst[10]
Kaninchen	komplexes Citrat des Mn··	28—30 mg MnO/kg Tod in 24 Stunden 100—110 mg MnO/kg Tod in 3 Stunden	0,85	subcutan	Kobert[2]

Tier	Verbindung		Bemerkung	...rial- u. Ohrvene)	Autor
	Manganochlorid / komplexes Citrat des Mn‥ / komplexes Citrat des Brenzcatechin	1,8	50 mg Mn/kg innerhalb 12 Std. tödlich	subcutan	Handovsky u. Mitarbeiter[6]
	Natriumpermanganat	2,3	0,00023 Grammatom/kg untere tödl. Dos.	intravenös	Sabbatani[12]
	Mangandioxyd	3,9	0,00039 Grammatom/kg untere tödl.Dos.	intravenös	
	Manganochlorid	4,2	0,00042 Grammatom/kg untere tödl. Dos.	intravenös	Červinka[13]
	Manganocarbonat	0,66	18 mg Mn/kg mittlere tödliche Dosis		
	Manganophosphat	0,09	3 mg MnO/kg toxisch		
	Manganochlorid	0,3	7—10 mg MnO/kg tödlich	intravenös	Sato[14]
	komplexes Citrat vom Mn‥	0,2	7 mg MnO/kg toxisch		
	komplexes Citrat vom Mn‥	0,7	25 mg MnO/kg tödlich		
	Manganosulfat	0,06	1,5 mg Mn/Tier tötet in 12—24 Stunden	suboccipital	Pentschew u. Kassowitz[15]
Katze	Manganochlorid	1/10	1 ccm n/10 wird gut vertragen/kg	intravenös	Schmidt[8]
	Manganosulfat	0,7	0,5 mg Äqu. toxisch/kg	intravenös	Starkenstein (unveröffentlicht)
	Manganosulfat	0,5	0,7 mg Äqu. tödlich/kg	intravenös	
	komplexes Citrat des Mn‥	0,26	8—9 mg MnO/kg töten in 90—100 Std.	subcutan	Kobert[2]
		0,4	13—15 mg MnO/kg töten in 30—40 Std.		
		0,7	20—25 mg MnO/kg töten in 9—12 Std.		
Hund	komplexes Citrat des Mn‥	0,23	6—8 mg MnO/kg töten nach 2 Tagen		
		0,4	13—14 mg MnO/kg töten nach 24 Std.		
	Manganochlorid	2,0	56 mg Mn/kg mittlere tödliche Dosis	intravenös	Červinka[13]
	komplexes Citrat des Mn‥	0,5	12 mg Mn (?)/kg töten in 24—48 Stunden	intravenös	Bargero[16]
Kaninchen	Kaliumpermanganat	2,0	70 mg/kg in 5proz. Lösung und mehr: Tod in wenigen Sekunden	intravenös	Muntsch[17]
		1,0	30 mg/kg toxisch in 5proz. Lösung		
		1,0	30 mg in 1proz. Lösung viel weniger tox.		
		0,3	11 mg/kg in 1proz. Lösung leicht toxisch		
		0,3	10 mg/kg in 1proz. Lösung ohne Befund		
		6,0	200 mg/kg in 5proz. Lösung vertragen		
Ratte	Natriumpermanganat	2,3	0,00023 Grammatom/kg untere tödl. Dos.	subcutan	Sabbatani[12]
		0,1	3 mg/kg in 5proz. Lösung wird vertragen	intravenös	
	Kaliumpermanganat	20,0	600 mg/kg in 5proz. Lösung toxisch, aber nicht tödlich	intravenös	Muntsch[17]
Maus	Kaliumpermanganat	10,0	300 mg/kg in 5proz. Lösung geringe toxische Erscheinung	subcutan	Muntsch[17]
		5,0	150 mg/kg in 2proz. Lösung nicht toxisch		
		4,0	130 mg/kg in 1proz. Lösung nicht toxisch		
	Kaliumpermanganat	16	je 1 ccm/20 g Maus 1/100 toxisch = 10 mg = 500 mg/kg	subcutan	Krauss u. Collier[7]

Anmerkungen siehe folgende Seite.

Tabelle 9. Übersicht über die tödlichen Dosen in mg-Äqu./kg Tier aus Tabelle 8 auf die einzelnen Verbindungen verteilt (Literatur siehe bei Tabelle 8).

Tierart	Manganochlorid		Manganosulfat		Komplexes Zitrat des Mn"		Kalium-permanganat	
	subcutan	intra-venös	subcutan	intra-venös	subcutan	intra-venös	sub-cutan	intra-venös
Frosch			14,0 (?)		1,7			
					2,0—4,4(?)			
Unke	1,4—2,2 (?)							
Maus	1,8	>0,1			1,8		16,0	
	2,5—4 (?)							
Meerschwein-chen	1,8	>0,1	>1—1,3(?)		0,8—1,6			
	0,75—1,25				1,8			
Ratte							>20	
Kaninchen	1,8	3,9			0,3—0,85	0,5	>6	2,0
		0,66		0,7	1,8	0,3		2,3
		>0,1						
Katze					0,26—0,7			
Hund		2,0			0,23—0,4	0,5 (?)		

Anmerkungen zu Tabelle 8 (S. 1346 u. 1347).

* Die Umrechnung in mg-Äqu. konnte nur dort verläßlich durchgeführt werden, wo aus der Literaturstelle die Zusammensetzung der verwendeten Verbindung genau zu ersehen war. Die unklaren Zahlen sind mit einem Fragezeichen versehen. Zur Umrechnung wurden folgende Relationen verwendet:

Verbindung	Molekular-gewicht	Äquivalent-gewicht	Verbindung	Molekular-gewicht	Äquivalent-gewicht
Mangan	54,93	27,46	Manganchlorür mit		
Manganoxyd . . .	70,93	35,4	4 aqua	197,91	98,9
Mangandioxyd . .	86,93	21,7	Mangansulfat mit 4 aqua	223,06	111,5
Mangancarbonat .	114,93	57,4	Kaliumpermanganat. .	158	31,6

[1] Harnack, E.: Wirkung der Emetika auf die quergestreiften Muskeln. Arch. f. exper. Path. 3, 59 (1875). — [2] Kobert, R.: Zur Pharmakologie des Mangans und Eisens. Arch. f. exper. Path. 16, 361 (1883). — [3] Wohlwill, F.: Über die Wirkungen der Metalle der Nickelgruppe. Arch. f. exper. Path. 56, 403 (1907). — [4] Bouveyron, A.: Action antitoxique du calcium à l'égard du manganèse chez Bombinator igneus. C. r. Soc. Biol. Paris 103, 396 (1930). — [5] Hanzlik, P. J., u. E. Presho: Comparative Toxicity of metallic lead an other heavy metals for pigeons. J. of Pharmacol. 21, 148 (1923). — [6] Handovsky, H., H. Schulz u. M. Stämmler: Arch. f. exper. Path. 110, 265 (1925). — [7] Krauss, F., u. W. Collier: Über die biolog. Wirkungen von anorg. Stoffen usw. Arch. f. exper. Path. 162, 452 (1931). — [8] Schmidt, H.: Die Steigerung der Antikörperbildung durch intravenöse MnCl₂-Einspritzung. Zbl. Bakter. 95, 74 (1925). — [9] Bertrand, G., u. P. Serbescu: Über die Giftigkeit des Aluminiums im Vergleich mit andern Metallen. C. r. Acad. Sci. Paris 193, 128 (1931). — [10] Hurst, E. W., u. P. E. Hurst: The aetiology of hepato-lenticular degeneration: experimental liver cirrhosis: poisoning with manganese, chloroform, phenylhydrazine, bile and guanidin. J. of Path. 31, 303 (1928). — [11] Sugihara, N.: Über die tödlichen Dosen und über die Verteilung von Kupfer und Mangan bei Kaninchen nach Injektion in den portalen wie auch den peripheren Blutkreislauf. Zit. nach Ber. Physiol. 34, 900 (1925). — [12] Sabbatani, L.: Vergleich der pharmakologischen Wirkung von Manganchlorid, -carbonat und -phosphat, zit. nach Ber. Physiol. 47, 336 (1928); 49, 276 (1928). — [13] Červinka, F.: Pharmacologie et toxicologie du manganèse. C. r. Soc. Biol. Paris 102, 262 (1929). — [14] Sato, J.: Nouvelles recherches biologiques sur le manganèse. Arch. internat. Pharmacodynamie 36, 49 (1929). — [15] Pentschew, A., u. H. Kassowitz: Arch. f. exper. Path. 164, 680 (1932). — [16] Bargero, A.: Zit. nach Malys Jber. Tierchem. 36, 106 (1906). — [17] Muntsch: Kaliumpermanganat als Entgiftungsmittel bei akuter Morphin-, Cocain- und Cyankaliumvergiftung. Arch. f. exper. Path. 161, 545 (1931).

c) **Die Bedeutung der Bindung.** Handovsky[1] hat dieser Frage eine spezielle Untersuchung gewidmet. Für die akute Vergiftung fand er das $MnCl_2$, das komplexe Citrat des Mn'' und ein aromatisches Mn''-Komplexsalz gleich giftig. Nur bei der chronischen Vergiftung konnte er quantitative Unterschiede feststellen, die er auf verschieden rasche Resorption zurückführt. Das Citrat war wirksamer als das Chlorid und dieses wirksamer als das aromatische Komplexsalz. Ein qualitativer Unterschied, wie er beim Eisen aufgefunden wurde, liegt hier nicht vor. Ähnlich liegen die Verhältnisse in den Versuchen am überlebenden Froschherzen (s. S. 1372). Es muß auffallen, daß die beiden Beschreiber Kobert (Zit. S. 1339) und Caliebe[2], von denen der eine mit dem komplexen Citrat des Mn'', der andere mit dem Chlorid gearbeitet hat, in ihrer Beschreibung der Wirkung völlig übereinstimmen, was auch Hendrych (s. S. 1373) bestätigen konnte, während wir vom Eisen aus den Versuchen von Michaelis und Stern[3] einerseits hinsichtlich der Beeinflussung proteolytischer Vorgänge und aus den Versuchen Hendrychs[4] an überlebenden Organen Unterschiede der Salze mit verschiedenartig gebundenem Metall kennen; vgl. auch die Versuche Eichholtz' S. 1298.

In Versuchen am isolierten Darm (s. S. 1380) allerdings ist Hendrych ein unterschiedliches Verhalten je nach der Bindungsart bei der Anwendung bicarbonat- und biphosphatfreier Tyrodelösung aufgefallen, und auch am Laewen-Trendelenburgschen Präparat ergaben sich große Differenzen in den wirksamen Konzentrationen (S. 1374).

Ein Vergleich der dreiwertigen anorganischen Mangansalze und der dreiwertigen Komplexsalze ist wegen der Unbeständigkeit der ersteren nicht möglich.

Es scheint demnach die Bindungsart für die Wirkung der Manganverbindungen nicht in dem Maße von Bedeutung zu sein, wie es beim Eisen der Fall ist. Der Grund dafür mag darin gelegen sein, daß im Organismus ein einheitliches Reaktionsprodukt aus allen Manganverbindungen, nämlich eine stabile Manganoform zur Wirkung kommt.

Diese Auffassung berührt sich mit der von Heubner (Zit. S. 1345) geäußerten Ansicht, daß bei der Berührung metallischer Gifte mit verschiedenartigem Zellmaterial verschiedene Komplexe sich bilden, die aber nicht von einer solchen Stabilität sind, daß sie auf ihrem Wege durch das komplizierte Milieu des Organismus nicht ziemlich rasch in dieselbe Gleichgewichtslage, also auch in dieselbe Reaktionsfähigkeit geraten sollten.

Ob die Anionen der Manganosalze für die Toxizität eine ähnliche Rolle spielen, wie man es z. B. von den Mg- und Fe-Salzen kennt, kann man bisher mangels hinreichenden Untersuchungsmateriales nicht erschließen. Für Chlorid und Sulfat ist ein Unterschied wohl deshalb zu erwarten, weil das Chlorid ausgesprochen lipoidlöslich ist, während das Sulfat zum mindesten in Alkohol und Aceton unlöslich ist. Aus der Tabelle 8 wäre nur der Befund von Harnack beim Frosch so zu deuten.

11. Subakute und chronische Vergiftungen an Wirbeltieren[5].

Frösche. Kobert (Zit. S. 1339) injizierte Fröschen 6mal im Laufe von 14 Tagen wiederholt das komplexe Manganocitrat. Die Tiere blieben monatelang ohne Erscheinungen.

---

[1] Handovsky, H., H. Schulz u. M. Staemmler: Über akute und chronische Schwermetallvergiftung. I. Mitt.: Manganovergiftung. Arch. f. exper. Path. **110**, 265 (1925). — [2] Caliebe, F. W.: Zur Kenntnis der Kreislaufwirkung des zweiwertigen Mangans. Z. Kreislaufforsch. **20**, 463 (1928). — [3] Michaelis, L., u. K. G. Stern: Über den Einfluß von Schwermetallen und Metallkomplexen auf proteolytische Vorgänge. Biochem. Z. **240**, 192 (1931). — [4] Hendrych, F.: Zur Analyse der pharmakologischen Eisenwirkung. Arch. f. exper. Path. **161**, 419 (1931). — [5] Die pathologisch-anatomischen Befunde sind in Kap. 13 besprochen.

Vögel. Durch lang ausgedehnte orale Darreichung von Manganerzen (0,5 bis 0,15 g) ließ sich bei Vögeln nach Oettingen und Sollmann[1] keine Vergiftung erzeugen.

Versuche an **Säugetieren** wurden schon von den älteren Autoren mit Rücksicht auf das von Couper[2] beschriebene Bild des Manganismus beim Menschen vielfach durchgeführt. Chronische Vergiftung durch Manganverbindungen lassen sich an Tieren nicht ohne Schwierigkeiten hervorrufen. Bei Verwendung ätzender Verbindungen kommt es zu lokal bedingten Störungen im Verdauungsapparat und ihren Folgen, die von der Wirkung der Manganverbindungen nicht zu trennen sind. Auch die dauernde Verfütterung von nichtätzenden Substanzen, wie das citronensaure Doppelsalz, wird von den Versuchstieren nicht ohne lokale Schädigungen vertragen. Kobert (Zit. S. 1339) gewöhnte Kaninchen durch vorhergehende Fütterung mit citronensaurem Natrium an die wiederholte Einverleibung des citronensauren Manganoxydulnatriums. Bei unvorsichtiger Verfütterung von Mangansalzen gehen die Tiere unter Darmkatarrhen mit Zeichen einer akuten Manganvergiftung zugrunde.

Auch die Erzielung von chronischen Manganvergiftungen durch parenterale Einspritzung leidet an dem mißlichen Umstand, daß an den Applikationsstellen auch bei Verwendung nichtätzender Verbindungen schmerzhafte Infiltrate bzw. Abscesse entstehen (s. S. 1362).

Kaninchen. Wibmer[3] verfütterte lange Zeit hindurch Mangancarbonat in mäßigen Dosen, ohne Vergiftungserscheinungen an den Tieren zu sehen. Auch Kobert (Zit. S. 1339) gelang es nicht, durch Verfüttern des komplexen Citrats Vergiftungserscheinungen hervorzurufen. Bei einem solchen Versuch, der ohne erhebliche Verdauungsstörungen, Durchfälle und Nierenschädigungen verlief, erhielt ein 1800 g schweres Tier binnen 3 Monaten 15 g Manganoxyd. Im Harn fanden sich nur Spuren Mangan, aber kaum größere Mengen als normal. Die Organe des Tieres waren normal. Kobert (Zit. S. 1339) schließt aus diesen Versuchen, daß chronische Manganvergiftung nur auf dem Wege der Subcutis erzeugbar ist. Auch Harnack (Zit. S. 1363) konnte durch Verfüttern von Manganpeptonat (je 0,02 g Mangan) und -phosphat (je 0,05 g Mangan) durch Wochen hindurch keine allgemeine Vergiftung hervorrufen. Levy und Tiefenbach[4] verfütterten Mangandioxyd messerspitzweise. Nach $3\frac{1}{2}$ Wochen bis 3 Monaten zeigten die Tiere Abmagerung, wächserne Biegsamkeit, Ungeschicklichkeit in den Bewegungen und Rigidität der hinteren Extremitäten. Die Autoren weisen auf die Ähnlichkeit mit dem Manganismus beim Menschen hin. Reichmann gab 6 Kaninchen 3 Jahre lang 10—15 ccm MnO_2 wöchentlich, vermischt mit ihrem Futter, ohne daß krankhafte Erscheinungen auftraten (zit. nach Chop[5]). Findlay[6] beobachtete nach wiederholter subcutaner Injektion kleiner Dosen von Manganochlorid toxische Wirkungen auf die Leber, nach großen Dosen auch auf die Niere. Handovsky (Zit. S. 1334) injizierte subcutan in Dosen von 10 mg pro kg und Injektion Manganochlorür, das komplexe Mn‴-Citrat und eine aromatische Komplexverbindung. Die Intervalle zwischen den Injektionen wurden so gewählt, daß mit der Injektion

---

[1] Oettingen u. Sollmann: J. ind. Hyg. **9**, 48, zit. nach Chem. Z. **1927 I**, 2447. — [2] Couper: Über die Wirkungen des Braunsteins. Buchners Rep. d. Pharmaz. **61**, 258 (1837). — [3] Wibmer: Bemerkungen über die Wirkungen verschiedener Arzneimittel und Gifte. Buchners Rep. f. Pharmaz. **39**, 77 (1831). — [4] Levy, F. H., u. L. Tiefenbach: Die experimentelle Manganperoxyd-Encephalitis und ihre sekundäre Autoinfektion. Z. Neur. **71**, 303 (1921), zit. nach Ber. Physiol. **12**, 312 (1932). — [5] Chop, A.: Über chronische Manganvergiftungen. Diss. Jena 1913. — [6] Findlay, G. M.: Brit. J. exper. Path. **5**, 92 (1924), zit. nach Ber. Physiol. **30**, 639.

ausgesetzt wurde, wenn sich Freßunlust einstellte. Um im chronischen Versuch zu töten, fand er (in dem von ihm verwendeten Dosenbereich) geringere Manganmengen nötig als im akuten Versuch.

Die Vergiftung führte zu Veränderungen in der Leber. Červinka[1] injizierte Manganchlorid, gemischt mit Natriumthiosulfatlösungen, i. v. und beobachtete bei den Tieren eine zunehmende Entkräftung, begleitet von Diarrhöen und Gewichtsabnahme. Pathologisch-anatomisch wies er Veränderungen an Darm und Niere nach. Grünstein und Popowa[2] verfütterten täglich 2—3 g Kaliumpermanganat durch ein bis mehrere Monate. Während klinisch keine neurologischen Erscheinungen auftraten, fanden sich histologisch Veränderungen im Zentralnervensystem. Rao[3] beschreibt nach subcutaner und i. p. Injektion von Manganochlorid (70—675 mg in 9—160 Tagen) Leberveränderungen. Pignatari[4] vergiftete chronisch durch subcutane Mangansulfatinjektionen und wies an Hand von Funktionsprüfung eine gestörte Leberfunktion nach. Hendrych und Klimesch (Zit. S. 1332) setzten durch i. m. Injektion von Mangancarbonat (2 g 20—34 Tage hindurch) Mangandepots, ohne Vergiftungserscheinungen zu beobachten.

Subcutane Injektion vom Manganochlorid (0,03—0,23 mg-Äqu. pro kg täglich mehrere Wochen hindurch) rief an den Tieren keine Vergiftungserscheinungen hervor, nur in einem Fall Tremor der hinteren Extremitäten. Auch 3 Versuche mit dem komplexen Citrat (2,75 mg Mangan — 8,5 mg jeden 2. Tag durch 8—12 Tage) riefen ebenfalls keine spezifischen Vergiftungserscheinungen, wohl aber Leber- (und Nieren-) Veränderungen hervor.

Meerschweinchen und Ratte. Handovsky (Zit. S. 1334) beobachtete nach subcutaner Zufuhr von Manganochlorür bzw. der aromatischen Verbindung nur Gewichtsabnahme. Findlay (Zit. S. 1384) beschreibt am Meerschwein und an der Ratte nach subcutaner Injektion kleiner Dosen von Manganchlorür Leberveränderungen, bei Ratten erzielte Findlay durch Füttern von $MnCl_2$ dieselben Veränderungen.

Schwein. Richards (Zit. S. 1327) verfütterte an Schweine täglich 3,5 g des komplexen Citrats durch 9 Monate, ohne Vergiftungserscheinungen zu beobachten.

Hund. Kobert (Zit. S. 1339) vergiftete durch wiederholte subcutane Injektion des komplexen Citrats. Es kam zu Appetitverminderung, Erbrechen, Durchfällen, starkem Ikterus, reichlicher Harnabsonderung mit starkem Durst; der Harn enthielt Eiweiß und Zylinder. Schon bei mehrtägiger Vergiftung traten parenchymatöse Degenerationen an den Nieren auf. Kobert macht die Annahme, daß sämtliche löslichen und resorbierbaren Metallsalze bei ihrer Elimination durch die Niere diese in mehr oder weniger hochgradiger Weise irritieren. Reiman (Zit. S. 1291) fütterte Manganerze monatelang, ohne Symptome beobachten zu können. Ein Hund, dem v. Jaksch (Zit. S. 1354) 1½ Jahre mit seinem Futter Manganoxydul gab, blieb gesund. Richet, Gardner und Goodbody[5] fütterten Hunde täglich mit 0,1 g Mangancitrat durch 146 Tage, ohne Giftwirkungen festzustellen. Červinka[1] beobachtete bei analoger Versuchsanordnung wie beim Kaninchen dieselben Erscheinungen.

[1] Červinka, F.: Pharmakologie und Toxikologie des Mangans. C. r. Acad. Sci. Paris **102**, 262 (1929). — [2] Grünstein, A. M., u. N. Popowa: Experimentelle Manganvergiftung. Arch. f. Psychiatr. **87**, 742 (1929), zit. nach Ber. Physiol. **55**, 117. — [3] Rao, P. Krisna: Die Beziehungen des Mangans zu Leberveränderungen. Beitr. path. Anat. **87**, 599 (1931). — [4] Pignatari, F.: Glykämie und Lipämie bei der Manganvergiftung. Fol. med. (Napoli) **18**, 484 (1932), zit. nach Ber. Physiol. **69**, 768 (1933). — [5] Richet, Ch., Gardner u. Goodbody: Effects des sels de zirconium, de titane, et de manganèse sur la nutrition. C. r. Acad. Sci. Paris **181**, 1105 (1925).

Katze. Schwarz und Pagels (Zit. S. 1331) verfütterten Braunstein bzw. Pyrolusit und Manganoxyde zu 2 g oder bliesen davon 0,2 g in die Trachea. Manganoxyduloxyd und Manganoxydul waren nicht stärker giftig als Mangandioxyd. Pyrolusit (90% MnO_2 enthaltend) erwies sich giftiger als reines MnO_2, offenbar infolge seiner besseren Wasserlöslichkeit. Die Katzen zeigten individuell eine sehr verschiedene Disposition für die Vergiftung. Anfänglich trat eine Zunahme der Erythrocyten auf, später eine Abnahme sowie Abnahme des Hämoglobins. Auch Lähmungserscheinungen wurden beobachtet; in einem Falle auch schwere Magen-Darmsymptome.

Affe. Mela[1] behandelte 4 Affen 18 Monate hindurch mit i. p. oder subcutaner Injektion von Manganochlorür in 1 prom. Lösung. Die Injektionen erfolgten jeden zweiten Tag. Die Tiere zeigten nach der Injektion eine leichte Indisposition, sie lagen für 10—15 Minuten in einem Winkel, erholten sich aber wieder. Später entwickelte sich das Bild des Parkinsonismus. Tremores,

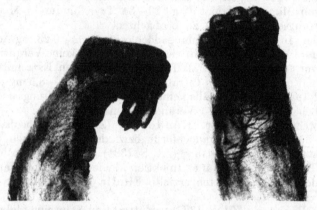

Abb. 1. Typische „Paralysis agitans"-Kontraktur der Hände beim Affen. (Nach Mela[1].)

choreatisch-athetotische Bewegungen, Rigidität der Extremitäten trat auf. Die Hände zeigten Kontrakturen mit gestreckten Endphalangen (s. Abb. 1). In Gehirn und Leber fanden sich pathologisch-anatomische Veränderungen.

Wenn man die zahlreichen Erfahrungen über chronische Manganzufuhr insbesondere beim Kaninchen in Form der verschiedenen Verbindungen und Zuführungsarten betrachtet, so kommt man zu folgenden Schlüssen: Die perorale Resorption der Manganverbindungen scheint nicht auszureichen, um durch Zufuhr von Mangansalzen Erscheinungen an Leber oder Niere herbeizuführen. Untersuchungen von Klimesch[2] aus unserm Institut (unveröffentlicht) ergaben, daß kleine perorale Dosen der anorganischen komplexen Eisenverbindungen sehr schnell und ausschließlich durch den Darm ausgeschieden werden und die Niere überhaupt nicht passieren. Ein analoges Verhalten der Manganverbindung ist wohl auch dafür verantwortlich, daß diese Verbindungen nur nach parenteraler Injektion die von Kobert (Zit. S. 1339) gefundene Nierenschädigung hervorrufen können.

Auffallend hingegen ist, daß in den Versuchen von Levy und Tiefenbach (Zit. S. 1370) bzw. Grünstein und Popowa (Zit. S. 1351) nach Verfüttern von

[1] Mela, H.: The experimental production of basal ganglion symtomatology in Macasus Rhesus. Arch. of Neur. **11**, 405 (1924) — Trans. amer. neur. Assoc. **1923**, 49. —
[2] Klimesch, K.: Unveröffentlichte Versuche.

Manganoxyden und Manganerzen bzw. $KMnO_4$ Erscheinungen am Zentral-nervensystem ähnlich wie beim Manganismus des Menschen aufgetreten sind. Man könnte daran denken, daß die genannten Verbindungen erst durch redu-zierende Vorgänge in Manganoverbindungen übergeführt werden müssen, ehe sie zur Aufnahme kommen. Als Zwischenstufe tritt in allen Fällen schwer lösliches Mangandioxyd auf, so daß auf diese Weise immer nur eine geringe Konzentration von Manganoverbindungen im Organismus zu erwarten ist. Viel-leicht liegen hier die Bedingungen ähnlich wie bei der chronischen Bleivergif-tung. Es wäre also das Besondere bei diesen Verbindungen, daß für lange Zeit niedrige Konzentrationen an Manganoverbindungen in den Organis-mus gelangen. Die Frage der Depotbildung ist noch ungeklärt.

Nach parenteraler Injektion von Mangansalzen werden übereinstimmend von den meisten Autoren bei Kaninchen, Hund, Meerschwein und Ratte Veränderungen in der Leber beschrieben (s. Kap. Leber) und von Kobert (Zit. S. 1339), Findlay (Zit. S. 1384) und Červinka (Zit. S. 1351) auch ent-zündliche Veränderungen der Niere. Die Versuche Koberts sprechen dafür, daß das Manganocitrat wie das komplexe Ferricitrat durch die Nieren aus-geschieden wird und daher lokal Erscheinungen hervorruft. Das ergeben auch die Untersuchungen Cahns (Zit. S. 1340) über die Verteilung.

Bei parenteraler Zufuhr von Mangansalzen hingegen sind mit Ausnahme der Versuche Melas (Zit. S. 1334) an Affen niemals zentral-nervöse Symptome beobachtet worden. Es könnte der Affe für diese Symptome besonders dispo-niert sein. Andererseits fällt in den Versuchen Melas die niedrige Dosis auf.

Die Versuche Melas sprechen dagegen, dem Braunstein eine Sonderstellung unter den Manganverbindungen hinsichtlich chronischer zentral-nervöser Symptome einzuräumen. Es scheint eher eine Dosen- und Zeitfrage vorzuliegen.

Man kann die Erscheinungen an den parenchymatösen Organen, vor allem an Leber und Niere, als subakute Vergiftung der chronischen gegenüber, die sich nur am Zentralnervensystem abspielt, abgrenzen. Die subakute kommt durch parenterale oder i. v. Zufuhr mittlerer Dosen löslicher Manganover-bindungen zustande. Die chronische durch die Einwirkung kleinster Kon-zentrationen von Manganosalzen, die entweder, wie im Falle Melas (Zit. S. 1334), als solche zugeführt werden oder, wie bei der Verfütterung von Mangandioxyd, Erzen oder Kaliumpermanganat, erst durch Reduktion aus den höheren Oxydationsstufen entstehen. Die geringfügige Konzentration wird in letzterem Falle dadurch erzielt, daß der Weg der Reduktion über die schlecht lösliche Stufe des Mangandioxyds führt.

Das auf S. 1380 erwähnte, gelegentliche Auftreten von Ikterus bei der akuten Manganvergiftung stellt eben einen Übergang zwischen akuter und subakuter Form dar, sowie ja auch Mela (Zit. S. 1334) bei seinen Affen, die typische Zeichen chronischer Manganvergiftungen boten, bei der Sektion auch Leber-veränderungen nachwies. Auch beim Manganismus des Menschen glaubt Charles durch Leberfunktionsprüfungen eine gestörte Leberfunktion nachgewiesen zu haben (s. S. 1380).

12. Chronische Manganvergiftung beim Menschen. Manganismus.

Im Jahre 1831 hat Couper[1] bei Arbeitern einer Fabrik, die mit dem Zer-reiben von Braunstein zur Herstellung von Bleipulvern beschäftigt und meist

---

[1] Couper: Über die Wirkungen des Braunsteins. Buchners Rep. d. Pharmaz. **61**, 258 (1837) — Brit. Ann. of Med. **1837**, zit. nach Kobert.

am ganzen Körper mit einer Schicht von Mangandioxyd bedeckt waren, Erscheinungen von Muskellähmungen beschrieben. Auf die wieder in Vergessenheit geratene Vergiftung ist im Jahre 1901 von Embden[1] und gleichzeitig von v. Jaksch[2] aufmerksam gemacht worden. Daran schlossen sich Berichte über Manganvergiftungen in der deutschen und ausländischen Literatur. v. Jaksch und Embden gebührt das Verdienst, das Krankheitsbild in seinen wesentlichen Zügen erkannt und damit die Lehre von der Mangantoxikose begründet zu haben.

Die Manganvergiftung ist seit dem Jahre 1929 in Deutschland in die Reihe der entschädigungspflichtigen, gewerblichen Vergiftungen einbezogen worden. Zur Verhütung weiterer Erkrankungen forderte Friedel[3] schon 1903 für die Braunsteinmühlen gesetzliche Vorschriften, wie sie für die Thomasschlacken- und Bleiweißbetriebe bestehen.

Die häufigste Ursache für die Vergiftung bildet das Sieben und Mahlen des Braunsteins in den Braunsteinmühlen. Auch andere Manganerze kommen in Betracht (Gayle[4], Edsall, Drinker und Willbur[5], s. ferner S. 1355). In Deutschland gibt es Braunsteinmühlen vor allem in Hamburg und in Thüringen (Arnstadt und Geraberg). Eine ausführliche Darstellung der Geschichte der Mangandarstellung und Gewinnung, des Vorkommens von Manganerzen, der als Farben zur Verwendung kommenden Manganverbindungen, der weltwirtschaftlichen Produktion und industriellen Verwendung von Manganerzen, sowie ihrer Verarbeitung in den Braunsteinmühlen gibt Bickert[6]. Hilpert[7] beschreibt die schlechten hygienischen Verhältnisse in den Braunsteinmühlen Thüringens. Der Bergbau auf Braunstein ist in Thüringen ganz zurückgegangen. Es wird nur noch kaukasischer und javanischer Braunstein verarbeitet. Die Feinheit des Pulvers bzw. die Neigung zur Staubbildung ist für das Entstehen von Vergiftungen maßgebend. So sah Embden[1] in einem Fall Braunsteinvergiftung auftreten, als ein stärker staubendes Erz zur Verarbeitung kam. Cohen[8] beobachtete 10 Fälle beim Versagen einer Entstaubungsanlage. Jaksch[2] beschreibt die Vergiftung bei Arbeitern, welche mit der Herstellung von Kaliumpermanganat aus Braunstein und mit dem Trocknen von Manganschlamm beschäftigt waren. Baader[9] beobachtete einen Fall bei einem Trimmer, der mit dem Verladen von Manganerzen beschäftigt war. Mosheim[10] sah 3 Fälle bei Arbeitern in der manganverarbeitenden Industrie. Die Arbeiter waren als Mischer in der Taschenlampenbatterie- und Elementeindustrie beschäftigt. Sie standen stundenlang ohne jede Schutzvorrichtung in einer dicken Staubwolke von Graphit und gemahlenem Braunstein. Aus der Manganstahlindustrie sind bisher wenige Fälle von Vergiftungen

[1] Embden, H.: Über die chronische Manganvergiftung bei Braunsteinmüllern. Dtsch. med. Wschr. **1901**, 27, 795; **1922**, 48, 472 — Münch. med. Wschr. **1927**, 2040. — [2] v. Jaksch-Wartenhorst: Wien. klin. Rdsch. **15**, 629 (1901) — Prag. med. Wschr. **1904**, Nr 11 — Über chronische Mangantoxikosen. — Verh. Kongr. inn. Med. **24**, 99 — Mangantoxikosen und Manganophobie. — Münch. med. Wschr. **1907**, 569. — [3] Friedel-Wernigerode: Z. Med.beamte **16** (1903). — [4] Gayle, R. Finlay: Die Manganvergiftung und ihre Wirkung auf das zentrale Nervensystem. J. amer. med. Assoc. **85**, 2008 (1925), ref. nach Münch. med. Wschr. **1926**, 2180. — [5] Edsall, D. L., C. K. Drinker u. F. P. Wilbur: J. ind. Hyg. **1**, 183 (1919/20) (33 Fälle). — [6] Bickert, Fr. W.: Studien über Manganvergiftung. I. Braunstein, Vorkommen, Gewinnung und Verarbeitung. Arch. Gewerbepathologie **4**, 674 (1933). — [7] Hilpert, P.: Chronische gewerbliche Manganvergiftung. Slg Vergiftungsf. **1930**, 81 — Sammelbericht darüber ebenda **1930**, 101. — [8] Cohen, G.: Zur Klinik und Pathogenese der chronischen Manganvergiftung. Vortr. Ges. Neur. Großhamburg, ref. Zbl. Neur. **50**, 155 (1928). — [9] Baader, E. W.: Manganismus eines Trimmers. Zbl. Gewerbehyg. **9**, 1 (1932) — Med. Klin. **1932**, Nr 28, 35. — [10] Mosheim, D.: Manganvergiftungen bei Arbeitern aus der manganverarbeitenden Industrie. Zbl. Neur. **64**, 726 (1930) — Klin. Wschr. **1932**, Nr 48.

beschrieben. Man stellt ja das Mangan auch im elektrischen Ofen durch Reduktion in Gegenwart von Kohle aus seinen Oxyden dar. Meyer[1] beschreibt einen Fall, bei einem Arbeiter, der 17 Jahre bei einem Manganofen und Mangankessel stand. Davis und Huey[2] sahen 2 Fälle chronischer Manganvergiftung bei 2 Arbeitern einer Bessemerstahlfabrikation, die sie auf Einatmung der Dämpfe zurückführen, die bei verschiedenen Operationen frei werden, namentlich aus dem elektrischen Schmelzofen während seiner Nachfüllung. Die Dämpfe enthalten 18,72% Mangan, der grobe Staub aus dem Ofen 38,16% Mangan. Berichte über Manganvergiftung beim Manganbergbau und in der Manganfarbenindustrie liegen nicht vor.

Der Mechanismus der Manganvergiftung ist nach v. Jaksch (Zit. S. 1354) der, daß Mangandioxyd, in Staubform durch die Lungen aufgenommen, vielleicht als Manganalbuminat weiter transportiert wird. Er hält insbesondere das Vorhandensein von Manganoxydul (MnO) für giftig. Diesen Schluß zog er auf Grund der Tatsache, daß sich in einer Fabrik keine weiteren Erkrankungen mehr ereigneten, als sie ihren Betrieb in der Weise änderte, daß kein an Manganoxydul reicher Staub zur Verwendung kam, obwohl durch Vergrößerung des Betriebes eine wesentlich höhere Zahl von Arbeitern beschäftigt wurde. Auch Lehmann[3] nimmt an, daß die Giftigkeit des Braunsteins durch niedrige Oxydationsstufen des Mangans, die in manchen Braunsteinsorten in großen Mengen als Begleiter auftreten, bedingt ist.

Sato[4] studierte die Manganvergiftungen in japanischen Manganfabriken. Er meint in Anlehnung an die von Jaksch geäußerte Vermutung, daß die zweiwertigen Manganerze giftiger sind als die höherwertigen. Diese Anschauung wird durch die Versuche von Schwarz und Pagels (Zit. S. 1331) widerlegt, die mit chemisch reinem Braunstein an Katzen Manganvergiftungen erzeugten. Nach ihren Untersuchungen sind Differenzen in der Toxizität von Manganerzen durch verschiedene Löslichkeit bedingt.

Hilpert (Zit. S. 1354) vertritt die Meinung, daß die eigentlich toxisch wirkende Manganverbindung bisher nicht festzustellen gewesen ist. Er betont, daß Vergiftungen offenbar nur in Braunsteinmühlen, vielleicht auch in Bergwerken vorkommen, dagegen nicht in der den gemahlenen Braunstein verwertenden Industrie. Bei der Herstellung der Elemente für Taschenlampenbatterien stünden die Arbeiter beim Einpressen des Mangans in die Patronen dauernd in einer Staubwolke, und trotzdem ist von Vergiftungsfällen nichts bekannt. Auch wenn der Braunstein mit Salzsäure vorbehandelt wird, treten keine Erkrankungen auf. Er nimmt an, daß beim Mahlen des Braunsteins flüchtige, sehr giftige Verbindungen frei werden, die dann an der Luft oxydiert werden. Durch die Beobachtungen Mosheims (Zit. S. 1354) kennen wir aber heute Vergiftungen auch aus der manganverwertenden Industrie. Die Entstehung von flüchtigen Manganverbindungen kommt wohl hauptsächlich in der Manganstahlindustrie in Betracht, da ja Braunstein bei gewöhnlicher Temperatur recht resistent gegen die verschiedensten Agenzien ist.

Siegel[5] hebt hervor, daß die chronische Vergiftung einen ganz andern Angriffspunkt im Körper finden muß als die akute. Daß es nicht verschiedene

---

[1] Meyer, A.: Chronische Manganvergiftung des Zentralnervensystems. Slg Vergiftungsf. 1930, 1, 79. — [2] Davis, G. G., u. W. B. Huey: Chronische Manganvergiftung (2 Fälle). J. ind. Hyg. 3, 231 (1921/1922). — [3] Lehmann, K. B.: Kurzes Lehrb. der Arbeits- und Gewerbehygiene, S. 226. Leipzig 1919. — [4] Sato, J.: Nippon Shinkeigaku Zasshi [Bull. Soc. neur. du Japon] 19 (1920). — [5] Siegel, R.: Über die akute Kaliumpermanganatvergiftung. Münch. med. Wschr. 1925, 259.

Resorptionswege sein können (Inhalation des Braunsteins bei Arbeitern), beweisen die Versuche Levys und Tiefenbachs (Zit. S. 1370) mit Braunsteinfütterung am Kaninchen. Warum aber dasselbe Gift bei verschiedener Form der Verabreichung hinsichtlich Dosierung und Zeitfaktor zu ganz andern Krankheitserscheinungen führt, ist bis jetzt noch nicht aufgeklärt.

Die Disposition zur Vergiftung ist individuell sehr verschieden, manche Arbeiter können jahrelang ohne Erkrankung in den Betrieben tätig sein, bei manchen tritt die Vergiftung schon nach Monaten ein (Hilpert, Zit. S. 1354, Hygiène du travail[1]). Der Fall Baaders (Zit. S. 1354) betraf einen Trimmer unter 12 Arbeitern mit der gleichen Beschäftigung. Baader nimmt an, daß die wiederholte Reizung der Lungenschleimhaut durch Verladen von Cypernerz (infolge Abspaltung von Schwefelsäuredämpfen) die Resorption des Mangans begünstigte.

Bickert[2] gibt an, daß seit 1919 in Deutschland 42 Krankheitsfälle von chronischer Manganvergiftung vorgekommen sind, das sind 4% der in den Braunsteinmühlen beschäftigten Arbeiter. Die Krankheitsfälle sind zum großen Teil schwer und führen zu 80—100% Erwerbsverminderung. Auffallend ist, daß vorwiegend Arbeiter im Alter bis zu 30 Jahren erkranken, und zwar schon nach einer Arbeitsdauer von 3—6 Monaten. Embden (Zit. S. 1354) berichtet in der Diskussion zu den Pagels-Schwarzschen Versuchen, daß nur ein kleiner Teil der Arbeiter erkrankte, vor allem die Alkoholiker (von Gayle, Zit. S. 1354, nicht bestätigt). Das könnte in Zusammenhang mit der Wirkung des Mangans auf die Leber stehen, die bei der experimentell erzeugten chronischen Vergiftung so bedeutsam ist und die auch aus den Befunden von Charles[3] für den Menschen zu erschließen ist.

Chop[4] beobachtete 4 Fälle chronischer Manganvergiftung bei Braunsteinmüllern, die von Haus aus geistig minderwertig waren. Sie nimmt eine darin liegende Prädisposition an. Levy und Tiefenbach (Zit. S. 1370) konnten feststellen, daß die Disposition für Manganvergiftungen auch bei Kaninchen recht verschieden ist, und Schwarz und Pagels (Zit. S. 1331) geben dasselbe für die Katze an (s. auch S. 1370).

Verlauf: Die Veriftung entwickelt sich in manchen Fällen schon nach 3—6 Monaten (Jaksch, Zit. S. 1354, Ashizawa[5]), in manchen Fällen erst nach Jahren (ein Fall von Mosheim, Zit. S. 1354, nach 12 Jahren). Der Verlauf ist schleichend progredient, wenn die Arbeiter in der Arbeit bleiben. Die Prognose für die Restitution beim Entfernen aus den Betrieben ist ungünstig, die Prognose quoad vitam günstig (Schwarz und Pagels, Zit. S. 1331).

Zu Beginn der Erkrankung klagen die Patienten über Abgeschlagenheit im Kreuz und in den Beinen (Meggendorfer[6]), Energiemangel, Mattigkeit, Schwäche und Schweregefühl in Armen und Beinen, Ödeme an den untern Extremitäten (Embden: Zit. S. 1354, Meggendorfer[6]) leichte Ermüdbarkeit, die nach Charles[3] wahrscheinlich dadurch hervorgerufen ist, daß große Anstrengungen gemacht werden müssen, um die Bewegungen gegen

---

[1] Hygiène du travail. Manganèse 1933. — [2] Bickert: Verh. dtsch. Ges. inn. Med. **1933**, 339. Studien über Manganvergiftung. II. Gesundheitsverhältnisse der Arbeiter in Braunsteinmühlen. Arch. Gewerbepathologie **4**, 689 (1933). — [3] Charles, J. R.: Mangantoxämie und die therapeutischen Wirkungen der Leberfütterung. J. of Neur. **1922**, 3, 262 — Brain **50**, 30 (1927). — [4] Chop, A.: Über chronische Manganvergiftungen. Diss. Jena 1913. — [5] Ashizawa, R.: Jap. J. med. Sci., Trans. VIII Int. Med. etc. **1**, Nr 2, ref. nach Zbl. Gewerbhyg. **16**, 315 (1929) — Über einen Sektionsfall von chronischer Manganvergiftung. — [6] Meggendorfer, F.: Mangan. Im Handb. der Geisteskr., VII./VIII. Teil. Von O. Bumke. Berlin: Julius Springer 1928.

die hypertonischen Muskelantagonisten auszuführen. Frühzeitig findet sich das Symptom der Retro- und Propulsion (v. Jaksch: Zit. S. 1354, Hilpert: Zit. S. 1354, Baader: Zit. S. 1354, u. a.). Die Kranken fallen beim Versuch, rückwärts zu gehen, beim Augenschluß oder auch plötzlich beim richtigen Stehen nach hinten um, ohne das geringste Schwindelgefühl zu merken. Auch beim Anhalten und bei Wendungen tritt Retropulsion ein. Neigung zu Lateri-pulsion beschreibt Meggendorfer[1]. Cohen (Zit. S. 1354) beobachtete in 2 Fällen cerebellares Rückwärtsfallen. Alle Kranken haben beim Gehen die Tendenz, nach vorn zu schießen. Die ersten Schritte machen die Patienten hastig mit deutlicher Propulsion, bei schneller Wendung starkes Schwanken. Ein Kranker Hilperts (Zit. S. 1354) berichtet, daß er bergab stets rennen muß, um nicht vornüber zu fallen. Beim Treppensteigen ist der Kranke nach Bewältigen etlicher Stufen gezwungen, 2 oder 3 Stufen vorwärts stürzend, auf einmal zu nehmen (Embden, Zit. S. 1354). Meggendorfer[1] gibt an, daß besonders das Treppenabwärtssteigen schwer fällt.

Ein charakteristisches Frühsymptom ist auch das Zittern (Hilpert: Zit. S. 1354), das den ganzen Körper (Meyer: Zit. S. 1355), eine Seite oder auch nur die Arme (z. B. im Sinne einer Pronation-Supination) oder die Beine betreffen kann. Es hat den Charakter des Zitterns bei Paralysis agitans. Das Zittern kann im weiteren Verlauf wieder schwinden. Hilpert sah es wieder auftreten bei Lagewechsel, bei Abkühlung, effektiver Erregung oder Anstrengung. Bei einem Kranken trat das Zittern in ganz extremer Form auf, sobald er sich hinlegte. Es setzte dann sofort ein heftiges Schlagen der Beine ein, das erst aufhörte, wenn er die Beine lange Zeit mit der Hand festhielt. Gayle (Zit. S. 1354) beschrieb Intentionszittern, Baader (Zit. S. 1354) Tremores der Finger und Seiffer[2] Nick- und Schüttelbewegungen des Kopfes. Embden (Zit. S. 1354) beobachtete Aktionstremor besonders bei nach oben gerichteten Händen: Gesichtwaschen, Meggendorfer[1] beim Zündholzanstreichen, Stiefelputzen und Kämmen.

Frühzeitig beobachtete man auch unmotivierte Heiterkeit und Zwangs-lachen, das bei der ausgeprägten Vergiftung fast regelmäßig besteht (v. Jaksch: Zit. S. 1354, Seiffer[2], Charles: Zit. S. 1356, Ashizawa: Zit. S. 1356, Flintzer, Hilpert). Es ist für die Patienten sehr lästig. Wenn man die Kranken ansieht, so verzieht sich ihr Gesicht in grotesker Weise. Es dauert oft lange Zeit, bis die mimische Muskulatur wieder erschlafft. Auch Zwangs-weinen ist beschrieben (v. Jaksch, Baader).

Von Embden und Cohen werden Potenzstörungen als Frühsymptom angegeben.

Im Verlauf der Vergiftung entwickelt sich eine schwere Gangstörung (v. Jaksch, Gayle, Hilpert: Zit. S. 1354, Schwarz[3]). Die Kranken gehen steifbeinig, schwerfällig, oft nur mit Unterstützung, machen langsame, un-geschickte Bewegungen, kleine Schritte, bei denen die Füße nur mühsam vom Boden gehoben werden. Die Beine sind stark einwärts rotiert und die Pa-tienten treten in Spitzfußstellung nur mit dem Metatarsophalangealgelenk auf (sog. „Hahnentritt", v. Jaksch: Zit. S. 1354) ohne Abrollen vom Fußboden. Treppensteigen macht Beschwerden, weil die Leute die „Beine nicht hoch bekommen können". Der Gang ist nicht von Mitbewegungen begleitet. In schweren Fällen werden solche mit im Schultergelenk gebogenen und im

---

[1] Meggendorfer, F.: Zit. S. 1356. — [2] Seiffer: Berl. klin. Wschr. 1904, 41, 371. — [3] Schwarz, L.: Chronische berufliche Manganvergiftung. Slg Vergiftungsf. 1933 III, Gutachten S. 15; 1930 I, B 7.

Ellbogengelenk gebeugten Armen ausgeführt, als ob die Kranken Mühe hätten, das Gleichgewicht zu halten. Die Adduktionsbewegungen der Beine sind erschwert. Das Symptom der Retro- und Propulsion ist ausgesprochen.

Auch die Bewegungen der Arme können betroffen sein. Die Bewegungen werden schwerfällig und wenig ausgiebig. Ein Fall von Hilpert (Zit. S. 1354) mußte beim Holzhacken immer erst ein bißchen daraufhacken, ehe er richtig ausholen konnte. Die Kranken geben an, daß sie keine langen Bewegungen machen können (Kämmen, Butterbrotstreichen [Embden: Zit. S. 1354]). Sie können nicht Holz hacken, Holz sägen und nicht mehr Stiefel putzen. Sie müssen immer erst einige kurze Bewegungen machen, ehe sie eine ausgiebige zustande bringen. Manche bleiben mitten in der Bewegung stecken und vollenden sie nur ruckweise (Hilpert). Gayle (Zit. S. 1354) beschreibt den Verlust der Feinbewegungen in der Hand, Meyer (Zit. S. 1355) Bewegungsarmut, Rigidität Beuge- und Pronationskontraktur in den Armen. Einzelne Finger werden überstreckt gehalten und zeigen grobschlägiges Zittern.

Die grobe Kraft ist nach Cohen (Zit. S. 1354) in den schweren Fällen stets hochgradig herabgesetzt. Eine Bevorzugung irgendeiner Region ist dabei nicht vorhanden. Auffallend scheint es bei diesen Asthenien, daß die Kraft im Laufe einer über 5—10 Sekunden ausgedehnten Anstrengung (z. B. Händedruck) zunächst allmählich zunimmt und dann langsam zurückgeht. Die Arbeitsseite (es befand sich auch ein Linkshänder unter den Fällen Cohens) pflegt die schwerer betroffene Seite zu sein.

Die Kranken sprechen mit monotoner, kraftloser Stimme. Die Artikulation ist undeutlich, zuweilen wird eine Art Logoklonie beobachtet (Meggendorfer: Zit. S. 1357). Beim Anlauten wird der erste Laut oder die erste Silbe wiederholt wie beim Stottern, von Embden (Zit. S. 1354) als Psellismus manganalis bezeichnet, und dann werden die Worte rasch explosiv hervorgestoßen, so daß die Kranken schwer zu verstehen sind (Seiffer: Zit. S. 1357, Embden: Zit. S. 1354, Gayle: Zit. S. 1354, Hilpert: Zit. S. 1354, Flintzer[1], Ashizawa: Zit. S. 1356).

Beim Schreiben können sich Tremores der Finger zeigen. Die Bewegungen sind verlangsamt und gehemmt. Die Schrift ist zittrig. Cohen (Zit. S. 1354) und Hilpert (Zit. S. 1354) beobachteten ausgesprochene Mikrographie, die Buchstaben werden immer kleiner, rücken immer enger zusammen, so daß die Worte schließlich ganz unleserlich werden.

Objektiv findet sich bei den Patienten eine Muskelstarre des Gesichtes, Armut an Mimik, verbunden mit dauerndem, leerem Lächeln (Embden: Zit. S. 1354, Charles: Zit. S. 1356, Hilpert: Zit. S. 1354, Ashizawa: Zit. S. 1356, Flintzer[1], Gayle: Zit. S. 1354). Die Haltung der Patienten ist gebunden, steif, oft wie bei Parkinsonkranken. Spontanbewegungen erfolgen selten. Alle Bewegungen laufen entweder langsam oder schußartig ab. Bei passiven Bewegungen tritt meist ein erhöhter Dehnungswiderstand (Rigor) im Bereich der Arm-, Bein- und Nackenmuskulatur auf. Der Rigor nimmt im Verlauf der Vergiftung zu. Gegensinnige Bewegungen in Armen und Beinen erfolgen stets steif und langsam (Adiadochokinese). Gayle (Zit. S. 1354), Charles (Zit. S. 1354), Hilpert (Zit. S. 1354) beschreiben erhöhten Ruhetonus in der Muskulatur, die Arme und Beine betreffend. Dabei kann die Muskulatur plastisch hervortreten. Ashizawa (Zit. S. 1356) beobachtete leichte Spasmen in der Beinmuskulatur, Meyer (Zit. S. 1355) Beuge- und Pronationskontraktur im Arm. Die Sehnenreflexe sind gesteigert. Charles (Zit. S. 1354) beschreibt

---

[1] Flintzer: Über gewerbliche Manganvergiftung. Arch. f. Psychiatr. **93**, 84 (1931), ref. nach Kongreßzbl. inn. Med. **63** (1931).

auch Atrophien mit veränderter elektrischer Erregbarkeit der Muskulatur. Edsall, Drinker und Wilbur (Zit. S. 1354) beobachteten neuritische Symptome, Couper (Zit. S. 1353) Muskellähmung, die Arme, Beine und Sprechwerkzeuge betreffend. Gayle (Zit. S. 1354) sah Parästhesien, Schwarz (Zit. S. 1357) Sensibilitätsstörungen. Auch Cohen (Zit. S. 1354) betont in vielen Fällen die Beteiligung des Rückenmarks in Form von Sensibilitätsstörungen im Lumbal- und Sakralbereich. Seiffer (Zit. S. 1357), Hilpert (Zit. S. 1354) und Baader (Zit. S. 1354) hingegen betonen das Fehlen von Sensibilitätsstörungen. Auch Pyramidenzeichen fehlen in der Regel. Hilpert (Zit. S. 1354) beschreibt in 2 Fällen Dauerkloni, Babinski und Oppenheim. Augenhintergrund, Pupillen und Augenmuskulatur sind fast immer normal befunden worden. Nur Seiffer (Zit. S. 1357) erwähnt Nystagmus und Schwarz (Zit. S. 1357) Gesichtsfeldeinschränkung. Der Liquor ist normal.

Seltener beobachtete Symptome sind nach Hilpert (Zit. S. 1354) Schluckstörungen. Die Bissen blieben plötzlich stecken. „Der Kranke mußte den Kopf ganz ins Genick legen und die Hände auf den Hinterkopf nehmen, um den Bissen weiter zu befördern." Bei einem schweren, schon 20 Jahre bestandenen Fall sah Hilpert Torticollis spastica. 1 Fall zeigte von Anfang an Anfälle plötzlichen Tonusverlustes. In kurzen Zwischenräumen knickte der Patient plötzlich in den Knien zusammen und fiel oft lang hin, um sofort wieder aufzustehen, also eine Erscheinung, wie sie mit Narkolepsie verbunden vorkommt.

Die Patienten sind oft psychisch stumpf mit Neigung zu Depressionen. Sie zeigen grundlos Lachen, einfältiges Benehmen, langsame Reaktionen. Charles (Zit. S. 1356) betont, daß seine Kranken sehr dazu neigen, ihr Wohlbehagen auszudrücken; wenn mehrere von ihnen beisammen waren, lachten und glucksten sie vor Vergnügen. Auch Hilpert (Zit. S. 1354) berichtet in einem Fall von deutlicher Euphorie. Gayle (Zit. S. 1354) sah Lethargie und Cohen (Zit. S. 1354) und Flintzer (Zit. S. 1358) Schlafsucht wie bei der Encephalitis epid. (Inversion des Schlaftyp). Friedel-Roda[1], v. Jaksch (Zit. S. 1354), Meyer (Zit. S. 1354) und Schwarz (Zit. S. 1357) beschreiben Gedächtnisschwäche. Charles (Zit. S. 1356) und Meggendorfer (Zit. S. 1356) beschreiben ausgesprochene psychische Störungen.

Von 6 Kranken Gayles (Zit. S. 1354) zeigten 2 paranoide Einstellung, einer asoziales Wesen und einer Charakterveränderungen. v. Jaksch (Zit. S. 1354) und Meyer (Zit. S. 1354) beobachteten auch Intelligenzdefekte.

Die inneren Organe werden in der Regel normal gefunden. Meyer (Zit. S. 1354) und Ashizawa (Zit. S. 1356) beschreiben Hypertonie, Hilpert (Zit. S. 1354) Pulsverlangsamung. Couper (Zit. S. 1353), v. Jaksch (Zit. S. 1354), Seiffer, Meggendorfer (Zit. S. 1356) und Friedel-Roda[1] fanden Salivation, Flintzer (Zit. S. 1358) erhöhte Schweißsekretion. Potenzstörungen scheinen häufig vorzukommen. Charles (Zit. S. 1356) schließt auf Grund von Funktionsprüfungen mit dem Milchzuckertest auf eine Leberschädigung. Dieser Befund scheint deshalb bedeutsam, da bei der experimentell erzeugten subcutanen Manganvergiftung durch parenterale Zufuhr von Mangansalzen in der Regel Hepatitis auftritt (s. S. 1380).

Die Blutuntersuchungen bei Manganarbeitern durch Davis und Huey (Zit. S. 1355) ergaben in 2 Fällen hohe Erythrocytenzahlen. Baader (Zit. S. 1354) beschreibt anfangs Hyperglobulie, später Anämie. Schwarz und

---

[1] Friedel-Roda: Münch. med. Wschr. **1909**, 681.

Pagels[1] empfehlen auf Grund ihrer Versuche an Katzen (s. S. 1331) bei Manganarbeitern prophylaktisch fortlaufende Kontrolle des Hämoglobingehalts und der Erythrocytenzahl. Bei 11 unter 15 Arbeitern aus Manganbetrieben konnten sie Erythrocytenwerte von $8^{1}/_{2}$ Millionen finden. Auch Bickert (Zit. S. 1356) betont, daß die Manganvergiftung nicht ausschließlich von seiten des Nervensystems beurteilt werden darf. Nach seinen Beobachtungen lassen sich auch Veränderungen an andern Organen feststellen und nicht zuletzt auch am Blutbild. Nach Veil[2] erinnert im Beginn der chronischen Manganvergiftung des Menschen das Blutbild an ein Basedowoid.

Die Untersuchung des Blutes auf Mangan durch Reiman und Minot[3] bei Manganarbeitern hat in keinem Fall eine ungewöhnlich hohe Mangankonzentration ergeben. Die rasche Ausscheidung sorgt dafür, daß sich das Blut rasch auf seinen normalen Manganspiegel einstellt. Bei manchen Personen kann man den Mangangehalt des Blutes wenigstens zeitweise durch perorale Verabreichung von Manganerzen verdoppeln. Nach der Meinung der Autoren sind diese Personen für die Vergiftung wirklich prädisponiert. Solche Individuen scheinen selten zu sein. Hilpert (Zit. S. 1354) konnte in einem frischen Fall Mangan in Blut nachweisen, Gayle (Zit. S. 1354) und Baader (Zit. S. 1354) im Stuhl, letzterer noch 16 Monate nach Einstellung der Arbeit (3,93 mg auf 100 g). Embden (Zit. S. 1354), Gayle (Zit. S. 1354) und Mosheim (Zit. S. 1354) wiesen Mangan im Harn bei frischen Fällen nach. Der Liquor wurde frei befunden (Gayle: Zit. S. 1354, Hygiène du travail: Zit. S. 1356). Auch Reichmann fand bei Manganvergiftung des Menschen niemals Mangan im Liquor (zit. nach Chop: Zit. S. 1356).

Bemerkenswert ist noch die Beobachtung von Schopper[4], daß bei Braunsteinarbeitern häufig Pneumonietodesfälle vorkommen, so daß die Ärzte den Verdacht schöpfen, daß Braunstein einen schädigenden Einfluß auf das Lungenparenchym ausübt. In 2 Fällen fanden sich auch bei der Sektion überaus hochgradige Einlagerungen von Fremdkörpermaterial, die, wie sich chemisch nachweisen ließ, sehr reichlich Mangan enthielten und zu indurierenden Lungenprozessen geführt hatten. Auch Baader[5] betont, daß bei Braunsteineinatmung nicht selten Schädigungen der Lungen zu beobachten sind. Pneumonien sind bei Braunsteinarbeitern nicht nur häufig, sondern meist auch von sehr schwerem Verlauf. Offenbar gibt es auch eine „Braunsteinlunge".

Das Bild der entwickelten Manganvergiftung ist recht charakteristisch und daher schon frühzeitig mit andern Erkrankungen des Nervensystems verglichen worden. v. Jaksch (Zit. S. 1354) wies auf eine Ähnlichkeit mit der Encephalopathia postgripposa und dem amyostatischen Symptomenkomplex hin. Lehmann (Zit. S. 1355) verglich das Bild mit dem der multiplen Sklerose. Nach Lotmar[6] erinnern die Bilder chronischer Manganvergiftung an die Wilsonsche Krankheit. Embden (Zit. S. 1354) hebt die Ähnlichkeit mit Erkrankungen des striopallidären Systems insbesondere der Postencephalitis hervor (Mikropraxie und Mikrographie). Cohen (Zit. S. 1354) betont, daß bei der chronischen Manganvergiftung das Striatum bevorzugt ist mit eventueller

---

[1] Schwarz, H.: Kurze Mitteil. über Blutuntersuchungen an Manganarbeitern. Zbl. Gewerbehyg. 11, 1 (1925). — [2] Veil: Verh. dtsch. Ges. inn. Med. 1933, 337. — [3] Reiman, Cl. K., u. A. S. Minot: Absorption and elimination of manganese ingested as oxides and silicates. J. of biol. Chem. 45, 133 (1920). — [4] Schopper, W.: Arch. f. Hyg. 104, 181 (1930). — [5] Baader: Verh. dtsch. Ges. inn. Med. 1933, 332. — [6] Lotmar, A. F.: Die Stammganglien und die extrapyramidal-motorischen Syndrome. Berlin: Julius Springer 1926.

Beteiligung des Rückenmarks. Die ganze Symptomatologie erinnere in ihrer Vielgestaltigkeit an die Encephalitis epidemica. Ähnlicher Ansicht ist Ashizawa (Zit. S. 1356) mit Rücksicht auf die Symptome der Hypertonie, Maskengesicht, Zwangslachen, Retropulsion, Sprachstörung. Die Spasmen in der Beinmuskulatur, die gesteigerten Reflexe faßt er als Schädigung der Pyramidenbahnen auf, ebenso die Impotenz. Hilpert (Zit. S. 1354) nimmt an, daß es sich um degenerative Prozesse handelt, die von den Stammganglien auf die innere Kapsel übergreifen, daher die Ähnlichkeit mit dem Bilde der Metencephalitis, Paralysis agitans und Kohlenoxydvergiftung. Flintzer (Zit. S. 1358) faßt die Symptome Zittern, Maskengesicht, perseverierendes Stottern, Bewegungsstörungen, Veränderung der Gesamthaltung, Zwangslachen als dem hypertonisch-kinetischen Pallidumsyndrom zugehörig auf, die spastischen Zeichen als Beteiligung der inneren Kapsel, vasomotorische Störungen, Schlafsucht und Schweißsekretion als Beteiligung des Bodens des 3. Ventrikels. Die Potenzstörungen deutet er als lokal bedingte Schädigung der Generationsorgane.

Sektionsbefunde liegen nur spärlich vor. Es wurden festgestellt: Vergrößerung der perivasculären Räume im Nucleus lentiformis und in der Gegend der Thalami optici. Ferner degenerative Prozesse am Pons, besonders in den Fasern der Rhaphe.

Casamajor[1] beobachtete bei einem Fall, der zur Autopsie kam, eine chronische interstitielle Nephritis neben einer Lebercirrhose und Degenerationen im Hirnstamm. Ashizawa (Zit. S. 1356) beschreibt degenerative Veränderungen von Ganglienzellen an zahlreichen Stellen, besonders stark im Pallidum, Putamen, Nucleus caudatus, geringgradig im Großhirn, Thalamus, Vierhügel und Rückenmark. Reaktive Gliawucherung ist kaum nachweisbar.

Die Therapie (Natriumthiosulfat, Leber) ist bisher ohne überzeugende Erfolge gewesen. Um so größer ist die Bedeutung der Prophylaxe, vor allem Verhütung der Staubaufnahme.

v. Jaksch machte die Beobachtung, daß es bei Manganarbeitern eine sog. Manganophobie gibt, im Verlaufe deren das Bild der Manganvergiftung entsteht, die sich aber als funktionelle Störung dadurch unterscheidet, daß eine sehr beträchtliche, konzentrische Einschränkung des Gesichtsfeldes für Weiß und Rot vorhanden ist und daß vor allem die Symptome unter therapeutischen Einflüssen schwinden (zit. nach J. Loewy[2]).

13. Analyse der pharmakologischen Wirkung.

a) Örtliche Wirkungen.

Die Angaben über lokale Wirkungen der Mangansalze stammen zum großen Teil aus der älteren Literatur und sind zum Teil widersprechend und sehr unvollständig. Über das Verhalten der Mangansalze zu Eiweiß s. S. 1301.

Haut. Buchheim[3] sagt in seinem Lehrbuch:

„Das bisher über das Verhalten des Eisens auf der Haut (und im Darmkanal) Angeführte gilt, soweit sich aus den bisherigen, meist nur toxikologischen Beobachtungen schließen läßt, auch von den Verbindungen des Mangans (des Nickels und des Kobalts), doch scheint durch die letzteren die Magenschleimhaut stärker affiziert zu werden als durch Mangan- und Eisensalze." Vom Eisen sagt er: „Die äußere Haut bleibt bei Berührung mit metallischem Eisen oder mit den in Wasser unlöslichen Eisenverbindungen ohne alle bemerkbare Veränderungen. Auch die im Wasser löslichen Eisensalze scheinen die Epidermis nicht zu verändern, die zerfließlichen Salze können der Haut Wasser entziehen und ihr vielleicht einen Anteil von Säure abgeben. Deutlichere Veränderungen zeigen sich bei der Einwirkung

---

[1] Casamajor, L.: J. amer. med. Assoc. 1919, 60, 376 (Bericht über 15 Fälle); 1913, 40, 646 — Diseases of occupation and vocational hygiene. — Kober u. Hanson: Sect. 1916, 6, 119. — [2] Loewy, J.: Klinik der Berufskrankheiten. Breslau/Wien: Emil Haim 1924. — [3] Buchheim, R.: Lehrb. der Arzneimittellehre. Leipzig 1859.

der Eisenpräparate auf solche Stellen, welche von der Epidermis entblößt sind. Wie auf andern Applikationsstellen bemerken wir auch hier eine adstringierende Wirkung, wenigstens sehen wir, daß die Sekretion von Geschwürsflächen sich nach der Applikation löslicher Eisenverbindungen vermindert; in konzentrierter Lösung können die löslichen anorganischen Salze sogar als schwache Ätzmittel dienen. Kunkel[1] bezeichnet in seinem Lehrbuch die löslichen Mangansalze als ätzend, ebenso Erben[2].

Subcutis. Kobert[3] beobachtete bei Hunden sofort nach subcutaner Injektion des komplexen Mn$^{\cdot\cdot}$-Citrats an der Applikationsstelle eine sich stetig steigernde Schmerzhaftigkeit und später Abscedierung. Da die Lösungen chemisch auf Eiweiß nicht einwirkten, führt er als Grund die schwere Resorbierbarkeit der Metalle an. Mela[4] sah beim Affen nach i. m. und subcutaner Injektion von Manganochlorid an den Applikationsstellen Induration und Schorfe. Starkenstein[5] beobachtete bei Hunden nach subcutaner Injektion von Manganochlorid das Auftreten steriler Abscesse an der Injektionsstelle, bei Kaninchen, allerdings nicht regelmäßig, sulzige Infiltrate, ebenso auch mit dem komplexen Mn$^{\cdot\cdot}$-Citrat. Handovsky[6] sah von MnCl$_2$, einem aromatischen Komplexsalz und dem komplexen Citrat bei wiederholten subcutanen Injektionen, die unter möglichst aseptischen Bedingungen vorgenommen wurden, niemals lokale Reaktionen beim Kaninchen. Nach Hurst und Hurst[7] führen subcutane Injektionen von 0,5% MnCl$_2$-Lösungen bei Ratten zu schweren Nekrosen, während Kaninchen und Meerschweinchen die Lösungen vertrugen. Hendrych und Klimesch (Zit. S. 1332) fanden bei subcutanen Injektionen von Manganochlorid und dem komplexen Citrat im Gegensatz zu den Ferroverbindungen lokal beim Kaninchen keine Reaktionen.

Intramuskulär. Hendrych und Klimesch (Zit. S. 1332) fanden i. m. injiziertes Manganocarbonat beim Kaninchen ohne lokale Wirkungen, im Gegensatz zu Ferrocarbonat, das lokal schwere Schädigungen setzte. Sie führen diese Unterschiede auf das differente Schicksal zurück. Das Ferrocarbonat wird zu resorptionsfähigem Ferrobicarbonat umgewandelt, außerdem aber zu Ferricarbonat, und die Bildung der Ferriionen in statu nascendi wirkt nekrotisierend. Das Manganocarbonat stellt hingegen eine stabile Form dar, die als unlösliche Verbindung nicht resorbiert werden, aber auch lokal nicht wirken kann.

Ob die differenten Angaben selbst für dieselbe Verbindung auf individuelle oder Artunterschiede in der Empfindlichkeit (Hund — Kaninchen) zurückgehen oder ob nicht doch auch mangelnde Asepsis dabei eine Rolle spielt, kann nicht entschieden werden.

Intramuskuläre Injektionen von Manganocarbonatsuspensionen beim Menschen waren nach Warstadt und Collier[8] mitunter etwas schmerzhaft; nur ganz selten bestand an der Einstichstelle ein winziges Infiltrat für einige Stunden. Nach Faludi[9] bewirken paravenöse Injektionen stabilisierter kolloidaler Mangandioxydlösungen am Ort der Injektion größere Infiltrate und entzünd-

[1] Kunkel, A. J.: Handb. der Toxikologie. Jena 1899. — [2] Erben, F.: Vergiftungen. Im Handb. der ärztl. Sachverst.-Tätigk. 7 I, 450 (1909). — [3] Kobert, R.: Zur Pharmakologie des Mangans und Eisens. Arch. f. exper. Path. 16, 361 (1883). — [4] Mela, H.: The experimental production of basal ganglion symptomatology in Macasus Rhesus. Trans. amer. neur. Assoc. 49, 131 (1923). — [5] Starkenstein, E.: Unveröffentlichte Versuche. — [6] Handovsky, H., H. Schulz u. M. Stämmler: Über akute und chronische Schwermetallvergiftungen. I. Mitt.: Manganovergiftung. Arch. f. exper. Path. 110, 265 (1925). — [7] Hurst, E. W., u. P. E. Hurst: The aetiology of hepato-lenticulardegeneration: experimental liver cirrhosis Poisoning with manganese, chloroform, phenylhydrazin, bils and guanidin. J. of Path. 21, 303 (1928). — [8] Warstadt, A., u. W. A. Collier: Unlösliches Mangan als Heilmittel zur unspezifischen Therapie. Z. exper. Med. 90, 567 (1933). — [9] Faludi, F.: Therapeutische Versuche mit stabilisiert-kolloidaler Mangandioxydlösung. Z. exper. Med. 58, 370 (1928).

liche Hyperämie. Subcutane und intramuskuläre Injektionen sind sehr schmerzhaft.

Bei dem Studium der Toxizität von verschiedenen in das subcutane Gewebe der weißen Ratte gebrachten Elementen beobachtete Williams[1] Absceßbildung durch Mangan.

Magen-Darmschleimhaut. Auch hier liegen recht differente Angaben vor. Neben den wenigen Versuchen über perorale Mangansalzwirkungen können auch die Versuche mit parenteraler Zufuhr Beachtung finden, da ja die Salze im Darmkanal zur Ausscheidung gelangen und daher sekundär lokale Wirkungen ausüben können. Während Marti und Luchsinger[2] bei Hunden nach subcutaner Injektion von Manganosulfat schwere Darmveränderungen sahen, sahen Kobert (Zit. S. 1339) und auch Cahn[3], die das komplexe $Mn^{..}$-Citrat verwandten, am Darm keine entzündlichen Veränderungen. Auch Harnack[4], der an Hunde Manganpeptonat in großen Dosen verfütterte, beobachtete keinerlei Ätzwirkungen. Hingegen gibt Wohlwill[5] an, daß die subcutane Injektion des komplexen Citrats bei Kaninchen und Hunden Capillarhyperämie am Darm hervorruft. Červinka[6] zieht auch eine direkte gewebsschädigende Wirkung des Mangans an den Stellen der Ausscheidung in Betracht und erklärt damit die von ihm gefundenen entzündlichen Veränderungen an Darm und Niere nach chronischer Zufuhr von Manganochlorid. An einer Ratte, die durch rectale Zufuhr von Manganochlorid akut getötet wurde (2 ccm $MnCl_2$), zeigte sich in den Starkensteinschen Versuchen die Rectalschleimhaut geschwollen und hämorrhagisch verändert.

b) Wirkung auf das Blut und die blutbildenden Organe.

Die chemische Analogie des Mangans mit dem Eisen ist sicher nicht so weitgehend, als von mancher Seite angenommen wird. Das scheint auch für das Verhalten der Mangansalze gegen Gase zu sprechen, was aus den S. 1295 angeführten Versuchen zu entnehmen ist. Bei der Bestimmung des Gasbindungsvermögens von Blutfarbstoffen und Metallsalzen dürfen nach Manchot Versuche mit dem natürlichen Blutfarbstoff nicht ohne weiteres mit Versuchen an Hämoglobinlösungen verglichen werden.

Blutgasanalysen bei Hunden wurden von Kobert (Zit. S. 1339) ausgeführt. Die Blutgase blieben bei monatelanger Manganvergiftung normal, erst bei schweren Vergiftungserscheinungen sub finem war der Kohlensäuregehalt stark herabgesetzt (von etwa 25% auf 9,1% CO_2 der Carotis). Picinini (Zit. S. 1330) fand, daß Zusatz von kolloidalem Mangan zu normalem Hundeblut auch nach längerem Stehen der Proben eine Vermehrung des austreibbaren Sauerstoffs zur Folge hat. Er glaubt daraus schließen zu dürfen, daß das Mangan im Organismus als Sauerstoffüberträger und als aktivierende Substanz bei verschiedenen Organprozessen eine Rolle spielt.

Nach Caso[7] rufen die ersten Mangandosen bei Kaninchen einen Anstieg des Glutathiongehalts des Blutes hervor. Bei fortschreitender Vergiftung

---

[1] Williams, J. W.: Proc. Soc. exper. Biol. a. Med. **28**, 921 (1931). — [2] Marti, J., u. B. Luchsinger: Med. Zbl. **1882**, Nr 38, 673 — Beiträge zur Lehre von den Metallvergiftungen. Inaug.-Diss. Bern 1883. — [3] Cahn, J.: Resorptions- und Ausscheidungsverhältnisse des Mangans im Organismus. Arch. f. exper. Path. **18**, 129 (1884). — [4] Harnack, E.: Über die Resorption des Mangans. Arch. f. exper. Path. **46**, 372 (1901). — [5] Wohlwill, F.: Über die Wirkung der Metalle der Nickelgruppe. Arch. f. exper. Path. **56**, 403 (1907). — [6] Červinka, F.: Pharmakologie und Toxikologie des Mangans. C. r. Acad. Sci. Paris **102**, 262 (1929). — [7] Caso, G.: Der Glutathiongehalt des Blutes bei Manganvergiftung. Fol. med. (Napoli) **19**, 163 (1933).

(nach Einverleibung von 5,8 g Mangancarbonat in 60 Tagen) sinkt der Wert des Glutathions unter den Wert zu Beginn des Versuches. Nach Luigi[1] wird der Katalasegehalt des Blutes bei Intoxikationen des Kaninchens mit $MnCO_3$ beträchtlich erhöht (0,02 g subcutan). Das p_H des Blutes nimmt zu.

Die hämolytische Wirkung von Mangansalzen wurde von Purdy und Walbum[2] studiert. Sie fanden schon in minimalen Mengen der betreffenden Salze (die Anionen waren ohne Bedeutung) eine Förderung der Saponinhämolyse von Pferdeblutkörpern und der Staphylolysinhämolyse von Ziegenblutkörpern. Gegenüber der Amboceptorlysinhämolyse von Schaferythrocyten war keine Wirkung zu sehen. M. v. Eisler[3] untersuchte die Wirkung von Manganchlorür und Mangansulfat auf die Hämolyse durch Immunserum. Es zeigte sich in keiner Konzentration ein fördernder Einfluß, dagegen in höheren Konzentrationen vollständige Hemmung der Hämolyse. Bei Hooker[4] finden sich die hämolytischen Eigenschaften einiger Mangansalze in verschiedenen Verdünnungen an Schaf- und Kaninchenerythrocyten zusammengestellt. — Isotonische kolloidale Mangandioxydlösungen bewirken nach Faludi[5] weder bei gewaschenen noch ungewaschenen Blutkörperchen, noch bei solchen mit normaler oder verminderter Resistenz Hämolyse. Auch im Organismus bewirken kolloidale Mangandioxydlösungen keine Hämolyse. — Hooker[4] hat auch die hämagglutinierende Wirkung der Mangansalze an Kaninchen- und Schaferythrocyten studiert.

Deetjen[6] hat eine Methode angegeben, die den raschen Zerfall der Blutplättchen durch Gegenwart sehr geringer aus dem Glas stammender Mengen von Alkali verhindert. Sie besteht darin, daß man der Kochsalzlösung Salze der Manganreihe, nämlich Mangan (Kobalt und Nickel) zusetzt, wobei die Anionen gleichgültig sind. Das von ihm am meisten benützte Mangansulfat erwies sich fast vollkommen ungiftig für die Zellen des Blutes, und auch die Bewegungen der Leukocyten blieben lange erhalten. Der Zerfall der Blutplättchen wird bei Gegenwart von Mangansulfat zwar nicht vollkommen aufgehalten, aber doch sehr verzögert, und dadurch wird es möglich, die Phasen des Zerfalls zu verfolgen.

Nach Deetjen[6] verhindern Mangansalze auch die Blutgerinnung, und zwar wahrscheinlich durch Veränderung des Proferments. Durch Zusatz von 0,5 g Mangansulfat zu 100 ccm Blut wird die Gerinnung vollkommen verhindert. Die Gerinnung tritt aber wieder ein, wenn zum Blut oder Plasma Substanzen zugesetzt werden, die das Mangan ausfällen, z. B. Dinatriumphosphat. Das durch Mangansalze flüssig erhaltene Blut fault lange Zeit nicht. Das beruht aber nicht nur auf der Gegenwart von Mangan, denn defibriniertes Blut, dem nachträglich Mangansalz zugesetzt wird, fault rasch. Buglia gibt für Manganchlorür als gerinnungshemmende Konzentration auf 1 Liter Blut 0,0480 g-Äqu. an, was gut mit der Zahlenangabe von Deetjen[6] übereinstimmt. Herzfeld und Klinger[7] hingegen führen die Mangansalze

[1] Luigi, P.: Über den Katalasegehalt im Blut nach Intoxikationen mit P, Blei, Mn und Nickel. Arch. Farmacol. sper. **55**, 123 (1933). — [2] Purdy, H. A., u. L. E. Walbum: J. of Immun. **7**, 35 (1922), zit. nach Chem. Z. **1924 I**, 1946. — [3] Eisler, M. v.: Z. Immun.forsch. **1**, 159 (1909). — [4] Hooker, S.: Die oligodynamischen, hämolytischen und hämagglutinierenden Eigenschaften einiger Schwermetalle. Proc. Soc. exper. Biol. a. Med. **28**, 310 (1930), zit. nach Ber. Physiol. **60**, 808. — [5] Faludi, F.: Therapeutische Versuche mit stabilisierter kolloidaler Mangandioxydlösung. II. Mitt. Z. exper. Med. **58**, 381 (1928). — [6] Deetjen, H.: Zerfall und Leben der Blutplättchen. Hoppe-Seylers Z. **63**, 1 (1909). — [7] Herzfeld, E., u. B. Klinger: Studien zur Gerinnungsphysiologie. Biochem. Z. **71**, 391 (1915).

(in Konzentrationen von 36—150 mg%) unter den vielen „Eiweißfällungs"-mitteln an, die die Fibrinfällung begünstigen. Offenbar bedingen die Konzentrationsunterschiede die differenten Ergebnisse.

In einer Untersuchung über die Frage, welche Metalle außer dem Blei zu einer toxischen Porphyrie führen, konnte Langecker[1] bei einem Kaninchen, das 3mal $^2/_{10}$ mg-Äqu. Manganoacetat subcutan erhalten hatte, bis zu dem Tode des Tieres kein Porphyrin im Harn nachweisen.

Die Frage, ob das Mangan, ähnlich dem Eisen, Beziehungen zur Blutbildung hat, ist schon frühzeitig aufgetaucht und Gegenstand experimenteller und klinischer Untersuchungen gewesen. Die zahlreichen, einander zum Teil widersprechenden Arbeiten, die untereinander mit Rücksicht auf die Verschiedenheit der verwendeten Verbindungen, Tiere und Methoden schwer zu vergleichen sind, lassen heute eine bejahende Antwort auf die gestellte Frage noch verfrüht erscheinen, zum mindesten gilt das für eventuelle therapeutische Versuche. Hingegen dürfte aus den toxikologischen Versuchen von Schwarz und Pagels[2] sowie Handovsky (Zit. S. 1334) für große Dosen von Mangan eine Wirkung auf die blutbildenden Organe sichergestellt sein.

Die älteste Arbeit stammt von Hannon[3], der bei verschiedenen Krankheiten die im Blut vorkommenden Manganmengen sehr variierend fand, bei vollblütigen Individuen reichlicher, bei skrofulösen weniger, noch weniger bei tuberkulösen, anämischen und chlorotischen. Manchmal handelte es sich um eine Verminderung des Eisens, manchmal des Mangans. Er empfahl daher beide Metalle, vom Mangan das weinsaure und apfelsaure Salz. Pétrequin[4] fand dann das Mangan bei Chlorose wirksam und vertrat die Ansicht, daß in den Krankheitsfällen, wo Eisen indiziert sei, aber nicht helfe, es den roten Blutkörperchen an Mangan fehle. Diese Behauptung blieb nicht unwidersprochen. Buchheim[5] hält es für wahrscheinlich, daß das Mangan als steter Begleiter des Eisens nur ein zufälliger, aber nicht ein notwendiger Bestandteil der roten Blutkörperchen sei. Im Blute eines Hundes, der 6 Monate täglich fast ebensoviel Mangan in Form von schwefel- und kohlensaurem Manganoxydul erhalten hatte, als ihm mit dem Futter Eisen zugeführt wurde, konnte Buchheim keine größere Manganmenge als normalerweise finden. Auch Garrod[6] lehnte die Pétrequinsche Auffassung ab.

Die erste experimentelle Studie zur Frage, ob das Mangan Beziehungen zur Blutbildung hat, stammt von Debierre[7]. An einer Hündin, die täglich 0,5 g milchsaures Mangan erhielt, beobachtete er eine Zunahme der Erythrocyten. Nach Versuchen an Hühnern und Hunden durch Cervello und Barberini[8] scheint dem Mangan eine hämatogene Wirkung zuzukommen, die aber an Intensität hinter der des Eisens zurücksteht. Manfroni[9] glaubt, daß unter dem Einfluß der Mangannucleinsäureverbindungen die hämatopoetischen Organe Veränderungen erleiden, die sich durch Regenerationsprozesse erklären lassen. Oettingen und Sollmann[10] beobachteten bei der Verfütterung von

[1] Langecker, H.: Ein Beitrag zur Kenntnis der toxischen Porphyrie. Z. exper. Med. 68, 258 (1929). — [2] Schwarz, L., u. J. Pagels: Versuche zur Frühdiagnose der gewerblichen Manganvergiftung. Arch. f. Hyg. 92, 77 (1923) — Klin. Wschr. 1923, 1000. — Schwarz, L.: Kurze Mitteilung über Blutuntersuchung bei Manganarbeitern. Zbl. Gewerbehyg. 2, 1 (1925) — Versuche zur Frühdiagnose der gewerblichen Manganvergiftung. Arch. f. Hyg. 92, 77 (1923). — [3] Hannon, J. D.: Etudes sur le Manganèse de ses applications thérapeutiques et de utilité de sa présence dans le sang. Bruxelles 1849. Zit. nach Kobert. — [4] Pétrequin, J. E.: Nouvelles recherches du Manganèse. 1852. Zit. nach Kobert — Arch. f. exper. Path. 16. — [5] Buchheim, R.: Lehrb. der Arzneimittellehre, S. 219. 1859. — [6] Garrod: On the influence of manganese upon anaemia. 1863. Zit. nach Kobert. — [7] Debierre: C. r. Soc. Biol. Paris 1885, 698, zit. nach Malys Jber. Tierchem. 16, 108 (1887). — [8] Cervello u. Barbarini: Sul potere ematogeno dei metalli pesanti. Palermo 1894. Zit. nach Harnack — Arch. f. exper. Path. 46. — [9] Manfroni, G.: Contributo alla farmacologia degli organi ematopoitici. Azione farmacologica di un composto mangano nucleinico. Arch. di Fisiol. 13, 345 (1915), zit. nach Zbl. Biochem. u. Biophysik 19, 870. — [10] Oettingen u. Sollmann: J. ind. Hyg. 9, 48, ref. nach Chem. Z. 1927 I, 2447.

metallischem Mangan in Dosen von 0,15—0,3 g pro die keine Beeinflussung des Blutbildes der Tauben. Nach Caso (Zit. S. 1363) rufen die ersten Dosen von Mangancarbonat bei Kaninchen eine Vermehrung der roten Blutkörperchen hervor.

Orent und McCollum[1] konnten jedoch an manganfrei ernährten Ratten keine Störung in der Hämoglobinsynthese und Erythrocytenbildung nachweisen. Petrányi[2] studierte die Wirkung des Mangans auf das Blut des Hundes. Kleine Dosen, 0,20—0,40 (Mangalbin) verursachten bei entwickelten Tieren eine Vermehrung der zirkulierenden Blutmenge. Die Menge der Zellen und des Plasmas vermehrt sich im großen und ganzen parallel, die der Zellen etwas deutlicher. Die Zahl der roten Blutkörperchen nimmt zu, der Hämoglobingehalt erhöht sich (in geringerem Maße als die Zahl der roten Blutkörperchen). Der Färbeindex bleibt unterhalb 1. Große Dosen von 0,5—1,2 können die Abnahme der zirkulierenden Blutmenge verursachen, bei sich entwickelnden Tieren verhindern sie die normale Vermehrung. Die Zahl der roten Blutkörperchen vermindert sich, die Hämatokritwerte nehmen noch intensiver ab. Bei Hunden von 1—14 kg kann nach einer Dosis von 0,3—0,4 2—3 Monate lang gegeben, eine Erschöpfung der blutbildenden Organe erreicht werden.

Aus neuerer Zeit stammen zahlreiche Versuche über die Wirkung von Mangansalzen bei künstlich anämisch gemachten Tieren. Whipple, Robscheit-Robbins und Mitarbeiter[3] studierten den Einfluß von verschiedenen Elementen auf die Blutregeneration an Hunden, die durch Aderlaß schwer anämisch gemacht worden waren. Bei Verfütterung von 100 mg Manganpeptonat pro Tag vermißten sie jeden Einfluß auf die Hämoglobinbildung. In einer zweiten Versuchsreihe verfütterten sie Manganchlorid in Dosen von 40 bis 43 mg pro Tag, das sie für die anämischen Hunde giftiger fanden als für normale Tiere. Der Einfluß auf die Hämoglobinbildung war teils günstig, teils ungünstig. Zusammen mit Eisen ergab sich keine verstärkte Wirkung, sondern lediglich der Erfolg des Eisens allein. Die Zahl der roten Blutkörperchen wurde nicht beeinflußt.

Hingegen beobachteten Titus und Cave[4] eine günstige Wirkung von Manganchloridzulagen zu einer Milch-Eisendiät bei durch reine Milchdiät anämisch gemachten Kaninchen und Ratten auf die Hämoglobinbildung. Während 4 Wochen alte Ratten, deren Hämoglobingehalt durch Milchdiät stark reduziert worden war, auf Eisenzulagen nicht reagierten, stieg nach kombinierten Eisen-Manganzulagen der Hämoglobingehalt und auch das Körpergewicht. Noch besser wirkte eine Kombination Eisen-Mangan-Kupfer. Wurden 4 Wochen alte Ratten von der Mutter gesondert mit Kuhmilch plus 0,1 mg Mangan als Chlorid 5 Wochen hindurch ernährt, wurden die Tiere zusehends hämoglobinärmer. Nach Sistierung des Mangans wurde Eisen gegeben, und sofort stieg der Hämoglobingehalt bis zur Norm. Daraus schließen

[1] Orent, E. R., u. McCollum: Effects of deprivation of manganese in the rat. J. of biol. Chem. **92**, 651 (1931). — [2] Petrányi, G.: Wirkung des Magan auf das zirkulierende Blut und auf dessen Bestandteile. Magy. orv. Arch. **34**, 206 (1933) — Fol. haemat. (Lpz.) **50**, 443 (1933). — [3] Whipple, G. H., F. S. Robscheit-Robbins, C. A. Elden u. W. M. Sperry: Blood Regeneration in Severe Experimental anemia. Influence of inorganic elements. Proc. Soc. exper. Biol. a. Med. **25**, 748 (1928). — Robscheit-Robbins u. Whipple: Blood Regeneration in severe anemia. XVII. Influence of manganese... Amer. J. Physiol. **92**, 378 (1930). — Robscheit-Robbins: The regeneration of hemoglobin and erythrocythes. Physiologic. Rev. **1929**, 666. — [4] Titus, R. W., u. H. W. Cave: Mangan als Faktor der Hämoglobinbildung. Science (N. Y.) **1928 II**, 410. — Mit H. L. Keil: Der Mangan-Kupfer-Eisenkomplex als ein Faktor bei dem Hämoglobinaufbau. J. of biol. Chem. **80**, 565 (1928).

Titus und Hughes[1], daß Mangan im Organismus gestapelt wird und wesentlich dazu beiträgt, mit Hilfe von Eisen Hämoglobin zu bilden. Auch Goerner[2], der an durch Trockenmilch anämisch gemachten Ratten arbeitete, beobachtete, daß krystallinische Mangansalze (ebenso wie Kupfersalze), wenn sie mit Eisensalzen zusammen der Kost zugesetzt wurden, innerhalb von 5—6 Wochen die Blutfarbstoffbildung viel stärker anregten, als wenn nur krystallinische Eisensalze gegeben wurden.

Diese Feststellungen der Wirksamkeit des Mangans bei der alimentären Anämie der Ratte konnte aber von Nachuntersuchern nicht bestätigt werden. Lewis und Weichselbaum[3] fanden 0,1 mg Manganchlorid pro Tag auch mit Eisen zusammen bei anämischen weißen Ratten wirkungslos. Auch Mitchell und Miller[4], die Mangansulfat in Mengen von 0,1, 0,05, 0,025 und 0,01 mg täglich an anämische Ratten verfütterten, fanden keine beachtenswerte Wirkung auf die Hämoglobinsynthese.

Auch nach Skinner, Peterson und Steenbock[5] übt Mangan keinen Einfluß auf die Regeneration bei anämischen Ratten aus. Orten, Underhill und Lewis[6] konnten an durch ausschließliche Milchnahrung anämisch gemachten Ratten durch Ergänzung der Eisentherapie mit Mangan gleichfalls keine Besserung erzielen. Kraus[7], der Mangansalze gleichfalls bei der Ernährungsanämie der Ratte wirkungslos fand, führt die anderweitigen Befunde auf Verunreinigungen der verfütterten Substanzen zurück. Hingegen konnte Ghee[8] einen Einfluß auf die Blutregeneration anämischer Ratten durch mit metallischem Mangan angereicherter Milch feststellen.

Orten, Underhill, Mugrage und Lewis[9] beobachteten bei weißen Ratten unter Vollmilchernährung mit Zulagen von Eisen-, Kupfer- und Kobaltsalzen eine Polycythämie. Bei gleichzeitiger Manganzulage bleibt die Polycythämie längere Zeit auf ihrem höchsten Stand.

Von subcutan gegebenen kolloidalen Manganlösungen konnte Corridi[10] bei Hunden und Kaninchen keine Reizwirkung auf die blutbildenden Organe feststellen. Es zeigte sich Erhöhung der Körpertemperatur und Steigerung der Leukocytenzahl. Nach Coronedi[11] gehört kolloides Manganhydroxyd zu den bei parenteraler Zufuhr Leukocytose bewirkenden Stoffen.

[1] Titus, R. W., u. J. S. Hughes: Über die Stapelung von Mangan und Kupfer im tierischen Organismus und ihren Einfluß auf die Hämoglobinbildung. J. of biol. Chem. 83, 463 (1929). — [2] Goerner, A.: Die Wirkung von kolloidalen und krystalloiden Metallverbindungen bei der durch Ernährungsstörung hervorgerufenen Anämie der Ratte. J. Labor. a. clin. Med. 15, 119 (1929). — Vgl. auch H. H. Beard u. V. C. Myers: J. of biol. Chem. 87, XXXIX (1930). — [3] Lewis, G. T., Th. E. Weichselbaum u. J. L. Ghee: Proc. Soc. exper. Biol. a. Med. 27, 329 (1930). — [4] Mitchell, W. S., u. L. Miller: Alimentäre Anämiebeeinflussung durch Mn, Fe, Cu. J. of biol. Chem. 92, 423 (1931). — Vgl. auch J. Waddell, H. Steenbock, C. A. Elvehjem u. E. B. Hart: Ebenda 83, 251 (1929). — Waddell, Steenbock u. Hart: Ebenda 84, 115 (1929). — [5] Skinner, J. J., W. H. Peterson u. H. Steenbock: Über die Wirkung von Mangan auf Wachstum und Hämoglobinsynthese. Biochem. Z. 250, 392 (1932). — [6] Orten, J. M., F. A. Underhill u. R. C. Lewis: J. of biol. Chem. 96 (1932). — [7] Krauss, W. E.: Die Unwirksamkeit von Mangan bei Ernährungsanämie. J. of biol. Chem. 90, 267 (1931). — [8] Ghee, J. L.: Hämoglobinregeneration bei Ratten und Menschen durch mit Metallen angereicherte Nahrungsmittel. Science (N. Y.) 73, 347 (1931). — [9] Orten, J. M., F. A. Underhill, E. R. Mugrage u. Lewis: Die Wirkung des Mangans auf die Kobalt-Polycythämie. J. of biol. Chem. 99, 465 (1933). — [10] Corridi, L.: Arch. Farmacol. sper. 26, 289 (1919), zit. nach Malys Jber. Tierchem. 49, 664. — [11] Coronedi, G.: Pharmakologische Untersuchungen und therapeutische Beobachtungen über Mangan. Zit. nach Ber. Physiol. 4, 437 (1920); 5, 148 (1920). — Vgl. hierzu auch R. Alamani: Der Einfluß künstlicher Oxydasen auf den Verlauf septischer Läsionen. Arch. Farmacol. sper. 35, 31, 33, 49, 65 (1923), zit. nach Ber. Physiol. 19, 257.

Toxikologisch bedeutsam sind die Untersuchungen von Schwarz und Pagels (Zit. S. 1331). Katzen, denen 2 g Braunstein oder Pyrolusit verfüttert oder 0,2 g in die Trachea geblasen wurden, zeigten anfänglich eine Zunahme von Hämoglobin und Erythrocyten, nach längerem Gebrauch Abnahme beider unter die Norm. Pyrolusit wirkte rascher und stärker, nach einer Woche trat schon Anämie ein, die bei 2 von 4 Katzen zum Tode führte. Eine dritte Katze dagegen zeigte bei gleicher Behandlung keine Abnahme, sondern nach 4 Wochen eine bis zum Schluß des Versuches anhaltende Zunahme von Hämoglobin und Erythrocyten. Beim vierten Tier wurde nach Eintreten der Anämie der Versuch abgebrochen und nach dreiwöchiger Pause nur 0,5 g Pyrolusit täglich verfüttert; es zeigte sich wieder Abnahme, dann Zunahme und endlich wieder Abnahme bis zur Norm. Die Disposition zur Vergiftung mit Braunstein und Pyrolusit war bei Katzen verschieden. Die zuweilen beobachtete größere Giftigkeit des Pyrolusits ist durch bessere Löslichkeit zu erklären. Auftreten von Lähmungserscheinungen wiesen auf die Beteiligung des Zentralnervensystems hin. Handovsky (Zit. S. 1334) beobachtete bei der chronischen Manganvergiftung am Kaninchen Blutkörperchenzerstörung, die sich in Hämosiderinbildung äußert.

Therapeutische Versuche beim Menschen wurden auch in neuerer Zeit immer wieder durchgeführt, allerdings mit sehr wechselndem Erfolg. Lemoine[1] beobachtete einen günstigen Einfluß von Mangannucleinat bei Chlorose und Infektionskrankheiten und in anderen Fällen, bei denen Eisenpräparate günstig wirken. Die Wirkung des Mangans soll sogar stärker sein als die des Eisens. Der Autor nimmt eine Rolle des Mangans beim Sauerstoffaustausch in den Geweben an. Nach Buttersack[2] hilft Mangan in Fällen, in denen Eisen ohne Wirkung ist.

In den Quellen von Pyrmont, Teplitz, Schwalbach, Nauheim, Ems, Karlsbad, Marienbad, Königswart u. a. ist dieses Metall in geringen Mengen nachweisbar, die nach seiner Ansicht immerhin groß genug seien, daß sie bei der jedenfalls sehr feinen Manganbilanz im Organismus als leistungsfähig angesprochen werden können. Ghee (Zit. S. 1367) behandelte mit durch metallisches Mangan angereicherter Milch und beobachtete dabei Hämoglobinregeneration. Barbara[3] hingegen konnte an 7 Individuen, die dem Körpergewicht in kg entsprechende Mengen in Zentigrammen Mangannatriumcitrat injiziert erhielten, keine Beeinflussung der Blutformel und Leukocytenzahl konstatieren. Faludi[4] verabreichte Mangan als nicht näher gekennzeichnete Eiweißverbindung, die Manganionen abgeben soll, peroral und beobachtete eine Zunahme der roten Blutkörperchen und des Hämoglobins bei der Behandlung von Anämien. — Faludi[4] hat auch mit der kolloidalen Mangandioxydlösung therapeutische Versuche unternommen. Im Blutbild Gesunder trat nach den Injektionen eine geringe Leukocytose auf, außerdem aber Vermehrung des Hämoglobins und der Erythrocyten, was er auf eine Knochenmarkswirkung bezieht. In 15 Fällen von sekundärer Anämie schien die Heilungsdauer unter dem Einfluß der Manganinjektionen abgekürzt zu werden. Von 6 Fällen perniziöser Anämie verhielten sich 2 refraktär, bei 4 anderen stieg die Erythrocytenzahl. Allerdings wurden hier wie auch in den

---

[1] Lemoine, G.: Energetischer Einfluß des Mangannucleinats auf den Körperchengehalt. C. r. Soc. Biol. Paris 83 (1920). — [2] Buttersack: Kritisches Sammelreferat über die Wirkung kleinster Mengen. Dtsch. med. Wschr. 1925, Nr 45. — [3] Barbara, J.: Giorn. Batter. 5, 1781 (1930). — [4] Faludi, F.: Therapeutische Versuche mit stabilisierter kolloidaler Mangandioxydlösung. II. und III. Z. exper. Med. 58, 381, 390 (1927).

andern Fällen gleichzeitig andere therapeutische Maßnahmen verwendet, so daß die Versuche nicht schlüssig sind.

Reimann und Fritsch[1] haben unter Berücksichtigung von Spontangeneration, Milieuwechsel, Diätänderung Versuche mit Manganosalzen im Vergleich mit Ferrochlorid am Menschen durchgeführt und fanden die Manganosalze völlig wirkungslos.

In diesem Zusammenhange sei auch angeführt, daß Sheldon und Ramage[2] bei der Untersuchung von 65 Eisenpräparaten Mangan als regelmäßige Verunreinigung, häufig in beträchtlichen Mengen, fanden. In der Annahme, daß für Mangan hinsichtlich Hämoglobinbildung eine Wirksamkeit bereits erwiesen ist, geben sie der Meinung Ausdruck, daß bei Kuren mit hohen Eisendosen die Wirksamkeit der Verunreinigungen in Betracht käme.

Daß die Versuche am Menschen eine klinisch verwertbare Wirkung auf die Blutbildung durchaus fraglich erscheinen lassen, braucht nicht zu verwundern. Es fehlt doch dem Mangan gerade die Eigenschaft, die das Eisen auszeichnet, nämlich aus der Ferro- in die Ferristufe übergeführt werden zu können. Das Eisen wechselt im Organismus leicht Oxydationsstufe und Bindungsart, während das Schicksal aller Manganverbindungen offenbar in einer Reduktion zu einer stabilen Manganoverbindung besteht (s. Schlußbetrachtungen). Auch in vitro läßt sich zeigen (Starkenstein: Zit. S. 1342), daß zum Blut zugesetztes Ferrochlorid in wenigen Minuten zur Ferriverbindung oxydiert wird, während Manganosalz zur Blutlösung gefügt, das Blut unverändert läßt.

Während die angeführten Versuche am Menschen eine klinisch verwertbare Wirkung auf die Blutbildung durchaus unsicher erscheinen lassen, sind die Befunde von Schwarz und Pagels (Zit. S. 1331) an Arbeitern aus Manganbetrieben toxikologisch von größter Bedeutung. Bei 11 unter 15 Arbeitern konnten Erythrocytenwerte bis $8^1/_2$ Millionen gefunden werden, 11 hatten Werte von 6 Millionen. Der Hämoglobingehalt zeigte nichts Abnormes. Schwarz empfiehlt daher auch die periodische Untersuchung in Manganbetrieben, um durch Feststellung einer Wirkung auf die Blutbildung zu einer Frühdiagnose zu kommen. Davis und Huey[3] fanden bei 2 Manganarbeitern hohe Erythrocytenzahlen, 5,6—6,5 Millionen. Auch Baader[4] gibt bei Manganarbeitern anfangs Hyperglobulie an. Sie führen jedoch diese Erscheinung auf chronische Co-Vergiftung zurück.

Nach Veil[5] erinnert im Beginn der chronischen Manganvergiftung des Menschen das Blutbild an ein Basedowoid.

Auch Bickert[6] betont, daß die chronische Manganvergiftung des Menschen nicht ausschließlich von seiten des Nervensystems beurteilt werden darf. Nach seinen Beobachtungen lassen sich Veränderungen an andern Organen feststellen und nicht zuletzt auch am Blutbild.

c) Wirkung auf das zentrale und periphere Nervensystem.

a) **Zentrales Nervensystem.** Während die zentral lähmende Wirkung der Mangansalze als Teilerscheinung der akuten Vergiftung keine spezifischen Merkmale gegenüber der anderer zentral lähmender Stoffe aufweist (es wurde schon S. 1342 auf die Ähnlichkeit mit der Magnesiumnarkose hingewiesen),

---

[1] Reimann u. Fritsch: Therapeutische Versuche mit interner Verabreichung von Mangan. Dtsch. med. Wschr. **54**, 470 (1928). — [2] Sheldon, J. H., u. H. Ramage: Über das Vorkommen von Kupfer und Mangan in Eisenpräparaten. Quart. J. Med. **1**, 135 (1932). — [3] Davis, G. G., u. W. B. Huey: J. ind. Hyg. **1921/22**, 3, 231. — [4] Baader, E. W.: Manganismus eines Trimmers. Zbl. Gewerbehyg. **9**, 1 (1932) — Med. Klin. **1932**, 35. — [5] Veil: Verh. dtsch. Ges. inn. Med. **1933**, 337. — [6] Bickert: Verh. dtsch. Ges. inn. Med. **1933**, 339.

ist die chronische Manganvergiftung durch spezifische Wirkungen am Zentralnervensystem ausgezeichnet (s. Kap. 11, S. 1349).

Tierexperimentelle Versuche chronischer Manganvergiftungen liegen zwar reichlich vor, aber bei der Schilderung der Symptomatologie ist schon auffallend, daß es nicht immer gelingt, zentralnervöse Erscheinungen bei den Tieren hervorzurufen. Maßgebend mag dafür sein, daß nicht immer die geeigneten Verbindungen einerseits, andererseits nicht immer die richtigen Dosen gewählt und schließlich nicht über genügend lange Zeiträume hin die Vergiftung durchgeführt wurde. Schließlich könnte auch hier wie in andern Fällen der experimentellen Toxikologie ein Unterschied in der Disposition zwischen Mensch und Tier vorliegen, wie es z. B. für den Ergotismus convulsivus gilt (vgl. Langecker[1]). Nach Meyer[2] ist das Kaninchen kein sehr günstiges Versuchsobjekt zur Erzielung feiner Gehirnveränderungen. Vielleicht kann man aus den mißlungenen Versuchen von Reiman und Minot, Richet, Gardner und Goodbody, v. Jaksch (s. S. 1354) auch auf eine geringe Disposition der Hunde zu chronischer Manganvergiftung schließen.

Noch spärlicher sind die erhobenen pathologisch-anatomischen Befunde, die auf eine diffuse degenerative Veränderung der Gliazellen, vielleicht mit besonderen Prädilektionen, hinweisen. So fanden Levy und Tiefenbach[3] bei Kaninchen, die mit gepulvertem Braunstein messerspitzweise $3^1/_2$ Wochen bis 3 Monate gefüttert wurden, als Grundlage schwerer nervöser Symptome im Zentralnervensystem diffuse chronische Veränderungen der Rindenzellen (geringer entwickelt auch im Hirnstamm- und im Vorderhorngrau) und entzündliche Herde, besonders in der grauen Substanz, mit Vorliebe im Corpus striatum, in zweiter Linie in der Hirnrinde, in dritter im Ammonshorn und in den vorderen vier Hügeln. Die Intima der Gefäße scheint der erste Angriffspunkt zu sein. Die herdförmigen Veränderungen werden teils als Verödungsherde, teils als Untergangsherde mit reaktiver Gliawucherung, teils als Verflüssigungsherde mit amöboider Glia, teils als Herde produktiver Encephalitis mit ausgesprochenen progressiven Veränderungen am Gefäßbindegewebsapparat geschildert. Bei einem der Versuchstiere kam es noch zu starker adventitieller Infiltration sowie Durchsetzen der Herde mit Stäbchen von Pasteurellatypus. In den Versuchen von Grünstein und Popowa[4], die Kaninchen täglich 2—3 g Kaliumpermanganat durch Wochen hindurch verfütterten, waren zwar klinisch keine Striatumerscheinungen zu erkennen, hingegen fanden sich histologisch reichlich Zelldegenerationen im Striatum, namentlich an den kleinen Zellen des Nucleus caudatus sowie des Putamens. Außerdem zeigte die Glia sowie die Gefäßwandelemente proliferative Erscheinungen. Mela[5], der beim Affen durch intraperitoneale Injektion von milligrammatischen Dosen Manganchlorid monatelang ein parkinsonähnliches Bild erzeugen konnte, wies im Gehirn Veränderungen im Striatum und Pallidum neben leichten Rindenveränderungen nach (vgl. auch Matsumura[6]).

---

[1] Langecker, H.: Zur experimentellen Mutterkornvergiftung. Arch. f. exper. Path. **165**, 291 (1932). — [2] Meyer, A.: Chronische Manganvergiftung des Zentralnervensystems. Slg Vergiftungsf. **1930**, 1, 79. — [3] Levy, F. H., u. L. Tiefenbach: Die experimentelle Manganperoxydencephalitis und ihre sekundäre Autoinfektion. Z. Neur. **71**, 303 (1921). — [4] Grünstein, A. M., u. N. Popowa: Experimentelle Manganvergiftung. Arch. f. Psychiatr. **87**, 742 (1929). — [5] Mela, H.: The experimental production of basal ganglion symptomatology in Macasus Rhesus. Arch. of Neur. **11**, 405 (1924) — Trans. amer. neur. Assoc. **1923**, 49. — [6] Matsumura, T.: Über die Hirn- und Leberveränderungen nach Injektion von Mangansalzen. Fukuoka-Ikwadaigaku-Zasshi **26**, 6; zit. nach Ber. Physiol. **76**, 357 (1934).

Hurst und Hurst (Zit. S. 1381) fanden in ihren Versuchen chronischer Manganvergiftung bei Meerschweinchen und Kaninchen keine Veränderungen im Zentralnervensystem. Die Versuche wurden mit 160—1300 mg $MnCl_2$/kg innerhalb einer Periode von 15—158 Tagen ausgeführt. Auch in den Versuchen von Hurst und Hurst fällt die große Dosis auf, die offenbar nicht geeignet ist, um Veränderungen am Zentralnervensystem herbeizuführen, weil die Tiere früher an ihrer Leberschädigung zugrunde gehen.

Noch spärlicher sind die pathologisch-anatomischen Untersuchungen bei Fällen von Manganismus des Menschen. Levy und Tiefenbach (Zit. S. 1370) vermuteten aus dem klinischen Bild Veränderungen im Linsekern. Casamajor (Zit. S. 1361) beobachtete in einem Fall, der zur Autopsie kam, einige Traktdegenerationen im Hirnstamm; die Basalganglien wurden nicht untersucht. Von Ashizawa[1] liegt eine mikroskopische Untersuchung eines Falles von Manganvergiftung bei einem Braunsteinmüller vor, dessen klinische Symptome Schädigungen im striopapillären System, aber auch der Pyramidenbahnen und des Rückenmarks vermuten ließen. Es fanden sich chronisch-degenerative Veränderungen von Ganglienzellen an zahlreichen Stellen, besonders stark im Pallidum, Putamen, Nucleus caudatus, geringgradig im Großhirn, Thalamus, Vierhügel und im Rückenmark. Reaktive Gliawucherung war kaum nachweisbar; s. auch Lipoidstoffwechsel S. 1377.

b) Peripheres Nervensystem. Kobert (Zit. S. 1339) stellte fest, daß bei der akuten Manganvergiftung des Frosches die peripheren Nerven von ihrer Erregbarkeit nichts einbüßen.

d) Wirkung auf den Kreislauf.

Das Bild allgemeiner Lähmung bei der akuten Vergiftung mit Mangansalzen legte schon frühzeitig den Beobachtern das Studium der Kreislaufwirkungen nahe.

Herz. Frosch. Bei Hoppe[2] findet sich die Angabe, daß das ausgeschnittene Herz durch Mangansulfat zunächst angeregt, später gelähmt werde. Kobert[2] beschreibt sehr ausführlich die Herzwirkung am ganzen Frosch und auch am isolierten Organ. Am Frosch in situ zeigte sich, daß die Herzlähmung nach Mangan früher eintrat als bei vergleichenden Versuchen mit Eisen, Nickel und Kobalt. Das Herz kommt in Diastole zum Stehen, während des Stillstandes ist das Herz mechanisch erregbar, Atropin vermag den Stillstand nicht zu beeinflussen, wohl aber, wenigstens vorübergehend, Campher und Physostigmin. Bei richtig gewählter Dosis kann der Stillstand wieder spontan zurückgehen.

Von Richet[3] ist behauptet worden, daß einige Metalle beim Frosch Herzstillstand in Systole, andere in Diastole und noch andere, zu denen auch das Mangan gehört, in Hemisystole bewirken sollen. Kobert klärt die Angabe dahin auf, daß die Herzen der mit Metallen vergifteten Frösche, insbesondere die der Manganfrösche, oft leer gefunden und irrtümlich als in Systole befindlich angesehen werden, besonders wenn schon Todesstarre eingetreten ist. Frisch untersucht sind es stets ganz schlaffe Herzen, ganz anders als bei Digitalisvergiftung.

Wohlwill (Zit. S. 1339) konnte im Gegensatz zu Kobert eine Verschiedenheit in der Wirkungsweise der vier Metalle nicht feststellen. Das Herz schlug in

---

[1] Ashizawa, R.: Über einen Sektionsfall von chronischer Manganvergiftung. Jap. J. med. Sci., Trans. VIII Int. Med. etc. **1**, Nr 22, ref. nach Zbl. Gewerbehyg. **16**, 315 (1929). — [2] Hoppe, J.: Untersuchungen der Arzneiwirkung des schwefelsauren Manganoxyduls an den irritablen Gebilden. 1858. Zit. nach Kobert: Arch. f. exper. Path. **16**, 361 (1883). — [3] Richet, Ch.: De l'action chimique des différents métaux sur le cœur de la grenouille. C. r. Acad. Sci. Paris **94**, 742 (1882); **93**, 69 (1881), zit. nach Kobert.

allen Fällen bis zum Schluß regelmäßig. Die Herzaktion wurde nur zuletzt immer langsamer bis zum diastolischen Stillstand. Im allgemeinen hörten die letzten Reflexbewegungen gleichzeitig mit dem Herzschlag auf. Diese Beobachtungen wurden von Caliebe[1] neuerdings in Versuchen mit Manganochlorid bestätigt. (Das Sulfat eignet sich nicht wegen seiner schweren Resorbierbarkeit.)

Auch Caliebe[1] (Abb. 2) fand die Erregbarkeit des Herzmuskels unverändert und bezeichnet die Wirkung ähnlich wie Kobert als eine auf die Reizbildung und Reizleitung gerichtete. Am suspendierten Herzen in situ wies er nämlich nach starker Vergiftung Reizleitungsstörungen und Gruppenbildung nach. Bei schwacher Vergiftung war eine Andeutung von Leistungssteigerung zu sehen.

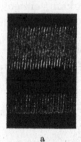 

Dodel und Maino[2] beobachteten nach Dezerebrierung am in situ belassenen Froschherzen nach Eingabe von 0,01 g $MnCl_2$ Frequenzhalbierung und Verlängerung der Überleitungszeit, nach Eingabe von 0,2 g kommt es binnen einigen Minuten zu diastolischem Herzstillstand. Am isolierten Herzen von Temporarien, wie von Weinbergschnecken, ist die Wirkung gleichartig. Die Autoren fassen die Wirkung als auf das parasympathische Nervensystem gerichtet auf (s. auch S. 1385).

a   b

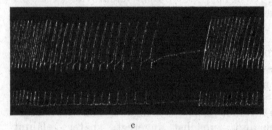

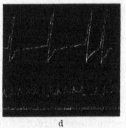

c   d

Abb. 2. Froschherz am Engelmannschen Doppelhebel. Obere Kurve Kammer, untere Vorhof. a) Normale Aktion um 11 Uhr 4 Min. b) Gruppenbildung 55 Minuten nach Injektion von 5 mg Manganchlorür. c) Weitere 15 Minuten später. Typischer Wechsel zwischen allmählich abnehmender Schlagfolge und diastolischem Stillstand. d) Spätstadium der Wirkung. Überleitungsstörung. Zeitschreibung $^1/_1$ Sekunde. (Nach Caliebe[1].)

Auch am isolierten Herzen (Williamscher Apparat, das Herz wurde in 1—2 proz. Lösung eingetaucht) konnte Kobert dieselben Erscheinungen nachweisen, und auch Caliebe fand bei der Untersuchung der Herzarbeit (nach Pels Leusden) nach kleinen und mittleren Mangankonzentrationen vorübergehend Leistungssteigerung, dann Verlangsamung der Schlagfolge, Unregelmäßigkeiten nach Art der Gruppenbildung, endlich diastolischen Stillstand, der von Zeit zu Zeit spontan durch Serien normaler Herzkontraktionen unterbrochen wird. Diese Erscheinungen deutet er als Hemmung der Reizbildung. Dazu tritt aber eine Beeinträchtigung der atrioventrikulären Reizleitung, die durch Weiterschlagen der Vorhöfe bei stillstehender Kammer genügend gekennzeichnet ist. Der Herzmuskel bleibt gut erregbar. Cremer und Schweitzer[3] untersuchten gleichfalls die Wirkung zweiwertigen Mangans auf das Froschherz. Die Mangansalzwirkung entsprach bezüglich der Reiz-

[1] Caliebe, F. W.: Zur Kenntnis der Kreislaufwirkung des zweiwertigen Mangans. Z. Kreislaufforsch. 20, 463 (1928). — [2] Dodel, P., u. M. Maino: Wirkung der Mangansalze auf das vegetative Nervensystem. C. r. Soc. Biol. 112, 1619 (1933). — [3] Cremer, H. D., u. A. Schweitzer: Untersuchungen über die Wirkung zweiwertigen Mangans auf das Froschherz. Z. Kreislaufforsch. 24, 65 (1930).

bildung durchaus der Wirkung anderer Salze mit zweiwertigen Kationen. Der negativ-chronotropen Phase ging mitunter eine Beschleunigung voraus. Die Erscheinungen waren bei nicht zu starker Einwirkung leicht rückgängig zu machen. Sie beruhen nicht auf einer Vaguserregung. Auch die Reizüberleitung wird durch Mangansalze verlängert oder unterbrochen. Neben der charakteristischen negativ-inotropen Wirkung werden auch Verstärkung der Kammerkontraktionen und Neigung zu Dauerverkürzungszuständen beobachtet. Schuster[1] gibt für Mangansulfat am isolierten Herzen Konzentrationen von 1 : 10000 bereits als lähmend an, Konzentrationen von 1 : 1000 bewirkten Stillstand. Diese Dosen stimmen mit den von Caliebe für das Manganchlorid angegebenen überein. Auch Hendrych fand in unveröffentlichten Versuchen am isolierten Straubherzen die Wirkung des Manganochlorids der des komplexen zwei- und dreiwertigen Citrats ganz analog. Er beobachtete Verkleinerung der Hubhöhe, schließlich reversiblen bzw. irreversiblen Stillstand. Bei Anwendung bicarbonatfreien Ringers waren die wirksamen Konzentrationen bei dem Chlorid niedriger als bei den komplexen Verbindungen, im bicarbonathaltigen Ringer lagen die Konzentrationen sehr nahe beieinander.

Kaninchen. Caliebe beschreibt auch Versuche am isolierten Kaninchenherzen mit Manganchlorid. Konzentrationen von 1 : 1000000 bis 1 : 100000 regten, wenn sie überhaupt wirksam waren, das Herz an, 1 : 1000 bewirkten Dauerschädigungen.

Blutdruck. Laschkewitz[2] beobachtete bei Kaninchen und Hunden nach i. v. Injektion von Manganchlorid und -sulfat eine Abschwächung der Herztätigkeit bis zum Stillstand. Dabei sinkt der Blutdruck. Da das Herz nicht mehr elektrisch reizbar war, nahm er als Todesursache Herzparalyse an. Marti und Luchsinger (Zit. S. 1337) weisen auf eine verhältnismäßig geringe Herzwirkung (Mangansulfat) hin. Bei langsam ausgeführten Vergiftungen schlägt das Herz noch lange. Kobert (Zit. S. 1339) studierte die Wirkung auf den Blutdruck an Hunden und Kaninchen. Bei nichtcurarisierten normalen Tieren sinkt nach intravenöser Injektion der Blutdruck zunächst nur vorübergehend, schließlich aber dauernd ab. Nach subcutaner Injektion steigt der Druck wohl infolge lokaler Einwirkung etwas an und sinkt erst nach etwa einer halben Stunde ab. Krampfanfälle verursachten vorübergehend starke Erhebungen. Durch künstliche Atmung, Curarisieren und Vagotomie ließen sich die durch Dyspnoe bedingten Krämpfe vermeiden und der Eintritt des Todes hinausschieben. Der Tod erfolgte durch Respirationslähmung, während das Herz noch schwach weiterschlug. Die Manganvergiftung führt also zu einer zentral bedingten Vasomotorenlähmung. Die Reihenfolge der Wirkung bei Warmblütern ist nach Kobert Reizung des Gehirns (Krämpfe), dann Lähmung des Gehirns, Atemzentrums und Vasomotorenzentrums, Lähmung der Herzganglien. Beim Kaltblüter tritt die Herzlähmung frühzeitig auf. In Blutdruckversuchen an Kaninchen nach i. v. Injektion von 1—3 mg Manganchlorid beobachtete Caliebe vorübergehend Blutdrucksenkung, deren Intensität von der Dosis abhing. Er bezieht sie auf eine Herzwirkung. Auch Červinka (Zit. S. 1351) bezieht die Blutdrucksenkung und Pulsverlangsamung nach i. v. Injektionen von Manganchlorid an Kaninchen auf eine Lähmung der vasomotorischen Apparate, während beim Hund die Herzlähmung das Primäre sei. Hendrych fand in unveröffentlichten Versuchen über den Ver-

[1] Schuster, F. A.: Beiträge zur Pharmakologie der Nickel-, Kobalt- und Mangansalze. Diss. Würzburg 1925. — [2] Laschkewitz, W.: Vergleichende Untersuchungen über die Wirkung der Mangan- und Eisensalze. Zbl. med. Wiss. **24**, 369 (1866).

gleich der Wirkung des Manganochlorids und der zwei- bzw. dreiwertigen komplexen Citrate am Blutdruck des Kaninchens qualitativ ein vollkommen analoges Verhalten der Verbindungen, nur scheint bei Manganochlorid die Wirkung rascher einzutreten als bei den komplexen Zitraten.

Gefäße. Bei Hoppe (Zit. S. 1371) findet sich die Angabe, daß die Gefäße durch $MnSO_4$ erst angeregt, dann gelähmt werden. Nach Kobert[1] wirkt das komplexe Citrat erweiternd auf die Gefäße der Niere des Hundes und Schweines (0,035—0,3 $^0/_{00}$). Nach Dodel und Maino (Zit. S. 1372) ist nach der Eingabe von 0,02 g $MnCl_2$ in den Lymphsack von Rana temporaria bei Schwimmhautbetrachtung nach kurzer Beschleunigung eine Verlangsamung des Blutstroms feststellbar, besonders in den Präkapillaren.

Caliebe beobachtete am Laewen-Trendelenburgschen Präparat nur eine relativ schwache Beeinflussung der Gefäßweite durch $MnCl_2$. 1 : 100000 wirkte erweiternd, 1 : 10000 leicht verengernd. Nach unveröffentlichten Versuchen von Hendrych wirkte Manganochlorid am Laewen-Trendelenburgschen Präparat in Konzentrationen von 1:10000 erweiternd. Die zwei- und dreiwertigen komplexen Citrate wirkten erst in höheren Konzentrationen, und zwar verengernd. Jongh[2] fand an den isolierten Gefäßen der hinteren Extremitäten des Meerschweins $MnSO_4$ in 0,95proz. Lösung in 2 Versuchen völlig wirkungslos.

e) Wirkung auf den Stoffwechsel.

Die Frage, wieweit Mangan zu den für den tierischen Organismus entbehrlichen Elementen gehört, hat auch zahlreiche Untersuchungen über die Beeinflussung des Stoffwechsels, insbesondere der Wachstumsvorgänge, mit sich gebracht.

1. Wachstum. Die meisten diesbezüglichen Versuche wurden an Ratten durchgeführt. Levine und Sohm[3] behandelten Ratten mit Vitamin B-freier Kost, Apfelsinensaft und außerdem mit Mangansulfat (die Dosen sind nicht zu entnehmen). In den ersten 3—4 Wochen zeigten die Tiere unter der Manganzufuhr schwere Diarrhöen mit Gewichtsabnahme. Später fiel auf, daß die Mangantiere munterer waren als die Kontrolltiere und ein besseres Fell zeigten. Hargue[4] stellte sehr sorgfältige Versuche an Ratten an, die in eigenen Glaskäfigen mit wohldefiniertem Futter ernährt wurden. Ein Teil der Tiere bekam außerdem durch 17 Wochen hindurch Manganpeptonat (100 Teile auf 1 Million Teile Futter). Die Gewichtszunahme der Mangantiere war sichtlich größer als bei den Kontrollen (59,75 g war das mittlere Gewicht der normalen Tiere und 89,75 das der Mangantiere; s. auch S. 1374). Hargue schließt aus den Versuchen auf eine sichere Funktion des Mangans im Stoffwechsel, nimmt aber an, daß Mangan in dem natürlichen Zustand, in dem es sich in frischer Hefe, Pflanzensamen und tierischen Organen befindet, eine stärkere biologische Wirkung hat als bei Zusatz seiner Salze zu einer synthetischen Nahrung. Auch Carrison[5] sah von $MnCl_2$ in einer Menge von 0,0327 mg täglich (ent-

[1] Kobert, R.: Über die Beeinflussung der peripheren Gefäße durch pharmakologische Agenzien. Arch. f. exper. Path. **22**, 77 (1887). — [2] Jongh, S. E. de: Beiträge zur Pharmakologie des Kaliumpermanganats. II. Mitt.: Wirkung auf glattmuskelige Organe, abgesehen vom Uterus. Arch. internat. Pharmacodynamie **45**, 18 (1933). — [3] Levine, V., u. H. Sohm: Der Einfluß von Mangan auf das Wachstum. J. of biol. Chem. **59**, XLVIII (1924). — [4] McHargue, J. S.: Further evidence, that small quantities of copper, manganese and zinc are factors in the metabolism of animals. Amer. J. Physiol. **77**, 244 (1926). — [5] McCarrison, R.: Der Einfluß des Mangans auf das Wachstum. Indian J. med. Res. **14**, 641 (1927), zit nach Chem. Z. **1927 I**, 233 — Wirkung des Mangans auf das Wachstum. Trans. far east. Assoc. trop. Med. **3**, 343 (1929).

sprechend einer Konzentration im Futter von 1 : 617000) eine deutliche Wachstumsförderung bei jungen Ratten. Er erklärt auch die günstige Wirkung des ganzen Weizens auf das Wachstum der Ratten wenigstens zum Teil durch seinen Mangangehalt.

Mangandioxyd bewirkte hingegen in den Versuchen von Carrison (Zit. S. 1374) bei Ratten eine immer mehr zunehmende Wachstumsverzögerung (1:12600 der Nahrung zugesetzt bzw. 0,889 mg MnO pro Tag). Anscheinend handelt es sich um eine kumulative Wirkung.

Oettingen und Sollman (Zit. S. 1350) beobachteten von metallischem Mangan, das sie in Dosen von 0,15—0,3 g pro Tag an Tauben verfütterten, keine Beeinflussung des Gewichtes.

Orent und Collum[1] beobachteten bei Ratten, die mit einer praktisch manganfreien Diät gefüttert wurden, normales Wachstum. Skinner[2] wiederum, der weiblichen Ratten im Futter 10 mg Mangan pro kg zu einem normalen Mangangehalt von 13,4 mg/kg zulegte, beobachtete keine Störung in der Aufzucht der Jungen. Auch eine manganreiche Ernährung, die sich über 12 Wochen erstreckte, schränkte das Wachstum der jungen Tiere nicht ein.

Die nicht ganz gleichsinnig ausgefallenen Einzeluntersuchungen lassen wohl den Schluß zu, daß Manganzulagen in mäßigen Dosen für das Wachstum nicht schädlich, hingegen in den meisten Fällen sogar ausgesprochen günstig sind.

Anämisch gemachte Ratten scheinen durch Manganzulagen in ihrem Wachstum immer begünstigt zu werden, Titus und Mitarbeiter[3] arbeiteten an 4 Wochen alten Ratten, die durch reine Milchdiät in ihrem Hämoglobingehalt stark reduziert waren. Eisenzulagen beeinflußten weder den Hämoglobingehalt noch das Gewicht. Erhielten die hämoglobinarmen Ratten eine Zulage von Eisen und Mangan, so stieg das Hämoglobin und das Gewicht. Auch Mitchell und Miller[4], die zwar an durch Milchdiät anämisch gemachten Ratten durch $MnSO_2$ in Mengen von 0,1, 0,05, 0,025 und 0,01 mg keine Beeinflussung der Hämoglobinsynthese sahen, beobachteten eine leichte Wirkung auf Wachstum und Futteraufnahme. Skinner, Peterson und Steenbock[5] stellten an jungen Ratten, die eine durch Eisen und Kupfer ergänzte Milchnahrung erhielten, nach Zugabe von Mangan eine deutliche Beschleunigung des Wachstums fest (62%). Am meisten war diese Zunahme bei den Tieren ausgesprochen, bei denen eine vorherige Manganspeicherung verhindert worden war. Die außerordentlich kleine Menge von 0,0041 mg Mangan pro Ratte und Tag wirkte genau so wie 0,25 mg. Wenn aber für gleichen Milchverbrauch gesorgt wurde, zeigten die Ratten, die Mangan bekommen hatten, nur wenig besseres Wachstum pro Einheit des gefressenen Futters als die Kontrollen. Skinner und Mitarbeiter nehmen an, daß das Mangan irgendeinen Mangel im Stoffwechsel behebt und dadurch die Freßlust vermehrt. Größerer Futterverbrauch beschleunigt dann das Wachstum (vgl. hierzu auch Skinner, van Evelnyn und Steenbock in ihrer Auffassung des Mangans als Faktor bei der Fortpflanzung; s. S. 1386).

[1] Orent, E. R., u. E. v. Collum: Effects of deprivation of manganese in the rat. J. of biol. Chem. 92, 651 (1931). — [2] Skinner, J. T.: Die Wirkung einer hohen Manganzufuhr auf das Wachstum der Ratte. J. Nutrit. 5, 451 (1932). — [3] Titus, R. W., Cave, Hughes u. H. L. Keil: Der Mangan-Kupfer-Eisenkomplex als ein Faktor beim Hämoglobinaufbau. J. of biol. Chem. 80, 565 (1928). — [4] Mitchell, H., u. L. Miller: Studies in nutritional anaemia, quantitative variations in iron, copper manganese supplements. J. of biol. Chem. 92, 421 (1931). — [5] Skinner, J. T., W. H. Peterson u. Steenbock: Über die Wirkung von Mangan auf Wachstum und Hämoglobinsynthese. Biochem. Z. 250, 392 (1932).

Viel weniger klar ist der Ausfall der Versuche an vitaminarm ernährten Tieren. Hanzlik, Talbot und Gibson[1] fanden an Ratten in 2 Jahre lang fortgesetzten Fütterungsversuchen mit einer mangelhaften Nahrung, die nach Sherman und Pappenheimer zur Erzeugung experimenteller Rachitis geeignet ist, daß Mangansulfatzulagen (0,01% MnO im Futter = pro die 0,76 mg MnO) im Gegensatz zu Natriumjodidzulagen die Zunahme an Körpergewicht und Länge verzögert. Eaton und Mitarbeiter[2] waren von dem Einfluß von Manganojodid auf Vitamin A-frei gehaltene Ratten weniger befriedigt als von Ferrojodidzulagen.

Mäuse. Bertrand und Nakamura[3] hielten Mäuse bei mangan- und vitaminfreier Diät. Tiere, die 0,006 mg Mangan zugelegt erhielten, lebten länger als die Kontrollen. Ein Teil des Mangans wurde vom Körper der Mäuse aufgenommen. Kemmerer, Elvehjem und Hart[4] erzielten bei Mäusen, die eine Diät aus Vollmilch, ergänzt durch Eisen und Kupfer, erhielten, durch Zugabe von $MnCl_2$ (0,01 mg pro Tier) ein besseres Wachstum. Sie schließen daraus, daß Mangan für normales Wachstum unentbehrlich ist.

Schweine. Richards[5] studierte in groß angelegten Versuchen die Beeinflussung des Wachstums an Schweinen. Die Tiere erhielten durch 10—11 Monate das komplexe Citrat in Mengen von je 0,4—3,5 g täglich, während die Grundkost nur den 17. Teil des Mangangehaltes eines normalen Futters enthielt. Differenzen hinsichtlich Wachstum und Allgemeinbefinden ließ sich an den Tieren nicht feststellen. Es scheint der Manganbedarf der Schweine entweder sehr klein zu sein, oder eine Lebensnotwendigkeit des Mangans für das Schwein besteht überhaupt nicht,

Die spezielle Bedeutung des Mangans im Stoffwechsel muß noch als unbekannt gelten (Swartz[6]). Auch nach Sluiter[7], der den Stoffwechsel des Mangans im tierischen Organismus studierte, ist eine Spezifität der Funktionen dieses Metalls noch nicht sichergestellt. Als besondere Schwierigkeit hebt er die Beschaffung und Bearbeitung völlig manganfreier Produkte hervor.

2. Gaswechsel. Diesbezüglich liegt nur eine Untersuchung von Sato[8] vor. Der Sauerstoffverbrauch der überlebenden Kaninchenleber wird durch kleine Manganmengen gesteigert, durch große herabgesetzt. Gaswechseluntersuchungen beim Kaninchen zeigten eine Verminderung des Sauerstoffverbrauchs unter dem Einfluß des Mangans. Sato betrachtet demnach Mangan als Stoffwechselgift.

3. Kohlehydratstoffwechsel. Tkachenko[9] studierte die Wirkung verschiedener Metallsalze auf den Blutzuckergehalt bei Kaninchen. Mangan hatte so wie Eisen in Mengen von 0,1 mg/kg, mit und ohne Insulin injiziert, keinen Einfluß (s. auch Leberfunktionsstörungen S. 1383).

---

[1] Hanzlik, P. J., E. P. Talbot u. E. E. Gibson: Wiederholte Anwendung von Jodien und anderen Salzen. Vergleich der Wirkung auf Körpergewicht und Wachstum. Arch. int. Med. **42**, 579 (1928). — [2] Eaton, A. G., F. E. Chidester u. N. K. Speicher: Amer. Naturalist **65**, 187 (1931). — [3] Bertrand, G., u. H. Nakamura: Über die Bedeutung des Mangans für Tiere. C. r. Acad. Sci. Paris **186**, 1480 (1928). — [4] Kemmerer, A. R., C. A. Elvehjem u. E. B. Hart: Studies of the relation of manganese to the nutrition of the mouse. J. of biol. Chem. **92**, 623 (1931). — [5] Richards, M. B.: Das Mangan in seiner Beziehung zur Ernährung. Biochemic. J. **24**, 1572 (1930). — [6] Swartz, R. M.: Welche Rolle spielen Al, Cu, Mn und Zn bei der normalen Ernährung. J. Nutrit. **1**, 541 (1929). — [7] Sluiter, E.: Nederl. Tijdsdhr. Geneesk. **1933**, 1553. — [8] Sato, Juniti: Neue biologische Untersuchungen über Mangan. Arch. internat. Pharmacodynamie **36**, 49 (1929). — [9] Tkachenko, L.: Über die Wirkung der Metallsalze auf den Blutzuckerspiegel, zit. nach Ber. Physiol. **46**, 276 (1928).

4. Fett- und Lipoidstoffwechsel. Aus Gründen der Vollständigkeit sei auf die von Pignatari[1] geäußerte Ansicht hingewiesen, daß bei der gewerblichen Manganvergiftung eine Störung der Phosphorverteilung im Gehirn vorläge. Er glaubt, seine Ansicht durch Versuche an manganvergifteten Kaninchen zu stützen, in denen er das Verhältnis anorganischer P : Lipoid-P verändert sah.

5. Stickstoffwechsel. Nach Laschkewitz (Zit. S. 1339) zeigte sich bei der akuten Manganvergiftung der Prozentgehalt des Kotes an Stickstoff vermindert, die Stickstoffausfuhr durch den Harn vermehrt.

6. Purinstoffwechsel. Jappelli[2] beobachtete an purinfrei ernährten Hunden nach Eingabe von nucleinsaurem Mangan nur eine geringe Verminderung der N-Ausscheidung, dagegen eine stärkere Beeinflussung des Purinstoffwechsels, was der Verfasser mit der starken Leukocytose erklärt.

7. Mineralstoffwechsel. Hargue (Zit. S. 1374) beobachtete bei Ratten, die 17 Wochen hindurch Manganpeptonat (100 Teile auf 1 Million Teile Futter) erhielten, die höchsten Zahlen für Calcium und Phosphor (gegenüber normalen Werten von 1,387% pro Leichnam an Ca bei den Mangantieren 1,514%; P: normalerweise 0,772%, bei den Mangantieren 0,7988%).

Picinini (Zit. S. 1330) glaubt, durch Manganverabreichung bei Hunden eine Zunahme des Eisengehaltes in Blut, Leber und Milz zu erreichen. Bei weißen Mäusen gelang es ihm, durch Verfütterung von Manganochlorür durch 31 Tage hindurch in allen Organen, vor allem aber im Blut eine Zunahme des Eisens zu erzielen (im Blut von 32,76 mg des Kontrolltieres auf 57,04 mg). Nach seiner Ansicht regelt das Mangan nach den Gesetzen des Minimums die Resorption und wahrscheinlich auch die Assimilation des Eisens. Auch Gherardi[3] gelang es bei Mäusen durch Verabreichungen von Manganchlorid (0,0027 g/Tag im Futter) beträchtliche Anreicherung an Eisen zu erzielen.

Wärmehaushalt. Als Teilerscheinung eines schweren Kollapses nach akuter Manganvergiftung wird schon von Marti und Luchsinger (Zit. S. 1337) Absinken der Temperatur und der Wärmeproduktion beschrieben. Auch Kobert (Zit. S. 1339) erwähnt das Sinken der Körpertemperatur bei Kaninchen und Meerschweinchen, ebenso Sato (Zit. S. 1293). Kobert beobachtete in einigen Fällen schwerer chronischer Manganvergiftung bei Hunden mehrere Tage ante mortem hohes Fieber. Das gleiche war auch der Fall bei chronischer Eisenvergiftung. Ob dasselbe mit dem rapiden Stoffzerfall im Körper oder mit septischen Prozessen infolge Absceßbildung zusammenhängt, ist nicht entschieden. — In Versuchen an Hunden und Kaninchen fand Corridi[4] bei subcutaner Injektion kolloidalen Mangans Temperaturerhöhung, Steigerung der Leukocytose und Auftreten der Indophenolreaktion. Hunde waren reaktionsfähiger als Kaninchen. Coronedi (Zit. S. 1367) berichtet dasselbe von kolloiden Manganhydroxydlösungen.

f) Gewöhnung.

Kobert (Zit. S. 1339) gibt an, daß Mangan- (und Eisen-) Salze, welche Kaninchen per os gegeben wurden, nur dann in größeren Mengen von den Tieren ohne Ätzwirkung vertragen wurden, wenn die Tiere daran gewöhnt waren,

---

[1] Pignatari, F. J.: Änderungen des Phosphatgehalts des Gehirns bei experimenteller Manganvergiftung. Rass. Ter. e Pat. clin. **4**, 545 (1932), ref. nach Ber. Physiol. **72**, 547. — [2] Jappelli, A.: Einfluß des nucleinsauren Mangans auf den N-Stoffwechsel. Riforma med. **31**, 169 (1915), zit. nach Malys Jber. Tierchem. **48**, 572 (1918). — [3] Gherardi, P.: Clin. med. ital. **1909**, zit. nach Malys Jber. Tierchem. **41**, 895 (1912). — [4] Corridi, L.: Beitrag zur Pharmakologie der Blutbereitungsorgane. Wirkung des kolloidalen Mangans. Arch. Farmacol. sper. **26**, 289 (1919), zit. nach Malys Jber. Tierchem. **49**, 664.

was durch Fütterung von täglich steigenden Mengen des komplexen Citrats erzielt wurde. Ungewöhnte Tiere erlagen bei derselben Dosis einer akut verlaufenden Mangan- resp. Eisenvergiftung.

Im Harn solcher akut vergifteter Tiere fand sich dann im Gegensatz zu den Gewöhnten reichlich Mangan. Es könnte sich hier ähnlich wie beim Arsen um eine geänderte Resorption handeln.

g) Wirkung auf die Atmung.

Die akute Wirkung der Mangansalze äußert sich, wie im Kap. 9 geschildert wurde, im Bilde einer zentralen Lähmung, an der auch das Atemzentrum beteiligt ist. Spezielle Untersuchungen liegen nicht vor.

h) Wirkung auf den Magendarmkanal.

Erbrechen. In Widerspruch zu Harnack[1], der beim Säugetier mit Mangansulfat (Dosen fehlen) keine emetische Wirkung hervorrufen konnte, ist in den Versuchen von Gmelin (Zit. S. 1340) sowohl als auch bei Marti und Luchsinger mit (Zit. S. 1337) Mangansulfat bei peroraler und parenteraler Zufuhr Erbrechen hervorgehoben. Es handelt sich hier offenbar um eine Dosenfrage; erst größere Dosen führen zu Erbrechen, so daß das Mangan in dieser Hinsicht Kupfer und Zink wesentlich nachsteht. Kobert (Zit. S. 1339) beschreibt bei Hunden und Katzen nach subcutaner Verabreichung des komplexen Citrats Nausea und Erbrechen, das bis zum Tode der Tiere anhalten kann. Das Erbrochene bestand zunächst im Manganinhalt, später in reinem, farblosem oder gallig tingiertem Schleim. Nach seinen Erfahrungen fehlt Erbrechen bei brechfähigen Warmblütern nie, hingegen konnte er es bei Fröschen nicht beobachten. Den Unterschied erklärt er damit, daß bei den höheren Tieren das Erbrechen als zentrales Erregungssymptom auftritt, während bei Fröschen nur Lähmungserscheinungen zur Beobachtung kommen. Wegen des Erbrechens müssen bei der Durchführung chronischer Versuche die Nager herangezogen werden. Wohlwill (Zit. S. 1339) hingegen, der beim Hund auch nach Injektion des komplexen Citrats nach anfangs starker Nausea mit keuchender Atmung, Zittern am ganzen Körper, häufigem Aufstoßen, das fast ununterbrochen stundenlang andauernde Erbrechen beobachtete, sah es keineswegs so früh eintreten, daß es nicht bereits durch eine Reizung der Magenschleimhaut hätte bedingt sein können.

Über Wirkungen am Magendarmkanal liegen zum Teil sehr widersprechende Angaben vor, was sicherlich mit Unterschieden in der Dosierung und damit verbundenen Unterschieden in der Dauer der Vergiftung zusammenhängt. Gmelin (Zit. S. 1340) beobachtete bei Hunden und Kaninchen nach großen Dosen Mangansulfats per os und i. v. entzündliche Erscheinungen am Magen und Dünndarm. Marti und Luchsinger (Zit. S. 1337) sahen nach subcutaner Injektion bei Kaninchen, Katze und Hund Brechdurchfall auftreten, bei der Sektion starke Reizung des Darmtrakts, besonders im Dickdarm oft Hämorrhagien, die mit der Elimination des Metalls im Zusammenhang stehen sollen (z. B. ein Kaninchen, das an einem Tag 9 subcutane Injektionen $MnSO_4$ zu 0,1 g erhalten hatte). Červinka (Zit. S. 1351) beobachtete bei Hunden und Kaninchen nach wiederholten toxischen Dosen von $MnCl_2$ (i. v. mehr als 3 mg/kg) Reizerscheinungen am Magendarmkanal und bei der Sektion entzündliche Veränderungen. Wibmer (Zit. S. 1350) hingegen, der kohlensaures Mangan in mäßi-

---

[1] Harnack, E.: Über die Wirkung der „Emetica" auf die quergestreiften Muskeln. Arch. f. exper. Path. **3**, 44 (1874).

gen Dosen lange Zeit Kaninchen verabreichte (bis zu 3 Drachmen), vermißte Erscheinungen von seiten des Magendarmkanals und auch die Sektion ergab normales Verhalten.

Die Versuche mit dem komplexen Citrat von Kobert (Zit. S. 1339), Cahn (Zit. S. 1340) und Wohlwill (Zit. S. 1339) haben ganz differente Resultate ergeben. Kobert, der im akuten Vergiftungsbild Durchfälle beim Kaninchen, beim Hund Brechdurchfälle sah, betont ausdrücklich, daß er bei zahlreichen Sektionen von subcutan vergifteten Tieren nur ein einziges Mal im Magen und Darm deutliche Entzündungserscheinungen und kleine Blutungen gefunden hat. In allen übrigen Fällen konnte man die Schleimhaut kaum hyperämisch nennen. Es sei dies ein sehr scharfer Unterschied gegenüber dem Kobalt und Nickel, die sehr heftige Darmveränderungen zu bewirken pflegen, während das Eisen in der Mitte zwischen Mangan einerseits und Kobalt und Nickel andererseits steht. Wurden hingegen große Dosen auf einmal gegeben, so erlagen die Tiere der Manganvergiftung unter dem Auftreten eines akuten Darmkatarrhs. Kobert nimmt an, daß die plötzlich mit viel Metallösung überschwemmten Darmepithelien sich massenweise losstoßen und nun der Aufnahme des Gifts in die Darmgefäße keinen wirksamen Widerstand entgegenzusetzen vermögen. Cahn fand nach i. v. und subcutaner Injektion am Kaninchen keine Veränderungen an der Schleimhaut des Magendarmkanals. Der Tod der Tiere erfolgte hier allerdings höchstens in 10 Stunden. Nur in einem Fall war eine kleine entzündete Stelle im Magen zu finden. Hingegen hat Wohlwill (Zit. S. 1339) beim Kaninchen außer in Fällen akutester Vergiftung Magendarmaffektionen nie vermißt. Im Magen fanden sich Ekchymosen in der Pylorusgegend, bisweilen nichts Pathologisches. Der Dünndarm zeigte diffuse Hyperämie, die vom Duodenum nach dem Jejunum zu-, von da zum Dickdarm hin abnahm. Colon und Rectum zeigten bei Hunden geringe Rötung, bei Kaninchen nie Abnormes. Die Peyerschen Plaques waren geschwollen. Mikroskopisch konstatierte er starke Erweiterung und strotzende Füllung der Zottencapillaren, das ganze Capillargebiet war wie an einem Injektionspräparat bis in die feinsten Verzweigungen sichtbar. Die Hyperämie beschränkte sich auf die Zotten, die tieferen Partien waren frei hiervon. Er betont die Konstanz der pathologischen Erscheinungen im Gegensatz zu dem wechselnden Symptomenbild. Die Capillarhyperämie des Magendarmkanals stellt er in Parallele zu den Erscheinungen bei der Arsenikeinwirkung. Die Metalle der Eisengruppe seien von Arsenik nur durch die Resorption unterschieden. Auch beim Frosch hat er nicht unbeträchtliche Magendarmveränderungen gefunden: Die Schleimhaut war vom Duodenum bis zum Dickdarm abnehmend gerötet, mikroskopisch zeigten sich die Zottencapillaren prall gefüllt. Die Erscheinungen waren aber nicht immer nachzuweisen.

Harnack (Zit. S. 1363) verfütterte das wasserunlösliche Manganphosphat an Kaninchen zu 0,05 g täglich und sah nach 17 Tagen am Dickdarm eine kreisrunde gerötete Stelle in Linsengröße mit verdickter und injizierter Schleimhaut, an dem übrigen Darmtrakt keine Spur von Reizung. An Kaninchen, die täglich 2 g Manganpeptonat erhielten, sah er auch nach 3—4 Wochen keine Veränderungen an der Magendarmschleimhaut. Schwarz und Pagels (Zit. S. 1331) beobachteten bei ihren Versuchen nach Braunsteinfütterung an Katzen an einem Tier, das 2 g Mangan täglich erhalten hatte, schwere Magendarmerscheinungen. In den Versuchen von Handovsky (Zit. S. 1334) werden Magendarmerscheinungen nicht beobachtet. Diese Differenzen sind wohl auf den verschiedenen Vergiftungsverlauf zurückzuführen. Handovskys Tiere starben in wenigen Stunden, während die Magendarmsymptome offenbar nur bei langsam verlaufenden Fällen zu sehen sind, wenn das im Darm ausgeschiedene Metall lokale Reizerscheinungen ausüben kann.

Der ausgeschnittene Darm wird nach einer alten Angabe von Hoppe (Zit. S. 1371) durch Mangansulfat zunächst angeregt, durch größere Dosen schließlich gelähmt. Caliebe (Zit. S. 1372) fand am überlebenden Kaninchendünndarm schon bei Konzentrationen von 1 : 100000 bis 1 : 50000 $MnCl_2$ Abschwächung der spontanen Bewegung. Er denkt an eine Lähmung des Plexus. Hendrych verglich (in nicht veröffentlichten Versuchen) die Wirkung von Manganochlorid auf den isolierten Kaninchendünndarm mit der des zweiwertigen und dreiwertigen komplexen Citrats. Bei der Verwendung von bicarbonat- und biphosphatfreiem Tyrode wirkte das Chlorid lähmend, während die Komplexe Zunahme des Tonus und der Pendelbewegungen auslösten. In normaler Tyrodelösung wirkten die Komplexe analog, während beim Chlorid wechselnde Resultate beobachtet wurden, teils lähmende, teils erregende und teils fehlende Wirkung (wirksame Konzentrationen bei 2 mg% Mn).

Jongh (Zit. S. 1385) fand $MnSO_4$ (0,95% 0,1–1,0 ccm) am isolierten Rattendarm völlig unwirksam.

Feigl[1] studierte den Einfluß von Metallsalzen und Metallen auf die Magensekretion. Bei Hunden mit Pawlovschen Magenblindsäcken sah er nach Fütterung mit 0,5 g metallischem Mangan (in 100 ccm Wasser) eine Steigerung der Magensaftmenge um das 4fache und eine Zunahme der Acidität. Manganosulfat (in 0,5proz. Lösung) wirkte wie Ferrosulfat mild anregend.

i) Wirkung auf die Leber und sonstige Drüsen.

Über das Vorkommen von Mangan in der Leber und seine Ausscheidung durch die Galle s. S. 1338.

Die Angabe Gmelins (Zit. S. 1340), daß beim Hund nach subcutaner Injektion von Mangansulfat eine auffallende Leberwirkung zu sehen sei, die sich in entzündlichen Veränderungen und Degenerationszeichen an diesem Organ sowie in hochgradiger Vermehrung der Gallensekretion und dadurch bedingte Gelbfärbung der Gefäße sowie nach längerer Dauer als Ikterus äußert, ist später von Kobert (Zit. S. 1339) bestätigt worden. Bei der akuten Vergiftung des Hundes durch das komplexe Citrat zeigte sich im Harn eine intensive ikterische Verfärbung. Eine ikterische Verfärbung der Haut trat nicht ein, höchstens im Bereich der Conjunctiva. Bei Kaninchen und Meerschweinchen wurde Ikterus nie beobachtet. Kobert hebt die Sonderstellung der akuten Manganvergiftung hinsichtlich dieses Symptoms andern Metallvergiftungen gegenüber besonders hervor und spricht von einer Ähnlichkeit mit der Phosphorvergiftung.

Auch die fettige Degeneration in der Leber vergleicht Schulz (Zit. S. 1336) wie Kobert (Zit. S. 1339) mit der P-Wirkung. Bei der subakuten Vergiftung kam der Ikterus viel deutlicher zur Entwicklung. Die Farbe des Harns der Hunde schwankte dabei von Gelb bis zu tiefem Schwarz, so daß noch bei starker Verdünnung der Gallenfarbstoffnachweis gelang. Bei nichttödlichen Vergiftungen ging der Ikterus allmählich zurück. Von späteren Beobachtern hebt nur noch Wohlwill (Zit. S. 1339) Ikterus hervor, während bei den übrigen Beschreibern von Symptomen von seiten der Leber nichts zu lesen ist. — Faludi[2] hat an Gallenblasenfistelhunden mit kolloidaler Mangandioxydlösung keine Veränderungen gesehen, wiewohl das intravenös verabreichte kolloidale Mangan großenteils durch die Galle ausgeschieden wird.

Um so zahlreicher sind die Berichte über pathologisch-anatomische Veränderungen in der Leber, vor allem nach subakuter Manganvergiftung. Das Mangan gehört geradezu zu den Stoffen, mit denen man am sichersten experimentell Lebercirrhosen erzeugen kann, und ist daher in der experimentellen

---

[1] Feigl, J.: Experimentelle Untersuchungen über den Einfluß von Arzneimitteln auf die Magensaftsekretion. Über Eisen und Eisenpräparate. Biochem. Z. 6, 17 (1907) — Über die Wirkung der Metalle. Ebenda S. 47. — [2] Faludi, F.: Therapeutische Versuche mit stabilisierter Mangandioxydlösung. Z. exper. Med. 58, 388 (1928).

pathologischen Anatomie schon viel verwendet worden. Schon Laschkewitz (Zit. S. 1339) fand beim Hund nach wiederholten i. v. Injektionen von Mangansalzen (mehr als 1 g) fettige Degeneration in der Leber. Bargero[1] beschreibt fettige Degeneration der Leber beim Hund nach i. v. Zufuhr von komplexem Citrat (0,012 g/kg). Findlay[2] beschreibt bei Kaninchen, Ratten und Meerschweinchen nach wiederholter subcutaner Injektion großer Dosen von Manganchlorid (3—5 mg $MnCl_2$) jeden 2. Tag eine monolobuläre, biliäre Cirrhose. Mela (Zit. S. 1334) beobachtete bei Macacus Rhesus, denen er Manganchlorid in milligrammatischen Dosen Monate hindurch i. p. injizierte, neben den bereits erwähnten Veränderungen im Zentralnervensystem auch eine Hepatitis und Nekrose. Handovsky[3] fand bei Meerschweinchen nach einer einmaligen subletalen Injektion von Manganchlorid oder dem aromatischen Komplexsalz an der Leber ähnliche Veränderungen, wie er sie insbesondere bei Kaninchen nach chronischer Manganvergiftung mit den genannten Verbindungen sowie mit dem komplexen Citrat beobachtete, nämlich eine in den Kupfferschen Sternzellen beginnende und sich dann auf die übrigen Leberzellen erstreckende Verfettung. In einem Fall war die Fettablagerung von deutlichen degenerativen Prozessen in der Leber begleitet. Mitosen in den erhaltenen Zellen deuteten auf lebhafte regenerative Vorgänge hin. Der Unterschied gegenüber den Befunden Findlays läßt sich nach Handovsky dadurch erklären, daß seine Tiere viel schneller vergiftet wurden und daher auch früher starben.

Martin[4] studierte an Meerschweinchen, die durch Monate täglich 5 mg $MnCl_2$ subcutan erhielten, die Histogenese der Initialstadien der Lebercirrhose; er weist auf Mitochondrienveränderungen im Protoplasma der Epithelien hin, die den Veränderungen an den Kupferschen Sternzellen vorausgehen. Das Kaninchen fand er für solche Versuche ungeeignet, weil es eine besondere Disposition zur Lebercirrhose unter den verschiedensten Einflüssen zeigt. Auch aus dem neuesten Handbuch von Jaffé[5] ist zu ersehen, daß spontane Lebercirrhosen gerade beim Kaninchen nicht so selten sind, weshalb alle an Kaninchen erhobenen Befunde recht vorsichtig verwertet werden müssen.

Auch Fiessinger und Albot[6] sowie Hurst und Hurst[7] bestätigen diese Befunde; Rao[8] erzeugte am Kaninchen mit Manganochlorid mittels subcutaner Injektion akute und subakute Vergiftungen. Bei der akuten Vergiftung trat der Tod in der Regel ein, ehe es zu der Entwicklung von cirrhotischen Veränderungen kam. Er nimmt an, daß in den Fällen, in denen die Tiere den Eingriff überleben, sich eine mehr oder weniger vollständige Regeneration des Lebergewebes einstellt. Bei der akuten Vergiftung zeigen sich schwere nekrobiotische Vorgänge in der Peripherie der Leberläppchen mit Verfettung, die als Epithelschädigung aufgefaßt werden. Bei der chronischen Vergiftung mit

---

[1] Bargero, A.: Der Übergang von Mangan in den Fetus. Zit. nach Malys Jber. Tierchem. 36, 106 (1907). — [2] Findlay: Die experimentelle Erzeugung von biliärer Cirrhose durch Mangansalze. Brit. J. exper. Path. 5, 92 (1924), zit. nach Ber. Physiol. 30, 639. — [3] Handovsky, H., H. Schulz u. M. Stämmler: Über akute und chronische Schwermetallvergiftungen. I. Mitt.: Manganovergiftung. Arch. f. exper. Path. 110, 265 (1925). — [4] Martin, J. F.: Recherches expérimentales sur l'histogenèse des stades initiaux de la cirrhose hépatique. Ann. Méd. 21, 89 (1927). — [5] Jaffé, R.: Anatomie u. Pathologie der Spontanerkrankungen der kleinen Laboratoriumstiere. Berlin: Julius Springer 1931. — [6] Fiessinger u. Albot: Ann. d'Anat. path. IV 1929, ebenfalls nach Rao zitiert. — [7] Hurst, E. W., u. P. E. Hurst: The aetiology of hepato-lenticular degeneration: experimental liver cirrhosis: poisoning with manganese, chloroform, phenylhydrazine, bile and guanidin. J. of Path. 21, 303 (1928). — [8] Rao, K.: Die Beziehungen des Mangans zu Leberveränderungen. Beitr. path. Anat. 87, 599 (1931).

kleinen Dosen zeigen sich sehr charakteristische Wucherungen und Vermehrungen der argentophilen Fasern im periportalen Bindegewebe, das eindrucksvolle Bild einer monolobulären Cirrhose.

Die gewählte Dosierung war: große kontinuierliche Dosen: subcutan 80 bis 160 mg Mangan in 5—20 Tagen, die Tiere starben spontan; kleinere kontinuierliche Dosen: 10 mg/Tag evtl. auf 15—20—25 mg ansteigend durch 10—65 Tage, die Tiere wurden getötet; 150—250 mg/Tag per os durch 50—60 Tage; diskontinuierliche Dosen: subcutan 10 mg bis zu 40 mg/Tag vermehrt oder i. p. 25 mg/Woche in Zwischenräumen von 3—8 Tagen, Versuchsdauer 60 Tage.

Hurst und Hurst (Zit. S. 1381) gingen bei ihren Untersuchungen von der Fragestellung aus, ob, ähnlich wie von Wilson für die hepato-lenticulare Degeneration das konstante Vorkommen einer Lebercirrhose neben der Degeneration des Linsenkerns aufgezeigt wurde, auch bei experimentell erzeugten Lebercirrhosen nebenher Veränderungen im Zentralnervensystem ablaufen. Unter den Stoffen, die sie bei ihren Versuchen anwandten, spielte das Manganchlorid eine große Rolle, weil sowohl aus der menschlichen Pathologie ein solches gemeinschaftliches Vorkommen zu sehen ist (Fall Casamajor: Zit. S. 1361) und weil auch aus der experimentellen Toxikologie bei der subakuten Mn-Vergiftung Leberschädigungen beschrieben sind. Die Untersuchungen wurden an Meerschweinchen und Kaninchen durch subcutane Injektion von $MnCl_2$ durchgeführt. Die Kaninchen erwiesen sich empfindlicher als die Meerschweinchen: Während beim Kaninchen große Dosen schwere Degeneration an Leber und Niere hervorriefen, bewirkten kleinere und oft wiederholte Dosen hauptsächlich Leberveränderungen (beim Kaninchen: 0,16—1,3 g/kg durch 15 bis 158 Tage; beim Meerschweinchen 0,01—0,1 g/kg durch Monate).

Am Meerschweinchen ist nach einer oder zwei großen Dosen eine massive Nekrose nicht ausgedehnt, sondern die betroffenen Partien sind unregelmäßig verstreut. Mit wiederholten großen Dosen gelingt es, eine ausgesprochene Parenchymatrophie zu erzeugen, ohne Begleitung entzündlicher und fibroblastischer Reaktionen. Erst nach Monaten bildet sich eine Fibrosis aus. Die erzielten Veränderungen lassen sich nicht mit denen der menschlichen Lebercirrhose vergleichen.

Beim Kaninchen ist schon nach relativ kleinerer Dosis ein markanteres Bild zu sehen in Form einer nekrotischen Zone um jeden portalen Zwischenraum. Kollagene Fibrillen erscheinen viel früher als beim Meerschweinchen und eine ausgesprochene Lebercirrhose, monolobulär in der Anordnung und von größerer Ausdehnung als beim Meerschweinchen, entwickelt sich rasch. Die Ähnlichkeit mit der menschlichen Cirrhose ist auffallend.

Bei Kaninchen und Meerschweinchen sind die gewöhnlichen Begleiter einer Cirrhose (Proliferation der kleinen Gallengänge, fettige Degeneration) nachzuweisen.

Hurst und Hurst (Zit. S. 1381) fanden das Mangan unter den geprüften Stoffen am meisten geeignet, um mit Sicherheit eine Lebercirrhose zu erzielen. Hingegen hat sich für eine Verknüpfung zwischen Lebercirrhose und Veränderungen am Zentralnervensystem kein Anhaltspunkt gefunden. Auch Hendrych und Klimesch (Zit. S. 1332) beobachteten bei der subakuten Manganvergiftung des Kaninchens durch subcutane Injektion von $MnCl_2$ und komplexem Citrat schwere Leberveränderungen in Form von vacuolärer und fettiger Degeneration (vgl. auch Matsumura[1]).

---

[1] Matsumura, T.: Über die Hirn- und Leberveränderungen nach Injektion von Mangansalzen. Fukuoka Ikwadaigaku-Zasshi **26**, 6, zit. nach Ber. Physiol. **76**, 357 (1934).

Bei der chronischen Manganvergiftung des Menschen wurde bisher nur von Casamajor (Zit. S. 1381) in einem Fall neben Veränderungen an der Niere und am Zentralnervensystem auch eine gut entwickelte Lebercirrhose bei der Autopsie festgestellt. Sonst ist bisher auf dieses Moment nicht geachtet worden. Herkel[1] hat zeigen können, daß schwere Pigmentcirrhosen beim Menschen keinerlei Beziehungen zur Manganvergiftung haben (s. auch Boycott und Cameron S. 1317).

Funktionsstörungen der Leber bei akuter und chronischer Manganvergiftung sind bisher wenig beobachtet worden. Kobert (Zit. S. 1339) fand bei der akuten und chronischen Vergiftung bei Hund und Kaninchen keinen akuten Glykogenschwund wie bei Arsen und P-Vergiftung. Pignatari[2] beobachtete bei durch subcutane Injektion von Mangansulfat chronisch vergifteten Kaninchen anfänglich geringe, im terminalen Stadium hochgradige Hypoglykämie, die er als Erregungszustand im parasympathischen Nervensystem oder als verminderte glykolytische Fähigkeit der Leber auffaßt. Auf eine Störung im Fettstoffwechsel schließt er aus einer Zunahme des freien Cholesterins, der Cholesterinester, der Phosphatide und des Gesamtcholesterins im Blut. Bei Cholesterinbelastung stieg der Wert im Blut weit über normale Werte. Charles[3] konnte bei Mangankranken mit Hilfe des Milchzuckertests eine Schädigung der Leberfunktion aufdecken, die er auf den Ausfall eines Leberhormons bezieht, weshalb er therapeutisch Leberfütterung vorschlägt.

Über das Verhalten der Gallensekretion unter Manganwirkung liegt die Angabe bei Gmelin (Zit. S. 1340) vor, daß die Gallensekretion bei manganvergifteten Tieren außerordentlich vermehrt sei, was sich durch eine gelbe Färbung der Eingeweide und eine auffallend wachsgelbe Färbung selbst der größeren Gefäße zu erkennen gibt. Auch Goolden[4] sah vermehrte Gallensekretion. Buchheim[5] hingegen sagt, daß bisher alle Beweise für eine vermehrte Gallensekretion fehlen, da er beim Gebrauch von Manganpräparaten nicht mehr Galle als gewöhnlich in den Faeces fand. Rutherford[6] injizierte Hunden mit temporärer Gallenfistel einmal 1,2 g Mangansulfat in 5 ccm Wasser, ein andermal die doppelte Menge ins Duodenum. In beiden Fällen sah er eine Verminderung der Gallensekretion.

Milchdrüsen. Über Vorkommen und Ausscheidung des Mangans in der Milch s. S. 1338. Über Beziehungen des Mangans zur Lactation s. S. 1386.

k) Wirkung auf das uropoetische System.

Nach einigen Autoren scheint auch die Niere, insbesondere bei der subakuten Manganvergiftung, beteiligt zu sein. Kobert[7] beobachtete bei der akuten Vergiftung des Hundes mit dem komplexen Citrat einen stark diluierten Harn mit hyalinen Zylindern und roten Blutkörperchen im Sediment. Die Erscheinungen waren nicht immer ausgesprochen, wohl aber bei letalen Dosen. Bei der mikroskopischen Untersuchung fanden sich meist Veränderungen in der Niere. Bei der subacuten Manganvergiftung des Hundes fand er nicht selten hyaline und auch einzelne, epitheliale Zylinder und weiße Blutkörperchen im

[1] Herkel, W.: Über die Bedeutung des Kupfers (Zinks und Mangans) in der Biologie. Beitr. path. Anat. 85, 513 (1930). — [2] Pignatari, F.: Glykämie und Lipämie bei der Manganvergiftung. Fol. med. (Napoli) 18, 484 (1932). — [3] Charles, J. R.: Mangantoxämie und die therapeutische Wirkung der Leberfütterung. Brain 58, 30 (1927). — [4] Goolden 1845, zit. nach Kobert: Arch. f. exper. Path. 16, 364 (1883). — [5] Buchheim, R.: Lehrb. der Arzneimittellehre, S. 217. 1859. — [6] Rutherford, W.: Trans. roy. Soc. Edinburgh 29, 230 (1880). — [7] Kobert, R.: Zur Pharmakologie des Mangans und Eisens. Arch. f. exper. Path. 16, 361 (1883).

Harn, Eiweiß nur, wenn der Fall letal ausging. Bei nichttödlichen Dosen fiel in der Rekonvaleszenz die starke Diurese auf. Pathologisch-anatomisch fand er bei jeder mehrtägigen Manganvergiftung eine entzündliche Veränderung dieser Organe, die von einer parenchymatösen Nephritis oft nicht zu unterscheiden war. Diese kann ausheilen, meistens geht sie in ein chronisches, mit Bindegewebsneubildung und -schrumpfung und cirrhotischer Einziehung verbundenes Stadium über. Die Cirrhose betrifft bei leichten Vergiftungen nicht die ganze Niere, sondern nur einzelne, ganz scharf umschriebene Abschnitte mit vollständigem Untergang der sekretorischen Apparate. Es werden zwei ausführliche Sektionsbefunde von Recklinghausen angeführt. Auch bei einer durch eine einzige subcutane Injektion hervorgerufenen Manganvergiftung, die länger als einen Tag gedauert hat, und nach intravenöser Vergiftung, die länger als 2 Stunden gedauert hat, ließen sich immer Abnormitäten der Niere nachweisen. Die schwächsten Grade bestanden in einer Anfüllung der gewundenen Kanälchen mit Zylindern bei noch normalen Epithelien; bei etwas stärkerer Vergiftung kam es zu Ablösung und Absterben der Epithelien, kenntlich am Auftreten freier Kerne und der Abnahme des Tinktionsvermögens. Kobert glaubt, daß es eine ganz allgemeine Wirkung sämtlicher löslichen, resorbierbaren Metallsalze sei, daß sie bei ihrer Elimination durch die Niere diese in mehr oder weniger hochgradiger Weise irritieren. Er spricht von einer „Metallniere". Untersuchungen mit dem komplexen Citrat liegen ferner von Handovsky[1] vor, der allerdings in einem Versuch (das Tier hatte 41 mg Mangan bekommen und war nach 10 Tagen gestorben) keine Nierenveränderungen gefunden hat. Hendrych und Klimesch (Zit. S. 1332) injizierten das komplexe Citrat subcutan Kaninchen in Mengen von täglich 2,75 und 8,5 mg Mangan pro kg durch 4—6 Tage; Tod nach 7—13 Tagen. Aus der Harnuntersuchung während des Lebens konnten sie keinerlei verwertbare Schlüsse ziehen, da die Eiweißreaktion manchmal positiv war und nach einiger Zeit wieder negativ wurde und im Sediment niemals geformte Elemente nachweisbar wurden. Bei der Sektion fand sich in einem Fall starke Verfettung der Tubuli contorti und recti sowie der Henleschen Schleifen, stellenweise vollkommene Degeneration, aber keine entzündlichen Erscheinungen. In zwei andern Fällen Hämorrhagien und Degenerationszeichen, an den Epithelien der Henleschen Schleife keine entzündlichen Veränderungen. Sie kommen daher zu dem Schluß, daß die von Kobert beobachteten entzündlichen Veränderungen auf anderen Ursachen beruhen.

Hingegen beschreibt Findlay[2] bei Kaninchen, Ratten und Meerschweinchen Nierenschädigungen nach großen Dosen Manganchlorid (subcutan). Handovsky (Zit. S. 1334) fand bei 2 von 3 Kaninchen nach subcutaner Injektion von Manganchlorid Veränderungen an der Niere; in einem Fall hie und da kleine Entzündungsherde im interstitiellen Bindegewebe, im zweiten Fall deutliche Verfettung der basalen Teile der Epithelien der Tubuli contorti und recti. Von 3 mit dem aromatischen Komplexsalz behandelten Fällen zeigte der eine leichte Verfettung der Tubuli contorti an der Rindenmarkgrenze, der andere kleine Schrumpfungsherde entzündlicher Natur, der dritte zeigte keine Erscheinungen. Červinka[3] fand bei der subakuten Vergiftung mit Manganchlorid manchmal akut entzündliche nephritische Veränderungen.

---

[1] Handovsky, H., H. Schulz u. M. Stämmler: Über akute und chronische Schwermetallvergiftungen. I. Mitt.: Manganovergiftung. Arch. f. exper. Path. 110, 265 (1925). — [2] Findlay, G. M.: Die experimentelle Erzeugung von biliärer Cirrhose durch Mangansalze. Brit. J. exper. Path. 5, 92 (1924). — [3] Červinka, F.: Pharmakologie und Toxikologie des Mangans. C. r. Soc. Biol. 102, 262 (1929).

Auch nach Hurst und Hurst[1] führen große Dosen von $MnCl_2$ beim Kaninchen zu Nierendegeneration.

Hendrych und Klimesch (Zit. S. 1332) beschreiben bei Kaninchen, die subcutan 0,23 mg-Äqu. $MnCl_2$ erhalten und nach 2 bzw. 4 Injektionen am 3. bzw. 10. Tag gestorben waren, in dem einen Fall eine sehr schwere akute hämorrhagische Nephritis, in dem zweiten Fettinfiltration der Epithelien fast aller Kanälchen. Wegen der geringen Versuchszahl sind die Autoren nicht sicher, diese Erscheinungen auf eine Manganwirkung beziehen zu dürfen.

Mit dem kolloidalen Mangandioxyd beobachtete Faludi (Zit. S. 1368) bei i. v. Injektion richtig hergestellter Lösungen keine pathologischen Nierensymptome.

Im Gegensatz zu den Befunden Koberts werden demnach von den späteren Autoren Veränderungen an der Niere wenigstens nur nach großen Dosen als regelmäßiges Symptom der subakuten Manganvergiftung beobachtet. Auch bei der akuten $KMnO_4$-Vergiftung des Menschen ist wiederholt eine Nierenschädigung beobachtet worden, die man wohl als den Ausdruck resorptiver Manganwirkung wird auffassen können. Es handelt sich ja in diesen Fällen stets um enorme Manganmengen (s. S. 1395).

Bei der chronischen Manganvergiftung des Menschen ist nur in dem Falle Casamajors[2] neben einer Lebercirrhose und Degenerationen im Hirnstamm auch eine chronische interstitielle Nephritis autoptisch festgestellt worden. Sonst ist auf dieses Moment noch nicht genügend geachtet worden.

l) Wirkung auf das Genitalsystem.

Uterus. Jongh[3] fand das Manganochlorid und Manganosulfat in Lösungen, die mit einer 1 prom. $KMnO_4$-Lösung äquimolar waren, am überlebenden Meerschweinuterus in Dosen bis zu 2,5 ccm bzw. 1,6 ccm ohne Wirkung.

Peroral verabreichtes Manganosulfat (1—2 ccm 0,95 proz.) wirkte an Mäusen und Meerschweinen nicht fördernd auf die Ausstoßung der Früchte[4]. Dodel und Maino (Zit. S. 1372) sahen am nichtgraviden isolierten Eileiter von Kreuzottern nach 1:5000 $MnCl_2$ die rhythmischen Spontanbewegungen unbeeinflußt, 1:2500 führte zu beträchtlichem Tonusabfall und Absinken der Kontraktionshöhe (dieselben Resultate fanden sie am Froschmagen). Die Wirkung auf Ovidukt und isolierten Froschmagen deuten sie als auf das sympathische Nervensystem gerichtet.

Keimdrüsen. Über das Vorkommen von Potenzstörungen beim Manganismus s. S. 1357.

In neuerer Zeit hat man beim Studium des Manganmangels auch Beziehungen des Mangans zur Fortpflanzung aufgefunden, wiewohl die Ergebnisse noch nicht als eindeutig und gesichert aufzufassen sind.

Daniels und Hutton[5] studierten den Einfluß hitzesterilisierter Milch und fanden rohe Milch ungeeignet, an Ratten die Fortpflanzungsfähigkeit aufrechtzuerhalten. Mehrfache Manganzulagen fanden sie so wie Fluoride, Aluminium, Natriumjodid, Eisencitrat, Natriumsilicat, Sojabohnen und deren Asche ausreichend als Korrektion. Mitchell und Schmidt[6] verwendeten

---

[1] Hurst, E. W., u. P. E. Hurst: The aetiology of hepato-lenticular degeneration: experimental liver cirrhosis: poisoning with manganese, chloroform, phenylhydrazine, bile and guanidin. J. of Path. 21, 303 (1928). — [2] Casamajor, L.: J. amer. med. Assoc. 60, 376 (1919). — [3] Jongh, S. E. de: Beiträge zur Pharmakologie des Kaliumpermanganats. Arch. internat. Pharmacodynamie 44, 446 (1933). — [4] Nach dem noch nicht erschienenen, freundlichst überlassenen Manuskript. — [5] Daniels, A. G., u. M. H. Hutton: J. of biol. Chem. 63, 143 (1925). — [6] Mitchell, H. S., u. G. Schmidt: J. of biol. Chem. 70, 471 (1926).

Mangan, Fluorid, Aluminium und Jodid in den von Daniels und Hutton[1] verwendeten Relationen. Obwohl sie das Eisen ausließen, erhielten sie eine entschiedene Verbesserung der Fortpflanzungsfähigkeit, trotzdem zögern sie mit endgültigen Schlüssen. van Donk, Steenbock und Hart[2] studierten den Einfluß von Hypophysentransplantaten auf die Entwicklung des Ovariums der Ratte bei verschiedener Ernährung. Die Fähigkeit von Hypophysentransplantaten, die Entwicklung des Ovars zu fördern, kann durch Manganzulagen bei einer Milch-Kupfer-Eisendiät nicht gesteigert werden.

Orent und McCollum[3] haben bei jungen Ratten, die manganfrei ernährt wurden, feststellen können, daß die Weibchen nach Erreichung der Maturität normalen Cyclus haben und nach Paarung mit normalen Männchen Junge in normaler Zahl gebären, die sie aber nicht säugen können. Auch zugegebene Junge eines normalen Wurfes können wegen Milchmangel von den Tieren nicht gesäugt werden. Normale Weibchen wollten Junge der manganfrei ernährten Mütter nicht säugen.

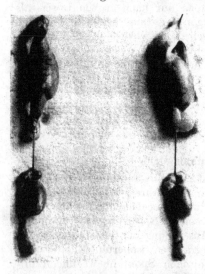

Bei den manganfrei ernährten Männchen blieben die Hoden in der Entwicklung zurück, später atrophierten sie völlig. Bei Zugabe von Spuren von Mangansalzen (0,005% $MnCl_2$) entwickelten sich die Tiere normal, zeigten normale Hoden und Fruchtbarkeit. Nach der von den Autoren aufgestellten Arbeitshypothese steht das Mangan in irgendwelcher Beziehung zur Produktion des Hypophysenvorderlappenhormons, welches für die Funktion der Brustdrüsen und Hoden wesentlich ist (Abb. 3).

Abb. 3. Die oberen Exemplare sind Hoden von Ratten, 115 Tage bei manganfreier Diät + 0,005% Mn; die unteren Hoden von Ratten, 105 Tage bei manganfreier Diät. (Nach Orent und McCollum[3].)

Die von Orent und McCollum[3] geäußerte Ansicht war für van Dyke und Wallen-Lawrence[4] die Veranlassung, den Einfluß von $MnCl_2$ auf die Sexualentwicklung zu prüfen. Mangan in Mengen von 0,1—1,0 mg als Chlorid subcutan bewirkte weder an männlichen noch an weiblichen Ratten eine vorzeitige Geschlechtsentwicklung.

In dem auf die Geschlechtsdrüsen wirksamen Anteil der Schafhypophyse konnten sie mit spektrographischer Methode kein Mangan nachweisen (Genauigkeit der Methode: 1 Teil auf 10 Millionen Teile).

Kemmerer, Elvehjem und Hart[5] stellten eine mangelhafte Ovulation bei Mäusen fest, die eine nur durch Eisen und Kupfer ergänzte Vollmilch erhalten hatten. Mäuse, die außerdem eine Manganzulage von 0,01 mg pro Tier täglich

[1] Daniels, A. G., u. M. H. Hutton: Zit. S. 1385. — [2] Donk, E. C. van, H. Steenbock u. E. B. Hart: Über den unzulänglichen Nährwert der Milch, mit speziellen Hinweisen zwischen Mangan, Energieumsatz und Hypophysenwirkung. Amer. J. Physiol. 103, 468 (1933). — [3] Orent, E. R., u. E. V. McCollum: Effects of deprivation of manganese in the rat. J. of biol. Chem. 92, 651 (1931). — [4] Dyke, H. B. van, u. Z. Wallen-Lawrence: Further observations on the ganadstimulating principle of the anterior lobe of the pituitary body. J. of Pharmacol. 47, 179 (1933). — [5] Kemmerer, A. R., C. A. Elvehjem u. E. B. Hart: Studies of the relation of manganese to the nutrition of the mouse. J. of biol. Chem. 92, 623 (1931).

erhielten, wiesen normale Ovulation auf. Ähnliche Beobachtungen stammen von Waddell, Steenbock und Hart[1] an Ratten unter Milchdiät mit Kupfer und Eisenzusatz. Die spärliche Ovulation und verspätete Geschlechtsreife dieser Tiere wird durch kleine Manganmengen behoben. Skinner und Mitarbeiter[2], die die Versuche kritisch nachprüften, fanden zwar auch eine Verbesserung des Ovulationsrhythmus und eine Förderung des Eintritts der Geschlechtsreife bei Ratten unter Milch-Kupfer-Eisennahrung durch Manganzulagen (1 mg auf 100 Milch), ohne daß aber normaler Cyclus gewährleistet worden wäre. Erhielten sie aber zu der Grundnahrung Zucker und Mangan, so trat normaler Cyclus ein, was auf eine Unzulänglichkeit der Milch-Kupfer-Eisennahrung als Energiequelle hindeutet.

Es sei in diesem Zusammenhang an die S. 1329 erwähnten Befunde von Richards erinnert, die gut zu den Beobachtungen von Orent und McCollum bzw. Skinner, Steenbock und Peterson passen.

m) Wirkung auf die Muskeln.

Die Annahme von Laschkewitz (Zit. S. 1339), daß Muskeln und Nerven von Mangan gelähmt werden, was aus der Unbeweglichkeit der Tiere erschlossen wird, wurde bereits von Harnack (Zit. S. 1363) widerlegt. Er konnte am Frosch zeigen, daß im Stadium der Manganlähmung die Muskelerregbarkeit sowohl bei direkter Reizung als bei Reizung vom Nerven aus intakt ist. Auch bei letalen Dosen war die Erregbarkeit der Muskeln lange Zeit erhalten und wurde nur allmählich herabgesetzt, nachdem schon seit Stunden jede Funktion des Zentralnervensystems erloschen war. Eine direkte Wirkung auf die quergestreifte Muskulatur ließ sich daher nicht nachweisen. Kobert (Zit. S. 1339) konnte die Versuche noch dahin ergänzen, daß sowohl der Ablauf der Ermüdungskurve als auch die Gesamtarbeit der Muskeln eines akut durch Mangan getöteten Frosches sich in nichts von der Norm abweichend verhielten. Auch bei mehrtägiger Vergiftung mit kleinen Dosen bis zum Vertragen der Rückenlage fand sich bei Fröschen keine Einbuße ihrer muskulären Leistungsfähigkeit (Froschkarussell). — Die Skeletmuskeln manganvergifteter Säugetiere fand Kobert nach dem Tode einige Minuten lang gut erregbar.

Fibrilläre Muskelzuckungen treten beim Frosch nach Kobert nur dann auf, wenn citronensäurereiche Lösungen des komplexen Citrats verwendet werden, wie z. B. bei den Versuchen von Stuart[3] über Nickel- und Kobaltwirkung. Sie haben also nichts mit einer Manganwirkung zu tun.

Am isolierten Muskel fand Buglia noch 0,06—0,08 n-MnCl$_2$ für den Muskel relativ wenig schädigend, da in diesen Lösungen der Muskel 2 Stunden und länger noch erregbar blieb. In geringeren Konzentrationen von 0,04 n bis 0,01 n überlebte er 1—1$^1/_2$ Stunden, ebenso in Konzentrationen herauf bis 0,2 n; 0,5 n tötete in 20 Minuten.

Am Froschgastrocnemius zeigten nach Caliebe (Zit. S. 1372) erst Lösungen von 1 : 1000 MnCl$_2$ eine Wirkung in Form einer sehr langsam fortschreitenden Kontraktur, die selbst nach langer Zeit durch Auswaschen des Mangans wieder gut reversibel ist. Die Erregbarkeit des Muskels leidet dabei nur sehr wenig.

---

[1] Waddell, J., H. Steenbock u. E. B. Hart: Wachstum und Nachwuchs bei Milchdiät. J. Nutrit. 4, 53 (1931). — [2] Skinner, J. T., Evelyn van Donk u. H. Steenbock: Mangan als Faktor bei der Fortpflanzung. Amer. J. Physiol. 101, 591 (1932). — Skinner, Peterson u. Steenbock: Biochem. Z. 250, 392 (1922). — [3] Stuart, A.: Über den Einfluß der Nickel- und Kobaltverbindungen auf den tierischen Organismus. Arch. f. exper. Path. 18, 151 (1884).

Es gehört das Mangan demnach nicht zu den Stoffen mit einer direkten Muskelwirkung.

Weisz[1] stellte chronaximetrische Untersuchungen über die Wirkung verschiedener Gewerbegifte an. Die Chronaxie ist der Ausdruck der Nerv-Muskelerregbarkeit und daher zur Feststellung geeignet, ob ein Gift Einfluß auf den Nerv-Muskelapparat hat. Er behandelte Meerschweinchen täglich per injectionem (?) so lange mit Dosen, die Bruchteile der letalen darstellten, bis eine Übererregbarkeit festzustellen war. Auch das Mangan führte in Form eines nicht angegebenen löslichen Salzes sowie andere metallische Gifte wie Quecksilber, Arsen, Chrom zum Auftreten einer Übererregbarkeit. Weisz hofft mit dieser Methode den Verlauf chronischer Vergiftungen in den einzelnen Phasen feststellen zu können.

n) Wirkungen des Mangans auf Sinnesorgane

sind bisher nicht bekanntgeworden.

o) Chemotherapie.

Die chemische Verwandtschaft zum Eisen legte frühzeitig den Gedanken nahe, therapeutische Versuche mit Mangan zu machen. Aber auch darüber hinaus wurde frühzeitig therapeutische Anwendung des Mangans versucht.

J. Kugler[2] empfahl die Salze des Mangans gegen Skrofeln der Haut, der Drüsen, der Knochen und der Sinnesorgane, weil er sah, daß Menschen, die in einer Chlorbleiche mit Manganoxyd zu tun hatten, von derartigen Erkrankungen verschont blieben. Daraufhin unternommene Kuren an Skrofelkranken schienen ihm für einen Nutzen der Manganverbindungen bei Skrofulose, besonders bei skrofulöser Bronchitis, zu sprechen. Hannon[3], der im Blut bei verschiedenen Erkrankungen wechselnde Manganmengen fand (s. S. 1328), riet, weinsaures und apfelsaures Mangan anzuwenden, was insbesondere von Pétrequin[4] bei Chlorose, Blutverlusten, Krebskachexie, Syphilis und Skrofulose versucht wurde. Pétrequin kam zu der Auffassung, daß in allen Krankheitsfällen, wo Eisen indiziert sei, aber nicht helfe, es den roten Blutkörperchen an Mangan fehle, und man daher nur durch Einführung dieses Metalls Genesung erzielen könne. Diese Ansicht wurde dann von Garrod[5] experimentell widerlegt und auch von klinischer Seite abgelehnt. Die therapeutische Literatur darüber findet sich bei Köhler[6] und Wood[7] zusammengestellt. In der Arzneimittellehre Buchheims[8] finden sich Mangandioxyd, Manganochlorid und Manganosulfat als Manganpräparate empfohlen.

Kolloidales Manganhydroxyd soll nach Coronedi (Zit. S. 1367) unter den kolloidalen Metallösungen eine Sonderstellung einnehmen. Er empfahl es in 0,24proz. Lösungen bei Ceratohypopion, infizierten Wunden, Influenza, Typhus, vgl. auch Alamani (Zit. S. 1367). Picinini[9] gelang es, mit kolloidalem Mangan, das subcutan oder i. v. zugleich mit Diphtherietoxin Meerschweinchen injiziert wurde, den Tod der Tiere zu verzögern.

Reiche Erfahrungen über die Einwirkung von Metallsalzen auf die Resistenz des Organismus unter immunisatorischen und pathologischen Umständen hat

---

[1] Weisz, St.: Chronaximetrische Untersuchungen über die Wirkung verschiedener Gewerbegifte. Dtsch. med. Wschr. **1929**, 782. — [2] Kugler, J.: Erfahrungen über das Manganoxyd. Österr. med. Jb. **16**, 118. — [3] Hannon, J. D.: Études sur le Manganèse de ses applications thérapeutiques et de l'utilité de sa présence dans le sang. Brüssel 1849. — [4] Pétrequin, J. E.: Nouvelles recherches du Manganèse. Paris 1852. — [5] Garrod: On the influence of Manganese upon anaemia. Med. Times a. Gaz. **1863**. — [6] Köhler, H.: Handb. d. physiol. Therapeutik, S. 89. Göttingen 1876. — [7] Wood, H. C.: A treatise an Therapeutics, S. 92. Philadelphia 1877. — [8] Buchheim, R.: Lehrb. der Arzneimittellehre, S. 232. Leipzig 1859. — [9] Picinini, G.: Die physiologische Bedeutung des Mangans im tier. Organismus. Zit. nach Zbl. inn. Med. **3**, 545.

Walbum[1] zur Begründung einer „Metallsalztherapie" geführt, bei der Mangansalze eine hervorragende Rolle spielen.

Ausgehend von der Ansicht, daß Enzyme gleichwie bei zahlreichen anderen im Säugetierorganismus sich abspielenden Prozessen auch an den antitoxinbildenden beteiligt sind, verfolgte Walbum den Gedanken, ob es möglich wäre, diese Erscheinungen durch katalytische Einwirkung gewisser Metallsalze in den geeigneten Konzentrationen zu stimulieren.

Systematische Untersuchungen mit allen Metallchloriden an coliimmunisierten Ziegen und Kaninchen (Walbum und Moerch) zeigten zunehmende Wirksamkeit der Metallionen mit fallender Atomzahl, in anderen Gruppen des periodischen Systems mit steigender Atomzahl. Analoge systematische Durchprüfung der Metallchloride bei der Bildung der hämolytischen Hammelblutamboceptoren sowie bei der Lypolyse und Bakteriolyse im Blut hatten ähnliche Ergebnisse. In allen diesen Versuchen erwiesen sich Mangan- (und Beryllium-) Chlorid am wirksamsten. Bestätigung erfuhren diese Beobachtungen durch Versuche von S. Schmidt[2], Becker[3], H. Schmidt[4], Madsen[5], Tapia und Reymann[6], Horgan[7], Pico[8], Singer[9]; Klopstock[10]; verschiedene dieser Untersucher hatten aber dabei 50% Versager; ungleichmäßige bzw. negative Resultate hatten Mackie[11] sowie Mc Intosh und Kingsburg[12], Lusztig[13], ebenso auch Neufeld und Meyer[14], die zunächst positive Resultate mitgeteilt hatten, welche aber in einer Arbeit von H. Meyer widerrufen sind.

Walbum gelang es auch, Tiere, welche mit Diphtherietoxin, Dysenterietoxin, Staphylokokkentoxin, Tetanustoxin und anderem tödlich vergiftet waren, zu heilen. Auch Heilungsversuche an Tieren, die mit pathogenen Mikroben infiziert worden waren, wurden von Walbum durchgeführt. Tuberkulose von Mäusen und Meerschweinchen vermochte Walbum in der Hälfte der Fälle durch Manganchlorid zu heilen. Louros und Schreyer[15] konnten mit einmaliger Injektion von 0,2 ccm $MnCl_2$-Lösung in 0,00001—0,0000006 molarer Konzentration streptokokkeninfizierte Mäuse vor dem Tode bewahren.

---

[1] Walbum, L. E.: C. r. Soc. Biol. Paris **85**, 376, 619, 761 (1921); **89**, 1007 (1923); **90**, 888, 1171 (1924) — Z. Immun.forsch. **43**, 433 (1925); **47**, 213 (1926); **49**, 538 (1927) — Dtsch. med. Wschr. **1925**, 1188 — Biol. Medd. danske Vidensk. Selsk**3**, 1 (1921). — Walbum u. Berthelsen: Z. Immun.forsch. **47**, 213 (1926). — Walbum u. J. R. Moerch: Ann. Inst. Pasteur **37**, 396 (1923). — Walbum u. Schmidt: Z. Immun.-forsch. **43**, 32 (1925). — Walbum, L. E.: Metallsalztherapie. Ref. auf der 9. Tagung der Dtsch. pharmakol. Ges. Münster 1929. — Purdy, H. A., u. L. E. Walbum: C. r. Soc. Biol. Paris **85**, 374 (1921). — [2] Schmidt, S.: Z. Immun.forsch. **45**, 305 (1926). — [3] Becker: Z. Immun.forsch. **47**, 555 (1926). — [4] Schmidt, H.: Die Steigerung der Antikörperbildung durch i.v. Manganchlorüreinspritzungen. Zbl. Bakter. **95**, 74 (1925). — [5] Madsen, T.: Specific and nonspecific formation of antibodies. J. State Med. **31**, 57 (1923) — Z. Hyg. **103**, 447 (1924). — [6] Tapia, M., u. Reymann: Arch. Inst. Nac. Nig. Alfonso **15**, Nr 3 (1924). — [7] Horgan, E. S.: Unspezifische Reizung der Antikörperbildung: Wirkung von Mangan auf Agglutinine. Brit. J. exper. Path. **6**, 108 (1925). — [8] Pico, C. E.: Manganchlorüreinfluß auf Immunitätsphänomene. Zit. nach Ber. Physiol. **38**, 606 (1925) — C. r. Soc. Biol. Paris **90**, 1049 (1924). — [9] Singer, E.: Z. Immun.forsch. **46**, 288 (1926). — [10] Klopstock, A.: Über den Einfluß des Manganchlorürs auf die Anaphylaxie. Klin. Wschr. **4**, 312 (1925). — [11] Mackie, T. J.: Nichtspezifische Anregung eines natürlich vorkommenden Antikörpers. J. of Hyg. **24**, 176 (1925) — Brit. med. J. **2**, 1100 (1924). — [12] McIntosh u. Kingsburg: Brit. J. exper. Path. **18**,-18 (1924). — [13] Lusztig, A.: Die Wirkung der Mangsansalze auf die Hämolysinbildung. Zbl. Bakter. I **123**, 376 (1932). — [14] Neufeld, F., u. H. Meyer: Z. Hyg. **103**, 595 (1924). — [15] Louros, N., u. H. Schreyer: Die Streptokokkeninfektion, das Reticuloendothelialsystem, ihre Beziehungen und ihre therapeutische Beeinflußbarkeit. VI. Mitt.: Therapeutische Versuche mit Metallen und Metallsalzen. Z. exper. Med. **57**, 221 (1927).

Lyding[1] beobachtete von Manganochlorid (subcutan) bei tetanusvergifteten Mäusen und diphtherievergifteten Meerschweinchen teils lebensrettenden, teils lebensverlängernden Einfluß, obwohl er niemals in 100% der Fälle Schutz erzielen konnte wie Walbum an Kaninchen.

Während von Walbum die therapeutischen Konzentrationen in sehr engen Grenzen gefunden wurden, z. B. Schutz gegen Tetanustoxin am Kaninchen durch je 1 ccm 0,001—0,0003 mol. $MnCl_2$ täglich, lehnen Lyding[1], Louros und Schreyer[2], Madsen und Becker eine streng schematische Dosierung ab. Von klinischer Seite wurde die Metallsalztherapie vielfach aufgenommen. So glaubt Helms[3] an günstige Beeinflussung menschlicher Tuberkulose durch kleine Dosen von Manganchlorid. Ebenso berichtet Lunde[4] über günstige Ergebnisse der Mangantherapie bei Lungentuberkulose. Bei Schnitzer[5] findet sich ein Sammelreferat über die Chemotherapie der Tuberkulose. Vajda[6] sah in der Bronchitistherapie von i. v. Manganchloridzufuhr gute Erfolge, Herszky[7] bei Erysipel (ein komplexes Brenzcatechinderivat i. m.), Reiter[8] bei Dementia praecox ($MnCl_2$). Szegö und Luka[9] bewährte sich die i. m. Injektion eines manganhaltigen Präparates bei Psoriasis. Warstadt und Collier[10] berichten über eine allgemeine unspezifische Wirkung von Manganocarbonat, das in Kochsalz suspendiert i. m. angewandt, bei Menschen und Kaninchen mäßige Fieberreaktionen hervorruft.

Als Erklärung für die Metallsalztherapie denkt Walbum an eine spezifische Metallwirkung auf die Abwehrfunktionen des Körpers; er stellt sich vor, daß durch Metallsalzinjektion eine Förderung der Fähigkeit des Organismus zum Abbauen und Verbrennen der injizierten Toxine eintrete. Auch Louros und Schreyer[2] glauben auf Grund ihrer histologischen Untersuchungen, daß Metallsalzinjektionen auf das antikörperbildende, reticuloendotheliale System einen spezifischen stimulierenden Reiz ausübe, da sie Wucherung und Hyperplasie der Zellen dieses Systems bei metallbehandelten Tieren, welche die Infektion überstanden, beobachteten, jedoch bei metallresistenten vermißten. Walbum hat auch an eine katalytische Wirkung der Metallsalze gedacht in dem Sinne, daß eine Vermehrung oder Verminderung der Metallsalze im Organismus eine Ionenverschiebung in den Zellen und damit einen bei passender Stärke für die Zellfunktion günstigen Reiz verursacht. Deshalb mißt Walbum der „optimalen" Dosierung eine ausschlaggebende Bedeutung bei. Madsen und andere Autoren glauben, daß Mangan eine Ausschwemmung der im Reticuloendothel vorhandenen Antikörper in die Blutbahn zur Folge habe. Lyding[1] schließt sich der Annahme Madsens an und glaubt, daß daneben auch eine stimulierende Wirkung auf die Antikörpersekretion in Frage kommt. Handovsky und Mitarbeiter (Zit. S. 1334) bringen die serologischen Ergebnisse mit Mangansalzen in Zusammenhang mit der Wirkung des Mangans auf die Kupfferschen Sternzellen, die sie bei der chronischen Vergiftung als

[1] Lyding, H.: Über therapeutische Versuche mit Metallsalzen bei experimentellen Infektionen. Z. exper. Med. 71, 554 (1930). — [2] Louros, N., u. H. Schreyer: Zit. S. 1389. — [3] Helms: Dtsch. med. Wschr. 1925, 1189. — [4] Lunde, N.: Metallsalztherapie bei Lungentuberkulose. Seuchenbekämpfg 5, 24, zit. nach Chem. Z. 1928 I, 1790. — [5] Schnitzer, R.: Fortschritte in der chemotherapeutischen Bekämpfung der Tuberkulose. Z. angew. Chem. 43, 744 (1930). — [6] Vajda, L.: Die Anwendung des Manganchlorids in der Bronchitistherapie. Wien. klin. Wschr. 1930, 711. — [7] Herszky, P.: Die Manganbehandlung des Erysipels. Ther. Gegenw. 68, 252 (1927). — [8] Reiter, P. J.: Über die Behandlung von Dementia praecox durch Metallsalze nach der Methode von Walbum. C. r. Soc. Biol. Paris 96, 1467 (1927). — [9] Szegö, P., u. Stefan v. Luka: Münch. med. Wschr. 1931, 2122. — [10] Warstadt, A., u. W. A. Collier: Unlösliches Mangan als Heilmittel zur unspezifischen Therapie. Z. exper. Med. 90, 567 (1933).

Primärwirkung feststellen konnten. Nach den Befunden von Voigt[1], Handovsky (Zit. S. 1334), Sugihara (Zit. S. 1348), Walbum und Moerch werden injizierte Manganverbindungen ja hauptsächlich in Milz und Leber, also den Organen mit dem am stärksten entwickelten Reticuloendothel angetroffen. Gegen die einfache Annahme, die Metallsalztherapie unter die unspezifische Reizkörpertherapie einzureihen, wendet Lyding (Zit. S. 1390) ein, daß sich der Antikörpertiter im Blut immunisierter Tiere durch Metallsalze viel höher treiben läßt als z. B. durch artfremde Eiweißkörper. Lumière und Grange[2] stellten bei Hunden, denen sie 0,01 g komplexes Mangancitrat pro kg subcutan injizierten, eine starke Leukocytose fest und bringen diese in Zusammenhang mit den Walbumschen Beobachtungen.

14. Anhang. Manganate und Permanganate. (Vgl. auch S. 1292.)

Von den sechs- und siebenwertigen Manganverbindungen hat nur das Kaliumsalz der Übermangansäure eine Bedeutung. Seine Wirkung beruht auf der Fähigkeit, leicht Sauerstoff an organische Substanzen abzugeben und dabei selbst reduziert zu werden. Mit dieser Oxydationswirkung kann eine Ätzwirkung einhergehen. Auf seiner oxydativen Wirkung beruht seine desinfizierende und desodorierende Eigenschaft. Es gehört das Permanganat demnach zur Gruppe der hoch oxydierten Säuren, die durch Sauerstoffabgabe wirken, während eine Manganwirkung zurücktritt. Deshalb werden diese Verbindungen hier für sich besprochen. Nach Matthews[3] ist in einer Lösung von Permanganat eine geringe Zahl von siebenwertigen Mangankationen vorhanden: $HMnO_4 + 3\,HO = Mn(OH)_7$; er hält nach dieser Formulierung das siebenwertige Manganion für das oxydierende Prinzip sowie bei Chromaten und Bichromaten das Chromion (s. auch Oryng S. 1295).

Durch die Reduktion im Gewebe können sich wieder niedrigere Manganionen bilden.

Wirkung auf Fermente, niedrige Organismen, Pflanzen. Nach Wernitz[4] beträgt die Wirksamkeit des Kaliumpermanganats gegen Invertin 1 : 888, Emulsin 1 : 9770, Pepsin 1 : 15690.

Kaliumpermanganat ist als Oxydase ein starkes Zellgift (vgl. Loew[5] und Krauss und Collier S. 1348). Quantitative Bestimmungen in Kulturen und dergleichen sind stets unsicher, da die Substanz mit dem Eiweiß und sonstigen Bestandteilen der Nährlösung reagiert. Nach Günther[6] werden Spermien von Hund und Stier in Lösungen von 1 : 10000 in $^1/_2$—2 Minuten abgetötet. Über die Wirkung des Kaliumpermanganats gegenüber Bakterien liegen in der bakteriologischen Literatur zahlreiche Untersuchungen vor.

In der älteren Literatur finden sich viele, wenn auch primitive Versuche, die hier nach Krajewski[7] zitiert seien. Billroth[8] gibt an, daß 10 Gran Kaliumpermanganat in 1 Unze Wasser gelöst auf frisches Rindfleisch gar keinen Einfluß auf die Bakterienentwicklung ausübe, die im Gegenteil genau so erfolge wie ohne Zusatz. Dagegen sollen 3—4 Teile einer Lösung von 2 Gran auf 1 Unze beim Zusatz zu einem Teil Jauche die Lebenstätigkeit

[1] Voigt, J.: Virchows Arch. **257**, 865. — [2] Lumière, A., u. Grange: Der Wirkungsmechanismus der Mangsansalze auf die Immunisierung. C. r. Soc. Biol. Paris **103**, 261 (1930). — [3] Matthews, A. P.: The cause of the pharmacological action of the bromates, iodates, chlorates, other oxidizing substances and some organic drugs. Amer. J. Physiol. **11**, 237 (1904). — [4] Wernitz, Iwan: Über die Wirkung der Antiseptica auf ungeformte Fermente. Inaug.-Diss. Dorpat 1880. — [5] Loew, O.: Giftwirkungen, S. 16. Zit. nach Th. Bokorny: Biochem. Z. **50**, 65 (1913). — [6] Günther, G.: Über Spermiengifte. Pflügers Arch. **118**, 551 (1907). — [7] Krajewski, A.: Über die Wirkung einiger Antiseptica. Arch. f. exper. Path. **14**, 139 (1881). — [8] Billroth: Untersuchungen über die Vegetationsformen von Coccobacteria septica, S. 208. Berlin 1874.

der Bakterien unterdrücken; ebenso auch schon zu gleichen Teilen, wenn 1 Skrupel auf 1 Unze Wasser gelöst war. Davaine[1] fand, daß frisches, wirksames, verdünntes Milzbrandblut nach halbstündiger Einwirkung von Kaliumpermanganat 1:1000 bis 1:1250 unwirksam wurde. Die Wirkung septischen Blutes wurde zerstört durch KMnO$_4$ 1:3000. Nach Dreyer[2] wird das septische Kontagium durch Kaliumpermanganat 1:3000 vernichtet. Die Impfkraft der Kuhpockenlymphe wird nach Braidwood und Vacher[3] durch frische Lösungen von KMnO$_4$ vernichtet. Nach Lane Notter[4] vernichtet Kaliumpermanganat nur den Geruch, nicht aber die Fermente. Nach Jalan[5] wird die Wirkung von Fleischwasserbakterien in Konzentrationen von 1:1001 verhindert. Das Fortpflanzungsvermögen wurde jedoch erst durch die 10fache Konzentration aufgehoben. Bei der Prüfung gegen die in ungekochtes Fleischwasser frei hineingefallenen Bakterienkeime war zur Unterdrückung der Entwicklung eine Konzentration von 1:300 notwendig, zur Aufhebung des Fortpflanzungsvermögens sogar 1:35.

Paul und Kroenig[6] prüften mit ihrer Methode Kaliumpermanganat. An Milzbrandsporen zeigte sich in der Verdünnung 1 Mol zu 4 Liter (4%) eine ziemlich starke Wirkung, die etwa der des Sublimats in 16litriger Verdünnung entsprach (nach 5 Minuten 118 Kolonien, Vergleichszahl 116 Kolonien, nach 40 Minuten 0 Kolonien). In der halben Konzentration waren die entsprechenden Zahlen unendlich und 6 Kolonien. Wurde jedoch das Permanganat mit 8 Mol Schwefelsäure versetzt, waren nach 5 Minuten noch 170 Kolonien, nach 15 Minuten 2, nach 40 Minuten 0 überlebend (Salzsäure steigerte noch mehr, was jedoch von frei werdendem Chlor herrührte). Koch stellte an Seidenfäden mit Milzbrandsporen fest, daß Kaliumpermanganat in 5proz. Lösung nach 24 Stunden die Sporen abgetötet, in 1proz. Lösung aber auch nach 48 Stunden noch keine merkliche Beeinträchtigung des Wachstums herbeigeführt hatte. Nach Bokorny[7] hemmt Kaliumpermanganat noch in Konzentrationen von 0,001% die Fäulnis. Preßhefe färbte sich in 0,1proz. Kaliumpermanganat ohne sonstigen Zusatz in 24 Stunden braun. Nach Übertragung in Gärlösung blieb Gärung und Sprossung aus. In 0,01% färbte sich Hefe gleichfalls braun, zeigte aber nach Übertragung in Gärlösung nach 2—3 Stunden und bis zum nächsten Tag deutliche Gärung, ebenso waren einige Sproßverbände auffindbar. Gleiches Resultat ergab die Einwirkung von 0,005%. Infusorien und Diatomeen wurden durch 0,005% abgetötet, Algen durch 0,002%. Die Hälfte der angegebenen Konzentrationen war in beiden Fällen noch nicht tödlich.

Kaliumpermanganat zeigte sich gegenüber Kressensamen in Versuchen Bokornys nach 40 und 60 Stunden in einer Konzentration von 0,001% als unwirksam (eher etwas fördernd), in 0,01% auf das Wachstum sehr wenig hemmend. Bei dieser Konzentration färbte sich das als Nährboden dienende Fließpapier bräunlich.

Über Mineralisierung von pflanzlichem und tierischem Material durch Kaliumpermanganat berichtet Sabbatani[8].

[1] Davaine: Recherches relatives à l'action des substances dites antiseptiques sur le virus charboneux. C. r. Acad. Sci. Paris 78, 821 — Recherches relatives à l'action des substances antiseptiques sur le virus de la septicémie. Gaz. méd. de Paris 1874. — [2] Dreyer: Experimentelle Studien über die zunehmende Virulenz des septischen Giftes. Arch. f. exper. Path. 2, 149 (1874). — [3] Braidwood u. Vacher: Second report an the life history of contagium. Brit. med. J. 1877 — Experiments an observations an vaccine and variolous contagium. Trans. pathol. Soc. 28, 409. — [4] Notter, Lane: Dublin J. med. Sci. 1879. — [5] Jalan, N. de la Croix: Das Verhalten der Bakterien des Fleischwassers gegen einige Antiseptica. Arch. f. exper. Path. 13, 175 (1881). — [6] Paul u. Kroenig: Z. Hyg. 25, 73 (1897). — [7] Bokorny, Th.: Nochmals über die Wirkung stark verdünnter Lösungen auf lebende Zellen. Pflügers Arch. 110, 174 (1905) — Über den Einfluß verschiedener Substanzen auf die Keimung der Pflanzensamen. Wachstumsförderung durch einige. Biochem. Z. 50, 49 (1913). — [8] Sabbatani, L.: Saggi di fossilizzazione sperimentale. Boll. Soc. Geol. Ital. 39, 317 (1920).

Wirkung auf Wirbeltiere. Die ältere Literatur berichtet über Versuche mit Mangansäure und Kaliumpermanganat. So gab Hühnefeld (zit. nach Wibmer S. 1350[1]) einem Kaninchen 2 Drachmen Mangansäure. Die Freßlust blieb ungestört, nur der Harn war vermehrt. Nach der Tötung des Tieres fand sich in dem dunkelgrün gefärbten Dickdarm und im Peritoneum Mangan. Von Turner (1861), Vulpian (1881) und Lacerda (1882) wurden zahlreiche Versuche mit Kaliumpermanganat angestellt. Nach Kobert (Zit. S. 1339) haben diese mit einer Manganwirkung direkt nichts zu tun, da diese hochwertigen Verbindungen nur durch ihre Sauerstoffabgabe giftig wirken. Dieser Ansicht stellt sich Schulz (Zit. S. 1336) entgegen. Er hält die Sauerstoffabgabe nur für den ersten Teil der Wirkung, und die Neuoxydation der reduzierten Verbindungen durch die lebende Zelle sei nicht weniger wichtig und bedeutungsvoll. Harnack (Zit. S. 1363) injizierte einem 3 kg schweren Kaninchen 4 Wochen hindurch 2mal täglich je 2 ccm einer 2proz. Kaliumpermanganatlösung. Das Tier zeigte im ganzen wenig Munterkeit, fraß aber regelmäßig. Bei der Sektion zeigten die inneren Organe keine pathologischen Veränderungen. Grünstein und Popowa (Zit. S. 1370) reichten 4 Kaninchen 2—3 g Kaliumpermanganat täglich im Futter durch ein bis mehrere Monate. Sicher klinische Striatumerscheinungen traten nicht auf. Über den histologischen Befund s. S. 1370. Muntsch[2] studierte an Ratten und Kaninchen die Permanganatvergiftung nach i. v. und subcutaner Injektion (bezüglich der Dosen s. S. 1347). Große Dosen führen bei i. v. Injektion beim Kaninchen in wenigen Sekunden zum Tode. Bei der Sektion fand sich allgemeine Hyperämie, große fest verklebte Mengen geronnenen Blutes in beiden Herzhälften; bei nichttödlichen Dosen kommt es zu beschleunigter Atmung, klonischen Krämpfen, Inkontinenz und Apathie. An Ratten wurde bei subcutaner Injektion Schmerzäußerung (5%) und Extremitätenlähmung gesehen.

Bezüglich der Toxizität s. die vergleichenden Zahlen von Krauss und Collier, Sabbatani und Muntsch in der Tabelle 8.

Wirkung auf den Menschen. Kaliumpermanganatvergiftungen beim Menschen gehören zu den Seltenheiten. Es sind gelegentlich der medizinalen Verwendung Schäden vorgekommen. Abgesehen von lokalen Wirkungen, die für sich besprochen werden (S. 1397), hat man bei der peroralen Einnahme bei gewissen Individuen Ekel, Übelkeit und Erbrechen auftreten sehen. Als Substanz in Pillenform genommen, macht es manchmal unerträgliche Schmerzen (in einem Fall schon nach 0,06 g), begleitet von Tachykardie und Kleinheit des Pulses und Kollaps (Bidwell[3]). Ähnliche Erscheinungen wurden namentlich nach antidotarischer, subcutaner Darreichung konzentrierter Permanganatlösungen beobachtet. Auch Abort ist nach stomachaler Aufnahme medizinaler Dosen öfter eingetreten (Mann[4], Sperry[5]). Über die therapeutische Verwendung des $KMnO_4$ wird auf S. 1399 berichtet.

Gelangt übermangansaures Kalium ins Auge, ist Conjunctivitis und braune Cornealtrübung die Folge (Schwarz[6]).

---

[1] Wibmer: Bemerkungen über die Wirkungen verschiedener Arzneimittel und Gifte. Repertorium f. d. Pharmazie von Buchner **39**, 77 (1831). — [2] Muntsch: Kaliumpermanganat als Entgiftungsmittel bei akuter Morphin-, Cocain- und Cyankaliumvergiftung? Arch. f. exper. Path. **161**, 545 (1931). — [3] Bidwell: Toxic effect from permanganate of K.s. Boston med. J. **2**, 147 (1886). — [4] Mann: Boston med. J. **11**, 356 (1887). — [5] Sperry: Abortion following thes use of potassium permanganate. Ther. Gaz. **11**, 282 (1887). — [6] Schwarz, bei Lewin u. Guillery: Die Wirkungen von Arzneimitteln und Giften auf das Auge. Berlin 1905. I, c., 2, 782.

Eine andere Gruppe von Permanganatvergiftungen, die meist tödlich verlaufen, bilden die Selbstmorde[1] durch perorale Einnahme von konzentrierten Lösungen, wie sie z. B. bei Scheidenspülungen verwendet werden, oder von fester Substanz.

Der Fall Thomson[2] nahm 15—20 ccm einer gesättigten und mit Krystallen vermischten Lösung, was über 1,2 g entspräche, und starb in 7 Stunden, der Fall Box und Buzzard[3] eine Handvoll und starb binnen 35 Minuten, Fall Rubin und Dorner[4] eine Düte und starb nach 50 Stunden, der Fall Adler[5] 10 g und starb nach 90 Stunden. Ein Fall Siegel[6] (5 g) starb nach 50 Stunden. Der Fall Cohn[7], eine Düte voll (15—20 g), überlebte, ebenso ein Fall Siegel[6] mit $KMnO_4$ für 10 Pfennig (1909), ebenso der Fall Eichhorst[8] ($1/_2$ Weinglas braunvioletter Lösung), ferner 6 ähnliche Fälle). Fälle Balázs[9]: 10—15 g Tod in 36 Stunden, 15—20 g Tod am 5. Tag. Fall Hoke und Wächter[10] 1 Eßlöffel voll (?), Fall Homma[11] 15—20 g, Tod in 22 Stunden. Fall Anders[12] (Mengen fraglich).

Zur Verwechslung gaben früher die mitunter im Volke als Expectorans wie als Genußmittel recht beliebten Cachoukörnchen Anlaß, die jetzt nicht mehr in den $KMnO_4$-Krystallen so ähnlich sehenden Körnchen, sondern in mit Silber überzogenen Plättchen hergestellt werden. Von einer schwereren, auf solche oder ähnliche Weise entstandene Vergiftung ist jedoch nirgends die Rede (zit. nach Cohn[7]). In Holland ist nach Jongh[13] in Laienkreisen vielfach die Meinung verbreitet, daß $KMnO_4$ per os als Abortivum wirke. In einer Vergiftungsstatistik der Jahre 1929—1931 aus Florenz ist angeführt, daß Kaliumpermanganat 9mal zu Abtreibungszwecken benutzt wurde, ohne daß ein Todesfall beobachtet wurde (Guidi[14]).

Im Vordergrund des Symptomenbildes stehen bei diesen Vergiftungen die Schleimhautschwellungen im Bereich der Mund-, Rachen- und Larynxschleimhaut mit dunkler Verfärbung. Das dabei mögliche Auftreten von Glottisödem kann akut zur Erstickung führen. Die Schwellung der Zunge kann enorme Grade erreichen, so daß sie aus dem Munde heraussteht (Siegel). Dadurch sowie auch infolge der Schmerzhaftigkeit kann das Sprechen unmöglich werden. Wenn nicht Erstickung eintritt, kann es später zu bronchopneumonischen Erscheinungen kommen (Rubin, Siegel). In dem Fall von Adler[5] trat durch Verätzung Halsphlegmone auf. Im Fall Anders trat der Tod durch Verblutung ein aus der Schleimhaut der stark verätzten Mundhöhle[12].

Im Falle Thomson und Box trat akut Herzlähmung ein, was von Siegel als Kaliumvergiftung gedeutet wird. Auch in dem überlebenden Falle Cohn trat vorübergehend Herzschwäche auf. Auch Homma hält bei Fällen mit tödlichem Ausgang eine Kaliumwirkung für möglich, während sie Balázs ablehnt.

[1] Die Fälle sind hier chronologisch zitiert. — [2] Thomson: Petersburg. med. Wschr. 1895, Nr 38. — [3] Box u. Buzzard: Lancet 1899, H. 2, 441. — [4] Rubin u. Dorner: Tödliche Vergiftung mit Kaliumpermanganat. Dtsch. Arch. klin. Med. 98 (1910). — [5] Adler, E.: Ein Fall von Permanganatvergiftung mit tödlichem Ausgang. Med. Klin. 1914, 1377. — [6] Siegel, R.: Über die akute Kaliumpermanganatvergiftung. Münch. med. Wschr. 1925, 259. — [7] Cohn, F.: Vergiftung mit Kaliumpermanganat. Dtsch. med. Wschr. 1911, 404. — [8] Eichhorst, H.: Über toxisch-desquamative Entzündung der Speiseröhre und Magenschleimhaut. Med. Klin. 1920, 464. — [9] Balázs, J.: Kaliumpermanganatvergiftungen (Selbstmorde). Slg Vergiftungsf. (H. Fühner) 1932, 265. — [10] Hoke, E., u. R. Wächter: Akute Vergiftung mit Kaliumpermanganat. Med. Klin. 28, 1558 (1932). — [11] Homma, H.: Zit. nach J. Balazs: Über einen Fall tödlicher Kaliumpermanganatvergiftung. Arch. klin. Chir. 140, 56—61 (1926). — [12] Anders, H., E.: Kaliumpermanganat-Vergiftung mit tötlicher Verblutung. Samml. v. Verg. 1933, 221. — [13] Jongh, S. E. de: Beiträge zur Pharmakologie des Kaliumpermanganats. I. Mitt.: Wirkung auf den Uterus. Arch. internat. Pharmacodynamie 44, 446 (1933). — [14] Guidi, G.: Vergiftungs-Statistik der Jahre 1929—1931 aus Florenz. Arch. ital. Sci. farm. 1, 81 (1932).

Bei länger dauernden Erkrankungen können auch spezifisch-resorptive Manganwirkungen da sein, die sich wohl dadurch erklären, daß von der veränderten Schleimhaut die an und für sich enormen Manganmengen doch hinreichend Aufnahme finden. Diese Manganwirkungen erinnern an das subakute Bild der Vergiftung durch Mangansalze. Balázs lehnt die Möglichkeit ab, daß Fernwirkungen des Mangans bei schweren $KMnO_4$-Vergiftungen in Betracht kommen, und betont, daß der tödliche Ausgang beinahe ausnahmslos durch die lokalen Veränderungen erklärt ist.

Bei der Sektion finden sich als Ausdruck der Ätzwirkung (wobei neben der oxydierenden auch eine osmotische Wirkung wegen der hohen Konzentrationen als Ursache in Betracht kommt) die Schleimhaut des Mundes, Rachens, Larynx ödematös, dunkel verfärbt evtl. mit Borken belegt. Trachea, Bronchien und Oesophagus können frei bleiben. Während in dem von Thomson und Box beschriebenen Fall die Magen-Darmschleimhaut nicht verätzt, höchstens hyperämisch gefunden wurde, beschreibt Siegel eine ausgedehnte Magenphlegmone, und auch im Falle Eichhorst wurde eine desquamative Gastritis und Oesophagusentzündung aus der Untersuchung der Spülflüssigkeit diagnostiziert, während klinische Symptome fehlten. Diese Differenz erklärt sich wohl damit, daß die Fälle Thomson und Box akut gestorben sind, so daß nur die zunächst betroffenen Schleimhautpartien verätzt waren.

Als Ausdruck resorptiver Manganvergiftung ließen sich deuten die im Falle Rubin (Zit. S. 1394) beschriebene trübe Schwellung der Leber, bei Siegel (Zit. S. 1394) Parenchymdegeneration in Leber, Niere und Herz. In dem überlebenden Fall Siegels kam es auch zu einer Nierenschädigung, die sich 2 Wochen lang durch Albuminurie, Erythrocyten, Epithelien und granulierte Zylinder im Harn zu erkennen gab. Im Falle Cohn (Zit. S. 1394) traten geringe Ödeme, verringerte Diurese, langdauernde Albuminurie auf. Im Falle Homma (Zit. S. 1394) fanden sich die Niere, die Leber und das Herz fettig degeneriert. In dem 1. Fall von Balázs (Zit. S. 1394) war Eiweiß im Harn, das Sediment normal, im 2. Fall, fanden sich im Harn Eiweiß, Erythrocyten, granulierte Zylinder. Bei der Sektion fand sich trübe Schwellung der Epithelien im Bereich der Tubuli contorti und der Henleschen Schleife. Es sei hier erinnert, daß bei der subakuten Vergiftung durch Mangansalze, allerdings nur bei enormen Dosen, neben Leber- auch Nierenschädigungen beschrieben sind (s. S. 1384).

Therapeutisch empfiehlt Kobert (Zit. S. 1339) schleimige Auswaschungen des Mundes und Magens mit Zuckerwasser, bis die abfließende Flüssigkeit farblos abfließt. Bei Glottisödem Tracheotomie. Cohn empfiehlt in der Annahme, daß sich unlösliches $Mn(OH)_2$ bilden muß, Magnesia usta zur Spülung zuzusetzen.

Resorption, Schicksal, Verteilung und Ausscheidung. Über die Resorption des Kaliumpermanganats vom Magen oder einer andern Schleimhaut aus sagt Kunkel[1], ließe sich kein Beweis erbringen. Bei der raschen Reduktion der Substanz sei eine Resorption durchaus unwahrscheinlich. Erben[2] hebt hervor, daß die Resorption des Kaliumpermanganats aus verdünnten Lösungen so gering ist, daß es nicht zu resorptiven Wirkungen käme. Anders stünden die Verhältnisse, wenn große Mengen nichtätzender Manganverbindungen in den Körper gelangen. Indessen kann auch das Mangan des ätzenden Kaliumpermanganats zur Resorption gelangen, wie ja aus den Vergiftungen beim Menschen

---

[1] Kunkel, A. J.: Handb. der Toxikologie 1, 179 (1899). — [2] Erben, F.: Vergiftungen durch anorganische Gifte. Handb. der Sachverständigentätigkeit von Dittrich 7 I, 449. Wien u. Leipzig 1909.

zu sehen ist, bei denen gelegentlich Symptome subakuter Manganvergiftung vorkommen. Schließlich ist durch die chronischen Vergiftungsversuche von Grünstein und Popowa (Zit. S. 1370) auch für nichtätzende Dosen die Resorption vom Magen aus erwiesen, da ja pathologisch anatomisch sich für das Mangan spezifische Veränderungen am Zentralnervensystem haben nachweisen lassen. Es ist wahrscheinlich, daß bei kleinen, nichttödlichen Mengen das Kaliumpermanganat rasch zu Mangandioxyd reduziert wird und dann dasselbe Schicksal erfährt wie der Braunstein.

Die Resorption von der Subcutis aus ist schon durch Harnack (Zit. S. 1363) erwiesen worden, der feststellte, daß Kaliumpermanganat sogleich, wenn es in das Unterhautzellgewebe gelangt, reduziert wird; es resultiere eine unlösliche Manganverbindung, die bei der Sektion in Form von krümeligen, dunkelbraunen Massen gesehen wurde. Daneben gelangt aber ein Bruchteil zur Resorption, so daß man annehmen muß, daß das Mangan auch unter diesen Bedingungen teilweise in lösliche Form übergeht. Kunkel[1] glaubt, daß die braune Farbe, die z. B. beim Händewaschen mit der Lösung des Kaliumpermanganats auftritt, von Mangandioxyd herrühre.

Schicksal und Verteilung. Nach Sabbatanis[2] Versuchen an Kaninchen mit i. v. Injektion von Natriumpermanganat wird dieses in der Blutbahn sehr rasch in kolloidales Mangandioyd verwandelt, wobei vor allem Wirkungen auf die Erythrocyten auftreten (s. Blut). Wenn die eingeführte Menge nicht groß genug war, um durch Hämolyse zu töten, können sekundär Spätwirkungen auftreten. 0,00028 g/mol/kg Tier führen zu einer tödlichen Vergiftung, die aber niemals unmittelbar einsetzt, sondern sich frühestens nach einer Stunde, mitunter aber auch erst nach 50—90 Stunden ausbildet. Exakte Beziehungen zwischen injizierter Menge und Ablauf konnten nicht aufgedeckt werden.

Über die Verteilung des Mangans nach Permanganatvergiftung liegt nur die Untersuchung von Harnack (Zit. S. 1363) vor, der beim Kaninchen durch 4 Wochen hindurch 2mal täglich 2 ccm einer 2proz. Lösung subcutan injizierte, und zwar an den inneren Organen keine pathologischen Veränderungen feststellte, aber im Magen und Darm eine deutliche Manganreaktion, etwas schwächer in der Leber und noch schwächer in der Milz nachweisen konnte. Der Kot gab eine tiefdunkelviolette Lösung. Harnack (Zit. S. 1363) stellt mit Befriedigung fest, daß man auf die Weise das Metall in der gleich gefärbten Lösung wiederzugewinnen vermag, als es ursprünglich unter die Haut injiziert wurde. Thomson (Zit. S. 1394) erwähnt bei dem Fall tödlicher Permanganatvergiftung, daß sich im Blut kein Mangan habe nachweisen lassen.

Für die Ausscheidung des Mangans, wenn es als Kaliumpermanganat verabreicht wird, gilt wohl dasselbe wie nach Verabreichung von Mangansalzen. Während noch von Harnack (Zit. S. 1363) und Thomson (Zit. S. 1394) eine Manganausscheidung durch die Niere völlig abgelehnt wird, ist in dem Falle Rubin (Zit. S. 1394) und im Falle Cohn (Zit. S. 1394) im Harn Mangan in kleinen Mengen nachgewiesen worden. Auch im 2. Falle Balázs (Zit. S. 1394) fand sich Mangan im Harn.

---

[1] Kunkel, A. J.: Zit. S. 1395. — [2] Sabbatani, L.: Vergleich der pharmakologischen Wirkung von Manganchlorid, -carbonat und -phosphat. Boll. Soc. ital. Biol. sper. **3**, 268 (1928) — Pharmakologische Wirkung des Natriumpermanganats. Arch. di Sci. biol. **12**, 50 (1928) — ferner frühere Arbeiten: Pharmakologische Beobachtungen über Kaliumpermanganat. R. Acc. di Sc. Lett. ed Arti di Padova. Seduta delli 27. 7. 1920 — Chemische Faktoren, die bei der Wirkung des Kaliumpermanganats in Betracht kommen. Riforma med. **36**, 715 (1920) — Osservazioni sui globuli rossi trattati col permanganato di potassio. Haematologica (Palermo) **1**, 485 (1920).

Es ist also auch für das Kaliumpermanganat der Hauptausscheidungsort der Darm, wie ja die Harnacksche Beobachtung sehr schön zeigt. Rubin hat in seinem Fall auch in der Galle Mangan nachweisen können. Man kann wohl sagen, daß der Weg, den das Mangan des Kaliumpermanganats im Organismus nimmt, einfach der des Mangandioxyds ist, in das ja das Kaliumpermanganat rasch umgewandelt wird, und das nur sehr langsam, nämlich in dem Maße, als es zu Manganoverbindungen reduziert wird, zur Resorption gelangt.

Lokale Wirkungen. Die lokalen Wirkungen spielen beim Kaliumpermanganat eine große Rolle. Sie sind bedingt durch die Sauerstoffabgabe und durch die Ätzung, soweit es sich um größere Konzentrationen handelt. Über die Wirkung auf die Kaninchen schreibt Harnack (Zit. S. 1363) von 2proz. Lösungen: An den Injektionsstellen waren anfangs keine Reizerscheinungen wahrzunehmen, doch stellten sich allmählich Infiltrate ein. Bei der Sektion fanden sich trichterförmige Substanzverluste und einige infiltrierte Partien, die sich teils knotig-hart anfühlten, teils Erweichung und Abscedierung zeigten. In der Umgebung derselben und auch sonst unter der wenig veränderten Haut lagen braunschwarze, krümelige Massen, Überbleibsel der Injektionsflüssigkeit. In den Versuchen von Muntsch (Zit. S. 1348) zeigten Ratten und Kaninchen bei Anwendung von 1—5proz. Lösungen (s. dort) örtliche Reizerscheinungen.

Aus der therapeutischen Anwendung zu Spülzwecken sind die lokalen Wirkungen an Schleimhäuten sehr bekannt. Verdünnte Lösungen führen nur zur Braunfärbung des Zahnfleisches und der Zunge. Dunkelviolette Lösungen können bei öfterem Gebrauch (Erben: Zit. S. 1395) nach Dunkelbraunfärbung der Zunge und leichter Schwellung derselben noch zu einer monatelang dauernden hochgradigen Abstumpfung des Geschmackes führen. An der Nasenschleimhaut rufen nach Kunkel (Zit. S. 1395) schon Lösungen von 1 : 1000 Ätzungen hervor. Eine 3,5prom. Lösung verursacht bei Einspritzung in die Urethra Schmerzen, Verstärkung der Sekretion mit Blutaustritten. Lösungen von 1% machen an den meisten Schleimhäuten schon sehr starke Ätzungen mit Schmerzhaftigkeit und Blutungen. Finck[1] hat sogar das Kaliumpermanganat in Substanz als gewebszerstörendes Mittel bei Hautulcera und kleinen Geschwülsten angewendet.

Blut. Schon Kunkel (Zit. S. 1395) gibt an, daß Kaliumpermanganat in vitro zu Hämolyse und Methämoglobinbildung führt. Ausführlich studierte Sabbatani (Zit. S. 1348) die Einwirkung von Natriumpermanganat auf das Blut. Zusatz von $^m/_5$-NaMnO$_4$ zu Kaninchenserum führt zu einer dunklen Verfärbung des Serums, nach 24 Stunden hat sich entweder ein Sol oder ein Gel von Mangandioxyd gebildet. Hierbei entscheidet die Konzentration; unterhalb von 0,0428 g/mol entsteht ein Sol, darüber ein Gel. Zu defibriniertem Blut vom Rind zugesetztes Permanganat bewirkt eine langsame Hämolyse, die auch dann erst nach Stunden den Höhepunkt erreicht, wenn Permanganat im Überschuß zugesetzt wird. Zur Hämolyse eines einzelnen roten Blutkörperchens des Rindes in vitro bei Gegenwart von Serum genügt g/mol $14,0 \cdot 10^{-16}$, von Kaninchenblut $10,8 \cdot 10^{-6}$. Werden gewaschene Erythrocyten mit kleinen Mengen von NaMnO$_4$ behandelt, so tritt Hämolyse schon bei einer Menge von g/mol $7,90 \cdot 10^{-16}$ auf. Werden gewaschene Kaninchenerythrocyten mit einem Überschuß einer isotonischen Permanganatlösung behandelt, so werden sie gänzlich oxydiert, wobei sie ihre Form beibehalten, um endlich zu einer gelatinösen Masse von kolloidalem Mangandioxyd umgewandelt, also völlig mine-

---

[1] Finck, J.: Kalium hypermanganicum krist. als gewebszerstörendes Mittel. Münch. med. Wschr. **1911**, 186.

raliserit zu werden. Hierzu ist eine ungefähr 450fach größere Menge als zur Hämolyse nötig.

Über den Einfluß des Kaliumpermanganats auf das Blut in vivo findet sich schon bei Kunkel (Zit. S. 1395) die Angabe, daß Hämolyse und Methämoglobinbildung nicht vorkommen. Auch im Falle Rubin (Zit. S. 1394) und im Falle Siegel (Zit. S. 1394) wurde Methämoglobinbildung vermißt. Sabbatani (Zit. S. 1348) fand allerdings bei i. v. Zufuhr tödlicher Dosen von $NaMnO_4$ beim Kaninchen Hämolyse, Abnahme der Erythrocyten, Hämoglobinämie und, wenn die Vergiftung von genügender Intensität war, Hämoglobinurie, die bis zu 36 Stunden andauern kann. Nach großen Dosen, bei denen das Tier innerhalb einer Stunde stirbt, kommt es zu Anurie. Nimmt die Vergiftung einen protrahierten Verlauf, so ist Anämie deutlich ausgesprochen, das Blut bleibt in den Gefäßen flüssig. Das Vergiftungsbild ist bei Meerschweinchen, Ratten, Hunden ganz ähnlich. Der nach der Verwendung der kleinsten letalen Menge eintretende Tod ist nicht ausschließlich durch die eingetretene Zerstörung der roten Blutkörperchen bedingt, sondern noch von anderen Faktoren abhängig.

Nach Jongh[1] verkürzen sich die glatten Muskeln der Gefäße von Meerschweinchen in $KMnO_4$ (0,04—$1^0/_{00}$, 1 ccm).

Nach Jongh[2] verkürzt sich die glatte Darmmuskulatur von Ratte und Kaninchen (isoliertes Organ) auf Zusatz von 0,1—0,5 ccm einer 0,1—1 proz. Lösung $KMnO_4$. Der Darm reagiert in derselben Weise auf Wasserstoffsuperoxyd. Der Verfasser nimmt eine muskuläre Wirkung an. Da am Darm eine zweite Permanganatgabe oft unwirksam ist, meint der Verfasser, daß $KMnO_4$ erst mittelbar wirke durch Oxydation einer Substanz, die in der Muskulatur des Darmes in geringerem Maße als in den anderen Organen vorhanden ist.

Jongh[2] prüfte die Wirkung des Kaliumpermanganats am Uterus in situ und am isolierten Meerschweinuterus. Am letzteren bewirkte $KMnO_4$ eine Verkürzung des Muskels (die Zusätze betrugen 0,1—0,5 ccm einer 1 prom. Lösung). Aus Kontrollversuchen mit Manganosalzen, Kaliumsalzen und oxydierenden Stoffen glaubt Jongh annehmen zu können, daß die Wirkung des $KMnO_4$ auf seine oxydierenden Eigenschaften zurückzuführen ist. Die Versuche am ganzen Tier (Kaninchen) wurden mit i. v. Injektion von 0,4—1 ccm 1 prom. bis 1 proz. Lösungen von $KMnO_4$ durchgeführt. Hier kommt es zu einer Zunahme der rhythmischen und bisweilen zu langdauernden tetanischen Uteruskontraktionen, oft erst mit einer Latenzzeit von $^1/_2$ Stunde.

Mit Rücksicht auf den Mißbrauch des Kaliumpermanganats als Abortivum studierte Jongh den Einfluß peroraler Gaben an schwangeren Meerschweinchen und Mäusen (1—2 ccm 2 proz. $KMnO_4$). Die Früchte schwangerer Meerschweinchen starben, ohne sofort ausgetrieben zu werden, in einem viel höheren Prozentsatz als normal. Auch schwangere Mäuse abortierten öfter als normal. Äquimolare Mengen von $MnSO_4$ waren harmlos. Es ist allerdings bei diesen Versuchen in Erwägung zu ziehen, daß Manganosalze peroral sehr langsam und nur in geringer Menge resorbiert werden (s. S. 1329), während $KMnO_4$ in 1 proz. Lösung doch schon ätzend wirken kann, wodurch die Resorptionsbedin-

---

[1] Jongh, S. E. de: Beiträge zur Pharmakologie des Kaliumpermanganats. 1. Mitt.: Wirkung auf glattmuskelige Organe, abgesehen vom Uterus. Arch. internat. Pharmacodynamie 45, 18 (1933). — [2] Jongh, S. E. de: Beiträge zur Pharmakologie des Kaliumpermanganats. II. Mitt.: Wirkung auf den Uterus. Arch. internat. Pharmacodynamie 44, 446 (1933).

gungen günstiger werden. (Die noch nicht erschienene Arbeit war vom Autor freundlichst im Manuskript zur Verfügung gestellt worden.)

Chemotherapie und therapeutische Verwendung. Therapeutisch wird heute Kaliumpermanganat hauptsächlich äußerlich als Desinfizienz und Desodorans zu Schleimhaut- und Mundspülungen verwendet. Innerlich wird es immer wieder als Antidot bei verschiedenen Vergiftungen wegen seiner energischen Oxydationskraft empfohlen. Die Brauchbarkeit zu diesem Zweck hängt davon ab, daß das Permanganat noch unzersetzt im Magen mit den Stoffen in Berührung gelangt und daß die Oxydation ganz schnell erfolgt, bevor die zu zerstörenden Gifte in gefährlichem Maße resorbiert werden. Diese Bedingungen sind im Tierversuch leichter zu erfüllen als bei praktischer Anwendung der Methode. Auch bei der Behandlung von Schlangenbissen mittels Injektion wurde Kaliumpermanganat empfohlen.

Von Kóssa[1] stammt die Empfehlung des Kaliumpermanganats bei der Blausäurevergiftung. Schon Lang[2] hält es für durchaus unwahrscheinlich, daß das Kaliumpermanganat die im Magen vorhandene Blausäure zerstören kann; dazu sei es doch nötig, daß es nicht unzerstört mit der Blausäure im Magen zusammenträfe, eine Bedingung, die gewiß nur selten gegeben ist. Überdies vollziehe sich die Einwirkung des Kaliumpermanganats auf die Blausäure nicht mit der für diese Zwecke besonders wünschenswerten Raschheit. Von Antal[3] ist es zur Entgiftung organischer Gifte wie Morphin und Strychnin empfohlen worden. In den modernen Lehrbüchern der Toxikologie ist die Magenspülung bei akuter Morphinvergiftung zum Teil empfohlen (Flury-Zangger[4]), zum Teil skeptisch beurteilt (Starkenstein, Rost-Pohl[5]).

Auch die Ansichten über den Wert von subcutanen und intravenösen Einspritzungen von Kaliumpermanganat bei Morphin- und Opiumvergiftung gehen weit auseinander. Poulson[6] bezeichnet diese Darreichung als zwecklos, Moor[7] tritt nachhaltig und wiederholt für sie ein. Muntsch (Zit. S. 1348) stellte in Tierversuchen an Ratten und Kaninchen fest, daß Kaliumpermanganat i. v. oder subcutan die Erscheinungen der akuten Morphin-, Cocain- und Blausäurevergiftung nicht wesentlich zu beeinflussen vermag. Bei der Bewertung des Tierversuches im Vergleich zum Menschen müsse aber beachtet werden, daß durch Verringerung der Verhältnisspanne zwischen Gift- und Gegengiftmenge beim Menschen, insbesondere beim Morphin, die Verhältnisse sich vielleicht doch günstiger gestalten könnten; trotzdem glaubt Muntsch, daß die Therapie mit subcutaner und i. v. Einverleibung von $KMnO_4$ am Menschen bei akuter Morphin-, Cocain- und Cyankalivergiftung kaum nennenswerte Aussicht auf Erfolge biete.

Auch die Empfehlung des Kaliumpermanganats zur Behandlung von Schlangenbissen wurde neuerdings an über 200 Ratten, denen Klapperschlangengift subcutan eingespritzt wurde, experimentell von Reese[8] studiert. Unmittelbar darauf wurde eine 1proz. Lösung von $KMnO_4$ an der gleichen Stelle injiziert. Die kleinste tödliche Dosis ließ sich wegen der großen individuellen

---

[1] Kóssa: Über ein chemisches Gegenmittel bei Cyanvergiftung. Ungar. Arch. f. Med., zit. nach Lang unter Fußnote 2, S. 90. — [2] Lang, S.: Über Entgiftung der Blausäure. Arch. f. exper. Path. **36**, 75 (1895). — [3] Antal: Experimentelle Untersuchungen zur Therapie der Cyanvergiftungen. Physiol. Studien aus der Universität Budapest. Wiesbaden 1895. — [4] Flury-Zangger: Lehrb. der Toxikologie. 1928. — [5] Starkenstein u. Rost-Pohl: Lehrb. der Toxikologie. 1929. — [6] Poulson: Lehrb. der Pharmakologie. 1930. — [7] Moor: Kaliumpermanganat gegen Morphiumvergiftung. Ther. Mh. **1903** — Dtsch. med. Wschr. **1924**, Nr 43, 1482. — [8] Reese, A. M.: Kaliumpermanganat als Gegengift gegen Schlangengift. Science (N. Y.) **1932 II**, 234.

Empfindlichkeitsdifferenzen der Tiere nicht ermitteln. Als sicher tödliche Dosis wurden 20 mg des trockenen Giftes ermittelt. Ein gewisser Wert scheint nach den Ergebnissen dem Permanganat doch zuzukommen. Die Todesfälle sind bei nachfolgender Behandlung mit Permanganat prozentual geringer. Auch der Eintritt des Todes erfolgt bei mit Permanganat behandelten Tieren etwa 10 Stunden später als im Durchschnitt. Es läßt sich noch nicht sagen, ob diese Ergebnisse auch auf den Menschen übertragbar sind. Jedenfalls ist eine 1proz. Kaliumpermanganatlösung für die Tiere praktisch harmlos. Hierher gehören auch die alten Versuche von Lumière und Chevrotier[1], die mit einer Gelatine-Permanganatlösung Tetanustoxinlösungen in vitro entgifteten, aber auch bei getrennter Injektion an Meerschweinchen wenigstens teilweise Entgiftung des Toxins erreichten.

Belin[2] glaubte eine neue Methode allgemeiner Chemotherapie als Oxydotherapie begründen zu können. Es gelang ihm, Infektionskrankheiten am Pferd durch i. v. Kaliumpermanganinjektionen und andere Oxydationsmittel zu beeinflussen. Nott[3] empfahl eine kombinierte Schilddrüsen-Permanganattherapie (rectal und per injectionem) bei akuten Infektionskrankheiten. Er versucht die Wirkung mit einer Beeinflussung der Oxydationsprozesse in Zusammenhang zu bringen.

---

[1] Lumière u. Chevrotier: C. r. Acad. Sci. Paris 138, 652 (1904). — [2] Belin, M.: Eine neue Methode allgemeiner Chemotherapie; die Oxydotherapie. C. r. Acad. Sci. Paris 165, 1074 (1919). — [3] Nott, H. W.: Die Schilddrüsen-Mangantherapie. Brit. med. J. 1928 I, 94 — The thyroid and manganese treatment, its history progress and possibilities. London 1931.

Kobalt und Nickel[1].

Von

Franz Hendrych und Hans Weden-Prag.

Mit 10 Abbildungen.

Vorkommen und Verwendung.

Kobalt wurde 1735 von Brandt[2], Nickel 1751 von Cronstedt[3] entdeckt. Die beiden Metalle kommen in freiem Zustand nur mit Eisen legiert in den Meteoriten vor, und zwar enthalten diese durchschnittlich 0,6% Kobalt und 8,5% Nickel[4]. Sonst finden sich die beiden Metalle in der Natur selten als Oxyde, hauptsächlich an Schwefel oder Arsen gebunden, so z. B. das Kobalt als Kobaltkies Co_3S_4, Tesseralkies $CoAs_3$, Speiskobalt $CoAsS$, ferner als Kobaltmanganerz $(Co, Mn)O \cdot 2 MnO_2 \cdot 4 H_2O$, Kobaltvitriol $CoSO_4 \cdot 7 H_2O$, das Nickel als Nickelkies NiS, Kupfernickel $NiAs$, Weißnickelerz $NiAs_2$, Nickelglanz NiS_2 $+ NiAs_2$, Nickelblüte $Ni_3(AsO_4)_2 + 8 H_2O$, Nickelantimonglanz $NiSbS$, Antimonnickel $NiSb$ u. a.

Nickel ist in der Natur ziemlich weit verbreitet, ca. 18 mg% der Erdoberfläche bestehen aus Nickel. Dagegen kommt Kobalt 15mal seltener vor, also nur in einer Menge von 1,2 mg%. In der gesamten Erdkugel dürften die Mengen der beiden Metalle weit höher sein, da ja der Erdkern wahrscheinlich aus metallischem Eisen besteht, vermutlich mit dem gleichen Kobalt- und Nickelgehalt wie das Meteoreisen. Für die gesamte Erdkugel schätzt man daher die Nickelmenge auf ca. 3%, die des Kobalts auf 0,2%[4].

Gegenüber der ungeheuer weiten Verbreitung des Eisens (5%) in der zugänglichen Erdkruste ist natürlich die uns erreichbare Menge selbst des Nickels noch sehr gering. Dieser Umstand sowie die etwas schwierigere Darstellungsweise der beiden Metalle ist der Grund, warum Nickel nur für wenige Zwecke, Kobalt als Metall so gut wie gar nicht in Verwendung stehen. Ihren Eigenschaften nach wären sie für viele technische Zwecke weit besser geeignet als Eisen. Nickel findet eine beschränkte Verwendung für Legierungen zur Vernickelung von eisernen Gegenständen, für Laboratoriumsgeräte sowie, was in diesem Zusammenhang besonders wichtig erscheint, für Kochgeschirre. Kobalt dient zu Schneideinstrumenten, ferner ebenso wie Nickel zum Plattieren von Eisen und Stahl. Von seinen Verbindungen steht das Kaliumkobaltsilicat unter dem Namen Smalte in Verwendung.

Physikalische und chemische Eigenschaften von Kobalt und Nickel.

Eigenschaften der freien Metalle. Kobalt und Nickel sind stark glänzende Metalle von silberweißer Farbe, jenes mit einer rötlichen Tönung, dieses mit einem Stich ins Stahlgraue. Ihre Atomgewichte sind dem des Eisens sehr nahe: $Fe = 55,84$, $Co = 58,97$, $Ni = 58,68$. Demgemäß ist auch die Dichte dieser im periodischen System beieinander stehenden Metalle fast gleich. Sie beträgt

---

[1] Literatur vollständig berücksichtigt bis Ende 1932. — [2] Brandt: Acta Upsala 1735, 33. — [3] Cronstedt: Abh. d. schwed. Akad. d. Wiss. 1751, 293. — [4] Berg, G.: Das Vorkommen der chemischen Elemente auf der Erde. Leipzig 1932.

für Co = 8,5—8,8, für Ni = 8,7—8,9[1]. Die Härte ist bei beiden Metallen recht bedeutend: Co = 5,5, Ni = 3,8 der Mohrschen Skala[2]. Kobalt und Nickel werden vom Magneten angezogen und sind selbst magnetisierbar[3]. In der elektrischen Spannungsreihe nehmen sie folgende Stellung unter den anderen Metallen ein: Zn > Fe > Cd > Co > Ni > Sn. Sie stehen also hier wie in allen oben aufgezählten Eigenschaften dem Eisen sehr nahe, sind jedoch ein wenig edler. Dieser geringfügige Unterschied im Potential bedingt aber größere Unterschiede in ihrem chemischen Verhalten, die ihrerseits eine vollkommen abweichende pharmakologische Wirkung zur Folge haben; denn da hier die Ladungen sich bei den 3 Metallen auf der gleichen Masse und dem gleichen Volumen befinden, so müssen sie um so stärker wirksam sein, je weniger begierig sie aufgenommen worden sind. Es müssen also die Kobalt- und noch mehr die Nickelsalze schwächer elektrolytisch und stärker hydrolytisch gespalten sein als die des Eisens, und der Aufnahme einer 3. Ladung müssen sich die Kobalt- und noch mehr die Nickelionen in weit stärkerem Maße widersetzen als Ferroionen. Auch für die Komplexbildung ist natürlich der mehr oder weniger stark metallische Charakter von großer Bedeutung.

Die freien Metalle sind ihrer edleren Natur entsprechend an der Luft beständiger als das Eisen. Kobalt oxydiert sich nach Regnault[4] an der Luft und in Wasserdampf erst bei Rotglut, in der Kälte bedeckt es sich nach Schönbein[5] nur mit einer dünnen schützenden Schicht von höheren Oxyden. Auch Nickel läuft bei gewöhnlicher Temperatur an der Oberfläche an[6]. Auf Wasser wirkt es bei gewöhnlicher Temperatur nicht merklich ein (Tupputi[1]). Daß aber auch hier eine oberflächliche Oxydation vor sich geht, zeigen die Versuche von Bleyer und Schwaibold[7]. Diese maßen die Korrosion durch den elektrischen Strom, den das Metall in der Lösung (Trinkwasser, Tee, Kaffee) gegenüber einer unangreifbaren Elektrode hervorbringt. Es ergab sich, daß auch bei den sehr indifferenten Metallen (Ag, Ni) die Korrosion anfangs eine beträchtliche ist, aber nach ganz kurzer Zeit fast unmeßbar wird. Dafür ist freilich nicht allein die durch die Spannungsreihe bedingte oberflächliche Oxydation des Metalls maßgebend, sondern auch Verunreinigungen, die zur Bildung von Lokalelementen führen. Nickel verhält sich sogar resistenter als das edlere Silber. Dagegen wird es bei gleichzeitiger Einwirkung von Luft und Wasser namentlich bei Anwesenheit von etwas Schwefelsäure stärker angegriffen, wobei es sich allmählich mit einer grünen Schicht von Oxyduloxyd überzieht[5].

Von Mineralsäuren werden Kobalt und Nickel entsprechend ihrer Stellung in der elektrolytischen Spannungsreihe nur sehr langsam gelöst. Es bilden sich dabei unter Entwicklung von Wasserstoff die zweiwertigen Salze der beiden Metalle[8]. Oxydierende Säuren lösen rascher, so z. B. Chlorsäure[9], ferner Salpetersäure u. a. Gegen konzentrierte Salpetersäure verhalten sich die beiden Metalle

---

[1] Richter: Neues allg. J. d. Chem von A. F. Gehlen 2, 61 (1803); 3, 244 (1804). — Tourte: J. Chem. u. Phys. von A. F. Gehlen 7, 442 (1809). — Tupputi: Ann. Chim. Phys. 79, 153 (1841). — [2] Copaux, H.: Recherches expérimentales sur le cobalt et le nickel. Paris 1905. — [3] Faraday: Poggendorfs Ann. 70, 24 (1847). — [4] Regnault: Ann. Chim. et Physique (2) 62, 352 (1836). — [5] Schönbein: J. prakt. Chem. 93, 35 (1864). — [6] Thompson: Lond. J. of arts. Februar 1863. 65. Jber. Chem. 1863, 727. — [7] Bleyer, B., u. J. Schwaibold: Die Wechselwirkung zwischen metallischen Werkstoffen und Lebensmitteln. I. Das Verhalten von Metallen zu Flüssigkeiten (Getränken); Korrosion. Biochem. Z. 230, 136 (1930). — [8] Tupputi: Ann. Chim. Phys. 78, 133 (1840); 79, 153 (1841). — [9] Hendrixon: J. amer. chem. Soc. 26, 747 (1904).

dagegen, ebenso wie das Eisen, passiv[1]. Auch durch anodische Polarisation lassen sie sich bei Abwesenheit von Halogen, Cyanid und Sulfat passivieren.

Verhältnismäßig leichter sind die beiden Metalle in organischen Säuren löslich, da hier durch Komplexbildung ein Teil der in Ionenform in Lösung gegangenen Metallmenge dem Gleichgewicht entzogen wird, so daß immer von neuem Ionisierung, also Lösung des Metalls vor sich gehen kann. Das ist von besonderer Bedeutung für die Verwendung des Nickels zu Kochgeräten, und wir finden deshalb eine große Reihe von Untersuchungen, die sich mit dieser Frage beschäftigt haben. Die meisten der Untersucher gingen dabei nicht systematisch vor, sondern stellten lediglich fest, wieviel von dem Metall aus den Kochtöpfen unter den gegebenen Bedingungen in Lösung gegangen war. Diese Angaben sind also nur für die entsprechenden Verhältnisse gültig und zwar geeignet, uns einen Begriff über die Nickelmenge zu vermitteln, die bei der Benützung von Nickelgeschirr aufgenommen wird, sagen aber über die Umstände, die für das Inlösunggehen maßgebend sind, nichts oder nur wenig aus. Solche Untersuchungen wurden ausgeführt von Geerkens[2], Birnbaum[3], Riche[4], Rohde[5], Ludwig[6], W. S. Dzerzgowsky, S. K. Dzerzgowsky und N. O. Schumoff-Sieber[7] sowie von Lehmann[8]. Es wurden verschiedene Säuren, Essigsäure[2-5,7], Milchsäure[5,7], Citronensäure[5], Weinsäure[5,7], Buttersäure[5,7], Oxalsäure[7], ferner Kochsalzlösungen[4], Sodalösungen[4], Ammoniak[4], dann Milch[2,8], Wein[4], Bier[4], Öl[4], geschmolzene Butter[4], teils in den Gefäßen stehengelassen, teils in ihnen gekocht. Ferner wurden verschiedene Speisen in Nickeltöpfen küchenmäßig zubereitet und dann auf ihren Nickelgehalt geprüft.

Am besten kann man die Einflüsse, die für die Lösung des Nickels eine Rolle spielen, noch aus den Untersuchungen von Dzerzgowsky und Mitarbeitern erkennen, die deshalb hier auszugsweise angeführt seien, um auch einen Begriff über die Größenordnung zu geben, in der Nickel in Lösung geht. Die Verfasser variierten bei ihren Versuchen nicht nur die Art der Säure, sondern auch die Konzentration, den NaCl-Gehalt und die Dauer des Kochens. Die Tabellen 1 und 2 bringen einen Auszug ihrer Ergebnisse:

Tabelle 1. Bei dreistündigem Kochen und elfstündigem Stehen von 100 ccm Säure in einem Nickeltopf gelöste Ni-Menge.

Säure	Essigsäure				Butter-säure	Wein-säure	Milch-säure	Oxal-säure
Konzentration in Proz. . . .	0,1	0,3	2	4	4	4	4	3
Ni-Menge in mg	9,9	20	102	118	71	81	74	11

Die gelöste Menge steigt also mit der Dauer der Einwirkung und mit der Konzentration der Säure. NaCl begünstigt das Inlösunggehen sehr. Ferner ist

[1] Nicklès: C. r. Acad. Sci. Paris 58, 284 (1853). — Sainte-Claire Deville, H.: Ann. Chim. Phys. (3) 46, 182 (1856). — [2] Geerkens, F.: Experimentelle Untersuchungen über die Wirkungen von Nickelsalzen. Inaug.-Diss. Bonn 1883. — [3] Birnbaum, R.: Über die Widerstandskraft von Gefäßen aus nickelplattiertem Eisenblech gegen organische Säuren. Dinglers polytechn. J. 250, 421 (1884) — Arch. Pharmaz. 1884, 108. — [4] Riche: Recherches sur le nickel, et ses alliages. — Action des sels de nickel dans l'économie. J. Pharmacie 17, 5 (1888). — [5] Rohde, A.: Über die Angreifbarkeit der Nickelkochgeschirre durch organische Säuren. Arch. f. Hyg. 9, 331 (1889). — [6] Ludwig, E.: Österr. Chem. Ztg 1, 3 (1898). — [7] Dzerzgowsky, W. S., S. K. Dzerzgowsky u. N. O. Schumoff-Sieber: Die Wirkung von Nickelsalzen auf den tierischen Organismus. Biochem. Z. 2, 190 (1906). — [8] Lehmann, K. B.: Hygienische Studien über Nickel. Arch. f. Hyg. 68, 421 (1909).

die Lösungsgeschwindigkeit abhängig von der Art der Säure. Es ist freilich nicht möglich, aus den mitgeteilten Ergebnissen die Art der Abhängigkeit zu erkennen.

Der praktischen Bedeutung halber seien einige Zahlen über den Gehalt von in Ni-Töpfen gekochten Speisen angegeben, wie sie teils von Ludwig (mit a bezeichnet), teils von Lehmann (b) nach küchenmäßiger Zubereitung gefunden wurden: Spinat (a) 2,6 mg%, Erbsen (a) 1,5 mg%, Linsen sauer (a) 3,5 mg%, Linsen gekocht (a) 2,4 mg%, Sauerkraut (a) 5,4—12,9 mg%, Essigkraut (a) 3,7 mg%, Pflaumenmus (a) 3,5 mg%, Fleisch mit Fleischbrühe (b) 1 bis 3 mg%, Kartoffelbrei (b) 1,3—4 mg%, Spinat (b) 2,3 mg%, Sauerkraut (b) 6 mg%, Preißelbeeren (b) 3 mg%, Leitungswasser (b) 0,46 mg%, Milch (b) 0,49 mg%.

Tabelle 2. Einfluß des NaCl-Gehaltes und der Einwirkungszeit auf die durch 100 ccm 4proz. Essigsäure aus einem Nickeltopf gelöste Ni-Menge.

Gehalt an NaCl	Gelöste Ni-Menge nach dreistündigem Kochen und anschließendem Stehenlassen nach			
	0 Std.	3 Std.	9 Std.	11 Std.
%	mg			
0	15	31	62	118
5	32	78	108	135

Wie diese Versuche zeigen, lösen auch Stoffe, denen durchaus kein saurer Charakter zugesprochen werden kann, Nickel auf, wenn sie mit ihm komplexe Verbindungen einzugehen imstande sind, so daß bei ihrer Anwesenheit die Konzentration an Ni-Ionen stets außerordentlich niedrig gehalten wird. Dasselbe gilt natürlich auch für das Kobalt, und zwar eignen sich bei diesem dazu insbesondere Derivate des Ammoniaks, zu dem das Kobalt eine besonders große Affinität besitzt.

Nicht nur Aminosäuren, sondern auch Eiweißstoffe können metallisches Kobalt in beträchtlichen Mengen aufnehmen, und zwar nicht nur bei saurer Reaktion, sondern auch bei einem p_H oberhalb ihres isoelektrischen Punktes. Da dies für die Resorption des metallischen Kobalts nicht nur vom Magen und Darm, sondern auch vom Unterhautzellgewebe aus, wohin es in einer Reihe von pharmakologischen Versuchen gebracht wurde, von größter Bedeutung ist, seien hier die diesbezüglichen Untersuchungen von Benedicenti und seinen Mitarbeitern[1], die teils mit dialysiertem Hühnereiweiß, teils mit Gelatine durchgeführt wurden, in ihren wichtigsten Ergebnissen kurz berichtet. Das Metall wird von den Eiweißlösungen nicht nur bei direkter Berührung gelöst, sondern auch dann, wenn sich die Eiweißlösung in einer Dialysierhülse befindet und das Metall in der Außenflüssigkeit. Dabei treten in der Außenflüssigkeit keine nachweisbaren Mengen von Kobalt auf. Es müssen also ganz minimale Spuren des Metalls in Wasser in Lösung gehen,

---

[1] Benedicenti, A., u. S. Rebello-Alves: Über die direkte Fixierung von Metallen durch Proteinsubstanzen. Biochem. Z. 65, 107 (1914). — Benedicenti, A.: Arch. internat. Pharmacodynamie 26, H. 3 (1921). — Fedeli, A.: Über die Fixation der Metalle an Albumine. Arch. Sci. biol. 5, 176 (1923). — Benedicenti, A., u. G. B. Bonino: Vorläufige Untersuchungen über die Natur und den Mechanismus der Bildung von Metalleiweißverbindungen. Ebenda 8, 241 (1926). — Bonino, G. B., u. M. Bottini: Studien über Eiweißmetallverbindungen. I. Ebenda 8, 248 (1926). — Bonino, G. B., u. A. Grandi: Studien über Eiweißmetallverbindungen. II. Ebenda 8, 258 (1926) — III. Über die Anwendung der Theorie der Membrangleichgewichte im Falle der Kobaltgelatine. Ebenda 8, 277 (1926) — IV. Einwirkung des Kobalts auf Gelatine bei $p_H > 7$. Ebenda 8, 289 (1926). — Bonino, G. B., u. A. Carello: Studien über Metalleiweißverbindungen. Über die Möglichkeit, mit Hilfe der entsprechenden Salze Metalleiweißverbindungen herzustellen, die früher durch Einwirkung von pulverisiertem Metall auf Proteine gewonnen worden sind. Ebenda 4, 51 (1927) — Studien über Metallproteine. VII. Über die Änderungen einiger physikalisch-chemischer Eigenschaften des Eialbumins nach Behandlung mit Kobaltpulver. Ebenda 11, 212 (1928) — VIII. Über die Aktivität der Kobaltionen im Kobaltalbumin. Ebenda 11, 217 (1928). — Untersteiner, L.: Die Verteilung und das Verhalten des Kobalts im Organismus nach Einverleibung als Kobaltchlorid und als Kobalteiweiß. Arch. internat. Pharmacodynamie 41, 410 (1931).

die, sowie sie in die Eiweißlösung gelangen, dort zurückgehalten werden. Umgekehrt kann das Metall aus der Eiweißlösung durch Dialyse nicht entfernt werden. Man kommt daher zu einer Lösung gleicher Zusammensetzung und gleicher Eigenschaften wenn man Eiweißlösung mit Kobaltchlorür versetzt und gegen Wasser dialysiert.

Bei niedrigem p_H sinkt die Wasserstoffionenkonzentration bei der Aufnahme von Co durch Eiweiß, während sie bei hohem unverändert bleibt, obwohl beträchtliche Mengen aufgenommen werden. Beim isoelektrischen Punkt besteht das Minimum der Löslichkeit für Kobalt. Bei einem p_H unterhalb des isoelektrischen Punktes nimmt die Leitfähigkeit bei der Aufnahme von Co zu. Auch andere Eigenschaften der Lösung (Viscosität) ändern sich in charakteristischer Weise. Bei höherem p_H ändert sich die Leitfähigkeit nicht. Bei einem p_H über 7 ist das Metall Teil eines Anions, liegt also nicht in Form freier Kobaltionen vor. Potentialmessungen ergaben, daß schon bei p_H 6,4 die Konzentration der Kobaltionen nur ca. $10^{-2,74}$ beträgt. Mit wachsendem p_H nimmt der Aktivitätskoeffizient des Kobaltions ab.

Nach all dem kann bei höherem p_H die Bindung des Co nur in komplexer Form erfolgen, und zwar soll es sich dabei um dreiwertiges, komplex gebundenes Kobalt handeln, analog den Kobaltaminverbindungen, wobei die Oxydation durch den Luftsauerstoff erfolgt. Zweckmäßigerweise stellt man die Verbindung deshalb so her, daß man fein gepulvertes Kobalt in eine Lösung von Hühnereiweiß, dessen Globuline abfiltriert wurden, einträgt und dann einen CO_2-freien, aber radiumemanationhaltigen Luftstrom durchleitet. Ob hier Kobalt wirklich vollkommen komplex gebunden ist und nicht teilweise etwa als kolloides Hydroxyd vorliegt, soll noch unten behandelt werden. Hier sei nur festgestellt, daß es unter den angegebenen Bedingungen möglich ist, Kobalt selbst bei ziemlich hohem p_H in Lösung zu bringen, daß also Resorption von Kobalt, das als Metall zugeführt wird, nicht nur im Magen, sondern auch im Darm und sogar vom Unterhautzellgewebe aus, durchaus möglich erscheinen muß.

Einfache Verbindungen des Kobalts und Nickels. Kobalt und Nickel sind in ihren einfachen Salzen meist zweiwertig. Da die beiden Metalle edler sind als das Eisen, aber andererseits das gleiche Molekulargewicht und das gleiche Atomvolumen haben, widersetzen sie sich der Aufnahme einer 3. Ladung weit energischer als jenes. In saurer Lösung geht das so weit, daß die dreiwertigen Ionen unter Wasserzersetzung in die zweiwertige Stufe übergehen. Beim Nickel verläuft dieser Vorgang augenblicklich, beim Kobalt allmählich. Nur unter Bedingungen, unter denen die Ionenkonzentration niedrig gehalten wird, können sich daher Verbindungen der dreiwertigen Stufe bilden. Das ist der Fall in alkalischem oder auch schon in neutralem Milieu. Die Hydroxyde sind daher bei beiden Metallen beständige Verbindungen. Beim Kobalt sind auch noch beständige Komplexverbindungen der dreiwertigen Stufe bekannt.

In einigen wenigen Verbindungen treten die beiden Metalle auch in anderen Wertigkeiten auf. So können beide ausnahmsweise vierwertig sein. Doch haben diese Verbindungen für die Pharmakologie keine Bedeutung. Das von Mond und Langer dargestellte Nickeltetracarbonyl $Ni(CO)_4$, in welchem das Nickel als achtwertig zu betrachten ist, zeigt sowohl in chemischer Hinsicht als auch in seinem Verhalten gegen den lebenden Organismus keinerlei Beziehungen zu den Ni-Ionen und wird deshalb im Anhang abgehandelt werden.

Das Oxydul des Kobalts ist je nach der Darstellungsweise braun oder grün, nicht magnetisch, und je nachdem, ob es mehr oder weniger stark geglüht wurde, mehr oder weniger leicht in Säuren löslich. Auch in Ammonsalzen löst es sich auf. Das grüne NiO ist ebenfalls nicht magnetisch und mehr oder weniger leicht in Säuren löslich. Das Kobalthydroxyd erhält man nach Proust[1] durch Fällen der Salze mit Alkalien. Dabei bildet sich zunächst ein blauer Niederschlag von basischem Salz[2], der, besonders schnell beim Kochen, in das rosenrote

---

[1] Proust: J. of Physiol. **63**, 421. — [2] Beetz: Poggendorfs Ann. **71**, 472 (1844).

Hydroxyd übergeht. An der Luft oxydiert sich das Hydroxyd ziemlich langsam[1] unter Bildung des Kobaltihydroxyds. Den Grund, daß hier Oxydation eintreten kann, obwohl das Co^{II}-Ion das beständigere ist, muß man in der verschiedenen Dissoziation der geringen gelösten Mengen der beiden Hydroxyde suchen. $Co(OH)_3$ ist viel schwächer elektrolytisch dissoziiert, da das bei der Dissoziation entstehende Kobaltiion 3 Ladungen besitzt, die natürlich mit größerer Kraft negative OH' anziehen als die zwei Ladungen des Kobaltoions. Aus dem in der Lösung herrschenden Gleichgewicht zwischen $Co^{...}$, $Co^{..}$ und O_2 werden also die $Co^{...}$ entzogen unter Bildung undissoziierten Hydroxyds, das, da schwer löslich, aus der Lösung ausfällt. Es müssen also neuerdings $Co^{..}$ oxydiert werden, die nun durch Inlösunggehen und Dissoziation von Hydroxydul ersetzt werden. Beim Eisen geht dieser Vorgang viel rascher vor sich, da hier das Gleichgewicht

$$2\,Fe^{..} + O + H_2O \rightleftharpoons 2\,Fe^{...} + 2\,OH'$$

mehr auf der Seite der Ferriionen liegt. Beim $Ni(OH)_2$ schließlich liegt das Gleichgewicht fast ganz auf der linken Seite, so daß die Löslichkeitsgrenze für das $Ni(OH)_3$ nicht überschritten wird, dieses also nur in minimalen Spuren entstehen kann. Das apfelgrün gefärbte Nickelhydroxydul ist daher an der Luft beständig. Erst bei Anwendung von Oxydationsmitteln (H_2O_2) findet Oxydation zu gelb gefärbtem Hydroxyd statt.

Da die Oxyde und Hydroxyde von Kobalt und Nickel in Wasser nicht löslich sind, können sie als solche nicht resorbiert werden. Auch das kolloidale $Ni(OH)_2$, das man z. B. nach Ley und Werner[2] durch Hydrolyse des Nickelsuccinimids erhalten kann, muß vor der Resorption wohl erst durch die Salzsäure im Magen umgewandelt werden.

Die beim Auflösen der Oxyde und Hydroxyde entstehenden Salze sind lebhaft gefärbt. Die des Kobalts sind in Lösung karmoisinrot, in wasserfreiem Zustand sind sie lila oder blau. Die Färbung ist nach Vernon[3] vom Grade der Dissoziation abhängig. Daher nehmen auch Lösungen in konzentrierten Säuren einen blauen Farbton an. In Wasser unlösliche Salze sind pfirsichblütrot. Unlöslich sind vor allem das Carbonat, das Phosphat und das Oxalat. Sie lösen sich aber in Säuren sowie in Ammoniak und Ammoncarbonat unter Bildung komplexer Salze[4]. Die ebenfalls unlöslichen Sulfide sind schwarz. Sie sind in saurer Lösung fällbar. Bereits gefällt lösen sie sich indessen infolge einer molekularen Umwandlung (Polymerisation?) nicht mehr in den Säuren auf[5]. Mit Ausnahme dieser Verbindung können also alle einfachen Kobaltsalze im Magen Lösungsbedingungen finden und sind somit resorbierbar. Da für die Schnelligkeit der Resorption, also auch für die Wirksamkeit der betreffenden Verbindung, vor allem die Lipoidlöslichkeit eine Rolle spielt, wir diese aber nicht kennen, sei hier statt dessen angeführt, welche Salze sich in Alkohol lösen, da solche Verbindungen gewöhnlich auch bis zu einem gewissen Grade lipoidlöslich sind: Es sind dies die Nitrate und die Halogensalze[6]. Von ihnen ist also bei enteraler Verabreichung eine raschere und stärkere Wirkung zu erwarten als beispielsweise von den Sulfaten.

Für die Nickelsalze, die in Lösung und in trockenem Zustand grün gefärbt sind, gilt hinsichtlich Löslichkeit und Lipoidlöslichkeit[7] das gleiche wie für

[1] Manchot u. Herzog: Ber. dtsch. chem. Ges. **33**, 1746 (1900). — [2] Ley u. Werner: Ber. dtsch. chem. Ges. **39**, 2179 (1906). — [3] Vernon: Jber. Chem. **1892**, 407. — [4] Rose, H.: Poggendorfs Ann. **110**, 120 (1860). — [5] Herz, W.: Z. anorg. u. allg. Chem. **27**, 290 (1901). — [6] Winkler, Cl.: J. prakt. Chem. **91**, 209 (1864). — Erdmann, O. L.: Ebenda **7**, 354 (1836). — [7] Tupputi: Zit. S. 1402. — Berthemot: Ann. Chim. Phys. **44**, 389 (1830) — J. Pharmacie **16**, 655.

die Kobaltsalze. Doch sind die in Wasser unlöslichen Salze nur in Säure, nicht in Ammonsalzen löslich.

Die Lösungen sowohl der Kobalt- als der Nickelsalze sind schwach hydrolytisch gespalten und reagieren daher sauer. Oxydierbar sind sie nicht, da in saurer Lösung das $Co^{...}$ aus dem Gleichgewicht

$$2\,Co^{..} + O + H_2O = 2\,Co^{...} + 2\,OH'$$

nicht entfernt wird, so daß schon minimale unmeßbare Spuren von dreiwertigem Kobalt die Reaktion zum Stillstand bringen. Im Gegenteil, bei Anwesenheit hoher Konzentrationen von $CO^{...}$ verläuft die Reaktion nach der anderen Richtung. Es werden also unter Sauerstoffentwicklung die Hydroxylionen des Wassers zersetzt. Beim Nickel geht das momentan vor sich, so daß einfache Salze des dreiwertigen Nickels gar nicht bekannt sind. Beim Auflösen des braunen bis braunschwarzen Co_2O_3 kann man unter Umständen unbeständige Kobaltiverbindungen bekommen. Besser geht man von dem leichter löslichen Hydroxyd aus. Man erhält es durch Oxydation des Hydroxyduls mit H_2O_2. In der Kälte löst es sich in Mineralsäuren zunächst unter Bildung von Kobaltisalzen, die sich jedoch allmählich, schnell beim Erwärmen, zersetzen. Aus Salzsäure wird dabei Chlor abgeschieden (Proust: Zit. S. 1405). Das Sulfat und das Nitrat entwickeln Sauerstoff.

Leichter lösen sich diese Substanzen in organischen Säuren, deren Co^{III}-Salze auch bis zu einem gewissen Grade haltbar sind. Es bilden sich hier offenbar teilweise Komplexsalze, so daß die Konzentration an Kobaltiionen niedrig bleibt.

So löst Essigsäure zu einer tiefbraungelben Flüssigkeit, die sich sogar zum Sieden erhitzen läßt. Im Licht oder nach Zusatz von Schwefelsäure tritt auch hier Reduktion ein[1]. Auch Oxalsäure löst Kobaltihydroxyd ohne Reduktion, wahrscheinlich unter teilweiser Bildung der Säure $H_3[Co(C_2O_4)_3]$, deren Salze z. B. das Calciumsalz, dargestellt werden können[2]. Weinsäure, Citronensäure, Äpfelsäure, Bernsteinsäure, Glykolsäure reduzieren dagegen Co^{III} in saurer Lösung, ihre Kobaltisalze erhält man daher nur durch Oxydation der entsprechenden Verbindungen des zweiwertigen Kobalts[3].

Komplexe Nickel- und Kobaltsalze. Entsprechend den von Werner[4] entwickelten Anschauungen über die Konstitution der komplexen Salze haben Kobalt und Nickel neben ihren Hauptvalenzen, die ionogen Säurereste zu binden vermögen, noch eine gewisse Anzahl von Nebenvalenzen, die durch verschiedene Atome und Atomgruppen abgesättigt werden können. In der zweiwertigen Stufe sind es gewöhnlich 4 Nebenvalenzen, in der dreiwertigen 6. Je nach der Natur der gebundenen Gruppen sind die Eigenschaften der Komplexsalze verschieden, sind diese basisch oder neutral, so ist der Komplex ein Kation, sind sie sauer, so ist er ein Anion. Bei gemischten Gruppen hängt die Wertigkeit und der Ladungssinn von der Anzahl der gebundenen sauren Atomgruppen ab. Auch in den einfachen Salzen sind die Nebenvalenzen abgesättigt, und zwar durch Wassermoleküle. Je nachdem ob mehr oder weniger dieser Wassermoleküle durch andere Gruppen ersetzt sind, verschwinden die Reaktionen der Ionen mehr oder weniger vollständig. Stets besteht aber in Lösung ein Gleich-

[1] Winkelbloch: Ann. Pharmazie **13**, 260 (1835). — [2] Benedikt, St. R.: J. amer. chem. Soc. **28**, 171 (1906). — [3] Durant: J. chem. Soc. Lond. **87**, 1783 (1905). — [4] Werner, A.: Untersuchungen über anorganische Konstitutions- und Konfigurationsfragen. Ber. dtsch. chem. Ges. **40**, 15 (1907) — Neuere Anschauungen auf dem Gebiete der anorganischen Chemie. 5. Aufl. Braunschweig 1923.

gewicht zwischen dem Hydrat und dem Komplex, das aber bei manchen Salzen fast vollständig auf Seite des Komplexes liegen kann. Solche Verbindungen geben dann überhaupt keine der Reaktionen der Kobalt- bzw. Nickelionen mehr.

Von solchen Verbindungen sind uns beim Kobalt und Nickel nur die Cyanide bekannt, in denen das Metall durch Vermittlung von Stickstoff an Kohlenstoff gebunden ist, während alle anderen Salze der organischen Säuren das Metall durch Vermittlung von Sauerstoff an Kohlenstoff gebunden enthalten. Da die Bindung an Stickstoff in der organischen Chemie allgemein fester zu sein pflegt als die salzartige an Sauerstoff, wie wir es ja auch bei diesen Salzen sehen, so hat Wiechowski[1] derartige Verbindungen unter dem Namen der metallorganischen zusammengefaßt, während alle anderen organischen Metallsalze das Metall in anorganischer Bindung enthalten. Auch gegen Säuren sind solche metallorganische Verbindungen im allgemeinen stabiler als die anorganischen, bei denen je nach der Säurekonzentration das Gleichgewicht mehr oder weniger nach der Seite der freien, nur hydratwasserhaltigen Metallionen verschoben werden kann. Daß indessen auch metallorganische Verbindungen spurenweise hydrolytisch dissoziiert sind, zeigt, daß $K_2[Ni(CN)_4]$ durch Mineralsäuren unter Bildung von unlöslichem $Ni(CN)_2$ zersetzt wird[2]. Die Kobaltverbindung ist unter diesen Bedingungen beständig. Doch enthält das zweiwertige Salz sicherlich auch eine kleine Menge freier Kobaltionen, denn beim Kochen oder nach Zusatz eines Überschusses von KCN auch schon in der Kälte geht es unter Wasserstoffentwicklung spontan in das Salz des dreiwertigen Kobalts über[3]. Das ist nur so zu erklären, daß im Gleichgewicht

$$2\,Co^{\cdot\cdot} + O + H_2O = Co^{\cdot\cdot\cdot} + 2\,OH'$$

die $Co^{\cdot\cdot}$-Menge riesig groß ist gegenüber $Co^{\cdot\cdot\cdot}$. $K_3[Co(CN)_6]$ ist in der Tat eine äußerst stabile Verbindung, die man ebenso wie die Eisencyanwasserstoffsäure unverändert mit Säuren kochen kann[4]. Es sei hier noch darauf hingewiesen, daß bei dieser Verbindung und bei Kobaltocyankalium die Koordinationszahl 6 beträgt, ebenso wie beim Ferro- und Ferricyankalium, während im Nickelcyankalium nur 4 CN-Gruppen gebunden sind. Dieser Umstand ist sicherlich für die Beständigkeit von Bedeutung.

Bei den anorganischen Komplexsalzen der beiden Metalle sind die Reaktionen der einfachen Ionen nur teilweise unterdrückt, bei allen ist die Reaktion mit Schwefelammon erhalten, während die Fällung mit Hydroxyd, Carbonat, Phosphat nicht immer möglich ist. Es ist also zu erwarten, daß auch im lebenden Organismus die Wirkung der freien Metalle mehr oder weniger zurückgedrängt ist und daß die Komplexe ihre eigenen Wirkungen entfalten, um so mehr, je weniger stark sie unter den im Organismus herrschenden Bedingungen hydrolytisch gespalten sind.

Sehr weitgehend gespalten sind die sog. Doppelsalze, wie z. B. Ammoniumnickelsulfat $2\,(NH_4)_2SO_4 \cdot 3\,NiSO_4$, das schon beim Lösen in Wasser reichlich Nickelionen abdissoziiert und sich in den Reaktionen wie ein einfaches Salz verhält. Diese Verbindungen zeigen auch im biologischen Versuch keinen Unterschied gegenüber den einfachen Salzen, und wir können sie hier übergehen mit Ausnahme des Kaliumkobaltnitrits $K_3[Co(NO_2)_6]$, das infolge seiner Schwerlöslichkeit für die Bestimmung des Kobalts von Wichtigkeit ist.

Auch die Komplexsalze der zweiwertigen Metalle, die das Metall im Kation enthalten, sind weitgehend dissoziiert und geben alle Ionenreaktionen, so z. B. die Komplexe mit Ammoniak[5]: $[Me(NH_3)_4]^{\cdot\cdot}$, mit Äthylendiamin[6] $[Me(C_2H_4N_2H_4)_3]^{\cdot\cdot}$ mit Pyridin[7] $[Me(C_5H_5N)_2]^{\cdot\cdot}$ und viele andere.

---

[1] Wiechowski, W.: Mineralstoffwechsel und Ionentherapie. Verh. d. 36. Dtsch. Kongr. f. inn. Med. Kissingen 1924, S. 6. — [2] Wöhler, Fr.: Poggendorfs Ann. 3, 177 (1825). — [3] Haidlen u. Fresenius: Liebigs Ann. 43, 129 (1838). — [4] Zwenger: Liebigs Ann. 62, 157 (1847). — [5] Erdmann, O. L.: J. prakt. Chem. 87, 395 (1866). [6] Werner u. Spuck: Z. anorg. u. allg. Chem. 21, 212 (1899). — [7] Reitzenstein: Z. anorg. u. allg. Chem. 18, 271 (1898).

Ganz anders dagegen die kationischen Komplexsalze des dreiwertigen Kobalts, wie z. B. das Hexamin-Kobaltichlorid, das Luteokobaltchlorid $[Co(NH_3)_6]Cl_3$. Das NH$_3$ dieser Verbindung kann ganz oder teilweise durch andere Gruppen, z. B. stufenweise durch Cl ersetzt werden, wobei man immer wenigerwertige Kationen erhält: $[Co(NH_3)_5Cl]Cl_2$, $[Co(NH_3)_4Cl_2]Cl$. Alle diese Verbindungen enthalten das Kobalt in so fester Bindung, daß von allen Reaktionen der freien Kobaltionen lediglich die Fällbarkeit mit Ammonsulfid erhalten ist. Auch im Organismus werden diese Verbindungen nicht aufgespalten, sondern verlassen ihn unverändert. Sie können also auch keinerlei Kobaltwirkungen hervorbringen. Ihre Wirkungen sind ganz anderer Art. Sie sind vergleichbar mit denen von Komplexsalzen anderer Metalle mit gleicher Konstitution. Deshalb werden sie hier nicht in diesem Zusammenhang gebracht, sondern gemeinsam mit jenen Komplexsalzen an einer andern Stelle behandelt[1].

Eine Mittelstellung nehmen die Komplexsalze der organischen Säuren ein, die die Metalle im Anion enthalten. Sie werden in saurer Lösung fast vollständig aufgespalten, während sie in alkalischer eine recht geringe Konzentration an freien Ionen aufweisen, so daß sie durch Hydroxyd nicht fällbar sind. Im Organismus ist ihre Aufspaltung schon deshalb wenigstens teilweise möglich, weil die Säuren, aus denen sie gebildet sind, teilweise verbrannt werden können. Beim Lösen von Co(OH)$_2$ bzw. Ni(OH)$_2$ in Essigsäure, Oxalsäure, Weinsäure, Citronensäure usw. bilden sich unmittelbar teilweise die komplexen Säuren, doch sind sie, da ja saure Reaktion herrscht, weitgehend hydrolytisch gespalten, z. B.:

$$
\begin{array}{c}
\text{COOH} \\
| \\
\text{HCO} \\
| \quad\quad\searrow \\
\text{HCO} \quad \text{Ni} + 2\,\text{H}^{\cdot} \rightleftharpoons \text{Ni}^{\cdot\cdot} + \\
| \quad\quad\nearrow \\
\text{COO}
\end{array}
\qquad
\begin{array}{c}
\text{COOH} \\
| \\
\text{HCOH} \\
| \\
\text{HCOH} \\
| \\
\text{COOH}
\end{array}
$$

Bei alkalischer Reaktion, also bei minimaler H$^{\cdot}$-Konzentration, ist eine solche Spaltung nur in sehr geringem Umfange möglich, und deshalb verhindern Weinsäure und Citronensäure bis zu einem gewissen Grade die Fällung von Kobalt und Nickel durch Alkalien[2]. Es bilden sich dabei die Salze der oben skizzierten Säuren. Das Kaliumsalz z. B. erhält man, wie schon Werther[3] 1844 gezeigt hat, einfach durch Neutralisieren von Nickeltartrat mit Alkali. Nach Fabian[4] entsteht die Verbindung auch beim Lösen von Nickelcarbonat in Weinstein. Tower[5] konnte auf Grund der physikalischen Eigenschaften (Schmelzpunktserniedrigung, Leitfähigkeit, Überführung, elektromotorische Kraft der Lösung gegenüber anderen Nickelsalzen) zeigen, daß ihr die Struktur $[NiC_4H_3O_6]K$ analog der oben für die freie Säure skizzierten Formel zukommt. Daneben existiert noch ein Salz $[Ni(C_4H_4O_6)_2]K_2$.

Das Kobaltsalz ist nach Tower ebenso konstituiert. Ein wasserlösliches Kalium-Kobaltoxalat hat Rammelsberg[6] dargestellt. Ein Komplexsalz des Kobalts und des Nickels mit der Citronensäure benützte Stuart[7] zu seinen biologischen Versuchen.

---

[1] Trendelenburg, P.: Metallammoniakverbindungen (Ammine). Dieses Handb. 1, 630 (1923). — [2] Rose, H.: Zit. S. 1406. — Field: Chemical News London 3, 65 (1861). — [3] Werther: J. prakt. Chem. 32, 385 (1844). — [4] Fabian: Liebigs Ann. 103, 248 (1857). — [5] Tower: J. amer. chem. Soc. 22, 501 (1900). — [6] Rammelsberg: Poggendorfs Ann. 95, 197 (1855). — [7] Stuart, T. P. A.: Über den Einfluß der Nickel- und Kobaltverbindungen auf den tierischen Organismus. Arch. f. exper. Path. 18, 151 (1884).

Da sich das citronensaure Nickel mit Natronlauge nicht neutralisieren läßt, ohne einen Niederschlag zu geben, benützte er eine von Heldt (Zit. nach Stuart) angegebene Vorschrift: Zwei Äquivalente neutrales Natriumcitrat werden mit einem Teil Citronensäure vermischt und darin ein Äquivalent frisch gefälltes Nickelhydroxyd unter Erwärmen gelöst. Die Lösung enthält dann ca. 10% NiO, entsprechend folgender Zusammensetzung: $2 Na_3C_6H_4O_7 + NiHC_6H_4O_7$. Es ist hier also lediglich die hydrolytische Dissoziation des Nickelcitrats durch einen Überschuß an Natriumcitrat zurückgedrängt.

Im Organismus kann allerdings bei schwach basischem Milieu z. B. im Blut ein echtes Komplexsalz entstehen. Dieses ,,Heldtsche Salz" wurde, ,,da es nicht ätzend wirkt", von vielen Untersuchern für biologische Zwecke verwendet. Es sei hier auf das Kapitel Wirkungen auf Eiweißstoffe verwiesen, aus dem hervorgeht, daß eine direkte Ätzwirkung, bestehend in der Fällung von Eiweiß der Zellen, auch den einfachen Salzen des zweiwertigen Kobalts nicht zukommt. Wohlwill[1] findet die Wirkung des im Heldtschen Salz in großer Menge enthaltenen freien Natriumcitrats störend. Er entfernt es deshalb durch Waschen mit Alkohol. Sein Salz enthält auf ein Molekül Citronensäure ein Atom Metall, das auf die gleiche Weise dargestellte Kobaltsalz sogar noch etwas mehr. Nach den Untersuchungen von Weden[2] kann die Citronensäure jedoch nur ein Äquivalent Kobalt bzw. Nickel gegen Alkalien maskieren und wirklich als anionischen Komplex binden. Das Wohlwillsche Salz enthält also den weitaus größten Teil seines Metalls in ionogener Bindung, und auch im Organismus kann es nur teilweise in komplexe Bindung übergehen.

Komplexe des Nickels mit Brenzcatechin haben Weinland und Döttinger[3] dargestellt.

Weden[2] hat in neuerer Zeit untersucht, welche Substanzen überhaupt geeignet sind, mit Nickel und Kobalt anorganische Komplexe zu bilden. Es wurden verschiedene Oxysäuren, ferner Polyalkohole sowie Kohlehydrate, dann Gelatine, Protalbinsäure und Pepton geprüft. Außerdem wurden auch noch einige anorganische Säuren, die Thioschwefelsäure, die schweflige Säure und die Pyrophosphorsäure sowie schließlich die Blausäure zum Versuch herangezogen. Als Kriterium der Komplexbildung wurde das völlige oder teilweise Ausbleiben der Ionenreaktionen betrachtet. Alle Salze mit Ausnahme der komplexen Cyanide geben die Fällung mit Schwefelammon, dagegen blieben die Fällungen mit OH', CO_3'', PO_4''' in vielen Fällen aus oder traten erst beim Kochen auf. In diesen Lösungen ist also die Konzentration an Kobalto- bzw. Nickelionen weitgehend durch Komplexbildung herabgesetzt. Dies war der Fall bei allen organischen Säuren, die wenigstens zwei OH-Gruppen und eine COOH-Gruppe oder eine OH-Gruppe und drei COOH-Gruppen haben. Säuren mit einer OH-Gruppe und einer COOH-Gruppe (Milchsäure) oder einer OH- und zwei COOH-Gruppen (Äpfelsäure) geben keine anionischen Komplexverbindungen. Auch die Komplexe der Säuren mit einer OH- und drei COOH-Gruppen (Citronensäure) gehören zu den labilsten. Sie sind, wie ja schon Stuart gezeigt hat, durch Natronlauge fällbar. Da sie jedoch durch Carbonatlösung nicht gefällt werden, ist wohl der einfachste Weg der Darstellung der, daß man Kobalt- bzw. Nickelcitrat mit Soda neutralisiert. Allerdings muß man dabei, wie bereits gesagt, einen Überschuß von Citrat anwenden, da der Komplex nur ein Äquivalent Kobalt bzw. zwei Äquivalente Nickel auf ein Molekül Citronensäure enthält. Aliphatische Verbindungen ohne COOH-Gruppe bei vielen OH-Gruppen (Polyalkohole, Kohlehydrate) geben keine Komplexe mit den zwei-

---

[1] Wohlwill, F.: Über die Wirkung der Metalle der Nickelgruppe. Arch. f. exper. Path. **56**, 403 (1907). — [2] Weden, H.: Unveröffentlichte Versuche. — [3] Weinland u. A. Döttinger: Z. anorg. u. allg. Chem. **102**, 223 (1918); **111**, 167 (1920).

wertigen Stufen der beiden Metalle. Anders liegen die Dinge bei den aromatischen Verbindungen. Mehrwertige Phenole geben infolge ihrer durch den Benzolkern bedingten sauren Eigenschaften Komplexsalze: Brenzcatechin und Alizarin, aber auch die Salicylsäure, im Gegensatz zur Milchsäure aus der aliphatischen Reihe. Gelatine, Protalbinsäure und Pepton geben ebenfalls Komplexe, die aber ziemlich unbeständig sind. Auch die Komplexe der Pyrophosphorsäure sind schon durch stärkere Alkalien besonders in der Hitze fällbar, während sich die der beiden anderen untersuchten anorganischen Säuren in ihren Reaktionen von einfachen Salzen nicht unterscheiden, in wäßriger Lösung also jedenfalls sehr stark hydrolytisch gespalten sind. Über die ziemlich stabilen Komplexe der Blausäure wurde schon oben gesprochen.

Auch die dreiwertigen Stufen der beiden Metalle bilden anorganische Komplexsalze. Die beim Lösen von Co(OH)$_3$ in organischen Säuren (s. oben) entstehenden Verbindungen enthalten das Metall sicherlich zum größten Teil komplex und sind nur dadurch vor Reduktion geschützt. Viele Komplexsalze kann man überhaupt nur durch Oxydation der entsprechenden Salze des zweiwertigen Kobalts erhalten, weil das dreiwertige Kobalt in saurer Lösung reduziert wird (Durant: Zit. S. 1407).

Weden hat auch das dreiwertige Kobalt hinsichtlich seiner Fähigkeit, mit den obengenannten Stoffen Komplexsalze zu bilden, untersucht und gefunden, daß dieselben Säuren, die Komplexsalze des zweiwertigen Kobalts bilden, dies auch beim dreiwertigen tun. Bei anderen Säuren war eine Untersuchung nicht möglich, da die Salze im allgemeinen nur durch Oxydation aus den zweiwertigen erhalten werden, lediglich das Tartrat konnte durch Auflösen von Kobalthydroxyd in neutralem Natriumtartrat, also bei neutraler Reaktion hergestellt werden. In ihrer Beständigkeit gegen Fällungsreagenzien gleichen diese Verbindungen im allgemeinen den Salzen des zweiwertigen Kobalts, doch werden die meisten beim Erhitzen reduziert. Das Citrat ist auch hier durch starke Alkalien fällbar. Entsprechende Salze des Nickels konnten nicht erhalten werden. Es tritt stets Reduktion durch die organische Substanz ein.

Nur unter besonderen Kautelen konnte Benedict (Zit. S. 1407) durch Lösen von Nickelhydroxyd in Weinsäure ein Nickelitartrat erhalten. Es ist ein wenig beständiger als das Acetat, das beim Behandeln von Nickelihydroxyd mit Essigsäure bei 0° teilweise entsteht. Natürlich können diese Verbindungen niemals eine biologische Bedeutung erlangen, sie seien hier nur erwähnt, um die Unbeständigkeit der dreiwertigen Stufe und damit die Unwahrscheinlichkeit der Katalyse von Oxydationsprozessen durch Nickel im Organismus vor Augen zu führen. Eine wirklich haltbare Nickeliverbindung ist dagegen das innere Komplexsalz des Triformoxims von Hofmann und Erhardt[1] Na$_3$[Ni(ONCH$_2$)$_6$]. Es entsteht bei Zusatz von Triformoxim und Alkali zu Nickellösungen, wobei der Luftsauerstoff die Oxydation besorgt. Es ist intensiv braun und eignet sich zum Nachweis des Metalls.

Besonderer Erwähnung bedürfen ferner von Michaelis und Yamaguchi[2] dargestellte Komplexe des Cysteins, nicht nur wegen ihrer Bedeutung für die analytische Chemie, sondern auch mit Rücksicht auf die Anschauung über die oxydationskatalytischen Wirkungen des Kobalts. Der Komplex des zweiwertigen Kobalts wird nämlich in alkalischer Lösung durch Luftsauerstoff zu einem infolge seiner intensiv braunen Färbung zur colorimetrischen

---

[1] Hofmann. K. A., u. U. Ehrhardt: Innerkomplexe Metallsalze der Oxalsäure-Derivate und des Triformoxims. Ber. dtsch. chem. Ges. **46**, 1457 (1913). — [2] Michaelis, L., u. S. Yamaguchi: Oxydations-Reduktionssysteme von biologischer Bedeutung. V. Die Bildung des oxydierten Kobaltkomplexes von Cystein. Eine colorimetrische Methode zur Mikroanalyse des Kobalts. J. of biol. Chem. **83**, 367 (1929).

Bestimmung des Kobalts geeigneten Komplex des dreiwertigen Metalls oxydiert. Dieser Komplex muß natürlich sehr fest sein, d. h. nur minimale Mengen von Kobaltionen abspalten; denn nur so ist ein Übergang von der zwei- in die dreiwertige Stufe ohne Anwendung besonders energisch wirkender Oxydationsmittel denkbar. Infolgedessen gibt das Kobalt aber auch seinen Sauerstoff nicht wieder ab. Es überträgt ihn z. B. nicht auf das Cystein, kann also die Oxydation von Cystein zu Cystin nicht katalysieren.

Eine Rolle spielt dabei sicherlich auch, daß das Cystin Kobalt nicht komplex zu binden vermag, so daß bei der Reduktion von Co^{III} durch Cystein die Kobaltoionenkonzentration sehr groß werden müßte. Daher kann auch der Sauerstoff anderer Oxydationsmittel durch Kobalt niemals auf Cystein übertragen werden, sondern die Oxydation des Kobalts und die des Cysteins laufen unabhängig nebeneinander her, und je nach der Art des Oxydationsmittels verläuft der eine oder der andere Prozeß in höherem Grade. Starke Oxydationsmittel können dabei auch bereits gebildetes Kobalticystein unter Bildung von Cystin zerstören, wobei dann das Kobalt in die zweiwertige Stufe übergehen muß[1]. Von einer Katalyse kann natürlich auch hier keine Rede sein. Die in Betracht kommenden komplexen Verbindungen des Kobalts sind übrigens von Schubert[2] in krystallisiertem Zustand erhalten worden. Es existieren je nach dem p_H 2 Komplexe des zweiwertigen Kobalts, in denen 1 Co auf 1 bzw. 2 Mol Cystein kommt. Bei der Oxydation ergeben sie 2 verschiedene Kobaltikomplexe, die 1 Co auf 2 bzw. 3 Cysteinmoleküle enthalten. Die Kobaltcysteinverbindungen geben mit Kohlenoxyd Carbonyle, in denen 1 CO an 1 Co gebunden ist[3].

Nickel bildet mit Cystein ebenfalls einen Komplex von bordeauxroter Farbe. Er ist nicht autoxydabel (Michaelis und Barron[4]). Auch mit Glutathion gibt das Nickel, nicht aber das Kobalt in alkalischem Milieu eine komplexe Verbindung, die Kohlenoxyd aufzunehmen vermag. Es werden maximal 4 CO von einem Ni gebunden. Die Verbindung ist nicht photochemisch dissoziierbar[5].

Schließlich sei hier noch ein Wort gesagt über die von Benedicenti und seinen Mitarbeitern durch Lösen von Kobalt in Eiweiß bei Anwesenheit von Luft entstehende Verbindung. Mit Rücksicht auf die große Affinität des dreiwertigen Kobalts zum Stickstoff, wie sie in den Ammoniakkomplexen, ferner im Kobalticyankalium und anderen Verbindungen zutage tritt, wäre es wohl denkbar, daß es auch vom Eiweiß in komplexer Form aufgenommen wird. Es ist jedoch in Betracht zu ziehen, daß im Eiweiß die Aminogruppen nicht frei sind. Daher ist es auch möglich, daß nur ein Teil des Kobalts in komplexer Form vorliegt, während der andere Teil als kolloides Hydroxyd an das anorganisch-komplex gebundene Kobalt angelagert ist. Ein Mittel, um das exakt zu entscheiden, haben wir kaum, da das beste Hilfsmittel zur Unterscheidung, die Dialyse, naturgemäß bei Eiweißstoffen versagt. Immerhin haben wir einen Anhaltspunkt in den Reaktionen und im biologischen Verhalten. Kolloides Hydroxyd müßte beim Ansäuern Kobaltiionen geben, die entweder sofort reduziert werden oder das Eiweiß fällen müßten. Komplexe Ionen müßten auch im schwach sauren Milieu eine gewisse Beständigkeit aufweisen. Derartige Versuche sind uns indessen noch nicht bekannt geworden. Dagegen scheint das biologische Verhalten auf teilweises Vorhandensein von kolloidalem Hydroxyd

―――――――
[1] Kendall, E. C., u. J. E. Holst: Die Oxydation von Kobaltocystein. J. of biol. Chem. 91, 435 (1931) — Proc. Soc. exper. Biol. a. Med. 28, 674 (1931). — [2] Schubert, M. P.: Kobaltkomplexe von Cystein. J. amer. chem. Soc. 53, 3851 (1931). — [3] Cremer, W.: Reaktionen des Kohlenoxyds mit Metallverbindungen des Cysteins. Biochem. Z. 206, 228 (1928). — [4] Michaelis, L., u. E. S. G. Barron: Oxydations- und Reduktionssysteme von biologischer Bedeutung. V. Vergleichende Studie über die Komplexe des Cysteins mit den Metallen der Eisengruppe. J. of biol. Chem. 83, 191 (1929). — [5] Hartmann, H.: Über das Verhalten von Kohlenoxyd zu Metallverbindungen des Glutathions. Biochem. Z. 223, 489 (1930).

hinzudeuten, denn wie unten noch ausgeführt werden wird, wird das Kobalt zunächst in der Milz gespeichert, wie es für negative Kolloide charakteristisch ist. Doch geht dieser Vorgang nicht so schnell vor sich wie beispielsweise beim negativen Eisenhydroxydsol, etwa dem Eisenzucker. Da aber das Kobalt teilweise im Harn erscheint, so dürfte auch, der großen Neigung zum Stickstoff entsprechend, ein sehr beträchtlicher Teil komplex gebunden sein. Ähnliche Verhältnisse liegen sicherlich auch bei den von Paal und Boeters[1] dargestellten, durch Protalbinsäure und Lysalbinsäure geschützten kolloiden Kobalthydroxyden vor. Sie erhalten diese Lösungen durch Fällung von $CoCl_2$ mit NaOH bei Anwesenheit einer der beiden Säuren und Oxydation des entstandenen Kobaltohydroxydsols mit Luftsauerstoff. Das so dargestellte kolloide Kobaltihydroxyd enthält in fester wasserlöslicher Form bis 20% Kobalt. Bei so hohem Metallgehalt muß natürlich der weitaus größte Teil als kolloides Hydroxyd vorliegen. Daß aber auch ein Teil in komplexer Form da sein muß, erhellt daraus, daß die Schutzkolloide gegenüber dem Kobaltihydroxyd eine mehr als doppelt so starke Schutzwirkung ausüben als gegenüber dem Kobaltohydroxyd.

Ähnliche Verbindungen sind wohl auch die von Bokorny[2] durch Behandeln von Hefe mit 1 proz. Lösungen von $CoSO_4$ und $NiSO_4$ erhaltenen. Mit Ammonsulfid ließ sich zeigen, daß die Hefe beträchtliche Metallmengen aus den Lösungen aufgenommen und zurückgehalten hatte, während die anderen Ionenreaktionen (KOH, Oxalsäure, Ferrocyankalium) negativ ausfielen. Es muß also Komplexbildung eingetreten sein. Aus der schmutzig braunen Farbe und dem Umstand, daß KOH z. B. in der Nickelhefe statt Ausfällung des grünen Niederschlags nur eine schwache rosa Färbung gibt, kann man wohl auch auf Oxydation zur dreiwertigen Stufe schließen.

Katalytische Wirkungen des Kobalts und des Nickels. 1884 wurde von Schulz[3] eine Theorie über die Wirkung des Nickels und Kobalts gegenüber dem tierischen Organismus aufgestellt, die besagt, daß die Oxydule der beiden Metalle sowie auch deren Salze die Fähigkeit haben, Sauerstoff an sich zu reißen, den sie dann, da die Oxydform sehr unbeständig ist, sofort wieder abgeben und auf das organische Material übertragen. Das bei Verabreichung der Salze beobachtete Auftreten einer Gastroenteritis soll also auf die Fähigkeit, „Sauerstoff in Bewegung zu setzen", zurückzuführen sein. Es soll dadurch die Verbrennungstätigkeit der Zellen gesteigert werden, was eben zu den Entzündungserscheinungen führt. Diese Theorie, die in Analogie an die für die Arsenvergiftung gegebene Erklärung[4] ohne weitere Experimente aufgestellt worden war, wurde ohne Nachprüfung von vielen Forschern übernommen, zumal da ja allmählich auch die Bedeutung des Eisens für die Sauerstoffübertragung erkannt wurde. Dem Kobalt und dem Nickel kommt indessen nur in ganz besonderen Ausnahmefällen die Fähigkeit der Sauerstoffübertragung zu, unter Bedingungen, wie sie wohl im Organismus im allgemeinen nicht herrschen dürften.

Die zahlreichen Fälle, in denen speziell das Nickel katalytische Fähigkeiten zeigt, sind ganz anderer Art. Es handelt sich dabei vornehmlich um Wirkungen

[1] Paal, C., u. H. Boeters: Über kolloides Kobalthydroxyd. Ber. dtsch. chem. Ges. **58**, 1539 (1925). — [2] Bokorny, Th.: Entgiftung von Lösungen durch Hefe und andere Mikroorganismen, Enzyme und Proteinstoffe. Zbl. Bakter. II **52**, 36 (1921). — [3] Schulz, H.: Über die Giftigkeit der Phosphor-Sauerstoffverbindungen und über den Chemismus der Wirkung unorganischer Gifte. Arch. f. exper. Path. **18**, 193 (1884). — [4] Binz, C., u. H. Schulz: Dritte Abhandlung zur Theorie der Arsenwirkungen. Arch. f. exper. Path. **14**, 345 (1881).

des metallischen Nickels auf Hydrierungs- und Dehydrierungsvorgänge. Diesbezüglich sei auf die einschlägige Fachliteratur verwiesen[1].

Sind schon die Angaben über Oxydationen an metallischem Nickel nicht sehr zahlreich, so haben wir für katalytische Beeinflussung von Oxydationen durch Salze des Nickels oder Kobalts noch weniger Belege. Dufraisse und Nakaé[2] fanden, daß manche Oxydationen beschleunigt, andere, z. B. die des Furfurols, durch Kobaltsalze gehemmt werden. Ellinger und Landsberger[3] konnten zeigen, daß die Oxydation von Triphenylmethanfarbstoffen durch H_2O_2, durch Kobalt und Nickelsalze ebenso beeinflußt wird wie durch die Salze von Eisen, Palladium, Platin und stärker als durch Caesium, Rubidium, Kalium, Natrium, Lithium, Kupfer, Silber, Gold. Sie nehmen an, daß die Reaktion in der Weise verläuft, daß am Katalysator Elektronen frei werden, die den inaktiven Sauerstoff in aktiven, d. h. in Elektrizitätsträger verwandeln. Durch Begünstigung oder Beeinträchtigung der dabei intermediär auftretenden Ansammlung von negativen Ladungen an der Katalysatoroberfläche wird der dabei in Erscheinung tretende Einfluß der Wasserstoffionenkonzentration u. dgl. gedeutet. Daß durch Röntgenstrahlen eine Förderung der Katalyse erzielt wird, ist durch diese Theorie ebenfalls einwandfrei erklärt.

Kobalt und Nickel teilen hier die Wirkung mit den Edelmetallen und den Alkalimetallen. Es kann natürlich nicht davon die Rede sein, daß es sich um die gleichen Erscheinungen handelt wie etwa bei der Katalyse der Oxydation verschiedener organischer Substanzen durch Eisen. Das Cystein z. B., dessen Autoxydation durch Eisen hervorgerufen wird, ist bei Anwesenheit von Kobalt beständig. Michaelis und Yamaguchi (Zit. S. 1411). die diese Verhältnisse untersucht haben, sagen ausdrücklich, daß nur jene Stoffe in diesem Falle katalytisch wirken, die leicht ihre Oxydationsstufe unter den gegebenen Bedingungen wechseln können. Das ist beim Kobalt und Nickel nicht der Fall. Doch scheint es, daß unter günstigen Umständen auch das Kobalt eine solche Wirkung ausüben kann. So haben Hyman und Wagner[4] im Kobaltoleat, das sie aus Kobaltacetat und Kaliumoleat darstellten, eine Substanz gefunden, die nach Zugabe von etwas Essigsäure nicht nur autoxydabel ist, sondern auch die Oxydation von Penten katalysiert. Durch Basen wie Triäthylamin wird die Katalyse gehemmt, woraus die Verfasser schließen, daß die wirksame Substanz eine komplexe Säure ist, während ihre Salze unwirksam sind. Im allgemeinen liegen die Verhältnisse aber nicht so günstig wie hier, um eine Oxydationskatalyse durch Kobalt herbeizuführen. Es ist dazu notwendig, daß die zwei- und dreiwertige Stufe eine Beständigkeit innerhalb der gleichen Größenordnung aufweisen. Da aber das dreiwertige Ion so außerordentlich unbeständig ist, können also nur besonders günstige Komplex-

[1] Rault: C. r. Acad. Sci. Paris **69**, 826 (1869). — Böttger: Dinglers polytechn. J. **201**, 80 (1871). — Benton, A. F., u. T. A. White: Über die Wasserstoffadsorption an Nickel bei niedrigen Temperaturen. J. amer. chem. Soc. **52**, 2325 (1930). — Maxted, E. B., u. N. J. Hassid: Die Kinetik der Adsorption von Wasserstoff an Platin und Nickel. Trans. Faraday Soc. **28**, 253 (1923). — Lazier, W. A., u. H. Adkins: Adsorption von Äthylen und Wasserstoff durch Zinkoxyd, Nickel und Kupfer. J. physic. Chem. **30**, 353 (1926). — Josza, St.: Über den Einfluß der wirksamen Oberfläche von Nickelkatalysatoren auf die Hydrierungsgeschwindigkeit fetter Öle. Z. angew. Chem. **1928 II**, 767. — Balandin, A. A.: Spaltungsreaktionen bei der Hydrierungskatalyse in Gegenwart von Nickel. Über die Rolle des Katalysators in der heterogenen Katalyse. Z. physik. Chem. **3**, 167 (1929). — White, T. E., u. A. F. Benton: Die Adsorption von Wasserstoff an Nickel, das mit Kohlenoxyd vergiftet ist. J. physic. Chem. **35**, 1784 (1931). — Boswell, M. C., u. C. H. Bayley: Über den Mechanismus der Verhinderung der katalytischen Wirksamkeit von Platinschwarz und partiell reduziertem Nickeloxyd durch Chlor. J. phyisc. Chem. **29**, 11 (1925). — Gauger, A. W.: Über die katalytische Wirksamkeit von fein verteiltem Platin und Nickelniederschlägen. J. amer. chem. Soc. **47**, 2278 (1925). — Armstrong, E. F., u. Hilditch: Das Maß der durch einen Nickelkatalysator hervorgerufenen Umsetzung und seine Beziehungen zum Massenwirkungsgesetz. Proc. roy. Soc. Lond., s. A **98**, 27 (1920). — Kunsmann, C. H.: Die thermische Zersetzung von Ammoniak an Wolfram, Molybdän und Nickel. I. J. amer. chem. Soc. **50**, 2100 (1928). — [2] Dufraisse, Ch., u. D. Nakaé: Über die Katalyse der Autoxydation. Oxydationshemmende Eigenschaften des Kobalts. C. r. Acad. Sci. Paris **194**, 880 (1932). — [3] Ellinger, Ph., u. M. Landsberger: Über den Mechanismus der katalytischen Komponente der Zellatmung und ihre Beeinflussung durch Röntgenstrahlen. Zugleich ein Beitrag zur Kenntnis des Angriffspunktes der biologischen Röntgenwirkung. Klin. Wschr. **2**, 966 (1923). — [4] Hyman, J., u. C. K. Wagner: Einige Faktoren, welche die katalytische Wirksamkeit von Kobaltoleat bei der Autoxydation des Pentens beeinflussen. J. amer. chem. Soc. **53**, 3019 (1931).

salze für solche Wirkungen in Frage kommen, die ihrerseits wieder vom p_H und anderen Umständen abhängen, die, wie bereits erwähnt wurde, im Organismus selbst kaum gegeben sein dürften.

Nachweis und Bestimmung von Kobalt und Nickel.

Bei der großen Beständigkeit der zweiwertigen gegenüber der dreiwertigen Oxydationsstufe wird es sich beim Kobalt und Nickel im allgemeinen um den Nachweis und die Bestimmung von Kobalto- und Nickeloionen handeln. Die komplexen Verbindungen, die evtl. vorkommen können, sind im allgemeinen nicht so fest, daß sie sich dem Nachweis entziehen. Zur quantitativen Bestimmung wird man trotzdem gut tun, ebenso wie bei Anwesenheit reichlichen organischen Materials, z. B. bei Bestimmungen in tierischen Organen, zunächst eine Veraschung vorzunehmen.

Es bleibt dann freilich noch die Bestimmung der Form, in der das Metall vorhanden war, doch kommen im allgemeinen hier nicht viele Möglichkeiten in Betracht, so daß man schon an der Farbe, der evtl. Verzögerung der Ionenreaktionen und einigen physikalischen Eigenschaften (z. B. Überführung im elektrischen Gefälle) erkennen kann, ob man die angewendeten Salze als solche wiedergefunden hat oder ob ein Abbau zu zweiwertigen, freien Metallionen stattgefunden hat. Die Bildung neuer Komplexe ist nach dem im chemischen Teil Ausgeführten unter biologischen Verhältnissen kaum zu erwarten.

Eine Methode, den Anteil der komplexen Ionen zu bestimmen, wäre gegeben in der Messung des Potentials gegenüber einer Elektrode desselben Metalls. Eine Methode zur Bestimmung des dreiwertigen Kobalts gibt Bersin[1] an. Sie sei hier vorweggenommen, da wir uns dann auf die Reaktionen der zweiwertigen Ionen beschränken können: dreiwertiges Kobalt bildet mit Thioglykolsäureanilid in alkalischer Lösung einen Komplex. Nach dem Ansäuern fällt die freie Komplexsäure als rotbrauner, in organischen Lösungsmitteln löslicher Niederschlag aus.

Qualitativer Nachweis von Kobalto- und Nickeloionen. Die allgemeinen Schwermetallreagenzien wie OH′, CO_3'', PO_4''', S′′, CN′ geben natürlich auch mit Kobalt und Nickel Niederschläge. Bezüglich der Umstände, unter denen die Fällungen entstehen, sowie der Löslichkeit und Beständigkeit der entstehenden Verbindungen und ihrer charakteristischen Eigenschaften sei auf die Lehrbücher der analytischen Chemie verwiesen. Eine eingehende Übersicht über die sonstigen zahlreichen, gerade in den letzten Jahren aufgefundenen und ausgearbeiteten, äußerst empfindlichen Fällungs- und Farbreaktionen hat Heller[2] in seinem Sammelreferat in der Mikrochemie gegeben. Auf dieses sei hier ausdrücklich hingewiesen. Hier sollen nur jene Reaktionen erwähnt werden, die für die Bestimmung in pflanzlichem oder tierischem Material Verwendung gefunden haben oder besonders dafür geeignet erscheinen. Auch diese können hier nur kurz erwähnt werden.

Ein wichtiges Hilfsmittel für die Erkennung der beiden Metalle liegt in den charakteristischen Färbungen ihrer Salze. Nicht nur gewisse komplexe Verbindungen sind durch ihre intensive Farbe auffallend, sondern auch die Farbe der einfachen Salze selbst wurde wiederholt zum Nachweis der Metalle verwendet. So haben Bergeret und Mayençon[3] die Metalle auf elektrolytischem Weg aus Organextrakten niedergeschlagen, die drahtförmigen Platinelektroden dann mit Chlor behandelt und damit auf Schreibpapier einen Strich gezogen, der sich bei Anwesenheit von Kobalt oder Nickel in der Wärme blau bzw. gelb färbte.

Die blaue bzw. braune Färbung des Phosphats und des Borats dienen zum Nachweis der Metalle in der Phosphorsalz- bzw. Boraxperle, mit deren Hilfe Hübner[4] noch 6 γ Co in tierischen Organen nachzuweisen vermochte.

Exakter und empfindlicher ist der Nachweis mit Hilfe der Spektren der glühenden Metalldämpfe. Bayle und Amy[5], die die Metalle auf Kupferelektroden niedergeschlagen

[1] Bersin, Th.: Z. anal. Chem. **85**, 431 (1931). — [2] Heller, K.: Sammelreferat. Kobalt, Nickel, Mangan, Zink. Mikrochem. **12**, 387 (1933). — [3] Bergeret u. Mayençon: J. de l'Anat. et Physiol. **10**, 352 — Ref.: Pharmaz. Jber. **1874**, 435. — [4] Hübner, J.: Zur Pharmakologie des Kobalts mit besonderer Berücksichtigung seiner Verwendung für Blausäurevergiftungen. Arch. internat. Pharmacodynamie **9**, 344 (1901). — [5] Bayle, E., u. L. Amy: Bull. Soc. Chim. biol. Paris (4) **43**, 604 (1928).

hatten, konnten so noch 0,5 γ erfassen. Dutoit und Zbinden[1] nahmen für den spektrographischen Nachweis die Organaschen ohne weitere Vorbereitung. Fox und Ramage[2] verwendeten sogar die unveraschten Trockensubstanzen, wobei sie je 50 mg vor dem Spalt eines Quarzspektrographen verbrannten. Mannkopf und Peters[3] haben die Methode weiter verfeinert. Sie bringen die Substanz in eine Bohrung der Kathode eines Lichtbogens und beobachten die Zunahme der Atomlinien in der Glimmschicht gegenüber der normalen Bogenemission. So gelingt ihnen der Nachweis von 0,001 Atom-% Ni noch bei Anwendung von nur 1—4 mg Material.

Eine weitere Möglichkeit zur Erkennung der beiden Metalle liegt in ihrer Fähigkeit, charakteristische Komplexsalze zu bilden, die im allgemeinen infolge ihrer Farbe, teilweise auch durch ihre Unlöslichkeit zum Nachweis geeignet sind. So gibt Kobalt mit Ammonrhodanid nach Vogel[4] ein blaues Komplexsalz $(NH_4)_2[Co(CNS)_4]$, das zwar in wäßriger Lösung stark dissoziiert und daher wenig gefärbt ist, aber durch gewisse Kunstgriffe deutlich sichtbar gemacht werden kann, so daß es gelingt, minimale Spuren von Kobalt damit nachzuweisen (vgl. Kolthoff[5], Feigl[6]). Andere Salze des komplexen Kobaltorhodanidanions sind im Wasser unlöslich und erleichtern so den Nachweis. Sie sind ebenfalls blau oder auch violett gefärbt. Es wurden von ihnen zum Nachweis in Vorschlag gebracht: das Mercurisalz[7] sowie die Salze gewisser organischer Basen wie Urotropin, Pyridin, Anilin, Chinolin[9]. Die entsprechenden komplexen Nickelsalze sind nicht oder nur schwach grün gefärbt. Daher ist das lösliche Ammonsalz zum Nachweis nicht brauchbar. Von unlöslichen Salzen empfiehlt Martini das des Anilins[8] und des Orthotoluidins[9].

Ähnliche Komplexsalze geben auch verschiedene andere Säuren mit Kobalt. So erhält man lösliche gefärbte Verbindungen bei Zusatz von Kaliumcyanat[10] sowie von Natriumthiosulfat[11]. Besonders schwer lösliche Verbindungen, die deshalb zum Nachweis vorzüglich geeignet sind, geben sowohl Kobalt als auch Nickel bei Anwesenheit von Urotropin auf Zusatz von Natriumdithionat[12]. Ein Caesiumsalz der komplexen nickeloselenigen Säure suchte Martini[13] zum Nachweis von Nickel in mikroskopischen Schnitten von Knochen und Pflanzenteilen zu verwerten. Doch konnte Rosenthaler[14] zeigen, daß Magnesium unter denselben Bedingungen auch reagiert und so in vielen Fällen die Anwesenheit von Nickel vorgetäuscht hat.

Bei weitem am gebräuchlichsten ist für den Nachweis des Nickels die sehr empfindliche Reaktion mit α-Dimethylglyoxim nach Tschugaeff[15], die in schwach ammoniakalischer Lösung zur Bildung eines rosenroten Niederschlags führt. Bezüglich der Verfeinerungen durch Anwendung der modernen Mikromethoden sowie bezüglich der Möglichkeiten, Nickel neben großen Mengen Eisen und Kobalt nachzuweisen, sei auf das Referat von Heller verwiesen. Ebenso hinsichtlich der näheren Umstände für die Anwendung der anderen Oxime, von denen eine große Zahl ebenfalls mit Nickel intensiv gefärbte Kom-

[1] Dutoit, P., u. Ch. Zbinden: Analyse spectrographique des cendres d'organes. C. r. Acad. Sci. Paris 190, 172 (1930). — [2] Fox, H., u. H. Ramage: Spektrographische Analyse von tierischen Geweben. Nature (Lond.) 126, 682 (1930). — [3] Mannkopf, R., u. Cl. Peters: Über quantitative Spektralanalyse mit Hilfe der negativen Glimmschicht im Lichtbogen. Z. Physik 70, 444 (1931) — Ref.: Chem. Zbl. 1931 II, 2034. — [4] Vogel, H. W.: Spektrographische Notizen. Ber. dtsch. chem. Ges. 12, 2314 (1879). — [5] Kolthoff, J. M.: The cobalt-thiocyanate reaction for the detection of cobalt and thiocyanate. Mikrochem. 8, 176 (1929). — [6] Feigl, F.: Österr. Chem. Ztg 11, 12 (1923). — [7] Whitmore, W. F., u. F. Schneider: The effect of the presence of other elements on some microscopic tests for the metals. Mikrochem. 8, 301 (1930). — [8] Martini, A.: Beiträge zur Spezialmikrochemie. Mikrochem. 6, 30 (1928). — Neue Beiträge zur mikrochemischen Mineralanalyse. II. Ebenda 7, 30 (1929). — Martini, A., u. S. Schamis: Trabojos al segundo congresso de quimica. Buenos Aires 194. Zit. nach Korenmann: Mikrochem. 9, 227. — [9] Martini, A.: Neue Beiträge zur mikrochemischen Mineralanalyse. IV. Eine neue mikrochemische Reaktion des Kations Ni''. Mikrochem. 8, 146 (1930). — [10] Dorrington, B. J. F., u. A. M. Ward: Analyst 54, 327 (1929) — Ref.: Chem. Zbl. 1929 II, 1186. — [11] Gutiérres de Celis, M.: Ann. Soc. Espagn. Fis. Quim. 29, 262 (1931) — Ref.: Chem. Zbl. 1931 II, 92. — [12] Rây, P., u. P. B. Sarkar: Mikrochem., Emich-Festschrift 1930, 253. — [13] Martini, A.: Über das Vorkommen von Nickel in den Knochen. Mikrochem. 7, 235 (1929) — Der phytochemische Nachweis des Nickels und sein Vorkommen im Pflanzenreich. Ebenda 8, 41 (1930). — [14] Rosenthaler, L.: Kleine mikrochemische Beiträge. VI. Über einen phytomikrochemischen Nachweis des Nickels und sein Vorkommen im Pflanzenreich. Mikrochem. 8, 551 (1930). — [15] Tschugaeff, L.: Über ein neues empfindliches Reagenz auf Nickel. Ber. dtsch. chem. Ges. 38, 2520 (1905).

plexe gibt, so das α-Benzildioxim oder Diphenylglyoxim[1], das Oxalendiuramindioxim[1], das Dioxim des o-Cyclohexandions[2].

Weitere sehr empfindliche Reagenzien auf Nickel sowohl wie auf Kobalt sind die Dithiooxalsäure[3] sowie ihr Diamid, die Rubeanwasserstoffsäure[4], die bei ammoniakalischer Reaktion mit Kobalt einen braunen, mit Nickel einen blauen Komplex gibt, ferner das o-Oxychinolin oder Oxin[5], die 1,2-Diamino-anthrachinon-3-sulfosäure[6] u. a.

Eine Reihe von Reaktionen, die nur das Kobalt gibt und die daher zur Unterscheidung von Nickel geeignet sind, beruht auf der Bildung komplexer Salze der dreiwertigen Stufe. So gibt Kobalt bei Anwesenheit von Ammoniak mit Oxydationsmitteln eine rote Färbung infolge Bildung komplexer Hexaminsalze[7]. Mit Kaliumnitrat bildet sich ein unlöslicher Komplex $K_3[Co(NO_2)_6]$. Diese sehr gebräuchliche Reaktion ist in neuerer Zeit ebenfalls sehr verfeinert worden, insbesondere durch Zusatz anderer Salze, so daß Trippelnitrite entstehen[8], z. B. $Cs_2K[Co(NO_2)_6]$. Nickel reagiert mit KNO_2 allein aus den obenerwähnten Gründen nicht. Trippelnitrite vermag es dagegen auch zu bilden, wobei aber die zweiwertige Stufe erhalten bleibt: $K_2Pb[Ni(NO_2)_6]$ (Whitmore u. Schneider: Zit. S. 1416). Ein schwer lösliches, purpurrot gefärbtes Salz des dreiwertigen Kobalts bildet sich auch bei Zusatz von α-Nitroso-β-naphthol nach Ilinsky und Knorre[9] in saurer Lösung, während die zweiwertigen Stufen nur bei alkalischer oder neutraler Lösung reagieren. Eine ähnliche, jedoch wasserlösliche, rote Komplexverbindung erhalten Stare und Elvehjem[10], wenn sie statt des Nitroso-β-naphthols seine 3,6-Disulfonsäure anwenden.

Michaelis und Yamaguchi (Zit. S. 1411) weisen Kobalt durch die Braunfärbung nach, die bei der Oxydation von Kobalt bei Gegenwart von Cystein in schwach alkalischer Lösung ebenfalls infolge Bildung eines Komplexes der dreiwertigen Stufe entsteht.

Quantitative Bestimmung von Kobalt und Nickel. Zur quantitativen Bestimmung in biologischem Material ist es zweckmäßig, die organische Substanz zu zerstören, weil man so zu konzentrierteren Lösungen gelangen kann, in denen sich selbst kleine Mengen von Kobalt und Nickel, und um solche handelt es sich ja gewöhnlich, noch erfassen lassen. Aus diesem Grunde wird die trockene Veraschung meist der nassen vorgezogen, so von Lehmann (Zit. S. 1403), der nur zu Beginn mit etwas konzentrierter Schwefelsäure befeuchtet, die aber dann wieder vollständig abgeraucht wird, von Bertrand und Mokragnatz[11], von Lucas und Grassner[12], von Mascherpa[13], von Stare und Elvehjem[10] sowie von Untersteiner[14]. Nur bei Anwendung von Methoden, in denen ein größeres Flüssigkeitsvolumen nicht stört oder notwendig ist, wird die Methode der nassen Veraschung teilweise angewendet.

---

[1] Attack: Chem.-Ztg **37**, 773 (1913). — Grossmann, H., u. J. Mannheim: Zur Kenntnis des α-Benzildioxims. Ber. dtsch. chem. Ges. **50**, 708 (1917). — Vgl. auch Mercks wissensch. Jber. **1913**, 223. — Gutzeit, G.: Helvet. chim. Acta **12**, 841 (1929). — [2] Wallbach, O.: Liebigs Ann. **437**, 176 (1924). — [3] Fairhall, L. T.: Die colorimetrische Bestimmung von kleinsten Nickelmengen. Kaliumdithiooxalat als empfindliches Reagens. J. ind. Hyg. **8**, 528 (1926). — Yoe, Y. H., u. Fl. H. Wirsing: Eine Studie über die colorimetrische Kaliumdithiooxalatmethode für die Bestimmung von Nickel. J. amer. chem. Soc. **54**, 1866 (1932). — [4] Rây, P.: Mikrochemische Reaktionen von Kupfer, Nickel und Kobalt mit Rubeanwasserstoffsäure. Z. anal. Chem. **97**, 94 (1929). — [5] Berg, R.: Neue Wege zur Bestimmung und Trennung der Metalle mit Hilfe von o-Oxychinolin. VII. Bestimmung von Eisen, Mangan, Nickel, Kobalt. Trennung des Eisens von Aluminium, Mangan und den Erdalkalien. Trennung des Mangans von Nickel, Zink und Erdalkalien. Z. anal. Chem. **76**, 191 (1929). — [6] Malatesta, G., u. E. di Nola: Über die Anwendung einer neuen Reaktion des Kupfers, Kobalts und Nickels. Boll. chim. farmac. **22**, 219 — Über eine neue Reaktion des Kupfers, des Kobalts und des Nickels. Ebenda **23**. Rcf.: Jber. Tierchem. **44**, 54, 55. — Gutzeit, G.: Helvet. chim. Acta **12**, 841 (1929). — [7] Evans, P. S.: Analyst **50**, 389 — Chem. Zbl. **1925 II**, 2282. — Heinz, W.: Über die Bestimmung des Kobalts auf colorimetrischem Wege. Z. anal. Chem. **78**, 427 (1929). — [8] Yagoda, H., u. H. M. Patridge: J. amer. chem. Soc. **52**, 4857 (1930). — [9] Ilinsky, M., u. G. v. Knorre: Über eine neue Trennung von Nickel und Kobalt. Ber. dtsch. chem. Ges. **18**, 699 (1885). — [10] Stare, F. J., u. C. A. Elvehjem: Kobalt in der Tierernährung. J. of biol. Chem. **99**, 473 (1933). — [11] Bertrand, G., u. M. Mokragnatz: Über das Vorhandensein von Kobalt und Nickel in Pflanzen. C. r. Acad. Sci. Paris **175**, 458 (1922). — [12] Lucas, R., u. Fr. Grassner: Über die Anwendung mikrochemischer Methoden bei der Bestimmung kleinster Mengen chemischer Stoffe. Mikrochem., Emich-Festschrift **1930**, 197. — [13] Mascherpa, P.: Die Ausscheidung des Nickels und des Kobalts. Arch. f. exper. Path. **124**, 356 (1927). — [14] Untersteiner, L.: La distribuzione e il comportamento nell' organismo del cobalto somministrato come clorure e come cobalto-proteine. Arch. internat. Pharmacodynamie **41**, 410 (1931).

So verascht Heim[1] mit H_2SO_4 und H_2O_2, Mascherpa und Callegari[2] mit HNO_3 und $KClO_3$. Vollkommen vermeiden die Veraschung Le Goff[3] bei der Bestimmung von Kobalt im Harn und Bergeret und Mayençon (Zit. S. 1415), die die Metalle in unreiner Form elektrolytisch abscheiden und so von den organischen Substanzen zum größten Teil befreien.

Die Trennung von dem fast stets in störenden Mengen vorhandenen Eisen erzielt Lehmann (Zit. S. 1403) durch mehrmalige Wiederholung der Acetatmethode (Treadwell[4]), die darauf beruht, daß das Metall durch Zusatz von Natriumacetat in Acetat übergeführt wird. Man kocht dann auf, wobei das Ferriacetat sich hydrolytisch spaltet und Eisen als Hydroxyd ausfällt. Bertrand und Mokragnatz (Zit. S. 1417) entfernen das Eisen zugleich mit einer Reihe anderer evtl. vorhandener Metalle durch Behandlung mit Kalk und Ammoniak. Mascherpa und Callegari[2] fällen es mit Ammoniak, eine Methode, die aber erst nach Wiederholung zum Ziel führt. Besser soll nach Rây[5] die Anwendung von Urotropin zum selben Zweck sein. Auch die Reinigung mit ZnO wird angewendet (Heim[1]). Mascherpa sowie Untersteiner suchen durch Extraktion des gefällten Sulfids mit verdünnter Salzsäure das Eisen zu entfernen, eine Methode, die sicherlich auch nicht quantitativ verläuft. Im allgemeinen wird man sich aber mit einer geringen verbleibenden Verunreinigung durch Eisen zufrieden geben können, wenn man nach einer Methode verfährt, die das Eisen nicht mit erfaßt.

Vollständig entfernt werden muß es also speziell bei den heute nur noch wenig gebrauchten Bestimmungen als Oxyd oder Sulfid. Obwohl diese Fällungsreaktionen für die Bestimmung wegen ihrer Unspezifität nicht sehr geeignet sind, wurden sie doch speziell in älteren Arbeiten häufig benützt. Wir müssen sie hier auch deshalb erwähnen, weil die Bestimmung heute noch oft in der Weise durchgeführt wird, daß man die Metalle in Form ihrer komplexen Verbindungen fällt und dann durch Glühen in die Oxyde überführt. Beim Kobalt erhält man so kein einheitlich zusammengesetztes Oxyd. Man reduziert es daher zu Metall und wägt es als solches, oder man führt es in Sulfat über. Die Bestimmung des Nickels als Oxyd durch Fällung als Hydroxyd wurde von Lehmann (Zit. S. 1403) sowie von Rohde (Zit. S. 1403) und neuerdings von Heim[1] angewendet. Der Sulfidfällung bedienen sich bei Mascherpa sowie Untersteiner (Zit. S. 1417) noch in jüngster Zeit zur Abscheidung des Kobalts. Sie führen dann durch Glühen in Oxyd über und wägen als Sulfat. Zur Reinigung von anderen Salzen wird das Sulfid von Lehmann, von Rohde sowie von Mascherpa und Callegari verwendet. Bonino und Grandi[6] sowie Mascherpa und Callegari versetzen die Kobaltlösungen bei Gegenwart von Eiweiß bzw. Gelatine mit Ammoniumsulfid und bekommen so braune kolloide Lösungen, deren Metallgehalt sie colorimetrisch bestimmen.

Gar keiner Vorbereitung bedürfen natürlich die spektrographischen Methoden. Sie eignen sich in den schon oben bei der qualitativen Analyse angegebenen Formen auch mehr oder weniger gut zur quantitativen Bestimmung der beiden Metalle und haben sich infolge ihrer Empfindlichkeit und weitgehenden Unabhängigkeit von anderen Substanzen für Untersuchungen des normalen Gehaltes tierischer und pflanzlicher Organe besonders bewährt.

Von den auf Bildung komplexer Salze beruhenden Methoden kommt zur quantitativen Bestimmung die an sich sehr genaue Titration mit Kaliumcyanid nach Rupp und Pfennig[7] oder ihre potentiometrische Modifikation (vgl. Müller[8]) für biologische Zwecke kaum in Frage, da in der heutigen Anordnung wohl nur größere Mengen von Metall bestimmt werden können. Auch die Rhodanammoniumreaktion, die von Heim[1] zur Trennung des Kobalts von anderen Metallen benützt wird, indem er das Kom-

---

[1] Heim, O.: Die Bestimmung von Kobalt in Trocknern, Lacken und Legierungen. J. Oil Colour Chemists Assoz. **12**, 175 — Analyst **54**, 464. Ref.: Chem. Zbl. **1929 II**, 2350 — Ind. Chem., Analytical Edition **2**, 38 (1930). Ref.: Chem. Zbl. **1930 I**, 2485. — [2] Callegari, L.: Gazz. chim. Ital., zit. nach Mascherpa. — Mascherpa, P., u. L. Callegari: Serum und Hepato-Kobaltproteine und deren Verteilung im Organismus. Arch. f. exper. Path. **169**, 206 (1933). — Mascherpa, P.: Über die Affinität zwischen den Lungenproteinen und der Lunge. Ebenda **171**, 119 (1933). — [3] Le Goff, J. M.: Elimination du Cobalt par le rein chez l'homme. C. r. Soc. Biol. Paris **97**, 21 (1927). — [4] Treadwell: Lehrbuch der analytischen Chemie, 10. Aufl., **2**, 126. Leipzig-Wien 1922. — [5] Rây, P., u. A. K. Chattopadhya: Die Einwirkung von Hexamethylentetramin auf Salzlösungen von Elementen der III. Gruppe und ein neues Verfahren zur quantitativen Trennung des Eisens von Mangan, Zink, Nickel und Kobalt. Z. anorg. u. allg. Chem. **169**, 99 (1928). — [6] Bonino, G. B., u. A. Grandi: Studien über Eiweißmetallverbindungen. II. Arch. di Sci. biol. **8**, 258 (1926). — [7] Rupp, E., u. F. Pfennig: Über eine neue direkte Titration von Kobalt und Nickel. Chem.-Ztg **1910**, 322. — [8] Müller, E.: Die elektrometrische Maßanalyse, 4. Aufl., S. 122. 1926.

plexsalz mit Amylalkohol ausschüttelt, ist wohl nur bei Gegenwart größerer Metallmengen verwendbar. Über die Verwendung der Fällungsreaktionen mit Ammoniumrhodanid und organischen Basen in der quantitativen Analyse findet sich die Literatur in einem demnächst in der Mikrochemie erscheinenden Sammelreferat von Z. Stary. Auch bezüglich der übrigen modernen mikrochemischen Methoden der quantitativen Bestimmung sei auf diese Arbeit verwiesen. Die hier angeführten sind nach den schon bei den qualitativen Reaktionen angeführten Gesichtspunkten ausgewählt.

Die am meisten gebrauchte Methode der Nickelbestimmung ist die mit Dimethylglyoxim nach Tschugaeff (Zit. S. 1416) und Brunck[1]. Nach ihrer für kleine Nickelmengen angegebenen Modifikation von Pollak[2] verfährt man so, daß man die ammoniakalische Lösung in der Kälte mit dem Reagens versetzt und erst dann auf dem Wasserbade erwärmt. Der Niederschlag wird dann abfiltriert und als solcher gewogen oder durch Glühen in NiO übergeführt. Diese außerordentlich exakte Methode, die eine Trennung von Eisen und Kobalt unnötig macht, wenn nicht sehr große Mengen vorliegen, wurde speziell von Bertrand und Mokragnatz (Zit. S. 1417) zur Bestimmung des Nickels in pflügbarem Boden sowie in Pflanzen, von Bertrand und Macheboeuf[3] zur Bestimmung in tierischen Organen mit Erfolg angewendet. Lucas und Grassner (Zit. S. 1417) verwenden sie zur Bestimmung des Nickels in Öl. Über verschiedene modernere Modifikationen sowie die Verwendung des Benzildioxims zum gleichen Zwecke vgl. Stary.

Rollet[4] oxydiert das Nickeldimethylglyoxim mit Hypochloriten, wobei eine schon von Feigl[5] gefundene Komplexverbindung des vierwertigen Nickels entsteht. Diese ist wasserlöslich und intensiv rot gefärbt und eignet sich zur Colorimetrie. Auch das Kobalt gibt mit Dimethylglyoxim schon ohne Zusatz von Oxydationsmitteln eine lösliche braune Verbindung, die Bertrand und Macheboeuf[3] zur colorimetrischen Bestimmung des Kobalts in tierischen Organen verwendeten.

Auch die Reaktionen des Nickels und Kobalts mit Dithiooxalsäure (Fairhall: Zit. S. 1417, Yoe u. Wirsing: Zit. S. 1417) sowie mit Rubeanwasserstoffsäure[6] und die Fällung mit o-Oxychinolin (Berg: Zit. S. 1417) sind zur quantitativen Bestimmung beider Metalle verwendet worden.

Von den Reaktionen, die unter Bildung von Komplexen der dreiwertigen Stufe verlaufen, steht insbesondere die Fällung mit Kaliumnitrit zur Kobaltbestimmung in Anwendung, so bei Bertrand und Mokragnatz und bei Le Goff (Zit. S. 1418) zur Bestimmung im Harn. Das aus essigsaurer Lösung gefällte Salz wird filtriert, getrocknet und gewogen. Statt dessen man es nach Barbieri[7] sowie Wassiliew[8] mit KMnO₄-Lösung behandeln und das überschüssige KMnO₄ zurücktitrieren. Ziemlich wenig verwendet wird dagegen die Fällung mit Nitroso-β-naphthol, obwohl sie nach Germuth[9] zur gravimetrischen Bestimmung vorzüglich geeignet ist, um so mehr, als Nickel dabei nicht stört. Weniger günstig beurteilt Heinz (Zit. S. 1417) ihre Verwendbarkeit zur colorimetrischen Bestimmung, bei der man in neutraler oder schwach alkalischer Lösung bei Gegenwart von Ammonsalzen arbeitet, so daß kleine Mengen von Kobalt nicht gefällt werden[10]. Es treten aber doch oft trübe Lösungen auf. Besser geeignet ist zu diesem Zweck die 3,6-Disulfonsäure des Nitroso-β-naphthols, mit deren Hilfe Stare und Elvehjem (Zit. S. 1417) zahlreiche Bestimmungen in tierischen Organen ausgeführt haben. Auch die braune Färbung des Kobalts mit Cystein bei schwach alkalischer Reaktion ist nach Michaelis und Yamaguchi (Zit. S. 1411) zur Colorimetrie geeignet.

Ein Verfahren, das auf der Reduktion von Co(OH)₃ durch eine gemessene Menge Reduktionsmittel und Rückbestimmung des Überschusses beruht, haben Willard und

[1] Brunck, O.: Z. angew. Chem. 1907, 1844. — [2] Pollak, J.: Zur Mikro-Nickelbestimmung. Mikrochem. 2, 17 (1924). — [3] Bertrand, G., u. Macheboeuf: Recherches sur la présence du nickel et du cobalt chez les animaux. Bull. Soc. Chim. biol. Paris (4) 37, 934 (1925) — Sur les proportions de cobalt contenues dans les organes des animaux. Ebenda (4) 39, 342 (1926). — [4] Rollet, A. P.: Über eine neue colorimetrische Nickelbestimmung. C. r. Acad. Sci. Paris 181, 212 (1920). — [5] Feigl, F.: Über Verbindungen des vierwertigen Nickels mit Dimethylglyoxim sowie über einen empfindlichen Nickelnachweis. Ber. dtsch. chem. Ges. 57, 758 (1924). — [6] Rây, P., u. R. M. Rây: Metallverbindungen der Rubeanwasserstoffsäure. Quart. J. Indian chem. Soc. 3, 118 (1926). — [7] Barbieri, G. A.: Neues Verfahren zur volumetrischen Bestimmung des Kobalts. Atti Accad. naz. Lincei, Rend. (6) 8, 405 (1928). — [8] Wassiliew, A. A.: Bestimmung des Kobalts durch Titration des Kaliumkobaltnitrits. Z. anal. Chem. 78, 439 (1929). — [9] Germuth, F. G.: Studien über die verschiedenen Methoden zur Trennung und Bestimmung von Nickel. Chemist.-Analyst. 19, 4 (1930). Ref.: Chem. Zbl. 1930 I, 3218 — [10] Spezielle Reagenzien im analytischen Schnellverfahren. Schätzungsweise Bestimmung geringer Mengen. Chem. Age 26, 459. Ref.: Chem. Zbl. 1932 II, 410.

Hall[1] sowie Gillis und Cuvelier[2] ausgebildet. Nach Callegari ist es auch im biologischen Material brauchbar.

Eine für beide Metalle gleich vorzügliche Methode ist die elektrolytische Abscheidung nach Gibbs[3]. Man elektrolysiert bei ammoniakalischer Reaktion mit Platinelektroden und bestimmt das an der Kathode abgeschiedene Metall durch Wägung. Über verschiedene zweckmäßige Modifikationen für kleine Metallmengen bei Anwesenheit organischen Materials vgl. Stary[4]. Hier sei nur darauf hingewiesen, daß die Methode von Mascherpa und Callegari (Zit. S.1418) zur Kobaltbestimmung in organischem Material verwendet wurde, während Bergeret und Mayençon (Zit. S.1415) sowie Le Goff (Zit. S. 1418) sie nur zur Reinigung und Konzentrierung der Metalle angewendet haben.

Bei Anwendung der Reaktionen, die entweder nur das Nickel oder nur das Kobalt geben, erübrigt sich eine Trennung der beiden Metalle voneinander wie auch in weitgehendem Maße von anderen Metallen. Schon darin liegt ein großer Vorzug gegenüber den Fällungen mit Alkalien, Ammonsulfid u. dgl., aber auch gegenüber der Abscheidung auf elektrolytischem Weg. Bei Anwendung dieser Methoden ist eine Trennung nötig, entweder durch Fällung mit einem der spezifischen Reagenzien (z.B. Dimethylglyoxim[5]) oder durch Zerstörung des Nickelcyanidkomplexes[6], da der dreiwertige Kobaltkomplex viel beständiger ist, oder aber durch Ausschütteln des komplexen Kobaltrhodanids (Heim: Zit. S. 1418) mit Amylalkohol oder Äther.

Reaktionen mit Kolloiden, Lipoiden und Eiweiß.

Eine Wirkung von Ionen auf Suspensionskolloide kommt lediglich dann zustande, wenn diese entgegengesetzter Ladung sind und so auf elektrostatischem Wege angezogen werden und die Ladung der Kolloide ganz oder teilweise neutralisieren. Wird die Ladung des Kolloids durch die angezogenen (adsorbierten) Metallionen auf ein gewisses Maß heruntergebracht, so erfolgt Fällung. Adsorption und Fällungskraft gehen daher, wie Freundlich[7] gefunden hat, ungefähr parallel. Die fällende Wirkung muß also um so größer sein, je größer die Anziehungskraft der Metallionen ist. Demgemäß weisen die Salze, die wenig elektrolytisch, aber stark hydrolytisch gespalten sind, auch die größte Fällungskraft auf, denn die Ionen eben dieser Salze werden auch auf entgegengesetzt geladene Ionen, z. B. die des Wassers, eine besonders starke Anziehungskraft ausüben. Es ist also an der Fällung der Kolloide nicht etwa das gerade von solchen Salzen in reichlichem Maße gebildete Metallhydroxyd beteiligt, wie es von vielen Seiten behauptet wird.

Besonders stark fällende Wirkung haben demnach, wie Schulze gezeigt hat, die mehrwertigen Ionen, da hier ja die Anzahl der wirksamen Ladungen größer ist als bei wenigerwertigen. Von Ionen gleicher Wertigkeit haben nach Bechhold[8] sowie Neisser und Friedemann[9] jene die stärkere Fällungskraft,

---

[1] Willard, H. H., u. D. Hall: Die Trennung und Bestimmung des Kobalts. I. Die Trennung des Kobalts mittels der Phenylthiohydantoinsäure. I. Die Trennung des Kobalts von anderen Metallen. J. amer. chem. Soc. 44, 2219 — II. Gewichtsanalytische Bestimmung des Kobalts. Ebenda 44, 2226 — III. Die maßanalytische Bestimmung des Kobalts. Ebenda 44, 2237 (1922). — [2] Gillis, J., u. V. Cuvelier: Diphenylamin als Oxydations-Reduktionsindicator bei der indirekten Kobaltbestimmung. Natuurwetenschappelijk Tijdschr. 11, 20. Ref.: Chem. Zbl. 1929 I, 1715. — [3] Gibbs, W.: Trennung von Kobalt und Nickel. Z. anal. Chem. 3, 333 (1864). — [4] Stary, Z.: Sammelreferat. Mikrochem., im Druck. — [5] Okáč, A.: Mikroelektrolytische Nickel- und Kobaltbestimmung. Z. anal. Chem. 88, 189 (1932). — Quantitative Mikrobestimmung von Nickel und Kobalt nebeneinander. Ebenda 88, 431 (1932) — Mikroelektrolytische Silber-Quecksilber- und Cadmiumbestimmung in ammoniakalischer Lösung. Versuch der Kupfer-, Kobalt- und Nickelbestimmung in organischen Substanzen. Ebenda 89, 106 (1932). — [6] Feigl, F., u. H. J. Kapulitzas: Mikrochem., Emich-Festschr. 1930, 128. — [7] Freundlich: Kolloid-Z. 1, 321 (1907) — Z. physik. Chem. 73, 385 (1910). Zit. nach Höber: Physikalische Chemie der Zelle und Gewebe, 5. Aufl., S. 230. Leipzig 1924. — [8] Bechhold: Z. physik. Chem. 48, 406 (1904). Zit. nach Höber S. 230. — [9] Neisser u. Friedemann: Münch. med. Wschr. 1904, Nr 19. Zit. nach Höber S. 230.

die den geringeren elektrolytischen Lösungsdruck aufweisen, denn bei ihnen ist die elektrische Ladung nicht so vom Atom selbst beansprucht und kann sich nach außen in stärkerem Maße betätigen.

Dementsprechend findet Mines[1], daß z. B. das dreiwertige komplexe Hexaminkobaltikation schon in ganz geringer Konzentration Suspensionskolloide ausfällt. Die zweiwertigen einfachen Ionen von Kobalt und Nickel fällen erst in höherer Konzentration, und zwar stehen sie in ihrer Wirkung zwischen den stark elektronegativen Erdalkalimetallen und den zweiwertigen Ionen von Kupfer, Quecksilber u. dgl. 0,2% Cholesterinsuspension z. B. wird nach Porges und Neubauer[2] durch $n/_{20}$-$Co(NO_3)_2$ gefällt. Bei den Erdalkalien liegt die fällende Konzentration etwa in der gleichen Höhe, während zweiwertige Ionen edlerer Schwermetalle bereits in $n/_{100}$-Lösung fällend wirken.

Bei den hydrophilen Kolloiden liegen die Verhältnisse nicht so einfach. Es treten auch noch andere Beziehungen der Ionen zu den kolloiden Stoffen auf, die die Gesetzmäßigkeit weitgehend beeinflussen. So können sich die Nebenvalenzen der Ionen bei der Bindung beteiligen, so daß schon bei viel geringerer Konzentration Fällung eintreten kann. Nach Koch[3] fällen sowohl Kobalt als Nickelsalze Lecithinlösungen, und zwar konnten Porges und Neubauer feststellen, daß 1,4 proz. Lösungen schon durch $n/_{100}$-$Co(NO_3)_2$ ausgefällt werden, also bei weit niedriger Konzentration als das Cholesterin. Bei höherer Kobaltkonzentration findet dann wieder Lösung statt, wobei ein durch Kobaltkationen positiv geladenes Sol entsteht, das bei einer Konzentration von $n/_5$-Co neuerdings ausgefällt wird.

Ganz anders verhalten sich dagegen die Eiweißsole. Während sie auch schon durch geringe Spuren von dreiwertigen einfachen Metallionen, jedenfalls auch unter Betätigung der Nebenvalenzen gefällt werden — Co··· speziell ist allerdings noch nicht geprüft, dürfte sich aber kaum anders verhalten —, haben dreiwertige komplexe Ionen, z. B. Hexaminkobaltiionen, nach Mines[1] nur eine sehr geringe fällende Wirkung. Ito[4] hat festgestellt, daß auch in diesem Falle die Ladung der Eiweißteilchen neutralisiert wird, da aber die Eiweißstoffe amphoterer Natur sind, so können sie in anderer Weise dissoziieren und fallen daher nicht aus. So kann man also durch Zusatz von $1/_{80}$ Äquivalent Hexaminkobaltichlorid zum Liter erzielen, daß die Wanderung von Ovalbumin oder Serumglobulin nach beiden Elektroden erfolgt, während sie in noch höherer Konzentration rein kathodisch wandern. Bei Gegenwart dreiwertiger einfacher Ionen, z. B. Fe···, wird eine solche Dissoziation durch Komplexbildung verhindert.

Die zweiwertigen Ionen von Kobalt und Nickel üben auf Eiweißstoffe im allgemeinen keine fällende Wirkung aus. Es ist dabei jedoch nicht gleichgültig, welche Eiweißkörper vorliegen. Nach Brunner[5] geben die Sulfate des Kobalts und Nickels in $n/_2$-Lösung mit einer 33 proz. Verdünnung von Hühnereiweiß keinen Niederschlag. Reines Albumin (aus Serum durch Dialyse gewonnen) wird nach Pauli und Flecker[6] durch $CoCl_2$ auch nicht

[1] Mines: Action of trivalent kations. J. of Physiol. **42**, 309 (1911). — [2] Porges. O., u. E. Neubauer: Physikalisch-chemische Untersuchungen über das Lecithin und Cholesterin. Biochem. Z. **7**, 152 (1907). — [3] Koch, W.: Die Lecithane und ihre Bedeutung für die lebende Zelle. Hoppe-Seylers Z. **37**, 181 (1903). — [4] Ito, T.: Zur Kenntnis der freien Ladung reinster Proteine durch Neutralsalze. Biochem. Z. **233**, 444 (1931). — [5] Brunner: Diss. Würzburg 1897. — [6] Pauli, W., u. L. Flecker: Untersuchungen über physikalische Zustandsänderungen der Kolloide. XIII. Die Beziehungen von Eiweiß zu anorganischen Kolloiden und Schwermetallsalzen. Biochem. Z. **41**, 461 (1912).

gefällt. Auch aus nativem Serum werden die Albumine durch die Chloride, Sulfate und Acetate von Kobalt und Nickel nicht gefällt, wohl aber die Globuline (Schuster[1]). Die Acetate wirken dabei entsprechend der oben entwickelten Anschauung stärker als die Chloride und Sulfate, da sie stärker hydrolytisch gespalten sind. Ni-Salze fällen entsprechend ihrer Stellung in der Spannungsreihe stärker als die Kobaltverbindungen. Doch liegt bei allen Salzen das Maximum bei der gleichen Konzentration, nämlich bei einer $n/_{10}$-Lösung. Auch die zweiwertigen Kobalt- und Nickelionen werden von den Eiweißstoffen aufgenommen und neutralisieren, wie Ito (Zit. S. 1421) gefunden hat, ihre negative Ladung. In $n/_{20}$-Co-Lösung wandern Ovalbumin sowie Serumglobulin nach beiden Elektroden in gleichem Maße. Kleine Mengen von $CoCl_2$, von etwa $8/_{100000}$ n angefangen, wirken daher, wie Jirgenson[2] festgestellt hat, sensibilisierend auf die Fällung von Eieralbumin sowie Casein, da sie ja die Ladung herabsetzen. Bei den Konzentrationen, bei denen die Ladung ungefähr neutralisiert ist, kann wie in dem von Schuster gefundenen Falle des Serumglobulins Fällung eintreten. Doch ist die Komplexfähigkeit der zweiwertigen Stufen von Kobalt und Nickel den meisten Eiweißstoffen gegenüber ziemlich gering, so daß Dissoziation in anderer Weise erfolgen kann. Es wird also dann nur ein Sensibilisierungsmaximum auftreten. Bei noch höherer Konzentration haben die Salze eine stabilisierende Wirkung, die in den Versuchen von Jirgenson bei einer Konzentration von $n/_5$ beginnt. Es liegen dann eben positive Ladungen in größerer Menge vor, die die Fällung verhindern. Die von Schuster, Ito und Jirgenson für die einzelnen entsprechenden Phasen gefundenen Konzentrationen liegen in der gleichen Größenordnung, stimmen aber nicht genau überein, da ja auf die Konzentration der Eiweißstoffe keine Rücksicht genommen ist und auch die angewendeten Eiweißkörper und die Versuchsbedingungen nicht in allen Fällen die gleichen waren.

Daß tatsächlich keine feste, undissoziierbare Bindung zwischen Co- bzw. Ni-Ionen mit dem Eiweiß vorliegt, zeigen auch die Versuche von Schorn[3], die ergaben, daß die Metalle durch Auswaschen mittels Elektroultrafiltration quantitativ aus der Eiweißlösung entfernt werden können.

Entsprechend der geringeren Aktivität gegenüber gewissen hydrophilen Kolloiden werden nach Schürmann und Baumgärtel[4] auch die normalen Blutkörperchen, die diesen nahestehen, durch Nickelsalze nicht gefällt. Wohl aber agglutinieren sie die sensibilisierten, die sich in ihren physikalisch-chemischen Eigenschaften wie Suspensionskolloide verhalten.

Was die komplexen Kobalt- und Nickelverbindungen betrifft, die das Metall im Anion enthalten, so können sie natürlich nur auf positive Kolloide wirken. Native Eiweißstoffe können sie also nicht fällen. Eindeutige Beweise dafür liegen freilich in der Literatur nicht vor. Doch kann man die Versuche von Stuart (Zit. S. 1409), sowie Hübner (Zit. S. 1415) dafür gelten lassen, die gefunden haben, daß das Heldsche Salz, das sicherlich teilweise aus komplexen metallhaltigen Anionen besteht, mit Eiweiß nicht reagiert.

Hinsichtlich der elektrostatischen Absättigung der Ladungen der Eiweißstoffe durch Ionen können die verschiedenartigen Ionen einander ver-

[1] Schuster, F. G.: Beiträge zur Pharmakologie der Nickel-, Kobalt- und Mangansalze. Inaug.-Diss. Würzburg 1925. — [2] Jirgenson, B.: Die Koagulation stark solvatisierter Sole mit organischen Stoffen und Salzen. IV. Biochem. Z. 240, 223 (1931). — [3] Schorn, H.: Untersuchungen von Metallsalz-Albuminlösungen mittels der Auswaschmethode. Biochem. Z. 199, 459 (1928). — [4] Schürmann, W., u. T. Baumgärtel: Über das Verhalten der roten Blutkörperchen gegenüber Schwermetallsalzen. Z. Immun.-forsch. 31, 151 (1921).

drängen, so daß bei Anwesenheit von Alkaliionen größere Konzentrationen an zweiwertigen Ionen zur Fällung nötig sind. Besonders augenfällig ist dieser Antagonismus bei den Gelen. Dort kann die Anwesenheit der leicht dissoziierenden Na-Ionen starke Quellung bis zur Verflüssigung hervorrufen, weil sie eben von den Eiweißmicellen abdissoziieren, so daß diese eine stark negative Ladung behalten. Zweiwertige Ionen — und hierin äußern Co und Ni die gleiche Wirkung wie die Erdalkalimetalle und das Magnesium — bewirken dagegen eine Entquellung, während nur bei Betätigung von Nebenvalenzen eine Flockung auftreten kann. Höber[1] findet daher, daß sich bei einem mit NaCl versetzten Sol einer bestimmten Gelatinesorte die Erstarrung zur Gallerte durch kleine Zusätze von Kobalt und Nickel ebenso beschleunigen läßt wie durch Calcium oder Magnesium. Doch kann zu diesem Einfluß in höherer Konzentration auch die flockende Wirkung hinzutreten, die bei den dreiwertigen einfachen Metallionen im Vordergrund steht.

Die Beeinflussung des Quellungsgrades der Kolloide des Froschmuskels durch die verschiedenen Ionen hat Wiechmann[2] studiert, indem er die fein zerschnittenen Muskeln, deren osmotische Eigenschaften dadurch zerstört waren, in Lösungen verschiedener Salze brachte und die Gewichtsänderung bestimmte. Es ergab sich, daß 2 g des Muskels in destilliertem Wasser 0,55 g Wasser aufnahmen, während durch $^m/_{100}$-$MgCl_2$ die Wasseraufnahme auf 0,36 g herabgedrückt wurde. $^m/_{500}$-$CaCl_2$ bewirkte sogar eine Wasserabgabe um 0,48 g. In $^m/_{100}$-$CoCl_2$ und $^m/_{1000}$-$NiCl_2$ lag das Gewicht des Muskels nach 1 Stunde zwischen dem Magnesium- und dem Calciumwert (Gewichtszunahme 0,12 bzw. 0,23 g). $^n/_{100}$-$[Co(NH_3)_6]Cl_3$ hatte die Quellung so gut wie gar nicht vermindert. Wir können hier nur konstatieren, daß Kobalt und Nickel zwar stärker entquellend wirken als Magnesium und schwächer als Calcium, nicht jedoch, daß zwischen diesem und den anderen Ionen ein prinzipieller Unterschied besteht, wie ihn Wiechmann annimmt, weil beim Calcium sogar Wasserabgabe erfolgt ist. Es muß ja berücksichtigt werden, daß die Eiweißstoffe vorher unter dem Einfluß höherer Salzkonzentrationen standen, so daß die Quellung ganz einfach durch die Einwirkung der verdünnteren Lösungen bedingt ist, wenn auch die osmotischen Wirkungen nicht zur Geltung kommen können. Ob also die Erscheinung, daß in vielen Fällen Kobalt und Nickel sich ähnlich wie Magnesium, aber antagonistisch zum Calcium verhalten, mit diesem Befund im Zusammenhang steht, bedarf erst noch weiterer Untersuchungen. Jedenfalls stehen Kobalt und Nickel aber in ihren Wirkungen auf Eiweißstoffe wie auch häufig in ihren biologischen Wirkungen zwischen Calcium und Magnesium, und man kann daher wohl mit Höber[3] annehmen, daß solche Wirkungen auf den Organismus wesentlich auf der Beeinflussung der Kolloide des Protoplasmas beruhen. Wir werden noch öfter Gelegenheit haben, darauf hinzuweisen.

Für die Quellung ist übrigens nach den Untersuchungen von Kahho[4] auch das Anion maßgebend. Für die Größe der Quellbarkeit von Agar-Agar in verschiedenen Kobaltsalzen gilt die bekannte Reihe $SNC' > J' > \cdots > SO_4''$. Die Quellung ist also um so stärker, je fester das $\overset{..}{Co}$ vom Anion gebunden und so in seiner entquellenden Wirkung gehemmt ist. Bei Gelatine gilt dagegen die umgekehrte Reihe $SCN' < J' < \cdots < SO_4''$, angeblich weil Gelatine

---

[1] Höber: Pflügers Arch. **166**, 533 (1917). — [2] Wiechmann, E.: Zur Theorie der Magnesiumnarkose. Pflügers Arch. **182**, 74 (1920). — [3] Höber, R.: Die physiologischen Wirkungen von Elektrolyten auf Zellen und Gewebe. In: Physikalische Chemie der Zelle und der Gewebe, 5. Aufl., S. 587. Leipzig 1924. — [4] Kahho, H.: Das Verhalten der Pflanzenzellen gegen Schwermetallsalze. Planta (Berl.) **18**, 664 (1933).

ein positives Kolloid darstellt. Ob unter den von Kahho gewählten Versuchsbedingungen wirklich ein durch Co·· positiv geladenes Sol entsteht, ist uns
nicht bekannt. Die Diffusion von Kobaltsalzen, die sich infolge der Rotfärbung
des Kobaltions leicht verfolgen läßt, verläuft dagegen sowohl bei Verwendung
von Agar- als Gelatinegel am schnellsten bei Anwendung des Rhodanids, am lang-
samsten beim Sulfat, das eben sein Kation am leichtesten den Eiweißstoffen
überläßt.

Wirkung auf Fermente.

Kobalt und Nickelionen reagieren im allgemeinen mit den Fermenten
ebenso schwer wie mit den Eiweißkörpern. Sie beeinflussen daher deren Tätigkeit entweder gar nicht, oder sie wirken in geringem Grade lähmend. Pepsin
wird durch Nickel nicht, durch Kobalt nur sehr wenig gehemmt (Tsuchihashi[1]).
Ebenso verhält sich nach Jacoby[2] das Papain gegenüber metallischem Kobalt
und Nickel. Aber auch die wasserlöslichen Salze (CoSO$_4$ und NiSO$_4$) wirken
nach Krebs[3] bei einer Konzentration von 0,3 mg% gar nicht auf das Papain
ein, während die Salze des Kupfers, Zinks und anderer Metalle schon in Konzentrationen von 0,01 mg% hemmend wirken. Yoshioka[4] hat gefunden, daß auch
das von Boas beschriebene Kartoffelferment, welches Benzidin rötet, durch
Nickelpulver nicht beeinflußt wird.

Eine stärker hemmende Wirkung fand jedoch Jacoby[5] beim Nickeloxyd
gegenüber der Urease. Es geht dabei nach seiner Ansicht NiO teilweise in
Lösung und wird von den Kolloiden des Ferments chemisch gebunden oder adsorbiert. Eine solche Lösung enthält deshalb nachweisbare Nickelmengen in
nichtdialysabler Form. Durch KCN oder Glykokoll, die das Nickel in komplexer
Form binden, kann das Metall dem Ferment wieder entzogen und dieses so
reaktiviert werden. Bei längerer Einwirkung wird die Umwandlung in das sog.
künstliche Zymogen jedoch irreversibel. Noch viel ausgesprochener ist die
irreversible Wirkung bei Inaktivierung durch Kobaltpulver (Jacoby und
Shimuzu[6]). Quantitative Versuche mit den löslichen Salzen haben ergeben,
daß die minimale wirksame Nickelmenge gegenüber Jackbeanurease zwischen
der des Quecksilbers und der des Silbers steht. Doch ist vollständige Hemmung
der Fermentwirkung mit Nickel gar nicht zu erzielen, während beim Silber dazu
nicht erheblich größere Konzentrationen notwendig sind als die minimal wirksamen (Jacoby[7]).

Lediglich beim Kathepsin hat Pretti[8] eine Förderung der Wirkung,
gemessen an der Vermehrung des nichtkoagulierbaren Stickstoffs bei der Leberautolyse, durch kleine Konzentrationen von CoCl$_2$ und Co(NO$_3$)$_2$ gefunden.
In höherer Konzentration trat dagegen auch hier, speziell beim Chlorid, Hemmung ein, während Nickelsalze von den kleinsten Spuren an lediglich eine
hemmende Wirkung ausübten. Krebs[9] ist der Ansicht, daß beide Metalle von

---

[1] Tsuchihashi, M.: Über die Einwirkung der Metalle auf Pepsin. Biochem. Z. **140**,
149 (1923). — [2] Jacoby, M.: Zur weiteren Kenntnis der Bedeutung der Blausäure bei
der Metallvergiftung der Enzyme. Biochem. Z. **157**, 79 (1926). — [3] Krebs, A. H.: Versuche über die proteolytische Wirkung des Papains. Biochem. Z. **220**, 292 (1930). —
[4] Yoshioka, T.: Über die Boassche Benzidinreaktion der Kartoffel. Biochem Z. **231**, 233
(1931). — [5] Jacoby, M.: Studien zur allgemeinen Vergiftungslehre. Biochem. Z. **76**, 275
(1916) — Über künstliche Zymogene. Ebenda **104**, 316 (1920); **128**, 80 (1922). — [6] Jacoby, M., u. T. Shimuzu: Über die Einwirkung von dem Nickel nahestehenden Metallen auf die Sojaurease. Biochem. Z. **128**, 89 (1922). — [7] Jacoby, M.: Zur Kenntnis
der Wirkungen der Metalle auf Fermente. Biochem. Z. **259**, 211 (1933). — [8] Pretti, L.:
Wirkung von Salzen auf die Autolyse. Hoppe-Seylers Z. **60**, 317 (1909). — [9] Krebs, H. A:
Proteolyse der Tumoren. Biochem. Z. **238**, 182 (1931).

Anfang an hemmend wirken. Der gegenteilige Befund Prettis ist darauf zurückzuführen, daß das Co¨ durch das in der Leber enthaltene Glutathion komplex gebunden wird, so daß bei Zusatz kleiner Co-Mengen gar nicht die Wirkung der Co-Ionen zur Messung gelangt. In der Tat konnte er zeigen, daß Zusatz von 0,3 mg Co zu 100 g einer mit dem fermenthaltigen Rattennierenextrakt versetzten Gelatinelösung bereits eine Hemmung der proteolytischen Wirkung um 6% bewirkt, während die entsprechende Nickelmenge die Wirkung um 18% herabsetzt. Zusatz von Cystein beseitigt die Hemmung wieder.

Die Ergebnisse von Michaelis und Stern[1] beim Kathepsin der Kalbsmilz stehen mit diesen Anschauungen nicht in Widerspruch, da eine Komplexbildung in diesen Versuchen nicht ausgeschlossen ist. Sie erzielten nämlich durch Zusatz von 9,6 mg Co in Form des Sulfats zu 100 g einer Lösung des Glycerinextrakts aus Kalbsmilz eine Beschleunigung der Proteolyse um 24%. Nach der Theorie von Krebs wäre diese Wirkung also einem komplexen Ion zuzuschreiben, und in der Tat zeigen andere komplexe Ionen ebenfalls fördernde Wirkung auf die Proteolyse wie auf die Wirkungen anderer Fermente. So fanden Michaelis und Stern unter dem Einfluß der gleichen Kobaltmenge in Form von Kobalthexaminchlorid die Wirkung des Kathepsins sogar um 58% höher. Es handelt sich hier freilich um ein kobalthaltiges Kation, während im Glutathionkomplex das Metall sich im Anion befindet. Doch zeigen die Befunde Funks[2], daß dies für manche Fermente ohne Bedeutung ist.

Dieser hat die Wirkung von Kobaltammoniakverbindungen auf Katalase und eine Amylase, die Takadiastase, untersucht. Einfache Kobalt- und Nickelsalze wirken, wie Jacoby und Shimuzu[3] gefunden haben, auf letztere nicht ein. Funk konnte dies bezüglich der Kobaltsalze bestätigen. Von komplexen Salzen wählte er solche Ammoniakverbindungen, die eine steigende Zahl von Nitrogruppen enthielten:

1. $[Co(NH_3)_6]^{\cdots}$, 2. $[Co(NH_3)_5NO_2]^{\cdot\cdot}$, 3. $[Co(NH_3)_4(NO_2)_2]^{\cdot}$,
4. $[Co(NH_3)_3(NO_2)_3]$, 5. $[Co(NH_3)_2(NO_2)_4]'$, 6. $[Co(NO_2)_6]'''$.

Alle diese Salze wirkten in einer Konzentration über $n/1000$ fördernd auf die Amylasewirkung. Bei steigender Konzentration näherte sich dieser Einfluß asymptotisch einem Maximum, das bei $n/100$-Lösung nahezu erreicht war. Besonders interessant ist aber, daß Verbindung 1 und 6 die stärkste Wirkung entfalten, während die nichtleitende Verbindung 4 am schwächsten wirkt. Die Wirkung geht also der Zahl der Ladungen des Ions, von der auch die Leitfähigkeit abhängt, parallel. Zur Erklärung kann man annehmen, daß das Ferment amphotere Eigenschaften hat, also mit Ionen der einen wie der anderen Art reagieren kann.

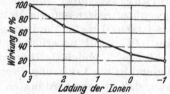

Abb. 1. Hemmung der Katalasewirkung durch $n/10000$-Kobaltammoniakverbindungen.

Daß auch andere Fälle vorkommen können, zeigt die Untersuchung der Wirkung derselben Salze auf die Katalase, wobei leider die Verbindung 6 nicht geprüft werden konnte. Die Salze haben hier eine hemmende Wirkung, die mit steigender Konzentration bis zu 90 proz. Lähmung zunimmt. Am schwächsten wirkt das Salz 1, während die stärkste Wirkung Salz 5 entfaltet.

Abb. 1 zeigt die Abhängigkeit der Wirkung der Salze von der elektrischen Ladung bei Anwendung $n/10000$-Lösungen.

Auch Essiggärung und alkoholische Gärung verhalten sich den Kobalt- und Nickelsalzen gegenüber wie die anderen enzymatischen Vorgänge. Nach

---

[1] Michaelis, L., u. K. G. Stern: Über den Einfluß von Schwermetallen und Metallkomplexen auf proteolytische Vorgänge. Biochem. Z. **240**, 208 (1931). — [2] Funk, E.: Über den Einfluß von Kobaltammoniaksalzen auf die Fermentwirkung der Katalase und Amylase. Biochem. Z. **128**, 108 (1922). — [3] Jacoby, M., u. T. Shimuzu: Über die Inaktivierung und Reaktivierung der Takadiastase. Biochem. Z. **128**, 95 (1922).

Rosenblatt und Mordkowitsch[1] wird die Essiggärung bei Anwendung von Hefeabkochung oder Bierwürze als Nährmilieu durch kleine Mengen Kobalt- oder Nickelsulfat gefördert. Das Maximum liegt bei ca. 0,003 mg%. Höhere Konzentrationen hemmen stark, und zwar Nickel mehr als Kobalt und dieses mehr als Eisen. Bei der alkoholischen Gärung liegt das Maximum der Förderung, je nach der Hefesorte, bei 0,5 mg% bzw. 0,03 mg% Ni (als Sulfat). Bei einer Konzentration von 10 mg% tritt schon starke Hemmung auf, während bei 20 mg% keine Gärung mehr erfolgt. Kobalt erweist sich als weniger wirksam. Das Maximum der Förderung ist erst bei 1 mg% erreicht. Von 15 mg% an tritt Hemmung auf, die bei 100 mg% vollständig wird. Auch hier ist Kobalt immer noch wirksamer als Eisen und Mangan. Die fördernde Wirkung wird aber nach Rosenblatt und March[2] nur dann erzielt, wenn als Nährmedium Traubenmost verwendet wird. Werden die Versuche in reiner Glucoselösung ausgeführt, so tritt schon bei niedriger Konzentration Hemmung der Gärung ein. Die Autoren erklären das damit, daß durch die Metalle in kleinen Konzentrationen die Hefeentwicklung auf bestimmten Nährsubstraten gefördert wird, so daß dann eine stärkere Vergärung möglich ist. Sicher ist aber die Möglichkeit nicht von der Hand zu weisen, daß die Metalle mit Bestandteilen des Traubenmosts komplexe Verbindungen eingehen könnten, die ebenso wie bei anderen enzymatischen Prozessen eine Förderung bedingen. Auf jeden Fall ist ein direkter, fördernder Einfluß auf die Enzymwirkung durch einfache Ionen des Kobalts und Nickels nicht gegeben. Daß jedoch komplexe Ionen tatsächlich auch die alkoholische Gärung beschleunigen können, zeigen Versuche von Neuberg und Sandberg[3] mit Hefepreßsaft. Während $CoCl_2$ auf die Vergärung von Zucker mit dieser Enzymlösung keine fördernde Wirkung hat, konnte durch verschiedene Kobaltammoniakkomplexe, und zwar sowohl durch kathodisch wie anodisch wandernde, innerhalb gewisser Konzentrationsgrenzen eine deutliche Beschleunigung erzielt werden. Auch die Gärung durch lebende Hefe wurde von diesen Verbindungen, allerdings in geringerem Grade, gefördert.

Ein sehr merkwürdiges Verhalten zeigt nach Richet[4] die Milchsäuregärung gegenüber minimalen Mengen von Kobalt- und Nickelsalzen wie gegenüber Salzen anderer Metalle. Es soll bei einer Konzentration von 0,000 01 bis 0,000 001 mg% Förderung der Gärung auftreten, bei 0,0001 Hemmung, bei 0,01—0,001 neuerlich Förderung und bei höheren Konzentrationen von 1—0,1 mg% endgültig Hemmung des Prozesses. Ebenso merkwürdig wie der Befund ist die Erklärung dieser Erscheinung. Sie soll nämlich dadurch bedingt sein, daß in sehr verdünnten Lösungen die Atome Elektronen abspalten und zerfallen.

Zellwirkungen.

Die Zellwirkung von einfachen Kobalt- und Nickelsalzen ist sicher zum großen Teil bedingt durch ihre Reaktionen mit den Eiweißkörpern. Die Metalle können durch ihre entquellende Wirkung in mancher Hinsicht die Erdalkalimetalle ersetzen, während sie in höherer Konzentration durch ihre mehr flockende Wirkung auf Kolloide Vergiftungserscheinungen hervorrufen. Am deutlichsten

[1] Rosenblatt, M., u. M. Mordkowitsch: Über den Einfluß katalytischer Elemente auf die Essiggärung. Biochem. Z. 209, 83 (1929). — [2] Rosenblatt, M., u. A. March: Über den Einfluß katalytischer Elemente auf die alkoholische Gärung. Biochem. Z. 226, 404 (1930). — [3] Neuberg, C., u. M. Sandberg: Weitere Mitteilungen über chemisch definierte Katalysatoren der alkoholischen Gärung. Biochem. Z. 109, 322 (1920). — [4] Richet, Ch.: Über die Wirkung schwacher Dosen auf physiologische Vorgänge. Arch. internat. Physiol. 4, 18 (1907) — Biochem. Z. 11, 273 (1908).

gehen diese Zusammenhänge aus den Plasmolyseversuchen hervor. Nach Netter[1] sind sowohl die einfachen Salze von Kobalt und Nickel als auch das komplexe Hexaminkobaltchlorid geeignet, die Plasmolyse pflanzlicher Zellen in Alkalilösungen, hervorgerufen durch Verflüssigung der Eiweißstoffe unter der quellungsfördernden Wirkung der stark dissoziierenden einwertigen Ionen, zu behindern. Bezüglich des gleichartigen Verhaltens der Plasmolyse der roten Blutkörperchen sei auf den Abschnitt „Wirkungen auf Blut und blutbildende Organe" verwiesen.

In höherer Konzentration wirken die Salze der beiden Metalle aber giftig auf die Zellen, die absterben und den Zellsaft austreten lassen. Die Versuche von Kahho[2] an Schnitten von Rotkohl und Tradescantia zebrina haben gezeigt, daß diese Giftwirkung der Schwermetalle dem elektrolytischen Lösungsdruck parallel geht, daß aber noch spezifische Reaktionen dazukommen, wie wir es ja auch bei den Eiweißstoffen gesehen haben. So wirkt $NiSO_4$ auf Rotkohl schwächer, als seiner Stellung in der Spannungsreihe entspricht. Erst in $^n/_3$-Lösung tritt Plasmolyse ein, während $CoCl_2$ bei Tradescantia schwächer wirkt, als man erwarten sollte ($^n/_{20}$). Bezüglich des Einflusses der Anionen auf die Giftwirkung hat Kahho (Zit. S. 1423) wiederum die lyotrope Reihe $SCN' > J' > \cdots > SO_4''$ gefunden.

Gegenüber den Eiern von Fundulus heteroclitus verhalten sich die beiden Metalle in der gleichen Weise. Während sie nach Löb[3] in kleiner Konzentration geeignet sind, den schädlichen Einfluß reiner NaCl-Lösung zu paralysieren, so daß sich die Eier wie in Meerwasser entwickeln können, töten sie, wie Mathews[4] gefunden hat, diese in höherer Konzentration ab. Kobalt tötet als Nitrat angewendet bei einer Konzentration von ca. 0,05%, Nickel als Chlorid schon in 0,012proz. Lösung.

Der gleiche biologische Antagonismus zwischen den quellungsfördernden einwertigen Ionen und den entquellend wirkenden zweiwertigen Ionen des Kobalts und Nickels kann auch bei den verschiedensten Zellverbänden nachgewiesen werden. So wird durch Zusatz dieser Metalle in entsprechender Menge die durch NaCl gelähmte Cilientätigkeit bei Meerestieren wieder in Gang gebracht[5], die Kaliumlähmung der quergestreiften Muskulatur und der motorischen Nerven des Frosches sowie die fibrillären Muskelzuckungen in reinen Alkalisalzlösungen gehemmt und die Narkoselähmung der quergestreiften Muskulatur gesteigert[6]. Alle diese Erscheinungen werden von Höber u. a. auf die antagonistische Beeinflussung der Permeabilität durch die ein- und zweiwertigen Kationen infolge Veränderung der verschiedenen Zellkolloide der Plasmagrenzschichten zurückgeführt.

Auch die Ausbildung von Pflanzenwurzelhaaren, deren Wachstum reine Alkalisalzlösungen stark schädigen, erfährt durch Co und Ni Förderung (Wiechmann: Zit. S. 1423). In allen diesen Versuchen stehen Kobalt und Nickel sowie Mangan den Erdalkalien bedeutend näher als die übrigen Schwermetalle.

Nun besitzen aber die einzelnen Erdalkalien selbst im Ionenantagonismus eine ganz verschiedene Bedeutung für die Zellen. Es zeigte sich nun weiter,

[1] Netter: Pflügers Arch. 198, 225 (1923), zit. nach Höber S. 661. — [2] Kahho, H.: Ein Beitrag zur Giftwirkung der Schwermetallsalze auf Pflanzenplasma. Biochem. Z. 122, 39 (1921). — [3] Loeb, J.: Amer. J. Physiol. 6, 411 (1904) — Pflügers Arch. 88, 68 (1901). — [4] Mathews, A. P.: The toxic and antitoxic action of salts. Amer. J. Physiol. 12, 419 (1905). — [5] Lillie, R. S.: The relation of ions to ciliary movements. Amer. J. Physiol. 10, 419 (1904); 17, 89 (1906). — [6] Höber, R.: Beiträge zur Theorie der physiologischen Wirkung des Calciums. Pflügers Arch. 166, 531 (1917); 182, 104 (1920).

daß hinsichtlich des Antagonismus von Calcium und Magnesium bei Pflanzen Kobalt und Nickel dem Calcium in ihrer Wirkung näherstehen als dem Magnesium, da beide den schädlichen Einfluß des Magnesiums auf die Wurzelhaarbildung paralysieren können, während das komplexe Hexaminkobaltichlorid dem Magnesium nähersteht. Gerade umgekehrt soll es bei den tierischen Zellen sein. Hier haben sowohl das komplexe Kobaltsalz als auch die einfachen Kobalt- und Nickelsalze eine dem Magnesium ähnliche Wirkung und wirken dem Calcium gegenüber antagonistisch (Wiechmann: Zit. S. 1423). Es ließ sich das an der Entwicklung befruchteter Funduluseier nachweisen, bei denen es gelingt, die schon oben erwähnten toxischen Konzentrationen von Kobalt- und Nickelsalzen durch einen geeigneten Zusatz von Calciumchlorid zu entgiften, so daß die Eier zur Entwicklung gelangen (Mathews: Zit. S. 1427). Die gleiche Wirkung läßt sich auch am Herzen, Magen, Darm und Nerv-Muskelpräparat zeigen, aber auch der ganze Frosch kann durch Hexaminkobaltichlorid in gleicher Weise gelähmt werden wie durch Magnesium und durch Calcium wieder aufgeweckt werden (Wiechmann: Zit. S. 1423).

Die Wirkung der dreiwertigen Kobaltammoniakkomplexe auf die Zellkolloide ist zwar deutlich nachweisbar, stimmt aber, wie ja aus den schon früher erörterten Gründen zu erwarten ist, keinesfalls mit der Wirkung der dreiwertigen einfachen Ionen überein, was sich z. B. auch darin zeigt, daß spontan schlagende Herzen von Hexaminkobaltichlorid nur in ganz geringem Maße geschädigt werden (Mines: Zit. S. 1421) und ebenso auch die Muskelerregbarkeit, während die dreiwertigen Kationen der seltenen Erdmetalle in dieser Beziehung sehr starke Gifte darstellen[1].

Wirkung auf einzellige Organismen.

Bakterien. Seit den Arbeiten C. v. Nägelis[2] ist eine große Reihe von Untersuchungen ausgeführt worden, welche sich mit der sog. oligodynamischen Wirkung der reinen Metalle gegenüber verschiedenen niederen Lebewesen befaßten. Verschiedene Theorien wurden aufgestellt, die das Phänomen erklären sollten, daß die praktisch unlöslichen Metalle oder Metalloxyde die Vitalität von Bakterien, Pilzen u. ä. schädigend, in seltenen Fällen auch fördernd zu beeinflussen imstande sind.

Kobalt und Nickel erwiesen sich in verschiedenen Untersuchungen, die aber keineswegs immer miteinander übereinstimmen, meist deutlich, aber nicht besonders stark oligodynamisch wirksam. So werden z. B. Typhusbacillen auf Nickelmetall nach 16 Stunden abgetötet, während sie auf Glasplatten tagelang leben (Bitter[3]). Für Bact. brassicae und Essigbildner wurde von Tammann und Rienäcker[4] festgestellt, daß metallisches Kobalt und Nickel sowie Quecksilber und Kupfer zu den giftigsten Stoffen gehören. Auch nach Behring[5] verhindert metallisches Nickel, in geringerem Grade auch Nickelmünzen, auf Gelatineplatten aufgelegt, das Wachstum der Kulturen an diesen Stellen und auch noch in einem geringen Umkreis um dieselben. Nur Bolton gibt an, daß reines Nickel nach dem Auflegen auf Nährböden auf die meisten Mikroorganismen keine Wirkung ausübt; lediglich in einem einzigen Versuch,

---

[1] Späth u. Höber: Pflügers Arch. **159**, 433 (1914). — [2] Nägeli, C. v.: Neue Denkschr. d. allg. schweiz. Ges. d. ges. Naturwissenschaften **33** I. Abt. (1893). — [3] Bitter, L.: Über das Absterben der Bakterien auf den wichtigeren Metallen und Baumaterialien. Z. Hyg. **69**, 428 (1911). — [4] Tammann u. Rienäcker: Über die Giftwirkung einiger Metalle und Metallegierungen auf Bakterien. Nachr. Ges. Wiss. Göttingen, Math.-physik. Kl. **2**, 158 (1927). — [5] Behring: Infektion und Desinfektion, S. 79.

der mit Milzbrandsporen angestellt wurde, bildete sich eine sterile Zone. Nickelmünzen waren wirksam, doch konnte in ihrer Umgebung im Nährboden Kupfer nachgewiesen werden. Metallproteinhaltige Nährböden rufen bei Diphtheriebacillen und Choleravibrionen degenerative Veränderungen und Stillstand der Kolonienbildung hervor, töten sie aber nicht ab (Gardella[1]). Eine Hemmung der Entwicklung durch Nickel erfahren auch nach den Untersuchungen Jacobys (Zit. S. 1424) harnstoffspaltende Bakterien. Gonokokken sollen durch kolloide Kobaltlösungen geschädigt werden, während kolloides Nickel unwirksam ist (Oelze).

Etwas zahlreicher sind die Untersuchungen, die sich mit der Wirkung der löslichen Kobalt- und Nickelsalze befassen. Schon Paul und Krönig[2] haben gefunden, daß die desinfizierende Wirkung der Metallsalzlösungen nicht nur von der Konzentration abhängt, sondern viel mehr von den spezifischen Eigenschaften der Salze und des Lösungsmittels. Für die löslichen Salze des Kobalts und Nickels ergeben diese Versuche nur eine verhältnismäßig schwache desinfektorische Wirksamkeit. Milzbrandsporen werden fast gar nicht geschädigt; nach 7 Tagen sind bei molarer Konzentration von Nickelchlorid 9600, bei Kobaltchlorid 6400 Kolonien aufgegangen, gegenüber 105 Kolonien bei Sublimat. Genauere Untersuchungen auch mit verschiedenen Komplexsalzen stammen von Manoilow[3] sowie von Kraus und Collier[4]. Manoilow bestimmte die hemmende und desinfizierende Wirkung von Nickelchlorid und Nickelcitratnatrium auf Bacterium coli comm., Typhusbac., B. osteomyelitidis, B. pyocyaneum, Staphylokokken, Choleravibrionen und fand als hemmende Konzentration für das Komplexsalz 0,3 (Cholera) bis 0,95% NiO (Coli). Die desinfizierenden Konzentrationen sind 1—4,3%, wobei aber Coli in 4,3 proz. Lösung noch wächst. Die entsprechenden Werte für Nickelchlorid sind: hemmend 0,07—0,3% NiO; desinfizierend: 0,6—1,16% NiO. Für Spaltpilze (Prodigiosus, B. subtilis, bulgarische Milchbac.) ist Nickelcitratnatrium hemmend bei 0,58—0,7% NiO, desinfizierend bei 1,96—1,22%; $NiCl_2$ hemmend bei 0,079—0,086%, desinfizierend bei 0,6% NiO.

Es zeigt sich also, daß das Komplexsalz eine viel geringere Wirksamkeit besitzt als das einfache Chlorid, was auch mit den zahlreichen anderen eingangs erwähnten Befunden auf Eiweißkörper und Zellen in Einklang steht. Dasselbe zeigen auch die Resultate von Kraus und Collier mit den komplexen Kobaltsalzen, die aus der folgenden Tabelle zu ersehen sind. Die Zahlen geben

Tabelle 3.

	Streptokokken	Staphylokokken	Bact. coli	Cholera	Pasteurellen
Nickelchlorid . . .	$^1/_{2000}$	$-^1/_{100}$	$^1/_{100}$	$^1/_{800}$	$^1/_{1000}$
Kobaltchlorid . . .	$^1/_{10000}$	$^1/_{2000}$	$^1/_{800}$	$^1/_{800}$	$^1/_{4000}$
Kobaltsulfat . . .	$^1/_{4000}$	$^1/_{1600}$	$-^1/_{100}$	$^1/_{2000}$	$^1/_{2000}$
Kaliumkobaltsulfat	$^1/_{1600}$	$^1/_{2000}$	$^1/_{800}$	$^1/_{800}$	$^1/_{800}$
Oxalatotetramin-kobalttrinitrat .	$^1/_{800}$	$-^1/_{100}$	$-^1/_{100}$	$^1/_{100}$	$^1/_{100}$
Smalte.	$-^1/_{100}$	$-^1/_{100}$	$-^1/_{100}$	$-^1/_{100}$	$-^1/_{100}$

[1] Gardella: Pathol. A. 14 (1922), zit. nach Mascherpa: Arch. f. exper. Path. 142, 189 (1929). — [2] Paul, Th., u. B. Krönig: Die chemischen Grundlagen der Lehre von der Giftwirkung und Desinfektion. Z. Hyg. 25, 1 (1897). — [3] Manoilow, E.: Über die Wirkung der Nickelsalze auf Mikroorganismen. Zbl. Bakter. II 18, 199 (1907). — [4] Kraus, F., u. W. A. Collier: Über die biologischen Wirkungen von anorganischen Stoffen. I. Die Wirksamkeit verschiedener Schwermetallverbindungen auf Bakterien, Blutparasiten und den experimentellen Mäusekrebs. Arch. f. exper. Path. 162, 452 (1931)

die in 24 Stunden tötende Konzentration an. Die mit einem Minuszeichen versehenen Konzentrationen sind noch nicht tödlich.

Es zeigt sich also, daß das Kobaltchlorid im Plattenversuch viel stärker wirkt als das Nickelchlorid, daß es aber auch stärker wirkt als die anderen Kobalt-salze. Überhaupt nicht wirksam erweist sich hier Smalte. Diese besitzt aber ebenso wie Kobaltsulfat eine starke, Nickelverbindungen dagegen nur eine schwache Wirkung gegen Gonokokken, die Mäusen intraperitoneal beigebracht wurden. Die Injektion der erwähnten Metallösungen muß sofort nach der Impfung erfolgen.

In Kulturen von Bacterium coli (Beimpfung von je 200 ccm Salzlösung mit 150000—200000 Colikeimen pro ccm) bewirken die Nitrate, Sulfate und Chloride von Kobalt, Nickel, Zink, Eisen u. a. bis zu 0,01m-Lösungen inner-halb 24 Stunden Sterilität, gegenüber den Silber- oder Kupfersalzen eine sehr schwache Wirkung (Hocz[1]). Nickelchlorid fördert wie andere Metallsalze in Kulturen die Bildung von Staphylolysin, und zwar in gewissen Konzentrationen in ziemlich hohem Maße, während Kobaltnitrat die Bildung des Hämolysins auch in schwachen Konzentrationen hemmt (Walbum[2]).

Eine größere Empfindlichkeit gegenüber Kobalt- und Nickelsulfat sowie gegenüber den Chloriden dieser Metalle besitzen nach Rondoni[3] Tuberkelbacillen, wie sich aus einem Vergleich mit dem Sublimat ergibt, welches auf Tuberkel-bacillen nur 2—4mal, auf andere Bakterien dagegen 10—12mal stärker wirkt als die Co- und Ni-Salze. Diese wirken schon in Verdünnungen von 1 : 25000 auf Tuberkelbacillen entwicklungshemmend, also in viel stärkerer Verdünnung als auf andere Mikroorganismen. Noch viel wirksamer als die einfachen Salze erwies sich das Kaliumnickelcyanid, dessen Wirkung außerdem durch Serum nicht abgeschwächt wird.

Nicht ganz so wirksam erweist sich die komplexe Kobalti-Proteinverbindung, die durch Schütteln von metallischem Kobaltpulver mit dem Kulturmedium (Glycerin-Blutserum) hergestellt wird. Auf diesen kobalthaltigen Nährböden werden Tuberkelbacillen bei einer Konzentration von 1 : 10000 in ihrem Wachs-tum vollständig, bei schwächerer Konzentration nur teilweise gehemmt (Ma-scherpa[4]). Die ersten Beobachtungen über die besondere Empfindlichkeit der Tuberkelbacillen gegenüber Kobalt sind von Renon[5] gemacht worden. Da Dessy[6] auch bei den säurefesten Streptotrichen ähnliche Resultate erhielt, so scheint der Grund für die besondere Empfindlichkeit dieser Bakterienarten wohl in den besonderen biologischen Verhältnissen der Mikroorganismen mit Wachshülle zu liegen. Diese angebliche Spezifität des Kobalts gegenüber Tuberkelbacillen soll sich auch in der günstigen Beeinflussung der durch diese Mikroorganismen hervorgerufenen Krankheitserscheinungen äußern. (Vgl. hier-zu den Abschnitt über die therapeutische Verwendbarkeit auf S. 1497.)

Hefezellen sterben nach Killing[7] auf blanken **Nickelmetallen** ab. Nach

[1] Hocz, S.: Olygodynamie von Metallsalzlösungen. Helvet. chim. Acta 13, 153 (1930)-zit. nach Ber. Physiol. 56, 608. — [2] Walbum, L. E.: L'action des divers sels métalli-ques sur la production de staphylolysine. C. r. Soc. Biol. Paris 85, 376 (1921). — [3] Ron-doni, P.: Ricerche sperim. sulla chemoterapia della tuberculosi con particolare riguardo ad alcuni composti del nichelio. Lo sperimentale 73, 93 (1919), zit. nach Zbl. Bakter. I 70, 427 (1920) — Ferner: Riv. Clin. Med. A. 17, Nr 48/49 — Biologie méd. 1926, Nr 1, zit. nach Mascherpa: Arch. f. exper. Path. 142, 189 (1929). — [4] Mascherpa, P.: Kobalt und experimentelle Lungentuberkulose. Arch. f. exper. Path. 142, 189 (1929). — [5] Renon: Trib. Med. Luglio 1912 — Rev. gén. Clin. et Therap. 10, 7 (1913); 15, 11 (1913), zit. nach Mascherpa. — [6] Dessy: Sperimentale 81, 3, zit. nach Mascherpa. — [7] Kil-ling, C.: Wein u. Rebe 1, 756 (1919), zit nach Marboe.

den Untersuchungen von Marboe[1] dagegen besitzt Nickelmetall keine besonders stark hemmende Wirkung auf die Generationsdauer der Hefe, so daß auch Nickelgefäße als Gärgefäße brauchbar sind.

Was die Wirkung der löslichen Salze anlangt, so hat Bokorny[2] festgestellt. daß Kobaltnitrat bei einer Konzentration von 0,01% die Vermehrung der Bierhefe hemmt, die Gärung aber nicht beeinflußt. In Gär- oder Nährlösungen mit 0,02% Kobaltnitrat wächst Hefe überhaupt nicht mehr. 0,05—0,1% Nickelsulfatzusatz hemmt das Wachstum der Hefe, 0,5% ist bereits tödlich. Es genügen 0,3 g Kobaltnitrat (kryst.), um 10 g Hefe abzutöten, während 0,25 g dazu nicht mehr ausreichen. Von Nickelsulfat reichen 0,2 g ebenfalls nicht aus, um 10 g Hefe zu töten.

Bei der genaueren Untersuchung der Hefe, die mit diesen Salzlösungen behandelt wurde, zeigte sich, daß die Hefe das Metall in einer komplexen Form gebunden enthält, da die gewöhnlichen Kobalt- und Nickelreaktionen negativ ausfielen. Nur mit Schwefelammon trat nach einiger Zeit Schwärzung ein (Bokorny[3]).

Vergleichende Untersuchungen mit Nickelchlorid und Nickelcitratnatrium stammen von Manoilow (Zit. S. 1429). Von Nickelchlorid hemmen 0,1—0,3% NiO und töten 0,6%; von Nickelcitratnatrium hemmen 0,8—0,95% NiO und töten 0,7—7% NiO (Versuche an Saccharomyces cerevisiae und Rosea).

Infusorien. In 0,0001 proz. Lösungen von Nickelsulfat bleiben Infusorien am Leben, von 0,001 proz. Lösungen aufwärts werden sie innerhalb 24 Stunden getötet (Bokorny[4]).

In 0,01 proz. Lösungen von Kobaltnitrat leben Infusorien noch nach 24 Stunden, während 0,1 proz. Lösungen innerhalb einer Stunde töten (Bokorny[4]). Fast die gleichen Resultate erhielt Schuster[5] bei seinen vergleichenden Untersuchungen mit den Sulfaten und Acetaten von Kobalt und Nickel. Es zeigte sich, daß bei höheren Konzentrationen die Acetate etwas schneller auf Paramäcien wirken als die Sulfate; die Unterschiede sind aber nicht sehr bedeutend. Die in 24 Stunden nicht mehr tödlich wirkenden Konzentrationen sind bei den Kobaltsalzen 0,002%, bei den Nickelsalzen 0,0008%. Die beiden Metalle sind bedeutend toxischer als das Mangan, von dem die unschädliche Konzentration 0,1% beträgt.

In 0,05 proz. Lösungen von Nickelchlorid werden nach Geerkens[6] Paramäcien fast sofort getötet. Nach Faggioli[7] hat Kobalt fast regelmäßig, Nickel nur manchmal toxische Wirkungen auf verschiedene Infusorien.

Kobaltalbumin, hergestellt durch Zusatz von reinem Metallpulver zu mit Wasser geschütteltem und filtriertem Weißei, ruft bei Kulturen von Kolpoda cuculus zuerst eine Steigerung der Bewegungen hervor, dann Abnahme und schließlich den Tod der Tiere nach 20—30 Minuten. Die gleiche Giftigkeit

[1] Marboe, F.: Über den Einfluß blanker Metalle auf Hefe. Zbl. Bakter. II 81, 67 (1930). — [2] Bokorny, Th.: Einwirkung von Eisen, Mangan, Zink und Cadmiumvitriol auf die Vermehrung der Hefe. Allg. Brauer- u. Hopfenz.-Ztg 53, 223 (1913), zit. nach Zbl. Bakter. II 39, 121 (1913/14) — Pilzfeindliche Wirkung chemischer Stoffe; chemische Konservierung. Zbl. Bakter. II 37, 211 (1913). — [3] Bokorny, Th.: Entgiftung von Lösungen durch Hefe und andere Mikroorganismen, Enzyme und Proteinstoffe. Zbl. Bakter. II 52, 36 (1921). — [4] Bokorny, Th.: Noch einmal über die Giftwirkung stark verdünnter Lösungen auf lebende Zellen. Pflügers Arch. 110, 206 (1905). — [5] Schuster, F. A.: Inaug.-Diss. Würzburg 1925. — [6] Geerkens, Fr.: Experimentelle Untersuchungen über die Wirkung von Nickelsalzen. Inaug.-Diss. Bonn 1883. — [7] Faggioli, F.: Etudes pharmacologiques sur le fer et métaux analogues. Arch. ital. Biol. 17, 32 (1892) — Riforma med. 1891, Nr 41.

zeigt von den untersuchten Metallen noch das Kupfer, während Eisen und Antimon erst nach einigen Stunden tödlich wirken (Ariola[1]).

Schimmelpilze. Metallisches Nickel verhindert die Bildung der Sporen von Aspergillus niger in Roulinscher Lösung in den ersten 4 Tagen vollständig. Später kommt es aber doch zu einer schwachen Sporenbildung, trotzdem in der Lösung Nickel nachweisbar ist (Bornand[2]). Dagegen konnte Mokragnatz[3] einen entschieden günstigen Einfluß des Nickels auf das Wachstum von Aspergillus niger feststellen, während Kobalt keine Wirkung zeigt. Ein Teil des Metalls wird von dem Pilz fixiert.

Richards[4] konnte zeigen, daß die Sulfate des Kobalts und Nickels sowie des Zinks und Eisens in starken Verdünnungen ertragsteigernd wirken. Diese stimulierende Wirkung wurde auch von Ono[5] und von Richter[6] festgestellt. Nach Niethammer[7] dagegen hat Nickelsulfat auch in schwächsten Konzentrationen keine stimulierende Wirkung auf das Wachstum, sondern immer nur eine hemmende. Auch Kobaltsulfat (0,01 proz. wasserfreies Salz) verzögert in den ersten Tagen die Entwicklung auf Zuckerlösung. Erst nach dem 5. Tage tritt ein stark fördernder Einfluß auf das Wachstum auf. Die angegebene Kobaltkonzentration ist ungefähr gleich stark wirksam wie 0,001% Sublimat, aber schwächer als 0,01% Zinksulfat. Die Wirkung des Kobalts unterscheidet sich von der des Zinks durch die anfänglich hemmende Wirkung und wahrscheinlich auch durch Änderungen im Stoffwechsel der Pilze. Unter dem Einfluß des Kobalts nimmt die Acidität der Nährlösung bis zur Beendigung des Versuches zu, nicht dagegen bei Zink (Butkewitsch u. Orloff[8]).

Kobaltchlorid ist etwas giftiger als Kaliumkobaltsulfat, aber weniger giftig als Nickelchlorid. Bei einem Gehalt unter 0,03% Kaliumkobaltsulfat (flüssiger Nährboden) wird die Sporenbildung gefördert, bei 0,03% die Entwicklung verzögert, und bei 1% tritt manchmal überhaupt keine Sporenbildung auf. Bei höherer Temperatur, die selbst fördernd auf das Sporenwachstum wirkt, ist auch noch bei 3% Sporenbildung, allerdings meist verspätet, nachweisbar (Mortensen[9]). Enthält das Nährmedium Kolloide, welche einen Teil der Metallsalze adsorbieren können, so sind erst bedeutend höhere Konzentrationen der Metallsalze toxisch. So beträgt z. B. von Kobaltchlorid die giftige Konzentration auf flüssigen Nährböden 0,5%, bei Zusatz von 10% Gelatine aber 1%.

Nickelchlorid hemmt nach Manoilow (Zit. S. 1429) bei einer Konzentration von 0,1—0,3% NiO und tötet bei 0,6% NiO, während von Nickelcitratnatrium 0,46—1% hemmen und erst 1,6—1,9% NiO töten (Versuche an Asp. niger, flavus und Mucor corym.). Auch Iwanoff[10] stellte die Giftwirkung von Kobalt und Nickelchlorid fest, die aber nicht so stark ist wie die von Quecksilberchlorid und Zinksulfat.

[1] Ariola, V.: Sulla tossicita delle metallo-albumine. Arch. Farmacol. sper. **32**, 31 (1921), zit. nach Ber. Physiol. **12**, 423. — [2] Bornand, M.: Influence des métaux sur le développement de l'aspergillus niger cultivé sur liquide de Roulin. Zbl. Bakter. II **39**, 488 (1913/14). — [3] Mokragnatz, M.: Wirkung von Kobalt und Nickel auf die Entwicklung von Aspergillus niger. Bull. Soc. Chim. biol. Paris **13**, 61 (1931). — [4] Richards: M.: Jb. Bot. **30**, 665 (1897). — [5] Ono. N.: Zbl. Bakter. II **9**, 154 (1902). — [6] Richter, A.: Zbl. Bakter. II **7**, 417 (1901). — [7] Niethammer, A.: Die Stimulationswirkung von Giften und das Arndt-Schulzsche Gesetz. Biochem. Z. **184**, 370 (1927). — [8] Butkewitsch, Wl., u. Fr. W. G. Orloff: Zur Frage nach den ökonomischen Koeffizienten bei Aspergillus niger. Biochem. Z. **132**, 556 (1921). — [9] Mortensen, M. L.: Versuche über die Giftwirkung von Kobaltsalzen auf Aspergillus niger-Kulturen auf festen und flüssigen Medien. Zbl. Bakter. II **24**, 521 (1909). — [10] Iwanoff, K. S.: Über die Wirkung einiger Metallsalze und einatomiger Alkohole auf die Entwicklung von Schimmelpilzen. Zbl. Bakter. II **13**, 139 (1904).

Die Untersuchungen Talts[1] an Penicillium glaucum mit Berücksichtigung des Anioneneinflusses ergaben für die verschiedenen Kobaltsalze bis zu Konzentrationen von 0,01 Mol pro l eine schwache Hemmung der Sporenkeimung. Erst höhere Konzentrationen üben eine stark hemmende Wirkung aus. Eine Ausnahme bildet nur das Acetat, welches schon von 0,005 Mol stark hemmt. Die Abhängigkeit der Giftigkeit vom Anion ist nur bei den höheren Konzentrationen (0,05 Mol) deutlich zu erkennen. Es ergibt sich nach steigender Giftigkeit angeordnet die Reihe: CNS' < Br' < Cl' < SO₄'' < NO₃' < Acetat. Der Prozentsatz der gekeimten Sporen ist bei schwachen Konzentrationen in der 1. Stunde der Keimung kleiner als in metallfreien Nährlösungen, erreicht aber schließlich doch dieselbe Höhe, die Keimung ist also verlangsamt. Der Einfluß der Anionen ist hier ebenfalls nur bei den höheren Konzentrationen deutlich, die Giftigkeitsreihe ändert sich aber bei den verschiedenen Konzentrationen.

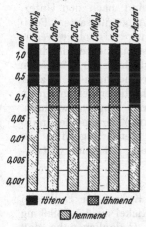

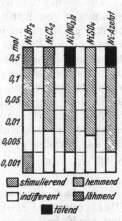

Bei 0,01 Mol gilt die Reihe CNS', Cl' < Br' < NO₃' < SO₄'' < Acetat, bei 0,05 Mol aber CNS' < Br' < Cl' < SO₄'' < NO₃' < Acetat.

Die Nickelsalze weichen in ihrer Giftigkeit stark von den Kobaltsalzen ab. Die Keimung wird erst in bedeutend höheren Konzentrationen gehemmt, und auch die Anionenreihe ist beinahe umgekehrt wie für die Kobaltsalze. Bei 0,05 Mol z. B. besteht die Reihe Br, Acetat < NO₃ < SO₄ < Cl. Konzentrationen von 0,001 Mol NiBr₂ und Ni(NO₃)₂ wirken deutlich stimulierend. Charakteristisch für die Nickelsalze ist, daß diese,

Abb. 2. Wirkungsbereiche der Kobaltsalze auf die Sporenkeimung (nach Talts).

Abb. 3. Wirkungsbereiche der Nickelsalze auf die Sporenkeimung (nach Talts).

besonders das Chlorid, Nitrat und Sulfat, die Sporen stark zum Quellen bringen. Der Inhalt wird körnig, und es entstehen im Innern der Zellen reichlich Vakuolen. Die entstehenden Hyphenzellen sind vielfach kurz und abnorm geformt. Auch die Kobaltsalze rufen an den Hyphenzellen formative Veränderungen hervor, doch nicht in so hohem Maße wie die Nickelsalze. Eine übersichtliche Darstellung der Giftigkeit der verschiedenen Salze ist in den Abb. 2 und 3 gegeben. Die Zahlen stammen von Kulturen, die nach 30tägiger Einwirkung der Metallösungen in reine Nährlösung übertragen wurden. Es zeigte sich dabei, daß von den nichtgekeimten Sporen nur ein Teil wirklich abgetötet war, während die übrigen nur in ihrer Vitalität stark geschädigt (gelähmt) waren. Auch nach der Übertragung in die reine Nährlösung war der Einfluß des Metalls noch lange Zeit deutlich zu sehen.

Wenn festgestellt wurde, daß die verschiedenen Kobalt- und Nickelsalze die Sporenkeimung in schwachen Konzentrationen (0,001 Mol CoCl₂, 0,005 Mol Nickelsalze) nur schwach hemmen oder gar nicht beeinflussen, so zeigt die Analyse des Trockengewichtes, daß die Kulturen in diesen Salzlösungen ein etwas größeres Trockengewicht besitzen als in den reinen Nährlösungen. Bei höheren

[1] Talts, J.: Einfluß der Schwermetallsalze auf Penicillium glaucum, mit besonderer Berücksichtigung der Anionenwirkung. Protoplasma (Berl.) 15, 188 (1932).

Konzentrationen bleibt aber das Trockengewicht klein, entsprechend der gehemmten Sporenkeimung. Die Unterschiede in der Wirkung auf Trockengewicht und Sporenkeimung sind wahrscheinlich dadurch bedingt, daß der Einfluß der Salze auf verschiedene physiologische Vorgänge und auf verschiedene Entwicklungsstadien verschieden groß ist.

Das Ergebnis (Verlängerung der Keimung und Wachstumszeit, anfängliche Herabsetzung des Keimungsprozentes, Zurückbleiben des Trockengewichtes, verschiedene formative Veränderungen) führt Talts zu der Annahme, daß die verschiedenen Metallsalze in erster Linie den Stoffwechsel der Pilze beeinflussen, wahrscheinlich durch Verdichtung der äußersten Plasmaschichten. und dadurch die Nahrungsaufnahme erschweren. Dafür würde auch die weitgehende Ähnlichkeit der Kulturen in Schwermetallsalzlösungen mit Kulturen in stark verdünnten Nährlösungen sprechen.

Die komplexen Kobaltamminverbindungen sind nach den Untersuchungen von Kinoshita Kono[1] für Schimmelpilze (Aspergillusarten, Penicillium glaucum) nicht toxisch. Das komplexe Kation wird als solches resorbiert und im Plasma der Zellen allmählich zersetzt. Darauf deutet der hohe Kobaltgehalt hin, der im Mycel der Pilze gefunden wird (bis zu 0,32% Co in der Trockensubstanz). Der Stickstoff einiger dieser Verbindungen kann zwar verwertet werden, die Pilze stehen aber bei alleiniger Zufuhr dieser Verbindungen unter dem Zeichen des Stickstoffmangels, so daß sie nur langsam wachsen.

Auf Kartoffelmehltau (Phytophthora infestans) wirken die unlöslichen Oxyde des Kobalts und Nickels schon bei bloßer Berührung giftig; die mit den Oxyden geschüttelte und nachher filtrierte Lösung hat keine Giftwirkung[2].

Wirkung auf Pflanzen.

Das fast allgemeine Vorkommen von Nickel und Kobalt im Erdboden (Bertrand und Mokragnatz[3] geben den Gehalt an Nickel zu 5,5—38,6 mg und an Kobalt zu 0,26—11,7 mg pro kg an) legte den Gedanken nahe, daß diese beiden Metalle für das Leben der Pflanzen eine größere Bedeutung hätten, als man bisher vermutete. Die weiteren Untersuchungen von Bertrand und Mokragnatz[4] ergaben, daß auch Pflanzen selbst mitunter recht bedeutende Mengen von Kobalt und Nickel enthalten. Nickel ist in der Regel in größerer Menge vorhanden als Kobalt. Im allgemeinen ist bei einem hohen Nickelgehalt auch der Kobaltgehalt höher und umgekehrt. Am reichsten an diesen Metallen sind meist die Blätter, dann folgen die Samen, in denen die Samenschale mehr enthält als der Kern. Stark verholzte Schutzhüllen gewisser Samen sind arm an Ni und Co. In den Stämmen enthält das Holz mehr als die Rinde. Parenchymatöse Gewebe von Wurzeln, Zwiebeln oder Früchten haben einen mittleren Gehalt, auf Frischgewicht berechnet sogar einen sehr niedrigen Gehalt an Ni und Co (siehe Tabelle 4).

[1] Kinoshita Kono: Über die Ernährung der Pilze mit Kobaltamminkomplexsalzen. Acta phytochim. (Tokyo) 3, 31 (1927), zit. nach Ber. Physiol. 43, 778. — [2] Villedieu, G.: Action des oxydes insolubles sur le mildiou de la pomme de terre. C. r. Acad. Sci. Paris 176, 534 (1923). — [3] Bertrand, G., u. M. Mokragnatz: Allgemeines Vorkommen von Nickel und Kobalt im pflügbaren Boden. C. r. Acad. Sci. Paris 179, 1566 (1924). — Vgl. auch Schreckenthal, G.: Z. Pflanzenernährg A 10, 105 (1927/28). — [4] Bertrand, G., u. M. Mokragnatz: Répartition du nickel et du cobalt dans les plantes. Ann. Inst. Pasteur 44, 543 (1930), zit. nach Ber. Physiol. 58, 482 — C. r. Acad. Sci. Paris 175, 458 (1922), zit. nach Ber. Physiol. 16, 459 — C. r. Acad. Sci. Paris 190, 21 (1930), zit. nach Ber. Physiol. 55, 603 — Ann. Sci. agronom. franç. 47, 491 (1930), zit. nach Ber. Physiol. 60, 228.

Tabelle 4. Kobalt- und Nickelgehalt einiger Pflanzen (nach Bertrand und Mokragnatz).

Pflanze	Bestandteil	Trocken-substanz in g pro kg	Ni	Co
			mg pro kg Trockensubstanz	
Allium cepa (Zwiebel)		153	0,016	0,013
Armen vulgare (Aprikose) . . .	Blatt	313	3,00	0,30
	Fruchtfleisch	156	0,64	0,032
	ganzer Kern	841	0,80	0,005
	Samenschale	889	0,15	0,003
Avena sativa (Hafer)	ganzes Korn	888	0,45	unbest.
	Kleie	908	0,440	0,011
Brassica oleracea cap. D. C. (Kohl)	Blatt	557	3,37	0,07
Cantharellus cibarius (Champion)			3,50	2,15
Carpinus betulus (Weißbuche) . .	Holz	798	0,12	0,010
	Rinde	905	0,40	0,10
Cerasus vulgaris (Kirsche) . . .	Fruchtfleisch	200	0,50	0,005
	Fruchtstiel	553	2,00	0,10
	ganzer Kern	866	0,60	0,005
	Samenschale	879	0,10	0,005
Citrus aurantiacus Risso (Orange)	Fruchtschale	331	0,16	0,040
Coffea arabica (Kaffee)	Samen	898	0,38	0,002
Daucus carota (Möhre)	Blatt	96	1,83	0,31
	Wurzel	140	0,21	0,020
Ervum lens (Linse)	ganzer Same	848	1,61	0,354
Fagus silvatica (Buche)	Blätter	460	3,00	0,350
	Holz	750	0,60	0,20
	Rinde	902	2,00	0,30
Ficus carica (Feige)	ganze Frucht	829	1,20	0,20
Juglans regia (Walnuß)	ganze Nuß	887	0,60	0,05
	Nußschale	950	0,35	0,01
Lactuca sativa (Salat)	oberirdische Teile	46	1,51	0,054
Lykopersicum esculentum Dun. (Tomate)	ganze Frucht	52	0,15	0,096
Nasturtium offic. R. Br. (Brunnenkresse)	beblätterter Stengel	80	0,50	0,150
Oryza sativa (Reis)	poliertes Endosperm	880	0,017	0,006
Phaseolus vulgaris (Bohne) . . .	junge Schote	135	2,60	0,037
	reifer Same	924	0,59	0,011
Pirus communis (Birne)	Fruchtschale	313	1,30	0,18
	geschälte Frucht	149	0,90	0,010
Pisum sativum (Erbse)	ganzer Same	890	2,25	0,028
Polygonum fagopyrum (Buch-weizen)	ganze Frucht	824	1,34	0,36
Prunus domestica (Pflaume) . .	Fruchtfleisch	776	0,90	0,030
	ganzer Kern	862	0,50	0,03
	Kernschale	887	0,05	Spur
Solanum tuberosum (Kartoffel) .	Knollen	238	0,25	0,063
Spinacea oleracea (Spinat) . . .	Blätter	68	2,37	0,074
Syringa vulgaris (Flieder)	Blüten	267	3,00	0,90
	Zweige	781	1,00	0,50
Tilia europaea (Linde)	Blatt	464	2,50	0,20
	Holz	805	0,60	0,10
	Rinde	803	2,10	0,15
Triticum sat. (Weizen)	ganzes Korn	861	0,35	0,012
	Kleie	889	0,39	0,011
Vitis vinifera (Wein)	reifer Same	199	0,10	0,025
	Ranke	331	1,30	0,15
Zea Mais (Mais)	ganzes Korn	880	0,14	0,011

Weiter haben Smith[1] in australischen Protaceen, Vernadsky[2] in allen untersuchten Pflanzen in der Umgebung von Kiew, McHargue[3] in vielen Pflanzen Kobalt und Nickel nachgewiesen. Auch R. Berg[4] gibt an, daß besonders Nickel fast überall in sehr reichlichen Mengen zu finden ist; der Nickelgehalt kann bis zu 2 mg pro 100 g Trockensubstanz und noch mehr betragen. Das Kobalt ist vielfach gerade noch nachweisbar. In Meeresalgen wurde Kobalt und Nickel von Cornec[5] gefunden. Regelmäßig konnte auch Martini (Zit. S. 1416) Nickel in Pflanzen nachweisen, besonders reichlich in den Laubblättern von Laurus nobilis und Brolia serrata. Wenig Nickel scheint in Quercus und Pinushölzern vorhanden zu sein.

Ob das Vorkommen dieser beiden Metalle in den Pflanzen für diese eine größere Bedeutung hat, ist nach den bisherigen Untersuchungen noch unsicher. Jedenfalls wird das Kobalt, wenn man es dem Boden zusetzt, von der Pflanze aufgenommen und geht nach Hübner (Zit. S. 1415) wahrscheinlich auch in das Chlorophyll über, analog dem Kupfer (vgl. Tschirch[6]). Die Bildung von Kobaltleguminat, -oleat oder chlorophyllsaurem Kobalt (analog dem Kupfer) hat Hübner nicht nachgewiesen. Kobert[7] gibt an, daß auch auf nickelhaltigem Boden das Chlorophyll nickelhaltig wird; es zeigt aber nicht die schöne grüne Farbe wie bei gekupferten Pflanzen. Beide Metalle sollen im Chlorophyll in einer festen Bindung vorhanden sein.

Nach den Untersuchungen von Baly[8] soll die Synthese der Kohlensäure zu Kohlehydraten unter dem Einfluß des ultravioletten Lichtes durch die Gegenwart von Nickel, Kobalt, Fe, Zn, Mg, Al gefördert werden. Auch in vitro soll es durch Bestrahlung mit ultraviolettem Licht gelingen, bei Gegenwart der Carbonate dieser Metalle, aus Kohlensäure Kohlehydrate (Glucose, Fructose) zu synthetisieren, und zwar geht, so wie in der Pflanze, die Menge der gebildeten Kohlehydrate parallel mit dem Ansteigen der Temperatur bis zu etwa 30°. Durch zu starke Belichtung wird die Ausbeute beeinträchtigt. Diese Ergebnisse konnte aber Emerson[9] in seinen Versuchen nicht bestätigen.

Watanabe Atsushi[10] konnte zeigen, daß die Komplexsalze des Kobalts, besonders Chloropentamminkobaltichlorid (Purpureosalz) katalytisch die Oxydation verschiedener Stoffe in den Pflanzen bewirken können. Die Entstehung dieser Oxydationsprodukte, die gewöhnlich anders gefärbt sind, kann direkt unter dem Mikroskop verfolgt werden. Die Kohlensäureassimilation wird aber immer mehr oder weniger gehemmt. Die Atmung von Spirogyren wird durch ganz schwache Lösungen ($^m/_{25\,000}$) bis zu 200% gesteigert, durch konzentriertere Lösungen anfänglich auch gesteigert, später aber gehemmt. Die Hemmung tritt dann ein, wenn sich die obenerwähnten Oxydationsprodukte

---

[1] Smith: Zit. nach Czapek: Biochemie der Pflanzen 2, 504 Jena 1921. 2. Aufl. — [2] Vernadsky, W. J.: C. r. Acad. Sci. Paris 175, 382 (1922), zit. nach Boresch: Handb. der Pflanzenernährung und Düngemittel 1, 261. Berlin: Julius Springer 1931. — [3] McHargue: J. amer. chem. Soc. 36, 2532 (1914), zit. nach Boresch. — [4] Berg, R.: Das Vorkommen seltener Elemente in den Nahrungsmitteln und menschlichen Ausscheidungen. Biochem. Z. 165, 461 (1925). — [5] Cornec, Eu.: C. r. Acad. Sci. Paris 168, 513 (1919), zit. nach Boresch. — [6] Tschirch: Das Kupfer vom Standpunkt der gerichtlich-chemischen Toxikologie und Hygiene. Stuttgart 1893. Zit. nach Hübner. — [7] Kobert: Lehrbuch der Intoxikationen, S. 420. 1906. — [8] Baly, E. C. C.: Photosynthesis. Proc. roy. Soc. 116, 197 (1927); 122, 393 (1929) — Nature 1928 II, 207 — Science (N. Y.) 1928 II, 364, zit. nach Ber. Physiol. 48, 162; 49, 20; 50, 514. — [9] Emerson, R.: Über das Verhalten von Nickelcarbonat hinsichtlich der Kohlensäureassimilation. J. gen. Physiol. 13, 163 (1929), zit. nach Ber. Physiol. 54, 132. — [10] Watanabe Atsushi: Über die vitale Oxydation der Pflanzenzellen mit den Kobaltamminkomplexsalzen. Jap. J. of Bot. 4, 37 (1928), zit. nach Ber. Physiol. 47, 558.

gebildet haben. 2—3 Stunden lange Einwirkung von $^m/_{500}$-Lösungen fördert das Wachstum und die Zellvermehrung, konzentriertere Lösungen hemmen Wachstum und Zellvermehrung. Die erwähnte vitale Oxydation verläuft sehr schnell, ist also durch das ganze Molekül bedingt; denn das komplexe Kation wird, wie schon bei den Schimmelpilzen erwähnt wurde, als solches resorbiert und im Plasma der Zelle erst allmählich zersetzt (Kinoshita Kono: Zit. S. 1434).

Toxische Wirkungen. Algen. Nach Drechsel[1] werden Spirogyren durch Lösungen mit 0,2% Kobaltnitrat oder 0,5% Nickelsulfat nicht geschädigt, nach Hocz (Zit. S. 1430) dagegen sind schon 0,001 molare Lösungen der verschiedenen Salze des Kobalts und Nickels stark toxisch.

Höhere Pflanzen. Nach Hübner (Zit. S. 1415) soll der Zusatz von Kobaltnitrat (bis zu 5%) zum Boden für die Pflanzen ganz unschädlich sein. Dagegen hat Petri[2] festgestellt, daß Ölbaumkulturen durch Begießen mit 0,01—1 promill. Lösungen von Kobalt- oder Nickelchlorid stark geschädigt werden. Die Blätter werden gelb und fallen vielfach ab. Kobalt übt seine Wirkung besonders an den wachsenden Organen aus, so daß vor allem die jungen Nebenästchen geschädigt, und zwar in der Entwicklung gehemmt werden, zum Teil auch ganz vertrocknen. Gleiche Veränderungen zeigen Blattspitzen und Blattränder sowie die jungen Triebe solcher Pflanzen, die früher einmal mit Kobaltchlorid begossen wurden und die in ihrer Rinde größere Mengen von Kobalt angehäuft haben. Nickelchlorid schädigt die jungen Würzelchen, die bei Konzentrationen über $1^0/_{00}$ schnell absterben. Im 2. Jahre gehen die Kulturen in der Regel ein. Nakamura[3] stellte für Kobalt in äußerst geringen Mengen in gewissen Fällen eine schwache Reizwirkung fest. Im übrigen sind aber Kobalt und Nickel für Pflanzen viel giftiger als Eisen oder Mangan.

In Nährlösungen führen schon 1—2 mg% Co zum Gelbwerden der Blätter und nicht selten zum Absterben der ganzen Pflanze. Auch Nickelsalze schädigen sehr stark das Wachstum (Haselhoff[4]). Wasserkulturen von Buchweizen werden von Nickel weder geschädigt noch in ihrem Wachstum gefördert (Cotton Majoric[5]). Die tötende Konzentration von Kobaltnitrat, Kobaltsulfat, Nickelnitrat und Nickelsulfat beträgt nach Kahlenberg und True[6] 1 Mol in 25600 Litern Lösung. (Betreffs weiterer Angaben über die toxische Wirkung der reinen Metallösungen vgl. Wiechmann: Zit. S. 1423.)

Beizversuche von Weizensamen mit 0,1—1% Nickellösungen ergaben bei einstündiger Behandlung eine starke Schädigung in der Reihenfolge: Nickelcyankalium > Nickelnitrat > Nickelcarbonat > Nickelchlorid > Nickelsulfat. Bei 10 Minuten langer Beizdauer beschleunigen Nickelnitrat und -sulfat die Keimung auch bei keimschwachen Samen. Auf Zwiebelsamen wirken selbst 10proz. Lösungen nicht schädlich, was durch die geringe Durchlässigkeit der verkorkten Samenschale bedingt ist (Niethammer[7]).

---

[1] Drechsel, A.: Zur Kenntnis der sog. olygodynamischen Erscheinungen. Ein Beitrag zur Physiologie der Giftwirkung. Zbl. Bakter. II 53, 298 (1921). — [2] Petri, L.: Beobachtungen über die schädliche Wirkung einiger toxischer Substanzen auf den Ölbaum. Zbl. Bakter. II Ref. 28, 156 (1910). — [3] Nakamura, Y.: Can salts of Zinc, Cobalt and Nickel exert a stimulant action of agricultural plants? Bull. Coll. of agric. Tokyo 6, 147 (1904). — [4] Haselhoff: Versuche über die schädliche Wirkung von nickel- und kobalthaltigem Wasser auf Pflanzen. Landw. Jb. 22, 862 (1893); 24, 859 (1895). — [5] Cotton Majoric: Die Giftwirkung von Jod und Nickel auf das Wachstum von Buchweizen in Wasserkulturen. Bull Torrey bot. Club 57, 127 (1930), zit. nach Ber. Physiol. 59, 568. — [6] Kahlenberg u. True: J. amer. med. Assoc. 1896. — [7] Niethammer, A.: Landwirtschaftlich-biologische Studien mit Nickel und Cyanverbindungen. Gleichzeitig ein Beitrag zur allgemeinen Biologie der Samen und Früchte. Wiss. Arch. Landw. A 4, 607 (1930), zit. nach Ber. Physiol. 59, 571.

Allgemeinwirkungen auf Tiere.

Wirbellose und Fische. Wäßrige Aufschwemmungen von Anguillula aceti (Nematoden) werden von Kobaltalbumin nach 1 Tag. von Nickelalbumin nach 8—9 Tagen getötet (Ariola: Zit. S. 1432).

Mollusken und auch Arthropoden werden nach Faggioli (Zit. S. 1431) durch Kobalt und Nickel geschädigt.

Fische (Fundulus heteroclitus) zeigen in nickelhaltigem Meerwasser (bis 0,016 n-NiCl$_2$) gar keine Erscheinungen, trotzdem sie recht beträchtliche Mengen von Nickel aufnehmen. In 0,016 n-Lösung z. B. wurde in den Fischen bei 1stündiger Versuchsdauer 0,005% Ni (auf Trockensubstanz berechnet) gefunden, bei 48stündiger Versuchsdauer 0,0079% Ni. In einer 0,001 n-Lösung nimmt der Fisch 0,0029% Ni seines Trockengewichtes auf. Werden die Fische wieder in reines Meerwasser zurückgebracht, so geben sie das aufgenommene Nickel in 8 Tagen wieder ab. In Süßwasser, in dem die Fische ebenfalls gut leben können, ruft schon eine $^n/_{8000}$-Lösung den Tod der Tiere innerhalb weniger Stunden hervor. Die stark toxische Wirkung des Nickels im Süßwasser ist nicht durch den niedrigeren osmotischen Druck bedingt, da Herstellung der Isotonie durch Zusatz von Zucker die Giftwirkung nicht vermindert, sondern wahrscheinlich durch das Fehlen antagonistisch wirkender Ionen [1]. (Vgl. dazu den Abschnitt über die Zellkolloide S. 1426).

Für verschiedene Meeresfische (Seranus, Cabrilla, Crenolabris mediterraneus, Julis vulgaris) beträgt die „toxische Grenze", d. i. das Gewichtsmaximum der Metallsalze in Grammen, welches in 1 Liter Meerwasser gelöst den Tieren länger als 48 Stunden zu leben gestattet, von Kobalt und Nickelchlorid 0,125 g, gegenüber 0,014 g Ferrichlorid oder 0,3 g Manganchlorid. Die Nitrate erwiesen sich giftiger als die Chloride [2].

Amphibien. Kobalt. Bei Fröschen verläuft die Vergiftung nach Hübner[3] folgendermaßen. Nach der Injektion von 5—9 mg Co als Kobaltcitratnatrium in den Rückenlymphsack 30—40 g schwerer Frösche tritt zunächst Verdunkelung der Hautfarbe ein. Die Tiere bleiben meist längere Zeit mit geschlossenen Augen still liegen und bewegen sich auf äußere Reize in einer trägen und ungeschickten Weise. In der Ruhe nehmen sie eigentümliche Stellungen ein, die aber nicht charakteristisch sind. Dann kommt es meist zu tonisch-klonischen Krämpfen. Nach größeren Dosen wird die Atmung bald unregelmäßig und aussetzend. Bei tödlichen Dosen (6 mg Co) kommt es zu Paresen und vollständiger Paralyse der Extremitäten. Daneben treten auch noch Krämpfe und Tetanus auf. Schließlich hört die Atmung und zuletzt die Herztätigkeit auf. Ganz ähnlich beschreiben das Vergiftungsbild auch Bock[4], Stuart[5] (nach Kobaltcitratnatricum), Azary[6] Meurice[7], Siegen[8] (nach Nitrat), Coppola[9] (nach Chlorid).

[1] Adrien, Th.: Studies on the Absorption of metallic salts by fish in their natural habitat. II. The absorption of nickel by fundulus heteroclitus. J. of biol. Chem. **58**, 671 (1924). — [2] Richet, Ch.: De la toxicité comparée des différents métaux. C. r. Acad. Sci. Paris **93**, 649 (1881). — [3] Hübner, J.: Zur Pharmakologie des Kobalts mit besonderer Berücksichtigung seiner Verwendung bei Blausäurevergiftung. Arch. internat. Pharmacodynamie **9**, 339 (1901). — [4] Bock, J.: Über die Wirkung der Kobalt-, Rhodium- und Chromammoniumverbindungen auf den tierischen Organismus. Arch. f. exper. Path. **52**, 1 (1905). — [5] Stuart, A.: Über den Einfluß der Kobalt- und Nickelverbindungen auf den tierischen Organismus. Arch. f. exper. Path. **18**, 151 (1884) — J. of Anat. a. Physiol. **17**, 33 (1882). — [6] Azary, A.: Über die toxische Wirkung des Nickels und Kobalts. Orvosi Hetilop **1879**, Nr. 33; Termiszettudomangi Közlöny 1878, Referat im Jahrber. Fortschritte Pharmakognosie **13**, 581. — [7] Meurice, J.: Intoxication et désintoxication de différents nitriles par l'hyposulfite de soude et les sels métalliques. Arch. internat. Pharmacodynamie **7**, 32 (1900). — [8] Siegen: Neues Repert. für Pharm. **22**, zit. nach Chem. Zbl. **1873**, 355. — [9] Coppola, Fr.: Sull' azione fisiologica del nickel e del cobalto. Sperimentale **1885**, 375, zit. nach Malys Jber. Tierchem. **15**, 76 — Sperimentale **1886**, 43 — Ann. di chem. e di farmac. IV. s. **4**, 123, zit. nach Malys Jber. Tierchem. **16**, 69.

Nach Wohlwill[1] ist aber dieses beschriebene Vergiftungsbild nicht nur auf das komplexe Kobaltsalz zurückzuführen, sondern auch auf die Wirkung des in ziemlich großer Menge vorhandenen freien Natriumcitrats, welches bei Fröschen in Dosen von 8—20 mg pro 50 g Tier fibrilläre Muskelzuckungen mit gesteigerter Reflexerregbarkeit und tetanischen Krämpfen hervorruft. Wenn man das nach Stuart hergestellte, aber von dem Citrat befreite Salz den Fröschen injiziert, so kommt es bei diesen Tieren niemals zu Krämpfen, vorausgesetzt, daß man die Dosen so wählt, daß der Citronensäuregehalt nicht die toxische Grenze erreicht. Die Vergiftung verläuft dann unter folgendem Bilde: Zuerst werden die Bewegungen ungeschickt, dann nimmt die Reflexerregbarkeit immer mehr ab, so daß schließlich die Rückenlage auch bei den stärksten Reizen beibehalten wird. Spontane Bewegungen hören ganz auf. Das Herz schlägt bis zum Schluß regelmäßig, die Frequenz wird aber immer langsamer bis zum Stillstand in Diastole.

In neueren Untersuchungen unterscheidet S. Yosida[2] im Verlaufe der Vergiftung 3 Stadien, die aber nicht bei allen untersuchten Dosen auftreten. Bei seinen Versuchen verwendete er einerseits Kobaltchlorid und andererseits das nach der Vorschrift von Stuart hergestellte, also nicht gereinigte Kobaltcitratnatrium. Beide Verbindungen wirken qualitativ gleichartig. Sie unterscheiden sich nur darin, daß das Kobaltchlorid viel stärker und schneller wirkt als die Komplexverbindung. Die 3 Stadien bezeichnet er als Initial-, Exzitations- und paretisch-paralytisches Stadium. Das erste beginnt 4 bis 10 Minuten nach der Injektion und zeigt das Bild einer leichten Narkose mit kupferartiger Verfärbung der Haut, Verlust der spontanen Beweglichkeit und der Reflexerregbarkeit und einer ziemlich charakteristischen Stellung (,,es ist keine Buckelstellung"). Passive Rückenlage wird ertragen. Die Sensibilität ist ebenfalls herabgesetzt. Außerdem finden sich bulbo-pupillo-palpebrale Symptome, bestehend in Zurückziehen der Augen, Schluß der Lider und Miosis. Besonders letztere findet sich regelmäßig. Die Respiration ist ruhig und langsam. Gegen Ende dieses Stadiums treten schließlich noch fibrilläre Muskelzuckungen besonders in den thoraco-abdominalen Muskeln auf, die sich in das Exzitationsstadium hinein fortsetzen. In diesem findet man Mydriasis infolge Sympathicusreizung, fibrilläre und fasciculäre Muskelzuckungen mit tonischklonischen Krämpfen und erhöhte Reflexerregbarkeit. Die Atmung ist vertieft und vielfach krampfhaft. Nach verschieden langer Dauer (eine bis mehrere Stunden) verschwinden diese Erscheinungen, und es kommt jetzt zum 3. Stadium der Vergiftung mit Verlust der Reflexe und der Sensibilität, Auftreten von Paresen und Aufhören der Atmung. Schließlich kommt es zur vollständigen Paralyse und zum Tode. Das Herz schlägt bis zum Tode und bleibt schließlich in Systole stehen. Diese 3 Stadien treten regelmäßig nur nach mittleren Dosen ein. Bei kleinen Dosen tritt nur das 1. und ein abgeschwächtes 2. Stadium auf, nach dem wieder Erholung eintritt. Bei ganz großen Dosen kann auf das 1. sofort das 3. Stadium nachfolgen.

Wie schon erwähnt, konnte S. Yosida nur quantitative Unterschiede in der Wirkung des Chlorids und des Citratkomplexes feststellen. In der Literatur findet sich jedoch eine Angabe Coppolas (Zit. S. 1438), daß die Wirkung des Chlorids nicht mit der der Komplexsalze identisch sei.

Nickel. Die Symptome der Nickelvergiftung sind ganz die gleichen wie die der Kobaltvergiftung. Die Untersuchungen sind größtenteils von denselben

---

[1] Wohlwill, Fr.: Über die Wirkung der Metalle der Nickelgruppe. Arch. f. exper. Path. **56**, 403 (1907). — [2] Yosida, S.: Contributions à la connaissance pharmacologique du cobalt. I. Mitt. med. Fak. Tokyo **32**, 103 (1925).

Autoren, ebenfalls teils mit anorganischen, teils mit Komplexsalzen ausgeführt worden (Laborde und Riche[1] [Sulfat], Coppola [Zit. S. 1438]
[Chlorid], Azary [Zit. S. 1438] [Nitrat], Stuart [Zit. S. 1438] [Nickelcitrat-
natrium], Yamagami Matao[2] [Nickeltartratnatrium], Geerkens [Zit.
S. 1431] [Acetat]).

Wenn auch von keinem der Autoren das Vergiftungsbild so eingeteilt wurde,
wie es Yosida für das Kobalt getan hat, so scheinen doch die Symptome der
Nickelvergiftung den gleichen Verlauf zu zeigen, so daß man wohl auch hier
die 3 Stadien unterscheiden könnte.

Warmblüter. Kobalt. Auch bei den Warmblütern wurden wahllos die verschiedenen Salze des Kobalts untersucht. Nur diejenigen Autoren, die eine
„ätzende" Wirkung der anorganischen Verbindungen festgestellt zu haben
glaubten, verwendeten in der Folge nur die komplexen Citrate oder Tartrate.
Vergleichend zeigt sich aber, daß die Kobaltwirkung auch bei den Warmblütern
anscheinend bei allen diesen Verbindungen gleichartig zutage tritt, während
Unterschiede nur in quantitativer Hinsicht bestehen.

Eine Vergiftung per os gelang nur mit ganz großen Dosen. Im allgemeinen
reagieren die verschiedenen Tierspezies auf die Zufuhr von Kobalt gleichartig,
nur bei Hunden und Katzen ergeben sich gegenüber den anderen Tieren (Kaninchen, Meerschweinchen, Tauben, Ratten und Mäusen) insofern Unterschiede,
als bei ersteren Symptome von seiten des Magens in den Vordergrund treten,
die bei den letzteren überhaupt zu fehlen scheinen. Diese Differenzen können
als die Folge von Artunterschieden angesehen werden, da bei den ersteren Tierarten schon physiologisch die Möglichkeit des Erbrechens gegeben ist, während
bei den übrigen Tieren Erbrechen niemals eintritt.

Vergiftungsversuche an Hunden und Katzen stammen von Gmelin[3],
Azary (Zit. S. 1438), Laborde und Riche[1] mit Chlorid, Sulfat und Nitrat
und von Stuart (Zit. S. 1438) und Wohlwill (Zit. S. 1439) mit Kobaltcitratnatrium. Außer Erbrechen traten keine akuten resorptiven Wirkungen auf,
was nur darauf zurückgeführt werden kann, daß der größte Teil des Metalls
noch vor der Resorption aus dem Organismus entfernt worden ist.

Bei der subcutanen Injektion verläuft das Vergiftungsbild nach Wohlwill
etwa folgendermaßen: Bald nach der Injektion kommt es zu starker Nausea
mit keuchender Atmung, Zittern am ganzen Körper, häufigem Aufstoßen und
Erbrechen. Wenn man das enorme Durstgefühl der Tiere befriedigt, kann das
Erbrechen stundenlang anhalten. Später nimmt die zunehmende Erschöpfung
überhand und führt zur Nahrungsverweigerung und zum Tode. Das Erbrechen
tritt angeblich so spät ein, daß es Wohlwill mit der Reizung der Magenschleimhaut durch ausgeschiedenes Metall erklärt. Stuart gibt außerdem noch an:
seröse, aber nicht blutige Durchfälle, Tenesmus, Schwäche der Herztätigkeit,
Konvulsionen und Tod unter Krämpfen. Bei der Sektion findet man regelmäßig
Hyperämie der Baucheingeweide, Capillarhyperämie des Magen-Darmtraktes,
am stärksten im Jejunum, häufig auch Blutextravasate besonders am Pylorus.
Im Magen findet man meist „putrides Futter". Das Bild ähnelt nach Wohlwill
ganz der Arsenvergiftung.

---

[1] Laborde u. Riche: Action du sulfate de nickel sur l'organisme. C. r. Soc. Biol.
Paris **40**, 681, zit. nach Malys Jber. Tierchem. **19**, 63 — J. Pharmacie **17**, 59 u. 97 (1888).
— [2] Yamagami Matao: Über die pharmakologischen Untersuchungen des Nickels.
Fol. jap. pharmacol. **6**, 389 (1928). — [3] Gmelin: Versuche über die Wirkung des Baryts,
Strontiums, Nickels, Kobalts usw. auf den tierischen Organismus. Tübingen: H. Laupp
1824.

Bei Kaninchen, Meerschweinchen, Ratten und Mäusen fehlen diese Symptome von seiten des Magen-Darmkanales meist völlig, nur manchmal treten profuse, selbst blutige Diarrhöen auf (Wohlwill), nach Stuart aber meist nur bei mehr chronischem Verlauf der Vergiftung. Es ist dies um so auffallender, als man bei der Sektion von vergifteten Tieren meist ebenso starke Veränderungen im Magen-Darmkanal findet wie bei den Tieren der ersten Gruppe. Das Vergiftungsbild bei diesen Tieren beherrschen zunehmende Schwäche und Lähmung, die mitunter von Krämpfen unterbrochen wird, also Symptome, die durch eine Alteration des Zentralnervensystems bedingt sind.

Yosida (Zit. S. 1439) unterscheidet auch hier wie bei den Fröschen im Verlauf der Vergiftung 3 Stadien. In seiner Arbeit sind zwar nur die Versuche an Mäusen ausführlich mitgeteilt. doch erwähnt er auch Versuche an anderen Tieren, die ein ähnliches Bild zeigen. Auch stimmen seine Angaben mit denen der übrigen Untersucher ziemlich überein (Wohlwill: Zit. S. 1439, Siegen: Zit. S. 1438, Stuart: Zit. S. 1438, Bock: Zit. S. 1438, Meurice: Zit. S. 1438). Das Initialstadium beginnt 3—10 Minuten nach der Injektion. Die Tiere sind zuerst unruhig, laufen hin und her und verfallen schließlich in einen leichten narkotischen Zustand. Die Augen sind halb oder ganz geschlossen, die Pupille infolge einer Lähmung des Halssympathicus verengert, die Reflexe herabgesetzt. Die hinteren Extremitäten sind ganz erschlafft und werden bei' Bewegungen nachgeschleppt. Die Respiration ist verlangsamt und abgeflacht, aber regelmäßig. Relativ frühzeitig beginnen fibrilläre Zuckungen in den thoraco-abdominalen Muskeln. Das Exzitationsstadium beginnt etwa 15—30 Minuten nach der Injektion. Nach größeren Dosen ist es im allgemeinen nicht so ausgesprochen, auch nach sehr kleinen Dosen fehlen die Erregungszustände von seiten des Zentralnervensystems vollständig. Nur das Verhalten der Respiration zeigt die zentrale Erregung an. Die fibrillären und fasciculären Zuckungen werden stärker, sind aber meist auf die thoraco-abdominalen Muskeln beschränkt, während sie in den dorsalen und glutäalen Muskeln viel seltener beobachtet werden. Dann kommt es zu allgemeinen tonischen und klonischen Krämpfen oder zu einem unruhigen Umherlaufen der Tiere. Dabei sind die Reflexe gesteigert, die Atmung beschleunigt, angestrengt, ja sogar krampfhaft, mitunter auch unregelmäßig. Schließlich werden diese Symptome schwächer, und es kommt nun zum 3., dem sog. paretisch-paralytischen Stadium, welches aber nach kleinen Dosen, nach denen sich die Tiere wieder erholen, nicht eintritt. Die Tiere verfallen in einen stuporösen Zustand mit Paresen und schließlich vollständiger Paralyse. Die Reflexe sind herabgesetzt, später ganz erloschen, ebenso die Sensibilität. Die Atmung wird immer schwächer und hört schließlich noch vor dem Aussetzen der Herztätigkeit auf.

Von den meisten Untersuchern werden auch bei diesen Tieren (Kaninchen und Ratten) pathologisch-anatomische Veränderungen des Magen-Darmkanales beschrieben. Die Schleimhaut des Magens ist hyperämisch und mit Blutextravasaten bedeckt. Diese finden sich meist an der Kardia, kommen aber auch im Bereiche der großen Kurvatur vor. Auch Geschwüre können sich an diesen Stellen bilden. Oft sind diese mit einer dicken, schwarzen, schleimigen Masse bedeckt, die aus Blut, Epithel und Schleim besteht. Im ganzen Darm sind ähnliche Erscheinungen zu beobachten, die aber meist nicht so intensiv sind. Der Darm kann auch ganz normal aussehen, während der Magen diese Veränderungen immer zeigt.

Im besonderen soll noch die Wirkung einer intravenösen Injektion beschrieben werden, da diese im Anfang etwas anders verläuft.

Schon Gmelin (Zit. S. 1440) beschreibt die Wirkung einer derartigen Injektion am Hunde. Wenn die Dosis nicht zu groß gewählt wurde (0,18 g $CoSO_4$), so tritt nur Würgen, Erbrechen und Tenesmus ein, sonst aber nur ganz uncharakteristische Symptome, unter denen der Hund nach einigen Tagen zugrunde geht. Nach der Injektion von 0,36 g $CoCl_2$ bei einem kleinen Hunde kommt es zu einigen tiefen Atemzügen, Unfühlbarwerden des Herzschlages und zum Tode innerhalb einer halben Minute.

Später hat Stuart (Zit. S. 1438) ähnliche Versuche mit Kobaltcitratnatrium an Kaninchen ausgeführt. Gewöhnlich kommt es sofort nach der Injektion zu allgemeinen Krämpfen mit Kot- und Urinabgang; zuweilen werden auch die Pupillen enger. Die Tiere sind dann betäubt und gelähmt. Die Lähmung kann beinahe allgemein und vollkommen sein, wenn nicht, dann sind die hinteren Extremitäten am stärksten betroffen. War die Dosis nicht zu groß, so tritt das oben beschriebene Exzitationsstadium ein, welches später wieder in ein Lähmungsstadium übergeht. Der Tod erfolgt unter Konvulsionen infolge Atemlähmung.

Der gleiche Verlauf der Kobaltvergiftung nach intravenöser Injektion wurde von Hendrych[1] beobachtet und genauer analysiert. Nach der Injektion von 1 mg-Äqu. Co pro kg als Kobaltchlorid kommt es sofort zu einem schlafähnlichen Zustand, aus dem die Tiere aber durch kleinste Reize leicht erweckt werden können. Gleichzeitig findet sich als Ausdruck einer vermehrten Darmtätigkeit reichlicher Abgang von Faeces. Nach etwa 5 Minuten tritt schwere Dyspnoe auf, die nach etwa 10 Minuten wieder normaler Atmung Platz macht. Das Tier verträgt jetzt nicht mehr Seitenlage, liegt aber auf dem Bauch mit Paresen der hinteren Extremitäten. Dabei geht ständig Harn und weicher bis flüssiger Kot ab. Nach etwa einer halben Stunde ist das Bild unverändert, nur zeigt sich eine gewisse Hypersensibilität auf Reize, aber nicht so ausgesprochen wie bei der Nickelvergiftung. (Exzitationsstadium nach Yosida?) Nach 2 Stunden scheint das Tier ganz normal. Etwa 5 Stunden nach der Injektion beginnt das Tier wieder dyspnoisch zu atmen und verträgt auch für kurze Zeit Seitenlage als Ausdruck einer beginnenden zentralen Lähmung. Nach etwa 9 Stunden tritt unter Krämpfen der Tod ein.

1 mg-Äqu. Co pro kg als Kobalt-(II)-citratnatrium intravenös injiziert, führt noch während der Injektion zu Krämpfen, die einige Minuten andauern. Daneben finden sich Kau- und Laufbewegungen mit Opistotonus und in den Pausen ganz abnorme Stellungen der Beine. Das Tier ist stark dyspnoisch und etwas diarrhoisch. Nach 5 Minuten sitzt das Tier, verträgt Seitenlage und schläft. 10 Minuten nach der Injektion setzt es sich auf, legt sich aber nach einiger Zeit wieder hin. Dieses leicht hypnotische Stadium dauert etwa 2 Stunden. Nachher ist das Tier ganz normal. Nach 3 Tagen war das Tier noch am Leben.

1 mg-Äqu. Co pro kg als Kobalt-(III)-citratnatrium (19,7 mg Co) intravenös injiziert, führt nur zu einem etwa 15 Minuten dauernden Schlaf. Das Tier zeigt dann überhaupt keine Erscheinungen mehr.

Diese mit gleichen Dosen (Äquivalente) ausgeführten Versuche zeigen am deutlichsten die charakteristischen Unterschiede der einzelnen Verbindungen. Abgesehen von den Darmerscheinungen, die bei den Komplexsalzen fast vollständig fehlen, fällt vor allem die viel geringere Toxizität der Komplexsalze auf, die wahrscheinlich mit einem verschiedenen Schicksal im Zusammenhang steht. Die anodische Wanderung des komplex gebundenen Kobalts dürfte analog den entsprechenden Eisensalzen eine rasche Ausscheidung bedingen, so daß schließlich die tödliche Konzentration im Blute nicht mehr erreicht wird.

---

[1] Hendrych, F.: Unveröffentlichte Versuche.

Abgesehen von den ersten Minuten ist das Vergiftungsbild bei beiden Salzen des zweiwertigen Kobalts qualitativ gleichartig. Durch die Anflutung des Metalls kommt es zu einer Lähmung des Zentralnervensystems, welche nach der Verteilung und dadurch bedingten Verminderung des kreisenden Metalls im Organismus wieder verschwindet. Eisen, Kobalt, Nickel und Mangan sind in diesem Stadium ganz gleich wirkend. Beim Eisen jedoch hält dieses Stadium nur ganz kurze Zeit an infolge Umwandlung der zweiwertigen Form in eine akut unwirksame dreiwertige Form. Diese „Entgiftung" ist beim Kobalt nicht möglich, da die zweiwertige Form die stabile ist. Das Kobalticitratnatrium zeigt die primäre zentrale Lähmung auch nur in ganz geringem Maße. Vom Mangan unterscheidet sich das Kobalt und auch das Nickelchlorid durch die geringere Toxizität. Denn eine gleich große Dosis Manganchlorid führt bei gleicher Injektionsdauer in der Regel noch während der Injektion zum Tode.

Beim Menschen ist nur ein einziges Mal eine Vergiftung mit Kobalt beschrieben worden, und zwar von Remond und Favre[1]. Die Symptome bestanden in Magenschmerzen, Aufstoßen, heftigem Erbrechen und Hämaturie mit 3,5% Albumen, welche über Monate anhielt. Die Vergiftung kam so zustande, daß ein junger Mann in einem schwer lüftbaren Raume Kobalt zerkleinerte und den dabei entstehenden Staub eingeatmet hat. Da weder im Kot noch im Harn Arsen nachgewiesen werden konnte, so ist die Annahme einer Kobaltvergiftung wohl gerechtfertigt.

Nickel. Der Verlauf der akuten Nickelvergiftung ist ganz der gleiche, wie er oben für das Kobalt beschrieben wurde. Die Untersuchungen darüber stammen fast alle von den gleichen, schon oben angeführten Autoren. Speziell mit der Toxikologie des Nickels haben sich nur Geerkens (Zit. S. 1431) und Yamagami Matao (Zit. S. 1440) beschäftigt. Die zahlreichen experimentellen Untersuchungen, die ausgeführt worden sind, um die Bedeutung der ökonomischen Nickelaufnahme festzustellen, werden im Abschnitt über die chronischen Wirkungen besprochen werden.

Die Toxizität des Nickels scheint etwas größer zu sein als die des Kobalts, doch ist der Unterschied bei Verwendung der verschiedenen Salze nicht gleich. Auch nach der Art der Zufuhr ergeben sich ganz verschiedene Resultate. Bei subcutaner Injektion ist Nickel toxischer, bei intracerebraler Injektion gleichfalls. 0,05 mg Ni als Sulfat führen schon nach 10 Minuten unter heftigsten Krämpfen an Lungenödem zum Tode, während 0,1 mg Co als Sulfat vollständig wirkungslos ist (Massol und Breton[2]). Dagegen ist bei suboccipitaler Injektion Kobalt als Nitrat toxischer als Nickelchlorid. Die Dosis minima letalis beträgt für Kobalt 0,5 mg pro kg, für Nickel 1,0 mg pro kg (Pentschew und Kassowitz[3]).

Die intravenöse Injektion von Nickelchlorid (1 mg-Äqu. Ni pro kg) zeigt fast den gleichen Verlauf, wie er für Kobalt beschrieben wurde (Stuart, Hendrych). Ein Unterschied bestand zunächst darin, daß die Tiere 25 Minuten nach der Injektion schon auf schwächste Reize mit langdauerndem Schreien antworteten (Hypersensibilität), und zweitens in der Dauer der Vergiftung, welche bei gleicher Dosis fast nach doppelt so langer Zeit zum Tode führte.

[1] Remond u. Favre: Zit. nach Leschke: Münch. med. Wschr. **1932**, 183. — [2] Massol, L., u. M. Breton: Toxicité intracérébrale de quelques sels métalliques chez les cobaye. C. r. Soc. Biol. Paris **66**, 818 (1909). — [3] Pentschew, A., u. H. Kassowitz: Vergleichende Untersuchungen über die Wirkung verschiedener Metallsalze auf das Zentralnervensystem bei Kaninchen. Arch. f. exper. Path. **164**, 667 (1932).

Tabelle 5. Toxische und letale Dosen für höhere Wirbeltiere.

Tierart	Verabreichte Ver-bindung	Art der Zufuhr	mg Salz in toto	mg Salz pro kg Tier	mg Metall in toto	mg Metall pro kg Tier	Wirkung	Autor
							Kobalt.	
Frosch	Kobaltpulver	per os	—	—	500	—	tot nach 24 Std.	Mascherpa (Zit. S. 1450).
,,	,,	subcutan	—	—	1000	—	,, ,, 48 ,,	,,
Rana esculenta	,,	,,	—	—	100 bis 300	—	,, ,, 24 ,,	Ariola (Zit. S. 1432).
Desgl.	Kobaltioxyd	,,	—	—	>300	—	—	,,
Frosch	Kobalt-chlorid 0,2%	,,	—	—	—	10	,, ,, 5 Tg.	Yosida (Zit. S. 1439).
,,	Desgl. 1%	,,	—	—	—	40	,, ,, 26 ,,	,,
,,	,,	,,	—	—	—	50	,, ,, 44 Std.	,,
,,	,,	,,	10	—	—	—	,, ,, 1/2 ,,	Siegen (Zit. S. 1438).
,,	,,	,,	3—4	150 bis 200	—	—	,, ,, 24 ,,	Coppola (Zit. S. 1438).
,,	Kobaltchlorid + Eiweiß	,,	—	—	1,3	52	,, ,, 24 ,,	Mascherpa u.Perito(zit.S.1464)
,,	Kobaltnitrat	,,	1,8	100	0,6	32	vertragen	Meurice (Zit. S. 1438).
,,	,,	,,	4	150	1,3	48	tot nach 46 Std.	,,
,,	,,	,,	17	1000	5,5	320	,, ,, 1 ,,	,,
,,	Kobaltcitrat	,,	—	260 bis 550	—	62 bis 130	,, ,, 3—4 Tg.	Wohlwill (Zit. S. 1439).
,,	,,	,,	—	—	—	20	,, ,, 5! ,,	Yosida.
,,	,,	,,	—	—	—	30	,, ,, 42! ,,	,,
,,	,,	,,	—	—	—	50	,, ,, 46!Std.	,,
,,	,,	,,	—	—	—	100	überlebt!	,,
,,	Kobaltcitrat + Natriumcitrat (Heldtsches Salz)	,,	—	—	5	120	vertragen	Hübner (Zit. S. 1438).
,,	Desgl.	,,	—	—	6	150	tot nach 3½ Tg.	,,
Sommer-frosch	,,	,,	—	—	3	75	Dos. let. minim.	,,
Frosch	,,	,,	—	—	—	100	,,	Stuart[1].
R. escul. (Herbstfr.)	,,	,,	—	—	—	66	,,	Bock(Zit.S.1438)
Frosch	Kobalti-Protein	,,	—	—	1,3	52	toxisch, überlebt	Mascherpa u. Perito.
,,	Kobalticyan-kalium	,,	—	—	9	220	letal	Hübner.
Taube	Kobaltnitrat	intramusk.	19	50	6	16	toxisch	Meurice.
,,	,,	,,	31	100	10	32	tot nach einigen Stunden.	,,
Maus	Kobaltchlorid	subcutan	—	—	—	25—30	Dos. let. minim.	Yosida.
,,	,,	,,	—	—	—	40	tot nach 24 Std.	,,
,,	Kobaltchlorid + Eiweiß	,,	—	—	0,63	23	,, ,, 1 ,,	Mascherpa u. Perito.
,,	Kobaltcitrat	,,	—	—	—	40—50	sicher tödl. Dosis	Yosida.
,,	Kobalti-Protein	,,	—	—	0,63	23	tot nach einigen Stunden	Mascherpa u. Perito.
Ratte	Heldtsches Salz	,,	—	—	—	13	tödlich	Stuart[1]
,,	,,	,,	—	—	—	20	Dos. let. minim.	Bock.
,,	,,	,,	—	—	—	30—40	tot nach 1 Std.	,,

[1] Stuart, T. B. A.: Zit. nach H. Pander: Über die Wirkungen des Chroms. Arb. pharmakol. Inst. Dorpat **2**, 55 (1888).

Tabelle 5 (Fortsetzung).

Tierart	Verabreichte Verbindung	Art der Zufuhr	mg Salz in toto	mg Salz pro kg Tier	mg Metall in toto	mg Metall pro kg Tier	Wirkung	Autor
Meerschw.	Kobaltpulver	per os	—	—	500	1000	vertragen	Mascherpa.
,,	,,	,,	—	—	3000	6000	tot nach 24 Std.	,,
,,	,,	,,	—	—	tgl.500	1000	,, ,, 13 Tg.	,,
,,	Kobaltsulfat	intra-abdomin.	—	—	—	100	,, ,, 2 Std.	Bertrand u. Serbescu[1].
,,	,,	intracerebral	0,1	—	—	—	wirkungslos	Massol u. Breton (Zit. S. 1443).
,,	Heldtsches Salz	subcutan	—	—	—	16	tot nach 2—24 Stunden	Bock, Stuart.
Kaninch.	Kobaltpulver	per os	—	—	—	7	toxisch	Mascherpa.
,,	,,	intraven.	—	—	—	7	wirkungslos	,,
,,	Kobaltchlorid	,,	14 bis 2000	—	—	—	tot nach 2—4 Tagen	Martin u. O'Brien (Zit. S. 1498).
,,	,,	,,	—	—	—	28	tot n. einigen Std.	Yosida.
,,	,,	subcutan	—	—	—	153	,,	,,
,,	,,	,,	300	200	—	—	tot nach 3 Std.	Siegen.
,,	Kobaltnitrat	per os	204	200	66	65	toxisch, überlebt	Meurice.
,,	,,	,,	238	250	110	81	tot nach 50 Std.	,,
,,	,,	subcutan	67	50	22	16	wirkungslos	,,
,,	,,	,,	96	75	31	24	tot nach 46 Std.	,,
,,	,,	,,	—	200 bis 400	—	—	tot nach einigen Stunden	Lang (Zit. S.1498) u. Azary (Zit. S. 1438).
,,	,,	sub-occipital	—	—	—	0,5	Dos. let. minim.	Pentschew u. Kassowitz (Zit. S. 1443).
,,	Kobaltsulfat	per os	360	—	—	—	vertragen	Gmelin (Zit.
,,	,,	,,	1800	—	—	—	tödlich	,, S. 1440)
,,	Heldtsches Salz	subcutan	—	—	—	10,5	Dos. let. minim.	Stuart.
,,	,,	,,	—	—	—	7	wirkungslos	Hübner.
,,	Kobalticyankal.	,,	—	—	30	30	tödlich	,,
Katze	Heldtsches Salz	,,	—	—	—	12	Dos. let. minim.	Stuart.
Hund	Kobaltchlorid	per os	600	—	—	—	Erbrechen	Gmelin.
,,	,,	intraven.	360	—	—	—	tot in ¹/₂ Minute	,,
,,	Kobaltsulfat	,,	180	—	—	—	tot nach 4 Tag.	,,
,,	Heldtsches Salz	,,	—	—	—	10	,, ,, 6 Std.	Stuart.

Nickel

Tierart	Verabreichte Verbindung	Art der Zufuhr	mg Salz in toto	mg Salz pro kg Tier	mg Metall in toto	mg Metall pro kg Tier	Wirkung	Autor
Frosch	Nickelchlorid	subcutan	2—3	100 bis 150	—	—	Dos. let. minim.	Coppola.
,,	Nickelcitrat	,,	—	250 bis 400	—	50—80	tot nach 3—5 Tg.	Wohlwill.
,,	Nickelcitrat + Natriumcitrat (Heldtsches Salz)	,,	—	—	—	65	Dos. let. minim.	Stuart.
Taube	Nickelpulver	per os	—	—	—	2690	toxisch, nicht tödlich	Hanzlik u. Presho[2].
,,	Heldtsches Salz	intraven.	—	—	—	47	Dos. let. minim.	Stuart.
Ratte	,,	subcutan	—	—	—	20	tödlich	,,
Meerschw.	Nickelsulfat	,,	—	50	—	10	monatelang vertragen	Laborde u. Riche (Zit. S. 1440).

[1] Bertrand, G., u. P. Serbescu: Sur la toxizité de l'aluminium comparée à celle du fer, du nickel et d'autres métaux. Bull. Soc. Chim. biol. Paris 13, 919 (1931) — Ann. Inst. Pasteur 47, 451 (1931) — C. r. Acad. Sci. Paris 193, 128 (1931). — [2] Hanzlik, G. I., u. E. Presho: Comparative toxicity of metallic lead and other heavy metals for pigeons. J. of exper. Pathol. 21, 145 (1923).

Tabelle 5 (Fortsetzung).

Tierart	Verabreichte Verbindung	Art der Zufuhr	Verabreichte Menge				Wirkung	Autor
			mg Salz		mg Metall			
			in toto	pro kg Tier	in toto	pro kg Tier		
Meerschw.	Nickelsulfat	subcutan	—	62	—	12	tödlich	Laborde u. Riche
,,	,,	intra-abdomin.	—	—	—	100	tot nach 1 Std.	Bertrand u. Serbescu
,,	,,	intra-cerebral	0,05	—	—	—	,, ,, 10 Min.	Massolu.Breton.
,,	,,	,,	0,1	—	—	—	,, ,, 5 ,,	,,
,,	Heldtsches Salz	subcutan	—	—	—	23	tödlich	Stuart.
Kaninch.	Nickelchlorid	sub-occipital	—	—	—	1	Dos. let. minim.	Pentschew u. Kassowitz.
,,	Nickelnitrat	subcutan	—	200	—	—	tödlich	Azary.
,,	,,	,,	100 bis 500	—	—	—	längere Zeit vertragen	Chittenden u. Norris (Zit. S. 1450).
,,	Nickelsulfat	per os	1200	—	—	—	tot nach 18 Std.	Gmelin.
,,	,,	subcutan	—	500 bis 1000	—	100 bis 200	tödlich	Laborde u. Riche.
,,	,,	intra-abdomin.	—	—	—	100	tot nach 1 Std.	Bertrand u. Serbescu
,,	Nickelacetat	per os	1000	—	—	—	tödlich	Geerkens (Zit. S. 1431).
,,	,,	subcutan	500	—	—	—	,,	,,
,,	Heldtsches Salz	,,	—	—	—	7	Dos. let. minim.	Stuart.
Katze	,,	,,	—	—	—	8	,,	,,
Hund	Nickelsulfat	per os	500	55	100	11	monatelang vertragen	Laborde u. Riche.
,,	,,	,,	500 bis 3000	—	100 bis 600	—	Erbrechen	,,
,,	,,	,,	600 bis 1200	—	—	—	,,	Gmelin.
,,	,,	,,	—	—	—	31,8	tödlich	Dzerzgowsky (Zit. S. 1403).
,,	,,	subcutan	—	500 bis 1000	—	100 bis 200	,,	Laborde u. Riche.
,,	,,	intraven.	600	—	—	—	sofort tot	Gmelin.
,,	,,	,,	300	—	—	—	toxisch, überlebt	,,
,,	Heldtsches Salz	per os	—	—	—	22—44		Dzerzgowsky.
,,	,,	,,	—	—	—	21	wirkungslos	
,,	,,	subcutan	—	—	—	6	tödlich	Stuart.
Mensch	Nickelsulfat	per os	350	—	—	—	Schwindel, Übelkeit	Da Costa (Zit. S. 1447).
,,	Heldtsches Salz	subcutan	10	—	—	—	Erbrechen	Kobert (Zit. S. 1448).

1 mg-Äqu. Ni pro kg als Nickelcitratnatrium führt im Gegensatz zu Kobalt nicht zu Krämpfen, sondern nach etwa 5 Minuten zu einem Schlafzustand, der ununterbrochen bis zum Tode anhält. Der Tod tritt ungefähr nach der gleichen Zeit ein wie bei der Vergiftung mit Nickelchlorid. Auch bei Nickelcitratnatrium ist eine Art Exzitationsstadium zu beobachten, das sich bei dieser Dosis etwa 5 Minuten nach der Injektion in einer Beschleunigung und Vertiefung der Atmung äußert mit maximaler Verengerung der Pupille. 15 Minuten nach der Injektion wird die Atmung wieder langsamer und die Pupillen weiter.

Wie aus diesen Versuchen, aber auch aus den Versuchen an isolierten Organen hervorgeht, bestehen in der Wirkung der einfachen und der komplexen Nickelsalze keine so großen Unterschiede wie bei den entsprechenden Kobaltsalzen. Der Grund für dieses Verhalten dürfte wohl in der geringeren Stabilität der Nickelkomplexe liegen.

Über die Wirkung am Menschen liegen bisher nur ganz spärliche Angaben vor. Während bei Hunden die orale Verabreichung recht beträchtlicher Mengen von Nickelsalzen (0,6—1,2 g [Gmelin Zit. S. 1440] oder 0,5—3 g Nickelsulfat [Laborde und Riche Zit. S. 1440]) nur Erbrechen und Durchfälle hervorruft, treten beim Menschen nach Da Costa[1] schon nach Dosen von 0,35 g Nickelsulfat Schwindelgefühl und Erbrechen auf. 0,065—0,2 g werden ohne sichtbare Erscheinungen vertragen. Es besteht nun entweder die Möglichkeit, daß diese Erscheinungen infolge einer lokalen Wirkung des Nickelsulfats auf die Magenschleimhaut zustande kommen oder, was im Zusammenhang mit späteren Ausführungen viel wahrscheinlicher sein dürfte, daß sie erst nach der Resorption des Salzes auftreten. In diesem Falle hätte man beim Menschen mit einer verhältnismäßig großen Empfindlichkeit gegenüber Nickel zu rechnen, was auch für das Kobalt gilt, wie aus den später zu besprechenden Untersuchungen Le Goffs über die Blutdruckwirkung des Kobalts hervorzugehen scheint.

Schicksal des Kobalts und Nickels im tierischen Organismus.

Resorption. Resorbierbar sind naturgemäß nur jene Kobalt- und Nickelverbindungen, die wasserlöslich sind oder im Organismus Bedingungen finden, um in Lösung zu gehen. Im Magen-Darmkanal sind dies bis zu einem gewissen Grade alle Verbindungen der beiden Metalle. Die freien Metalle selbst sind in der Magensäure löslich, und zwar, wie im Abschnitt Chemische Eigenschaften ausgeführt wurde, um so leichter, je mehr komplexbildende Säuren vorhanden sind. Die Acidität spielt dabei nicht die wichtigste Rolle, ja Kobalt kann sogar bei neutraler und schwach alkalischer Reaktion in Lösung gehen, wenn Eiweißstoffe oder Eiweißabbauprodukte sowie genügend Sauerstoff zur Oxydation in die dreiwertige Stufe vorhanden sind. Auch im Darm sind Lösungsbedingungen für die beiden Metalle vorhanden. Sie werden im Verdauungskanal, da dort im allgemeinen saure Reaktion herrscht und zum Überfluß reichlich reduzierende Substanzen vorhanden sind, in der zweiwertigen Stufe in Lösung gehen. Daß dabei ein mehr oder weniger großer Anteil in komplexer Form vorliegen kann, spielt für das Verhalten im Organismus keine sehr große Rolle, da ja die Komplexe der zweiwertigen Stufe, die hier in Frage kommen, leicht Metallionen abspalten.

Schwerer löslich als die Metalle sind ihre Oxyde, besonders wenn sie stark geglüht worden sind. Die in Wasser unlöslichen Salze des Kobalts und Nickels, die Carbonate, Phosphate, Oxalate u. dgl. sind schon in verdünnter Salzsäure löslich, während die Sulfide im Reagensglas in so schwachen Säuren, wie sie der Magensalzsäure entsprechen, überhaupt unlöslich sind. Soweit diese Verbindungen im Magensaft in Lösung gehen, entstehen ebenfalls zweiwertige, teilweise komplexe Salze. Auch aus den komplexen Salzen des dreiwertigen Kobalts mit organischen Säuren sowie mit Eiweiß muß im sauren Milieu des Magens und oberen Dünndarms zweiwertiges, teilweise ionisiertes Kobalt gebildet werden. Nur bei direkter Einbringung dieser Verbindungen oder auch von metallischem Kobalt in den mehr alkalisch reagierenden Teil des Darmes ist die Möglichkeit einer Resorption von dreiwertigen, komplexen Kobaltverbindungen gegeben, ebenso natürlich auch bei Verabreichung jener Verbindungen, die das Kobalt so fest

---

[1] Da Costa: N. Y. State J. Med. **1883**, zit. nach Merck: Wiss. Abhandl. Nr 29.

gebunden enthalten, daß es im allgemeinen nicht in Ionenform abgespalten werden kann, die auch im Organismus beständig sind und daher keine Kobalt-wirkung, sondern Wirkungen besonderer Art entfalten, der Kobaltammoniak-komplexe und der Blausäurekomplexe.

Die Resorption der aus den unlöslichen Verbindungen im Magen-Darmkanal entstehenden oder direkt verabreichten Co^{II}-Verbindungen war lange Zeit umstritten. Die ersten Versuche, bei denen Kobalt- oder Nickelsalze oral ver-abreicht wurden[1], waren natürlich akute Toxizitätsversuche, bei denen mit großen Dosen Vergiftungserscheinungen und auch letale Wirkungen erzielt wurden (vgl. Tabelle „Toxische Dosen"). Auch spätere akute Vergiftungs-versuche ergaben einwandfrei, daß größere Kobalt- und Nickelmengen vom Magen-Darmkanal aus ohne weiteres resorbiert werden. Ja, die Resorption scheint sogar ziemlich rasch zu verlaufen, da die tödlichen Dosen nicht sehr viel größer sind als bei subcutaner Verabreichung. Nach Meurice (Zit. S. 1438) töten z. B. per os 0,25 g pro kg $CoNO_3$, subcutan 0,075 g pro kg ein Kaninchen in ca. 50 Stunden. Kleine Dosen von Nickel- und Kobaltsalzen rufen indessen, wie Buch-heim[2] zuerst ausgesprochen hat, weder bei oraler noch bei rectaler Applikation Vergiftungserscheinungen hervor. Ob sie resorbiert werden, ist daraus nicht zu erkennen. Ebenso sagt auch Stuart (Zit. S. 1438), daß seine Versuche keine Anhaltspunkte über die Resorbierbarkeit kleiner Mengen der beiden Metalle ergaben. Dagegen zeigten die Versuche Azarys (Zit. S. 1438), daß auch bei lang andauernder Verabreichung kleiner Mengen von Nickel als Nitrat per os zwar keine tödlichen Vergiftungen, wohl aber andere toxische Erscheinungen be-obachtet werden können, so Gewichtsabnahme, Nervenstörungen, starke Diu-rese usw. Auch sonst finden wir bei den älteren Autoren niemanden, der die Resorption in Abrede stellt, wohl aber manchen, nach dessen Versuchen Kobalt und Nickel resorbierbar erscheinen müssen, so Bergeret und Mayençon[3] so-wie Kletzinsky[4].

Erst 1883 hat Kobert[5] auf Grund von Erfahrungen mit anderen Metallen, ohne überhaupt mit Kobalt oder Nickel Versuche in dieser Richtung angestellt zu haben, den Schluß gezogen, daß Resorption nur bei Verabreichung größerer Mengen der Metalle erfolgt, und zwar nur deshalb, weil dann Verätzungen der Schleimhaut auftreten. Diese Ansicht ging, gestützt auf die Autorität Koberts und wahrscheinlich gemacht durch die Tatsache, daß bei Verabreichung größerer Dosen von Kobalt- oder Nickelsalzen Entzündungen der Magen- und Darm-schleimhaut auftreten (vgl. Abschnitt „Wirkungen auf den Magen-Darmkanal"), in alle jene Arbeiten über, die nicht geeignet waren, die Frage zu entscheiden, und verbreitete sich so immer weiter, so daß schließlich selbst gegenteilige Befunde nur mit größter Vorsicht vorgebracht wurden. Wir finden sie daher noch 1895 bei Schmiedeberg[6] in seinem Grundriß der Arzneimittellehre, ohne daß er die inzwischen veröffentlichten gegenteiligen Befunde berück-sichtigt hätte, und noch 1907 schreibt Wohlwill (Zit. S. 1439), daß die Metalle der Nickelgruppe vom Magen-Darmkanal nicht resorbierbar sind, obwohl er niemals orale Versuche gemacht hat.

[1] Gmelin, C. G.: In Buchner: Toxikologie. Nürnberg 1827. Zit nach Stuart. — [2] Buchheim: Lehrbuch der Arzneimittellehre, 3. Aufl. 1878. Zit. nach Stuart. — [3] Bergeret u. Mayençon: J. Anat. et Physiol. 10, 352 (1874). Ref.: Jber. Pharma-kognosie 1874, 435. — [4] Kletzinsky: Über die Ausscheidung der Metalle in den Sekreten. Wien. med. Wschr. 1857 u. 1858, zit. nach Merck, Wissensch. Abh. Nr. 29. — [5] Kobert, R.: Zur Pharmakologie des Mangans und Eisens. Arch. f. exper. Path. 16, 361 (1883) — Lehrbuch der Intoxikation, 3. Aufl., 2, 420. Stuttgart 1906. — [6] Schmiede-berg, O.: Grundriß der Arzneimittellehre, S. 312. Leipzig 1895.

Gestützt wurde die Ansicht Koberts noch in der Folgezeit durch eine Anzahl von Versuchen, die die Unmöglichkeit einer chronischen Nickelvergiftung bei oraler Verabreichung ergaben. So fanden Geerkens (Zit. S. 1431), Hamel-Roos[1], Schulze[2], daß langdauernde Verabreichung von 0,166 g Ni als Acetat bei Hunden keine Vergiftungserscheinungen hervorruft. Nach Riche[3] ist die größte unschädliche Dosis des Sulfats bei dauernder oraler Verabreichung 0,01 g Ni pro kg im Tag. Nach Dzerzgowsky[4] dürfte für das Heldtsche Salz (s. S. 1410) die Dosis in derselben Größenordnung liegen, da 0,022 g pro kg Tier bereits toxisch wirken. In der Höhe von ca. 0,01 g pro kg Tier bewegen sich auch die von Lehmann[5] verabreichten Nickelmengen, die weder in Form von Acetat noch als Chlorid oder Sulfat eine Wirkung hervorriefen. Auch die Ergebnisse von Ludwig[6] sowie von Rohde[7], die jahrelang mit ihren Familien nur in Nickelgeschirr zubereitete Speisen zu sich nahmen, ohne irgendwelche Schädigungen zu sehen, wobei nach den Untersuchungen Lehmanns schätzungsweise täglich 60—80 mg Nickel aufgenommen werden, wurden auf Grund der Kobertschen Lehre dahin gedeutet, daß das Nickel überhaupt nicht resorbiert wird. Auch Kobalt konnte Le Goff[8] Kaninchen monatelang in einer Menge von 0,0225 g, Co pro Tag als $CoCl_2$ verabreichen, ohne eine Wirkung zu sehen.

Der Umstand, daß in vielen Fällen nach oraler Verabreichung Kobalt und Nickel nicht im Harn nachweisbar waren, wurde ebenfalls als Beweis für die Nichtresorbierbarkeit angesehen. So fanden Fenger[9] sowie Warnecke[10] per os zugeführtes Nickel ausschließlich im Kot. Ludwig[6] fand im Harn von Menschen, die nickelhaltige Speisen eingenommen hatten, niemals Nickel. Rohde[7] konnte sogar 0,2094 g Nickel, die einem 16 kg schweren Hund verfüttert worden waren, im Verlauf von 3 Tagen quantitativ im Kote wiederfinden. Auch Piotrowski[11] hat nach lange Zeit hindurch dauernder Verabreichung von Nickeltartrat nur minimale Spuren des Nickels im Harn wiedergefunden.

Dzerzgowsky und Mitarbeiter[4] fanden bei ihren Hunden, die monatelang mit verschiedenen Nickelsalzen (Lactat, Acetat, Tartrat, Citrat, Heldtsches Salz, Butyrat) gefüttert worden waren, kein Nickel in den Organen. Erst wenn sie mit der Dosis in die Höhe gingen und Vergiftungserscheinungen erzielten, konnten sie das Metall im Körper der Tiere nachweisen. Es ist dies vielleicht die einzige Arbeit, die wirklich geeignet sein könnte, den Eindruck zu erwecken, daß Nickel in kleinen Dosen nicht resorbiert wird. Weder die Unwirksamkeit noch die Ausscheidung durch den Kot können als positiver Beweis bewertet werden.

[1] Hamel-Roos, P. F. van: Versuche über die physiologischen Wirkungen des Nickelacetats mit Rücksicht auf den Gebrauch dieses Metalls für Küchengeräte. Rev. internat. fals. deures aliment. 1887. Ref.: Chem. Zbl. 1887, 1360. — [2] Schulze: Vortrag in der Wiss. Ges. zu Bonn. Zit. nach Dzerzgowsky. — [3] Riche, A.: Über die Wirkung der Nickelsalze auf den Organismus. J. Pharmacie 17, 5 (1888). — [4] Dzerzgowsky, W. S., S. K. Dzerzgowsky u. N. O. Schumoff-Sieber: Die Wirkung von Nickelsalzen auf den tierischen Organismus. Biochem. Z. 2, 190 (1906). — [5] Lehmann, K. B.: Hygienische Studien über Nickel. Arch. f. Hyg. 68, 421 (1909). — [6] Ludwig, E.: Vortrag im niederösterreichischen Sanitätsrat 1885. Österr. Chem.-Ztg 1, 3 (1898), zit. nach Dzerzgowsky. — [7] Rohde, A.: Über die Angreifbarkeit der Nickelkochgeschirre durch organische Säuren. Arch. f. Hyg. 9, 331 (1889). — [8] Le Goff, J. M.: Gaz. Hôp. 31. Juli 1926, zit. nach Le Goff: Die Ausscheidung von Kobalt durch die Niere. C. r. Soc. Biol. Paris 96, 455 (1927). — [9] Fenger: Mitgeteilt von Warnecke. — [10] Warnecke, J. S.: Chemisch-pathologische Untersuchungen im Laboratorium des Friedrichs-Hospitals zu Kopenhagen. Zit. nach Stuart. — [11] Piotrowski: De quorundam acidorum organicorum in organismo humano mutationibus. Diss. Dorpat 1856. Zit. nach Merck.

Was den ersteren Punkt betrifft, so ist es natürlich möglich, daß kleine Mengen von Nickel wohl resorbiert werden, aber nicht wirksam sind und rasch wieder zur Ausscheidung gelangen. Nur so sind wohl die Versuche von Laborde und Riche (Zit. S. 1440) zu verstehen, die bei einem Hund durch Gaben von 1—1,5 g Nickelsulfat Vergiftungserscheinungen erzielten und dann wieder zu kleineren Dosen (0,5 g mit 0,1 g Ni) übergingen. Das Tier erholte sich sehr rasch, obwohl doch seine Darmschleimhaut durch die höheren Gaben noch in lädiertem Zustand war. Da hier selbst nach Koberts Anschauungen Resorption stattfinden mußte und doch keine Wirkung zu sehen war, so zeigt sich, daß aus dem Fehlen der Wirkungen nicht auf Nichtresorbierbarkeit geschlossen werden kann.

Übrigens wurden bei chronischen Versuchen des öfteren auch Vergiftungserscheinungen sowie andere Wirkungen beobachtet. So erzielte Bulatow[1] nach langer Verabreichung hoher Dosen zwar keine tödliche Wirkung, wohl aber einen allgemeinen Verfall seiner Versuchstiere, während die chronischen Versuche von Chittenden und Norris[2] mit Kobalt und Nickel sogar meist tödlichen Ausgang nahmen. Ihre Gaben waren wohl etwas höher als die bei den obenerwähnten chronischen Toxizitätsversuchen (0,02—0,1 g Metall pro Kaninchen als Nitrat). Bei monatelanger Verabreichung ähnlich großer Dosen von Kobaltacetat sahen Villaret[3] und Mitarbeiter bei Kaninchen cirrhotische Veränderungen der Leber auftreten, die natürlich auch ohne Resorption nicht möglich sind. Aber auch nach noch kleineren Dosen wurden sowohl bei Verabreichung von Nickel als von Kobalt Wirkungen beobachtet. So sind insbesondere die zahlreichen Untersuchungen über die Wirkungen auf die Blutbildung (vgl. Abschnitt „Blut und blutbildende Organe") beweisend dafür, daß wenigstens teilweise Resorption stattfindet, nicht nur bei Zufuhr der freien Metalle und der löslichen Salze, sondern auch von Smalte (Kaliumkobaltsilicat) und Smaltin ($CoAs_2$). Eine blutbildende Wirkung konnten zwar nur einzelne Autoren konstatieren, doch beobachteten auch die anderen selbst bei sehr kleinen Dosen toxische Allgemeinwirkungen.

Der direkte Nachweis der Resorption von Kobalt und Nickel war dadurch erschwert, daß die Metalle, wie im Abschnitt über die Ausscheidung noch näher ausgeführt wird, zum Teil wieder in den Darm ausgeschieden werden, und zwar ein um so größerer Anteil, je kleiner die verabreichte Menge ist. Nur bei Verabreichung größerer Dosen per os konnte daher Kobalt bzw. Nickel im Harn nachgewiesen werden. Daher finden wir zunächst widersprechende Angaben. Während von den oben zitierten Autoren nur Piotrowski einen sehr geringen Teil des Nickels im Harn nachweisen konnte, fanden Huppert[4] sowie Kletzinsky (Zit. S. 1448) größere Mengen von Nickel sowohl wie Kobalt im Harn nach oraler Verabreichung höherer Dosen. Auch die von Mascherpa[5] verwendeten Dosen von metallischem Nickel und Kobalt waren recht beträchtlich. Er gab Fröschen nicht weniger als $1/2$ g fein gepulvertes Kobalt oder Nickel, Meerschweinchen 0,4—3 g. In je einem Versuch verabreichte er 0,5 g Nickel bzw. Kobalt und fand in den ersten 3 Tagen nur 5% im Kot wieder. Er nahm

---

[1] Bulatow: Diss. Petersburg 1895. Zit. nach Merck. — [2] Chittenden, R. H., u. Ch. Norris: The relative absorption of nickel and cobalt. Studies from the Laborator of Physiol. Chem. Scheffield Scientif School of Yale Univ. **3**, 148 (1889), zit. nach Zbl. Physiol. **3**, 10. — [3] Villaret, M., J. Bertrand, L. Justin-Besançon u. R. Even: Die Kobaltcirrhosen. C. r. Soc. Biol. Paris **108**, 956 (1931). — [4] Huppert: Zusammenstellung der Beiträge zur Physiologie und Pathologie des Harns. Schmidts Jb., zit. nach Stuart. — [5] Mascherpa, P.: Die Ausscheidung des Nickels und des Kobalts. Arch. f. exper. Path. **124**, 356 (1927).

daher an, daß der gesamte Rest resorbiert und erst nachher teilweise wieder in den Darm ausgeschieden worden ist. Es ist dabei jedoch zu bedenken, daß die Darmpassage beim Pflanzenfresser sehr lange dauert, so daß wir im Gegenteil annehmen möchten, daß die in den ersten 3 Tagen im Kot gefundene Kobaltmenge resorbiert und im unteren Teil des Darms wieder ausgeschieden worden ist. Bezüglich des Restes ist es wohl unmöglich festzustellen, ein wie großer Anteil, ohne resorbiert worden zu sein, den Darm passiert hat. Höchstens könnte man die Kobaltmenge bestimmen, die als Metall wieder ausgeschieden wird, also gar nicht in Lösung gegangen ist.

Der Ort der Resorption ist nach Mascherpa bei Fröschen der Dünndarm, denn durch Behandlung histochemischer Präparate mit Ammonsulfid läßt sich Kobalt sowie Nickel nach Verabreichung größerer Dosen nur im Dünndarm nachweisen, und zwar besonders in dem dem Lumen zugekehrten Teil der Zylinderzellen des Epithels. Schnitte von Magen und Dickdarm zeigen keine Reaktion mit Schwefelammon. Beim Meerschweinchen gab bei Fällen schwerer Intoxikation sowohl der Dünndarm als der Dickdarm die Ammonsulfidreaktion. Die Anwesenheit von Kobalt im Dickdarm dürfte aber bereits auf die einsetzende Ausscheidung zurückzuführen sein, da bei langsamer Intoxikation, wenn die Tiere erst nach längerer Zeit untersucht wurden, nur der Dickdarm positive Reaktion gab. Auch hier muß wohl diese Art der Unterscheidung zwischen Resorption und Ausscheidung durch die Schwefelammonreaktion mit Vorsicht aufgenommen werden.

Wichtiger für unsere Frage ist hier der Nachweis von Kobalt und Nickel im Harn oder in den Organen der Versuchstiere nach oraler Verabreichung kleiner Mengen von Kobalt- bzw. Nickelsalzen. Chittenden und Norris (Zit. S. 1450) gaben einem Kaninchen von 2,5 kg Gewicht 0,02 g Co als Nitrat in einer Gelatinekapsel und fanden davon 1,3 mg im Harn. Le Goff[1] fand von 45 mg Co, die er in Form von $CoCl_2$ einem Kaninchen von 3,37 kg Gewicht per os verabreicht hatte, 4 mg im Harn wieder. Auch bei den chronischen Versuchen Lehmanns (Zit. S. 1449) an Katzen und Hunden waren nach monatelanger Verabreichung von täglich 5—50 mg Ni als Chlorid, Sulfat oder Acetat stets mehr oder weniger große Mengen in den Organen der getöteten Tiere zu finden. Die absoluten Mengen sind aus seiner Darstellung nicht zu entnehmen, doch dürften sie im allgemeinen 10 mg insgesamt nicht überschreiten, was ja nicht zu verwundern ist, da das aufgenommene Metall dauernd wieder ausgeschieden werden kann. Nur in wenigen Fällen wurden sehr viel größere Mengen von Nickel in den Organen zurückgehalten, ohne daß ein Grund hierfür ersichtlich ist. Es handelt sich dort weder um größere Dosen noch um andere Salze. Lehmann ist der Ansicht, daß dabei die individuellen Verschiedenheiten der Tiere maßgebend sind, und teilt deshalb seine Versuchstiere in 3 Gruppen ein: In solche, bei denen wenig Nickel im Körper gefunden wird, die wenig Nickel resorbieren und wenig ausscheiden. Man kann aber wohl aus der Tatsache, daß wenig Nickel gefunden wird, keinen Schluß auf die Größe der Resorption ziehen, sondern nur sagen, daß die Ausscheidung bei solchen Tieren relativ rascher verläuft als die Resorption. Zu dieser Gruppe gehören außer einigen Katzen 3 von den 4 Hunden, die Lehmann verwendet hat. Der 4. Hund sowie der weitaus größte Teil der Katzen nehmen das Nickel rasch auf und scheiden es auch etwa ebenso rasch wieder aus. Die Organe dieser Tiere sind nickelarm, während Galle, Harn und auch das Blut viel Nickel enthalten. Nur 2 von den Katzen gehören

---

[1] Le Goff, J. M.: Die Ausscheidung von Kobalt in der Niere. C. r. Soc. Biol. Paris **96**, 455 (1927).

zur 3. Gruppe, die Nickel leicht resorbieren und nur schwer ausscheiden. Hier findet es sich im Körper in hoher Konzentration vor. Nach diesen Befunden hängt also die Resorption nicht von der Menge, auch nicht von der Art der Verbindung ab, sondern von uns noch unbekannten Umständen. Wenn also Dzerzgowsky (Zit. S. 1449) bei den Hunden nach langdauernder Fütterung mit kleinen Nickelmengen kein Nickel findet, so erscheint das nach Lehmanns Ergebnissen durchaus begreiflich, da Hunde im allgemeinen das Metall anscheinend rascher wieder ausscheiden, als sie es resorbieren.

Daß aber selbst die kleinsten Kobalt- und Nickelmengen vom Magen-Darmkanal aus resorbierbar sind, zeigt ein Versuch von Bertrand und Nakamura[1]. Sie verabreichten 3 Wochen alten weißen Mäusen mit der Nahrung 2,25 mg $NiCl_2$ und 1 mg $CoCl_2$, berechnet auf 1 kg Körpergewicht. Kontrolltiere, die jeweils vom gleichen Wurf genommen wurden, erhielten eine möglichst kobalt- und nickelfreie Nahrung. Nach dem Tod der Tiere, der bei den mit Nickel und Kobalt gefütterten Mäusen durchschnittlich nach 23 Tagen erfolgte, fanden sich im Körper der Tiere die in der Tabelle 6 angeführten durchschnittlichen Mengen von Kobalt und Nickel.

Tabelle 6.

	γ Kobalt in		γ Nickel in	
	1 Maus	100 g Trockengewicht	1 Maus	100 g Trockengewicht
Mit Co und Ni gefütterte Tiere	0,85	6,5	2,7	19,8
Kontrolltiere	0,35	2,5	0,4	4,7

Bei so minimalen Dosen kann natürlich von einer Läsion der Darmschleimhaut keine Rede sein. Ebensowenig wie bei den ganz ähnlichen Versuchen von Stare und Elvehjem[2], die in ihrer Anordnung noch übersichtlicher sind. Sie gaben jungen Ratten zu einer Nahrung von Milch, Eisen, Kupfer und Mangan 0,1—2 mg Co pro Tag. Leider teilen sie nicht mit, in welcher Form. Die Resultate sind auszugsweise in der Tabelle 7 zusammengestellt.

Tabelle 7. Kobaltgehalt von Ratten nach längerer Fütterung mit kleinen Kobaltmengen.

Alter bei Beginn des Versuches .' . . . . . . Wochen	3	3	3	3	3	3	3	3
Dauer des Versuches . „	13	18	18	18	13	3	2	2
Pro Tag verabreichte Co-Menge in mg	0	0	0,1	0,1	0,5	1	1,5	2
Co-Gehalt des Körpers ohne Magen-Darmkanal . . . . mg	<0,01	<0,01	0,048	0,039	0,065	0,21	0,22	0,29
Gewicht der Tiere am Ende des Versuches in g	140	258	278	149	93	37	40	28

Auch Ferkel, die 5—10 Wochen lang mit 25 mg Kobalt pro Tag gefüttert worden waren, zeigten dann recht beträchtliche Kobaltmengen in den Organen. Es ergibt sich somit, daß alle jene Kobalt- und Nickelverbindungen, die im Magen-Darmkanal einfache Salze bilden, prinzipiell resorbierbar sind. Es können höchstens Unterschiede in der Schnelligkeit der Resorption bestehen, einerseits dadurch bedingt, daß das Inlösunggehen der verschie-

---

[1] Bertrand, G., u. H. Nakamura: Über die physiologische Bedeutung des Nickels und Kobalts. C. r. Acad. Sci. Paris 185, 321 (1927). — [2] Stare, F. J., u. C. A. Elvehjem: Cobalt in animal nutrition. J. of biol. Chem. 99, 473 (1933).

denen Substanzen nicht gleich rasch verläuft, andererseits durch ihre verschiedene Lipoidlöslichkeit. Der Vergleich der Toxizität zwischen Chlorid, Sulfat, Acetat und den Salzen komplexbildender Säuren, wie er sich etwa aus den Versuchen von Dzerzgowsky und Mitarbeitern sowie denen von Riche ergibt, zeigt indessen, daß auch hier keine bedeutenden Unterschiede bestehen.

Ganz anders zu betrachten sind dagegen jene Verbindungen, die im Magen keine freien Metallionen liefern. Es sind dies in erster Linie die Kobaltamminverbindungen und die komplexen Cyanide. Bei beiden Arten von Verbindungen kann eine Resorption kaum zweifelhaft sein, doch liegen bezüglich der Cyanide keine Untersuchungen vor, hinsichtlich der Kobaltammoniakverbindungen sei auf den Artikel „Metallammoniakverbindungen" von Trendelenburg im ersten Bande dieses Handbuches verwiesen.

Bei der Resorption der Kobalt- und Nickelverbindungen von anderen Organen aus liegen die Verhältnisse insofern anders als im Magen-Darmkanal, als dort mangels der hohen Acidität viele in Wasser unlösliche Verbindungen keine Lösungsbedingungen finden dürften. Für andere dagegen ist auch dort die Möglichkeit zur Lösung gegeben. Umfangreiche Untersuchungen in dieser Richtung haben wir nur beim metallischen Kobalt teilweise auch beim metallischen Nickel. Da zeigt sich, daß in Übereinstimmung mit dem, was im Kapitel „Chemische Eigenschaften" über die Löslichkeit des Kobalts in Eiweißstoffen bei Anwesenheit von Luft ausgeführt wurde, Kobalt vermutlich in der dreiwertigen Stufe, an Eiweiß gebunden, in Lösung geht und resorbiert wird. Immerhin verläuft die Resorption ziemlich langsam, denn nach Ariola (Zit. S. 1432) töten 0,1—0,3 g Co-Pulver einen Frosch bei Einbringung in den Lymphsack erst im Laufe eines Tages. Dabei treten die Vergiftungserscheinungen um so rascher auf, je besser die Verteilung des Metalls nach Haltung und Bewegungen des Tieres möglich ist. Die Versuche wurden mit Rana esculenta, Hyla arborea und Bufo vulgaris ausgeführt.

Nach Mascherpa (Zit. S. 1450) ist bei subcutaner Injektion sogar 1 g Kobaltpulver nötig, um einen Frosch in 48 Stunden zu töten. Auch beim Meerschweinchen verläuft die Resorption langsamer als bei oraler Verabreichung. Nach mehreren Tagen ist Kobalt noch im Harn und in den Faeces zu finden. Wenn die Ausscheidung beendet ist, ist auch an der Resorptionsstelle kein Metall mehr nachzuweisen. Es ist also vollständig resorbiert worden. Beim Nickel verläuft die Resorption vom Unterhautzellgewebe in ähnlicher Weise und ist nach ca. 13 Tagen beendet.

Die Geschwindigkeit der Resorption ist dabei im wesentlichen durch das Inlösunggehen bedingt, welches verhältnismäßig langsam vor sich geht, während die Resorption des gebildeten Co^{III}-Albumins sehr rasch verläuft. Versuche von Untersteiner[1] zeigen, daß von 4,94 mg Co, die als Co^{III}-Albumin einem Meerschweinchen subcutan injiziert wurden, nach 6 Stunden 73% in Blut, Milz, Leber, Nieren und Harn gefunden werden. Da sicherlich auch ein beträchtlicher Teil bereits in den Darm ausgeschieden wurde, kann man wohl annehmen, daß die Resorption nahezu beendet ist. Auch Untersuchungen von Mascherpa und Callegari[2] haben ähnliche Resultate ergeben. Sie konnten angeblich binnen 24 Stunden von 3,8 mg Co, die in Form einer Lösung in Leberextrakt einem

---

[1] Untersteiner, L.: La distribuzione e il comportamento nell' organismo del cobalto somministrato come clorure e come cobalto-proteine. Arch. internat. Pharmacodynamie 41, 410 (1931). — [2] Mascherpa, P., u. L. Callegari: Serum- und Hepato-Kobaltproteine und deren Verteilung im Organismus. Arch. f. exper. Path. 169, 206 (1933).

Kaninchen subcutan injiziert worden waren, 3,2 mg, von 4,1 mg Co, die in Form
einer Lösung in Blutserum verabreicht wurden, 3,6 mg im Harn und in der
Galle nachweisen.

Auch die wasserlöslichen Co^{II}- und Ni^{II}-Salze werden vom Unterhautzellgewebe sowie vom Muskelgewebe rasch aufgenommen und dem Blut
zugeführt. Eine Veränderung der einzelnen Salze dürfte vor dem Eintritt ins
Blut nicht vor sich gehen, so daß also Komplexsalze als solche in den Kreislauf
gelangen könnten. In der Literatur sind indessen keine Anhaltspunkte dafür
zu finden, daß sich bei Komplexsalzen ein anderer Resorptionsverlauf ergeben
würde als bei den einfachen.

1,5 g $CoCl_2$ in trockener Form in das Zellgewebe am Halse eines Hundes
gebracht, riefen nach Gmelin (Zit. S. 1440) schon nach 5 Minuten Erbrechen
hervor, ohne daß indessen weitere Wirkungen zu sehen waren. 1,8—2,4 g $NiCl_2$
wurden resorbiert, ohne Erscheinungen hervorzurufen. Nach Stuart (Zit. S. 1438)
ist auch bei Applikation des Heldtschen Salzes ins Unterhautzellgewebe nach
5—10 Minuten schon ein Teil des Kobalts bzw. Nickels resorbiert, denn es machen
sich bereits die Wirkungen bemerkbar, und die Ausscheidung durch den Harn
setzt ein. Dzerzgowsky und Mitarbeiter (Zit. S. 1449) fanden nach subcutaner
Injektion von 40 mg Nickel in Form des Heldtschen Salzes bei einem Hund
nach dem Tode des Tieres an der Injektionsstelle nichts mehr von der injizierten
Lösung vor. Le Goff (Zit. S. 1451) fand von 20 mg Co, die als Kobaltcitrat einem
Kaninchen intramuskulär injiziert worden waren, nach 24 Stunden 10 mg, in
einem zweiten Versuch 13 mg im Harn des Tieres. Nach dem, was unten noch
über die Ausscheidung gesagt werden wird, dürfte auch hier in weniger als
24 Stunden vollständige Resorption stattgefunden haben.

Von 6 mg Co, die einem Menschen in Form von $CoCl_2$ intramuskulär injiziert
wurden, fand er in 18 Stunden nur 1,7 mg im Harn. Bei einem Diabetiker
nur 0,66 [1]. Man darf daraus natürlich nicht schließen, daß $CoCl_2$ etwa langsamer
resorbiert wird als das Citrat. Es kann sich auch um andere Ausscheidungsverhältnisse der beiden Salze handeln, oder es kann dabei auch allein maßgebend sein, daß es sich dort um Kaninchen, hier um Menschen handelt. Wie
unten noch ausgeführt wird, spielt aber wahrscheinlich die verschiedene Dosierung die Hauptrolle, da nur bei Anwesenheit größerer Mengen von Kobalt
im Blut Ausscheidung in den Harn erfolgt. Dies geht auch hervor aus den Versuchen Untersteiners (Zit. S. 1453), die nach subcutaner Injektion von 4,94 mg
Co als $CoCl_2$ bei einem Meerschweinchen nach 6 Stunden 2,19 mg, d. s. 44%,
in Blut, Milz, Leber, Nieren und Harn, nach 9 Stunden dagegen von den injizierten 8,16 mg nur 2,01 mg, d. s. 25%, in den 4 Organen fand. Es ist hier ganz
offensichtlich ein großer Teil des Salzes durch Ausscheidung in den Darm, der
nicht untersucht wurde, der Analyse entgangen, da ja nach 9 Stunden die resorbierte Menge unmöglich kleiner sein kann als nach 6 Stunden. Untersteiner
selbst hat wohl mit Recht den Eindruck, als ob das Kobaltchlorid rascher resorbiert wird als das in Parallelversuchen verabreichte Co^{III}-Albumin, von dem,
wie oben erwähnt, nach 6 Stunden sogar 73% in den 4 Organen gefunden wurden.

Die mitgeteilten Arbeiten zeigen also, daß die löslichen Kobalt- und
Nickelsalze sowohl vom Unterhautzellgewebe als auch vom Muskelgewebe aller untersuchten Tierarten in wenigen Stunden vollständig resorbiert werden. Ob dabei bei den einzelnen Salzen Unterschiede bestehen, ergibt sich aus ihnen nur sehr unvollständig. Lediglich

---

[1] Le Goff, J. M.: Die Ausscheidung injizierter Kobaltsalze durch die menschliche
Niere. C. r. Soc. Biol. Paris **97**, 21 (1927).

die Angabe von Coppola (Zit. S. 1438), daß Kobalt- und Nickelsulfat beim Frosch etwas weniger toxisch sind als die Chloride, wäre in dem Sinne zu deuten, daß die Resorption der lipoidlöslichen Salze etwas rascher vor sich geht.

Beim Frosch wird nach Stuart (Zit. S. 1438) Kobalt- und Nickelcitrat in der von Heldt angegebenen Form auch von der äußeren Haut nach dem Aufpinseln der Lösung resorbiert.

Über die Resorptionsverhältnisse des komplexen Kobalticyankaliums fehlen nähere Angaben, doch wissen wir durch Hübner (Zit. S. 1438), daß die tödlichen Dosen beim Frosch sowohl als auch beim Kaninchen bei subcutaner Verabreichung nicht sehr groß sind. Es muß also ziemlich rasche Resorption eintreten. Reine anorganische Komplexsalze von organischen Säuren, die das Metall im Anion enthalten, sind niemals injiziert worden, denn, wie im chemischen Teil ausgeführt, sind im Heldtschen Salz sowie in den zu den Versuchen verwendeten Citraten große Mengen von Metallionen vorhanden, wenn sie nicht mit Alkalien neutralisiert oder besser noch schwach alkalisch gemacht werden. Von den Kobaltammoniakverbindungen hat Bock (Zit. S. 1438) alle, soweit er sie der Untersuchung unterzogen hat, nach subcutaner Injektion schon nach wenigen Minuten teilweise unverändert im Harn wiedergefunden. Sie dürften wohl vollständig und unverändert resorbiert werden.

Die Speicherung von Kobalt und Nickel in den Organen. Der Weg, den Kobalt und Nickel nach ihrer Aufnahme ins Blut einschlagen, hängt ab von der Art der Verbindung, um die es sich dabei handelt. Die Form, in der sie ins Blut kommen können, kann sehr verschieden sein. Bei intravenöser Injektion können sowohl die fein gepulverten Metalle als auch so ziemlich alle Verbindungen mit Ausnahme etwa der eiweißfällenden, sehr unbeständigen, einfachen Salze des dreiwertigen Kobalts verabreicht werden. Bei subcutaner Injektion sind es nur die wasserlöslichen Salze, die den Kreislauf erreichen, während andere Verbindungen erst umgewandelt werden müssen. Im Magen-Darmkanal schließlich erfahren auch wasserlösliche Verbindungen teilweise Umwandlungen, so daß von hier aus dem Organismus, abgesehen von den unangreifbaren Komplexverbindungen, im allgemeinen nur einfache Salze der zweiwertigen Oxydationsstufe zugeführt werden.

Metallisches Kobalt (vom Nickel sind derartige Versuche nicht bekannt) hat zuerst Zanda[1] Tieren intravenös injiziert, indem er fein gepulvertes Metall in Wasser aufschwemmte. Das suspendierte Kobalt gelangt ins Herz und von dort in die Lungen, wo es sich in den Capillaren staut. Mascherpa[2], der in gleicher Weise Hunden und Kaninchen 7 mg Kobalt pro kg in 50 proz. Glucoselösung suspendiert verabreichte, fand in histologischen Schnitten die Kobaltkörnchen zum größten Teil in den Blutgefäßen der Lunge, zum Teil mitten im Gewebe selbst. Manche Blutcapillaren enthielten so viele Metallgranula, daß sie direkt davon verstopft waren. Durch Behandeln mit Ammonsulfid konnte er ferner zeigen, daß sich in der Lunge auch Kobalt in gelöster Form befindet, und zwar insbesondere in der Nähe der Blutgefäße, speziell in der Nähe größerer Ansammlungen von Metallkörnern. Die Verteilung in den verschiedenen Teilen der Lunge scheint ziemlich gleichmäßig zu sein. Nach und nach verschwinden die Metallkörnchen aus der Lunge, und nach etwa einer Woche zeigt sie ihr normales Aussehen. Kobalt wird allmählich als Co^{III}-Proteinverbindung gelöst und der Ausscheidung zugeführt. Nur ein kleiner Teil des Kobalts wird in Oxyd

---

[1] Zanda: Giorn. Accad. Med. Torino **85** (1922), zit. nach Mascherpa. — [2] Mascherpa, P.: Kobalt und experimentelle Lungentuberkulose. Arch. f. exper. Path. **142**, 189 (1929).

umgewandelt, das sich in den Proteinen nicht löst. Es wird durch Phagocyten aufgenommen, und man findet dann diese mit den CoO-Körnchen in den peribronchialen Lymphknoten.

Über das Schicksal der einfachen Salze des zweiwertigen Kobalts und Nickels, die nicht durch intravenöse oder subcutane Injektion, sondern auch allmählich aus dem Magen-Darmkanal in den Kreislauf gelangen können, liegt eine größere Anzahl von qualitativen Angaben aus der älteren Zeit vor. Über quantitative Bestimmungen verfügen wir nur in sehr beschränktem Maße, so daß sich ein einheitliches Bild des Weges, den die beiden Metalle nehmen, noch nicht entwickeln läßt. Sicher scheint, daß die beiden Metalle sich ähnlich verhalten und daß die Art der Säure, wenn es sich nur um lösliche Salze der zweiwertigen Stufen handelt, keinen sehr wesentlichen Einfluß ausüben. Dort, wo die Angaben verschiedener Autoren nicht übereinstimmen, ist gewöhnlich die Ursache dafür nicht zu ermitteln. Es scheinen individuelle Unterschiede der einzelnen Tiere sowie auch Unterschiede der Tierarten maßgebend zu sein.

Über die Verteilung der Metalle kurze Zeit nach der Injektion haben wir nur eine Angabe von Untersteiner (Zit. S. 1453) für das Kobalt. Es wurde $CoCl_2$ sowie das noch unten zu behandelnde Co^{III}-Albumin subcutan Meerschweinchen injiziert und bei verschiedenen Tieren die nach 6, 9 und $12^1/_2$ Stunden in den Organen anwesende Co-Menge bestimmt. Die gefundenen Werte sind auszugsweise in der folgenden Tabelle zusammengestellt.

Tabelle 8. Verteilung des Kobalts nach subcutaner Injektion von $CoCl_2$ und Co^{III}-Albumin.

Verabreichte Verbindung		$CoCl_2$			Co^{III}-Albumin		
Gewicht des Tieres		510	400	400	520	450	475
Injizierte Co-Menge in mg.		4,94	8,16	6,66	4,94	8,16	6,66
Zeit, nach der die Organe untersucht wurden		6	9	$12^1/_2$	6	9	$12^1/_2$
mg Co, gefunden in	Blut.	0,25	—	—	1,24	Spur	Spur
	Milz	0,34	Spur	Spur	1,23	1,06	Spur
	Leber	0,8	1,14	0,64	0,5	1,82	1,82
	Nieren und Harn . .	0,8	0,87	0,53[1]	0,48	0,68	0,26[1]
	allen 4 Organen . . .	2,19	2,01	1,16	3,61	3,56	2,08
Proz. der zugeführten Menge		44	25	17,5	73	43,5	31

Die vier untersuchten Organe enthalten also einen sehr wesentlichen Teil der injizierten Menge. Aus dem Blut, wohin das Kobalt zuerst gelangt, verschwindet es bei Injektion von $CoCl_2$ sehr rasch, und nach 6 Stunden ist nur noch eine kleine Menge vorhanden, nach 9 überhaupt nichts mehr. Untersteiner glaubt annehmen zu dürfen, daß Kobalt rasch aus der Milz verschwindet, weil es dieses Organ an die Leber abgibt, von wo es in die Nieren gelangt und mit dem Harn ausgeschieden wird. Schon der Umstand, daß die in den Nieren und im Harn gefundene Co-Menge bei den nach längerer Zeit getöteten Tieren nicht wesentlich zugenommen hat, spricht gegen die Berechtigung solcher Schlußfolgerungen, die auch mit anderen Erfahrungen über das Schicksal der Metalle im Organismus in Widerspruch stehen. Von anderen Autoren wurde auch noch nach längerer Zeit Kobalt in der Leber gefunden.

So konnten Bergeret und Mayençon (Zit. S. 1448) 24 Stunden nach der oralen Verabreichung größerer Mengen von Co-Carbonat an Kaninchen Kobalt außer im Mageninhalt vor allem im Harn und den Nieren sowie in der Leber

---

[1] Nur Nieren.

nachweisen. Im Gehirn waren sehr merkliche Mengen, Muskeln und Blut enthielten nur Spuren. Die Tiere hatten an den Tagen vor der letzten Kobaltverabreichung ebenfalls Kobalt als Carbonat erhalten, so daß neben der frisch zugeführten Menge noch ältere Anteile im Körper vorhanden waren. Auch Coppola (Zit. S.1438) fand bei tödlicher Vergiftung von Kaninchen durch orale Verabreichung großer Dosen das Metall vor allem in den Nieren, der Leber und dem Gehirn, während Muskeln und Blut wenig enthielten.

Die anderen Arbeiten, die noch über die Speicherung von Kobalt gemacht wurden, erstrecken sich auf rein chronische Versuche. So fanden Chittenden und Norris (Zit. S.1450) das Kobalt nach lang andauernder Verabreichung des Nitrats an Hunde vor allem im Gehirn und Rückenmark, ferner im Darm, der Lunge und dem Herzen, weniger in den anderen Muskeln, der Leber und den Nieren. Stare und Elvehjem (Zit. S.1452) dagegen, die freilich eine ganz andere Versuchsanordnung anwandten, fanden das Kobalt gerade vor allem in der Leber, dem Pankreas und auch in der Milz. Hinsichtlich Herz und Lunge stimmen ihre Ergebnisse mit denen von Chittenden und Norris überein. Über Gehirn und Rückenmark berichten sie nichts. Ihre Analysen sind nach oraler Verabreichung von Kobalt an Ferkeln vorgenommen, die im Alter von 2 Wochen in den Versuch gestellt und 5 bzw. 10 Wochen lang täglich je 25 mg Kobalt zu ihrer Nahrung zugelegt erhielten. Die wichtigsten Ergebnisse von Stare und Elvehjem zeigt die Tabelle 9.

Tabelle 9. Verteilung des Kobalts in den Organen von Ferkeln nach länger dauernder Fütterung mit 25 mg Co.

Dauer der Co-Fütterung	mg Co in 100 g Trockengewicht									
	Leber	Pan-kreas	Milz	Herz	Blut	Wirbel u. Rippen	Haut	Mus-keln	Röhren-knochen	Lunge
5 Wochen	0,84	0,8	0,5	0,4	0,4	0,2	0,1	0,1	0,1	—
10 „	0,32	—	0,25	—	—	—	—	—	—	0,3

Die Organe von Kontrolltieren, die kobaltfrei ernährt worden waren, enthielten keine bestimmbaren Mengen von Kobalt (weniger als 0,1 mg%).

Ein Vergleich der Resultate der einzelnen Autoren zeigt, daß bei verschiedenen Arten der Applikation, bei Anwendung verschiedener Salze und verschiedener Tierarten das Schicksal des Kobalts nicht sehr verschieden ist. Es findet sich in kleiner Menge fast in allen Organen, in größerer Menge wird es, außer von den Ausscheidungsorganen, von denen unten noch die Rede sein wird, vor allem in der Leber, dem Pankreas und der Milz gespeichert. Wo eine Speicherung in den beiden letzteren Organen nicht angeführt ist, sind sie wohl gar nicht untersucht worden. Eine Ausnahme machen hier nur die Befunde von Chittenden und Norris. Ob dies an der Verwendung des Nitrates liegt, muß fraglich erscheinen. Die Verwendung von Hunden zu den Versuchen kann die Differenz deshalb nicht erklären, da sie auch beim Nickel auftritt, bei dem auch andere Untersucher mit Hunden gearbeitet und das Metall doch in der Leber gefunden haben. Auch in der Applikationsart unterscheiden sich die beiden Autoren nicht von anderen. Auffallend ist auch ihre Angabe, daß das zentrale Nervensystem viel Kobalt speichert, die sie freilich mit Bergeret und Mayençon sowie mit Coppola teilen, während die anderen nicht ausdrücklich widersprechen. Der hohe Kobaltgehalt scheint also den anderen Untersuchern entgangen zu sein, wenn nicht vielleicht die beim Nickel erörterten Gründe die maßgebende Rolle spielen. Bezüglich Herz, Lunge und Muskeln herrscht, soweit sie untersucht wurden, Einmütigkeit.

Bei den zweiwertigen einfachen Nickelsalzen ist das Material über das Schicksal im Organismus noch weniger systematisch und daher noch weniger deutlich als beim Kobalt, obwohl hier eine ziemlich große Anzahl von Untersuchungen vorliegt. Es zeigt sich indessen, daß sich die beiden Metalle kaum von einander unterscheiden, so daß man die für das eine Metall erhobenen Befunde im allgemeinen auch für das andere gelten lassen kann. Untersuchungen über die Verteilung des Nickels kurze Zeit nach der Verabreichung fehlen.

Bergeret und Mayençon haben, ebenso wie beim Kobalt, Kaninchen einige Tage mit Nickelcarbonat gefüttert und 24 Stunden nach der letzten Verabreichung getötet. Sie fanden ebenso wie Coppola (Zit. S. 1438), der gleichfalls Kaninchen mit Nickelsalzen (Chlorid und Sulfat) fütterte, das Metall vor allem in den Nieren, der Leber und dem Gehirn. Es verhält sich also genau so, wie es von denselben Autoren auch für das Kobalt angegeben wird. Die übrigen Untersuchungen wurden an Tieren ausgeführt, die teilweise monatelang mit Nickelsalzen gefüttert worden waren. So fanden Chittenden und Norris, ebenso wie beim Kobalt, bei Hunden, die lange Zeit mit Nickelnitrat behandelt worden waren, das Metall vor allem im zentralen Nervensystem sowie im Darm, der Lunge und dem Herzen, während Muskulatur, Leber und Nieren beim Nickel ebenso wie beim Kobalt nur wenig Metall enthielten. Auch hier sind bezüglich der Leber alle anderen Untersucher zum entgegengesetzten Resultat gelangt, nämlich daß die Leber einen wesentlichen Teil des zugeführten Metalls speichert. Bulatow (Zit. S. 1450), Laborde und Riche (Zit. S. 1440) sowie Lehmann (Zit. S. 1449) stimmen in dieser Hinsicht vollkommen überein. Im Zentralnervensystem haben jedoch nur Laborde und Riche größere Mengen Nickel finden können, während Lehmann keineswegs mehr fand als etwa in den Muskeln.

Laborde und Riche hatten ihrem Hunde im Laufe von 160 Tagen 21 g Nickel als Sulfat verabreicht und, nachdem er sich von den Vergiftungserscheinungen der zuletzt verabreichten großen Dosen (0,3—0,4 g) erholt hatte, getötet. Es fanden sich in den Organen folgende Nickelmengen in mg: Leber 8, Nervensystem 7, Muskulatur der Beine 4. Nieren, Lungen, Herz, Magen-Darmkanal, 150 ccm Blut, ca. 1 kg Knochen enthielten je 2 mg, der in der Harnblase enthaltene Harn 1 mg.

Lehmann hat einer großen Anzahl von Katzen und einigen Hunden monatelang täglich 5—50 mg Nickel in Form von Chlorid, Sulfat und Acetat verabreicht und dann die Organe auf ihren Gehalt an Nickel untersucht. Leider wurden nur bei 2 Katzen zahlreiche Organe analysiert, bei denen abnormal hohe Werte gefunden wurden. Die Ergebnisse zeigt die Tabelle 10.

Von den anderen Katzen, die übrigens ganz ähnlich oder sogar gleich behandelt worden waren, zeigten 2 Tiere nur ganz minimale Mengen von Nickel in den Organen. Bei den übrigen 12 fanden sich 1,3—3,9 mg in der Leber und 0,14—0,43 mg in der Niere. Über die übrigen Organe sind fast keine Angaben gemacht. Bei 3 von 4 auf gleiche Weise untersuchten Hunden fanden sich nur Spuren von Nickel in den Organen, so 0—0,15 mg in der Leber, im Blut bis 1 mg%. Nur 1 Tier wies größere Nickelmengen auf. Die Zahlen sind in der Tabelle angeführt.

Auch beim Nickel finden also, wenn man zunächst von den ausgesprochenen Ausscheidungsorganen absieht, alle Untersucher mit Ausnahme von Chittenden und Norris bedeutende Speicherung in der Leber, ohne daß man sagen könnte, worauf diese Abweichung zurückzuführen ist. Milz sowie Pankreas, Thymus und Lymphdrüsen sind nur von Lehmann untersucht worden, doch

Tabelle 10. Verteilung des Nickels in den Organen nach langdauernder Verabreichung kleiner Mengen von Ni-Salzen.

Tierart	Katze		Katze		Hund	
Gewicht des Tieres	1678		2875		6700	
Versuchsdauer in Tagen	123		125		136	
Verabreichte Ni-Menge pro Tag und kg . .	11		10		10	
Art der Verbindung	Chlorid		Acetat		Acetat	
	in toto	in 100 g	in toto	in 100 g	in toto	in 100 g
	Leber.	7,3	6,7	96,7	85,9	4,9	1,65
	Nieren	1,7	6,9	4,0	13,6	3,8	5,26
	Milz	0,96	21,8	0,48	6,5	—	—
	Herz und Lungen . . .	0,64	1,0	0,24	0,6	—	—
	Thymus.			0,48	4,4	—	—
	Gehirn	0,24	0,9	0,24	1,4	—	—
mg Ni gefunden in	Herzblut	—	13,5	—	32,0	—	1,3
	Muskeln	—	2,1	—	1,9	—	—
	Oberschenkelknochen. .	—	3,5	—	3,5	—	—
	Magen	4,4	2,8	8,2	30,5	—	—
	Dünndarm	11,4	15,4	4,8	6,1	0,48	0,35
	Dickdarm	0,32	2,1	3,2	12,8	0,43	2,0
	Mesenteriallymphdrüsen	—	—	—	—	1,3	2,0

ist wohl mit Rücksicht auf die Befunde beim Kobalt anzunehmen, daß sie immer Nickel speichern können. Hinsichtlich Muskulatur und Knochen besteht ebenfalls Klarheit. Sie nehmen das Metall nur in geringer Konzentration auf, wenn auch infolge ihrer großen Masse immerhin bedeutende Anteile in ihnen gespeichert werden können, wie z. B. die Angaben von Laborde und Riche zeigen. Im Zentralnervensystem haben alle Untersucher mit Ausnahme Lehmanns Nickel in hoher Konzentration gefunden. Da Lehmann verhältnismäßig kleine Dosen verabreicht hat und auch beim Kobalt alle, die das Metall im Gehirn fanden, größere Metallmengen gegeben haben, so ist es möglich, daß das Zentralnervensystem nur bei Überschwemmung des Organismus mit ungeheueren Konzentrationen von Kobalt und Nickel größere Mengen davon aufnimmt. Diese Theorie versagt indessen bei Lunge und Herz, wo Lehmann als einziger Nickel nur in geringer Menge vorfand. Im Gegensatz dazu enthielten diese Organe aber auch bei den Versuchen von Stare und Elvehjem, bei denen nur kleine Kobaltgaben verabreicht worden waren, ziemlich erhebliche Mengen von Metall. Ein Vergleich wird freilich noch dadurch erschwert, daß diese die Konzentration auf den Trockengehalt beziehen. Mit einem Wort: Das vorliegende Material ist zu verschiedenartig und zu dürftig, als daß man ein klares Bild entwerfen könnte.

Immerhin wird die Ansicht, daß bei der chronischen Verabreichung die Speicherung im Gehirn viel geringer ist als bei Überschwemmung mit großen Dosen, noch gestützt durch die Ergebnisse der Untersuchung von Organen normaler Tiere. Hier sind die Metalle durch langdauernde Aufnahme winziger Mengen aus den Nahrungsmitteln in den Kreislauf gekommen. Die Konzentration in den Organen ist daher geringer als bei den Versuchen Lehmanns, während die Verteilung im großen und ganzen eine ähnliche ist. Die Tabelle 11 zeigt eine Zusammenstellung der uns zugänglichen Analysen normaler tierischer Organe sowie ganzer Tiere. Auch hier findet sich die größte Konzentration von Kobalt und Nickel in Leber, Milz, Pankreas und Thymus, während das Gehirn nur eine mäßige Konzentration aufweist. Über Herz und Lunge sind keine Angaben vorhanden.

Tabelle 11. Kobalt- und Nickelgehalt normaler tierischer Organe und ganzer Tiere

Tierart	Organ	γ Kobalt in 100 g			γ Nickel in 100 g			Autor
		frischer Subst.	Trocken-subst.	Asche	frischer Subst.	Trocken-subst.	Asche	
Mensch, Mann, 17 J. .	Leber	25	91	1200	9	33	433	Bertrand u. Machebœuf[1]
„	„	17			4			Bergonzini[2]
„	„			—			—	Dutoit u. Zbinden[3]
„ Mann, 17 J. .	Pankreas	35	200	2780	4,1	23	318	Bertrand u. Machebœuf[4]
„	„	4			25			Bergonzini[2]
„	„			+			+	Dutoit u. Zbinden[3]
„ Mann, 50 J. .	Milz	47	264	4370	4	22	351	Bertrand u. Machebœuf[4]
„ Frau, 28 J.. .	Niere	25	130	2000	2,5	15	220	„
„ Mann, 50 J. .	„				1,5	6,9	158	„
„ Mädchen, 14 J.	Gehirn	4	20	190	2,2	11	106	„
„ Mann, 17 J. .	Magen	3	48	300	Anwesenh. ungewiß			„
„ Mädchen, 14 J.	Uterus	8	48	670	<0,2			„
„ Mann, 17 J. .	Muskel	2,5	10	210	<0,2			„
„ Mädchen . .	Haut				2,5	6	263	„
„ „ . .	Fett	<1			<0,2			„
„	Oberschenkel-knochen				+			Martini[5]
„	Schlüsselbein				+			„
Säugetiere:								
Rind, Stier	Leber	20	60	1230	12,5	36	772	Bertrand u. Machebœuf[4]
„ Ochs	„				20			Lehmann (Zit S. 1449)
„ Kuh	„				20			„
„ Kalb	„	10	40	700	12,5	51	874	Bertrand u. Machebœuf[4]
„ Stier	Pankreas	23	69		13,5	41		„
„ Kalb	„	7	35		16	80		Bertrand u. Machebœuf[4]
„	„	7,5	35,7		15	71,5		„
„ Kalb	Thymus	47	219	1950	1,3	5,7	52	Bertrand u. Machebœuf[4]
„ Stier	Nieren	6,6	32	560	1	4,7	85	„
„ Kalb	„	14	69	890	1	3,7	47	„
„ Stier	Gehirn	4	18	190	3,3	15	152	„
„ „	Hoden	1,2	8		3,2	22		„
„ „	Blut	1	5	200	1,1	5,7	220	„
„ „	Muskel	<1			<0,2			„

[1] Bertrand, G., u. M. Machebœuf: Recherches sur la présence du nickel et du cobalt chez les animaux. Bull. Soc. chim. Paris (4) **37**, 934 (1925) — Sur les proportions de cobalt contenues dans les organes des animaux. Ebenda (4) **39**, 942 (1925). — [2] Bergonzini, M.: Nickel- und Kobaltgehalt in Pankreas und Leber von Diabetikern und künstlich glykosurisch gemachten Hunden. Clin. med. ital., N. s. **62**, 311 zit. nach Ber. Physiol. **62**, 318 (1931). — [3] Dutoit, P., u. Chr. Zbinden: Analyse spectrographique des cendres d'organes. C. r. Acad. Sci. Paris **190**, 172 (1930). — [4] Bertrand, G., u. M. Machebœuf: Sur la teneur relativement élevée du pancréas en nickel et en cobalt. Bull. Soc. chim. Paris (4) **39**, 1646 (1926). — [5] Martini, A.: Über das Vorkommen von Nickel in den Knochen. Mikrochem. **7**, 235 (1929).

Tabelle 11 (Fortsetzung).

Tierart	Organ	γ Kobalt in 100 g			γ Nickel in 100 g			Autor
		frischer Subst.	Trocken-subst.	Asche	frischer Subst.	Trocken-subst.	Asche	
ind, Kalb	Muskel	1			< 0,2			Bertrand u. Machebœuf
„ Stier	Horn	3,5	4		5	5,9		„
„ Ochs	Oberschenkel-knochen				+			Martini
„ Kuh	Milch	1,5	15	200	0,4	4	53	Bertrand u. Machebœuf
ferd	Pankreas	10	50		10	50		„
ammel	„	7,5	34,1		15	68,2		„
chwein	„	6,2	17,8		8	21,3		„
und	Leber	14			3,5			Bergonzini
„	Pankreas	20			2			„
aus (grau)	13 ganze Tiere ohne Ver-dauungskanal	4	14	60	2,5	8,4	35	Bertrand u. Machebœuf
Vögel:								
ruthahn	Leber	25	87	1700	15	53	102	„
„	Muskel	2,5	10	200	< 0,2			„
„	Federn	75	82	26800	30	33	1070	„
aube	„	67	75					„
enne	Eiweiß	< 1			< 0,2			„
„	Eigelb	1,5	3	74	2	4	98	„
Insekten:								
eidenraupe	170 Tiere im Puppenstadium				Anwesenh. ungewiß			„
Fische:								
Veißling (Merlan) . .	ganz, ohne Ver-dauungskanal	2,8	14	100	1,4	6,8	50	„
tint (Eperlan) . . .	26 ganze Tiere, ohne Ver-dauungskanal	5	22	160	1,5	6,5	50	„
Crustaceen:								
Langoustine" . . .	16 ganze Tiere ohne Rückenschild	200	870	4350	100	435		„
Mollusken:								
uschel	41 ganze Tiere ohne Schalen	13,6	72	660	45,5	235	2210	..
Gryphée"	24 ganze Tiere ohne Schalen	3,7	30		22,3	174		„
chnecken, Haliotis .	Fuß		Ø		4000			Fox u. Ramage[1]
„ Archidoris tuberculata	Leber		3000		Ø			„
Tunicaten:								
Vioulet"	30 Tiere ohne Mantel	22,4	110	750	17	82,5	572	Bertrand u. Machebœuf

[1] Fox, H., u. H. Ramage: Spektrographische Analyse von tierischen Geweben. Nature **126**, 682 (1930).

Bezüglich der Speicherung von Kobalt und Nickel bei Verabreichung komplexer Salze der organischen Säuren liegen Versuche von Hübner (Zit. S. 1438) für Kobalt und von Dzerzgowsky (Zit. S. 1449) und Mitarbeitern für Nickel vor. Beide wendeten das Heldtsche Salz an, das, wie im chemischen Teil ausgeführt ist, an sich reichlich Metallionen abdissoziiert, aber bei der schwach alkalischen Reaktion des Blutes größtenteils ein wenig dissoziiertes komplexes Anion bildet. Es ist freilich anzunehmen, daß infolge Verbrennung des organischen Bestandteils im Organismus einfache Salze gebildet werden. Bei raschem Eindringen des Salzes ins Blut wäre es indessen doch möglich, daß es sich zunächst anders als die einfachen Salze verhält. Die uns zur Verfügung stehenden Angaben sind freilich zu dürftig, um die Verhältnisse klar erkennen zu lassen.

Hübner hat einem Kaninchen 42 mg Co in Form des Heldtschen Salzes unter die Haut gespritzt. Das Tier starb nach 20 Minuten und zeigte reichliche Co-Mengen im ganzen Darm, ferner in Hoden, Lunge, Leber, Blut, Herz. Gehirn und Rückenmark wurden nicht geprüft. 3 Wochen nach der Injektion von 6 mg waren dagegen bei einem anderen Kaninchen nur noch im Blutkuchen Spuren zu konstatieren, während die anderen Organe bereits Co-frei waren. Beim Frosch war das Ergebnis ähnlich. Von 4 mg Co, die ebenfalls subcutan verabreicht worden waren, fand sich nach 2 Tagen noch Co im Serum, während die Blutkörperchen frei von Co waren. Ferner wurde Kobalt gefunden in Leber, Nieren, Ovarien, Ovidukten, Haut, Magen und Darminhalt, am meisten in der Haut und in der Leber. Bei einem anderen Tier, das 5 mg erhalten hatte und nach 14 Tagen starb, war das Metall noch in der Haut, der Leber und im Magen-Darmkanal nachweisbar.

Die Versuche von Dzerzgowsky mit Nickel in Form des Heldtschen Salzes ergaben bei subcutaner Verabreichung von 40 mg Ni pro kg bei einem Hund nach 19 Stunden Nickel in Leber, Magen, Nieren, Muskeln, Galle, Harn, während Gehirn, Milz und Darm frei von Nickel gefunden wurden. Nach lang andauernder oraler Verabreichung, wobei die Dosen zuletzt bis auf 0,12 g Ni pro kg gesteigert wurden, enthielt nur die Leber noch 24 Stunden nach der letzten Fütterung 4 mg, abgesehen natürlich vom Magen-Darmkanal. Das auffallendste Ergebnis bei diesen Versuchen ist die Abwesenheit von Nickel in der Milz und dem Gehirn selbst bei einer so hohen Dosis. Da nach Starkenstein und Weden[1] die Milz nur kathodisch wandernde Eisenverbindungen aufnimmt, wäre daran zu denken, daß auch hier die anionische Verbindung ferngehalten wird, während die Nickelkationen aus den einfachen Salzen einzudringen vermögen und festgehalten werden. Freilich handelt es sich hier nur um einen einzelnen Befund, der allein für so weitgehende Schlüsse nicht ausreicht.

Bezüglich der Speicherung der komplexen Cyanide sowie der Kobaltammoniakverbindungen sind keine Angaben vorhanden.

Dagegen wurde die komplexe Co^{III}-Eiweißverbindung in den letzten Jahren hinsichtlich ihres Schicksals einem eingehenden Studium unterworfen.

Untersteiner (Zit. S. 1453) hat sie Meerschweinchen subcutan injiziert und nach 6, 9, 12½ Stunden die Organe auf ihren Kobaltgehalt geprüft. Die

---

[1] Starkenstein, E., u. H. Weden: Über das Schicksal des anorganischen Eisens im Organismus nach Zufuhr einfacher anorganischer Ferro- und Ferriverbindungen. Arch. f. exper. Path. **134**, 300 (1928). — Über das Schicksal des Eisens im Organismus nach Zufuhr von komplexen Verbindungen mit anorganisch und organisch gebundenem Eisen. Ebenda **150**, 354 (1930).

Ergebnisse sind in Tabelle 8 den Befunden bei Anwendung von $CoCl_2$ gegenüber-gestellt. Es zeigt sich, daß das Kobaltalbumin länger im Blute kreist, doch ist das, wie Untersteiner annimmt, möglicherweise auf die langsamere Resorption zurückzuführen. Auffallend ist dagegen der außerordentlich hohe Gehalt der Milz an Kobalt. Nach den Ergebnissen Starkensteins und Wedens beim Eisen, speziell beim Eisenzucker, wird nur kationisches Metall von der Milz aufgenommen. Wir glauben daher annehmen zu dürfen, daß auch das Co^{III}-Albumin weitgehende Umladung erfährt, wobei wahrscheinlich vorwiegend positiv geladenes kolloides Kobalthydroxyd entsteht. Da ein solches Sol aber kaum harnfähig sein dürfte, nach Co^{III}-Albumininjektion aber auch reichlich Co im Harn erscheint, kann nicht das gesamte Kobalt in kolloides Hydroxyd übergehen. Ob ein Teil in unveränderter komplexer Form ausgeschieden wird oder ob vielleicht teilweise Reduktion zu zweiwertigem Metall eintritt und dieses in Form eines einfachen Salzes die Nieren passiert, bedarf näherer Untersuchung.

Nach den Befunden von Mascherpa und Callegari (Zit. S. 1453) ist es für das Schicksal der Co^{III}-Eiweißverbindung nicht gleichgültig, welche Eiweiß-stoffe zu ihrer Darstellung verwendet wurden. Vielmehr findet sich das Kobalt in jenen Organen, aus denen die Eiweißstoffe stammen, an die es gebunden ist. Löst man also Co in Leberpreßsaft, so wird es vor allem in der Leber ge-speichert. So fanden sie beispielsweise bei 2 gleich schweren Kaninchen, die 8,3 mg Co subcutan injiziert bekommen hatten, bei Anwendung einer Lösung von Co in Leberpreßsaft nach 10 Stunden 0,39 mg in der Leber wieder, bei An-wendung einer Lösung in Blutserum nur 0,25 mg. Bei Anwendung von Lungen-preßsaft dagegen konnte Mascherpa[1] in einem Falle 6 Stunden nach der subcu-tanen Injektion von 2,9 mg Co 0,11 mg in der Lunge nachweisen, während das Kontrolltier, das die entsprechende Menge einer Lösung von Kobalt in Serum erhalten hatte, keine nachweisbaren Co-Mengen in der Lunge enthielt. Es ist dabei gleichgültig, ob der Organpreßsaft von derselben Tierart stammt oder von einer anderen. Die Verfasser nehmen an, daß den Eiweißstoffen sowie den durch ihren Abbau entstehenden Stoffen eine ,,Spezifität für die Organe, aus denen sie herstammen, eine positive Chemotaxis" zukommt. Sie werden also mehr als andere Eiweißstoffe in den betreffenden Organen aufgenommen und schlep-pen dabei das Metall mit sich.

Die Ausscheidung von Kobalt und Nickel. Bei Anwesenheit hoher Konzen-trationen von Kobalt- und Nickelsalzen im Organismus werden beide Metalle nach übereinstimmenden Angaben teilweise im Harn, teilweise im Kot aus-geschieden. Kletzinsky (Zit. S. 1448), Azary (Zit. S. 1438), Bergeret und Mayençon (Zit. S. 1448), Chittenden und Norris (Zit. S. 1450) sowie Le Goff (Zit. S. 1451) haben Kobalt nach oraler Verabreichung einfacher Salze im Harn nachgewiesen. Meurice (Zit. S. 1438) konnte es sowohl bei oraler als auch bei subcutaner Injektion im Harn finden, und zwar gab der dunkel-braun gefärbte Harn nicht nur mit Ammoniumsulfid, sondern auch schon mit Ferrocyankalium einen Niederschlag. Le Goff (Zit. S. 1454) fand von 6 mg Co, die er als $CoCl_2$ einem Menschen intramuskulär verabreicht hatte, 1,7 mg = 28% binnen 18 Stunden im Harn. Bei einem Diabetiker. der 50 g Glucose im Liter Harn ausschied, konnten unter denselben Bedingungen nur 0,66 g = 11% Co durch die Nieren eliminiert werden. Etwa von der gleichen Größen-ordnung ist auch das Verhältnis, das Untersteiner (Zit. S. 1453) zwischen der durch die Nieren ausgeschiedenen und der subcutan injizierten Co-Menge beim

---

[1] Mascherpa, P.: Über die Affinität zwischen den Lungenproteinen und der Lunge. Arch. f. exper. Path. **171**, 119 (1933).

Meerschweinchen gefunden hat. Die Zahlen finden sich in der Tabelle 8. Es waren nach 6 Stunden 16% in Niere und Harn zu finden, bei einem anderen Tier nach 9 Stunden nur 11%. Die individuellen Schwankungen sind also ziemlich beträchtlich. Trotzdem sind die Ergebnisse Untersteiners wohl deutlich genug, um den Schluß zu rechtfertigen, daß die Ausscheidung durch den Harn nach dieser Zeit ziemlich beendet ist, zumal da ja auch dann das Blut kein Kobalt mehr enthält und die Ausscheidung aus den Organen nur langsam erfolgt. Wenn es erlaubt ist, von den beim Nickel herrschenden Verhältnissen auf die beim Kobalt einen Schluß zu ziehen, so geht ja wahrscheinlich die Ausscheidung des Metalls nur dann durch die Niere, wenn eine nicht ganz geringe Konzentration vorhanden ist. Auch bei den Versuchen von Le Goff dürfte daher wohl die im Harn gefundene Menge von 28% der zugeführten die gesamte im Harn ausgeschiedene Co-Menge ausmachen. Mascherpa und Perito [1] konnten ca. 37% der subcutan zugeführten $CoCl_2$-Menge im Harn wiederfinden. Da sie indessen das Salz mit Eiweiß vermischt verabreichten, von dem es bis zu einem gewissen Grad adsorbiert und festgehalten wurde, so ist wohl die Resorption langsamer verlaufen als bei den Versuchen von Untersteiner, denn von den einem Meerschweinchen im Lauf von 5 Tagen injizierten 8 mg Co fanden sich in diesen 5 Tagen nur 1,8 mg im Harn, während an den folgenden 2 Tagen noch 1 mg, in 3 weiteren 0,2 mg ausgeschieden wurden.

Der Rest des Kobalts dürfte, wenn auch vielleicht nur allmählich, in den Darm ausgeschieden werden, wo schon Azary, sowie Bergeret und Mayençon einen Teil des verabreichten Metalls wiederfanden. Teilweise nimmt es dabei seinen Weg durch die Galle, wo es Kletzinsky bereits nachgewiesen hat. Mascherpa (Zit. S. 1450) hat die Ausscheidung in den Darm nach oraler Verabreichung von metallischem Kobalt untersucht. Er fand es bei Vergiftung von Meerschweinchen mit niedrigen Dosen, bei denen sie mehrere Tage lebten oder überhaupt am Leben blieben, noch längere Zeit nach der Fütterung im Dickdarm, speziell im Colon ascendens und transversum, nicht jedoch im Dünndarm, sowie in der Galle. Bezüglich der mittels seiner histochemischen Methode beobachteten Einzelheiten muß auf das Original verwiesen werden. Doch soll die Reaktion sich in charakteristischer Weise von der Eisenreaktion unterscheiden, so daß eine Verwechslung ausgeschlossen ist. Der Menge nach soll die Ausscheidung bei oraler Verabreichung von 0,5 g Co an Meerschweinchen von 500 g Gewicht zur Hälfte durch den Harn, zur anderen Hälfte durch den Kot erfolgen. Es ist indessen schon bei der Resorption darauf hingewiesen worden, daß es unmöglich erscheint, die in den Darm ausgeschiedene Metallmenge von der nicht resorbierten quantitativ zu trennen.

Beim Nickel liegen die Verhältnisse bei der Ausscheidung nicht wesentlich anders. Auch Nickel wurde von vielen Untersuchern nach oraler Verabreichung der verschiedensten einfachen Salze im Harn gefunden, so von Kletzinsky (Zit. S. 1448), Huppert (Zit. S. 1450), Bergeret und Mayençon (Zit. S. 1448), Azary (Zit. S. 1438), Riche (Zit. S. 1449). Riche z. B. findet noch einige Tage nach der Verabreichung von größeren Mengen Nickel (21 g im Lauf von 160 Tagen; zuletzt 0,3—0,4 g täglich) an Hunde 1 mg Nickel im Harn der Harnblase. Auch in den Versuchen der anderen genannten Autoren waren die verabreichten Ni-Dosen recht beträchtlich. Wenn wir daher bei Fenger (Zit.

---

[1] Mascherpa, P., u. A. Perito: La tossicità e la eliminazione renale del cobalto somministrato come clorure e come cobalto-proteina. Arch. internat. Pharmacodynamie **40**, 471 (1931).

S. 1449) sowie bei Warnecke (Zit. S. 1449) die Angabe finden, daß Nickel nach oraler Verabreichung, speziell beim Menschen, nicht im Harn erscheint, so liegt das unzweifelhaft an der Verschiedenheit der gegebenen Mengen und der damit im Zusammenhang stehenden Konzentration im Blut. Es wurde oben ausgeführt, daß auch kleine Nickelmengen resorbierbar sind. Wenn sie trotzdem nicht im Harn erscheinen, so müssen wir also annehmen, daß die Ausscheidung durch den Harn nur bei hoher Konzentration des Metalls im Blute erfolgt.

Auch bei großen Dosen von Nickel geht nach Azary sowie Bergeret und Mayençon schon ein recht beträchtlicher Anteil des Metalls in den Darm. Coppola (Zit. S. 1438) gibt sogar an, daß bei oraler Verabreichung tödlicher Dosen an Kaninchen der größte Teil des Metalls wieder in den Darm ausgeschieden wird. Kletzinsky sowie Wichert[1] haben gezeigt, daß auch die Galle nach Verabreichung von Ni-Salzen stets Nickel enthält. Selbst bei Verabreichung ziemlich kleiner Dosen hat Lehmann (Zit. S. 1449) im allgemeinen in der Galle Nickel gefunden. Bei Katzen, die per os bis zu 12 mg Ni pro kg in Form des Chlorids, Sulfats oder Acetats erhalten haben, waren im allgemeinen 2 mg% Ni in der Galle, doch wurden auch einmal 9,2, einmal sogar 80 mg% gefunden. Nur wenige Tiere wiesen in der Galle kein Nickel auf. Bei Hunden fand Lehmann im allgemeinen 0,2—0,3 mg%, einmal 7,5 mg%. Diese Nickelkonzentrationen in der Galle waren im allgemeinen weit höher als die im Harn. Die Katze, die in der Galle 80 mg% ausschied, hatte im Harn nur 10 mg%. Bei den meisten Tieren ist die im Harn gefundene Nickelmenge nicht einmal angeführt. Nur bei einem Hund war sie einmal größer als die Konzentrationen der Galle, nämlich 8 mg% gegenüber 1,4 mg% in der Galle. Im Gegensatz zu diesen Befunden erklärt Mascherpa, daß Nickel, ebensowenig wie Kobalt, durch die Galle ausgeschieden wird. Bei seinen Versuchen an Meerschweinchen, die recht große Dosen, bis zu 0,5 g Nickel als Metall per os bekamen, konnte er eine Metallausscheidung stets nur im Dickdarm nachweisen, während weder die Galle noch die Dünndarmschleimhaut eine Reaktion mit Schwefelammonium gaben.

Die vorhandenen Arbeiten sind unzweifelhaft nicht systematisch genug ausgeführt worden, um die wirklich herrschenden Verhältnisse erkennen zu lassen. Doch scheint die Sache etwa so zu sein: Der in der Galle ausgeschiedene Teil dürfte, wie man aus den Untersuchungen Mascherpas schließen kann, sehr viel kleiner sein als der direkt in den Darm ausgeschiedene. Nimmt man nun die aus Lehmanns Versuchen hervorgehende Tatsache hinzu, daß bei kleinen Ni-Mengen die Konzentration in der Galle sogar eine höhere ist als im Harn, so erscheint es begreiflich, daß unter Umständen die Ausscheidung durch den Harn so geringfügig ist, daß sie von vielen Untersuchern überhaupt übersehen wurde. Während Leber und Darmschleimhaut das Metall immer gleichmäßig aus dem Blut aufnehmen und ausscheiden, reichern eben die Nieren bei Anwesenheit höherer Konzentrationen im Blut eine verhältnismäßig größere Menge im Harn an als bei Gegenwart von Spuren. So kommt es, daß bei oraler Verabreichung kleiner Ni-Mengen dieses im Harn in so kleiner Konzentration erscheint, daß es mit ungenügender Methodik von manchen Analytikern nicht gefunden wurde, was dann zur Ansicht führte, daß überhaupt keine Resorption stattfindet.

---

[1] Wichert, E.: Über den Übergang von Metallsalzen in die Galle. Inaug.-Diss. Dorpat 1860. Zit. nach J. Cahn: Über die Resorptions- und Ausscheidungsverhältnisse des Mangans im Organismus. Arch. f. exper. Path. 18, 129 (1884).

Die Form, in der die beiden Metalle im Harn vorliegen, ist nicht mit Sicherheit bekannt. Viele Autoren geben an, daß der Kobaltharn braun gefärbt ist und daß weder Kobalt noch Nickel durch ihre Ionenreaktionen nachgewiesen werden können. Das bedeutet indessen nicht, daß etwa schon im Blut komplexe Verbindungen von Kobalt und Nickel vorliegen müssen. Denn auch bei Zusatz kleiner Mengen von Kobalt- und Nickelsalzen zu Harn oder Harnstofflösung findet Bildung komplexer Salze statt, in denen Kobalt und Nickel gegen Alkalien, aber nicht gegen Schwefelammonium maskiert sind[1]. Es ist daher denkbar, daß ganz einfach erst im Harn beim Passieren der Niere die komplexen Verbindungen entstehen. Dabei bleibt freilich die Frage ungeklärt, woher die braune Farbe des Kobaltharns rührt. Doch ist durchaus nicht erwiesen, daß es sich dabei um eine Kobaltverbindung handeln muß. Über die Bindungsart der beiden Metalle im Blut ist uns allerdings nichts bekannt. Wie unten noch ausgeführt werden soll, deuten aber die Wirkungen darauf hin, daß die Metalle in der Form zweiwertiger einfacher Salze vorliegen.

Auch bei Verabreichung anionischer Kobalt- und Nickelkomplexe ist das Bild der Ausscheidung nicht wesentlich verschieden. Nach der subcutanen Verabreichung von Kobalt in Form des Heldtschen Salzes beginnt nach Stuart (Zit. S. 1438) die Ausscheidung im Harn sofort. Der Harn färbt sich dabei je nach der Gabe braun bis fast tintenschwarz. Die Farbe soll von einer Kobaltverbindung herrühren, über deren Natur Stuart aber nichts weiter aussagt. Sie wird durch Bleiacetat zum Teil gefällt. Wenn solch ein Harn fault, sind die Ammoniummagnesiumphosphate von einer schönen Purpurfarbe. Nach allen Applikationsarten ist Kobalt reichlich in den Faeces nachzuweisen. Es kommt in der Galle und auch in den Darmsekreten zur Ausscheidung. Für letzteres spricht, daß im Coecum des Kaninchens kurz nach der Vergiftung, bevor aus dem Dünndarm etwas dorthin hätte kommen können, Kobalt nachgewiesen werden konnte. Auch Hübner (Zit. S. 1438) fand nach subcutaner Injektion desselben Salzes Kobalt bei Kaninchen im Harn und Kot. Die Purpurfärbung des faulenden Harns konnte er jedoch nicht beobachten. Bei einem Frosch versuchte Hübner die Ausscheidung in den Darm näher zu lokalisieren. Er unterband den Eingang und Ausgang des Magens, den Darm in der Mitte seiner Länge und am After. Das Tier bekam dann subcutan 6 mg Kobalt als Heldtsches Salz, worauf es nach 2 Tagen starb. Der Darm enthielt Kobalt im oberen und unteren Teil, der Magen und der oberste Teil des Darmes waren frei davon. Auch dieser Versuch zeigt also, daß die Darmschleimhaut an der Ausscheidung des Metalls wesentlich beteiligt ist. Beim Frosch beteiligt sich nach Hübner auch die äußere Haut, die nach Verabreichung von Heldtschem Salz immer sehr Co-reich gefunden wurde. Die einzigen quantitativen Angaben über die Ausscheidung komplexer Kobaltsalze stammen von Le Goff (Zit. S. 1451). Er injizierte Kaninchen intramuskulär 20 mg Kobalt als Citrat, wobei freilich nicht sicher ist, daß alles Metall im Organismus in komplexe Form übergeführt werden konnte. In 24 Stunden fand er 10 bzw. 13 mg Co im Harn wieder, also sehr viel mehr, als etwa Untersteiner bei ihren Versuchen mit CoCl$_2$ gefunden hat. Es ist dabei zu berücksichtigen, daß Le Goff Kaninchen, Untersteiner Meerschweinchen verwendete. Die Dosen sind dagegen ungefähr gleich (10—20 mg pro kg Tier). Die Resorption bei der intramuskulären Injektion könnte vielleicht auch etwas schneller sein. Sicherlich ist es aber nicht ausgeschlossen, daß die komplexe Bindung bei den Versuchen Le Goffs von Einfluß gewesen ist.

[1] Weden, H.: Unveröffentlichte Versuche.

Auch Nickel wird nach subcutaner Injektion komplexer Salze im Harn, in der Galle und durch die Darmschleimhaut ausgeschieden. Dzerzgowsky und Mitarbeiter (Zit. S. 1449) haben es im Gegensatz zu den Befunden Hübners beim Kobalt noch außerdem im Mageninhalt gefunden, während es sich nach Stuarts Untersuchungen genau wie das Kobalt verhält. Nach oraler Verabreichung konnte es Piotrowski (Zit. S. 1449) bei Anwendung des Tartrats nur in Spuren, Dzerzgowsky bei Anwendung des Heldtschen Salzes gar nicht im Harn feststellen. Es ist unwahrscheinlich, daß die Salze in diesen Fällen als solche resorbiert wurden, so daß sie im Blute hätten Komplexsalze geben können. Schon im Magen dürfte wenigstens teilweise Umwandlung zum Chlorid stattgefunden haben. Auf jeden Fall aber gilt für diese Versuche dasselbe, was schon oben für die einfachen Nickelsalze ausgeführt worden ist.

Von den Blausäurekomplexen ist wiederum nur beim Kobalticyankalium eine Angabe über die Ausscheidung zu finden. Hübner sagt, daß nach subcutaner Verabreichung von 30 mg an ein Kaninchen Harn und Kot Kobalt enthalten.

Die Kobaltammoniakkomplexe werden nach Bock (Zit. S. 1438) ebenfalls zum Teil unverändert im Harn ausgeschieden.

Bezüglich der komplexen Co^{III}-Eiweißverbindung sei wieder auf die Tabelle 8 verwiesen, welche zeigt, daß die Ausscheidung des Metalls durch die Nieren bei Verabreichung von Kobaltalbumin eine geringere ist als nach $CoCl_2$-Zufuhr. Ob sie nach wenigen Stunden schon beendet ist, kann man den Untersuchungen von Untersteiner nicht entnehmen. Doch scheint es nach den Ergebnissen von Mascherpa und Perito (Zit. S. 1464) nicht der Fall zu sein. Diese hatten nämlich einem Meerschweinchen von 530 g Gewicht im Laufe von 5 Tagen 8 mg Kobalt als Cobalti-Albumin unter die Haut gespritzt und fanden davon in diesen 5 Tagen nur 1 mg im Harn, während in den folgenden 5 Tagen noch 1,4 mg (davon die Hälfte an den letzten 2 Tagen) im Harn erschienen. Im ganzen wurden also 2,4 mg = 30% des Metalls durch die Nieren eliminiert.

Nach Mascherpa und Callegari (Zit. S. 1453) sei es auch für die Ausscheidung nicht gleichgültig, an welche Eiweißstoffe das Kobalt gebunden ist. Sie finden z. B. im Harn eines Kaninchens, dem im Laufe von 4 Tagen 9,2 mg Co pro kg, gelöst in Leberextrakt, zugeführt wurden, nur 1,6 mg, berechnet auf 1 kg Körpergewicht, während ein anderes Tier nach Zufuhr der gleichen Menge in Form metallisierten Blutserums 4,0 mg ausschied. Dagegen beträgt die im Kot bestimmte Co-Menge beim 1. Tier 5,1 mg auf 1 kg Körpergewicht berechnet, beim 2. nur 2,3 mg. Die Darmschleimhaut soll bei der Ausscheidung aber höchstens in ganz geringem Grade beteiligt sein, denn weitaus der größte Teil des Metalls finde sich in der Galle. So enthielt angeblich nach einmaliger subcutaner Verabreichung von 2,2 mg Co pro kg im Laufe von 24 Stunden bei dem Tier, das metallisierten Leberextrakt erhalten hatte, der Harn 0,59 mg und die Galle 1,3 mg, bei dem Tier, das das Kobalt in einer Lösung in Blutserum bekommen hatte, der Harn 1,35 mg und die Galle 0,67 mg. Diese Ergebnisse, die um so merkwürdiger sind, als ja nach Verabreichung von einfachen Kobaltsalzen — etwa von metallischem Kobalt in den Magen — nach Mascherpa (Zit. S. 1450) überhaupt kein Metall durch die Galle ausgeschieden wird, bedürfen noch der Bestätigung, würden aber im Falle ihrer allgemeinen Gültigkeit weitgehende Schlüsse ziehen lassen; denn darnach würde die Ausscheidung ausschließlich in komplexer Form erfolgen, also nicht etwa in der Weise, daß im Organismus Reduktion des Kobalts eintritt und dann einfache

Salze der zweiwertigen Stufe ausgeschieden werden, sondern in Form von Komplexen des Co mit den beim Eiweißabbau entstehenden harnfähigen Eiweißabbauprodukten.

Schwer mit diesen Befunden in Einklang zu bringen sind die von Mascherpa (Zit. S. 1450) gemachten Angaben über die Ausscheidung subcutan injizierten Kobaltstaubes. Das Metall kann hier auch nur unter Bildung einer Eiweißverbindung in Lösung gehen, und es ist kaum denkbar, daß die Eiweißstoffe des Unterhautzellgewebes das Metall auf einem so ganz anderen Weg mit sich schleppen sollen als die des Serums oder der Leber. Mascherpa findet nämlich in diesem Falle keine Spur von Kobalt in der Galle. 50% werden durch die Niere ausgeschieden, 26% durch die Darmschleimhaut, während der Rest in den 3 untersuchten Ausscheidungsprodukten nicht gefunden wurde. Die Ausscheidung durch den Harn beginnt schon am ersten Tag und ist nach wenigen Tagen beendet. Bezüglich der Ausscheidung im Darm konnte Mascherpa feststellen, daß beim Frosch nach Vergiftung mit 1 g Kobalt subcutan nach 48 Stunden nur der Dünndarm, und zwar nur im obersten Teil, mit Ammoniumsulfid schwarz gefärbt wird. Magen und Dickdarm enthalten kein Kobalt. Auch beim Meerschweinchen konnte Kobalt nur im Dünndarm, speziell im Duodenum, nachgewiesen werden, im Gegensatz zu den Ergebnissen bei oraler Verabreichung, wo das Metall, das ja offenbar als $CoCl_2$ resorbiert wird, ausschließlich im Dickdarm wieder zum Vorschein kommt. Es würde sich also ergeben, daß subcutan injiziertes Kobalt weder als einfaches Salz noch an Eiweiß gebunden in den Kreislauf gelangt. Dieser Ansicht scheint auch Mascherpa zu sein, denn er spricht davon, daß es den Anschein hat, als ob die Kobaltkörnchen aus dem Protoplasma der Epithelzellen des Dünndarms beim Frosch infolge partiellen Zerfalls einiger Zellelemente in das intestinale Lumen gelangen. Beim Meerschweinchen hat er so etwas nie beobachtet. Er glaubt annehmen zu können, daß das Metall sich im Protoplasma löst und auf diese Weise durch Diffusion ins Lumen des Darms gelangt. Eine Ausscheidung durch die Darmdrüsen hat er nie beobachtet. Das Epithel der Lieberkühnschen und Brunnerschen Drüsen zeigt keine vom umgebenden Gewebe differente Färbung. Mascherpa ist also der Ansicht, daß das Metall als solches vom Unterhautzellgewebe in die Blutcapillaren und mit dem Blut zum Darm gelangt. Dem widerspricht aber sein Befund (Zit. S. 1455), daß durch intravenöse Injektion ins Blut gebrachtes Kobalt in den Lungen zurückgehalten wird, wo es an Eiweiß gebunden und dann allmählich ausgeschieden wird. Die Verhältnisse sind also ziemlich verworren und bedürfen zu ihrer Erklärung noch umfangreicher systematischer Untersuchungen.

Subcutan injiziertes metallisches Nickel wird nach Mascherpa (Zit. S. 1450) teilweise im Harn, teilweise im Kot ausgeschieden. Die Ausscheidung durch den Harn ist nicht sehr bedeutend und kommt nach einigen Tagen ganz zum Stillstand. Die Reaktion mit Schwefelammonium ist von Anfang an nur sehr schwach. Immerhin werden nach Injektion von 0,5 g bei einem Meerschweinchen 20% der zugeführten Menge auf diese Weise aus dem Organismus entfernt. Im Darm gelangen 71% zur Ausscheidung, und zwar ist daran auch beim Nickel die Galle nicht beteiligt. Dagegen gibt die Darmschleimhaut ihrer ganzen Länge nach die Reaktion mit Ammoniumsulfid. Im Magen ist kein Nickel zu finden. An der Ausscheidung des Nickels sind die Leukocyten wesentlich beteiligt. Sie treten mit Metall beladen aus den Blutgefäßen aus und entleeren es am basalen Ende der Epithelzellen. Im Dickdarm nimmt die Schleimhaut an der Ausscheidung teil. Die Metallkörner gelangen durch die Blutgefäße in die „interglandulären Drüsenräume", treten in Beziehung zu den Drüsenelementen und verlassen den Darm mit dem Sekret derselben. Ob das Nickel wirklich in metallischer Form resorbiert und ausgeschieden wird, muß ebenfalls sehr fraglich erscheinen. Immerhin stehen hier wenigstens vom chemischen Standpunkt aus keine Bedenken entgegen, da es ja gegen Eiweißlösungen mehr oder weniger resistent ist.

Wirkung auf Organsysteme und Organe.

Lokale Wirkungen. Das besondere Verhalten von Kobalt und Nickel, nur in der dreiwertigen Form, die sehr wenig beständig ist, eiweißfällend zu wirken, erklärt es, daß nach den fast ausschließlich zu Versuchszwecken verwendeten zweiwertigen Verbindungen fast keine lokalen Wirkungen beobachtet worden sind. Nur von Gmelin (Zit. S. 1440) wurde beschrieben, daß trockenes $CoCl_2$, ins Unterhautzellgewebe gebracht, starke Schmerzen verursacht. In der Folge wurde aber ganz allgemein von der starken ätzenden Wirkung der anorganischen Salze gesprochen. Es ist aber nirgends zu ersehen, auf Grund welcher Versuche man zu dieser Anschauung kam.

Eine eigenartige lokale Wirkung zeigt das Nickel bei wiederholtem Kontakt mit der Haut, die sich in der sog. Nickelkrätze äußert und die bei Arbeitern in Vernickelungsanstalten auftritt. Etwas Ähnliches ist bisher bei Kobalt, aber auch bei anderen Metallen, die zur Galvanisation verwendet werden, nicht beobachtet worden (siehe chronische Wirkungen).

Blut. Wird defibriniertes Blut mit einer isotonischen (etwa $n/5$-) Lösung von $CoCl_2$ oder $NiCl_2$ versetzt, so behält dieses tagelang seine hellrote Farbe (Schulz[1]). Das Blut bzw. die Blutkörperchen werden also in irgendeiner Weise verändert — wie, ist noch nicht klargestellt —, daß die normalerweise eintretenden Veränderungen (Umwandlung des Oxyhämoglobins in reduziertes Hämoglobin und schließlich in Methämoglobin) verhindert werden. Es liegt nahe, hier Veränderungen in den Kolloiden der Blutkörperchen anzunehmen, welche auch in den jetzt zu besprechenden Versuchen Meneghettis[2] eine Rolle spielen.

Nach dessen Untersuchungen wirken die meisten Schwermetalle auf Suspensionen von roten Blutkörperchen hämolysierend oder koagulierend, je nach der zur Untersuchung verwendeten Salzkonzentration. Und zwar verursachen ganz niedrige Konzentrationen Hämolyse, höhere dagegen Koagulation der Eiweißstoffe der Erythrocyten (Fixierung). Diese Wirkung sei von Metall zu Metall verschieden und hänge insbesondere von der Konzentration der dissoziierten Ionen ab und von der Stellung des Metalles in der elektrolytischen Reihe (Lösungstension). Nickel, Kobalt und Eisen als Metalle mit mittlerem Lösungsdruck rufen auch bei den schwächsten Konzentrationen keine Hämolyse hervor. Es kommt gleich zu Zellveränderungen und dann zur Fixation der gut erhaltenen Zellen. Als Erklärung werden elektrische Vorgänge angenommen, die sich zwischen den Kationen und den Zellkolloiden abspielen und die je nachdem zu Verflüssigung oder zur Koagulation führen.

Höber[3] hat nachgewiesen, daß die Hämolyse der roten Blutkörperchen vom Schwein mit Narkoticis durch Zusatz von 2 ccm 0,112 m Kobaltoder Nickelchlorid auf 10 ccm NaCl-Lösung in der gleichen Weise verhindert

---

[1] Schulz: Dtsch. med. Wschr. **1882**, Nr 52. — [2] Meneghetti, E.: Über hämolytische und koagulierende Wirkung der Metallionen. Biochem. Z. **131**, 38 (1922) — Arch. di Sci. biol. **2**, 285 (1921). — [3] Höber, R.: Beiträge zur Theorie der physiologischen Wirkungen des Calciums. Pflügers Arch. **166**, 531 (1917).

werden kann wie durch die Erdalkalien. Nickel hat in den angewendeten Konzentrationen manchmal schon agglutinierende Wirkung. Die Hypotoniehämolyse dagegen wird durch Kobalt und Nickel gefördert im Gegensatz zum Calciumchlorid. Als Erklärung nimmt Höber an, daß die Quellung des „Hypotoniekolloides" durch Kobalt und Nickel nicht oder weniger verhindert wird als das „Narkoticumkolloid", welches wahrscheinlich Lipoidnatur besitzt.

Die zwei- und dreiwertigen Kobaltammoniake wirken auf die verschiedenen Formen der Hämolyse so wie das Calcium.

Untersuchungen über die Hämolysierbarkeit der Blutkörperchen mit Staphylolysin (Ziegen-), Saponin (Pferde-) und Alexin-Amboceptor (Hammelblutkörperchen) unter dem Einfluß verschiedener Metallsalze ergaben im ersten Falle für Kobalt stark, für Nickel schwach fördernde Wirkung, im zweiten Falle für Kobalt mittelstarke Förderung, für Nickel schwache Hemmung, im dritten Falle für Kobalt und Nickel eine die Hämolyse sehr stark fördernde Wirkung. Die Anionen sind auf diesen Prozeß ganz ohne Einfluß. Ob die Wirkung durch Beeinflussung des hämolysierenden Agens oder durch Veränderung der Blutkörperchen zustande kommt, kann bis jetzt noch nicht entschieden werden[1].

Ebenso sonderbar ist der Befund von Siegler[2], daß normale Menschensera sowie ihre Ultrafiltrate durch metallisches Kobalt, Nickel und Mangan so verändert werden, daß sie eine positive Wassermannreaktion geben, wenn diese nach der Modifikation von Mutermilch ausgeführt wird. Bei der Originalmethode der Wassermannschen Reaktion tritt dieser Effekt nicht ein, ebenso auch nicht, wenn die Ultrafiltration im Vakuum vorgenommen wurde. Die positive Reaktion scheint auch an die gleichzeitige Anwendung von Menschenkomplement und Menschenhämolysin gebunden zu sein.

Auf eine Beeinflussung des zur Gerinnung notwendigen Profermentes wird von Deetjen[3] die Wirkung von Kobalt, Nickel und Mangansalzen auf die Blutplättchen extra corpus zurückgeführt. Bei Gegenwart dieser Salze wird nämlich der Zerfall der.Blutplättchen und damit auch die Blutgerinnung verhindert. Nach Buglia[4] beträgt die gerinnungshemmende Konzentration von Kobaltchlorid 0,0125 g-Äqu., von Nickelchlorid 0,0033 g-Äqu. pro Liter Blut.

Veränderungen des Blutes in vivo. Die Vergiftung mit Nickelchlorid soll eine ganz geringe Verminderung des Katalasegehaltes bewirken[5].

Wenn Ziegen oder Pferde, die gegen Diphtherietoxin immunisiert werden, intravenös Manganchlorid oder Kobaltchlorid in geeigneten Mengen erhalten, so steigt der Antitoxingehalt des Serums ganz beträchtlich. Die Wirkung des Kobaltchlorids ist etwas schwächer als die des Manganchlorids. Auch bei fallender Antitoxinkurve kann durch eine derartige Injektion der Antitoxingehalt gesteigert werden. Bei Aussetzen der Injektionen sinkt der Antitoxingehalt, um bei weiteren Injektionen wieder anzusteigen. Orale Zufuhr der Metalle ist unwirksam[6].

---

[1] Purdy, H. A., u. L. E. Walbum: L'action exercée sur l'hémolyse par différents sels métaux. C. r. Soc. Biol. Paris 85, 374 (1921). — [2] Siegler, A.: Action du nickel in vitro sur le serum humain normal. C. r. Acad. Sci. Paris 184, 594 (1927) — C. r. Soc. Biol. Paris 103, 869 (1930). — [3] Deetjen, H.: Zerfall und Leben der Blutplättchen. Hoppe-Seylers Z. 63, 1 (1909). — [4] Buglia, G.: Antikoagulierende Wirkung der Kationen in Beziehung zur Verdünnung des Blutes. Arch. di Fisiol. 3, 247, zit. nach Malys Jber. Tierchem. 36, 182. — [5] Prisco, Luigi: Sul contenuto in catalasi de sangue nelle intossicatione da fosforo, piombo, manganese e nichelio. Arch. Farmacol. sper. 55, 123 (1933). — [6] Walbum, L. D., u. J. R: Mörch: L'importance des sels métalliques dans l'immunisation et en particulier dans la production de l'antitoxin diphtherique et le l'agglutinine pour B. coli. Ann. Inst. Pasteur 37, 396 (1923).

Blutkörperchen. Die Injektion von Kobalt oder Nickelnitrat führt nach Azary (Zit. S. 1438) beim Frosch zu einer Zerstörung der Erythrocyten. Diese quellen, bersten und verlieren ihr Hämoglobin. Stuart (Zit. S. 1438) hält diese Befunde für falsch und glaubt, daß sie auf eine Wirkung der stark sauren und deshalb nicht indifferenten Nitrate bedingt seien. Er selbst konnte mit den komplexen Verbindungen keinerlei Wirkung auf die Blutkörperchen feststellen. Auch sonst sind Angaben über Schädigungen der Blutkörperchen in vivo niemals gemacht worden.

Wirkung auf blutbildende Organe. Schon im Jahre 1899 berichteten Pitini und Messina[1], daß nach Fütterung von Kobalt- oder Nickelchlorid bei Hunden, Katzen und Kaninchen eine deutliche Veränderung der Blutwerte festzustellen sei. Sie fanden nach längerer Fütterung ein deutliches Ansteigen des Hämoglobinwertes, bei Kobaltchlorid um 13%, bei Nickelchlorid um 15%, während die Zahl der Erythrocyten, die aber nur bei den Katzen untersucht worden ist, nur geringe Schwankungen zeigte. Im Vergleich mit den blutbildenden Eigenschaften des Eisens ergab sich aber eine viel schwächere Wirkung des Kobalts und Nickels.

Erst in den letzten Jahren wurde diese Frage wieder in Angriff genommen. Waltner und Waltner[2] fanden, daß bei 1—2 Monate alten Ratten durch Zusatz von 2% metallischem Kobaltpulver zum Standardfutter (Mc Collumsche Stockdiät) schon nach 1 Woche eine Steigerung des Hämoglobingehaltes um 20—30% und ein Ansteigen der Erythrocytenzahl erzielt werden kann. Kleinere Dosen bewirken in einigen Monaten ein Ansteigen des Hämoglobins auf 160 bis 170% und der Erythrocyten auf 10—11 Millionen. Diese hohen Werte bleiben bis zum Tode bestehen, vorausgesetzt, daß ständig Kobalt zugeführt wird. Wird die Zufuhr unterbrochen, so sinken die Werte allmählich zur Norm zurück. Nach der Injektion von 0,1 g Kobaltnitrat (Kaninchen) steigt Hämoglobinmenge und Zahl der Erythrocyten sogar innerhalb 24 Stunden um 20% an. Die gleichen Wirkungen konnten auch mit Smalte erzielt werden, dagegen gelang es nicht, mit Smaltin ($CoAs_2$) die Blutwerte zu ändern, trotz des Arsen- und eines bis zu 15% betragenden Eisengehaltes.

Bei ausgewachsenen Ratten, die bei Shermanscher Diät gehalten werden, steigt ebenfalls nach Zusatz von 1% Co als Kobaltchlorid die Hämoglobinmenge von normal 13,5 g pro 100 ccm auf 18—20 g und die Erythrocytenzahl von 8,5 auf 12—13 Millionen. Auch Nickelsulfat und andere Metalle geben in derselben Dosierung (0,05 mg Ni), wie bei den später zu besprechenden Anämieversuchen, Hämoglobinwerte von 16—18 g pro 100 ccm, aber nur einen ganz geringen Anstieg der Erythrocyten. Die Zulage von 1% Ni hat keine Wirkung auf Hämoglobin oder Erythrocytenzahl. Diese großen Dosen sind vielmehr sehr stark toxisch, so daß die Tiere an Gewicht abnehmen und zugrunde gehen (Myers, Beard und Barnes[3]). Nach Absetzen der Metallzufuhr gehen die Werte in 2—3 Wochen wieder zur Norm zurück.

---

[1] Pitini, A., u. V. Messina: Sul potere ematogeno del nickel e del cobalto. Arch. Farmacol. e Ther. 7, 1 (1899), zit. nach Malys Jber. Tierchem. 29, 154. — [2] Waltner, K., u. K. Waltner: Über die Wirkung einiger Metalle. Arch. exper. Path. 141, 123 (1929) — Arb. ung. biol. Forschgsinst. 2, 340 (1929) — Klin. Wschr. 8, 313 (1929) — II. internat. Kongr. Kinderh. Stockholm 1930. — [3] Myers, V. C., H. H. Beard u. B. O. Barnes: Studies in the nutritional anaemia of the rat IV. The production of hemoglobinemia and polycythemia in normal animal by means of inorganic elements. J. of biol. Chem. 94, 117 (1931); 87, XXXIX (1930).

Tabelle 12. Blutwerte bei Kontrollratten und bei Ratten mit einer Milch-
Eisen-Kupferdiät, die durch verschiedene Metalle ergänzt wurde.
(Nach Orten und Mitarbeitern.)

Gruppe	Ergänzung der Milch-Eisen-Kupferdiät durch	Körper-gewicht g	Hämoglo-bin g pro 100 ccm	Zell-volumen %	Erythro-cyten in Millionen
1	Kontrolle	242	11,8	47	7,50
2	Stockdiät allein	317	13,2	53	8,30
3	Mangan	237	13,2	51	9,20
4	Kobalt	155	18,2	74	14,40
5	Nickel	209	12,4	50	8,50
6	Zink	224	11,0	46	8,20
7	Mangan, Kobalt	171	17,7	74	13,10
8	Mangan, Nickel	198	13,6	56	9,30
9	Mangan, Zink	205	13,1	54	9,60
10	Kobalt, Nickel	163	17,2	71	12,10
11	Kobalt, Zink	173	17,8	72	11,20
12	Nickel, Zink	205	11,9	47	7,20
13	Mangan, Kobalt, Nickel	187	18,9	70	12,00
14	Mangan, Kobalt, Zink	197	18,1	70	11,30
15	Kobalt, Nickel, Zink.	124	18,8	73	11,70
16	Mangan, Nickel, Zink	214	13,8	56	7,70
17	Mangan, Kobalt, Nickel, Zink . . .	180	19,5	79	11,80
	Durchschnitt der Gruppen ohne Kobalt. . .	216	12,5	51	8,30
	Durchschnitt der Gruppen mit Kobalt . . .	169	18,3	73	12,20

Alle Zahlen sind Durchschnittswerte aus 2 Bestimmungen, von denen die letzte gemacht wurde, wenn die Ratten 136—139 Tage alt waren. Das Körpergewicht ist der Durchschnittswert am 139. Tage.

Zu ähnlichen Resultaten kamen auch Orten und Mitarbeiter[1] bei jungen
anämischen Ratten. Werden junge (21 Tage alte) Ratten in Glasglocken
bei einer Milch-Eisendiät gehalten (0,5 mg Fe als $FeCl_3$), so werden sie anämisch
und gehen nach kurzer Zeit zugrunde. Durch die Zulage von Kupfer (0,025 mg
Cu als Sulfat) kann die Entstehung dieser Anämie verhindert werden. Die
Zulage von Kobaltchlorid (0,5—1,0 mg Co), Nickelsulfat (1,0 mg Ni), Zinksulfat
(0,5 mg Zn) und Mangansulfat (1,0 mg Mn) ist allein oder als Mischung gegeben,
ebenfalls ohne Einfluß auf die Entstehung dieser Anämie (siehe Abb. 4, Gruppe IV).
Dies beruht nicht etwa auf einer toxischen Wirkung dieser Metallmischung,
denn die Zulage von Kupfer zu dieser Mischung bewirkt ein starkes Ansteigen
der Hämoglobinmenge (Abb. 4, Gruppe V). Nach 4—6 Wochen ist der Hämoglobingehalt abnorm hoch und hält sich durch 18 Wochen auf dieser Höhe.
Die genaue Untersuchung ergab, daß es sich um eine Polycythämie handelte,
die nur bei den Tieren auftrat, welche Kupfer mit der Metallmischung erhalten
hatten, dagegen nicht bei den Tieren, welche nur mit Kupfer behandelt wurden[2]. Es zeigte sich dann weiter, daß von den erwähnten Metallen nur Kobalt
imstande ist, in Verbindung mit Eisen und Kupfer eine Polycythämie zu erzeugen (Tab. 12)[3]. Die Zulage von Mangan scheint zu bewirken, daß die
Polycythämie längere Zeit auf ihrem höchsten Stande bestehen bleibt. Auch

[1] Underhill, F. A., J. Orten u. R. C. Lewis: The inability of metals other than
copper to supplement iron in curing the nutritional anaemia of rats. J. of biol. Chem. **91**,
13 (1931). — Orten, J., F. A. Underhill u. R. C. Lewis: A study of certain metals in
the prevention of nutritional anaemia in the rat. J. of biol. Chem. **96**, 1 (1932). —
[2] Orten, J., F. A. Underhill, E. R. Mugrage u. R. C. Lewis: Production of polycythemia with cobalt. Proc. Soc. exper. Biol. a. Med. **29**, 174 (1931). — [3] Orten, J.,
F. A. Underhill, E. R. Mugrage u. R. C. Lewis: Polycythemia in the rat on a milk-
iron-copperdiet supplemented with cobalt. J. of biol. Chem. **96**, 11 (1932).

soll das Mangan die Toxizität der lange Zeit zugeführten Kobaltgaben vermindern[1].

Die Wirkungslosigkeit von Kobaltchlorid und Nickelsulfat (0,05 mg) bei der durch reine Milchnahrung erzeugten Anämie der jungen Ratten allein gegeben sowie in Verbindung mit 0,5 mg Fe und die Bedeutung des Kupfers für die Blutregeneration wurde auch von Keil und Nelson[2] festgestellt.

In vieler Beziehung abweichend von diesen Angaben sind die Resultate von Myers und Beard[3]. Auch sie machten 23 bis 25 Tage alte Ratten durch Füttern mit reiner Vollmilch anämisch und schlossen jede Berührung der Tiere mit Metallgegenständen aus. Wenn die Erythrocyten auf 2—3 Millionen und das Hämoglobin auf 2—4 g pro 100 ccm gesunken waren, wurde mit dem Versuch begonnen. Sie stellten zunächst fest, daß nach Zulage von Eisenchlorid in einer Dosierung von 0,5 mg Fe täglich durchschnittlich in 6 Wochen vollkommene Regeneration von Hämoglobin und Erythrocyten eintritt, und zwar wirkt das Eisen sowohl prophylaktisch als auch therapeutisch (Beard, Rafferty und Myers[4]). Die Zulage von Kobaltchlorid (0,05 bis 0,3 mg Co täglich) zu 0,5 mg Fe hat anfänglich eine stimulierende Wirkung auf die Regeneration, doch verschwindet diese wieder, und die Regeneration ist erst nach 6 Wochen vollständig so wie nach Eisen allein. Höhere Dosen Kobalt (bis zu 3 mg) bewirken, daß die Tiere die Milch nicht mehr trinken. Kobalt hat also keinen Einfluß auf die durch Eisen bedingte Regenerationsdauer der alimentären Anämie.

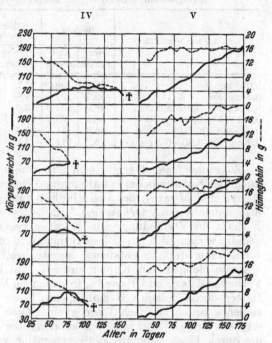

Abb. 4. Typische Wachstumskurven (ausgezogene Linien) und Hämoglobinkurven (gebrochene Linien) von Ratten bei einer Milch-Eisendiät, die einerseits durch eine Mischung von Mangan, Kobalt, Nickel und Zink (IV), andererseits durch die gleiche Mischung und Kupfer (V) ergänzt wurde. (Nach Orten und Mitarb.)

Nickelchlorid (0,013—0,05 mg Ni täglich) als Zulage zu 0,5 mg Fe bewirkt nur bei der höchsten Dosis eine Verkürzung der Regenerationszeit (Tab. 13). Die Tabelle gibt die Durchschnittswerte von mehreren jungen Tieren an. Sie zeigt, daß nur das Nickel, und zwar nur in Verbindung mit einer größeren Eisendosis die Regeneration verkürzt, bei kleineren Eisendosen aber unbeeinflußt läßt. Im Vergleich zu anderen Metallen, besonders zu Kupfer, hat Nickel

[1] Orten, J., F. A. Underhill, E. R. Mugrage u. R. C. Lewis: The effect of manganese on cobalt polycythemia. J. of biol. Chem. 99, 456 (1933). — [2] Keil, H. L., u. V. E. Nelson: The rôle of copper in hemoglobin regeneration and production. J. of biol. Chem. 93, 49 (1931). — [3] Myers, V. C., u. H. H. Beard: Studies on the nutritional anaemia of the rat. II. J. of biol. Chem. 94, 89 (1931/32). — [4] Beard, H. H., C. Rafferty u. V. C. Myers: Studies on the nutritional anaemia of the rat. III. J. of biol. Chem. 94, 111 (1931/32).

nur eine schwache Wirkung. Beard, Rafferty und Myers kommen auf
Grund dieser Versuche zu dem Schluß, daß Eisen in Verbindung mit Kupfer,
Arsen, Nickel oder Mangan die Regeneration der alimentären Anämie der
Ratte nicht viel besser beeinflusse als Eisen allein.

Tabelle 13. Einfluß von Eisen, Kobalt und Nickel auf die Regeneration der
Milchanämie bei jungen Ratten. (Nach Myers und Beard.)

Zulage zur Milchdiät	Gewicht		Hämoglobin g %		Erythrocyten (Millionen)		Zeit der Erholung (Wochen)	
	vor der Behandlung	nach der Behandlung	vor der Behandlung	nach der Behandlung	vor der Behandlung	nach der Behandlung	Hämo-globin	Erythro-cyten
0,025 mg Fe	26	106	7,7	11,2	5,0	8,1	6,4	5,3
0,5 mg Fe	82,7	127,6	4,8	13,9	3,6	8,4	6	3,8
0,5 mg Fe, 0,015 mg Ni . .	98,0	134,0	3,6	13,7	2,5	8,0	6,3	4,1
0,5 mg Fe, 0,05 mg Ni . .	56,5	93,0	5,6	14,2	3,1	8,6	2,8	2,1
0,025 mg Fe, 0,05 mg Ni .	54,0	111	6,8	10,7	4,6	7,7	6	6
0,5 mg Fe, 0,05—0,3 mg Co	76,5	111,7	3,8	12,9	3,1	7,8	6,0	4,2

Zusammenfassend ergibt sich also eine Polycythämie erzeugende Wirkung des Kobalts bei etwas älteren und bei erwachsenen Ratten (Waltner,
Beard und Myers); bei anämischen jungen Ratten mit einer Milch-Eisen-
diät entsteht nach Orten und Mitarbeiter eine Polycythämie nur, wenn
Kobalt in Verbindung mit Kupfer gegeben wird, während Nickel vollständig wirkungslos ist. Diese vermuten, daß die Polycythämie bei normalen
Ratten nur deshalb entstehen konnte, weil die verwendete Grunddiät genügende Mengen von Kupfer enthielt. Im Gegensatz dazu stehen aber die
Versuche Myers und Beards, in denen sie bei jungen, gleichfalls anämischen
Ratten durch Zulage von Kobalt zum Eisen keine bessere Regeneration feststellen konnten als nach Eisen allein. Auch die Zugabe von Kupfer ist nur
schwach fördernd wirksam. Sie konnten aber für das Nickel feststellen, daß es
die durch Eisen bedingte Blutregeneration zwar nicht besonders stark, aber
doch deutlich zu beschleunigen vermag. — Wie sich diese Differenzen über-
brücken lassen, müssen weitere Versuche lehren. Zeitliche Faktoren sowie
Fragen der Dosierung scheinen keine Rolle zu spielen, da diese im allgemeinen
weitgehend ähnlich waren.

Eine nur scheinbare Polycythämie infolge Eindickung des Blutes schließen
Orten und Mitarbeiter[1] aus. Wenn das Körpergewicht der Kobalttiere in ihren
Versuchen abnorm niedrig war, so ist das darauf zurückzuführen, daß diese Tiere
weniger Milch tranken als die übrigen. Wenn jedoch eines von diesen Tieren gut
wuchs, so war die Polycythämie noch mehr ausgesprochen als bei den anderen Ko-
balttieren. Auch durch Bestimmung der Blutmenge und des Blutkörperchenvolu-
mens konnte nachgewiesen werden, daß es durch die Beifütterung von Kobaltchlorid oder Sulfat zu einer Vermehrung der Blutkörperchen im ganzen Tier und zu
einer echten Polycythämie kommt. Die Tiere waren schon äußerlich zu erkennen
an der dunkelroten Farbe der Augen, Ohren und Pfoten. Das Blut selbst war
gleichfalls tiefrot, dick und gerann sehr schnell. Nach den Untersuchungen von
Stare und Elvehjem (Zit. S.1452) ist in normalen kobaltfrei ernährten Ratten
und in deren Organen weniger als 0,01 mg Co (Grenze der Bestimmungsmethode)
enthalten. Nach der Fütterung mit Kobalt (0,6— 2 mg täglich) werden dagegen

---

[1] Orten, J. M., F. A. Underhill, E. R. Mugrage u. R. C. Lewis: Bloodvolume
studies in cobalt polycythemia. J. of biol. Chem. **99**, 457 (1933).

meßbare Mengen besonders in Leber, Milz, Wirbel und Rippenknochen gefunden. Um eine Polycythämie zu erzeugen, genügen schon 0,04—0,05 mg Kobalt im ganzen Körper der Ratte, also schon minimale Mengen. Die Frage der physiologischen Wirksamkeit bleibt natürlich noch offen, da ja die kleinen Mengen von Kobalt in normalen Tieren vielleicht schon genügen können, um einen physiologischen Reiz auf das Knochenmark auszuüben.

Pozzi[1] hat festgestellt, daß subcutane oder intraperitoneale Injektionen eines an sich wenig toxischen kolloiden Nickelpräparates die Bildung von Erythrocyten im Knochenmark anregen, vielleicht auch die anderer Blutbestandteile. Wiederholte hohe Dosen wirken toxisch und führen zu hämorrhagischer Diathese und zum Untergang der Erythrocyten. Auch nach Aderlässen wird die Blutregeneration gesteigert.

Bei Hunden fand Mascherpa[2], daß metallisches Kobaltpulver per os gleichfalls stark auf das hämatopoetische System wirkt, und zwar sowohl bei normalen Hunden als auch bei Hunden, die durch Aderlaß anämisch gemacht wurden, und schließlich auch bei jungen Hunden, die sich am Ende der Säugeperiode befanden, somit schon relativ eisenarm sind, und die noch weiter eisenarm ernährt werden. In letzterem Falle besonders, in dem die Tiere ihre Eisenreserven fast vollständig erschöpft haben und bei denen die Anämie von Tag zu Tag stärker wird, das Blutbild aber durch Kobalt zu normaler Höhe gebracht werden kann, glaubt Mascherpa annehmen zu müssen, daß das Kobalt, welches ja chemisch dem Eisen sehr nahesteht, zum Teil auch das Eisen im Hämoglobinmolekül ersetzen kann (!). Bei den übrigen Tieren wird nur die Knochenmarksfunktion angeregt, so daß es zu einer Vermehrung sowohl der roten als auch der weißen Blutkörperchen kommen kann. Die Reizung des Knochenmarkes soll manchmal so weit gehen, daß dieses massenhaft unreife Zellen ins strömende Blut austreten läßt.

Ist schon auf Grund der chemischen Eigenschaften des Kobalts eine Ersetzbarkeit des Eisens im Hämoglobinmolekül unwahrscheinlich, so sprechen die Resultate von Schultze[3] an Ratten bei reiner Milchdiät noch mehr dagegen. Schultze weist besonders darauf hin, daß die Ergebnisse an jungen und erwachsenen Tieren grundsätzlich verschieden sind. Nur junge Ratten werden bei reiner Milchdiät anämisch. Die Anämie kann durch Eisenzulagen behoben werden. Nach Zufuhr von Kobaltchlorid (0,2—2 mg Co täglich) steigt zwar die Erythrocytenzahl an, aber die Hämoglobinwerte sinken rasch ab. Nickelchlorid wirkt nur in hohen Dosen (2 mg Ni täglich). Es kommt auch hier zu einem raschen Anstieg der Erythrocyten, aber nur zu einer langsamen Zunahme des Hämoglobins, welches jedoch die Anfangswerte nicht wieder erreicht. Kobalt in den angegebenen Mengen ist sehr stark toxisch, da die Tiere in der Regel innerhalb 10 Tagen zugrunde gehen.

Bei erwachsenen Tieren führt Kobalt, analog den Ergebnissen von Waltner (Zit. S. 1471) und Beard und Myers (Zit. S. 1471) zu einer Zunahme des Hämoglobins und der Erythrocyten auf übernormale Werte, Nickel jedoch zeigt keinen Einfluß auf das rote Blutbild. Schultze erklärt seine Versuche damit, daß bei den jungen Tieren infolge des Metallmangels im Körper der Reiz auf das Knochenmark wegfällt und daß es so zu einer Anämie kommt. Reizung des Knochenmarkes durch irgendein Metall führt zwar zur Bildung und Aus-

[1] Pozzi, L.: Sull' azione ematogeno del nichelo. Arch. Farmacol. sper. **43**, 183 (1927). — [2] Mascherpa, P.: Il potere emopoietico del cobalto. Haematologica (Pavia) **10**, 361 (1929), zit. nach Ber. Physiol. **51**, 816. — [3] Schultze, K. W.: Die Bedeutung der Schwermetalle für die Anämiebehandlung. Klin. Wschr. **1932**, 497.

schwemmung von roten Blutkörperchen, aber da infolge des Eisenmangels kein Hämoglobin gebildet werden kann, hinken die Hämoglobinwerte nach oder fallen sogar ab. Die alten Tiere, welche genügend Eisenvorräte besitzen und die deshalb bei metallfreier Ernährung nicht anämisch werden, können bei einem Reiz auf das hämatopoetische System, wie es besonders bei Kobaltfütterung der Fall zu sein scheint, aus ihren Eisenvorräten genügend Hämoglobin bilden, so daß Hämoglobin und Erythrocytenanstieg parallel gehen und evtl. auch zu übernormalen Werten steigen können.

Es wäre also Hämoglobinsynthese und Erythropoese zu trennen. Während das Eisen beide Funktionen beeinflußt, üben die dem Eisen nahestehenden Elemente Kobalt, Nickel und Kupfer nur einen formativen Reiz auf die Erythropoese aus, ohne bei gleichzeitig fehlendem Eisen die Hämoglobinsynthese beeinflussen zu können[*].

Die weißen Blutkörperchen, die gleichzeitig mit den roten Blutkörperchen in den oben beschriebenen Versuchen untersucht wurden, bleiben bei Ratten nach der Zufuhr von Kobalt oder Nickelsalzen unverändert (Orten und Mitarbeiter: Zit. S. 1472). Waltner (Zit. S. 1471) glaubt eine leichte Vermehrung der granulierten Zellen nach Kobalt beobachtet zu haben. Nach Mascherpa (Zit. S. 1475) kann bei Hunden die starke Reizung des Knochenmarkes durch Kobalt auch zu einer Ausschwemmung von Leukocyten führen. Kolloides Nickel soll die Bildung von Lymphocyten in der Milz anregen. Das leukocytäre Blutbild zeigt eine Änderung im Sinne einer Monocytose (Pozzi: Zit. S. 1475).

Wirkung auf das Nervensystem. Wie schon aus den früheren Schilderungen hervorgeht, wird das allgemeine Vergiftungsbild durch Erscheinungen von seiten des Zentralnervensystems beherrscht, und zwar besteht die Hauptwirkung in einer allgemeinen Lähmung, die von einem kurzen Exzitationsstadium unterbrochen wird (Yosida: Zit. S. 1439), das aber nur nach bestimmten Dosen auftritt.

Nach der intravenösen Injektion der Chloride oder der komplexen Citratnatriumsalze kommt es bei schneller Injektion sofort zu Krämpfen, in denen evtl. der Tod eintreten kann, bei langsamer Injektion tritt zuerst ein Lähmungszustand auf, in dem die Tiere mit geschlossenen Augen auf der Seite liegen, aber durch geringste Reize leicht aufgeweckt werden können. Nach kurzer Zeit kommt es zu starker Dyspnoe besonders bei Kobalt, weniger bei Nickel (Hendrych[1]). Alle diese Symptome schwinden wieder, und die Tiere machen dann bei kleinen Dosen (1 mg-Äqu. pro kg) einen ganz normalen Eindruck. Bei größeren Dosen folgt dann nach Stuart (Zit. S. 1438) ein Exzitationsstadium mit Zuckungen einzelner Muskelgruppen. Es entstehen dabei Bilder, wie man sie bei der Paralysis agitans des Menschen findet. Mitunter sind aber die Bilder mehr choreaähnlich. In einzelnen Fällen kommt es zu epileptiformen, in

---

[*] Anmerkung bei der Korrektur: Die Beobachtung einzelner Autoren über die blutbildenden Wirkungen des Kobalts wurden von Hendrych und Kaufmann einer neuerlichen Prüfung unterzogen. Die bisherigen Versuche an Kaninchen mit Dosen von 3 mg Co und mehr pro kg als Chlorid, subcutan und per os, ergaben das gerade Gegenteil von den in der Literatur niedergelegten Angaben. Es sinken in den ersten 2 Wochen sowohl Hämoglobin als auch Erythrocytenzahl. In der Folge bleiben die Erythrocyten auf dem niedrigen Stande stehen, während der Hämoglobingehalt allmählich ansteigt, so daß der Färbeindex größer wird als normal. Es ergibt sich also ein ähnliches Bild, wie es auch bei der chronischen Bleivergiftung zu beobachten ist. Basophil punktierte Erythrocyten und Porphyrinurie konnten dagegen nicht beobachtet werden. Höhere Dosen (6 mg Co pro kg) führen, wie schon von anderen Autoren berichtet, nach kurzer Zeit zum Tode.

[1] Hendrych, F.: Unveröffentlicht.

anderen Fällen findet man wieder tetanische Krämpfe mit Opisthotonus. Besonders Bock (Zit. S. 1438) hat bei Esculenten tetanische Krämpfe beschrieben. Die Reflexerregbarkeit ist in diesem Stadium immer erhöht. Während aller dieser Erscheinungen können sich die Tiere nicht willkürlich bewegen, das Bewußtsein scheint aber erhalten zu sein (Stuart).

Der schon einmal erwähnte, von Wohlwill (Zit. S. 1439) erhobene Einwand, daß die motorischen Erscheinungen bei den Fröschen nach der Injektion eines nicht genügend gereinigten komplexen Citratsalzes auf der Wirkung der Citronensäure beruhen, scheint wohl kaum zu Recht zu bestehen, da dieselben Symptome auch mit citronensäurefreien Salzen entstehen. Auch bei der suboccipitalen Injektion von $Co(NO_3)_2$ nach Plaut, bei der die zu untersuchenden Substanzen direkt mit der Hirnsubstanz in Kontakt gebracht werden, wurde von Pentschew und Kassowitz (Zit. S. 1443) Unruhe, Bewegungsdrang und schließlich epileptiforme Krämpfe, in denen dann der Tod eintritt, beobachtet. Nach diesen Untersuchungen ist das Kobalt als besonders toxisch für das Zentralnervensystem anzusehen. Die Dosis let. min. beträgt nur 0,5 mg Co als Nitrat gegeben gegenüber 1 mg Ni als $NiCl_2$ und etwa 1,5 mg Mn. Bei Tauben, Ratten und Meerschweinchen treten nach den vorliegenden Angaben im Vergiftungsbild die Krämpfe viel mehr in den Hintergrund, während die Lähmungen vorherrschen. Über den Sitz der zentralen Erregung, ob im Gehirn oder im Rückenmark, sind bisher besondere Untersuchungen nicht angestellt worden. Nur Stuart bemerkt in seiner Arbeit, daß beim Frosch die Durchschneidung des Ischiadicus die Kontraktionen aufhebt, daß dagegen nach Durchtrennung des Rückenmarks die Krämpfe bestehen bleiben. Wenn man aus diesem einen Versuche Schlüsse ziehen wollte, so wären die Krämpfe wenigstens zum Teil auch durch Erregung des Rückenmarks bedingt.

Die peripheren Nerven scheinen durch die einfachen Salze des Kobalts und Nickels nicht beeinflußt zu werden. Nach dem Tode vergifteter Tiere waren die Nerven immer gut erregbar. Am Nerv-Muskelpräparat des Frosches glaubt Wiechmann[1] mit $^m/_{200}$-Lösungen von Kobaltchlorid, $^m/_{500}$-Lösungen von Nickelchlorid und $^m/_{1000}$-Lösungen von Hexamminkobaltichlorid eine Lähmung der Synapsen zwischen Nerv und Muskel nachgewiesen zu haben. Diese lähmende Wirkung, die in gleicher Weise auch mit Magnesiumchlorid zu erzeugen ist, kann fast regelmäßig durch Calciumchlorid verhindert werden.

Die Wirkung der Ammoniakverbindungen des Kobalts auf die motorischen Nerven, erst curareartige Lähmung mit nachfolgender Erregung der Nervenstämme, welche zu Muskelzuckungen führt, ist nicht auf das Metall zurückzuführen, sondern auf den Ammoniakkomplex, da die analogen Chrom- und Rhodiumverbindungen dieselben Wirkungen zeigen (Bock[2]). Vgl. Bd. 1 dieses Handbuches.

Wirkung auf Herz und Gefäßsystem. Eine Wirkung des Kobalts wie auch des Nickels auf das Herz in situ ist bisher nicht sicher nachgewiesen. Am Froschherzen wird bei der allgemeinen Vergiftung der Rhythmus nicht geändert, dagegen wird die Frequenz gegen Ende der Vergiftung langsamer und die Kontraktionen schwächer und ungleichmäßig. Der Ventrikel wird kleiner und blasser. Die Pulsverlangsamung wird durch Atropin nicht beeinflußt

---

[1] Wiechmann, E.: Zur Theorie der Magnesiumnarkose. Pflügers Arch. **182**, 74 (1920). — [2] Bock, J.: Über die Wirkung des Hexamminkobaltchlorids auf die motorischen Nerven. Arch. f. exper. Path. **52**, 30 (1905). — Vgl. dazu auch Ad. Oswald,: Die physiologischen Wirkungen der Metallammoniake und verwandter Verbindungen. Biochem. Z. **127**, 156 (1922).

(Coppola: Zit. S. 1438, Stuart: Zit. S. 1438, Wohlwill: Zit. S. 1439). Stuart und Coppola nehmen hier wie auch am Säugetierherzen vielleicht eine Schädigung der motorischen Ganglien an, aber keine besondere Lähmung des Herzmuskels, denn das vergiftete, in seiner Tätigkeit in der oben beschriebenen Weise veränderte Froschherz schlägt wieder normal, wenn es mit Blut gefüllt wird, z. B. durch Kompression des Bauches, und Stuart wendet sich damit gegen die Anschauung Siegens (Zit. S. 1438), der so wie Azary (Zit. S. 1438), Rabuteau[1], Chittenden und Norris (Zit. S. 1450) eine direkte Lähmung des Herzmuskels annimmt. Die schlechtere Herztätigkeit wäre also nur sekundär durch eine schlechtere Füllung des Herzens infolge Lähmung der Bauchgefäße bedingt. Auch Wohlwill fand bei Fröschen keine besondere Herzwirkung, nur gegen Ende der Vergiftung Langsamerwerden der Herzaktion und schließlich Stillstand in Diastole. Sonst wird aber allgemein angegeben, daß die Herztätigkeit noch nach dem Aufhören der Atmung eine Zeitlang fortbesteht. Nach dem Tode befindet sich das Herz immer in maximaler Systole.

Ganz anders ist der Effekt bei direkter Einwirkung der Metalle auf das Herz. Die ersten Versuche stammen von Richet[2]. Er verglich die Giftigkeit der verschiedenen Metalle in der Weise, daß er viermal in Abständen von 15 Minuten die Lösungen der verschiedenen Metallchloride auf das bloßgelegte Froschherz tropfte und nachher wieder abwusch. Als „toxische Grenze" wurde diejenige Menge Metall in Grammen bezeichnet, welche in 1 Liter Kochsalzlösung gelöst und in obiger Weise geprüft 2 Stunden nach Beginn des Versuches die Kontraktilität nicht aufgehoben hat. Er stellte für Kobalt und Nickel eine toxische Grenze von 9,5 fest. Im Verhältnis zu den meisten übrigen Schwermetallen bedeutet dies eine ziemlich große Toxizität.

Versuche am isolierten Herzen nach Straub stammen von Schuster[3]. Verwendet wurde Kobaltsulfat. Die Wirkung äußert sich von einer Konzentration von 1 : 6000 an in Verlangsamung der Schlagfolge und Abnahme der Hubhöhe. Auftreten von Herzperistaltik wurde im Gegensatz zur Nickelwirkung nicht beobachtet. Die Wirkung dieser schwachen Konzentrationen ist reversibel. Bei einer Konzentration von 1 : 1000 tritt nach einiger Zeit diastolischer Stillstand ein. Im allgemeinen sind von Kobalt höhere Konzentrationen nötig als von Nickel. Ganz ähnliche Resultate berichten Salant und Connet[4] mit Kobaltacetat am künstlich durchströmten Froschherzen.

Am eingehendsten wurde die Wirkung des Kobalts am Herzen von Yosida (Zit. S. 1439) am Williamsschen Froschpräparat mit $CoCl_2$ in bicarbonatfreiem Ringer untersucht. Der Angriffspunkt des Kobalts am Herzen liegt nach ihm zuerst in den motorischen sympathischen Nervenendigungen (Erregung) und später in der Herzmuskulatur selbst. Die Wirkung verläuft wie die allgemeine Vergiftung in 3 Stadien: Initial-, Exzitations- und paretisch-paralytisches Stadium. Das Exzitationsstadium ist nur bei nicht zu starken Konzentrationen ausgeprägt, bei hohen Konzentrationen geht das erste unmittelbar in das 3. Stadium über. Im speziellen verläuft die Wirkung folgendermaßen: Im Initialstadium kommt

---

[1] Rabuteau: Considérations et recherches nouvelles sur la loi atomique on thermique. C. r. Soc. Biol. Paris 1882, 376, zit. nach Malys Jber. Tierchem. 12, 114 — Progrès méd. 5, 386. — [2] Richet: De l'action chimique des différents métaux sur le cœur de la grenouille. C. r. Acad. Sci. Paris 94, 742, zit. nach Malys Jber. Tierchem. 12, 114. — [3] Schuster, F. A.: Beiträge zur Pharmakologie der Nickel-, Mangan- und Kobaltsalze. Inaug.-Diss. Würzburg 1925. — [4] Salant, W., u. H. Connet: The influence of heavy metals an the isolated frog heart. J. of Pharmacol. 15, 217 (1920).

es zu einer leichten herzschädigenden Wirkung (depressive Phase). Im Exzitationsstadium wirken hohe Konzentrationen (1 : 1000 bis 1 : 5000 Co) immer lähmend auf das Atrium, niedrigere Konzentrationen immer stark erregend. Am Ventrikel ist die Wirkung hoher Konzentrationen schwach erregend, die niedriger Konzentrationen immer stark erregend. Ferner kommt es zu Frequenzsteigerung angeblich infolge Sympathicuswirkung. Im 3. Stadium kommt es zunächst zur Lähmung der primären Herzzentren und zu einer Pulsverlangsamung, angeblich infolge des Auftretens eines erhöhten Vagustonus, und schließlich zu heterotoper Schlagfolge und später zu totaler Lähmung. Der Rhythmus bleibt im allgemeinen regelmäßig, doch können Arrhythmien auftreten; bei hohen Konzentrationen im Übergang vom 1. zum 3. Stadium, bei niedrigeren Konzentrationen im 2. und 3. Stadium. Diese Arrhythmien äußern sich in Dikrotie, Bigeminie und atrioventrikulärer Dissoziation. Die Herzarbeit wird von Anfang an allmählich immer kleiner. Im übrigen ist das Vergiftungsbild nicht immer ganz gleichartig, sondern es kommen in den einzelnen Stadien alle möglichen Varietäten vor.

Dieses eigenartige Bild versucht der Autor mit dem Schicksal des Kobalts im Herzen zu erklären. Im Initialstadium dringe das Kobalt durch die Zellmembran in die Zelle ein und übe auf diesem Wege seine Wirkung aus (Dépression énodique). Im 2. Stadium werde die Erregung des Herzens wahrscheinlich durch intracelluläre Speicherung des Giftes bewirkt. Im 3. Stadium, in dem das Kobalt die Automatie des Herzens stört, komme es wahrscheinlich zu einer festen Bindung des Giftes (Déposition fixe). Nach rechtzeitiger Durchspülung mit frischer Ringerlösung kommt es zur Regeneration und zur Wiederherstellung der Herztätigkeit (Exzitation exodique). Im allgemeinen sind hohe Konzentrationen auch sehr giftig. Eine Kobaltchloridlösung, die einen Teil Kobalt in 5000 Teilen enthält, setzt nach 2—4 Minuten die Tätigkeit des Herzens so stark herab, daß sie bei der mechanischen Registrierung nicht mehr meßbar ist. Die Registrierung des Druckes zeigt aber noch bis $5^{1}/_{2}$ Minuten eine schwache Tätigkeit des Herzens an. Baldige Durchspülung mit Ringer kann die Funktion des vergifteten Herzens wiederherstellen. Weniger konzentrierte Lösungen sind auch weniger toxisch, führen aber auch nach längerer Zeit zum Stillstand. Wird die Durchspülung mit Ringer in diesem Falle aber zu spät vorgenommen, so kann auch bei diesen Dosen der Stillstand irreparabel sein. Sehr schwach konzentrierte Lösungen (1 : 100000 und noch weniger) sind sonderbarerweise stark toxisch (oligodynamische Wirkung).

Von Sasaki[1] stammen Versuche mit kolloiden Lösungen der reinen Metalle. Kolloides Kobalt wirkt danach auf das isolierte Straubherz bei einer Konzentration von 0,01—0,04% im Sinne einer leichten Verkleinerung der Diastole. Die Hubhöhe beträgt nach 10—12 Minuten etwa drei Viertel der anfänglichen. In ganz der gleichen Weise wirkt auch kolloides Nickelmetall.

Wie schon im Abschnitt über die Wirkung der beiden Metalle auf die Zellkolloide ausgeführt wurde, können deren Salze unter bestimmten Versuchsbedingungen vielfach die Rolle der physiologisch unentbehrlichen zweiwertigen Kationen (Calcium, Magnesium) übernehmen. So gelang es Höber[2], Herzen, welche durch Kalium stillgestellt waren, so wie durch Calcium auch durch Nickel und Kobalt wieder zum Schlagen zu bringen, aber nur, wenn ganz kleine Mengen

---

[1] Sasaki, Y.: Über die biologischen Einflüsse verschiedener kolloider Metalle. Acta Scholae med. Kioto 11, 335 (1929). Ref.: Jap. J. med. Sci., Trans., IV Pharmacol. 5, Nr 2, 3. — [2] Höber, R.: Pflügers Arch. 182, 104 (1920). — Vgl. auch Wiechmann: Pflügers Arch. 182, 74 (1920).

von Calcium (0,01% $CaCl_2$) in der Nährlösung zugegen waren. Am mit Natrium stillgestellten Herzen war das Calcium durch Kobalt oder Nickel nicht ersetzbar.

Betreffs der Wirkung des Nickels auf das Herz im Verlaufe der allgemeinen Vergiftung gilt das gleiche wie das oben über das Co Gesagte.

Am isolierten Herzen nach Straub liegen die Untersuchungen von Schuster (Zit. S. 1478) mit $NiSO_4$ vor. Sie zeigen, daß Nickel etwas toxischer wirkt als Kobalt. Schon bei Konzentrationen von 1:7000 wird die Schlagfolge verlangsamt. Die Hubhöhe bleibt gleich oder nimmt etwas ab. Teilweise zeigen sich schon jetzt Andeutungen von Herzperistaltik. Mit zunehmender Konzentration werden diese Erscheinungen deutlicher, und bei einer Konzentration von 1:5000 tritt ausgesprochene Herzperistaltik auf. Bei diesen Konzentrationen sind aber nach dem Auswaschen der Lösung die Erscheinungen noch reversibel. Erst bei Konzentrationen von 1:1000 tritt dauernder Stillstand in Diastole ein. Stets wird unter dem Einfluß der Nickelwirkung Bigeminie beobachtet, was bei Kobalt nicht der Fall ist. Bigeminie haben auch schon Laborde und Riche (Zit. S. 1440) im Verlauf der allgemeinen Vergiftung beobachtet, wogegen sich aber Wohlwill (Zit. S. 1439) in seiner Arbeit ausdrücklich wendet.

Auch in ihren Durchströmungsversuchen mit Nickelacetat stellten Salant und Connet (Zit. S. 1478) in einigen Fällen Unregelmäßigkeit der Herzaktion fest. Auch bei diesem Salze tritt der Stillstand bei einer Konzentration 1:1000 ein.

Von Lussana[1] wird behauptet, daß die elektrische Reizbarkeit des isolierten Froschherzens durch kleine Mengen von Nickel- und Kobaltsalzen im Anfang gesteigert wird ($NiCl_2$ 0,25%, $CoCl_2$ 0,1%). Diese Wirkung geht aber sehr rasch wieder vorüber, und Tonus und Kontraktionen werden geschädigt. Auch Yamagami Matao (Zit. S. 1440) stellte fest, daß Nickel als weinsaures Nickeloxydnatrium in verdünnter Lösung reizend auf das isolierte Froschherz wirkt. In konzentrierter Lösung aber hat es eine lähmende Wirkung.

Gefäßsystem. Von den älteren Untersuchern wurde die Wirkung des Kobalts und des Nickels immer mit der Wirkung des Arseniks verglichen, da man vermutete, daß die Magen-Darmsymptome bei diesen beiden Metallen sowie beim Arsenik durch eine Lähmung der Splanchnicuscapillaren verursacht seien. Eine Bestätigung dieser Angaben, die auch einer strengeren Kritik standhalten würden, steht noch aus. Dagegen sind Gefäßwirkungen in anderen Körpergebieten mit Sicherheit nachgewiesen. Schon Stuart (Zit. S. 1438) hat im Verlaufe der Kobalt- und Nickelvergiftung bei Ratten Rötung der Ohren und Pfoten und bei Kaninchen eine Erweiterung der Ohr- und Netzhautgefäße festgestellt. Coppola (Zit. S. 1438) glaubt allerdings, bei der Nickelvergiftung eine Gefäßverengung infolge Lähmung der Vasodilatatoren beobachtet zu haben. Diese Wirkung machte sich besonders bei den durch Antipyrin erweiterten Gefäßen bemerkbar, während Antipyrin die durch Nickelsalze verengerten Gefäße nur langsam zu erweitern vermag. Auch die Lungengefäße sollen durch Nickelsalze verengert werden. Ebenso teilen Chittenden und Norris (Zit. S. 1450) mit, daß die Ohrgefäße verengert werden und daß die Ohren blaß und kalt sind.

In besonders darauf gerichteten Untersuchungen konnte aber Le Goff[2] die Befunde Stuarts am Tier und auch beim Menschen bestätigen. Doch fand

---

[1] Lussana, F.: Action des sels inorganics sur l'irritabilité du cœur de grenouille isolé. Arch. internat. Physiol. **11**, 1 (1911). — [2] Le Goff, J. M.: Action vasodilatrice des sels du cobalt. C. r. Acad. Sci. Paris **186**, 171, 1656 (1928) — Amer. J. Physiol. **90**, 427 (1929) — The J. Pharmacol. a. exp. Ther. **38**, 1 (1930) — C. r. Soc. Biol. Paris **101**, 797 (1929).

er, daß nur das Kobalt, nicht aber das Nickel diese Gefäßwirkung besitzt. Beim Menschen, der besonders empfindlich gegenüber Kobalt sein soll, kommt es schon nach der Injektion (intramuskulär) von 0,01—0,05 g CoCl$_2$ zu einer länger dauernden Rötung des Gesichtes und der Ohren in Verbindung mit einem subjektiven Hitzegefühl in diesen Partien. Bei Kaninchen bewirken erst 0,02 g CoCl$_2$ diese Gefäßdilatation.

Gleichzeitig kommt es zu einer ziemlich starken Blutdrucksenkung. Diese ist schon von Stuart für Kobalt- und Nickelcitratnatrium nach intravenöser Injektion beschrieben worden. Nach seinen Angaben sinkt der Druck in der Carotis etwa 15 Minuten nach der Injektion stark ab und steigt bei kleinen Dosen nach einiger Zeit wieder an, nach größeren Dosen aber sinkt er kontinuierlich bis zum Tode des Tieres. Diese Blutdrucksenkung kommt nach Stuart wahrscheinlich durch eine Erweiterung der Splanchnicusgefäße zustande, denn die Kompression des Bauches führt ebenso wie die elektrische Reizung des Halsmarkes zu einer dauernden Blutdruckerhöhung. Diese Tatsachen sprechen aber dafür, daß die Gefäßerweiterung die Folge einer Lähmung des Vasomotorenzentrums ist. Dafür spricht auch, daß die künstlich gesetzte zentrale Erregung der verschiedenen vegetativen Zentren durch Erstickung in diesem Stadium ebenfalls eine Blutdrucksteigerung zur Folge hat. Erst längere Zeit nach der Injektion gelingt es nach Stuart nicht mehr, durch diesen Eingriff eine Blutdruckerhöhung zu erzielen. Nach Azary (Zit. S. 1438) dagegen kommt es zuerst zu einer Blutdrucksteigerung und dann erst zu einer Blutdrucksenkung. Die letztere Wirkung hält er für peripher bedingt, wahrscheinlich infolge einer Lähmung des Herzens. Gegen diese Annahme wendet sich schon Stuart auf Grund seiner oben mitgeteilten Versuche.

Eine direkte Herzwirkung wäre vielleicht für die erste Phase des von Le Goff (Zit. S. 1480) beschriebenen Verlaufes der Blutdruckkurve anzunehmen. Er fand nämlich bei Kaninchen während der etwa 12 Sekunden dauernden intravenösen Injektion von 0,05 g Kobaltchlorid einen plötzlichen Blutdrucksturz. Nach Beendigung der Injektion kehrt der Blutdruck wieder zu seiner normalen Höhe zurück. Erst danach kommt die auch von den anderen Untersuchern beobachtete Wirkung zustande. Der Blutdruck sinkt allmählich und erreicht nach der mitgeteilten Kurve Werte, die weit unter der Hälfte des ursprünglichen Wertes liegen. Später steigt der Druck wieder an, hat aber nach 30 Minuten noch immer nicht seine Anfangshöhe erreicht.

Auch beim Menschen ist diese Blutdruckwirkung schon nach ganz kleinen Dosen deutlich ausgeprägt. Nach 25 mg Kobaltchlorid (i. m.) beträgt der Blutdruckabfall 3 Minuten nach der Injektion durchschnittlich 10 mm Hg.

Nach Le Goff übt Nickelchlorid weder beim Kaninchen noch auch beim Menschen in Dosen von 0,01—0,05 g eine ähnliche Wirkung auf den Blutdruck oder auf die Gefäße aus. Dagegen berichtet Yamagami Matao (Zit. S. 1480), daß nach intravenöser Injektion des weinsauren Nickeloxydnatriums der Blutdruck bei Kaninchen sinkt, wahrscheinlich infolge einer Lähmung des Vasomotorenzentrums, da die peripheren Gefäße nur wenig beeinflußt werden.

Hinsichtlich des Eintrittes der Blutdrucksenkung bestehen bei den einzelnen Autoren große Differenzen. Stuart behauptet, daß die Senkung erst 15 Minuten nach der Injektion beginnt, während Le Goff schon nach 3 Minuten das Maximum der Senkung beobachtet hat.

Vergleichende Untersuchungen mit den einfachen Salzen (Chloride) und den Komplexsalzen (Co, Ni-Citratnatrium) von Hendrych[1] an urethanisierten

---

[1] Hendrych, F.: Unveröffentlichte Versuche.

Kaninchen ergaben, daß das Maximum der Blutdrucksenkung nach Kobalt-chlorid ungefähr von der 3.—13. Minute dauert, während das Maximum bei den Komplexsalzen [Kobalt(II)-citratnatrium und Kobalt(III)-citratnatrium] erst 11—14 Minuten nach der Injektion eintritt und etwa bis zur 20. Minute dauert.

Die Größe der Blutdrucksenkung ist von der Menge des injizierten Metalls abhängig. Nach 2 mg Co als Chlorid pro kg sinkt der Druck maximal um 30 mm Hg, nach 3,18 mg Co pro kg um 50 mm Hg und nach 6,76 mg Co pro kg um 62 mm Hg. Die Komplexsalze scheinen den Blutdruck etwas weniger zu beeinflussen als die einfachen Chloride. Nach 8 mg Co pro kg als Kobalt(III)-citratnatrium sinkt der Druck nur um 40 mm Hg, nach 3,1 mg Co pro kg um 15 mm Hg, nach 3,1 mg Co pro kg als Kobalt(II)-citratnatrium aber um 30 mm Hg. Es zeigt sich also auch hier die Toxizitätsreihe Kobaltchlorid > Kobalt(II)-citratnatrium > Kobalt(III)-citratnatrium.

Der Anstieg zur normalen Höhe geht ganz allmählich vor sich. Nach 1 Stunde ist auch nach den kleinen Dosen der Druck noch immer niedriger als vor der Injektion. Nach der Injektion der Komplexsalze scheint der Druckanstieg noch länger zu dauern als nach dem einfachen Salz.

Nickelchlorid hat entgegen den Angaben Le Goffs eine ganz ähnliche Wirkung wie Kobalt. Das Maximum der Blutdrucksenkung findet sich gleichfalls 3—9 Minuten nach der Injektion. Die Erniedrigung scheint etwas geringer zu sein als nach Kobaltchlorid. Sie beträgt nach 3,1 mg Ni pro kg 30 mm Hg, nach 9,74 mg Ni pro kg 56 mm Hg.

Das komplexe Nickelcitratnatrium, welches, wie schon bei den Allgemeinwirkungen bemerkt wurde, nicht sehr stabil zu sein scheint und ähnlich wie das Chlorid wirkt, zeigt das gleiche Verhalten auch in seiner Wirkung auf den Blutdruck. Das Blutdruckminimum findet sich schon 3—9 Minuten nach der Injektion. Nach der Injektion von 3,1 mg Ni pro kg fällt der Blutdruck in dieser Zeit um etwa 40 mm Hg und steigt innerhalb der nächsten 2 Stunden nur um 8 mm an.

Bei allen untersuchten Salzen konnte Hendrych gleichfalls den schon von Le Goff beobachteten, fast unmittelbar nach Beginn der Injektion eintretenden Druckabfall feststellen. Nachher steigt der Druck an und erreicht am Ende der Injektion (etwa 1 Minute) normale oder übernormale Werte, um erst dann allmählich zu fallen. Bei den Nickelsalzen kommt es zwar auch zu einem leichten Druckanstieg, doch nie bis zur ursprünglichen Höhe.

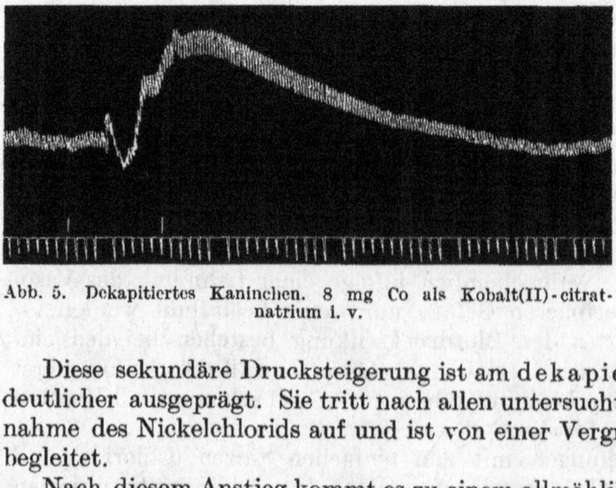

Abb. 5. Dekapitiertes Kaninchen. 8 mg Co als Kobalt(II)-citrat-natrium i. v.

Diese sekundäre Drucksteigerung ist am dekapierten Kaninchen noch viel deutlicher ausgeprägt. Sie tritt nach allen untersuchten Verbindungen mit Ausnahme des Nickelchlorids auf und ist von einer Vergrößerung der Pulsvolumina begleitet.

Nach diesem Anstieg kommt es zu einem allmählichen Absinken des Druckes zur Ausgangshöhe oder noch darunter. Da letzteres bei dekapitierten Tieren auch ohne Injektion vorkommen kann und der Blutdruck bei diesen Tieren schon an und für sich sehr niedrig ist, so haftet diesen Versuchen bei der Erklärung eine gewisse Unsicherheit an. Immerhin dürfte doch folgendes feststehen: Sowohl die einfachen als auch die Komplexsalze des Kobalts und Nickels senken den Blutdruck normaler Kaninchen. Die Komplexsalze wahrscheinlich erst, nachdem eine gewisse Menge reaktionsfähiger Ionen frei geworden ist: entweder nach der Verbrennung der Citronensäure oder durch Spaltung des Komplexes. Letzteres dürfte bei Nickel der Fall sein, da dieser Komplex nicht

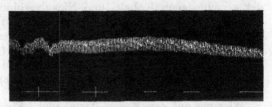

Abb. 6. Dekapitiertes Kaninchen. 9 mg Ni als Nickelchlorid i. v.

sehr stabil ist. Das Fehlen der Blutdrucksenkung am dekapitierten Tier sowie die prompte Blutdrucksteigerung bei normalen Kaninchen auch bei niedrigstem Blutdruck nach Halsmarkreizung (Stuart) sprechen dafür, daß die Blutdrucksenkung zentral, durch eine Lähmung des Vasomotorenzentrums bedingt ist. Außerdem scheinen diese Salze mit Ausnahme des Nickelchlorids eine periphere Gefäßwirkung im Sinne einer Gefäßverengerung zu haben, die unmittelbar nach der Injektion eintritt, aber nur kurze Zeit anhält. Ob diese Wirkung muskulär oder vegetativ nervös oder vielleicht durch Erregung gewisser Zentren im Rückenmark bedingt ist, kann bis jetzt noch nicht mit Sicherheit entschieden werden.

Versuche am Läwen-Trendelenburgschen Gefäßpräparat von Hendrych konnten diese Frage auch nicht klären, da gegen alle Erwartung Kobaltchlorid schon in Konzentrationen von 1:10000 eine Gefäßerweiterung, Nickelchlorid dagegen in der gleichen Konzentration eine Gefäßverengerung bewirkten. Höhere Konzentrationen zeigten eine stärkere Wirkung, die bei Nickel schließlich irreversibel wurde. Die von Sasaki (Zit. S. 1479) gleichfalls am Läwen-Trendelenburgschen Gefäßpräparat angestellten Versuche mit kolloiden Lösungen der reinen Metalle ergaben für Kobalt und Nickel wie für die meisten anderen untersuchten Metalle eine gefäßverengernde Wirkung, die wahrscheinlich durch eine Wirkung auf die Muskulatur selbst zustande kommt, wie er es für Kupfer und Silber am Gefäßstreifenpräparat nachweisen konnte. Die Wirkung, wenn eine solche von einer bestimmten Konzentration an überhaupt eintrat, ist irreversibel.

Wirkung auf die Atmung. Entsprechend dem Verlauf der allgemeinen Kobaltvergiftung konnte Yosida (Zit. S. 1439) auch ganz parallelgehende Veränderungen der Atmung nachweisen. Er bestimmte bei Kaninchen das Atemvolumen mit einem Gasometer. Nach der subcutanen Injektion wird die Atmung im allgemeinen in der gleichen Weise wie nach intravenöser Injektion beeinflußt, doch sind die einzelnen Phasen verlangsamt und nicht so ausgesprochen. Nach der intravenösen Injektion verschiedener Dosen von Kobaltchlorid wird im Initialstadium das Atemvolumen kleiner, steigt aber dann wieder an. Im Exzitationsstadium ist die Atmung gesteigert. Verglichen mit der Normalatmung beträgt die Zunahme des Atemvolumens 10—40%, im Vergleich mit dem Atemvolumen des vorhergehenden Stadiums beträgt die Zunahme bis zu 129%. Durch eine neuerliche Injektion kann die gesteigerte Atmung herabgesetzt werden. Im 3. Stadium wird die Atmung gelähmt.

Bei neugeborenen Hunden wirken schon ganz kleine Dosen stark toxisch, was wahrscheinlich mit der großen Empfindlichkeit des Atemzentrums neugeborener Tiere zusammenhängt. Die Atemerregung im 2. Stadium kann vollständig fehlen.

Parallel mit den Blutdruckversuchen an urethanisierten Kaninchen hat Hendrych[1] auch das Verhalten der Atmung nach der intravenösen Injektion der verschiedenen Kobalt- und Nickelverbindungen bestimmt. Er fand, daß unmittelbar nach der Injektion der Chloride die Atemfrequenz stark gesteigert ist, bei größeren Dosen bis zum dreifachen der Normalatmung. Dagegen wird durch die Komplexsalze die Atemfrequenz fast gar nicht verändert. Diese stark beschleunigte Atmung hält verschieden lange an, 15—30 Minuten, und geht dann allmählich zur Norm zurück. Eine spätere Injektion läßt die Atmung vollständig unbeeinflußt.

Wirkung auf den Magen-Darmkanal. Eines der auffallendsten Symptome nach einer intravenösen Injektion eines Kobalt- oder Nickelsalzes ist die unmittelbar nach der Injektion auftretende gesteigerte Peristaltik, die man bei Kaninchen schon äußerlich bei der Betrachtung des Bauches beobachten kann und die sich in reichlichem Kotabgang äußert. Die Faeces sind im Anfang noch gut geformt, werden aber bald weich und fast flüssig. Diese Diarrhöe hält nach der Injektion der Chloride bis zum Tode des Tieres an. Bei Hunden und Katzen kommt als weiteres charakteristisches Symptom (nach der intravenösen Injektion sofort, bei subcutaner Injektion nach wenigen Minuten) Erbrechen vor, welches sehr lange anhalten kann. Auch nach der Fütterung mit diesen Metallen kommt es zu Erbrechen, das aber lange nicht diese Intensität erreicht wie nach der parenteralen Einverleibung (Stuart).

Der schnelle Eintritt der Magen-Darmsymptome nach der Injektion spricht wohl dafür, daß hier in erster Linie an nervöse Einflüsse gedacht werden muß. Nur Wohlwill (Zit. S. 1439) sah in seinen Versuchen das Erbrechen nach der Injektion so spät eintreten, daß er als Erklärung eine Reizung der Magenschleimhaut durch ausgeschiedenes Metall annehmen zu müssen glaubt.

Die Analyse am isolierten Organ ergab folgendes: In Versuchen von Wiechmann (Zit. S. 1477) wird der Magenmuskelring des Frosches durch Kobaltchlorid ($^m/_{400}$) und Hexamminkobaltchlorid ($^m/_{400}$) gelähmt. Diese Lähmung kann aber durch $^m/_{200}$-Lösungen von Calciumchlorid oder Strontiumchlorid rückgängig gemacht werden. Die gleiche lähmende Konzentration von Kobaltchlorid kann aber auch die durch Magnesiumchlorid erzeugte Lähmung zum Teil kompensieren. Auch am Darm kann die durch Kobalt hervorgerufene Lähmung durch Calcium kompensiert werden.

Der Kaninchen- und Katzendünndarm wird durch Nickelacetat in Locke-Lösung bei einer Konzentration von $^n/_{10000}$-Lösung anfänglich gelähmt, später aber erregt. Kaninchendarm wird auch noch in $^n/_{5000}$-Lösung erregt. |Bei höheren Konzentrationen ist Nickelacetat immer lähmend. Ileum und Colon sind gegenüber der lähmenden Wirkung des Nickelacetats resistenter als Jejunum und Duodenum (Salant und Mitchel[2]). Kolloide Kobalt- und Nickellösungen wirken auf den isolierten Kaninchendünndarm ebenfalls tonussteigernd, aber amplitudenverkleinernd. Der Angriffspunkt liegt wahrscheinlich in der Darmmuskulatur selbst. Weinsaures Nickeloxydnatrium wirkt auf den Kaninchendünndarm lähmend (Yamagami Matao: Zit. S. 1440).

Vergleichende Untersuchungen mit den einfachen (Chloride) und komplexen [Co(II)-, Co(III)- und Ni(II)-citratnatrium] anorganischen Salzen von Hendrych ergaben aber, daß in der Mehrzahl der Versuche alle diese Salze

---

[1] Hendrych: Unveröffentlicht. — [2] Salant u. Mitchel: Influence of heavy metals on isolated intestine. Amer. J. Physiol. **39**, 355 (1916).

auf den Kaninchendünndarm in der Magnusschen Anordnung bei Verwendung von Tyrodelösung erregend wirken, und zwar wird der Tonus erhöht, die Kontraktionen vergrößert, bei hohen Konzentrationen aber verkleinert. Bei hohen Konzentrationen kann es zu einer maximalen Kontraktion mit Aufhören der Pendelbewegungen kommen. Nach dem Auswaschen kehrt die gesteigerte Darmtätigkeit rasch wieder zur Norm zurück (Abb. 7 und 8). Bei einzelnen Kaninchen reagiert der Dünndarm auf diese Metalle primär überhaupt nicht oder nur mit Lähmung und erst nach dem Auswaschen mit Erregung, die nach einiger Zeit wieder verschwindet und von normaler Tätigkeit gefolgt ist. Worauf dieses verschiedene Verhalten einzelner Tiere zurückzuführen ist, ist

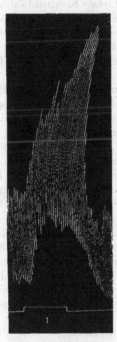

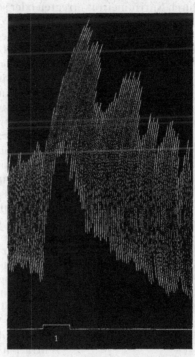

Abb. 7. Kaninchendünn-
darm in Tyrodelösung.
Während 1. 0,5 mg% Co als
CoCl₂.

Abb. 8. Kaninchendünndarm in Tyrodelösung.
Während 1. 0,2 mg% Co als Co(II)-citrat-
natrium.

nicht klar. Es konnte nur festgestellt werden, daß der Darm nach längerem Liegen auf Eis oder in Tyrode regelmäßig in dieser abweichenden Art reagiert.

Ein anderes Resultat wird bei Verwendung von bicarbonat- und biphosphatfreier Tyrodelösung erhalten. In diesem Falle zeigen nur die komplexen Kobaltsalze die oben beschriebene erregende Wirkung, während das komplexe Nickelcitratnatrium keinen oder nur einen schwach lähmenden Einfluß ausübt. Die Chloride wirken auch in ganz schwachen Konzentrationen nur lähmend auf Tonus und Peristaltik (Abb. 9). Es wird durch sie sowohl der durch Vaguserregung als auch der durch große Dosen Kobaltcitratnatrium maximal erregte Darm momentan zu vollständiger Erschlaffung gebracht. Die Lähmung dürfte wohl muskulär bedingt sein.

Einer Erklärung bedarf noch die erregende Wirkung der komplexen Kobaltsalze. Wie diese wirken auch noch Ferricitratnatrium, Mangan(II)- und -(III)-

citratnatrium, dagegen nicht Nickelcitratnatrium und nach Yamagami Matao Nickeltartratnatrium. Von den Komplexsalzen des Nickels wurde schon erwähnt, daß sie nicht besonders stabil sind und daß sie auch auf den Blutdruck ähnlich den einfachen Salzen wirken. Bei den übrigen Salzen, bei denen also eine Wirkung des ionisierten Metalls nicht auftritt, liegt die Annahme nahe, daß die Wirkung auf das Citrat zurückzuführen wäre. Von Natriumcitrat ist es ja bekannt, daß es infolge Calciumentziehung eine erregende Wirkung auf den Darm ausübt. Es zeigte sich aber, daß ganz große Dosen Natriumcitrat keine derartige Erregung ausüben, sondern im Gegenteil in hohen Konzentrationen schließlich zu einer Lähmung des Darmes führen. Wird aber zu einem durch Natriumcitrat erregten oder schon gelähmten Darm noch eines dieser Komplexsalze hinzugefügt, so kommt es zu einer so starken Kontraktion, wie sie

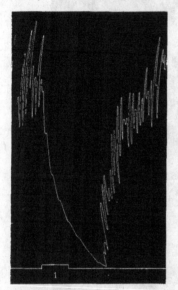

Abb. 9. Kaninchendünndarm in bicarbonatfreier Tyrodelösung. Während 1. 0,5 mg% Ni als NiCl₂.

sonst auch durch ganz hohe Konzentrationen dieser Salze nicht erreicht werden kann. Damit scheint bewiesen, daß die erregende Wirkung der Komplexsalze nicht auf der calciumfällenden Wirkung der Citronensäure beruht, sondern eine Wirkung des komplex gebundenen Metalls bzw. des ganzen Moleküls ist. Dafür spricht auch die erregende Wirkung der Chloride in Tyrodelösung, in welcher sie wahrscheinlich mit dem Bicarbonat oder Biphosphat ebenfalls lösliche komplexe Verbindungen eingehen können. Auch diese Komplexe zeigen in großen Dosen keine lähmende Wirkung. Allerdings entsteht dabei nur eine gewisse Menge der löslichen Salze, da bei Zusatz größerer Mengen der Chloride schon ein großer Teil als unlösliches Carbonat ausfällt. Die erregende Wirkung durch Kobalt, Nickel und Manganchlorid ist schon bei niedrigeren Konzentrationen zu beobachten als die des Ferrochlorids. Dieses ist bei einer Konzentration von 0,2 mg% Metall noch vollkommen wirkungslos, während die anderen Metalle bei dieser Konzentration schon stark erregen.

Gleichfalls auf die Wirkung komplexer Verbindungen dürfte die durch Sasaki (Zit. S. 1479) beobachtete Steigerung des Tonus und Verkleinerung der Amplituden des isolierten Kaninchendünndarmes durch kolloide Kobalt- und Nickellösungen zurückzuführen sein. Bei Verwendung der reinen Metalle käme insbesondere die komplexe Bindung mit den Proteinen des Organes in Frage, welche durch die Untersuchungen von Benedicenti und seiner Mitarbeiter[1], allerdings bei Verwendung von Metallpulver, nachgewiesen wurde. Sasaki glaubt, daß die kolloiden Metallösungen auf die Darmmuskulatur selbst wirken. Bei den von Hendrych untersuchten Verbindungen ergeben sich ebenfalls keinerlei sichere Anhaltspunkte für einen anderen Angriffspunkt. Ein maximal erregter Darm kann sowohl durch Adrenalin als auch durch Atropin zur Erschlaffung gebracht werden, durch Atropin allmählich, durch Adrenalin momentan. Es kann aber auch ein durch Adrenalin oder Atropin oder durch ein

[1] Benedicenti, A., u. Rebello Alves: Über die direkte Fixierung von Metallen durch Proteinsubstanzen. Biochem. Z. 65, 107 (1914) — Arch. Farmacol. sper. 24, 1 (1917). — Vgl. auch P. Mascherpa: Zit. S. 1430.

einfaches Metallsalz gelähmter Darm mit Kobalteitratnatrium wieder zum Schlagen gebracht werden (Abb. 10). Ebenso kann auch der durch Pilocarpin erregte Darm durch Kobalteitratnatrium noch mehr erregt werden.

Die Magen-Darmerscheinungen bei der Vergiftung durch diese Metalle haben große Ähnlichkeit mit den Symptomen der Arsenikvergiftung. Das war, wie schon erwähnt, für die älteren Untersucher der Anlaß, sie ebenfalls mit einer Lähmung der Darmcapillaren zu erklären. Dazu kam auch noch, daß fast regelmäßig bei der Sektion eine capilläre Hyperämie der Schleimhaut besonders im Magen, Pylorusgegend und im Jejunum mit zahlreichen Ekchymosen gefunden wird. Ganz besonders eindrucksvoll ist das Bild im Magen. Große Flächen der Schleimhaut, besonders der Kardia, und der großen Kurvatur sind auch bei ganz akut verlaufenen Vergiftungen leuchtend rot gefärbt, während die Umgebung ganz normal aussieht.

Manchmal sollen an diesen Stellen auch Geschwüre vorkommen, die sehr oft mit einer dicken, schwarzen, schleimigen Masse bedeckt sind, welche aus Blut, Epithel und Schleim besteht. Die Darmveränderungen sind lange nicht so intensiv, ja es können solche überhaupt fehlen, während der Magen diese Veränderungen immer zeigt (Stuart: Zit. S. 1438).

Es fragt sich nun, ob diese Veränderungen die Folge einer Capillarlähmung sind, die durch das im Blute kreisende Metall hervorgerufen wird, oder ob sie die Folge einer Gewebsschädigung durch das an diesen Stellen ausgeschiedene Metall darstellen. Eine befriedigende Antwort darauf kann infolge Fehlens entsprechender Untersuchungen bis jetzt noch nicht gegeben werden. Hendrych und Weden konnten jedenfalls bei einem Kaninchen, welches 7 Stunden nach einer i. v. Injektion von $CoCl_2$ zugrunde gegangen ist, in diesen hellroten Partien

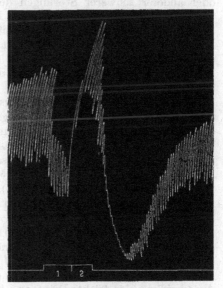

Abb. 10. Kaninchendünndarm in bicarbonatfreier Tyrodelösung. Während 1. 1 mg% Ni als $NiCl_2$ bei 2′ Zusatz von 1 mg% Co als Co(III)-citratnatrium.

mit der Boraxperle kein Co nachweisen. Gegen die Erklärung der Diarrhöen durch eine einfache Gefäßlähmung wendet sich wieder Stuart, da die Diarrhöe tage-, ja wochenlang bestehen kann, ohne daß der Blutdruck irgendeine Veränderung zeigt, und da die Tiere selbst dabei ganz munter zu sein scheinen.

Stets ist diese Gastroenteritis von Verdauungsstörungen begleitet. Man findet besonders bei Hunden und Katzen Appetitlosigkeit, Stomatitis, Schwarzwerden der Zähne und des Gaumens und von Zeit zu Zeit Aufstoßen mit foetor ex ore. Als Ursache des letzteren wird angegeben, daß genossene Fleischstücke tagelang unverdaut im Magen liegenbleiben (Stuart, Wohlwill: Zit. S. 1439). Dabei findet man reichliche gallig gefärbte flüssige Entleerungen, die aber nie blutig sind. Von Geerkens (Zit. S. 1431) wurde für das Nickel nachgewiesen, daß die Gastroenteritis nach parenteraler Einverleibung viel stärker auftritt als nach oraler.

Zur Erklärung dieser Tatsache könnten evtl. die Untersuchungen Mascherpas (Zit. S. 1450) an Meerschweinchen und Fröschen herangezogen werden. Er stellte fest, daß bei Verwendung von fein pulverisiertem Metall die Ausscheidung des Nickels bei subcutaner bzw. oraler Zufuhr zu etwa 70 bzw. 80% durch den Darm erfolgt, während nur 20 bzw. 14% durch die Nieren ausgeschieden werden. Die histologische Untersuchung des Magen-Darmtraktes ergab bei den Tieren, welche Nickel per os erhalten hatten, keine schweren Veränderungen und nur hier und da leichte Reizungszustände am Darm; bei den Tieren, denen das Nickel subcutan zugeführt wurde, war die Vergiftung von Diarrhöen begleitet, und pathologisch-anatomisch fand sich eine mucohämorrhagische Enteritis des Dünndarms mit Epithelverlust der Darmzotten und Vergrößerung der Peyerschen Plaques mit Degenerationserscheinungen. Bei der Vergiftung mit Kobaltpulver fand sich bei länger dauerndem Verlauf nur Hyperämie und leichte Reizung der Darmschleimhaut, aber nie Zeichen einer Enteritis oder anderer schwerer Störungen des lymphatischen Apparates. Diarrhöen wurden ebenfalls nicht beobachtet. Die Ausscheidung des Kobalts findet bei subcutaner Zufuhr zum größeren Teil durch die Nieren statt. Es ist freilich bei den Versuchen Mascherpas mit den freien Metallen zu berücksichtigen, daß bei oraler Zufuhr die Chloride, bei subcutaner dagegen sicherlich Verbindungen anderer Art entstehen, die selbstverständlich ein ganz anderes Schicksal haben müssen.

Uropoetisches System. Wasserhaushalt. Ebenso wie eine intravenöse $CoCl_2$- oder $NiCl_2$-Injektion sofort zu einer gesteigerten Peristaltik führt, ruft sie auch eine gesteigerte Harnausscheidung hervor (Antal[1], Hendrych[2]). In erster Linie wird wohl der in der Harnblase befindliche Harn entleert. Es kommt aber auch zu einer echten Diurese sowohl nach den einfachen anorganischen Verbindungen per os und subcutan (Meurice: Zit. S. 1438) als auch nach dem Citratkomplex (Stuart: Zit. S. 1438). Diese Diurese hält etwa 24 Stunden an und tritt bei oraler und subcutaner Verabreichung erst einige Zeit nach der Zufuhr auf (Meurice).

Nach oraler Zufuhr von Kobaltpulver (Mascherpa: Zit. S. 1450) bei Meerschweinchen tritt regelmäßig eine andauernde und stark ausgesprochene Verminderung der Harnausscheidung auf, die gleichzeitig mit der Ausscheidung des Metalls durch die Niere einsetzt. Nach subcutaner Zufuhr ist bei Beginn der Ausscheidung eine leichte Diurese zu beobachten, später aber ebenfalls eine Verminderung der Harnmenge.

Nach oraler Zufuhr von Nickelpulver beginnt nach 2 Tagen die Harnausscheidung abzunehmen bis zu einem Minimum am 5. Tage. Später steigt sie wieder zu normaler Höhe an. Dazu ist zu bemerken, daß die Ausscheidung des Nickels nur zum geringeren Teile durch die Niere stattfindet und zum größten Teile durch den Darm, und daß im Harn nur in den ersten Tagen Nickel chemisch nachgewiesen werden kann. Nach subcutaner Zufuhr bleibt die Diurese normal. Eiweiß war im Harn weder bei Kobalt noch bei Nickel nachweisbar (Mascherpa).

Bei mehr chronisch verlaufender Vergiftung kommt es ebenfalls zu einer starken Polyurie in Verbindung mit starkem Durst. Sie kommt, wie Kobert[3] nachgewiesen hat, bei allen Schwermetallen dieser Gruppe (Fe, Mn, Co und Ni), die in Form der komplexen Citrate gegeben werden, vor und soll bedingt sein durch eine Nierenschädigung infolge ihrer Ausscheidung durch die Nieren.

---

[1] Antal, Joh.: Pester med. Presse **1894**, Nr 24 — Ung. Arch. Med. **3**, 117. — [2] Hendrych, F.: Unveröffentlicht. — [3] Kobert, R.: Zur Pharmakologie des Mangans und Eisens. Arch. f. exper. Path. **16**. 361 (1883).

Diese Nierenveränderungen beginnen als herdförmige nephritische Entzündungen schon nach einer einzigen Injektion und gehen später mit Schwund des sezernierenden Epithels, Schrumpfungen und ausgedehnten Verkalkungen einher. Azary (Zit. S. 1438) beobachtete Nierenschädigungen auch bei längere Zeit fortgesetzter innerlicher Verabreichung der Nitrate. Er beschreibt Zunahme der Harnmenge auf das 3—4fache, dunkelbraune Verfärbung des Harns, der Eiweiß und Zylinder enthält.

Ebenso beobachteten Mascherpa und Perito[1] bei länger dauernder Zufuhr von Kobaltchlorid (7,9 mg Co in 5 Tagen), welches mit Albumin behandelt wurde, bei Meerschweinchen eine erhebliche Polyurie und an den Nieren entzündliche Veränderungen der Glomeruli und Kanälchen. Dagegen konnte bei gleichartiger Behandlung mit einem dreiwertigen Kobaltprotein (siehe S. 1412) eine Herabsetzung der Harnmenge, aber keine Nierenschädigungen nachgewiesen werden.

Bezüglich des Kobaltpulvers hängt die Nierengiftigkeit von der Art der Zufuhr ab. Während sich bei Kaninchen die orale Zufuhr von 0,007 g Co als recht giftig erweist, ist die intravenöse Injektion derselben Menge ganz unschädlich (Mascherpa[2]). Dies ist wahrscheinlich dadurch bedingt, daß im ersten Falle das Metall als Chlorid, im letzteren als Co^{III}-Protein im Organismus kreist.

Quergestreifte Muskulatur. Diese wird am ganzen Tier auch bei der schwersten Kobalt- oder Nickelvergiftung in keiner Weise beeinflußt, denn nach dem Tode sind die Muskeln des Frosches elektrisch noch sehr gut erregbar (Stuart: Zit. S. 1438, Ariola[3]). Nur Rabuteau (Zit. S. 1478) hält die Salze des Kobalts und Nickels für Muskelgifte, welche in höheren Dosen die Bewegungen aufheben.

Hinsichtlich der Wirkung auf den isolierten Froschmuskel hat Höber[4] festgestellt, daß Kobaltchlorid in Lösungen von $^m/_{50}$ abwärts die Hubhöhe bei elektrischer Reizung vermindert. $^m/_{20}$—$^m/_{40}$-Lösung zu Ringer zugesetzt, lähmt in kurzer Zeit die elektrische Erregbarkeit vollständig. In reiner Ringerlösung erfolgt aber vollständige Erholung. Das Kobalt hat also eine ähnliche Wirkung wie das Magnesium, kann aber nicht wie dieses durch Calcium antagonistisch beeinflußt werden (Wiechmann: Zit. S. 1423). Dagegen hat es in Konzentrationen von $^m/_{50}$—$^m/_{100}$-Lösungen einen deutlich antagonistischen Effekt gegenüber der lähmenden Wirkung des Kaliums und kann somit in gewissem Grade das Calcium ersetzen (Höber[4]).

Buglia gibt an, daß die Froschmuskeln in Lösungen

von 1,25 und 2,5 g-Äqu. $CoCl_2$ im Liter 10 Minuten überleben
„ 0,8 „ „ „ „ 15 „ „
„ 0,3 „ „ „ „ 30 „ „
„ 0,1—0,2 „ „ „ „ 1 Stunde „
„ 0,02—0,08 „ „ „ „ 2—3 Stunden „

Nickelchlorid erzeugt bis zu $^m/_{100}$-Lösungen Ringer eine langsam zunehmende Kontraktur und verringert die Hubhöhe bei elektrischer Reizung. Gegenüber der lähmenden Wirkung des Calciums hat aber Nickelchlorid keine antagonistische Wirkung[4].

---

[1] Mascherpa, P., u. A. Perito: La tossicità e la eliminazione renale del cobalto somministrato come cloruro e come cobaltoproteina. Arch. internat. Pharmacodynamie **40**, 471 (1931). — [2] Mascherpa, P.: Arch. Sci. med. **49**, Nr 6 (1927), zit. nach Arch. f. exper. Path. **142**, 192 (1929). — [3] Ariola, V.: Sulla tossicità delle polveri metalliche. Arch. Farmacol. sper. **32**, 75 (1921), zit. nach Ber. Physiol. **12**, 424. — [4] Höber, R.: Pflügers Arch. **166**, 531 (1917); **182**, 104 (1920).

Die Muskeln überleben nach Buglia in Lösungen

$$
\begin{array}{llllll}
\text{von} & 0{,}5 \text{ g-Äqu.} & \text{NiCl}_2 \text{ im Liter 15 Minuten} \\
\text{,,} & 0{,}2 & \text{,,} & \text{,,} & \text{,,} & \text{,,} & 30 & \text{,,} \\
\text{,,} & 0{,}125\text{—}0{,}165 & \text{,,} & \text{,,} & \text{,,} & \text{,,} & 1 \text{ Stunde} \\
\text{,,} & 0{,}02\text{—}0{,}1 & \text{,,} & \text{,,} & \text{,,} & \text{,,} & 2\text{—}3^{1}/_{2} \text{ Stunden}
\end{array}
$$

Die Wirkung rührt natürlich von den abdissoziierten Metallionen her und ist dieselbe wie bei den anderen nichteiweißfällenden Schwermetallen.

Bei den komplexen anorganischen Verbindungen hat Kobert[1] gefunden, daß Kobaltcitratnatrium auch in großen Konzentrationen keine Wirkung auf den isolierten Froschmuskel besitzt, während Yamagami Matao (Zit. S. 1440) in seinen Versuchen mit Nickeltartratnatrium eine reizende Wirkung in verdünnter Lösung und eine lähmende in konzentrierter Lösung feststellen konnte. Von Schwarze[2] wurde der Einfluß verschiedener Metallsalze auf die Erregung der Blutegelmuskulatur durch Bariumchlorid untersucht. Für Nickel konnte keine Beeinflussung der Bariumwirkung festgestellt werden.

Auf Grund der Befunde Fedelis, daß sich Eieralbumin mit Metall unter Bildung von Metalleiweißverbindungen belädt, wenn es durch eine semipermeable Membran, die durch Wasserstoff reduziertes Metall in feinstem Zustande enthält, hindurchgeschickt wird, untersuchte Mascherpa[3], ob auch intakte Froschmuskeln beim Einbringen in Lösungen, die fein verteiltes Metall als Bodenkörper enthalten, durch die Zellmembran hindurch sich mit Metall anreichern und ob diese mit Schwermetall beladenen Muskeln Änderungen ihrer Quellungsfähigkeit aufweisen. Er konnte feststellen, daß die Muskeln in der Tat Metall aufnehmen. Die Quellungsfähigkeit, die auch an Muskeln untersucht wurde, die von mit diesen Metallen vergifteten Fröschen stammten, wurde von den einzelnen Metallen in verschiedener Weise beeinflußt. Kobalt beschleunigt sowohl die Quellung als auch die Entquellung, übt aber hauptsächlich seinen Einfluß im ersten Stadium aus. Die Wirkung des Nickels ist qualitativ der des Kobalts ähnlich, quantitativ aber schwächer. Die beiden Metalle unterscheiden sich dadurch von der Wirkung des Eisens, welches auf diesen Prozeß verlangsamend wirkt und ihn weniger deutlich macht.

Glatte Muskulatur. Eine Beeinflussung der glattmuskulären Organe am ganzen Tier ist nicht mit Sicherheit nachgewiesen. Wie schon im Abschnitt über die Magen-Darmwirkungen gezeigt wurde, besteht wohl die Möglichkeit einer direkten Wirkung auf die glatte Muskulatur, doch scheint nach den Symptomen der akuten Vergiftung eine Beeinflussung auf dem Umwege über das vegetative Nervensystem wahrscheinlicher zu sein.

Die Wirkung auf die isolierten glattmuskulären Organe wurde in den entsprechenden Abschnitten behandelt (Darm, Gefäße). Es sind hier nur noch die Wirkungen auf den isolierten Uterus zu ergänzen. Darüber liegen Untersuchungen von Yamagami Matao (Zit. S. 1440) mit Nickeltartratnatrium vor. In dieser Form wirkt das Nickel auf den Uterus in allen Konzentrationen lähmend.

Wirkung auf den Stoffwechsel. Akute Wirkungen auf den Stoffwechsel sind bei Metallen etwas Ungewohntes. Und doch soll das Kobalt, weniger das Nickel, im Kohlehydrathaushalt des Organismus vielleicht sogar physiologischerweise eine Rolle spielen.

[1] Kobert, R.: Zit. nach Stuart: Zit. S. 1438. — [2] Schwarze, W.: Über die erregbarkeitssteigernde Wirkung von Metallsalzen auf die Blutegelmuskulatur. Arch. f. exper. Path. **152**, 91 (1930). — [3] Mascherpa, P.: Azione esercitata da alcuni cationi (Fe, Co, Ni, Cu) sull imbibicione muscolare. Arch. internat. Pharmacodynamic **43**, 371 (1932).

Schon Meurice (Zit. S. 1438) hat festgestellt, daß der Harn von Kaninchen nach einer oralen oder subcutanen Vergiftung mit Kobaltnitrat Fehlingsche Lösung reduziert, Wismutsubnitrat schwärzt und Hefe vergärt. Es trat also eine Glykosurie auf, die nach 2—3 Tagen wieder verschwand. Diese Beobachtung blieb aber weiterhin ganz unbeachtet. Erst vor wenigen Jahren sind Bertrand und Machebœuf dieser Frage wieder nähergetreten, aber von ganz anderen Gesichtspunkten ausgehend. Sie fanden nämlich bei ihren Untersuchungen über den Kobalt und Nickelgehalt der Organe, daß diese beiden Stoffe auffallend reichlich in der Leber und im Pankreas vorkommen, während die anderen Organe und Körperflüssigkeiten nur Spuren von diesen Stoffen enthalten[1]. Siehe Tabelle 11, S. 1460.

Der auffallend hohe Gehalt des Pankreas an Kobalt und Nickel hat die Verfasser veranlaßt, verschiedene Handelspräparate von Insulin auf ihren Kobalt- und Nickelgehalt zu untersuchen. Sie fanden hier ebenfalls recht beträchtliche Mengen. Auf organische Substanz berechnet kann im Insulin das 100fache der im Pankreas gefundenen Kobalt- und Nickelmengen gefunden werden. Beim Vergleich der verschiedenen Insulinpräparate glaubten sie auch einen deutlichen Zusammenhang der Wirkung mit dem Metallgehalt festgestellt zu haben.

Später hat dann Bergonzini[2] gefunden, daß das Pankreas von Diabetikern geringere Mengen dieser Metalle enthält als normalerweise, während sie in der Leber in gleicher oder sogar vermehrter Menge vorhanden sind. Derselbe hat auch die Leber gesunder und phlorrhizindiabetischer Hunde untersucht, konnte aber keinen Unterschied im Kobalt- und Nickelgehalt feststellen.

Das reichliche Vorkommen der beiden Metalle in Pankreas und Leber bei Gesunden, der geringere Gehalt der beiden Organe beim Diabetiker und schließlich der große Gehalt der Insulinpräparate, deren Wirksamkeit in deutlichem Zusammenhang mit der Menge der beiden Metalle zu stehen schien, ließ die Vermutung aufkommen, daß diese Metalle als Katalysatoren der Insulinwirkung anzusehen seien. Und in der Tat schienen auch die ersten Versuche von Bertrand und Machebœuf[3] dafür zu sprechen. Wurden nämlich bei Kaninchen mit einer gewöhnlichen Insulindosis die Chloride oder Sulfate des Kobalts oder Nickels injiziert, so trat schon bei 0,01—0,05 mg Co oder Ni eine leichte Verstärkung der Insulinwirkung ein. Wurde aber die Dosis auf das 3—6fache erhöht, so konnte eine deutliche Verstärkung der Insulinwirkung festgestellt werden, die weniger in einer Verminderung des Blutzuckerspiegels, sondern mehr in einer Verlängerung der Insulinwirkung bestand. Ja selbst die Injektion der Metalle allein soll hypoglykämisierend wirken.

Bei einer genauen Nachprüfung dieser Versuche konnten aber Blatherwick und Melville Sahym[4] keinen Einfluß des Kobalts auf die Insulinhypoglykämie feststellen und sie meinen, daß Bertrand und Machebœuf zu wenig die individuelle Empfindlichkeit der einzelnen Tiere gegenüber Insulin beachtet

---

[1] Bertrand, G., u. M. Machebœuf: Sur la teneur relativement élevée du pancréas en nickel et en cobalt. C. r. Acad. Sci. Paris 182, 1305 (1926). — [2] Bergonzini, M.: Studi sul contenuto in nichelio e cobalto des pancreas e del fegato di individui diabetici e di cani resi speritalmente glicosurici. Clin. med. ital., N. s. 62, 311 (1931), zit. Ber. Physiol. 62, 318. — [3] Bertrand, G., u. M. Machebœuf: Influence du nickel et du cobalt sur l'action exercée par l'insuline chez le lapin. C. r. Acad. Sci. Paris 182, 1504 (1926), zit. Ber. Physiol. 37, 461. — [4] Blatherwick, N. R., u. Melville Sahym: Concerning the effect of cobalt on insulin hypoglycemia in rabbits. Amer. J. Physiol. 81, 560 (1927).

haben. Dagegen fanden aber auch Labbé, Roubeau und Nepreux[1] eine erhebliche Verstärkung der Insulinhypoglykämie durch gleichzeitige sub-cutane Injektionen von Co- und Ni-Chlorid. Die alleinige Injektion der Metalle blieb auf den Blutzucker ohne Wirkung. Zu ganz anderen Resultaten kam Magenta[2]. In Versuchen an Hunden und Kaninchen fand er keine Ver-stärkung, sondern eine leichte Abschwächung der Insulinwirkung, wenn gleich-zeitig mit diesem die Nitrate oder Sulfate des Nickels oder Kobalts i. v. injiziert wurden. Die verwendeten Dosen, $1/_2$ Einheit Insulin pro kg und $0,01-0,1$ mg Kobalt oder Nickelsulfat, unterscheiden sich fast gar nicht von den Mengen, die Bertrand und Machebœuf zu ihren Versuchen verwendeten. Die In-jektion der Metallsalze allein in den gleichen oder in größeren Dosen erzeugt eine leichte Hyperglykämie, die auch Pellegrino und Caizzone[3] bei hungern-den Kaninchen mit 2,29 mg Co als Nitrat intramuskulär erhalten haben. Diese Wirkung ist aber nicht so stark, daß die Insulinwirkung von $2/_3$ Kaninchen-einheiten aufgehoben werden konnte.

Auch nach Caso[4] bewirkt Nickelchlorid in kleinen Dosen beim Kaninchen nach einer vorübergehenden Hypoglykämie ein langsames Ansteigen des Blut-zuckers. Bei Dextrosebelastung tritt vom 15. Tage der chronischen Vergiftung an eine deutliche Verlängerung der hyperglykämischen Phase auf. Die chro-nische Vergiftung mit Nickel soll im allgemeinen eine gewisse Ähnlichkeit mit dem Diabetes mellitus zeigen.

Bertrand und Machebœuf[5] dehnten später ihre Versuche auch auf den Menschen aus und verwendeten kleine Mengen dieser Metalle zur Behandlung des Diabetes. In einzelnen Fällen wollen sie auch in der Tat eine wesentliche Besserung der Symptome, wie Verminderung der Zuckerausscheidung und Absinken des Blutzuckerspiegels, gesehen haben. Auch Rathery und Levina[6] glauben in gewissen Fällen Erfolge erzielt zu haben. Dagegen konnten Labbé, Roubeau und Nepreux[7] bei diabetischen Menschen keine Beeinflussung des Blutzuckerspiegels feststellen, weder durch die alleinige Injektion der Metalle noch in Kombination mit Insulin eine Beeinflussung der Insulinwirkung, im Gegensatz zu ihren Ergebnissen an Hunden und Kaninchen. Auch Serio und Bongiovanni[8] fanden die Injektion der beiden Metalle bei hungernden, gesunden und diabetischen Menschen wirkungslos.

Wie diese Übersicht zeigt, sind die Wirkungen der Metalle Kobalt und Nickel auf den Kohlehydratstoffwechsel noch sehr umstritten, so daß man sicher annehmen kann, daß, wenn solche überhaupt vorhanden sind, diese nur

[1] Labbé, M., H. Roubeau u. F. Nepreux: Influence du nickel et du cobalt sur l'action hypoglycémiante de l'insuline chez le lapin. C. r. Acad. Sci. Paris 185, 1532 (1927) — Arch. des Mal. Appar. digest. 18, 461 (1928), zit. nach Ber. Physiol. 46, 499. — [2] Magenta, M. A.: Action des sels de nickel et de cobalt sur l'hypoglycémie insulini-que. C. r. Soc. Biol. Paris 98, 169 (1928) — Rev. Soc. argent. Biol. 3, 687 (1927), zit. nach Ber. Physiol. 45, 285. — [3] Pellegrino, F., u. G. Caizzone: Azione del selenio-tellurio-cobalto sul ricambio idrocarbonato. Arch. Farmacol. sper. 45, 75 (1928), zit. nach Ber. Physiol. 48, 64. — [4] Caso, Giov.: Le variazioni glicemiche nell' intossicazione da ni-chelio. Fol. med. (Napoli) 18, 1625 (1932), zit. nach Ber. Physiol. 72, 742. — [5] Ber-trand, G., u. M. Machebœuf: Nickel, Cobalt et diabéte. C. r. Acad. Sci. Paris 183, 257 (1926). — [6] Rathery, F., u. L. Levina: Influence des sels de nickel et de cobalt sur quelques diabétiques. C. r. Acad. Sci. Paris 183, 326 (1926). — [7] Labbé, M., H. Roubeau u. F. Nepreux: Action des sels de nickel et de cobalt sur le pouvoir hypoglycémiant de l'insuline chez le diabétique. C. r. Acad. Sci. Paris 186, 181 (1928). — [8] Serio, F., u. V. Bongiovanni: Sulle variazione del tasso glicemico a digiuno e sulla azione ipoglicemizzante dei sale di nichelio e di cobalto. Boll. Soc. ital. Biol. sper. 2, 183 (1927), zit. nach Ber. Physiol. 43, 103.

minimal sein können. Sonstige akute Stoffwechselwirkungen sind bisher nicht bekannt. Über Stoffwechselwirkungen bei chronischer Zufuhr siehe den folgenden Abschnitt. Die von verschiedenen Autoren (Coppola: Zit. S. 1438, Geerkens: Zit. S. 1431, Laborde und Riche: Zit. S. 1440) beobachtete Temperatursenkung bei akut vergifteten Tieren dürfte wahrscheinlich durch die zentralen Wirkungen der Metalle, also über das Wärmezentrum selbst, zustande kommen und kaum durch eine Hemmung des Stoffwechsels und der Wärmebildung. Chittenden und Norris (Zit. S. 1450) geben übrigens eine Erhöhung der Körpertemperatur um 2—3° an.

Chronische Wirkungen. Kobalt. Aus der älteren Literatur stammen nur die Angaben von Stuart (Zit. S. 1438) über mehr chronisch verlaufende Vergiftung mit Kobaltcitratnatrium, die bei Hunden hauptsächlich in Stomatitiden und allgemeinen Verdauungsstörungen, verbunden mit Gewichtsabfall, sowie in vermehrter Diurese mit gesteigertem Durst bestand. Letztere Symptome sind, wie schon oben erwähnt, wahrscheinlich die Folge der durch die Kobaltausscheidung hervorgerufenen Nierenschädigung. Ebenfalls Nierenschädigungen mit den gleichen Symptomen beobachtete Azary (Zit. S. 1438) nach anorganischen Kobaltverbindungen. Außerdem kommt es nach diesem Autor zu Blutveränderungen, die Blutkörperchen quellen auf, verlieren ihren Farbstoff und werden zu durchsichtigen Bläschen (?).

Le Goff (Zit. S. 1449) konnte bei Kaninchen und Hunden durch monatelange orale und subcutane Zufuhr kleiner Dosen von $CoCl_2$ (Zentigramme bis Dezigramme) keinerlei Allgemeinschädigungen erzielen. Auch junge Kaninchen zeigten bei dieser Behandlung keinerlei Störungen des Wachstums. Mit diesen Beobachtungen stehen im Widerspruch die Befunde von K. Waltner und Kl. Waltner[1] an Ratten. Sie fütterten 1—2 Monate alte Ratten mit einem konstanten Futter (McCollumsche Stockdiät), die sie mit pulverisiertem metallischem Kobalt in verschiedenen Mengen versetzten. Betrug der Co-Gehalt 2%, so zeigte sich, daß das Wachstum der Tiere geschädigt wird. Es trat Gewichtsabnahme ein, und die Tiere gingen gewöhnlich binnen 2—3 Wochen zugrunde. Die Knochen zeigten schwere porotische Veränderungen, und die Fertilität der Tiere war erloschen. Charakteristisch sind auch die Blutveränderungen, die schon in einem früheren Abschnitt erwähnt wurden. Wird der Nahrung nur 0,5% Co zugesetzt, so ist das Wachstum der Tiere etwas schlechter als das der Kontrolltiere, was sich in der geringeren Gewichtszunahme ausdrückt. 1 bis 2 Wochen vor dem Tode kommt es zu starken Gewichtsstürzen. Die Lebensdauer der mit Co behandelten Tiere beträgt durchschnittlich $1/_2$ Jahr. Auch hier zeigen sich osteoporotische Veränderungen, und ebenso ist die Fertilität erloschen. Auch mit Smalte (Kobaltosilicat + Kaliumsilicat) ist das Wachstum bei einem Zusatz von 1—2% zur Nahrung etwas geschädigt, während bei einem Gehalt von 0,5% die Tiere genau so gut wachsen wie die Kontrollen. Die Jungen der Tiere mit 1% waren etwas kleiner als die Kontrollen, entwickelten sich aber ganz gut. Bei den Tieren mit 2% Smalte gingen die Jungen in 1 Woche zugrunde. In den Versuchen mit Smaltin ($CoAs_2$) zeigte sich, daß bis zur Konzentration von 0,5% das Wachstum der Ratten nicht beeinflußt, bei 1% etwas verschlechtert und bei 2% stark geschädigt wird. Die Knochen der letzteren Tiere zeigten geringgradige porotische Veränderungen. Auch die im Abschnitt über die blutbildende Wirkung des Kobalts und Nickels erwähnten Autoren geben an, daß beide Metalle, besonders aber Kobalt, bei

---

[1] Waltner, K., u. Kl. Waltner: Zit. S. 1471 — Arch. f. exper. Path. **146**, 310 (1929).

Ratten hemmend auf das Wachstum wirken und innerhalb kurzer Zeit den Tod der Tiere herbeiführen.

Dagegen glaubt Mascherpa[1] bei Hunden, die fein verteiltes Kobalt der Nahrung beigemischt erhielten, festgestellt zu haben, daß dieses in Dosen von 1,5 mg pro kg, die für Nieren und andere Organsysteme unschädlich sind, zunächst eiweißsparend und gewichtserhöhend wirkt. Nach längerer Darreichung wird aber unter starker Gewichtsabnahme der Eiweißumsatz erheblich gesteigert. Auch die verschiedenen Stickstofffraktionen (Harnstoff, Ammoniak und Harnsäure) zeigen der Wirkung des Kobalts entsprechende Schwankungen. Bei kleineren Dosen Kobalt (1,0 mg pro kg alle 2 Tage) steigt während der Darreichung durch einen ganzen Monat das Körpergewicht von 6200 auf 6850 g. Es ergab sich also eine tägliche N-Retention, die erheblich höher lag als in der Vorperiode (bis zu 4,03 g). Dazu bemerkt der Referent Fr. N. Schulze folgendes: Es ist auffallend, daß das Tier mit einem Gewicht von 6,1—6,85 kg während der ganzen Versuchsperiode vom 7. II. bis 30. IV., abgesehen von wenigen Tagen, unter der Einwirkung der großen Kobaltgaben dauernd von 6,2 g mit der Nahrung aufgenommenem Stickstoff stets etwa 3 g, meist aber mehr, zurückbehalten haben soll. Es läßt sich aus den Tabellen eine Retention von mindestens 100 g N entsprechend 625 g Eiweiß berechnen. Ferner spricht der Verfasser im Text von Hunden, die sich im Stickstoffgleichgewicht befinden. Nach der Tabelle befand sich aber das Tier in einem Stadium beträchtlicher N-Retention auch in der Vorperiode. — Wenn also diese Versuche Mascherpas noch einer genaueren Nachprüfung bedürfen, so kann man aber doch wohl sagen, daß die von ihm behauptete Wirkung kleiner Kobaltmengen nicht aus dem Rahmen schon längst bekannter Tatsachen fallen würden, daß nämlich kleine Metallmengen einen fördernden Einfluß auf den Stoffansatz besitzen, da dies sogar für das sehr toxische Hg in Form des $HgCl_2$ festgestellt worden ist.

Auch die jetzt noch zu besprechende Wirkung des Kobalts auf die Leber hat Analogien zu anderen Metallen (Mn, Cu). Villaret und Mitarbeiter[2] haben nämlich gefunden, daß durch langdauernde Zufuhr von Kobaltacetat cirrhotische Veränderungen der Leber entstehen. Die Versuche wurden an Meerschweinchen und Kaninchen ausgeführt und erstreckten sich über mehrere Jahre. Nach subcutanen Injektionen von 10 mg Kobaltacetat bei den Meerschweinchen und 20 mg bei den Kaninchen sowie nach oraler Verabreichung von 0,5 g bei den Kaninchen treten deutliche cirrhotische Veränderungen schon nach 6—12 Monaten auf. Nach 2—3 Monaten sind aber schon Veränderungen zu sehen im Sinne einer „Reticulose", also von Bindegewebswucherungen, während die eigentliche Cirrhose (Sklerose) einige Monate später erscheint.

Nickel. Die Frage einer Intoxikation durch Nickel bei langdauernder Aufnahme hat praktisch eine viel größere Bedeutung als die durch Kobalt, da durch die ausgebreitete Verwendung von Nickelgeschirr im Haushalt reichlich Gelegenheit zur Aufnahme dieses Metalls gegeben ist. Die Frage wurde von den einzelnen Untersuchern ganz verschieden beantwortet. Während Schultze[3], v. Hamel Roos[4], Geerkens (Zit. S. 1431), Riche[5], Ludwig[6], Lehmann[7],

[1] Mascherpa, P.: Azione del cobalto sul ricambio azotato. Boll. Soc. ital. Biol. sper. 4, 582 (1929), zit. nach Ber. Physiol. 52, 576. — [2] Villaret, M., J. Bertrand, L. Justin-Besançon u. R. Even: Les cirrhoses cobaltiques. C. r. Soc. Biol. Paris 108, 956 (1931). — [3] Schultze: Dtsch. med. Wschr. 1882, 709. — [4] v. Hamel Roos: Rev. internat. Falsific. 1887 — Jber. Pharmaz. 1887, 587, zit. nach Rohde. — [5] Riche: Actions des sels de nickel sur l'économie. J. Pharmacie 17, 5 (1889) — Bull. Acad. Méd. Paris 1888, 18. — [6] Ludwig: Österr. Chem.-Ztg 1898, 3. — [7] Lehmann, K. B.: Hygienische Studien über Nickel. Arch. f. Hyg. 68, 421 (1909).

Rohde[1], Bulatow[2], Dzerzgowsky und Mitarbeiter[3] und Waltner (Zit. S. 1493) das Nickel für ganz unschädlich halten, geben Birnbaum[4], Azary (Zit. S. 1438), Stuart (Zit. S. 1438) und Kobert[5] eine schädliche Wirkung des Nickels an. Die verschiedenen Resultate lassen sich vielleicht aus der Art der Zufuhr erklären. Die ersteren verfütterten das Nickel, die letzteren gaben es subcutan. Die Art des verwendeten Salzes scheint dabei keinen Einfluß auf die Resultate zu haben.

Die auf die chronische Nickelzufuhr zurückgeführten Symptome sind teils Magen-Darmstörungen mit mehr oder weniger starken Durchfällen, besonders bei Hunden, und wahrscheinlich damit im Zusammenhang stehende Allgemeinsymptome wie Appetitlosigkeit, Abmagerung, Marasmus und Anämie, teils Erscheinungen von seiten der Niere, die durch die Ausscheidung der Nickelsalze bedingt sind und mit Polyurie, Albuminurie und Zylindrurie einhergehen (Azary, Kobert).

Im Gegensatz zu diesen Befunden stehen die Untersuchungen, in denen die Nickelsalze per os zugeführt wurden. Verwendet wurden vielfach die Salze des Nickels mit organischen Säuren, wie sie im Haushalt beim Kochen in Nickelgeschirr entstehen können. Quantitative Untersuchungen über die Angreifbarkeit des Nickelgeschirrs und damit die Größe der täglichen Aufnahme wurden von Birnbaum, Geerkens, Riche, Rohde, Dzerzgowsky und Mitarbeitern, Ludwig und Lehmann angestellt. Sie ergaben, daß wahrscheinlich alle Speisen kleine Mengen Nickel beim Kochen aufnehmen, auch wenn sie nicht besonders sauer sind (vgl. S. 1403).

Lehmann berechnet die Menge Nickel, die ein erwachsener Mensch maximal mit der Nahrung im Tage aufnehmen kann, wenn zum Kochen nur Nickelgeschirr verwendet wird, zu 117 mg, d. h. auf 1 kg Gewicht würden etwa 1,5 mg Ni aufgenommen werden. Die durchschnittliche Menge dürfte aber nur 60 bis 80 mg betragen. Solche Nickelmengen werden, wie die Versuche von Rohde sowie von Ludwig zeigen, anstandslos vertragen. Diese beiden Autoren lebten nämlich mit ihren Familien jahrelang von Speisen, die in Nickelgefäßen bereitet waren.

Auch im Tierversuch erwies sich die dauernde Verabreichung kleiner Nickelmengen als vollkommen ungefährlich. Schulze, ferner v. Hamel Roos, sowie Geerkens verabreichten Hunden 20 bzw. 34 und 29 Tage lang je 0,5 g Nickelacetat (0,166 g Ni), ohne eine Wirkung zu sehen. Ebensowenig erzielten Riche und Laborde (Zit. S. 1440) mit 0,01 g Ni pro kg als Sulfat eine Wirkung. Erst nach Steigerung der Dosen konnten sie Vergiftungssymptome hervorrufen, die aber ganz das Bild der schon früher beschriebenen akuten Vergiftung zeigten mit Erbrechen, Durchfall, Kräfteverfall und Temperatursturz, welches auch, wie oben beschrieben, bei chronischer parenteraler Vergiftung zustande kommt. Dzerzgowski und Mitarbeiter suchten die Erklärung für die Unwirksamkeit der kleinen Dosen darin, daß sie annahmen, kleine Mengen von Nickelsalzen könnten im Magendarmkanal gar nicht resorbiert werden. Sie konnten auch in ihren Versuchen weder im Harn noch in den einzelnen Organen von Hunden, die monatelang mit Nickelsalzen gefüttert wurden, Spuren von Ni nachweisen, so daß also dieser Schluß gerechtfertigt erscheinen mußte.

---

[1] Rohde: Über die Angreifbarkeit der Nickelgeschirre durch organische Säuren. Arch. f. Hyg. **9**, 331 (1889). — [2] Bulatow, P. N.: Über die physiologischen Wirkungen der Nickelsalze auf warm- und kaltblütige Tiere. Diss. St. Petersburg 1895 — Vrač. **1895**. — [3] Dzerzgowsky, W. S., S. K. Dzerzgowsky u. N. O. Schumoff-Sieber: Die Wirkungen von Nickelsalzen auf den tierischen Organismus. Biochem. Z. **2**, 190 (1906). — [4] Birnbaum: Arch. Pharmaz. **1884**, 108. — [5] Kobert, R.: Zur Pharmakologie des Mangans und Eisens. Arch. f. exper. Path. **16**, 385 (1883).

Die Autoren verwendeten für ihre Versuche Nickellactat, -citrat, -citrat-natrium, -tartrat und -isobutyrat. Die Gesamtmengen Nickel, die im Verlauf von etwa 7 Monaten in Form von wäßrigen Lösungen verfüttert wurden, betrugen bis zu 22 g, entsprechend täglichen Dosen von 50—100 mg pro Tier. Trotz dieser langen Versuchsdauer konnten überhaupt keine Vergiftungssymptome festgestellt werden. Erst größere Dosen riefen Vergiftungserscheinungen hervor.

Heute kann man aber, wie im Abschnitt „Resorption" ausgeführt, wohl als gesichert annehmen, daß auch kleine Nickelmengen im Darm resorbiert werden, nicht nur große, die Schleimhaut schädigende Dosen. Aber trotz der in den Organen der später getöteten Tiere gefundenen, oft recht bedeutenden Nickelmengen, wurden kleine Dosen monatelang ohne Schädigung vertragen. Lehmann z. B. konnte bei allen seinen Versuchstieren (Katzen und Hunden) nach der Nickelfütterung sowohl im Harn als auch in den einzelnen Organen mehr oder weniger reichlich Ni nachweisen. Bei einzelnen Tieren wurde sogar eine besonders hohe Anreicherung von Ni in Leber, Nieren, Milz und besonders Blut gefunden, während die Ausscheidung nur sehr gering war. Trotz der reichlichen Resorption und langen Versuchsdauer, bis zu 7 Monaten, mit täglichen Dosen von 6—12 mg Ni pro kg in Form von Acetat, Chlorid und Sulfat konnten bei keinem Tier Erscheinungen festgestellt werden, die eine Schädlichkeit des Nickels auch nur wahrscheinlich gemacht hätten.

Die weitgehende Ungiftigkeit des Nickels zeigt sich auch in den Versuchen von Waltner an jungen Tieren. 1—2 Monate alten Ratten wurde zum Futter 2% pulverisiertes Nickelmetall zugesetzt und die weitere Entwicklung beobachtet. Sie unterschieden sich in ihrem Wachstum in keiner Weise von den Kontrolltieren, nur die Knochen zeigten nach der Tötung geringgradige, aber nicht sehr ausgesprochene Porose. Das Nickel unterscheidet sich also in dieser Beziehung sehr deutlich vom Kobalt, welches schwerste Wachstumsstörungen verursacht.

Eine eigentümliche Form chronischer Nickelwirkung ist die sog. Nickel-krätze, welche bei Personen auftritt, die mit der galvanischen Vernickelung von Metallgegenständen zu tun haben. Die Arbeiter erkranken meist in der Zeit zwischen dem 8.—20. Tag nach Eintritt in den Betrieb an einem Ekzem, das die verschiedensten Grade von leichter entzündlicher Schwellung bis zu einem pustulösen Ausschlag zeigen kann und das vor allem an den Händen, aber auch an den übrigen, von der Kleidung nicht bedeckten Hautpartien auftritt. Es ist bisweilen im akuten Stadium von einer fieberhaften Allgemeinreaktion begleitet und führt zu bestimmten Veränderungen des Blutbildes mit einer mäßigen Erhöhung der Eosinophilen, bis zu 7%, und einer leichten Vermehrung der Lymphocyten (30%) bei wenig erhöhter Gesamtleukocytenzahl (Schittenhelm und Stockinger[1]). Das Ekzem hat einen chronischen Verlauf und heilt nach dem Wechsel der Arbeitsstätte wieder ab. Eigentümlich ist bei dieser Erkrankung, daß das Ekzem bei jeder neuerlichen Berührung mit dem schädlichen Stoff rezidiviert. Für dieses Rezidiv ist in seltenen Fällen nicht einmal die Berührung mit Ni notwendig, es genügt auch schon der Aufenthalt im Vernickelungsraum (Schittenhelm und Stockinger). Derartige Ekzeme wurden auch von Blaschko[2], Schulze[3], Groen[4], Förster[5] und Ch. du

---

[1] Schittenhelm, A., u. W. Stockinger: Über die Idiosynkrasie gegen Nickel (Nickel-krätze) und ihre Beziehungen zur Anaphylaxie. Z. exper. Med. **45**, 58 (1925). — [2] Blaschko: Dtsch. med. Wschr. **1889**, Nr 45. — [3] Schulze: Ärztl. Sachverst.-Ztg **1912**, Nr 7. — [4] Groen: Zit. nach Kobert: Lehrb. Intoxikationen 2, 420. — [5] Förster, M.: Z. Gewerbehyg. **6**, 88 (1924).

Bois[1] beschrieben. Die von letzterem veröffentlichten Fälle sind besonders interessant, weil sie zeigen, daß schon minimale Spuren von Nickel genügen, um diese Ekzeme hervorzurufen. Er beobachtete 2 Personen, welche durch das Tragen von vernickelten Armbanduhren am Handgelenk ein Ekzem bekamen. 8 Tage nach dem Tragen der Uhr trat in der Größe derselben eine Rötung auf, welche in gleicher Weise auch am anderen Arm auftrat, als die Uhr dort getragen wurde. Die Hautreaktion steigerte sich zu einem Ekzem. Durch das Auflegen von reinen Nickelstückchen konnten die gleichen Erscheinungen hervorgerufen und damit auch die Ursache des Ekzems nachgewiesen werden. Da kaum anzunehmen ist, daß das ungelöste Metall diese Wirkung ausübt, so können nur die Spuren, die evtl. durch den Schweiß gelöst wurden, diese Reizung ausgelöst haben.

Wie ist nun die Entstehung dieser Ekzeme zu erklären? Als erster hat Blaschko eine Erklärung zu geben versucht. Da in den von ihm beobachteten Fällen die Arbeiter zuerst mit Wiener Kalk und nachher mit $NiCl_2$ in Berührung kamen, stellte er sich vor, daß die in die Haut eingedrungenen Kalkteilchen sich mit dem bei der Elektrolyse entstehenden Chlor in der Haut zu Chlorkalk verbinden, durch dessen Wirkung schließlich die Haut geschädigt werden soll. Diese Ansicht ließ sich aber in der Folge nicht halten, da zur Vernickelung meist andere Salze (Sulfat, Ammonsulfat) gebraucht werden und auch Personen, die mit Kalk überhaupt nicht in Berührung kamen, sondern nur die Nickellösung kochten, ebenfalls diese Ekzeme bekamen. Einen Weg zeigte schließlich die Beobachtung, daß bei den Arbeitern, welche einmal an Nickelkrätze erkrankt waren, eine besondere Überempfindlichkeit gegen Nickel eintrat, daß sie also allergisch geworden sind. In zahlreichen Versuchen an derartigen Personen konnten Schittenhelm und Stockinger nachweisen, daß diese Idiosynkrasie für Nickel spezifisch ist und nicht von der für den Versuch verwendeten Nickellösung abhängt. Sie konnten zeigen, daß die Applikation von Nickellösungen regelmäßig Rezidive an den früher erkrankten Partien auslöste, während andere Schwermetalle in der Regel nicht wirksam waren. Nur wenn das Ekzem noch nicht ganz abgeheilt war, kamen auch nach anderen Schwermetallen Rezidive vor. Die Sensibilisierung selbst geht mit einer Umstimmung im vegetativen System einher, die zu einem erhöhten Vagotonus führt, sich also in dieser Beziehung genau so verhält wie eine Sensibilisierung mit Serum oder Eiweißkörpern anderer Art. Versuche von Jadassohn und Schaaf[2], beim Menschen eine Sensibilisierung mit Nickelsulfat durchzuführen, hatten ausnahmslos ein negatives Ergebnis. Das Nickelion ist also nicht die Ursache der Sensibilisierung, sondern wahrscheinlich eine komplexe Verbindung mit Eiweiß.

Therapeutische Verwendung. Kobalt. Die therapeutische Verwendbarkeit des Kobalts ist minimal. Als erster hat Antal (Zit. S. 1488) festgestellt, daß man durch Kobaltinjektionen die experimentelle Blausäurevergiftung günstig beeinflussen kann. Es gelang diesem Autor, durch vorherige subcutane Injektionen von $Co(NO_3)_2$ die 10 Minuten später ausgeführte Vergiftung mit der eben tödlichen HCN-Menge aufzuheben. Auch die nachherige Injektion vermag einen mit der $2^1/_2$fachen tödlichen Dosis HCN vergifteten Hund am Leben zu erhalten. Dieselbe Wirkung hat die perorale Verabreichung des Kobaltsalzes. Im Vergleich mit der entgiftenden Wirkung des Natriumthiosulfats scheint sogar das Kobalt eine bedeutend bessere Entgiftungsfähigkeit zu besitzen

---

[1] Du Bois, Ch.: Über Dermatitis durch Nickel. Ann. de Dermat. **3**, (1932), zit. nach Münch. med. Wschr. **1933**, 280. — [2] Jadassohn, W., u. F. Schaaf: Über die Häufigkeit des Vorkommens von Nickelekzem. Arch. f. Dermat. **157**, 572 (1929).

als jenes. Was den Entgiftungsmechanismus anlangt, so stellte sich Antal vor, daß im Körper, so wie im Reagensglas, das Kobalt mit der Blausäure unter Bildung von $Co(CN)_2$ reagiert und schließlich in das ungiftige $K_4Co(CN)_6$ bzw. dann in das Kaliumkobalticyanid umgewandelt wird: $Co(NO_3)_2 + 2\,KCN = Co(CN)_2 + 2\,KNO_3$; bei einem Überschuß von KCN nach der Gleichung: $Co(NO_3)_2 + 6\,KCN = K_4Co(CN)_6 + 2\,KNO_3$ und schließlich $2\,K_4Co(CN)_6 + O + H_2O = 2\,K_3Co(CN)_6 + 2\,KOH$.

Die Angaben Antals wurden später von zahlreichen Autoren nachgeprüft und von den meisten auch mehr oder weniger bestätigt (Spenzer[1], Martin und O'Brien[2], Meurice: Zit. S. 1438, Lang[3], Mossachwilli[4]). Die ausführlichsten Untersuchungen stammen von Meurice und Lang. Meurice besonders hat in seine Untersuchungen auch eine Reihe von Nitrilen einbezogen und ihre Entgiftungsmöglichkeit durch Kobalt bestimmt. Seine Versuche sind in der beigegebenen Tabelle zusammengestellt. Zum Vergleich sind auch die Angaben über die Entgiftungskraft des Natriumthiosulfats angeführt.

Tabelle 14. Die Entgiftung von Blausäure und Nitrilen durch subcutane Kobaltnitratinjektionen.

	Kaninchen		Tauben		Frösche	
	Kobalt-nitrat	Natrium-thiosulfat	Kobalt-nitrat	Natrium-thiosulfat	Kobalt-nitrat	Natrium-thiosulfat
Blausäure	1, 2, 3	0 (1)	2,5	$1^2/_3$	1	—
Acetonitril	1,5	3	—	—	—	—
Lactonitril	2,5	2	1,5	3	—	—
Amygdalonitril	4	1	—	$1^1/_7$	—	—
Malonylnitril	1,5	9	1	1	1,5	—

Angegeben ist das Vielfache der tödlichen Dosis, das durch die beiden Stoffe entgiftet wird.

Wie aus der Tabelle zu ersehen ist, bestehen in dem Verhalten der einzelnen Tierarten gegenüber der Entgiftungsfähigkeit des Kobalts große Unterschiede. Besonders die Frösche zeigen ein stark abweichendes Verhalten. Bei diesen besitzt das Kobalt nur gegenüber der reinen Blausäure und dem Malonylnitril eine entgiftende Fähigkeit. Dies sowie das verschiedene Verhalten der Nitrile in vitro gegenüber zugesetztem $Co(NO_3)_2$ lassen doch den Mechanismus der Entgiftung nicht so einfach erscheinen. Auch Lang hat schon diese Vermutung ausgesprochen. Er glaubt, daß die im Körper nach der Zufuhr des Kobalts entstehenden Kobaltverbindungen, die vielleicht auch unverändert im Harn nachgewiesen werden können und die nicht die Eigenschaften einfacher anorganischer Verbindungen besitzen (Stuart), sondern sich gegenüber Reagenzien wie Kobaltamminverbindungen verhalten, vielleicht die Träger der entgiftenden Wirkung seien. Zur Prüfung dieser Vermutung hat er den Harn eines Kaninchens, welches 0,2 g $Co(NO_3)_2$ subcutan erhalten hat, gesammelt und als Gegenmittel gegen HCN intravenös injiziert. Es zeigte sich, daß auf diese Weise 4,5 mg HCN entgiftet werden können. (Die gewöhnliche letale Dosis beträgt 3 mg.) Hexamminkobaltichlorid hat dagegen keine entgiftende Wirkung.

Minder günstige Resultate als Antidot gegen HCN hatten Spenzer, Martin O'Brien, während Hübner überhaupt keine entgiftende Wirkung des Kobaltcitratnatriums feststellen konnte.

[1] Spenzer, J. G.: Cleveland med. gaz. 10, 353, zit. nach Hübner: Zit. S. 1438. — [2] Martin, C. J., u. Ph. A. O'Brien: Interkol. Med. J. of Australia 6, 245, zit. nach Hübner. — [3] Lang, L.: Studien über die Entgiftungstherapie. Arch. f. exper. Path. 36, 75 (1895). — [4] Mossachwilli: Zit. nach Meurice: Zit. S. 1438.

Auch die Angabe Antals, daß das Kobaltcyankalium ungiftig sei, konnte von den späteren Untersuchern nicht bestätigt werden. Hübner hat die tödlichen Dosen des Kobalticyankaliums für Kaninchen mit ungefähr 30 mg Co, für Frösche mit 9 mg Co angegeben. Es ist also nicht viel weniger toxisch als Kobaltcitratnatrium (Frösche 6 mg Co). Auch Heymans[1] hält diese Verbindung für ziemlich giftig.

Da von Kobalt verhältnismäßig sehr große Dosen gegeben werden müssen und dadurch die Gefahr einer Kobaltvergiftung nicht ganz ausgeschlossen werden kann und überdies von den meisten Untersuchern nicht sehr günstige Resultate gefunden werden konnten, kommt es als Antidot gegen HCN-Vergiftung nicht in Frage.

In jüngster Zeit wird von Waltner (Zit. S. 1471) versucht, das Kobalt in die Therapie der Anämien einzuführen. Er empfiehlt entweder das reine Metall oder die Arsenverbindung in täglichen Dosen von 2—3mal 0,01 g für den Säugling und 0,02 g für den Erwachsenen. In diesen Dosen bewirkt es eine Vermehrung der roten Blutkörperchen und ein Ansteigen des Hämoglobins und hat überdies noch eine allgemeine roborierende Wirkung. Wie aber schon im Abschnitt über die Blutwirkungen ausgeführt wurde, sind die Ansichten über diese Wirkung des Kobalts noch sehr geteilt (siehe besonders Schultze), so daß wohl noch weitere Untersuchungen über seine Verwendbarkeit notwendig sein werden.

Vorläufig erst theoretisches Interesse beanspruchen die Untersuchungen Renons[2] und Mascherpas[3] über die Wirkung des Kobalts bei experimenteller Lungentuberkulose. Mascherpa setzte bei Kaninchen schwere Infektionen mit dem Kochschen Bacillus und behandelte die Tiere gleichzeitig mit intravenösen Injektionen von metallischem Kobalt (7 mg pro kg). Er fand, daß die Anwesenheit der abgefangenen Kobaltteilchen in den tuberkulösen Lungen zwar nicht das Aufkommen der Tuberkulose verhindert, aber doch die Entwicklung verzögert und günstig auf die Weiterentwicklung der Krankheit wirkt. Klinisch fand er bei den so behandelten Tieren, daß die Temperatur nicht so hoch ansteigt wie bei den Kontrolltieren und daß das Gewicht der Tiere ständig ansteigt, während die Kontrolltiere ständig an Gewicht abnehmen. Was den pathologischen Befund bei den behandelten Tieren anlangt, so zeigte sich, daß die Tuberkulose keinen so ausgebreiteten, exsudativen und lobären Charakter besitzt, sondern einen mehr zerstreuten Typus zeigt und zum Teil auch mehr ein wuchernder Typus überwiegt. Es traten auch Zeichen einer leichten Schutzreaktion des Lungengewebes auf, was bei den Kontrolltieren nicht beobachtet wurde. Nicht so günstige Resultate mit den einfachen Salzen des Kobalts und Nickels hatte Rondoni[4] bei Meerschweinchen. Es schien in seinen Versuchen nur der Verlauf der Infektion etwas verlangsamt zu sein. Bessere Erfolge, ebenfalls mit Sklerosierung der Krankheitsherde, glaubt er bei der Verwendung komplexer Nickelsalze gesehen zu haben. Von den untersuchten Verbindungen erwies sich Nickelcyankalium als die wirksamste.

Ebenfalls nicht über das Tierexperiment hinausgekommen sind die zahlreichen Bemühungen einer Beeinflussung maligner Tumoren durch Schwermetallsalze. Es soll hier nicht näher darauf eingegangen werden, da sich das Kobalt in seiner Wirkung nicht von den anderen untersuchten Metallen unterscheidet. Es sei nur die Arbeit von Ogata und Mitarbeitern[5] erwähnt, da sich diese speziell mit der Wirkung des Kobalts beschäftigt haben. Die Verfasser

[1] Heymans: Allg. med. Zentral-Ztg 1900, 1017. — [2] Renon: Trib. Med. Luglio 1922 — Rev. gén. Clin. et Thér. 10, 7; 15, 11 (1913), zit. nach Mascherpa. — [3] Mascherpa, P.: Kobalt und experimentelle Lungentuberkulose. Arch. f. exper. Path. 142, 189 (1929) — Atti Soc. Lig. Sci. nat. e geogr. 6, 3. — [4] Rondoni: Sperimentale 73, 93 — Riv. crit. Clin. med. A. 17, Nr 48/49 — Biologie méd. 1926, Nr 1, zit. nach Mascherpa. — [5] Ogata, Tomosabura, Matsuzo Ishibashi, Shintaro Kawakita, Yuji Shibata: Experimentelle Untersuchungen über die Chemotherapie von Sarkom. Trans. jap. path. Soc. 11, 170 (1921), zit. nach Ber. Physiol. 21, 144.

arbeiteten mit dem Rattensarkom nach Jensen und dem Kaninchensarkom nach Koto und verwendeten für ihre Versuche ausschließlich komplexe Kobaltverbindungen. Es wurden 12 Präparate geprüft, indem sie mehrmals subcutan bei bereits ausgebildeten Tumoren den einheitlich infizierten Tieren eingespritzt wurden. Die Beurteilung des Erfolges geschah nach dem makroskopisch und mikroskopisch ermittelten Grade der Erweichung der Tumoren im Vergleich mit dem Verhalten unbehandelter Kontrolltiere. Von den untersuchten Präparaten bewährte sich besonders der Oxalatodinitrodiaminokobaltikomplex von der Formel $[Co(NH_3)_2 (NO_2)_2 C_2O_4]'$, und zwar sowohl das Ammonium-, Kalium- oder Natriumsalz desselben wie auch deren Isomere. Die Behandlung führte bei den meisten Tieren zu hochgradigen Nekrosen der Tumoren zu einer Zeit, zu welcher die Kontrolltiere erst beginnende zentrale Erweichung zeigten. Ebenfalls wirksam war das Purpureokobaltichlorid $[Co(NH_3)_5 Cl]Cl_2$. Die meisten übrigen geprüften Komplexsalze waren nur schwach oder gar nicht wirksam. Bei intravenöser Injektion der vom subcutanen Gewebe aus wirksamen Präparate wurde weder beim Ratten- noch beim Kaninchensarkom eine Beeinflussung des Tumorwachstums erzielt. Nach Caspari[1] dagegen zeigt beim Menschen gerade die intravenöse Injektion von Chloropentaminkobaltichlorid eine sicher nachweisbare Wirkung, wenn auch keine Heilung des Krebses. Es sei hier auf das im Abschnitt „Wirkung auf Fermente" S. 1424 über die Beeinflussung proteolytischer Vorgänge durch komplexe Kobaltsalze Gesagte verwiesen.

Nickel. So wie das Kobalt hat Meurice[2] auch das Nickel hinsichtlich seiner Fähigkeit, Blausäure und Nitrile zu entgiften, untersucht. Er kam dabei zu den in der folgenden Tabelle zusammengestellten Resultaten. Eine praktische Bedeutung hat das Nickel in dieser Beziehung aber niemals erlangt.

Tabelle 15. Die Entgiftung von Blausäure und Nitrilen durch Nickelnitrat.

(Kaninchen 50 mg pro kg subc.)

	Tödliche Dosis in mg	Entgiftete Dosis in mg	Entgiftet wird das ...fache der tödlichen Dosis
KCN (HCN)	3	—	—
Acetonitril	105	—	—
Lactonitril	5	16,5	3
Amygdalonitril . . .	8	32	4
Malonylnitril	6,5	6,5	1

Sonstige Versuche, das Nickel in die Therapie einzuführen, haben ebensowenig zu Ergebnissen geführt. Simpson[3] empfahl es gegen Migräne und Amenorrhöe, Schuchard[4] konnte mit Ni bei Migräne aber nur die Intervalle zwischen den einzelnen Anfällen etwas verlängern. Broadbent[5] glaubt Erfolge mit Nickel bei Leukorrhöe erzielt zu haben. Nickelbromür soll vielfach bei Epilepsie besser wirken als die Alkalibromide (Da Costa[6]). Nach Kolpinski[7] besitzt Nickelsulfat, äußerlich angewendet, eine starke antiparasitäre Wirkung. Er empfahl es in Form von 1—2proz. Lösungen zu Umschlägen oder Pinselungen bei Impetigo contagiosa, Pityriasis, Trichophytie, Alopecie u. a. Auch innerlich soll es gegen verschiedene Erkrankungen gute Wirkung besitzen. Auf die therapeutischen Versuche bei Anämien und Diabetes wurde schon oben eingegangen.

[1] Caspari, W.: Die Anwendung der chemischen und physikalischen Verfahren bei der Behandlung des Krebses. Z. Krebsforsch. 14, 236 (1916), zit. nach Zbl. Bakter. I 63, 328 (1916). — [2] Meurice: Zit. S. 1438. — [3] Simpson: Monthly J. of med. Sci. 6, 136 (1852), zit. nach Merck: Wissensch. Abh. Nr 29. — [4] Schuchard: Handb. d. Arzneimittellehre 1858, 427. — [5] Broadbent: Trans. of the Clin. Soc. of Lond. 77, 19 (1853), zit. nach Merck. — [6] Da Costa: N. Y. State J. Med. 1883, zit. nach Merck. — [7] Kolpinski: J. amer. med. Assoc. 57, 337 (1911) — Monthly Cyclop. and Med. Bull. Philadelphia 1911, zit. nach Merck.

Anhang.

Nickeltetracarbonyl (Nickelcarbonyl, Nickelkohlenoxyd).

Diese Verbindung wurde von Mond und Langer[1] im Jahre 1890 entdeckt. Es ist eine farblose, eigentümlich riechende, bei 43° siedende und bei —25° krystallinisch erstarrende Flüssigkeit von der Zusammensetzung $\mathrm{OC}{\scriptstyle\diagdown}\mathrm{Ni}{\scriptstyle\diagup}^{\mathrm{CO}}_{\mathrm{CO}}$, $\mathrm{OC}{\scriptstyle\diagup}$ die bei 60° explodiert. Spezifisches Gewicht 1,3185. Dampfdruck bei 15° 238 mm. Es ist in Wasser unlöslich, in Alkohol, Benzol und Chloroform leicht löslich. Durch verdünnte Säuren und Alkalien wird es nicht zersetzt. Bei Gegenwart von Luft entsteht sehr leicht Kohlenoxyd und eine Nickelverbindung unbestimmter Natur, welche wahrscheinlich ein basisches Hydrat eines Carbonates ist (H. W. Armit[2]). Verdünnte Kupfer- und Silberlösungen werden reduziert.

Die Darstellung geschieht am besten nach Mond, Langer und Quincke[3], indem man über fein verteiltes Nickel, das durch Reduktion von Nickeloxyd im Wasserstoffstrom bei 400° hergestellt wird, nach dem Abkühlen auf 100° Kohlenoxyd leitet. Es bildet sich dampfförmiges Nickeltetracarbonyl, welches sich in einer gekühlten Vorlage zu einer farblosen Flüssigkeit verdichtet.

Die ersten Tierversuche mit diesem Stoff wurden von J. Mc.Kendrick und W. Snoodgrass[4] angestellt. Sie fanden, daß es sowohl subcutan verabreicht als auch nach dem Einatmen der Dämpfe, im letzteren Falle schon bei einem Gehalt unter 0,5%, stark giftig wirkt. Das Vergiftungsbild erinnerte stark an die Vergiftung mit Kohlenoxyd, und es konnte im Blute auch das Kohlenoxydhämoglobinspektrum nachgewiesen werden. Auffallend war die starke Temperaturabnahme bei den Tieren. Sie stellten auch fest, daß die Verbindung schon an der Applikationsstelle zerfällt, da sie dort Nickel nachweisen konnten.

Aus derselben Zeit stammen die Versuche von Henriot und Richet[5], welche zeigten, daß schon Zentigramme dieses Stoffes, intravenös oder intraperitoneal injiziert, Kaninchen und Hunde innerhalb $^{1}/_{2}$—1 Stunde töten. Größere Dosen führten den Tod der Tiere auch sofort herbei (0,1—0,2 ccm pro Kaninchen). Die beiden Autoren schlossen aus diesen Versuchen, daß das Nickeltetracarbonyl im Blute das Kohlenoxyd langsam abgibt, da sonst der Tod bei den angewandten Dosen viel früher eintreten müßte. Auch sie konnten im Blute Kohlenoxydhämoglobin nachweisen und glaubten, die toxische Wirkung nur auf das Freiwerden von Kohlenoxyd zurückführen zu müssen.

Auch Langlois[6] führte die Vergiftung auf eine Beeinflussung des Blutes zurück, da sowohl in vitro als auch in vivo durch Nickeltetracarbonyl 50—90% des Blutsauerstoffs verdrängt werden.

Gegen die Annahme, daß der Tod nach Nickelcarbonyl durch eine Kohlenoxydvergiftung zustande kommt, wendet sich zuerst E. Vahlen[7], indem er aus den Angaben von Langlois berechnen konnte, daß die Dissoziation des Nickelcarbonyls keine sehr große sein kann; denn von 17 ccm Hundeblut wurden z. B. aus 0,062 g $\mathrm{Ni(CO)_4}$, welches 45 ccm CO enthält, nur 1,6 ccm, das ist

---

[1] Mond, L., u. C. Langer: Chem. Trade J. **6**, 412 (1890), zit. nach Vahlen. — [2] Armit, H. W.: Zur Toxikologie des Nickelcarbonyls. J. of Hyg. **7**, 526; **8**, 566 (1907). — [3] Mond, L., C. Langer u. F. Quincke: J. chem. Soc. Lond. **1**, 749 (1890). — [4] McKendrick, J., u. W. Snoodgrass: On the physiological action of carbon monoxide. Brit. med. J. **1891**, 1215, zit. nach Vahlen. — [5] Henriot u. Richet: Des effets physiologiques et toxiques du Nickel Carbonyl. C. r. Soc. Biol. Paris **1891**, zit. nach Vahlen. — [6] Langlois, P.: Action du Nickel Carbonyl sur les gaz du Sang. C. r. Soc. Biol. Paris **1891**, 212, zit. nach Vahlen. — [7] Vahlen, E.: Über das Verhalten des Kohlenoxydnickels im Tierkörper. Arch. f. exper. Path. **48**, 117 (1902).

3,6% CO, abgespalten, da dieses Blut nur zu 50% mit Kohlenoxyd gesättigt war. Auch die Tierversuche zeigen seiner Meinung nach nicht das Bild einer Kohlenoxydvergiftung. Erstens vertragen Kaninchen viel größere Dosen von Kohlenoxyd, sei es subcutan oder intravenös verabreicht, und zweitens ist zwar Kohlenoxydhämoglobin im Blute nachweisbar, überschreitet aber niemals in seiner Konzentration 50%, während der Tod bei der Kohlenoxydvergiftung meist erst bei einem viel höheren Kohlenoxydgehalt eintritt (70—80%). Da schließlich die Vergiftungssymptome auch nicht mit den von Stuart beschriebenen Symptomen der akuten Nickelvergiftung übereinstimmen, so glaubt er, daß bei der Nickelkohlenoxydvergiftung zuerst das ganze Molekül in Wirkung tritt. Erst nach längerer Zeit kommt es zu einer Aufspaltung in die einzelnen Komponenten, welche dann ihre spezifische Wirkung entfalten können. Für diese Ansicht scheint ihm auch die starke Temperatursenkung zu sprechen, welche nicht wie bei der Kohlenoxydvergiftung durch eine vermehrte Wärmeabgabe infolge Erweiterung der Capillaren zustande kommt, sondern wahrscheinlich durch eine Lähmung des Wärmezentrums.

Zu ganz anderen Ergebnissen hinsichtlich des wirksamen Stoffes kommt H. W. Armit (Zit. S. 1501). Nach seiner Ansicht wird das Carbonyl in den Lungen zersetzt, in Form einer anderen Verbindung niedergeschlagen, und diese wird von dort von den Körpersäften gelöst und mit dem Blutstrom weitergeführt. Es wird dann besonders von Gehirn und Nebennieren absorbiert und ruft dort pathologische Veränderungen hervor. Die Wirkung beruhe also weder auf dem ganzen Molekül noch auf dem Freiwerden von Kohlenoxyd, sondern auf dem Nickel selbst, welches in kolloider Form auf der großen Resorptionsfläche der Lunge leicht die Bedingungen der Lösung findet.

Vergiftungsbild.

Kaninchen. Nach subcutaner Injektion von 1 ccm Ni(CO)$_4$ tritt schon im Verlaufe der ersten Stunden eine starke Abnahme der Körpertemperatur auf, die bis zu 4° betragen kann. Im Anfang sind sonst keinerlei Erscheinungen zu beobachten. Erst später kommt es zu einer Art Narkose mit Reflexlosigkeit, die am Ende der ersten Stunde vollständig ist. Im weiteren Verlauf sinkt die Temperatur immer mehr und erreicht gegen Ende Werte bis zu 28°. Die Atmung wird verlangsamt, setzt mitunter aus und zeigt gegen Ende nur noch costalen Typus. Der Tod tritt in der Regel schon 3 Stunden nach der Injektion ein. Regelmäßig findet man eine recht beträchtliche Glykosurie. Bei kleineren Dosen ist der Verlauf etwas langsamer, aber im übrigen ganz gleichartig und führt nach etwa 12 Stunden zum Tode (Vahlen: Zit. S. 1501). Bei intravenöser Injektion tritt der Tod bei Kaninchen je nach der Dosis entweder sofort oder erst nach einigen Stunden ein. 0,1 ccm tötet in einigen Stunden. 0,15—0,2 ccm töten sofort. Die intraperitoneale Injektion führt erst nach einigen Stunden zum Tode (Henriot und Richet: Zit. S. 1501).

Eine Nickelcarbonylvergiftung beim Menschen, die nach Armit (Zit. S. 1501) in England bei den Arbeitern ziemlich häufig vorkommen soll, hat A. Mittasch[1] beschrieben. 2—3 Stunden nach dem Arbeiten mit flüssigem Ni(CO)$_4$ kam es zu Unbehagen, welches zu ernsten Störungen führte, mit Fieber, Atemstörungen bis zu stärkstem Erstickungsgefühl. Die Beschwerden nahmen dann wieder ab, aber es blieb noch längere Zeit eine leichte Mattigkeit zurück. Von Kötzing[2] wurde außerdem noch eine Beteiligung der Leber beobachtet mit Symptomen, die als Ausdruck einer akuten Hepatitis gedeutet werden müssen.

[1] Mittasch, A.: Notiz über die Giftwirkung von Nickelkohlenoxyd. Arch. f. exper. Path. **49**, 367. — [2] Kötzing, K.: Nickelcarbonylvergiftung. Slg Vergiftungsfäll. **3**, 241 (1932).

Printed in the United States
By Bookmasters